W0275344

HERMANN BRAUS

ANATOMIE DES MENSCHEN

EIN LEHRBUCH FÜR STUDIERENDE UND ÄRZTE

FORTGEFÜHRT VON

CURT ELZE

ZWEITER BAND

EINGEWEIDE

(EINSCHLIESSLICH PERIPHERE LEITUNGSBAHNEN I)

DRITTE AUFLAGE

MIT 360 ZUM GROSSEN TEIL FARBIGEN ABBILDUNGEN

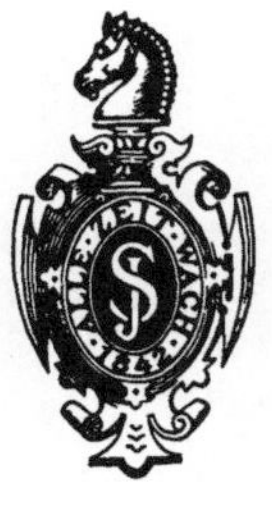

SPRINGER-VERLAG
BERLIN · GÖTTINGEN · HEIDELBERG
1956

ISBN 978-3-642-49430-7 ISBN 978-3-642-49709-4 **(eBook)**
DOI 10.1007/978-3-642-49709-4

ALLE RECHTE,
INSBESONDERE DAS DER ÜBERSETZUNG IN FREMDE SPRACHEN,
VORBEHALTEN

OHNE AUSDRÜCKLICHE GENEHMIGUNG DES VERLAGES
IST ES AUCH NICHT GESTATTET, DIESES BUCH ODER TEILE DARAUS
AUF PHOTOMECHANISCHEM WEGE (PHOTOKOPIE, MIKROKOPIE) ZU VERVIELFÄLTIGEN

© BY SPRINGER-VERLAG OHG. BERLIN · GÖTTINGEN · HEIDELBERG 1956
SOFTCOVER REPRINT OF THE HARDCOVER 3RD EDITION 1956

Vorwort zur dritten Auflage.

Dieser zweite Band hat eine weit eingreifendere Umarbeitung erfordert als der erste. Außer kleineren Änderungen auf jeder Seite sind viele Absätze und einige ganze Kapitel völlig oder fast völlig neu geschrieben worden. Alles Bemühen freilich, die Darstellung überall auf den letzten Forschungsstand zu bringen, scheitert an der Unmöglichkeit für den Einzelnen, das Gesamtgebiet der Anatomie noch vollständig zu überblicken. Der Spezialkenner übe deshalb Nachsicht, wenn er auf seinem Sondergebiet Unvollkommenheiten findet.

Im Vorwort zum ersten Bande habe ich kurz begründet, weshalb ich nicht die Jenaer Nomina Anatomica verwendet habe, sondern die alten Baseler Namen. Während der Drucklegung ist der Vorschlag des dort erwähnten internationalen Nomenklaturausschusses auf dem internationalen Anatomenkongreß in Paris 1955 zum Beschluß erhoben worden. Die geringen Änderungen dieser Pariser Nomina gegenüber den Baseler habe ich größtenteils noch berücksichtigen können, so daß der Band als in der Pariser Nomenklatur abgefaßt betrachtet werden kann. Eine Gegenüberstellung mit den Jenaer Namen für alle Teile der Anatomie findet sich am Schluß dieses Bandes. Es bleiben jedoch eine Anzahl Bezeichnungen, die weder in den Pariser noch in den Baseler oder den Jenaer Nomina enthalten sind. Zum Teil handelt es sich um eingebürgerte Namen wie Epi-, Meso- und Hypopharynx oder Centrum tendineum perinei. Zum anderen Teil sind sie neu: Braus hat dieses Buch nicht als bloße Erläuterung zu den Nomina Anatomica geschrieben — das sind nur die „Tabellen der üblichen Fachausdrücke" —, sondern als neudurchdachte Überschau über die anatomischen Gegebenheiten des menschlichen Organismus. Dabei hat er — und ich habe mich bemüht, ihm darin zu folgen —, wo es nötig und möglich war, eigene neue Untersuchungen angestellt, deren Ergebnisse nur in diesem Buche veröffentlicht sind und nicht auch anderswo. Aus solchen Studien hat sich eine Anzahl eigener neuer Namen ergeben.

In gleicher Weise wie beim ersten Bande haben mich die Herren Prof. Romeis, Prof. v. Lanz, Prof. v. Hayek, Prof. Ortmann und Dr. Kulenkampff unterstützt. Ich bin ihnen zu großem Danke verpflichtet für ihre mannigfache wirksame Hilfe, ohne welche mir die umfassende Bearbeitung des Bandes nicht möglich gewesen wäre.

München, am 28. November 1955, C. Elze.
dem 31. Todestag von Hermann Braus.

Inhaltsverzeichnis.

Eingeweide.

Periphere Leitungsbahnen.

Eingeweide.

A. Verdauungs- und Atemapparat.

I. Allgemeines.

1. Bestimmung und Umgrenzung des Begriffes: Eingeweide (Viscera).

Die Eingeweide fallen generell unter die große Gruppe der *Stoffwechselorgane.* Auch unter ihnen gibt es mannigfache Einrichtungen, welche Haltungen und Bewegungen der betreffenden Organe im ganzen und im einzelnen bewirken, ähnlich wie die im ersten Bande behandelten Teile unseres Körpers im biologischen Sinn statische und kinetische Apparate für die Haltung und Bewegung des Menschen im ganzen und seiner Teile sind. Bei den Eingeweiden sind im allgemeinen dazu glatte Muskelzellen im Gebrauch; doch kommen an manchen Orten auch quergestreifte Muskelfasern reichlich zur Verwendung. Eine Unterscheidung nach der histologischen Beschaffenheit des benutzten Materials ist also nicht möglich. Der Stoffwechsel im physiologischen Sinn umfaßt alle Ernährungsvorgänge, welche den einzelnen Bausteinen des Körpers, den Zellen und ihren Derivaten, zu leben und zu arbeiten ermöglichen, mögen diese Vorgänge zur Aufnahme von gelösten Nährmitteln oder von Gasen oder zur Abscheidung der Endprodukte des Stoffwechsels, kurz mögen sie zur Assimilation oder Dissimilation der lebendigen Substanz dienen. Jede Gewebszelle unseres Körpers ist dauernd von einer Nährlösung umspült, der Gewebsflüssigkeit, in welcher sie lebt, wie eine Hefezelle in einer Zuckerlösung oder wie ein Bacterium auf einem künstlichen Nährboden sich nährt und atmet. Eine Unzahl von Einrichtungen des Körpers vermögen diese Nährlösung zu bereiten und in dem richtigen Zustand zu erhalten, ohne welchen ein Weiterleben unmöglich ist. Der Magendarmkanal und die Atmungsorgane, welche die Nahrung und Luft so aufnehmen und verarbeiten, daß sie dem Innern des Körpers zugeführt werden können, sind die bekanntesten. Die Physiologen nennen diese Vorgänge: *äußere* Verdauung und *äußere* Atmung. Sie sind zu unterscheiden von den *inneren* Vorgängen entsprechender Art, welche sich an den einzelnen Gewebszellen abspielen. Das Zwischenglied zwischen beiden, das *Transportmittel* zwischen den Stätten der äußeren und inneren physiologischen Vorgänge, welche oft weit auseinander liegen, sind die *Gefäße* (Blut- und Lymphgefäße). Diese Unterschiede sind wie bei den Aufbau-, so auch bei den Abbauprozessen zu machen. Kot und Harn sind nur zum Teil unverbrauchte Überbleibsel der Nahrung. Sie sind vermehrt durch die Schlacken des inneren Stoffwechsels, welche durch die Gefäße transportiert, an bestimmten Stellen ausgeschieden und jenen Überbleibseln beigemischt werden: *Excretion.* Der ausgeschiedenen Luft der äußeren Atmung sind in ähnlicher Weise die Schlacken des inneren Gaswechsels beigemischt. Dem Stoffwechsel dienen also die Organe der äußeren

Ernährung, Atmung und Excretion, alle inneren Stoffwanderungen und -speicherungen innerhalb der einzelnen Organe des Körpers (auch der Organe des Bewegungsapparates!) und schließlich die Transportmittel: das Blut, die Lymphe, die Gewebsflüssigkeit und die zu ihrer Zirkulation dienlichen Gefäße.

Diesem Heer von Einrichtungen des physiologischen Stoffwechsels stellen wir eine *morphologische* Einteilung entgegen, welche sich an diejenige anschließt, welche für uns das kennzeichnende Merkmal der Bewegungsapparate ist (Bd. I, S. 18). Wir greifen eine bestimmte Gruppe heraus und nennen sie *Eingeweide, Viscera.* Dieser Teil unseres Körpers geht aus dem ventralen im allgemeinen

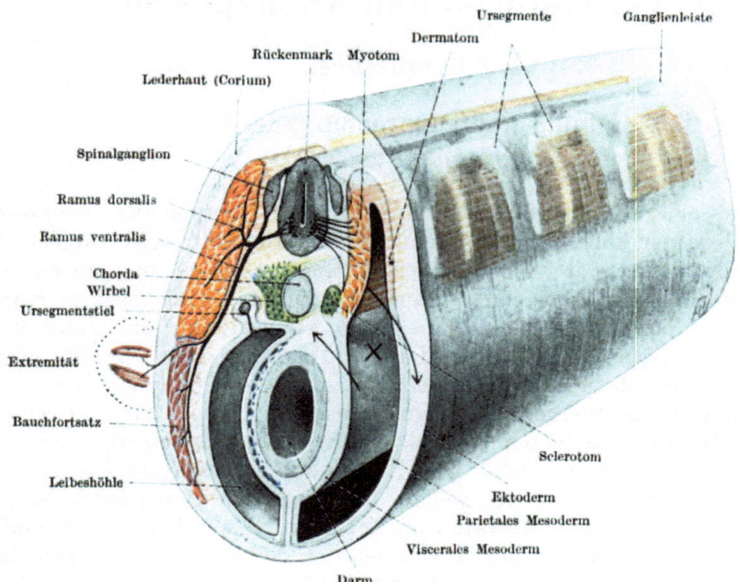

Abb. 1. Stück aus dem Rumpf eines primitiven Wirbeltierembryo, Schema. Rechts vom Beschauer ist im Querschnitt und in seitlicher Aufsicht ein jüngeres Stadium dargestellt als links. In Wirklichkeit sind immer beide Hälften gleich weit fortgeschritten. In der Seitenansicht ist das Ektoderm durchsichtig gedacht.

nicht segmentierten Teil der ursprünglichen Körperanlage hervor (Abb. 1; ventral von ×, rechts vom Beschauer). Er besteht aus einer doppelwandigen Röhre: das innere Rohr ist der entodermale Darmschlauch mit dem ihm aufliegenden visceralen Blatt des Mesoderms (Splanchnopleura); das äußere Rohr ist das Ektoderm mit dem ihm von innen anliegenden parietalen Blatt des Mesoderms (Somatopleura). Bis etwas über den Magen hinaus ist in der ventralen Mittellinie eine Befestigung zwischen dem äußeren und inneren Rohr vorhanden (vgl. Abb. 1 u. 2). Außerdem lösen sich die ventralen Teile des Mesoderms (die sog. „Seitenplatten" bei höheren Tieren und beim Menschen, Bd. I, S. 18) vom dorsalen, segmentierten Mesoderm ab (Richtung des Pfeiles Abb. 1 rechts, auf der linken Seite ist die Ablösung vollzogen). Die ventrale Hälfte des Körpers ist dann zwei ineinander gesteckten Schläuchen vergleichbar, also etwa dem Luftschlauch und Mantel der Gummibereifung eines Fahrrades (mit dem Unterschied, daß Luftschlauch und Mantel in einer fortlaufenden Linie, welche dem Mesenterium in Abb. 2 entspricht, vereinigt zu denken sind). Von der weiteren Ausgestaltung der äußeren Röhre, des Mantels in unserem Beispiel, sei hier abgesehen; sie ist in Abb. 2 schematisch angegeben und beim Bewegungsapparat im einzelnen behandelt. Aus dem geschilderten ventralen Teil des Körpers gehen hervor: der *Darmkanal und seine Abkömmlinge im weitesten Sinn*, die *Leibeshöhle*, die *Harn- und Geschlechtsorgane*. Wie sie aus ihm hervorgehen, was wir im einzelnen unter diesen Begriffen verstehen und was alles zu ihnen gehört, wird weiter unten zu erläutern sein. Die genannten Organe sind genetisch das, was wir als *Eingeweide* zusammenfassen.

Ich will vorausschicken, daß wir bei den Eingeweiden viele Einzelorgane unterscheiden werden, welche sich in den vom Bewegungsapparat gebildeten

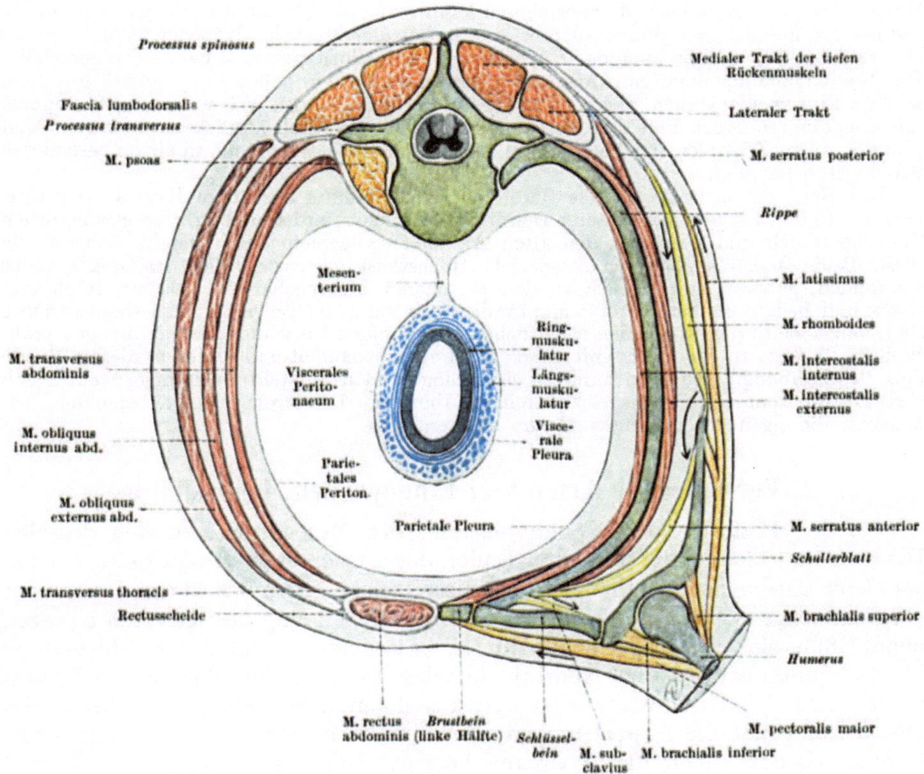

Abb. 2. Querschnitt durch den fertigen Körper, Schema. Rechts vom Beschauer: Brust, links: Bauch. Die Leibeshöhle ist übertrieben weit gezeichnet; sie entspricht in Wirklichkeit dem Spaltraum zwischen Luftschlauch und Mantel einer Fahrradbereifung.

Räumen wie die Räume eines Hauses aneinander anreihen. Wir durchwandern in den Kapiteln, welche sich mit den Bewegungsapparaten und Eingeweiden beschäftigen, gleichsam das ganze Gebäude unseres Körpers, seine Stockwerke, das Hauptgebäude und die Seitenflügel bis in jeden einzelnen Raum. Wir sehen dabei ab von den Gefäß- und Nervenbahnen, welche wie die Gas-, Wasser- und Stromleitungen überall in den Zwischenwänden zwischen den Räumen eingelassen sind und schließlich alle untereinander verbinden. Denn sie sind, obgleich sie zum Teil aus dem Mesoderm hervorgehen, ihrer Anlage nach nicht wie die Bewegungsapparate und Eingeweide auf bestimmte Abschnitte des primitiven Körpers beschränkt. Zum Teil wachsen sie in diese Organe ein, wie Leitungen, welche erst nachträglich in ein Haus eingebaut werden. Während Gefäße und Nerven im physiologischen Sinn zum Stoffwechsel geradeso nötig sind wie die Eingeweide, gehören sie morphologisch nicht zu ihnen; sie werden im folgenden Hauptabschnitt dieses Buches besonders behandelt werden (periphere Leitungsbahnen).

Beim Kopf sind ventrale Abschnitte der Somiten in den Bewegungsapparat des Darmes eingetreten (Abkömmlinge der „Seitenplatten“, epi- und hypobranchiale Muskeln, Bd. I, S. 622). Dort ist erläutert worden, auf welchem Wege dies möglich war. Auch für die Eingeweide wird sich ergeben, daß ihre Begrenzung gegen den Bewegungsapparat am Kopf keine so scharfe ist wie am Rumpf. Doch sind das nachträgliche Grenzüberschreitungen, welche die ursprüngliche Trennung zwar verwischen, aber nicht widerlegen.

Die alten Anatomen verstanden unter Eingeweiden alles, was man aus den geöffneten Höhlen des Leichnams leicht herausnehmen kann, ohne die Lösung mit Messer oder Schere Schnitt für Schnitt vornehmen zu müssen wie bei den Muskeln, Knochen, Gefäßen oder Nerven. Deshalb wurden auch das Rückenmark und Gehirn zu den Eingeweiden gerechnet. Da diese Organe aus einer ganz anderen Anlage hervorgehen, haben sie genetisch mit dem, was wir Eingeweide nennen, nichts zu tun (Abb. 1, Rückenmark). Wir werden sie zusammen mit den Sinnesorganen und dem Integument, welche genetisch ähnlich zu bewerten sind wie die großen Zentralen für die nervösen Leitungsbahnen des Körpers, in einem besonderen Abschnitt behandeln.

Das *Herz*, die Zentrale für das Blutgefäßsystem, könnte nach dem Bauplan des Körpers mit zu den Eingeweiden unserer Definition gerechnet werden und wird im gewöhnlichen Sprachgebrauch und auch von den alten Anatomen allgemein dazu gestellt. Ebenso die *Milz*. Beide Organe sind jedoch als spezielle Höchstleistungen von Teilen des Gefäßsystems entstanden, gehören also an sich zu den peripheren Leitungsbahnen. Da sie durch ihre Größe und Bedeutung hervortreten und für die Gestaltung von Teilen der Leibeshöhle wichtig sind, haben sie in der Tat zu den eigentlichen Eingeweiden Beziehung, werden bei den praktischen Übungen an der Leiche mit diesen zusammen behandelt und finden in diesem Bande ihre Beschreibung. Die Beziehung zu den Eingeweiden entsteht auch hier nachträglich und tut unserem Einteilungsprinzip keinen Abbruch. Letzterem zufolge behandeln wir zunächst die eigentlichen Eingeweide im engeren Sinn.

2. Verschiedene Arten von Eingeweiden, Leibeshöhle.

Bei der Loslösung der „Seitenplatten“ des Mesoderms von den dorsalen Ursegmenten bleiben die untersten Enden der Ursegmente an den Seitenplatten als kleine Ausbuchtungen hängen. Da diese Stücke gegen das übrige Ursegment verjüngt, abgekröpft sind, ehe die endgültige Abtrennung des letzteren einsetzt, nennt man sie *Ursegmentstiele* (Abb. 1). Sie endigen nach der Abtrennung blind, kommunizieren aber ventral zunächst frei mit der allgemeinen Leibeshöhle. Aus den Ursegmentstielen und aus ihnen nahe verwandten Teilen des Mesoderms gehen die *Nieren* im weitesten Sinn, d. h. verschiedene, aufeinanderfolgende Generationen dieser Organe hervor. Enge Beziehungen der älteren Nierengenerationen zu den *Keimdrüsen* bilden sich heraus, indem die Geschlechtsprodukte, welche ursprünglich frei in die Leibeshöhle gelangen, durch jene Ursegmentstiele aufgenommen und durch besondere Ausmündungen der anfänglich blind endigenden Kanälchen nach außen geleitet werden. So entstehen durch eine Kombination von Nierenabkömmlingen, welche nicht mehr den Harn, sondern die Geschlechtsprodukte ableiten, und von Keimdrüsen (Hoden oder Eierstock) die *inneren Geschlechtsorgane*. Zu ihnen kommen die *äußeren* hinzu. Beides zusammen bezeichnen wir als *Geschlechtsapparat*. Die Nieren ergänzen sich durch hinzukommende Abfuhrwege des Harns, welche zum Teil Verbindungen der mesodermalen Abkömmlinge mit entodermalen Bezügen aus dem hintersten Abschnitt des Darmes (Kloake) darstellen, zum *Harnapparat* (uropoetischer Apparat). Harn- und Geschlechtsapparat haben nicht nur die genannten frühen Verbindungen, sondern auch ganze Strecken der später entstandenen Ausführwege gemeinsam. Wir trennen sie als einen wohlbegrenzten großen Komplex von den übrigen Eingeweiden ab und behandeln sie als besonderen Teil der Eingeweide in diesem Bande: *Apparatus urogenitalis*.

Die Hauptmasse des ventralen Mesoderms, welche übrig bleibt, also der ganze *nicht segmentierte* Teil, bildet zusammen mit dem Entoderm das Darmrohr (Abb. 1) und wird hier als erster Teil der Eingeweide besprochen. Er läßt sich ganz im allgemeinen als *Verdauungs- und Atemapparat* bezeichnen: *Apparatus gastropulmonalis.* Wir haben für die Einteilung im einzelnen den Differenzierungen nachzugehen, welche der primitive doppelwandige Schlauch, den wir geschildert haben, bei seiner späteren Ausgestaltung erleidet, und betrachten gesondert die Ausgestaltung 1. *der Leibeshöhle samt ihrer äußeren Wandung* und 2. *des Inhalts der Leibeshöhle* (des Darmkanals und seiner Anhänge).

Von den einzelnen Bausteinen der schichtenreichen äußeren Leibeswand (Abb. 2) heben wir hier diejenige Lamelle heraus, welche zu innerst liegt: *parietales Peritonaeum* (Somatopleura). Sie schließt die *primitive Leibeshöhle, Coelom,* nach außen ab. Das Zwerchfell (Diaphragma) dringt von der äußeren Körperwand aus ins Innere vor und trennt als Scheidewand die rechte und linke Brusthöhle von der Bauchhöhle ab (Abb. 3c). Diese Gliederung der Leibeshöhle und ihrer Wand in die endgültigen Unterabteilungen und ihre sonstigen Schicksale behandeln wir an erster Stelle, da wir hier überall an Bekanntes anknüpfen.

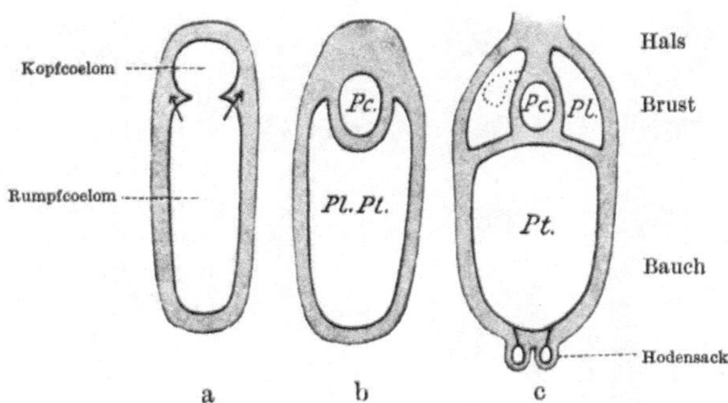

Abb. 3a—c. Gliederung der einheitlichen Leibeshöhle (Coelom) in ihre Unterabteilungen. *Pc.* Pericard (Herzbeutelhöhle); *Pl.Pt.* Pleuroperitonaealhöhle; *Pl.* Pleurahöhle (Brusthöhle); *Pt.* Peritonaealhöhle (Bauchhöhle).

Vorweg ist zu betonen, daß die „Höhlen“ in Wirklichkeit von ihrem Inhalt so ausgefüllt sind, daß nur *capillare Spalten* zwischen den dicht aneinandergrenzenden Teilen übrig bleiben. Wir sprechen also von „Höhlen“ nur in dem Sinne, daß wir uns den Inhalt wegdenken oder daß wir die Möglichkeit der Ausweitung der Spalte zu einem größeren Raume, welche durch künstliche Eingriffe oder pathologische Ergüsse jederzeit eintreten kann, im Auge haben.

Wir denken uns durch den Körper eines primitiven Säugers einen Horizontalschnitt gelegt (etwa in Höhe der Bezeichnung „parietale Pleura“ in Abb. 2; diese Richtung entspricht beim ausgewachsenen Menschen einer frontalen Ebene) und zeichnen nur die Leibeshöhle mit ihrer Außenwand, ohne Rücksicht auf den Inhalt. Die anfangs einheitliche Leibeshöhle gliedert sich in eine vordere, dem Kopf zugehörige Partie: *Kopfcoelom* und in die gemeinsame *Rumpfleibeshöhle*: *Rumpfcoelom* (Abb. 3a). Das Kopfcoelom hat verwickelte Schicksale, auf welche zurückzukommen ist. Der einzige Teil, welcher von ihm als selbständige Höhle übrig bleibt, ist in Beziehung zum Herzen getreten: *Herzbeutel* oder *Pericard* (Pc). Da das Herz von der Stelle seines ersten Auftretens im Gebiet des späteren Halses, wo es vom Herzbeutel umgeben wurde, bis in den Brustkorb wandert (Descensus cordis), gerät das Pericard in nähere Beziehung zu Abgliederungen des Rumpfcoeloms (Abb. 3b). Diese entstehen in umgekehrter Richtung, kranialwärts (Pfeile, Abb. 3a), und legen sich als blind endigende Nischen zu beiden Seiten neben die Herzbeutelhöhle. Das Rumpfcoelom ist zunächst noch einheitlich: *Pleuroperitonaealhöhle* (Pl.Pt), wird aber durch das quer durchschneidende Zwerchfell zerlegt in 1. die eigentliche Bauchhöhle (Pt.) und 2. die beiden Brust- oder Pleurahöhlen (Pl.). Die Coelomtapete, welche die *Bauch*höhle auskleidet, heißt *Bauchfell, Peritonaeum* parietale; diejenige, welche die *Brust*höhle auskleidet, heißt *Brust-* oder *Rippenfell, Pleura* parietalis. In der geschilderten Weise zerfällt die gesamte Somatopleura (parietales Mesoderm, Abb. 1) in *Peritonaeum, Pleura* und *Pericard.*

Gebraucht man diese Wörter ohne Zusatz, so pflegt man darunter wie hier das *parietale* Blatt (Somatopleura) zu verstehen. Das viscerale Blatt (Splanchnopleura, S. 2) bildet Bindegewebe und Muskulatur des Darmes sowie seinen Überzug, die *Tunica serosa.*

Parietales und viscerales Blatt zusammen kleiden die einzelnen Abteilungen der Leibeshöhlen samt ihrem Inhalt aus, deshalb auch als „*seröse* Säcke" bezeichnet. Der Name drückt aus, daß die den spaltförmigen Zwischenräumen zugewendeten Oberflächen der Grenzhäute mit Spuren von Flüssigkeit (Serum) benetzt, spiegelnd sind. Sie gleiten infolgedessen leicht gegeneinander.

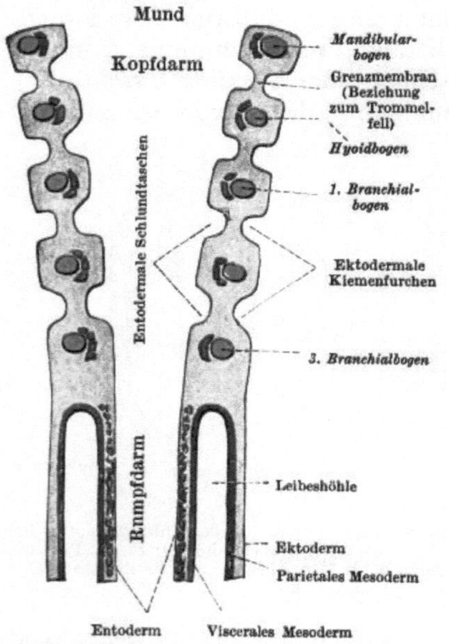

Von der Bauchhöhle aus entwickeln sich beim Mann zwei Abgliederungen, welche mit den Hoden in den Hodensack einwandern und sich später als Hodensackhöhlen von der Bauchhöhle abschnüren (Abb. 3c). Die Frau hat auch Andeutungen dieser Ausstülpungen (Diverticula Nucki).

Abb. 4. Horizontalschnitt durch die Kiemenregion, Schema. Der Schnitt liegt weiter dorsal als in Abb. 3 (entsprechend dem Niveau des Darmquerschnittes in Abb. 2). Farben wie in Abb. 1: grün Skelet, blau viscerale Muskulatur.

Die Kopfleibeshöhle (Coelom) ist ursprünglich relativ ausgedehnter als die später von ihr allein übrigbleibende Herzbeutelhöhle. Letztere ist unpaar und liegt ventral. Wir sahen, daß sie mit dem Herzen in den Brustkorb wandert, also für Kopf und Hals nicht mehr in Betracht kommt. Die ursprünglich zu beiden Seiten anschließenden Teile des Kopfcoeloms fallen in denjenigen Distrikt der Kopf- und späteren Halswand, in welchem die Kiemenbogen und Kiemenfurchen auftreten (Abb. 4). Letztere schneiden bei allen Tieren, welche durch Kiemen atmen, durch die Kopfwand durch (Kiemenspalten) und verdrängen die betreffenden Leibeshöhlenabschnitte, um dem Atemwasser die Wege frei zu geben, auf welchen der Gasaustausch zwischen der Luftbeimischung des Wassers und dem Blut der Kiemengefäße statthat. Die Leibeshöhle reicht daher nur bis zu den letzten Kiemenanlagen bzw. bis zu der Stelle, wo die letzten Kiemenbogen lagen, ehe sie rudimentär wurden (Abb. 4). Bei höheren Tieren und beim Menschen legen sich Kiemen, obgleich die Kiemenatmung selbst vollständig verloren ist, immer noch an, wenn auch nur in den ersten Entwicklungsstufen (Abb. 5, Schlundtaschen); denn als Anlage für andere Organe, welche von ihnen abstammen — branchiogene Organe (S. 102) — oder welche von ihnen mittelbar bedingt sind — Kiemengefäße, Aortenbogen — sind die Kiemenanlagen unentbehrlich. So ist die Leibeshöhle in den seitlichen Gegenden des Kopfes gänzlich obliteriert, also im gesamten Kopf und Hals verschwunden (Abb. 3c, Hals). Während man bei allen übrigen Eingeweiden nach Eröffnung der Rumpfwand in eine ringsum abgeschlossene Höhle gelangt (beim Bauch in die Bauchhöhle, bei der Brust in eine der Pleurahöhlen oder in die Herzbeutelhöhle) und erst in dieser den Inhalt findet, der mehr oder minder frei gegen die Wandung der Höhlen beweglich ist, ist das bei den Eingeweiden des Halses und Kopfes nicht der Fall. Die Darmwand ist bei letzteren fest in die äußere Körperwand eingelassen. Austauschprozesse zwischen Teilen der Wand und Teilen des Inhaltes sind deshalb in großer Häufigkeit erfolgt und erklären uns, warum es hier am schwierigsten ist, die ursprünglichen Herkünfte auseinanderzuhalten. Die Höhle, welche man am Hals und Kopf erreicht, wenn man die Wand durchtrennt, ist das Lumen des Darmkanales selbst. Will man das entsprechende Lumen bei der Bauchhöhle erreichen, so muß man zuerst durch die Bauchwand, dann durch die Bauchhöhle und schließlich durch die Darmwand hindurch (vgl. in Abb. 4 Kopf- und Rumpfdarm). Diese Unterschiede gelten genau so für den erwachsenen Menschen wie für die frühen Anlagen und sind für das Verständnis besonders wichtig.

Der Kopfdarm mit seinen Derivaten ist deshalb nicht so leicht mit dem Messer aus der Körperwand herauszutrennen wie die übrigen Eingeweide. Es gibt zwar dafür eine verhältnismäßig einfache Technik der Präparation an der Leiche, aber es bleiben dabei zahlreiche Bestandteile der Wand an den eigentlichen Eingeweiden haften. Deshalb wären nach der rein äußerlichen Bezeichnungsweise der alten Anatomie am Kopf und Hals die Eingeweide ganz anders zu begrenzen als wir es tun. Wir richten uns nach dem, was die Darmwand selbst im Laufe der Entwicklung liefert und kommen von diesem morphologischen Standpunkt aus zu einer scharfen Begrenzung des Stoffes.

Der *Inhalt* der Leibeshöhle wird in viel mannigfaltigerer Weise umgewandelt als die Wandung: wir finden in dem relativ einfachen Gehäuse einen sehr verwickelt gelagerten und formenreichen Darm mit seinen Anhängen. Wir besprechen zuerst die Aufteilung des Darmkanals in den *Kopf*- (oder *Kiemen*-) *darm* und den *Rumpf*darm, welche der Gliederung des ganzen Körpers in Kopf und Rumpf entspricht und daher der Wandung (Abb. 3a) konform ist.

Der Kopfdarm ist ausgezeichnet durch die Kiementaschen, welche zu beiden Seiten seine Wand ausbuchten. Eine von ihnen, die erste, bleibt dauernd als *Tuba auditiva (Eustachii)* erhalten; sie führt auch beim Erwachsenen noch vom Inneren des Verdauungskanals hinaus in die Paukenhöhle und von dort — nur durch das Trommelfell unterbrochen — in den äußeren Gehörgang und ins Freie (Bd. I, Abb. S. 629). Die anderen Kiementaschen werden völlig umgebildet; ausnahmsweise bleiben Reste der äußeren Kiemenfurchen als sog. „Kiemenfisteln" übrig, d. h. feine Kanäle am Hals (Fistula colli congenita), durch welche gelegentlich noch eine Sonde bis in das Lumen des Schlundes eingeführt werden kann. An blindendigende Reste schließen sich nicht selten andere Mißbildungen an (vielkammerige Cysten, Geschwülste). So leicht es ist, beim Embryo den Kopfdarm an den Kiementaschen und an den Kiemenbogen (zwischen den Furchen) zu erkennen und gegen den Rumpfdarm zu begrenzen, so unmöglich ist es nach Verlust dieser Organe. Wir können aber denjenigen Abschnitt des Darmkanales, den wir *Schlund, Pharynx,* nennen, in der Entwicklungsgeschichte zurückverfolgen und wissen daher, daß er zum Kopfdarm gehört (die Kiementaschen heißen bezeichnenderweise „Schlund"taschen, Abb. 4). Die Grenze gegen den Rumpfdarm liegt *zwischen Schlund und Speiseröhre.*

Diese Grenze wird nicht von allen Teilen der Kopfdarmwand innegehalten, sondern gerade Abkömmlinge der Kiemenbogen wandern über sie hinaus in den Rumpfdarm, speziell in den Atmungsapparat ein. So führen auch hier Verwerfungen — ähnlich wie bei der Mischung von Kopf- und Rumpfmuskeln am Hals — zu einer komplexen Zusammensetzung gewisser Halseingeweide, besonders des Kehlkopfes.

Das vorderste und hinterste Ende des Gesamtdarmtractus wird je durch ein kurzes Ansatzrohr aus einwanderndem *Ektoderm* verlängert. Vorn heißt es *ektodermale Mundbucht* (Abb. 5). Sie stülpt sich von außen her ein, ist anfänglich gegen das entodermale Darmrohr durch eine Membran verschlossen und scharf abgegrenzt (primäre Rachenhaut); später verschwindet die Grenzhaut, so daß Ekto- und Entoderm zusammenfließen. Wir nennen das gemeinsame Gebiet *beider* Keimblätter: *primäre Mundhöhle.* Während die beiden Komponenten, aus denen sie entstanden ist, anfänglich *hinter*einander liegen (Ektoderm oral, Entoderm aboral), teilt sich nachträglich die primäre Mundhöhle in zwei *über*einanderliegende Stockwerke. Das untere ist die *endgültige (sekundäre) Mundhöhle* (Cavum oris, Abb. 6), das obere ist ein Teil der *Nasenhöhle* (Cavum nasi). Die Scheidewand zwischen beiden ist der *Gaumen*. Der *Pharynx* wird nicht aufgeteilt; er ist ein Überrest des ungesonderten primitiven Kopfdarmes (vgl. Abb. 5 u. 6).

Ektodermale Organe sind: 1. Die RATHKE*sche Tasche*, eine unpaare Einstülpung gegen das Gehirn zu (Abb. 5). Sie liegt unmittelbar vor der primären Rachenhaut und ist also sicher ektodermal; sie bildet einen Teil der Hypophyse. Als Rest der Stelle, an welcher sie die Anlage der späteren Schädelbasis passiert, kann ein Kanal im Knochen ausgespart sein (*Canalis craniopharyngeus*, Bd. I, S. 645). 2. Das Epithel und die Drüsen der Nasen-

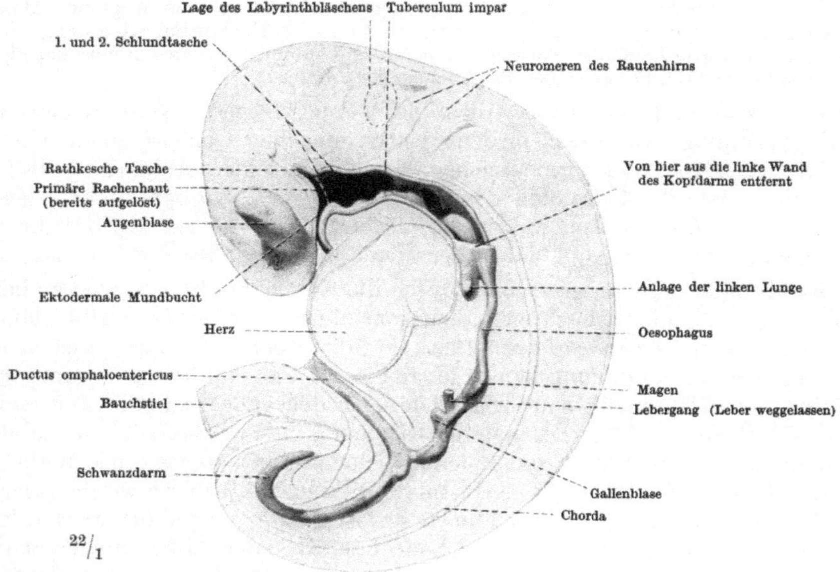

Abb. 5. Darmanlage eines menschlichen Embryo (Länge 3 mm). Linke Körperseite bis auf den Darm abgetragen, Kopfdarm von links her eröffnet. Nach einem Modell von BROMAN (Morph. Arb. 1895).

höhle und ihrer Nebenhöhlen. Daß sie ektodermaler Abkunft sind, wird daraus erschlossen, daß die RATHKEsche Tasche am hinteren Rand der Nasenscheidewand liegt. Ob sie nicht vielleicht sekundär in das Entoderm hineingedrängt worden ist, können wir freilich nicht ausschließen (s. das Folgende). 3. Das Schleimhautepithel der peripheren Partie der Mundhöhle mit Zahnfleisch und Schmelz der Zähne, mit den kleinen und großen Speicheldrüsen. Da bei Fischen Zähne sehr häufig im Schlund und selbst in der Speiseröhre sitzen, so müßte hier das Ektoderm weit in das Entoderm vorgedrungen sein, oder letzteres selbst müßte die Fähigkeit besitzen, Zähne zu bilden. — Alle übrigen Epithelien der Mundhöhle werden für Abkömmlinge des Entoderms gehalten, insbesondere das Zungenepithel mit seinen Papillen und Drüsen. Danach scheint es, daß die Derivate der beiden Keimblätter in der Mundhöhle sehr stark gegeneinander verschoben werden. Eine sichere Demarkationslinie ist jedenfalls zur Zeit nirgends zu ziehen; deshalb ist eine Einteilung des Darmtractus auf die Herkunft aus Ekto- und Entoderm nicht zu stützen.

Am Ende des Darmes stülpt sich ebenfalls das Ektoderm ein und bildet die blind endigende *ektodermale Kloake*. Die Afteröffnung entsteht wie die Mundöffnung sekundär, indem die Kloakenmembran zwischen Ekto- und Entoderm verschwindet. Auch findet wie bei der primären Mundhöhle eine *Längsteilung* in zwei Röhren statt, in Harnröhre und Mastdarm. Von diesen behandeln wir vorläufig nur den dorsalen Tractus, *Mastdarm* und *After*. Der ventrale wird bei dem Harn- und Geschlechtsapparat zu behandeln sein.

Am vorderen Ende des Rumpfdarmes entsteht ventral durch Auswachsen die Anlage des *Respirationstractus* (Abb. 5). Wir verstehen darunter *Kehlkopf, Luftröhre* und *Lungen.* Der dorsale Teil des Rumpfdarmes wird als *Vorderdarm* bezeichnet (Abb. 5). Zum Vorderdarm gehören die Speiseröhre und der Magen. Die gemeinsame Herkunft ist so charakteristisch für den ganzen Apparat, daß man ihn danach *gastropulmonalen* Apparat nennt. Da zwischen den beiden der Länge nach aufgespaltenen Abschnitten des Kopf- und Rumpfdarmes ein ungespaltenes Stück, der Schlund, übrigbleibt, so ergibt sich hier eine Art Weichenstellung, wie bei Doppelgleisen von Eisenbahnen. Was aus der Mund- und Nasenhöhle in den Schlund (Pharynx) gelangt, kann entweder in die Speiseröhre geleitet werden (z. B. zerkaute Nahrung und Speichel aus der Mundhöhle, abfließender Schleim aus der Nasenhöhle) oder in die Luftröhre gelangen (z. B. durch Nase oder Mund eingeatmete Luft), je nachdem der Schlund durch die Bewegungsmittel, über welche er verfügt, den einen oder anderen Weg freigibt (Abb. 6). Was geschieht, wenn die Weiche schlecht funktioniert und wenn z. B. Nahrungspartikelchen oder Flüssigkeiten den falschen Weg nehmen („in die Sonntagskehle"), weiß jeder Laie. Die Neugestaltung des einfachen Darmschlauches zum verwickelten gastropulmonalen Apparat und die mit diesen Differenzierungen verknüpften großen Vorteile sind mit derartigen Nachteilen erkauft, welche der Organismus bezahlt, weil das Neue aus gegebenem historischen Material aufgebaut wird und nicht als freie Neuschöpfung entsteht. So ist das Fertige nur aus dem ursprünglichen Zustand zu verstehen, der bis in das Jetzt hineinspielt.

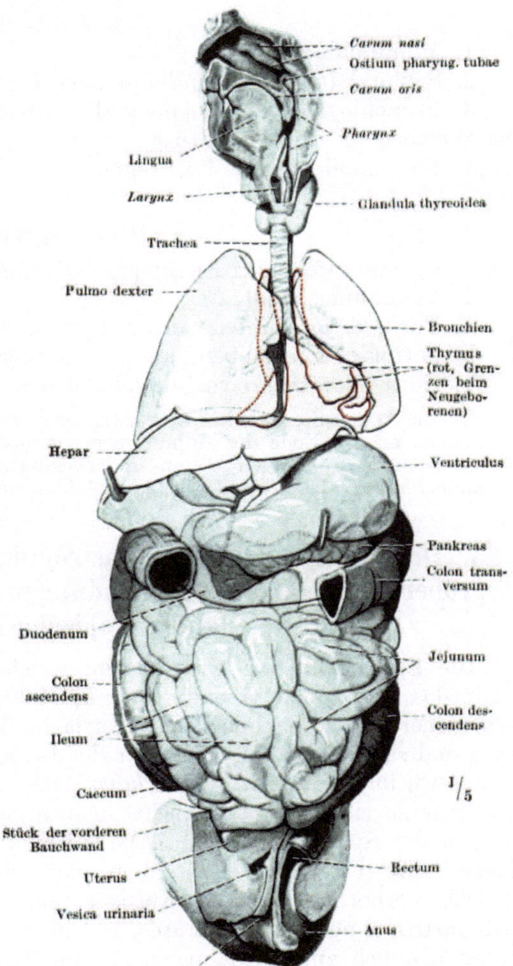

Abb. 6. Übersicht über die Eingeweide des Erwachsenen (Frau). Kopf und Becken halbiert, Schnittfläche der rechten Körperhälfte abgebildet. Leber (Hepar) und Magen (Ventriculus) sind mit Haken in die Höhe gehoben, um die Gallenblase und die Bauchspeicheldrüse (Pankreas) sichtbar zu machen. Ein Stück des Colon transversum aus demselben Grund entfernt. Sonst alle Eingeweide in der Lage, in welcher sie innerhalb der Leibeswand liegen. Leber und Lunge durchsichtig gedacht, so daß die verdeckten Teile der Speiseröhre, Thymus und Bronchi durchschimmern.

Caudal vom Vorderdarm ist der Rumpfdarm noch überall als ursprüngliches einheitliches Rohr erhalten. Durch Längenwachstum, besondere Ausgestaltung der einzelnen Abschnitte und durch Entfaltung großer Drüsen (*Leber, Hepar,* und *Bauchspeicheldrüse, Pankreas,* Abb. 5 u. 6) kommt es auch bei ihm zu gut charakterisierten Teilen, welche später besonders analysiert werden sollen.

Wir teilen den gesamten gastropulmonalen Apparat in folgender Weise ein:

A. Kopfdarm.

1. Mundhöhle.
2. Schlund (auch Schlundkopf oder Rachen genannt).
3. Branchiogene, epitheliale und lymphoepitheliale Organe (Mandeln, Bries, Epithelkörperchen, Schilddrüse).
4. Nasenhöhle (obere Luftwege).

B. Rumpfdarm.

1. Untere Luftwege: Kehlkopf, Luftröhre, Lungen (mit Brustfell).
2. Verdauungskanal:

a) Vorderdarm, bestehend aus Speiseröhre und Magen;
b) Mitteldarm, bestehend aus Zwölffingerdarm, Leerdarm und Krummdarm;
c) End- oder Dickdarm, bestehend aus Blind-, Grimm-, Mastdarm.

Um die Anknüpfung an die unteren Luftwege zu erleichtern, ist die Nasenhöhle in unserer Einteilung an das Ende der Kopfdarmorgane gesetzt, so daß obere und untere Luftwege zusammenstehen. — Magen-, Dünn- und Dickdarm lassen sich auch als „Magendarmkanal" zusammenfassen. Dünn- und Dickdarm bilden den Darm im engeren Sinn.

3. Die Bauelemente des gastropulmonalen Apparates und der gröbere Aufbau seiner Wandungen (allgemeine Histologie und mikroskopische Anatomie).

Die Epithelien. Die Oberflächen, welche Hohlräume begrenzen, sind ausnahmslos von einem Überzug aus *Epithelien* bedeckt (Abb. 7), von sehr verschiedener Art, je nachdem die Oberfläche der Lichtung des Verdauungsschlauches und seiner Abkömmlinge oder der Leibeshöhle zugewendet ist. In letzterer finden wir immer *einschichtiges Plattenepithel* mit polygonalen Zellen (Abb. 7a, b). Im ersteren ist das Plattenepithel überall *mehrschichtig*, z. B. in der Mundhöhle und in der Speiseröhre (Abb. 7h). Selbst die obersten Schichten haben immer Kerne zum Unterschied von dem mehrschichtigen Plattenepithel der Haut, welches verhornt ist und die Kerne verloren hat. Die weitaus größten Strecken des gastropulmonalen Apparates, welche nicht wie die Mundhöhle und Speiseröhre lediglich zur Aufnahme und zum Transport der Nahrung benutzt sind, haben statt des widerstandsfähigeren Plattenepithels die protoplasmareicheren Formen des *Cylinderepithels*. Im Magendarmkanal dient es zur *Abscheidung* (Sekretion) von Substanzen für die Verdauung oder zur *Einverleibung* (Resorption) der Stoffe aus der Nahrung. Mehrschichtiges plattes Epithel ist dazu weniger fähig, eine Resorption ist also in der Mundhöhle und in der Speiseröhre nur wenig möglich. Das cylindrische Epithel ist *einschichtig*; es hat im Darm einen Cuticularsaum (Abb. 7d), im Magen nicht. Soweit Luft vom gastropulmonalen System geleitet wird, ist das Epithel ebenfalls cylindrisch, aber *mehrreihig* und *bewimpert* (im respiratorischen Teil der Nasenhöhle, in Teilen des Pharynx und Larynx, in der Trachea und in den Bronchi, Abb. 7g). Zwischen Platten- und Cylinderepithelien gibt es an manchen Orten auch Zwischenformen: *kubisches Epithel* (Abb. 7c; ein- oder mehrschichtiges, letzteres z. B. im Pharynx).

Die Drüsen. Besondere Bedeutung gewinnen die aus Epithelien hervorgehenden *Drüsen, Glandulae.* Sie sondern Flüssigkeiten ab, *Sekrete,* welche *mechanisch* das Gleiten der Nahrung erleichtern und Verletzungen durch schädliche, der Nahrung oder Atemluft beigemischte Partikel verhindern, oder *chemisch* durch Fermente die Aufbereitung der Nahrung in leicht resorbierbare Stoffe besorgen. Es gibt *einzellige* Drüsen, sog. „*Becherzellen*“ (Abb. 7g). Sie liegen *innerhalb der Epithelhaut* selbst, liefern Schleim und kommen in den luftzuführenden Wegen (Nasenhöhle, Luftröhre, Bronchi) und im eigentlichen Darm zahlreich vor.

Gruppen von Drüsenzellen pflegen der unmittelbaren Berührung mit dem Inhalt des Verdauungs- oder Atemkanals dadurch entrückt zu sein, daß sie sich in buchtenförmige

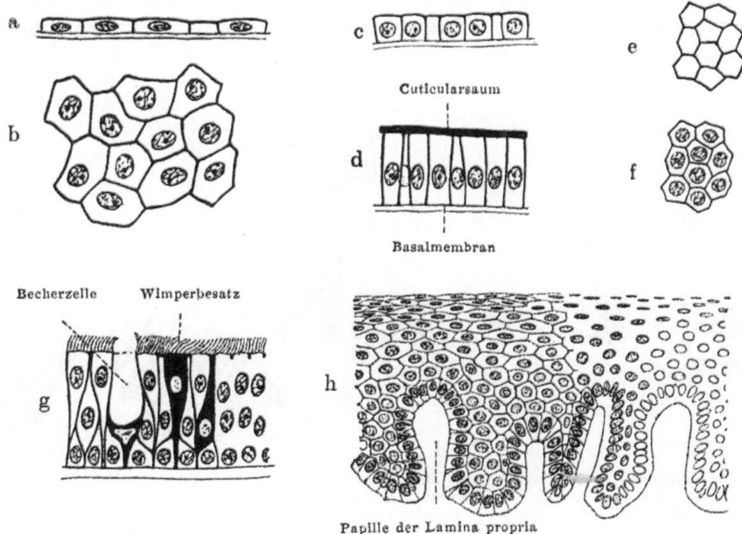

Abb. 7a—h. Verschiedene Epithelformen. a Einschichtiges Plattenepithel, im Schnitt senkrecht zur Fläche getroffen. b Dasselbe, Totalpräparat in der Flächenansicht (ähnlich im Flachschnitt aussehend). c Kubisches Epithel, im Schnitt wie Abb. a. d Einschichtiges Cylinderepithel, im Schnitt wie Abb. a. e und f Flachschnitte durch Cylinderepithel in der Höhe der kernfreien Zone und der Kernzone. g Mehrreihiges Flimmerepithel, im Schnitt wie Abb. a. Eine Becherzelle und zwei Wimperzellen schwarz hervorgehoben, bei letzteren reicht die Zelle trotz verschiedener Form durch die ganze Dicke der Epithelschicht hindurch. Rechts nur die Kernstellung ohne Zellgrenzen (sehr häufiges mikroskopisches Bild). h Mehrschichtiges Plattenepithel, im Schnitt wie voriges.

Ausweitungen und Adnexe der Schleimhaut zurückziehen. Besonders am Darm von Fischen ist eine ganze Stufenleiter von rinnen- und grubenförmigen Vertiefungen zu beobachten, welche mit Drüsenepithelien ausgekleidet sind. In der Harnröhre des Mannes werden wir ein entsprechendes Beispiel beim Menschen kennenlernen. Aus solchen spezifisch organisierten Buchten müssen wir uns die *mehrzelligen Drüsen* hervorgegangen denken. Sie liegen außerhalb der Epitheltapete, sind aber mit der Stelle, von welcher sie ausgegangen sind, noch durch einen Kanal verbunden, den sie wie einen Ariadnefaden hinter sich herziehen, wenn sie sich vom Ort ihrer Entstehung entfernen, um geschütztere und ihrer Ausdehnung dienlichere Orte aufzusuchen. Zu den Drüsen, welche weit ab von ihrem Entstehungsort liegen, aber annähernd an der Stelle münden, von welcher sie ausgegangen sind, gehört z. B. die Ohrspeicheldrüse.

Die Entstehung der Drüsen in der individuellen Entwicklung geht einen sehr vereinfachten Etappengang. Das epitheliale Material wird in Form von *soliden* Knötchen gesammelt, welche der Basis der Epitheltapete aufsitzen (Abb. 8a). Die aussprossenden Drüsenschläuche erhalten erst nachträglich ein Lumen. Die Zwischenstufen der oben geschilderten Rinnen und Buchten, die sich allmählich abschnüren, sind ganz ausgefallen. — Über „intra- oder endoepitheliale“ Drüsen siehe Kopf des Nebenhodens.

Die *mehrzelligen Drüsen* werden eingeteilt in Drüsen *ohne* und *mit* Ausführgang. Die ersteren geben ihr Sekret nicht an die freie Oberfläche der Schleimhaut, sondern in das Innere des Körpers mittels der sie umspinnenden Blut-

oder Lymphgefäße ab. Sie heißen Drüsen mit *innerer Sekretion*, *endokrine* Drüsen; ihr Sekret wird *Botenstoff*, *Hormon*, genannt (auch *Inkret*, inkretorische Drüsen). Soweit sie epithelialer Abkunft sind, haben sie zum Teil noch die Form von zusammenhängenden Schläuchen oder das Lumen fehlt, und statt hohler Schläuche gibt es nur solide Epithelstränge und -nester (Abb. 8b). Anderseits können kugelförmige Auftreibungen der Schläuche besonders groß werden, nur mit schmalen Brücken verbunden oder ganz gegeneinander isoliert sein (Abb. 8c).

Die Drüsen *mit* Ausführgang entleeren ihr Sekret auf die freie Oberfläche der Schleimhaut, also in das Lumen des Verdauungs- oder Atemtractus. Sie heißen *exokrine* Drüsen oder Drüsen *mit äußerer Sekretion*. Es kommt auch beides gemeinsam in einer Drüse vor. So gibt die Leberzelle die einen Produkte

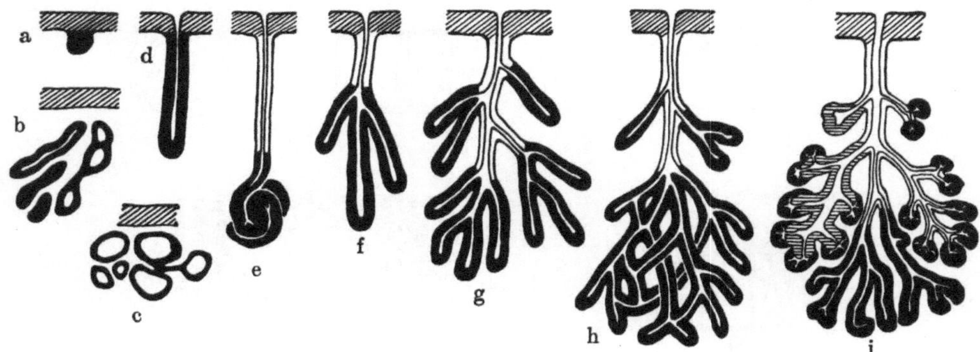

Abb. 8a—i. Verschiedene Drüsenformen. Das Epithel der Schleimhaut schräg schraffiert, sezernierende Zellen schwarz, Ausführgänge weiß. a Erstes Entwicklungsstadium. b und c Endokrine Drüsen. d Unverästelte tubulöse Drüse. e Knäueldrüse. f Einfach verästelte Drüse. g Mehrfach verästelte Drüse. h Netzförmige Drüse. i Zusammengesetzte Drüse mit verschiedenartig gebauten Endstücken.

als Sekret exokrin an den Darm ab (Galle), die anderen nach Art einer endokrinen Drüse an die Blutbahn.

Nach der Art der Verästelung kann man folgende Arten von Drüsen mit äußerer Sekretion unterscheiden:

1. Die *einfache* Drüse, *Glandula simplex*. Der *Ausführgang* ist einfach, *nicht* verästelt.

a) Die unverästelte Schlauchdrüse (Abb. 8d), z. B. Drüsen des Dickdarms.

b) Die gewundene Schlauchdrüse (Knäueldrüse, Abb. 8e), am häufigsten in der freien Haut als Schweißdrüsen, Circumanaldrüsen.

c) Die einfach verästelte Drüse (Abb. 8f). Zwei oder mehrere Einzelschläuche des Typus Abb. 8d hängen an *einem* gemeinsamen Ausführgang: ein- bis mehrfach gegabeltes Gangsystem. Beispiel: Pylorusdrüsen.

2. Die *zusammengesetzte* Drüse, *Glandula composita*. Der *Ausführgang* ist mehr oder weniger verästelt. An jedem Ast hängt ein Einzelschlauch (Typus Abb. 8d) oder eine einfach verästelte Drüse (Typus Abb. 8f).

a) Die mehrfach verästelte Drüse (Abb. 8g). Beispiel: große Speicheldrüsen.

b) Die netzförmige Drüse (Abb. 8h). Beispiel: die Leber der niederen Wirbeltiere (Nichtsäuger).

c) Die Drüse ohne röhrenförmigen Typus: Labyrinthdrüse. Beispiel: Leber der Säuger und des Menschen (zur näheren Erläuterung dieses Typus s. Kapitel: Leber).

Alle Hormone sind in winzigen Mengen spezifisch wirksam. Sie wirken durch geringe Quanten wie gewisse Duftstoffe der Insekten, bei welchen der Geruch des einen Geschlechts dem anderen selbst durch eine Wolke von Naphthalin hindurch bemerkbar ist.

Die exokrinen Drüsen haben sich ihrem äußeren Bau nach am höchsten spezialisiert. Geradeso wie ein Baum, der an die Stelle gebunden ist, wo der

Stamm wurzelt und wo er sein Wasser und seine Nahrung bezieht, sich durch immer stärkere Verästelung entfaltet, so auch die Drüsen; bei ihnen ist die Ausmündungsstelle auf der Epitheloberfläche der Punkt, an welchen der Ausfluß des gesamten Sekretes und damit der Standort der Drüse gebunden ist. Die Notwendigkeit, das Sekret hier zu entleeren, ruft baumartige Verzweigungen hervor, sobald die Drüse sich ausdehnt (Abb. 8f—i). Ein einfacher Schlauch kann sich auch ungeteilt verlängern und sich aufknäueln (Abb. 8d, e). Solche „Knäueldrüsen" gibt es nur bei sehr dünnflüssigem Sekret (Schweiß). Bei den verästelten Drüsen hat ein Teil der Verästelungen vorwiegend (aber nicht ausschließlich!) die Aufgabe, das Sekret abzuleiten, *Ausführgang.* Er hat ein besonderes, andersartiges Epithel als die ihm anhängenden sezernierenden *Endschläuche* (*Endstücke, Endkammern*, Abb. 8f, g). Nie ist das Epithel der

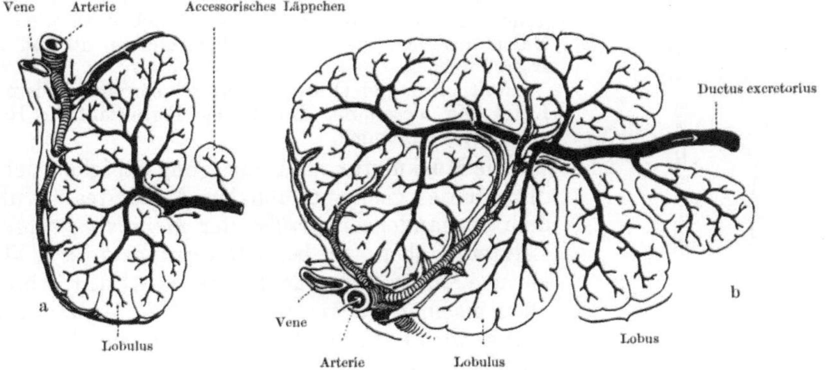

Abb. 9a u. b. Schnitte durch mehrfach verästelte zusammengesetzte Drüsen, schematisiert. a Kleine Form. b Große Form. Ausführgang und seine Äste schwarz. Pfeile in der Richtung des Sekretions- und Blutstromes.

Drüsen ganz abgeplattet, in den Endstücken ist es immer cylindrisch, einschichtig, in den Ausführgängen cylindrisch bis kubisch, in größeren zweischichtig.

Bei großen Exemplaren der mehrfach verästelten zusammengesetzten Drüsen ist der Ausführgang sehr stark aufgeteilt. Je an einem seiner Endästchen hängt eine kleine Drüse des Typus i. Sie bildet mit der umgebenden Bindegewebskapsel ein Drüsenläppchen, *Lobulus.* Viele Lobuli sind zu einem Drüsenlappen, *Lobus*, vereinigt (Abb. 9), indem die feinsten Ausführgänge zu gröberen zusammentreten. Aus der ganzen Drüse tritt schließlich der *Hauptausführgang* aus, welcher beträchtliche Längen annehmen kann. Die Drüse hängt an ihm wie das Kind an der Nabelschnur.

Die Einteilung in Lobi und Lobuli geschieht durch stärkere und schwächere bindegewebige Septen, welche die Träger der Gefäße und Nerven sind. Das Bindegewebe, welches die einzelnen Endstücke umgibt, nennt man *Membrana propria.* Diese Haut grenzt jedes Endstück nach außen ab. Die Endstücke eines Lobulus können sich nur in den einen für dieses Läppchen bestimmten Endast des Ausführungsganges entleeren. Verbindungen der Drüsenschläuche eines Läppchens mit dem Nachbarläppchen bestehen beim verästelten Typus nicht (wohl bei den Drüsen ohne röhrenförmigen Typus: Säugerleber). Die Verästelungen des Ausführganges liegen *zwischen* den Lappen und Läppchen (*interlobär* und *interlobulär*). Nur die letzten Enden des Ausführganges tauchen in die Läppchen ein (*intra*lobulär). Bei vielen Drüsen (Speicheldrüsen, Pankreas) sind die intralobulären Strecken des Ausführganges zu besonderen Abteilungen differenziert: *Schaltstücke* und *Speichelröhren* (letztere kommen nur bei Speicheldrüsen vor, siehe die Detailbeschreibung der genannten Organe).

Die kleinen wenig verästelten Drüsen sind ebenfalls durch Bindegewebe umhüllt und vielfach mit bloßem Auge als hirse- oder hanfkorngroße Klümpchen (ein oder wenige Lobuli) außen auf der Schleimhaut zu sehen, weil sie unmittelbar unter dem Epithel liegen; manche von ihnen dringen bis in die Submucosa (s. unten) vor. Die großen, stark verästelten Drüsen mit Lobi haben beträchtliche Größe bis zur Größe der Leber, der größten Drüse unseres Körpers.

Nach der äußeren Form der sezernierenden Endstücke unterscheidet man 3 Arten von Drüsen: tubulöse, acinöse und alveoläre. Reine tubulöse Drüsen des Typus der Abb. 8d sind einem Reagensglas mit dicker Wand und engem Lumen vergleichbar (Tubus, Schlauch). Acinöse Drüsen haben kugelige Endstücke, ähnlich einer Beere (Acinus, Beere einer Weintraube, Abb. 39, grün). Alveoläre Endstücke haben die Form der in chemischen Laboratorien gebrauchten Kochkolben, z. B. Hautdrüsen der Amphibien, beim Menschen die Talgdrüsen.

Nach der Art der Sekretbildung läßt sich eine andere Einteilung vornehmen: in *mero-* oder *ekkrine*, *holokrine* und *apokrine Drüsen*. Bei den merokrinen Drüsen wird das Sekret im Plasma der Drüsenzellen gebildet und von ihnen als wäßrige Lösung oder Schleim abgegeben. Bei den holokrinen werden die ganzen Drüsenzellen in Sekret umgewandelt und ausgeschieden (z. B. Talgdrüsen), bei den apokrinen wird Sekret in den Zellen gebildet, wie bei den merokrinen, mit ihm wird aber ein Teil des Zellkörpers ausgestoßen. Die sezernierenden Zellen der mero- und apokrinen Drüsen bleiben ganz bzw. in ihren wesentlichen Teilen erhalten und können ihre Tätigkeit zu wiederholten Malen ausüben, die der holokrinen sterben ab und müssen ersetzt werden.

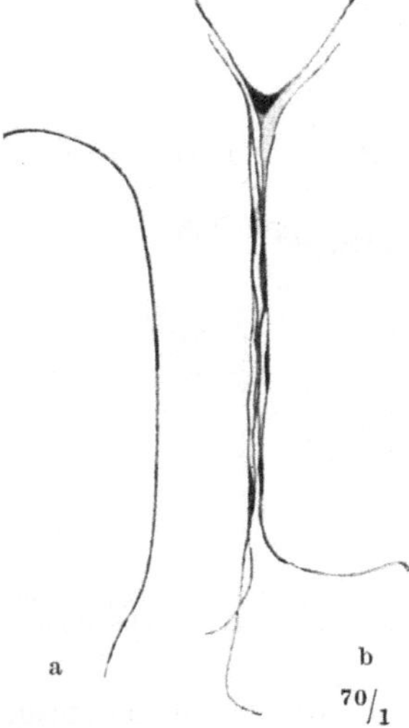

Abb. 10a u. b. Glatte Muskelzellen aus der Harnblase des Erdsalamanders, Totalpräparat. a Einzelne Zelle. b Zellenstrang.

Epithelien und Drüsen bilden sich sowohl aus dem Ekto-, Ento- wie Mesoderm. Die fertige Form läßt die Herkunft nicht mehr erkennen.

Die Muskulatur. Die Bewegungsfähigkeit der Wandungen des gastropulmonalen Apparates beruht auf dem Vorhandensein *glatter* oder *quergestreifter* Muskeln. Letztere haben wir beim Bewegungsapparat als vielkernige Muskelfasern kennengelernt (Bd. I, Abb. S. 54) Die einzelnen Elemente der glatten Muskulatur sind langgestreckt, spindelförmig, mit einem langen, stiftförmigen Kern im Innern (Abb. 10a). Es sind *Zellen* (zum Unterschied zu dem vielkernigen Plasmodium der Muskel*fasern* der quergestreiften Muskulatur). Ihre Länge schwankt im gastropulmonalen Apparat zwischen 0,05 und 0,25 mm (im schwangeren Uterus des Weibes bis 0,5 mm, bei Wirbellosen bis zu 2 cm und mehr); die Dicke mißt zwischen 5 und 15 μ. Die Form der Zellen ist daher faser*ähnlich*; die einzelnen Elemente bleiben darum doch Einzelzellen. Im Übersichtsbild sind die geringen Größen der glatten Muskelzellen das einfachste Unterscheidungsmerkmal gegenüber den quergestreiften Muskelfasern; an Größe sind sie etwa so verschieden wie Maus und Elefant. Im Innern jeder Zelle liegen feinste Fibrillen, welche das Protoplasma der Länge nach durchziehen. Sie sind *nicht* quergestreift und bei den meisten glatten Muskeln mit den üblichen Vergrößerungen überhaupt nicht sichtbar. Wegen des homogenen Aussehens der Fibrillen und der Zellen im ganzen (bei nicht sichtbaren Fibrillen) ist diese Art von Muskulatur mit dem wenig glücklichen Namen „glatt“ benannt. Die glatten Muskelzellen liegen selten einzeln oder zu wenigen (Abb. 10). Sie sind in der Regel zu distinkten Zügen oder zu großen Massen zusammengedrängt; sie nutzen den Raum aus, indem die Spitze der einen Spindel sich zwischen die Spitzen der beiden folgenden Spindeln des gleichen Zuges schiebt (Abb. 10b). Die einzelnen Zellen sind von feinen bindegewebigen (elastischen oder kollagenen) Häutchen umgeben. Große Massen sind von gröberen bindegewebigen Hüllen um- und durchzogen, welche die Verschiebung und Verstellung der Muskelbündel gegeneinander ermöglichen und zugleich die Träger der Gefäße und Nerven sind. Meistens sind in der Darmwand die glatten Muskelzellen zu Platten vereinigt, welche besondere Schichten mit längs oder quer zur Achse des Darmrohres gerichteten Zellen formen (Abb. 11). Sie entstehen aus dem visceralen Blatt des Mesoderms, welches dem Entoderm aufliegt (Abb. 1 u. 2, blau). Solche Schichten sind im fertigen Zustand für das bloße Auge fein gestreift, nicht wie die Skeletmuskeln grobbündelig und faserig.

Glatte Muskulatur kann außer in der Form von einzelnen Zellen auch in *syncytialer* Form vorkommen, indem verzweigte Muskelzellen netzartig miteinander verbunden sind. Vielerorten gehen glatte Muskelelemente in zarte Bündel elastischer Fasern über *(elastische Sehnen)*.

Die glatte Muskulatur hat im gastropulmonalen Apparat eine außerordentliche Verbreitung. Sie dient z. B. zur Beförderung der Speisen (peristaltische Bewegung) und zur Entleerung von Auswurfstoffen des Darmes. Ihr übriges Vorkommen wird bei den Harn- und Geschlechtsorganen, bei den Gefäßen, auch bei der Haut und den Sinnesorganen festzustellen sein. Der Anteil der glatten Muskulatur am Gesamtbestand dieser Organe und des Körpers im ganzen ist außerordentlich viel geringer als der der Skeletmuskeln, bei welchen er die Hälfte des Körpergewichts überschreiten kann (Bd. I, S. 53); genauere Ermittlungen sind mir nicht bekannt. Doch mag ihr Überwiegen im Aufbau des Magens und Darmes gegenüber anderen Organen bei Tieren daraus entnommen werden, daß sie wegen ihres Muskelreichtums zur menschlichen Nahrung dienen („Kutteln“, „Königsberger Fleck“).

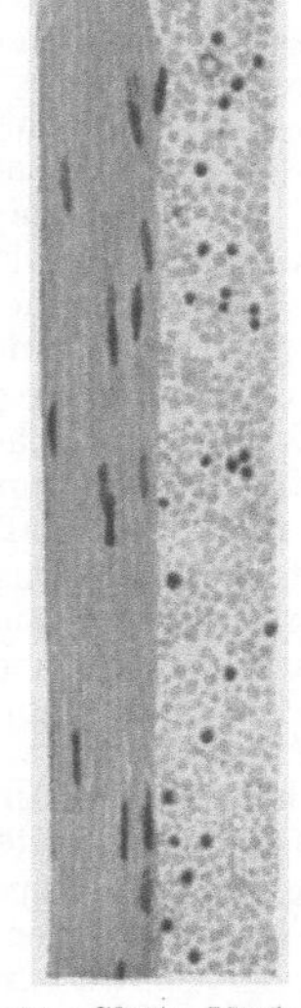

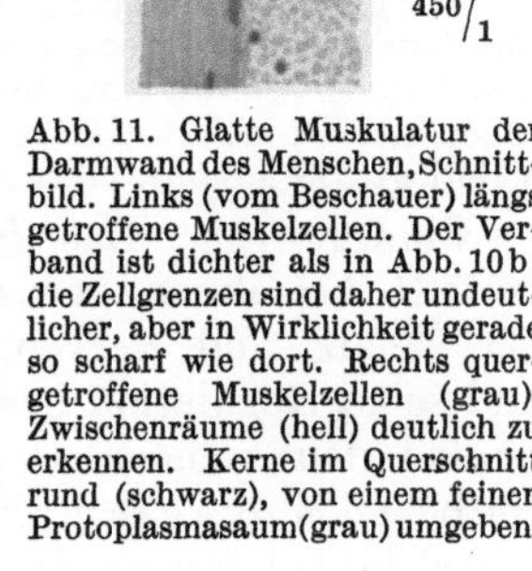

450/1

Abb. 11. Glatte Muskulatur der Darmwand des Menschen, Schnittbild. Links (vom Beschauer) längs getroffene Muskelzellen. Der Verband ist dichter als in Abb. 10b; die Zellgrenzen sind daher undeutlicher, aber in Wirklichkeit gerade so scharf wie dort. Rechts quergetroffene Muskelzellen (grau). Zwischenräume (hell) deutlich zu erkennen. Kerne im Querschnitt rund (schwarz), von einem feinen Protoplasmasaum (grau) umgeben.

Quergestreifte Muskeln sind beim Menschen in der Mundhöhle (Zunge, Gaumen), im Schlunde, im Kehlkopf und im oberen Teil der Speiseröhre, ferner am analen Ende des Mastdarmes (Sphincter ani externus) die Regel. Auch im Urogenitalapparat werden wir ihnen begegnen. Der Aufbau der quergestreiften Muskelfasern ist bei den Eingeweiden genau gleich dem bei den Skeletmuskeln. Nur ist die Anordnung zu höheren Systemen durch zwischengeschaltetes Bindegewebe (Perimysium externum und internum, Bd. I, Abb. S. 56) nirgends so hoch entwickelt wie bei letzteren.

Die Verbreitungsweise der beiden verschiedenen Muskelarten ist außer durch andere, hier nicht zu erörternde Unterschiede hauptsächlich dadurch bedingt, daß die glatte Muskulatur viel träger auf Reize reagiert als die quergestreifte. Die glatte Muskulatur kontrahiert sich langsam, erreicht langsam den Höhepunkt der Verkürzung und verharrt lange in der erreichten Verkürzung. Die Zuckung des quergestreiften Muskels dagegen läuft innerhalb von $^1/_{10}$ sec ab. Deshalb sind beim quergestreiften Muskel, falls er länger in Kontraktion verharren soll, zahlreiche kurz aufeinander folgende Reize erforderlich. Begreiflicherweise werden schnelle und kurze Bewegungen, wie sie zur Aufnahme und Bewältigung der Nahrung und zur Erzeugung der Stimme erforderlich sind, von quergestreifter Muskulatur ausgeführt, während das relativ lange Verweilen der Nahrung im Magendarmkanal, das langsame Weiterschieben der Ingesta durch glatte Muskulatur vollzogen wird, zumal zur Unterstützung dieser Vorgänge genug quergestreifte Muskeln für schnellere Tätigkeit zur Verfügung stehen, sobald solche nötig ist (Bauchpresse).

Bei manchen Säugetieren reicht die quergestreifte Muskulatur bis zum Magen, bei manchen Knochenfischen hat der Magen selbst, bei der Schleie sogar der ganze Darm ausschließlich quergestreifte Elemente. Die Ursachen für diese Verschiedenheiten mögen in der verschiedenen Art der Nahrung und der Fortbewegung des Speisebreies liegen, sind aber nicht näher bekannt.

Die Unterscheidung in *willkürliche* und *unwillkürliche Muskeln*, welche auf quergestreifte und glatte Muskulatur anzuwenden üblich ist, ist wenig scharf und bedarf einer besonderen Erläuterung. Wir bewegen auch die quergestreiften Muskeln, auf welche der Wille Einfluß hat, nicht in der Weise, daß wir uns vorstellen, jetzt diesen, jetzt jenen Muskel zu gebrauchen, wie der Organist dieses oder jenes Register zieht. Sonst würden sich nur Anatomen bewegen können. Die willkürliche Bewegung ist nur insofern willkürlich, als ihr Ziel vom Willen abhängig ist, nicht aber ihr Ablauf im einzelnen. Obwohl der Mensch im allgemeinen nichts von der Existenz der einzelnen Muskeln weiß, hat er doch durch Erfahrung gelernt, was er machen muß, um eine ihm sinnlich wahrnehmbare Bewegung oder Veränderung hervorzubringen. Ist uns diese nicht wahrnehmbar, wie z. B. dem Taubgeborenen die Sprache, so fehlt bekanntlich auch das Sprechen trotz intakter Stimmuskeln (Taubstummheit). Doch gilt dies nicht ausnahmslos. Bei vielen quergestreiften Muskeln des Verdauungstractus (Rachen, Speiseröhre) können wir ebensowenig wie etwa bei den Muskeln der Gehörknöchelchen, die ebenfalls quergestreift sind, an anderen oder an uns selbst wahrnehmen, wie sie bewegt werden, oder wie von uns verhindert wird, daß sie sich bewegen (automatische Bewegungen quergestreifter Muskeln). Man kann hier von Übergängen zwischen willkürlicher und unwillkürlicher Bewegung sprechen, obgleich die histologischen Unterschiede ganz scharf und unverkennbar sind. Es gibt anderseits glatte Muskeln, welche dem Willen gehorchen, z. B. der M. ciliaris im Auge. Doch sind die glatten Muskeln im Gastropulmonalapparat des Menschen dem direkten Willenseinfluß entzogen. Das schließt nicht aus, daß psychische Erregungszustände die glatte Muskulatur beeinflussen (bekannt ist, daß bei manchen Menschen die Darmmuskeln prompt auf Angst oder Schrecken reagieren), und daß auf diesem mittelbaren Weg der Wille doch nicht ganz ohne Einfluß bleibt, indem er etwa den Angstvorstellungen gegenüber ohnmächtig ist oder sie meistert. Die Begriffe „glatte und quergestreifte Muskeln“ einerseits, „unwillkürliche und willkürliche Muskeln“ andererseits gehören ganz verschiedenen Erfahrungsreihen und Fragestellungen an und können deshalb nicht einfach gleichgesetzt werden, sonst gibt es, wie man sieht, unnötige Schwierigkeiten und überflüssige Erörterungen.

Die glatten und quergestreiften Muskeln stammen vorwiegend, aber nicht ausnahmslos aus dem *Mesoderm*. Der glatte Sphincter und Dilatator pupillae im Auge, auch glatte Muskelzellen an den Schweißdrüsen der Haut stammen aus dem Ektoderm. Daß die glatten Muskelzellen der Bronchi aus dem Entoderm stammen, wie früher angegeben wurde, gilt heute als widerlegt. Die gesamte Muskulatur des gastropulmonalen Apparates ist mesodermaler Abkunft.

Bindegewebe. Das Bindegewebe bildet das Gerüst der Eingeweide und vertritt bei ihnen gewissermaßen das Skelet. Es ist gleichzeitig der Träger der Gefäße und Nerven, welche den An- und Abtransport beim Stoffwechsel und seine Regulation besorgen. Die Grenze zwischen Epithel und Bindegewebe ist bei den meisten Epithelformen glatt. Bei den mehrschichtigen Plattenepithelien ist die ganze Unterfläche besät mit konischen Aushöhlungen (Abb. 7h), in welche entsprechende Bindegewebszapfen, die Papillen, eingreifen. Die Oberfläche des Epithels ist eben, da die dicke Epithelschicht die Unebenheiten gegen das Bindegewebe zu ausgleicht. Die Unterfläche ist dank ihrer Unebenheit ausgedehnter als die Oberfläche, sie wird von der cylindrischen Keimschicht des Epithels gebildet. Je stärker die Abnutzung der Oberfläche, desto größer im Verhältnis zu ihr die Unterfläche (vgl. Bd. 3, Kapitel Haut).

Im Dünndarm führen lange fingerförmige Fortsätze des Bindegewebes, die mit einschichtigem Cylinderepithel überzogen sind, zur Entstehung der *Zotten*, welche die Oberfläche des Epithels vergrößern und in das Darmlumen hineinhängen (Abb. 153, 154). Die leistenförmigen Vorragungen des Dünndarmes, KERCKRINGsche Falten, und andere Oberflächenskulpturen der Schleimhaut gehören ebenfalls hierher. Die spätere Einzelbeschreibung wird sich damit zu befassen haben. Ferner wird sich im folgenden zeigen, daß das Bindegewebe ganze Schichten der Wandungen des Gastropulmonalapparates allein aufbauen kann und in anderen einen vorwiegenden Bestandteil bildet.

Schichtung der Wandung. Die einzelnen Schichten sind im Magen und Darm am klarsten abgesetzt. Im fertigen Zustand folgen *von innen nach außen* aufeinander (Abb. 133):

1. *Schleimhaut, Tunica mucosa* (im weiteren Sinn). Sie hat ihren Namen wegen des ständigen schleimigen Überzuges, der sie kennzeichnet. Sie besteht aus

a) *Epithel* mit den ihm anhängenden Drüsen.

b) *Lamina propria mucosae:* Die bindegewebige Unterlage des Epithels, in welche die Drüsen eingesenkt sind. Die dem Oberflächen- und Drüsenepithel zunächst liegende Bindegewebshaut ist meist homogen: *Basalmembran.*

c) *Lamina muscularis mucosae:* Eine dünne Schicht glatter Muskelzellen, welche in der Regel die Drüsenschicht nach außen zu abschließt. Die Schichten a—c werden als *Mucosa* (im engeren Sinn) bezeichnet.

d) *Tela submucosa:* Besonders lockeres Bindegewebe, welches die bewegliche Verbindung, die Verschiebeschicht, zwischen Schleim- und Muskelhaut darstellt. Drüsen fehlen in der Regel (Ausnahme: Duodenaldrüsen).

2. *Muskelhaut, Tunica muscularis.*

a) Ringschicht: Die glatten Muskelzellen verlaufen quer zur Achse des Darmes, sie sind quergestellt.

b) Längsschicht: Die glatten Muskelzellen stehen senkrecht zur vorhergehenden Schicht, also in der Richtung der Darmachse.

3. *Seröse Haut, Tunica serosa.*

a) *Tela subserosa:* Wechselnd starke Lage von Bindegewebe (im Mesenterium und in anderen Duplikaturen des Bauchfells mit eingelagerten glatten Muskelzellen, mit vielen Gefäßen und Nerven); ist mit einer dünnen Grundmembran gegen das Epithel abgegrenzt.

b) *Epithel:* Einschichtiges Plattenepithel, dessen Zellen sich zusammenziehen können, so daß Spalten zwischen ihnen entstehen (Stomata). Ihr Sekret hält das Epithel feucht, spiegelnd. Daher der Name Serosa für die ganze Haut. Außerdem hat das Epithel die Fähigkeit der Resorption.

Fehlen Muskelhaut und Serosa wie am harten Gaumen, so ist die Schleimhaut durch die Submucosa unmittelbar mit dem Periost des Knochens oder mit der sonstigen Umgebung verbunden. Fehlt die Muscularis mucosae wie in der Schleimhaut der Mundhöhle, so ist keine scharfe Grenze zwischen der Propria mucosae und Submucosa zu ziehen. Die Tunica serosa kleidet außer der Oberfläche des Darmes auch die Innenfläche der Leibeswand aus (parietales Blatt des Peritonaeum, der Pleura und des Perikard). Liegt das Eingeweiderohr nicht frei in einer der Höhlen, so ist die Muskelhaut nach außen weniger scharf abgegrenzt als da, wo sie von einer Serosa überzogen ist. Im ersteren Falle wird das Bindegewebe, welches ähnlich wie bei den Blutgefäßwandungen das Bindemittel und zugleich die Grenze zwischen Muskulatur und Umgebung darstellt, *Tunica adventitia* genannt. Ist es besonders derb, so nennt man es auch *Tunica fibrosa.*

II. Der Kopfdarm.

1. Die Mundhöhle, Cavum oris.

a) Der Vorraum der Mundhöhle, Vestibulum oris.

Bei der Verlängerung des Kopfdarmes durch den Hinzutritt seines ektodermalen Ansatzstückes, der Mundbucht, ist ein Vorgang von besonderer Bedeutung: die Bildung der Lippen und der Wangen. Verschiedene Weichteilwülste getrennter Herkunft werden vor die Kiefer geschoben und bilden — außer in der Mundspalte — einen allseitig geschlossenen Vorraum der Mundhöhle, *Vestibulum oris* (Abb. 37, 45). Sind die Kiefer geschlossen und artikulieren die Zähne lückenlos miteinander, so ist der Vorraum gegen die eigentliche Mundhöhle, *Cavum oris proprium*, abgesperrt. Zwischen den letzten Backzähnen und den aufsteigenden Ästen des Unterkiefers ist jedoch jederseits ein Durchgang von sehr schwankender Größe gegeben, *retrodentaler Raum, Spatium maxillare posterius*. Diese Stelle kann weit genug sein, um durch sie bei einem Kranken, der seinen Kiefer wegen Muskelkrampf (Trismus) oder Gelenkstarre (Ankylose) nicht zu öffnen vermag, flüssige Nahrung einzuführen. Die kleinen dreieckigen Spalten zwischen den Zähnen sind individuell sehr verschieden weit, und an ihrer Basis durch Vorsprünge des Zahnfleisches, *Interdentalpapillen*, ausgefüllt. Öffnen sich die Kiefer, so fließen Vorraum und Mundhöhle in eines zusammen; wir sprechen deshalb von einer Mundhöhle im weiteren Sinn (mit Einschluß des Vorraums) und im engeren Sinn (ohne ihn).

Das Cavum proprium ist der stammesgeschichtlich älteste Raum; denn ursprünglich reichte die Mundhöhle nur bis zu den Zähnen wie jetzt noch bei niederen Wirbeltieren (z. B. bei vielen Fischen). Der Vorraum ist nachträglich gebildet worden und je nach der Art der Nahrungsaufnahme der Tiere außerordentlich verschieden gebaut. Alle Säuger haben ihn; denn für das Sauggeschäft ist er unentbehrlich. In der individuellen Entwicklung wird er als eine solide epitheliale Leiste angelegt, welche ähnlich der Zahnleiste — aber außen von dieser — in die Tiefe wächst und sich dann ihrer ganzen Ausdehnung nach in zwei Epithellamellen spaltet; der Spaltraum reicht bis zum späteren Fornix des Vorraumes (s. S. 22). Die Leiste heißt beim Embryo Lippen-Wangenfurchenleiste oder Vorhofsleiste.

Lippen. Die äußere Wandung des Vestibulum oris besteht ausschließlich aus Weichteilen: *Oberlippe, Unterlippe* und *Wangen* (Labium-Lippe, Bucca-Wange). Wegen ihres Muskelreichtums ist sie bereits beim Bewegungsapparat des Kopfes besprochen; die äußere Form der *Mundspalte, Rima oris*, und der *Lippen*, auch die Falten der *Wange* (und des Kinns) sind dort geschildert worden (Bd. I, S. 724, 726, 756 u. a., Abb. S. 755). Hier ist zu dem Gesagten einiges nachzutragen, zunächst wie die einheitliche Weichteilwand aus verschiedenen getrennten Bausteinen aufgebaut wird, weil dies noch im äußeren Relief der Lippen, z. B. im *Philtrum*, andeutungsweise zutage tritt, ferner weil z. B. der Verlauf des Tränennasenganges dadurch verständlich wird und weil gewisse Mißbildungen des Menschen, die nicht seltenen Gesichts- und Lippenspalten, auf der komplexen Zusammensetzung des ganzen Gesichtes beruhen. Gerade diese Mißbildungen sind wertvolle Zeugen für die Art der Entstehung der Lippen, der ganzen Weichteilmaske des Gesichtes und der Beziehungen der Weich- zu den Hartteilen des Kopfes (zum Zwischenkiefer und knöchernen Gaumen); sie sind eine Ergänzung für die Beweismittel der individuellen Entwicklungsgeschichte und als eine Art von Naturexperimenten besonders bedeutsam.

Beim Embryo entstehen zu beiden Seiten des Vorderkopfes zwei ektodermale flache Dellen (Bd. I, Abb. S. 21), die später als tiefe Gruben und Röhren in das Innere verlagert werden, die beiden *Nasengruben* bzw. *Nasenschläuche*. Wir werden bei der Bildung der Nasenhöhle und des Gaumens von ihnen Näheres erfahren. Hier genügt, daß die Nasengruben, indem sich jede auf die Mundbucht hin als *Nasenrinne* ausdehnt, äußerlich den ganzen Vorderkopf in drei Felder zerlegen: den unpaaren *mittleren Nasenfortsatz* zwischen den beiden Nasengruben und Nasenrinnen (Abb. 12b, violett) und die paarigen *seitlichen Nasenfortsätze* außen von ihm (blau). Die letzteren werden von außen von je einer wulstförmigen Erhebung erreicht, dem *Oberkieferfortsatz* (rot). Der Oberkieferfortsatz schiebt sich so weit gegen den mittleren Nasenfortsatz vor, daß der seitliche Nasenfortsatz die Oberlippe und den Mundrand nicht erreichen kann. Gegen den seitlichen Nasenfortsatz begrenzt ihn die *Tränennasenfurche*.

Vergleichen wir die mit entsprechenden Farben bezeichneten Flächen des Gesichts beim Erwachsenen (Abb. 12c, d) mit denjenigen des Embryo, so ergibt sich, daß die *Oberlippe* aus *drei* Anlagen entsteht (dem mittleren Nasenfortsatz

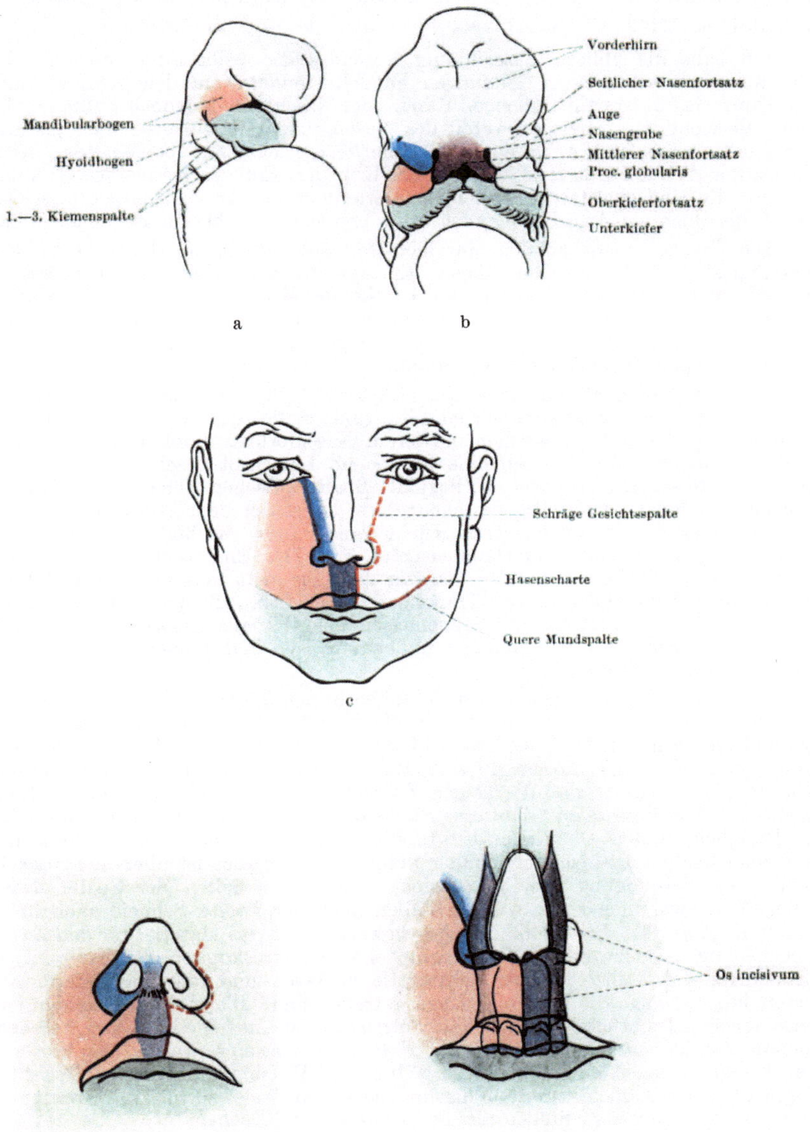

Abb. 12a—e. Entstehung der Weichteile des Gesichts. Rechte Gesichtshälfte mit schematischen Farben für die einzelnen Bausteine, linke mit Hervorhebung der Grenzen zwischen diesen (Sitz der Hasenscharte und Gesichtsspalten). a Menschlicher Embryo, Kopf von der Seite, Gesamtlänge 2,5 mm. b Kopf von vorn, etwas älterer Embryo. c—e Erwachsener.

entspricht das Philtrum), daß ebenso die *weiche Nase* aus *drei* Anlagen hervorgeht (dem mittleren Nasenfortsatz entspricht die Nasenspitze, den seitlichen entsprechen die Nasenflügel). Die Anlage der Unterlippe ist von vornherein einheitlich, nur äußerlich erscheint sie dank einer flachen medianen Rinne paarig.

Die Mundöffnung ist anfänglich viel breiter als später: sie verwächst von den Winkeln her, indem die häutigen Ober- und Unterkiefer miteinander verlöten. Die Mundspalte reicht schließlich beiderseits bis zum Eckzahn; bleibt die Verwachsung aus, so ist der Mund ungewöhnlich breit, geht sie weiter als normal, so wird er abnorm schmal *(Makro-* und *Mikrostomie).*

Ich habe die übliche Bezeichnung Nasen*fortsätze* beibehalten, obwohl es sich nicht um irgendwie selbständige Bildungen handelt, sondern um den medialen und lateralen Abschnitt des wulstartig erhobenen Randes der Nasengrube. Jedoch wollte ich die umständliche Bezeichnung „lateraler Anteil des Nasengrubenrandwulstes“ statt „lateraler Nasenfortsatz“ vermeiden. Auch den Oberkiefer*fortsatz* habe ich beibehalten. Niemand wird sich unter diesen Fortsätzen frei aus dem Kopf des Embryo herausragende Bildungen vorstellen. Es sind wulstartige Erhebungen wie etwa ein Arm auf einem griechischen Grabrelief, der doch ein Arm bleibt, auch wenn er nicht rund herum ausmodelliert ist.

Die Grenzen zwischen den einzelnen Anteilen, welche an der Bildung des Gesichtes beteiligt sind, sind beim menschlichen Embryo durch Furchen gekennzeichnet, von deren Grund solide Epithellamellen bis zum Epithel der Mundhöhle reichen. Eine solche Epithellamelle kann sich abnormerweise aufspalten und kann dann nicht mehr, wie normal, von Bindegewebe durchwachsen werden. Die Folge ist die Bildung einer Spalte an Stelle der bindegewebigen Vereinigung der Fortsätze.

Die häufigste Spaltbildung ist die *Hasenscharte* der Oberlippe (rote ausgezogene Linie, Abb. 12c, d). Sie ist gewöhnlich einseitig (am häufigsten links). Sie liegt asymmetrisch, weil sie der Nasenrinne zwischen mittlerem Nasenfortsatz (violett) und Oberkieferfortsatz (rot) entspricht. Sie kann auf eine Furche im Lippenrot beschränkt sein. Schneidet sie gegen die Nasenöffnung durch, so liegt die Spalte zwischen Flügel und Nasenscheidewand. Sie kann seltener beiderseitig bestehen: dann hängt der dem Philtrum entsprechende Teil als ein freier Zapfen an der Nasenscheidewand. Diese Mißbildung ist mit einer anderen kombiniert, der Kiefer- und Gaumenspalte (s. S. 21). Eine noch schwerere und seltenere Mißbildung stellt die *schräge Gesichtsspalte* dar. Sie tritt in sehr verschiedener Form auf. In der einen Form folgt sie der Tränennasenrinne (Abb. 12c u. d, rot punktiert), in deren Bereich sich normalerweise der Tränennasenkanal, Canalis nasolacrimalis, bildet. Bei den anderen Formen ist die Grundlage unbekannt, sie sind immer nur Teil ausgedehnterer Mißbildungen im Kopfgebiet.

Tiefgehende Spalten gelangen nicht selten in den Knochen *(Cheilognathoschisis).* Unter der Oberlippe liegt jederseits der *Zwischenkiefer, Os incisivum,* der beim Embryo selbständig ist und bis hoch auf die Nasenkapsel hinaufreicht (Abb. 15). Beim Erwachsenen ist er mit dem Oberkiefer verschmolzen (in Abb. 12e, schematisch aus letzterem herausgelöst). Man könnte daran denken, daß die beiden Zwischenkiefer anfänglich auf den mittleren Nasenfortsatz beschränkt seien (schwarze Stelle der Zwischenkieferanlage, Abb. 13a) und erst nachträglich in den Oberkieferfortsatz hineinwüchsen (mehr lockere Stelle der Anlage), nachdem beide Fortsätze miteinander vereinigt sind. Dies ist aber nicht der Fall. Denn bleibt die Vereinigung aus, so entstehen zu *beiden* Seiten der Spalte Zwischenkieferanlagen. Gewöhnlich ist in solchen Fällen auch der zweite Schneidezahn in zwei Zähne getrennt (Abb. 14). Diese Mißbildungen beweisen, daß das Material für den Zwischenkieferknochen und den zweiten Schneidezahn, ehe es mikroskopisch sichtbar wird, hüben und drüben von der Grenze zwischen dem mittleren Nasen- und dem Oberkieferfortsatz pro loco bereit liegt, solange die beiden Anlagen getrennt sind. Bleibt die Vereinigung aus, so entwickelt sich jedes Stück für sich weiter. Sehr häufig ist eine feine Naht *innerhalb* des Zwischenkiefers von kleinen Kindern sichtbar, *Sutura intraincisiva,* welche der Verwachsungslinie der beiden Anlagen entspricht (Abb. 13b). Die Weichteilanlagen des Gesichtes und der Lippen haben also nichts mit dem darunterliegenden Skelet zu tun; die Grenzen der ersteren liegen an ganz anderen Stellen als die Grenzen der Knochen.

Die beiden halben Zahnanlagen des zweiten Schneidezahnes, welche bei einer Hemmung im Gebiet der Fissura intraincisiva wie bei einer künstlichen Teilung eines Eies in zwei Halbeier entstehen, lassen zwei Schneidezähne statt eines aus sich hervorgehen, wenn sie sich beide zu Ganzzähnen ergänzen (Abb. 14a, b). Verläuft die Teilung nicht durch die Mitte der Anlage, so kann ein größeres und ein kleineres Zahnindividuum herauskommen. Geht ein Teilstück nachträglich zugrunde, so bleibt nur ein Zahn übrig, der medial oder lateral von der Trennungslinie liegt. Dies schließen wir daraus, daß bei der Hasenscharte im ganzen drei oder zwei Schneidezähne auf der betroffenen Seite vorkommen und daß bei zweien einer oder beide medial von der Scharte liegen.

Der Zwischenkiefer kann sich in seltenen Fällen so weit in den Oberkieferfortsatz hineinerstrecken, daß auch der Eckzahn in ihm liegt. Die Grenze zwischen Kiefer und Zwischenkiefer (Sutura incisiva) liegt dann statt zwischen Schneide- und Eckzahn zwischen Eckzahn und 1. Prämolar.

Geht die Hasenscharte noch tiefer in die Mundhöhle hinein, so verläuft sie als *Wolfsrachen* symmetrisch zwischen den beiden Oberkieferfortsätzen des Gaumens weiter (Cheilognatho*urano*schisis, Abb. 14; s. auch S. 120).

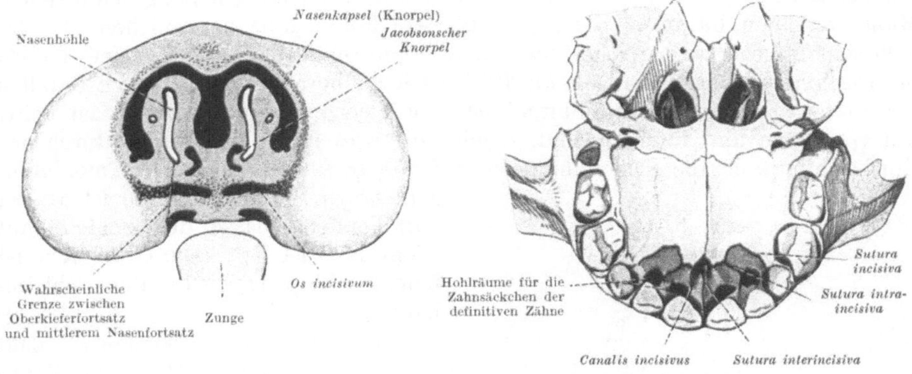

Abb. 13a u. b. Zwischenkiefer. a Frühestes Entwicklungsstadium beim Maulwurf (Vorknorpel). Aus Inouye, Anat. Hefte 1912. b Nähte zwischen dem Os incisivum und seinen Nachbarn (Sutura incisiva und S. interincisiva) und innerhalb des Os incisivum (Sutura intraincisiva) beim einjährigen Kind (die beiden Zwischenkiefer durch graue Tönung hervorgehoben).

Eine mediane Spalte in der Oberlippe ist bei Nagern dauernd vorhanden. Das Kaninchen z. B. hat zwei Oberlippen. Andere Säuger haben in der Mittellinie eine Raphe. Eine Verwachsung aus getrennten Anlagen (die etwa den *Processus globulares* des mittleren Nasenfortsatzes entsprächen, Abb. 12b) ist nicht beobachtet. Man weiß deshalb über die seltene *mediane Hasenscharte* beim Menschen nichts Sicheres.

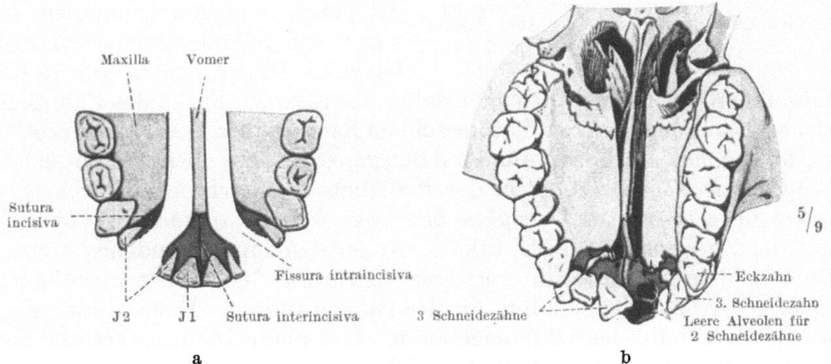

Abb. 14a u. b. Doppelseitige Hasenscharte und Wolfsrachen. Zwischenkiefer durch graue Tönung hervorgehoben. a Schema. Die Spalte folgt der Sutura intraincisiva, seltene Form (aus Inouye). b Verdopplung des 2. Schneidezahnes beim Erwachsenen. (Nach einer Photographie von Dümler, Wien.)

Von den Schichten der Lippen und Wangen sind die Muskelschicht und die oberflächliche Hautbedeckung an anderen Stellen behandelt (Bd. I, S. 731, 756); wir haben uns hier speziell mit der innersten Schicht zu beschäftigen, der *Schleimhaut, Tunica mucosa.* Die Drüsen erwähne ich nur kurz. Sie werden im Kapitel *Speicheldrüsen* im Zusammenhang mit allen übrigen Mundhöhlendrüsen beschrieben werden.

Die Schleimhaut hat wie in der ganzen Mundhöhle *keine* Muscularis mucosae; sie gleicht darin und in dem verstreuten Vorkommen von Talgdrüsen (im Lippenrot und in der Innenwand der Wangen) der äußeren Haut. Die Tunica propria geht ohne scharfe Grenze in die lockere Tela submucosa über und ist durch letztere an die Muskulatur beweglich angeheftet (Abb. 16). In der Wangenschleimhaut ist die Befestigung straffer, so daß beim Kauen durch den M. buccinator ein Einklemmen der Wangenschleimhaut zwischen den Zähnen verhindert werden kann. Immerhin liegt die Wangenschleimhaut bei geschlossenem Mund in feinen Fältchen, die bei geöffnetem Mund ganz verstreichen. In das mehrschichtige Plattenepithel schneiden hohe Bindegewebszapfen der Tunica propria hinein, welche bis nahe an die Oberfläche heranreichen. Da die Papillen und ihre Unterlage reich an Blutgefäßen, die Deckepithelien dagegen fast völlig frei von Horn und Pigment sind, scheint die rote Farbe des Blutes durch das Epithel hindurch; die Schleimhaut sieht rosafarben aus. Geringer Hämoglobingehalt des Blutes (Anämie) ist an der auffallenden Blässe der Schleimhaut leicht festzustellen. Die Oberfläche ist feucht, schlüpfrig, wie bei allen Schleimhäuten.

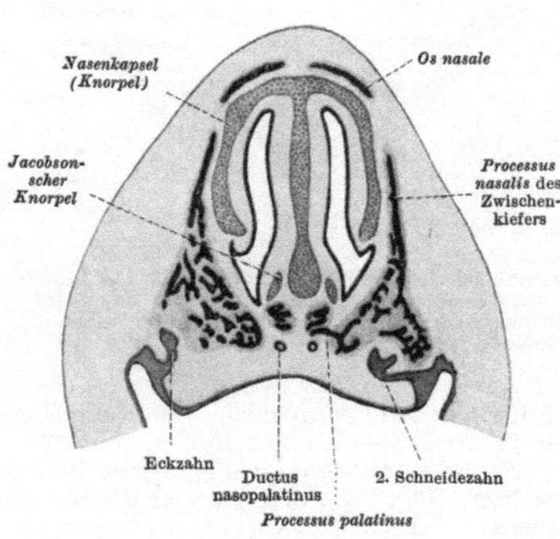

Abb. 15. Zwischenkieferanlage beim Menschen (Embryo von $3^1/_2$ Monaten). Knochen schwarz, Knorpel getüpfelt. (Nach KÖLLIKER aus INOUYE, Anat. Hefte 1912.)

Die Schleimhaut des Vorhofes schlägt sich etwa in halber Höhe der Zahnwurzeln auf den Alveolarteil der Kiefer um, *Fornix vestibuli* (Abb. 37, 50). Soweit sie dem Knochen anliegt und soweit ihre Submucosa mit dem Periost eng verfilzt ist, nennt man sie *Zahnfleisch, Gingiva*. Die Fortsätze des Zahnfleisches, welche sich zwischen die Zähne schieben, haben an ihrer Kuppe ganz besonders hohe, tief in das Epithel eindringende Bindegewebspapillen; an den gegen die Zähne gewendeten Flächen fehlen die Papillen ganz. Der Reichtum an Blutgefäßen ist beträchtlich und daher die rosarote Farbe des Zahnfleisches intensiver als in der übrigen Vorhofsschleimhaut (außer dem Lippenrot). Die Furche, welche sich am Fornix rund um den ganzen Kiefer oben und unten herumzieht, *Sulcus alveolobuccalis*, ist in der Medianebene unterbrochen durch das *obere* und *untere Lippenbändchen, Frenulum labii superioris et inferioris*; das obere kann man mit der Zungenspitze leicht fühlen. Außer den Lippenbändchen können inkonstante Schleimhautfalten in vertikaler Richtung den Sulcus alveolobuccalis durchqueren. Konstant sind nur die beiden genannten. Eines reißt gelegentlich bei Kindern ein oder fehlt angeboren. Das obere ist ausgeprägter als das untere; es liegt innen vom Philtrum. Die Lippenbändchen teilen den Vorhof unvollkommen in zwei Hälften. Innerhalb der aktiven Verschiebungen der Lippen werden sie nicht gespannt. Alle Duplikaturen und die Umschlagsfalten der Fornices sind nicht etwa Befestigungsmittel, sondern infolge des lockeren Gewebes der Submucosa vielmehr eminent dehnbare und verschiebliche Teile der Schleimhaut, die sie befähigen, bei Gewalteinwirkungen wegzurutschen und auszuweichen. Man kann künstlich die Schleimhaut über den Fornix hinaus rollen und so den ganzen Alveolarteil des Ober- und Unterkiefers und speziell die vorspringenden Juga alveolaria vom Vorhof aus bequem überschauen und abtasten, ja man kann durch passives Verschieben der Schleimhaut weiter entfernt liegende Kanäle und Höhlen des Schädels von hier aus leicht erreichen.

Die Highmorshöhle kann stellenweise bis an den oberen Fornix heranreichen, das Foramen infraorbitale (Austritt des 2. Trigeminusastes) und Foramen mentale (Austritt des

3. Trigeminusastes) sind weiter entfernt, aber von hier aus chirurgisch zu erreichen. So ist der Vorraum der Mundhöhle ein sehr günstiger Zugang, um von hier aus Erkrankungen der Zahnwurzeln zu diagnostizieren und zu behandeln, Betäubungen der Gesichtsnerven durch Injektionen vorzunehmen oder die Kieferhöhle zu eröffnen. Die Unsichtbarkeit von außen ist ein Vorzug, da Eingriffe am Gesicht leicht entstellende Narben zurücklassen.

Bei Entzündungen der Wange, Lippe oder der Zähne, welche auf erstere übergreifen, wird die Lockerheit der bindegewebigen Unterlage daran kenntlich, daß oft plötzliche starke Schwellungen auftreten (dicke Backe), weil das entzündliche Exsudat sich schnell ausbreiten kann.

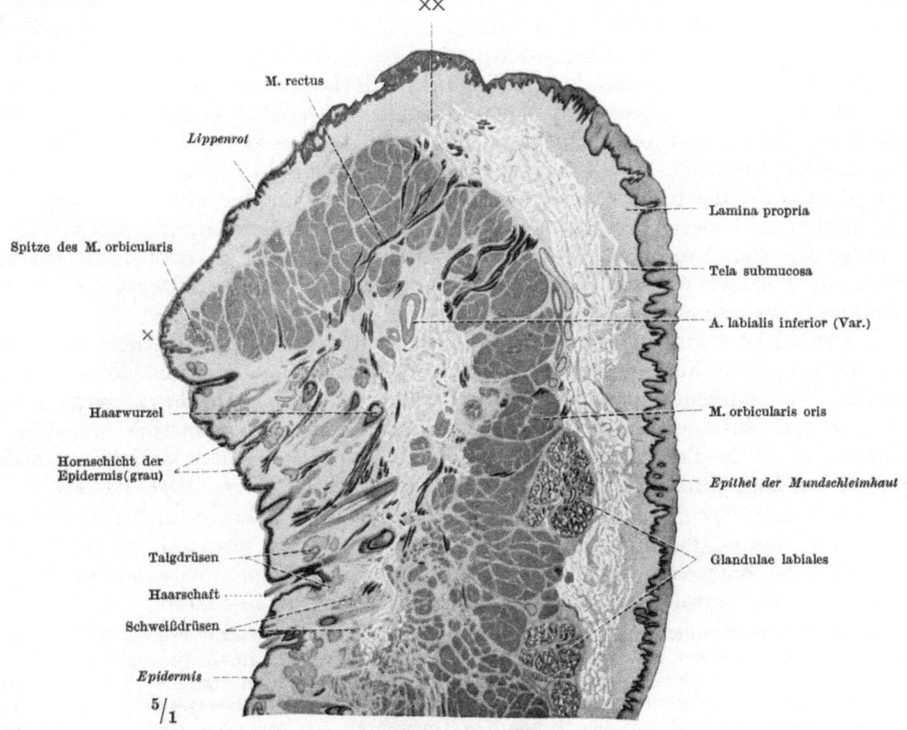

Abb. 16. Querschnitt der Unterlippe eines Mannes. Rechts vom Beschauer die Innenseite: Schleimhaut, links die Außenseite: Integument. Lippenrot zwischen × und ××. Alle quer getroffenen Muskeln dunkelgrau, die längs getroffenen schwarz gezeichnet. Die Art. labialis inferior liegt ausnahmsweise außen vom M. orbicularis oris (gewöhnlich innen von ihm).

Zwischen der äußeren Haut, *Pars cutanea*, und der Schleimhaut, *Pars mucosa*, der Lippen ist eine dem Menschen eigene Zwischenpartie eingeschoben: das *Lippenrot, Pars intermedia*, welche beim erwachsenen Europäer durch ihre lebhafte rote Farbe und ihre Trockenheit ausgezeichnet ist. Außer dem Menschen haben nur einige Menschenaffen eine Andeutung von Lippenrot. Die Epitheldecke im ganzen ist nicht viel dünner als in der Pars cutanea, ist aber von viel zahlreicheren, bis nahe an die Oberfläche reichenden Papillen durchsetzt (Abb. 16). Daß die Gefäße der Lamina propria bei der Lippe besser durchleuchten als bei der Haut der Körperoberfläche, liegt hauptsächlich am gänzlichen Mangel von Pigment in ihrem Epithel, welches sonst selbst beim Weißen im Integument reichlich vorkommt (gelbliche und bräunliche Körnchen) und die einfallenden Lichtstrahlen reflektiert. Die Verhornung des äußersten Epithels des Integumentes setzt sich auf das Lippenrot fort, ist aber dort viel spärlicher. Auch dies trägt zur roten Farbe der Lippen bei, wie die wenig verhornte äußere Haut des Frühgeborenen die Gefäße gut durchschimmern läßt und daher krebsrot aussieht. Von der Stelle an, wo die Lippen einander berühren, pflegen die kernlosen Hornschüppchen aufzuhören und kernhaltige platte Zellen an ihre Stelle zu treten. Kerne sind für die ganze übrige Mundhöhle charakteristisch (S. 10), auch wenn die platten Zellen in der obersten Schicht ein wenig Keratin enthalten, wie es fast überall beim Erwachsenen der Fall ist. Für die Grenze zwischen Haut und Lippenrot ist besonders charakteristisch, daß die Ringmuskulatur des Mundes nach ihr zu umgekrempelt ist und daß die Muskelschicht auf dem Schnitt durch die Lippe wie die Spitze eines gebogenen Hakens auf die Grenze hindeutet (Abb. 16 bei ×). Die scharfe Kante der umgekrempelten Partie ist nicht immer so deutlich; Varianten der Dicke und Form derselben sind häufig. Außer den zirkulären Bündeln des M. orbicularis oris ziehen spärliche radiäre Fasern, *Musculi recti,* von dem Corium der Haut zwischen den Barthaaren quer durch die Ringfasern des Orbicularis hindurch und inserieren in der Submucosa der Schleimhaut nahe dem Lippenrot. Ihr Tonus scheint das Vorquellen des Lippenrots zu bewirken, dessen leichte Schwellung in der Kunst als Merkmal der Schönheit, besonders bei den Frauen gilt. Bei Völkern mit gewulsteten Lippen wie den Negern ist die umgekrempelte Partie des M. orbicularis ein viel dickeres Polster, welches durch einen massig entwickelten Rectus noch besonders stark gegen das Lippenrot vorgetrieben ist.

Die Grenze des Lippenrots gegen die Schleimhaut (× ×) ist weniger bestimmt als die gegen die äußere Haut. Das Epithellager wird allmählich dicker, damit werden die Bindegewebspapillen zwar höher, aber die rote Farbe geht trotzdem in ein blasses Rosa über. Am deutlichsten ist im Schnittbild der Unterschied der Dicke der Tela submucosa, die in der Schleimhaut viel bedeutender ist als im Lippenrot und ziemlich scharf gegen das letztere abgesetzt ist.

Die Drüsen der Lippen, *Glandulae labiales* (Abb. 40), liegen auf der Schleimhautseite, oft in die Muskulatur eingebettet (Abb. 16). Sie sind als kleine, bis erbsengroße Knötchen zu fühlen, wenn man die Lippe zwischen die Finger faßt. In den Seitenteilen der Lippen sind sie am reichlichsten.

Man fühlt gewöhnlich auch den Puls der Lippenarterie, und zwar von der Schleimhautseite aus, der sie näher liegt. Sie liegt innen vom Muskel. Bei einem Schlag oder Fall auf den Mund kann die Arterie durch die Zähne angerissen werden und stark bluten, ohne daß es von außen leicht bemerkt wird; wird dann das Blut herabgeschluckt und verdaut, so kann die schwarze Farbe des Kotes den Ungeübten zur Annahme einer Magenblutung verleiten. Bei manchen Menschen kann man im Lippenrot, vor allem der Oberlippe, Talgdrüsen als kleine gelbliche Fleckchen durchschimmern sehen. Sie kommen bei 20% aller erwachsenen Männer vor (Frauen 6%). Das Epithel ist außerordentlich empfindlich, weil es sehr nervenreich ist.

Die Oberlippe ist *sensibel* vom 2. Ast des N. trigeminus versorgt (N. infraorbitalis), die Unterlippe vom 3. Ast (N. mentalis), die Mundwinkel von beiden Nerven (N. infraorbitalis und N. mentalis) und von einem besonderen Ast des 3. Trigeminus (N. buccalis). Alle diese Äste überkreuzen sich am Mundwinkel, ebenso die beiderseitigen Nerven in der Mittellinie der beiden Lippen. *Motorisch* versorgt der N. facialis die gesamte Lippenmuskulatur.

Sämtliche Lymphgefäße der Oberlippe führen zu den Lymphonodi submandibulares und cervicales superiores; von den Lymphgefäßen der Unterlippe führen die submukösen ebendorthin, die subcutanen dagegen zu den Lymphonodi submentales.

Beim menschlichen Fetus sind zahlreiche kleine Zotten auf der hinteren Partie der Lippen, *Pars villosa,* gefunden worden. Sie sind, wie vermutet worden ist, Rudimente ausgeprägterer Einrichtungen bei Tieren, welche diesen das Festsaugen an den Zitzen der Mutter erleichtern. Beim neugeborenen Kind ist das eigentliche Lippenrot auf eine sehr schmale äußere Randzone beschränkt. Dahinter schaut jene weiche Schleimhautzone auch bei geschlossenem Mund als ziemlich breiter Streifen in beiden Lippen vor. Die Randzone breitet sich später auf Kosten des anderen Anteils aus. Beim erwachsenen Europäer kommt als Varietät ein Vorfall der Pars mucosa vor, der als *Doppellippe* bezeichnet wird. Ob in solchen Fällen die Fasern des M. rectus fehlen oder schwächer entwickelt sind, ist nicht untersucht. Sie entstehen erst im späteren Fetalleben.

Wange, Bucca. Man rechnet die *Wange* vom Mundwinkel bis zum Ohr und vom Jochbogen bis zum Kieferrand. Die Weichteilbedeckung des Vorhofes besteht hier aus sechs Schichten (Abb. 37, 40):

1. Haut der Wange. Sie trägt beim Mann einen großen Teil der Barthaare (Backenbart). Durch Kälte oder psychische Reize können die feinen Blutgefäße gereizt werden; sie sind daraufhin stärker durchblutet und schimmern diffus durch die Epidermis durch: Erröten. Bei verminderter Blutzufuhr „erblaßt" der Europäer.

Bei stark pigmentierter Haut (Neger) erzeugt der vermehrte Blutzufluß ein Zurücktreten der Pigmentfarbe, die Wange wird fahl; umgekehrt wird sie bei verminderter Blutzufuhr dunkler.

2. Das *Corpus adiposum buccae* (BICHATscher Fettpfropf),

3. die *Fascia buccopharyngea* und

4. der *Musculus buccinator* sind beim Bewegungsapparat des Kopfes ausführlich beschrieben (Bd. I, S. 711, 720, 730; s. diesen Band, Abb. 37).

5. Die Drüsenschicht. An die Lippendrüsen anschließende kleine Drüsen, *Glandulae buccales* (Abb. 40). Weniger zahlreich sind die *Glandulae molares* (4—5). Beide Arten können in den Muskel eingebettet sein oder sogar außerhalb liegen. Die größte Drüse dieser Art, welche bis gegen das Ohr vorgedrungen ist, ist die *Glandula parotis, Ohrspeicheldrüse.* Ihre Mündung ist bei geöffnetem Mund als winzige Unebenheit der Wangenschleimhaut sichtbar (selten eine wirkliche Papille, *Papilla salivalis superior*). Bei der Leiche kann man die Mündung in der Regel nur sehen, wenn man eine Sonde vom Ausführgang aus durch sie in die Mundhöhle hineinschiebt. Sie liegt gegenüber dem oberen zweiten Molarzahn.

6. *Tunica mucosa.* Sie liegt bei normaler Muskulatur den Zähnen an; ist jedoch bei Facialislähmung die Muskulatur dauernd erschlafft, so können Speisen zwischen Zähnen und Wange liegen bleiben und das Vestibulum anfüllen. Bei geschlossenem Mund ist die Schleimhaut fein gefältelt, aber die Befestigung am M. buccinator verhindert, daß gröbere Falten entstehen, die beim Kauen von den Zähnen mitgefaßt werden könnten.

Manche Tiere haben gewaltige Backentaschen zur vorübergehenden Aufbewahrung von Körnern (Hamster). Auch beim Menschen dehnt sich die Wange passiv beträchtlich, z. B. durch Einblasen von Luft in die Mundhöhle bei geschlossenen Lippen. Gewöhnlich ist aber das „Cavum" buccae nichts anderes als eine enge Spalte (Abb. 37), die mit ein wenig Mundschleim ausgefüllt ist. Da die Zungen-, Lippen- und Wangenschleimhaut überall der Nachbarschaft eng anliegt, so wird die Luft aus der Mundhöhle herausgedrängt.

Am hinteren Ende der Backentasche stößt der sondierende Finger auf eine vorspringende Schleimhautfalte: *Plica pterygomandibularis.* Sie entspricht der gleichnamigen Raphe, welche dem Buccinator als Ursprung dient (Bd. I, Abb. S. 704). Die Mundhöhle wird an dieser Stelle von beiden Seiten her eingeengt, wie der Bühnenraum durch in ihn einragende Seitenkulissen. Sie ist doppelt so breit wie der anschließende Rachen. Die entstehende Enge heißt *Isthmus faucium* (Abb. 36b). Die entscheidende Stelle der Einkröpfung liegt am hinteren Rand des letzten Molarzahnes, d. h. am Ende des Vorraumes der Mundhöhle. Der Griffelfortsatz mit den von ihm entspringenden Muskeln ist außen in die entstehende Nische eingebettet: *Stylomaxillarraum.*

In der Wangenschleimhaut gibt es wie in den Lippen bei zahlreichen Menschen *Talgdrüsen,* welche in der Verlängerung der Mundspalte und dieser zunächst liegen. Die Stelle entspricht der ursprünglichen Breite der Mundspalte, die als Hemmungsmißbildung offen bleiben kann (Makrostomie). Bei Tieren sind sogar Wollhaare in der Backenschleimhaut beobachtet worden.

Die Lymphknötchen, welche sich in geringer Zahl im Wangenfett auf der Oberfläche des M. buccinator finden, haben ihren Abfluß nach der Ohrgegend zu und nach den Lymphonodi submandibulares und cervicales superficiales.

Man kann von der Backentasche aus den Unterkieferast, den vorderen Rand des M. masseter und des M. pterygoideus internus fühlen. Über das Abtasten der Zahnalveolen s. S. 22.

b) Die Zähne und das Gebiß.

Okklusion. Der Mensch hat zwei geschlossene Zahnreihen, falls nicht durch Ausfall oder Extraktion von Zähnen künstliche Lücken bestehen (angeborene Zahndefekte sind selten). Die übrigen Säuger haben mindestens an *einer* Stelle einen Zwischenraum zwischen zwei Zähnen, *Diastema* oder *Trema*: bei höheren Affen liegt er vor oder hinter dem Eckzahn, bei Nagetieren und Einhufern sind die Lücken besonders ausgedehnt. Bei uns ist jedoch der Vorhof, soweit die Zahnreihe reicht, gegen die eigentliche Mundhöhle bei geschlossenem Kiefer abgeschlossen, *Okklusion.* Es wurde bereits erwähnt (S. 18), daß zwischen den einzelnen Zähnen desselben Kiefers kleine dreieckige Zwischenräume übrig bleiben. Ihre Basis ist nach dem Kiefer zu gerichtet (Abb. 81). Aber besondere Vorsprünge des Zahnfleisches füllen diese breiteste Partie aus: *interdentale Papillen.* Über ihnen ist bei normalem Gebiß nur eine feine Spalte zwischen je zwei Nachbarzähnen offen: *interdentale Spalten.* Sie lassen Flüssigkeiten oder Luft durch (Geifern bei geschlossenen Kiefern, Zischlaute). Nahe der Kaufläche berühren sich die Zähne unmittelbar: *Kronenkontakt.* Der Verschluß des Mundes durch das Zahngehege ist nicht hermetisch; dafür ist der Lippenverschluß da, der an sich weich und nachgiebig ist, aber mit dem mauerartigen Zahnverschluß zusammen alles an Feinheit und Sicherheit der Regulation leistet, was dem Mundverschluß insbesondere beim Sprechen zugemutet wird. Wie wichtig die geschlossene Zahnreihe ist, merken wir an der veränderten Sprache eines Menschen, dem Zähne gezogen oder ausgefallen sind.

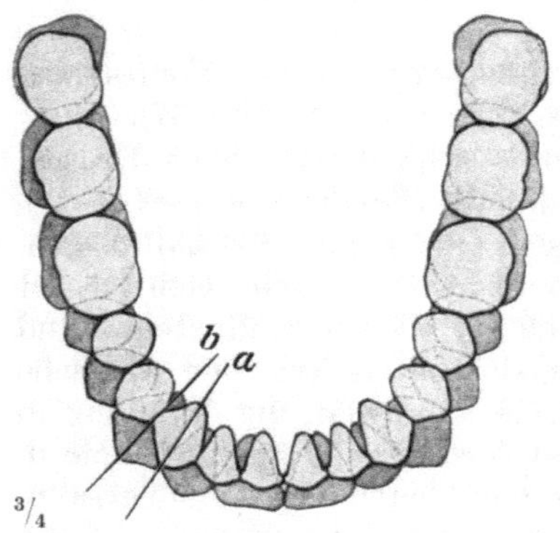

Abb. 17. Geschlossene Zahnreihen, von unten gesehen. Unterkiefer hell (Parabel), Oberkiefer dunkel (Ellipse). Die Kauflächen sämtlich in der Papierebene liegend gedacht (in Wirklichkeit in wechselnder Höhe). *a* größter Kronendurchmesser eines Unterkieferzahnes, *b* eines Oberkieferzahnes.

Der gute Schluß des Zahngeheges ist mitbedingt durch das Übergreifen der Oberkieferzähne über die Unterkieferzähne, *Überbiß.* Die letzteren werden von den ersteren von außen zugedeckt (Abb. 17; Bd. I, Abb. S. 637, 705). Das gilt auch für die Kronen der Höckerzähne im hinteren Teil der beiden Kiefer, bei welchen freilich das Übergreifen der oberen über die unteren weniger deutlich als bei den Schneidezähnen ist. Die Oberlippe überdeckt immer noch ein Stück der unteren Schneidezähne und liegt deren Kronen an.

Man nennt den beim Menschen üblichen Überbiß auch *Vor- oder Scherenbiß, Psaliddontie.* Die vorderen Zähne schneiden wie die Blätter einer Schere (ψαλισ) aneinander vorbei, daher der sehr gute Name: Schneidezähne. Auch bei den Höckerzähnen wirken die Flächen, mit welchen die Zähne der Kauseite beim Zurückgleiten in die Schlußlage aufeinander „mahlen", durch Abscherung (Bd. I, S. 709).

Neben dem Scherenbiß ist beim Menschen der *Kopf-* oder *Zangenbiß, Labidodontie,* eine normale, in Deutschland allerdings seltene Okklusionsform. Die Vorderzähne treffen dabei wie die Kneifschneiden einer Zange (λαβισ) aufeinander. Tiere, welche Grashalme oder Heu beim Fressen abkneifen, haben einen ähnlichen Typus zu hoher Vollendung gebracht. Weniger selten sind beim Menschen solche Typen, bei welchen die unteren Zähne vor den oberen vorstehen, *Progenie.* Nicht normal ist der *offene Biß, Hiatodontie.* Es kommt vor, daß die oberen Schneidezähne flach vorspringen und daß sie die unteren dachförmig überdecken, *Stegodontie*; dieser Typus ist bei Chinesen und Japanern nicht gar zu selten (33%), seltener bei Hindu und Malaien; er fehlt in der Norm bei Europäern, kommt aber als Verbildung durch das Fingerlutschen nicht selten vor: Lutschergebiß, S. 49.

Die Zahnreihe steht in einer bogenförmigen Linie. Der Zahnbogen beschreibt im Oberkiefer ungefähr eine elliptische Linie (Bd. I, Abb. S. 638). Denkt man sich die Ellipse vollständig, so nehmen die Zähne etwa die vordere Hälfte derselben ein. Eine an den Hinterrand der hintersten Zähne (Weisheitszahn) angelegte Gerade würde der kurzen Achse der Ellipse entsprechen. Die Zähne des Unterkiefers stehen in einer etwas anderen Linie; sie ist in den beiden seitlichen Teilen mehr geradlinig und hat mehr oder weniger die Form einer Parabel (Abb. 17). Die Inkongruenz der Zahnbögen bringt es mit sich, daß die Zähne beim Beißen nicht einfach in ihrer Längsrichtung in die Zahnfächer der Kiefer

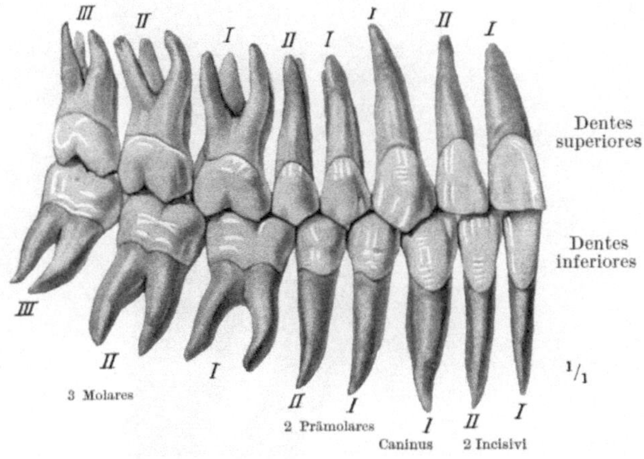

Abb. 18. Rechte Hälfte des Gebisses, von außen (labiale bzw. buccale Seite). Zähne in der natürlichen Stellung innerhalb der Kiefer, nur ist der Zahnbogen in die Papierebene abgerollt (um eine perspektivische Verkürzung der Einzelzähne zu vermeiden).

gedrückt, sondern wie zweiarmige Hebel beansprucht werden. Der Drehpunkt liegt am Beginn des apikalen Drittels der Wurzel.

Man nennt Oberkiefer, bei welchen die Zähne gerade, der Senkrechten genähert stehen, *orthodent*, solche, bei welchen sie schräg nach außen stehen, *prodent*. Die Schneiden und äußeren Höcker der Oberkieferzähne liegen gewöhnlich in einer Linie, welche weiter vorspringt als die Linie, welche durch die Wurzelspitzen gelegt wird. Bei den Unterkieferzähnen liegt umgekehrt die Linie durch die Wurzelspitzen etwas mehr nach außen, weil ihre Kronen zungenwärts überhängen: *Kronenflucht* der unteren Zahnreihe.

Artikulation. Der Schluß des Zahngeheges ist deshalb besonders fest, weil die Zähne des Oberkiefers gegen diejenigen des Unterkiefers verschränkt stehen. Der größte Querdurchmesser eines Oberkieferzahnes fällt in der Regel in die Spalte zwischen zwei gegenüberliegenden Unterkieferzähnen und umgekehrt (Abb. 17a u. b). Der Einzelzahn lehnt sich also beim Kieferschluß an *zwei* Zähne des gegenüberliegenden Kiefers an (Abb. 18). Man nennt dies *Artikulation* der Zähne. Beim Kauen arbeiten *drei* Zähne zusammen. Die gleichnamigen Zähne des Ober- und Unterkiefers in jeder Dreiergruppe heißen *Hauptantagonisten*, der dritte Zahn der Gruppe heißt *Nebenantagonist*. Diese Arbeitsteilung entlastet den einzelnen Zahn.

Zwei Zähne jederseits haben nur einen Antagonisten: 1. der obere Weisheitszahn, 2. der untere mittlere Schneidezahn (Abb. 18). Stehen bei einem Gebiß aus einfachen Kegelzähnen die Zahnreihen alternierend, d. h. ein Oberkieferzahn gegenüber dem Trema zweier Unterkieferzähne und umgekehrt, so wird das Einklemmen der Beute erleichtert. Die Wechselbeziehungen der Ober- und Unterkieferzähne sind wahrscheinlich davon ausgegangen.

Allgemeine Form des einzelnen Zahnes. Wir unterscheiden *Milchzähne, Dentes decidui,* und *bleibende Zähne, Dentes permanentes.* Der Zahn besitzt die aus dem Zahnfleisch herausragende *Krone, Corona,* den vom Zahnfleisch bedeckten *Hals, Collum* (bei macerierten Knochen liegt auch der letztere frei, Bd. I, Abb. S. 674) und die *Wurzel, Radix,* die in dem knöchernen Zahnfach

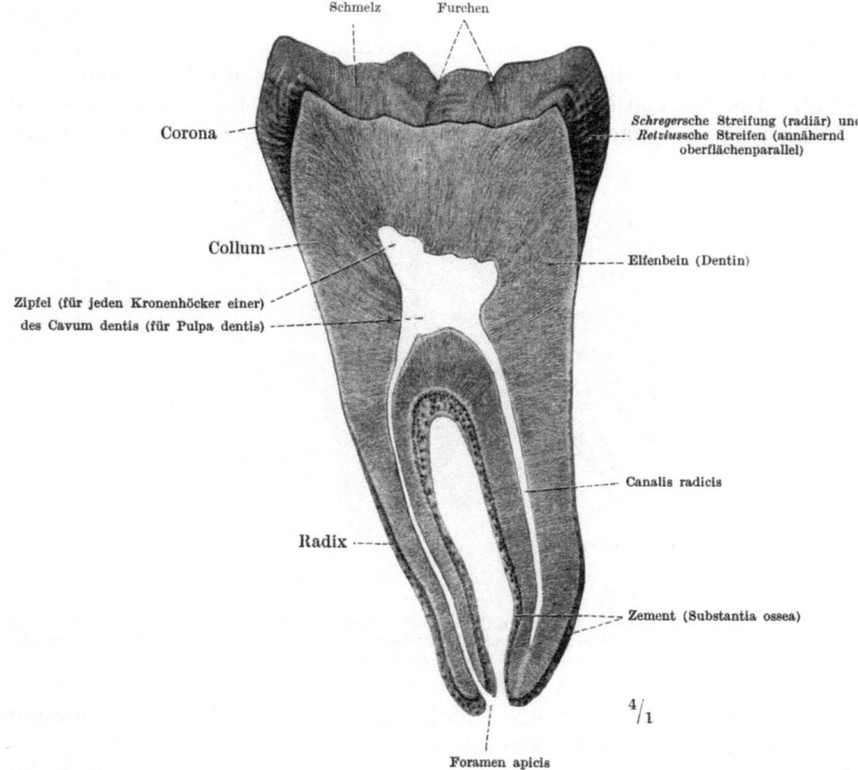

Abb. 19. Zahnschliff, unterer Backzahn in der Ebene des Kieferbogens zersägt (rechts vom Beschauer distal, links mesial).

steckt (Abb. 18 u. 19). Charakteristisch ist für die Wurzeln, daß sie „geschlossen" sind. Die Bezeichnung will den Gegensatz zu den sog. „offenen" Wurzeln hervorheben, d. h. solchen, welche Krone und Hals röhrenförmig fortsetzen, ohne konisch zugespitzt zu sein (Abb. 20d). Die „offene" Form haben anfänglich auch die Zähne des Menschen (Abb. 20a), aber dauernd nur solche bleibenden Zähne bei Säugetieren, welche kein beschränktes Wachstum haben wie unsere Zähne, sondern welche immer weiterwachsen (z. B. Nagezähne). Der Unterschied ist der, daß unsere bleibenden Zähne nur einen feinen Wurzelkanal aufweisen, der ausreicht, um dem *fertigen* Zahn zuzuführen, was er an Blut und Nervenreizen gebraucht, *Canalis radicis dentis.* „Geschlossen" im buchstäblichen Sinn ist er keineswegs.

Offene Zähne werden auch schlechthin „wurzellos" genannt. Das ist unrichtig; denn eine Wurzel, welche in der Alveole steckt, ist immer vorhanden, ja sie kann bei manchen offenen Zähnen ganz besonders lang sein. Es kommt darauf an, ob der unbegrenzt wachsende Zahn seine volle Länge behält und sich entsprechend aus der Alveole herausschiebt wie die Stoßzähne des Elefanten, die Hauer des Ebers u. a.; er benötigt dann eine entsprechend starke Wurzel. Wenn sich dagegen die Krone in dem Maße abnutzt, als die Wurzel nachwächst wie bei den Nagetieren, so ist die letztere nicht besonders groß.

Das Zahnwachstum wird bei den Nagern durch den Gegendruck des gegenüberliegenden Zahnes reguliert. Fehlt dieser oder treffen die Antagonisten nicht richtig aufeinander, so wachsen die Zähne zu langen, oft abenteuerlich geformten Hauern aus, die unter Umständen der Nahrungsaufnahme des betroffenen Individuums so hinderlich sind, daß es jämmerlich verhungern muß, z. B. beim Kaninchen und Hasen.

Das Innere des Zahnes ist hohl. Die Höhlung heißt *Pulpahöhle* (Abb. 19); sie enthält die *Pulpa dentis,* das einzige Weichgebilde des eigentlichen Zahns. Die Pulpahöhle ist in Krone und Hals weiter als in der Wurzel. Jede Wurzel enthält einen Wurzelkanal, breite flache Wurzeln können deren zwei beherbergen. Der Kanal kann sich gegen die Wurzelspitze hin in mehrere Äste teilen, die getrennt nach außen münden, zeigt auch sonst mannigfache Variationen,

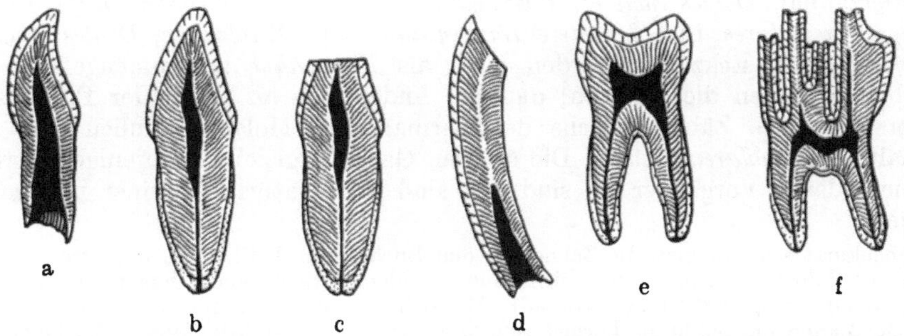

Abb. 20a—f. Verschiedene Zahnformen. Schmelz weit gestrichelt, Dentin eng gestrichelt, Zement getüpfelt, Pulpahöhle schwarz. a—c Schneidezahn des Menschen in verschiedenen Phasen, a jung, mit noch offener Wurzel, b vollentwickelt, c abgekaut, d unterer Schneidezahn eines Nagers, e Backzahn, Mensch, f Backzahn, Rind. (Nach ZITTEL aus HESSE-DOFLEIN, Bd. I, S. 320.)

ist keineswegs immer so einfach gestaltet wie auf dem Schnitt in Abb. 19. Um die Wurzel herum liegt die weiche *Wurzelhaut, Periodontium,* eine Bindegewebsmasse, welche den engen Zwischenraum zwischen Wurzel und Zahnfach ausfüllt. Sie ist zugleich die Knochenhaut der Alveole des Kiefers, gehört also nicht zum Zahn allein. Sie steht nach oben mit dem Zahnfleisch im engsten Zusammenhang. Unten geht sie an der Spitze der Zahnwurzel, *Apex radicis,* durch die Öffnung des Wurzelkanals in die Pulpa über.

Alle übrigen Bestandteile des Zahnes sind durch eingelagerte Mineralien hart wie der Knochen, so der *Schmelz* oder *Email, Substantia adamantina,* welcher nur die Krone überzieht. Er ist mit Apatit imprägniert (aus der Ordnung der Phosphate; im Schmelz 82—89% phosphorsaurer Kalk). Weitaus die größte Masse der Hartsubstanz fällt auf das *Zahnbein, Elfenbein* oder *Dentin, Substantia eburnea*; es macht die Grundlage aller Teile des Zahns aus. Daß das Elfenbein eine besondere Art Knochen ist und von den Ausläufern seiner Bildungszellen durchzogen wird, die in radiären Kanälchen, den *Dentinkanälchen,* verlaufen, ist bereits bei der Entstehung der Skeletknochen als wichtige Parallele zu diesen früher erörtert worden (Bd. I, Abb. S. 31). Wie die Krone vom Schmelz, so wird die Wurzel vom *Zement, Substantia ossea,* umhüllt, einer wirklichen Knochenhülle, welche dünn am Hals beginnt und um das Ende des Wurzelkanals herum am dicksten ist. Wie jeder Knochen beherbergt sie im Innern Knochenzellen mit verzweigten Ausläufern. Es fehlen allerdings HAVERSsche Kanäle und Lamellen; doch kommen solche in dünnen Knochenlamellen z. B. des Siebbeins auch nicht vor.

Das gegenseitige Verhalten von Schmelz und Zement an der Schmelz-Zementgrenze ist sehr verschieden. Am häufigsten (44%) reicht der obere Rand des Zementes etwas über den unteren Rand des Schmelzes außen hinauf, in 30% stoßen ihre Ränder unmittelbar aneinander, in 16% sind sie durch einen schmalen Zwischenraum getrennt, so daß das Dentin freiliegt. Am seltensten ist das Übergreifen des Schmelzes über das Zement. Diese vier Verhaltensweisen können sich an ein und demselben Zahn finden.

Die Zahnkronen mancher Säuger tragen einen Überzug von Zement, welcher namentlich in den Nischen von Schmelzfalten eingebettet liegt und sie ausfüllt: *Kronenzement* (Abb. 20f). Bei der Abnutzung der Zähne liegt bei unseren Zähnen nur das Dentin frei (c) bei jenen aber abwechselnd eine Dentin-, Schmelz- und Zementleiste. Aus den weicheren Dentin- und Zementmassen wird durch die Reibung beim Zermahlen der Nahrung der Schmelz herauspräpariert (Erosion). Die etwas vorstehenden Schmelzleisten bei den stark gefalteten Backzähnen der Wiederkäuer wirken wie Feilen. Sie sind der Art der Nahrung aufs feinste angepaßt.

Zahnformel. Das vollständige Dauergebiß besteht aus 32, das Milchgebiß nur aus 20 Zähnen. Wir unterscheiden in jeder Kieferhälfte: *2 Schneidezähne* (Vorderzähne), *Dentes incisivi*, *1 Eckzahn*, *Dens caninus*, *2 vordere Backenzähne*, *Dentes praemolares*, und *3 hintere Backenzähne* oder *Mahlzähne*, *Dentes molares*. Schneide- und Eckzähne werden auch als *Frontzähne* zusammengefaßt. Im Milchgebiß fehlen die Molaren; dagegen finden sich an Stelle der Prämolaren anders geformte Zähne, welche den permanenten Molaren ähnlich sind und deshalb *Milchmolaren* heißen. Die übrigen Gruppen gleichen denjenigen fertigen Zähnen, deren Vorgänger sie sind; sie sind aber natürlich kleiner und zarter als jene.

Abgekürzt schreibt man die Zähne mit den Buchstaben J, C, P, M, und zwar die permanenten Zähne mit großen, die Milchzähne mit kleinen Buchstaben, denen meist noch ein d (deciduus) hinzugefügt wird (id, cd, md). Mit Hilfe dieser Abkürzungen läßt sich die Stellung der Zähne im Gebiß als Formel aufschreiben: *Zahn-* oder *Gebißformel*. Da beim vollständigen Gebiß des Menschen die Zähne des Ober- und Unterkiefers einander entsprechen und außerdem auf der rechten und linken Gebißseite gleichviel Zähne in der gleichen Reihenfolge stehen, so genügt es, ein Viertel der Formel zu kennen. Man schreibt deshalb gewöhnlich nur dieses Viertel und kann dabei sogar die Bezeichnungen der Zähne weglassen. Die Reihenfolge der Ziffern und die Nummer 1, welche den immer nur in der Einzahl vorhandenen Eckzahn bezeichnet, läßt den Kundigen erkennen, welche Gruppe gemeint ist. So erhält man für das Dauergebiß des Menschen die Formel:

$$\frac{M\,3\,P\,2\,C\,1\,J\,2 \mid J\,2\,C\,1\,P\,2\,M\,3}{M\,3\,P\,2\,C\,1\,J\,2 \mid J\,2\,C\,1\,P\,2\,M\,3}, \text{ kürzer } \frac{\mid J\,2\,C\,1\,P\,2\,M\,3}{\mid}, \text{ oder } 2, 1, 2, 3.$$

Die Formel für das Milchgebiß des Menschen lautet abgekürzt:

$\frac{\mid id\,2\,cd\,1\,md\,2}{\mid}$ oder 2, 1, 2. Die Zahnärzte numerieren einfach die Zähne jeder Kieferhälfte von 1—8.

Die Zahnformeln sind in der vergleichenden Anatomie ein sehr bequemes Mittel, um sich einen schnellen Überblick über die sehr verschiedenartigen Gebisse der Tiere zu verschaffen. Man muß, da bei vielen Tieren die Zähne im Ober- und Unterkiefer verschieden angeordnet sind, die oberen und unteren Zähne getrennt schreiben; dagegen sind die Zähne immer rechts und links die gleichen, solange das Gebiß vollständig ist (einzige Ausnahme: Narwal). Es genügt also ein Bruch, dessen Zähler die oberen und dessen Nenner die unteren Zähne enthält (man wählt die linke Gebißseite, und zwar deshalb, weil bei dieser Schreibweise die Schneidezähne an erster Stelle stehen). Die Zahnformel für die Katze lautet beispielsweise $\frac{3131}{3121}$. Fehlt ein Typ von Zähnen, so bezeichnet man die betreffende Stelle mit 0, z. B. bei der Maus: $\frac{1003}{1003}$, d. h. Caninus und Prämolaren fehlen. Als hypothetische Ausgangsform des Säugergebisses wird ein Gebiß vom Typus $\frac{5145}{5145}$ angenommen, die Neuweltaffen (Platyrrhinen) haben die Formel $\frac{2133}{2133}$, die Altweltaffen (Catarrhinen) $\frac{2123}{2123}$. Der Mensch hat die gleiche Formel wie die letztgenannten.

Die Reduktion der Zähne bei den höchsten Formen, welche in den Zahnformeln zutage liegt, hat noch einen viel größeren Umfang, wenn man niedere Wirbeltiere mit in Betracht zieht. Bei Fischen sind ganz ungeheuere Zahlen von Zähnchen in der Mundschleimhaut und darüber hinaus im Verdauungstractus verbreitet, die entweder frei in der Schleimhaut stecken oder nur oberflächlich benachbarten Knochen angehören (Bd. I, Abb. S. 32). Erst bei den Reptilien finden sich Alveolen in allen Übergängen von seitlichen Anheftungen der Zähne am knöchernen Kiefer bis zur völligen Aufnahme der Wurzel in ein besonderes Knochenfach. Dies führt zu dem hochdifferenzierten Gebiß der Säuger, bei welchem jeder Zahn eben durch die solide Befestigung seine garantierte Lebensdauer hat. Die schlechter befestigten Zähne der Nichtsäuger haben keine hochentwickelten Formen. Die Einfügung der Zähne in Zahnfächer der Kieferknochen (*Thekodontie*) ist die Vorraussetzung für höhere Differenzierung des Gebisses. Bei den Embryonen von Haien gehen die gleichen Hautzähnchen, welche überall in der Haut sitzen, am Mundrand in die Mundhöhle über; in sie gelangen die Zahnanlagen mit der Einstülpung des Ektoderms hinein. Die Zähne, welche auf den Kieferbogen sitzen (Abb. 43), sind bei vielen Haien auch im ausgewachsenen Zustand nur größere Exemplare der Hautzähne des übrigen Körpers, haben also noch die Form einfacher Hautpapillen; bei anderen Haien finden sich mannigfache Vermehrungen und Veränderungen der einfachen Spitzen im Zusammenhang mit der sehr verschiedenen Lebens- und Ernährungsweise dieser Raubfische. Immer aber wird der Einzelzahn nur relativ kurz benutzt. Denn es schiebt sich von einer Stelle am Innenrand der Kiefer, an welcher neue Zähne und neue Schleimhaut während des ganzen Lebens gebildet werden (Abb. 43), die neue Schleimhaut mit einer ununterbrochenen Folge von Zähnen wie ein Trottoir roulant über den Kiefer von innen nach außen herüber. Die oben auf der Kante stehenden Zähne sind das jeweils im Gebrauch befindliche Gebiß, die weiter vorn befindlichen Zähne sind bereits abgenutzt und fallen aus, die hinteren warten darauf, die vorderen abzulösen. So ist der Zahnwechsel unbeschränkt (das Tier ist polyphyodont). Die Reduktion bei den Säugern betrifft nicht nur die Zahl der in der Zahnreihe nebeneinander aufgereihten Zähne (Nachbarzähne), sondern auch die an jeder Stelle aufeinanderfolgenden Zähne (Zahngenerationen).

Ob bei Säugern und beim Menschen noch Reste eines mehrfachen Zahnwechsels nachweisbar sind, ist ein ungelöstes Problem. Bei Beuteltieren werden Anlagen beschrieben, welche den Milchzahnanlagen vorausgehen, sogar verkalken und dann zugrunde gehen: *prälacteale Dentition.* Beim Menschen hat man wohl früheste Anlagen von solchen zu finden geglaubt, doch ist diese Deutung bestritten, da die Rückbildung zu früh erfolgt. Das gleiche gilt für die Anlagen einer 4. Generation von Anlagen, welche sich nach der Abtrennung der permanenten Zähne von ihrem Mutterboden entwickeln, aber nie über die ersten unsicheren Andeutungen hinauskommen: *postpermanente Dentition.* Man erkennt deshalb gewöhnlich beim menschlichen Gebiß nur *zwei* Generationen an (Milch- und Dauergebiß, *diphyodont*).

In Beziehung zur soliden Befestigung der Zähne im Kiefer und zur Hochwertigkeit der einzelnen Individuen (Nachbarn und Generationen) steht der Bau des Schädels, welcher bereits nach dieser Richtung gewürdigt wurde (Bd. I, S. 760).

Die Klassifikation der Zähne, welche in der Zahnformel rein äußerlich zum Ausdruck kommt, beruht auf der verschiedenen Form der einzelnen Zahnindividuen, die so typisch ist, daß der Kenner von einem beliebigen normalen menschlichen Zahn sagen kann, welchen von den 32 er vor sich hat. Auch bei Tieren ist die Zahnform so charakteristisch, daß der kundige Paläontologe in günstigen Fällen nach *einem* Zahn, der an einer Fundstelle zum Vorschein kommt, das Tier bestimmen kann, zu dem er gehörte, so daß Zähne, zumal sie gegen Verwesung sehr widerstandsfähig sind, zu den wichtigsten Leitfossilien der Geologie gehören. Bei Säugetieren ist das Gebiß zu ganz verschieden geformten Zahnindividuen differenziert, welche die Nahrung so zerschneiden und zerreiben, daß eine sehr wichtige Vorarbeit für die Verdauung geleistet wird. Das kommt besonders der Aufnahme pflanzlicher Nahrung zugute, deren Ausnutzung nur voll möglich ist, wenn die Cellulosehaut der Pflanzenzellen zerstört und der Zellinhalt für die Verdauungssäfte zugänglich gemacht wird.

Die erhöhte Leistung, auf welche der Bau der einzelnen Zähne abgestellt ist, charakterisiert auch das menschliche Gebiß. Es ist der vielseitigen, omnivoren Art der menschlichen Ernährung angepaßt. Der beste Beweis ist die Schädigung der Verdauung durch Zahndefekte. Schon mancher Patient, der lange Zeit an hartnäckigen Magen- oder Darmleiden erkrankt war, wurde gesund, als ihn der Arzt zum Zahnarzt schickte. Der Zahnersatz ist keineswegs nur eine kosmetische Frage.

Durch die moderne Küche, welche die schneidende und reibende Tätigkeit unserer Zähne maschinell wohl ersetzen könnte, läßt sich kein voller Ersatz für sie schaffen, weil gleichzeitig mit dem Kauen eine innige Durchmischung der Bissen mit Speichel und eine für die Gesamtleistung des Verdauungskanals nötige Anregung des Nervensystems einhergeht, welche Zeit gebraucht, dagegen gemindert ist, wenn die Speisen einfach hintergeschluckt werden. Ernährung mit breiartigen Nahrungsmitteln ist deshalb für den Erwachsenen immer nur ein Notbehelf, bei welchem die Bilanz des Körpers sehr schwer im Gleichgewicht zu halten ist. — Außer den generellen Eigentümlichkeiten der Einzelzähne ist bei jedem einzelnen Menschen ein und derselbe Zahn etwas anders beschaffen als bei anderen Individuen. Zahnärzte nehmen beim Zahnersatz Abgüsse von dem Gebiß des Patienten und suchen für die Lücke aus großen Vorräten von künstlichen Zähnen den passendsten aus, der genau so eingesetzt werden muß, wie wenn er innerhalb des betreffenden Gebisses gewachsen wäre. An individuellen Besonderheiten der Zähne können besonders leicht Fundleichen agnostiziert werden; bekannt ist in dieser Hinsicht das Brandunglück in einem Wohltätigkeitsbasar in Paris, bei welchem die Zahnärzte die verkohlten Überreste ihrer Klientel aus der vornehmen Gesellschaft nach den Gebissen (echten und falschen) bestimmten.

Folgende Fachausdrücke sind für die Orientierung in der Odontologie üblich und für eine genaue Bestimmung der Details (oder eines Defektes) am Zahn unentbehrlich:

1. Außen- und Innenfläche (nach dem Vestibulum oris und Cavum oris proprium hin gewendet).

Labial, buccal: die den Lippen, der Wange zugekehrte Seite.

Lingual, palatinal: die der Zunge, beim Oberkiefer dem Gaumen zugekehrte Seite.

2. Seitenflächen (nach den Nachbarzähnen hin gewendet).

Mesial: die nach der Medianlinie des Zahnbogens (Symphyse) zugewendete Seite.

Distal: die nach dem freien Ende des Zahnbogens gerichtete Seite.

3. Obere und untere Fläche der Krone und Wurzel (nach dem anderen Zahnbogen und nach dem Grunde der Alveole hin gewendet).

Occlusal (seu incisal): die Kaufläche bzw. Kaukante der Zähne *(Facies masticatoria).*

Cervical (seu gingival): die mit dem Zahnhals zusammenhängende basale Fläche der Krone.

Apical: zur Spitze der Wurzel, *Apex radicis dentis.*

An den Kauflächen und Wurzeln finden sich die wichtigsten Merkmale für die Diagnose der einzelnen Zähne. Bei der folgenden Beschreibung der Zahngruppen empfiehlt es sich, an der Hand der Diagnosentafel, Abb. 21, die Merkmale der Kauflächen und Wurzelquerschnitte zu vergleichen.

Die Unterlagen für eine genaue Bestimmung jedes einzelnen Zahnes findet der Spezialist in den Lehrbüchern der Zahnheilkunde. Hier ist davon nur das Notwendigste mitgeteilt. Die naturgetreuen Abb. 18, 22—25 ergänzen den Text.

Schneidezähne, *Incisivi* (J_1, J_2): Die Krone hat eine einfache, meißelförmige Schneide (Abb. 18, 22). Gegen den Hals zu ist sie auf der Zungenseite durch einen Höcker verstärkt, *Tuberculum dentale* oder *Cingulum* (in Abb. 21 punktiert). Die Wurzel ist einfach. Die Schneidezähne dienen wesentlich zum Abbeißen des Bissens.

Die labiale Fläche der Krone ist konvex, die linguale ist konkav. Die mesiale und distale Fläche der Krone ist dreieckig, mit der Spitze nach der Schneide zu gerichtet (Abb. 23). Die Basis des Dreiecks ist die Grenze zwischen Krone und Wurzel (Schmelzgrenze); sie ist eine Bogenlinie, deren Konvexität nach der Zahnschneide sieht, mesial ist sie weiter von der Kaukante entfernt als distal. Die oberen Schneidezähne sind mehr schaufelförmig und breiter als die unteren (Abb. 36); oben ist der erste Incisivus größer als der zweite, unten der zweite größer als der erste. Die Wurzeln der oberen sind konisch, die der unteren seitlich plattgedrückt. Infolge der Breite des ersten oberen Incisivus ist die Zahnreihe des

Oberkiefers um eine halbe Zahnbreite gegen die des Unterkiefers verschoben (vgl. „Artikulation", S. 27).

Bei frisch durchgebrochenen Schneidezähnen (am deutlichsten bei J_1 oben) ist die Kaukante *dreizackig* (Abb. 24). Im Innern entsprechen den Zacken drei Divertikel der Pulpahöhle, welche sich gegen die Kaukante in das Dentin hineinerstrecken. Von den beiden Einschnitten der Kaukante zwischen je zwei nebeneinander liegenden Zacken (Hügeln) laufen auf der Lippenfläche zwei seichte Längsfurchen cervicalwärts.

Aus drei derartigen nebeneinanderliegenden Kronenhöckerchen oder Kauhügeln kann man sich alle vielhöckerigen Zähne entstanden denken. Die einen Forscher glauben, daß in ihnen getrennte kegelförmige Zähne verschmolzen seien (Concrescenzhypothese); die andern nehmen an, daß an einem ursprünglich einheitlichen Zahn mit einem kegelförmigen Höcker zwei Nebenhöcker neu entstanden seien (Differenzierungshypothese). Auf den dreizackigen Typus ist die Form der Schneidezähne unmittelbar zurückzuführen; bei den Backenzähnen werden meistens Verstellungen der Höcker gegeneinander angenommen. — Der

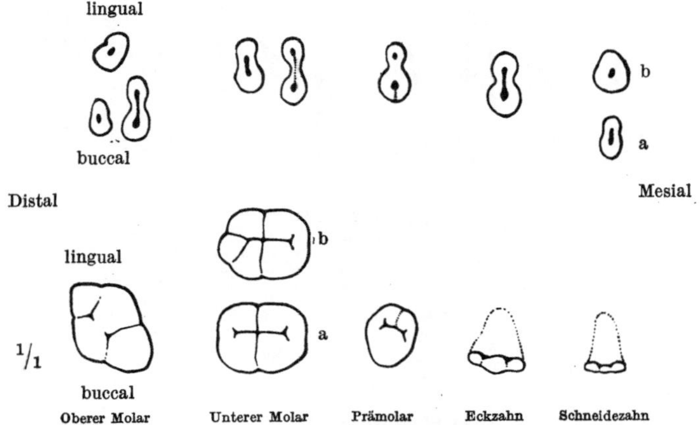

Abb. 21. Merktafel für Zahndiagnosen (Schema). Je ein Individuum jeder Gruppe so gezeichnet, wie wenn es in der rechten Unterkieferhälfte säße (vgl. Abb. 18). Untere Reihe: Aufsichten auf die Kronen. Obere Reihe: Querschnitte durch die Wurzeln. a, b zwei verschiedene Möglichkeiten innerhalb derselben Gruppe. Das Tuberculum dentale beim Eck- und Schneidezahn punktiert eingetragen.

obere J_2 hat manchmal ein sehr großes Tuberculum dentale, das sich wie ein lingualer Kronenhöcker hinter der eigentlichen Krone erhebt. Zwischen beiden kann eine tiefe Einsenkung, *Foramen caecum*, bestehen, welche ein Schlupfwinkel für Speisereste und ein Herd bakterieller Zersetzungen ist. Diese Besonderheit legt nahe, daß der Zungenhügel der Prämolaren (Abb. 23) nichts anderes ist als ein vergrößertes Tuberculum dentale. Man vergleiche dazu das Verhalten des Tuberculum bei den Unterkieferzähnen von mesial nach distal in Abb. 22. Bei den Schneidezähnen ist es nicht unmittelbar dem Kaudruck ausgesetzt, da die Kauschneiden der Antagonisten es nicht erreichen. Mittelbar ist es jedoch als Verstärkungsleiste für die Basis der Krone beim Kauen wirksam. — Der zweite Schneidezahn ist nächst dem Weisheitszahn am häufigsten rückgebildet (bis zum völligen Verlust).

Eckzahn, *Caninus* (C_1): Die Krone ist dreikantig mit einer Spitze zum Kauen (Abb. 18 u. 22). Das Tuberculum dentale ist ähnlich dem der Schneidezähne. Die Wurzel ist einfach. Die Eckzähne sind die stärksten einwurzeligen Zähne, ja die oberen Eckzähne sind die längsten Zähne des ganzen Gebisses (27 mm). Bei allen Raubtieren sind sie besonders groß, zum Festhalten der Beute (daher der lateinische Fachname = Hundszahn). Auch dem Menschen dienen die Eckzähne besonders dazu, Bissen aus schlecht zu beißenden Gegenständen abzureißen oder etwas festzuhalten.

Der obere Eckzahn hat eine stärkere Krone und eine längere Wurzel als der untere (Abb. 18). Beim Weibe ist der letztere auffallend klein, oft kaum breiter als sein Nachbar, der äußere untere Schneidezahn. Darin liegt der letzte Überrest eines Geschlechtsmerkmales vor; bei allen Affen haben die Männchen größere Eckzähne als die Weibchen.

Die Lippenfläche der Krone ist von einer mittleren Längsleiste eingenommen, welche in die Kauspitze ausläuft (Buckel des Konturs in Abb. 21). Die Zahnspitze ist der besonders vergrößerten mittleren Zacke junger Schneidezähne zu vergleichen. Mesial sitzt ihr eine kleinere, distal eine größere Seitenecke an, welche den beiden seitlichen Zacken junger Schneidezähne entsprechen, aber im Wachstum zurückbleiben (Haupt- und Nebenhöcker). An den ungleichen Seitenecken kann man daher leicht den rechten vom linken oberen Eckzahn unterscheiden. Bei den Schneidezähnen können sogar die beiden seitlichen Zacken ganz wegfallen: *Zapfenzahn* (seltene Varietät). Besonders schmächtig sind die Seitenecken beim unteren Eckzahn, der gerade an dieser Stelle schmaler als der obere ist (Krone beim unteren mehr lang und schmal, beim oberen eine auf die Spitze gestellte Raute, Abb. 22). Die Pulpahöhle läuft gegen die Kauspitze nur in *ein* Divertikel aus (die beiden den Nebenhöckern entsprechenden Divertikel fehlen in allen Eckzähnen).

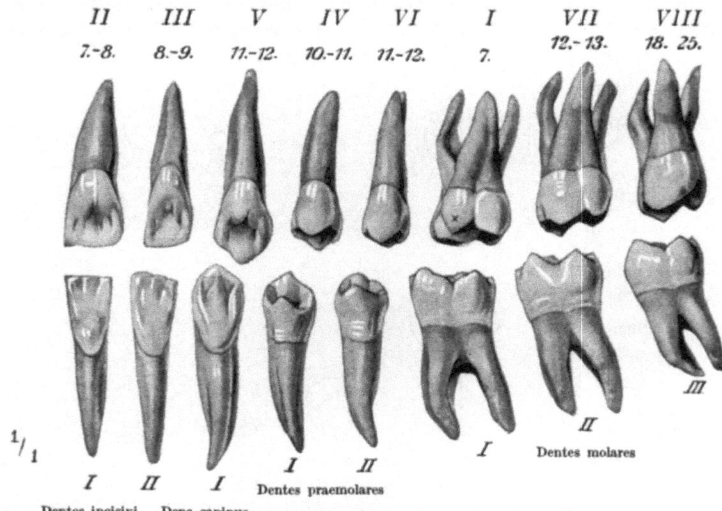

Abb. 22. Rechte Hälfte des Gebisses, von innen (linguale bzw. palatinale Seite). Abstände der Zähne innerhalb des gleichen Zahnbogens und der beiden Zahnbogen gegeneinander um den gleichen Betrag vergrößert dargestellt, sonst Stellung wie in Abb. 18. Bei den Oberkieferzähnen ist zuoberst die Reihenfolge des Durchbruchs der bleibenden Zähne, darunter sind die Jahre des Durchbruchs vermerkt. Bei den Unterkieferzähnen steht die Numerierung innerhalb der Gruppen.

Das Tuberculum dentale ist viel stärker entwickelt als bei den Schneidezähnen, geht aber unmerklich in die linguale Fläche gegen die Kauspitze über; es wird am oberen Eckzahn durch den Kaudruck, den es unmittelbar auszuhalten hat, besonders früh abgenutzt. Am unteren Eckzahn geht die Kronenspitze, welche jenen Gegendruck ausübt, entsprechend früh verloren.

Infolge der starken Entwicklung des Tuberculum dentale ist der labiolinguale Durchmesser des Eckzahns besonders groß: die Krone hat von der Seite gesehen (mesial und distal) die Form eines gleichschenkeligen Dreiecks, und die Wurzel ist, obgleich im ganzen drehrund und konisch, am Hals stark seitlich abgeplattet (Abb. 23). Auch die Pulpahöhle ist in dieser Richtung verschmälert (Abb. 21); entsprechend ist sie manchmal im Schneidezahn verschmälert (Möglichkeit a).

Prämolaren, *vordere Backenzähne, Praemolares* seu *Bicuspidati* (P_1, P_2). Die Krone hat zwei Kauhöcker, einen buccalen und einen lingualen (Abb. 22). Der linguale Höcker entspricht dem Tuberculum dentale der Schneide- und Eckzähne, welches hier so groß ist, daß es der eigentlichen Kauspitze, dem buccalen Höcker, an Größe fast gleichkommt; doch ist es immer noch bei den unteren Prämolaren (besonders bei P_1) kleiner als bei den oberen. Die Wurzel ist seitlich abgeplattet und durch Längsfurchen auf der mesialen und distalen Fläche mehr oder minder tief eingekerbt (Abb. 21) und an der Wurzelspitze oft ganz gespalten (Abb. 23). Der Wurzelkanal ist meistens seiner ganzen Länge nach in zwei Kanäle (einen buccalen und einen lingualen) zerlegt.

Die Prämolaren sind zwar nicht so exquisite Reibezähne wie die vielhöckerigen Molaren, können aber doch ganz anders zerquetschend beim Zerkauen der Bissen wirken als die Kaukanten und -spitzen der Schneide- und Eckzähne.

Der Zungenhügel der oberen Prämolaren greift zwischen die beiden Kauhügel der unteren Prämolaren ein. So decken von außen die *buccalen* Kauhügel der oberen Prämolaren die Kauflächen der unteren gegen die Wange ab und bewahren die letztere vor dem Eingeklemmtwerden (Abb. 18). Ebenso ist die Zunge dadurch geschützt, daß die *lingualen* Kauhügel der unteren Prämolaren die Kauflächen der oberen Prämolaren bedecken. Nur der untere P_1 macht eine Ausnahme, da sein lingualer Höcker besonders kurz ist und nicht so hoch reicht, um P_1 des Oberkiefers bedecken zu können. Er kann einem Eckzahn sehr ähnlich sehen. Bei allen Menschenaffen hat der untere P_1 nur einen Höcker, ein charakteristisches Unterscheidungsmerkmal gegenüber dem menschlichen Gebiß.

Die Querfurche, welche die beiden Kauhügel trennt, geht häufig in eine enge Rinne über, welche tief in das Dentin einschneidet und an ihrem Grunde nur noch mit einer minimalen Schmelzlage ausgekleidet ist: sog. Schmelz„*fissur*". Das gleiche kommt zwischen

$^1/_1$

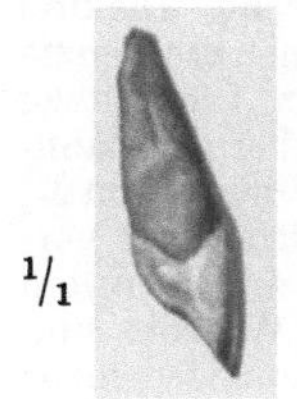

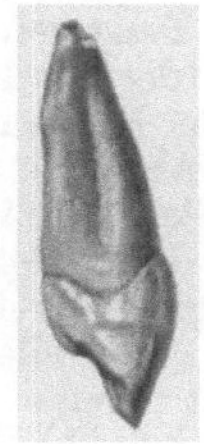

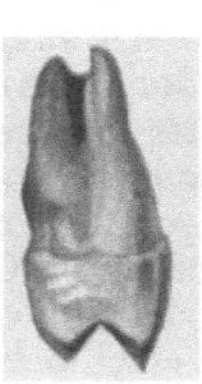

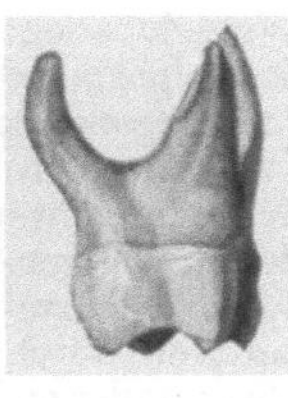

Mittlerer Schneidezahn Eckzahn 2. Prämolar 1. Molar

Abb. 23. Zähne in distaler Seitenansicht, rechts oben. Von jeder Gruppe ein Individuum. Zähne genau so gestellt wie in der natürlichen Lage im Kiefer. Bei den Schneidezähnen steht die Wurzel am stärksten schräg nach hinten.

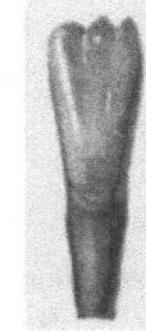

$^1/_1$

Abb. 24. Unterer erster Schneidezahn, rechts. Linguale Seite. Mit erhaltenen Zacken der Schneide und noch nicht ganz geschlossener Wurzel.

den Höckern der Molaren häufig vor. Von diesen Stellen gehen mit Vorliebe Infektionen der Zahnkrone und Caries aus.

Die Pulpahöhle setzt sich entsprechend den beiden Kauhügeln in zwei Divertikel, ein buccales und ein linguales, fort. Das letztere ist namentlich bei den unteren Prämolaren oft rudimentär.

Der Querschnitt der Wurzel ist länglich oval, die Längsachse steht buccolingual. Sie kann bei den oberen Prämolaren eine Strecke weit gespalten sein und zwei Wurzelkanäle enthalten. Wirklich zweiwurzelige Prämolaren kommen wohl nicht vor.

Molaren, *hintere Backenzähne, Mahlzähne, Molares* (M_1, M_2, M_3): Die Krone ist am stärksten von allen Zähnen entwickelt und trägt mindestens drei, meistens vier oder fünf, selten mehr Kauhügel. Sie treten hier besonders hervor und werden *Kronenhöckerchen, Tubercula coronae*, genannt. Sie sind bei den oberen und unteren Molaren verschieden verteilt, und zwar so, daß die einen in die Täler zwischen den anderen passen (Bd. I, Abb. S. 709). Auf ihnen beruht die mahlende und reibende Tätigkeit dieser Zähne, welche unter besonders starkem Druck der Kaumuskeln stehen; denn die Muskeln inserieren ihnen zunächst (Bd. I, Abb. S. 708, 713). Der Jochbogen, ein relativ später Erwerb der Säugetiere, steht zu der spezifischen Ausbildung der Kauhügel in korrelativer Beziehung. Mitbeteiligt an der Mahltätigkeit ist die Stärke und Zahl ihrer Wurzeln, durch welche die Molaren sehr fest verankert sind und Widerstand leisten. Bei den Molaren sind immer zwei oder drei Wurzeln vorhanden, gelegentlich mehr. Bei den oberen Molaren pflegt die Zahl der Kauhügel (4) geringer als bei den unteren (5), aber die Zahl der Wurzeln (3) größer als bei letzteren zu sein (2). Sind bei den Prämolaren 2 Wurzeln angedeutet, so stehen diese doch ganz anders als die typischen beiden Wurzeln der unteren Molaren; erstere sind buccal und lingual (Abb. 18, oben bei P_1 und P_2), letztere mesial und distal orientiert (Abb. 18 unten bei M_{1-3}). Bei den dreiwurzeligen

Zähnen entsprechen analog den Raumverhältnissen zwei Wurzeln dem größeren Außenkontur, einer dem kleineren Innenkontur des Zahnbogens.

Bei den Mahlzähnen ist stets der erste am größten, der letzte am kleinsten; er ist oft verkümmert und bricht verspätet oder manchmal gar nicht durch (Weisheitszahn).

Bei den *oberen* Molaren hat der Kontur der Krone die Form einer Raute; das Furchenbild gleicht einem schräg stehenden H (Abb. 21; Bd. I, Abb. S. 638). Von den 4 (oder 3) Kauhügeln ist der mesiale Wangenhöcker der größte, der distale Zungenhöcker der kleinste, die beiden übrigen sind ungefähr gleich groß. Die Furche zwischen letzteren läuft meistens nicht durch, sondern pflegt durch eine gratförmige Brücke zwischen beiden Kuppen unterbrochen zu sein. Bei M_1 ist der Typus der Krone am reinsten ausgebildet; bei ihm kommt jedoch am häufigsten ein *Tuberculum anomale* (Carabelli, Abb. 22 bei ×) vor, welches seitlich am mesialen Zungenhöcker sitzt, meist die Kaufläche nicht erreicht, jedoch in seltenen Fällen zu einem typischen (5.) Kauhügel heranwächst. Bei M_2 ist der rhombische Kontur viel spitzwinkliger als bei M_1. Bei M_3 ist die Form der Krone sehr wechselnd, oft dreihöckerig, manchmal aber auch vielhöckerig. Von den drei Wurzeln der oberen Molaren stehen zwei buccal nebeneinander, die dritte steht palatinal gegenüber dem Spalt zwischen den beiden buccalen (Abb. 21). Die beiden Wangenwurzeln sind seitlich abgeplattet und längs gefurcht. Die drei Wurzeln laden so stark aus, daß der von ihnen umgrenzte Raum größer als der Umfang der Krone ist. Die Spitzen sind gegeneinander gebogen (Abb. 23). Bei der Zahnextraktion ist das sehr hinderlich. Die Wurzeln von M_2 divergieren weniger; M_3 kann durch Spaltung der vorderen Wangen- oder der Gaumenwurzel 4, sehr selten auch 5 Wurzeln haben, oder aber alle Wurzeln sind bei ihm durch Verschmelzung zu einer einzigen mehr oder minder vollkommen vereinigt. Die Pulpahöhle liegt im Zahnhals (Abb. 19). Sie sendet in jeden Kronenhöcker ein Divertikel und in jede Wurzel einen Wurzelkanal; letzterer ist je nach der Form der betreffenden Wurzel verschieden stark abgeplattet (Abb. 21).

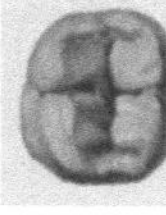
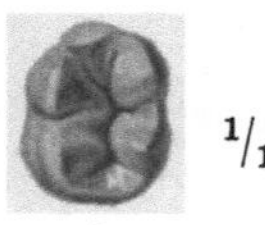

a b $^1/_1$

Abb. 25 a u. b. Krone des zweiten unteren Molarzahnes, rechts. Ansicht der Kaufläche. Linguale Fläche nach rechts, buccale Fläche nach links vom Beschauer, distale oben. a Ein Exemplar mit vier, b mit fünf Kauhügeln (vgl. Abb. 21 a u. b; diese um 90° gedreht).

Bei den *unteren* Molaren kommen zwei Haupttypen der Krone etwa gleich häufig vor. Der eine ist wie bei den oberen Molaren *vier*höckerig, das Furchenbild ist ein + (Abb. 21 u. 25 a). Der andere ist *fünf*höckerig; das Furchenbild kann bei ihm mit einem unregelmäßigen Kreuz auf einem kleinen Sockel verglichen werden (in Abb. 25 b steht das Kreuz auf dem Kopf, der Sockel nach oben; in Abb. 21 liegt der Sockel nach links vom Beschauer, unterer Molar, Möglichkeit b).

Der 5. Kauhügel ist entweder am distalen Ende neu hinzugetreten oder zwischen die beiden Wangenhügel eingeschoben. Ist beides gleichzeitig eingetreten, so ist die Krone sechshügelig. Auf alle Fälle liegen von 5 Höckern 3 auf der Wangenseite, so daß diese Kronenform buccal vorgebuchtet ist, während der vierhöckerige Typus einen länglich rechteckigen Kontur hat. Von den Wurzeln ist die vordere seitlich abgeplattet und beiderseits gefurcht, nicht gespalten (Abb. 21). Der Wurzelkanal ist meist in zwei randständige Kanäle aufgeteilt. Die hintere Wurzel ist weniger abgeplattet, auf der distalen Fläche nur ganz schwach gefurcht, aber doch in seltenen Fällen gespalten. Der Wurzelkanal ist abgeplattet, stets einfach. Die Pulpahöhle hat so viel Divertikel als Kronenhügel vorhanden sind. Die hintere Wurzel geht schräg distalwärts, die vordere anfangs schräg nach vorn, doch biegt die Spitze distalwärts um (Abb. 18 u. 22). Beide sind nicht so weit auseinander gespreizt wie bei den oberen Molaren. M_2 ist fast immer vierhöckerig, M_3 variiert nicht so sehr wie im Oberkiefer, doch sind seine Höcker sehr häufig wenig ausgeprägt, wie verwaschen, seine Wurzeln oft vermehrt.

Unterscheidung zwischen rechten und linken Zähnen. Gewisse Zeichen erlauben uns, relativ leicht Zähne der rechten Gebißhälfte von denen der linken zu unterscheiden. Wäre der Zahnbogen ein Teil eines Kreises und wären die Zähne in ihm bilateral symmetrisch gebaut, so könnte man sich vorstellen, daß Zahn I an die Stelle von Zahn II gesetzt würde, ohne daß die Vertauschung merkbar wäre (Abb. 26 a). Da aber der Zahnbogen ein Stück einer Ellipse bzw. Parabel ist, so ist die Krümmung der Zahnkrone in ihrem vorderen Teil eine andere als in ihrem hinteren Teil: die Krone ist asymmetrisch (Abb. 26 b). Denkt man sich jetzt den Zahn I an die Stelle von II gesetzt (Abb. 26 b), so paßt er nicht an die Stelle, da II das Spiegelbild von I und nicht identisch mit ihm ist. Man nennt dieses Kennzeichen der Krone: *Krümmungsmerkmal.* Es ist diagnostisch besonders beim oberen 1. Schneidezahn, bei den Eck- und Mahlzähnen anwendbar.

Die Wurzeln stehen nicht in der geradlinigen Verlängerung der Kronen, sondern sie weichen distalwärts ab (s. obere Schneidezähne, Abb. 18, 22). Setzt man einen Zahn mit der Kaukante oder Kaufläche auf eine ebene Unterlage, so läßt sich die Abweichung der Wurzel von der Vertikalen am besten feststellen. Die Wurzelspitze zeigt nach der distalen Seitenfläche: *Wurzelmerkmal.* Da die Lippen- und Zungenfläche des Zahnes leicht zu unterscheiden sind, so ist nach dem Wurzelmerkmal für einen beliebigen oberen oder unteren Zahn klar, ob er zur linken oder rechten Gebißseite gehört.

Bei manchen Zähnen versagen beide Merkmale, z. B. beim mittleren unteren Schneidezahn. Bei den Eckzähnen ist gelegentlich die Wurzel mesial abgebogen (unterer Eckzahn in Abb. 18, 22). — Es gibt bei manchen Zähnen noch ein 3. Merkmal, das *Winkelmerkmal.* Beim oberen J_1 z. B. bildet mesial die Kaukante der Krone mit der Seitenfläche einen scharfeckigen, distal dagegen einen abgerundeten Winkel (Abb. 18, 22). Ähnliche Unterschiede bestehen bei den Seitenecken der Eckzähne.

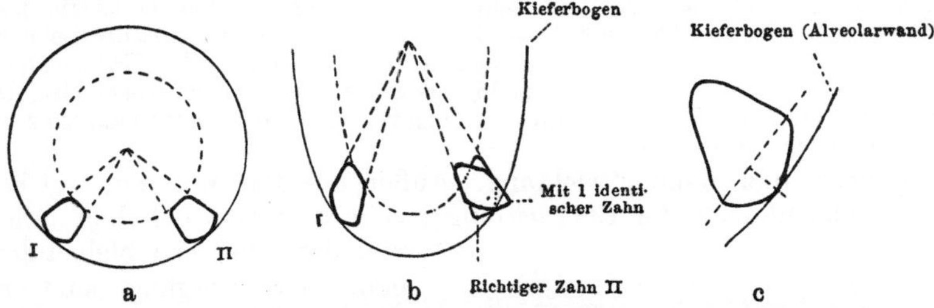

Abb. 26 a—c. Krümmungsmerkmal. a Kieferbogen kreisförmig, Zähne rechts und links identisch. b Kieferbogen elliptisch, Zähne rechts und links spiegelbildlich. c Der in b als richtig bezeichnete Zahn vergrößert; eine Senkrechte, welche von dem vorspringendsten Punkt der Krone auf die Sehne zur buccalen Oberfläche gefällt wird, teilt letztere in ein vorderes kleines, starkgekrümmtes und ein hinteres großes, schwachgekrümmtes Konturstück. (Nach WETZEL, Anatomie f. Zahnärzte 1920, S. 408.)

Abnutzung, Sekundärdentin. Bei vollständigem Gebiß nutzt sich der Schmelz, da er nicht nachwachsen kann, an den Kauschneiden und Kauhügeln immer mehr ab, bis schließlich das Zahnbein durchschimmert oder wirklich freigelegt ist. Das Dentin reagiert auf die Abnutzung durch neue Ablagerung von Dentin, welches sich in der Krone unter dem vorhandenen Dentin abscheidet: *Ersatzdentin,* besser Reizdentin oder *sekundäres Dentin.* Es verhindert die Eröffnung der Pulpenkammer und die Freilegung der Pulpa bei der weitergehenden Abnutzung der Krone. Auch das sekundäre Dentin kann durch das Abkauen freigelegt werden. Das von Anfang an vorhandene Dentin sieht hell bräunlich aus, das Ersatzdentin dunkler braun. Beide heben sich gegen die porzellanweiße oder gelbliche Farbe des Schmelzes deutlich ab. Die Kauhügel verschwinden bei abgekauten Zähnen, die Kaufläche der Molaren und Prämolaren wird hohl oder eben (Abb. 27). Bei den oberen Schneidezähnen wird an der Hinterseite der Schneidekante, bei den unteren an der Vorderseite eine Rinne abgeschliffen. Auch die Schlifflächen an den Eckzähnen sind oben und unten verschieden. Die Stellen sind aus der Art des normalen Zusammentreffens der Zähne beim Kieferschluß abzulesen (Abb. 18). Hat ein Zahn seine Antagonisten verloren, so tritt er über die bisherige Kaulinie hinaus, „wird länger“ (Abb. 35); daraus läßt sich entnehmen, daß die Stellung der Zähne bis zu einem gewissen Grad durch Druck und Gegendruck der Antagonisten reguliert ist. Sind mehrere Zahnlücken vorhanden, so liegt das Niveau der Kauflächen und -schneiden der Zahnreihe nicht wie gewöhnlich in einer annähernd ebenen Fläche, sondern es treten die gegen die fehlenden Antagonisten vorgewachsenen Zähne aus dem gewöhnlichen Niveau heraus; je nach ihrer Zahl und Stellung ist das Gebiß ganz absonderlich geformt (Abb. 28). Die Kieferbewegung wird sehr stark beeinflußt, weil die Zähne sich leichter als in der Norm verhaken. Manche Zähne werden in solchen Fällen ganz spitz zugeschliffen und im Gebrauchswert geschädigt. Ein frühzeitiger Ersatz fehlender Zähne durch künstliche ist deshalb ein sehr wichtiger Schutz für das übrige Gebiß.

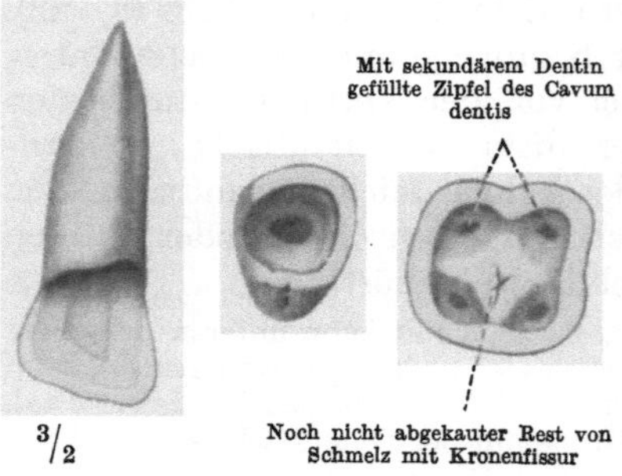

Abb. 27. Abgekaute Zähne, mittlerer Schneidezahn, Eckzahn, Molar. Sekundäres Dentin dunkel.

Man unterscheidet an den bleibenden Zähnen als „Kontaktschliffe" Abnützungen, welche die Kauflächen und -schneiden der Zähne untereinander hervorbringen, ferner als „interstitielle Reibungsfacetten" Abnützungen, welche die Seitenränder infolge des Kronenkontaktes ausüben.

Die Farbe der trockenen Zähne (gezogene Zähne, Zähne des macerierten Schädels) ist viel heller und weißer als beim feuchten Gebiß des Lebenden, wie etwa eine vom Regen getroffene Hauswand andersfarbig erscheint, als wenn sie trocken ist. Die gelbliche Farbe der feuchten Krone ist um so intensiver, je mehr Zwischensubstanz zwischen den Schmelzprismen vorhanden ist.

Zahnwechsel und Zahnentwicklung. Außer bei den Molaren, welche nicht wechseln, vollzieht sich die Entwicklung zweimal, zuerst bei dem Milchgebiß und dann bei den bleibenden Zähnen. Beide Vorgänge sind einander so ähnlich, daß wir sie nur einmal zu beschreiben brauchen, um die Schichtung und feinere Struktur des fertigen Zahnes verstehen zu können. Der Zahnwechsel ist aber keine überflüssige Wiederholung historisch überwundener Zeitfolgen, sondern er ist nötig, weil schon vor dem Durchbruch die Zahnkrone ihre endgültige Größe erreicht. Die Zähne des Erwachsenen wären für den Kiefer des Neugeborenen viel zu groß. Die kleineren und weniger zahlreichen Milchzähne werden so lange beibehalten, bis die großen permanenten Zähne im Kiefer Platz haben. Im allgemeinen reicht der Zahnwechsel (eingerechnet den Durchbruch der Mahlzähne) vom 6.—13. Jahr; M_3 (Dens sapientiae) bricht jedoch erst zwischen dem 17. und 30.—35. Jahr durch.

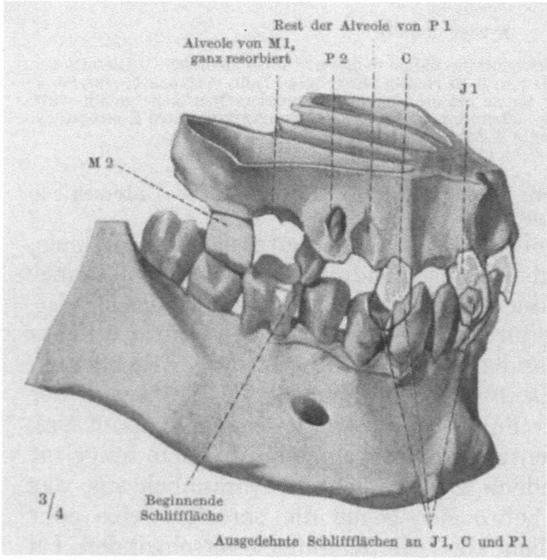

Abb. 28. Abnorme Kauflächen bei Zahnlücken. Die Zähne des Oberkiefers (außer dem mißbildeten P_2) nur als Kontur gezeichnet, um die ihnen korrespondierenden Schliffflächen an den Zähnen des Unterkiefers darstellen zu können. Oberkiefer quer durch die Sinus maxillares abgesägt. (P 2 oben wohl nicht zu diesem Gebiß gehörig, sondern im Präparat nachträglich eingesetzt.)

Der erste Milchzahn (unterer mittlerer Schneidezahn) erscheint im 6. Lebensmonat, unmittelbar danach sein Partner in der anderen Kieferhälfte. Immer kommen die symmetrischen Zähne (untere mittlere, obere mittlere Schneidezähne, untere äußere, obere äußere Schneidezähne usw.) annähernd zu gleicher Zeit. Nach einer Pause von etwa 2 Monaten bricht das nächste Paar durch. Der Durchbruch der 10 Paare Milchzähne ist also nach 20 Monaten beendet, um die Mitte des 3. Lebensjahres (vgl. Unterschrift zu Abb. 33). Wie sie paarweise gekommen sind, fallen beim Zahnwechsel die Milchzähne auch paarweise wieder aus, und paarweise erscheinen die bleibenden Zähne. Daß nicht alle Zähne gleichzeitig in die Zahnreihen eintreten, hängt mit den Größenverhältnissen zusammen. In den Pausen haben die Kiefer Zeit, soviel zu wachsen, daß sie für ein Paar neuer Zähne Platz bieten. Die beiden Partner jedes Zahnpaares verhalten sich wie eineiige Zwillinge, in ihrer äußerlichen Ähnlichkeit wie in ihrer biologischen Wertigkeit. Sie haben sich zu gleicher Zeit und unter gleichen Bedingungen des Gesamtorganismus entwickelt, sind in gleichem Maße etwa durch eine Erkrankung des Gesamtorganismus in ihrer Entwicklung beeinträchtigt worden. Deren Folgen, z. B. mangelhafte Schmelzbildung bei der englischen Krankheit (Rhachitis), äußern sich deshalb in gleicher Weise an beiden Zahnzwillingen, d. h. sie sind symmetrisch. Ebenso sind beide in gleichem Maße anfällig gegen Caries. Wird der eine davon befallen, dann meist sehr bald auch der andere. So erklären sich die meist symmetri-

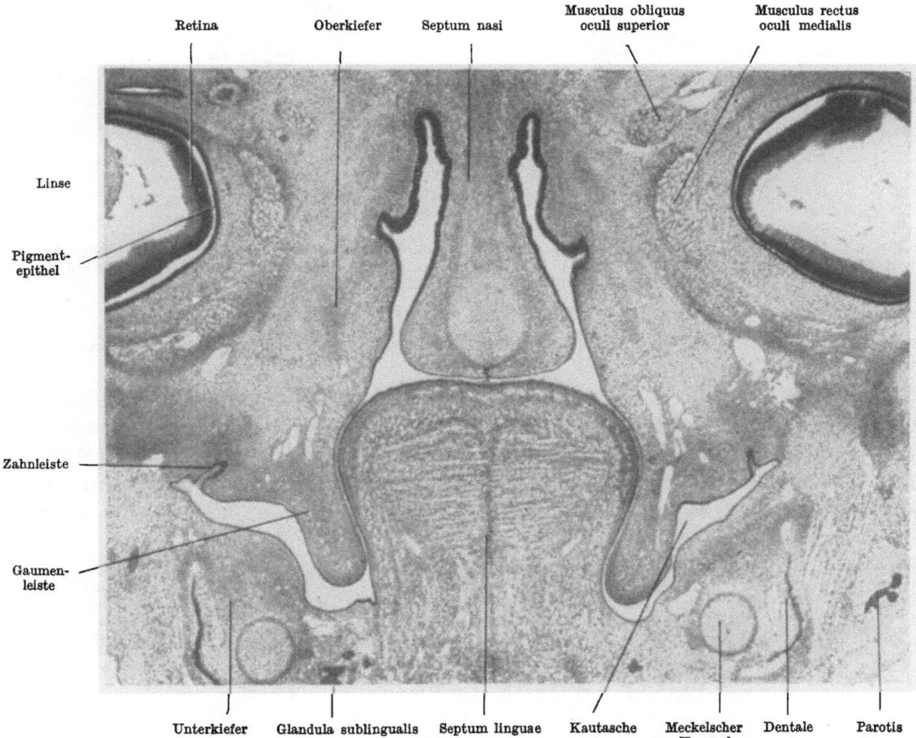

Abb. 29. Frontalschnitt durch die primäre Mund- und Nasenhöhle eines etwa 20 mm langen menschlichen Embryo. 25fache Vergrößerung. (Aus FISCHEL, Lehrbuch der Entwicklungsgeschichte, S. 515.)

schen Zahnlücken und Gebißdefekte. — Jedem Zwillingspaar im Unterkiefer entspricht das Paar im Oberkiefer, das als nächstes nach ihm durchgebrochen ist, z. B. mittlere Schneidezähne unten und oben. Diese Paare sind zwar nicht so nahe miteinander verwandt wie die Zwillinge eines Paares, aber doch näher als mit anderen Paaren. Sie sind ja fast unter den gleichen Bedingungen des Gesamtorganismus gebildet worden. Die 4 Individuen dieser korrespondierenden Zwillingspaare sind sich deshalb sehr ähnlich. Erkrankt z. B. der 1. Prämolar links unten, so folgt ihm häufig nicht der 1. Prämolar rechts unten, sondern der rechts oben. So kommen die nicht seltenen „gekreuzten" Gebißdefekte zustande. Auf jeden Fall werden die Zähne bei ihrer Entwickelung deutlich vom Zustand des Gesamtorganismus beeinflußt.

Die Daten für den Durchbruch der einzelnen Zähne sind in Abb. 22 u. 33 nachzulesen. Sie schwanken individuell und besonders familiär nicht unerheblich.

Stehen im fertigen bleibenden Gebiß noch Milchzähne, z. B. die beiden oberen Canini, die dann außer ihrer Kleinheit auch an ihrer mehr ins Blaue gehenden Farbe kenntlich sind, so ist dies ein Zeichen dafür, daß die zugehörigen Ersatzzähne nicht die Möglichkeit gehabt haben, in die Zahnreihe einzutreten, weil sie infolge einer Entwicklungsanomalie falsch gelagert sind. Am häufigsten liegen sie quer, d. h. parallel zum Kieferrand statt senkrecht zu ihm. Diese *„retinierten" Zähne* werden voll entwickelt, auch ihre Wurzeln. Seltener sind die Fälle, in denen die Zahnanlage um 180^0 verlagert ist statt nur um 90^0.

Dann kann es vorkommen, daß ein solcher Zahn in den Nasenboden durchbricht. Der Milchzahn wird also nur dann durch Resorption seiner Wurzel zum Ausfallen gebracht, wenn ein Ersatzzahn an seiner Stelle in die Zahnreihe einrücken kann. Die zur Retention führende Anomalie der Zahnanlage ist, dem Zwillingscharakter der Zähne (S. 39) entsprechend, immer

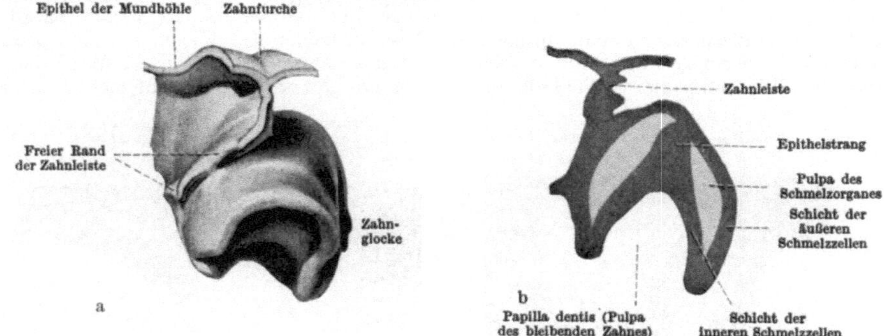

Abb. 30 a u. b. Zahnglocke. Plattenmodell des 1. oberen bleibenden Molars eines menschlichen Fetus (nach dem Original von Prof. AHRENS †, Heidelberg). a Das ganze Modell von außen, b ein Schnitt durch das Innere, in der Richtung des Epithelstranges (Schmelzstranges).

symmetrisch, betrifft wohl nur Canini und 1. Prämolaren, und ist im Oberkiefer häufiger als im Unterkiefer.

In der 1. Hälfte des 2. Fetalmonates entsteht am Kieferrand menschlicher Embryonen die *Zahnleiste* (Abb. 30), eine solide Einwucherung ektodermalen Mundhöhlenepithels in das darunterliegende embryonale Bindegewebe (Mesoderm). Die knöcherne Anlage des Kiefers wuchert später gegen die Zahnleiste empor und umwallt sie in beträchtlicher Entfernung an so vielen getrennten

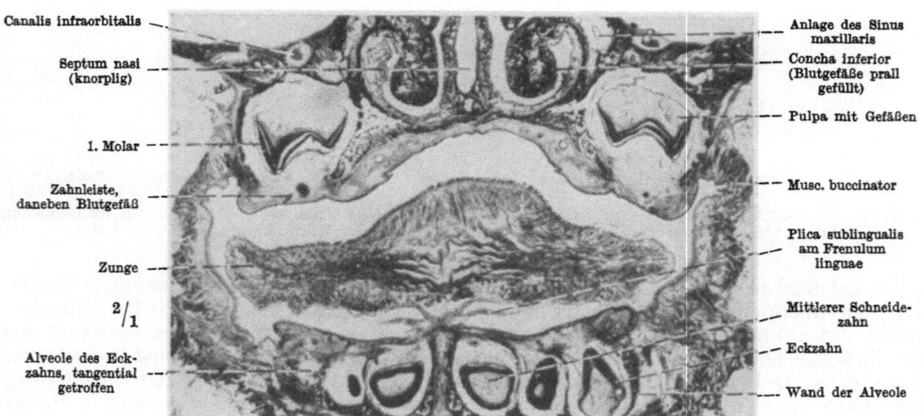

Abb. 31. Milchzähne vor dem Durchbruch.
Frontalschnitt, Neugeborener. Schnitt und Aufnahme von Prof. H. v. HAYEK.

Stellen, wie es später Zähne gibt; das sind die ersten Anlagen der Kieferalveolen. Den Alveolen entsprechen kolbenförmige Auftreibungen der ektodermalen Zahnleiste, welche zuerst terminal entstehen und dann auf die labiale Fläche der Leiste rücken. Vom Mesoderm aus wuchern *Papillen* aus dichtem embryonalem Bindegewebe in die Auftreibung hinein. Wir nennen eine jede solche Gesamtanlage: *Zahnglocke* (Abb. 30). Der Mantel der Glocke ist vom Ektoderm gebildet. Er ist doppelwandig nach Art einer Gastrula. Er bildet in der Folge das *Schmelzorgan*; daher wird die Zahnleiste auch als „Schmelzleiste" bezeichnet. Das Schmelzorgan besteht aus *äußeren Schmelzzellen*, *Schmelzpulpa* und *inneren Schmelzzellen* (Abb. 30b). Von den inneren Schmelzzellen wird der Schmelz gebildet, aus dem mesodermalen Inneren der Glocke gehen das *Dentin* und die *Zahnpulpa* hervor (definitive Pulpa des Zahnes, Abb. 31). Soviel Zähne es gibt, soviel Schmelzorgane bilden sich aus der Zahnleiste. Später bleibt von dem Schmelzorgan nur der Schmelz übrig, von dessen Säulen (Prismen) jede je einer inneren Schmelzzelle entspricht (Abb. 32). Die inneren Schmelzzellen selbst, *Adamanto-* oder *Ameloblasten*, welche den Schmelz gebildet haben, ferner die Schmelzpulpa und die äußeren Schmelzzellen spielen für den Durchbruch des Zahnes und später eine wichtige Rolle (s. unten). Das Dentin wächst sehr in die Dicke, und seine Bildner, die äußersten Zellen der Zahnpapillen, die *Odontoblasten*, spinnen ihre Fortsätze entsprechend aus, so daß das ganze Dentin von Kanälchen durchzogen ist, welche für jene Zellfortsätze, die *Dentinfasern*, ausgespart bleiben (Abb. 32 u. Bd. I, Abb. S. 31). Schließlich wird die sehr weite Pulpahöhle durch die Menge des abgeschiedenen Dentins eingeengt. Immer liegen noch die Odontoblasten auf der Oberfläche der Pulpa, so daß neues Dentin erzeugt werden kann, z. B. anfänglich beim Auswachsen der Wurzeln, ferner bei den permanenten Zähnen noch ganz spät bei der zunehmenden Verengerung des Wurzelkanales und bei der Ablagerung von Sekundärdentin (S. 37). Die Tätigkeit der Odontoblasten geht durch das ganze Leben hindurch fort, so daß Pulpahöhle und Wurzelkanal allmählich immer enger werden. Der Schmelz ist dagegen nach Fortfall seiner Bildungszellen nicht mehr ergänzungsfähig. Das *Zement* wird erst kurz vor Durchbruch des Zahnes von außen auf das Wurzeldentin abgelagert. Die Zellen, welche in das Zement eingebettet werden, stammen aus der bindegewebigen Umgebung des Zahnes, dem *Zahnsäckchen* (Abb. 31). Dieses umschließt die ganze Zahnanlage bis zum Durchbruch des Zahnes. In ihm findet man die an ihrer Härte leicht kenntliche *Zahnscherbe*, die aus Kronendentin und der Schmelzkappe besteht (Abb. 31). Aus dem Zahnsäckchen wird später die Wurzelhaut und das Alveolarperiost.

Die *Schmelzpulpa* besteht aus sternförmigen Zellen, welche reich vacuolisiert sind und ein grobwabiges Gerüstwerk bilden (Abb. 32). Hier entstehen aus Ektoderm Strukturen, die äußerlich mesodermalen Stützgeweben sehr ähnlich sind. Anfangs ist das Schmelzorgan von einem freien Epithelstrang durchzogen, welcher das innere Schmelzepithel an seinem obersten Punkt gegen die Kuppe der Glocke fortsetzt und sich dort mit den äußeren Schmelzzellen verbindet (Abb. 30b). Dieser Strang verschwindet sehr früh; er scheint anfangs die innere Festigkeit des Schmelzorganes zu erhöhen, ehe die Schmelzpulpa fertig gebildet ist.

Ist die Schmelzkappe vollständig gebildet und das Schmelzoberhäutchen (S. 44) abgeschieden, so schwindet die Schmelzpulpa völlig, indem sich inneres und äußeres Schmelzepithel zu einer einheitlichen Epithelmembran aneinanderlegen. Durch das Vorrücken des durchbruchbereiten Zahnes gelangt diese Membran unter das Epithel der Mundhöhle und verschmilzt mit ihm. Dadurch wird der endgültige Durchbruch vorbereitet: beim weiteren Vorrücken des Zahnes weichen die Epithelzellen auseinander und der Zahn „bricht durch", ohne Blutung und ohne Wunde und Narbe. Auf dem Schmelz bleibt als Rest des Schmelzorganes das innere Saumepithel (S. 47) zurück.

Das Milchgebiß. Das fertige Milchgebiß (Abb. 33) ist bis zum 6. Jahr das einzige Kauwerkzeug. Es hat wie die definitiven Zähne gut ausgebildete Wurzeln. Das Ausfallen beim Zahnwechsel wird dadurch vorbereitet, daß die Wurzeln durch osteoclastenähnliche Riesenzellen bis auf geringe Reste resorbiert werden. Dadurch lockert sich der Milchzahn und fällt meist ohne größere Schmerzen und Blutung aus. Von dem ganzen Milchgebiß sind jederseits nur die beiden Milchmolaren von den bleibenden Zähnen, an deren Platz sie stehen, auffällig verschieden. Ihr Aussehen gleicht den bleibenden Molaren; deshalb sind sie

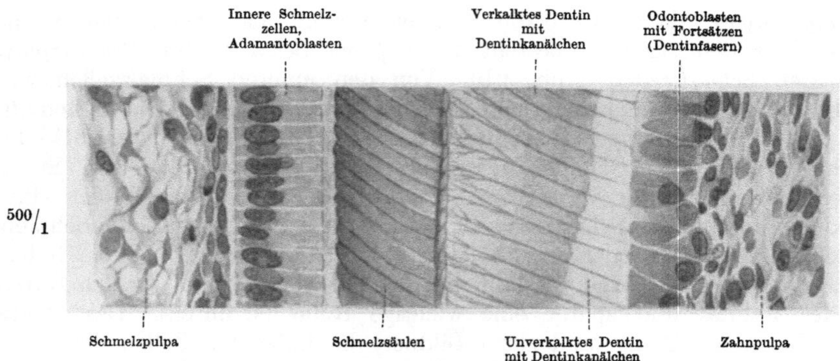

Abb. 32 a. Schmelz und Dentin eines Milchzahnes bei einem älteren menschlichen Fetus. Man denke sich in Abb. 31 etwa die Stelle, auf welche der Verweisstrich „1. Molar" zeigt, stark vergrößert.

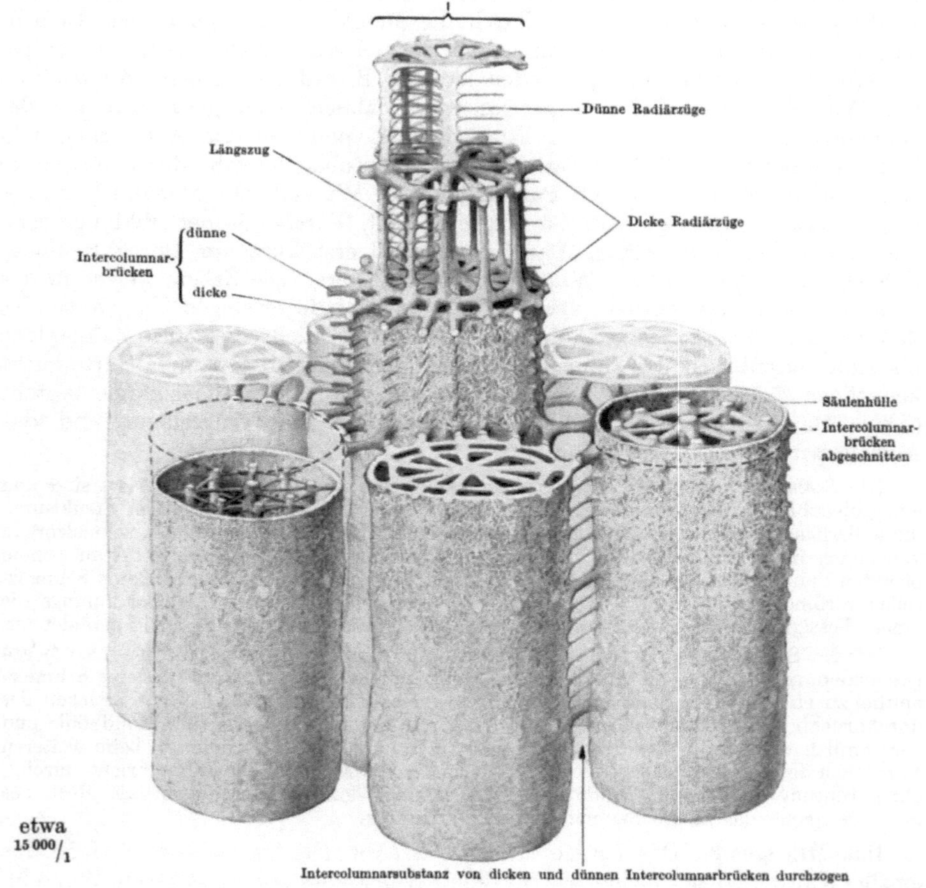

Abb. 32 b. Schema für die Anordnung der organischen Substanz im Schmelz menschlicher Zähne. Kurze Stücke einiger Schmelzsäulen mit ihrer Säulenhülle und dem Binnengerüst. Alle Lücken und Zwischenräume sind mit Mineralsubstanz erfüllt zu denken. [Aus Wustrow, Z. Anat., Bd. 116 (1951/52).]

nach diesen genannt, man vergesse aber darüber nicht, daß sie an der Stelle von *Prä*molaren stehen. Die Wurzeln eines Milchmolars divergieren ganz besonders stark, da zwischen ihnen bereits das große Zahnsäckchen des bleibenden Zahnes liegt. Die Milchzähne sind kleiner und bläulicher als die bleibenden.

Die Zahnleiste bleibt lingual von den Milchzähnen bestehen. Sie ist stark durchlöchert und zerklüftet. Epitheliale Absprengungen von ihr erhalten sich im Zahnfleisch und können Drüsen vortäuschen („Glandulae tartaricae"). Die Zahnleiste selbst erzeugt von der 24. Fetalwoche ab lingual vom Milchgebiß die permanenten Zähne, welche beim Menschen noch in der gleichen Richtung auf die erste Zahngeneration folgen, wie es bei niederen Wirbeltieren die zahlreichen, sich aneinander reihenden Zahngenerationen tun. Der ausgebildetere Zahn steht immer auf der konvexen, größeren Seite des Kieferbogens, der weniger ausgebildete auf der konkaven, kleineren Seite. Die Molaren des bleibenden Gebisses werden distal von den Anlagen der Milchmolaren so angelegt, daß die Zahnleiste in der Tiefe der Schleimhaut distalwärts weiterwächst und hier je drei Zahnglocken erzeugt. Ehe die permanenten Zähne durchbrechen, fällt der jeweils entsprechende Milchzahn aus, aber die anderen Milchzähne, soweit sie an Stelle später durchbrechender bleibender Zähne stehen, bleiben zunächst noch erhalten. Man kann in einem Gebiß der Übergangszeit, in welchem Milchzähne und junge bleibende Zähne als unmittelbare Nachbarn nebeneinander stehen, die letzteren an ihrer Größe, ihrer gelblichen Farbe, an ihren scharfen Zacken und Schneiden von den bläulichen, bereits abgekauten Milchzähnen unterscheiden.

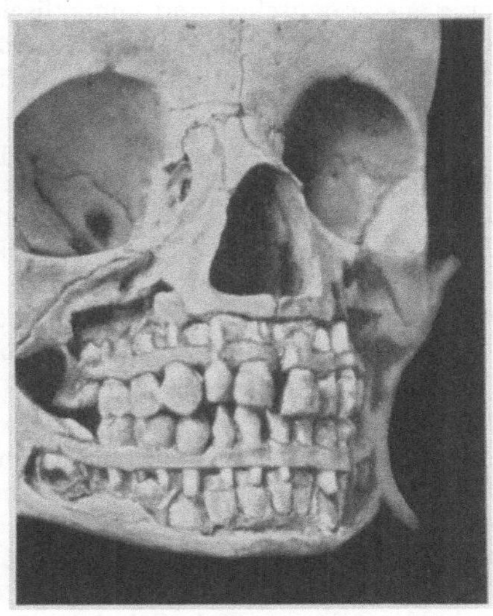

Abb. 33. Vollständiges Milchgebiß eines 3jährigen Kindes. Die Anlagen der bleibenden Zähne von vorn freigelegt. Die Milchzähne im Unterkiefer brechen gewöhnlich durch im Alter von
6 10 16 12 24 Monaten
i_1 i_2 c m_1 m_2
im Oberkiefer jeweils 2—3 Monate später.
[Aus ORBÁN, Z. Anat., Bd. 85 (1928).]

Schmelz, Substantia adamantina. Ein Längsschliff durch den Schmelz, bei schwacher Vergrößerung betrachtet (Abb. 19), zeigt eine feine Radiärstreifung, die von annähernd oberflächenparallelen und radiären Streifen überlagert wird, den RETZIUSschen und SCHREGERschen Streifen. Die feine radiäre Streifung beruht darauf, daß der Schmelz nicht homogen, sondern aus den *Schmelzsäulen (Schmelzprismen)* aufgebaut ist (Abb. 34), die jede durch die ganze Dicke des Schmelzes von innen nach außen durchlaufen. Es sind lange, geradezu fadenförmige Gebilde von rundem Querschnitt, nicht sechseckig, wie vielfach beschrieben wird, wovon sich die irreführende Bezeichnung „Prismen" herleitet. Jede Säule nimmt von innen nach außen etwas an Dicke zu, wodurch der Größenunterschied zwischen innerer und äußerer Schmelzoberfläche ausgeglichen wird. Die Säulen verlaufen weder gerade gestreckt noch rein radiär, sondern haben eine außerordentlich verwickelte Anordnung, wovon ein Schliff wie Abb. 34 nur eine sehr unvollkommene Vorstellung vermittelt. Sie sind in Lamellen angeordnet, die hin und her ausgebogen sind, im Schliff als Bündel von Säulen erscheinen und durch ihre Ausbiegungen die SCHREGERschen Linien bedingen, da das Licht anders als von den Nachbarlamellen reflektiert wird wie in der Zeichnung eines Damastmusters. Jede Säule ist außen durch einen Cylinder aus organischer Substanz abgeschlossen, die *Säulenhülle* (Abb. 32b), und beherbergt im Inneren ein *organisches Gerüst* von Längs- und Radiärzügen, eingebettet in Mineralsubstanz. Insgesamt macht die organische Substanz ziemlich genau 10 Gewichtsprozent des Schmelzes aus. Die Säulen schließen mit ihren Mänteln nicht unmittelbar aneinander, sondern sind durch Mineralsubstanz verbunden, wenn man will verkittet. Diese intercolumnare (interprismatische) Substanz wird durchzogen von Fortsetzungen der Radiärzüge des Gerüstes der Säulen, die von Säule zu Säule ziehen (Abb. 32b). So hängen alle organischen Anteile der Schmelzsäulen untereinander zusammen und bilden ein den ganzen Schmelz durchsetzendes einheitliches Gerüst. Da auch die Intercolumnarsubstanzen kontinuierlich ineinander übergehen, ist die Schmelzkappe eines Zahnes eine aus organischen und mineralischen Substanzen gebildete Einheit, die durch die Kombination zweier ganz heterogener Materialien eine weit größere Festigkeit und Widerstandsfähigkeit besitzt als etwa die mineralische Komponente allein.

Der Schmelz ist Abscheidungsprodukt der Adamantoblasten (S. 41), er enthält weder Zellen noch Blutgefäße oder Nerven. Die Abscheidung erfolgt nicht kontinuierlich, sondern rhythmisch. Das Produkt jeden Schubes ist ein Retziusscher Streifen, äußerlich ein Schmelzwülstchen (s. unten). Erkrankt ein Kind während der Entwicklung der Schmelzkappen seiner Ersatzzähne an englischer Krankheit (Rhachitis), so führen die Schübe geringerer Schmelzbildung zu queren Furchen der Krone.

Junge Zähne, welche eben durchgebrochen und noch nicht abgekaut sind, tragen auf der Oberfläche das *Schmelzoberhäutchen, Cuticula dentis* (Nasmithsche Membran), das vom inneren Schmelzepithel abgeschieden worden ist (S. 41). Es ist sehr dünn (1 μ), und hängt mit der organischen Substanz des Schmelzes zusammen. An den freien Flächen wird das Oberhäutchen alsbald abgewetzt, am cervicalen Teil der Krone bleibt es erhalten. Hier dient es zur Anlagerung des Epithels des Zahnfleisches, so daß eine kontinuierliche feste Verbindung zwischen Zahn und Zahnfleisch hergestellt wird, wie sie zwischen nackter Schmelzoberfläche und Epithel allein niemals möglich wäre (S. 47).

Die Oberfläche des Schmelzes zeigt beim frisch durchgebrochenen Zahn ein bei Lupenvergrößerung deutlich erkennbares System feiner Furchen, welche schmale, abgerundete Leisten begrenzen, nicht unähnlich den Papillarleisten der Fingerbeere. Die Leisten werden als *Schmelzwülstchen, Perikymatien,* bezeichnet. Sie laufen wellenförmig rings um die Zahnkrone herum, parallel der Schmelzgrenze am Zahnhals, sind am dichtesten an dieser Grenze und werden gegen die Schneide bzw. die Kauhöcker hin breiter und flacher. Die Kauhöcker selbst sind frei davon. Die Perikymatien entsprechen den Retziusschen Streifen und verdanken wie diese ihre Entstehung der von den Kronenhöckern bzw. den Schneiden als den zuerst angelegten Teilen fortschreitenden lagenweisen Ablagerung des Schmelzes in der Entwicklung. An den durchgebrochenen Zähnen verschwinden sie bald, da sie durch die Bewegung von Lippen und Zunge gegen die Zähne abgerieben werden, ein Zeichen dafür, daß selbst so harte Substanzen wie der Schmelz durch ganz weiches Material allmählich abgenutzt werden können. Vorbedingung ist allerdings, daß das weiche Gewebe, das natürlich ebenfalls abgenutzt wird, also hier das Epithel von Lippe und Zunge, ständig regeneriert wird. Daß die Zahnbürste, täglich in der gleichen Art über die Zähne geführt, im Laufe der Jahre deutliche Schliffflächen am Schmelz erzeugt, ist nach der Beobachtung an den Perikymatien nicht verwunderlich.

Obwohl der Schmelz keine Zellen enthält, auch in seinem organischen Gerüst nicht, also nicht eigentlich „lebendig" ist, unterliegt er doch einem ständigen Stoffaustausch. Mindestens wird der Phosphor in ihm ähnlich wie im Knochen ständig, wenn auch langsamer erneuert, wie Experimente mit Phosphorisotopen gezeigt haben.

Struktur des Dentins. Das *Zahnbein, Substantia eburnea,* besteht aus einer verkalkten Grundsubstanz, welche von radiären Kanälchen, *Dentinröhrchen,* durchzogen ist (Abb. 34). Letztere verästeln sich an ihren Enden gegen die Oberfläche zu reichlich, auch an den Seiten gehen einzelne Ästchen ab. Zu den Röhrchen gehört als Inhalt eine *Zahnfaser,* die Fortsetzung je eines

Odontoblasten, der selbst nicht in das Zahnbein eingeschlossen ist (Abb. 32a). Denn die eigentlichen Zellkörper liegen, anders als beim Knochen und beim Zement, nicht innerhalb ihrer Abscheidungen, sondern außerhalb, an der

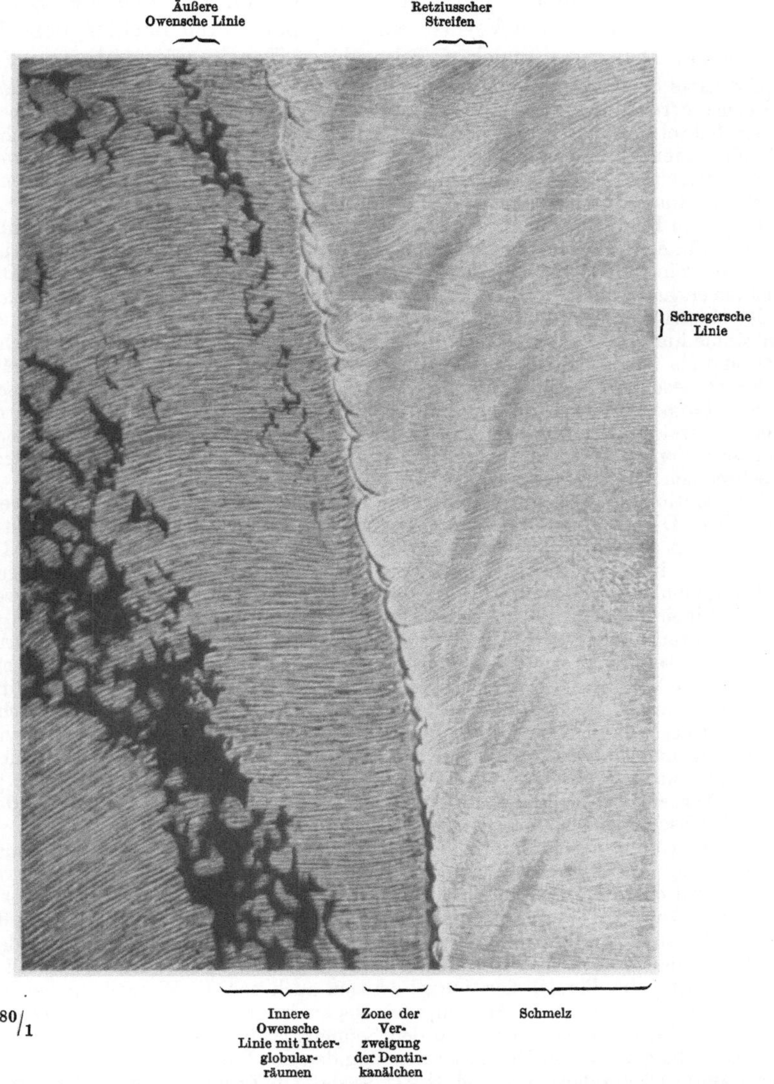

Abb. 34. Schmelzdentingrenze eines ausgewachsenen menschlichen Zahnes. Schliff. Vgl. Abb. 19. Die Schmelzprismen sind als feine Streifung sichtbar; Streifung nicht gerade, sondern gewellt. Interglobularräume im Dentin schwarz (lufthaltig). Zwischen den schwarzen Lacunen stellenweise deutliche rundliche Höfe ausgespart, mit Dentinkanälchen („Dentinkugeln").

Oberfläche der Pulpa (Bd. I, Abb. S. 31). Sie behalten lebenslang die Fähigkeit, Dentin zu bilden (S. 41, 37).

In die Grundsubstanz sind feinste kollagene Fäserchen, ähnlich den Fibrillen des Knochens, eingelagert. Sie verlaufen parallel zueinander in der Längsrichtung des Zahnes, sind durch zahlreiche spitzwinklige Anastomosen untereinander verbunden und liegen in konzentrischen Schichten (Flächenscharen), welche zur Innenfläche des Dentins parallel, also zu den radiären Dentinkanälchen senkrecht stehen. Durch die Einlagerung der Fibrillen ist das Dentin elastisch, wie jeder von der Billardkugel weiß, dem besonders entwickelten (kreuzweise gefaserten) Elfenbein des Elefantenzahnes. Das Dentin ist lange nicht so hart wie der Schmelz, nutzt sich sehr schnell ab, wenn der Schmelz abgewetzt ist, kann aber den Verlust einigermaßen durch nachträgliche Produktion von neuem Dentin ausgleichen, sekundäres Dentin (Ersatzdentin, S. 37).

Die harte Schmelzkappe überträgt den Druck, der auf dem Zahn lastet, auf möglichst zahlreiche Strukturelemente. Beißen wir unvermutet auf ein kleines hartes Körperchen wie ein Schrotkorn, das im Fleische steckt, so kann der auf das Fleisch berechnete Druck, den Zahn sprengen. Er pflegt dann längs den Fibrillenschichten zu springen, manchmal bis zur Wurzelspitze. Anderseits kann durch die Richtung der Dentinkanälchen ein glatter Querbruch (quer zur Längsachse des Zahnes) begünstigt werden.

Das erste Dentin, welches abgeschieden wird, ist nicht verkalkt (Prädentin, Abb. 32a). Die Verkalkung erfolgt in den ältesten, schmelznahen Teilen, schichtenweise in Form von isolierten kleinen Kugeln, Globuli, welche später miteinander verschmelzen. Diese Dentinschichten enthalten beim fertigen Zahn noch unverkalktes Prädentin, *Interglobulardentin*, das bei der Maceration des Zahnes durch Fäulnis zerstört wird oder schrumpft und vielgestaltige Hohlräume hinterläßt: *Interglobularräume* (Abb. 34). Die Kugeln sind hier noch erkennbar; sonst sind sie überall vollständig miteinander verschmolzen. Die Interglobularräume sind in der Krone besonders groß und typisch; sie liegen in Reihen, den sog. Owen*schen Konturlinien* (entsprechend den Anwachsstreifen der *Dentin*schichten beim Wachstum des Zahnes). In der Wurzel sind sie sehr klein, aber massenhaft vorhanden; man nennt sie deshalb dort Tomes*sche Körner*. Die von ihnen gebildete körnige Schicht, *Stratum granulosum*, ist schon bei schwachen Vergrößerungen sichtbar.

Die Dentinkanälchen sind in ihren feinsten Endverästelungen vielfach durch Schlingen verbunden. Die Zone dieser Anastomosen sieht bei schwacher Vergrößerung streifenförmig aus und kann deshalb mit Owenschen Konturlinien verwechselt werden. Die Dentinkanälchen endigen innerhalb der Wurzel in der Körnerschicht. In der Krone dringen sie durch die Interglobularzone hindurch, einzelne Kanälchen senken sich sogar ein wenig in den Schmelz hinein. Dort endigen sie oft kolbig. Sie verlaufen nicht geradlinig, sondern gestreckt S-förmig und oft in mehreren Wellen. Die kollagenen Fibrillen der Grundsubstanz stehen zwar senkrecht zu der Richtung der Kanälchen, weichen aber doch entsprechend dem welligen Verlauf der letzteren aus. Dadurch kommen auf dem Zahnschliff Linien im Zahnbein zustande, welche in der Richtung der Schregerschen Linien des Schmelzes verlaufen und deshalb auch im Dentin Schreger*sche Streifen* heißen. Sie verschwinden, wenn die leimgebenden Fasern zerstört werden. Der wellige Verlauf der Dentinkanälchen ist also nur die mittelbare Ursache für diese Linien. Im Schmelz ist die Ursache eine ganz andere (S. 43). Werden im Alter die Dentinkanälchen durch Kalk ausgefüllt, so wird das Zahnbein immer durchscheinender: *transparantes Dentin.*

Bekannt ist die große Empfindlichkeit des Dentins, die am Hals des normalen Zahnes bei Berührung mit kalten Gegenständen spürbar ist, besonders aber dem modernen Kulturmenschen bei defektem Schmelz und bei Operationen am Zahn (Ausbohren vor Füllungen) allzu wohl bekannt zu werden pflegt. Feinste Nervenfasern, aus einem zwischen den Odontoblasten gelegenen Nervenfasergeflecht hervorgehend, begleiten einen Teil der Odontoblastenfortsätze in die Dentinkanälchen teilweise bis zur Schmelzgrenze und angeblich bis in den Schmelz hinein. Im Bereich der Wurzel dringen auch von der Wurzelhaut her Nervenfasern in die Dentinkanälchen ein. Am empfindlichsten ist die Schmelz-Dentingrenze.

Die Oberfläche des Dentins gegen den Schmelz ist buchtig (Abb. 34), gegen das Zement glatt. Die Ablagerung von Dentin an den Wänden der Pulpahöhle geht während des ganzen Lebens weiter (Sekundärdentin, vgl. S. 41), so daß ein Zahn, je älter er ist, um so dickeres Zahnbein erhält, Pulpahöhle und Wurzelkanal immer enger werden; beim fossilen Menschen, besonders beim Homo Heidelbergensis, blieb die Wand des Zahnes dagegen relativ dünn und die Pulpahöhle entsprechend weit.

Struktur des Zements. Das *Zement, Substantia ossea*, enthält zahlreiche, stark verästelte Zellen, welche den Knochenzellen entsprechen. In die verkalkte Grundsubstanz sind wie beim Knochen Fibrillen eingebettet. Haverssche Kanäle fehlen im allgemeinen, nur bei dicken Zementbelägen kann ausnahmsweise der eine oder andere vorkommen, beim Kronenzement der Tiere sind sie häufig. Auf der Außenfläche der Wurzel strahlen in das Zement grobe Bindegewebsbündel ein, welche mit den feinen Fibrillen der Grundsubstanz nicht zu verwechseln sind. Die ersteren entsprechen den Sharpeyschen Fasern und setzen sich auch in den Knochen der Zahnalveolen fort (Näheres s. bei

Wurzelhaut). Wie der Knochen vom Periost, so erhält das Zement seine Ernährung durch die Wurzelhaut.

Geht die Pulpa zugrunde oder wird sie vom Zahnarzt entfernt, so bleibt der Zahn erhalten, solange das Zement von der Wurzelhaut ernährt wird und lebendig bleibt. Dentin und Schmelz, obwohl nur noch tote Substanzen, werden dann nicht ausgestoßen wie etwa ein Stück abgestorbenen Knochens (Sequester).

Am Zement sind keinerlei Ab- und Umbauprozesse zu beobachten, wie sie für den Knochen charakteristisch sind (Bd. I, S. 35).

Die Zahnpulpa. Die *Zahnpulpa* hat geweblich eine gewisse Ähnlichkeit mit dem Gallertgewebe des Nabelstranges. Das zarte Gewebe ist besonders geschützt, da sich die Mitte der Pulpa im Schwerpunkt des Zahnes, also an der relativ ruhigsten Stelle befindet. An der Oberfläche der Pulpa liegen die cylindrischen Odontoblasten (Abb. 32). Im Innern trägt das gallertige Stützgewebe zahlreiche Blutgefäße und Nerven. Sie stehen durch den oder die Wurzelkanäle mit den Nerven und Gefäßen des Kiefers in Verbindung. Lymphgefäße sind nicht sicher beobachtet.

Gefäße und Nerven. Die Nerven der Oberkieferzähne kommen aus dem zweiten, die der Unterkieferzähne aus dem dritten Ast des Trigeminus, alle Arterien stammen aus der A. maxillaris interna (für den Unterkiefer aus deren A. alveolaris inferior, für den Oberkiefer aus einer besonderen A. alveolaris superior anterior und posterior). Diese Gefäße dringen außer in den Wurzelkanal des Zahnes auch in seine Wurzelhaut ein. Doch wird die letztere auch von Gefäßen, die vom Zahnfleisch kommen, ernährt.

Zahnfleisch. Das *Zahnfleisch, Gingiva,* mit dem Periost der Kiefer unverschieblich verbunden (S. 22), trägt das gleiche vielschichtige Plattenepithel wie die übrige Mundhöhlenschleimhaut. Rings um den Zahn herum, im *Zahnfleischsaum,* hat es besonders hohe Bindegewebspapillen. Von der Berührungsstelle mit der Zahnkrone an setzt es sich an der Oberfläche des Schmelzes, mit dem Schmelzoberhäutchen (S. 44) zu einer Einheit fest verbunden, bis zur Schmelzzementgrenze fort. Dieses „*innere Saumepithel*" ist sehr viel niedriger, aber doch noch mehrschichtig, und hat eine glatte Unterfläche, also keine Bindegewebspapillen, verhält sich also ganz anders als das „äußere Saumepithel" an der freien Oberfläche. Das innere Saumepithel, das vereinigte innere und äußere Epithel des Schmelzorgans (S. 41), umgreift den Schmelz in einem etwa 1 mm hohen Streifen, von der Schmelzzementgrenze an gerechnet. Nicht selten geht es von dieser Grenze aus eine Strecke weit zugrunde, jedoch niemals vollständig. Jedenfalls ermöglicht es dann immer noch den absolut dichten Anschluß des Zahnfleischepithels an den Schmelz. Aber dieser epitheliale Zusammenhang ermöglicht es auch, daß sich das Zahnfleisch im Laufe des Lebens mehr und mehr von der Krone bis zur Schmelzdentingrenze und auch noch darüber hinaus zurückzieht, daß also sozusagen der Prozeß des Durchbruchs des Zahnes sich während des ganzen Lebens in sehr verlangsamtem Tempo fortsetzt.

Ein offener Spalt zwischen Zahnfleischsaum und Krone, eine „*Zahnfleischtasche*" ist stets eine krankhafte, mindestens nicht normale Erscheinung. An ihre Bildung kann sich ein chronischer eitriger Prozeß (Paradentose) anschließen, der zur allmählichen Zerstörung von Wurzelhaut und Alveole führt. Die Wichtigkeit des normaleu dichten Abschlusses zwischen Zahn und Zahnfleisch wird daran deutlich.

Vom Zahnhals aus strahlt ein besonders dichter Faserfilz in das derbe Bindegewebe des Zahnfleisches, so daß das Zahnfleisch den Bewegungen des Zahnes beim Kauen folgen muß. In der Basis der Interdentalpapille ziehen unmittelbar über dem Alveolenrande derbe Fasern von Zahn zu Zahn, *Fibrae interdentales*; fällt ein Zahn aus oder wird er gezogen, so ist die gegenseitige Befestigung auch der übrigen Zähne gelockert, weil die alle Zähne miteinander verbindenden kollagenen Zahnfleischfasern unterbrochen sind. Das Zahnfleisch ist in der Norm durch die dem Zahn gut angepaßten bindegewebigen Bestandteile sehr wichtig für die Befestigung des Zahnes in der Alveole. Das Epithel des Zahnfleisches reicht in der Norm bis zum Beginn des Zementes und legt sich bis zu dieser Stelle fest dem Schmelzoberhäutchen an.

Wurzelhaut. Die *Wurzelhaut, Periodontium,* gebildet von dem Periost der Alveolenwand und dem Gewebe zwischen ihm und dem Zement, ist zum Unterschied zu der geschützten und wenig beanspruchten Pulpa besonders derb. Elastische Fasern fehlen. Die kollagenen Fasern sind zu dicken, straffen Zügen vereinigt, welche den zwar engen, aber doch deutlichen Zwischenraum zwischen Alveole und Zahnwurzel ausfüllen und den Zahn in der Alveole befestigen. Besonders bei offenen Zähnen mit langen Wurzeln wie beim Stoßzahn des Elefanten (S. 28) ist deutlich, daß der Zahn nicht gegen den Knochen der Alveole angestemmt werden kann; denn der Rand dieses Zahnes ist papierdünn. Auch beim Menschen gehen Bindegewebsfasern als „SHARPEYsche Fasern" aus der knöchernen Alveolenwand in das Zement und befestigen auf diese Weise den Zahn. Sie verlaufen schräg gegen die Wurzel und bilden einen aus zugfesten Fasern aufgebauten *Aufhängeapparat.* Der Zahn wird wohl beim Aufbeißen etwas in die Alveole hineingedrückt, aber der Widerstand wächst schnell, weil die derben kollagenen Fasern dabei angespannt werden, und weil sie auf Zug schließlich nicht weiter dehnbar sind. Eine Drehung des Zahnes um die Längsachse ist in der Norm am wenigsten möglich. Anderseits können bei der Zahnextraktion die Befestigungen am ehesten überwunden werden, indem man durch gewaltsames Drehen des Zahnes mit der Zange die Fasern der Wurzelhaut spannt und sprengt.

Zwischen den Zügen der zugfesten kollagenen Fasern beherbergt die Wurzelhaut außer den Blutgefäßen und Nerven ein Keimgewebe aus mesenchymalen Zellen, die noch undifferenziert und außerordentlich reaktionsbereit sind. Jede Änderung der Beanspruchung des Gebisses, z. B. nach Ausfall eines Zahnes, stört das Gleichgewicht in dem System Alveolenwand—Wurzelhaut—Zahnwurzel. Auf diese Änderung reagieren die Keimzellen mit Bildung von Fibroblasten, Osteoclasten und Osteoblasten, bauen das System um, zerstören Knochen, bilden neuen Knochen und neue Faserzüge, bis das neue Gleichgewicht für die veränderte Beanspruchung hergestellt ist. Das ist die biologische Grundlage für die „physiologische Wanderung" der Zähne und für die gebißregulierenden Maßnahmen der Zahnärzte. Im natürlichen Geschehen dient sie der *Selbstregulation des Gebisses.* So wird z. B., soferne das Gebiß vollständig bleibt, während des ganzen Lebens der „Kronenkontakt" gewahrt. Im normalen Gebiß steht jeder Zahn mit seinen Nachbarzähnen in Berührung. Durch die Bewegungen der Zähne gegeneinander werden die Kontaktstellen abgeschliffen und der Kontakt würde verloren gehen, wenn er nicht durch Mesialneigung der ganzen Zähne oder durch eine echte „Wanderung" nach mesial aufrechterhalten würde, die durch Knochenabbau an der mesialen und Knochenanbau an der distalen Alveolarwand bewerkstelligt wird. Im intakten abgekauten Gebiß stehen die Prämolaren und besonders die Molaren nicht mehr gerade, sondern nach mesial geneigt. Beim Kulturmenschen ist diese Erscheinung nicht oft zu beobachten, da nur selten das Gebiß lange genug lückenlos bleibt. Ältere Tiere aus der Gruppe der Pflanzenfresser (Wiederkäuer, Pferd, Esel) zeigen sie regelmäßig. Eine noch viel deutlichere Mesialneigung (niemals Distalneigung!) tritt ein, wenn ein Zahn seine beiden Antagonisten verloren hat: er neigt sich so lange, manchmal zu fast horizontaler Stellung, bis er einen neuen Antagonisten findet und dadurch wieder an dem Kaugeschäft teilnehmen kann. Bemerkenswerterweise bleibt die Suche nach einem Antagonisten aus, wenn infolge zu großen Zahnverlustes im anderen Kiefer keine Aussicht besteht, einen Antagonisten zu erreichen (Abb. 35). Der Zahn bewahrt dann seine gerade Stellung und tritt nur ein Stück aus der Alveole heraus, wird länger. Diesen regulatorischen Vorgängen in dem System Zahn—Wurzelhaut—Alveolenwand verdankt auch das S. 27 erwähnte Lutschergebiß seine Entstehung. Unter der Wirkung des zwischen die Zähne geschobenen Fingers neigen sich die unteren Frontzähne nach innen, die oberen nach außen. Die Folge ist der „offene" Biß. Durch geeignete Maßnahmen kann der Zahnarzt die Wurzelhäute veranlassen, die Zähne wieder in die Regelstellung zu bringen (Orthodontie). — Alle diese Regulationen betreffen niemals bloß den einzelnen Zahn, sondern das ganze Gebiß einschließlich Kiefergelenk und Kaumuskulatur nebst deren Innervation.

Bei Entzündungen der Wurzelhaut wird wie bei jeder Entzündung eine erhöhte Menge Gewebsflüssigkeit abgeschieden. In dem allseits abgeschlossenen Zahnfache führt dieses entzündliche Ödem zu erhöhtem Druck, drängt den Zahn über das Niveau der Nachbarkronen hinaus, zugleich führt dieser Druck bei der Wurzelhautentzündung, wie bei der Entzündung der Pulpa zu den jedermann bekannten Schmerzen.

Über die Gefäße der Wurzelhaut s. S. 47. Über die Beziehungen der Zahnalveolen zu der Kieferhöhle s. Bd. I, S. 674.

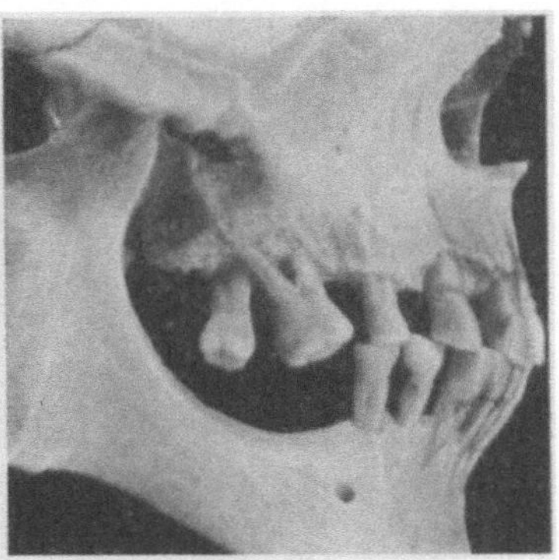

Abb. 35. Selbstregulation des Gebisses. Der eine Molar ist durch Resorption der Alveolenwand so weit nach mesial geneigt, daß er einen Antagonisten erreicht hat. (Dieser Prozeß nimmt etwa $^3/_4$ Jahr in Anspruch.) Der Molar neben ihm, der keinen Antagonisten erreichen konnte, ist gerade stehen geblieben. [Aus FREERKSEN, Z. Anat. Bd. 105 (1936).]

Reste oder abgesprengte Teile der Zahnleiste, welche im Bindegewebe isoliert zurückbleiben, haben wie jedes Epithel die Tendenz, so lange weiterzuwachsen, bis Epithel an Epithel stößt, d. h. bis sie eine Hohlkugel formen. Dieses Verhalten ist an Deckglaskulturen von isoliert außerhalb des Körpers gezüchteten Epithelien genau studiert worden. Die nach dem Innern der Hohlkugel gewendete Fläche entspricht in unserem Fall der Oberfläche des Mundhöhlenepithels und bildet entsprechend mehrschichtige platte, leicht verhornte Zellen. Das ganze Gebilde nennt man eine *Epithelperle*. Die platten Zellen sind zwiebelschalenartig umeinander geschichtet. Stoßen sich die innersten ab, wie an der Oberfläche des gewöhnlichen Mundhöhlenepithels, so zerfließen sie zu einem Brei, da sie nicht aus der Perle herauskönnen. Kleine Cysten im Zahnfleisch können die Folge sein. Äußerlich ähnliche Epithelformen sind in der normalen Thymus (HASSALsche Körperchen) und in bösartigen Epithelgeschwülsten häufig (Carcinomperlen).

c) Die Mundschleimhaut und die Speicheldrüsen.

Die Schleimhaut der eigentlichen Mundhöhle hat den gleichen feineren Bau wie diejenige des Vorhofes (S. 21). Das Epithel ist mehrschichtiges Plattenepithel wie bei der äußeren Haut. Jedoch sind die oberen Schichten normalerweise nur an bestimmten Stellen verhornt, außer auf chronische Reize hin, die infolge der Lebensweise des Kulturmenschen nicht selten sind. Das blutreiche Bindegewebe in den Zapfen der Tunica propria schimmert durch die Epithelschicht durch; die Farbe der Oberfläche ist matt rosarot. An verhornten Stellen, wie normal auf der Zunge an den Papillae filiformes (S. 69) oder bei chronischer Hypertrophie vor allem am Gaumen haben wir mehr weiße oder grauweiße Farbe. Die Mundhöhle ist im wesentlichen ein Mischgefäß, in welchem die Nahrung für die spätere Verdauung und Aufsaugung im Magen und Darm vorbereitet wird.

Mundhöhlenboden. Mit der Schleimhaut des Vorhofes steht die Schleimhaut der eigentlichen Mundhöhle durch das *Zahnfleisch, Gingiva,* in kontinuierlichem Zusammenhang; das Zahnfleisch ist eine Modifikation der gewöhnlichen Schleimhaut mit besonders hohen Papillen des Bindegewebes, aber ebenfalls glatter äußerer Oberfläche (S. 22). Am Boden der Mundhöhle (Bd. I, S. 694) überzieht die Schleimhaut den *Sulcus alveololingualis,* den drüsenreichen Graben, welcher vom Zahnfleisch herüber zur Zunge führt (Abb. 37). Vorn greift er unter die Zungenspitze unter (Abb. 45). Wird die Zunge emporgehoben, so wird die Wand des Grabens sichtbar (Abb. 36a); liegt die Zunge dem Mundboden an, so ist er nur eine schmale Spalte. Auf der Schleimhaut dieser Gegend erheben sich neben der Medianebene die beiden *Carunculae salivales* (sublinguales), welche nur durch einen feinen Spalt voneinander getrennt sind. Auf jeder Caruncula münden zwei große Drüsen mit gemeinsamer, selten getrennter Öffnung. Die Mündung hat die Größe eines feinen Nadelstiches. Der Speichel, welcher aus ihr hervorquillt, benetzt besonders die vorderen unteren Schneidezähne von *innen* und begünstigt hier den Ansatz reichlichen Zahnsteins (an der Wange ist die Mündungsstelle der Ohrspeicheldrüse lateral von den Zähnen

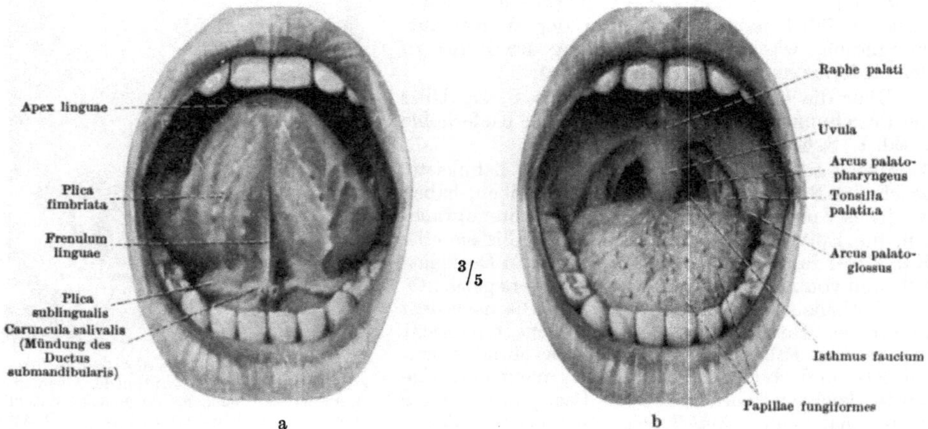

Abb. 36. Mundhöhle bei geöffnetem Mund, Lebender.
a Bei emporgehobener Zungenspitze. b Bei Ruhelage der Zunge auf dem Mundhöhlenboden.

gelegen, so daß dort die *Außen*seite der oberen Molaren besonders durch Zahnstein zu leiden hat). Von den Carunculae salivales aus erhebt sich eine unpaare Duplikatur der Schleimhaut gegen die Zunge hin, das Zungenbändchen, *Frenulum linguae*; nach den Seiten streichen von der Papilla als paarige Erhebungen der Schleimhaut nach hinten die *Plicae sublinguales*. Diese Falten entsprechen einer großen, unter ihnen liegenden Speicheldrüse, deren Name sie tragen, der *Glandula sublingualis*. Über die Schleimhaut der Zunge s. S. 69.

Man findet entwicklungsgeschichtlich das Feld zwischen Unterkiefer und Zunge (Sulcus alveololingualis) jederseits in drei nebeneinander parallel verlaufende sagittale Streifen geteilt, welche Drüsen bilden und welche durch nicht drüsiges, gewöhnliches Epithel gegeneinander abgesondert sind. Aus dem äußeren, dem Unterkiefer zunächst gelegenen Streifen gehen kleine Drüsen hervor, die beim Erwachsenen in individuell wechselnder Zahl erhalten sind: *Glandulae sublinguales minores (Rivini)*. Die mittlere Leiste differenziert sich zur *Glandula sublingualis major (Bartholini)*. Die innere, der Zunge benachbarte Leiste wird zur *Glandula submandibularis (Whartoni)*, doch ist der Drüsenkörper selbst später fern von der Mundhöhle zu finden, da er sich vom Ort seiner Entstehung weg verschiebt; aber der Ausführgang der Drüse, der *Ductus submandibularis (Whartoni)*, bleibt immer an der alten Stelle liegen (Abb. 37), in vielen Fällen auch Drüsensubstanz selbst. Von diesen, nicht einfachen Lagebeziehungen der Drüsen gibt das Oberflächenrelief der Schleimhaut nur ganz unvollkommene Vorstellung, aber die Plica sublingualis deutet an, wo wir die gleichnamige Drüse zu suchen haben.

Mundhöhlendach. Am *harten Gaumen, Palatum durum,* wie am Alveolarteil der beiden Kiefer wird der Knochen *nur* von Schleimhaut bedeckt, die mit seinem Periost zu einer dicken Haut verschmolzen ist. Am harten Gaumen ist die Dicke besonders groß, sie beträgt im rückwärtigen Abschnitt 1 cm und mehr (Abb. 37). Die Submucosa ist mit dicht gepackten reinen Schleimdrüsen erfüllt *(Glandulae palatinae)*. Die Schleimhaut ist ein festes Widerlager für die Zunge, welche beim Zerdrücken der Bissen gegen sie arbeitet. Die Mündungen der Drüsen sind oft als feine Grübchen oder tiefere Dellen sichtbar, besonders

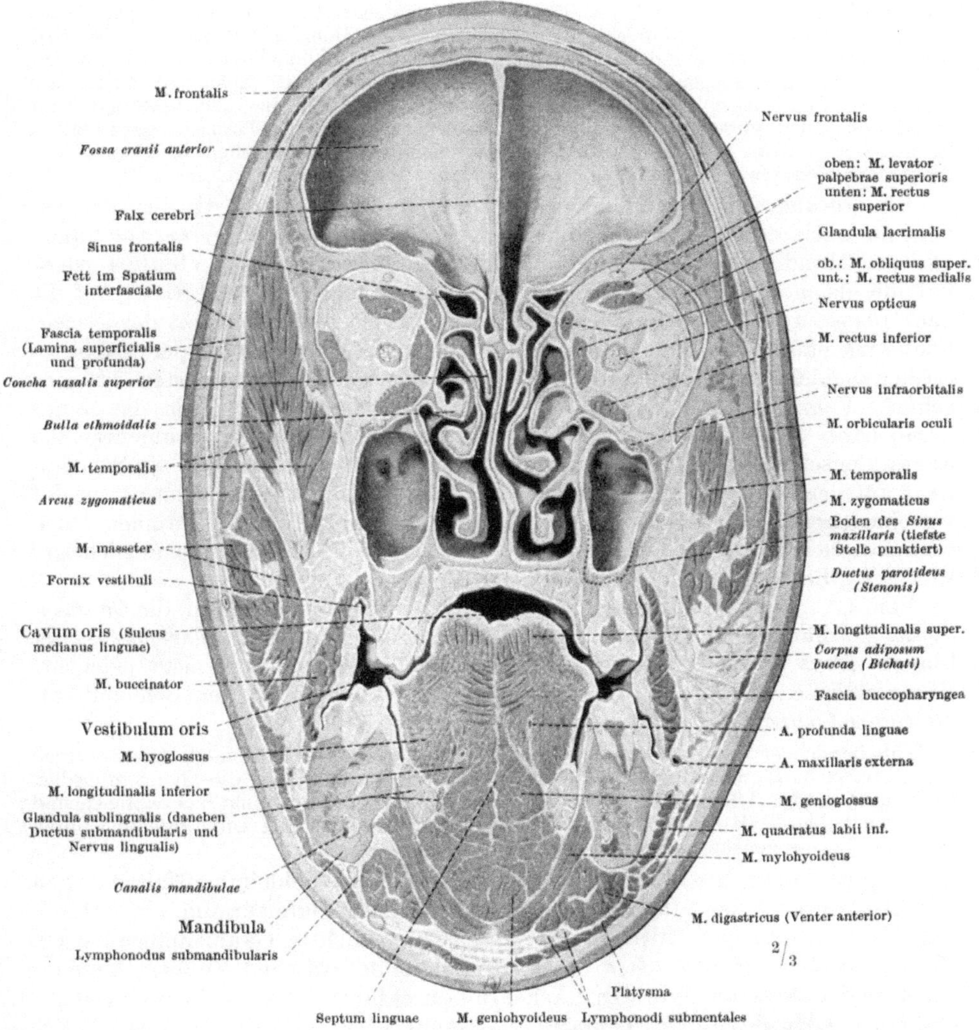

Abb. 37. Frontalschnitt durch den Kopf, in der Höhe der beiden mittleren unteren Molarzähne (M_2). Die Gesichtsmaske von hinten gesehen. Die linke Zungenseite ist zwischen die Zähne eingeklemmt.

oft in Zweizahl an der Grenze zwischen hartem und weichem Gaumen, *Foveae palatinae*. Nach dem Kieferrand zu tritt an die Stelle der Drüsen Fett und an den Alveolarwänden hört auch dieses auf. Dort ist die Schleimhaut am straffsten mit dem Periost vereinigt. Vorn ist der harte Gaumen drüsenfrei (bis zur Höhe der Eckzähne) und von da ab auch eine Strecke weit in seiner Mitte.

Eine unpaare, mediane Längsleiste der Schleimhaut, *Raphe palati* (Abb. 36b) und 3—4 paarige, quergestellte Schleimhautleisten in der vorderen Hälfte des harten Gaumens, *Plicae palatinae transversae*, welche im höheren Alter nahezu vollständig verstreichen, sind beim Menschen die einzigen Repräsentanten eines bei vielen Tieren reich entfalteten Reliefs widerstandsfähiger Leisten, welche für das Zerreiben der Nahrung und für das Fortschieben der Bissen gegen den Schlund dienlich sind. Ganz vorn liegt hinter den mittleren Schneidezähnen ein kleiner, birnförmiger Wulst, *Papilla incisiva* (S. 120).

Beim Neugeborenen liegen in der Schleimhaut entsprechend der medianen Raphe ebenso wie an den Rändern der Zahnfächer kleine Knötchen von Mohn- bis Hirsekorngröße, *Epithelperlen* (S. 49), welche bei der Entstehung besonders der Milchmolaren und bei dem Verschluß der Gaumenanlagen in der Mittellinie frei werden (S. 120). Später bilden sie sich zurück. — Eine bisher ursächlich unbekannte wulstige Verdickung der sagittalen Naht zwischen beiden Gaumenbeinen, die bei allen Rassen vorkommt (bei Lappen sogar in 80%), kann sich als „*Torus palatinus*" des Oberflächenreliefs bemerkbar machen (bei Frauen etwa dreimal so häufig wie bei Männern gleichen Alters, bei Neugeborenen sehr selten).

Hintergrund der Mundhöhle. Vom harten Gaumen geht die Schleimhaut kontinuierlich auf eine bewegliche Falte über, das *Gaumensegel, Velum palatinum*. Die der Mundhöhle zugewendete Fläche, der *weiche Gaumen, Palatum molle*, hat die gleiche Schleimhaut wie die übrige Mundhöhle. Sie ist glatt. Auf die nach oben zu gewendete Fläche des Gaumensegels setzt sich von der Nasenhöhle aus häufig das mehrschichtige flimmernde Cylinderepithel der respiratorischen Schleimhaut fort. Die Grenze zwischen beiden Epithelarten ist ganz scharf. Vom weichen Gaumen hängt das *Zäpfchen, Uvula*, gegen die Zunge herab (Abb. 36b), eine Unterbrechung des gewölbten hinteren Gaumenrandes; es hat konische Form und sehr wechselnde Länge. Die Unterschiede der Schleimhaut auf der Vorder- und Hinterseite des Zäpfchens äußern sich immer in der verschiedenen Dicke des Epithels und der Zahl und Höhe der Papillen, auch wenn, wie häufig in der Rachenschleimhaut, das Epithel selbst mehrschichtiges Plattenepithel wie in der Mundhöhle ist.

Vom Gaumensegel aus gehen beiderseits zwei Schleimhautfalten, die *Gaumenbögen*, zur Zunge und zum Rachen. Der vordere heißt *Arcus palatoglossus*, der hintere *Arcus palatopharyngeus*. In der Nische zwischen beiden liegt jederseits eine rundliche, mehrere Öffnungen aufweisende Vorwölbung der Schleimhaut, die *Gaumenmandel, Tonsilla palatina* (Abb. 36b, 66).

Man bezeichnet entweder den vorderen oder hinteren dieser Bögen als Grenze gegen den Pharynx. Im ersteren Fall gehören der Schlund (s. unten) und die Gaumentonsillen mit zum Pharynx. Ich folge dieser Einteilung. Der weiche Gaumen und das Zäpfchen sind in beiden Fällen Teile des Rachens, welche dessen nasale und orale Unterabteilung durch ihre Stellung gegeneinander verschließen können (Abb. 55c, 60).

Die genannten, gegen das Lumen vorspringenden Schleimhautfalten engen den Hintergrund der Mundhöhle wie Kulissen den Bühnenraum ein. Durch zahlreiche eingelagerte Muskelfasern sind sie beweglich (s. Gaumenmuskulatur). Der *Schlund, Fauces*, welcher von der Mundhöhle zwischen Zunge, Gaumenbögen und Gaumensegel in den Rachen hindurchführt, ist von ihnen eingeengt, deshalb *Schlundenge, Isthmus faucium*, genannt (Abb. 36). Durch Muskeltätigkeit kann dieser Isthmus enger oder weiter gestellt werden. Beim Sprechen können die Schleimhautfalten je nach ihrer Stellung zur Veränderung und Klangfarbe des Tones beitragen. Beim Saugen dichten sie den hinteren Ausgang der Mundhöhle ab, so daß die Zunge wie der Kolben einer Saugpumpe Flüssigkeit in den Mund einziehen kann.

Das Wort „Schlund" ist auch in der allgemeineren Bedeutung gleich „Rachen" gebräuchlich (Pharynx, S. 86).

Von den zahlreichen feineren Beziehungen der Schleimhaut zu der Nachbarschaft sind in diesem Kapitel nur die ihr anhängenden Drüsen zu behandeln, weil sie von dem Epithel der Schleimhaut unmittelbar abstammen. Die Mündungsstelle einer Drüse ist im allgemeinen auch der Punkt, von welchem sie ursprünglich ausgegangen ist, aber bei den großen Speicheldrüsen kann das anders sein. Beispielsweise ist die Mündungsstelle der Ohrspeicheldrüse (S. 62) nachträglich in der Entwicklung verschoben, indem vom Mundhöhlenepithel aus eine Röhre wie eine Federspule abgeschnürt, zum Drüsenausführgang hinzugefügt wird und ihn verlängert. So wandert die Ausmündungsstelle nach vorn; sie ist beim Erwachsenen gegenüber dem zweiten oberen Molarzahn angelangt. Je weiter vorn der Speichel in die Mundhöhle eintritt, um so früher kommt er mit der Nahrung in Berührung und um so länger kann er auf sie wirken.

Bei vorichtigem Tasten fühlt man lateral hinten unter der Gaumenschleimhaut des Lebenden die Hamuli der Processus pterygoidei des Keilbeines (Bd. I, Abb. S. 644).

Der Speichel. Das Produkt sämtlicher Drüsen der Mundhöhle inklusive des Vorhofes ist der *Speichel, Saliva*, dessen tägliche Menge Schwankungen unterliegt. Im Durchschnitt wird beim gesunden Menschen die Tagesmenge auf $1—1^1/_2$ Liter geschätzt. Bei Pflanzenfressern ist sie außerordentlich groß (Rind 40—60 Liter). Auch der Mensch sezerniert beim Kauen sehr verschieden große Mengen, je nach der Art der Speise, welche gerade genossen wird. Ist der Lippenverschluß geschädigt, beispielsweise bei Lähmung des Nervus facialis, so fließt Speichel aus dem Mund, was oft irrtümlich als vermehrte Speichelsekretion, Speichelfluß, gedeutet wird.

Es gibt zweierlei Arten von Speichel, den *Verdünnungs-* und den *Schmier-* oder *Gleit*speichel. Sie entstehen getrennt, wie sich im folgenden zeigen wird, bilden aber in der Mundhöhle ein inniges, einheitliches Gemenge. Die erstere Art stellt durch Vermischung mit den Speisen beim Kauen den für das Schlucken richtigen Zustand der Speiseballen her, die letztere überzieht vor allem die Bissen und die Wände der Schlundenge mit Schleim, so daß die Hinabförderung der Speisen leichter vonstatten geht und etwaige harte oder spitzige Beimischungen nicht leicht das Epithel anritzen. Die Mikroorganismen der Mundhöhle scheinen durch den Schleim mechanisch gehindert zu sein, in kleinen Schrunden oder Rissen zu haften. Sicher ist, daß Verletzungen, vor allem solche der Zunge, meistens ohne Infektion heilen („per primam" intentionem). Bei vielen niederen Tieren, z. B. beim Frosch, dient der klebrige Schleim dazu, die Beute an die Zunge anzukleben und sie so in die Mundhöhle hinein zu befördern.

Außer diesen mechanischen Funktionen des Speichels hat der Verdünnungsspeichel noch die wichtige chemische Eigenschaft, durch ein Ferment, das *Ptyalin*, die Verdauung der Stärke einzuleiten.

Die Reaktion des normalen Speichels ist alkalisch, besonders während und im Anschluß an die Mahlzeiten. Die Wirkung des Ptyalins ist am stärksten bei neutraler oder schwach saurer Reaktion. Der Verdünnungsspeichel spielt eine besondere Rolle bei reinen Pflanzenfressern, weil von ihm die Fähigkeit abhängt, aus trockner Nahrung einen Bissen zu formen und zu schlucken. Ein Pferd, welchem die Ausführgänge der bei ihm besonders großen Drüsen für die Absonderung von Verdünnungsspeichel, der Parotiden, künstlich verschlossen sind, hat die größten Schwierigkeiten beim Schlucken von Heu und Hafer. Verdünnungsspeichel wird beim Menschen reichlich sezerniert, wenn schlecht schmeckende oder saure Substanzen in den Mund gelangen; daher stammt sein Name. Von tabakkauenden und -spuckenden Individuen und Völkern werden ganz enorme Mengen von Speichel sezerniert.

Die mikroskopischen Einschlüsse des Speichels scheinen ohne Belang für die genannten Funktionen zu sein. Abgestoßene Plattenepithelien von der Schleimhaut der Mundhöhle finden sich in ihm, daneben rundliche Zellen, sog. *Speichelkörperchen*, d. h. Leukocyten, weiße Blutkörperchen, welche das Epithel der Mundhöhle durchwandert haben; auch Nahrungsreste und Mikroorganismen aus der reichen Flora der Mundhöhle. Der Speichel ist eine durchsichtige, farblose Flüssigkeit, deren Herkunft wir im folgenden nach ihren Produktionsstätten, den Drüsen der Mundhöhle, zu analysieren haben.

Sehr groß ist die Flora der Mundhöhle (Fadenpilze, S. 70). Harmlose und bösartige, aber in ihrer Giftigkeit geschwächte Bakterien finden sich regelmäßig in ihr (einer der üblichsten Eitererreger, Streptococcus pyogenes, wurde bei 4,5—8% der gesunden Menschen gefunden, auch bei Kindern, die nur die Mutterbrust erhielten). — Unter den chemischen

Verbindungen im Speichel ist regelmäßig Rhodankalium nachzuweisen, ein Unikum im Tierreich (sonst nur bei Pflanzen, z. B. Cruciferen, vorhanden). Zu 99% besteht der Speichel aus Wasser. Wegen der übrigen Zusammensetzung siehe die Lehrbücher der Physiologie. — Unter *Zahnstein* versteht man ein aus Kalksalzen, Epithelien, Pilzen und Bakterien bestehendes Sediment des Speichels, welches sich fest an die Zähne ansetzt, besonders gegenüber den Ausmündungen der großen Speicheldrüsen (S. 50).

Speicheldrüsen, Einteilung und allgemeiner Bau. Sämtliche Drüsen der Mundhöhle und des Vorhofes werden zweckmäßig Speicheldrüsen genannt. Drei von ihnen heben sich jederseits durch ihre Größe hervor; sie sind gemeint, wenn man von Speicheldrüsen schlechthin spricht. Sie heißen *Ohrspeicheldrüse*, *Glandula parotis*, *Unterkieferdrüse*, *Glandula submandibularis* und *Unterzungendrüse*, *Glandula sublingualis*. Richtiger ist es, sie als *große* Speicheldrüsen den zahlreichen *kleinen* gegenüberzustellen, welche als Knötchen bis zu Erbsengröße in der ganzen Schleimhaut vorkommen und z. B. in den Lippen des Lebenden leicht abgetastet werden können. Man unterscheidet nach dem Ort des Vorkommens:

I. Im Vorhof der Mundhöhle (vgl. S. 24, 25, Abb. 40):

1. *Glandulae labiales* auf der Schleimhautseite der Ober- und Unterlippe. An den Mundwinkeln sind sie weniger zahlreich.

2. *Glandulae buccales*, an die Oberlippendrüsen anschließend, in der Wange.

3. *Glandulae molares*, 4—5 Stück, in der Wange, nahe der Papilla salivalis superior.

II. In der eigentlichen Mundhöhle (Abb. 40):

1. *Glandulae linguales*, Zungendrüsen. Je nach dem Sitz auf der Spitze, dem Grund oder den Rändern der Zunge unterscheidet man *Glandulae linguales anteriores*, *posteriores* und *laterales*. Die vorderen liegen meistens in einem Paket beisammen und heißen Zungenspitzendrüse, BLANDIN-NUHN*sche Drüse* (Glandula apicis linguae). Die hinteren bedecken den ganzen vertikalen Teil der Zunge.

2. *Glandulae palatinae*, Gaumendrüsen (S. 51), auf dem harten und weichen Gaumen, dem Zäpfchen und den Gaumenbögen in der Nachbarschaft der Gaumenmandel.

Die Lage der kleinen Drüsen ist an den angezogenen Stellen nachzulesen. Über die drei oben genannten Speicheldrüsen siehe die besonderen Beschreibungen S. 58ff.).

Der äußere Drüsenstreifen des Sulcus alveololingualis (S. 50) setzt sich in den vorderen Gaumenbogen hinein fort. Daher können gelegentlich beim Erwachsenen die Glandulae sublinguales minores (S. 59) mit den Glandulae palatinae zusammenstoßen. Gewöhnlich besteht ein deutlicher Zwischenraum, aber beide Gruppen haben noch den gleichen feineren Bau (rein muköse Drüsen). — Alle Wangendrüsen des Vorhofs (Nr. 2 und 3 der Gruppe I) gehen aus einem epithelialen Streifen hervor, der beim Embryo im Grund des *Sulcus alveolobuccalis* zwischen Oberkiefer und Wange liegt. Zu ihm gehört von den großen Drüsen die *Glandula parotis*. — Bei Säugern und Homo ist das gesamte Zahnfleisch frei von Drüsen, während beispielsweise die Reptilien Zahnfleischdrüsen besitzen (scheinbare Drüsen sind die aus Epithelperlen entstandenen Cysten im Zahnfleisch des Menschen, die sog. „Glandulae" tartaricae, S. 43).

Die Endstücke der Speicheldrüsen bestehen lediglich aus sezernierenden Zellen (Abb. 8g, schwarz). Letztere kommen auch an anderen Stellen der Drüsen vor, doch wollen wir vorläufig davon absehen. Als Beispiel für die Besonderheiten der sezernierenden Zellen in den Endstücken greifen wir die Unterkieferdrüse des Menschen heraus (Abb. 38). Sie ist eine hoch spezialisierte Drüse, welche alle Vorkommnisse bei Speicheldrüsen überhaupt auf engem Raume vereinigt, während bei anderen Speicheldrüsen jede Zellart für sich allein oder in anderer, weniger einprägsamer Mischung mit anderen vorkommt. Davon soll später die Rede sein.

Sämtliche Speicheldrüsen sind merokrine Drüsen (S. 14). Es gibt zweierlei Arten von Drüsenzellen in den Endstücken der Speicheldrüsen, die *serösen* Zellen (Eiweißzellen) und *mukösen* Zellen (Schleimzellen), die auch anderwärts in Schleimhäuten und Drüsen vorkommen. Die ersteren bilden wäßrigen, relativ salz- und eiweißreichen Verdünnungsspeichel, die letzteren den zähen, eiweiß- und salzarmen Gleit- oder Schmierspeichel. Das Speichelferment, *Ptyalin,* wird von serösen Zellen ausgeschieden. Strukturell sind die beiden Arten so deutlich unterschieden, daß da, wo beide Zellarten innig vermischt liegen und das Sekret nicht leicht getrennt aufgefangen werden kann, nach dem mikroskopischen Aussehen der Zellen auf die Art des Sekretes geschlossen werden kann.

Die Struktur der *mukösen* Zelle ist durch zahlreiche Schleimkörnchen oder -tröpfchen gekennzeichnet, mit welchen der Zelleib prall gefüllt ist und welche *polar* orientiert sind: das Sekret sammelt sich nach der dem Lumen zugewendeten Fläche der Zelle, der Kern liegt platt gedrückt an ihrer Basis (Abb. 38c). Das eigentliche Protoplasma ist auf ein grobes Fachwerk beschränkt, in welchem das Sekret wie der Honig in den Bienenwaben aufgestapelt ist. Außerdem ist um den Kern herum ein kleiner, meist sehr schwer erkennbarer Hof unveränderten Protoplasmas übrig, welches für den Wiederaufbau der Zelle wichtig ist, sobald das Sekret ausgestoßen ist. Ist letzteres reif, so verflüssigt es sich so weit, daß es aus der Zelle austreten kann, ohne daß die Zelloberfläche zerstört wird. Die Zelle kann sich mehrfach erholen und ihren Inhalt abgeben. In der Zelle, die ihr Sekret abgegeben hat, ist der Zellkern kugelig.

Ein muköses Endstück kann nur aus mukösen Zellen zusammengesetzt sein, oder muköse und seröse Zellen sind in dem gleichen Endstück gemischt (Abb. 38a). Immer ist, wenn muköse Zellen allein oder in der Mehrzahl vorhanden sind, das Lumen relativ weit, viel weiter als bei serösen Endstücken der Nachbarschaft; denn der zähe Schleim fließt schwerer als der dünnflüssige seröse Speichel.

In der *serösen Zelle* sind die Sekretkörnchen viel kleiner, sie füllen das ganze Zellinnere, aber sie quellen nicht in dem Maß wie die Schleimkörnchen und drücken daher nicht den Kern an die Wand. Viele der gebräuchlichen Fixierungsmittel lösen die Sekretkörnchen, so daß feine Vacuolen statt ihrer im histologischen Präparat sichtbar sind. Sind sie fixiert, so färben sie sich mit Hämatoxylin-Eosin rot (nicht blau, wie die Schleimzellen, Abb. 38b). Reife Sekretkörnchen sind weniger färbbar als unreife. Gegen verdünnte Alkalien und Essigsäure sind sie viel widerstandfähiger als die Schleimgranula. Besonders kennzeichnend ist das Verhalten des Kerns. Dieser wird nie abgeplattet, er bleibt kugelig; seine Oberfläche kann wohl runzelig sein, besonders in fixierten Präparaten (Abb. 42, unten). Er nimmt den Massenmittelpunkt der Zelle, also eine Gleichgewichtslage ein.

Die seröse Zelle ergießt ihr Sekret nicht nur in das zentrale Lumen des Endstückes, sondern außerdem in sehr feine *Sekretkanälchen* (Sekretcapillaren), welche seitlich von dem centralen Lumen abzweigen und zwischen die Zellen eindringen (Abb. 38b). Die Zellenseitenwände der Drüsenepithelien sind gegen das centrale Lumen zu ganz allgemein mit *Kitt-* oder *Deckleisten* abgedichtet, also wie die Planken eines Schiffes kalfatert. In Abb. 38a ist das feine Netz dieser Dichtungsfäden besonders schön im Speichelrohr zu sehen. In den serösen Endstücken folgen die Deckleisten den intercellulären Seitenkanälchen von den Centrallumina aus als feine Fäden, welche auch hier überall die Zellen gegeneinander abdichten (z. B. Abb. 38a, oben links, Sekretcapillare oben rechts bezeichnet).

In der Unterkieferdrüse gibt es rein seröse Endstücke (rot, Abb. 38a), andere sind aus mukösen und serösen Zellen zusammengesetzt (rot und blau).

Es können in anderen Drüsen rein muköse und rein seröse Endstücke in den gleichen Ausführgang münden, oder andere Zusammenstellungen vorkommen (Abb. 39a). Immer nennt man Drüsen, bei denen seröser und muköser Speichel aus dem Ausführgang in der Zusammensetzung hervorquillt, welche er in der Mundhöhle hat, *gemischte* Drüsen. Aus *rein mukösen* oder *rein serösen* Drüsen ergießt sich dagegen nur die eine der beiden dem Speichel zugrunde liegenden Sekretarten: die Mischung tritt erst innerhalb der Mundhöhle ein. Solche

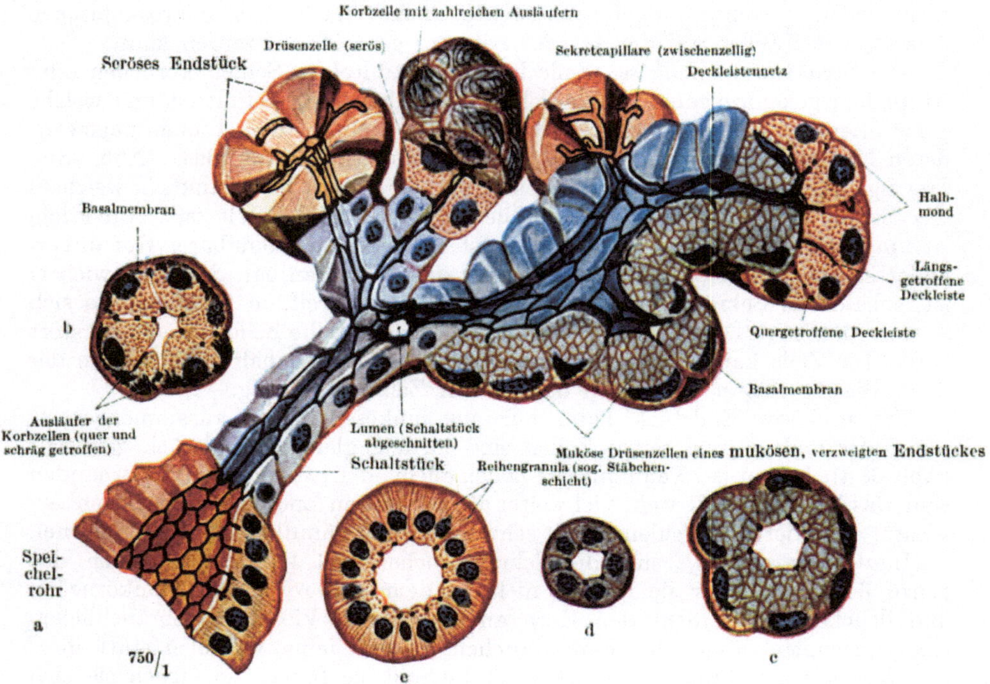

Abb. 38a—e. Glandula submandibularis. Plastisches Modell der Endverästelung eines Drüsenschlauches von A. Vierling, Heidelberg. Muköse Zellen blau, seröse Zellen rot, Schaltstückzellen violett, Kittleisten zwischen den Zellen schwarz. a Flachschnitt durch das ganze Modell, einzelne Teile vor die Papierebene plastisch vorspringend, so daß die Zellen körperlich zu sehen sind, b Querschnitt durch ein rein seröses Endstück, c durch einen rein mukösen Endschlauch, d durch ein Schaltstück, e durch ein Speichelrohr (Streifenstück).

Spezialformen ermöglichen z. B. bei der serösen Form unter Umständen eine besonders schnelle Abscheidung großer Mengen von Verdünnungsspeichel, weil der Weg nicht durch schwerflüssigen Schleim versperrt werden kann. Den höchsten Typus dieser Art werden wir in der rein serösen Ohrspeicheldrüse kennenlernen (Parotis), welche denn auch bei Pflanzenfressern, für welche sie besondere mechanische Bedeutung hat (Pferd), bei trockenem Futter das Sechsfache von dem herausbefördern kann, was sie bei feuchtem Futter liefert (Heu- bzw. Grasfütterung).

Ist in mukösen Endstücken entweder am Grunde oder an der Seite ein Komplex von serösen Zellen eingeschaltet (Abb. 38a, rechts), so können letztere vom Centrallumen abgedrängt sein. Scheinbar hat das Sekret keinen Abfluß in letzteres, aber durch die Sekretkanälchen, welche sich um die serösen Zellen verzweigen, sind sie immer noch imstande, ihr Sekret abzuführen. Da die serösen Gruppen vom Centrum des Endschlauches abrücken, springen sie an seiner Oberfläche polsterartig vor. Sie sitzen wie Kappen dem Ende des Schlauches auf

(Abb. 39a). Auf Schnitten sehen sie halbmondförmig aus: v. EBNER-GIANUZZIsche *Halbmonde, Lunulae.*

Die Endstücke sind von einer zellfreien, leicht gestreiften oder homogenen Haut, der *Basalmembran (Membrana propria)* umgeben (Abb. 38). Die Gefäße bleiben außerhalb derselben. Sie bilden sehr reichliche Netze und erweitern sich, wenn der autonome Nerv der betreffenden Speicheldrüse gereizt wird (s. unten). Die spezifische Tätigkeit der Drüsenzellen stellt aus dem durch die vermehrte Blutzufuhr gebotenen Material ihr Eigensekret her.

Daß das wäßrige Sekret der serösen Halbmonde die Weiterbeförderung des von den Zellen des mukösen Schlauches produzierten Schleimes erleichtern soll, ist nicht überzeugend. In den rein mukösen Drüsen, z. B. des Gaumens, fehlen die Halbmonde, und es gibt trotzdem keine Sekretstauung. Andererseits sind Halbmonde stets vorhanden in den mikroskopisch kleinen gemischten Drüsen der Luftwege. Welche Kräfte in dem Ausführgangsystem außer dem Sekretionsdruck der Drüsenzellen wirksam sind, ist schwer zu beurteilen. Selbst die Hauptausführgänge der großen Speicheldrüsen sind ihrer Lichtungsweite nach im physikalischen Sinne Capillaren.

Innen von der Basalmembran liegen den basalen Flächen der Drüsenzellen platte, spinnenförmig verzweigte Zellen auf, *Korb-* oder *Sternzellen* (Abb. 38a, b), welche am überlebenden Präparat geeigneter Objekte kontraktile Eigenschaften zeigen (Nickhautdrüse des Frosches). Sie umschnüren die Endstücke mit ihren netzförmig verbundenen Ausläufern und beschleunigen wahrscheinlich die Austreibung des Sekretes. Bei Schweißdrüsen, bei denen ähnliche Elemente zwischen Drüsenzellen und Basalmembran vorkommen und besonders deutlich sind, sollen sie vom Epithel selbst, also vom Ektoderm abstammen. Bei Speicheldrüsen könnte es sich um entodermale Zellen handeln; doch ist hier die Frage noch weniger sicher gelöst.

Autonome, parasympathische Fasern (aus dem Nervus facialis oder Nervus glossopharyngeus) und sympathische Fasern (aus dem Grenzstrang des Sympathicus am Hals) führen zu jeder Speicheldrüse und innervieren wahrscheinlich jede einzelne Zelle. Wie diese beiden Arten Nerven zusammenarbeiten, sich ergänzen oder gegensätzlich wirken im Sinne von Förderung und Hemmung der Speichelsekretion, ist trotz jahrzehntelanger Bemühungen noch ungeklärt. Sicher ist ihre Wirkung außer auf die Tätigkeit der sezernierenden Zellen auch auf den Grad der Durchblutung der Drüsen gerichtet. Die Speichelsekretion erfolgt nicht nur reflektorisch auf Berührung der Mund- und Zungenschleimhaut, sondern ebenso auf den köstlichen Duft eines Bratens wie den Anblick des sorglich gedeckten Tisches und der appetitlich angerichteten Speisen. Auch die bloße Lektüre des Brillat-Savarin ruft Speichelsekretion hervor, ein Hinweis auf die Einwirkung der Psyche und damit der Verfassung des Gesamtorganismus auf die Speicheldrüsen.

Die großen Speicheldrüsen unterscheiden sich von den kleinen, aber auch von allen übrigen Drüsen des Körpers durch eigenartige Strecken der Ausführgänge, welche mit Zellen ausgekleidet sind, die sezernieren und wohl auch resorbieren (Abb. 39, orange). Dies sind Ausnahmen von der sonst gültigen Regel, daß der Ausführgang nur leitet und nicht sezerniert. Man spricht wegen des großen Kalibers von „Röhren" (gegenüber den kleinkalibrigen „Kanälchen" in den Endstücken) und wendet am besten die Bezeichnung *Speichelröhren* (auch Sekretröhren) an, weil *nur* bei Speicheldrüsen Derartiges vorkommt. Die Zellen der Speichelröhren färben sich bei der üblichen Hämatoxylin-Eosinfärbung intensiv rot und fallen deshalb im Schnittbild sehr auf, außerdem durch ihre Lage innerhalb der Drüsenläppchen (intralobär, Abb. 41). An diesen beiden Merkmalen sind sie leicht zu erkennen, daraufhin ist die sichere Diagnose zu stellen, daß der vorliegende Schnitt einer der großen Speicheldrüsen und keiner anderen Drüse entstammt.

Das Lumen der Speichelröhren ist stellenweise sehr weit, weiter als an den mukösen Endstücken (Abb. 38e u. c). Das Epithel ist einschichtig und schlank cylindrisch, das Schlußleistennetz sehr deutlich. Die Zellen sind mit stark färbbaren Körnchen gefüllt, welche das oben erwähnte Hervorleuchten der Speichelröhren im Farbbild bedingen; an der Basis der Zellen sind die Granula in radiären Körnchenreihen angeordnet, Reihengranula, welche wie Stäbchen aussehen und von der Oberfläche des Rohres bis zur Kernzone reichen, sog. *Stäbchenschicht* der Zelle (Abb. 38e). Nach dem streifigen Aussehen ihrer Zellen werden die Speichelröhren auch *Streifenstücke* genannt. Welcher Art das Sekret der Speichelröhren ist, wissen wir nicht.

Zwischen die Speichelröhren und Endstücke sind regelmäßig bei der Unterkiefer- und besonders bei der Ohrspeicheldrüse des Menschen weitere Differenzierungen der Ausführgänge eingefügt, die *Schaltstücke* (Abb. 38, 39). Sie liegen *intra*lobär. Die Zellen sind kubisch oder noch stärker abgeplattet; infolgedessen ist bei relativ geringem äußerem Umfang des Röhrchens doch das Lumen relativ weit, so daß das abfließende Sekret der Endstücke nicht gestaut wird. Die Schaltstücke sind wohl rein ausführende, nicht sezernierende Abschnitte.

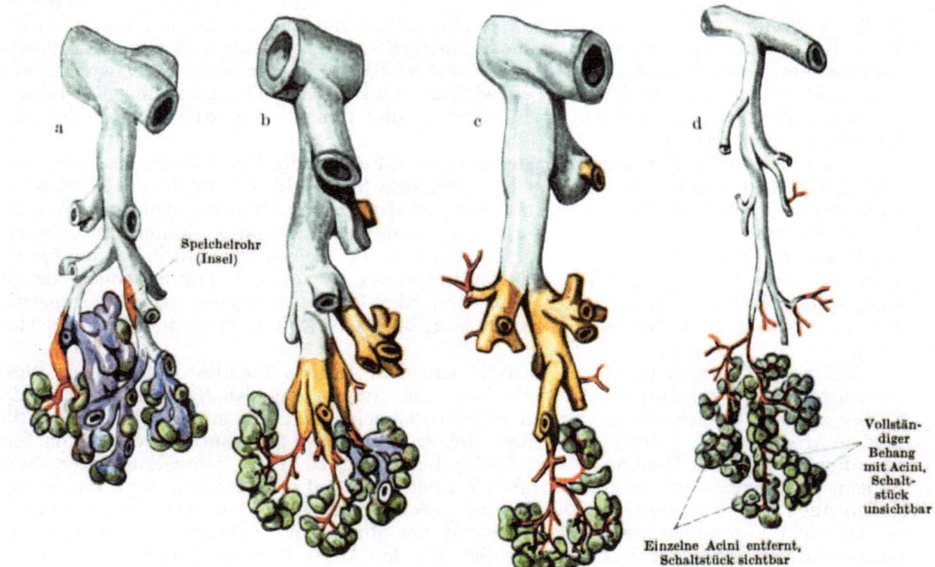

Abb. 39a—d. Bau der Speicheldrüsen und des Pankreas (Bauchspeicheldrüse). Schemata. Ausführgang weiß, Speichelröhren orange, Schaltstücke rot, seröse Zellen der Endstücke grün, muköse Zellen blau. a Glandula sublingualis. b Glandula submandibularis. c Glandula parotis. d Pankreas.

Die großen Ausführgänge liegen *inter*lobulär. Sie haben ein zweischichtiges cylindrisches Deckepithel (Abb. 42). Manchmal setzen sich die Speichelröhren weit in die interlobulären Scheidewände fort.

Seröse und muköse Endstücke unterscheiden sich außer durch Bau und Funktion ihrer Zellen sehr typisch durch ihre äußere Form. Die serösen Endstücke sind ungefähr kugelig wie die Beeren, Acini, einer Traube (Abb. 39c u. d), die mukösen sind gestreckt wie Schläuche, Tubuli (Abb. 39a). Nach der Form der Endstücke kann man acinöse und tubulöse Speicheldrüsen unterscheiden, und tubulo-acinöse, in denen beide Formen gemischt sind. Dem Charakter des Sekretes nach sind die acinösen serös, die tubulösen mukös, die tubulo-acinösen gemischt.

Reine Schleimdrüsen, rein tubulöse Drüsen, beim Menschen sind: die meisten Glandulae linguales posteriores et laterales, die Glandulae palatinae.

Rein seröse Drüsen, rein acinöse Drüsen, beim Menschen sind: Die Ebnerschen Spüldrüsen am Grund und am Rand der Zunge (S. 73), die Glandula parotis.

Gemischte, tubulo-acinöse *Drüsen* beim Menschen sind: die Glandulae labiales, buccales, molares, linguales anteriores (Blandin-Nuhnsche Drüse), Glandula sublingualis, Glandula submandibularis (Abb. 41).

Glandula sublingualis. Die *Unterzungendrüse, Glandula sublingualis*, ist die kleinste der drei großen Speicheldrüsen (Gewicht etwa 5 g). Sie liegt unter dem

Sulcus alveololingualis vollkommen innen vom M. mylohyoideus, welcher den Mundhöhlenboden bildet, also innerhalb der Mundhöhle selbst (Abb. 37, 40) und reicht gewöhnlich bis zum Hinterrand des genannten Muskels. Medial wird sie vom M. genioglossus, lateral vom Unterkiefer flankiert (Fovea sublingualis der Mandibula) und nach der Mundhöhle zu von der Plica sublingualis bedeckt (S. 50). Kleine Einzeldrüschen, *Glandulae sublinguales minores* (5 bis 12 Stück), liegen in einer Reihe lateral von der Hauptdrüse und münden jede

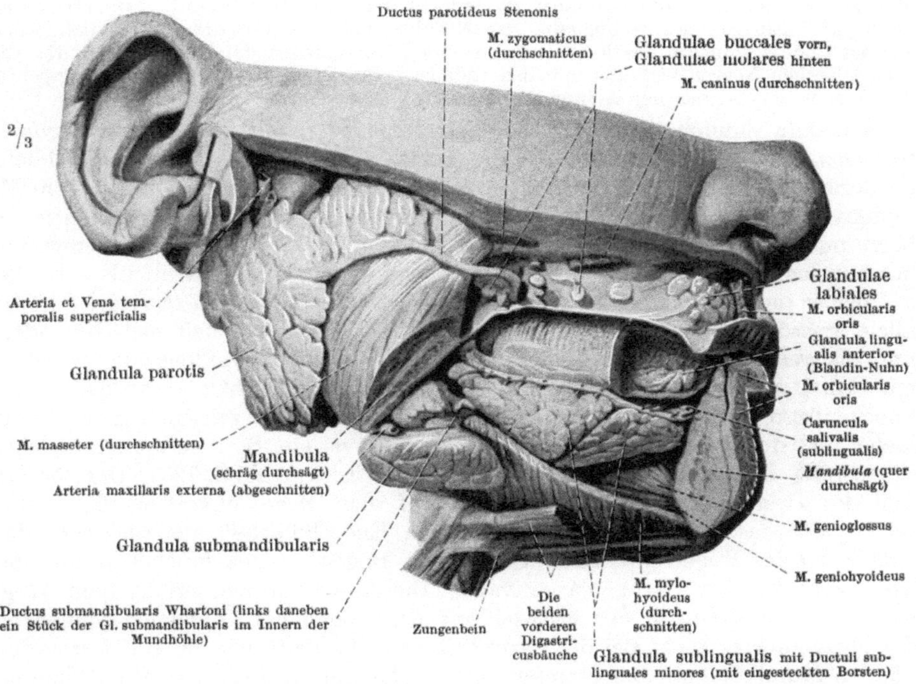

Abb. 40. Große und kleine Speicheldrüsen. Ein Stück der rechten Unterkieferhälfte ist herausgesägt, die Wangenhaut, zum Teil auch die Schleimhaut und der Mundhöhlenboden sind entfernt. Man sieht in die Mundhöhle hinein, auf den rechten Rand der Zunge und auf die rechte Glandula sublingualis. Ein Stück aus der Zungenspitze ist herausgeschnitten, um die BLANDIN-NUHNsche Drüse freizulegen. Ohrläppchen mit Haken in die Höhe gezogen.

für sich mit einem feinen Ausführgang auf dem freien Rand der Schleimhautfalte, *Ductuli sublinguales* (*Rivini*, Abb. 40). Die Hauptdrüse, *Glandula sublingualis major*, ist um so größer, je weniger zahlreich die kleinen Drüsen sind, und umgekehrt; sie fehlt nicht selten ein- und beiderseitig. Sie mündet mit einem einzigen Ausführgang, *Ductus sublingualis (Bartholini)*, auf der *Caruncula salivalis* (sublingualis, S. 50), gemeinsam mit oder dicht neben dem Ductus submandibularis. Eine scharf begrenzte Drüsenkapsel wie bei den beiden anderen großen Speicheldrüsen gibt es bei der Gl. sublingualis nicht.

Mikroskopisch ist die Unterzungendrüse eine zusammengesetzte tubuloacinöse Drüse (S. 58), die hauptsächlich Schleim absondert. Aber das Sekret ist gemischt, da in den Endstücken der Glandula major Halbmonde aus serösen Zellen häufig sind (Abb. 39a, grün). Jede Lunula besteht aus einer ganzen Gruppe solcher Zellen (Randzellenkomplex). Die Glandulae minores sind rein mukös. Schaltstücke sind gewöhnlich, aber nicht immer vorhanden, an einigen Stellen kommen kurze vor, verzweigte Schaltstücke sind seltener (rot). Statt der Speichelröhren (orange) findet man manchmal eine Zellinsel, welche nur an einer Seite des Lumens, nicht ringsum, gelegen ist.

Endstücke, die rein serös sind, kommen nur ausnahmsweise in der Glandula major vor; sie haben dann Schaltstücke und Sekretröhren ähnlich den serösen Teilen der Glandula submandibularis (Abb. 39b, am linken Rande).

Medial von der Glandula sublingualis liegen der Ductus submandibularis und der Nervus lingualis (Abb. 37). Am hinteren Pol der Drüse, neben dem 2. Molar des Unterkiefers, kreuzt der genannte Nerv unter der Mundhöhlenschleimhaut schräg hinüber nach der Zunge, die er innerviert. Der Ductus submandibularis schlägt sich an dieser Stelle nach der Schleimhaut zu über den N. lingualis hinüber, da er längs der Zunge weiter läuft. *Innervation und Blutzufuhr:* Ein Ast des N. lingualis, der N. sublingualis, enthält die parasympathischen aus der Chorda tympani des Facialis stammenden Nervenfasern für die Drüse (S. 57); die sympathischen Nerven verlaufen mit den Gefäßen. Die Drüse liegt im Verzweigungsgebiet der A. sublingualis (aus der A. lingualis), von der sie auch versorgt wird.

Glandula submandibularis. Die *Unterkieferdrüse, Glandula submandibularis (Gl. submaxillaris)*, ist größer als die vorige (Gewicht 10—15 g) und schließt an deren hinteren Pol an, liegt aber außerhalb der Mundhöhle, außen vom M. mylohyoideus. Nur der Ausführgang, *Ductus submandibularis (Whartoni)*, biegt mit einem kleinen Teil der Drüse um den hinteren Rand des genannten Muskels herum und erreicht auf langem Wege (5—6 cm) die Caruncula salivalis, auf der er meistens vereinigt mit dem *Ductus sublingualis (Bartholini)*, seltener allein mündet (Abb. 40). Der Hauptteil der Drüse entwickelt sich besonders und oft ausschließlich vom hinteren Rand des M. mylohyoideus aus auswärts am Halse, wo sie über freieren Raum zur Entfaltung verfügt als in der engen, knochenbegrenzten Mundhöhle. Sie hat in dem Dreieck zwischen dem Unterkiefer und den beiden Bäuchen des M. digastricus ein Bett gefunden, welches sie ausfüllt, *Trigonum submandibulare* (Bd. I, S. 701 u. Abb. S. 723). Der vordere Teil des Drüsenkörpers, welcher außen auf dem M. mylohyoideus liegt, entsendet also das Sekret von den vordersten Endschläuchen aus rückwärts bis zum Rand des Muskels, dann in Uförmigem Bogen um den Muskel herum und nach vorn bis zur Caruncula salivalis. Dieser Verlauf entspricht dem Weg, welchen diese Drüse in der Entwicklung genommen hat. Obgleich schließlich der Drüsenkörper dicht bei der Caruncula salivalis liegt, von ihr nur durch den dünnen Mundhöhlenboden getrennt, macht das Sekret doch den alten Umweg, so daß gerade die der Caruncula in der Luftlinie zunächst liegenden Drüsenläppchen ihr Sekret auf dem längsten Weg in die Mundhöhle entleeren. Die hinteren Partien der Drüse liegen nicht mehr auf dem M. mylohyoideus, sondern zur Seite des M. hyoglossus und auf den vom Griffelfortsatz kommenden Muskeln (Bd. I, Abb. S. 187); sie entsenden Ausführgänge, welche mehr geradlinig auf den Hauptausführgang zulaufen. Die Drüse im ganzen füllt die Nische unterhalb des Unterkiefers und eine leichte Delle am Knochen, *Fovea submandibularis*, wie ein abgeplattet eiförmiger Abguß dieses Raumes aus. Das oberflächliche Blatt der Halsfascie teilt sich in zwei Blätter, welche als *Drüsenkapsel* die Drüse ringsum einhüllen. Spaltet man die Kapsel, so kann man die Drüse leicht aus ihr herausschälen.

Man fühlt die Drüse am besten am Lebenden, indem man einen Finger in die Mundhöhle zwischen Zunge und Unterkiefer gegen den Kieferwinkel hin einführt und mit der anderen Hand von außen her die Haut entgegendrückt: man kann so ihre Form deutlich abtasten. Über die Lage des Ausführganges siehe auch S. 59.

Die Unterkieferdrüse ist im gröberen *mikroskopischen Bau* der Gl. sublingualis major ähnlich, sezerniert aber vorwiegend seröses Sekret. Die Zahl der rein mukösen Endschläuche (Tubuli) (Abb. 39b, blau) ist, je näher der Mundhöhle, um so größer. Die Halbmonde sind meistens klein; sie bestehen oft nur aus wenigen serösen Zellen, manchmal nur aus einer einzigen. Die Speichelröhren sind sehr zahlreich, unverzweigt oder nur stellenweise verzweigt, ihre Zellen können ein gelbes Pigment enthalten. Schaltstücke kommen vor; sie sind meistens kurz und ungeteilt oder doch nur stellenweise länger und verästelt.

Innervation und *Blutzufuhr.* Innen an den Körper der Drüse angeschmiegt liegt das Ganglion submandibulare, von welchem Nervenfasern in sie eintreten. Auch zahlreiche Ganglienzellhaufen finden sich in ihr wie überall im vegetativen Nervensystem. Die parasympathischen Fasern stammen aus der Chorda tympani (Facialis) und erreichen die Drüse auf dem Wege über den N. lingualis und das Ganglion submandibulare. Die sympathischen

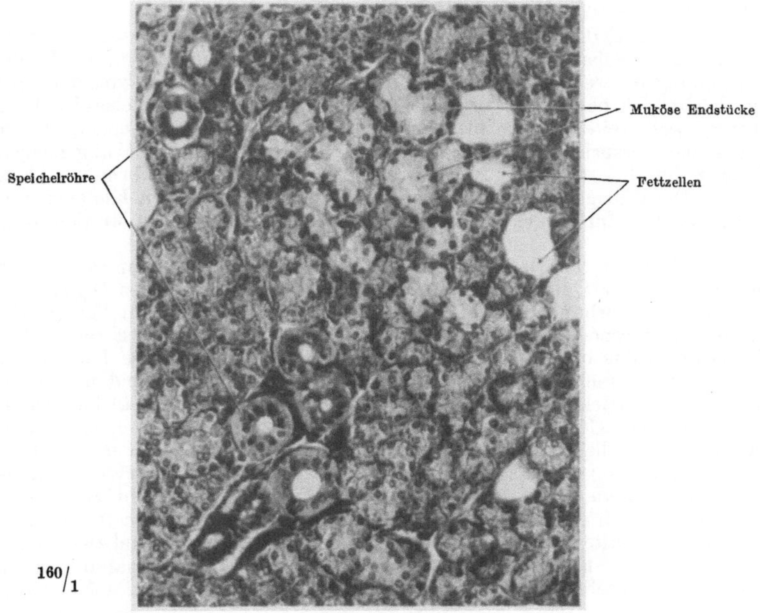

Abb. 41. Glandula submandibularis. Bild der gemischten Drüse. Zahlreiche Bäumchen nach Art des in Abb. 38 abgebildeten Modells sind so ineinander gesteckt und durcheinander gewunden, daß ein Schnitt, der durch das Knäuel hindurchgelegt wird, die einzelnen Endstücke schräg oder quer trifft. Die Zusammenhänge sind nur auf ganz kurze Strecken erhalten. Präparat und Photogramm von Prof. ROMEIS.

Fasern gelangen mit den Blutgefäßen in die Drüse. Topographisch liegt die Drüse im Gebiet der A. maxillaris externa, deren Hauptstamm oft tief in die Drüse eingelassen ist (Abb. 40). Ästchen der genannten Arterie und der A. lingualis versorgen sie. Über ihre Oberfläche, zwischen Kapsel und Platysma, zieht die Vena facialis anterior vom Gesicht nach dem Hals zu; oft liegt an der Unterfläche der Drüse, zwischen Kapsel und M. hyoglossus, die Vena lingualis. In die letztere fließt hauptsächlich ihr Blut ab.

Auf der Drüsenkapsel finden sich mehrere hanfkorn- bis erbsengroße Lymphknötchen, *Nodi submandibulares* (Abb. 37), die bei Erkrankungen des größten Teiles des Gesichtes (Lippen, äußere Nase, Wangen) und der Mundhöhle (insbesondere der Zähne, deshalb auch „dentale" Lymphknoten genannt) anschwellen und dann leicht tastbar sind. Man verwechsle sie nicht mit Schwellungen der Speicheldrüse! Andere submandibulare Lymphknötchen (Nodi paramandibulares) liegen versteckter innerhalb der Kapsel auf und in dem Drüsenkörper selbst (1—2 Stück, sie gehören zum Lippen-, Zungengebiet und zu der Speicheldrüse selbst). Der Chirurg ist bei Zungenkrebs oft genötigt, die Gl. submandibularis mit zu entfernen, weil nur so die tiefen Lymphknoten sicher mit ausgeräumt und die in sie verschleppten Geschwulstkeime vernichtet werden können.

Glandula parotis. Die *Ohrspeicheldrüse, Glandula parotis,* ist die größte Speicheldrüse (Gewicht 20—30 g) und liegt größtenteils versteckt in dem Raum hinter dem Unterkiefer, *Fossa retromandibularis,* welcher hinten vom Sternocleidomastoideus, dem Warzenfortsatz und dem knöchernen Gehörgang begrenzt ist und dessen Boden der Griffelfortsatz des Schädels mit seinen Muskeln bildet (vgl. Abb. 40, 50; Bd. I, Abb. S. 187 u. 708). Hier hat der Drüsenkörper, welcher ebenso wie die Submandibulardrüse die Mundhöhle verlassen hat, erst die volle Entfaltung gefunden. Durch die Beziehung zu der massierenden Tätigkeit des Kiefermechanismus, welche die Drüse an dieser Stelle gewonnen hat, wird der Parotisspeichel besonders leicht schußweise entleert. Die Drüse kann bis in die Nähe der Gl. submandibularis herunterreichen, in manchen Fällen an letztere sogar anstoßen, bleibt jedoch immer durch die Kapsel von ihr getrennt. Nur ein relativ kleiner, dreieckiger, platter Teil der Drüse liegt oberflächlich auf dem hinteren Teil des M. masseter.

Der oberflächliche, der Entwicklung nach älteste Teil der Drüse steht in breitem kontinuierlichem Zusammenhang mit dem hinteren, versteckten, neueren Teil der Drüse. Krankhafte Schwellungen, welche vorn wegen der oberflächlichen Lage vor dem Kauapparat äußerlich leicht sichtbar sind, wirken oft stark entstellend, beispielsweise beim Mumps (Ziegenpeter), weil weiter hinten die erkrankten tieferen Teile vorquellen und sogar über den Kieferwinkel vorspringen. Die Proportionen des Gesichtes in der Wangengegend werden dadurch ganz auffällig verändert, weil sie nicht mehr wie in der Norm vom Knochen bestimmt sind. Die Einlagerung des größten Teiles der Drüse zwischen Kieferast und Schädel bedingt es, daß bei Mumps der Mund nicht oder nur wenig geöffnet werden kann (Kieferklemme).

Nur der untere Pol der Drüse besitzt eine eigene *Kapsel*, die, sehr zart, durch lockeres Bindegewebe mit ihrer Umgebung, auch mit dem hinteren Bauch des Digastricus und mit dem Stylohyoideus verbunden ist. Im übrigen ist die Drüse mit den Fascien der benachbarten Muskeln, Sternocleidomastoideus, Pterygoideus internus, Masseter, fest verbunden dadurch, daß sich das interlobuläre Bindegewebe der Drüse an diese Fascien unmittelbar anheftet. So ist sie auch mit der *Fascia parotideo-masseterica* verbunden, der Fortsetzung der Fascia colli superficialis bis zum Jochbogen (Bd. I, S. 710). Ein kleiner Drüsenfortsatz kann bis hinter das Gelenkköpfchen des Unterkiefers hinaufreichen, ein anderer nähert sich gewöhnlich zwischen M. sternocleidomastoideus und M. digastricus der Rachenwand. — Etwas weiter vorn als die Parotisanlage hat der menschliche Embryo eine Drüsenanlage, das CHIEVITZ*sche Organ, Organon buccotemporale*. Es wird zwar nicht zu einer funktionstüchtigen Drüse ausdifferenziert, bleibt aber als rudimentäres Organ in Form von einigen Epithelkügelchen erhalten. Es liegt in dem bindegewebserfüllten Winkel zwischen Ansatz des M. buccinator und M. temporalis an der Innenfläche des Ramus mandibulae. Seine sehr reiche Innervation geschieht durch den N. buccalis (aus dem 3. Ast des N. trigeminus).

Der *Ausführgang, Ductus parotideus (Stenonis)*, ist das Kabel, welches den Drüsenkörper noch mit der Mundhöhle verbindet. Er ist 3—5 cm lang, zieht quer über den M. masseter (Abb. 37, 40) etwa 1 cm unterhalb des Jochbogens nach vorn, biegt fast rechtwinklig um den Rand des BICHATschen Fettpfropfes herum und durchbohrt dann den M. buccinator (Bd. I, Abb. S. 704). Die Mündungsstelle liegt im Vorhof der Mundhöhle, gegenüber dem 2. oberen Molar (S. 25, 53). Nicht selten ist der Gang außen an der Wange von kleinen accessorischen Drüsen vom Bau der Parotis begleitet, Relikten auf dem Weg der Drüse von der Mundhöhle zu ihrem jetzigen, davon weit entfernten Standort.

Verbindet man beim Lebenden den unteren Rand des Gehörganges mit der Mitte des Abstandes des Nasenflügels vom Lippenrot der Oberlippe durch eine gerade Linie, so entspricht das mittlere Drittel dieser Linie dem recht konstanten Verlauf des Ganges (Abb. 40). Er kann stark erweitert werden, wenn Luft in ihn hineingepreßt wird, z. B. beim Glasblasen (Pneumatocele).

Der gröbere *mikroskopische Bau* der Parotis ist acinös wie bei den serösen Endstücken der Gl. submandibularis. Sie ist die einzige rein seröse große Speicheldrüse (Abb. 39c, grün). Doch finden sich in ihr wohl regelmäßig sehr vereinzelte kleine Gruppen muköser Endstücke. Sie enthält oft besonders zahlreiche Fettzellen. Alle Speichelröhren (orange) sind wohl entwickelt; wegen der mehrfachen Verästelung, welche sämtliche Röhren aufweisen, werden sie auf Schnitten gruppenweise angetroffen. Auch die Schaltstücke (rot) sind lang und immer stark verzweigt; sie sind mit lang ausgezogenen, platten Epithelzellen ausgekleidet (man hüte sich vor Verwechslungen mit den präcapillaren Blutgefäßen). Über den feineren Bau der Ausführgänge siehe S. 57.

Innervation und *Blutzufuhr:* In der Substanz der Drüse verzweigt sich der Nerv der mimischen Muskeln, N. facialis (Plexus parotideus); auf ihrer Innenseite liegt das Endstück der Arteria carotis externa, welche sich hier in die A. temporalis superficialis und A. maxillaris interna teilt. Auf der Außenseite sind oft Zweige des rein sensiblen Nervus auricularis magnus in die Drüsensubstanz eingebettet. Äste von den genannten Gefäßen und von Gefäßen der Haut versorgen die Drüse selbst; die Nerven passieren sie, ohne sie zu versorgen, können aber bei krankhaften Schwellungen der Drüse durch Kompression

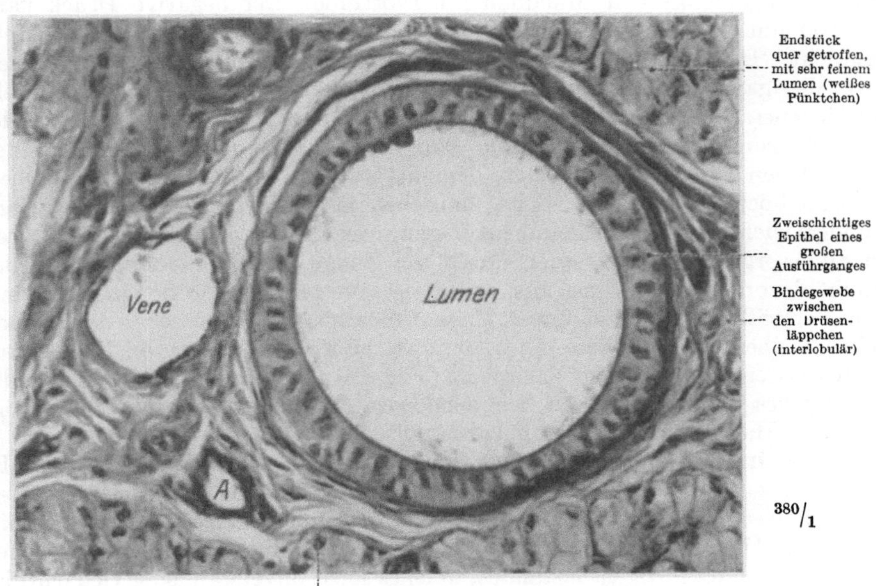

Abb. 42. Interlobulärer Ausführgang der Glandula parotis. Schnitt (Photo). Der Zwickel in der bindegewebigen Scheidewand zwischen mehreren Drüsenläppchen abgebildet.

betroffen sein. Die parasympathischen Sekretionsnerven stammen aus dem N. glossopharyngeus und gelangen auf dem komplizierten Wege der JACOBSONschen Anastomose zum N. auriculotemporalis, über dessen am Collum mandibulae gelegene Anastomose mit dem Facialis in dessen Stamm und in seinen Ästen zur Drüse. Die sympathischen Nervenfasern zweigen aus dem Nervengeflecht der A. temporalis superficialis auf der Unterfläche der Drüse an sie ab. Zu ihnen gehören kleine sympathische Ganglienzellhaufen in der Drüsensubstanz selbst.

Lymphknoten, Nodi parotidei, finden sich innerhalb der Fascia parotideomasseterica, und zwar sowohl auf der Oberfläche wie auch innerhalb des Drüsengewebes; sie täuschen bei Erkrankungen dem Unerfahrenen gelegentlich eine Drüsenschwellung vor. Dazu kommen vor dem Ohr außerhalb der Fascie *Nodi praeauriculares.* Die Lymphe fließt vom äußeren Ohr, den Lidern, der Nasenwurzel und auch von der Zunge den Knoten zu und von ihnen aus zu den oberflächlichen und tiefen Lymphknoten des Halses ab.

d) Die Zunge.

Die Zunge ist eine skeletfreie, mit Schleimhaut überzogene Muskelmasse von der Beweglichkeit und Formbarkeit eines Weichtieres. Infolge dieser Anpassungsfähigkeit ist sie ein wichtiges muskulöses Hilfsorgan beim Kauen und Sprechen; sie vermag mit der beweglichen Wange zusammen die Bissen so zu führen, daß sie richtig zwischen die Zahnreihen zu liegen kommen und dort zu verbleiben genötigt sind, bis das Kaugeschäft erledigt ist; sie legt sich mit ihrer Fläche oder ihren Rändern gegen bestimmte Stellen der Mundhöhle, um gewisse Konsonanten der Sprache zu erzeugen („Zahn“-, „Gaumen“laute usw.). Säugetiere, welche nicht kauen, wie beispielsweise die Wale, haben auch eine rückgebildete Zunge; Menschen, deren Zunge gelähmt ist, können nur mangelhaft kauen, schlucken und sprechen. Voll ausgenützt wird die Beweglichkeit des Organs nur bei einem geschlossenen Gaumendach, welches allein den Säugetieren eigen ist; bei ihnen kann die Zunge wie ein beweglicher Pumpenstempel einen luftverdünnten Raum in der allseitig durch Lippen, Wangen, Schlundbögen und Gaumen abgeschlossenen Mundhöhle hervorrufen. Der negative Druck kann 100—200 mm Quecksilber betragen, was einer Wassersäule von fast $1^1/_2$ m Höhe entspricht. Der „Säugling“ nutzt die Fähigkeit des Saugens an der Mutterbrust; die ganze Klasse der „Säugetiere“ ist danach benannt. An den sehr verschiedenen Arten des Ergreifens, Festhaltens und sogar Zerkleinerns der festen Nahrung und der Aufnahme von Flüssigkeiten ist die Zunge bei den verschiedenen Säugern mitbeteiligt; dementsprechend ist das Relief ihrer Oberfläche oft hoch differenziert. Beim Menschen ist das weniger der Fall. Ganz besonders wichtig ist der Schleimhautüberzug wegen seines Reichtums an Nerven und Sinnesorganen. Wir werden durch die Zunge über Veränderungen in der Mundhöhle orientiert, die sie uns, wenn sie von geringer Größe sind, wie mit einem Vergrößerungsglas zeigt, z. B. kleine Fremdkörper, die zwischen den Zähnen stecken bleiben. Das nervöse Centralorgan erhält von ihr über die Temperatur und Konsistenz der Speisen Nachricht. Für das Einspeicheln der Nahrung, die Formung des Bissens und den Schluckakt ist die Zunge nicht minder wichtig. Sie ist der Hauptsitz des Geschmacksorgans.

Skelet-, Drüsen- und Muskelzunge. Kaum ein Organ unseres Körpers läßt den Aufbau aus ganz heterogenen Komponenten an der verschiedenartigen Innervation so deutlich erkennen wie die Zunge, obgleich sie als Ganzes ein einheitliches Organ ist. Ein Blick auf die historische Entwicklung wird manches wichtige Detail des fertigen Zustandes, welches sonst unverstandener Gedächtnisballast bleibt, als selbstverständliche Folge der Vorgeschichte enthüllen. Wir knüpfen an die frühere Darstellung der Kiemenbogen an, welche uns bei Haifischen ein Spangensystem an den Seiten und am Boden der Mundhöhle kennen lehrte (Bd. I, Abb. S. 618). Die Schleimhaut ist über dem Zungenbeinbogen und den vordersten Kiemenbögen zu einem Polster emporgehoben (Abb. 43), welches durch die hypobranchiale Rumpfmuskulatur erreicht und bewegt wird (die Einwanderung dieser Muskulatur erfolgt in der Richtung der Pfeile, siehe auch Bd. I, S. 621, 691). Diese „Spangen- oder Skeletzunge“ der kiemenatmenden Fische und Amphibienlarven arbeitet gegen die schleimhautbedeckte Schädelbasis und kann infolgedessen wie unsere Zunge Bissen nach hinten befördern, aber nur mit unbeholfenen, groben Bewegungen, weil immer der ganze Kiemenapparat in Tätigkeit versetzt werden muß. Bei luftatmenden Landtieren, bei welchen Speicheldrüsen mit klebrigem Sekret in der Schleimhaut entstehen, gibt es zahlreiche Wandlungen dieses Typus. Von manchen Tieren kann die Zunge wegen ihrer besonderen Drüsenfelder wie eine Fliegenklappe benutzt werden: „Drüsen- oder Fangzunge“ (z. B. Frosch, S. 53, Chamäleon). Die Muskeln ergreifen von den Amphibien ab in steigendem Maße Besitz von der Schleimhaut und bauen bei den Säugern das voluminöse Organ auf, welches sich auf dem Zungenbein, einem Abkömmling der Skeletspangen, erhebt und mit diesem Sockel zusammen, aber auch in sich allein beweglich ist.

Innervation. Die hypobranchiale Muskulatur ist eingewanderte Rumpfmuskulatur, sie stammt vom Rectussystem des Halses ab (Bd. I, S. 185); die Zungenmuskulatur ist die vorderste, von den occipitalen Segmenten stammende

Spitze dieses Systems und ist infolgedessen von den vordersten Nerven dieser Muskeln versorgt, die als Nervus hypoglossus (XII) in den Schädel einbezogen worden sind (Bd. I, S. 622). Die gesamte Muskelzunge besteht aus quergestreiften Muskelfasern wie alle Abkömmlinge der Myotome.

Die ursprüngliche Schleimhaut- oder Drüsenzunge, welche von der Muskulatur in die Höhe gehoben und ausgefüllt wird und welche den neuen Muskelmassen gegenüber nur noch einen relativ dünnen Überzug des definitiven Organs darstellt, bleibt von den regionären Nerven versorgt, welche zu den ursprünglich beteiligten Skeletspangen gehören. Zum Kieferbogen gehört der 3. Ast des N. trigeminus (V), zum Zungenbeinbogen der N. facialis (VII), zum 1. Branchial-

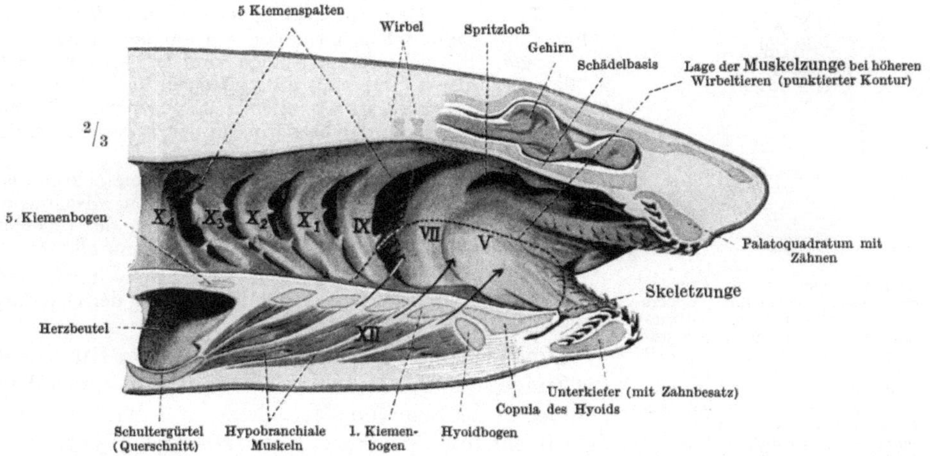

Abb. 43. Medianschnitt durch einen Haikopf (Scyllium catulus). Die Schleimhautbedeckung eines jeden Visceralbogens ist mit der Ziffer des Kopfnerven bezeichnet, welcher sie versorgt (s. Text, auch Tabelle Bd. I, S. 620), ebenso die hypobranchiale Muskulatur. Denkt man sich die Schleimhaut durch einwandernde Muskeln in der Richtung der Pfeile in die Höhe gedrängt, so werden die von den Nerven der Kiemenbogen bestimmten Nervenzonen V, VII, IX und X betroffen. Diese haben wir also auf der Oberfläche der Muskelzunge in der genannten Reihenfolge zu erwarten, im Innern dagegen nur XII.

bogen der N. glossopharyngeus (IX) und zu den folgenden Kiemenbögen der N. vagus (X) (Abb. 43; siehe auch Bd. I, Tabelle S. 620 und Abb. S. 618). Die Zunge hat also nicht weniger als fünf verschiedene Nerven, von welchen einer allein, der Hypoglossus, die gesamte Motilität beherrscht, die anderen sämtlich die niederen Empfindungen wie Tasten, Schmerz, Temperaturgefühl, einzelne von ihnen die höhere Sinnesempfindung des Geschmackes vermitteln, und zwar im wesentlichen in den durch die Entstehungsgeschichte festgelegten Gebieten (Nervenzonen). Bei der Beschreibung des Reliefs der Zungenschleimhaut werden wir auf die Lokalisation der Sinnesempfindungen zurückkommen.

In Abb. 89 u. Bd. I, S. 618 ist allein der Hauptnervenstamm der Kopfnerven eingetragen. Jeder von ihnen liegt *hinter* der betreffenden Kiemenspalte, *posttrematisch*; außerdem gibt es noch bei jedem einen reinen Schleimhautast, welcher *vor* der betreffenden Kiemenspalte verläuft, *prätrematisch*. So versorgt also der Facialis nicht nur den Schleimhautüberzug des Zungenbeinbogens (VII, Abb. 43), sondern auch das Gebiet am hinteren Rand des Kieferbogens. Im weiteren Verlaufe der Entwicklung finden im Bereiche der Zunge wie auch anderwärts manche Verschiebungen und Vermischungen der Nervengebiete statt. Auf der menschlichen Zunge ist daher vorn das Gebiet des 3. Astes des Trigeminus und des Facialis (Chorda tympani) innig vermengt (Abb. 44, N. lingualis). In der individuellen Entwicklungsgeschichte erheben sich auf dem Kieferbogen als Anlagen dieser Partie der Zunge zwei seitliche flache Wülste, welche mit einer mittleren, unpaaren Erhebung des Mundhöhlenbodens, dem *Tuberculum impar*, vereinigt werden (Abb. 5). Das Tuberculum impar bildet einen kleinen medianen Teil vor den mittleren Papillae circumvallatae; die Papillae circumvallatae und foliatae und der vor ihnen befindliche Abschnitt der Zunge, der eigentliche Körper, geht dagegen vom Material des Kieferbogens, von eben jenen paarigen Wülsten, aus. Jedoch nur das Bindegewebe des Zungenkörpers und seine Schleimhaut sind davon ableitbar; die gesamte vom Nervus hypoglossus versorgte Muskulatur ist später in ihn eingewandert.

Der Nervus glossopharyngeus versorgt posttrematisch den 3. Bogen der Reihe (IX, Abb. 43), prätrematisch auch den hinteren Schleimhautrand des Zungenbeinbogens. Seine Verbreitungszone liegt in primitiver Weise auf der menschlichen Zunge hinter der vom Nervus lingualis versorgten Mischzone und bleibt immer ziemlich scharf von ihr getrennt (Abb. 44). Auf der Grenze liegen die Papillae circumvallatae und foliatae der menschlichen Zunge. Da die Geschmacksempfindung der genannten Papillen vom N. glossopharyngeus vermittelt wird, die Papillen selbst aber vom Material des Mandibularbogens abstammen (Tuberculum impar, s. oben), so haben sich in der schmalen Grenzzone erhebliche Materialverschiebungen vollzogen.

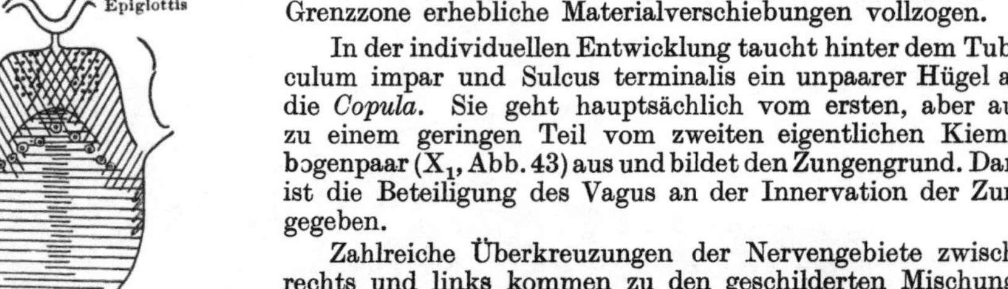

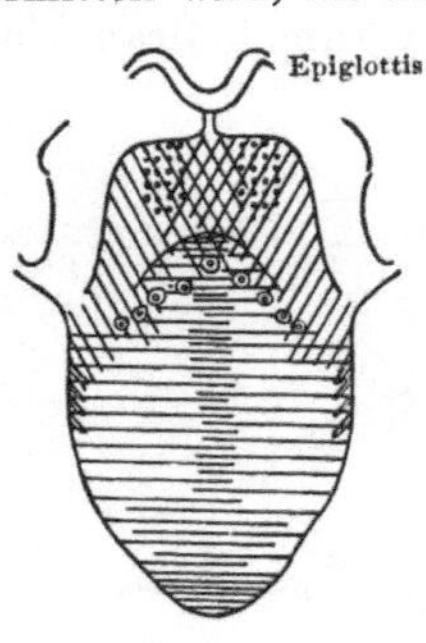

Abb. 44. Sensible Nervenfelder der menschlichen Zunge. Gebiet des Nervus lingualis mit horizontaler Strichelung (im Nervus lingualis steckt ein großer Anteil des N. trigeminus, V_3, und ein kleiner des N. facialis, VII, Chorda tympani genannt). Gebiet des N. glossopharyngeus (IX) mit schräger Strichelung. Gebiet des N. laryngeus superior aus dem N. vagus (X) getüpfelt. Die Papillae foliatae sind durch schräge Doppellinien eingetragen; die Papillae circumvallatae durch Doppelkreise; hinter letzteren ist der Sulcus terminalis durch eine ∩-förmig gebogene Linie angegeben. [Nach ZANDER, Anat. Anzeiger, Bd. 4 (1897).]

In der individuellen Entwicklung taucht hinter dem Tuberculum impar und Sulcus terminalis ein unpaarer Hügel auf, die *Copula*. Sie geht hauptsächlich vom ersten, aber auch zu einem geringen Teil vom zweiten eigentlichen Kiemenbogenpaar (X_1, Abb. 43) aus und bildet den Zungengrund. Damit ist die Beteiligung des Vagus an der Innervation der Zunge gegeben.

Zahlreiche Überkreuzungen der Nervengebiete zwischen rechts und links kommen zu den geschilderten Mischungen hinzu; sie sind in Abb. 44 durch Fortführung der schematischen Linien über die Mittellinie hinaus versinnbildlicht.

Im Sulcus terminalis, zwischen Tuberculum impar und Copula, senkt sich beim Embryo die Einstülpung der Glandula thyreoidea in die Tiefe (Abb. 64, 65).

Zungenrücken und Zungenwurzel. In der Ruhe liegt die Zunge so in der Mundhöhle des aufrecht stehenden, geradeaus schauenden Menschen, daß wir an ihrer Oberfläche unterscheiden: 1. eine *horizontale*, gegen den Gaumen gewendete und bei geöffnetem Mund sichtbare Fläche, *Zungenrücken*, *Dorsum linguae* (Abb. 36), 2. eine *vertikale*, gegen die Wirbelsäule gewendete und deshalb nicht ohne weiteres sichtbare Fläche, *Zungenwurzel* oder *Zungengrund*, *Radix linguae* (Abb. 45). Bei herausgestreckter Zunge wird der ganze Rücken sichtbar, aber von der Wurzel sehen wir auch dann nichts. Sie ist in Wirklichkeit recht groß, fast so groß wie der Rücken, aber so sehr im Schlundkopf versteckt, daß der Arzt sie beim Lebenden nur durch einen in den Rachen eingeführten Spiegel betrachten kann, indem er gleichzeitig mit dem Zungenspatel den Zungenrücken kräftig nach unten drückt. Eine Unterlassung dieser Art der Untersuchung kann sich schwer rächen, da ein oberflächlicher Blick in den Mund, selbst bei herausgestreckter Zunge nur etwa $^2/_3$ des Organs zu Gesicht bringt.

Der Rücken ist in der Mitte der Länge nach etwas eingedellt, *Sulcus medianus linguae*. Die Zunge liegt in der Ruhe dem Gaumengewölbe überall an, nur nicht in dieser Delle (in Abb. 37 ist der Abstand größer als im Leben, weil die Zunge einseitig zwischen die Backenzähne gefaßt und hier eingeklemmt ist); die seichte Rinne dient dem Speichelstrom als dauernde Abflußbahn gegen den Schlund. Vertieft sie sich durch die Tätigkeit der Zungenmuskeln, so entsteht hier zuerst ein Saugraum. Der Zungenrücken ist rauh, filzig, weißlich, die Zungenwurzel rosarot, spiegelnd. Auf dem ersteren stehen zahlreiche Papillen, die unten näher beschrieben werden; die letztere ist papillenfrei, aber durch die zahlreichen Lymphbälge, welche zur *Tonsilla lingualis* zusammengefaßt werden, leicht höckerig (S. 109). Jeder Balg ist in der Mitte etwas vertieft. Man sieht mit bloßem Auge die punktförmige Öffnung des Stichkanals, der in ihn hineinführt (Abb. 56).

Zwischen dem Zungenrücken und der Zungenwurzel liegt beim Embryo eine tiefe, beim Erwachsenen eben sichtbare V-förmige Rinne, *Sulcus terminalis*,

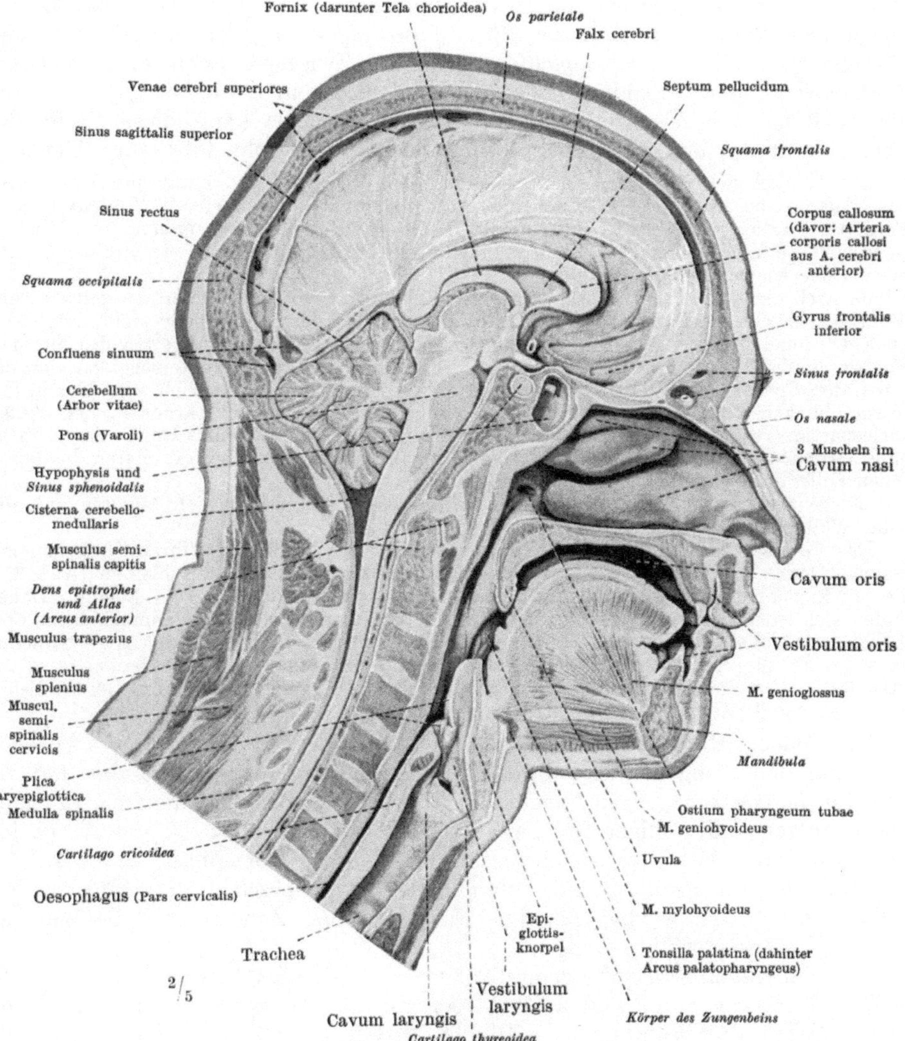

Abb. 45. Paramedianschnitt durch den Kopf eines erwachsenen Mannes. Selbstmörder durch Erhängen, die Strangulierung hat das Zungenbein in die Höhe gedrängt: Plica aryepiglottica gefaltet und Kehldeckel eingeknickt. Sonst keine Veränderungen. Der Sägeschnitt ist so geführt, daß die unpaare Falx cerebri unverletzt geblieben ist. Zwischen Kehldeckel und Zungengrund ist die rechte Vallecula sagittal getroffen.

deren Spitze nach hinten gerichtet ist. Unmittelbar vor ihr findet man 7—12 Wallpapillen, *Papillae vallatae* (Abb. 44, 56, 66), in der gleichen V-förmigen Anordnung. Hinter derjenigen, welche die Spitze des V bildet, ist eine kleine Stelle des Sulcus terminalis zu einer blind endigenden Schleimhauttasche vertieft, *Foramen caecum*, von welcher die Anlage der Schilddrüse ausging (Abb. 64, 65). Nicht selten ist die hinterste Wallpapille in das Foramen caecum hineingerückt und füllt es aus. Der Sulcus terminalis erreicht seitlich den Zungenrand da, wo der Arcus glossopalatinus nach dem Gaumen zu aufsteigt (Abb. 66).

Der Zungenrücken liegt in der Ruhe dem harten und einem Teil des weichen Gaumens an, die Zungenwurzel legt sich oben an den weichen Gaumen, seitlich an die Gaumentonsillen an und schaut nach hinten gegen die Hinterwand des Rachens und die Vorderwand des Kehldeckels (Abb. 45). Zum Kehldeckel gehen drei Falten, die unpaare *Plica glossoepiglottica mediana* (Abb. 44) und die paarigen *Plicae glossoepiglotticae laterales*. Zwischen ihnen senkt sich die Schleimhaut zu den beiden *Valleculae epiglotticae* ein (Abb. 45, 56). Je nach der Stellung der Zungenwurzel und des Kehldeckels kann diese Stelle der Schleimhaut zu- und nachgeben; die Valleculae wechseln dabei ihre Tiefe.

Der Winkel zwischen den beiden Schenkeln des V beträgt im Durchschnitt 115°. An das V kann sich ein senkrechter Schenkel anschließen; dann nehmen die Wallpapillen Y-Form an. In diesem Fall kann die hinterste Papille das Foramen caecum erreichen. Ebenso wenn sich die V-förmige Partie des Y so stark abflacht, daß aus dem Y ein T wird. Bei Japanern überwiegt die Y-Stellung.

Je nach der Länge und Ausbildung der Papillen und der Schleimhaut im ganzen sieht der Zungenrücken bei verschiedenen Individuen verschieden grau oder weiß, rein oder „belegt", feucht oder trocken und borkig, auch rissig aus. Bei Krankheiten des Mundes, Rachens und Magens oder bei fieberhaften Allgemeinerkrankungen unterscheiden sich die genannten Charakteristica bei dem gleichen Individuum oft sehr deutlich von dem in der Norm üblichen Verhalten. Die Venen am Zungengrund können in pathologischen Fällen varicenartig erweitert und sehr deutlich sichtbar sein (Anzeichen eines Herzfehlers). Nicht ohne Grund war das Betrachten der Zunge in der älteren Medizin eines der ersten diagnostischen Hilfsmittel und ist auch heute noch wichtig.

Gelegentlich weist der Zungenrücken als erbliche Besonderheit tiefe Spalten auf, die beim Wölben des Zungenrückens klaffen, *Lingua plicata*.

Das *Foramen caecum* ist die Stelle, von welcher die Schilddrüse ihren Ursprung genommen hat. Die Verbindung kann als *Ductus thyreoglossus* erhalten bleiben (Abb. 65), die blinde Schleimhauttasche, die vom Foramen caecum ausgeht, ist sein Beginn. Daher finden sich in ihrer Wand, aber auch in ihrer Fortsetzung in der Zungenmuskulatur epitheliale, mit Kolloid gefüllte Bläschen vom Bau der Schilddrüsenfollikel. Auch in der Schleimhaut des Kehlkopfes und der Luftröhre können als versprengte Schilddrüsenkeime solche Bläschen vorkommen. Diese Bläschen können sich kropfartig vergrößern und zu Geschwülsten in Zungengrund, Kehlkopf und Luftröhre heranwachsen.

Unterfläche, Ränder und Spitze. Die Unterfläche der Zunge, *Facies inferior*, ist gegen den Zungenrücken durch den *Zungenrand*, *Margo lateralis linguae*, und die *Zungenspitze*, *Apex linguae*, begrenzt (Abb. 36a). Ist die freie Zungenspitze kürzer und weniger frei beweglich als gewöhnlich, so ist die Zunge im ganzen in ihrer Beweglichkeit eingeschränkt. Für die vorteilhafteste akustische Wirkung der im Kehlkopf erzeugten Töne beim Sprechen und Singen, den Tonansatz, ist das wenig günstig. Flache, dünne Zungen sind beweglicher als dicke, stark gewölbte Zungen.

Die Schleimhaut der Zungenunterfläche ist besonders dünn und zart. Sie sieht rosafarben aus und läßt auf beiden Seiten der Mittellinie die tiefe Zungenvene bläulich durchschimmern. In der Mittellinie selbst erhebt sie sich zu einer Falte, dem *Zungenbändchen*, *Frenulum linguae*, welches zwischen den beiden Carunculae salivales des Mundbodens inseriert (Abb. 36a). Außen von den durchschimmernden Venen ist besonders bei Kindern, aber auch bei vielen Erwachsenen jederseits eine gelappte Längsfalte vorhanden, *Plica fimbriata*, welche dem Zungenrand parallel verläuft, oft aber nur durch kleine warzenförmige Reste ein- oder beiderseitig angedeutet ist, falls sie nicht ganz fehlt. Über die Papilla foliata am Zungenrand s. S. 72.

Die Plica fimbriata ist ein Rest der *Unterzunge*; sie ist besonders mächtig bei Halbaffen (Lemuren) ausgebildet als eine genetisch und physiologisch wenig aufgeklärte dünne, häutige Zunge, welche vermutlich als ehemaliger Vorläufer der Muskelzunge mit ihr die Basis gemeinsam hat. Die Plica fimbriata kann auch beim Menschen sehr groß sein.

Das Zungenbändchen ist manchmal sehr kurz und verhindert dann, daß die Zungenspitze beim Vorstrecken der Zunge mitgeht. Die Zunge quillt vielmehr wulstförmig aus dem Mund vor. In diesem Fall hilft operatives „Lösen des Zungenbändchens". Doch ist der Volksmund geneigt, alle möglichen Sprechfehler mit dem Zungenbändchen in Beziehung zu setzen, mit welchen es gar nichts zu tun hat. Selbst für sprechende Vögel (Papageien, Raben) wird das Lösen des Zungenbändchens angewendet, eine sinnlose Tierquälerei. Das normale Zungenbändchen schränkt vor allem eine übermäßige Bewegung der Zungenspitze nach hinten ein, hemmt also das Verschlucken der eigenen Zunge. Sein Fehlen ist jedoch ohne merkbaren Einfluß, da offenbar die Befestigung der Basis Hindernis genug ist.

Zungenschleimhaut. Das Epithel der Schleimhaut ist wie in der ganzen Mundhöhle mehrschichtiges Plattenepithel. Es ist an der Unterfläche der Zunge und an der Zungenwurzel glatt und unverhornt, auf den Fadenpapillen des Zungenrückens (s. unten) stark verhornt, sonst dort auch wenig oder unverhornt. In die Unterfläche des Epithels springen überall Bindegewebspapillen der Lamina propria mucosae vor wie allenthalben in der Schleimhaut der Mundhöhle und in der äußeren Haut. Diese sind mikroskopisch klein und dürfen nicht mit den mit bloßem Auge sichtbaren großen Zungenpapillen verwechselt werden, welche nur auf dem Zungenrücken vorkommen (s. unten). Die Sehnen der Zungenmuskeln sind an einer derben bindegewebigen Platte unter der Schleimhaut angeheftet, der *Fascia*, richtiger *Aponeurosis linguae* (Abb. 52). Da die Sehnen reich an elastischen Fasern sind, so werden brüske Kontraktionen gebremst; die Übertragung auf die Schleimhaut ist derart, daß flache Dellen, keine circumscripte Grübchen wie etwa an manchen Stellen der Gesichtshaut entstehen (Kinn- oder Lachgrübchen).

Infolge der Sehnenbefestigungen ist die Schleimhaut gegen die Muskulatur sehr wenig verschieblich. Beweis dafür sind Eiteransammlungen zwischen beiden, welche das Symptom der Fluktuation, das sonst für Abscesse charakteristisch ist, vermissen lassen. Eine Verwechslung mit einem soliden Tumor (Krebs) ist deshalb an der Zunge eher möglich als sonst.

Papillen. Die spezifischen Papillen der Zunge, *Papillae linguales*, unterscheiden sich von den mikroskopischen Papillen der Lamina propria außer durch ihre Größe und ihre Lage (s. oben) ganz wesentlich durch den ganzen Aufbau. Es sind *Papillenstöcke*, d. h. Kolonien von vielen kleinen Einzelpapillen, welche außerordentlich lang und miteinander zu einem Bündel vereinigt sind. Bei den Fadenpapillen des Menschen sieht man oft, daß jeder kleinen Einzelpapille eine verhornte, fadenförmige Verlängerung des Epithels entspricht (Abb. 46, beispielsweise rechts bei der Beschriftung „Einzelpapillen" die mit dem oberen Verweisungsstrich bezeichnete Papille). Man denke sich eine Gruppe solcher verlängerter Papillen auf einem gemeinsamen Sockel aus dem übrigen Niveau der Schleimhaut emporgehoben, so entsteht der Papillenstock, die spezifische Zungenpapille. Bei der Zunge des Embryo sind die Stöcke besonders deutlich, weil dort nur die großen, sockelförmigen Erhebungen, aber noch nicht die kleinen Papillen der Lamina propria vorhanden sind. Sämtliche Papillenstöcke sind Erhebungen einer Stelle der Schleimhaut im ganzen (Lamina propria plus Epithel); außer bei den Papillae filiformes und kleinen wechselnden Aufsätzen der übrigen Papillenstöcke ist die Oberfläche im allgemeinen durch das Epithel zu einer glatten Fläche eingeebnet (z. B. die Papilla vallata in Abb. 48).

Die *Fadenpapillen*, *Papillae filiformes*, sind die häufigste und kleinste Sorte. Sie stehen überall auf dem Zungenrücken gleich dicht und geben ihm das samtartige Aussehen. Die feinen, rein epithelialen verhornten Fortsätze stehen, wenn sie gut ausgebildet sind, im Kranz am Rande des Papillenstockes wie die pfriemenförmigen Kelchblätter einer Rosenknospe (Abb. 46). Sie sind häufig bei der menschlichen Zunge sehr unvollständig ausgebildet, ragen nur wenig vor, ja fehlen nicht selten ganz. Statt dessen kann dem Papillenstock mit seinen zahlreichen kleinen Papillen im Innern äußerlich ein einziger Hornkegel aufsitzen, dessen Spitze hakenförmig nach dem Schlund zu gerichtet ist (*Papilla conica*, Abb. 48). Die fadenförmigen Anhänge sind Aufpinselungen der einheitlichen konischen Kappe. Die Fadenpapillen sind der Lieblingssitz des Myceliums eines im Munde schmarotzenden Pilzes, das sie umspinnt (*Leptothrix buccalis*).

Besser als beim Menschen kann man bei Raubtieren und Wiederkäuern die biologische Bedeutung dieser Papillenart erkennen, da sie bei diesen zu höherer Vollendung entwickelt ist. Die kaudale Seite des Stockes läuft dort zu einem starken, kernfreien Hornhaken aus, welcher auf der stärker beanspruchten

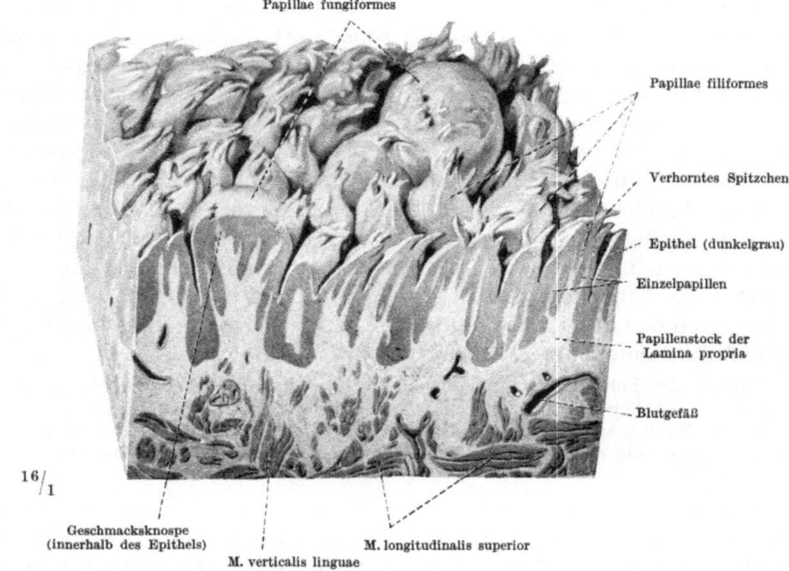

Abb. 46. Oberfläche des Zungenrückens bei starker Vergrößerung. Kombination aus der Betrachtung mit dem binokularen Mikroskop und von Schnittbildern. Die vordere Schnittfläche entspricht der Längsrichtung der Zunge, links vom Beschauer läge die Zungenspitze, rechts der Zungengrund.

konkaven Seite einen dickeren Hornmantel hat als auf der konvexen Seite; letztere ist durch ein Zellpolster des vorderen Abschnittes gestützt (Abb. 47). Fährt man mit der Fingerkuppe über die Zunge einer Katze von hinten nach vorn, so fühlt man wie bei einem Reibeisen tausende solcher Häkchen, welche einen beträchtlichen Druck aushalten. In der anderen Richtung fühlt sich die Zunge glatt an. Die Katze vermag mit dieser Ausstattung ihres Zungenrückens die letzten Fleischfäserchen von einem Knochen abzuraspeln und ihn blank zu scheuern; den Wiederkäuern dient sie zum Salzlecken und zum Ergreifen der Pflanzen, was bei ihnen mit der Zunge und nicht mit den Lippen geschieht. Vielerlei andere *rein mechanische* Aufgaben werden je nach der Lebensweise der Tiere von den Fadenpapillen ausgeübt. Beim Menschen wird durch sie der Reibekontakt beim Lecken verstärkt und beim Kauen ein Zurückrutschen feiner Nahrungspartikelchen nach der Mundöffnung verhindert. Denn die Hornfäden sind nach hinten gerichtet und federn in diese Lage zurück, wenn man sie gewaltsam umlegt. Der Reichtum an elastischen Fasern im Bindegewebe des Papillenstockes mag dazu beitragen. Die Papillae filiformes sind die einzigen Zungenpapillen, welche *keine* Geschmacksfunktion haben.

Der „Belag" der Zunge hängt in der Norm vom Reichtum der Fadenpapillen an Hornspitzchen ab, welche weißlich schimmern, besonders wenn sie mit Fadenpilzen umsponnen sind. Der „Belag“ ist am Morgen nach der Nachtruhe am deutlichsten, nach Mahlzeiten durch Selbstreinigung der Zunge am geringsten. Er schwankt individuell je nach Alter, Kräftezustand und Geschlecht (S. 68).

Die *Pilzpapillen, Papillae fungiformes*, sind größer als die vorigen und weniger zahlreich. Sie haben die Form eines jungen, noch uneröffneten Champignons und die Größe eines kleinen Stecknadelkopfes. Sie stehen immer einzeln, und zwar hauptsächlich an der Spitze und an den Rändern der Zunge, sind aber auch in unregelmäßigen Abständen über dem Rücken verstreut (Abb. 36b). Beim Lebenden fallen die Pilzpapillen meistens durch ihre himbeerrote Farbe zwischen den weißlichen Fadenpapillen auf. Darin äußert sich der verschieden starke Hornbelag beider Arten. Denn die Gefäßschlingen, deren rote Farbe im ersten Fall durchschimmert, sind in beiden gleich reichlich. Gewöhnlich ist die Oberfläche mit platten, wenig verhornten Zellen ausgeglättet, welche das Relief der kleinen Papillen der Lamina propria im Innern ausgleichen; aber bei der menschlichen Zunge kommen nicht selten fadenförmige Fortsetzungen des Epithels vor wie bei den Fadenpapillen (Abb. 46).

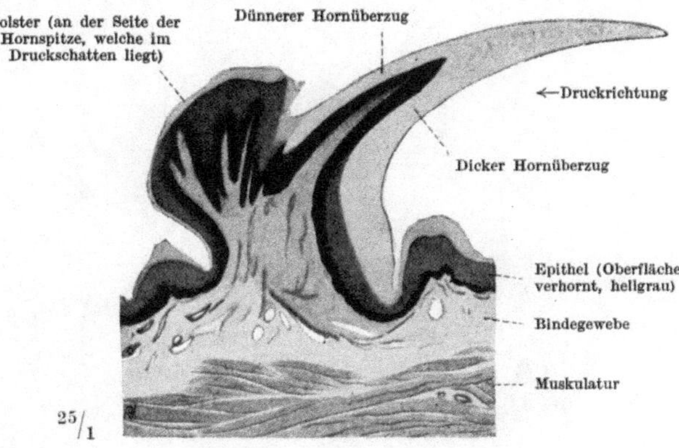

Abb. 47. Papilla filiformis, Katze. Stellung wie in Abb. 46.

Auf den Pilzpapillen befinden sich vereinzelt *Geschmacksknospen*, mikroskopisch kleine, epitheliale Organe, welche die Übertragung des Schmeckreizes auf den Geschmacksnerven vollziehen (s. Sinnesorgane). Sie sitzen auf der Oberfläche des Pilzhutes (Abb. 46, vordere Schnittfläche) und werden daher nur flüchtig erregt, wenn die zu schmeckenden Substanzen, z. B. Flüssigkeiten, schnell über die Zunge weggleiten. Weinkoster und Feinschmecker pflegen deshalb eine Probe auf dem Zungenrücken hin und her zu rollen.

Der Geschmacksnerv für die Pilzpapillen ist die Chorda tympani des N. facialis (S. 65). Der N. trigeminus ist nicht Geschmacksnerv, sondern vermittelt Tast-, Schmerz-, Temperaturempfindungen usw. — Beim Kind sind gewöhnlich die Pilzpapillen zahlreicher als beim Erwachsenen.

Die *Wallpapillen, Papillae vallatae (circumvallatae)* sind beim Menschen die größten, mit bloßem Auge am besten erkennbaren, aber an Zahl spärlichsten von allen. Es gibt ihrer 7—12, die in der früher beschriebenen Anordnung dicht vor dem Sulcus terminalis in einer Reihe stehen (Abb. 44). Sie können beim Menschen rudimentär, zerklüftet und wenig charakteristisch geformt sein. Gut ausgebildete Exemplare sind breite, cylindrische Zapfen, die meistens an der Kuppe breiter ausladen als am Stiel (Abb. 48). Der ganze Papillenstock ragt weniger als bei den bisher beschriebenen Formen über die Zungenoberfläche empor; er ist meistens so tief in die Schleimhaut versenkt, daß die Oberfläche der Papille mit der Zungenoberfläche fast in das gleiche Niveau zu liegen kommt. Infolgedessen läuft um die ganze Papille ein enger *Ringgraben* herum. Ein Modell einer Wallpapille kann man sich herstellen, wenn man den Rand eines Glasrohres in die Haut des eigenen Handrückens eindrückt: der entstehende Ring entspricht dem Ringgraben und die gleichsam umstochene Hautscheibe entspricht der Wallpapille selbst. Sie ist in besonders hohem Grad gustatorisch, aber gar nicht mechanisch wichtig. Die Geschmacksknospen sind viel zahlreicher als bei den Pilzpapillen und werden außerdem viel nachhaltiger erregt, weil sie zu beiden Seiten des Ringgrabens auf den einander zugewendeten Seiten der Papille und des Außenwalles, aber nicht auf der Kuppe der Papille, lokalisiert sind (Abb. 48, vordere Schnittfläche). Flüssigkeiten, welche als solche genossen oder beim Kauen aus den Speisen ausgepreßt werden, dringen in den Ringgraben ein und wirken ganz anders als bei der flüchtigen Berührung, welche sie im Hinweggleiten über die Pilzpapillen ausüben.

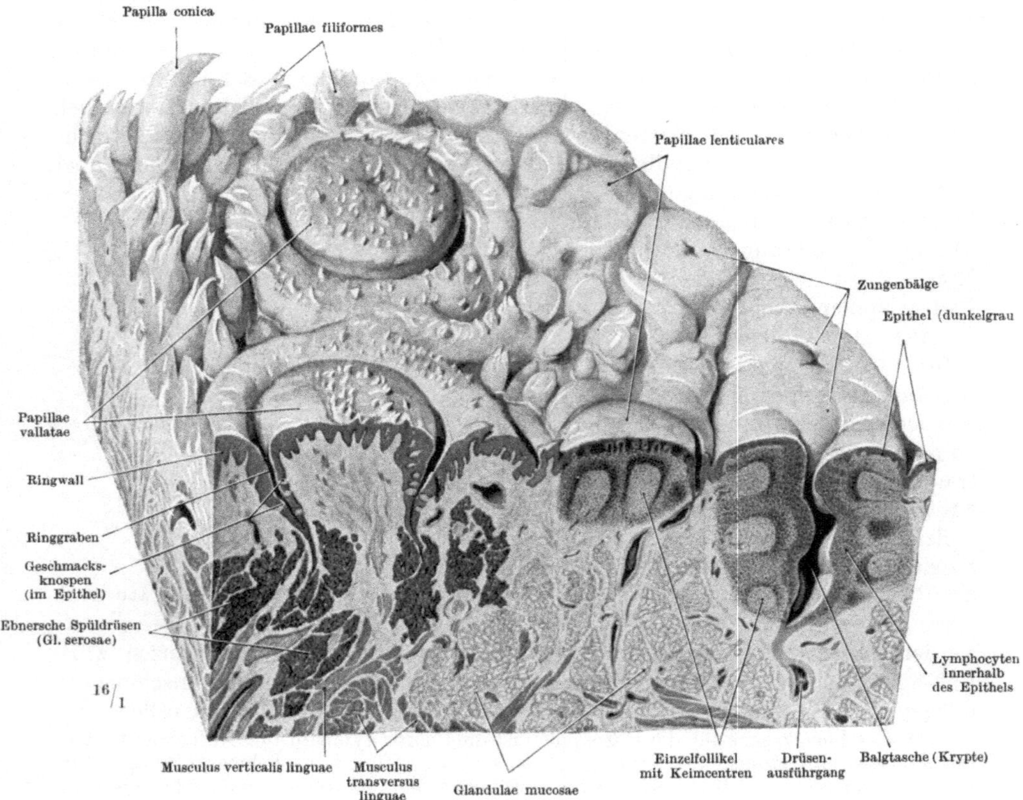

Abb. 48. Oberfläche der Zunge an der Grenze zwischen Zungenrücken und Zungengrund. Art der Darstellung und Richtung wie in Abb. 46.

Der Geschmacksnerv ist der Nervus glossopharyngeus (IX).

Die *Blätterpapillen, Papillae foliatae,* sind bei manchen Tieren die größte Sorte von allen. Bei Nagetieren besteht jederseits am hinteren Zungenrand ein scharf umschriebenes ovales Feld, welches durch senkrecht von oben nach unten verlaufende parallele Gräben durchfurcht ist. Auf dem Schnitt, welcher diese Gräben quer trifft, hat man den Eindruck zahlreicher Wallpapillen mit gemeinsamen Gräben (Abb. 49). Die Geschmacksknospen stehen wie dort im Epithel der Grabenseitenwände. Aber plastisch gesehen sind es eben keine Ringgräben, sondern parallellaufende gerade Rinnen, welche einen viel größeren Raum bedecken. Danach kann man sich eine Vorstellung von der außerordentlich großen Zahl von Geschmacksknospen machen, welche hier in günstigster Lage in den Gräben vereinigt sind. Außerdem liegt die Papille im ganzen sehr nahe den Molaren, welche die Nahrung zerreiben und dabei die schmeckbaren Substanzen der Pflanzen entbinden.

Beim Menschen ist der Bau prinzipiell gleich, doch sind am Zungenrand vom Arcus glossopalatinus ab bis gegen die Spitze der Zunge hin nur wenige senkrechte Rinnen (wie Spatenstiche) vorhanden, ohne distinkte Abgrenzung eines Feldes wie bei Nagern und bei vielen anderen Säugetieren (Abb. 50). Nur durch die mikroskopische Untersuchung läßt sich im Einzelfall feststellen, welche dieser Rinnen Geschmacksknospen beherbergen. Am häufigsten finden sich solche in den hinteren Rinnen, welche auch äußerlich am ausgeprägtesten zu sein pflegen.

Der Geschmacksnerv ist wie bei den Wallpapillen der N. glossopharyngeus (IX).

Die Zungendrüsen. Die Glandulae linguales zerfallen der Qualität ihres Sekretes nach in rein seröse, rein muköse und gemischte Drüsen (S. 58), ihrer

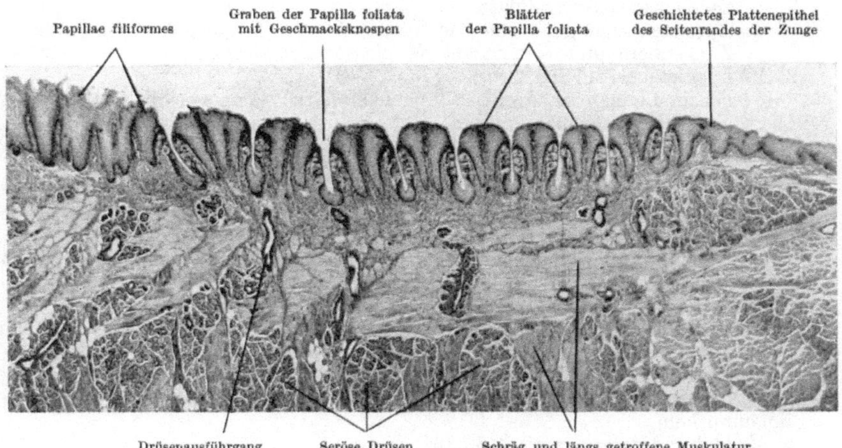

Abb. 49. Papilla foliata, Kaninchen. Querschnitt durch die Papillenblätter, d. h. Zunge parallel zur Rückenfläche geschnitten (vgl. mit Abb. 50). Präparat und Photogramm von Prof. ROMEIS.

Lage nach in vordere, seitliche und hintere Zungendrüsen (S. 54). *Rein seröse* Zungendrüsen finden sich nur in der unmittelbaren Nachbarschaft der Wall- und Blätterpapillen (Abb. 48, 49). Sie münden im Grund des Ring- bzw. Parallelgrabens. Das dünnflüssige Sekret, in größerer Menge entleert, verdünnt den Inhalt des Grabens, nachdem der Schmeckakt vollzogen ist; der Verdünnungsspeichel tritt hier besonders anschaulich als Regulator des normalen Geschehens unter der Leitung des Centralnervensystems auf: in der ersten Phase sammeln die Gräben die geschmackreizenden Substanzen auf und erhöhen dadurch die Reizdauer, so daß auf diese Weise eventuell erst die Reizschwelle überschritten werden kann, in der zweiten Phase werden die Gräben ausgeschwemmt, um neuen Geschmacksreizen offen zu stehen. Die rein serösen Drüsen der Zunge heißen deshalb: *Spüldrüsen* (EBNERsche Drüsen).

Zwischen den Drüsenläppchen liegen regelmäßig viele quergestreifte Muskelfasern der Zunge (Abb. 49), vielfach auch Bündel glatter Muskelzellen, welche den Austritt des Sekrets beschleunigen. Züge von glatten Muskelzellen, welche in dem Bindegewebe der Papilla vallata in die Höhe steigen, komprimieren die Papille im ganzen, verengern dadurch wahrscheinlich den Ringgraben und helfen ihn entleeren.

Die *rein mukösen* Drüsen der Zunge sind als *Glandulae linguales posteriores et laterales* auf dem ganzen Zungengrund, am hinteren Zungenrand, auch in kleinen Bezirken unmittelbar vor den Papillae vallatae zu finden (Abb. 52). Nicht selten münden am Zungengrund Ausführgänge dieser Drüsen in die Höhlen der Zungenbälge (Abb. 48, vordere Schnittfläche rechts).

Die einzige *gemischte* Drüse der Zunge ist ein Paket von Läppchen, welches mehr oder minder geschlossen jederseits innerhalb des Muskelfleisches der Zungenspitze anzutreffen ist. BLANDIN-NUHN*sche Drüse, Glandula lingualis anterior* (Abb. 40). Sie hat mehrere Ausführgänge, welche auf der Unterfläche der Zunge an der Plica fimbriata münden.

Kopfdarmmuskeln.

Ursprung = o (origo); Insertion = i (insertio).

I. Zungenmuskeln (sämtlich vom N. hypoglossus innerviert).

A. Außenmuskeln.

1. M. genioglossus (S. 77).
o: oberer Höcker der Spina mentalis mandibulae; medianes, an die Spina angeheftetes Sehnenblatt.
i: Aponeurosis linguae von der Spitze bis zur Wurzel der Zunge, auch zum Zungenbein und Kehldeckel (M. glossoepiglotticus).

2. M. hyoglossus (S. 78).
o: ganze Länge des großen Zungenbeinhorns und anschließender lateraler Teil des Zungenbeinkörpers.
i: Aponeurosis linguae von der Wurzel bis zur Spitze der Zunge, vom vorigen durch den M. longitudinalis inferior (Nr. 6) geschieden.

3. M. chondroglossus (S. 79).
o: mediale Fläche des kleinen Zungenbeinhorns (kann auf das Lig. stylohyoideum fortgesetzt sein).
i: Aponeurosis linguae des Zungenrückens, bedeckt vom M. longitudinalis superior (Nr. 5).

4. M. styloglossus (S. 79).
o: vordere Kante des Processus styloides (kann auf Lig. stylohyoideum und besonders Lig. stylomandibulare fortgesetzt sein).
i: Seitenrand der Zunge vom hinteren Gaumenbogen bis zur Spitze, wo die beiden Partner zusammenfließen.

B. Binnenmuskeln.

5. M. longitudinalis superior (S. 80).
o und i: an der Aponeurosis linguae, liegt an der Oberfläche und an den Seitenrändern des Zungenrückens zunächst der Schleimhaut.

6. M. longitudinalis inferior (S. 80).
o und i: im Fleischkörper der Zunge, liegt hinten zwischen M. hyoglossus und genioglossus, vorn zwischen M. styloglossus und M. genioglossus.

7. M. transversus linguae (S. 80).
o und i: Aponeurosis des Zungenrückens und der freien Unterfläche der Zunge. Durch eine Zwischensehne, Septum linguae, teilweise median geteilt.

8. M. verticalis linguae (S. 81).
o und i: Aponeurosis des Zungenrückens und der freien Unterfläche der Zunge. Er ist an den Rändern der Zunge und in der Zungenspitze am besten entwickelt.

II. Gaumenmuskeln.

9. M. tensor veli palatini (S. 82; nach Ursprung und Ansatz auch *M. sphenosalpingostaphylinus* genannt). Innervation: (N. trigeminus ?), wahrscheinlich N. vagus, individuell wechselnd außerdem N. facialis und N. glossopharyngeus.
o: Fossa scaphoidea des Keilbeins (auf der Hinterseite der medialen Lamelle des Proc. pterygoideus), Hinterrand der Unterseite des großen Keilbeinflügels bis zur Spina angularis (oder sogar bis zur angrenzenden Partie des Felsenbeins), Außenfläche der Tuba auditiva (Eustachii), speziell des membranösen Teils der letzteren.
i: Aponeurosis palatina und durch deren Vermittlung am hinteren Rand des harten Gaumens (Pars horizontalis ossis palatini). Als Hypomochlion für die Sehne dient der Hamulus pterygoideus des Keilbeins.

10. M. levator veli palatini (S. 84; nach Ursprung und Ansatz auch *M. petrosalpingostaphylinus* genannt). Innervation: N. facialis, außerdem individuell wechselnd N. vagus und N. glossopharyngeus.
o: Rauhigkeit auf der Unterfläche der Felsenbeinpyramide, nach vorn vom Canalis caroticus, auf der Innen- und Unterfläche der Tuba auditiva (Eustachii), speziell des knorpligen Teils der letzteren.
i: Aponeurosis palatina und Durchflechtung mit Fasern des Partners in der Mittellinie des Gaumens.

11. M. uvulae (S. 85; nach Ursprung und Ansatz auch M. palatostaphylinus genannt). Innervation: wie M. levator veli palatini (Nr. 10).
 o: Aponeurosis palatina nahe der Spina nasalis posterior (zur Pars horizontalis ossis palatini gehörig).
 i: Schleimhaut an der Spitze des Zäpfchens.
12. M. palatoglossus (S. 85). N. glossopharyngeus.
 o: aus Bündeln des Transversus linguae (Nr. 7).
 i: Aponeurosis palatina (vermischt mit Bündeln des Levator, Nr. 10) und Durchflechtung mit Fasern des Partners in der Mittellinie des Gaumens.
13. M. palatopharyngeus (S. 86). N. glossopharyngeus (N. vagus ?).
 o: dorsale Wand des Pharynx, hinterer Rand des Schildknorpels (Kehlkopf).
 i: Aponeurosis palatina und Durchflechtung mit Fasern des Partners in der Mittellinie der Hinterwand des Gaumensegels.

III. Rachenmuskeln.

A. Ringmuskeln, Constrictores pharyngis (Schlundschnürer).

14. M. constrictor pharyngis superior (S. 91; nach Ursprung und Insertion auch „*M. cephalo*pharyngeus" genannt). Nerv: N. glossopharyngeus.
 o: a) Felsenbeinpyramide, inkonstant („*M. petro*pharyngeus"); b) unteres Drittel des Hinterrandes der Lamina medialis des Processus pterygoideus und Hamulus pterygoideus des Keilbeins („*Pterygo*pharyngeus"); c) Raphe pterygomandibularis und über diese hinweg sekundär verflochten mit Fasern des M. buccinator („*Bucco*pharyngeus"); d) hinteres Ende der Linea mylohyoidea an der Innenseite des Unterkiefers („*M. mylo*pharyngeus"); e) aus dem M. transversus linguae und von der Mundschleimhaut („*M. glosso*pharyngeus").
 i: Raphe pharyngis, bis in die Nähe oder an das Tuberculum pharyngeum des Hinterhauptsbeines hinaufreichend.
15. M. constrictor pharyngis medius (S. 92; nach Ursprung und Insertion auch *M. hyo*pharyngeus genannt). Nerv: N. glossopharyngeus (und vagus).
 o: a) kleines Zungenbeinhorn und angrenzende Partie des Lig. stylohyoideum („*M. chondro*pharyngeus"); b) oberer Rand und besonders der Knopf am Ende des großen Zungenbeinhorns („*Kerato*pharyngeus").
 i: Raphe pharyngis (mittlere zwei Viertel der Gesamtlänge).
16. M. constrictor pharyngis inferior (S. 93; nach Ursprung und Insertion auch *M*. „*laryngo*pharyngeus" genannt). Nerv: N. vagus.
 o: a) Linea obliqua und Cornu inferius der Außenseite des Schildknorpels (*M*. „*thyreo*pharyngeus"); b) hinterer Abschnitt der Seitenfläche des Ringknorpels und sehnige Brücke zwischen Schild- und Ringknorpel (*M*. „*crico*pharyngeus"); c) Seitenfläche des 1. Trachealringes, inkonstant („*Tracheo*pharyngeus").
 i: Raphe pharyngis (fast die ganze Länge).

B. Längsmuskeln, Levatores pharyngis. Innervation: N. glossopharyngeus.

17. M. stylopharyngeus (S. 93).
 o: hinterer Rand des Griffelfortsatzes des Schläfenbeins, nach dessen Basis zu.
 i: strahlt zwischen Constrictor pharyngis superior und medius in die Pharynxwand ein und endet teils in deren Tela submucosa von Höhe der Tonsille an (Pars pharyngo-tonsillaris = M. dilatator isthmi faucium), teils am oberen und hinteren Rand des Schildknorpels (Pars pharyngo-laryngea).
18. M. palatopharyngeus (S. 93; siehe oben Nr. 13).
19. M. salpingopharyngeus (S. 86).
 o: untere Fläche des verdickten Endes des Tubenknorpels.
 i: seitliche Pharynxwand.

IV. Kehlkopfmuskeln.

A. Äußere Muskeln (Innervation: Ramus externus des N. laryngeus superior n. vagi).

20. M. cricothyreoideus (S. 154).
 o: Außenfläche der Spange des Ringknorpels, vorn und seitlich.
 i: Unterrand des Schildknorpels innen und außen an der Seitenplatte und am unteren Horn (nicht an der medianen Einkerbung). Varietäten: in etwa der Hälfte der Fälle zerfällt der Muskel sekundär mehr oder weniger deutlich in eine Pars recta und P. obliqua; Aberrationen auf die Luftröhre und Schilddrüse (M. levator glandulae thyreoideae profundus), alte Zusammenhänge mit dem gegenseitigen Muskel und mit dem M. constrictor pharyngis inferior, neue Verschmelzungen mit infrahyalen Muskeln des Halses und inneren Kehlkopfmuskeln kommen vor. Manchmal wird als Rest des äußeren Sphincters der sonst beim Menschen fehlende M. thyreoideus transversus beobachtet.

B. Innere Muskeln (Innervation: N. laryngeus inferior = Endast des N. recurrens n. vagi).

21. M. cricoarytaenoideus posterior (S. 151).
o: Hinterfläche der Ringknorpelplatte, angrenzend an die mediane Leiste der Platte. Die Ursprungsfläche ist vertieft.
i: hinterer und lateraler Rand des Proc. muscularis des Stellknorpels. Varietäten: In etwa 25% der Fälle besteht ein M. cricoceratoideus posterior, vom Ringknorpel zum unteren Horn des Schildknorpels; sehr selten und meistens einseitig ein M. ceratoarytaenoideus vom unteren Horn des Schildknorpels zum Proc. muscularis des Stellknorpels.

22. M. cricoarytaenoideus lateralis s. anterior (S. 151).
o: oberer Rand und oberer Teil der Außenfläche der Ringknorpelspange.
i: Seitenkante des Proc. muscularis des Stellknorpels und meist noch oberhalb desselben am Stellknorpel selbst.
Varietäten: Aberrationen des Ursprungs auf Lig. cricothyreoideum und Conus elasticus und aberrierende Insertion auf Membrana quadrangularis bis Epiglottis. Sekundäre Verschmelzungen mit M. thyreoarytaenoideus und M. arytaenoideus.

23. M. arytaenoideus transversus (S. 151).
o: seitlicher Rand der grubenförmig vertieften Hinterfläche des Stellknorpels mit Ausnahme des oberen Endes.
i: dieselbe Stelle am gegenüberliegenden Stellknorpel.
Varietäten: Bei etwa 30% der Fälle liegt ein M. arycorniculatus unter dem M. transversus, zwischen Stellknorpel und Santorinschem Knorpel.

24. M. arytaenoideus obliquus (S. 151).
o: hintere Fläche des Proc. muscularis des Stellknorpels.
i: Spitze des gegenüberliegenden Stellknorpels.
Varietäten: Verlauf über, unter oder durch den Partner hindurch. Verbindung mit vorigem fast regelmäßig; der Obliquus kann ganz fehlen. Verbindungen mit Teilen des M. cricoarytaenoideus lateralis und M. thyreoarytaenoideus gewöhnlich, Übergang in M. aryepiglotticus (s. Nr. 27).

25. M. thyreoarytaenoideus externus (S. 151).
o: Innenseite des vorderen Winkels des Schildknorpels (untere Hälfte) und meistens vom Ligamentum cricothyreoideum.
i: ansteigend an Seitenkante und Vorderfläche des Aryknorpels.
Varietäten: Die Pars inferior ist bei anderen Säugern allein vorhanden, nur die Menschenaffen (Orang) haben Andeutungen der beim Menschen ausgeprägten Differenzierung. Am häufigsten sind beim letzteren: *Pars superior*, absteigend von der Incisura thyreoidea bis auf den Proc. muscularis, und Aberrationen des Ursprungs auf verschiedene Abschnitte des Conus elasticus und der Insertion auf die Membrana quadrangularis bis zur Epiglottis (M. aryepiglotticus Nr. 28). Der Muskel ist einer der variabelsten am ganzen Kehlkopf.

26. M. thyreoarytaenoideus internus, M. vocalis (S. 152, 154).
o: vorderer Winkel der Innenseite des Schildknorpels an einem Vorsprung der Innenwand mit viel elastischen Fasern (Cartilago sesamoidea anterior, vgl. S. 160).
i: Spitze des Processus vocalis und Fovea oblonga der Außenfläche des Stellknorpels.

27. M. thyreoepiglotticus (S. 148, 158).
o: Innenfläche des Schildknorpels nahe der Mittellinie, im Anschluß an den M. thyreoarytaenoideus externus (Pars inferior).
i: Membrana quadrangularis (in diesem Fall „Thyreomembranosus" genannt) und Epiglottis.

28. M. aryepiglotticus (S. 148, 158).
o: Apex des Stellknorpels oder (meistens) kontinuierlich mit M. arytaenoideus obliquus zusammenhängend.
i: Epiglottis.

Muskeln der Zunge. Alle Zungenmuskeln bestehen aus quergestreiften, manchmal an ihrem Ende dendritisch verzweigten Muskelfasern. Die Muskeln sind zum Teil am Skelet außerhalb der Zunge befestigt, zum Teil sind sie Eigenmuskeln der Zunge und deshalb, da die Zunge selbst kein Skelet enthält, ohne

Befestigung an Skeletteilen. Die ersteren heißen *Außen-*, die letzteren *Binnenmuskeln* (Tabelle S. 74, I A u. B.). Entsprechend den Ansätzen ist die Außenmuskulatur wesentlich für die Ortsbewegung des ganzen Organs geeignet (Herausstrecken, Einziehen der Zunge usw.), die Binnenmuskulatur dagegen kann Formänderungen des Organs vollziehen, auch ohne oder unabhängig von Lageveränderungen im ganzen (Anschwellung, Abplattung usw.). Gewöhnlich sind beide Gruppen gleichzeitig tätig. Die Zunge kann mittels der Muskulatur vorgestreckt und in dieser Stellung nach oben, unten, rechts und links abgebogen, ja um ihre gewöhnliche Ruhelage im Kreise herumbewegt, sie kann ferner nach hinten gezogen werden. Mit der Zungenspitze können wir im Innern der Mundhöhle jeden Punkt der Wandung bis zum Hinterrand des harten Gaumens, alle Zähne und den ganzen Vorhof erreichen und abtasten. In Fällen von Überbeweglichkeit ist die Zunge imstande, vorn die häutige Nasenscheidewand, hinten den weichen Gaumen und sogar den Nasenrachenraum zu erreichen. Sie kann sich flach legen, eine Rinne, sogar eine Art Schlauch bilden oder einen steil aufsteigenden Wulst formen und in diesen Zuständen nach vorn oder hinten verschoben werden.

I. Die Außenmuskeln der Zunge. Die Skeletbefestigungen gehören zum einstigen Kiemenskelet, nämlich zum Unterkiefer und Griffelfortsatz des Schädels und zum Zungenbein.

Musculus genioglossus (Tabelle S. 74/1). Der Muskel breitet sich, eng an seinen Partner gelehnt, innen vom M. hyoglossus fächerförmig im Zungenfleisch aus (Abb. 45). Nach dem Halse zu ist er vom Ursprung an der Spina mentalis mandibulae (Bd. I, Abb. S. 708) an bis zum Zungenbein hin vom M. geniohyoideus und vom M. mylohyoideus bedeckt (Abb. 37, 50, 52). Die beiden letzteren haben deshalb eine beträchtliche indirekte Wirkung auf die Zunge, weil deren Fleischkörper auf ihnen wie auf einem beweglichen Stempel ruht. Insbesondere die in der Ruhe bogenförmig herabhängenden Mylohyoidei (Abb. 37) heben, wenn sich der Bogen durch Kontraktion verkürzt, die Gesamtzunge energisch gegen das Munddach. Darauf ist später beim Schluckakt im Zusammenhang mit anderen Bewegungen zurückzukommen. Der Genioglossus selbst steigt mit den vorderen Fasern annähernd senkrecht in die Höhe, in die Zungenspitze hinein, mit den hinteren Fasern verläuft er annähernd longitudinal (horizontal) oberhalb des Zungenbeins bis zum Zungengrund. Die vertikalen Fasern sind Antagonisten des genannten Stempelmechanismus des Mundbodens, sie ziehen die Zunge im ganzen nach unten, vom Munddach weg. Bei einseitiger Reizung bildet sich auf dem Zungenrücken eine tiefe Furche. Die longitudinalen Fasern bringen die Zunge geradlinig etwas nach vorn, strecken sie aber nicht aus dem Mund heraus, nur der vertikale Zungengrund wird von ihnen nach vorn gedrängt. Das Herausstrecken geschieht durch Binnenmuskeln, den Transversus und Verticalis. Durch sie wird die Zunge verschmälert und dadurch die Zungenspitze auf den einzigen Ausweg, die Mundöffnung, hingedrängt Bei einseitiger Lähmung aller Muskeln weicht die Spitze der herausgestreckten Zunge nach der gelähmten Seite hin ab. Das Zusammenspiel aller beim Herausstrecken der Zunge beteiligten Muskeln ist auf das feinste abgewogen, so daß eine einseitige Lähmung oder auch nur die kleinste Schwächung und Störung des normalen Nerv-Muskelspiels sofort durch Abweichen der Zungenspitze angezeigt wird. Dies ist für den Nervenarzt ein sehr feiner Wegzeiger.

Die vordersten Fasern des Genioglossus senken die Zungenspitze. Der ganze Muskel, einseitig kontrahiert, dreht die Zunge etwas mit dem Rücken nach der gleichen Seite. Der vertikale Faserbestand des Muskels geht in den M. verticalis linguae über (Tabelle S. 74/8). Von den longitudinalen Fasern inserieren einige

Bündel durch Vermittlung von Bindegewebsmembranen am Zungenbein und am Kehldeckel. Die letzteren (M. glossoepiglotticus) ziehen den Kehldeckel für sich, die ersteren das Zungenbein + Kehldeckel nach vorn (mit anderen Zungenbeinmuskeln zusammen). Eine wesentliche Aufrichtung des Kehldeckels kann der Muskel nicht erzielen, das ist lediglich eine Wirkung der Kehlkopfmuskeln selbst.

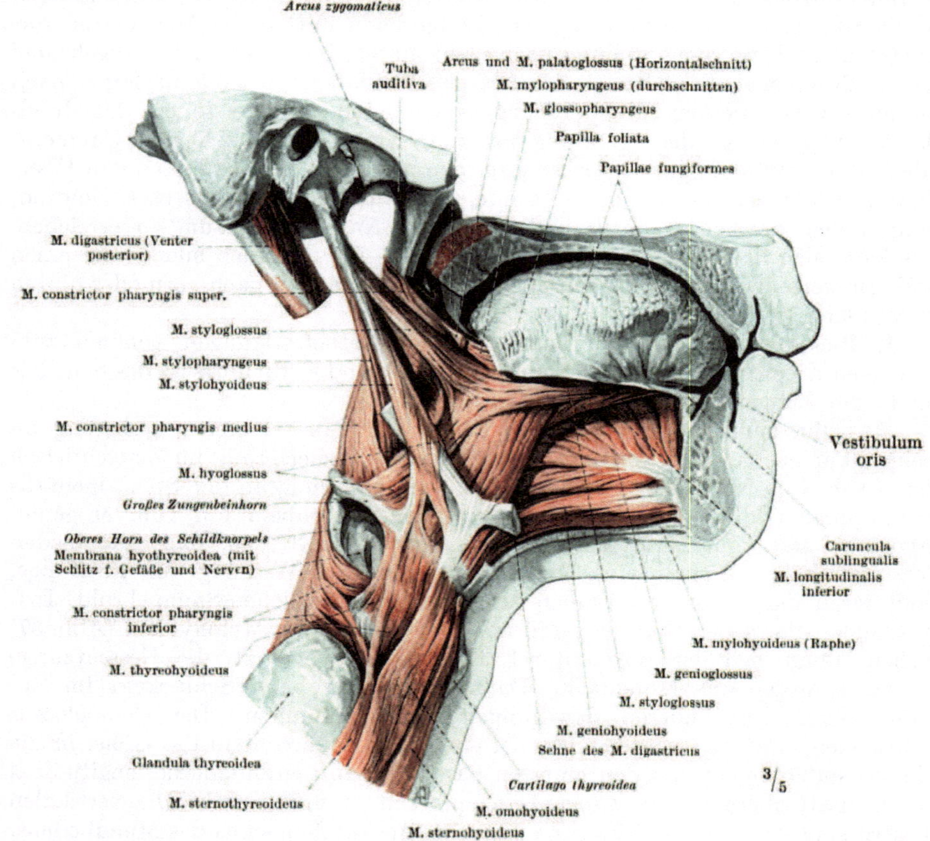

Abb. 50. Seitenansicht der Zunge, Muskeln der Zunge und des Schlundes. Die rechte Unterkieferhälfte entfernt, ebenso rechte Gaumenhälfte und Lippen. Die rechte Zungenseite und die rechtsseitigen Muskeln sind freigelegt. Vom Schädel der rechte Warzenfortsatz, äußerer Gehörgang, die Gelenkpfanne für den Unterkiefer und der Griffelfortsatz gezeichnet.

Musculus hyoglossus (Tabelle S. 74/2). Die fast quadratische, dünne Muskelplatte entspringt breit von der ganzen Länge des großen Zungenbeinhorns und vom anstoßenden Teil des Zungenbeinkörpers und steigt mit wesentlich parallelem Faserverlauf in den Zungenkörper auf, um dort längs der ganzen Flucht von der Wurzel bis zur Spitze zu inserieren (Abb. 50 u. 51). Der Hyoglossus bedeckt den Genioglossus von außen, ist aber von ihm nach oben zu durch den M. longitudinalis inferior geschieden (Tabelle S. 74/6, Abb. 37, 52). Er selbst wird größtenteils nach außen vom M. mylohyoideus, M. digastricus und M. stylohyoideus zugedeckt; je ein dreieckiges Stück des Hyoglossus bleibt frei von den beiden zuletzt genannten Muskeln, oberhalb und unterhalb von ihnen (Bd. I, Abb. 109 S. 187; das obere Dreieck zwischen dem hinteren Rand des M. mylohyoideus und dem M. diagastricus, das untere zwischen dem großen Zungenbeinhorn und dem M. stylohyoideus). Die Glandula submandibularis bedeckt auch diese von den Muskeln frei gelassenen Stellen. Die Fleischfasern verlaufen fast alle vertikal, einige schräg nach vorn. Alle ziehen den Zungenrücken abwärts, sind also darin Synergisten des Genioglossus. Vor allem ziehen sie, besonders die vorderen, die Zunge geradlinig nach hinten, wenn das Zungenbein festgestellt ist, führen also die herausgestreckte Zunge in die Mundhöhle zurück. Einseitige Kontraktion des Hyoglossus führt zu Drehung der Zunge um ihre Längsachse nach der gleichen Seite.

Der Außenfläche des Hyoglossus liegen außer den beiden obengenannten Muskeln und der Drüse noch der M. styloglossus, der verschieden stark ist, ferner zwei Nerven (N. lingualis und N. hypoglossus) und der Ductus submandibularis auf (Abb. 52). An der Innenfläche liegen unten am Zungenbein (Abb. 51) außer dem M. genioglossus die Ursprünge des M. chondroglossus und des M. constrictor pharyngis medius (M. kerato-

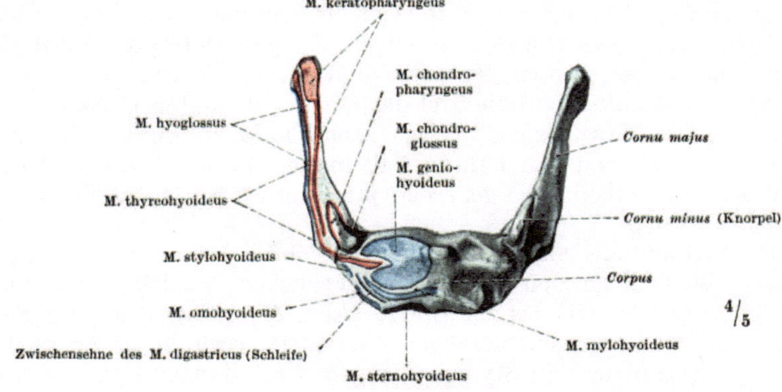

Abb. 51. Zungenbein, auf der einen Seite die Muskelansätze, rot Ursprünge, blau Insertionen.

und chondropharyngeus) und das Lig. stylohyoideum. Im Zungenfleisch selbst liegt innen vom Muskel die A. lingualis (Abb. 52) und der N. glossopharyngeus. Die Vena lingualis hat eine wechselnde Lage: innen oder außen vom M. hyoglossus. Wegen dieser vielseitigen topographischen Beziehungen ist er ein Hauptleitmuskel für die Eingriffe im Trigonum submandibulare (Bd. I, S. 701). Die A. lingualis wird gewöhnlich in dem oberen der beiden freiliegenden Dreiecke des Hyoglossus aufgesucht, indem der Muskel durchtrennt wird (PIROGOFFsches Dreieck).

Musculus chondroglossus (Tabelle S. 74/3). Dieser zarte Muskel ist, falls er nicht fehlt, vom vorigen deutlich geschieden. Er liegt sehr nahe dem M. genioglossus. Man findet ihn nur vom Ursprung aus, der zwar tief versteckt unter dem M. hyoglossus liegt, aber von diesem durch die Befestigung am kleinen Zungenbeinhorn scharf geschieden ist (Abb. 51). Die Funktion ist gleich der des Hyoglossus, nur weniger ausgiebig.

Musculus styloglossus (Tabelle S. 74/4). Von den drei am Griffelfortsatz des Schläfenbeins entspringenden Muskeln hält er die vordere Kante und Außenfläche besetzt (Abb. 50, Bd. I, S. 705). Der Ursprung kräftiger Exemplare ist auf den Schädel selbst (Porus acusticus externus) und häufiger noch auf die Bandfortsetzungen des Processus styloides fortgesetzt, entweder auf das Lig. stylomandibulare und auf diesem Weg bis zum Unterkiefer oder auf das Lig. stylohyoideum. Gewöhnlich ist der Muskel zart, er kann sogar fehlen. Er erreicht die Zunge in der Höhe des Arcus palatopharyngeus. Hier biegen manche Fasern transversal in das Innere des Fleischkörpers ab (Übergang in den Transversus linguae, Tabelle S. 74/7). Die meisten ziehen longitudinal am Außenrand der Zunge unter der Schleimhaut weiter, werden von den Querzügen des M. glossopalatinus auf eine kurze Strecke in ein oberes und ein unteres Bündel auseinander gedrängt (Abb. 52) und erreichen weiterhin geschlossen die Zungenspitze, wo sie mit den Bündeln des Partners vereinigt sind. Die Zungenränder sind von beiden Styloglossi umsäumt. Wie mit einem Zügel wird die Zunge durch die zarte Muskelschlinge nach hinten und oben geleitet; so wird die Kraftleistung des Stempelmechanismus des Mundbodens (S. 77) in der richtigen Bahn erhalten. Bei einseitiger Kontraktion wird die Zunge nach der gleichen Seite etwas gebogen und um die Längsachse gedreht, so daß der Zungenrücken nach der Gegenseite geneigt wird.

II. Die Binnenmuskeln der Zunge. Sie entspringen und endigen in der Zunge selbst. Von den Muskelfasern werden die drei Hauptrichtungen des Raumes innegehalten. Man nennt sie danach *longitudinal* (in der Längsrichtung vom Zungengrund zur Zungenspitze), *transversal* (in der Querrichtung von Zungenrand zu Zungenrand) und *vertikal* (oder perpendikulär, in der Richtung von der Oberfläche zur Unterfläche des Organs). Man sieht die verschiedenen Züge mit bloßem Auge, am besten auf Querschnitten durch die Zunge. Durch die Verflechtung der dreidimensional gerichteten Muskelzüge kann die Zunge, besonders der vordere gegen den Mundboden freie Teil des Organs, in weiten Grenzen beliebig geformt werden. Das Muskelspiel wechselt von Punkt zu Punkt. Die Anteile der einzelnen Muskeln sind von Fall zu Fall immer wieder andere und im einzelnen nicht zu beschreiben. Die generelle Wirkung ist bei jedem Einzelmuskel angegeben.

Musculus longitudinalis superior (Tabelle S. 74/5). Er bedeckt als einheitliche, unpaare Muskellage den ganzen Zungenrücken unmittelbar unter der Schleimhaut von der Wurzel bis zur Spitze (Abb. 37). Hinten ist die Schicht am dünnsten und von einigen Querzügen überlagert, vorn ist sie am dicksten. Fasern des Chondroglossus und Styloglossus gehen am Zungenrand in ihn über, so daß je weiter vorn, eine um so innigere Mischung entsteht; auf Querschnitten ist schwer zu sagen, welchen Anteil man vor sich hat. Bestimmend bleibt, daß die echten Fasern unseres Muskels nicht vom Zungenbein oder Griffelfortsatz entspringen wie die beiden anderen Anteile der Längszüge. Generell verkürzen alle longitudinalen Fasern, also insbesondere die spezielle Schicht des M. longitudinalis superior, die Zunge und verbreitern sie. Seine spezielle Wirkung ist Hebung der Zungenspitze. Ist eine Zungenhälfte gelähmt, so biegt der gesunde Muskel die Zunge beim Zurückziehen auf seine Seite.

Musculus longitudinalis inferior (Tabelle S. 74/6). Man kann ihn von der Unterfläche der Zunge aus finden, wenn man zwischen Hyo- und Genioglossus eindringt und die Gefäße der Zunge entfernt (A. lingualis, eventuell auch die V. lingualis); das schmächtige Muskelbündel, welches von den Gefäßen nach dem Mundhöhlenboden zu bedeckt ist (Abb. 52), ist ein selbständiger Muskel. Es kommt allerdings vor, daß Züge bis zum Zungenbein reichen, ja es wird behauptet, daß bei elektrischer Reizung der Kehldeckel wie durch den Genioglossus so auch durch diesen Muskel nach vorn bewegt werde. Nach vorn reichen die Muskelzüge bis zur Zungenspitze und sind hier zwischen Styloglossus und Genioglossus eingeschaltet (Abb. 50). Er verkürzt die Zunge, aber schwächer als der Longitudinalis superior, und wölbt den Zungenrücken konvex in der Längsrichtung, während der Longitudinalis superior ihn konkav biegt.

Musculus transversus linguae (Tabelle S. 74/7). Der unpaare Muskel ist in viele Blätter gespalten, welche fast völlig von dem M. longitudinalis superior bedeckt sind, im übrigen den ganzen Zungenkörper füllen und dabei von andersgerichteten Muskelbündelchen, besonders des Genioglossus, durchbrochen sind (Abb. 52). Dem echten Transversus sind besonders viele Ausläufer von äußeren Muskeln beigemischt, so vom Styloglossus, Palatoglossus und Glossopharyngeus. Die Fasern, welche transversal verlaufen, nicht nur die echten Anteile des

Transversus linguae, sind in der Medianebene der Zunge durch eine dünne Bindegewebsplatte getrennt, *Septum linguae*. Dieses erstreckt sich, in Fortsetzung der Verschiebeschicht zwischen den beiden Musculi genioglossi, in die Substanz der Zunge hinein (Abb. 37, 52). Sein oberer Rand läuft dem Zungenrücken parallel, etwa $^1/_2$ cm von ihm entfernt. Die meisten Transversusbündel entspringen von ihm, doch finden sich immer auch solche, die das Septum ohne Unterbrechung durchsetzen. Es ist der Fixpunkt, von welchem aus die Fasern

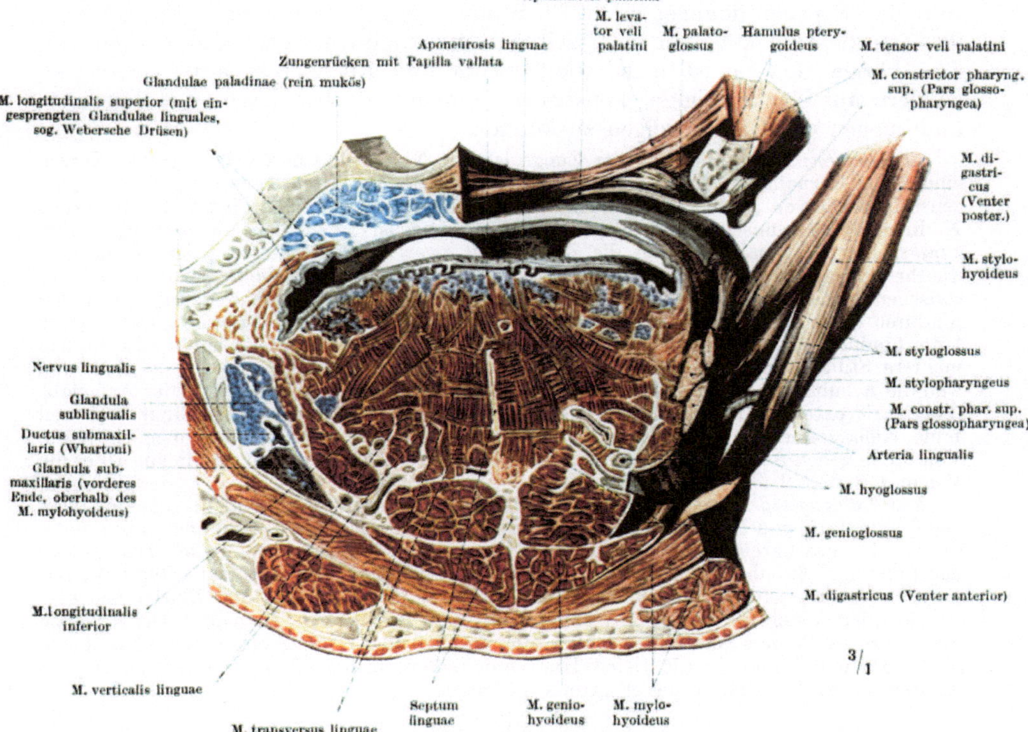

Abb. 52. Zunge, Mundhöhlenboden und Gaumen, neugeborenes Kind. Kombination aus einem Präparat und aus mikroskopischen Schnitten des gleichen Objekts. Ansicht von vorn. Vom Beschauer rechts: Namen der Außenmuskeln, links: Namen der Binnenmuskeln der Zunge. Zwischen M. genioglossus und M. hyoglossus tritt der Nervus hypoglossus in den Zungenkörper ein (beiderseits sichtbar, nicht bezeichnet).

nach beiden Seiten auf die Zungenränder wirken und die Breite des Organs centrisch verringern und es dadurch strecken. Die oberen Fasern bewirken eine Aushöhlung des Zungenrückens und Bildung einer medianen Längsrinne, die unteren im Gegensatz dazu eine quere Wölbung.

Genetisch ist jede Hälfte selbständig und auch von ihrem speziellen Nerv versorgt, dem rechten und linken N. hypoglossus. In der Zungenspitze gehen die Muskelbündel der einen Seite ohne Zwischensehne in die andere über, da hier das Septum unvollständig oder ganz rückgebildet ist.

Musculus verticalis linguae (Tabelle S. 74/8). Die Fasern liegen im freien Teil der Zunge sehr zahlreich zwischen den longitudinalen und transversalen Zügen eingeschaltet (Abb. 52). Ihr Verlauf ist im schlaffen Zustand leicht bogenförmig. Kontrahiert strecken sie sich und platten die Zunge ab. Ziehen sich nur die mittleren zusammen, so entsteht längs dem Zungenrücken eine tiefe konkave Rinne. Kontrahiert er sich zusammen mit dem Transversus, so wird die Zunge in vertikaler und transversaler Richtung verschmälert und muß sprechend länger, also vorgestreckt werden. Vertikalis und Transversus vereint bewirken allein das Herausstrecken aus dem Munde, die Genioglossi können nur wenig dazu tun durch Vorwärtsziehen des Zungengrundes. Eine Hebung der Zungenspitze bei herausgestreckter Zunge bewirken die Longitudinales superiores, eine Senkung die Longitudinales inferiores und die vordersten Fasern der Genioglossi.

Das Bindegewebe zwischen den Zungenmuskeln ist besonders locker und mit vielen Fettzellen durchsetzt. Derb sind nur die Aponeurosis linguae (S. 69) und das Septum linguae, an welchen sich Muskeln befestigen. Im vorderen Teil des Septum kommen nicht selten kleine rundliche Knorpelstückchen vor. Das übrige Gewebe ist nicht wie Septum und Aponeurose auf Widerstand, sondern auf Nachgiebigkeit konstruiert, um den starken Lage- und Formveränderungen des Organs folgen zu können.

Innervation: Bewegungsnerv der Zunge ist der N. hypoglossus (XII); sensible Nerven sind der N. lingualis (V), N. glossopharyngeus (IX) und R. laryngeus superior nervi vagi (X); sensorische Nerven (Geschmacksnerven) sind der N. facialis (VII, als Chorda tympani dem N. lingualis beigemischt) und der N. glossopharyngeus (IX). Siehe dazu S. 65. *Blutzufuhr:* Die A. lingualis versorgt die Zunge, und zwar das Stromgebiet jeder Körperseite die ihr entsprechende Zungenhälfte. Nahe der Zungenspitze durchbohrt eine Anastomose zwischen beiden Zungenarterien das Septum, sonst gehen nur Capillaren durch dasselbe hindurch. Wie gering der Blutaustausch zwischen rechts und links ist, sieht man bei der Unterbindung einer Lingualis: man kann auf der betreffenden Seite unter Umständen mehrere Stunden lang ganz oder fast blutleer operieren. Brand (Nekrose) tritt nicht ein, weil die A. sublingualis mit der gleichnamigen Arterie der Gegenseite und mit der A. facialis (maxillaris externa) der gleichen Seite durch eine Anastomose zusammenhängt und weil feine Kollateralen aus der A. palatina und pharyngea ascendens in die Zunge eintreten. Von unten gehen Ästchen des R. hyoideus der A. thyreoidea superior in sie hinein. Über die Venen s. S. 68, 79.

Die *Lymphgefäße* zwischen rechter und linker Zungenhälfte sind nicht getrennt. Bei der Ausstreuung von Krebskeimen erkranken sogar gelegentlich die Lymphknoten der Seite, auf welcher das Carcinom sitzt, später als die der anderen, „gesunden" Seite. Dagegen ist das Lymphgefäßsystem des Zungengrundes von dem des Zungenrückens fast völlig getrennt. Es gibt hintere, seitliche und vordere Abflußbahnen, deren Verlauf den Blutbahnen entspricht (der A. dorsalis linguae, A. sublingualis und A. profunda linguae). Die Lymphe fließt vorn in die den Speicheldrüsen des Mundhöhlenbodens beigegebenen Lymphknötchen ab (S. 61) und hinten in die tiefen Halslymphknoten, insbesondere in eine Gruppe von Knoten an der Bifurkation der A. carotis communis.

e) Das Gaumensegel.

Die Schleimhaut des Gaumens mit den Drüsen und die Einteilung in harten und weichen Gaumen ist früher beschrieben (S. 49, 50, 54). Über die Entstehung des Gaumens s. S. 119. Hier soll nur der bewegliche Teil des Gaumens, das Gaumensegel, speziell seine Muskulatur behandelt werden, damit wir im Anschluß an die Zunge weitere Bestandteile eines einheitlichen Bewegungsmechanismus kennenlernen. Die Muskeln der Zunge, des Gaumens und des Schlundes sind zusammen mit den im ersten Bande beschriebenen Halsmuskeln die wichtigsten Faktoren, welche beim Schluckakt und beim artikulierten Sprechen zusammenwirken und später in diesem Zusammenhang gewürdigt werden sollen. Die Formen des Gaumensegels und Rachens sind nur zu verstehen, wenn die ursächlichen Beziehungen zur Nahrungsaufnahme und Lautbildung des Menschen berücksichtigt werden (S. 96 u. f.).

Musculus tensor veli palatini (Tabelle S. 74/9). Das breite, platte Muskelband entspringt in langer Linie an der Unterfläche des Keilbeins (am Innenrand des großen Keilbeinflügels und an der Basis des Flügelfortsatzes des Knochens, Abb. 57, Bd. I, Abb. 330 S. 638), ferner an der äußeren, membranösen Wand der Tube. Er zieht in der Fossa pterygoidea fast senkrecht an der Innenfläche des M. pterygoideus internus abwärts, seine flache Sehne schlüpft unter dem Hamulus des Flügelfortsatzes hindurch (Abb. 53, 54) an den Gaumen. Der Muskel benutzt fast die ganze Länge des Hamulus als Hypomochlion, um eine ganz neue Richtung zu gewinnen (Abb. 52—54). Er hat hier bereits

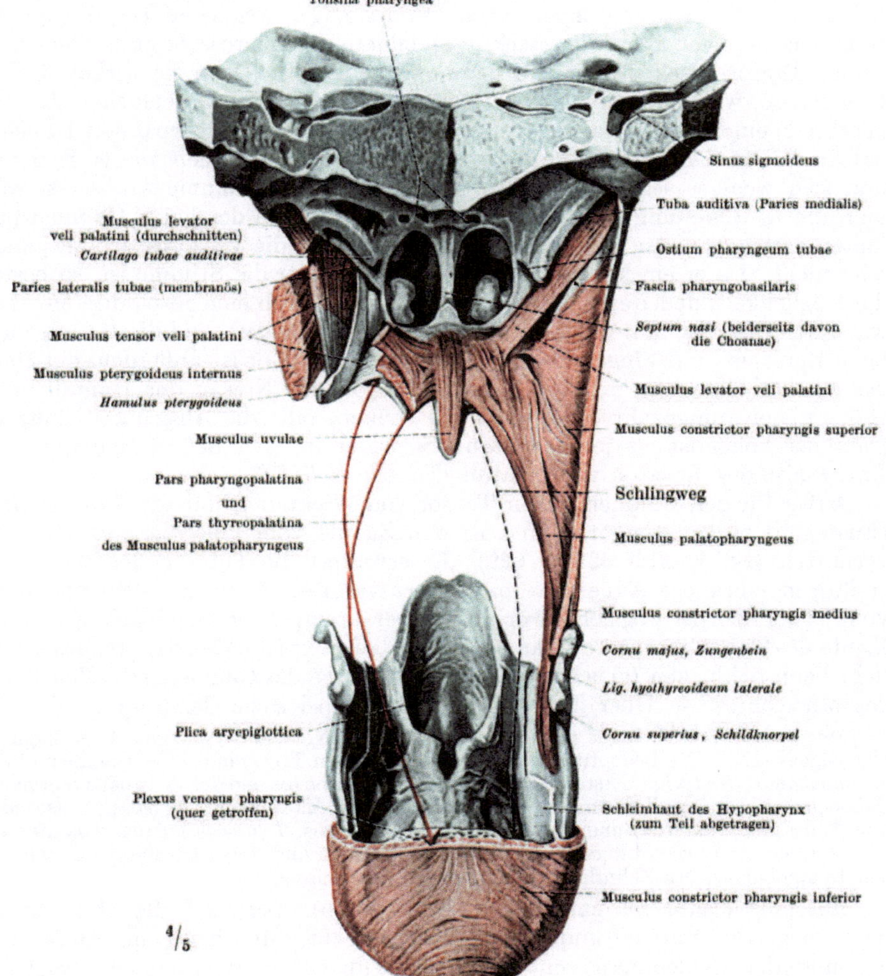

Abb. 53. Muskeln des Gaumensegels und Schlundes, von hinten gesehen. Die hintere Wand am Hypopharynx quer durchtrennt und von da ab nach oben zu entfernt. Links sind alle Schlundmuskeln entfernt, rechts sind der obere Schlundschnürer und die Längsmuskulatur an der Vorderwand des Schlundes in situ erhalten, seitlich der Länge nach durchschnitten (die Längsmuskeln sind links durch zwei schematische Linien wiedergegeben). Unterkiefer entfernt, Schädelbasis bis zu den Schläfenbeinpyramiden weggesägt, linke Tuba auditiva schräg durchschnitten (man vgl. zur Orientierung Abb. 56).

rein sehnigen Charakter, so daß im weichen Gaumen selber vom Muskelfleisch des Tensor nichts zu finden ist. Zwischen der schmalen, platten Sehne und dem Hamulus liegt ein Schleimbeutel (Bursa m. tensoris veli palatini). Die Sehne breitet sich vom Hamulus an in Gestalt einer derben Bindegewebsplatte aus, welche dem Gaumen eingelagert ist, *Aponeurosis palatina* (Abb. 52, 54); sie ist aus derben Zügen der Submucosa der Mundschleimhaut hervorgegangen und unter der Wirkung des Muskelzuges zur sehnigen Fortsetzung der Muskelfasern umgewandelt. Der vordere Rand ist am hinteren Rand des harten Gaumens befestigt. Nach dem hinteren freien Rand des Gaumensegels zu wird sie dünner; sie setzt sich dort in die unveränderte, nicht sehnige Submucosa des weichen Gaumens fort.

Hängt das Gaumensegel schlaff herunter, so ist der Anfangsteil des weichen Gaumens, welcher an den harten Gaumen grenzt, schräg nach abwärts geneigt (Abb. 45). Diesen relativ muskelarmen und wenig beweglichen Teil des weichen Gaumens, welcher allein die stark ausgebildete Aponeurose besitzt, können die beiden Tensores veli palatini in Spannung versetzen. Denn sie wirken auf den Gaumen so, wie wenn sie von den Hamuli entsprängen; sie versuchen die Aponeurose in einer Horizontalebene zu spannen, welche in der Höhe dieser Knochenhäkchen liegt (Abb. 52, 54). Man fühlt am eigenen Gaumen wie er hart wird und sich weniger scharf gegen den Rand des harten Gaumens absetzt, wenn man ihn in Spannung versetzt. Auf diese Weise kann der harte Gaumen nach hinten verlängert oder verkürzt werden, je nachdem die Tensores sich anspannen oder nicht. Da er ein knöcherner Resonanzboden für die Stimme ist, so besteht die Möglichkeit, den Resonanzboden nach hinten durch eine gespannte Membran wie durch das gespannte Fell einer Trommel zu verlängern und die Gaumenlaute beim Sprechen und Singen zu beeinflussen. Der Tensor ist außerdem ein Heber des weichen Gaumens, denn er kann ihn bis in das Niveau der Hamuli in die Höhe ziehen, umgekehrt aber auch ihn senken, falls die Ausgangsstellung des Gaumens höher ist als jenes Niveau. So ist er je nach Bedarf Synergist oder Antagonist des Levator veli palatini (Tabelle S. 74/10).

Außer für den Gaumen ist der Tensor von Wichtigkeit für die Tuba auditiva (Eustachii), welche der äußeren Luft den Zutritt vom Pharynx zum Mittelohr vermittelt (Bd. I, Abb. 323, S. 629). Er erweitert die Tube in der Weise, daß er ihre membranöse Außenseite mit der er verlötet ist, nach außen und unten vom Tubenknorpel wegzieht; vor allem aber krempelt er die eingebogene obere Kante des Tubenknorpels auf, an welcher er befestigt ist (Abb. 54). Beides ermöglicht beim Schlucken (gleichzeitig mit Bewegungen des Gaumens) die Ventilation des Mittelohres. — Über Tube und Tubenknorpel siehe Gehörorgan (Bd. III).

Innervation: Von N. vagus (X), oft auch noch vom N. facialis (VII) und vom N. glossopharyngeus (IX). Die Bedeutung eines Ästchens aus dem Trigeminus bzw. Ganglion oticum ist unbekannt. *Blutzufuhr:* Ästchen der A. palatina descendens und der A. canalis pterygoidei (Stromgebiet der Maxillaris interna), sehr wechselnde Ästchen der A. palatina ascendens (aus A. maxillaris externa) und der A. pharyngea ascendens. *Lymphabfluß* (des gesamten weichen Gaumens): in die hintersten Nodi submandibulares und tiefen Halslymphknoten. Mit den Lymphbahnen des Zahnfleisches zahlreiche Anastomosen.

Musculus levator veli palatini (Tabelle S. 74/10). Der runde fleischige Muskel liegt innen vom vorigen und ist weniger versteckt. Man kann ihn an der Vorwölbung der Schleimhaut unterhalb der Tubenöffnung erkennen, welche er bedingt, *Levatorwulst* (bei der pharyngoskopischen Untersuchung beim Lebenden deutlich, Abb. 61). Der Muskel entspringt an Rauhigkeiten der Unterfläche des Felsenbeines (gegen die Spitze hin, Abb. 57, Bd. I, Abb. 330, S. 638) und am Tubenknorpel. Er zieht längs dem unteren Rand der Tube an der Hinterseite schräg abwärts zum Gaumen und strahlt in dessen Hinterfläche nahe der Mittellinie ein, näher der Rachenschleimhaut als der Tensor (Abb. 53, 54). Die Fasern sind mit denen des Partners zu einer durchlaufenden Muskelschlinge verflochten und endigen im Bindegewebe, nicht an der Gaumenaponeurose.

Da die aus beiden Levatores gebildete Schlinge wie eine Schaukel von der Schädelbasis herabhängt, kann sie je nach ihrem Verkürzungszustand den beweglichsten Teil des weichen Gaumens, der wie das Schaukelbrett an ihrem tiefsten Punkt zu denken ist, in die verschiedensten Lagen bringen. Der Muskel trägt seinen Namen insofern mit Recht, als er der kräftigste Gaumenheber ist. Nur ist er nicht der einzige, denn auch der Tensor kann heben. Doch hat der Levator nicht die Beschränkung wie jener, daß die Hebung an einem bestimmten Niveau Halt machen muß. Er hebt so weit, daß das Gaumensegel mit seiner hinteren, pharyngealen Fläche gegen eine aktive Vorwulstung der Rachenrückwand (PASSAVANTscher Wulst) angepreßt werden und einen völligen Verschluß gegen die Nase bilden kann (Abb. 55c).

Der Levator ist ein Spanner des Gaumensegels, der universeller als der Tensor ist, trotz des Namens des letzteren. Er unterstützt ihn, solange der Tensor spannen kann, wirkt aber auch dann noch, wenn der Tensor erschlafft ist und das Velum über das Niveau des harten Gaumens emporrückt. Hängt das Gaumensegel herab, so können Tensor und Levator nicht spannen, wohl aber ihre Antagonisten bei der Hebung, Palatoglossus und Palatopharyngeus (Tabelle S. 75/12 u. 13).

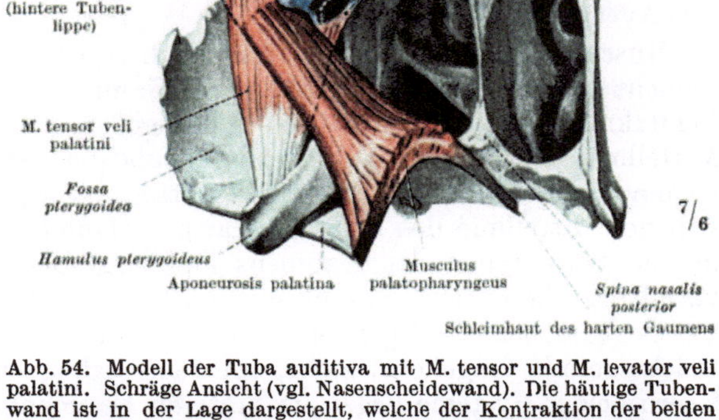

Abb. 54. Modell der Tuba auditiva mit M. tensor und M. levator veli palatini. Schräge Ansicht (vgl. Nasenscheidewand). Die häutige Tubenwand ist in der Lage dargestellt, welche der Kontraktion der beiden Muskeln entspricht (Lumen der Tube schwarz). Bei Erschlaffung des Tensor liegt sie entsprechend der weiß gestrichelten Linie; die dicke Knorpelecke, welche dem Torus tubarius entspricht, würde sich bei Erschlaffung des Levator der weiß gestrichelten Lage der Membran eng anlegen.

Auf die Tube wirkt der Levator erweiternd zusammen mit dem Tensor, indem er sich bei seiner Verkürzung und Verdickung gegen den unteren Rand des Tubenknorpels anstemmt und den rinnenförmigen Tubenknorpel abflachen hilft (Abb. 54).

Innervation: Hauptsächlich vom Facialis (VII), außerdem vom Vagus (X), oft auch noch vom Glossopharyngeus (IX). *Blutzufuhr* wie beim vorigen. Das dort erwähnte kleine Ästchen der A. pharyngea ascendens (aus A. carotis externa) läuft längs des Levator zum Gaumen. Vertritt es die A. palatina ascendens (ebenfalls aus A. carotis externa oder aus A. maxillaris externa), so ist es entsprechend dicker.

Musculus uvulae (Tabelle S. 75/11). Das dünne Muskelchen entspringt jederseits an der Gaumenaponeurose neben und hinter der Spina nasalis posterior des harten Gaumens, liegt nahe der Rachenschleimhaut auf der Hinterfläche des weichen Gaumens und vereinigt sich früher oder später mit dem Partner zu einem unpaaren Muskelstreifen, welcher in das Zäpfchen hinabsteigt (M. azygos uvulae). Fasern des M. palatopharyngeus (Tabelle S. 75/13) liegen häufig so dicht auf dem M. uvulae, daß sie bei der Präparation von der Rachenseite her entfernt werden müssen, ehe das Muskelchen sichtbar wird. Es kann aber auch ganz fehlen. Die Muskelfasern durchdringen als Filz das Drüsenlager der Rachenseite des Gaumensegels und befördern den Austritt des Sekrets. Die bis zur Spitze des Zäpfchens herabreichenden Fasern inserieren an der Schleimhaut und verkürzen das Zäpfchen. Erschlaffen sie, so wird das Zäpfchen so lang, daß es den Zungengrund berührt.

Innervation: Wahrscheinlich wie beim vorigen. *Blutzufuhr* wie dort.

Musculus palatoglossus (Tabelle S. 75/12). Die dünne Muskelschicht liegt im vorderen Gaumenbogen, **Arcus** palatoglossus (Abb. 36). Sie steigt als

Fortsetzung des Transversus linguae aus der Seite der Zunge an dieser Stelle schräg nach innen in die Höhe und liegt im weichen Gaumen nahe der Vorderfläche (Abb. 52). Dort inserieren Fasern, mit solchen des Levator veli palatini verflochten, an der Gaumenaponeurose, andere vereinigen sich mit den Fasern des Partners in der Mittellinie.

Das System des Transversus linguae + Palatoglossus, soweit sich ersterer in letzteren fortsetzt, ist ein Muskelring, welcher sphincterartig die Schlundenge zusammenschnürt und beim Schlucken den Bissen abkneift, ehe er aus dem Mund in den Schlund hinabgleitet. Dabei wird der Bissen durch die *Isthmusdrüsen* besonders eingespeichelt; sie sind in die Muskeln eingebettete muköse Drüsen von wechselnder Zahl, welche bei Höchstentwicklung den Ring zwischen den Gaumen- und Unterzungendrüsen beiderseits schließen (S. 54).

Bei festliegender Zunge vermögen die beiden Palatoglossi den Gaumen im ganzen abwärts zu bewegen, also umgekehrt zu wirken wie die Levatores und Tensores veli palatini.

Innervation: Nervus glossopharyngeus. *Blutzufuhr* wie beim Levator veli palatini, außerdem Ästchen aus der Zunge.

Musculus palatopharyngeus (Tabelle S. 75/13). Seine Fasern steigen in dünner Schicht von der Schlundwand zum Gaumen aufwärts. Die einen sind am Schildknorpelrand befestigt und vereinigen sich mit denen des Partners in der Mittellinie des Gaumens (Pars thyreopalatina, Abb. 53, links). Dieses System ist einer nach unten zu offenen Pinzette zu vergleichen. Andere Fasern gehen von der Mittellinie des Schlundes aus, verlaufen mehr schräg oder quer, enden in den Seitenteilen des Gaumens an der Aponeurosis palatina und inserieren vermittels dieser am Hamulus pterygoideus (Pars pharyngopalatina). Dieses System (die beiderseitigen Muskeln zusammen) ist einer Pinzette vergleichbar, welche gerade umgekehrt steht, mit dem Griff nach unten. Die meisten Muskelfasern beider Systeme liegen im hinteren Gaumenbogen, *Arcus palatopharyngeus* (Abb. 36b u. Abb. 66).

Die einzelnen Muskelschlingen sind zwar kein geschlossener Sphincter, aber alle zusammen funktionieren doch wie ein solcher und verengern ähnlich dem Palatoglossus + Transversus linguae die Schlundenge, Isthmus faucium. Kehlkopf und Gaumen werden durch den Muskel einander genähert, also ersterer gehoben, letzterer gesenkt, und der Schlundkopf im ganzen verkürzt. Die Ausstrahlungen im weichen Gaumen verbreiten sich besonders zahlreich zwischen den Schleimdrüsenpaketen und helfen das zähe Sekret derselben auszupressen. Fasern, welche nebst Drüsen in der Plica salpingopharyngea (Abb. 56) eingebettet liegen und an der Tube befestigt sind, heißen *M. salpingopharyngeus*. Sie wirken mit bei der Hebung des Pharynx (vgl. auch S. 99).

Beim *Würgen* findet eine Erweiterung, ja geradezu ein Aufreißen des Isthmus faucium statt, wie man sich leicht überzeugen kann, wenn man den Spatel, der die Zunge herunterdrückt, bis in das Glossopharyngeusgebiet am Zungengrund vorführt und dadurch den Würgreflex auslöst. Über die Muskeln, welche außer dem Palatopharyngeus die Erweiterung des Isthmus ausführen, s. M. stylopharyngeus (Tabelle S. 75/17).

Innervation: N. glossopharyngeus (N. vagus ?). *Blutzufuhr:* A. palatina ascendens und A. pharyngea ascendens.

2. Der Rachen.

a) Begrenzung und Einteilung.

Der *Rachen*, auch Schlundkopf oder Schlund genannt, *Pharynx*, ist ein etwa 13 cm langer fibrös-muskulöser Schlauch. Die hintere Wand ist eine geschlossene Fläche ohne Pforten. Sie ist der Vorderfläche der Wirbelsäule und den dort liegenden tiefen Halsmuskeln mit ihrer Fascia colli profunda durch lockeres Bindegewebe angeheftet. Sie reicht aufwärts bis zur Schädelbasis und abwärts bis zum Oesophagusmund (hinter dem Ringknorpel des Kehlkopfes, entsprechend dem oberen Rande des 6. Halswirbelskörpers, Abb. 45). Nach vorn ist die Wand des Schlauches von drei Toren durchbrochen (Abb. 56). Das oberste führt in die Nasenhöhle, das mittlere in die Mundhöhle und das unterste in den Kehlkopf. Man teilt danach den Pharynx schematisch in drei Etagen ein: *Epipharynx* s. *Pars nasalis* (blau), *Mesopharynx* s. *Pars oralis* (violett) und *Hypopharynx* s. *Pars laryngea* (rot). Wird das Gaumensegel gehoben, so läßt sich im Rachenraum die Nase gegen den Mund und damit der Epi- gegen den Mesopharynx fest abschließen (Abb. 55c). Man nennt in der praktischen Medizin den oberhalb des Verschlusses liegenden Abschnitt gewöhnlich *Nasenrachenraum, Cavum pharyngonasale.* Der Meso- und Hypopharynx sind weder in Ruhe noch in Bewegung gegeneinander abgesetzt. Die gedachte Grenze zwischen beiden ist eine Horizontalebene, welche etwa durch die Spitze des Kehldeckels geht.

Als Grenze des Mesopharynx gegen die Mundhöhle wird von uns der Arcus palatoglossus angenommen (S. 52). Die Zungenwurzel schaut in den Pharynx hinein, gehört aber nicht zu ihm.

Das deutsche Wort „Rachen“ wird in sehr verschiedener Bedeutung gebraucht. Manche Anatomen nennen so nur die Enge des Pharynx zwischen den beiden Gaumenbögen, *Isthmus faucium* oder *Fauces.* In der Klinik versteht man unter „Rachen“krankheiten allgemein das Gesamtgebiet des Pharynx. Ich gebrauche das Wort in diesem Sinne.

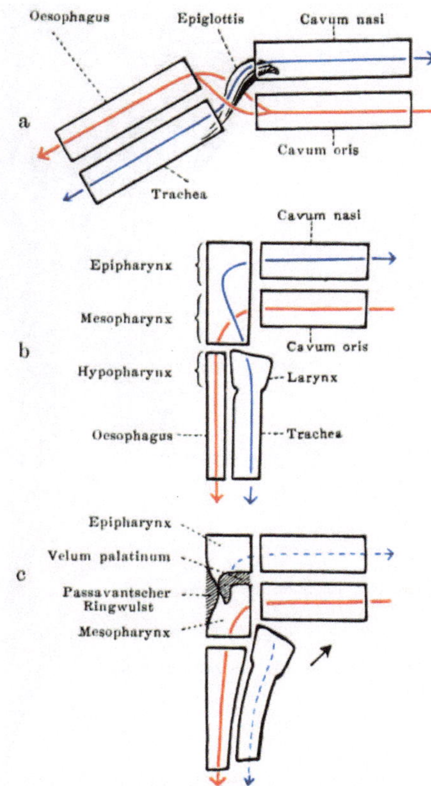

Abb. 55a—c. Schlingweg (rot) und Luftweg (blau), Schema. a Vierfüßler, b Mensch, unter der Annahme, daß eine Überkreuzung von Schling- und Luftweg stattfände (beim Eintritt von Nahrungspartikelchen in die „Sonntagskehle“ verwirklicht). c Mensch, übliches Verhalten beim Schlucken, Blockierung des Luftweges. Vgl. die natürliche Anordnung des Schling- und Luftweges in Abb. 60.

Schling- und Luftweg. Die Höhle des Schlundkopfes, *Cavum pharyngis,* ist die Stelle, an welcher sich der Schlingweg (rot) und Luftweg (blau) überkreuzen müßten (Abb. 55b), wenn nicht durch besondere Mechanismen verhütet würde, daß beide Wege sich wirklich schneiden. Tritt es ausnahmsweise dennoch ein, so ist eine der Folgeerscheinungen der Eintritt von Speiseteilen in den Luftweg; das „Verschlucken“ ist wegen der explosiven Gegenwirkung und Selbsthilfe unseres Organismus gegen diese Schädigung Jedem bekannt. Das Verschlingen von Luft durch die Speiseröhre geschieht regelmäßig beim Schlucken, bleibt aber unbemerkt. Bei allen Vierfüßlern liegen die beiden *Aufnahme*rohre für die Nahrung und Luft, die Mund- und Nasenhöhle, fast in der gleichen Richtung wie die beiden *Leitungs*rohre, Speise- und Luftröhre (Abb. 55a). Beim Menschen entsteht infolge der aufrechten Körperhaltung ein rechter Winkel zwischen beiden Paaren (Abb. 55b). Das erfordert eine ganz andere Art der Sicherung, welche, wie wir sehen werden, mit unserem artikulierten Sprechen zusammenhängt. Denn beim Tier reicht der Kehldeckel wie ein Eisbrecher aufwärts bis hinter den Gaumen hinauf; er zwingt die Nahrung hüben und drüben vorbei in die Speiseröhre zu rutschen und läßt immer den Luftweg in der Mitte frei von Nahrungsbestandteilen. Der Schlingweg ist typisch gespalten. Beim Menschen kommt das nur ausnahmsweise bei Flüssigkeiten vor. Manche Individuen können Flüssigkeiten, z. B. Bier, langsam hintergießen, „ohne zu schlucken", d. h. ohne daß eine Bewegung des Kehlkopfs oder sonst eine Bewegung

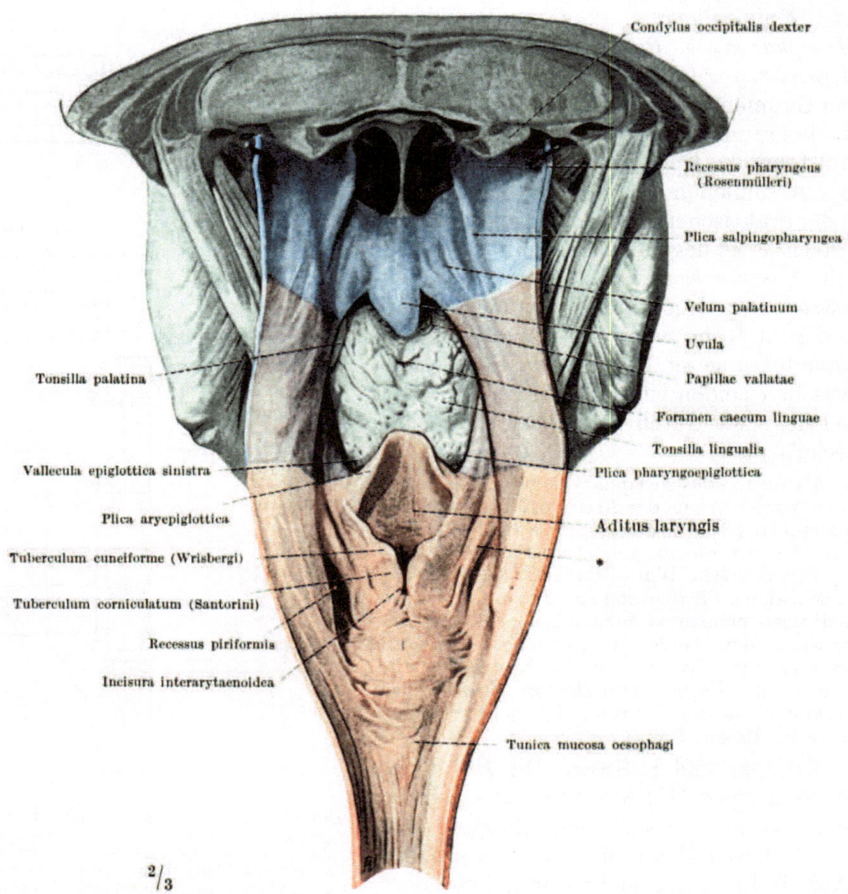

Abb. 56. Vordere Seite der Rachenwand, von hinten gesehen. Die Schleimhaut überall erhalten. Die Hinterseite in der Medianlinie aufgeschnitten und nach beiden Seiten auseinandergeklappt (s. Haken in den oben vom Schädel abgetrennten Zipfeln). Blau Epipharynx, violett Mesopharynx, rot Hypopharynx. In der blauen Zone die beiden Choanen (vgl. Abb. 61), in der violetten Zone die Schlundenge, begrenzt von den beiden Arcus pharyngopalatini (Ansicht von vorn s. Abb. 36b). Wegen des Unterkiefers und der Muskeln, welche zu Seiten der Rachenwand liegen, vgl. Abb. 58. * Schleimhautfalte durch Stauchung beim Auseinanderlegen der hinteren Pharynxwand entstanden.

außer dem Öffnen des Mundes eintritt; nach spanischer Landessitte wird allgemein der Rotwein auf diese Art getrunken. Bei Schwerkranken und Bewußtlosen, welche nicht schlucken, fließt der Speichel in ähnlicher Weise abwärts gegen den Magen zu. Die Flüssigkeit nimmt dann wie bei Tieren ihren Weg hüben und drüben vom Kehlkopfeingang, der von so hohen Wällen umsäumt ist, daß sie bei nicht zu großen Mengen nicht überflutet werden (Abb. 53, schwarz gestrichelte Linie). Bekanntlich „schlucken" wir gewöhnlich, d. h. wir führen eine ganz bestimmte Bewegung aus, welche äußerlich daran erkennbar ist, daß der Kehlkopf zuerst aufwärts steigt und dann wieder hinabsinkt.

Das Zustandekommen und die Ausdehnung dieser Bewegung wird später im einzelnen analysiert werden (S. 96). Der Vorgang läuft darauf hinaus, daß die Luft- und Speiseröhre wie zwei Gleise in einer Weiche verstellbar sind. Wird die Luftröhre in der Richtung des Pfeiles so nach vorn verstellt, daß sich der Kehlkopf unter die Mundhöhle begibt, sich gleichsam unter die Zunge duckt, so führt der Schlingweg (rot) von der Mundhöhle in den Meso-, Hypopharynx und die Speiseröhre, ohne daß etwas von den Speisen in das tote Gleis, den Kehlkopf, hineingelangt (Abb. 55c). Der Nasenrachenraum ist bei dieser Stellung durch das emporgehobene Gaumensegel, das gegen den PASSAVANTschen Ringwulst der hinteren Rachenwand gedrückt wird, gegen den Eintritt von Speisen geschützt. Nur der Weg in die Speiseröhre ist offen.

Eine andere Frage ist, inwieweit dabei der Kehldeckel mitbenutzt wird, um den Kehlkopf zu schließen. Wenn dies geschieht, so ist es eine doppelte Sicherung; der Hauptschutz ist immer das Unterducken des Kehlkopfs unter die Zunge. Denn nach Verlust des Kehldeckels (syphilitische Geschwüre, Operation) ist das Schlucken nicht wesentlich erschwert.

Bei manchen Tieren, z. B. Delphinen, ist der Kehldeckel so weit in den Nasenrachenraum vorgeschoben, daß er selbst beim Verschlucken ganzer Fische in dieser Lage verharrt und den Bissen zwingt, einseitig *vorbei* zu rutschen. Bei Raubtieren wird das schnelle Schlucken großer Beutestücke gefördert, indem sich die Epiglottis *zeitweilig* aus dem Nasenrachenraum loslöst und über den Kehlkopfeingang herüberlegt, so daß der Bissen viel Platz hat, indem er über sie *hinwegrutscht*. Das Charakteristische und Einzigartige für den Menschen ist, daß der Kehldeckel *nie* in den Nasenrachenraum hineinragt (außer beim Fetus), daß also die Luft vom Rachen aus stets ebensogut in die Mundhöhle wie durch die Choanen in die Nasenhöhle gelangen kann, das entscheidend Neue für die Ausnutzung der Mundhöhle zum artikulierten Sprechen (S. 100).

Die Vorder- und Hinterwand des Hypopharynx liegen, wenn kein Bissen passiert, unterhalb des Kehlkopfeinganges aneinander (Abb. 45) bis auf seitliche Rinnen am Übergang von der Vorder- zur Hinterwand. Oberhalb ist der Rachenschlauch ebenfalls plattgedrückt. Der Binnenraum ist so weit offen, daß die Atemluft frei passieren kann. Der anteroposteriore Durchmesser erscheint beim Lebenden vom Mund aus gesehen größer als er tatsächlich ist, weil man nicht die kürzeste Entfernung der Rachenrückenwand von der Schlundenge wahrnimmt, sondern weil man in der Richtung eines schrägen Durchmessers in den Rachen sieht (von vorn oben nach hinten unten). Beim Schlucken wird das Innere, entsprechend der Größe des Bissens oder Schluckes durch diesen weiter geöffnet als in der Ruhe. Die Verengerung geschieht aktiv durch die Schlundschnürer. Bei der Erweiterung helfen Muskeln nur insofern mit, als sie den Schlauch aktiv verkürzen und dadurch das Material herbeischaffen können, das bei der passiven Dehnung der Rachenwand durch den Inhalt noch eine weitere Ausdehnung über ihre natürliche Nachgiebigkeit hinaus ermöglicht.

b) Die Schichten der Schlundwand.

Die Bindegewebsschicht. Die Schichtenfolge gleicht derjenigen der Mundhöhle. Wir unterscheiden 1. eine Mucosa (ohne Muscularis mucosae), 2. eine Submucosa, 3. eine Muscularis, 4. eine Adventitia. Wie im weichen Gaumen, so ist auch in der Rachenwand die Tela submucosa stellenweise sehr derb und straff. Die Versteifung wird hier nicht durch Aponeurosen bedingt, denn nur wenige Sehnen von Muskeln breiten sich in ihr aus (M. stylopharyngeus, Tabelle S. 75/17); im oberen Abschnitt nahe der Schädelbasis fehlt die Muskelschicht ganz. Da hier die Bindegewebshaut allein die Schlundwand zu bilden hat, ist sie besonders derb. Man nennt diesen freiliegenden, besonders widerstandsfähigen Teil *Fascia pharyngobasilaris* (Abb. 58). Sie stellt die Verbindung mit dem Schädel her. Die Anheftungslinie (Abb. 57), an welcher die Rachenwand mittels dieser

Schicht aufgehängt ist, bildet nach beiden Seiten hin blinde, enge Nischen, die *Recessus pharyngei* (*Rosenmülleri*, Abb. 57, 66). Sie legen sich von hinten an die mediale Wand der Tuben. Innen sind die Nischen wie die ganze Fascie von der Rachenschleimhaut ausgekleidet. Nach unten zu, wo Muskulatur hinzukommt, nimmt das straffe Bindegewebe ab. Dagegen treten zahlreiche Fasern auf, welche den unteren Teil der Tela submucosa des Rachens zu einer besonders dehnbaren *Fascia elastica* gestalten; sie ist am Zungenbein und Schildknorpel befestigt.

Die *Tunica adventitia* ist eine dünne Fascie, welche die Muskulatur von außen deckt. Sie ist nach oben vorn in die einzige Gesichtsfascie, die es gibt

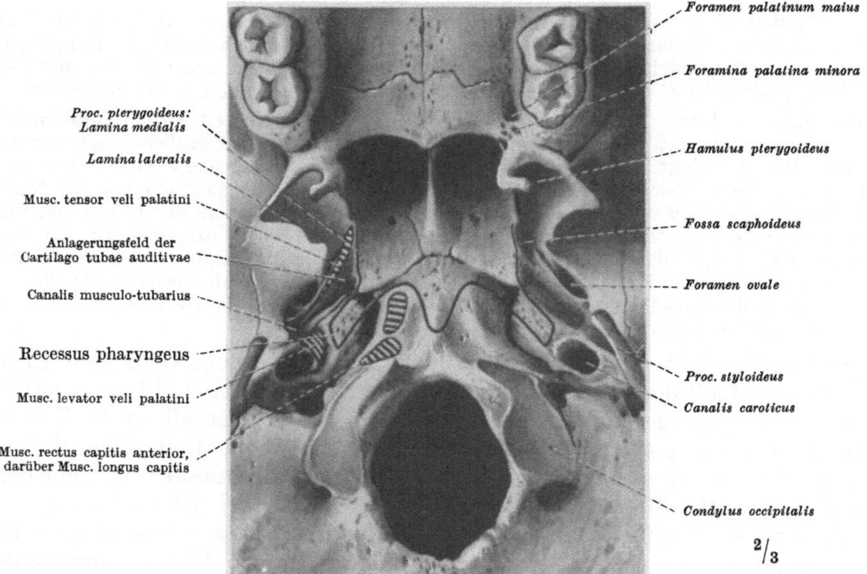

Abb. 57. Befestigungslinie der Rachenwand an der Schädelbasis mit den Ursprungs- bzw. Ansatzflächen der benachbarten Muskeln. [Nach v. HAYEK, Anat. Anz., Bd. 66 (1928), Erg.-Heft.]

fortgesetzt und heißt *Fascia buccopharyngea* (Bd. I, S. 730). An der Hinterwand des Rachens geht sie in lockeres retropharyngeales Gewebe über, welches den Schlund so verschieblich mit der tiefen Halsfascie verbindet, daß er beim Schlingen sich leicht bewegen kann.

Wie locker dieses Gewebe ist, ergibt sich bei der rapiden Ausbreitung retropharyngealer Abscesse, welche entstehen, wenn Fremdkörper (Gräten u. dgl.) die hintere Rachenwand durchbohren. Der Eiter erreicht mit Leichtigkeit das Innere des Brustkorbes (Mediastinum posterius), ja das Zwerchfell. Für die Dehnbarkeit der Fascia elastica (Tela submucosa) und der Rachenwand im ganzen (Meso- und Hypopharynx) liefert die Klinik viele Beispiele. So kann z. B. eine im Schlafe verschluckte Gebißplatte bei einem indolenten Patienten monatelang im Hypopharynx liegen und den Speiseweg versperren. Trotzdem verhungert der Patient nicht, weil die geschluckten Bissen und Flüssigkeiten die nachgiebige Pharynxwand so weit dehnen, daß sie an dem Fremdkörper vorbeigleiten können.

Von dem Recessus pharyngeus und der nach abwärts anschließenden Seitenkante des Pharynx aus spannt sich eine mit Sehnenfasern durchwirkte Bindegewebsplatte zum Proc. styloideus, die *Fascia* besser *Membrana stylopharyngea*. Sie trennt den parapharyngealen vom retropharyngealen Raum. Auf ihrer Rückfläche liegen ihr die Art. carotis interna und die sie begleitenden Nerven unmittelbar an.

Die Muskelschicht. In der Rachenwand wird die Muskelschicht von Ring- und Längsmuskeln gebildet. Die *Ringmuskeln* sind ursprünglich ein geschlossener

Sphincter (Abb. 89d, punktierte rote Linie). Da ihnen aber die Skeletteile eingelagert sind, welche aus den Kiemenbogen des primitiven Kopfdarmes hervorgehen, so wird dieser Teil der Muskulatur mit der Umwandlung der Kiemenbogen in Unterkiefer, Zungenbein und Kehlkopfskelet zu Muskeln dieser Skeletteile verwendet (Abb. 4, blau). Nur die dorsale Wand bleibt unberührt und wird in die Schlundschnürer umgewandelt; so entsteht das *Constrictorensystem* des Rachens. Die Muskelfasern bilden keinen geschlossenen Ring, sondern endigen hufeisenförmig hüben und drüben an den genannten Skeletteilen, welche die ventrale Wand aufgeteilt haben, bis hinauf zum Schädel. Wie alle branchialen Muskeln des Kopfes, so sind auch sämtliche Pharynxmuskeln aus quergestreiften Muskelfasern aufgebaut.

In der Rückwand des Rachens sind die Schlundschnürer größtenteils unterbrochen und an einem medianen Sehnenstreifen befestigt, *Raphe pharyngis* (Abb. 58). Dies hängt damit zusammen, daß durchaus nicht alle Fasern transversal verlaufen. Sie strahlen vielmehr von jedem Skeletpunkt, welchen die Sphincteren am ehemaligen Kiemenskelet als Stützpunkt besetzt halten, fächerförmig aus. Daher laufen sie vielfach in der Raphe von beiden Seiten her spitzwinklig zusammen. Die Raphe ist der gemeinsamen Wirkung der beiderseitigen schrägen Fasern, welche an dieser Stelle nach dem Parallelogramm der Kräfte in der Längsrichtung ziehen müssen, aufs beste angepaßt. Die Constrictoren sind, wenn die schrägen Fasern einzeln wirken, nicht ausschließlich Schlundschnürer. Mit dem Fachnamen wird nur *eine*, und zwar die genetisch älteste Tätigkeit bezeichnet; daneben sind sie auch Heber und Verkürzer des Schlundkopfes.

Die *Längsmuskeln* der Rachenwand sind viel spärlicher als die Schlundschnürer. Sie sind *lediglich* Verkürzer, und zwar ihrer Anheftung am Schädel nach „Heber" des Schlundkopfes, deshalb *Levatores pharyngis* genannt. Sie decken nicht die ganze Rachenwand, sondern lassen im Epi- und Mesopharynx die ganze Rückwand frei.

Musculus constrictor pharyngis superior (Tabelle S. 75/14). Er hat eine sehr ausgedehnte Ursprungslinie an der Unterfläche des Schädels, welche bei manchen Individuen beiderseits bereits an der Schäfenbeinpyramide, immer aber am Flügelfortsatz beginnt (Abb. 330, Bd. I S. 638) und von dort die Zwischensehne zwischen Hamulus und Unterkiefer als Brücke benutzt, um letzteren zu erreichen und in der Höhe des 3. unteren Molars und in der Zunge zu endigen (Abb. 50, 52). Der obere Rand des Muskels ist nach dem Schädel zu konkav ausgeschnitten; er läßt die Fascia pharyngobasilaris frei zutage treten (Abb. 58). An der Raphe reicht er bis nahe an das Tuberculum pharyngeum des Schädels heran, an welchem die Raphe selbst befestigt ist. Doch ist die oberste Randpartie individuell sehr verschieden ausgebildet, bald hoch und gut, bald weniger hoch und schwach entwickelt. Nach unten reicht der Constrictor superior bis in das Niveau des unteren Randes des Unterkiefers. Doch ist die untere Spitze überlagert vom Constrictor medius und in minderem Grad auch vom Constrictor inferior. Man kann von außen erst nach Entfernung der beiden letzteren einen vollen Eindruck von der Größe des Muskels erhalten. Der Schleimhaut liegt er dagegen fast seiner ganzen Ausdehnung nach an (mit Ausnahme der von Längsmuskeln bedeckten schmalen Streifen) und ist von innen deshalb ohne weiteres freizulegen (Abb. 53). Die meisten Fasern der einen Seite verflechten sich mit denen der anderen Seite in der Raphe.

Der obere Teil des Muskels wulstet die Schleimhaut gegen das Innere des Rachens vor: PASSAVANT*scher Ringwulst*, ein Widerlager für die Hinterseite des Gaumensegels, welches beim Verschluß des Nasenrachenraums an diese Stelle der

Rachenwand angepreßt wird (Abb. 55c u. Abb. 60b). Für die Fortbewegung des Bissens gegen die Speiseröhre kommt der Muskel nicht in Betracht, da er dafür zu hoch liegt. Aber seine Fasern verstärken die Rachenwand oberhalb des für den Sphincterenmechanismus benötigten Abschnittes.

Innervation: N. glossopharyngeus. *Blutzufuhr:* A. pharyngea ascendens, daneben A. palatina ascendens, A. pharyngea descendens (aus A. sphenopalatina) und A. Vidiana, sämtlich

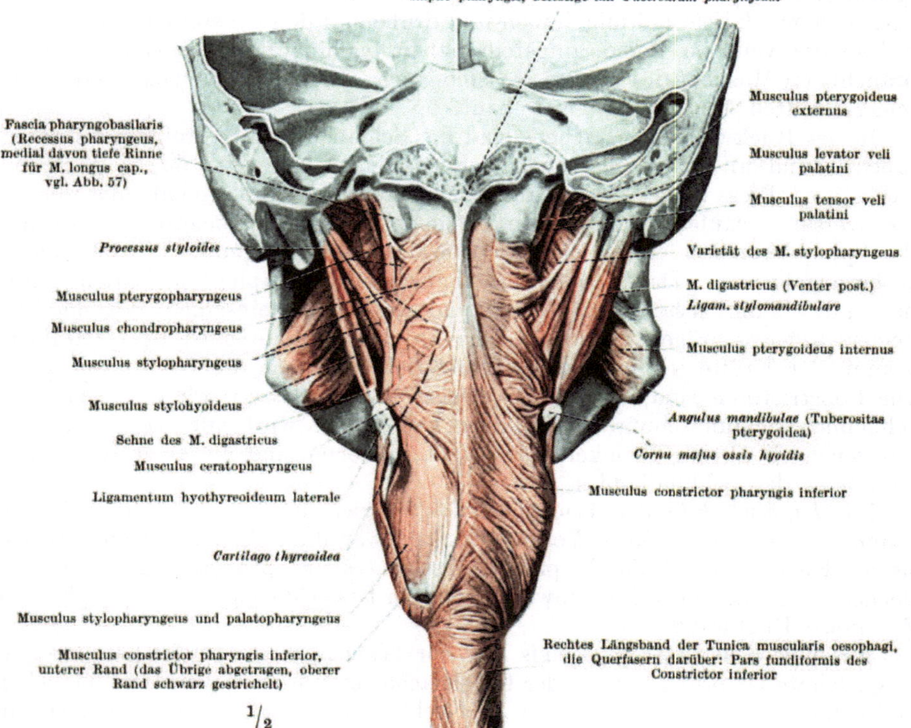

Abb. 58. Rachenmuskulatur von hinten, Pharynx nicht eröffnet. Links ist der Constrictor phar. inf. bis auf einen kleinen Streifen am unteren Rand entfernt, seine obere Grenze schwarz gestrichelt. Statt des Namens des Constr. phar. sup. und Constr. medius sind einzelne Abschnitte beschriftet (s. Tabelle S. 75). Der hintere Bauch des M. digastricus ist entfernt. Rechts sind alle Muskeln erhalten. Varietät: der M. stylopharyngeus sollte auf den platten Muskelbauch beschränkt sein, welcher rechts unter dem oberen Rand des Constr. phar. medius verschwindet. Statt dessen gibt es rechts einen zweiten Muskel, welcher sich auf den Constr. medius legt und mit ihm verschmilzt und links einen zweiten, ebenfalls atypischen Muskel, welcher sich anfangs auf den Constr. med. legt (auf den M. chondrophar.), aber dann unter ihm verschwindet (unter dem M. ceratopharyngeus).

aus A. carotis externa. *Lymphabfluß*: Obere Region zu den Nodi lymphatici faciales profundi, untere Region zu den Nodi cervicales profundi.

Musculus constrictor pharyngis medius (Tabelle S. 75/15). Er entspringt beiderseits vom Zungenbein (großes und kleines Horn, Abb. 51) und an dem anstoßenden Teil des Lig. stylohyoideum. Er ist in zwei mehr oder minder deutliche Schichten zerlegt, welche breit nach der Raphe zu ausstrahlen. Sie können zwischen sich ein dreieckiges Fenster freilassen (Abb. 58, links) oder sich gut überdecken (rechts). Immer bleibt zwischen dem oberen Rand des Constr. medius und dem Constr. superior eine Lücke, durch welche der M. stylopharyngeus (Tabelle S. 75) in die Rachenwand einstrahlt (in Abb. 58 sind rechts und links Varianten des letzteren abgebildet). Der Constrictor inferior deckt fast die ganze untere Hälfte des Constrictor medius zu, beide zusammen überlagern in verschiedenem Grade den Constrictor superior. Durch die dachziegelförmige Überlagerung wird die Schlundwand von oben nach unten fortschreitend muskelkräftiger. Die schnürende Wirkung bei den wellenförmig fortschreitenden Kontraktionen ist deshalb unten am stärksten.

Innervation: N. glossopharyngeus (und N. vagus). *Blutzufuhr* und *Lymphabfluß* wie beim vorigen.

Musculus constrictor pharyngis inferior (Tabelle S. 75/16). Er entspringt beiderseits an den oberflächlichen Kehlkopfknorpeln (Schild- und Rinknorpel), manchmal auch vom obersten Ring der Luftröhre und hängt oft an seinen Ursprüngen mit dem M. cricothyreoideus des Kehlkopfs (Tabelle S. 75) und dem M. sternothyreoideus des Halses muskulös oder sehnig zusammen. Die obersten Fasern steigen steil aufwärts zur Raphe pharyngis und decken einen großen Teil des Constrictor medius und einen kleinen Teil des Constrictor superior. Die untersten Fasern bilden zunehmend flachere Bögen über die Mittellinie hinweg ohne Bildung einer Raphe. Schließlich verlaufen sie horizontal, rein ringförmig, zuletzt in abwärts konvexen Bögen (Abb. 58, 76). Dieser unterste raphelose Teil des Constrictor inferior wird als seine *Pars fundiformis* bezeichnet. Die große rhombische Platte, welche die beiderseitigen Muskeln formen, ist auf der Außenfläche des Pharynx ganz sichtbar (Abb. 58; nur die rechte Hälfte). Über die schnürende Wirkung siehe den vorigen.

Innervation: N. vagus (N. laryngeus superior und Plexus pharyngeus).

Musculus stylopharyngeus (Tabelle S. 75/17). Er ist von den drei schmalen Muskeln, welche vom Griffelfortsatz entspringen, am längsten; er entspringt an dessen Hinterkante zunächst der Schädelbasis. Am Seitenrand des Schlundes steigt er außen vom Constrictor superior abwärts und strahlt zwischen Constrictor superior und Constrictor medius in die Rachenwand ein (Abb. 50, 58). Von da ab schließt er sich den ebenfalls longitudinalen Fasern des M. palatopharyngeus an und bildet mit diesen die tiefste Schicht der Pharynxmuskeln (Abb. 58, links freigelegt). Vom Zungenbein bis zum unteren Schildknorpelrand ist die ganze Rückwand des Rachens von den longitudinalen Zügen der beiden Muskeln bedeckt, welche konvergierend von oben einstrahlen. Oberhalb und unterhalb dieser Strecke ist sie frei von Längszügen. Die lateralen, hinteren Bündel des Stylopharyngeus erreichen mit dem Palatopharyngeus den oberen und hinteren Rand des Schildknorpels und den Kehldeckel *(Pars pharyngolaryngea)*, zum Teil endigen sie in dem straffen Teil der Tela submucosa der Pharynxwand. Der obere Rand der Pars pharyngo-laryngea liegt in der Plica pharyngo-epiglottica (Abb. 56). — Der mediale, vordere Teil des Stylopharyngeus endet in der Submucosa an der Kapsel der Tonsilla palatina und abwärts davon *(Pars pharyngo-tonsillaris)*.

Die beiderseitigen Muskeln heben den Schlundkopf gegen ihre unbewegliche Befestigung an den Griffelfortsätzen empor, ziehen die Pharynxwand über den Bissen herauf wie man den Sack über die eingefüllten Kartoffeln zieht. Je mehr der Pharynx gegen den Schädel gehoben wird, desto mehr bekommen die Bündel der Pars pharyngo-tonsillaris eine quere, der Horizontalen genäherte Verlaufsrichtung, so daß ihre Zugrichtung fast transversal wird, d. h. sie können dann die Pharynxwand zur Seite ziehen und dadurch den Isthmus faucium erweitern (*Dilatator isthmi faucium*, siehe Würgen, S. 100).

Von den zahlreichen Varianten sind in Abb. 58 rechts und links zwei, an atypischen Stellen in die Constrictoren einstrahlende Bündel mit ausgesprochen dilatierender Wirkung gezeichnet.

Innervation: N. glossopharyngeus. *Blutzufuhr* wie bei den vorigen.

Musculus palatopharyngeus (s. S. 86). Er ist Heber des Schlundkopfes und Schildknorpels beim Schlucken wie der M. stylopharyngeus; bei feststehendem Kehlkopf, Antagonist des Levator und Tensor veli palatini.

Schleimhaut des Pharynx. Auf die Seitenwände und Rückwand des Epipharynx setzt sich von der Nasenhöhle aus typisches, mehrzeiliges Flimmerepithel fort, welches der Tunica propria der Mucosa fast ganz glatt aufliegt. Das Flimmerepithel, welches beim Embryo den ganzen Pharynx auskleidet, ist beim Erwachsenen an den meisten Stellen durch Plattenepithel ersetzt; in Falten und Buchten erhält es sich am längsten. Die orale und die hintere Fläche des Gaumensegels, soweit sie sich beim Schlucken der Pharynxwand anlegt (Abb. 60), und die ganze Wand der beiden unteren Etagen des Rachens sind wie die Mundhöhle von mehrschichtigem Plattenepithel ausgekleidet. Trotz des andersartigen Epithels ist beim Gaumensegel die Tunica propria wie in der Nasenhöhle papillenlos oder die vorhandenen spärlichen Papillen sind niedrig. Weiter unten sitzt das Epithel auf sehr hohen Papillen der Propria auf. Infolge des Blutreichtums der Propria sieht die Schleimhaut rosig aus; wo die zahlreichen, dickeren Drüsen durchschimmern ist sie heller. Die Drüsen des obersten, der Schädelbasis angelagerten Teiles, *Fornix pharyngis*, sind gemischt. Auch innerhalb der Pharynxtonsille (S. 110) liegen zahlreiche gemischte Drüsen, die zum Teil verödet und deren Ausführgänge zu Krypten der Tonsille geworden sind. Weiter abwärts sind die Drüsen rein mukös mit Ausnahme der nächsten Umgebung des Kehlkopfeinganges, wo wieder gemischte Drüsen liegen. Die Schleimdrüsenpakete an der Rückwand des Rachens und in den ROSENMÜLLERschen Taschen sind besonders reichlich. Sie haben Hirsekorn- bis Linsengröße.

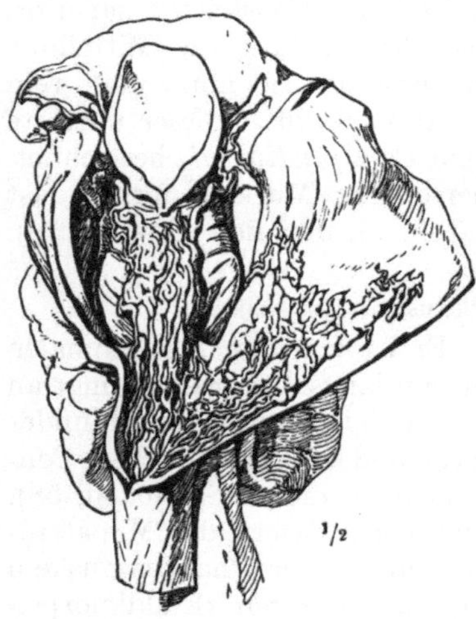

Abb. 59. Venöse Wundernetze des Hypopharynx. Rachenwand an der linken Seite geöffnet und Hinterseite nach rechts herübergeklappt. (Aus Anat. Anz. 1918.)

Die Pharynxschleimhaut ist am Übergang in die Speiseröhre in Falten gelegt, welche radiär zusammenschließen, ähnlich den Falten eines geschlossenen Tabaksbeutels. Diese Stelle heißt *Oesophagusmund*. Sie ist in ständiger rhythmischer Schließungs- und Öffnungsbewegung begriffen. Auf der Vorder- und Hinterwand des Hypopharynx liegt unter der Schleimhaut je ein venöses Wundernetz, welches, wenn es gefüllt ist, die Schleimhaut vorwölbt und beim Sondieren einen Widerstand bietet (Abb. 53, 59). Das vordere liegt auf der Ringknorpelplatte und auf den Mm. arytaenoidei des Kehlkopfs (Tabelle S. 76/22, 23), das hintere ein wenig weiter caudal innen vom Constrictor pharyngis inferior oberhalb des Oesophagusmundes. Die Schleimhaut des Hypopharynx ist auf der Rückwand des Kehlkopfs ganz besonders verschieblich.

Die *Blutzufuhr* und der *Lymphabfluß* der Schleimhaut entspricht dem bei den Muskeln Gesagten (S. 92). Die Lymphgefäße, welche vom oberen Teil der Hinterwand wegleiten, gelangen in einige retropharyngeale Lymphknoten zwischen Pharynx und M. rectus capitis anterior. Von ihnen gehen die tiefen retropharyngealen Abscesse aus. Die Knötchen sind immer vorhanden, beim Kind groß, beim Erwachsenen klein.

Innervation: Aus sensiblen Ästen des Plexus pharyngeus (im Bereich des Constrictor superior und medius vom N. glossopharyngeus und im Bereich des Constrictor inferior vom N. vagus). Die Hinterwand des Kehlkopfs (zugleich die Vorderwand des Hypopharynx) ist vom sensiblen R. internus des N. laryngeus superior n. vagi innerviert.

Das Relief der dem Lumen zugewendeten Schleimhautoberfläche (Abb. 45, 56) ist reich an Details, welche durch eingelagerte Muskelzüge und die Wandungen benachbarter Organe oder deren Zugänge bedingt sind. Die Bedeutung ergibt sich aus den veranlassenden Einschlüssen und aus der Umgebung der Falten und Gruben. Ich füge eine Tabelle mit kurzer Erklärung der verwendeten Namen bei.

Die beim Rachen üblichen Fachausdrücke.

1. **Nasenrachenraum, Pars nasalis pharyngis, Epipharynx.** Schleimhautnerv: 2. Ast des Trigeminus, im unteren Teil Glossopharyngeus.

Fornix pharyngis, Schlundkopfgewölbe: die Schleimhaut ist angeheftet an das Os occipitale, Os petrosum und Os sphenoidale des Schädels (Abb. 57). Das Gewölbe hat Keulenform (oben breit, nach unten verengert).

Tonsilla pharyngea: schwammiger Teil der Schleimhaut an der oberen Rückwand und am Fornix (Abb. 53, 66), mit eingelagertem lymphatischen Gewebe (S. 110).

Fossulae tonsillares: die Eingänge zu den Krypten der Pharynxtonsille, oft sehr weit.

Bursa pharyngea, Varietät: eine unpaare tiefe Krypte in der Pharynxtonsille, deren Grund fest an den Schädel angeheftet ist und deshalb die Schleimhaut besonders stark einbuchtet (Abb. 66), manchmal in eine Grube im Os occipitale eingelagert ist.

Recessus pharyngeus, ROSENMÜLLERsche Tasche: seitliche Ausbuchtung, die jederseits bis zur Schädelbasis hinaufreicht (Abb. 57, 66); je nach der Größe der Pharynxtonsille weiter oder enger.

Ostium pharyngeum tubae auditivae: dreiseitige Öffnung der Ohrtrompete, Tuba Eustachii (Abb. 61), von hier aus führt die Tube in das Mittelohr (in Abb. 57 ist der Eintritt in die Felsenpyramide zu sehen; Übersicht in Bd. I, Abb. S. 629). Das Ostium pharyngeum tubae liegt hinter der unteren Nasenmuschel und kann mit einer gebogenen Sonde vom unteren Nasengang aus sondiert werden, indem man die Spitze am hinteren Rand der Muschel (Abb. 45) nach oben dreht und in die Tube einführt. Geht man zu weit nach hinten, so gerät die Sonde in den Recessus pharyngeus (siehe Torus tubarius). Diese Bucht ist leichter mit der Sonde zu fühlen als das übrige Relief. Deshalb führt man das Instrument absichtlich bis dahin vor und sucht von da aus durch Rückwärtsziehen der Sonde den Torus und die Öffnung der Tube.

Labium anterius et posterius des vorigen: die Tubenlippen sind Schleimhautfalten, welche vor und hinter der Tubenöffnung vorspringen. In der vorderen Lippe liegt der Tubenhaken (umgebogene Kante des Tubenknorpels), in der hinteren Lippe das verdickte Ende der lateralen Platte des Tubenknorpels (vgl. Abb. 53, 54 u. 61).

Torus tubarius, Tubenwulst: synonym der hinteren Tubenlippe, welche durch den ihr eingelagerten Tubenknorpel besonders stark vorspringt (Abb. 61). Der derbe Wulst wird beim Sondieren gefühlt und dient als Marke: die Tubenöffnung liegt vor, der Recessus pharyngeus hinter ihm.

Levatorwulst: ein Vorsprung am unteren Rand der Tubenöffnung, welcher vom Inneren der Tube aus nach dem Gaumen zu schräg abfällt (Abb. 45, 61). Ihm liegt der M. levator veli palatini zugrunde.

Plica salpingopharyngea, Wulstfalte: sie läuft von der hinteren Tubenlippe aus in der seitlichen Rachenwand abwärts und verstreicht nach unten (Abb. 56, 61). In ihr liegen außer Drüsen und Lymphfollikeln der M. salpingopharyngeus und ein Fascienstrang, *Ligamentum salpingopharyngeum.*

Plica salpingopalatina, Hakenfalte: schwache, kurze Falte, welche die vordere Tubenlippe gegen das Gaumensegel zu fortsetzt (Abb. 61).

Meatus nasopharyngeus: senkrechter Schleimhautstreifen mit wenig markierten Rändern zwischen der Plica salpingopalatina und dem hinteren Ende der Nasenmuscheln (Abb. 80). Diese Stelle entspricht der knöchernen Umrahmung der Choanenöffnung (Pars verticalis des Os palatinum). Gegenüber dem Meatus nasopharyngeus hört das Nasenseptum mit scharfem Hinterrande auf (Abb. 56, 61).

2. **Mundrachenraum, Pars oralis pharyngis, Mesopharynx.** Schleimhautnerv: N. glossopharyngeus.

Isthmus faucium sive *Fauces, Schlundenge:* der Durchlaß, welcher von der Mundhöhle in den Rachen führt (Abb. 36, 56).

Arcus palatoglossus, vorderer Gaumenbogen: zwei nach oben konvergierende Schleimhautfalten, welche die Mundhöhle gegen den Mesopharynx abgrenzen (Abb. 36b u. Abb. 66); in ihnen liegen Drüsen und der M. palatoglossus.

Plica triangularis: nach der Zunge zu verbreitert sich der Arcus palatoglossus zu einer dreieckigen Schleimhautfalte, welche mit ihrem freien Rande die Gaumenmandel von vorn etwas überdeckt (Abb. 66).

Arcus palatopharyngeus, hinterer Gaumenbogen: zwei Schleimhautfalten, welche stärker vorspringen als die des vorderen Gaumenbogens, aber geradeso wie jene nach oben konvergieren (Abb. 36b). Nach unten zu verstreichen sie im Hypopharynx (Abb. 66). In ihnen liegt jederseits der M. palatopharyngeus.

Tonsilla palatina, Gaumenmandel (S. 106): ein ovaler Körper, welcher in der Nische zwischen den beiden Gaumenbögen, zum Teil auf dem Arcus palatopharyngeus darauf liegt (Abb. 66), aber das Feld gegen den vorderen Bogen und die Zunge zu freiläßt (*Plica triangularis*). Wegen der teilweisen Einlagerung in den hinteren Bogen springt die Mandel bei Würgbewegungen, besonders stark vor und ist dann vom Mund aus deutlich sichtbar. Vom Pharynx aus gesehen springt sie stets vor (Abb. 56, links; die vergrößerte Gaumenmandel ist auch vom Mund aus gesehen prominent, die normale ist nur wenig oder gar nicht sichtbar, Abb. 36b).

Fossa supratonsillaris: ein Rest des Sinus tonsillaris, einer tiefen Grube, aus welcher sich beim Fetus die Tonsille emporhebt. Sie liegt am vorderen, oberen Rand der Tonsille, zwischen ihr und dem Arcus palatoglossus (Abb. 66).

Tonsilla lingualis, Zungenmandel: auf der Zungenwurzel, welche gegen den Schlund schaut (Abb. 56), liegen zahlreiche Lymphfollikel mit je einer Krypte, *Folliculi linguales* (auch Balg„drüsen" genannt). Sie werden als Zungentonsille zusammengefaßt (S. 109). Sie rechnen als Bestandteil der Zunge zur Mundschleimhaut, werden aber vielfach auch mit zum Rachen gezählt, weil dieser Teil der Zunge das Loch in der Rachenvorderwand gegen die Mundhöhle zu wie eine Verschlußtür ergänzt.

Fossulae tonsillares (Abb. 66): die Eingänge zu den Krypten der Gaumenmandel, oft mit Pfröpfen gefüllt; ebenso die Eingänge zu den solitären Follikeln neben (vor) der Gaumenmandel und zu den Folliculi linguales (Abb. 48).

Plica glossoepiglottica mediana
Plicae glossoepiglotticae laterales } s. S. 68.
Valleculae epiglotticae

Plica pharyngoepiglottica: Falte der seitlichen Pharynxwand, welche abwärts zum seitlichen Rand des Kehldeckes zieht (Abb. 56), enthält Fasern des M. stylopharyngeus, Grenze gegen den Hypopharynx.

3. **Unterrachen (Hypopharynx).** Schleimhautnerv: N. laryngeus superior des Nerv. vagus (X).

Aditus laryngis: Eingang in den Kehlkopf (Abb. 56).

Prominentia laryngea pharyngis: der in den Pharynx vorspringende Kehlkopf (Abb. 45).

Recessus piriformis: die neben dem Kehlkopfeingang jederseits einsinkende Furche der Schleimhaut (Abb. 56); sie ist oben durch die Plica pharyngoepiglottica von der Vallecula epiglottica geschieden. Der Recessus piriformis ist jederseits der bevorzugte Schlingweg; er führt seitlich vom Kehldeckel vorbei (Abb. 53, schwarz gestrichelte Linie).

Plica nervi laryngei: eine feine Falte im Recessus piriformis, enthält den sensiblen R. internus des N. laryngeus superior (N. vagus).

Plica aryepiglottica: Schleimhautfalte von der Epiglottis zu den Stellknorpeln; die beiderseitigen Falten umsäumen den Kehlkopfeingang (Abb. 53, 56). Die Submucosa ist in ihnen besonders locker; plötzliche Anschwellung beim Glottisödem (Gefahr des Erstickens).

Plexus venosus pharyngis anterior et posterior, venöse Wundernetze auf der Vorder- und Hinterwand (Abb. 53, 59).

c) Der Schlingweg und der Luftweg in Ruhe und Bewegung.

Schluckapparat. Unter Schling*weg* verstehen wir die Straße für die Nahrungsaufnahme von der Mundhöhle bis zur Speiseröhre, unter Schling- oder Schluck*akt* den Bewegungsvorgang, durch welchen Bissen auf diesem Weg gegen den Magen hin befördert werden. Beteiligt sind Muskeln des Mundhöhlenbodens, der Zunge, des Gaumensegels, des Rachens und der Speiseröhre. Wir behandeln in zusammenfassender Übersicht diesen großen Muskelkomplex an dieser Stelle, weil jetzt alle wichtigen Komponenten aus der Einzelbeschreibung bekannt sind. Der Rachen ist die kritische Stelle, an welcher der Luftweg gegen den Schlingweg so gesichert sein muß, daß trotz der Überkreuzung beider beim Menschen gewöhnlich kein „Verschlucken" eintritt (Abb. 55b, c). Diese Sicherung besorgt ohne unser Zutun die Muskulatur.

Um den Inhalt der Mundhöhle nach hinten zu treiben, muß

1. das Innere der Mundhöhle unter Druck gesetzt,

2. der Bissen von der Zunge wie von einem Spritzenstempel längs dem Gaumen nach hinten geführt und

3. jeder andere Weg als der zur Speiseröhre verlegt werden. Zu versperren sind

a) der Rückweg in die Mundhöhle,
b) der Weg in den Nasenrachenraum,
c) der Weg in den Kehlkopf.

In der *Ruhe*stellung (Abb. 60a) steht das Zungenbein relativ tief, der Kehlkopf folgt nach unten erst in gewissem Abstand auf das Zungenbein und legt sich so gegen die Rachenrückwand, daß beide eng aneinander liegen, also der Zugang zur Speiseröhre wie diese selbst geschlossen ist. Die Muskulatur kommt den ihr gestellten, oben näher erläuterten Aufgaben in zwei Phasen nach.

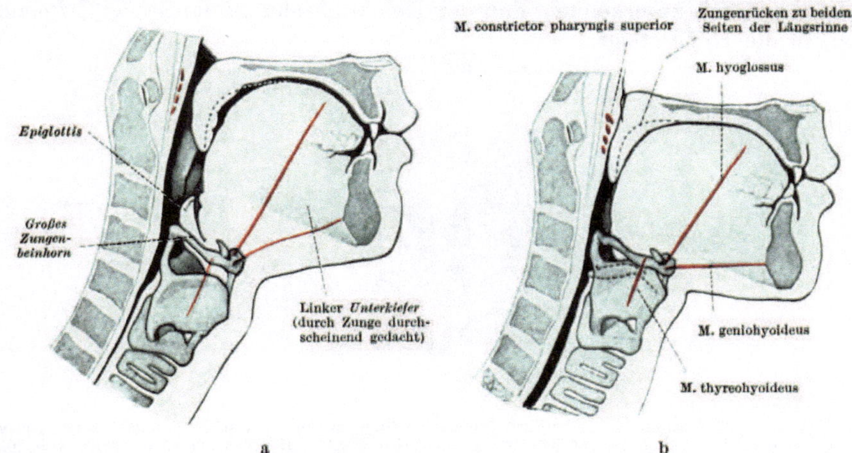

Abb. 60a u. b. Leerschlucken; Medianschnitte, Kehlkopf und Zungenbein aus der Papierebene vorspringend. a Ruhelage von Zunge, Gaumensegel, Zungenbein und Kehlkopf; Muskeln erschlafft, deshalb rote Linien dünn und lang. b Emporsteigen des Gaumensegels, des Zungenbeins und Kehlkopfs, Vorquellen der Zunge nach hinten; Muskeln kontrahiert, rote Linien entsprechend verdickt und verkürzt. Der Kehldeckel in Abb. b mit gestrichelter Konturlinie. Nach Präparaten, die entsprechend den Röntgenaufnahmen von SCHEIER (PASSOW-SCHAEFER, Beiträge Bd. IV, 1910) montiert wurden.

Schlucken. *1. Phase* (Vorbereitung des eigentlichen Schluckens, Dauer verhältnismäßig lang).

Kontrahieren sich die Muskeln des Mundhöhlenbodens (M. mylohyoideus, M. geniohyoideus, M. digastricus, Abb. 37), so ziehen sie das Zungenbein nach oben und vorn, gleichzeitig nähern die beiden Mm. thyreohyoidei den Schildknorpel und den ganzen Kehlkopf dem Zungenbein so sehr, daß beide Teile wie ein festes Ganzes unter die Zunge schlüpfen (Abb. 55c u. Abb. 60b). Der Kehlkopf duckt sich gleichsam unter die Zunge und ist infolgedessen für den Luftweg gesperrt, der Rachen dagegen geöffnet. Gleichzeitig wird die Zunge durch den Druck, welchen der Mundhöhlenboden ausübt, gegen den Gaumen gepreßt und der Bissen gegen diesen gedrängt. Nun übernehmen die beiderseitigen Mm. hyoglossi und Mm. styloglossi die Führung des Zungenstempels nach hinten; die ersteren, indem sie das Zungenfleisch zurückstauen, und die letzteren, indem sie das gestaute Material nach oben und hinten leiten. So wird schließlich unter Mitwirkung der Binnenmuskulatur der Zunge der hintere Teil des Zungenrückens wulstartig längs dem Gaumen nach hinten und der Bissen gegen die Schlundenge getrieben (man beachte in Abb. 60b, wie sehr die Zungenwurzel gegenüber der Muskellinie für den M. hyoglossus nach hinten vorgewulstet ist, vgl. mit Abb. 60a). Der Isthmus öffnet sich so lange, bis der Bissen von passender Länge und Größe hindurchgegangen ist. Dann kontrahieren sich der Sphincter, welcher aus dem M. transversus linguae und aus den

Mm. palatoglossi besteht, und ebenso die rautenförmige Faserkreuzung der Mm. palatopharyngei (Abb. 53), um den Bissen abzuschneiden, wie in der Wurstmaschine für jede Wurst die Fülle Stück für Stück abgeteilt wird. Der Weg in den Nasenrachenraum ist verlegt, weil der M. levator und tensor veli palatini das Gaumensegel so weit heben und der M. constrictor pharyngis superior den PASSAVANTschen Ringwulst der Rachenrückwand so weit vortreibt, daß beide fest aneinanderschließen (Abb. 55c u. Abb. 60b). Deshalb kann in dieser Phase gefahrlos die Tuba auditiva durch die Kontraktion des M. tensor und levator veli palatini geöffnet werden (S. 84, auch Abb. 61).

Der ganze, in der 1. Phase zusammengefaßte Vorgang ist äußerlich, besonders beim Mann, daran zu erkennen, daß der Kehlkopf oder „Adamsapfel", *Pomum Adami*, in die Höhe steigt.

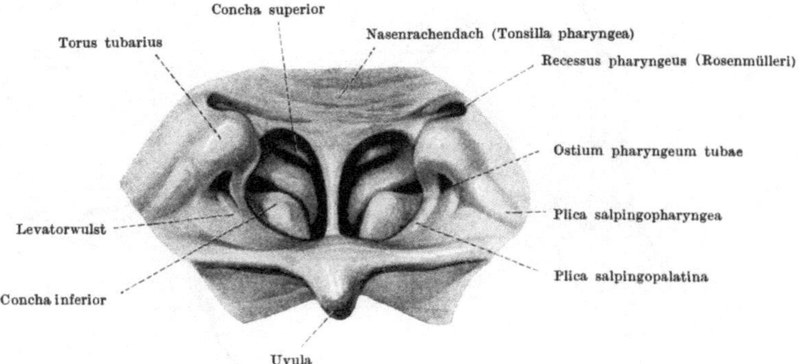

Abb. 61. Choanen und Tubenmündungen bei aktiv gehobenem Gaumen. Ansicht von hinten mittels Rachenspiegel (Rhinoscopia posterior). Mit teilweiser Benutzung von A. ROSENBERG, Rachenkrankheiten, 1911, Abb. 20.

2. Phase (Hinabschlucken, blitzschneller Vorgang).

Der Druck, welcher in der allseits geschlossenen Mundhöhle durch den muskulösen Mundboden entstanden ist, preßt in dem Augenblick, in welchem die Schlundenge sich öffnet, den Bissen nach hinten. Er rutscht mit großer Geschwindigkeit längs einer schrägen Ebene abwärts, welche in folgender Weise zustande kommt. Das Zäpfchen liegt in diesem Augenblick zwischen den Arcus palatopharyngei. Es füllt die Öffnung zwischen den Bögen gerade aus, weil die Bogenränder durch die ihnen eingelagerten gleichnamigen Muskeln gestrafft sind; in dieser Lage entsprechen sie den Seitenrändern des Zäpfchens und sind ihnen angeschmiegt. Der weiche Gaumen setzt sich auf diese Weise als schräges Dach ohne Unterbrechung auf die Rachenrückwand fort (später steigt er höher und verschließt die Mundhöhle fest gegen den Nasenrachenraum, s. oben). Ist der Bissen breiig oder klein, so kann der Überdruck in der Mundhöhle genügen, um ihn längs der beschriebenen schrägen Ebene in den Rachen und sogar durch die Speiseröhre hindurch bis an den Magenmund zu schleudern. Solche Nahrung wird schußweise nach hinten gespritzt („Spritzschluck"). Der M. mylohyoideus scheint der kräftigste Muskel zur Erzeugung des Überdruckes in der Mundhöhle zu sein. Wenigstens ist bei Hunden nach operativer Durchtrennung der Mylohyoidei das Schlucken sehr erschwert.

Nach dem Passieren der Schlundenge gleitet der Bissen zunächst zwischen Zungengrund und hinterer Pharynxwand, dann zwischen Kehlkopf und hinterer Pharynxwand nach abwärts. Dabei sind Zungenbein und Kehlkopf nach oben und vorn gehoben, wodurch der Kehlkopfeingang verschlossen und der Zugang zur Speiseröhre erweitert ist (s. oben, 1. Phase). Gleichzeitig wird die Pharynxwand über den Bissen hinweg nach oben gezogen, der Pharynx wird verkürzt

(Abb. 60b). Die Hebung und Verkürzung des Pharynx bewirken vorwiegend der Stylo-, Palato-, Salpingopharyngeus und der Constrictor pharyngis inferior mit seinen bis zur Schädelbasis reichenden Fasern (Abb. 58).

Eine peristaltische Bewegung findet bei diesen sehr schnell ablaufenden Vorgängen nicht statt, alle beteiligten Muskeln sind quergestreift. Der Ablauf dieses Vorganges ist im großen und ganzen unabhängig von der Körperhaltung und von der Konsistenz der Bissen, er ist der gleiche bei aufrechter Haltung und im Liegen oder bei Kopfstand. Im einzelnen allerdings bestehen feine, noch nicht näher bekannte Unterschiede, z. B. beim Schlucken von festen Bissen und von Flüssigkeiten. Momentaufnahmen von weniger als $^1/_{40}$ sec Dauer sind nötig, um auf der Röntgenplatte ein scharfes Bild des Bissens während des Durchganges durch den Rachen zu erhalten. In ihm kommt zu dem *Spritz*mechanismus der Mundhöhle noch ein unterstützender *Schleuder*mechanismus hinzu. Beides zusammen nennt man den *buccopharyngealen*, besser *glossopharyngealen* Akt.

Der *oesophageale* Akt (*3. Phase* des Schluckens) übernimmt die Weiterbeförderung durch die Speiseröhre in den Magen. Wir besprechen ihn bei der Speiseröhre. Am Beginn der 3. Phase stehen die Kopfeingeweide wieder in der schlaffen Ausgangsstellung (Abb. 60a).

Nach Röntgenmomentbildern kann kein Zweifel sein, daß gewöhnlich der besonders bewegliche oberste Abschnitt der Epiglottis beim Schlucken nach abwärts gebogen wird (Abb. 60b). Die Erfahrungen beim Sondieren mit dem Oesophagoskop, welches im Rachen nach einer Seite auszuweichen sucht, stimmen damit überein, daß der anatomischen Form nach der Weg seitlich vom Kehldeckel besonders gangbar ist (neben Zäpfchen und durch die Recessus piriformes, Abb. 53, schwarzgestrichelte Linie). Im Hypopharynx ist durch die venösen Wundernetze, wenn diese gefüllt sind, ebenfalls der seitliche Weg am freiesten (Abb. 59). Ob der Bissen rechts oder links vorbeigeht, wird durch Asymmetrien der Kaubewegung bestimmt und bereits beim Passieren der Gaumenbögen eingeleitet, unter welchen zwei Wege hindurchführen (Abb. 36b u. Abb. 56). Das Zäpfchen steht gewöhnlich etwas schief. Fehlt es oder kommt es durch Krankheit in Fortfall, so tritt keine Störung auf. Doch ist ein geschwollenes Zäpfchen, welches den Zungengrund berührt und damit Würgreflexe auslöst, sehr lästig.

Der Kehldeckel ist nicht nötig, um den Eingang des Kehlkopfs vor Eintritt von Nahrungsbestandteilen zu bewahren (S. 88); doch ist er eine doppelte Sicherung gegen ein solches Vorkommnis. Ein dritter Schutz kann die aktive Kontraktion der Mm. aryepiglottici in den gleichnamigen Falten sein; diese Muskeln kommen in dieser Ausbildung nur dem Menschen zu (S. 148). Bei Tieren besteht die Gefahr des Verschluckens nicht in dem Maß wie bei uns, weil bei ihnen der Kehldeckel hinter das Gaumensegel hinaufragt und wie ein Eisbrecher die Bissen am Kehlkopfeingang vorbeizwingt (Abb. 55a).

Das Schlucken in Rückenlage ist deshalb unbequemer als im Stehen und Sitzen, weil mehr Muskelaufwand nötig ist, um das Zungenbein und den Kehlkopf nach vorn zu ziehen (Abb. 60b), wenn dies bei jedem Schluck *gegen die Schwere* geschehen muß. Alte Leute haben oft wegen Muskelschwäche einen besonders tiefstehenden Kehlkopf (Laryngoptose) und deshalb Schluckbeschwerden. Hebt man das Organ manuell, so geht der Akt sofort ohne Schwierigkeit. — Wie nötig die Bewegungen des Zungenbeins für den Schluckakt sind, geht auch daraus hervor, daß ein Bruch des Zungenbeins je nach seinem Sitz eine lebensgefährdende Verletzung sein kann. Sehr lange Processus styloidei, besonders ihre Verwachsung mit den kurzen Zungenbeinhörnern („Verknöcherung des Lig. stylohoideum") bedingen erhebliche Schluckbeschwerden. Auch Nackensteifigkeit bedingt eine Schluckbehinderung, da die leichte Vorwärtsbewegung des Kopfes beim Schlucken erschwert oder unmöglich ist.

Die Schluckmuskeln sind nur zum Teil dem Willen unterworfen. Auf die Einleitung eines Schluckaktes hat der Wille wohl Einfluß. Nach Formung des Bissens vollzieht sich das übrige im allgemeinen ohne Bewußtsein des weiteren Ablaufes. Von der Gegend der Gaumenbögen und Mandeln ab ist er gänzlich dem Willen entzogen. Ist der Bissen hier angelangt, so setzt ein im Gehirn vorgebildeter Mechanismus ein (Schluckcentrum), welcher zwangsläufig den Muskeln alles weitere Geschehen vorschreibt. Dieser *Schluck-* und *Würgreflex* ist einer der am festesten eingeschliffenen Reflexe des ganzen Körpers. Er verschwindet erst in tiefer Narkose. Die zum Gehirn führende Reflexbahn verläuft nicht im 2. Ast des Trigeminus, sondern nur im Glossopharyngeus und in pharyngealen Zweigen des Vagus.

Das Schluckcentrum liegt in der Medulla oblongata in der Nähe des Vaguskerns. Die centrifugale Reflexbahn folgt den motorischen Nerven, welche die beim Schlucken benutzten Muskeln versorgen (Hypoglossus, R. mylohyoideus des N. trigeminus, Glossopharyngeus, Vagus, Accessorius). Man findet das Detail der Nervenverteilung bei den einzelnen Muskeln verzeichnet; s. auch Centralnervensystem.

Würgen. Beim Würgen erfolgt eine viel ausgiebigere und heftigere Erweiterung des Isthmus faucium als beim Schlucken, geradezu ein Aufreißen der Schlundenge. Beteiligt sind zum Teil die gleichen Muskeln wie beim Schlucken, aber in anderer Form des Zusammenspiels. Das Gaumensegel wird gehoben (Tensor und Levator veli palatini), der Zungenrücken abgeflacht (M. genioglossus und M. verticalis linguae). Zu dieser Erweiterung der Schlundenge in der Richtung von oben nach unten kommt vor allem die für das Würgen typische Erweiterung nach der Seite. Sie ist in erster Linie Wirkung des M. stylopharyngeus und des M. palatopharyngeus (S. 86, 93). Indem sie den Pharynx heben, schaffen sie dem medialen Teil des Stylopharyngeus, seiner Pars pharyngotonsillaris, die Möglichkeit, die Seitenwände des Mesopharynx auseinanderzuziehen und dadurch den Isthmus faucium seitlich zu erweitern. Je mehr der Pharynx gehoben wird, desto mehr nähert sich die Verlaufsrichtung der medialen Anteile des Stylopharyngeus (Abb. 58) der Horizontalen, desto wirksamer werden diese Anteile als *Dilatator isthmi faucium.*

Zu dieser Erweiterung der Schlundenge kommt bei der Würgbewegung im ganzen noch die Tätigkeit einer Anzahl äußerer, nicht dem Kopfdarm angehöriger Muskeln hinzu, besonders der Sternocleidomastoidei. Ist die Würgbewegung Teilbewegung des Erbrechens, so wird die Zahl der beteiligten Muskeln, von Magen und Speiseröhre abgesehen, noch erheblich größer, allein schon durch die Mitwirkung der Bauchpresse (vgl. Bd. I, S. 169). Auch alle Drüsen der Mund- und Nasenhöhle treten dann in Tätigkeit, sogar die Tränendrüsen.

Der **Luftweg** führt beim richtigen Atmen durch die Nase. Die Luft wird dort vorgewärmt, mit Feuchtigkeit angereichert und von Staub befreit; auch ist dort die Kontrolle durch das Riechorgan eingeschaltet. Das Zäpfchen kann sich so zwischen die beiden Arcus palatopharyngei legen, wenn diese durch den Zug des tiefstehenden Kehlkopfs gestreckt werden, daß die Mundhöhle gegen den Luftweg abgeschlossen ist. Der äußere Luftdruck drängt dann die Lippen und die Kiefer zusammen und kann selbst im Schlaf, wenn die Muskeln erschlafft sind, den Mund geschlossen halten.

Kann infolge Verdickungen der Gaumenmandeln oder anderer krankhafter oder gewohnheitsmäßiger Störungen des Gaumensegels die Luft von hinten in die Mundhöhle eintreten, so hängt im Schlaf der Unterkiefer herab. Leicht tritt zum Schlafen mit offenem Munde das *Schnarchen* hinzu, weil das unrichtig stehende Gaumensegel durch den Luftstrom vibriert.

Bei Tieren ist der Luftweg durch die Nase mittels der eigenartigen Lage des Kehldeckels gesichert (Abb. 55a). Der Elefant kann lernen die Harmonika zu blasen und gleichzeitig zu trinken. Aber beim Menschen ist nicht nur der Rachen um etwa 90^0 zur Mundhöhle abgeknickt, was mit dem aufrechten Gang zusammenhängt (S. 87), sondern es ist damit zugleich der Kehldeckel gegen den Nasenrachenraum frei geworden. Eine Fülle von neuen Sicherungen hat bei uns den spezifischen Kehldeckelmechanismus der Tiere ersetzen müssen. Daher kommt es zum Verschlucken, wenn das harmonische Zusammenspiel der vielen Komponenten des Schluckaktes gestört wird, z. B. durch Kombination zweier verschiedener Schluckarten beim unachtsamen gleichzeitigen Schlucken von festen Bissen und Flüssigkeit oder durch gleichzeitiges Atmen oder gar Lachen und Schlucken.

Ansatzrohr des Stimmorganes. Demgegenüber haben wir einen viel größeren Gewinn zu buchen, als der Mundraum und damit der Gaumen durch den aufrechten Gang in die neue Lage zum Rachen gelangte. Dieser Gewinn betrifft die *artikulierte Sprache.* Der Kehlkopf erzeugt wohl die Stimme, aber die Stimmzeichen (Sprachlaute) werden in ihm nicht gebildet. Denn die Vokale und Konsonanten, welche erst die Stimme zu dem uns eigenen Sprachwerkzeug machen, kurz die *Artikulation* der Sprache, das *Sprechen*, geschieht durch Änderung von Form und Länge des Ansatzrohres oberhalb des Kehlkopfes. Der Wechsel vollzieht sich beim Menschen so, daß das Ansatzrohr sich je nach der Tätigkeit der Muskeln ändert. Wir haben ständig gleichsam eine ganze Sammlung von Blasinstrumenten für unsere Stimme bereit, ähnlich wie unser Auge wegen der Veränderlichkeit der Linsenkrümmung über einen ganzen Satz von Linsen verfügt (Akkommodation).

Um zu verstehen, wie das menschliche Ansatzrohr auf die Klangfarbe der Stimme wirkt, greifen wir als Beispiel das Sprechen des Vokales i heraus. Dabei ist der Kehlkopf so gestellt, daß der Pharynx am stärksten verkürzt ist (beim Vokal u ist er gerade umgekehrt am längsten), und daß durch den maximal erweiterten Querschnitt des Rachens der Luftstrom möglichst ausgiebig gegen den Gaumen geleitet wird (Abb. 62). Die Kopfresonanz ist beim Sprechen von i am größten. Der harte Gaumen und die ihm aufsitzende Nasenscheidewand schwingen unter dem Anprall des Luftstromes wie das Stimmholz samt Steg einer Geige. Man kann an sich selbst die Vibration fühlen, wenn man die flache Hand auf den Scheitel legt.

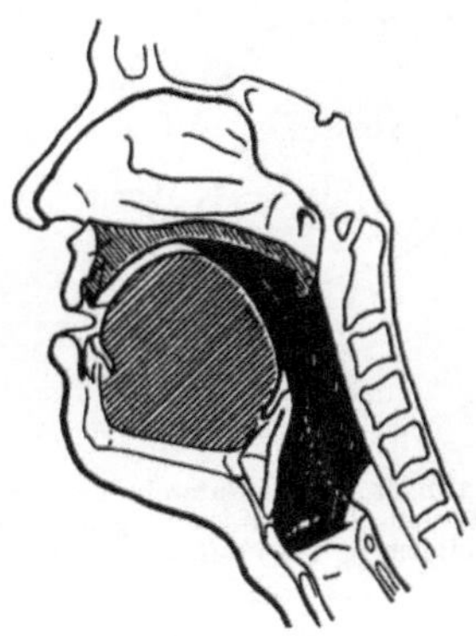

Abb. 62. Ansatzrohr beim Sprechen von Vokalen. Stellung des Gaumens und der Zunge (schraffiert) beim Sprechen des Vokals i. Luftstrom von der Stimmritze bis zum Gaumen schwarz. Mit Benutzung von BARTH, Menschliche Stimme, 1911, Abb. 188.

Bei starker Anspannung der Mm. tensores veli palatini kann der harte Gaumen nach hinten verlängert werden (S. 84), denn gespannte Aponeurosen sind hart wie Knochen, was am sinnfälligsten ist, wenn wir die Palmaraponeurose der Hohlhand spannen. Sämtliche Vokale sind nichts anderes als verschiedene Klangfarben, welche die Stimme durch die jeweilige *Form* und *Länge* des *Ansatzrohres* gewinnt.

Außer der Resonanz durch den Gaumen hat die Stellung des Pharynx, der Zunge und Lippen eine große Bedeutung. Bei den Konsonanten ist entscheidend die Stelle, an welcher die *Zunge* die Wand der Mundhöhle berührt, während der Ton hervorgebracht wird (Artikulationsgebiete der Zunge, Abb. 63). Man unterscheidet außerdem *Lippen*laute, bei welchen entweder die Unter- und Oberlippe oder die Unterlippe und obere Zahnreihe einander berühren (Abb. 63b). Das r wird beispielsweise im brr der Kutscher als Lippenlaut (Abb. 63b), im rollenden italienischen r zwischen Zungenspitze und oberen Zähnen (Abb. 63a), im gewöhnlichen tonlosen deutschen r zwischen Zungenrücken und Gaumen gesprochen (Abb. 63c). Für die Technik des Sprechens und Singens ist das Studium dieser Vorgänge außerordentlich wichtig (vgl. Kehlkopf, Phonation). Auch die Sprachforschung verdankt ihnen eine Neuorientierung in der Beurteilung der psychophysischen Sprachgesetze (s. auch Bd. I, S.762).

Am wesentlichsten ist, daß die *aus*geatmete Luft beim Menschen wegen der Befreiung des Kehldeckels aus dem Nasenrachenraum den Weg in die Mundhöhle zur Verfügung hat, während der ursprüngliche Luftweg hin und her durch die Nase führt und auch beim gewöhnlichen Atmen eingehalten wird (Abb. 55, blauer Doppelpfeil). Die Ausatmungsluft findet im menschlichen Gaumen, sobald er gehoben und die Nase von hinten verschlossen ist, einen vorzüglichen Resonanzboden (Abb. 62). Beim Vierfüßler ist wegen der ganz anderen Stellung des Kopfes zur Wirbelsäule Ähnliches nicht möglich; dagegen haben manche Tiere in ihren Kehlsäcken Resonatoren. Die in der Mundhöhle von vornherein zur Verfügung stehende Beweglichkeit (im Gegensatz zur Starrwandigkeit der Nasenhöhle) ist die materielle

Grundlage, auf welcher sich die phantastische Vielseitigkeit unseres Sprechens und Singens entwickeln konnte, als einmal dieser Weg beschritten war. Die Spezialisierung der Zunge im Dienst der Sprache stand potentia bei allen Säugern bereit, weil bei ihnen der Abschluß der Nase durch das Gaumendach die Zunge frei gemacht hatte.

Wird die *aus*geatmete Luft beim Sprechen vom Gaumen so geleitet, daß sie durch die Nase geht, so bekommt die Stimme einen besonderen „näselnden" Ton. Bei den Rhinophonen oder Nasalen (m, n, ng) und bei allen Wörtern, welche diese Buchstaben enthalten, geht der Weg durch die Nase. Im übrigen sagt man, er spricht durch die Nase, gerade dann, wenn der Weg durch die Nase völlig gesperrt ist (Stockschnupfen).

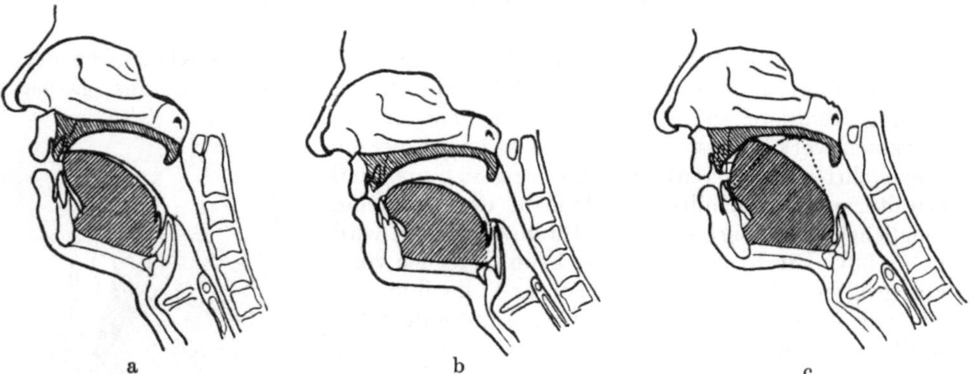

Abb. 63 a—c. Ansatzrohr beim Sprechen von Konsonanten. Verschiedene Stellungen von Zunge und Gaumen (durch Schraffur hervorgehoben). a D und T, weiches und scharfes S, Zungen-R, b B und P, W und F, Lippen-R, c schraffiert: J, Sch, punktiert: G, K, Gaumen-R. Mit Benutzung von BARTH, Abb. 189, 190—192.

3. Branchiogene Organe (Mandeln, Bries, Epithelkörperchen, Schilddrüse).

a) Branchiogene Herkunft.

Die paarigen Schlundtaschen. Der menschliche Embryo besitzt jederseits vier entodermale Schlundtaschen, welche gegen die entsprechenden ektodermalen Kiemenfurchen durch eine Grenz- oder Verschlußmembran getrennt sind (Abb. 4). Eine 5. entodermale Tasche wird nur rudimentär gebildet (ultimo- oder telobranchialer Körper): sie hängt mit der 4. zusammen und hat mit ihr einen gemeinsamen Zugang vom Darmrohr aus (Abb. 64, rechts). Auch von den ektodermalen Furchen sind die hinteren in späteren Entwicklungsstadien verschmolzen und nur durch einen gemeinsamen Kanal von außen zugänglich, den *Sinus cervicalis* (in Bd. I, Abb. 8, S. 21, hinter den drei ersten Kiemenbögen als dreieckiges Loch sichtbar; der Zugang umfaßt später auch die 2. Furche, Abb. 64, Pfeil).

Die „Schlund"taschen gehören, wie der Name sagt, zum späteren Pharynx; ihre Schicksale besprechen wir deshalb hier im Anschluß an das vorhergehende Kapitel. Die *erste* Tasche behält zeitlebens ihre Lichtung, wobei ihr mediales Ende relativ eng bleibt und zur *Tuba auditiva (Eustachii)* wird, das laterale Ende sich zum Mittelohr ausweitet, *Cavum tympani* (Abb. 64, links); die innere Öffnung der Tube liegt im Epipharynx (Abb. 45). Auf die komplizierte Ausstattung des Ganzen im Dienst des Gehörorganes wird bei diesem Sinneswerkzeug einzugehen sein.

Alle folgenden Schlundtaschen verlieren ihre durchgehende Lichtung und den Zusammenhang mit dem Ektoderm. Sie gehen als „Taschen" verloren; doch gewinnen Abkömmlinge ihres Epithels eine große Bedeutung, da sich aus den einen *rein epitheliale* Organe absondern (Drüsen), aus den anderen Mischorgane, in welchen die Epithelien der Schlundtaschenderivate und einwandernde Mesodermzellen symbiotisch vereinigt sind, *lymphoepitheliale* Organe.

Zugunsten solcher Abkömmlinge bleibt das System der Schlundtaschen erhalten, während seine ursprüngliche Bedeutung als Atmungsorgan bei den landlebenden Tieren und bei ihren Embryonen geschwunden ist. Auch das Skelet-, Gefäß- und Nervensystem (Kiemenbogen, Kiemengefäße und Kiemennerven) schließen in ihrem embryonalen Aufbau immer noch an die Gliederung an, welche durch die Schlundtaschen bestimmt ist, so daß wir hier dem Material nach unentbehrliche Lagerstätten vermuten müssen, deren Verwendbarkeit für den Organismus durch die Form und Lage der Taschen mitbestimmt ist.

Aus der zweiten Tasche geht eine blindendigende Bucht hervor, *Sinus tonsillaris* (Abb. 64, links); das umgebende Mesenchym dringt gegen den Boden der Bucht knopfförmig vor und stülpt die epitheliale Wandung so weit um, daß die Bucht bis zum Rande ausgefüllt wird. So entsteht jederseits die *Gaumenmandel, Tonsilla palatina* (Abb. 65, 66). Im Anschluß daran werden die Verbindungsstrecken zwischen der rechts- und linksseitigen zweiten Schlundtasche zu ähnlichen Organen wie die Gaumenmandel umgewandelt. Man nennt das in der dorsalen Wand des Kopfdarmes entstehende unpaare Organ *Tonsilla pharyngea*, das in der ventralen Wand befindliche *Tonsilla lingualis*. Zusammen mit den beiden Gaumenmandeln bilden die genannten Organe einen Ring, welcher seiner Anlage nach das Lumen des Kopfdarmes umgibt. Die Bestandteile des Ringes sind sämtlich lymphoepitheliale Mischorgane, welche wir zusammenfassend *lymphatischen Rachenring, lymphoepithelialen Schlundring*, nennen.

Die dritte Tasche geht als solche ganz verloren. Aber vorher sproßt je ein dorsales und ventrales Divertikel von ihr aus. Das ventrale liegt anfänglich quer zur Darmachse (Abb. 64, links, rot), biegt aber beim Längenwachstum des Embryo in die Richtung seiner Längsachse um und unterliegt ähnlich wie Zwerchfell und Herz einem Descensus in die Brusthöhle hinein (Abb. 65). Beim Kind finden wir hinter dem Brustbein im vorderen Mediastinum den *Bries, Thymus* (Abb. 69), welcher je aus dem geschilderten Derivat der rechten und linken dritten Schlundtasche abstammt. Auch er ist ein lymphoepitheliales Mischorgan.

Das dorsale Divertikel der dritten Tasche bleibt als kleines, rein epitheliales Knötchen erhalten; es heißt *Epithelkörperchen, Glandula parathyreoidea* (Abb. 64, links, blau). Den lateinischen Fachnamen verdient es, weil es mit der Schilddrüse abwärts rückt und beim Erwachsenen gewöhnlich neben ihrem unteren Rand gefunden wird (Abb. 65, 76).

Die vierte Tasche erzeugt ebenfalls einen dorsalen und ventralen Sproß, Epithelkörperchen und Thymus (Abb. 64, links); doch geht außer der Tasche selbst gewöhnlich auch ihre Thymusanlage beim Menschen früh zugrunde. Bleibt sie erhalten, so kann sie beim Erwachsenen als „inneres Thymusläppchen“ innerhalb des Gewebes der Schilddrüse eingebettet liegen. Bei manchen Tieren (z. B. Kalb) ist dies die Regel. Dagegen ist das *Epithelkörperchen* der vierten Tasche beim Erwachsenen regelmäßig nicht weit von der Mitte der Schilddrüse zu finden. Die verschieden schnelle Verschiebung der Epithelkörperchen der dritten und vierten Tasche beim Längenwachstum des Halses hat zur Folge, daß beim Erwachsenen gewöhnlich die Reihenfolge gerade umgekehrt ist wie beim Embryo (4 liegt kranial von 3, anstatt caudal von ihm; Abb. 65, rechts). Die Körperchen können sich spalten, namentlich das untere, so daß jederseits mehr als 2 Epithelkörperchen gefunden werden (bis zu 8 oder gar 12). Sie liegen gewöhnlich neben und hinter der Schilddrüse (Abb. 76), manchmal sogar in ihr Gewebe eingebettet. Alle Glandulae parathyreoideae sind rein epitheliale Kiemenderivate, die mit der Schilddrüse sekundär nachbarliche, keine genetischen Beziehungen haben.

Die fünfte Schlundtasche (telobranchialer Körper) geht entweder zugrunde oder vereinigt sich mit der Schilddrüsenanlage und bildet Schilddrüsengewebe. Bleibt der *Sinus cervicalis* (Abb. 64, rechts) ausnahmsweise erhalten, so wird er durch das Längenwachstum des Halses zu einem langen feinen Kanal ausgezogen, der beim Erwachsenen noch für eine feine Sonde oder Borste passierbar sein kann, *Fistula colli congenita* (S. 7). Die äußere Öffnung liegt am vorderen Rand des M. sternocleidomastoideus oberhalb des inneren Schlüsselbeingelenkes (Abb. 65).

Sichergestellt durch zuverlässige Beobachtungen sind angeborene Fisteln, welche zwischen der Arteria carotis externa und A. carotis interna hindurch zur Tonsillarbucht ziehen und

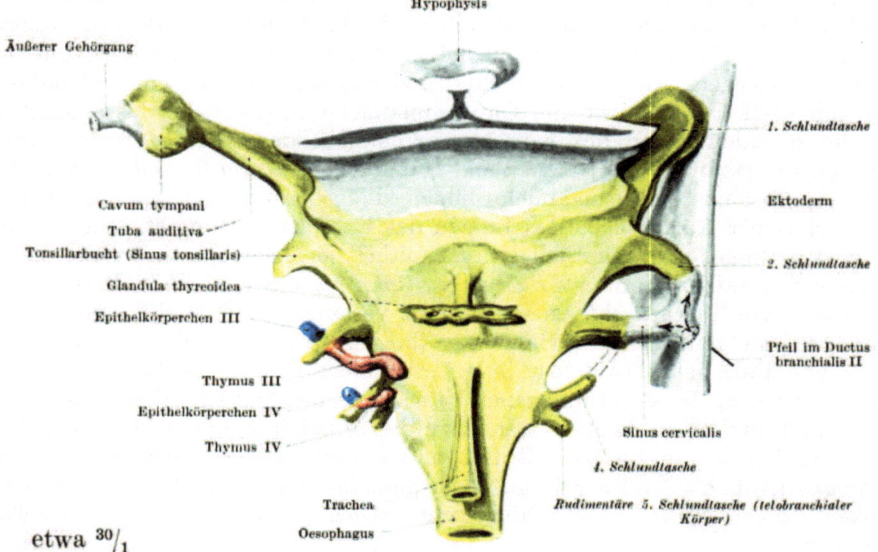

Abb. 64. Entoderm des Kopfdarmes mit Schlundtaschen. Ventralansicht. Entoderm gelb, ventrale Abkömmlinge der Schlundtaschen rot, dorsale blau. Ektoderm grau. Auf der linken Seite des Präparates (rechts vom Beschauer) ist ein primitiveres Stadium abgebildet als links. Die 4. Schlundtasche verbindet sich nicht regelmäßig mit dem Sinus cervicalis, deshalb mit gestricheltem Kontur. In Wirklichkeit sind immer beide Seiten gleich entwickelt (Schema mit Benutzung der Schemata und Modelle bei GROSSER, Handb. KEIBEL-MALL, Bd. II).

hier münden. Die Lage zu den genannten Gefäßen (Kiemengefäße) ist ein schlüssiger Beweis, wie in einem Naturexperiment, für die Beziehung der Tonsille zur 2. Schlundtasche (vgl. Pfeil in Abb. 65 mit linker Körperseite in Abb. 64). Weniger sicher sind andere Fälle, bei welchen die angeborene Fistel innerlich neben dem Kehlkopfeingang (im Sinus piriformis) oder in der Luftröhre mündet. Vermutlich sind es Reste der ektodermalen Kiemengänge, welche vom Sinus cervicalis aus zu der 3.—5. Schlundtasche ziehen (Abb. 64). Der 3. Gang müßte zwischen A. carotis externa und Nervus vagus liegen; in dieser Gegend kann ein in loco verbliebenes Epithelkörperchen der 3. Schlundtasche und auch eine Fortsetzung der Thymus gefunden werden, welche ein Relikt der 3. oder 4. Schlundtasche ist, *Thymus cervicalis.* Ich zeichne schematisch die zu erwartende Konstellation in Abb. 65 (rechte Körperseite). Bei Operationen bedürfen die Fälle wegen der Wichtigkeit der Epithelkörperchen für den Organismus genauere Berücksichtigung, als sie bisher gefunden haben; man hat z. B. häufig irrig angenommen, daß die Fistel zum Carotisknötchen, *Glomus caroticum,* führe, obgleich dieses mit Kiemenderivaten nichts zu tun hat. Weil das Epithelkörperchen der 4. Tasche neben der Carotidenteilung liegen bleiben kann, in welcher das Carotisknötchen liegt, wurde es mit diesem verwechselt.

Epibranchiale und hypobranchiale Organe. Bereits bei den Abkömmlingen der zweiten Schlundtasche wurde darauf hingewiesen, daß der lymphoepitheliale Schlundring auch die Zwischenstrecke zwischen den beiderseitigen Schlundtaschen auskleidet. Es gibt nun aber Organe, welche *lediglich* diesen Zwischenstrecken entstammen. Sie sind nicht eigentlich branchiogen, sondern epi- oder hypobranchialer Abkunft, je nachdem sie aus der dorsal oder ventral von den Schlundtaschen gelegenen Wand des Kiemendarmes entstehen. Wir stellen sie wegen dieser topographischen Beziehung zu den Schlundtaschenorganen im engeren Sinn, weil der ganze Schlunddarm durch die Schlundtaschen charakterisiert ist und die räumlichen Beziehungen der Anlagen zueinander sehr nahe

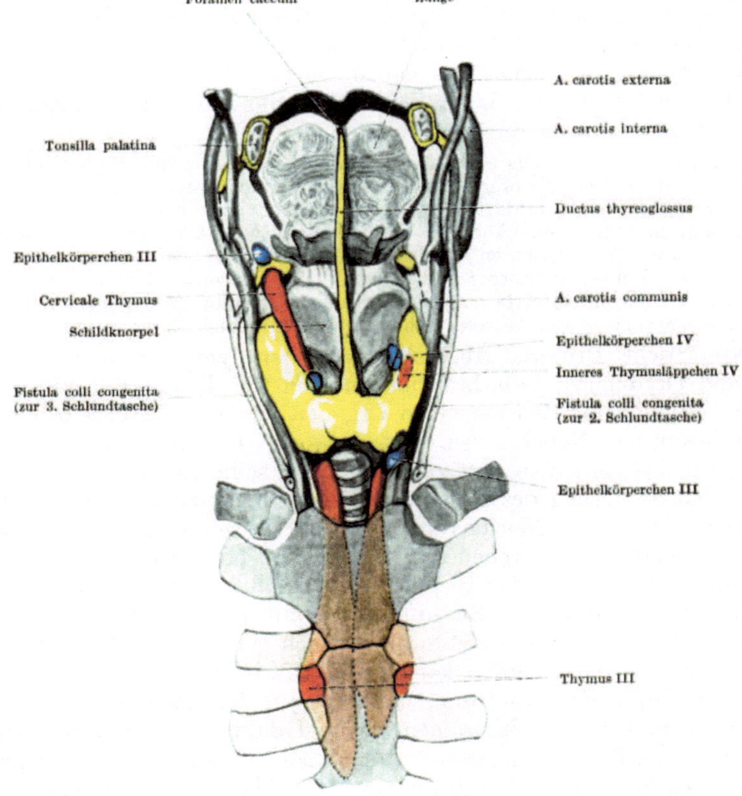

Abb. 65. Derivate der Schlundtaschen beim Erwachsenen, Schema. Fistelgänge bei Hemmungsmißbildungen eingetragen; auf linker Körperseite (rechts vom Beschauer) die zweite Schlundtasche erhalten, auf rechter die dritte. Eine Halsfistel aus der 4. Schlundtasche, die hier nicht dargestellt ist, würde im Sinus piriformis des Kehlkopfes unterhalb der Plica laryngea münden. Entoderm gelb, Epithelkörperchen blau, Thymus rot (entsprechend den Farben in Abb. 64).

sind. Das war beim lymphoepithelialen Schlundring besonders deutlich. Die epibranchiale Wand des Schlunddarmes liegt dem Gehirn zunächst. Deshalb kann man auch, trotz ihrer Abkunft von der ektodermalen Mundbucht, die Rathke*sche Tasche* (S. 8) hierher rechnen, eine der Teilanlagen für die Hypophysis cerebri (Abb. 64; die andere Teilanlage dieser Drüse stammt vom Gehirn, s. Bd. III).

Da sich später die Schädelbasis zwischen Kopfdarm und Gehirn einschiebt, so kann der Weg, welchen die pharyngeale Anlage der Hypophysis nimmt, ausnahmsweise durch einen Knochenkanal im Schädel gekennzeichnet sein (*Canalis craniopharyngeus*, Bd. I, S. 645). Der Name „Hypophysis" ist auf die neue Lage unter dem Gehirn, nicht auf die alte Situation dorsal vom Kopfdarm zu beziehen.

Aus der ventralen Wand des Kiemendarmes geht ebenfalls ein unpaares epitheliales Organ hervor, welches sehr früh zwei seitliche Fortsätze distalwärts aussendet, die Anlage der *Schilddrüse, Glandula thyreoidea* (Abb. 64). Die einer Ankerplatte vergleichbaren Seitenteile werden später zur Hauptsache; sie kommen durch die Verschiebungen beim Längenwachstum des Halses neben und unterhalb des Kehlkopfes zu liegen und bilden die definitive Schilddrüse, deren Lage auch dem Laien durch ihre nicht seltene Entartung, den Kropf, bekannt ist (Abb. 65). Die beiden normalen Seitenlappen sind sekundäre Teilstücke einer *einheitlichen* Anlage. Der ursprüngliche Längsstiel der Schilddrüse, *Ductus thyreoglossus,* hat seine Mündung auf der Zunge, da diese sich am Boden des Kopfdarmes dort erhebt, wo die erste Anlage der Schilddrüse in die Tiefe sproßt. In der Regel geht der ganze Ductus thyreoglossus zugrunde. Beim Erwachsenen findet man davon gewöhnlich nur ein blind endigendes Loch im Zungengrund, *Foramen caecum* (Abb. 56).

Der Ductus thyreoglossus gibt ausnahmsweise, wenn er ganz erhalten bleibt, den Weg an, welchen die Drüse bei ihrer Entwicklung genommen hat. Häufiger bleibt ein Teil als *Lobus pyramidalis* der Schilddrüse bestehen; er kann noch bis zum Zungenbein, häufiger weniger weit hinaufreichen (Abb. 87). Kleine Inseln von Drüsengewebe können als Relikte auf dem ganzen Weg gefunden werden, *akzessorische Schilddrüsen;* sie sind im Zungenfleisch, um den Zungenbeinkörper herum, sogar innerhalb dieses Knöchelchens und am Hals bis zum Aortenbogen abwärts gefunden worden. Oft gibt es Cystchen ohne eigentliches Schilddrüsengewebe, deren Genese vieldeutig ist (vgl. auch S. 68, 104).

Inkretorische Drüsen. Abgesehen von den lymphatischen Organen (Tonsillen und Thymus) sind die branchiogenen Organe Drüsen mit innerer Sekretion (S. 12). Mit den bei den einzelnen Organen näher zu beschreibenden Anteilen der Keimdrüsen, Nebennieren, Paraganglien, Pankreasinseln bilden sie das *System der inkretorischen Drüsen,* das durch seine Sekrete, die *Hormone,* der hormonalen Steuerung des Gesamtorganismus dient zusammen mit der nervösen Steuerung durch das Nervensystem. Diese Drüsen sind absolut lebenswichtig und unentbehrlich. Sie stehen untereinander in gegenseitiger Abhängigkeit und arbeiten unter Führung der Hypophyse harmonisch zusammen im „*hormonalen Gleichgewicht*“. Man hat ihr Zusammenspiel mit dem eines Orchesters verglichen, in dem die einzelnen Instrumente nur einfach oder doppelt besetzt sind, so daß kein Spieler entbehrt werden kann. Dirigent ist die Hypophyse, die 1. Geige spielen, in doppelter Besetzung, die paarigen Keimdrüsen, jede Erkrankung eines Spielers stört das Zusammenspiel und damit die Harmonie des Gesamtorganismus, z. B. BASEDOWsche Krankheit (Schilddrüse), Zuckerkrankheit (Pankreasinseln), Riesen- und Zwergwuchs (Hypophyse), ebenso das Hinzutreten eines neuen Spielers, z. B. der Keimdrüsen in der Pubertät („Flegeljahre“), des Corpus luteum in der Schwangerschaft (physische und psychische Umstellung des ganzen Organismus). Künstliche Zufuhr entsprechender Hormone kann die Störungen weitgehend ausgleichen oder ganz beheben. Die Präparate können von Tieren genommen werden, denn die Hormone sind bei allen Vertebraten die gleichen, sie sind nicht wie die Zell- und Bluteiweißkörper artspezifisch, auch nicht ordnungs- und klassenspezifisch.

b) Der lymphatische Rachenring.

Gaumenmandeln. Die paarige *Gaumenmandel, Tonsilla palatina,* ist ein länglich abgeplattetes, verschieden großes Organ, meistens, wie der Name sagt, von Mandelform und -größe. Die embryonale Tonsillarbucht ist je nach der Größe der Mandel von ihr voll ausgefüllt, oder im oberen Teil findet sich eine Bucht, *Fossa supratonsillaris* (Abb. 66). Vorn ist die Mandel von einem als *Plica triangularis* bezeichneten glatten Feld begrenzt, dem Vorderrand der ehemaligen Tonsillarbucht. Doch kann die Grenze verwischt sein, wenn sich Lymphknötchen auf der Plica selbst ansiedeln; in solchen Fällen bildet sie die

Brücke zu der bereits bei der Zunge erwähnten Zungenmandel, Tonsilla lingualis (S. 66). Den Hinterrand der Gaumenmandel begrenzt der Arcus palatopharyngeus. Die laterale Fläche des Organs liegt versteckt nach der Muskelwand des Pharynx zu. Sie projiziert sich nach außen ziemlich genau auf den Kieferwinkel. Unmittelbar liegt ihr der oberste Schlundschnürer an (speziell der M. buccopharyngeus, Abb. 67); er kann die Mandel gegen die Schlundenge vortreiben. Seine Fascie ist zugleich eine kleine dünne bindegewebige Kapsel für die Mandel, aus welcher das Organ operativ herausgelöst werden kann. Die obersten Bündel

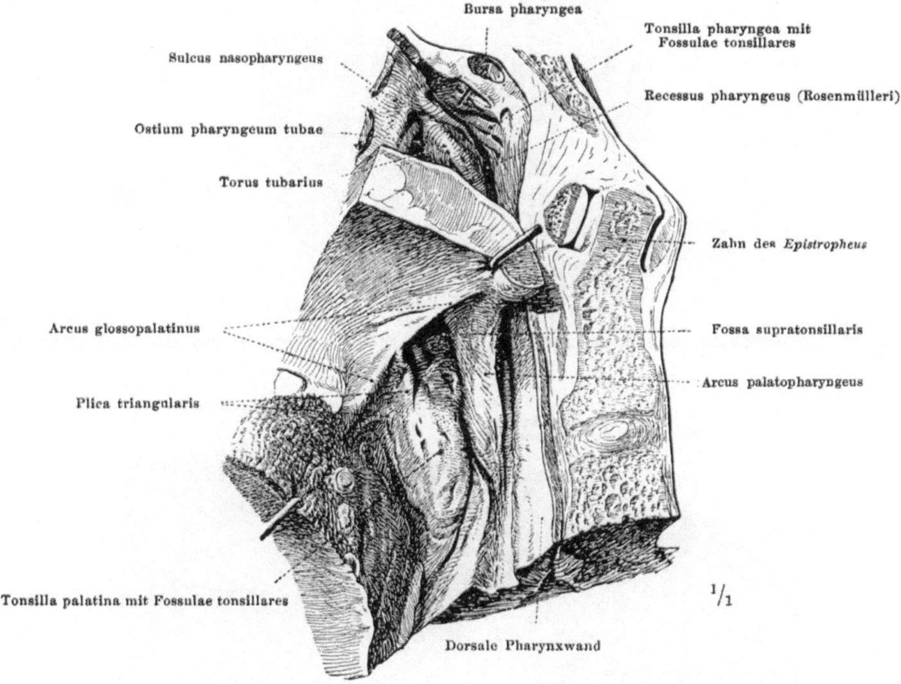

Abb. 66. Gaumenmandel, Epi- und Mesopharynx. Von der medianen Schnittfläche des Kopfes aus gesehen. Gaumensegel auf- und Zunge abwärts gezogen (Haken). Vgl. Situation mit Abb. 45.

des M. stylopharyngeus setzen an der Kapsel an. Die der Mundhöhle zugewendete Fläche springt sehr verschieden weit vor. Sie kann bei Vergrößerung das Zäpfchen und sogar die gegenüberliegende Mandel erreichen.

Die freie Oberfläche trägt kleine Öffnungen, *Lacunen*, die Mündungen blind endigender Krypten, *Fossulae tonsillares* (Abb. 66). Sie sind meist leer, doch kann der aus Epithelien, Bakterien und Leukocyten bestehende Inhalt der Krypten die Lichtungen füllen und als weißes Pünktchen auf der Oberfläche der Mandel sichtbar sein. Bei Infektionen (Angina) werden daraus weiße oder eitrig gelbe Pfröpfe von breiiger Konsistenz, die man durch Druck herausbefördern kann. Die Krypten sind nach der Tiefe zu verästelt (Abb. 67).

Die Oberfläche der Kryptenwand wird durch diese Vermehrung und Verzweigung der Kanäle im Inneren außerordentlich vergrößert. Das betrifft nicht nur die innere *Epitheltapete*, eine Fortsetzung des mehrschichtigen Plattenepithels der Mundhöhle, sondern besonders eine dicke *lymphatische Außenhülle*, welche jede Krypte und jeden Kryptenast umkleidet. Die Astwinkel zwischen den Kryptenzweigen sind durch diese Mäntel lymphatischen Gewebes mehr oder

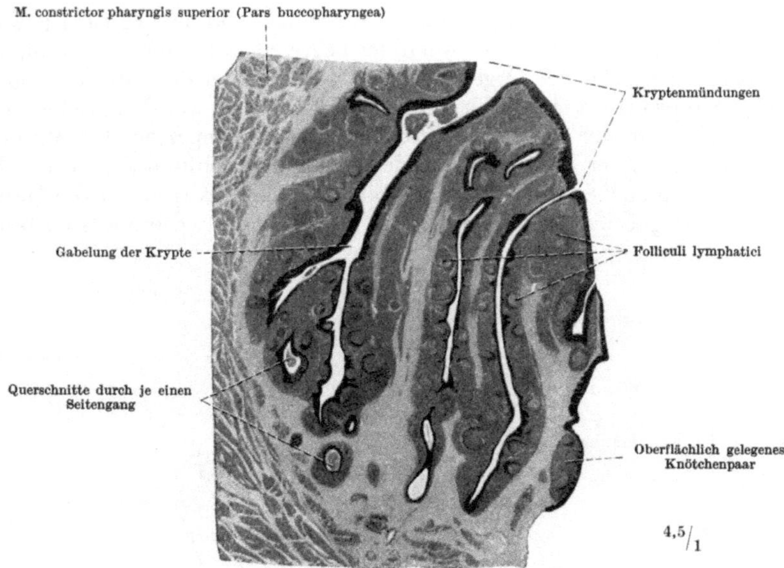

Abb. 67. Gaumenmandel, Mensch. Schnittbild. Übersicht. Epithel schwarz, lymphatische Hülle dunkelgrau, Bindegewebe hellgrau.

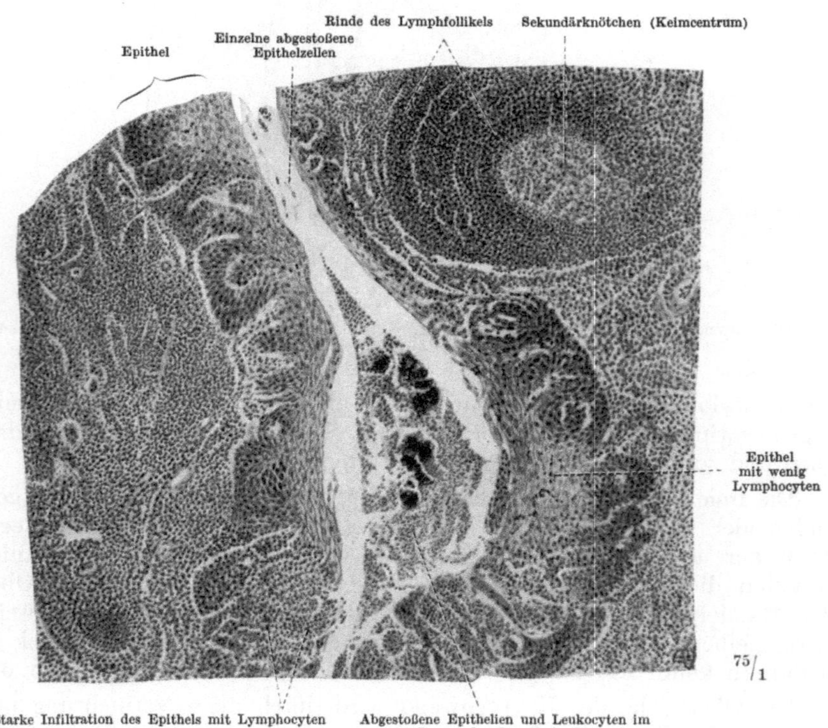

Abb. 68. Einwanderung von Lymphocyten in das Epithel. Eine Krypte von Abb. 67 vergrößert.

minder ausgeglichen. Auch hängen letztere manchmal, wo Nachbarn sich einander stark nähern, zusammen. In der Außenhülle liegen zahlreiche Lymphfollikel in einfacher Schicht; es gehört das Organ wegen dieser herdenförmigen Ansammlung von Lymphfollikeln zu den *Noduli lymphatici aggregati* (s. lymphbildende Organe).

Die eigentliche Mischung der Lymphocyten und Epithelien (lymphoepitheliales Mischorgan) vollzieht sich innerhalb der Epitheltapete (Abb. 68). Sie ist stellenweise von zahllosen Lymphocyten mit sich dunkelfärbenden, kleinen runden Kernen („Rundzellen“) durchsetzt, zwischen welchen die spärlichen Epithelzellen mit ihren großen, ovalen, schwächer färbbaren Kernen ganz zurücktreten. An anderen Stellen, namentlich nach der Kryptenöffnung zu, ist die Einwanderung von Lymphocyten geringer und dann der ursprüngliche Epithelcharakter unverwischt. Mit abgestoßenen Epithelzellen gelangen Lymphocyten in das Lumen der Krypte. Eine wirkliche Durchwanderung von Lymphocyten durch das Epithel hindurch bis ins Lumen findet, wenn überhaupt, so nur in ganz geringem Maße statt. Wir wissen, daß „Durchwanderungen“ in allen Schleimhäuten vorkommen, aber die durchwandernden Zellen sind polymorphkernige Leukocyten, nicht Lymphocyten, z. B. die Speichelkörperchen (S. 53). Die Lymphocyten wandern nur in das Epithel ein und verbleiben in ihm (zum Teil in Form der Plasmazellen). Diese Symbiose zwischen Epithel und Lymphzellen, wie sie für die Mandeln (Tonsilla palatina, pharyngea, lingualis) charakteristisch ist, muß als Abwehreinrichtung, als Bildung eines Schutzwalles gegen das Eindringen von Bakterien aufgefaßt werden. Bei steril aufgezogenen Tieren, bei denen Mundhöhle wie Darm frei von Bakterien sind, werden angeblich keine Lymphocyteneinlagerungen gefunden.

Die Bezeichnung „Tonsille“ sollte auf diejenigen Organe beschränkt werden, welche diese Symbiose in der Form der mehr oder weniger dauernden Durchsetzung des Epithels mit Lymphocyten aufweisen. Lediglich der Gehalt an reichlichem lymphatischem Gewebe in der Schleimhaut wie im Darm (Peyersche Haufen des Ileum, Processus vermiformis) rechtfertigt nicht, hier ebenfalls von Tonsillen zu sprechen. Die Bezeichnung „Darmtonsille“ sollte deshalb vermieden werden.

Bei stärkster Infiltration des Epithels mit Lymphocyten ist die basale Epithelschicht, welche gewöhnlich scharf gegen das lymphatische Gewebe begrenzt bleibt, verdrängt und die Grenze zwischen beiden aufgehoben. Die oberste Epithelschicht (äußere Grenzlamelle) schilfert zellenweise ab, kann aber auch in ganzen Komplexen von Zellen abgehoben und in die Krypte abgestoßen werden. Die Lymphocyten dringen zwischen die Epithelzellen ein und liegen in Lücken zwischen ihnen. Es wird angegeben, daß außerdem Lücken im Zelleib der Epithelzellen selbst, welche mit den zwischenzelligen Lücken zusammenhängen, die Lymphzellen aufnehmen; es bestände danach überall ein feines Protoplasmanetz als Rest der Epithelien zwischen eng gedrängten Lymphocyten (epitheliales Reticulum). Ein großer Teil der in das Epithel eingewanderten Lymphocyten ist in Plasmazellen umgewandelt.

Blutzufuhr: Kleine Äste einer großen Zahl von Schlagadern versorgen die Gaumenmandel reichlich mit Blut. Es sind die A. maxillaris externa, der Ram. tonsillaris der A. palatina ascendens, Äste der A. pharyngea ascendens, der A. palatina descendens (Aa. palatinae minores) und A. lingualis (Ram. dorsalis linguae). Bei operativen Eingriffen blutet das Organ oft erheblich, obgleich das Mandelinnere selbst derb und wenig blutreich ist. Das Stämmchen der A. pharyngea ascendens verläuft der Mandel zunächst. Die starke A. carotis interna ist gut $1^1/_2$ cm entfernt und kann deshalb bei Operationen nicht leicht verletzt, wohl aber durch tiefgreifende Nekrosen von der Mandel aus erreicht werden (paratonsilläre Abscesse). — *Regionäre Lymphknoten:* Die Lymphe der Gaumenmandel fließt zu den Halslymphknoten ab, welche zwischen der Spitze des großen Zungenbeinhornes und dem Kieferwinkel liegen (auf der Vena jugularis interna). Sie sind bei allen Mandelentzündungen regelmäßig geschwollen. Verbindung dieser Lymphknoten mit den tiefen obersten Knoten des Halses. — *Innervation:* Äste des N. glossopharyngeus (der regionär zum 3. Branchialbogen gehört und also die jenem vorausgehende 2. Schlundtasche, aus welcher die Gaumenmandel entsteht, zu versorgen hat.

Zungenmandel. Die *Zungenmandel, Tonsilla lingualis.* Der ganze vertikale, hinter den umwallten Papillen gelegene Teil der Zunge ist höckerig (Abb. 56). Von den runden Höckern (Abb. 48) zeigen viele eine feine, nadelstichartige

Öffnung, die nichts anderes ist als eine *Fossula tonsillaris*, welche wir als Öffnung der Krypten in der Gaumenmandel kennengelernt haben. Man nennt die Organe von alters her Balg„drüsen", weil eine Verwechslung mit dem Ausführgang echter Drüsen nahe lag. Es kommt tatsächlich vor, daß benachbarte Schleimdrüsen der Zunge anstatt zwischen die Bälge in deren Krypte münden (rechts unten in der Abbildung). Aber diese zufällige Zutat ändert nichts daran, daß die Bälge zum lymphatischen System gehören und an sich mit Drüsen nichts zu tun haben. Wegen der Ähnlichkeit im Bau mit der Tonsilla palatina nennt man das gesamte Feld *Tonsilla lingualis*.

Manche Höcker enthalten nur eine kleine Gruppe von Lymphfollikeln ohne Krypte, die das Epithel zu einem linsenförmigen Knötchen in die Höhe heben, *Papillae lenticulares* (Abb. 48). Sie kommen nur im Bereich der Zungenmandel vor.

Die eigentlichen Zungenbälge, *Folliculi linguales*, besitzen Krypten, welche auf der Mitte des Höckers münden (Abb. 48). Die einzelnen Lymphfollikel sind wie in der Gaumenmandel einreihig in einer lymphatischen Mantelschicht angeordnet, welche die epitheliale Krypte umgibt. Die Einlagerung von Lymphocyten ist auf das Epithel der Krypte beschränkt und oft so stark, daß die Grenze zwischen Epithel und Bindegewebe kaum zu erkennen ist.

Rachenmandel. Die *Rachenmandel, Tonsilla pharyngea*, liegt im Dach des Pharynx an der Unterfläche des Keilbeinkörpers in der Bucht zwischen den Musculi longi capitis (Abb. 57) und reicht in der Rückwand zwischen den ROSENMÜLLERschen Gruben bis zu den Tori tubarii (Abb. 66). In ihrem Bereiche liegt bei Kindern regelmäßig, bei Erwachsenen oft wenig deutlich eine unpaare Grube, *Bursa pharyngea* (Abb. 66). Ihre Wand und ihr Schleimhautfeld ist zum großen Teil ein lymphoepitheliales Mischorgan mit zahlreichen Lymphfollikeln, welche ungefähr im 10. Lebensjahr am vollkommensten entwickelt sind. Die *Fossulae tonsillares*, Eingänge zu den Krypten, pflegen weiter zu bestehen, ja erweitert zu sein, auch wenn später das Organ selbst zurückgebildet ist (Abb. 53).

Bei Kindern kommt oft wie an den Gaumentonsillen erhebliche Hypertrophie vor: *lymphadenoide Vegetationen*. Sie können die Choanen verlegen, dem Luftstrom den Weg durch die Nase und Tube versperren, tiefgreifende Veränderung des Gaumens und des ganzen Gehabens hervorrufen (Hans Guckindieluft). Eine eigentliche Rachenmandel ist beim Erwachsenen nicht immer vorhanden, kann aber auch erheblich groß sein.

Über Drüsen siehe S. 94. — Die regionären *Lymphknoten* für die Rachenmandel sind retropharyngeale und tiefe Halslymphknoten.

Tonsilla tubaria. Greifen, wie nicht selten, die lymphoepithelialen Bildungen auf die Tubenöffnung und deren Umgebung über, so nennt man dieses Feld *Tonsilla tubaria*. Sie kann jederseits so groß sein, daß die Brücke zwischen den Gaumenmandeln und der Rachenmandel hergestellt und der lymphoepitheliale Schlundring geschlossen ist. Bei Hypertrophie der Tonsilla tubaria ist die Ventilation des Mittelohres gehindert oder aufgehoben. Die Folge ist Schwerhörigkeit. Bei Angina tritt sie nicht selten ein, ein Zeichen dafür, daß eine Tonsilla tubaria besteht und mitergriffen ist.

Außerhalb der Mandeln liegen zerstreut in der Schleimhaut des Gaumensegels, der Uvula, der Gaumenbögen und der Rachenwand einzelne Lymphfollikel (Noduli lymphatici solitarii). Sie sind für gewöhnlich nicht sichtbar, treten aber bei entzündlicher Schwellung als stecknadelkopfgroße Knötchen deutlich hervor. Sie können für sich erkranken, und eine Diphtherie z. B. kann an ihnen beginnen und die Tonsillen zunächst völlig freilassen.

c) Bries, Thymus.

Beim neugeborenen Menschen ist das Organ relativ groß, wächst bis zum 2.—3. Lebensjahr und behält bis zur Pubertät die zu dieser Zeit erreichte absolute Größe bei (nach dem Gewicht zu urteilen) oder wächst noch etwas, nimmt aber relativ zum Gesamtkörpergewicht von der Geburt an ab (von 4% beim Neugeborenen bis auf 0,4% beim 20jährigen Menschen). Beim Erwachsenen ist scheinbar keine Thymus vorhanden. Doch ist der Fettkörper, welchen man an ihrer Stelle findet, oft ebenso begrenzt und manchmal sogar ganz ähnlich gelappt wie die eigentliche Thymus beim Kinde; im Innern ist das Fett von zahlreichen Inseln aus spezifischem Thymusmarkgewebe durchsetzt. Wiegt man das Parenchym und das Fett einzeln, so sind beide im 21. bis 25. Lebensjahr durchschnittlich etwa gleich schwer; aber das Parenchym

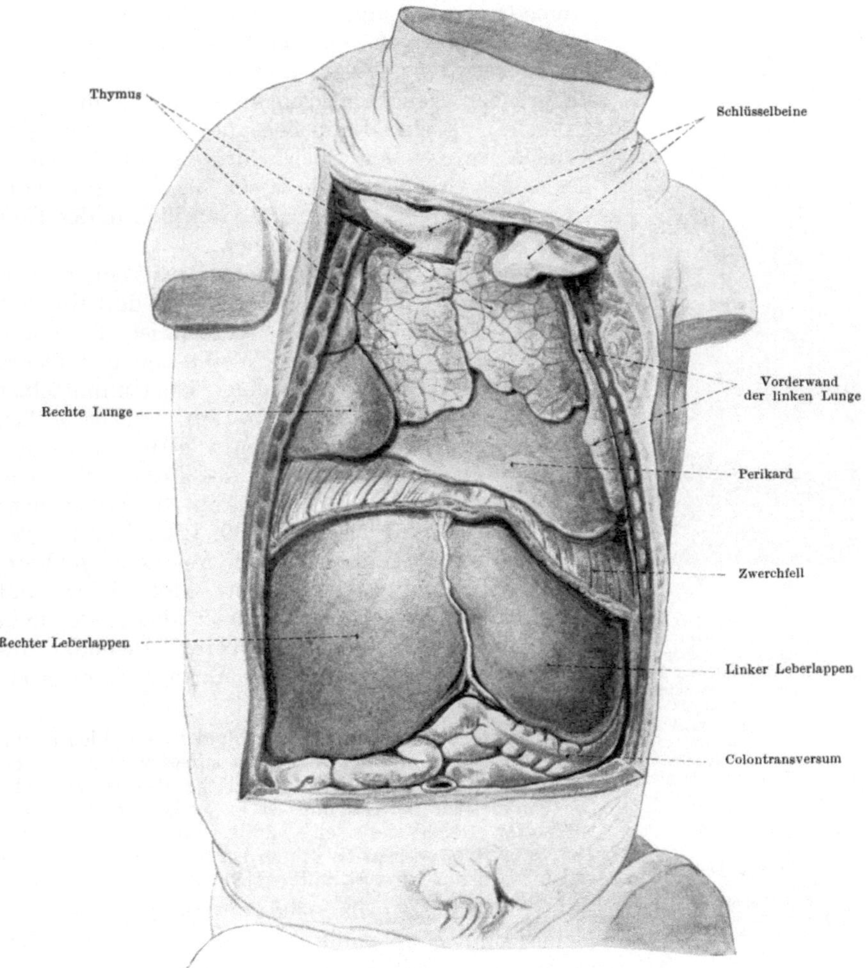

Abb. 69. Oberflächliche Brust- und Bauchorgane eines Neugeborenen, der noch nicht geatmet hat.

ist im Verhältnis zum Neugeborenen stark verringert (Abb. 70) und bildet sich später noch weiter zurück.

Bei zehrenden Krankheiten, bei Hunger und bei Infektionskrankheiten schmilzt das Parenchym wie alles lymphatische Gewebe weit stärker zusammen als beim Gesunden. Die Gewichtszahlen, die man bei an Krankheiten Verstorbenen festgestellt hat, sind daher äußerst variabel.

Beim Neugeborenen und Kinde ist das individuell sehr verschieden geformte Organ graurot, länglich und oft in zwei nebeneinander liegende asymmetrische Lappen getrennt, *Lobus dexter* und *sinister* (Abb. 65). Diese sind häufig durch schräge oder horizontale gröbere Einschnitte untergeteilt. Verschmelzen Teile des rechten und linken Lappens äußerlich miteinander, so entstehen unpaare Lappen, das untere Ende läuft aber gewöhnlich in zwei Zipfel aus, welche den ursprünglichen beiden Seitenlappen entsprechen (Abb. 69). Beim Neugeborenen, der noch nicht geatmet hat, ist die Thymus wie das ganze vordere Mediastinum sehr breit und wird durch die mit den ersten Atemzügen vorrückenden Lungen zu einem länglichen Gebilde umgeformt. Im Innern ist regelmäßig ein durchlaufender Strang durch jeden der beiden ursprünglichen Lappen von oben nach unten zu verfolgen, der *Markstrang, Tractus centralis*, welcher von den äußerlichen Neugruppierungen nicht berührt wird (Abb. 71). Kleine Läppchen, *Lobuli*, zeichnen sich ähnlich wie bei den Speicheldrüsen auf der Oberfläche des Organs ab; sie lassen sich künstlich voneinander trennen, hängen aber sämtlich in der Tiefe mit dem Markstrang zusammen.

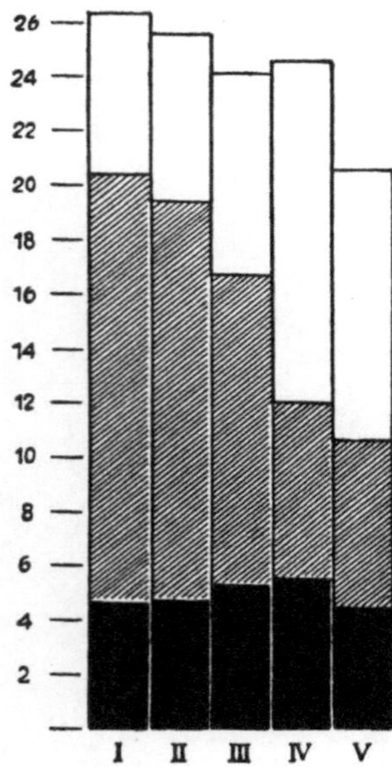

Abb. 70. Maßstäbe für Thymusgewichte. Jeder Vertikalstab gibt das Gesamtgewicht der Thymus an: I von Kindern zwischen 1—5 Jahren, II zwischen 6—10 Jahren, III zwischen 11—15 Jahren, IV von jungen Leuten (16—20 Jahre), V von Erwachsenen (21—25 Jahre). Das Material stammte in jeder Gruppe von mehreren Menschen, die nicht an einer Krankheit gestorben waren (Verunglückte). Schwarz: Gewicht des Thymusmarkes. Schraffiert: Gewicht der Rinde. Weiß: Gewicht der Zwischensubstanz, hauptsächlich des Fettes (Schwarz + Schraffiert gleich Thymusparenchym). Nach Tabellen von HAMMAR und LAGERGREN, Z. Anat. 1918.

Das Organ liegt hinter dem Brustbein im vorderen Mediastinum (Abb. 65) und wird deshalb auch wohl als „innere Brustdrüse" bezeichnet. Eine dreieckige Stelle des Knochens bleibt von der Pleura frei; hier liegt die Thymus dem Skelet unmittelbar an (Trigonum thymicum, Abb. 120). Weiter seitlich schiebt sie sich unter die Pleura mediastinalis und ist hier außer von der Wand des Brustkorbes von den Lungenrändern bedeckt (Abb. 6). Sie erreicht caudal den Herzbeutel (Abb. 69, 121). Der bei der Rückbildung (Involution) der Thymus gebildete Fettkörper wird mit zunehmendem Alter kleiner und schwindet mehr und mehr. Immer aber findet man einen Thymusrest auf dem oberen Ausläufer des Herzbeutels, der sich auf die Aorta ascendens erstreckt (Abb. 121).

Mit der Thymus sind fest verbunden: die Pleura, die Venae anonymae und die Vena cava superior, weiter unten ein beträchtlicher Teil der Vorderfläche des Herzbeutels. Die Vorderfläche der Thymus ist locker an das Brustbein angeheftet. Reicht sie — eine häufige Varietät — am Hals weiter aufwärts, so liegt sie hinter den Mm. sternothyreoidei und folgt diesen bis zum unteren Rand der Schilddrüse.

Alle Thymusläppchen sind von einer gemeinsamen, zarten Bindegewebshülle umgeben. Sie selbst bestehen aus *Mark*, welches mit dem Markstrang zusammenhängt und so allen Läppchen gemeinsam ist, und aus der *Rinde*, welche sich dunkler färbt und jedes Markläppchen einzeln kappenförmig umhüllt (Abb. 71). In der Rinde liegen besonders massenhaft *kleine Rundzellen* mit rundem Kern, der die Zelle fast ganz ausfüllt. Diese Zellen sind Lymphocyten. Sie sind von außen in die epitheliale Thymusanlage eingewandert. Im Mark ist der Gehalt an Lymphocyten geringer, daher ist die Färbung in tingierten Schnitten heller. Zwischen den Rundzellen des Markes liegen überall kleine *Reticulumzellen*, welche sich sternförmig mit Ausläufern zwischen jenen ausbreiten, und in Abständen besondere epitheliale Kugeln, die HASSAL*schen Körperchen* (Abb. 73). Diese sind degenerierende Komplexe der ursprünglichen epithelialen Anlagen der Thymus; höchstwahrscheinlich stammen auch die Reticulumzellen vom Epithel ab (die HASSALschen Körperchen wären insofern Ballen oder Inseln von Reticulumzellen), während die Reticulumzellen der Rinde wahrscheinlich vom Mesenchym stammen. Das Mark ist danach eine Mischzone aus Epithelien und Lymphocyten, ähnlich der epithelialen Tapete der Tonsillar-

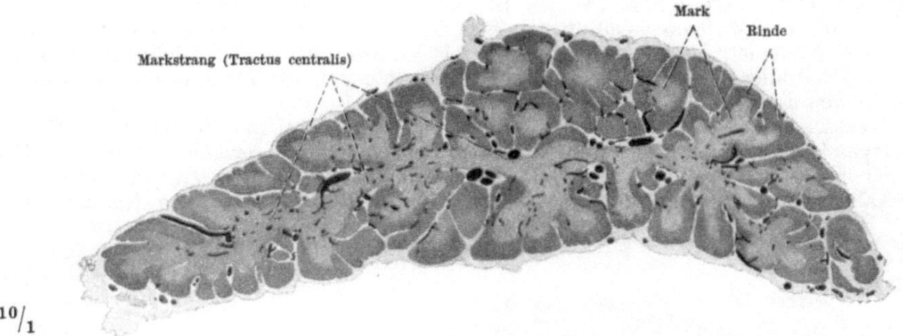

Abb. 71. Thymus, neugeborenes Kind, Übersichtsbild. Schnittrichtung längs des Markstranges der einen Seite. Mark hellgrau, Rinde dunkelgrau, Gefäße schwarz, Kapsel und Zwischengewebe (Bindegewebshülle der Läppchen) am hellsten.

krypten, welche von Lymphocyten durchsetzt ist (Abb. 68). Nur die Rinde nimmt bis zur Pubertät sukzessive ab durch Auswanderung der Lymphocyten, ein Verlust, der durch Fettzellen aufgefüllt wird, so daß die Hülle bleibt und nur der Inhalt wechselt. Das Markgewicht ändert sich am wenigsten (Abb. 70,

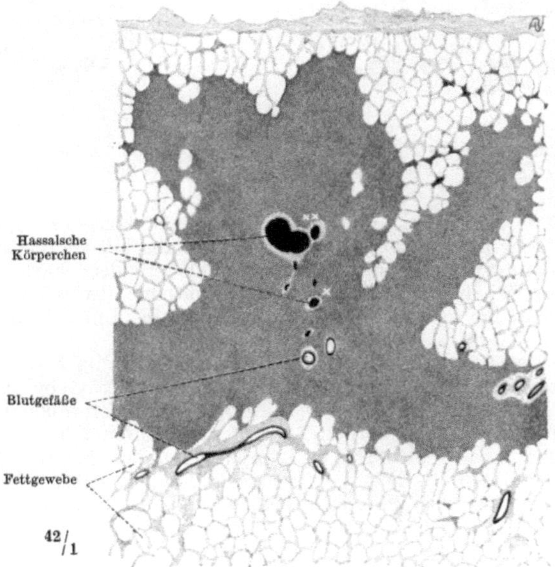

Abb. 72. Involution der Thymus. Mann von 28 Jahren. Insel von Thymusgewebe grau (nur Mark, Rinde durch Fettgewebe ersetzt). Blutgefäße schwarzer Ring (mit weißem Lumen). HASSALsche Körper schwarz (vgl. Abb. 73).

schwarz). In ihm müssen wir deshalb die Hauptstätte der spezifischen Prozesse vermuten. Etwa vom 30. Jahr ab ist nur noch Mark vorhanden, die Rinde ganz durch Fettgewebe ersetzt. Kleine Reste des Markes bleiben bis ins höchste Alter erhalten.

Nimmt man bei Säugetieren in frühester Jugend die Thymus heraus, so bleibt das Gewicht des operierten Tieres hinter dem der nicht operierten Geschwister deutlich zurück.

Etwaige Knochenbrüche heilen beim operierten Tier schlechter als beim Gesunden. Bei älteren Tieren macht die Herausnahme der Thymus keine deutlichen Erscheinungen.

Froschlarven, die mit Thymus von Säugetieren gefüttert werden, wachsen ganz beträchtlich, metamorphosieren aber nicht (Riesenlarven). Die Thyreoidea, welche für das Wachstum die entgegengesetzte Wirkung hat (S. 118), ist auch bei der Metamorphose ein Gegenmittel. Man kann beim Axolotl, dem bekanntesten Beispiel für lebenslanges Verharren im Larvenstadium (sog. *Neotenie*), die Metamorphose durch Verfütterung von Schilddrüsensubstanz erzwingen. Trotz aller Bemühungen ist es aber nicht gelungen, die Thymus als inkretorische Drüse zu erweisen.

Die Hassalschen Körperchen sind Epithelperlen (S. 49), oft aus zwiebelschalenförmig ineinandergeschachtelten platten Zellen, die nach dem Inneren zu zerfallen (Abb. 73). Der Inhalt der Kugel, welcher die Epitheloberfläche entspricht, kann verhornt, verfettet oder verkalkt sein. Die Zahl der Hassalschen Körperchen beträgt beim Neugeborenet

Kerne von kleinen Rundzellen (Lymphocyten)
Kerne von Reticulumzellen
Abgeplattete Epithelzellen
Haufen degenerierter Epithelzellen
600/1
a

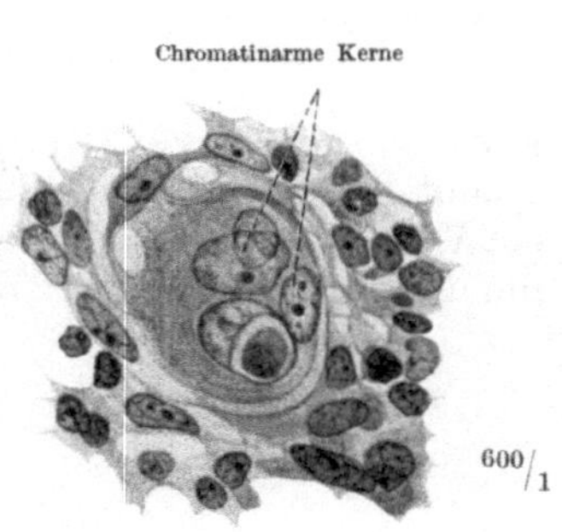

Abb. 73a u. b. Hassalsche Körperchen, aus dem gleichen Schnitt wie in Abb. 72, bei starker Vergrößerung. a Das in Abb. 72 mit ×× bezeichnete Körperchen. b Dort mit × bezeichnet.

durchschnittlich 1350000 (238 je 1 mg Mark). Die Gesamtzahl ist bis zur Pubertät nur wenig geändert, nimmt aber im 20.—25. Lebensjahr sowohl absolut wie relativ ab (je Milligramm Mark). Die Abnahme tritt bei Hunger früher und besonders stark ein. Die Zahl wächst auffallenderweise bei Krankheiten (z. B. bei Diphtherie der Kinder). Man sucht solche Daten zu verwerten, um konstitutionelle Unterschiede der Individuen untereinander aufzuhellen.

Die *Blutgefäße* sind besonders reichlich in der Rinde, spärlicher im Mark. Die Arterien stammen aus der Subclavia (inkonstante kleine Ästchen der A. thyreoidea inferior und der A. pericardiaco-phrenica aus der A. mammaria interna), die Venen münden vornehmlich in die Vena anonyma sinistra, auch in die den Arterien beigesellten Venen. — Die *Lymphgefäße* sind zahlreich und weit. Sie führen in Lymphknoten des vorderen Mediastinum, welche der Thymus nahe liegen. — Die *Nerven* für die Thymus selbst kommen aus dem Vagus und Sympathicus; feine dem Phrenicus beigemischte Ästchen dieser Art sind zur Kapsel verfolgt worden.

d) Epithelkörperchen, Glandulae parathyreoideae.

Gewöhnlich sind vier Epithelkörperchen vorhanden, jederseits ein oberes und ein unteres (Abb. 76). Ihre Form und Größe ist sehr wechselnd, sie sind rundliche oder ovale abgeplattete Körper von etwa 3—8 mm Länge, etwa 2 mm Dicke. Ihre ausgesprochen braune, lehmartige Farbe unterscheidet sie von der mehr ins Blaurote gehenden der Schilddrüse, ihre größere Weichheit von kleinen Lymphknoten. Sie finden sich in nächster Nähe von größeren Ästen der Schilddrüsenarterien, die oberen unmittelbar auf der Kapsel der Schilddrüse auf deren dorsaler Fläche nahe dem Oesophagus, die unteren meist $^1/_2$—1 cm von den unteren Schilddrüsenpolen entfernt in Fettgewebe eingebettet (Abb. 93a). Sie aufzufinden erfordert einige Übung, ist meist auch nur an frischen Präparaten möglich.

Die Zahl der Epithelkörperchen kann vermehrt (S. 103) oder vermindert sein, die Lage sehr verschieden. Verminderung kann dadurch vorgetäuscht werden, daß sie nicht am üblichen Ort liegen (z. B. innerhalb der Schilddrüse). Sie können auf einer Seite gänzlich fehlen.

Die frühere Bezeichnung „Nebenschilddrüsen“ für die Epithelkörperchen wird besser vermieden wegen der Verwechslung mit Glandulae thyreoideae accessoriae (S. 106), die gleichfalls Nebenschilddrüsen benannt worden sind.

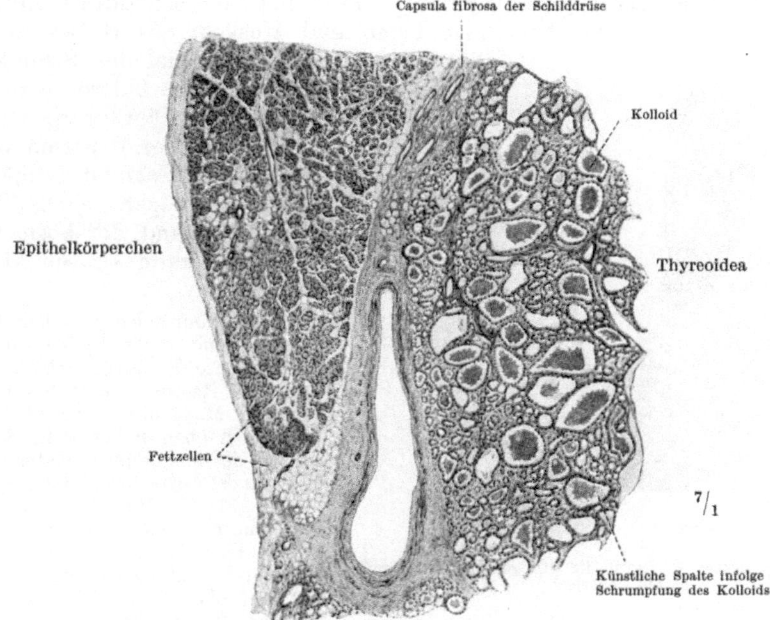

Abb. 74. Epithelkörperchen und Schilddrüse. In der Schildrüsenkapsel ein großes Blutgefäß.

Die Epithelkörperchen bestehen entweder aus einer einheitlichen, von zahlreichen Blutgefäßen durchzogenen Masse aus Epithelzellen, oder solide Stränge aus Epithelzellen setzen das Parenchym zusammen; dazwischen liegen Fettzellen, lockeres Bindegewebe und Gefäße (Abb. 74).

Die Zellstränge bestehen aus zahlreichen kleinen Zellen mit stark vacuolisiertem Protoplasma und aus spärlichen großen Zellen voll kleiner oxyphiler Granula. Im Centrum der Stränge sieht man manchmal Lumina; auch Bläschen mit kolloidähnlichem Inhalt sind beobachtet.

Das Hormon der Epithelkörperchen, *Parathormon* genannt, regelt den Phosphor- und besonders den Calciumgehalt des Blutes und der Gewebe. Da die Senkung des Calciumbestandes im Gehirn zu Übererregbarkeit und Krampfbereitschaft führt, so hat der Ausfall der Epithelkörperchen Krampfzustände der Muskeln (Tetanie) zur Folge.

e) Schilddrüse, Glandula thyreoidea.

Sie besteht aus zwei großen seitlichen Lappen, *Lobus dexter et Lobus sinister*, welche durch ein unpaares Mittelstück, *Isthmus*, in Verbindung stehen (Abb. 75). Der Isthmus kann fehlen; dann liegen die Lobi isoliert nebeneinander, berühren sich oder sind durch einen Zwischenraum getrennt. Häufig hängt am Isthmus ein Überrest des Ductus thyreoglossus, den man *Lobus pyramidalis* nennt; er liegt meistens asymmetrisch (Abb. 87), links häufiger als rechts und reicht in extremen Fällen bis zum Zungenbein, meist weniger hoch. Das Durchschnittsgewicht der Drüse beträgt 30—60 g. Die Höhe, Breite und Dicke eines Seitenlappens stehen zueinander im Verhältnis von etwa 6:4:2 (in Zentimetern). Allseitige Zunahme dieser Masse ist nicht normal, sie kann durch pathologische Entartung bedingt sein: *Kropf*, *Struma*. Die Drüse sieht je nach dem augenblicklichen Blutreichtum blaurot oder gelblichbraun aus. Sie ist weich und deshalb durch die Haut nicht zu fühlen. Verhärtete Schilddrüsen, die fühlbar sind, sind pathologisch (Gebirgskröpfe). Eine normale Schilddrüse füllt die Zwischenräume zwischen den Eingeweiden und Muskeln des Halses so aus, daß das Relief des Schildknorpels gegen die Luftröhre zu ausgeglichen ist. Die Chirurgen haben dies bei Totalexstirpation wenig vergrößerter Schilddrüsenhälften erfahren, da nachher ein häßlicher Defekt entstand, der kosmetisch übler sein kann als ein kleiner Kropf.

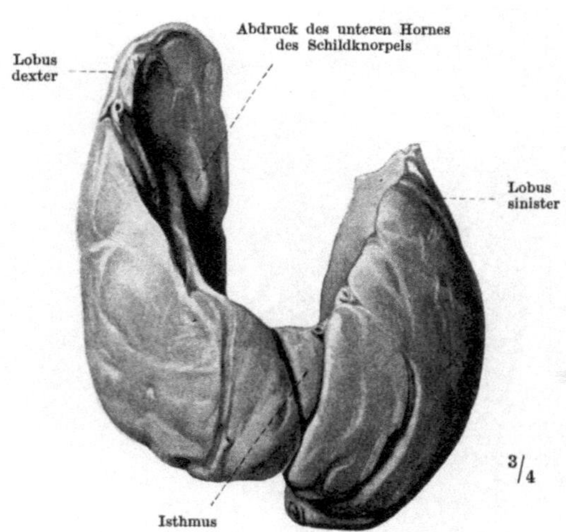

Abb. 75. Schilddrüse von vorn, in situ gehärtet und dann herauspräpariert.

Der Isthmus liegt vor dem 3.—4. (auch 2. und sogar 1.) Knorpelring der Luftröhre, die Lappen schieben sich unter die Rectusmuskeln des Halses bis zum M. omohyoideus (Abb. 50) und liegen oben neben dem Schildknorpel des Kehlkopfes, weiter unten zu seiten der Luftröhre und der Speiseröhre (Abb. 87, Bd. I, S. 189). Der M. sternothyreoideus verhindert ein höheres Hinaufsteigen über seinen Ansatz am Schildknorpel hinaus. Doch kann der obere Pol seitlich von ihm bis zum Zungenbein aufsteigen. Das ganze Organ ist über die Fläche gebogen und umgreift nach hinten die Halseingeweide (Abb. 75, 76). Bei pathologischer Verhärtung kann die Drüse zum erheblichen Atem- und Schlinghindernis werden, zumal gewisse Strumen dahin neigen, zwischen Luft- und Speiseröhre vorzuwandern und die erstere ganz einzuzwängen.

Die Hinterfläche der Seitenlappen reicht oft bis zu der Fascia colli profunda (Bd. I, Abb. 110, S. 189), neigt aber nicht dazu, in das Spatium retroviscerale vorzudringen. — Über *Nebenschilddrüsen, Glandulae thyreoideae accessoriae*, s. S. 106; sie dürfen nicht mit Epithelkörperchen wegen des lateinischen Fachnamens der letzteren verwechselt werden. Sie können dem Forscher einen Streich spielen, der glaubt, die Schilddrüse beim Tier entfernt zu haben, denn sie scheiden das gleiche Hormon ab, wie die Hauptdrüse.

Man kann eine *äußere* und *innere* Bindegewebshülle der Schilddrüse unterscheiden. Die erstere ist nichts anderes als die Fascia colli media (Bd. I, Abb. 110, S. 189): *Fascienhülle* der Drüse. Sie ist am unteren Rande des Kehlkopfes befestigt, so daß beim Luftröhrenschnitt (Tracheotomie) der Isthmus erst nach ihrer queren Durchschneidung zur Freilegung der Luftröhre nach abwärts gezogen werden kann. Sie ist von der inneren Hülle durch eine feine, von Bindegewebszügen durchquerte Spalte geschieden, welche auch hinten zwischen der Drüse einerseits und der Luft- und Speiseröhre anderseits deutlich ist *(Spatium praeviscerale)*. Aus der äußeren Hülle läßt sich die Drüse leicht herausschälen. Seitlich hängt mit ihr die Gefäßnervenscheide zusammen, welche oft so sehr gegen die Drüse vorspringt, daß die Arteria carotis communis in ihre Substanz grabenförmig eingebuchtet ist. Die Pulsationen des Gefäßes werden daher bei vergrößerter Schilddrüse häufig dieser mitgeteilt.

Die innere Hülle (Abb. 74) liegt dem Schilddrüsengewebe unmittelbar auf und schickt Bindegewebssepten ins Innere der Drüse, so daß sie nicht ohne weiteres abgezogen werden kann. Wir nennen sie im eigentlichen Sinne die *Drüsenkapsel, Capsula fibrosa.*

Die Epithelkörperchen und der zum Kehlkopf aufsteigende Nervus recurrens (Abb. 89), dessen Durchtrennung oder Zerrung Heiserkeit zur Folge hat, liegen außerhalb der eigentlichen Kapsel (zwischen „äußerer“ und innerer Kapsel). Läßt man bei Kropfoperationen beiderseits Schilddrüsengewebe an der Hinterfläche des Organs zurück, so schont man dadurch am sichersten diese wichtigen Nachbarorgane der Drüse und erreicht zugleich gute kosmetische Resultate.

Vom Zungenbein, vom Schildknorpel oder von einem der benachbarten Muskeln des Halses steigt nicht selten ein Muskel an den Isthmus oder Lobus pyramidalis abwärts: *Musculus levator glandulae thyreoideae.* Er liegt gewöhnlich seitlich von der Mittellinie

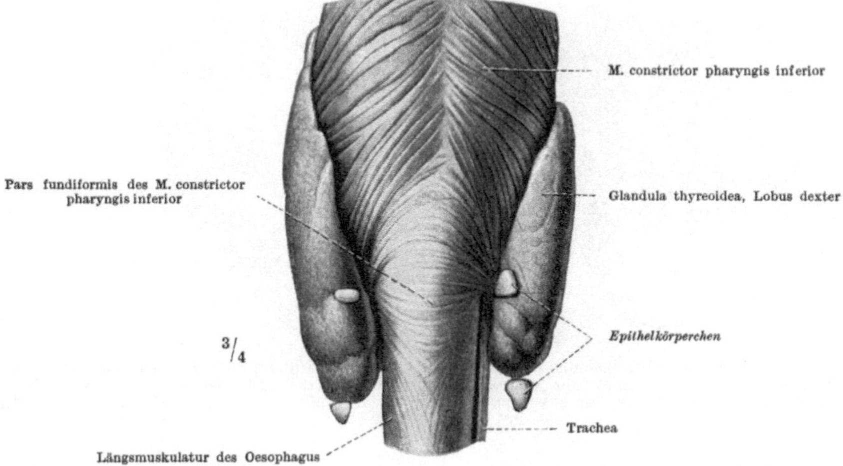

Abb. 76. Schilddrüse und Epithelkörperchen von hinten. Von den unteren Epithelkörperchen ist das umgebende Fettgewebe entfernt; vgl. Abb. 93a.

(Abb. 87). Er kann die verschiedenste Herkunft haben, gewöhnlich von dem Rectussystem des Halses (M. levator superficialis), gelegentlich aber auch von eigentlichen Kehlkopfmuskeln (M. levator profundus) oder von Rachenmuskeln (M. levator lateralis) abstammen. Die Innervation ist dementsprechend sehr wechselnd.

In allen Fällen folgt die Drüse dem Auf und Ab des Kehlkopfs beim Schlucken, da die Seitenlappen, auch abgesehen vom Vorhandensein des M. levator, durch ihre Hülle den Trachealringen fest anhängen *(Ligamenta glandulae thyreoideae).* Der Arzt kann an der Mitbewegung beim Schlucken leicht den Kropf von solchen Geschwülsten des Halses unterscheiden, welche nichts mit der Schilddrüse zu tun haben.

Der mikroskopische Schnitt durch die Schilddrüse (Abb. 74) zeigt rundliche Hohlräume verschiedener Gestalt und sehr verschiedener Größe. Sie sind zum großen Teil mit Sekret gefüllt. Man nennt sie *Follikel* und das Sekret in ihnen *Kolloid.* Sie sind die Verzweigungen und Endkammern bzw. Endknospen der *Acini.* Ein solcher Acinus, von länglicher Form, gegen seine Nachbarn durch eine dünne Schicht gefäßführenden Bindegewebes begrenzt, das mit der Drüsenkapsel zusammenhängt, enthält einen Sammelraum („Centralfollikel“), der sich dichotomisch in Sammelgänge 1., 2., 3. usw. Ordnung teilt (Abb. 77) bis zu den unregelmäßig verzweigten Endkammern. Diese bilden die „Drüsenfelder“ um die Sammelgänge herum. Ein Teil der Endkammern kann sich schon im Kindesalter von dem verzweigten System loslösen und liegt dann in Gestalt selbständiger kleiner verzweigter Follikel im Drüsenfeld zwischen den anderen („Trabantfollikel“), im Schnitt nicht von ihnen unterscheidbar. Diese Abschnürung erfolgt in den einzelnen Follikeln in verschiedenem Grade, kann auch ganz unterbleiben. Sie stellt die letzte Stufe der Loslösung von dem Ausführgang (Ductus thyreoglossus, S. 106) dar.

Die Follikel weisen in Zeiten der Tätigkeit ein einschichtiges kubisches bis cylindrisches Epithel auf, in der Ruhe ein flaches. Ihr Sekretionsprodukt ist das Kolloid, ein jodhaltiger Eiweißkörper von mehr oder minder zähflüssiger Konsistenz, glasigem Aussehen und leicht gelblicher Färbung. Es wird in den Follikeln und Sammelgängen gestapelt. Ob die Sammelgänge an seiner Produktion beteiligt sind, ist ungewiß. Im Falle des Bedarfs wird es verflüssigt, von den Zellen resorbiert und an die Blutbahn abgegeben. Das Hormon, das Thyroxin, wird erst bei dieser Resorption gebildet oder freigemacht, im Kolloid ist es als freier Körper nicht enthalten.

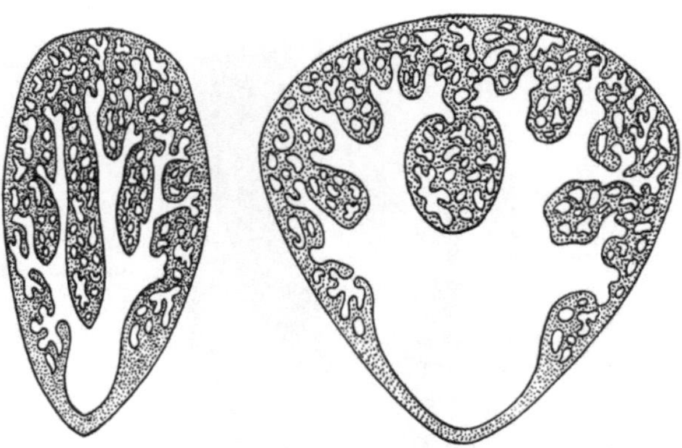

Abb. 77. Schema eines Schilddrüsenacinus bei schwacher und starker Füllung mit Kolloid (dieses weggelassen). Von den Endkammern (Follikeln) nur die größeren gezeichnet, die kleineren punktiert (vgl. Abb. 74). (Nach HAMMER u. LOESCHCKE aus v. MÖLLENDORFFS Handbuch der mikroskopischen Anatomie, Bd. VI, Teil 2. Berlin: Springer 1939.)

Die Follikel sind von einem bis an die zarte Basalmembran des Epithels unmittelbar heranreichenden Capillarnetz umsponnen, dessen Engmaschigkeit an das Capillarnetz der Lungenalveolen erinnert. An den zuführenden kleinen Arterien finden sich besondere Reguliervorrichtungen für den Blutstrom (Intimapolster). Weite Lymphräume (Lymphsinus) sind um kleine Gruppen von Acini herumgelagert, ein zusammenhängendes System bildend. Ihre sehr zarte Wand ist von einem Endothel gebildet, dessen außerordentlich flache Zellen sehr groß sind, so daß die Kerne sehr weit auseinander stehen.

Das Hormon der Schilddrüse, das *Thyroxin*, hat wesentliche Bedeutung für den Stoffwechsel (Regelung des Grundumsatzes), den Blutkreislauf, die Funktionen des Nervensystems, besonders des vegetativen. Erkrankungen der Schilddrüse führen zu Überproduktion von Hormon und zu entsprechenden Störungen (z. B. BASEDOWsche Krankheit). Ungenügende oder fehlende Thyroxinproduktion in fetaler Zeit und im Kindesalter hat Zwergwuchs und Kretinismus zur Folge.

Bei Amphibienlarven, welche mit Schilddrüsensubstanz oder -präparaten gefüttert werden, bleiben diejenigen Organe im Wachstum zurück, welche auf dem betreffenden Entwicklungsstadium bereits in Funktion begriffen sind. Die ganzen Tiere metamorphosieren besonders früh, so daß Zwergfrösche auf diesem Wege zu erzielen sind (gerade das Entgegengesetzte wie bei der Thymusfütterung, S. 114).

Blutzufuhr: Die Arterien des oberen Drüsenteiles stammen jederseits aus der A. carotis externa (A. thyreoidea superior), diejenigen der Hinterfläche und des unteren Teiles aus der Subclavia (A. thyreoidea inferior). Seltener kommt eine Arteria thyreoidea ima aus dem Aortenbogen vor (10% der Fälle). Bei Unterbindung der genannten Gefäße wird ein Rest der Drüse reichlich von den Anastomosen mit Pharynx- und Larynxgefäßen versorgt.

Dasselbe gilt für die Epithelkörperchen. Aus den oberen Teilen wird das Blut durch Begleitvenen der A. thyreoidea superior in die Vena jugularis interna abgeführt, die Venen aus den unteren Teilen sammeln sich zu einem oder mehreren Stämmen vor der Trachea, die in die V. anonyma sinistra münden. Die Venen der Drüse bilden insgesamt ein reiches Geflecht. Auch die Arterien stehen miteinander in Verbindung, aber nur durch sehr feine Äste. Die äußere Kapsel (Fascienhülle) erstreckt sich längs der unteren Vene und endet erst am Herzbeutel, *Membrana thyreopericardiaca*. — *Innervation:* Nervus laryngeus superior et inferior (recurrens, Abb. 89); bei Reizung dieser Nerven ist das Hormon im Gesamtblut nachweisbar, sonst nur in den Venae thyreoideae. Außerdem Fasern des Halssympathicus. Die Vagus- und Sympathicusästchen bilden ein nervöses Kapselgeflecht; aus ihm werden auch die Epithelkörperchen versorgt.

4. Die Nasenhöhle, Cavum nasi.

Die definitive Nasenhöhle ist ihrer Entstehung nach kompliziert zusammengesetzt. Da die Bausteine so ineinander gefügt sind, daß bei Erwachsenen von den ursprünglichen Grenzen nichts mehr zu sehen ist, gehen wir hier nur mit einigen Worten auf die Entstehungsgeschichte ein. Sie hat Bedeutung für Mißbildungen des Gaumens.

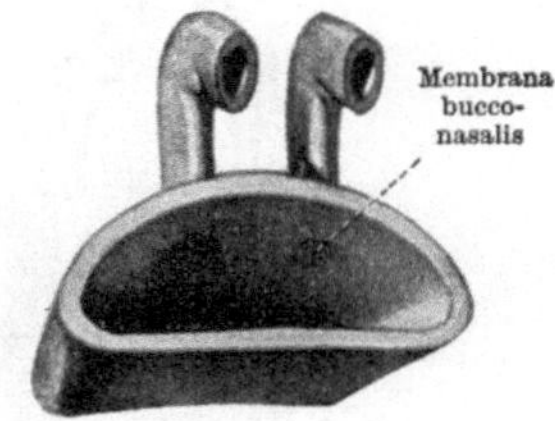

Abb. 78. Primäre Mundhöhle mit den beiden Nasenschläuchen, von vorn gesehen. Schema.

Wir haben früher gesehen, daß der Anfangsteil des Kopfdarmes durch den Gaumen sekundär in zwei übereinanderliegende Stockwerke zerlegt wird (S. 8). Das untere ist die definitive Mundhöhle, das obere wird zur Nasenhöhle geschlagen. Doch ist nicht die ganze Nasenhöhle von hier aus gebildet. Sie entsteht zunächst aus den primären *Nasenschläuchen*; zu diesen tritt später der Abkömmling der Mundhöhle hinzu.

Die Nasenschläuche werden als zwei ektodermale Verdickungen des Vorderkopfes angelegt: *Riechplacoden*; sie sinken sehr früh grubenförmig ein (Bd. I, Abb. S. 21), dadurch daß sich ihre Ränder aufwulsten. Indem der Randwulst höher und höher wird, werden die Nasengrübchen tiefer und tiefer. Durch Verwachsung des medialen und lateralen Abschnittes des Randwulstes, des medialen und lateralen Nasenfortsatzes (S. 18), von hinten nach vorn werden die Gruben zu kurzen gebogenen Schläuchen umgebildet. An deren hinterem Ende bleibt die Verwachsung rein epithelial, so daß jeder Nasenschlauch nur durch eine dünne Epithelmembran, *Membrana bucconasalis*, gegen die Mundhöhle zu verschlossen ist. Die äußere Öffnung eines jeden Schlauches liegt zwischen dem mittleren und seitlichen Nasenfortsatz (Abb. 12b). Etwas später verschwindet die Membrana bucconasalis. Die beiden Nasenschläuche stehen dann auf dem Dach der primären Mundhöhle wie die Luftschächte auf Deck eines Schiffes (Abb. 78). Das Riechepithel geht von der geschilderten Riechplacode aus. Die Nasenschläuche bilden sich zu schmalen sagittalen Hohlräumen um (Abb. 79). Wenn der Gaumen gebildet ist, ist die Stelle der ursprünglichen Einmündung in das Dach der primären Mundhöhle nicht mehr kenntlich. Innerhalb der definitiven Nasenhöhle ist eine Grenze nicht zu sehen. Der betreffende Abschnitt der primären Mundhöhle ist ektodermal (S. 7), das Material entstammt also dem gleichen Keimblatt wie die Nasenschläuche.

Beim menschlichen Embryo von 18,5 mm Länge hängen die *Gaumenleisten* beiderseits der Zunge in die primäre Mundhöhle hinab (Abb. 79). Die Zunge stößt direkt gegen das Nasenseptum; nachdem die Nasenschläuche durch Einreißen der Membranae bucconasales in die primäre Mundhöhle durchgebrochen und dadurch die *primitiven Choanen* gebildet sind, werden sie von der Zunge verschlossen, solange sie gegen deren Öffnung gepreßt wird. Bei Reptilien dichten Zunge und Gaumenleisten den Kanal, welcher von der Zunge ausgefüllt wird, gegen die übrige Mundhöhle so ab, daß von deren Inhalt nichts in die Nasengänge hineingelangen und vom Atemstrom aspiriert werden kann. Die Tiere vermögen so zu atmen, auch wenn die Mundhöhle Nahrung enthält, ohne daß die Saugpumpe Partikelchen aus letzterer in die Lunge entführt. Bei Säugetieren wird der Kanal definitiv aus einem Teil der primären Mundhöhle gebildet. Die Gaumenleisten drehen sich um eine Stelle an ihrer Basis *, in deren Nähe die

Gaumenarterie schon früh erkennbar ist (Arteria palatina, Abb. 79a, b). Man hat bei Mausfeten beobachtet, daß zuerst der eine Gaumenfortsatz in die Höhe schnellt. Er schiebt sich zwischen Zunge und Nasenseptum; die Zunge steht dann ein Weilchen schräg (Abb. 79c). Ist auch der andere Gaumenfortsatz so gedreht, daß er horizontal gestellt ist und mit dem Fortsatz der anderen Seite zusammenstößt, so ist die Zunge aus dem Kanal, in dem sie bis dahin lag, ganz herausgedrängt. Sie stößt nun gegen den *Gaumen, Palatum,* der aus den beiden Gaumenleisten hervorgeht; denn es verschmelzen die freien Ränder in der Mittellinie, und Knochenanlagen, welche von den beiden Oberkiefer- und Gaumenbeinanlagen aus in sie eindringen, festigen ihre Lage (Abb. 15, Bd. I, Abb. S. 632). Erst durch den Verschluß des Gaumens gegen die Mundhöhle wird die Zunge von der Aufgabe befreit, die Nasenhöhle vor dem Eindringen von Mundhöhleninhalt zu schützen. Sie ist einst im Anschluß an diese Funktion zu einem

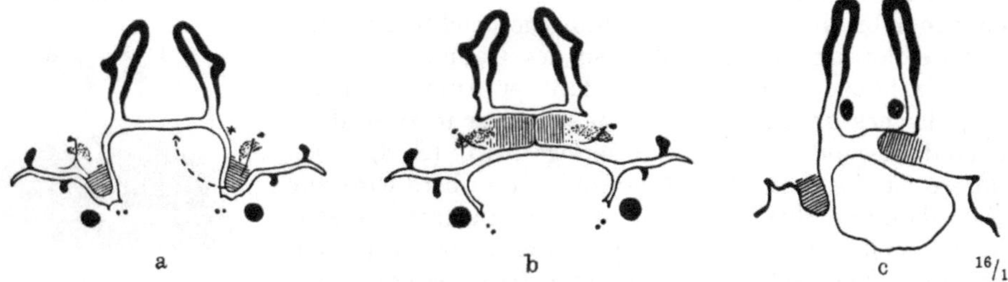

Abb. 79a—c. Bildung des Gaumens. Zahnanlagen, MECKELsche Knorpel und Nasenschläuche schwarz, Gaumenleisten schraffiert, Zunge weiß, Skeletanlage des Gaumens punktiert. Gaumenarterie und die Skeletanlage durchbohrende Gefäßnervenäste als Punkt und Striche (neben * in Abb. a). a Herabhängende Gaumenleisten, Maulwurfembryo, b heraufgeklappte Gaumenleisten, Maulwurfembryo, c ein Gaumenfortsatz hängend, der andere aufgeklappt, Mausembryo. [Nach INOUYE, Anat. Hefte, Bd. 46 (1912), Abb. 38, 58.]

beweglichen Stempel geworden, verwendet aber von jetzt ab ihre aktiv wandelbare Plastizität viel freier im Dienste des Saug- und Kauaktes; vor allem ist sie beim Menschen ein wichtiges Hilfsorgan für die Sprache geworden (Zungen- und Gaumenlaute). Die endgültige Nasenhöhle dagegen, welcher der dorsale Abschnitt der primären Mundhöhle zugeschlagen wurde, hat mit der Zunge nichts mehr zu tun. Die Zwischenwand zwischen den beiden Nasenschläuchen wächst abwärts bis zur Vereinigung mit dem Gaumen und teilt das einbezogene Stück der primären Mundhöhle in zwei Kanäle auf. Sie wird zum medianen *Nasenseptum.* Die Nasenhöhle bleibt auf diese Weise ein paariges Organ, entsprechend der einen Komponente, den primären Nasenschläuchen, die von Anfang an paarig sind. Über die Mundhöhlenseite des Gaumens s. S. 50.

Die Gaumenschleimhaut hat eine Raphe und häufig darin Epithelperlen als Reste des medianen Zusammenschlusses (S. 52). Im Knochen bewirkt die *Sutura palatina mediana* den Verschluß; vorn ist der Canalis incisivus im Knochen offen (Abb. 81). Die Gaumenschleimhaut ist an dieser Stelle gewöhnlich zu einer Papille erhöht: *Papilla incisiva* (s. palatina). Ausnahmsweise ist auf ihr eine feine nadelstichförmige Öffnung zu sehen, der Rest der vereinigten Nasengaumengänge (Ductus nasopalatini, STENSONsche Gänge, Abb. 15). Bleibt die Vereinigung der beiden Seitenteile des Gaumens oder eines von ihnen mit der Nasenscheidewand aus, so entsteht eine nicht seltene Mißbildung: der *Wolfsrachen* (Uranoschisis); sie kann mit einer Hasenscharte, welche durch die Lippe und den Alveolarrand des Kiefers durchschneidet, kombiniert sein: *Cheilognatho-uranoschisis,* kann aber auch auf den weichen Gaumen und das Zäpfchen beschränkt bleiben. Das Schlucken und Sprechen ist bei solchen Menschen sehr behindert.

Allgemeine Form. Die Nasenhöhle ist so eng von ihren knöchernen und knorpligen Skeletstützen begrenzt, daß ihre Gestalt im Groben und Feinen fast ausschließlich mit der Form des Skelets zusammenfällt. Gewisse Abweichungen, welche durch die verschiedene Dicke der Schleimhaut bedingt sind, werden bei der Beschreibung einzelner Abschnitte (besonders der Muscheln und der Zugänge zu den Nebenräumen der Nase) hervorgehoben werden. Ich werde mich hier darauf beschränken können, an früher Gesagtes zu erinnern.

Die knorplige Anlage des Schädels enthält zwei parallele Kanäle wie eine doppelläufige Flinte (Bd. I, Abb. S. 627). Ihre Wandungen werden zum größten Teil in Knochen umgewandelt, zum Teil bleiben sie knorplig oder membranös. Letzteres ist namentlich im vorderen Teil der Nasenhöhle der Fall, welcher innerhalb der äußeren Nase liegt, beweglich ist und sehr verschieden weit sein kann. Nur die knöcherne Begrenzung durch den Oberkiefer, die *Apertura piriformis* (Bd. I, Abb. S. 637, 753), ist unbeweglich; die Nasenlöcher sind es bekanntlich nicht. Dagegen hat jede Nasenhälfte nach dem Rachen zu eine Öffnung, die *Choane*, die von einem festen Knochenrahmen umgrenzt und deshalb unveränderlich ist (Abb. 54, 57). Sie ist etwa 3 cm hoch und $1^1/_4$ cm breit. Die beiden Choanen sind, vom Rachen aus gesehen, paarige Zugänge zur Nasenhöhle (Abb. 53, 61), wie es von vorn her die beiden Nasenlöcher sind. Von den Choanen aus wird die Luft bei jedem Atemzug aus der gesamten Nase abgesaugt. Bei heftigem Nasenbluten läuft das Blut, wenn die Nasenlöcher zugehalten werden, durch die Choanen in den Rachen und Magen. Der Arzt ist deshalb unter Umständen genötigt, vom Rachen aus die Choane mit einem Tampon, welcher den obengenannten Maßen genügen muß, abzuschließen.

Von den Nasenknorpeln in der äußeren Nase (Bd. I, Abb. S. 670) ist der untere Rand des Seitenknorpels, *Cartilago nasi lateralis*, nach innen umgekrempelt und im Relief des Naseninneren als leistenförmiger Vorsprung sichtbar, *Limen nasi* (Abb. 80b).

Die Stelle wird auch als „inneres“ Nasenloch bezeichnet, weil sie besonders eng ist, enger als das äußere Nasenloch. Die Enge steht so, daß der Luftstrom durch sie mehr gegen die Nasenscheidewand und in die oberen Partien der Nasenhöhle gerichtet wird. Will man in das Naseninnere beim Lebenden hineinschauen, so muß man die Nasenspitze so weit in die Höhe drängen, daß das äußere Nasenloch in das Niveau des inneren zu liegen kommt. Ohne die Instrumente, welche der Nasenarzt benutzt, ist auf diese Weise nicht viel zu erblicken.

Das Limen nasi ist eine so wichtige Schwelle, daß man den Teil der Nase außen von ihm *Vorhof*, *Vestibulum nasi*, nennt und vom Limen aus erst die Nasenhöhle im engeren Sinn rechnet, *Cavum nasi proprium*. In diesen Namen ist der Kürze wegen davon abgesehen, daß in Wirklichkeit alles doppelt ist, man müßte genauer von den *beiden* Vorhöfen und den *beiden* Nasenhöhlen sprechen. Der Vorhof ist wie die Haut mit mehrschichtigem Plattenepithel ausgekleidet, dessen Oberfläche verhornt ist; er besitzt Talgdrüsen und auch Schweißdrüsen wie das Integument. Bis in das Niveau des unteren Randes des Spitzenknorpels (Bd. I, S. 670), welcher oft durch eine *Plica alaris* der Schleimhaut bezeichnet ist, reichen starre, sich durchkreuzende Haare hinauf, *Vibrissae* (Abb. 80b); sie sind schräg nach unten gerichtet und ragen bei Männern aus den Nasenlöchern heraus. Sie erschweren das Eindringen von leichten Fremdkörpern.

Das Cavum nasi proprium ist durch die Muscheln, welche von seinen Seitenwänden ausgehen, sehr stark eingeengt (Abb. 45, 82). Das Epithel ist hier wie im ganzen Respirationsweg flimmerndes mehrreihiges Cylinderepithel mit zahlreichen eingestreuten Becherzellen (Abb. 7g). Das spezifische Riechepithel findet sich beim Menschen nur an relativ sehr eng begrenzten Stellen (Abb. 84; Näheres über seinen Aufbau siehe Sinnesorgane). Legt man einen Frontalschnitt durch die Mitte der eigentlichen Nasenhöhle (Abb. 82) und denkt man sich ihren Inhalt, die Muscheln und die Nasenscheidewand, weg, so ist die Begrenzung des Querschnitts ein spitzwinkliges Dreieck; die Basis bildet der

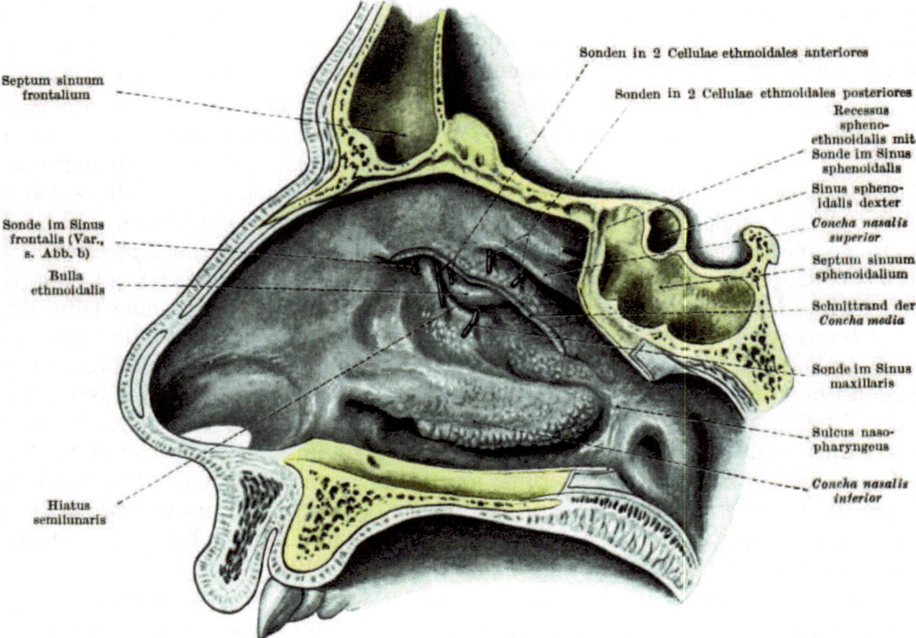

Abb. 80a. Schleimhautrelief der lateralen Nasenwand. Mittlere Muschel an ihrem Ansatz abgetrennt. Sonden in den Zugängen zu den Nebenhöhlen. (Aus HAFFERL, Topographische Anatomie, Abb. 127.)

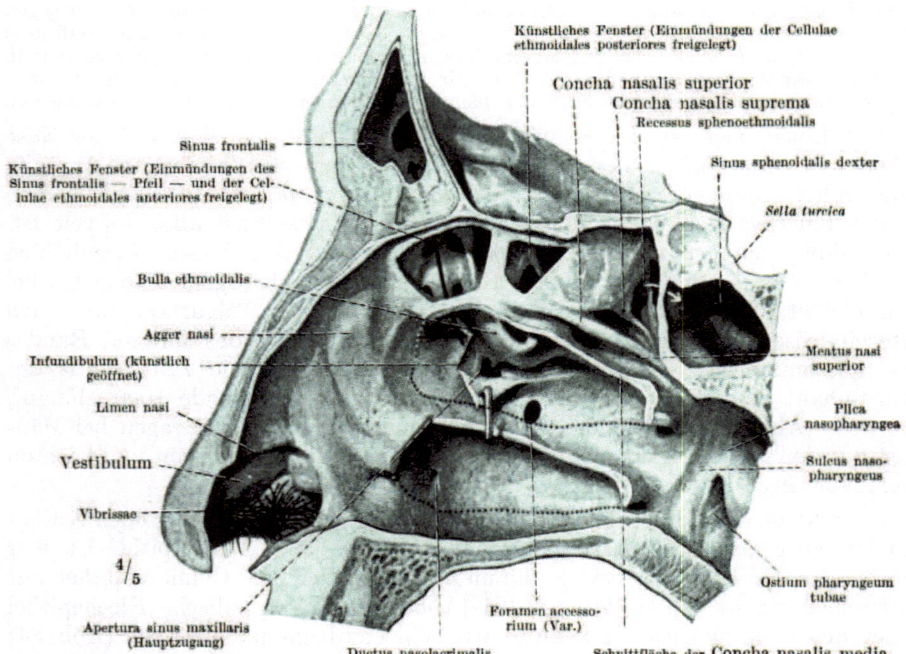

Abb. 80b. Schleimhautrelief der seitlichen Nasenwand, mittlere und untere Muschel größtenteils entfernt (Konturen punktiert). Vgl. das Knochenbild der gleichen Ansicht in Abb. 81. Der Processus uncinatus mit seiner Schleimhautbedeckung ist quer durchschnitten, das distale Stück mit einem Haken nach unten umgeklappt. Der Sinus frontalis mündet ausnahmsweise nicht in den Hiatus semilunaris, sondern in den schmalen Raum unter dem vorderen oberen Ende der mittleren Muschel, wie in Abb. 80a.

Gaumen, die Spitze ist durch die Siebbeinplatte etwas abgestumpft, die Seitenwände sind durch die Öffnungen, welche in die Nebenräume der Nase führen, an verschiedenen Stellen unterbrochen. Der Gesamtinnenraum der Nase entspricht einem Hohlprisma, welches vorn in der äußeren Nase endet und hinten offen ist (Choanen). Wir besprechen im folgenden die *obere* und *untere*, die *mediale* und *laterale* Wand, dann die zur letzteren gehörigen *Muscheln* und *Nebenräume* der Nasenhöhle. Die *Struktur* der Schleimhaut und ihre Versorgung mit Gefäßen und Nerven wird zum Schluß berücksichtigt werden.

Dach der Nasenhöhle. Die obere Nasenwand ist äußerst schmal (2—3 mm breit, Abb. 82) und deshalb an den meisten Stellen für Instrumente beim Lebenden sehr schwer zugänglich. Von vorn nach hinten ist sie doppelt gebrochen wie ein plattes Mansardendach (Abb. 45), das die Nasenhöhle vorn, oben und hinten abdeckt. Der vordere Abschnitt des Daches ist am längsten. Er liegt unter dem Nasenrücken, steigt wie dieser schräg auf und ist oben am dickwandigsten (Os nasale, Abb. 81). Der mittlere Abschnitt steht horizontal oder ein wenig nach hinten geneigt. Er ist am dünnwandigsten (Lamina cribrosa des Siebbeins). Der hintere Abschnitt ist gegen den mittleren rechtwinklig abgebogen (Abb. 80), er senkt sich steil abwärts zu dem oberen Rand der Choane. Er begrenzt von hinten den *Recessus sphenoethmoidalis*, welcher zwischen dem hinteren Rand der oberen Muschel und der Vorderwand des Keilbeines eingeschoben ist und in welchen die Keilbeinhöhle mündet, *Sinus sphenoidalis* (Bd. I, S. 645).

Vom oberen Rand der Choane aus geht die Schädelbasis (Keil- und Hinterhauptsbein) weiter nach hinten und begleitet hier die Hinterwand der Rachenhöhle (Abb. 45). Die Nasenhöhle hört dagegen an der Choane auf. Sie hat eine hintere Wand nur oberhalb der Choane (Abb. 80). Diese reicht bis in die Höhe der mittleren Muschel. Man kann also vom Rachen aus bei gerader Aufsicht nur die untere und mittlere Muschel sehen (Abb. 53). Die obere ist hinter dem steil abfallenden Dach der Decke verborgen. Doch kann man durch Einlegen eines Spiegels in den Rachen des Lebenden schräg von unten nach oben in die Choanen hineinsehen und auch die oberen Muscheln erblicken (Abb. 61). Unmittelbar hinter den Muschelenden liegt eine Furche der lateralen Nasenwand, *Sulcus nasopharyngeus* (Abb. 80b); sie entspricht dem schmalen Zwischenraum zwischen den Enden der Muscheln und der Ebene der Choanenöffnung. Die hintere Begrenzung ist oft eine Schleimhautfalte, *Plica nasopharyngea,* regelmäßig die *Plica salpingopalatina* (Abb. 80b vor dem Ostium pharyngeum tubae, nicht bezeichnet).

Im horizontalen Dachteil befinden sich feinste Löchelchen der Lamina cribrosa für die Ästchen des Riechnerven (Abb. 82) und ein etwas größeres Löchlein für den Nervus ethmoidalis anterior aus dem 1. Ast des Trigeminus nebst begleitenden feinsten Gefäßen. — Die Schleimhaut des Daches ist dünn und glatt, leicht ablösbar.

Boden der Nasenhöhle. Die untere Wand der Nasenhöhle heißt Boden. Als Basis des prismatischen Innenraumes ist er in jeder Nasenhälfte um ein Vielfaches breiter als das Dach (12—15 mm). Der Boden ist von rechts nach links stark ausgehöhlt, entsprechend der Einrollung der unteren Muschel, die sich ihm bis auf kurze Distanz nähert (Abb. 82). Außerdem ist er von vorn nach hinten ein wenig konkav, entsprechend dem Außenrand der unteren Muschel (Abb. 80). Der Nasenboden ruht auf dem harten Gaumen, der mit seiner unteren Seite Dach der Mundhöhle ist.

Die knöcherne Begrenzung ist einfacher als beim Dach (zwei Knochen: Maxilla und Palatinum, Abb. 81). Die Rückfläche des weichen Gaumens liegt hinter den Choanen und gehört nicht mehr zum Nasenboden, sondern zum Pharynx (Abb. 45). — Vom Nasenboden senkt sich häufig etwa 2 cm hinter dem äußeren Nasenloch und dicht neben dem Septum nasi ein *Recessus nasopalatinus* in den Gaumen hinein, begrenzt nach innen von einem Schleimhautwulst, dem *Torus nasalis* (s. Nasenscheidewand). Der Recessus reicht mit seinen blinden Enden verschieden weit in den *Canalis incisivus* (Abb. 81) hinein. — Die Schleimhaut des Bodens gleicht derjenigen der Nasenscheidewand.

Nasenscheidewand. Die medialen Wände beider Nasenhälften bilden zusammen die Nasenscheidewand. Sie enthält im Innern ein aus Knochen, Knorpeln und Bindegewebsmembranen zusammengefügtes Skelet (Bd. I, Abb. S. 670). Die membranöse Stelle liegt in der Nasenspitze. Man kann sie von den äußeren Nasenlöchern aus umfassen. Die Nasenscheidewand teilt selten die Gesamthöhle in zwei symmetrische Hälften. Gewöhnlich weicht sie in ihrem vorderen Teil nach einer Kopfseite ab (Deviation des Septum), im hinteren Drittel ist sie dagegen annähernd symmetrisch gestellt. Ist sie nicht im ganzen verschoben,

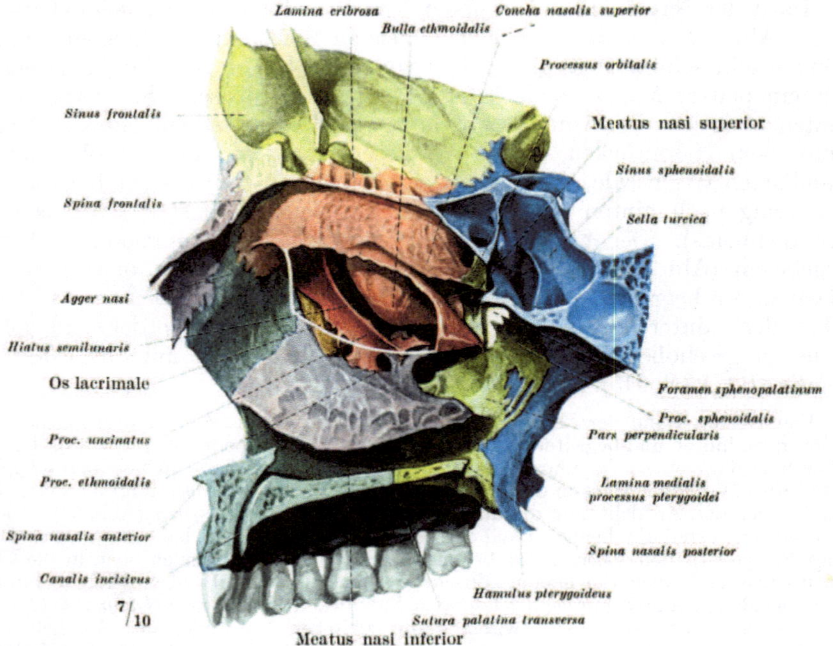

Abb. 81. Knöcherne seitliche Nasenwand. Frontale gelb, Ethmoidale carminrot, Sphenoidale blau, Nasale rotviolett, Concha inferior blauviolett, Maxilla blaugrün, Lacrimale orangegelb, Palatinum gelbgrün. Die mittlere Muschel zum Teil abgetragen, Kontur als weiße Linie.

sondern nach einer Kopfseite zu ausgebogen, so ist der Bogen sehr häufig an einer Stelle eingeknickt (Abb. 82). Der Knick entspricht dem Processus sphenoidalis des knorpligen Nasenseptum, der bis gegen das Keilbein vordringen kann, gewöhnlich aber schon viel früher endet (Bd. I, Abb. S. 670). Dieser Knorpelstreifen und der nachbarliche Knochen springt als schräg gestellte Leiste auf der konvexen Seite des gebogenen Septum vor, *Spina* oder *Crista septi* genannt (Abb. 37 u. 82). An dieser Stelle ist das Septum am dicksten (4—12 mm). In Korrelation mit der ausgebogenen Scheidewand sind untere und mittlere Muschel asymmetrisch, auf der ausgebogenen Seite kleiner als auf der hohlen. Die untere Muschel kann eine Rinne haben, welche der Spina entspricht (Abb. 82). Steht das Septum asymmetrisch, so kann die Nasenspitze mit ihrem membranösen Septumteil gerade stehen; es ist dann unter Umständen der untere Rand der Spina vom Nasenloch aus als Vorsprung sichtbar. Solche Asymmetrien sind meistens ein Atemhindernis, manchmal nur vorübergehend, solange die Schleimhaut anschwillt (s. Schwellkörper), manchmal aber auch dauernd, wenn sich Muscheln und Septum berühren.

Wegen der schiefen Stellung der äußeren Nase s. Bd. I, S. 759. Die Ursachen der zahlreichen Asymmetrien hängen irgendwie mit den Umbauprozessen zusammen, die gerade diesen Teil des Schädels besonders betreffen und durch welche die Nasenhöhle als besonderes Stockwerk zwischen Augen- und Mundhöhle eingeschoben wird (Bd. I, S. 623). Inwieweit in der individuellen Entwicklung mechanische Anpassungen eine Rolle spielen und von welcher Stelle sie ausgehen, ist nicht sicher bekannt. Sicher sind viele der Asymmetrien erblich fixiert, wie schon aus familiären Ähnlichkeiten der äußeren Nasenform zu schließen ist.

Selten verschmilzt die vertikale Siebbeinplatte knöchern mit dem Vomer, auch wenn keine Knorpelleiste zwischen ihnen liegt. Die Schleimhaut der Nasenscheidewand ist glatt und mit dem Periost bzw. Perichondrium zusammen leicht ablösbar. Sie gleicht die kleineren Unebenheiten der Skeletunterlage aus. Bei manchen Menschen sind streckenweise die Drüsenmündungen als nadelspitzfeine Öffnungen sichtbar, besonders bei chronischem Katarrh. In der Höhe der mittleren Muschel können Drüsen besonders angehäuft sein; dann springt hier eine Verdickung, *Tuberculum septi*, gegen die Muschel vor (Abb. 82). Hinten unten hat die fetale Nasenscheidewand einige Schleimhautfalten, die beim Erwachsenen meist fehlen, aber in pathologischen Fällen hypertrophieren können. Nahe dem vorderen Nasenstachel des Oberkieferknochens ist die Schleimhaut der Nasenscheidewand häufig zu dem bereits erwähnten *Torus nasalis* verdickt (S. 123). In ihm findet sich zuweilen ein blind endigendes Kanälchen, *Organon vomeronasale*, und ein Knorpelstreifchen, welches dem Unterrand des Knorpelseptum anhängt, *Cartilago vomeronasalis*. Beides sind Überreste des JACOBSONschen Organs, welches bei Embryonen stets angelegt wird (Abb. 13a u. 15). Zu ihm gehört ursprünglich ein besonderer Ast des Riechnerven; durch diesen können Tiere, deren JACOBSONsches Organ Riechepithel besitzt, die Speisen besonders gut riechen, da es durch die im Canalis incisivus liegenden, beim Menschen rudimentären STENSONschen Gänge mit der Mundhöhle in Verbindung steht (S. 120). Der Mensch riecht die Speisen *vor* der Einführung in den Mund und nachher auch durch die Choanen; die Kultur hat ihn besonders unabhängig von dem der Mundhöhle angeschlossenen JACOBSONschen Riechorgan gemacht, das bei vielen anderen Säugern als ein letzter Rest der einstigen Zusammengehörigkeit von Mund- und Nasenhöhle erhalten bleibt.

Zwischen dem Crus mediale und dem Crus laterale des Spitzenknorpels der Nase (Bd. I, S. 671) ist die Haut des Vorhofs innen und vorn vom Nasenloch nischenartig ausgebuchtet: *Spitzentasche, Recessus apicis.*

Laterale Nasenwand. Zur Betrachtung der seitlichen Nasenwand wählen wir zuerst ein Präparat, bei welchem die Muscheln entfernt sind, da diese sekundär entstanden sind und die eigentliche Nasenwand verdecken. In Abb. 81 ist nur die mittlere Muschel entfernt, in Abb. 80b auch die untere Muschel. Entfernt man die obere Muschel, so sieht man in die Siebbeinzellen hinein bis auf die Lamina papyracea an der medialen Wand der Orbita, durch welche von der Augenhöhle aus die Siebbeinzellen sichtbar sind (Abb. 37, Bd. I, Abb. S. 666). So ist hier die laterale Nasenwand also gar nicht mehr erkennbar; sie ist nur ideell zu rekonstruieren, wenn man weiß, daß die Siebbeinzellen aus dem ursprünglichen Niveau nach außen gegen die Augenhöhle zu vorgewachsen sind (Cellulae ethmoidales, Bd. I, S. 665). Im übrigen ist die laterale Nasenwand gut erhalten und durch ein reiches Mosaik von Skeletstücken gestützt (Abb. 81); beteiligt sind die Maxilla, das Palatinum, der Processus maxillaris der Concha inferior und der Processus pterygoideus des Keilbeins (vgl. die Beschreibungen der genannten Knochen in Bd. I).

Betastet man am Präparat die Wandstrecke, welche von der *mittleren* Muschel bedeckt ist, so fühlt man, daß die Schleimhaut nachgiebig ist. Sie ist über dem *Processus uncinatus* des Siebbeins wie über eine Gardinenstange herübergeschlagen, dringt über dessen oberen Rand in den *Hiatus semilunaris* und in die Kieferhöhle ein (Abb. 82) und ist dort an der Außenseite des Processus uncinatus befestigt. Da zwischen dem Processus uncinatus und der Befestigungsstelle der mittleren Muschel Lücken im Knochen übrig bleiben (Abb. 81), so ist hier die Schleimhautauskleidung der Kieferhöhle mit der Schleimhaut der lateralen Nasenwand verschmolzen. Man nennt diese Stellen *Nasenfontanellen*, weil sie wie die Fontanellen des kindlichen Schädeldaches knochenfrei und entsprechend nachgiebig sind. Es gibt gewöhnlich zwei, eine nach vorn und eine nach hinten von der Stelle, an welcher der Processus uncinatus mit dem

Processus ethmoidalis der unteren Muschel zusammenhängt. In jedem 9.—10. Fall ist die Schleimhaut sekundär durchbohrt (häufiger in der hinteren als in der vorderen Fontanelle) durch eine Nebenöffnung für die Kieferhöhle, *Foramen accessorium* (Abb. 80b). Der Hauptzugang liegt im Hiatus semilunaris, der zugleich Zugang für die Stirnhöhle und für vordere Siebbeinzellen ist (s. Nebenhöhlen). Bei Kindern fehlt der Nebenzugang regelmäßig.

Der untere Abschnitt des großen Hiatus maxillaris im Oberkieferbein, welcher unterhalb der Befestigungsstelle der unteren Muschel liegt, ist ganz von Knochen abgedeckt, nämlich von einem Plättchen der unteren Muschel selbst und von

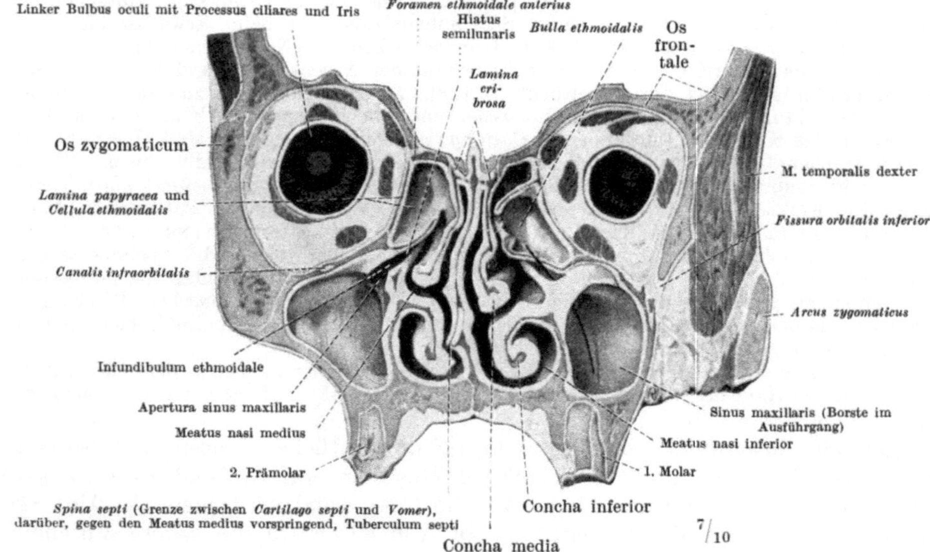

Abb. 82. Frontalschnitt durch die Nasenhöhle. Knochen dunkel-, Schleimhaut hellgrau. Der Sägeschnitt geht nicht genau frontal, daher ist auf der einen Seite der Eingang zum Sinus maxillaris getroffen, auf der anderen nicht (s. Zähne). In der Lamina cribrosa Durchbrechungen = Löcher für Fila olfactoria.

einem solchen des Gaumenbeins (Bd. I, Abb. S. 674). Gewöhnlich bestehen also Fontanellen nur im mittleren Nasengang (bedeckt von der mittleren Muschel), nicht im unteren Nasengang (bedeckt von der unteren Muschel).

Der untere Nasengang enthält an der Grenze zwischen vorderem und mittlerem Drittel einen schwer sichtbaren länglichen Schlitz, welcher näher oder weiter vom Muschelansatz in der lateralen Seitenwand liegt, die Öffnung des *Tränennasenganges, Ductus nasolacrimalis* (Näheres s. Sinnesorgane, Tränenapparat).

An den Nasenfontanellen ist die Schleimhaut schwer, sonst überall leicht ablösbar. Vorn von der mittleren Muschel ist sie häufig durch das darunter liegende Nasenbein etwas vorgewulstet, *Agger nasi, Nasendamm* (Abb. 80b), einen Rest einer besonderen Muschel, die vom Nasenbein ausging, *Nasoturbinale* (s. Muscheln). Der Name Nasen„damm" ging von der Vorstellung aus, daß das Gebilde den Luftstrom hemme und leite: doch ist dies unwahrscheinlich. Durch verschiedene Methoden ist nachgewiesen, daß die bei der Atmung eingesaugte Luft an *alle* Stellen der Nasenwand gelangt. — Ist ein ausgesprochener Agger nasi nicht vorhanden, so bleibt vor den Muscheln ein platter Gang frei, welcher vom Vorhof bis zur Siebplatte reicht; er heißt wegen seiner kielförmigen Gestalt *Carina nasi.* Durch ihn kann bei Unglücksfällen oder bei Selbstmord ein spitzer Fremdkörper bis in das Gehirn vordringen.

Nasenmuscheln und -gänge. Auf der lateralen Nasenhöhlenwand liegen beim Embryo Wülste, die durch tief einschneidende Furchen aus der anfangs glatten

Wand (Abb. 29) herausgeschnitten werden und gegeneinander begrenzt sind. Die Wülste heißen in der vergleichenden Anatomie *Turbinalia*; man unterscheidet sie nach den Knochen, welche aus der Umgebung in sie vorwachsen und sie stützen (Abb. 37, 45, 82). Beim Menschen gibt es ein *Maxilloturbinale*, ein *Nasoturbinale* und Anlagen von *2—3 Ethmoturbinalia*, von denen aber nur zwei erhalten bleiben; bei anderen Säugern kommen 3—5 Ethmoturbinalia zur Entfaltung. Da später noch *Nebenmuscheln* zwischen und außen von den zuerst vorhandenen auftreten (Abb. 83), so nennt man die oben genannten die *Hauptmuscheln* der Nase; sie heißen beim Menschen:

1. Concha inferior = Maxilloturbinale.
2. Concha media = Ethmoturbinale I.
3. Concha superior = Ethmoturbinale II.

Eine gelegentlich vorkommende Concha suprema wurde früher als Rest eines 3. Ethmoturbinale gedeutet, ist aber eine Nebenmuschel (s. unten). Aus dem Nasoturbinale wird nur ganz ausnahmsweise ein muschelartiger Einbau der Nase; gewöhnlich ist es zu dem beschriebenen sanften Vorsprung, dem *Agger nasi*, reduziert oder fehlt ganz (s. oben).

Zwischen den einander zugewendeten Schleimhautflächen der Muscheln und der Wände der Nasenhöhle bleiben Spalten übrig, durch welche der Luftstrom frei passieren kann (Abb. 37, 82). Durch die Asymmetrien oder durch Schleimhautwucherungen (Polypen) ist freilich häufig die eine oder andere Stelle eingeengter als auf der Gegenseite. Die meisten Menschen pflegen *eine* Nasenseite beim Atmen zu bevorzugen.

Man nennt den Spalt, welcher längs der ganzen Nasenscheidewand von den Muscheln freigelassen wird, *Meatus nasi communis*. Er setzt sich unter eine jede Muschel fort in einen Gang, welcher von der Muschel gegen den allgemeinen Nasengang abgetrennt wird. Wir unterscheiden danach einen *unteren*, *mittleren* und *oberen Nasengang*, *Meatus nasi inferior*, *medius et superior* (Abb. 82, Bd. I S. 632). Da die Muscheln nicht die ganze äußere Seitenwand der Nasenhöhle einnehmen, so gehen der allgemeine Nasengang und die Einzelgänge sämtlich vorn in den gemeinsamen Vorhof über und hinten in einen schmalen Raum, welcher zwischen den hinteren Enden der Muscheln und der Choane übrig bleibt, den von den beiden Sulci nasopharyngei flankierten *Meatus nasopharyngeus* (Abb. 80b).

Die verschiedenen Muscheln sind so gestellt, daß die Luft genötigt ist, überall durch die Nasenhöhle hindurchzustreichen. Daß dies schon durch die Lage der Nasenlöcher (und besonders der „inneren“ Nasenlöcher, S. 121) eingeleitet wird, geht daraus hervor, daß bei Verlust der äußeren Nase der Geruch leidet und daß er wiederkommt, wenn eine künstliche Nase vorgebunden wird. Ohne die Leitung durch den Vorhof streicht der Luftstrom hauptsächlich durch den unteren Nasengang und erreicht weniger die obere Partie der Nase mit der Riechschleimhaut (Abb. 84).

Die *untere Muschel* beginnt dicht hinter dem Nasenloch in der Höhe des oberen Randes des Limen und reicht bis zum Sulcus nasopharyngeus (Abb. 45, 80); häufig überragt eine Verdickung der Schleimhaut des Hinterendes die Choanenöffnung. Vorn ist die Muschel weniger gewölbt als hinten; infolgedessen erweitert sich der untere Nasengang nach hinten zu. In ihn mündet der Tränennasengang, dessen Öffnung gewöhnlich erst sichtbar wird, wenn man den Gang von oben her sondiert. In der Verlängerung des unteren Nasenganges liegt das Ostium pharyngeum der Tuba Eustachii (Abb. 45, 80). Man kann infolgedessen die Tube sondieren, indem man einen gebogenen Katheter durch den unteren Nasengang einführt.

Die *mittlere Muschel* beginnt 1—2 cm rückwärts vom Vorderende der unteren Muschel (Abb. 45). Der Vorderrand ist oft senkrecht abgestutzt gegen den Unterrand. Man nennt den Vorraum des mittleren Nasenganges oberhalb der unteren Muschel und vor Beginn der mittleren Muschel *Atrium meatus medii*. Vorn ist die mittlere Muschel fast gar nicht gebogen (Abb. 82), im mittleren und hinteren Drittel ist sie eingerollt (Abb. 37). Das Vorderende kann aber auch als Varietät blasenförmig aufgetrieben sein und ein Atemhindernis bilden *(Concha bullosa)*. Im mittleren Nasengang liegt der gemeinsame Zugang zur Kiefer- und Stirnhöhle und zu den vorderen Siebbeinzellen.

Die *obere Muschel* hängt vorn mit der mittleren zusammen, aber nicht mit deren Spitze, sondern mit einer Stelle eben so weit rückwärts, wie die Spitze der 2. Muschel hinter der ersten steht (Abb. 45). Mannigfache Spielarten kommen vor. Der obere Nasengang enthält den Eingang zu hinteren Siebbeinzellen. Die Keilbeinöffnung ist nicht von der oberen Muschel gedeckt (auch nicht — falls vorhanden — von einer Concha suprema), sondern sie liegt frei im Recessus sphenoethmoidalis (Abb. 80). Oberhalb der oberen Muschel, zwischen ihr und dem Nasendach, besteht ein feiner Spalt, der, falls eine Concha suprema vorhanden ist, in zwei Spalten zerfällt.

Die freie Oberfläche der Muschelknochen ist buchtig und höckerig (Abb. 81). Die Schleimhautoberfläche hingegen ist glatt, kann aber im mittleren und hinteren Abschnitt mit kleinen Wärzchen besetzt sein, am häufigsten am hinteren Ende der unteren Muschel (Abb. 80a). Die Schleimhaut ist am dicksten an den Rändern der Muscheln (Abb. 82), auf der Unterfläche

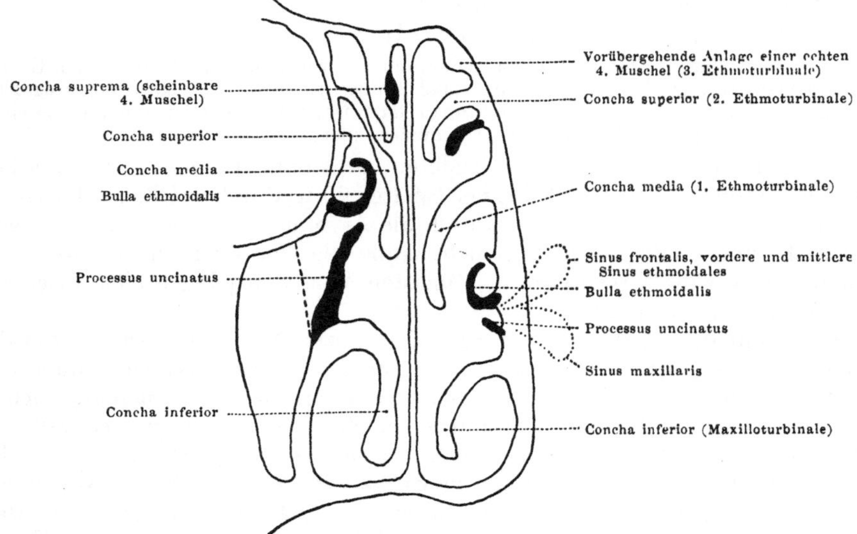

Abb. 83. Haupt- und Nebenmuscheln. Schema [aus zwei Schemata von PETER zusammengesetzt, Arch. mikrosk. Anat., Bd. 80, (1912)]. Die rechte Seite vom Beschauer aus gibt den primitiven, die linke Seite den definitiven Zustand beim Menschen an. Hauptmuscheln hell, Nebenmuscheln schwarz. Links die ursprüngliche Nasenwand gestrichelt, rechts die Anlagen der späteren Nebenhöhlen punktiert.

der Muscheln ist sie dünn und leicht abzulösen. In den Buchten zwischen den Höckern liegen die netzartig angeordneten größeren Arterien. — Bei auszehrenden Krankheiten, z. B. bei chronischer Lungentuberkulose, Krebs usw. werden die Muschelknochen allmählich mehr und mehr rückgebildet, so daß sie die höckerige Oberfläche verlieren und glatt werden. Schließlich können sie völlig schwinden, und nur die Periosthüllen bleiben übrig.

Die *Nebenmuscheln* spielen bei den meisten Säugern eine große Rolle. Eine jede Muschel kann auf dem Querschnitt baumförmig verästelt und jedes Seitenblatt spiralig aufgerollt sein (Bd. I, Abb. S. 633). Der Mensch, als mikrosmatisches, mit nur geringem Geruchsvermögen ausgestattetes Geschöpf, bewahrt davon nur minimale Reste. Beim Neugeborenen ist regelmäßig eine Concha suprema vorhanden, die als Seitensproß der Concha superior entsteht (Abb. 83, links), aber gewöhnlich beim Erwachsenen verschwunden ist. Außerdem gibt es im oberen und mittleren Nasengang *Conchae intermediae*, d. h. Nebenmuscheln, welche von der benachbarten Hauptmuschel auf die laterale Nasenwand verschoben sind (z. B. rechts zwischen Concha superior und media). Von Bedeutung ist für den fertigen Zustand die *Bulla ethmoidalis*, eine Nebenmuschel, welche im mittleren Nasengang oberhalb des gemeinsamen Zuganges für die Stirn- und Kieferhöhle liegt. Sie ist unter der mittleren Muschel versteckt und gleicht einem Schwalbennest, das in den oberen vorderen Teil des mittleren Nasenganges eingebaut ist (Abb. 80 bis 83). Ist die Bulla vergrößert, so kann sie sich in die Höhlung der mittleren

Muschel einschmiegen und eventuell den mittleren Nasengang und den Zugang zur Kieferhöhle ganz verschließen. Ihr pneumatischer Innenraum reicht regelmäßig bis zur Papierplatte der Augenhöhle (Abb. 37).

Die Concha intermedia im oberen Nasengang ist, wenn sie vorkommt, äußerst wechselnd, fehlt aber gewöhnlich beim Erwachsenen. — In eine Nebenmuschel, welche der unteren Muschel aufsitzt (Abb. 83), wächst der Processus uncinatus des Siebbeins hinein. Er vervollständigt die laterale Nasenwand (s. S. 125: Nasenfontanellen); streng genommen dürfte man ihn nicht zu dieser rechnen; denn die wirkliche Nasenwand ist an dieser Stelle verschwunden (links, gestrichelte Linie). Er ersetzt sie teilweise.

Nebenhöhlen der Nase. Die *Nebenhöhlen, Sinus paranasales*, entstehen in umgekehrter Richtung wie die Muscheln, d. h. als Schleimhauttaschen, welche von der Nasenhöhle weg in die umgebenden Knochen einwachsen (Abb. 31). Nach letzteren sind sie benannt und bei den betreffenden Knochen beschrieben (Bd. I, S. 632). Alle zusammen sind geräumiger als die Haupthöhlen der Nase. Es gibt jederseits einen *Sinus maxillaris (Antrum Highmori)* im Oberkiefer, einen *Sinus frontalis* im Stirnbein, verschiedene *Sinus (cellulae) ethmoidales* im Siebbein (deshalb auch Siebbeinlabyrinth genannt) und einen *Sinus sphenoidalis* im Keilbein (s. die betreffenden Knochen in Bd. I; gewisse „Siebbein"-zellen werden auch vom Os lacrimale und vom Processus orbitalis ossis palatini mitgebildet). Wenngleich Stirn- und Keilbein unpaare Knochen sind, so sind doch ihre Höhlen paarig mit gesonderten Zugängen (Abb. 37, Bd. I, Abb. S. 644). Man kann den Sinus sphenoidalis vom Recessus sphenoethmoidalis und durch ihn die Sella turcica mit der Hypophyse von der Nase aus erreichen (Abb. 80). Der Zugang zu den hinteren Siebbeinzellen liegt im oberen Nasengang und ist durch die obere Muschel verdeckt. Eine besondere Beachtung erfordert der gemeinsame Zugang zur Stirn- und Kieferhöhle sowie zu den vorderen Siebbeinzellen im mittleren Nasengang, der *Hiatus semilunaris*. Er ist je nach der Größe der mittleren Muschel ganz durch diese zugedeckt oder lugt ein wenig am unteren Rand hervor. Bei manchen Menschen kann man von der Choane aus den Hiatus im mittleren Nasengang sehen, da von hier aus der Nasengang am weitesten ist. Die halbmondförmige Spalte führt zunächst in eine platte Tasche, *Infundibulum*, welche so tief ist wie der Processus uncinatus breit ist, und von diesem nach dem Nasenlumen zu bedeckt wird. Man kann am Präparat den Hakenfortsatz zerschneiden und die Tasche öffnen (Abb. 80b). Man sieht dann in ihr drei Öffnungen, eine untere für die Kieferhöhle, eine vordere obere für die Stirnhöhle und eine mittlere für die vorderen Siebbeinzellen; der Zugang zur Stirnhöhle kann allerdings auch für sich (unabhängig vom Hiatus und Infundibulum) vorkommen, und zwar unter der mittleren Muschel, vorn vom Hiatus semilunaris.

Das Infundibulum ist ein „Verteiler" für die genannten Pforten und Höhlen, der bei Hypersekretion keineswegs günstige Abflußverhältnisse schafft. Man bekommt auf Frontalschnitten von ihm keinen richtigen Eindruck, da es auf einem Schnitt durch den Zugang zur Kieferhöhle, *Apertura sinus maxillaris*, so aussieht, als ob das Infundibulum nichts anderes als ein halsförmiger Fortsatz des flaschenförmigen Sinus sei (Abb. 82, links vom Beschauer). Es ist jedoch eine langgestreckte enge Tasche (Abb. 80b). Charakteristisch ist, daß es infolge seiner Länge drei oder zwei verschiedenartige Öffnungen enthält, je nachdem der Zugang zur Stirnhöhle im Infundibulum oder getrennt davon liegt.

Die Nebenhöhlen sind normalerweise wie die Haupthöhlen der Nase lufthaltig. Durch diese Pneumatisation der Knochen ist der Schädel leichter. Die Höhlen verstärken die Resonanz des Schädels beim Sprechen und Singen. In pathologischen Fällen kann sich Sekret oder Eiter in ihnen sammeln. Die Stirnhöhle hat eine relativ tief gelegene Abflußöffnung. Bei der Keilbeinhöhle liegt die Pforte höher als der Boden der Höhle, bei der Kieferhöhle befindet sie sich gerade in Dachhöhe (Abb. 82). Je nach der Körperstellung und Kopfhaltung ist der Abfluß des Sekretes durch die Lage der Pforten erleichtert oder erschwert. Beim Schlafen auf der einen Kopfseite hat die Highmorshöhle der gegenüberliegenden Kopfseite besonders gute Abflußverhältnisse. Im Stehen staut sich dagegen in beiden

Highmorshöhlen etwaiges Sekret. Wenn ein Foramen accessorium besteht (Abb. 80b), so ist der Abfluß aus ihm bei aufrechter Kopfhaltung leichter möglich.

Die Nebenhöhlen sind von derselben Schleimhaut wie die Nasenhöhle ausgekleidet, da sie von dieser aus entstanden sind. Nur ist sie sehr dünn, drüsenarm, trägt nur wenig Wimpern, ja ist oft streckenweise ganz drüsen- und wimpernlos. Über die Entwicklung der Nebenhöhlen s. Abb. 31 (Kieferhöhle, Abb. 83 und Bd. I, S. 632).

Die Form und Größe der Nebenhöhlen ist individuell sehr verschieden, auch beim gleichen Individuum zwischen rechter und linker Seite. Sie können sehr klein sein bis zu fast vollkommenem Fehlen, oder auch sehr groß (s. Bd. I bei den einzelnen Knochen). Dann können sie in Nachbarknochen vordringen. So kann vom Sinus frontalis aus die Crista galli und der obere Teil der Lamina perpendicularis des Os ethmoidale pneumatisiert sein. Es kommt auch vor, daß zwei getrennte Kieferhöhlen statt einer gebildet werden, die vordere wie gewöhnlich vom mittleren Nasengang, die hintere vom oberen Nasengang aus. Kammerung der Kieferhöhle durch höhere oder niedrigere unvollkommene Scheidewände wird in mannigfacher Form beobachtet.

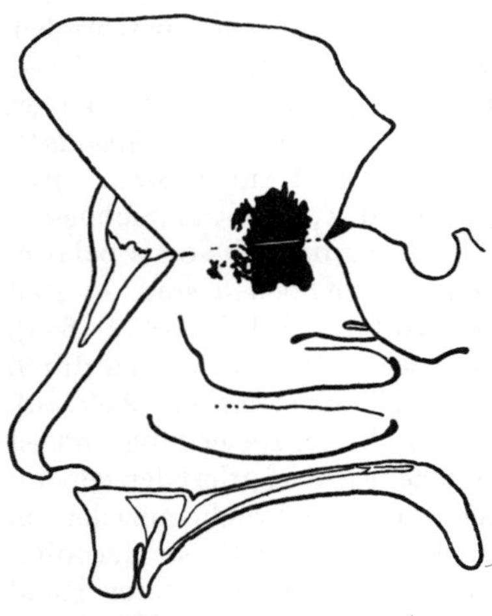

Abb. 84. Verteilung des Riechepithels (schwarz) und des respiratorischen Epithels (weiß). Nasenscheidewand in die Höhe geklappt. Seitliche Nasenwand mit Muscheln frei vorliegend. (Nach v. BRUNN, aus ZUCKERKANDL, Anatomie der Nasenhöhle 1893.)

Schleimhaut der Nasenhöhle. Die Schleimhaut der Nase, *Tunica mucosa*, hat eine dicke Bindegewebsschicht, die ohne Grenze in das Periost (Perichondrium) übergeht und zahlreiche gröbere Blutgefäße und Drüsen enthält. Das Bindegewebe, *Lamina propria mucosae*, ist gegen das Epithel mit einer deutlichen Basalmembran abgesetzt. Papillen der Propria gibt es in der eigentlichen Nasenhöhle nicht.

Das *Epithel des Vorhofes* entspricht dem der äußeren Haut. Die Grenze gegen das typische respiratorische Epithel der Nasenhöhle im engeren Sinn ist nicht scharf. Zwischen der Plica alaris und dem Limen verliert das mehrschichtige Plattenepithel die Hornbekleidung. Es reicht verschieden weit über das Limen hinauf, oft bis auf den Anfang der unteren Muschel und in versprengten Inseln auf noch weitere Strecken.

Das *respiratorische Epithel* ist ein mehrzeiliges oder mehrschichtiges flimmerndes Cylinderepithel mit eingestreuten Becherzellen (Abb. 7g). Dieses Epithel charakterisiert die *Pars respiratoria* der Schleimhaut, welche weitaus den größten Teil des Naseninneren beim Menschen auskleidet (die ganze in Abb. 84 hell gelassene Wand und alle Nebenräume). Staub und andere feinste Fremdkörper können durch den Flimmerstrom aus der Nase herausbefördert werden und zwar entweder nach den Choanen zu oder auf die äußeren Nasenlöcher hin. Letztere sind nach Aufenthalt in stauberfüllten Räumen, z. B. nach Eisenbahnfahrten, oft noch tagelang mit Schmutzkrusten bedeckt, die sich vom Innern der Nase aus erneuern (namentlich bei Kindern, deren Wimperepithel noch nicht durch Katarrhe geschädigt ist). Durch die durchschimmernden Gefäßnetze der Propria sieht die Schleimhaut lebhaft rot aus. Nur wo der Knochen durchschimmert, kann sie gelbliche Farbe annehmen, z. B. am Boden der Choanen. Die untere und manchmal auch die mittlere Muschel sehen bläulichrot aus. Diese Färbung zeigt an, daß hier venöse Netze in großer Zahl in der Propria liegen; sie ähneln den Schwellkörpern der äußeren Geschlechtsorgane und vermögen durch Blutstauung wie jene anzuschwellen (Abb. 86). Die Schleimhaut wird dann 3—5 mm dick. Man spricht deshalb auch von „Schwellkörpern der Nase". Ein umschriebener Schwellkörper liegt auch in der Schleimhaut der Nasenscheidewand *(Septumschwellkörper)* (Abb. 85). Seiner Form nach entspricht er dem Atrium meatus medii, dem leicht ausgehöhlten Gebiet der seitlichen Wand vor der mittleren Muschel. Ein rückwärts gerichteter schmaler Fortsatz

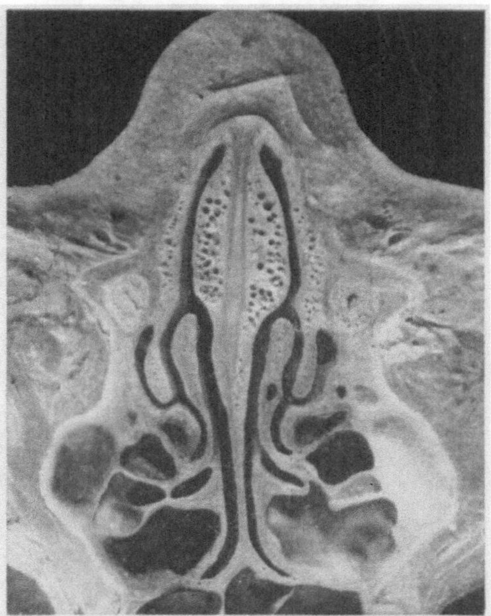

Abb. 85. Septumschwellkörper. Horizontalschnitt in Höhe der mittleren Muschel. Rechts und links Querschnitt durch den Tränennasengang. [Aus WUSTROW, Z. Anat., Bd. 116 (1951).]

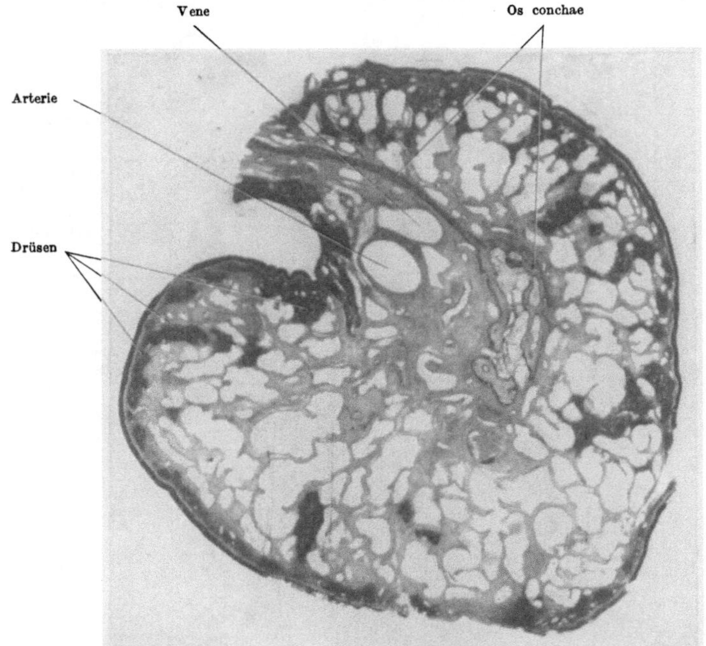

Abb. 86. Schwellkörper der Nase. Schnitt durch eine mittlere Muschel mit entfaltetem Schwellgewebe. Präparat und Photogramm von Prof. PETERSEN † (s. auch PETERSEN, Histologie, Abb. 643, S. 548).

entspricht der Rinne zwischen unterem Rand der mittleren und oberem der unteren Muschel. Das Tuberculum septi (S. 125) liegt in seinem Bereich. Durch

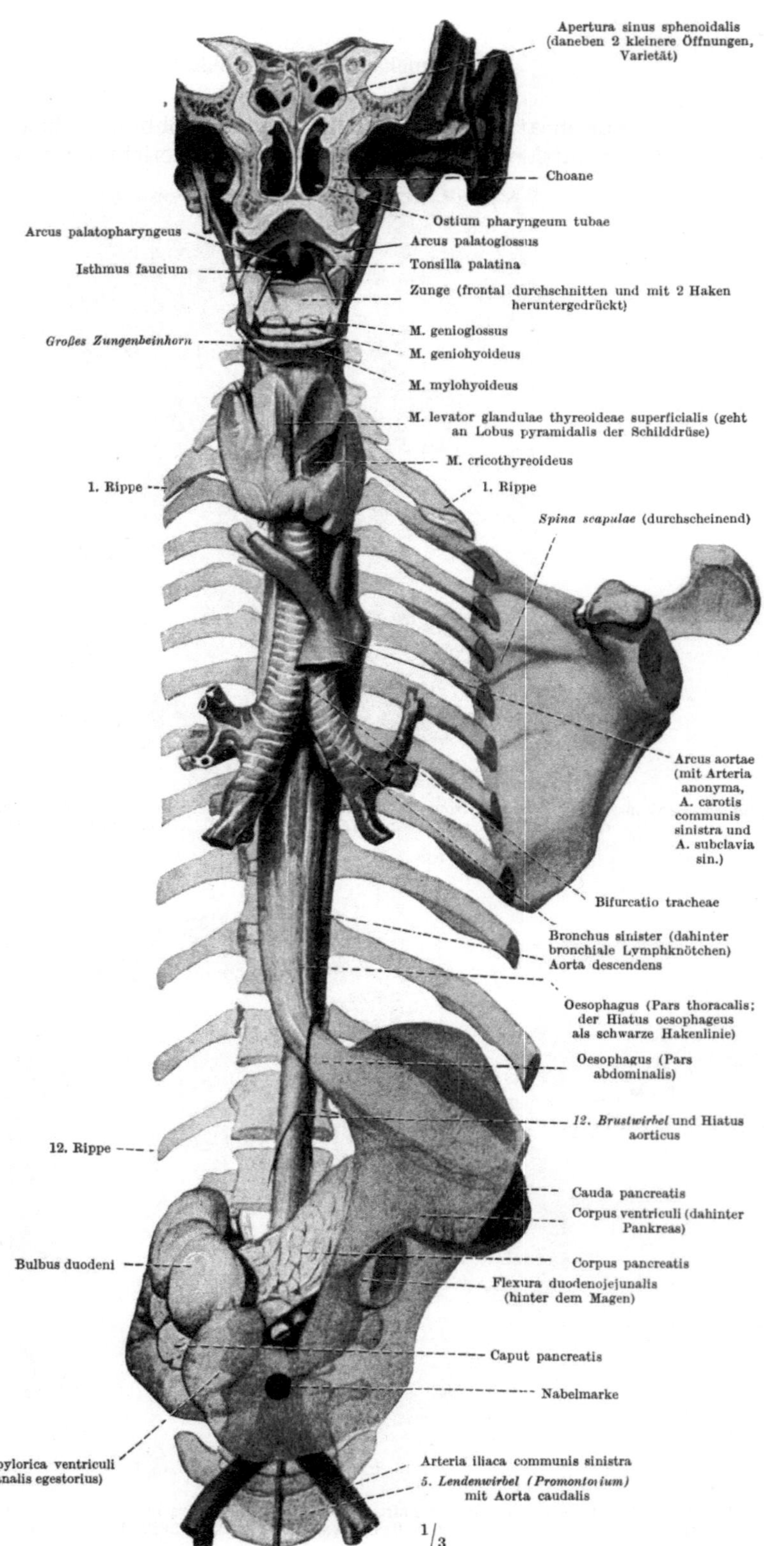

Abb. 87. Luft- und Speiseweg. Der Schädel ist durch einen Frontalschnitt durch die Choanen zersägt, der Unterkiefer ganz weggenommen. Von der Brustwand sind nur die hinteren Rippenenden gezeichnet; das Schulterblatt in seiner richtigen Lage dient als Höhenindex, ebenso die Wirbel und die Nabelmarke. Der Magen ist nach dem Röntgenbild beim aufrecht stehenden Menschen eingetragen (als Röntgenschatten). Die Lungen und der Darm vom Jejunum ab sind weggelassen.

nervöse Beeinflussung der zahlreichen glatten Muskeln in den Venenwänden und zwischen ihnen können sie schnell an- und abschwellen; Verstopfungen der Nase vergehen in diesem Falle so schnell, wie sie gekommen sind.

Das Schwellgewebe findet sich, wie ein Blick auf Abb. 85 lehrt, keineswegs überall in der Schleimhaut. Er ist beschränkt auf die beschriebene Stelle der Scheidewand und auf Konvexität und Ränder der Muscheln, besonders der unteren und mittleren. Bei aller individuellen Variabilität sind sie so angeordnet, daß sie im gegenseitigen Zusammenwirken jede Nasenhälfte für sich oder beide zusammen vollkommen verschließen können (Stockschnupfen). Jenseits des 60.—65. Lebensjahres unterliegen sie wie die ganze Schleimhaut einer gewissen Rückbildung. Selbstverständlich kann die Schleimhaut auch unabhängig von dem Schwellgewebe durch entzündliches Exsudat (Ödem) anschwellen.

Die *Drüsen* der Pars respiratoria sind gemischt mukös-serös, meist in demselben Drüsenläppchen und -schlauch (Abb. 99b). Das Sekret der Drüsen und Becherzellen hält die Nasenschleimhaut feucht. Durch die reichen Gefäßnetze wird die Bluttemperatur dauernd benutzt, um das Sekret abzudunsten und die Luft in der Nase mit Dampf zu sättigen. Die Bedeutung für den Riechakt ist wesentlich (Bd. I, S. 631).

Die Menge des Sekretes kann unter Umständen sehr beträchtlich sein. Ich (E.) habe ein Kind beobachtet, das bei einem „Laufschnupfen" aus Langeweile das Sekret in einem Wasserglase auffing: im Laufe des Tages füllte sich das normal große Glas bis zum Rande, d. h. es waren etwa 200 cm^3 klaren wäßrigen Sekretes entleert worden.

Durch den Gefäßreichtum der Schleimhaut wird die Atemluft vorgewärmt, aber auch der gesamte Nasenraum dauernd geheizt. Während in der Nasenhöhle selbst die Luft ständig wechselt, stagniert sie in den Nebenhöhlen; sie halten wie geheizte Stuben, welche schwach gelüftet werden, die Wärme fest. Die ganze Schleimhaut ist eine Art kombinierte Warmwasserluftheizung für den Kopf und seine Sinnesorgane, besonders für das Auge. Ist doch die Augenhöhle auf allen Seiten außer auf der Außenseite in pneumatische Nebenräume der Nase eingebettet.

Die Regio olfactoria ist beim Menschen nicht groß (Abb. 84). Sie soll sich durch gelbliche oder bräunliche Farbe von der Nachbarschaft abheben. Ich (Braus) habe bei verschiedenen Hingerichteten sofort nach der Exekution die Stelle freigelegt, aber diese Färbung nie gesehen, obgleich ich durch die histologische Untersuchung später typisches Riechepithel nachweisen konnte. — „Gustatorisches" Riechen sind Empfindungen, die vom Riechepithel vermittelt, aber von uns als Schmeckreiz gedeutet werden.

Blutzufuhr: Die Arteria maxillaris interna tritt mit ihrem Endast, der Arteria sphenopalatina, in die Nasenhöhle durch das Foramen sphenopalatinum ein (Abb. 81). Wichtigste Äste: Aa. nasales posteriores laterales et septi nasi (für die hintere untere Hälfte der Nasenhöhle und die beiden unteren Muscheln). Aus der A. maxillaris externa tritt die A. nasalis anterior und aus der A. carotis interna treten die Aa. ethmoidales anteriores et posteriores in die Nasenhöhle ein (an die vordere obere Hälfte der Nasenhöhle und die obere Muschel). Zahlreiche Kollateralen mit Gaumen-, Gesichts- und Augenhöhlenarterien. 80% aller Blutungen gehen von der Nasenscheidewand aus. Ulceröse Stellen der Nasenscheidewand geben ein schwer stillbares Nasenbluten, Blutungen aus der Schleimhaut der Muscheln sind seltener und hören leichter auf. — Die Venen nehmen im allgemeinen nicht die gleichen Wege wie die Arterien. Sie bilden keine größeren Stämme, sondern bleiben geflechtartig und verlassen die Nasenhöhle an viel mehr Stellen als Arterien eintreten, durch das Bereich der äußeren Nase zu Gesichtsvenen, durch die Choanen zu Venen des Gaumens und des Pharynx, durch das Foramen sphenopalatinum zum Plexus maxillaris internus. Die mit unregelmäßigen Muskelzügen versehenen venösen Räume der Schwellkörper werden von den Capillaren gespeist, nicht unmittelbar von den Arterien. *Lymphgefäße:* In der Schleimhaut gibt es zahlreiche Lymphocyten. Das Epithel ist meist stark mit solchen infiltriert. Solitäre Lymphfollikel sind nicht normal, kommen aber nach den beim Kulturmenschen üblichen Katarrhen häufig vor. Die Lymphe wird durch Gefäße, welche in der Propria oberflächlicher als die Venennetze liegen, gegen Lymphknoten vor dem 2. Wirbelkörper und am großen Zungenbeinhorn abgeführt. Diese Knoten vereitern bei Nasenabscessen. Außerdem schwellen bei akutem Schnupfen die Lymphknoten in der Parotisgegend an. — *Innervation:* Fila olfactoria zum Riechepithel. Rr. nasales vom 1. und 2. Ast des N. trigeminus zu der übrigen Schleimhaut. Letztere werden durch ätzende Substanzen, z. B. Ammoniak, erregt und täuschen echte Geruchsempfindungen vor.

III. Der Rumpfdarm.

1. Die unteren Luftwege (Respirationstractus s. str.).

Hierher gehören der Kehlkopf, die Luftröhre, Bronchi, Lungen und Brustfellsäcke, welche die Lungen einhüllen. Die Atemluft, welche durch die oberen Luftwege bis in den Schlund gelangt ist, wird vom Kehlkopf, von der Luftröhre

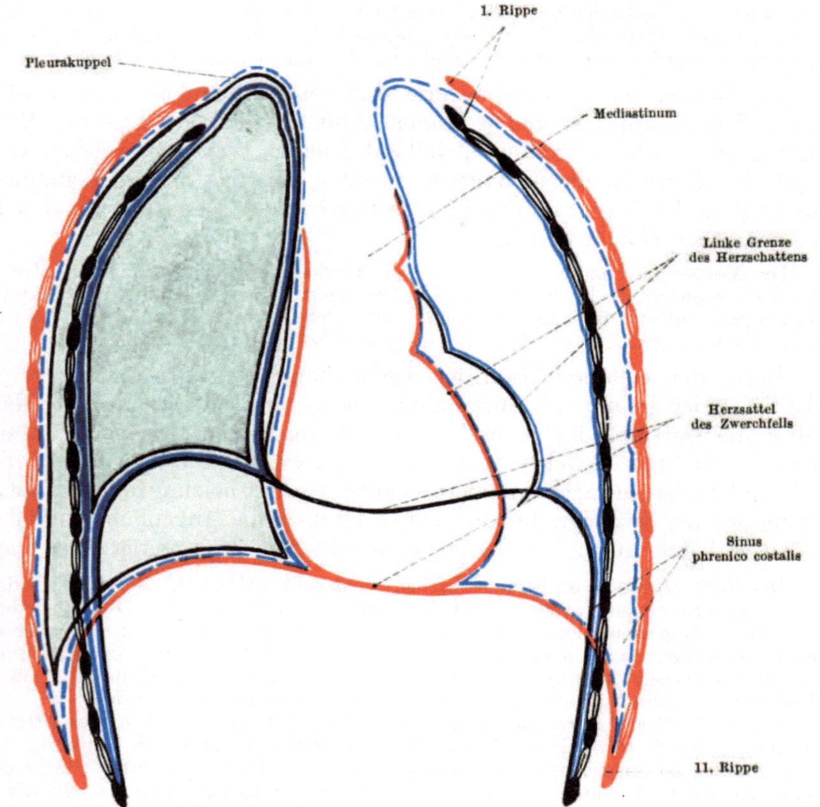

Abb. 88. Pleurahöhlen bei Inspiration und Exspiration. Frontalschnitt nach Röntgenbildern. Pleura parietalis blau, Pleura pulmonalis schwarz. Rechte Lunge dunkelgrau (Exspiration) bzw. hellgrau (Inspiration). Nach Röntgenaufnahmen von Prof. HASSELWANDER †. Vgl. Bd. I, Abb. S. 181 u. 182.

und den Bronchi bis in die Lungen geleitet. Die Luftröhre teilt sich an ihrem unteren Ende in zwei Hauptbronchi, *Bifurcatio tracheae* (Abb. 87). Bis dahin sind die unteren Luftwege unpaar wie der Schlund. Von den Bronchi ab sind sie wieder paarig wie in der Nasenhöhle. Auf dem langen Weg bis zu den beiden Lungen wird also die Atemluft, welche durch das eine Nasenloch eintritt, mit der des anderen Nasenloches gemischt; auch bei Verstopfung einer Nasenhälfte wird beiden Lungen gleichviel Luft zugeführt. Bei der Mundatmung ist von vornherein der Weg unpaar.

Ist die Luft in den Lungen angelangt, so beginnt an bestimmten Stellen die Verwertung für den Organismus; bis dahin dienen die Luftwege lediglich als Zufuhrstraßen, die aber, wie wir bereits bei der Nasenhöhle gesehen haben, vorbereitende Aufgaben erfüllen, wie Erwärmen, Durchfeuchten, Reinigen von Staub u. dgl. An jedem der beiden Hauptbronchi hängt eine Lunge. Jede ist in ihren besonderen Brustfellsack, *Pleura*, eingehüllt. Der Sack selbst ist doppelwandig. Seine Außenwand, die *Pleura parietalis* (Abb. 88, blau), kleidet die Brust„höhle“ aus, die nur dann ein wirklicher Raum ist, wenn man die Lunge herausnimmt. Sonst füllt die Lunge die Brusthöhle bis auf eine capillare Spalte aus. Sie selbst ist von der Innenwand des Brustfells, der *Pleura visceralis*, überzogen (schwarz), die fest an der ganzen Oberfläche der Lunge haftet. Wie die Brustwand imstande ist, die Lungen zu bewegen und durch abwechselnde Vergrößerung und Verkleinerung die Atmung im Gang zu halten, obgleich Brustwand und Lunge durch die spaltförmige Brust„höhle“ voneinander getrennt sind, ist in Bd. I, S. 194f. dargestellt.

Die Luft kehrt bei der Ausatmung auf dem gleichen Wege zurück, den sie bei der Einatmung genommen hat. Während der Kehlkopf auf dem Hinweg keine andere Rolle spielt als die übrigen Luftwege, kann er beim Rückweg der Atemluft etwas Besonderes leisten: die Stimme. Der Kehlkopf erzeugt die Stimme durch das Schwingen seiner Stimmlippen; ihre Klangfarbe erhält sie erst, indem der Luftstrom den Rachen, den Gaumen, die Zunge, Lippen oder Nase passiert (S. 101).

In der Klinik ist es üblich, den Kehlkopf noch mit zu den *oberen* Luftwegen zu rechnen, manche lassen sie sogar erst an der Bifurcatio tracheae endigen. Hier ist die Grenze nach morphologischen Gesichtspunkten gezogen (S. 9).

a) Der Kehlkopf.

Vorgeschichte. Der Kehlkopf ist aus zwei voneinander unabhängigen, sehr verschiedenartigen historischen Vorläufern hervorgegangen, ähnlich einem Volk, das aus zwei getrennten Rassen entstanden, aber zu einer Einheit geworden ist. Die *Schleimhaut,* welche den Kehlkopf auskleidet und welche an der wichtigsten Stelle, der Stimmritze, von den Stimmbändern gefestigt ist, gehört zum Vorderdarm, also zum *Rumpf*. Unmittelbar hinter der letzten Schlundtasche wachsen vom Vorderdarm aus die Lungenanlagen als Knospe ventralwärts aus (Abb. 5, 89a, 103); dabei bleibt die Stelle, an welcher der Prozeß einsetzt, unpaar. Indem die paarigen Lungenanlagen in den Brustkorb eintreten, wird das unpaare „Ausgangsstück“ zu einem langen Kanal ausgezogen, der sich in Kehlkopf und Luftröhre sondert.

Ganz anders das knorplige Kehlkopf*skelet*, die *Muskeln*, *Nerven* und *Gefäße*. Es wurde bereits im ersten Bande darauf aufmerksam gemacht, daß die Kiemenbogen am Aufbau des Kehlkopfes teilnehmen (Bd. I, Tabelle S. 620 u. Abb. S. 618, 619). Am sichersten ist dies von zwei Branchialbogen nachgewiesen, welche das Material für den Schildknorpel des Kehlkopfes liefern. Bei niederen Säugetieren (Monotremen) hat dieses Skeletstück noch jederseits zwei Ausläufer, ähnlich den Hörnern des Zungenbeines, die auch wie beim Zungenbein ursprünglichen Kiemenbogen entsprechen. Beim Menschen kommt als seltene Varietät eine Fortsetzung des oberen Schildknorpelhornes bis zum Schädel vor. Gewöhnlich bilden sich die Hörner am stärksten zurück, ändern auch beim Erwachsenen ihre Richtung. Der Schildknorpel ist also im wesentlichen eine Verschmelzung der Mittelstücke (Copulae) zweier Kiemenbogen. Als Kiemenderivat stammt er vom *Kopf*.

Die übrigen Kehlkopfknorpel haben keine klare Vorgeschichte. Bei den Amphibien liegt jederseits vom unpaaren „Ausgangsstück“ der Lungenanlage ein Knorpelstreifen, welcher in dessen Längsrichtung nach hinten reicht und bei dem Längenwachstum der Luftröhre mit nach hinten (unten) auswächst. Dieses Skeletstück, *Cartilago lateralis*, sondert sich in hintereinander liegende Knorpelchen. Das vorderste wird als der spätere *Stellknorpel* gedeutet; das zweite verwächst mit dem der Gegenseite und ähnelt darin dem *Ringknorpel* der höheren Tiere.

Kopf und Rumpf steuern beide, wie wir sahen, zum Aufbau des Kehlkopfes bei. Anfänglich liegt die Lungenanlage — und damit die von ihrem „Ausgangsstück“ ausgehende Schleimhaut des Kehlkopfes — hinter dem Kiemendarm (Abb. 89a). Mit dem Untergang der hintersten Kiemenbogen und -taschen kommt es zu Umschichtungen und Verwerfungen in diesem Gebiet. Das Endergebnis ist, daß der aus Kiemenbogen stammende Schildknorpel und die übrigen

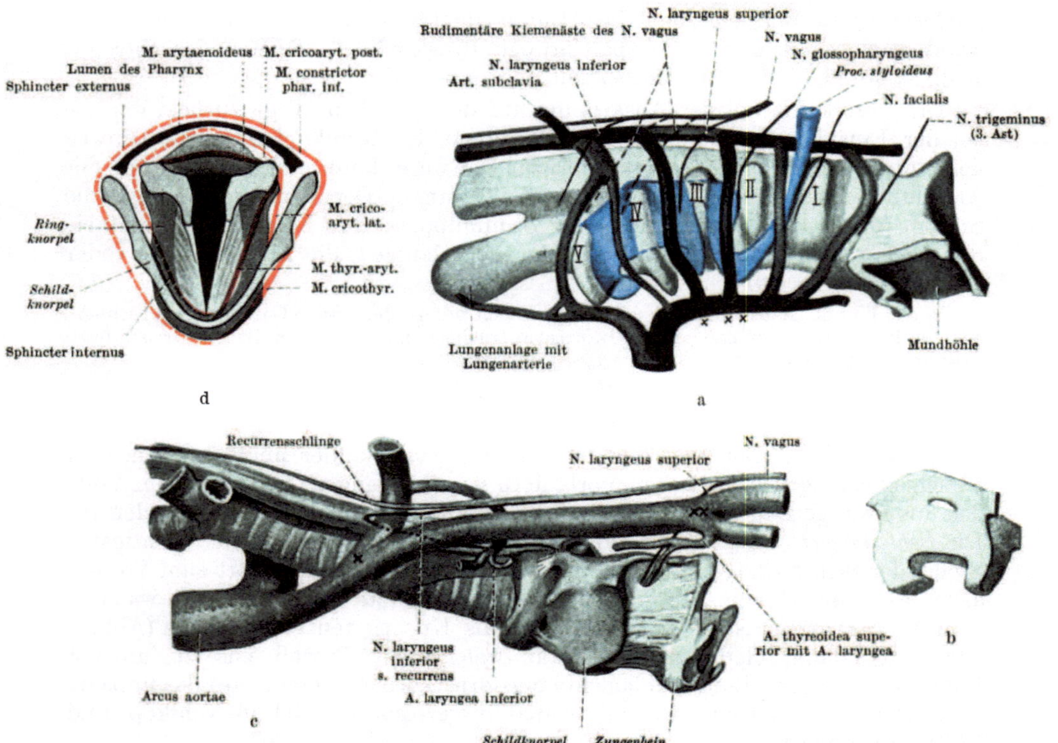

Abb. 89a—d. Schema der Entstehung des Schildknorpels, der Nerven und Gefäße des Kehlkopfes. a In die Zustände beim menschlichen Embryo sind das spätere Zungenbein und der spätere Schildknorpel des Embryo hineingezeichnet (blau). I—V: Schlundtaschen der rechten Körperseite, Schema. b Schildknorpel der Abb. a für sich allein; anfangs sind die beiderseitigen Platten in der ventralen Mittellinie getrennt, hier bereits verschmolzen. c Lageverhältnisse des Erwachsenen. Von den Kiemennerven sind nur diejenigen zweier Visceralbogen gezeichnet (schwarz). Die zwischen × und × × liegende Strecke der Kiemenarterie in Abb. a ist in Abb. c sehr stark verlängert (Arteria carotis communis). d Die beiden Sphincteren, Kehlkopf von oben gesehen. Schema. Ursprünglicher Zustand (links) rot gestrichelt, definitiver Zustand (rechts) rot ausgezogen. Man denke sich die gestrichelten Linien auch rechts eingetragen, um den ursprünglichen Doppelsphincter zu erkennen.

Kehlkopfknorpel mit jenem „Ausgangsstück“ der Lungenanlage zusammentreten. So entsteht die neue Einheit, der Kehlkopf.

Seine Muskeln, Gefäße und Nerven sind nur verständlich, wenn wir diese Vorgeschichte im Auge behalten. Die Kiemenarterien und -nerven, von welchen jedem Kiemenbogen je ein Gefäß und ein Nerv zukommt, erleiden sehr große Veränderungen, aber sie bleiben erhalten. Ihre Umformungen werden bei den großen Rumpfgefäßen (Bd. III) besprochen werden. Hier nur so viel, daß es zwei Nerven des Kehlkopfes gibt: N. laryngeus superior und N. laryngeus inferior. Sie entsprechen zweien von den beteiligten Kiemenbögen (Abb. 89a u. c). Indem das letzte erhalten bleibende Kiemengefäß mit dem Herzen abwärts in den Brustkorb gelangt, nimmt es den hinteren der beiden Nerven mit und zieht ihn zu einer Schlinge aus: Nervus recurrens. (Die beiden Abb. 89a und c sind so gestellt, daß die Abgangspunkte der beiden Kehlkopfnerven vom Nervus vagus untereinander stehen und so der Umweg des N. recurrens um die Arteria subclavia herum im richtigen räumlichen Verhältnis steht.) Die Muskeln des Kehlkopfes sind nichts anderes als umgewandelte Kiemenmuskeln.

α) Gerüst und Form.

Skelet. Das Kehlkopfskelet wird von 4 Knorpeln gebildet, dem *Schild-* und *Ringknorpel* und den beiden *Stellknorpeln.* Diese 4 Knorpel stehen im Dienste des Stimmapparates. Dazu kommen noch weitere Knorpel als Stützen von Schleimhautfalten und -erhebungen am Kehlkopfeingang: der unpaare *Kehldeckelknorpel* und die paarigen *Spitzen-* und *keilförmigen Knorpel.* In wechselnder Zahl finden sich noch an einigen Stellen kleine Knorpeleinlagerungen als sog. „Sesamknorpel". Dieses bewegliche Mosaik aus etwa einem Dutzend Knorpeln ist durch Gelenke, Bänder und Membranen zusammengehalten. Wie beim Schädel die Haut die Form des Skelets mehr hervortreten läßt als verhüllt, so ist auch beim Kehlkopf die Schleimhaut über das Knorpelgerüst ohne viele dazwischenliegende Teile gebreitet, so daß vom Skelet aus die allgemeine Form des Organs wie beim Kopf zu verstehen ist.

Der *Schildknorpel, Cartilago thyreoidea* (Abb. 90), besteht aus einer Platte, die in der Mittellinie geknickt ist; die rechte und linke Hälfte stehen von der Mitte aus nach den Seiten wie die Buchdeckel eines halb aufgeschlagenen Buches ab. Ein Einschnitt am oberen Rand verschmälert die Mitte. An den Außenrändern läuft die Platte nach oben auf das Zungenbein zu jederseits in ein größeres Horn aus, *Cornu superius,* nach unten auf den Ringknorpel zu in ein kleineres, *Cornu inferius,* und trägt eine schräge Leiste, *Linea obliqua,* die an ihrem oberen und unteren Ende zu einem Höckerchen verdickt ist, *Tuberculum thyreoideum superius* et *inferius* (vgl. Abb. 89c). Äußerlich tastbar ist außer dem mittleren Teil der Platte der obere und untere Rand des Schildknorpels bis zum Tuberculum superius und inferius, die beiden Hörner nicht.

Am oberen Rand des Knorpels und an den oberen Hörnern ist eine Membran befestigt, *Membrana hyothyreoidea,* welche den Schildknorpel seiner ganzen Breite nach mit dem Körper und den großen Hörnern des Zungenbeins verbindet (Abb. 89c). Am Zungenbeinkörper heftet sie sich an dessen kranialem Rande, über die hohle Hinterfläche hinwegziehend, an. Sie ist in der Mittellinie und an den Rändern verstärkt *(„Lig. hyothyreoideum medium"* und *„laterale").* Infolge dieser Bandverbindungen muß der Kehlkopf jeder Bewegung des Zungenbeins nach aufwärts folgen (s. Schluckakt, S. 97). Äußerlich ist das beim Mann am Schildknorpel ablesbar, weil dieser als „Adamsapfel" deutlich vorspringt, *Prominentia laryngea, Pomum Adami.*

Die unteren Hörner des Schildknorpels sind mit dem Ringknorpel gelenkig verbunden, *Articulatio cricothyreoidea.* Die Kapsel ist ziemlich schlaff, ist aber durch Bänder verstärkt. Mittels dieser Gelenke zwischen dem Ringknorpel und den unteren Hörnern des Schildknorpels sind beide gegeneinander wie in einem doppelten Scharnier beweglich. Entweder wird der Schildknorpel bei feststehendem Ringknorpel wie ein Kastendeckel nach vorn und hinten gekippt (nach vorn in der Richtung des Pfeiles, Abb. 92, 96), gewöhnlich aber wird der Ringknorpel gegen den feststehenden Schildknorpel bewegt. Im letzteren Fall müssen die Stellknorpel, welche am Ringknorpel befestigt sind, dem letzteren folgen. In beiden Fällen wird die Entfernung zwischen Stellknorpeln und Schildknorpel vergrößert oder verkleinert, also die Stimmbänder, welche beide verbinden, werden gespannt oder entspannt. Auch können sich der Schild- und Ringknorpel gleichzeitig bewegen, so daß keiner stille steht. Der Effekt für die Stimmbänder ist der gleiche.

Oberer Rand des Ringknorpels und unterer des Schildknorpels sind durch die *Membrana cricothyreoidea* miteinander verbunden. Ihr mittlerer Teil ist verdickt und wird als *Lig. cricothyreoideum medium* bezeichnet. Es besteht fast ganz aus elastischen Fasern. Infolge der verschiedenen Form von Ring- und Schildknorpel ist es am Schildknorpel stärker gewölbt als am Ringknorpel, daher auch die Bezeichnung *Lig. conicum.* — Jede Articulatio cricothyreoidea ist ein Kugelgelenk mit sehr flachen Gelenkflächen. Für gewöhnlich werden beide Gelenke um eine gemeinsame querverlaufende Achse im Sinne eines Scharniergelenkes bewegt. Außerdem sind wohl kleine Verschiebungen wie in einem Schiebe- oder Schlittengelenk möglich. — In etwa einem Viertel der Fälle ist der Schildknorpel von einem *Foramen thyreoideum* durchbohrt, welches beim Embryo regelmäßig vorhanden ist (Abb. 89 b). Es gilt als Rest der Lücke zwischen zwei Kiemenbogen. Die Arteria laryngea superior passiert das Foramen, seltener ein Nerv.

Der *Ringknorpel, Cartilago cricoidea,* gleicht einem Siegelring (Abb. 91). Der dünne Knorpelreif ist nach vorn gewendet, die breitere Platte, welche die

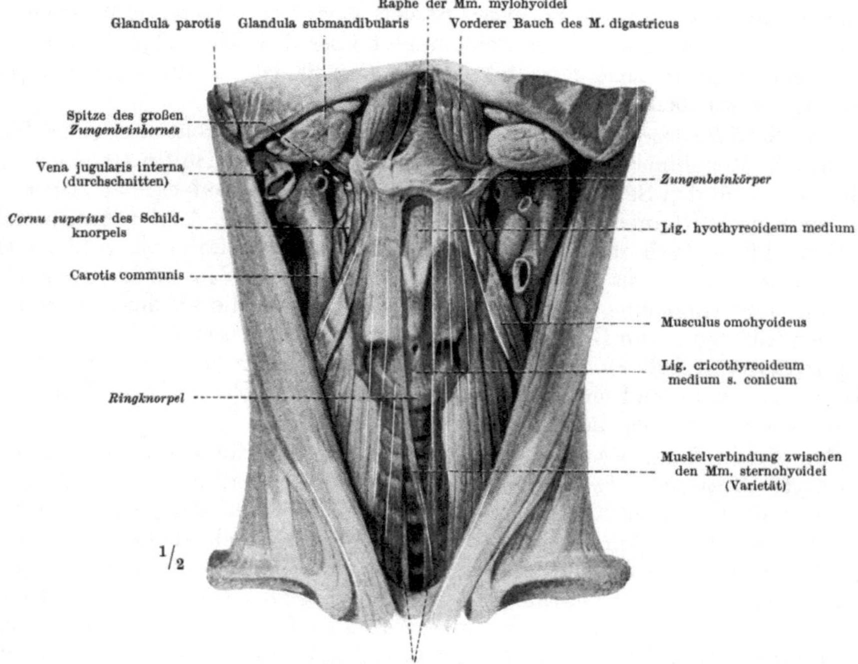

Abb. 90. Vorderansicht des Kehlkopfes. Die vorderen Halsmuskeln durchsichtig gedacht. Nach einem gehärteten Präparat, bei welchem die Schichten der Reihe nach abgetragen und die relativen Lageverhältnisse genau bestimmt wurden. Beim Lebenden liegen die Sternocleidomastoidei weiter nach vorn, so daß ihre vorderen Ränder bis dicht an den Kehlkopf heranreichen.

beiden Stellknorpel trägt, schaut nach hinten. An der Grenze zwischen beiden liegt eine kleine kreisförmige Erhabenheit, an welcher die unteren Hörner des Schildknorpels angelenkt sind, *Facies articularis thyreoidea.* Die Gelenkflächen für die beiden Stellknorpel, *Facies articulares arytaenoideae,* sind oval; sie schauen seit- und vorwärts, nicht aufwärts. Sie liegen nicht waagerecht und quer, sondern schräg nach vorn abwärts. In der Mitte ihres oberen Randes hat die Ringknorpelplatte zwischen zwei Höckern eine kleine Delle. Ihre Rückfläche weist in der Medianlinie eine breite Leiste auf, die Teile seitlich davon sind flach oder auch leicht gehöhlt.

Der Bogen, welchen der Ringknorpel beschreibt, hat einen viel geringeren Durchmesser als die bogenförmige Krümmung des Schildknorpels. Infolgedessen springen die Hinterränder des letzteren nach außen über den Ringknorpel und über die auf letzterem sitzenden Stellknorpel vor (Abb. 89, 94, 95). Der Schildknorpel und das Zungenbein mit der straffen Membran zwischen beiden überragen wie ein Schutzschild die eigentlichen Skeletstützen des Stimmapparats.

Denn sehen wir von hinten auf den Kehlkopf (Abb. 53, 56), so ist deutlich, daß hinter jenem Schutzschild nicht nur der unpaare Eingang in den Kehlkopf Platz hat *(Aditus laryngis)*, sondern daß zu beiden Seiten die paarigen Schlingwege vorbeiführen *(Recessus piriformes)*. Die letzteren leiten in die Speiseröhre, nur der erstere führt zur Stimmritze. Dem Luftweg sind also nur der Ringknorpel und die auf ihm befestigten Stellknorpel angepaßt, während der Schildknorpel (mit dem Kehldeckel) dem Luft- *und* Schlingweg dienstbar ist.

Der Ringknorpel ist mit der vorderen Rachenwand und mit dem obersten Trachealring bindegewebig verbunden. Äußerlich tastbar ist nur die vordere Spange und ihre Entfernung vom unteren Rande des Schildknorpels.

Die *Stell-* oder *Gießbeckenknorpel, Cartilagines arytaenoideae,* auch kurz *Aryknorpel* genannt, sind kleine dreiseitige Pyramiden, welche mit ihrer Basis dem Ringknorpel aufsitzen (Abb. 92, 95). Eine Seite ist nach innen, dem gegenüberliegenden Stellknorpel zugewendet, eine nach hinten und eine nach vorn außen. Außer der planen, nur von Schleimhaut überzogenen medialen Fläche bieten die Flächen und Kanten den Muskeln und Bändern Anheftungsstellen und sind dementsprechend sehr verschieden und zum Teil vielfältig skulpturiert. Die Spitze der Pyramide, *Apex,* trägt je ein Knorpelchen, wegen seiner Lage „Spitzenknorpel" genannt, wegen seiner gebogenen Form *Cartilago „corniculata"*. An der Basis springt die vordere, zwischen Innen- und Außenfläche gelegene Kante spitzenförmig vor, *Processus vocalis*; an ihm ist das Stimmband befestigt. Die laterale Kante trägt einen besonders wichtigen, nach rückwärts gerichteten Vorsprung für Muskelansätze, *Processus muscularis* (Abb. 92, 94).

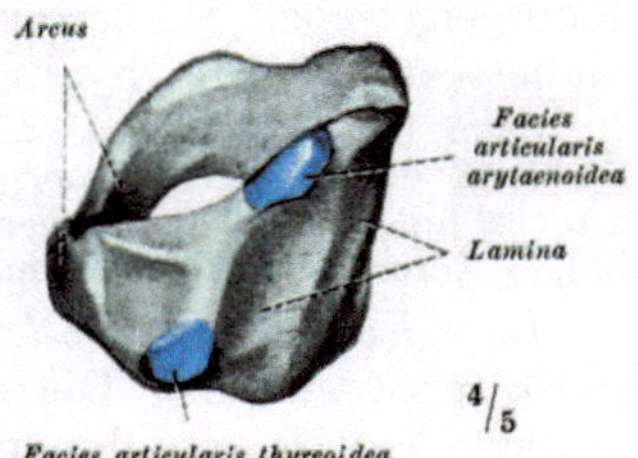

Abb. 91. Ringknorpel. Derselbe wie in Abb. 90, von links oben gesehen. Zum größten Teil verknöchert, Perichondrium entfernt.

Das Gelenk zwischen Stell- und Ringknorpel, *Articulatio crico-arytaenoidea,* ist ein freies Cylindergelenk: die Gelenkflächen sind Ausschnitte aus Cylinderflächen, und es fehlen die Ligamenta collateralia. Dadurch unterscheiden sich die Cricoarytaenoidgelenke von den Scharniergelenken. Infolge des Fehlens der Seitenbänder sind in ihnen, abgesehen von den Scharnier- (Roll-)bewegungen um die Längsachse des Cylinders, auch Gleitbewegungen parallel der Cylinderachse möglich, die bei den Scharniergelenken durch die Seitenbänder verhindert werden. Zu diesen beiden Bewegungsarten kommt noch eine dritte hinzu: die Drehung um die Höhenachse des pyramidenförmigen Stellknorpels, welche allerdings nur unter Aufhebung des Flächenschlusses der Gelenkflächen möglich ist. Die Bewegungen in den Cricoarytaenoidgelenken geschehen also mit 3 Freiheitsgraden. Die Gelenkkapsel ist entsprechend weit, jedoch ist sie, besonders an der medialen Fläche, durch ein sehr kräftiges Band verstärkt, das *Ligamentum cricoarytaenoideum (posterius)*, welches sich an der Ringknorpelplatte an dem Höcker neben der Mittellinie befestigt und fächerförmig gegen die mediale und die untere Kante des Stellknorpels ausstrahlt (Abb. 96). Man kann an ihm einen medialen, mehr sagittal stehenden Anteil und einen hinteren, mehr frontalen unterscheiden (Abb. 92b). Dieses Band ist in allen Stellungen des Aryknorpels gespannt und führt alle Bewegungen des Aryknorpels, z. B. erzwingt es bei jeder Gleitbewegung des Aryknorpels eine Drehung um die Höhenachse der Pyramide. Außerdem verhindert es die Bewegung der Stellknorpel gegeneinander bis zur Mittellinie. Zwischen die Faserzüge des Bandes sind Reihen von Fettzellen als Rollen eingelagert, in die oberflächlichen Züge zahlreiche elastische Fasern (Abb. 92b).

Die *Spitzenknorpel, Cartilagines corniculatae (Santorini)*, sind kleine gebogene Knorpelhörnchen, welche an der Pyramidenspitze der vorigen durch kompaktes Bindegewebe locker und sehr beweglich befestigt sind, *Syndesmosis arycorniculata*. Gelegentlich bestehen echte Gelenke. Da die beiden Knorpelchen den höchsten Punkt des Kehlkopfskelets an der Hinterwand einnehmen, sind sie als Vorbuchtungen der Schleimhaut äußerlich sichtbar, *Tubercula corniculata* (Abb. 56, 98).

Die *Wrisberg*schen *Knorpel, Cartilagines cuneiformes (Wrisbergi)*, fehlen nicht selten. Ihre Form schwankt; sie können als kleine Stäbchen bis dicht an die vorigen heranreichen. Auf ihren oberen Enden gegen die Schleimhaut zu liegt eine Kappe aus Fettzellen, welche letztere vorwölbt und mittelbar die Lage der Wrisbergschen Knorpel anzeigt, *Tuberculum cuneiforme* (Abb. 56, 98). Die Wrisbergschen „Knorpel" enthalten nur zum geringsten Teile wirklich Knorpelgewebe. Sie zeigen alle Übergänge vom mukoiden Gewebe (basophilen Gallertgewebe) zum hyalinen Knorpel.

Beim Igel und anderen niederen Säugern sind die Wrisbergschen Knorpel seitliche Anhänge des Kehldeckelknorpels. Sie sind wahrscheinlich abgelöst und gegen die Stellknorpel hin verschoben, können auch mit den Spitzenknorpeln verschmelzen. Beim menschlichen Embryo tauchen sie im Zusammenhang mit diesen auf.

Der *Kehldeckelknorpel, Cartilago epiglottica*, hat die Form eines Fahrradsattels (Abb. 92). Die Spitze, *Petiolus*, reicht bis hinter den Schildknorpel abwärts und ist an ihm durch Bandmassen befestigt, *Ligamentum thyreoepiglotticum*. Der obere breite Rand ragt frei in den Pharynx (Abb. 45, 56). Wird die Zunge herausgezogen, so versteift sich der Kehldeckel von selbst, weil er die Form eines Stücks Wellpappe annimmt; nur beim Zurückschieben der Zunge ist er weich und umklappbar. Der Knorpel ist von Löchern durchbohrt und mit Grübchen bedeckt, besonders im unteren zugespitzten Teil der Hinterfläche. Zahlreiche Drüsen sind in diese Nischen eingebettet; Gefäße (in seltenen Fällen auch Nerven) und Drüsen benutzen die Löcher als Pforten zum Durchtritt auf die andere Seite.

Mit dem oberen Rand des Zungenbeins, hinter dessen Körper der Kehldeckelknorpel in die Höhe steigt (Abb. 45), ist er durch Bindegewebe verbunden, welches oft mit Fett durchsetzt ist, *Ligamentum hyoepiglotticum*. Ein Fettkörper liegt regelmäßig in dem dreiseitigen Zwischenraum zwischen Kehldeckelknorpel, Ligam. hyothyreoideum medium und Ligam. thyreoepiglotticum (vgl. Abb. 45). Er setzt sich beiderseits in die Membrana hyothyreoidea fort, welche dementsprechend bis gegen die Mitte des großen Zungenbeinhorns in zwei Lamellen gespalten ist. Die Bedeutung dieser Bänder und Fettansammlungen ist die, den Kehldeckel hinter dem Schutzschild des Schildknorpels und der Membrana hyothyreoidea sicher und doch beweglich zu verankern. Das Ganze ist ein einheitlicher Apparat, in welchen der Schildknorpel, Zungenbeinkörper und Kehldeckel als gefestigte, die übrigen Teile als nachgiebigere Mosaikstücke eingeordnet sind. Bei Annäherung des Kehlkopfes an das Zungenbein (z. B. beim Schluckakt) wird der Fettkörper verkürzt und verdickt und drückt den Kehldeckel nach rück- und abwärts auf den Kehlkopfeingang. — Über kleine Knorpelchen siehe Tabelle S. 160: Cartilagines sesamoideae.

Der *Conus elasticus* (Abb. 92a) besteht aus Bindegewebe mit kollagenen und elastischen Fasern etwa zu gleichen Teilen. Er beginnt am oberen Rande des Ringknorpels (Abb. 93) und setzt sozusagen die elastischen Ligamenta interanularia der Luftröhre über den Ringknorpel bis zu den Stimmbändern fort. Ist die Stimmritze geschlossen oder sehr eng, so ist der Conus nach oben wie das Mundstück einer Oboe zusammengedrückt; in diesem Fall trägt er seinen Namen mit Recht (Abb. 93, 97a). Bei weit geöffneter Stimmritze geht die Wand des „Conus" vom Ringknorpel aus ziemlich senkrecht in die Höhe, die Form ist annähernd cylindrisch (Abb. 98d). In der Mittellinie der Kehlkopfvorderseite ist der Conus verstärkt und oben am Schildknorpel befestigt, Ligamentum cricothyreoideum (medium) s. conicum (Abb. 90). Die seitlichen Teile haben nichts mit dem

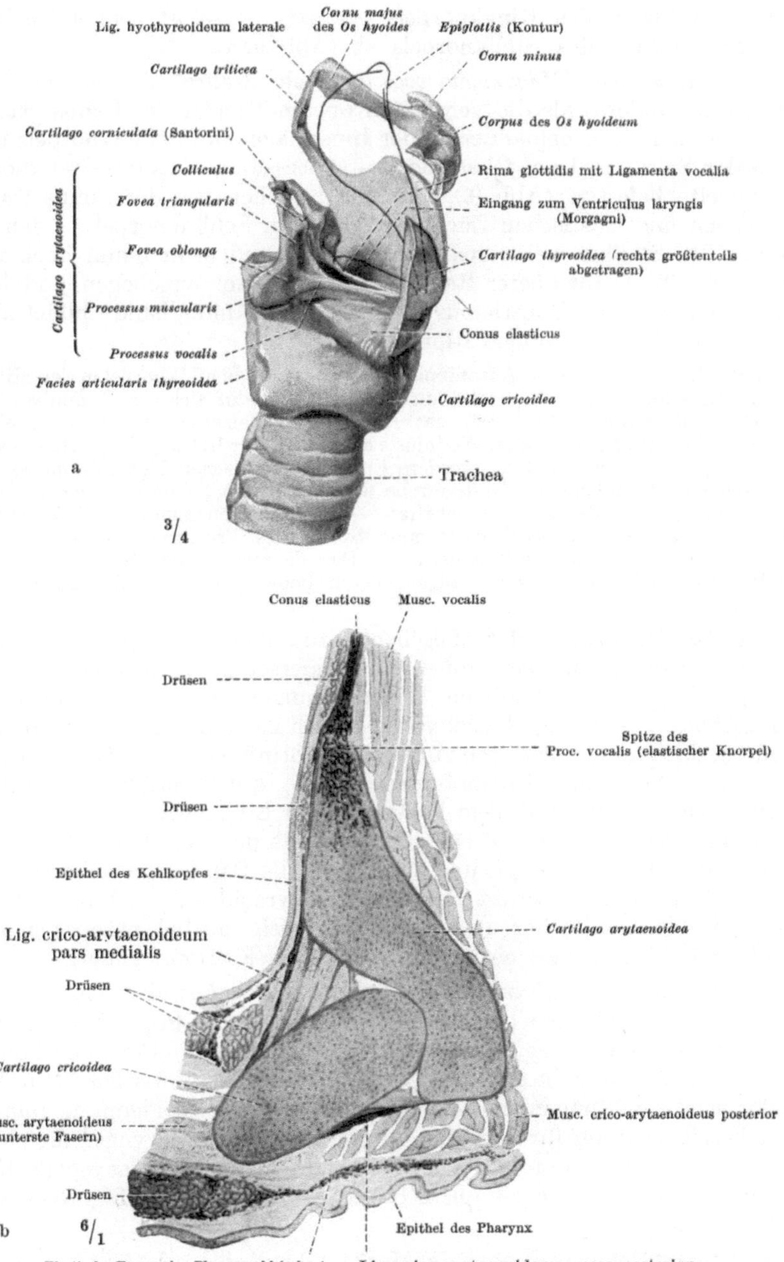

Abb. 92a u. b. a Kehlkopfskelet. Die rechte Schildknorpelplatte und die rechte Hälfte des Zungenbeines sind weggenommen. Kehldeckel nur als Kontur. Eingang zur MORGAGNIschen Schleimhauttasche an der linken Seite als Kontur eingetragen. Der Pfeil gibt die Bewegungsrichtung des Schildknorpels an (Drehpunkt in der Facies articularis thyreoidea). b Horizontalschnitt durch das Crico-arytaenoid-Gelenk dicht unterhalb des Lig. vocale. 9jähriges Mädchen. Elastische Fasern schwarz. Die Fasern des M. arytaenoideus setzen nur scheinbar am Ringknorpel an. (Aus SCHUMACHER, Handbuch der Hals-, Nasen-, Ohrenheilkunde von DENKER-KAHLER, Bd. 1, S. 381.)

Schildknorpel zu tun, sondern sind von Muskeln bedeckt. Sie enden oben mit freiem verdicktem Rande als „Stimmbänder“. Nach hinten zu wird der Conus durch die Platte des Ringknorpels ergänzt; er selbst schließt jederseits am Processus vocalis des Stellknorpels ab (Abb. 92a).

Die *Stimmbänder, Ligamenta vocalia* (auch „wahre" Stimmbänder genannt), sind nichts anderes als die verdickten oberen Ränder des Conus elasticus. Sie sind vorn dicht nebeneinander an der Innenfläche des Schildknorpels und hinten je an der Spitze und am Oberrand des Processus vocalis des Stellknorpels ihrer Körperseite befestigt (Abb. 92, 95). Sie bestehen wie der Conus elasticus aus kollagenen und elastischen Zügen, welche vom Schildknorpel zu den Processus vocales der Stellknorpel gespannt sind. Sie sind etwa 3 mm hoch und 2 mm dick (Abb. 97a). Ihr oberer Rand ist nach außen umgebogen und liegt unter der Schleimhaut des Ventriculus laryngis. Das Stimm„band" bildet also eigentlich eine nach lateral offene Rinne.

In der Nähe des vorderen Ansatzpunktes, welcher am Schildknorpel in der Mitte zwischen oberem Einschnitt und Unterrand zu suchen ist, findet sich im Stimmband ein gelbes Knötchen, *Macula flava* (Abb. 96), das aus verfilzten elastischen Fasern mit eingestreuten Bindegewebszellen besteht, auch Nodulus elasticus, früher irrtümlich „Cartilago sesamoidea" (anterior) genannt. Es stellt das vordere Ende des elastischen Ligamentum vocale dar und ist durch straffes kollagenes Bindegewebe wie durch eine Sehne am hier verdickten Perichondrium des Schildknorpels angeheftet. — Am hinteren Ende des Stimmbandes kann die aus elastischem Knorpel bestehende Spitze des Processus vocalis des Aryknorpels als gelbes Knötchen durchschimmern. — Das deutsche Wort *Stimmband* (Ligamentum vocale) wird auch noch in einer allgemeineren Bedeutung verwendet, gleich Plica vocalis (s. S. 162).

Die *Taschenbänder* (oder „falschen" Stimmbänder), *Ligamenta ventricularia*, und ihre Fortsetzung nach oben, die beiderseitige *Membrana quadrangularis*, sind gleichsam spiegelbildliche Wiederholungen des Conus und der wahren Stimmbänder. Das obere Stück verjüngt sich nach unten zu bis zu den Taschenbändern, das untere nach oben zu bis zu den Stimmbändern (Abb. 93a). Zwischen den beiden konischen Innenräumen, welche mit ihren Spitzen sanduhrartig einander zugewendet sind, liegt beiderseits der Eingang zum *Ventriculus laryngis Morgagni*. Das Taschenband ist vorn am Ende des Einschnittes des Oberrandes des Schildknorpels befestigt, und zwar das linke Band dicht neben dem rechten; an derselben Stelle inseriert das Lig. hyothyreoideum medium. Hinten inserieren die Taschenbänder an den Stellknorpeln medial neben der Fovea triangularis (Abb. 92), also ein wenig oberhalb der Stimmbänder.

Die *Membrana quadrangularis* setzt die Taschenbänder nach oben zu fort, geradeso wie der Conus elasticus eine Fortsetzung der Stimmbänder nach unten ist. Sie ist auch elastisch, aber viel zarter als der untere Conus und ohne dessen Bedeutung für die Stimmbildung (in Abb. 94 ist sie zwischen dem M. thyreoepiglotticus, dem Zungenbein und dem Ligam. hyothyreoideum medium sichtbar, nicht bezeichnet; auf ihr liegt die Appendix ventriculi laryngis, die sie größtenteils bedeckt). Der hintere obere Rand geht in die Plica aryepiglottica hinein und endet dort; der vordere obere Rand schließt sich dem Lig. hyothyreoideum medium an.

Schleimhautbild. Auch ohne die Muskeln des Kehlkopfes läßt sich die Form im ganzen von seinem Stützgerüst aus verstehen. Denn die Muskeln sind so zart und schmiegen sich so sehr dem Stützgerüst an, daß nur an wenigen Stellen ein Zwischenraum in ihm von Muskeln ausgefüllt ist, z. B. die muskulöse Brücke im Zwischenraum zwischen den beiden Stellknorpeln. Die *Incisura interarytaenoidea* der Schleimhaut (Abb. 56) reicht nur bis an die Muskelbrücke heran und nicht bis an den Ringknorpel. Abgesehen von solchen Falten liegt die Schleimhaut der Form des Stützgerüstes, zu dem auch die Stimm- und Taschenbänder gehören, wie ein Trikot dem Körper knapp an.

Gehen wir vom Zungengrund aus (Abb. 45 u. 56), so unterscheiden wir zunächst ein kurzes *Übergangsgebiet* zwischen Zunge und Kehldeckel, dann erst kommt der Eingang zum eigentlichen Kehlkopf, *Aditus laryngis*. Der Binnenraum

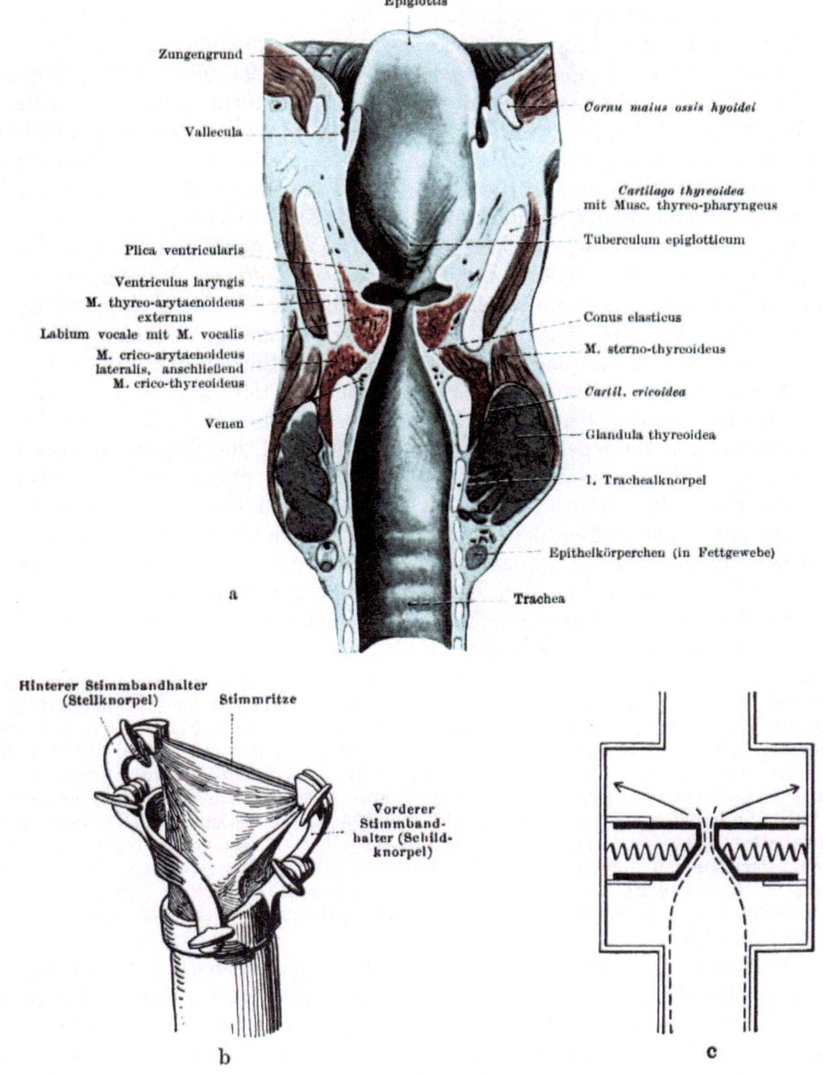

Abb. 93a—c. a Frontalschnitt durch den Kehlkopf. b Schema des Conus elasticus. Ein Stück Gummischlauch ist über eine Röhre gespannt, welche der Luftröhre entspricht. Das freie Ende des Schlauches ist durch zwei verstellbare Halter zu einem schmalen Schlitz auseinander gezogen: Stimmritze. c Schnitt durch eine Gegenschlagpfeife vom Bau des Kehlkopfes. Die beweglichen Polster schwarz mit eingelegten Spiralen. Conus elasticus gestrichelt (vgl. a und den zugespitzten Gummischlauch in b). Beim menschlichen Kehlkopf schwingen die Stimmlippen nicht genau nach außen und innen wie in diesem Modell, sondern etwa in der Richtung der Pfeile, jedenfalls nicht so, daß die Ränder nach oben schlagen und wieder in die Ruhelage zurückkehren wie bei manchen Musikinstrumenten. (Abb. b nach SÜTTERLIN, Die Lehre von der Lautbildung 1908, S. 43, Abb. c frei nach EWALD und NAGEL aus GUTZMANN, Physiologie der Stimme und Sprache 1909, Abb. 34a, 35.)

selbst zerfällt in drei Stockwerke (Abb. 93a), zu oberst den *Vorraum, Vestibulum laryngis* s. *Cavum superius*, bis zu den Taschenbändern, darunter eine Art Zwischenstock, *Cavum laryngis intermedium*, die wichtigste Stelle, weil hier die Stimmritze, *Rima glottidis*, mit den Taschen- und Stimmbändern und dem

Ventriculus Morgagni liegt; zu unterst folgt das *Cavum laryngis inferius*, das bis zum ersten Trachealring reicht. Außen vom eigentlichen Stimmorgan, zwischen Ring- und Schildknorpel, liegt beiderseits der *Recessus piriformis*, ein Bestandteil des Hypopharynx (Abb. 56).

Das *Übergangsgebiet* ist äußerlich an zwei Vertiefungen der Schleimhaut kenntlich, welche wie Fingerabdrücke zwischen Zungengrund und Kehldeckel nebeneinander liegen, *Valleculae epiglotticae* (Abb. 56, 94, 98e). Unter ihnen liegt der auf S. 140 beschriebene mit einem plastischen Fettkörper gefüllte, von Bändern und Skeletstücken begrenzte Raum. Infolge der Verformung des Fettkörpers sinken die Schleimhautgruben tiefer ein und die sie begrenzenden Schleimhautfalten werden deutlicher oder die Gruben und Falten verstreichen, je nach der Stellung des Kehldeckels, Schildknorpels und Zungengrundes zueinander.

Der *Aditus laryngis* wird vorn vom *Kehldeckel, Epiglottis*, und seitlich von zwei Schleimhautfalten begrenzt, *Plicae aryepiglotticae*, welche vom Kehldeckel zu den Stellknorpeln verlaufen und in der *Incisura interarytaenoidea* endigen (Abb. 56). Die Öffnung des Kehlkopfeinganges steht fast frontal, der hinteren Rachenwand zugewendet (Abb. 45). Sie ist oben breit oval und verjüngt sich auf die Stellknorpel zu bis zu dem schmalen Schlitz zwischen diesen. In den beiden Falten liegen die *Tubercula cuneiformia* und *corniculata* mit den gleichnamigen Knorpeleinlagen. Der größte Teil der Falten ist von Bindegewebszügen und von einigen zarten Muskelfasern eingenommen, welche im Leben die Form der Spalte regulieren. Darauf wird bei den Muskeln zurückzukommen sein. Die Schleimhaut hat eine besonders lockere Tunica submucosa, so daß bei Austritt von krankhaften Exsudaten in sie hinein plötzliche Schwellungen möglich sind, welche den Kehlkopfeingang verschließen und das Leben gefährden können, irreführend „*Glottisödem*" genannt. (Glottis ist die Spalte zwischen den Stimmlippen, s. unten.)

Das Epithel der Schleimhaut ist am Kehlkopfeingang noch mehrschichtiges Plattenepithel wie in der Mundhöhle und im Meso- und Hypopharynx. Die Epiglottis trägt auf beiden Flächen geschichtetes Plattenepithel. Auf der laryngealen Fläche liegt es einer papillenlosen, glatten Fläche der Tunica propria auf. Erst im unteren Drittel der Rückfläche beginnt das mehrzeilige flimmernde Cylinderepithel, welches für den Respirationstractus im allgemeinen charakteristisch ist. Pakete von gemischten Drüsen, ähnlich denen der Luftröhre (Abb. 99b), finden sich beiderseits des Kehldeckelknorpels, in dessen Grübchen oder Löchern sie eingebettet liegen. Innerhalb des Schleimhautepithels liegen vereinzelte Geschmacksknospen. Partikelchen der Nahrung selbst können nicht hierher gelangen. Selbst kleinste Bröckelchen lösen augenblickliche heftige Hustenstöße aus. Dies zeugt von dem Reichtum der Schleimhaut des Kehlkopfeingangs an sehr empfindlichen Nerven (Äste des N. laryngeus superior nervi vagi).

Der *Vorraum* oder *Oberstock, Vestibulum laryngis* s. *Cavum laryngis superius*, reicht von den Plicae aryepiglotticae bis zu den Taschenfalten, Plicae ventriculares. Die Vorderwand ist mehr als doppelt so hoch wie die Hinterwand, entsprechend der Länge der Epiglottis und der Höhe der Stellknorpel. Außerdem ist die Hinterwand sehr wechselnd geformt, je nachdem die Stellknorpel dicht beieinander oder weit voneinander entfernt stehen (Abb. 95, 98). Die Schleimhaut verhält sich wie ein Harmonikaauszug: bei genäherten Stellknorpeln legt sie sich in Falten. Die gegenüberliegende Partie der Vorderwand ist dagegen unveränderlich in ihrer Form. Sie ist von der Rückwand der Epiglottis gebildet, deren Schleimhaut unverschieblich ist. Die Form der Epiglottis ist individuell außerordentlich verschieden, zwischen einer flachen Platte und einer engen, fast zur Röhre geschlossenen Rinne kommen alle Zwischenformen vor. An der Basis findet sich oft ein besonderer Vorsprung gegen das Lumen hin, *Tuberculum epiglotticum* (Abb. 93, 98), in welchem der Petiolus und seine Bandbefestigung liegen.

Der *Mittelstock, Cavum laryngis intermedium* (Abb. 45, 93), ist sehr niedrig. Er ist nach oben zu von den *Taschenfalten, Plicae ventriculares,* begrenzt. Nach unten umfaßt er noch die *Stimmlippen, Labia vocalia.* Zwischen beiden liegt an jeder Seite der Eingang zur MORGAGNI*schen Tasche, Ventriculus laryngis Morgagni.*

Die Taschenfalten sind die schleimhautüberzogenen freien Ränder der Taschenbänder, der Ligamenta ventricularia.

Die Stimmlippen und die Innenkanten der Basalflächen der Stellknorpel begrenzen die *Stimmritze, Glottis,* richtiger *Rima glottidis* (Abb. 98), so daß wir an ihr einen weichen Teil, *Pars membranacea* (s. *interligamentosa*), und einen härteren Teil, *Pars intercartilaginea,* unterscheiden (Abb. 95). Der vorderste Teil des Stellknorpels, *Processus vocalis,* der aus elastischem Knorpel besteht und allmählich in das elastische Bindegewebe des Ligamentum vocale übergeht (Abb. 92b), schwingt beim Sprechen mit. Der ganze Apparat, Skelet und Muskeln, ist mit Schleimhaut überzogen. Seine weichen, nachgiebigen Partien sind den Lippen des Mundes vergleichbar, was im Namen *Labia vocalia* zum Ausdruck kommt. Auf dem Querschnitt sind sie dreieckig und mit Muskeln gefüllt (Abb. 93). Sie sind die schwingenden Teile bei der Stimmgebung (s. unten). Sie sind beim Mann durchschnittlich 18—27 mm lang, bei der Frau 14—21 mm, beim Baß 5 mm länger als beim Tenor, beim Alt 3 mm länger als beim Sopran.

Die Stimmlippen ragen weiter in das Innere des Kehlkopfs vor als die Taschenfalten (Abb. 93, 98). Ihre Farbe beim Lebenden ist grauweiß bis gelbweiß, während die Taschenfalten und die übrige Schleimhaut rötlich aussehen. In der Norm ist der Abstand zwischen Stimmlippen und Taschenfalten durch den Eingang zur MORGAGNIschen Tasche gegeben. Diese selbst ist eine Nische mit schmalem Eingang, die nach oben zu das Taschenband ein wenig unterminiert (deshalb der Name des Bandes). Die Tasche reicht vom Schildknorpel bis zum Stellknorpel. Von ihr geht meistens noch ein blinder Anhang aus, *Appendix ventriculi laryngis* (Abb. 94). Sein schlitzförmiger Eingang liegt ganz verdeckt unter dem Beginn des Taschenbandes am Schildknorpel.

Die Appendix der MORGAGNIschen Tasche entspricht den großen Kehlkopfsäcken der anthropoiden Affen, die als Schallverstärker wirken. Der Kehlkopfsack des erwachsenen Orang faßt etwa 6 Liter. Beim Menschen reicht die Appendix gelegentlich bis in die Höhe des großen Zungenbeinhorns und bis in die Zungenwurzel aufwärts, meistens endigt sie am oberen Schildknorpelrand oder tiefer. Sie schiebt sich zwischen die Membrana quadrangularis und den Schildknorpel ein und liegt entweder auf den Kehlkopfmuskeln dieser Gegend oder zwischen ihnen (Abb. 94). Beim Lebenden sieht man gelegentlich, daß bei starkem Anspannen der Bauchpresse am Hals beiderseits Anschwellungen sichtbar werden, welche von sich füllenden Luftsäcken herrühren. Drückt man auf sie, so entleeren sie sich mit einem quarrenden Ton. — Die Schleimhaut der Taschenfalten und MORGAGNIschen Taschen ist besonders reich an Drüsen. Das Sekret hält die beim Sprechakt beteiligten Teile feucht. Kommt die Luft aus dem Munde unangefeuchtet in den Kehlkopf, so genügt das Sekret nicht, es entsteht Heiserkeit (Dysphonia clericorum). Das Epithel ist das typische flimmernde Cylinderepithel der Respirationswege. — Die Pars intercartilaginea der Stimmlippe ist gleich der Hälfte der ganzen Länge. Letztere beträgt beim erwachsenen Mann durchschnittlich 23 mm, die Weite der Stimmritze an der weitesten Stelle und bei maximaler Öffnung ist gerade so groß (Abb. 98d). Für die Einführung von Instrumenten ist das Maß wichtig.

Die Stimmlippen haben infolge der mechanischen Beanspruchung einen Überzug von Plattenepithel, das in seiner Ausdehnung etwa dem darunterliegenden Lig. vocale entspricht (Abb. 97a), mit dem es unverschieblich verbunden ist. Auch sind sie frei von Drüsen. Diese Besonderheit gegenüber der oberhalb und unterhalb gelegenen Schleimhaut erklärt sich aus der Funktion. Ein Überzug mit dem samtartigen Cylinderepithel wäre mechanisch dem Luftstrom gegenüber nicht widerstandsfähig und würde keine klare Stimme ermöglichen, die auch verloren geht, wenn das Plattenepithel entzündlich aufgelockert wird.

Der *Unterstock, Cavum laryngis inferius* (Abb. 93), umfaßt den Raum von den Stimmbändern abwärts bis zum Beginn der Luftröhre an der Grenze zwischen Ring- und erstem Trachealknorpel. Die Form ist gleich der des Conus elasticus, dem die Schleimhaut anliegt. Dringt man bei der Präparation vom Innern des Kehlkopfes aus auf die Muskeln vor, so zerschneidet man nicht nur die Schleimhaut, sondern auch den Conus. Der Übergang in die Luftröhre ist an der Schleimhautauskleidung nicht zu erkennen. Das Epithel ist das respiratorische Flimmerepithel mit nicht sehr zahlreichen Drüsen.

Bei der chirurgischen Eröffnung des Kehlkopfes wird meist dieser Raum mittels Durchschneidung des Lig. cricothyreoideum medium zugänglich gemacht *(Laryngotomie)*.

Der *Recessus piriformis* ist eine mit Schleimhaut ausgekleidete Nische links und rechts vom eigentlichen Kehlkopfeingang (Abb. 56). Sie dient als Schlingweg (Abb. 53, gestrichelte schwarze Linie); zum Atemmechanismus hat sie keine Beziehung, obgleich sie seitlich vom Schildknorpel begrenzt und deshalb mit zum Kehlkopf gerechnet wird. Verschluckte Fremdkörper können sich in ihr verfangen und stecken bleiben. Die Schleimhautkomponente der vorderen Rachenwand kleidet die Recessus aus und bedeckt die ganze Hinterfläche des Kehlkopfes mit der ihr eigentümlichen Struktur (S. 94).

Lage. Bei der natürlichen Kopfhaltung des aufrecht stehenden Menschen entspricht der Kehlkopf dem 4.—6. Halswirbel. Der höchste Punkt, der obere Rand des Kehldeckels, schneidet mit dem unteren Rand des 3. Wirbels ab, während der tiefste Punkt, der Unterrand des Ringknorpels dem Unterrand des 6. Halswirbels entspricht. Beim Sprechen, Singen und Schlucken bewegt sich der Kehlkopf auf- und abwärts. Er wird dabei vom Zungenbein mittels der Bandapparate und Muskeln zwischen Zungenbein und Schildknorpel mitgenommen oder unmittelbar durch die Schlundmuskeln, insbesondere den M. stylopharyngeus, bewegt. Beim Singen steigt er bei zunehmender Höhe des Tones empor und fällt bei abnehmender Höhe. Im Röntgenbild sind Ausschläge bis zu 1 cm nach aufwärts und 1 cm nach abwärts von der Ruhelage gemessen worden.

Zwischen Wirbelsäule und Kehlkopf liegt der Hypopharynx, dessen Vorderwand mit der Hinterwand des Kehlkopfes identisch ist. An der Vorderseite des Halses wird die mediane Partie des Schildknorpels von der vorderen und mittleren dünnen Halsfascie (Bd. I, Abb. S. 189) überzogen; beide Fascien sind fest aneinander geschmiegt; dann folgt die Haut. Zwischen ihr und dem vorspringendsten Teile des Schildknorpels liegt in der Regel ein Schleimbeutel, *Bursa subcutanea prominentiae laryngeae*. Die seitlichen Teile des Kehlkopfes liegen tiefer, bedeckt vom M. sternocleidomastoideus, dem Rectussystem des Halses und der Schilddrüse (Abb. 90). Seitlich vom Kehlkopf liegen beiderseits die großen Halsgefäße mit dem Nervus vagus.

Altersveränderungen. Der Schild-, Ring- und größte Teil der Stellknorpel sind hyalinknorplig. Die Knorpel in der Nähe der Stimmritze, nämlich die Processus vocales der Stellknorpel, die Spitzenknorpel und der Kehldeckelknorpel sind elastisch (gelber Knorpel). (Vgl. auch Abb. 92b.)

Die elastischen Knorpel und Knorpelteile verknöchern nicht. Dagegen beginnen die hyalinen Knorpel von der Geschlechtsreife ab regelmäßig zu verknöchern; sie sind im Alter fast völlig knöchern. Bei Erdrosselungsversuchen zerbrechen die größeren leicht und zwar längs den unverknöcherten Zwischenzonen, z. B. beim Schildknorpel in der Mitte. Bei der Frau beginnt die Verknöcherung etwas später und schreitet langsamer fort. Es beginnt der Schildknorpel, und zwar von den Unterhörnern an aufsteigend. Beim Ringknorpel geht umgekehrt der Oberrand voran, das untere Drittel der Platte und die ganze Vorderspange bleiben am längsten hyalinknorplig, verknöchern aber schließlich auch. Beim Stellknorpel beginnt die Ossifikation an der Basis. Kastraten haben einen weiblichen Verknöcherungstypus, Scheinzwitter den ihres wirklichen Geschlechts.

Die *Größe* des Kehlkopfes macht eine sprunghafte Änderung zur Zeit der Geschlechtsreife durch, besonders bei Knaben. In relativ kurzer Zeit nehmen die Stimmlippen infolge der Vergrößerung des Gesamtorgans um ein Drittel ihrer Länge zu; beim weiblichen Geschlecht ist die Zunahme geringer, so daß die Lage der Männerstimme gegenüber der Frauenstimme durchschnittlich um eine Oktave nach unten verschoben ist.

Mit zunehmendem Alter sinkt die Größe des *Winkels*, welchen die beiden Schildknorpelhälften miteinander bilden. Beim Kind formen sie eine sanfte, nach vorn gebogene Kurve, bei der Frau bildet sich ein Winkel aus, der nicht kleiner als 120° zu sein pflegt, beim Mann sinkt er auf etwa 90°. Der weibliche Kehlkopf pflegt in allen Dimensionen kleiner als der männliche zu sein, zum Teil im Zusammenhang mit der durchschnittlich geringeren Körpergröße der Frau. Infolge der kürzeren Stimmlippen ist die weibliche Stimme höher. Daß dabei ein geschlechtlicher Faktor mitspielt, geht daraus hervor, daß die Stimme bei Knaben nach Entfernung der Hoden nicht mutiert (Kastratenstimme). Das ganze Organ verharrt beim Kastraten in jugendlicher Größe und Form (scheinbar weiblich).

Die *Stellung* des Kehlkopfes zur Wirbelsäule ist beim Kind anders als beim Erwachsenen. Beim Fetus kurz vor der Geburt entspricht der Unterrand des Ringknorpels dem Unterrand des 4. Halswirbels. Entsprechend dem Herabsteigen der Hals- und Brusteingeweide steigt auch der Kehlkopf abwärts; im 7. Lebensjahr, manchmal erst zur Zeit der Geschlechtsreife, ist die endgültige Stellung erreicht. Die Bifurkation der Luftröhre verschiebt sich um eine Wirbelhöhe. Bei anthropoiden Affen steht der Kehlkopf zeitlebens höher als beim Menschen. — Vom 60. Lebensjahr ab beginnt die Alterssenkung (Laryngoptose). Sie kann mehrere Wirbelhöhen umfassen.

Laryngoskopisches Bild. Mit dem *Kehlkopfspiegel* lassen sich der Kehlkopfeingang die Stimmlippen und bei geöffneter Stimmritze sogar die Luftröhre bis zur Gabelung überschauen (Abb. 98d). Vor dem Kehlkopfeingang, auf die Zunge zu, sieht man die Valleculae, am Kehlkopfeingang die Plicae aryepiglotticae mit den Tubercula cuneiformia und Tubercula corniculata. Die letzteren können in zwei Vorsprünge zerfallen, von welchen der am weitesten hinten liegende der Spitze des Knorpelhörnchens, der davor liegende der Spitze des Stellknorpels entspricht. Je nach der Stellung der Stimmlippen und Stellknorpel ist die Incisura interarytaenoidea ausgeprägt oder verstrichen. Ein besonders wichtiger Merkpunkt für den Untersucher ist der Vorsprung der Epiglottis, *Tuberculum epiglotticum*; in Wirklichkeit ist es länglich, sieht aber im Kehlkopfspiegel in der Verkürzung rund aus (vgl. Abb. 93 u. 98). Die Bänder des Zwischenstockes ragen wie Soffiten einer Bühne in den Binnenraum vor, und zwar die entfernteren Stimmlippen weiter als die näheren Taschenfalten. Seitlich von den Plicae aryepiglotticae sieht man jederseits den Recessus piriformis.

Gefäße und Nerven. Das *Blut* wird dem Kehlkopf aus der A. thyreoidea superior und A. thyreoidea inferior zugeleitet. Aus ersterer kommen zwei Äste, die größere A. laryngea superior (manchmal durch ein Loch im Schildknorpel, gewöhnlich durch die Membrana hyothyreoidea hindurch) und die kleinere A. cricothyreoidea (durch das Lig. cricothyreoideum medium hindurch); die A. laryngea inferior tritt von unten her auf den Musc. cricoarytaeoideus posterior und versorgt die Rückwand des Kehlkopfs, richtiger die Vorderwand des Hypopharynx. Die Venen halten sich in ihrem Verlaufe im wesentlichen an die Arterien, außer bei der A. laryngea inferior (Plexus venosus! Abb. 59). Regelmäßig findet man am oberen Rand des Ringknorpels mehrere unter der Schleimhaut laufende größere Venen (Abb. 93).

Die *Lymphgefäße* sind in der Kehlkopfschleimhaut sehr zahlreich. Die oberen fließen durch die Membrana hyothyreoidea ab und sammeln sich in dort gelegenen infrahyalen Lymphknötchen; sie gehören nur zum oberen Stockwerk. Die unteren erreichen durch das Lig. cricothyreoideum medium hindurch die Lymphknötchen vor der Luftröhre, vor allem aber gehen sie zwischen Ring- und Trachealknorpel hindurch zu den Lymphknoten beiderseits neben der Trachea. Zwischen oberem und unterem System ist im allgemeinen eine scharfe Grenze, nur an der Hinterwand des Kehlkopfs gibt es Verbindungen zwischen beiden. Die Lymphe des Recessus piriformis und Kehldeckels fließt hauptsächlich in die Lymphknoten vor dem Schildknorpel und der Membr. hyothyreoidea ab, so daß Schwellungen dieser Knötchen den Arzt auf Veränderungen in diesem Quellgebiet, also z. B. auf Geschwülste *außerhalb* des Kehlkopfs hinweisen.

Die *Nerven* stammen aus dem N. vagus (Abb. 89). Der Ramus internus des N. laryngeus superior verläuft mit der A. laryngea superior durch die Membrana hyothyreoidea (er geht auch durch die Membran, wenn die Arterie durch ein Foramen thyreoideum geht; nur selten geht in diesem Fall ein Ästchen des Nerven mit der Arterie durch das Loch). Im Recessus piriformis hebt der untere Ast des Nerven eine kleine Falte der Schleimhaut in die Höhe, *Plica nervi laryngei*. Der Nerv ist rein sensibel. Der Ramus externus des N. laryngeus superior ist motorisch (s. nächsten Absatz); er verläuft außerhalb des unteren Schlundschnürers. Der N. laryngeus inferior, der Endast des N. recurrens, ist vorwiegend motorisch, doch hat er auch sensible Äste, welche mit den sensiblen Ästen des N. laryngeus superior anastomosieren und die Schleimhaut unterhalb der Stimmlippen innervieren. Auch Äste des Grenzstranges des N. sympathicus gehen in das Nervengeflecht der Vagusäste im Kehlkopf über.

β) Bewegungsmechanismus.

Äußerer und innerer Sphincter. Die von außen an den Kehlkopf herantretenden oder von ihm entspringenden Muskeln sind infrahyale Halsmuskeln (Bd. I, S. 185, 691). Alle eigentlichen Kehlkopfmuskeln, welche die Skeletteile des Organs gegeneinander bewegen oder feststellen, sind von einheitlicher anderer, von branchialer Abstammung. So auch der Schlundschnürer, welcher vom Kehlkopfskelet entspringt (M. constrictor pharyngis inferior, Tabelle S. 75). Einer der Kehlkopfmuskeln ist ein abgespaltenes Stück dieses Muskels. Die Muskulatur umhüllte ursprünglich Rachen und Kehlkopf gemeinsam (Abb. 89d, rot gestrichelt); sie tut dies tatsächlich bei niederen Wirbeltieren noch heute als einheitliche Muskelwand des Vorderdarms. Dieser *äußere* Sphincter (Sph. pharyngolaryngeus) wird vom N. laryngeus superior (R. externus) des N. vagus versorgt; der Nerv geht noch jetzt beim Menschen zu den Abkömmlingen dieses Systems, nämlich zu dem erwähnten Schlundmuskel und zum paarigen *M. cricothyreoideus* (Abb. 89d, rot ausgezogen). Diese Muskeln am Unterrande des Kehlkopfs sind also gewöhnlich die einzigen Reste des einst den ganzen Schildknorpel einhüllenden äußeren Sphincters.

Dagegen hat der *innere* Sphincter (Sph. laryngeus, Abb. 89d, rot gestrichelt) bei Säugern eine viel höhere Ausbildung erfahren; speziell beim Menschen ist von ihm ein ganzes System besonderer Differenzierungen ausgegangen. Er unterscheidet sich vom äußeren Sphincter dadurch, daß er nicht den Rachen mit umgibt, sondern daß er lediglich die eigentliche Kehlkopfhöhle einhüllt; es geht ein Muskelsystem vom Schildknorpel um die Stellknorpel und weiter unten um den Ringknorpel herum wieder nach vorn und hängt dort mit dem der anderen Seite ringförmig zusammen. Der innere Sphincter ist vom N. laryngeus inferior des N. recurrens (N. vagus) versorgt. Er ist bei der Absonderung der Lungenanlage und des späteren Kehlkopfs vom Vorderdarm als ein besonderer Schnürer für die Glottis aus dem allgemeinen Schlundschnürer hervorgegangen und auf die Kiemenbogenreste, zu denen er gehört, beschränkt. Bei niederen Wirbeltieren, die nur eine Cartilago lateralis besitzen (S. 135), umhüllt er die Schleimhaut unmittelbar unter Einschaltung der Cartilago lateralis, der bei den Säugetieren der Stellknorpel entspricht; bei den Säugetieren werden besonders die Stellknorpel so tief in ihn eingebettet, daß die Muskelfasern nicht mehr ringförmig durchlaufen, sondern in Einzelmuskelchen zerfallen, die nach den Knorpeln genannt werden, an denen sie befestigt sind. So entstehen Individuen mit komplizierten Namen, die aber den Vorteil haben, daß sie gleich Ursprung und Insertion enthalten (ähnlich den Muskeln des Halsrectus). Alle Kombinationen, welche durch die Einbettung der Stellknorpel in die von den anderen Knorpeln ausgehenden Muskelfasern möglich sind, sind tatsächlich vorhanden, also ein paariger *M. thyreoarytaenoideus* und *M. cricoarytaenoideus*, dazu ein unpaarer *M. arytaenoideus s. interarytaenoideus* (Abb. 89, rot ausgezogen).

Die Epiglottis spielt eine besondere Rolle, weil es bei ihr nicht nur den nach dieser Ableitungsformel zu erwartenden *M. aryepiglotticus* gibt, sondern weil sie mit allen anderen Knorpeln muskulös verbunden sein kann. Dies ist ein Vorrecht des Menschen. Bei ihm findet man also außer dem bereits genannten Kehldeckelmuskel oft einen *M. thyreoepiglotticus* (Abb. 94) und — seltener — einen *M. cricoepiglotticus*. Diese Muskelchen sind von den älteren Individuen des inneren Sphincters aus durch Vermittlung der Membrana quadrangularis, an welcher sie häufig festsitzen, wenn sie den schließlichen Endpunkt nicht ganz erreichen, zum Kehldeckel selbst vorgedrungen. Der Vorgang wird verständlich, wenn wir uns erinnern, daß der Kehldeckel beim Menschen nicht mehr hinter dem weichen Gaumen in den Epipharynx hinaufragt, sondern den Luftstrom gegen den Gaumen freigibt und dadurch die Artikulation der Stimme beeinflußt (S. 101). So hat sich etwas ganz Neues gebildet, eine Muskulatur für den Kehlkopf*eingang*, welche ihr eigenes Spiel gegenüber der alten und natürlich wichtigsten Muskulatur für die *Stimmritze* entfaltet. Diese neue Muskulatur, welche dem Menschen allein eigen ist, hat alle Merkmale einer progressiven Entwicklung, nämlich zahlreiche Varianten an Zahl, Lage, Größe usw.

Wegen zahlreicher Aberrationen der Muskelchen, welche wiederum nach dem Endpunkt an anderen Knorpeln oder an Bändern, die sie erreichen, genannt werden, verweise ich auf die Tabelle S. 75, 76. Dort sind nur die wichtigsten erwähnt. Ihre Zahl ist beim Menschen außerordentlich groß. Denn auch der innere Sphincter (Sph. laryngeus), der bei allen übrigen Säugern ziemlich vollständig in Einzelmuskeln aufgeteilt ist, kommt beim Menschen in sich gleichsam wieder in Bewegung, indem die Individuen Muskelfasern aussenden, die sich mit Ausläufern anderer Muskelchen verflechten oder verbinden. So kann unter Umständen von neuem etwas Ähnliches zustande kommen wie der ursprüngliche Ausgangspunkt, nämlich ein System von „Hüllmuskeln", welche ringförmig um die Kehlkopfknorpel herumlaufen, ohne sich an ihnen zu befestigen. Das kommt vor allem beim Stellknorpel vor, besonders häufig bei Bündeln, die vom Ringknorpel um den Stellknorpel ihrer Seite herum bis zum Kehldeckelrand der anderen Seite verfolgt werden können (sog. *M. cricoaryepiglotticus*, der aber gar nicht am Stellknorpel befestigt zu sein braucht, wie man nach dem Namen glauben sollte). Immer bleiben beim Menschen neben diesen sekundären „Hüllmuskelchen" die konstanten und wichtigen Einzelindividuen erhalten, während im Primitivzustand *nur* Hüllmuskeln da sind. Bei menschlichen Embryonen fehlen die letzteren, sie erscheinen spärlich im Kindesalter und vermehren sich mit zunehmendem Alter, sind also deutlich etwas Sekundäres.

Eine frühe Sonderung des inneren Sphincter ist die Zerlegung des M. cricoarytaenoideus in zwei Muskeln, von welchen einer hinten am Ringknorpel, der andere seitlich an ihm entspringt, *M. cricoarytaenoideus posterior* und *M. cricoarytaenoideus lateralis* (Abb. 89d u. Abb. 94). Der erstere wird ganz allgemein in der Tierreihe als Dilatator laryngis bezeichnet, weil er schon in primitiven Ausgangsstadien der einzige Antagonist der Kehlkopfschnürer ist (Amphibien) und auch von einem besonderen Ast des N. recurrens versorgt wird. Seine Ableitung aus dem Sphinctersystem ist daher anfechtbar, zumal er auch bei den höheren Formen wie beim Menschen der einzige Erweiterer der Stimmritze bleibt.

Stimmapparat. Der Kehlkopf ist das Organ der Stimme und des Gesanges. Mit der Bildung der Sprachlaute, wenigstens der Konsonanten, hat er nichts zu tun, sie geschieht durch Zunge, Gaumen, Lippen, Zähne (S. 101). Zu sprechen vermögen wir daher ohne den Stimmapparat im Kehlkopf, z. B. bei der Flüstersprache. Aber alle stimmhafte Sprache und aller Gesang ist an die Einschaltung der Stimmlippen in den exspiratorischen Luftstrom aus den Lungen gebunden. Die Stimmlippen spielen dabei die gleiche Rolle wie die Lippen des Trompetenbläsers. So wie die Trompete erst einen Ton gibt, wenn die in das Mundstück gepreßten Lippen des Bläsers in Schwingungen versetzt werden, so auch der Stimmapparat des Menschen durch die Schwingungen der Stimmlippen. Das an die Stimmlippen anschließende „Ansatzrohr": Oberstock des Kehlkopfraumes, Pharynx, Mund- und Nasenhöhle (Abb. 62) hat dabei die gleiche Aufgabe wie die Trompete: es enthält die in Schwingungen zu versetzende Luftsäule, bestimmt deren Größe und Form und dadurch die Klangfarbe des Tones. Die Höhe des Tones ist abhängig von der Schwingungszahl der Stimmlippen. Die Schwingungszahl wird wie bei den Saiten der Violine bestimmt durch ihre Dicke, durch ihre Spannung und durch ihre Länge; der Ton wird höher durch stärkere Spannung („Stimmen" der Saite) oder durch Verkürzung der Saite („Greifen" der Töne). Bei den Stimmlippen ist außer Länge und Spannung auch noch die Dicke veränderlich. Die schwingenden Massen, der Dicke der Saite entsprechend, sind keineswegs nur die freien Ränder der Stimmlippen, die Plicae vocales, oder gar nur die Stimmbänder, die Ligamenta vocalia, sondern es schwingen die Stimmlippen in ihrer ganzen Masse, welche hauptsächlich durch den Musculus vocalis bedingt wird (Abb. 93), indem sie rhythmisch gegeneinander schlagen, wobei die Stimmritze rhythmisch geöffnet und geschlossen wird. Die Stimmlippen haben dabei eine auffallende Ähnlichkeit mit den Lippen des Mundes (Abb. 98f u. g).

Für unsere Betrachtung des Stimmapparats im ganzen zerlegen wir den Vorgang schematisch in seine beiden Hauptbewegungen, die Einstellung der

Stimmlippen und die Spannung der Stimmlippen, und unterscheiden am ganzen Stimmapparat den *Stellapparat* und den *Spannapparat*. Wegen der Einzelheiten der zu erwähnenden Muskeln s. Tabelle S. 75, 76.

Stellapparat. Den *Stellapparat* bilden: als passive Anteile (Abb. 92a) der Conus elasticus mit seinen verstärkten oberen Rändern, den Ligamenta vocalia, die Stellknorpel und jederseits das Ligamentum cricoarytaenoideum; als aktive Anteile die am Stellknorpel ansetzenden Muskeln (Abb. 94). Die Abb. 95 gibt die Anordnung der passiven Anteile im schematischen Horizontalschnitt wieder: Die Stimmritze wird begrenzt von den Ligamenta vocalia (Pars interligamentosa)

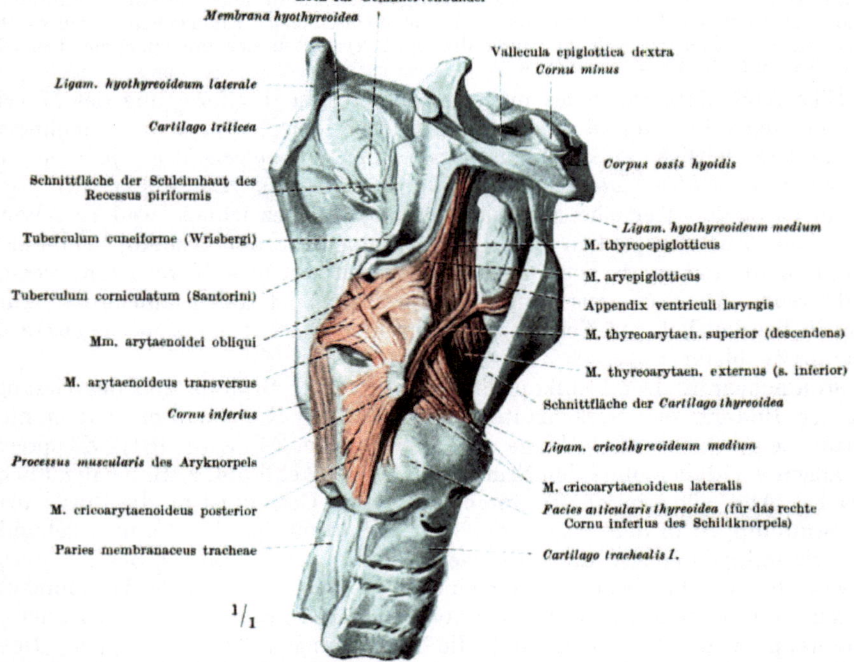

Abb. 94. Innere Kehlkopfmuskeln von der Seite. Die Schildknorpelplatte ist rechts durch einen Schnitt parallel der Mittellinie weggenommen. Dabei wurde das untere Horn aus dem Gelenk mit dem Ringknorpel herausgelöst und die rechte Membrana hyothyreoidea entfernt (auf der linken Seite erhalten). Unter der Appendix ventriculi laryngis liegt außer Muskeln die Membrana quadrangularis.

und den Stellknorpeln mit den Ligamenta cricoarytaenoidea (Pars intercartilaginea). Der Stellknorpel ist jederseits als Muskelhebel eingeschaltet in den vom Schildknorpel zum Ringknorpel durchlaufenden Bandzug, dessen vorderer Abschnitt, das Ligamentum vocale, ausgesprochen elastisch ist. Jede Stellungsänderung des Stellknorpels führt notwendig zu einer Formänderung dieses Bandzuges und damit der Stimmritze, wobei der ganze Bandzug dank seiner Elastizität gespannt bleibt. In der Ruhehaltung sind daher die beiden Bandzüge gerade gestreckt, die Stimmritze steht ein wenig offen (Abb. 92a u. 95b). Werden die Muskelhebel nach rückwärts gezogen, so wird die Stimmritze erweitert (Abb. 95c u. 98b u. d). Gehen die Muskelhebel nach vorn, so wird die Pars interligamentosa geschlossen (Abb. 95a u. 98a); der Verschluß der Pars intercartilaginea erfolgt dadurch, daß außer den Processus vocales der Stellknorpel auch deren vordere Kanten bis zu den Spitzen mit den Spitzenknorpeln zur Berührung gebracht werden, so daß die Incisura interarytaenoidea verschwindet (Abb. 98a), in der Höhe des Horizontalschnittes der Abb. 95a bleiben sie voneinander entfernt.

Erweiterer der Stimmritze. Als *Erweiterer der Stimmritze* wirkt allein der *M. cricoarytaenoideus posterior* (kurz „*Posticus*" genannt), seine einseitige Lähmung bedingt das in Abb. 98e wiedergegebene Bild. Er entspringt von fast der ganzen Höhe der Ringknorpelplatte in einem schmalen Streifen nahe der medianen Leiste und setzt mit konvergierenden Bündeln an der Rückfläche des Processus muscularis des Stellknorpels an (Abb. 94). Indem er den Processus muscularis vorwiegend nach rück- und abwärts zieht, bewirkt er eine echte Roll- oder Scharnierbewegung im Cricoarytaenoidgelenk um die Längsachse von dessen Cylinderfläche: der Processus muscularis geht nach abwärts, der Processus vocalis nach aufwärts und zugleich, wegen der schrägen Lage der Gelenkfläche am Ringknorpel (Abb. 91), nach auswärts. Das Ligamentum vocale wird in die Länge gezogen, die elastische Spitze des Processus vocalis gebogen. Da auch die Spitze der Stellknorpelpyramide die Auswärtsbewegung mitmachen muß (Abb. 98b u. d), wird die vorher annähernd sagittal stehende Medialfläche

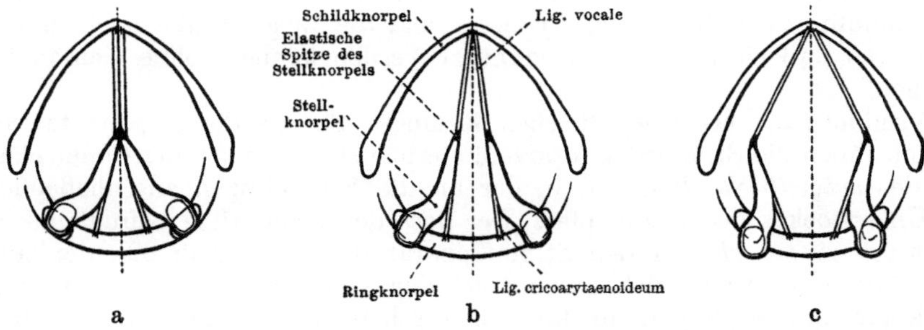

Abb. 95a—c. Schema der Veränderung der Stimmritzenform bei den Stellbewegungen. a Stimmritze geschlossen (Stellung bei Beginn der Phonation). b Gleichgewichtslage der elastischen Elemente („Kadaverstellung"). c Maximale Erweiterung der Stimmritze (tiefe Inspiration).

des Stellknorpels nach auswärts umgelegt, so daß sie nun schräg nach oben sieht. Diese bei jeder Inspiration eintretende glottiserweiternde, bei der Expiration wieder zurückgehende Scharnierbewegung ist beim Lebenden am operativ eröffneten Kehlkopf beobachtet und als „Kippbewegung" des Stellknorpels beschrieben worden. Als Nebenwirkung hat sie das Auspressen des Drüsensekrets aus dem Ventriculus Morgagni und damit die Anfeuchtung der Stimmlippen zur Folge.

Der obere Teil des M. cricoarytaenoideus posterior verläuft annähernd horizontal. Er kann den Proc. muscularis des Aryknorpels nach medial ziehen und damit eine Drehung des Aryknorpels bewirken, die eine fast reine Auswärtsführung (Abduktion ohne Hebung) des Proc. vocalis zur Folge hat.

Verengerer der Stimmritze. Dem M. cricoarytaenoideus posterior als Erweiterer (Dilatator) der Stimmritze stehen alle übrigen am Stellknorpel ansetzenden Muskeln als *Verengerer* (Sphincteren) gegenüber. Sie sind die eigentlichen Stellmuskeln und werden vom Cricoarytaenoideus posterior antagonistisch geführt. Der *M. cricoarytaenoideus lateralis* s. anterior (Abb. 94) zieht den Processus muscularis des Stellknorpels nach vorn und abwärts, bringt dadurch die Spitzen der Processus vocales zur Berührung und die Pars interligamentosa der Stimmritze zum Schließen (Abb. 95a). Der *M. thyreoarytaenoideus externus*, an der Seitenkante des Stellknorpels bis zum Proc. muscularis ansetzend, dreht den Stellknorpel so, daß die vorderen Kanten vom Processus vocalis bis zum Spitzenknorpel sich berühren, und verschließt dadurch die Pars intercartilaginea. Er wird dabei unterstützt von dem zwischen den lateralen Kanten der Aryknorpel ausgespannten *M. arytaenoideus* (transversus und obliquus) (Abb. 94), dessen übrige mannigfaltige Wirkungsweise nicht auf eine einfache Formel gebracht werden kann. Als weitere Aufgabe kommt dem M. thyreo-arytaenoideus die Einstellung der Länge der Stimmlippen zu, zusammen mit dem M. cricothyreoideus. Indem er den Stellknorpel gegen den Schildknorpel zieht, verkürzt er die Stimmlippe. Er ist der aktive Verkürzer der Stimmlippe, der M. cricothyreoideus, sein Antagonist, der aktive Verlängerer.

Kontrahiert sich der M. cricothyreoideus, so hebt er den vorderen Bogen des Ringknorpels gegen den feststehenden Schildknorpel (Pfeil in Abb. 96): der vordere Arm des Winkelhebels geht nach aufwärts, der hintere Arm, die Platte des Ringknorpels mit den Stellknorpeln, nach rückwärts. Dadurch wird die Entfernung zwischen dem oberen Rande der Ringknorpelplatte und dem Schildknorpel größer. Da das Ligamentum cricoarytaenoideum und der Stellknorpel so gut wie unelastisch sind, ist die Verlängerung der Stimmlippe die Folge, so wie wenn in Abb. 93b der hintere Stimmbandhalter nach rückwärts gebogen würde. Sind die beiden Muskeln in Ruhe, so halten die elastischen Anteile die Stimmlippen in Ruhelage. In dieser sind die Ligg. vocalia noch immer gespannt, so daß sie noch weiter verkürzt werden können, ohne sich in Falten zu legen.

Formänderung des subglottischen Raumes. So wie die Ligamenta vocalia und mit ihnen die Stimmritze formveränderlich sind, so auch der Conus elasticus und der *subglottische Raum*, d. h. der an die Stimmlippen anschließende Teil des Unterstockes des Kehlkopfes. Der *über* der Stimmritze befindliche Raum bildet das *Ansatzrohr* für den Stimmapparat (S. 100 u. Abb. 62), der subglottische Raum das Mundstück, zu dem sich das *Anblasrohr*, Luftröhre und unterer Kehlkopfraum, verjüngt (Abb. 93a). Es erscheint konisch nur auf dem Frontalschnitt, in Wirklichkeit hat es keineswegs Kegelform, sondern ist von links und rechts her zusammengedrückt (Abb. 92a, 93b). In der Ruhelage verschmälert sich das Anblasrohr ganz allmählich (Abb. 93a), beim Phonieren jedoch wird der subglottische Raum mehr oder minder ausgebaucht, jedenfalls bei der Bildung der Vokale, wie tomographische Röntgenaufnahmen zeigen (Abb. 97b).

Dem Conus elasticus liegen von außen her Muskeln auf (Abb. 97a), der untere Teil des Thyreo-arytaenoideus und der obere des Crico-arytaenoideus lateralis. Beide Muskeln bilden je nach ihrem Kontraktionszustand ein weicheres oder härteres Widerlager für den Conus elasticus gegenüber dem Luftdruck im Anblasrohr, wovon man sich eine schematische Vorstellung machen kann, wenn man die Finger auf die aufgeblasenen Backen legt und den Luftdruck in der Mundhöhle verändert. Der Hauptbeteiligte ist nach den Röntgenbildern der *M. thyreo-arytaenoideus*, und zwar die an den M. vocalis nach abwärts anschließende Portion. Sie setzt nicht am Proc. vocalis an, sondern am Proc. muscularis, und man hat sie deshalb als *Portio thyreomuscularis* der *Portio thyreovocalis* = *M. vocalis* gegenübergestellt. In der Mittel- und in der Adduktionsstellung der Stellknorpel unterkreuzen die Bündel der Portio thyreomuscularis diejenigen der Portio thyreovocalis (Abb. 96), in Abduktionsstellung liegen die beiden Portionen parallel nebeneinander. Bei der Phonation verhalten sie sich ganz verschieden: die Portio thyreovocalis (M. vocalis) ist straff gespannt (S. 157), die Portio thyreomuscularis gibt nach, beide mit größeren oder kleineren Anteilen ihrer Bündel. Dem übrigen, dem größten Teil des M. thyreo-arytaenoideus, dem Thyreo-arytaenoideus „externus“, kommt außer seiner Tätigkeit bei der Einstellung der Stimmlippen (S. 151) vielleicht hauptsächlich die Aufgabe zu, ein Widerlager für die beiden „inneren“ Portionen zu sein und dadurch dazu beizutragen, die Form dieser beiden Portionen und damit die Form der Stimmlippen und des Anblasrohres mit zu bestimmen.

Die Zerlegung des M. thyreo-arytaenoideus in mehrere Teilmuskeln hat nichts Gewaltsames, da jeder anatomisch wohlabgegrenzte Muskel funktionell in eine Vielzahl von Einzelmuskeln zerlegt werden kann (Bd. I, S. 58). — Zarte Bündelchen des Thyreo-arytaenoideus und des Crico-arytaenoideus lateralis setzen sich in sehr schrägem Verlauf an den Conus elasticus an. Ihre Bedeutung ist nicht klar. Wegen ihres schrägen Verlaufes haben sie eine nach auswärts wirkende Komponente, die aber nur ganz gering ist. Keinesfalls können sie die Stimmritze erweitern, schon deshalb nicht, weil sie nicht am Stimmband ansetzen, sondern unterhalb davon am Conus elasticus.

Respirations- und Phonationsbewegung. Mit Rücksicht auf die Ausgangsstellung lassen sich am Stellapparat zwei Hauptbewegungen unterscheiden: die stimmritzenerweiternde *Respirations-* und die stimmritzenverengernde *Phonationsbewegung.* Die erstere geschieht bei jeder Inspiration, die letztere bei allem stimmhaften Sprechen und beim Singen.

In der Ausgangs- oder Ruhestellung (Abb. 95b) sind alle elastischen Elemente des Stellapparates, Bänder und Muskeln, im Gleichgewicht. Insbesondere ist der durch das Ligamentum vocale und das Ligamentum cricoarytaenoideum gebildete elastische Bandzug geradegestreckt.

Bei der *Respirationsbewegung* (Abb. 95c, 98b u. d) werden die Processus vocales nach außen und oben geführt, die Ligamenta vocalia verlängert und gespannt. Sobald die dies bewirkenden Mm. cricoarytaenoidei posteriores („Postici") erschlaffen, werden die Stellknorpel allein schon durch die vorher gedehnten elastischen Züge in die Ausgangsstellung zurückgeführt. Die *Phonationsbewegung* (Abb. 98a) beginnt mit dem Aneinanderlegen der vorderen Kanten der Stellknorpel (M. thyreoarytaenoideus externus und M. arytaenoideus), wodurch der rückwärtige Teil der Stimmritze abgeschlossen wird. Unmittelbar anschließend folgt die Adduktion der Processus vocales (M. cricoarytaenoideus lateralis) und damit der Ligamenta vocalia (Abb. 95a). Auch in dieser Stellung ist das Gleichgewicht der elastischen Züge gestört. Soll also diese Stellung während der Phonation beibehalten werden, so kann dies nur durch die aktiven Kräfte der Muskeln geschehen. Diese Muskeln — sie gehören sämtlich dem Sphincterensystem an — haben also die doppelte Aufgabe, den Stimmapparat in die richtige Stellung für die Phonation zu bringen und ihn, entgegen den zur Ausgangslage zurückstrebenden elastischen Kräften, in dieser Stellung zu halten.

Die Respirationsbewegung ist, auf das Cricoarytaenoidgelenk bezogen, eine einfache Roll- oder Scharnierbewegung. Für die Phonationsbewegung spielt das Gelenk als solches nur eine untergeordnete Rolle: die Phonationsbewegung ist nur möglich unter Aufhebung des Flächenschlusses. Der Processus muscularis des Stellknorpels wird so weit nach vorn gezogen, daß nur noch der rückwärtige Umfang seiner Gelenkfläche am Stellknorpel sich auf die Cylinderfläche am Ringknorpel aufstützt; nur dann können die vorderen Kanten der Aryknorpel zur Berührung gebracht werden. Der Stellknorpel wird in der Phonationsstellung also schwebend von den Muskeln gehalten. Dies ist der Ausweg, den die Natur gefunden hat, um die spezifisch menschliche Phonationsbewegung ohne Umbau des allen Säugetieren gemeinsamen Cricoarytaenoidgelenks mit seiner Respirationsbewegung zu ermöglichen.

Bei der Einstellung für die Phonation können die Processus vocales gehoben oder gesenkt, d. h. die Stimmlippen mehr oder weniger schräg zur Achse der Trachea, also zur Richtung des Luftstromes gestellt werden. Normalerweise fallen die Stimmlippen ein wenig nach rückwärts ab, wenn auch wohl selten so stark wie in Abb. 96. Bedeutung unbekannt.

Der Phonationsbewegung des Stellapparates folgt unmittelbar die Tätigkeit des Spannapparates, welchem die Aufgabe zufällt, nunmehr den Stimmlippen die richtige Dicke und Spannung zu geben, welche die Schwingungsweise bestimmen. Im wesentlichen ist es der gespannte M. vocalis, welcher bei der

Phonation in Schwingungen versetzt wird, Schleimhaut und Conus elasticus mit den Ligamenta vocalia folgen ihm, da sie straff mit ihm verbunden sind.

Spannapparat. Der *Spannapparat* ist gegeben in der eigenartigen Verbindung des Ringknorpels mit dem Schildknorpel. Feststehender Teil ist der Schildknorpel, gehalten hauptsächlich durch die vorderen Halsmuskeln (S. 158); gegen ihn wird der Ringknorpel in den Cricothyreoidgelenken nach Art eines Winkelhebels bewegt (Abb. 96). Die Verbindung geht einerseits vom unteren Rande des Schildknorpels zum vorderen Bogen des Ringknorpels, andererseits von der Innenfläche des Schildknorpels zur hinteren Platte des Ringknorpels (Abb. 96). Beide Verbindungen bestehen aus elastischen Teilen und Muskeln.

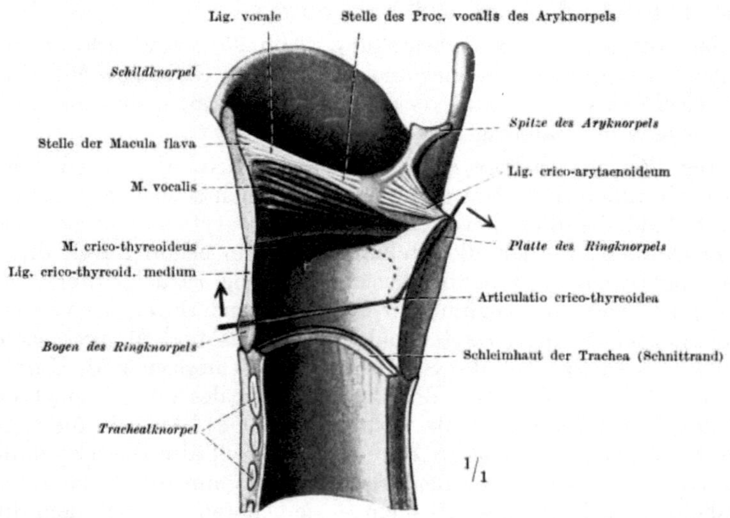

Abb. 96. Spannapparat des Kehlkopfes. Die Bewegung des Ringknorpels im Crico-thyreoid-Gelenk durch Winkelhebel und Pfeile veranschaulicht.

Die untere Verbindung wird gebildet durch die Membrana cricothyreoidea, besonders ihren verstärkten, ausgesprochen elastischen mittleren Teil, das *Ligamentum cricothyreoideum medium* (Ligamentum conicum, Abb. 90), welches zugleich die Vorderwand des Conus elasticus bildet (Abb. 92). Dazu kommt der *M. cricothyreoideus*, welcher vom unteren Rande des Schildknorpels und von dessen unterem Horn entspringt und mit schräg nach medial ziehenden Bündeln am vorderen Bogen des Ringknorpels ansetzt (Abb. 87). Die obere Verbindung besteht aus dem elastischen Bandzug des Ligamentum vocale und des Ligamentum cricoarytaenoideum; in ihn ist der Stellknorpel eingefügt (vgl. auch Abb. 95). Den Muskelanteil bildet der *M. vocalis*, der in der Stimmlippe gelegene Teil des M. thyreo-arytaenoideus, auf den man bei der Präparation von innen her nach Entfernung des Conus elasticus stößt (Abb. 96), daher auch M. thyreo-arytaenoideus „internus" genannt. Gegen den M. thyreo-arytaenoideus „externus" ist er in keiner Weise anatomisch abgegrenzt (Abb. 97a). Funktionell aber verhält er sich bei der Phonation ganz anders als der Externus und das rechtfertigt seine besondere Bezeichnung. Er ist der muskulöse Teil der bei der Phonation schwingenden Stimmlippen. Seine Bündel laufen dem Lig. vocale parallel. Sie sind, wie die fast des ganzen M. thyreo-arytaenoideus, außergewöhnlich fein (Abb. 97a, vgl. mit M. crico-arytaenoideus lateralis!). Die in der Rinne des Lig. vocale gelegenen Bündel haben sehr dünne Bindegewebshüllen, besonders reich an elastischen Fasern, die mit denen des Lig. vocale unmittelbar zusammenhängen, so daß diese Bündel mit dem Lig. vocale eine Einheit bilden.

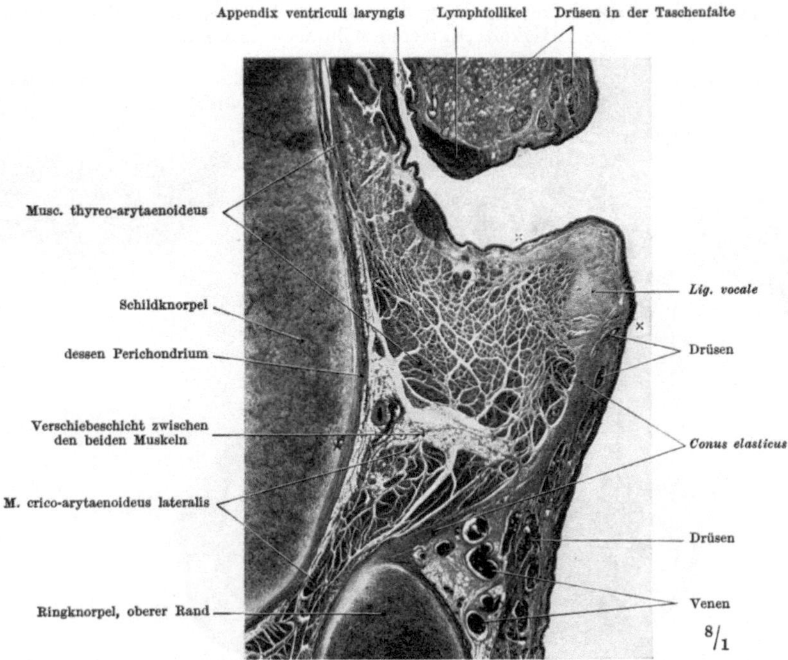

Abb. 97a. Frontalschnitt durch eine Kehlkopfhälfte (16jähr., männlich) etwa in der Mitte der Pars interligamentosa der Stimmritze. Von × bis × Plattenepithel. Färbung: Hämalaun-Eosin. Präparat und Photogramm von Dr. A. MAYET, Anatomisches Institut München [s. auch MAYET, Z. Anat., Bd. 119 (1955)].

Die Wirkung des Spannapparats ist doppelter Art: er regelt die Dicke der Stimmlippen und gibt ihnen die für das Schwingen nötige Spannung. Beides ist Aufgabe des M. vocalis.

Sind durch den Stellapparat die Stimmlippen für die Phonation eingestellt, so kann ihnen nunmehr der M. vocalis die nötige Spannung geben. Dies geschieht durch „isometrische" Kontraktion, d. h. durch Erhöhung seiner Spannung bei gleichbleibender Länge (so wie wenn wir bei rechtwinklig gebeugtem Arm Beuger und Strecker kräftig kontrahieren ohne dabei den Beugungswinkel zu ändern). Die Aufgabe des M. vocalis ist nicht, wie die der anderen Muskeln, eine Bewegung hervorzurufen, sondern die, seine Spannung zu erhöhen bei der ihm vorher gegebenen Länge. An dieser isometrischen Kontraktion beteiligen sich mehr oder weniger Muskelbündel und bestimmen dadurch die Dicke der schwingenden Masse. Der M. vocalis ist also nicht ein ein für alle Mal gegebener, sondern ein wechselnder Teil des M. thyreo-arytaenoideus, M. vocalis ist ein rein funktioneller Begriff. Voraussetzung für die isometrische Kontraktion ist, daß der M. cricothyreoideus mit gleicher Kraft gegenhält; würde dieser Gegen-

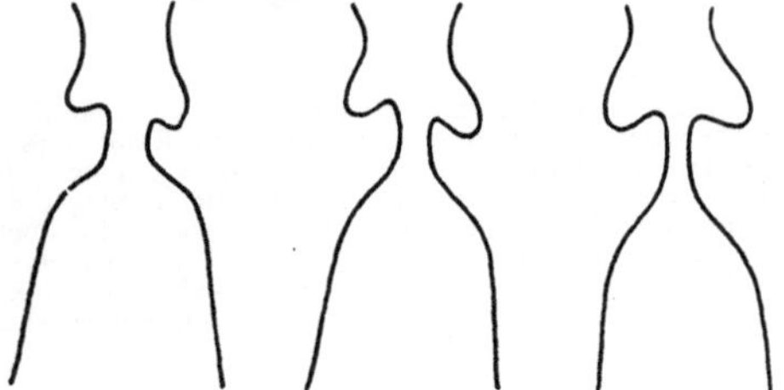

Abb. 97b. Pausen von Tomogrammen eines Kehlkopfes beim Phonieren von A, I und U. (Nach MAYET, Acta anat. Bd. 24 (1955), Originale von K. GREINEDER.

halt fehlen, so würde der M. vocalis bei Erhöhung seiner Spannung den Stellknorpel und mit ihm die Platte des Ringknorpels nach vorn gegen den Schildknorpel ziehen, also die Stimmlippe wieder verkürzen.

Wenn auf den Kehlkopf die Erfahrung anwendbar ist, daß je feiner ein Muskel gebündelt ist, desto feiner abstufbar seine Tätigkeit (Extreme: Glutaeus maximus und die den Aug-

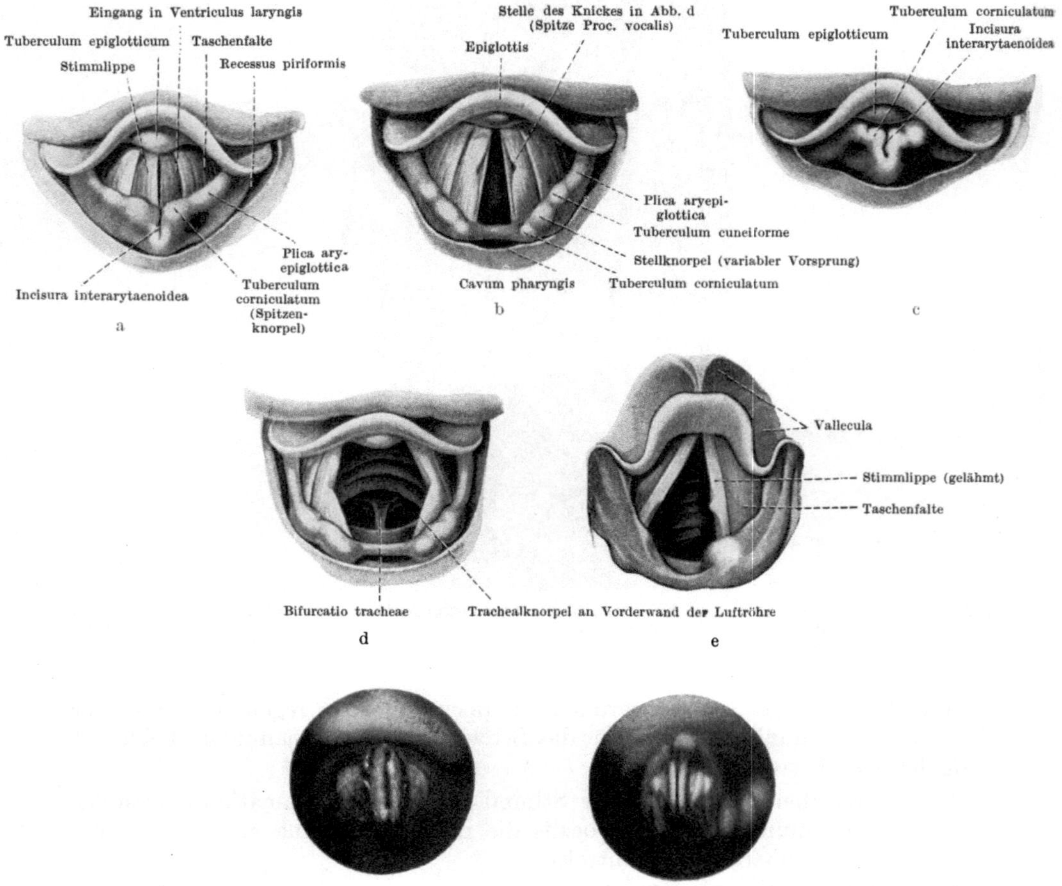

Abb. 98a—g. Verschiedene Formen der Glottis im Kehlkopfspiegel. Die Teile rechts von der Mittellinie entsprechen der linken Seite des wirklichen Kehlkopfes und umgekehrt (spiegelverkehrt), oben im Spiegelbild entspricht ventral im Körper. a Phonationsstellung, b beim Einatmen, c Verschluß der Eingangsritze (Aditus) beim „Pressen", d weiteste Öffnung bei tiefer ruhiger Einatmung, e Lähmung des linken Stimmbandes (in der Zeichnung rechts), f und g stroboskopische Aufnahmen der schwingenden Stimmlippen, f im Brustregister, g im Falsett. Abb. a—d nach Zeichnungen des Erfinders des Kehlkopfspiegels, J. Czermak, nach seinem eigenen Kehlkopf („Der Kehlkopfspiegel" 1863, Tafel II). Abb. e aus v. Mering (Lehrbuch der inneren Medizin 1908, S. 207). Abb. f und g aus Musehold (Allgemeine Akustik und Mechanik des Stimmorgans, 1913, Tafel VI, Abb. 11 und 15).

apfel bewegenden Muskeln), so ist der M. thyreo-arytaenoideus, externus wie internus, der feinst arbeitende und damit für den Kunstgesang wichtigste.

Phonation. Insgesamt wirken Stell- und Spannapparat folgendermaßen: Bei der einer jeden Phonation vorausgehenden Inspiration steht der Stimmapparat je nach der Tiefe der Inspiration mehr oder weniger weit geöffnet (Abb. 98b u. d). In die Phonationsstellung (Abb. 98a) wird er übergeführt dadurch, daß die Spitzen und vorderen Ränder der Aryknorpel, außerdem die Processus vocales und damit die Stimmlippen aneinanderrücken. Dies alles geschieht durch Verstellen der Stellknorpel unter der Wirkung der Muskeln des Stellapparats. In der Phonationsstellung (Abb. 98a) sind die Stimmlippen nicht schwingungsfähig, solange sie noch nicht die nötige Spannung erhalten haben und die Stimmritze noch nicht vollkommen geschlossen ist. Hier setzt die Tätigkeit des Spannapparats ein, welcher die Stimmlippen spannt (M. vocalis und cricothyreoideus). Durch die Kontraktion des M. vocalis wird zugleich die Stimmritze erst vollkommen geschlossen. Die eigentliche Phonation beginnt damit, daß der Verschluß der Stimmritze durch das Anblasen mit der aus der Lunge ausgepreßten Luft gesprengt wird. Der in der gleichmäßig weiten Luftröhre zugeführte Luftstrom erfährt im seitlich zusammengedrückten subglottischen Raum, besonders an dem engen Spalt der Stimmritze, eine erhebliche Einschnürung (vgl. Abb. 93, 97b). Durch diese wird die Geschwindigkeit des Durchströmens erhöht, womit eine Druckherabsetzung einhergeht. Der Druck, welcher die gespannten Mm. vocales zur Seite gedrängt und die Stimmritze geöffnet hat, erfährt an der engen Durchströmungsstelle eine solche Verminderung, daß die Mm. vocales wieder zusammenschlagen, die Stimmritze wieder geschlossen wird und der ganze Vorgang sich rhythmisch wiederholt. Nach der vorbereitenden Einstellung und Spannung der Stimmlippen durch Stell- und Spannapparat erfolgen die Schwingungen selber rein mechanisch. Ihre Zahl und damit die Tonhöhe ist abhängig von drei Momenten: der Länge, der Dicke und der Spannung der Stimmlippen, ebenso wie bei den Saiten der Saiteninstrumente. Die Länge bewirken der M. thyreo-arytaenoideus und M. cricothyreoideus, Dicke und Spannung der M. vocalis. Bei gegebener Länge der Stimmlippen hängt die Schwingungszahl lediglich von der Art der Kontraktion des M. vocalis ab. Kontrahiert sich der Vocalis als ganzer Muskel bei mäßiger Spannung, so ist die Stimmlippe gerundet, wulstig (Abb. 98f, die schwingende „Saite" ist dick, mäßig gespannt und gibt einen tiefen Ton. Kontrahieren sich dagegen nur die in der Rinne des Lig. vocale gelegenen Bündel unter sehr starker Spannung, der übrige Muskel wenig oder gar nicht, so bildet die Stimmlippe ein schmales straffes Band (Abb. 98g), die „Saite" ist dünn, straff gespannt und gibt einen hohen Ton. In der ersten Art kontrahiert sich der Vocalis bei der gewöhnlichen Stimmlage, der Bruststimme, in der zweiten bei der Kopfstimme (Falsett). Der Vocalis ist der eigentliche Stimm- und Singmuskel; die Länge, Zahl und Spannung seiner kontrahierten Bündel bestimmt beim Anblasen die Schwingungszahl und die Schwingungsart, die in den verschiedenen Registern verschieden ist.

Beim Hauchen bleibt die Stimmritze offen und die Stimmlippen ungespannt, bei der Flüstersprache ist nur die Pars interligamentosa geschlossen, die Pars intercartilaginea offen.

Durch den Stell- und Spannapparat wird der Grundton bestimmt; die Klangfarbe ist abhängig von der Gestalt des Ansatzrohres (S. 149). Das Ansatzrohr siebt sozusagen aus den Obertönen diejenigen heraus, die seiner Eigenfrequenz entsprechen, wie der Körper der Geige, und wirkt durch seine Schwingungen auf die Schwingungen der Stimmlippen steuernd zurück. Die Form des Ansatzrohres und damit seine Eigenfrequenz kann durch Heben und Senken des Kehlkopfes (S. 158) geändert werden, vielleicht in seinem Anfangsteil, dem Oberstock des Kehlkopfraums, noch besonders durch die hier eingelagerten Muskeln (Abb. 94, Tabelle S. 76/25, 27, 28; vgl. dazu Abb. 98c).

Wie das äußere Gesicht dem Menschen seine individuelle Prägung gibt, so auch die Formen der Mundhöhle, des Rachens, der Nasenhöhle usw., indem sie der Sprechart des Einzelnen die Eigenart verleihen, welche wir unter tausend anderen herauskennen. Man hat deshalb auch von einem „inneren Gesicht", d. h. der Form der Innenteile des Kopfes gesprochen. Die Sprechart von Verwandten ist ähnlich, weil die Erbfaktoren den Formen des Ansatzrohres Gemeinsames verleihen, wie bei den Zügen des äußeren Gesichts.

Für Sprechen und Singen muß zu der hier geschilderten Tätigkeit des Stimmapparates noch hinzukommen die des eigentlichen Sprechapparates für die Bildung der Vokale und Konsonanten (Zunge, Gaumen usw. S. 101) und die der Atemmuskeln für die Stärke des Anblasens des Stimmapparats. Dieser sehr verwickelte periphere Apparat, der noch dazu beiderseits genau gleich arbeiten muß, kann für sich allein nichts ausrichten, wenn er nicht von einer centralen Stelle aus einheitlich betätigt wird, und man versteht, daß im centralen Nervensystem besondere Teile eigens in den Dienst der Sprechfunktion gestellt sind (Sprechcentren). Wie fein der Gesamtapparat arbeitet, mag das Ergebnis einer Lautanalyse zeigen: untersucht wurden 3 zweisilbige Worte, die in genau 1 sec hintereinander gesprochen waren („Monsieur Seguin n'avait"). Sie enthielten 6 Konsonanten und 6 Vokale. $^1/_3$ der Zeit fiel auf die ersteren, $^2/_3$ auf die letzteren. Die Tonhöhen waren für jede Silbe verschieden und schwankten zwischen 160 und 256 Schwingungen. Ebenso war die Lautstärke 6mal verschieden. Dies alles innerhalb der Frist von 1 sec! Der periphere Apparat ist bei allen Säugetieren in sehr ähnlicher Art gegeben. Die besondere Verwendung für Sprechen und Singen beim Menschen ist eine Funktion des Gehirns.

Für die Einzelheiten von Sprechen und Singen muß auf die Lehrbücher der Physiologie, der Phonetik und der Laryngologie verwiesen werden. Hier konnte es sich nur darum handeln, die anatomischen Grundlagen zu geben und den Kehlkopf als sinnvolles Getriebe darzustellen. An den Bewegungen des Stimmapparates sind stets alle seine Muskeln beteiligt, und es ist unmöglich, den Anteil jedes einzelnen an dem ungemein mannigfaltigen und schnell wechselnden Bewegungsgeschehen genau zu bestimmen. Deswegen ist die Lähmung eines einzelnen Muskels außer der des einzigen Erweiterers der Stimmritze, des M. cricoarytaenoideus posterior („Posticuslähmung"), nur ausnahmsweise eindeutig zu diagnostizieren. Bei Ausfall der sensiblen Nerven ist alle Muskeltätigkeit gestört, die Stimmlippen sind klamm wie die Finger, wenn die sensiblen Nervenendigungen in ihrer Haut durch Kälte ausgeschaltet sind. Obwohl die Muskeln und ihre motorischen Nerven intakt sind, können sie nicht regelrecht arbeiten, wenn die sensible Kontrolle wegfällt.

Verschluß des Kehlkopfeinganges. Der Kehlkopfeingang oder die „Eingangsritze" kann beim Pressen wie beim Schlucken völlig verschlossen werden (Abb. 98c), dadurch daß der Kehlkopf unter die Zunge gestellt und die Epiglottis vom Zungengrund nach abwärts gedrückt wird (vgl. S. 97). Dabei werden die zarten Plicae aryepiglotticae gefaltet, und die Epiglottis bis zur Berührung mit den Tubercula corniculata und cuneiformia gesenkt. Der Verschluß des Kehlkopfeinganges durch die Muskeln der Epiglottis (M. thyreo- und M. ary-epiglotticus, Tabelle S. 76/27 u. 28) ist nicht möglich. Welche Bedeutung diese und andere, variable Muskeln des Kehlkopfeinganges haben, ist nicht bekannt. Die Meinung, daß sie bei Sängern in besonderer Ausbildung gegeben sind, ist nicht erwiesen. So wenig man annimmt, daß Franz Liszt, Joseph Joachim und Pablo Casals andere Handmuskeln gehabt haben als Menschen, die kein Instrument spielen können, so wenig ist bei den Meistern der Gesangskunst zu erwarten, daß ihnen besondere Kehlkopfmuskeln eigen sind.

Bewegungen des ganzen Kehlkopfes. Die Muskeln, welche von außen an den Kehlkopf herantreten, sind so angeordnet, daß sie das Organ nach oben, unten, vorn und hinten bewegen können, aber nicht nach rechts oder links. Aber man kann den Schildknorpel mit den Fingern nehmen und seitlich auf der Wirbelsäule verschieben; man empfindet dann ein knackendes Geräusch, das die Ränder der Schildknorpelplatte erregen, indem sie über die Buckel der Wirbelknochen hinwegholpern (Tubercula anteriora der Halswirbel). Auch bei Seitwärtsbewegungen des Kopfes wird der Kehlkopf etwas seitlich verlagert. Das Rectussystem des Halses (Abb. 50, 90) bewegt ihn nach oben, unten oder vorn, da einzelne seiner Muskeln direkt am Schildknorpel befestigt sind, andere am Zungenbein und dadurch indirekt den Kehlkopf mit verschieben können. Der höchste Ausschlag nach oben und unten beträgt je etwa 2 cm von der Ruhelage aus. Das Organ nimmt die hohe Lage bei heller, die tiefe bei dunkler Klangfarbe der Sprache ein. Beim Atmen bewegt sich der Kehlkopf so gut wie gar nicht; bei tiefer Einatmung sinkt er ein wenig, um bei der folgenden tiefen Ausatmung über die Ruhelage hinaus zu steigen. Die Bewegung nach hinten besorgen die am Schild- und Ringknorpel entspringenden Fasern des unteren Schlundschnürers (Abb. 58). Der Ausschlag beträgt höchstens 2 mm, ist aber beim Sprechen wegen der Lenkung der Exspirationsluft wichtig (Abb. 62).

Vokale haben nur geringen Einfluß auf die Stellung des Organs. Bei den Konsonanten ist das anders, weil die Veränderungen der Mundhöhle auf die Lage des Zungenbeines und mittelbar auf den Kehlkopf wirken. Ruhig gesprochene Konsonanten beeinflussen mehr die Bewegung nach vorn und hinten als nach oben und unten. Beim Singen ist das Auf und Ab des Kehlkopfes nicht immer parallel der Höhe des gesungenen Tones; hohe Töne können bei tiefstehendem Kehlkopf gesungen werden und umgekehrt.

Die beim Kehlkopf üblichen Fachausdrücke.

(Über die Kehlkopfmuskeln siehe Tabelle der Kopfdarmmuskeln S. 75, 76.)

A. Knorpel, Cartilagines laryngis (Abb. 89, 90, 91, 92).

Cartilago thyreoidea, Schildknorpel: unpaarer hyaliner Knorpel, entspricht der *Prominentia laryngea* am Halse (Adamsapfel, *Pomum Adami*, weil beim Manne am deutlichsten); verknöchert am frühesten (20. Lebensjahr beim Mann, 22. bei der Frau).

Laminae: zwei vierseitige Platten, welche in der Mittellinie zusammenhängen. Beim Kind und bei der Frau fast gestreckter Winkel, beim Mann kleinerer Winkel zwischen ihnen in der Mittellinie (bis zu 90^0).

Linea obliqua: schräge Leiste außen auf jeder Lamina. Ansatz des M. sternothyreoideus, Ursprung des M. thyreohyoideus. Bis zu ihr reicht der Ursprung des M. constrictor pharyngis inferior.

Tuberculum thyreoideum superius: deutlicher Vorsprung der Außenfläche, nicht weit vom Abgang des oberen Horns. Verstärkung des Ursprungsfeldes des M. constrictor pharyngis inferior (M. thyreopharyngeus. Tabelle S. 75).

Tuberculum thyreoideum inferius: der untere Vorsprung sitzt in der Mitte des Unterrandes der Schildknorpelplatte. Oft ist er durch eine schräge Linie mit dem oberen Vorsprung verbunden, die *Linea obliqua.* Das Ursprungsfeld des M. thyreopharyngeus folgt dieser Linie bis zum unteren Vorsprung. Der letztere kann fehlen.

Incisura thyreoidea: medianer Einschnitt am oberen Rand. Die vorspringendste Stelle des Schildknorpels am Halse, höchste Höhe des Adamsapfels.

Cornu superius: ein cylindrischer, oft etwas nach vorn gebogener Fortsatz der hinteren oberen Ecke einer jeden Lamina. Länge wechselnd. In seltenen Fällen ist (wie regelmäßig beim kleinen und in solchen Fällen auch beim großen Zungenbeinhorn) eine Bandverbindung mit Knorpeleinlagen beobachtet, welche bis zum Schläfenbein führt und nahe beim Griffelfortsatz endet. Diese Befunde lassen die alte Kiemenbogennatur deutlicher hervortreten als gewöhnlich. Das obere Horn kann ein- oder beiderseitig ganz fehlen, gewöhnlich findet man aber dann einen mit der Schildknorpelplatte durch Bindegewebe verbundenen Knorpelrest.

Cornu inferius: kurzer, platter, nach vorwärts gekrümmter Fortsatz an der unteren hinteren Ecke einer jeden Lamina. Er trägt an der Innenseite seiner Spitze die Gelenkfläche für die Articulatio cricothyreoidea.

Foramen thyreoideum: nur in etwas mehr als $^1/_4$ aller Fälle. Ein- oder beidseitig, liegt unterhalb des Tuberculum superius, entweder ohne Inhalt, oder — häufiger — Durchlaß für die A. laryngea superior mit Begleitvene. Selten verläuft mit der Arterie ein Ast des N. laryngeus superior, und dann von innen nach außen. Das Loch ist vielleicht ein Rest des Zwischenraums zwischen ursprünglich getrennten Kiemenbogen.

Cartilagó cricoidea, Ringknorpel: unpaar, hyalinknorplig, Beginn der Verknöcherung etwas später als beim Schildknorpel.

Arcus: vorderer schmaler Knorpelstreifen.

Lamina: rückwärtige Platte an der höchsten Stelle etwa 3fach so hoch wie der Arcus, auf der Hinterfläche jederseits mit einem leicht vertieften Muskelfeld für den M. cricoarytaenoideus posterior (Tabelle S. 76). An der Grenze zwischen Platte und Ring sitzt eine Vorwölbung des unteren Randes: Ursprungsfeld des M. constrictor pharyngis inferior (M. cricopharyngeus, Tabelle S. 75).

Facies articularis arytaenoidea: elliptische, nach oben konvexe Gelenkfläche am seitlichen Abhange des oberen Plattenrandes, für die Verbindung mit dem Stellknorpel.

Facies articularis thyreoidea: etwas erhöhte, kreisförmige Gelenkfläche an der Seitenfläche, für das untere Horn des Schildknorpels.

Cartilago arytaenoidea, Stell- oder *Gießbeckenknorpel, Aryknorpel:* hat die Form einer dreiseitigen Pyramide.

Basis: dreiseitige Grundfläche.

Facies articularis: nimmt die Grundfläche ein, tief gehöhlt, artikuliert mit der Facies articularis arytaenoidea des Ringknorpels.

Apex: die Spitze ist abgeplattet und nach hinten abgebogen. Sie trägt die Cartilago corniculata.

Fovea triangularis: besonders auffallende Grube auf der nach vorn und lateral gewendeten Fläche der Pyramide; sie ist mit Drüsen der Schleimhaut gefüllt.

Crista arcuata: Teil der seitlichen Kante, der den Oberrand der Fovea triangularis mit dem der Fossa oblonga verbindet und so die Fovea triangularis bogenförmig umzieht.

Fovea oblonga: seichte Grube, von der Fovea triangularis durch die Crista arcuata getrennt. Ansatzfeld des M. vocalis (Tabelle S. 76).

Colliculus: kleiner Vorsprung des Randes der Pyramide zwischen ihrer äußeren vorderen und medialen Fläche. Hier beginnt die Crista arcuata, höchster Punkt des Walles der Fovea triangularis.

Processus vocalis: spitz auslaufender, kräftiger Fortsatz der vorderen Ecke der Basis in die Stimmlippe hinein, in der Spitze elastischer Knorpel.

Processus muscularis: plumper, stumpf endigender Fortsatz der äußeren hinteren Ecke der Basis. Er überragt den Rand des Ringknorpels. Insertionsfeld des M. thyreoarytaenoideus, cricoarytaenoideus posterior et lateralis (Tabelle S. 76).

Cartilago corniculata (Santorini), Spitzenknorpel: paariger elastischer Knorpel, sitzt auf je einer Spitze des Stellknorpels, durch Syndesmose beweglich mit ihr verbunden, zuweilen gelenkig, bedingt das Tuberculum corniculatum der Plica aryepiglottica.

Cartilago cuneiformis (Wrisbergi): paarig, nicht beständig, von wechselnder Form, trägt eine Kappe aus Fettzellen, welche die Schleimhaut der Plica aryepiglottica zum Tuberculum cuneiforme vorwölbt. Dieses kann vorhanden sein, wenn der Knorpel fehlt.

Cartilago epiglottica: unpaarer, elastischer Knorpel von der Form eines Fahrradsattels. Der scharfe obere Rand kann leicht vertieft sein: stärkere Einkerbungen häufig bei Tieren, selten beim Menschen. Vorderfläche glatt, Hinterfläche grubig vertieft. Gruben vereinzelt zu Löchern durchgebrochen. Zahlreiche Varianten der Größe und Form.

Petiolus epiglottidis: Spitze, nach unten gekehrt, an der Hinterfläche des Schildknorpels befestigt. Der Petiolus und das Lig. thyreoepiglotticum bedingen das *Tuberculum epiglotticum* der Schleimhaut an der hinteren Kehldeckelwand.

Cartilagines sesamoideae: im engeren Sinn werden paarige Knorpelchen außen von der Basis der Stellknorpel so genannt. Hierher gehört ferner ein unpaares Knorpelchen (Cartilago procricoidea, s. Ligamentum cricopharyngeum) zwischen den Stellknorpeln und paarige Anhäufungen elastischen Gewebes in den Stimmbändern nahe dem Ansatzpunkt am Schildknorpel (Macula flava). Ferner die

Cartilago triticea: paarig, liegt jederseits im Lig. hyothyreoideum laterale. Dieses Knorpelchen ist ein Rest der kontinuierlichen knorpligen Verbindung des Oberhorns des Schildknorpels mit dem großen Zungenbeinhorn beim Embryo, die ihrerseits als ursprüngliche Fortsetzung beider Hörner gegen den Schädel zu aufzufassen ist (Kiemenbogen).

B. Gelenke und ihre Verstärkungsbänder (Abb. 90, 92, 96).

Syndesmosis arycorniculata: Bindegewebsmasse zwischen Stellknorpel und Spitzenknorpel, zuweilen knorplig (Synchondrosis) oder mit Gelenkspalte (Diarthrosis).

Articulatio cricoarytaenoidea: cylindrisch gekrümmte Gelenkflächen, hohl (beim Stellknorpel) gegen voll (beim Ringknorpel). Die Gelenkfläche des Stellknorpels ist kleiner als die des Ringknorpels.

Capsula articularis (Lig. cricoarytaenoideum capsulare): sehr dünnwandige schlaffe Kapsel, sie erlaubt ausgiebige Bewegungen des Stellknorpels.

Ligamentum cricoarytaenoideum (posterius): die einzige Bandverstärkung der Kapsel, hinten und innen vom Stellknorpel gelegen.

Articulatio cricothyreoidea: runde, fast plane Gelenkflächen, innen am Unterhorn des Schildknorpels und außen an der Seitenfläche des Ringknorpels, von ungefähr gleicher Größe.

Capsula articularis: zart, besonders unten.

Ligamentum ceratocricoideum laterale, posterius, anterius: drei künstlich voneinander trennbare Bändchen, welche vom Unterhorn des Schildknorpels zum Ringknorpel radiär ausstrahlen und die Kapsel verstärken.

C. Bandverbindungen mit Nachbarorganen und im Binnenraum (Abb. 90, 92, 96).

1. Verbindungen mit dem Zungenbein:

Membrana hyothyreoidea: zwischen oberem Rand des Schildknorpels und Zungenbein; fibrös, mit zahlreichen elastischen Fasern. Nach oben zu spaltet sich die Membran in zwei dünne Häute, von welchen die vordere, dünnere an der Unterkante des Zungenbeinkörpers vorn, die hintere, dickere an der Oberkante hinten befestigt ist. Der Zwischenraum entspricht der Dicke des Zungenbeinkörpers, mit Fett gefüllt. *Bursa hyoidea*: ein variabel gestalteter Schleimbeutel innerhalb des Fettes kann bis zur Incisura thyreoidea hinabreichen.

Ligamentum hyothyreoideum medium: elastisches Verstärkungsband in der Medianlinie, liegt in dem hinteren Blatt der Membran.

Ligamenta hyothyreoidea lateralia: elastische Verstärkungen der Seitenränder der Membran, inserieren an der Spitze des Oberhorns des Schildknorpels und an der Spitze des großen Zungenbeinhorns. In jedem eine *Cartilago triticea.*

Ligamentum hyoepiglotticum: membranartige Bandzüge zwischen Zungenbeinkörper und Vorderfläche des Kehldeckelknorpels.

Ligamentum glossoepiglotticum: elastische Bündel unmittelbar oberhalb des vorigen, strahlen vom Kehldeckelknorpel in die Zunge aus, besonders kräftig in der Mittellinie (in Plica glossoepiglottica zwischen den Valleculae).

Ligamentum thyreoepiglotticum: zwischen Incisura thyreoidea und Petiolus (innerhalb des Tuberculum epiglotticum der Schleimhaut).

2. Verbindungen mit der Rachenwand:

Ligamenta corniculopharyngea: paarige Verbindung zwischen der Spitze des Spitzenknorpels und der vorderen Rachenwand.

Ligamentum cricopharyngeum: unpaare Verbindung zwischen Ringknorpel und vorderer Rachenwand. Gewöhnlich ist dieses mit den beiden vorigen zu einem zarten Y-förmigen Band vereinigt, welches in die vordere Rachenwand eingelassen ist, *Ligamentum jugale.* In der Vereinigungsstelle der drei Bändchen kann ein unpaares Knorpelchen liegen, *Cartilago procricoidea.* Band und Knorpel sind elastisch.

3. Verbindungen von Kehlkopfknorpeln im Binnenraum:

Conus elasticus: elastische Membran, welche der Schleimhautauskleidung des Kehlkopfinneren zugrunde liegt. Der Conus beginnt am Oberrand des Ringknorpels und endigt an den Stimmbändern.

Ligamentum cricothyreoideum (medium) s. *Ligamentum conicum:* kräftige Verstärkung in der Mittellinie, zwischen Ring- und Schildknorpel. In diesem Band liegen Gefäßöffnungen — mehrere kleine oder eine größere — für die A. cricothyreoidea und für Venen.

Ligamenta vocalia: starke elastische Bänder, entspringen unmittelbar nebeneinander innen am Schildknorpel im Winkel zwischen den beiden Seitenplatten an einer knötchenförmigen Verdickung und enden je am Processus vocalis des Stellknorpels ihrer Körperseite.

Membrana quadrangularis: sehr dünner Teil der elastischen Haut, welche die Kehlkopfschleimhaut trägt (entspricht der Submucosa); reicht vom Kehldeckel und den Plicae aryepiglotticae bis zu den Taschenbändern.

Ligamenta ventricularia: oberhalb der Stimmbänder, aber mehr nach außen gelegen. Es sind die verstärkten unteren Ränder der Membrana quadrangularis. Sie sind vorn aus vielen elastischen Fasern zusammengesetzt, in den hinteren beiden Dritteln schwächer.

Ligamentum cricotracheale: elastische Membran zwischen Unterrand des Ringknorpels und oberstem Trachealring.

D. Kehlkopfmuskeln, s. Tabelle S. 75, 76.

E. Relief der Kehlkopfschleimhaut (Abb. 45, 53, 56, 93, 98).

Cavum laryngis: der gesamte Kehlkopfbinnenraum, zerfällt in Cavum superius s. Vestibulum, Cavum intermedium, Cavum inferius.

Recessus piriformes: zwei außerhalb des Cavum gelegene, vom Schildknorpel mitgedeckte Schleimhautnischen der Vorderwand des Hypopharynx, jede mit *Plica nervi laryngei*, bedingt durch N. laryngeus superior.

Valleculae epiglotticae: zwei Schleimhautvertiefungen zwischen Zungenwurzel und Epiglottis.

Plica glossoepiglottica mediana (Frenulum epiglotticum): niedrige Schleimhautfalte zwischen den beiden Valleculae.

Plica glossoepiglottica lateralis: niedrige Schleimhautfalte seitlich von jeder Vallecula.

Plica pharyngoepiglottica: neben der vorigen, läuft aber in die Rachenschleimhaut aus (s. Tabelle S. 96).

Aditus laryngis: Kehlkopfeingang, vorn vom Kehldeckel, seitlich von den Plicae aryepiglotticae begrenzt, hinten unten in die Incisura interarytaenoidea hineinreichend.
Plica aryepiglottica: Falte zur Seite des Kehlkopfeingangs, zwischen Kehldeckel und Stellknorpelspitze mit *Tuberculum cuneiforme* und *Tuberculum corniculatum* (s. die gleichnamigen Knorpel in dieser Tabelle).
Incisura interarytaenoidea: Schleimhautbucht zwischen den Stellknorpeln.
Plica ventricularis, Taschenband: Schleimhautfalte, welche das Lig. ventriculare und Muskelfasern enthält.
Rima ventricularis: Zwischenraum zwischen den Plicae ventriculares, ist in der Ruhe weiter als die Stimmritze.
Labium vocale, Stimmlippe: Schleimhautwulst, welcher das Lig. vocale und den Musc. vocalis enthält.
Glottis: die zwischen den beiden Stimmlippen liegende Stimmritze (besser: *Rima glottidis*) mit ihrer Begrenzung, den Stimmfalten.
Plica vocalis, Stimmfalte: der beim Sprechen und Singen schwingende freie Rand der Stimmlippe, mit *Macula flava* (einer Stelle durchschimmernden elastischen Gewebes) am Ansatzpunkt am Schildknorpel.
Ventriculus laryngis (Morgagni): Nische mit engem Eingang zwischen der Taschen- und Stimmfalte, unterhöhlt die Taschenfalte.
Appendix ventriculi: inkonstanter Blindsack als Anhang des vorigen, reicht meistens bis gegen den oberen Rand der Schildknorpelplatte.
Glandulae laryngeae: gemischte und rein seröse Drüsen, hauptsächlich im Vestibulum, und zwar Gl. anteriores an der Hinterfläche des Kehldeckels, Gl. mediae auf den Taschenfalten und in den MORGAGNIschen Taschen, Gl. posteriores in der Umgebung der Stellknorpel, Spitzenknorpel und WRISBERGschen Knorpel. Nur die Stimmlippen sind ganz frei von Drüsen.
Noduli lymphatici: solitäre Lymphknötchen der Schleimhaut, besonders in der MORGAGNIschen Tasche und deren Appendix.

b) Die Luftröhre.

Die *Luftröhre, Trachea,* ist das Verbindungsrohr zwischen Kehlkopf und Lungen, zwischen oberen und unteren, tiefen Luftwegen. Sie verläuft annähernd in der Mittellinie ein wenig schräg nach rechts unten und teilt sich an ihrem Ende gabelig, *Bifurcatio tracheae,* in die beiden Äste für die Lungen, die *Hauptbronchi, Bronchi principales.* Ihr letztes Ende weicht etwas stärker nach rechts ab (Abb. 100), dadurch, daß sich der Bogen der Aorta ihrer linken Wand unmittelbar anlagert. In ihrem ganzen Verlaufe wird sie begleitet von der Speiseröhre, die ihrer hinteren Wand anliegt (Abb. 45). Indem beide Gebilde ungefähr der Wirbelsäule folgen, entfernen sie sich zunehmend von der Vorderwand des Halses und der Brust (Abb. 119, 121). Der Anfang der Röhre entspricht dem unteren Rande des Ringknorpels des Kehlkopfes und liegt gegenüber dem 5.—6. Halswirbel. Doch schwankt seine Lage, je nachdem der Kopf geradeaus gerichtet, nach vorn oder hinten geneigt ist, und je nach dem Heben und Senken des Kehlkopfes beim Sprechen, Schlucken usw. Das untere Ende, die Bifurcatio, steht in Höhe des oberen Randes des 5. Brustwirbels. Vom Rücken her gesehen entspricht es ungefähr der Stelle, wo die Spina scapulae an der Basis scapulae beginnt. Auf das Sternum projiziert es sich in Höhe des Ansatzes der 3. Rippe.

Die Trachea befindet sich in ständiger elastischer Spannung zwischen dem Schädel einerseits und den Lungen und dem Zwerchfell andererseits. Mit dem Schädel ist sie verbunden durch Kehlkopf und Zungenbein und die Muskeln, die vom Schädel zu ihnen ziehen [suprahyale Muskeln (Abb. 50, Bd. I, S. 691), M. constrictor pharyngis inferior, M. stylolaryngo-pharyngeus], mit den Lungen durch die Bronchi und ihre Verzweigungen, mit dem Zwerchfell durch die Membrana bronchopericardiaca (S. 166). Jede Änderung der Entfernung zwischen Kinn und Zwerchfell muß also die Länge der Trachea beeinflussen. Zwischen den Extremstellungen, gestreckte Wirbelsäule, stark rückgeneigter Kopf, tiefe

Inspiration und gekrümmte Wirbelsäule, Kinn bis zur Brust gesenkt, völlige Exspiration, hat man Längenänderungen der Trachea bis zu 30%, sogar bis 50%, gefunden. Im Liegen stehen Kehlkopf und oberes Ende der Trachea um $^1/_2$—1 Wirbel höher als im Stehen.

Die Länge der Trachea, gemessen vom unteren Rande des Ringknorpels bis zur Bifurkation, beträgt bei geradeaus gerichtetem Kopf und ruhiger, flacher Atmung 10—12 cm. Die Röntgenologen messen von der Stimmritze aus, nehmen also den unteren Kehlkopfraum noch hinzu und kommen dadurch auf etwa 3 cm größere Maße. Der Längenunterschied zwischen tiefer Inspiration und Exspiration beträgt etwa $1^1/_2$ cm, bei ruhiger Atmung ändert sich die Länge nicht. Dies gilt auch für die Weite. Sie beträgt, in der Mitte der Trachea gemessen, 16—18 mm (lichte Weite), wird bei tiefer Inspiration im thorakalen Teil durchschnittlich 2,5 mm größer. Die Maße sind bei der Frau etwas geringer. Zu Körpergröße und Thoraxweite stehen sie in keiner festen Beziehung, eher vielleicht zu dem individuellen Atemtypus (vorwiegend diaphragmale oder costale Atmung). Bei gleicher Körpergröße kann die Trachea sehr verschieden lang sein. Beim Kinde ist sie wegen des Hochstandes des Kehlkopfes relativ lang, beim Greis nach der Alterssenkung des Kehlkopfes relativ kurz.

Die Hälfte der Trachea liegt oberhalb des Eintritts in den Brustkorb, *Pars cervicalis*. Von Nachbarorganen legt sich vorn auf den Halsteil (2.—4. Trachealring) der Isthmus der Schilddrüse (Abb. 87); die Seitenlappen erreichen beiderseits die Seiten der Röhre (bis hinab zum 5. oder 6. Trachealring) (Abb. 93). Meist bedingt die Schilddrüse eine leichte Verengerung (Isthmus tracheae), die in pathologischen Fällen sehr hochgradig werden kann *(Säbelscheidentrachea)*. In der Rinne zwischen Luft- und Speiseröhre liegt der Nervus recurrens für den Kehlkopf (Abb. 89c). Zu beiden Seiten zieht die große Halsschlagader, Arteria carotis communis, aufwärts. Hinten liegt die Speiseröhre. Vorn ist die Luftröhre am Halse von den unteren Zungenbeinmuskeln und ihren Fascien bedeckt, in einem schmalen mittleren Streifen nur von den letzteren (Abb. 90). Doch ist am oberen Rand des Brustbeins die Entfernung zwischen Knochen und Luftröhre bereits beträchtlich (5 cm). Die Haut sinkt hier zur *Fossa jugularis, Kehl-* oder *Drosselgrube*, ein. An dieser Stelle liegen große Venen zwischen Haut und Luftröhre. — Die im Brustkorb befindliche *Pars thoracalis* der Luftröhre liegt im Mediastinum, hinter ihr die Speiseröhre. Am oberen Rand des 4. Brustwirbels drängt sich von links her der Aortenbogen gegen ihre Seitenwand, so daß sie meist an dieser Stelle eine Delle aufweist (Abb. 87). Die großen Arterien und Venen, ebenso der Nervus vagus liegen in unmittelbarer Nachbarschaft des Brustteils (Abb. 119, 121). Die rechte Seite wird von der rechten Pleura berührt, die Vorderseite beim Kinde von der Thymus. Die Pars thoracalis unterliegt infolge ihrer interpleuralen Lage den Druckschwankungen im Pleuraraum, die Pars cervicalis dem Atmosphärendruck. — Bei manchen Säugetieren, z. B. Wiederkäuern, Schwein, geht von der Trachea oberhalb ihrer Teilung der Bronchus für den Spitzenlappen der rechten Lunge ab. Ein solcher *trachealer Bronchus* kann als sehr seltene Varietät auch beim Menschen vorkommen.

Bau der Wand. Man teilt die Wandung der Luftröhre in zwei Schichten ein. In der *äußeren* Schicht liegen 16—20 übereinander geschichtete *Trachealringe, Cartilagines tracheales*, welche aus Knorpelgewebe bestehen; diese Ringe sind untereinander durch kollagenes und elastisches Bindegewebe zusammengehalten, nach welchem die ganze Schicht *Tunica fibrosa* genannt wird. Die *innere* Schicht kleidet nach der Lichtung zu die vorgenannte Schicht aus; sie heißt *Schleimhaut, Tunica mucosa*.

Die Trachealringe sind hyalinknorplig. Sie sind umgekehrt wie ein Fingerring abgeplattet: die Außenfläche plan, die Innenfläche gewölbt. Der einzelne Knorpel hat Hufeisenform. Zum Ring wird er durch ein Bündel von glatten Muskeln vervollständigt, welches am Perichondrium der beiden freien Hufeisenenden befestigt ist und dessen Ursprung ein wenig auf die Innenseite des Knorpels übergreift (Abb. 99). Man nennt die knorpelfreie, häutige hintere Wand *Paries membranaceus* (Abb. 94) im Gegensatz zu der beringten Wand, *Paries anulatus*. Die glatte Muskulatur hängt im ganzen zusammen, ihre den

Ringen entsprechenden Querstreifen sind dicker; sie sind beim Erwachsenen deutlicher begrenzt als beim Neugeborenen. Alle Elemente sind quer zur Achse der Luftröhre gerichtet, außer einigen wenigen, die außen auf den Ringmuskeln liegen und längs verlaufen. Die Gesamtmuskulatur heißt *Musculus trachealis.*

Besonders zahlreiche elastische Fasern der Tunica fibrosa füllen die Zwischenräume zwischen den Trachealringen aus und heißen hier *Ligamenta anularia.* An ihnen sind die weniger dicken Muskelzüge zwischen den Ringen befestigt. Das Ganze ist einheitlich zusammengehalten, weil die Bindegewebsfasern in das Perichondrium der Knorpel übergehen. Bei Zug in der Längsrichtung geben die Ligg. anularia nach, die Luftröhre wird länger. Die Außenfläche der Tunica fibrosa geht in das lockere Bindegewebe der Umgebung über, das die Verschieblichkeit der Trachea ermöglicht. — Die Trachealknorpel unterscheiden sich vom Ringknorpel des Kehlkopfes dadurch, daß sie hinten offen sind, außerdem durch die viel geringere Breite und Dicke des Ringes. Der oberste ist breiter, dem Ringknorpel ähnlich

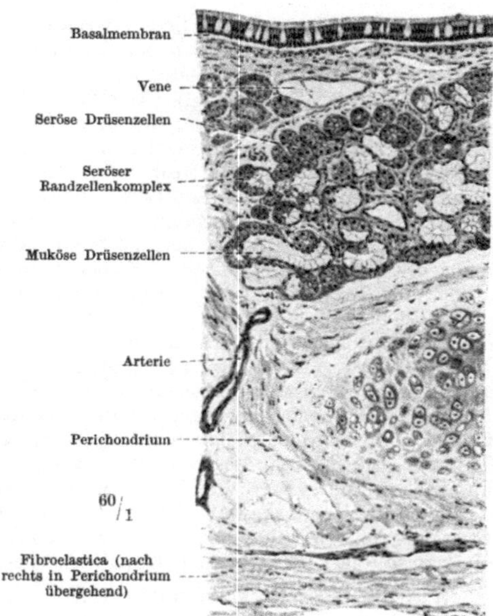

Abb. 99a u. b. Wand der menschlichen Luftröhre, Querschnitte. a Übersichtsbild. b Detailbild.

und nicht selten mit ihm verwachsen, aber nicht geschlossen wie dieser. Ihre Zahl schwankt, da nicht selten ein Knorpel zwei vertritt, aus welchen er verschmolzen ist; seine Enden oder größere Strecken können der Länge nach noch gespalten sein. Nach dem Lumen zu springen die Knorpel vor; man erkennt sie daran beim Lebenden im Kehlkopfspiegelbild (Abb. 98d). Über den funktionellen Bau der Trachealringe s. Bd. I, S. 30. — Bei manchen Tieren ist die glatte Muskulatur *außen* an den Trachealknorpeln befestigt; die freien Enden der letzteren schieben sich bei der Kontraktion nach innen zu übereinander und drängen die Schleimhaut zu einer Längsfalte gegen das Lumen zu vor (z. B. Raubtiere). Beim Menschen drängt sich lediglich der Paries membranaceus vor; die ringförmige Begrenzung des Lumens erscheint dann im Kehlkopfspiegel wie tangential abgeschnitten.

Infolge des Knorpelskeletes ist das Lumen der Luftröhre stets offen, im Gegensatz zu der rein muskulösen Speiseröhre. Der Aufbau dieses Skeletes aus rückwärts offenen Ringen, die durch eine elastische Haut miteinander verbunden sind, ermöglicht die bei den Bewegungen nötigen Änderungen der Länge und Weite (s. oben). Der Paries membranaceus ist für gewöhnlich gerade gestreckt (Abb. 99). Bei starker seitlicher Kompression der Pars thoracalis jedoch, z. B. beim Husten, bei der sich die hinteren Enden der Knorpel beträchtlich nähern, springt er als große Falte tief in das Lumen ein. Bei Nachlassen des Druckes nehmen die Knorpel wieder ihre fast kreisrunde statt ovale Form ein und spannen den Paries membranaceus zwischen ihren Enden wieder gerade aus.

Die *Tunica mucosa* ist mit dem gleichen mehrzeiligen cylindrischen Flimmerepithel bedeckt wie der Respirationstractus im ganzen (Abb. 99). Die Zilien schlagen gegen den Kehlkopf hin und halten in dieser Richtung den von den Drüsen der Luftröhre abgesonderten Schleim in Bewegung wie ein Trottoir roulant. Die Basalmembran ist sehr deutlich. Außer zahlreichen Becherzellen gibt es gemischte serös-muköse Drüsen mit trompetenartig erweitertem Ausführgang. Sie liegen namentlich in der Submucosa; die meisten finden sich im Paries membranaceus, einzelne dringen in die glatte Muskulatur ein oder liegen sogar außerhalb. Die innen den Knorpeln aufliegenden Drüsen sind besonders klein und platt. Die Menge des Sekrets sämtlicher Drüsen ist nicht größer als zur Benetzung der Schleimhaut dienlich ist. Bei Entzündungen wird mehr Sekret als gewöhnlich abgesondert, das, vom Luftstrom hin und her bewegt, charakteristische Rasselgeräusche hervorruft.

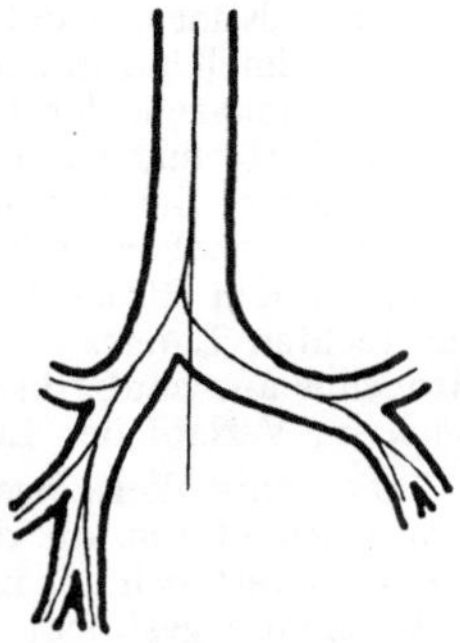

Abb. 100. Bifurcatio tracheae, eingezeichnet Längsachse der Trachea und Achsen der Lichtungen von Trachea und Bronchi. (Aus H. v. HAYEK, Die menschliche Lunge, 1953, Abb. 34a.)

Blutzufuhr: Von oben Äste der beiden Aa. thyreoideae inferiores, von hinten Rr. tracheales aus Aa. bronchiales, auch aus der Aorta, von vorn feine Rr. mediastinales aus A. thoracica interna. Abfluß des venösen Blutes in größere Venennetze der Umgebung der Luftröhre. Die *Lymphgefäße* sind weit und zahlreich in der Schleimhaut; sie münden in Lymphknoten, welche außen vor der Luftröhre liegen. Zahlreiche lymphatische Zellen der Tunica propria dringen trotz der dicken Basalmembran in das Epithel ein. Über die an der Trachea und ihren Verzweigungen gelegenen Lymphknoten (Abb. 101a) siehe S. 195. *Innervation:* Äste des N. vagus direkt und aus seinem N. recurrens, Äste des Sympathicus aus dem Grenzstrang des Halses.

Bifurcatio tracheae. Das untere Ende der Luftröhre weicht gewöhnlich etwas nach rechts ab (Abb. 100) und teilt sich dann gabelig, *Bifurcatio tracheae*, in die beiden Hauptbronchi, Bronchi principales, von denen je einer zu einer Lunge gehört, *Bronchus dexter* und *B. sinister*. Den von diesen Bronchi ausgehenden Bronchialbaum werden wir erst später beim inneren Bau der Lunge behandeln. Hier ist nur die Art des Übergangs der Luftröhre in die beiden Bronchi zu beschreiben, die für den Zugang der Luft wichtig ist. Der Bifurkationswinkel ist individuell sehr verschieden, er schwankt zwischen 50^0 und 100^0, beträgt am häufigsten etwa 70^0; nach innen zu springt in die Lichtung der Luftröhre ein halbmondförmiger *Sporn, Carina tracheae*, vor (Abb. 98d). Er ist von Plattenepithel bedeckt wie die Stimmlippe. In seinem Inneren liegt in der Regel, aber nicht immer, eine Knorpelspange, die noch zum letzten Trachealknorpel oder bereits zu einem oder mehreren der ersten Bronchialknorpel gehört.

Verschiedene Momente führen dazu, daß der Weg zur rechten Lunge gangbarer als der zur linken Lunge ist. Die Statistik lehrt, daß die Fremdkörper, welche beim Einatmen in die Bronchi gelangten und dort gefunden wurden, in der überwiegenden Mehrheit im rechten Bronchus lagen. Dies beruht auf den Verschiedenheiten der *Richtung, Weite* und *Länge* der beiden Bronchi. Am wichtigsten ist die Verschiedenheit der Winkel, welche der linke und rechte

Bronchus mit der Längsachse der Trachea bilden. Der rechte verläuft der geradlinigen Verlängerung der Luftröhre mehr genähert als der linke (Abb. 100). Das Präparat der Abb. 87 gibt infolge des Wegfalles der natürlichen Spannungen das Verhalten der Bifurcatio nicht richtig wieder. Der linke ist gewöhnlich etwas enger als der rechte, da die rechte Lunge größer ist als die linke. Auf der linken Seite ist die Beziehung zur Aorta maßgebend, die bereits oben erwähnt wurde (Abb. 87): der linke Bronchus verläuft unter dem Aortenbogen hindurch in die Lungenwurzel hinein, er ist infolgedessen länger als der rechte.

Die genannten Verschiedenheiten äußern sich auch in der Stellung der Carina zur Mitte der Luftröhre. Sie wird beim Lebenden selten links von der Mitte, häufig in der Mitte, zumeist aber rechts von der Mitte gefunden. Die Trachea weicht in der Überzahl der Fälle gegen die Senkrechte ein wenig nach rechts zu ab. — Bei den letzten 3—4 Trachealringen ist der Musculus trachealis auch beim Erwachsenen nicht in Streifen gesondert, welche den einzelnen Knorpeln entsprechen, sondern einheitlicher. Er entspricht mehr dem Zustand, den er beim Kind in der ganzen Luftröhre aufweist. Das dreieckige Feld, welches zwischen den Ringmuskeln der Luftröhre und den beiden Ringmuskeln der Bronchi frei bleibt, ist von fächerförmig nach oben verlaufenden Muskelbündeln eingenommen, welche an dem Stützknorpel der Carina befestigt sind. Kontrahiert sich diese Muskulatur, so wird die Carina so gehoben, daß sie der ganzen Situation nach mehr den linken als den rechten Zugang zu den Bronchi verengt. Auch dieses Moment begünstigt den leichteren Zugang zur rechten Lunge. — Glatte Muskelfasern gehen von diesem Felde, speziell vom linken Bronchus aus häufig in die Wand der Speiseröhre über, *M. broncho-oesophageus*, gelegentlich auch im Verlauf der Luftröhre.

Die lichte Weite des rechten Bronchus beträgt beim Manne bei ruhiger Atmung durchschnittlich 14 mm, die des linken 12,5 mm, bei der Frau etwas weniger. Bei tiefer Inspiration erweitert sich der rechte Bronchus um etwa 3, der linke um 2 mm. Beide Bronchi sind nicht gerade gestreckt, sondern verlaufen in einem nach kranial leicht konkaven Bogen (Abb. 100). Der Bifurkationswinkel unterliegt Änderungen, vor allem im Zusammenhang mit den Atembewegungen. Bei tiefer Inspiration, bei der die Bifurkation um 1—$1^1/_2$ Wirbelhöhen tiefer tritt, wird der Winkel kleiner. Der Unterschied zwischen In- und Exspiration beträgt im Durchschnitt 7°, als größte Differenz sind 26° beobachtet worden. An diesen Winkeländerungen ist die Carina selbst unbeteiligt. Ein dreieckiges straffes Band, das im Teilungswinkel zwischen den beiden ersten Knorpeln der Hauptbronchi ausgespannt ist, *Lig. interbronchiale*, hält das kurze Anfangsstück der beiden Bronchi zusammen. — Bei der Inspiration tritt die Bifurkation nicht nur tiefer, sondern zugleich nach vorn, was wohl hauptsächlich durch die Hebung des Brustbeins nach vorn bei der costalen Komponente der Atmung und durch die Ventralverlagerung der Membr. bronchopericardiaca bei der diaphragmalen Komponente bedingt wird.

Membrana bronchopericardiaca. Es wurde S. 162 erwähnt, daß die Trachea Teil eines Zuges zwischen Schädel und Lungen bzw. Zwerchfell ist. Die Verbindung mit letzteren wird hergestellt durch die *Membrana bronchopericardiaca*. Diese Haut ist ausgespannt zwischen Bifurkation, Hauptbronchi, Unterlappen der Lungen und Perikard, und durch dessen Vermittelung dem Zwerchfell (Abb. 101). Sie setzt an der Vorderfläche der Bifurkation und der Bronchi an. Sie enthält so gut wie keine elastischen Fasern. Ihre kollagenen Fasern sind in 3 Hauptrichtungen angeordnet, in der kranio-caudalen, der transversalen und der diagonalen. Die kranio-caudalen ziehen von der Vorderfläche der Bifurkation zum Perikard in Höhe der Lungenvenen („Lig. tracheopericardiacum") und setzen sich im Perikard bis zum Zwerchfell fort. Die transversalen liegen im Perikard in der Höhe der Lungenvenen, in deren Adventitia sie übergehen („Lig. transversum pericardii"). Die diagonalen Fasern ziehen von der Vorderfläche der beiden Hauptbronchi, etwa vom 3.—6. Knorpelring, zum Herzbeutel und durch dessen Vermittlung in das Lig. pulmonale (S. 176) der Gegenseite. Die Membr. bronchopericardiaca bildet also mit dem unteren Teil der Hinterfläche des Herzbeutels eine Einheit, die die Hauptbronchi, Unterlappen der Lungen und Zwerchfell miteinander verspannt, zugleich die Trachea mit dem Zwerchfell verbindet. Sie verhütet, daß bei Zug an der Trachea nach aufwärts, z. B. durch Rückneigung des Kopfes, die Bronchi aus der Lunge herausgezogen werden und der für die Luftströmung günstige leichte Bogen ihres Verlaufes gestreckt wird. Die in der Hinterwand des Perikards gelegenen Züge hemmen

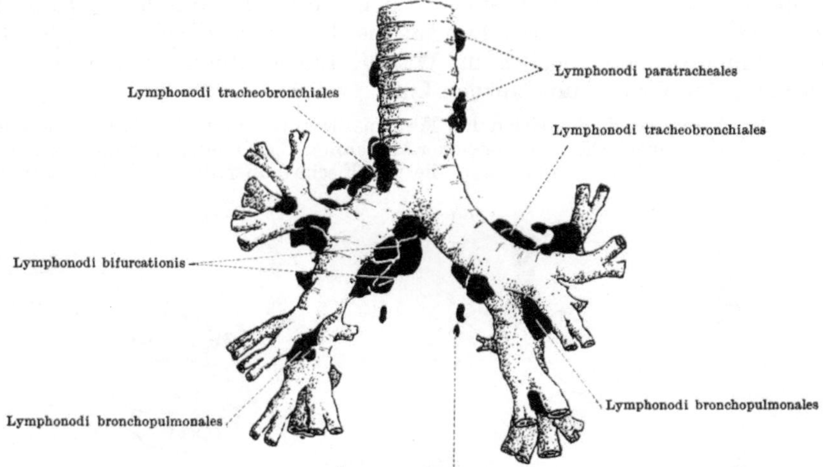

Abb. 101 a. Lymphknoten der Lunge, halbschematisch. [Aus W. SCHMIDT, Ztschr. Anat. u. Entw., Bd. 118 (1955), Abb. 10.]

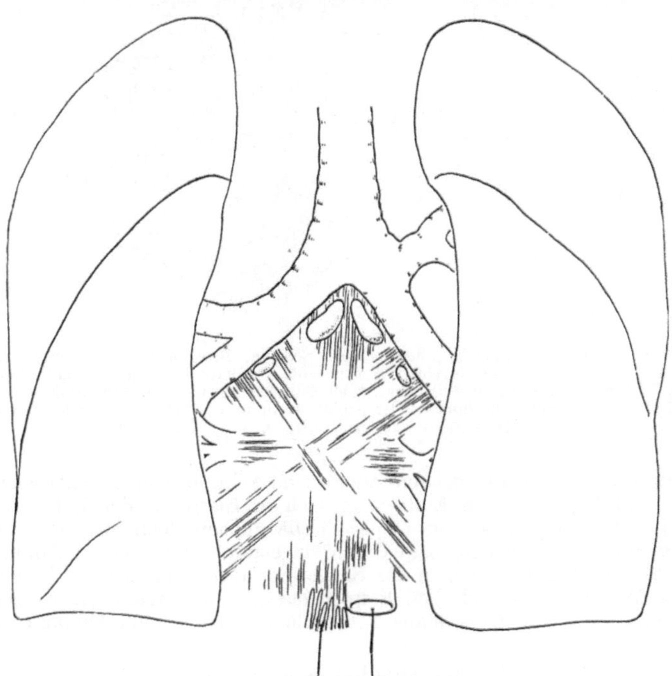

Abb. 101 b. Membrana bronchopericardiaca und unterer Teil der Hinterwand des Herzbeutels. Ansicht von dorsal. Die Längsfasern unterhalb der Bifurcatio tracheae bilden das Lig. tracheopericardiacum, die queren das Lig. transversum pericardii, das sich nach rechts und links in die Adventitia der nur angedeuteten Lungenvenen fortsetzt. In seiner Höhe findet die Vereinigung der dreieckigen Membrana bronchopericardiaca mit dem Herzbeutel statt. Unterhalb der Bifurkation die Bifurkations-Lymphknoten. (Aus H. v. HAYEK, Die menschliche Lunge, 1953, Abb. 38.)

das Auseinanderweichen der medialen Lungenflächen bei der inspiratorischen transversalen Erweiterung des Thorax.

c) Die Lungen.

Bei den Wirbeltieren begegnen wir 3 Formen der Atmung: Kiemen-, Haut- und Lungenatmung. Durch Kiemen atmen die Fische, durch die Haut (und Lungen) die Amphibien, durch Lungen die Reptilien, Vögel und Säugetiere. Kiemenatmung ist nur möglich im Wasser, Lungenatmung nur an der Luft, Hautatmung im Wasser und an der Luft.

Unter den Amphibien finden sich daher Formen, die außer durch die Haut durch Kiemen oder durch Lungen atmen. Die Embryonen der Amphibien, die Kaulquappen und Salamanderlarven, atmen durch Kiemen und Haut, die der Fische außer durch Kiemen durch den

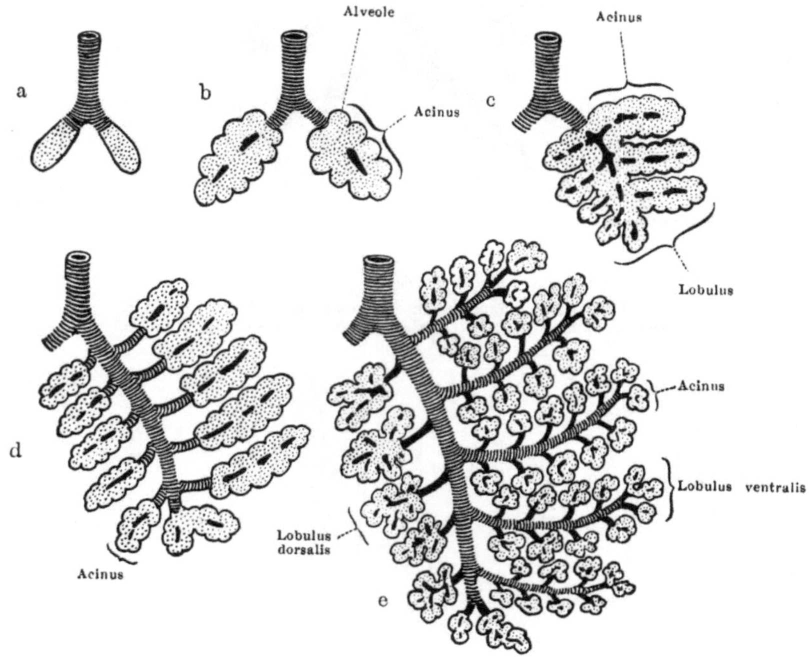

Abb. 102a—e. Phylogenetische Entwicklung der Lungen. Schema. Bronchiale Komponente: gestrichelt (ältere Teile) und schwarz (jüngere Teile der einzelnen Tierklassen); alveoläre Komponente: getüpfelt. a Ausgangsstadium, b entspricht etwa der Lunge des Frosches, c der Eidechse, d und e der Seeschildkröte. In c—e ist nur die linke Lunge gezeichnet. Die dorsalen Bronchialäste links, die ventralen rechts vom Beschauer. [Nach HUNTINGTON, Amer. Journ. Anat., Bd. 27 (1920).]

Dottersack und durch die Haut, solange noch keine Schuppen in ihr entwickelt sind. Bei den Reptilien und Vögeln, deren Embryonen sich in Eiern an der Luft entwickeln, hat zunächst ein Teil des Dottersackes mit einem oberflächlichen Gefäßnetz, der Area vasculosa, respiratorische Funktion. Es wird bald durch ein eigenes embryonales Atmungsorgan abgelöst, die Allantois. Die Embryonen der Säugetiere atmen durch das Chorion (s. Kapitel Gebärmutter). Wesentlich ist bei allen Formen der Atmungsorgane die Ausgestaltung des Blutgefäßsystems, das den Gasaustausch zwischen umgebendem Medium und Blut ermöglicht.

Innerhalb der Lungen unterscheiden wir eine *bronchiale* und eine *alveoläre* Komponente. Die erstere ist rein leitend, ohne einen Gaswechsel zuzulassen. Sie ist die Fortsetzung von Kehlkopf und Luftröhre, die bei den höchsten Formen in jeder Lunge in ein reich verzweigtes Astwerk fortgesetzt sind, den *Bronchialbaum, Arbor bronchialis* (Abb. 106). Die alveoläre Komponente besteht aus kleinen dünnhäutigen Blasen, deren Wandung den Austausch zwischen den Gasen der Atemluft und des Blutes zuläßt, *Alveolen.* Die einfachen Lungen der Kaltblüter haben eine himbeerförmige Oberfläche, d. h. sie sind rundum mit Alveolen besetzt (Abb. 102b). Die Lungen der Warmblüter bringen es durch die starke Aufteilung des Bronchialbaumes zu enormen Mengen von Alveolen. Beim Menschen beträgt ihre Anzahl in beiden Lungen zusammen 300—400 Millionen. Ein mit Alveolen bedecktes Endstück des Bronchialbaumes nennen wir *Acinus* (s. S. 184). Die primitive Zweizahl der Acini bei den Kaltblütern (Poikilothermen) steigt bei den Warmblütern (Homoiothermen) zu großen Zahlen an (wie in Abb. 102d u. e).

Ich verwende das Wort „alveoläre" Komponente, um Unklarheiten zu vermeiden. Das üblichere Epitheton statt alveolär ist „respiratorisch"; es wird jedoch bei der Nase in ganz anderem Sinn gebraucht (als Gegensatz zu „olfaktorisch"). Für die Lunge soll „respiratorisch" im üblichen Wortsinn den Gegensatz zu „konduktorisch" bedeuten; das Wort ist also gerade für diejenigen Elemente *nicht* gebräuchlich, welche im übrigen „Respirations"system respiratorisch heißen (mehrzeiliges flimmerndes Cylinderepithel mit Becherzellen).

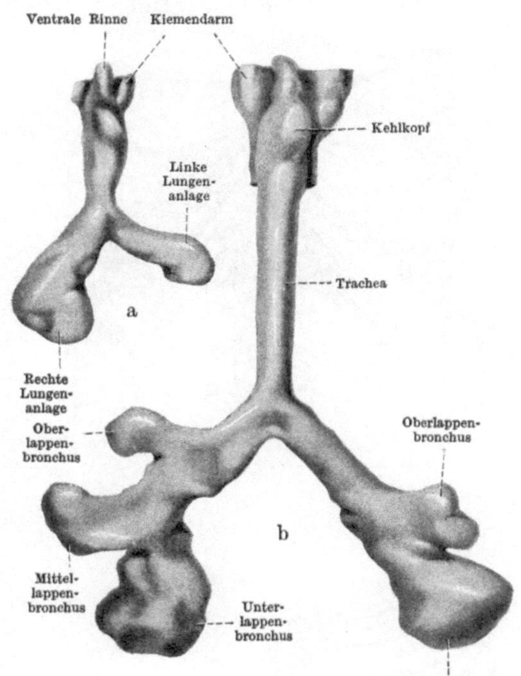

Abb. 103a u. b. Epitheliale Lungenanlage, menschlicher Embryo. a Rechte und linke Lunge, Embryo von 5,2 mm Länge, b Entstehung der Lungenlappenbronchi, Embryo von 9 mm Länge. (Nach HEISS, Arch. Anat. Phys. 1919, Abb. 36, 54, teilweise Wiedergabe.)

In der menschlichen Lunge unterscheiden wir *Lappen (Lobi)*, *Läppchen (Lobuli)*, *Beeren (Acini)* und *Bläschen (Alveoli)*. Beim Embryo gabelt sich die auswachsende unpaare Lungenknospe früh in die beiden Lungenanlagen; die rechte ist von vornherein voluminöser als die linke (Abb. 103a). Die Asymmetrie wird noch deutlicher, sobald sich jede Lunge in Unterabteilungen, die Anlagen der Lungenlappen, teilt. Rechts entstehen drei, links zwei Lappen (Abb. 103b). Wie in der phylogenetischen Entwicklung teilt sich auch beim Embryo jeder Lappen weiter auf; so entstehen die Lobuli, Acini und Alveoli. Die Zeichnung der oberflächlichen Lobuli und Acini schimmert durch die Oberfläche der Lungen durch (Abb. 105). Die Lobuli sind Komplexe von Acini. Die Eidechsenlunge hat nur einen Lobulus (Abb. 102c); bei den Seeschildkröten sind die Lungen innerlich entweder wie ein einzelner Lobulus mit deutlich abgesetzten Acini gebaut (d) oder es ist die höchste Stufe mit zahlreichen Lobuli erreicht. Die dorsalen sind noch einfach, die ventralen sind viel reicher ausgebaut (e). Beim Menschen liegen in jedem Durchschnitt durch einen Lobulus mehrere Acini nebeneinander (5—6), im Durchschnitt durch einen Acinus zahlreiche *Alveoli* (15—20, Abb. 114).

Äußere Form. Jede Lunge liegt frei in der Brusthöhle der betreffenden Körperseite und wiederholt wie ein genauer Abguß die Form dieser Höhle. Nur einige capillare Spalten bleiben übrig, in welche die Lunge nicht ganz eindringt (Abb. 88, 104). Daß der Luftdruck der Atmosphäre, welcher von außen her die Luft durch die Zufuhrwege bis in die feinsten Bläschen der Lunge treibt, das Organ an die Innenwand des Brustkorbs andrückt und in dieser Lage dauernd erhält, solange die Brustwand unversehrt ist, wurde bei dieser auseinandergesetzt

(Bd. I, S. 195). Eine normale Lunge hängt nur an *einer* Stelle, an ihrer *Wurzel*, *Radix pulmonis*, mit der Wand des zugehörigen Pleurasackes zusammen

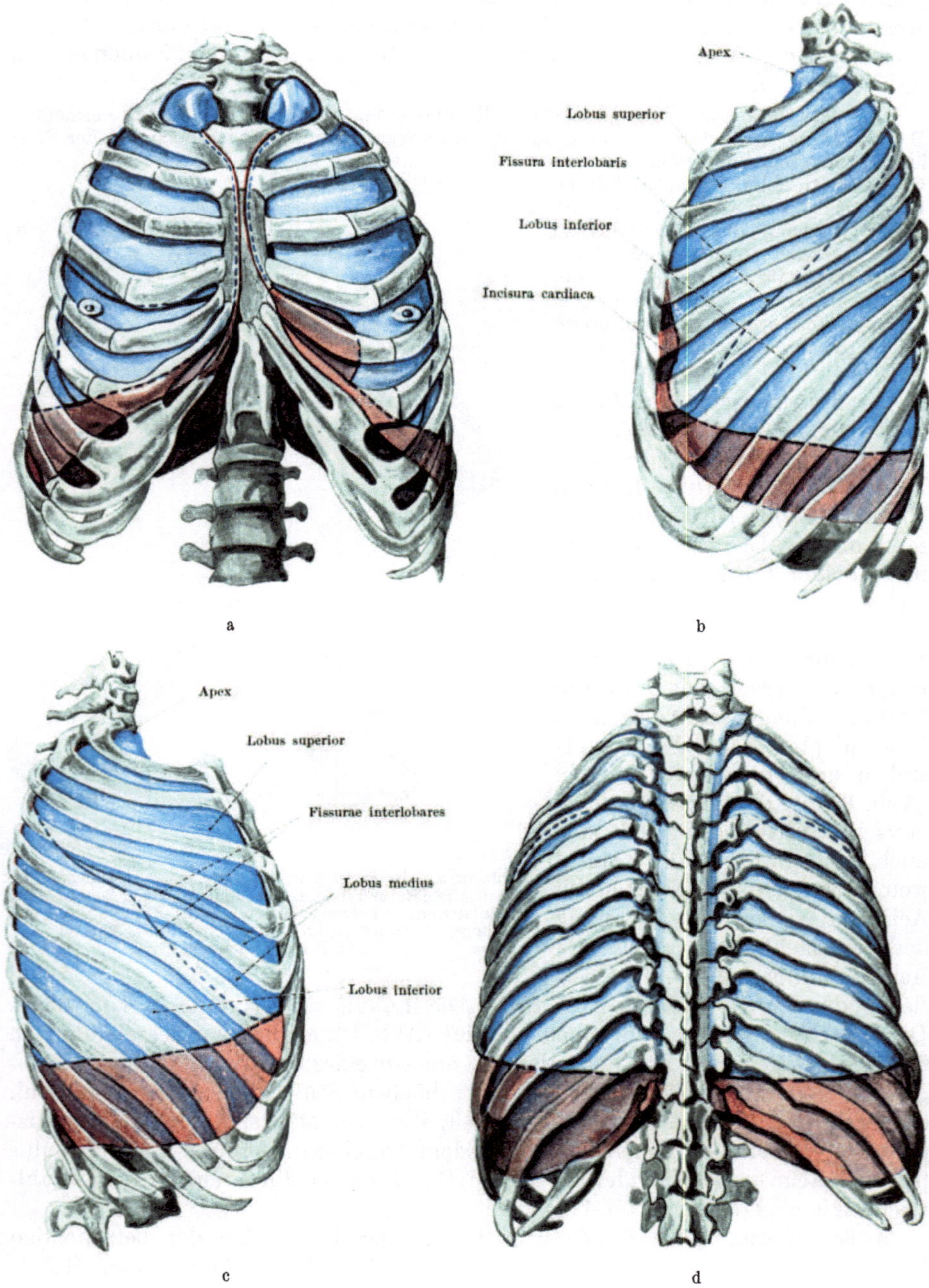

Abb. 104a—d. Brustkorb mit Lungen (blau) und Komplementärräumen (violett). Mit Benutzung der Thoraxbilder von H. VIRCHOW (Arch. f. Anat. u. Physiol., Anat. Abt. 1913). Der obere Rand des rechten Unterlappens (Abb. d) steht hinten gewöhnlich tiefer als der des linken, folgt dem 5. Intercostalraum. Zu Abb. a vgl. Abb. 120.

(Abb. 121), und zwar mit dem Mediastinum. Daher kann sie sich dank ihrer elastischen Verformbarkeit, bei allen Formänderungen der Brusthöhle gegen deren Wand verschieben und sich ihren wechselnden Formen ohne Behinderung anpassen, den Formänderungen, wie sie bei der Atmung erfolgen und wie sie mit Änderungen der Körperstellung einhergehen, bei denen die Form des Zwerchfelles infolge der Verlagerung der Baucheingeweide unter deren Gewicht beträchtlich wechselt (Abb. 152a u. b). Wie groß die Elastizität der Lunge ist, wird am deutlichsten, wenn sie bei geöffnetem Brustkorb oder nach Einblasen von Luft in den Pleuraspalt kollabiert *(Pneumothorax)*. In diesem Fall schnellen die gedehnten elastischen Elemente in ihre Ruhelage zurück, weil jetzt nicht mehr einseitig der atmosphärische Druck vom Innern der Lunge her auf ihnen lastet, sondern weil nun von außen der gleiche Druck wirksam ist. Die Lunge hat im kollabierten Zustand nur etwa $^1/_3$ ihrer Größe in situ.

Beim Lebenden kollabiert die normale Lunge nicht sofort, wenn die Brustwand geöffnet wird, sondern erst nach mehreren Atemzügen und meist auch nicht so vollständig wie bei der Leiche. Die Gründe sind strittig (capillare Adhäsion der Pleurablätter ?). Schließt sich die Thoraxwunde, so legt sich die Lunge bald wieder der Brustwand an, indem sie beim Husten u. dgl. durch Überdruck in den Bronchi (der vom Patienten mit Fleiß z. B. durch Aufblasen eines Gummikissens verstärkt werden kann) gedehnt und andererseits die Luft im Pleuraraum allmählich resorbiert wird. Deshalb muß bei Tuberkulösen, bei welchen in gewissen Fällen aus Heilzwecken künstlich ein dauernder Pneumothorax erzeugt wird, von Zeit zu Zeit Luft nachgefüllt werden, um die natürliche Elastizität der Lunge zu unterstützen (sog. „geschlossener“ Pneumothorax). Man hat die Stärke der Elastizität bei flacher Atmung auf 7 mm Quecksilberdruck bestimmt, indem man Patienten mit Pneumothorax in einen Raum brachte, dessen Luftinhalt so lange verdünnt wurde, bis sich die kollabierte Lunge der Brustwand wieder anschmiegte (SAUERBRUCHsche Kammer zu Zwecken operativer Eingriffe an der Lunge. Der Kopf des Patienten befindet sich außerhalb der Kammer, so daß das Innere der Lunge unter vollem Atmosphärendruck steht. Der Hals des Patienten ist luftdicht in ein Loch der Kammerwand eingelassen).

Die Lungenoberfläche folgt bis in die *feineren Details* der Form des Pleuraraumes. Alle Erhabenheiten der Wandung erscheinen auf ihr als Furchen oder Rinnen, alle Vertiefungen als Buckel oder Leisten (Abb. 105). Doch wird man sie an der Leiche nur gewahr, wenn man die Lunge durch Talg- oder Formolinjektion in ihre lufthaltigen Innenräume härtet, bevor der Brustraum geöffnet wird. Bei der echten Lungenentzündung (croupöse Pneumonie), bei welcher durch den Krankheitsprozeß ähnliches geschieht, ist die befallene Lunge ebensowenig imstande zu kollabieren, wie nach jenen künstlichen Maßnahmen und zeigt wie dort das Negativ ihrer Umgebung.

Äußere Oberfläche. Die spezielle Beschreibung der Lungenoberfläche ist deshalb praktisch nicht unwichtig, weil die am meisten vorspringenden Nachbarorgane in pathologischen Fällen am ehesten mit der Lunge in Beziehung treten.

Die *Spitze, Apex pulmonis,* ist abgerundet, stumpf. Sie ragt über den vorderen Teil der 1. Rippe in die Höhe (Abb. 104a—c). Die Pleurakuppel, deren Abguß die Lungenspitze ist, ist rundum am 1. Rippenring befestigt, also auch hinten an dem Rippenköpfchen und an dem 1. Brustwirbel (Abb. 104d). Sie ist von dieser schrägen Ebene aus ein wenig kuppelförmig nach oben gebläht. Doch ist das nicht der Grund dafür, daß die Lunge vorn beträchtlich über die 1. Rippe und sogar 3—5 cm über das Schlüsselbein hinaufragt, sondern der Grund liegt im Schiefstand der 1. Rippe. Daher hört der Arzt Geräusche in der Lungenspitze *oberhalb* des Schlüsselbeins (Auskultation) oder weist durch Beklopfen an dieser Stelle typischen oder veränderten Lungenschall nach (Perkussion). Bei der Häufigkeit tuberkulöser Anfangserscheinungen in der Lungenspitze ist diese Stelle von außerordentlicher Bedeutung für die Klinik.

Die erste Rippe hat ihren Abdruck auf der Lungenoberfläche, der schräg verläuft und vorn in den Lungenrand fast horizontal einschneidet; die Arteria subclavia erzeugt eine senkrecht aufsteigende Furche auf der Innenseite der Spitze (Abb. 105). Davor ist häufig an der linken Lunge der Abdruck der Vena anonyma (brachiocephalica) sinistra zu sehen und an der rechten eine Grube für die Vena cava superior (das Positiv dieser Abdrücke siehe in Abb. 121).

Die *Basis pulmonis* s. *Facies diaphragmatica* liegt dem Zwerchfell an und ist dessen Kuppel entsprechend tief ausgehöhlt. Der Rand, *Margo inferior pulmonis,* ist scharf und dünn, weil er in den Sinus phrenicocostalis hineindringt (Abb. 88). Er bleibt aber immer vom unteren Rand des Pleurasackes entfernt (violette Zone in Abb. 104), vorn weniger als hinten und am meisten bei Exspiration. In dieser Stellung entspricht der untere Lungenrand der 6. Rippe in der Mamillarlinie, der 8. Rippe in der Axillarlinie und dem Dorn des 10. Brustwirbels am Rücken. Bei Inspiration dringt der Unterrand in dem Maß tiefer vor, als sich der phrenicocostale Winkel nach unten verschiebt und öffnet (Bd. I, Abb. S. 198), aber er erreicht nie die tiefste Tiefe des Komplementärraums, außer bei krankhaften Überdehnungen der Lunge.

Da das Zwerchfell sehr dünn ist, so steht die Unterfläche der Lunge mit der Leber und dem Magen in nächster Nachbarschaft. Der rechten Lunge entspricht der rechte Leberlappen, der linken Lunge der linke Leberlappen (vorn) und der Fornix des Magens (hinten), oft auch die Flexura coli sinistra. Daraus erklärt sich das Übergreifen von Erkrankungen von Organ zu Organ in der einen oder anderen Richtung.

Die *Rippenfläche, Facies costalis,* ist am größten; sie ist konvex und glatt. In der Leiche drücken sich die erschlafften Intercostalmuskeln unter der Wirkung des Atmosphärendruckes als sanfte, schräg gestellte Dellen ab; den Rippen entsprechen dann leichte Vorwölbungen, die mit den Dellen abwechseln.

Die *Mittelfläche, Facies mediastinalis,* ist kleiner als die vorige. Vorn grenzt sie mit dem *Margo anterior,* hinten mit dem *Margo posterior* an jene, unten mit dem Margo inferior an die Facies diaphragmatica. Der größte Teil dieser Fläche ist von einer tiefen Höhlung für das Herz eingenommen, *Impressio cardiaca,* die wegen der asymmetrischen Lage des Herzens links tiefer als rechts ist (Abb. 119b). Sie schneidet infolge ihrer Tiefe sogar in den Vorderrand der linken Lunge ein, *Incisura cardiaca,* während rechts ein solcher Ausschnitt wegen der geringeren Tiefe der Einbuchtung der rechten Lunge fehlt (Abb. 104a u. Abb. 105). Der Vorderrand ist zugeschärft, besonders an der linken Lunge entsprechend der Incisura cardiaca. Hier erreicht er nie den medialen Rand des Pleurasackes (violette Zwischenzone in Abb. 104a u. b). Bei Exspiration zieht er sich ähnlich dem Unterrand aus dem links bestehenden Sinus costomediastinalis heraus; bei Inspiration dringt der Lungenrand mehr in ihn vor und die Incisur flacht sich entsprechend ab. Bei der Leiche ist sie am ausgesprochensten, der tiefste Punkt nähert sich der Knochenknorpelgrenze der 5. Rippe (Abb. 104a). Oberhalb des Herzens ist der Margo anterior weniger scharf, er erreicht dort bei beiden Lungen den Rand des Pleurasackes; rechts erreicht er ihn längs der ganzen vorderen Kante dieses Sackes. Es berühren sich die beiden Lungen oft hinter dem *linken* Rand (oder seltener hinter der Mitte) des Brustbeins zwischen 2. und 3. Rippe fast völlig, wenn die Pleurasäcke hier unmittelbar aneinanderliegen (Abb. 120). Oft bleibt auch hier ein kleiner Zwischenraum.

Der hintere Lungenrand ist immer ein langgestreckter Wulst, entsprechend der Rinne, welche die an dieser Stelle nach hinten ausbiegenden Rippen formen (Abb. 119a u. b; siehe *Anguli costarum,* Bd. I, Abb. S. 128—130).

Dorsal oberhalb der Herzbucht finden wir die Lungenwurzel mit dem *Hilus* s. *Porta pulmonis*; hierauf komme ich weiter unten zurück, ebenso auf das nach dem Zwerchfell zu anschließende *Ligamentum pulmonale.* Auf der *linken* Lunge wird der Hilus von einer breiten Furche für den Arcus aortae umzogen, *Sulcus aorticus* (Abb. 105b). Die Furche für die Aorta descendens setzt sich dorsal vom Lig. pulmonale nach unten fort. Unterhalb des freien Randes dieses Bandes lehnt sich die Speiseröhre kurz vor ihrem Durchtritt durch das Zwerchfell an die Lunge an und erzeugt manchmal eine flache Delle an dieser Stelle. Auf der *rechten* Lunge ist das Relief der ihr zugewandten Organe des Mittelfelles ablesbar (Abb. 121). Dort wo links der Arcus aortae abgedrückt ist, sieht man rechts eine schmale bogenförmige Rinne für die Vena azygos; zwischen ihrer Fortsetzung und dem Hilus liegt eine breitere Furche für die Speiseröhre (Abb. 105a). Die letztere hat engere Beziehungen zur rechten als zur linken Lunge, was bei Durchbrüchen von Geschwülsten eine Rolle spielt (Oesophaguscarcinom). Auch oberhalb der Rinne für die Vena azygos liegt die Speiseröhre der rechten Lunge an; nach ventral folgt hier ein Feld für die Luftröhre, manchmal eine Rinne für die Vena cava superior (in Abb. 105a nicht bezeichnet) und eine seichte Grube für die Aorta ascendens.

Größe. Die rechte Lunge ist schon in der ersten Anlage (Abb. 103) breiter als die linke. Ihr Rand kann vorn bis zum *linken* Brustbeinrand reichen und hinten bis über die Mitte der Wirbelkörper hinaus nach der anderen Körperseite zu vordringen, so daß er sich auf den Rücken *links* von den Wirbeldornen projiziert. Es gibt zahlreiche Varianten. Die linke Lunge ist entsprechend schmaler, was mit der asymmetrischen Lage des Herzens zusammenhängt, das mehr links als rechts liegt, auf Kosten der linken Lunge (Abb. 88). Die größten Breitendurchmesser stehen im Verhältnis von ungefähr 10:7. Dieses Plus der rechten Lunge wird jedoch für das Gesamtvolumen durch ein Minus an Höhe fast völlig ausgeglichen. Denn da die Leber die rechte Zwerchfellkuppel höher drängt als die linke, so ist der Durchmesser von oben nach unten bei der linken Lunge größer als bei der rechten.

Farbe. Die *Farbe* der Lunge ist infolge ihres Blutreichtums bei Kindern rosarot, später wird sie dunkler, rotblau; feine dunkle Linien bezeichnen dann die Grenzen der oberflächlich liegenden Lobuli und Acini (Abb. 105b). Die

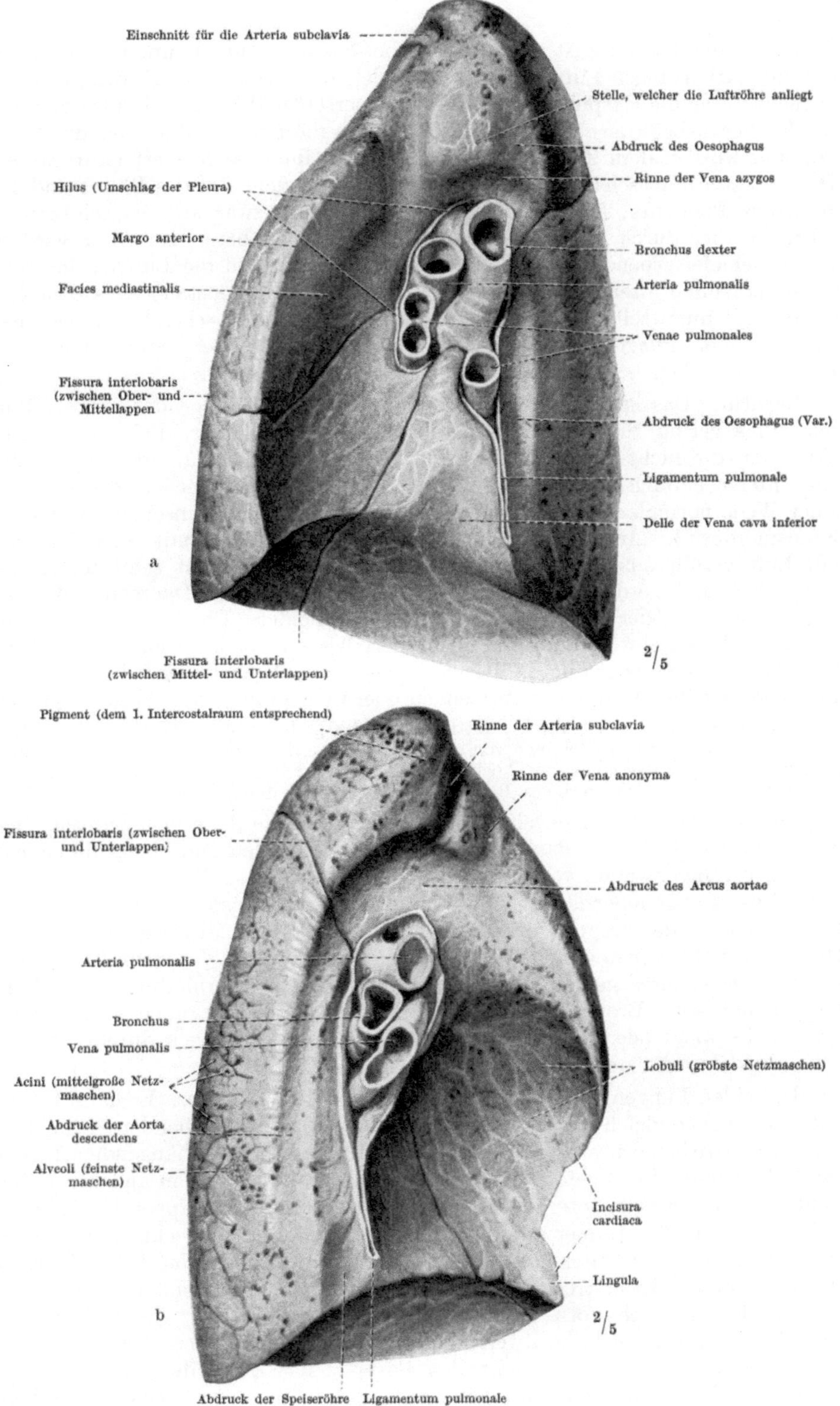

Abb. 105a u. b. Mediale Fläche und Hilus der rechten (a) und linken (b) Lunge, Erwachsener. Die Lymphknoten sind weggenommen, nur die Blutgefäße und Bronchi sind stehen geblieben.

Änderung der Färbung ist am stärksten bei Städtern, überhaupt bei Menschen, die in stark rußiger Luft atmen. Denn der eingeatmete Staub dringt, soweit er nicht durch die Exspiration und den Wimperschlag des Epithels aus der Lunge wieder herausbefördert wird, schließlich bis in die feinsten Bläschen der Lunge vor und wird in dem Zwischengewebe zwischen ihnen abgelagert (Anthrakose). Die zartesten Farbschattierungen mischen sich aus dem Rot des Blutes und dem Blau des Pigments; feinste Kohlepartikelchen sind zwar an sich schwarz, erscheinen aber durch trübe Medien hindurch gesehen blau. Im Alter wird die Lunge schieferfarben. In den Kohlenbergwerken werden die Lungen der Bergleute manchmal intensiv schwarz, da bei ihnen der Kohlenstaub alles Zwischengewebe bis unmittelbar an die Oberfläche erfüllt. Entsprechend den Zwischenrippenräumen pflegt ganz allgemein die Färbung dunkler, entsprechend den Rippenabdrücken heller zu sein (Abb. 105b).

Gewicht. Das spezifische Gewicht der Lunge ist infolge des großen Luftreichtums gering, die normale Lunge schwimmt im Wasser. Bei totgeborenen Früchten, die nicht geatmet haben, schwimmt sie nicht, für den Gerichtsarzt ein Unterscheidungsmerkmal bei Verdacht auf solche Verbrechen, die erst nach einer Weile normalen Atmens gegen das Leben des Kindes einsetzen (Mutter als Kindsmörderin). Auch kranke Lungen, deren Lufträume mit Exsudat statt mit Luft gefüllt sind, sinken unter. Die normale Lunge ist schwammig, mit Luft durchsetzt, so daß sie knistert, wenn man sie zwischen Daumen und Zeigefinger quetscht oder mit dem Messer durchschneidet. Die fein verteilte Luft verhält sich wie ein Schaum und schimmert wie ein solcher weißlich durch die Oberfläche des Organs durch. Bei geringerem Staubgehalt wird die Farbe der Lunge je nach dem Luftgehalt durch mehr oder weniger intensives Weiß aufgehellt.

Das *absolute Gewicht* ist durchschnittlich etwa 400 g, bei völliger Blutleere etwa 275 g für jede Lunge bei einem Volumen von etwa 2000 cm^3 in der extremen Ausatmungsstellung in der Leiche. Relativ steht das Gewicht der rechten zur linken Lunge im Verhältnis von 11:10. Darin kommt ein geringes Plus an Volumen der ersteren zum Ausdruck (s. oben).

Lappen. Die rechte menschliche Lunge ist in 3, die linke in 2 *Lappen, Lobi*, geteilt, indem Spalten in das Lungengewebe einschneiden und bis in die nächste Nähe der Lungenwurzel vordringen, *Fissurae interlobares.* Die viscerale Pleura, welche die Lungenoberfläche bildet, folgt den Spalten, so daß das eigentliche Lungengewebe der Lappen, außer zwischen Ober- und Mittellappen, bis zum Hilus hin völlig voneinander gesondert ist. Nur die Äste des Bronchialbaumes stellen mittels ihres gemeinsamen Hauptbronchus die Verbindung her. Jeder Lappen hat seine Bronchialverästelung für sich (Abb. 106), auch wenn einmal eine Spalte nicht oder nicht voll ausgebildet oder nachträglich durch entzündliche Verklebungen unsichtbar geworden ist.

Bei beiden Lungen gibt es einen *Unterlappen, Lobus inferior.* Er kann beiderseits am Rücken gleich weit hinaufreichen (Abb. 104, beim Lebenden bis in Höhe des 3. Brustwirbeldornes, d. h. bis zur Spina scapulae bei herabhängenden Armen; die Stelle entspricht ungefähr der Bifurkation der Luftröhre); in anderen Fällen steht die rechte Fissura interlobaris zwischen Ober- und Unterlappen 1—2 Rippen tiefer als die linke. Immer aber tritt, wenn wie gewöhnlich rechts drei Lappen vorhanden sind, der Unterschied zwischen rechts und links von der Axillarlinie an auf. Denn links erstreckt sich die Spalte schräg absteigend in einer leicht welligen Flucht nach vorn bis zum Zwerchfell (Abb. 104b). So bedeckt der linke Unterlappen die linke Zwerchfellkuppel. Der *Oberlappen, Lobus superior*, erreicht links nur mit einem schmalen Fortsatz das Zwerchfell. Der Fortsatz ist durch die Incisura cardiaca eingeengt und heißt wegen seines Aussehens *Lingula pulmonis* (in Abb. 104a verläuft die Incisura interlobaris nahe dem

Außenkontur der Lunge lateral von der Brustwarze, nicht bezeichnet; ist die Lingula schmäler oder stehen die Warzen weiter auseinander, so decken sich die Warze und die Spalte oder die linke Warze liegt sogar lateral von der Spalte). Rechts teilt sich die Fissura interlobaris von der Axillarlinie ab Y-förmig (Abb. 104c) Der untere Schenkel begrenzt wie links den Unterlappen, doch schneidet er ein viel größeres Stück von der Zwerchfellfläche der Lunge aus dem Unterlappen heraus. Ergänzend tritt hier der *Mittellappen* ein, *Lobus medius*. Er nimmt etwa $^1/_3$, der Unterlappen etwa $^2/_3$ der Zwerchfellfläche ein. Der Mittellappen reicht aufwärts bis zum 4. Zwischenrippenraum. Entsprechend den beiden Schenkeln des Y breitet er sich konisch von der Axillarlinie an nach dem Brustbein und Mittelfell zu aus (Abb. 104c). Sein Oberrand steht annähernd horizontal. Der rechte Oberlappen ist entsprechend kleiner als der linke. Der Mittellappen ist sehr verschieden groß, die Fissura interlobaris zwischen Ober- und Mittellappen ist besonders variabel, oft nur streckenweise entwickelt oder nicht bis zum Hilus fortgesetzt. Die Grenze zwischen Ober- und Unterlappen verläuft so steil (Abb. 104b, c), daß man geradezu von Vorder- und Hinterlappen sprechen könnte.

Die in Abb. 104 eingezeichneten Lungengrenzen gelten für die aufrechte Stellung beim Lebenden. Jede Änderung der Körperhaltung geht mit einer Verschiebung der ganzen Lungen gegen den Brustkorb und der Lungenlappen gegeneinander einher. Beim Übergang zur Rückenlage z. B. gleitet der Oberlappen schräg nach abwärts, der Unterlappen schräg nach aufwärts, bei Bauchlage umgekehrt. Zum Teil ist dies durch die Formänderung des Zwerchfells bedingt (vgl. Abb. 152b).

Die Lage der Lappen ist wichtig für die Beziehungen zu den Nachbarorganen. So kann z. B. ein krankhafter Prozeß im rechten Leberlappen auf den Unter- oder Mittellappen, aber nicht auf den Oberlappen der rechten Lunge übergehen, während der linke Leberlappen, je nach seiner Größe und der der Lingula des Oberlappens der linken Lunge, in unmittelbarer Nähe auch des linken Oberlappens liegen kann, nicht nur des Unterlappens. — Der Chirurg benutzt die Fissurae interlobares um ohne Verletzung des Lungengewebes bis auf die Gefäße und Bronchi vordringen zu können. Die Spalten zerlegen das Lungengewebe wie Schneisen den Forst. Schädigungen können die Spalte nicht überspringen, es sei denn, sie wäre durch entzündliche Verklebungen überbrückt. Jeder Lappen hat seinen eigenen Ast des Bronchialbaumes (s. S. 177), der sich in ihm verzweigt (Abb. 106). Kein Bronchus zieht durch die Fissura interlobaris von einem Lappen zum anderen. Die Verschiebungen der Lappen gegeneinander werden durch diesen Bezug getrennter Bronchi erleichtert. Die Lappenbildung dient als Hilfseinrichtung für die elastische Verformbarkeit der Lungen. Der Brustraum wird bei der Atmung nicht einfach konzentrisch erweitert und verengert, seine Inspirationsform ist nicht eine einfache Vergrößerung der Exspirationsform. Die beiden Formen sind nicht geometrisch ähnlich, sondern unähnlich (vgl. Bd. I, Abb. S. 181—183, 198). Da die Lungen unter der Wirkung des atmosphärischen Luftdruckes den Formänderungen des Brustraumes folgen müssen, ist dementsprechend ihre In- und Exspirationsform unähnlich. Wären die Lungen nicht in Lappen unterteilt, sondern einheitlich, so könnten diese Formverschiedenheiten nur durch Verzerrung des Lungengewebes erreicht werden. Sie wird vermieden dadurch, daß sich die Lungenlappen gegeneinander verschieben können und ebenso, in der Lunge selbst, die Lungenläppchen. Zwischen ihnen finden sich Verschiebeschichten aus lockerem Bindegewebe gerade in denjenigen Teilen der Lungen, welche größeren, durch die Verschiebungen der Lappen nicht ausgleichbaren Formänderungen unterliegen. In dieser Weise ist der nach Richtung und Ausmaß unterschiedlichen Ausdehnung des Brustkorbes Rechnung getragen. Die Lage des Mittellappens deutet auf eine ähnliche Beziehung zum Herzen hin. In den seltenen Fällen, in denen die eine Lunge nicht zur Anlage gekommen und die andere Lunge so groß ist, daß sie auch die ihr gewöhnlich nicht zukommende Hälfte des Brustkorbes mit einnimmt, hat man keine Einteilung in Lappen gefunden.

Bei manchen Säugetieren kommen mehr Lappen vor als beim Menschen, wohl die meisten beim Stachelschwein, dessen Lunge in viele kleine Parzellen aufgeteilt ist. Beim menschlichen Embryo ist die epitheliale Lungenanlage (Abb. 103) von einem zunächst einheitlichen Mantel sehr lockeren Bindegewebes umgeben. Die zahlreichen Varietäten der Lappenbildung (z. B. rechts nur 2 oder links 3 Lappen) beim Menschen beruhen darauf, daß in diesem Mesenchymmantel andere Grenzen zwischen den Bronchialknospen entstehen als gewöhnlich.

Bei Tieren, bei welchen der Herzbeutel dem Zwerchfell nicht wie beim Menschen anliegt, schiebt sich ein *Lobus infracardiacus* der rechten Lunge zwischen beide Organe. Ihm entspricht ein besonderer, nach medial gewendeter ventraler Seitenbronchus; er findet sich in der menschlichen Lunge auch (*J*, Abb. 106), der Lappen selbst ist mit dem Unterlappen der rechten Lunge verschmolzen, und in seltenen Fällen an ihrer Facies diaphragmatica durch eine von der Fissura interlobaris zwischen Mittel- und Unterlappen ausgehende Spalte abgetrennt. Er umfaßt das in Abb. 105a helle dreieckige Gebiet zwischen dem Lig. pulmonale und der Fissura interlobaris zwischen Mittel- und Unterlappen, dazu einen anschließenden Teil der Facies diaphragmatica. — In anderen Fällen kann die Vena azygos in das Gewebe der rechten Lunge so weit vordringen, daß ein Lappen von ihr abgegrenzt wird, *Lobus azygos*. Er entsteht dadurch, daß in embryonaler Zeit die rechte Lungenspitze nicht wie gewöhnlich lateral von der Vena azygos vorwächst, sondern teils medial, teils lateral. Der mediale Teil erscheint dann als durch die Vena azygos abgeschnittener eigener Lappen.

Lungenpforte, Hilus. Der Hauptbronchus einer jeden Lunge (S. 162) gleicht strukturell in jeder Beziehung der Luftröhrenwand (Abb. 99). Die Hinterwand ist wie dort membranös, die Knorpelstützen haben die gleiche Hufeisenform. So bleibt alles unverändert bis zum Eintritt in die Lunge, der mit dem Abgang der ersten Äste zusammenfällt. Die *extra*pulmonale Strecke ist links ungefähr doppelt so lang wie rechts, weil die linke Lunge schmäler ist als die rechte (rechts 6—8 Knorpel, links 9—12). In dem gewonnenen Zwischenraum haben über und hinter dem linken Bronchus der Arcus aortae und die linke Art. pulmonalis Platz (Abb. 106). Die Speiseröhre daneben ist gegen den linken Bronchus hin nicht so ausdehnungsfähig wie sonst (mittlere Enge).

Von dem Abgang des ersten Bronchialastes ab liegt die ganze Verzweigung des Bronchialbaumes *intra*pulmonal. Die Lungenwurzel wird von der Umschlagsfalte der Pleura wie von einem Kragen umfaßt (Abb. 105). An dieser Stelle geht die Pleura parietalis, welche die Brustwand auskleidet, in die Pleura visceralis über, welche die Lunge selbst überzieht. Die Eintrittsstelle des Bronchus und der Gefäße, welche von der kragenförmigen Umschlagsfalte umgeben in das eigentliche Lungengewebe hineinführt, nennt man die *Lungenpforte, Hilus* s. *Porta pulmonis*. Nach dem Zwerchfell zu ist die Umschlagsfalte in eine von Gefäßen freie Duplikatur fortgesetzt, die mit freiem unteren Rande endigt, *Ligamentum pulmonale*. Es zieht von der Lunge zum Herzbeutel und reicht mit dem lateralen Ende seines freien Randes meist bis zum Zwerchfell. Faßt man die *ganze* Umschlagsfalte ins Auge, so steht die Lunge sehr breit mit dem Mittelfell in Verbindung wie durch ein Gekröse (daher auch die Bezeichnung *Mesopneumonium*); nur die Partie des Oberlappens oberhalb des Hilus, welche mit der Lungenspitze endet, ist frei gegen das Mittelfell und hat kein Gekröse.

Im Lungenhilus liegen in der Richtung *von vorn nach hinten* zu vorderst die Lungenvenen (je 2), dann folgt die Arterie und zu hinterst liegt der Bronchus (Abb. 105). In der Richtung *von oben nach unten* verhält sich der rechte Hilus gewöhnlich anders als der linke. Links liegt zu oberst die Arterie, dann folgt der Bronchus, zuletzt kommen die Venen. Rechts liegt zu oberst der Bronchus, dann kommt die Arterie und zu unterst liegen wieder die Venen. Der Unterschied beruht darauf, daß der Bronchus für den Oberlappen rechts oberhalb des Stammes der rechten Lungenarterie abzweigt („*eparterieller*" Bronchus). Die beiden zur Lungenspitze gehenden Bronchi, die mit dem gemeinsamen Namen *apikale* Bronchi bezeichnet werden, sind in der Regel dadurch voneinander verschieden, daß der rechte *dorsal* von der rechten Arteria pulmonalis liegt, der linke *ventral* von der Arterie seiner Lunge (Abb. 106). Nur wenn der rechte apikale Bronchus in der gewöhnlichen Weise höher vom rechten Hauptbronchus abzweigt als die Stelle, an welcher letzterer von der Arterie überquert ist, liegt er eparteriell. Geht er tiefer ab, so liegt er, wie alle übrigen Bronchi hyparteriell, aber doch dorsal von der Arterie. Nur selten liegt er ventral von ihr. Über den „trachealen Bronchus" s. S. 163.

Bronchialbaum. Der Bronchialbaum verästelt sich in der Lunge mit den Gefäßen. Im folgt genau die Arteria pulmonalis, welche das venöse Blut vom Herzen der Lunge zuführt (Abb. 106). Die Venae pulmonales, welche das in der Lunge regenerierte Blut zum Herzen zurückführen, liegen in der Pforte und in deren Nähe ebenfalls in nächster Nähe der größeren Bronchi. Aber die feineren Äste liegen weiter entfernt von den kleineren Bronchi und von deren Begleitern (Abb. 109). Beim Lebenden kann man im Röntgenbild die sog. „Hiluszeichnung" sehen, d. h. im wesentlichen Blutgefäßschatten, die wir nach dem Gesagten als Ausdruck für die Lage der Bronchi nehmen können, wenn wir letztere auch im Röntgenbild für gewöhnlich nicht sehen. Die Seitenansicht des lebenden Brustkorbes zeigt, daß der Bronchialbaum schräg nach hinten gerichtet ist; er nimmt also die größtmögliche Ebene in der Lunge ein, indem seine Spitze auf den untersten, der letzten Rippe entsprechenden Rand der Lunge gerichtet ist.

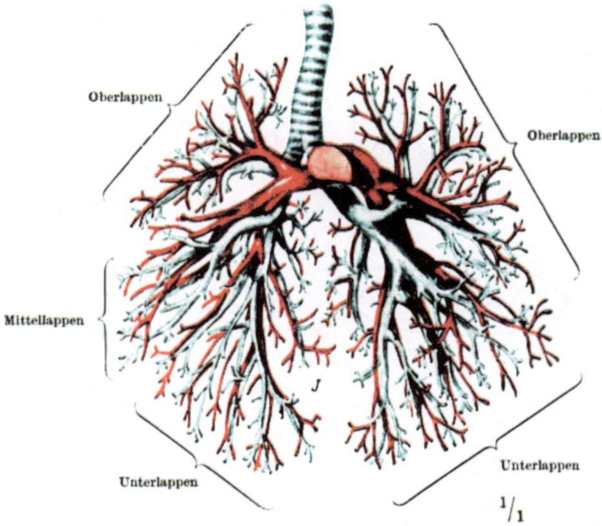

Abb. 106. Bronchialbaum und Arteria pulmonalis. Von vorn. Lunge eines Neugeborenen. Korrosionspräparat. *J* Bronchus infracardiacus. (Aus NARATH, Der Bronchialbaum, Stuttgart 1901, Tafel VII.)

Bei den Vierfüßlern mit ihrem schmalen, von vorn nach hinten tiefen Brustkorb (Bd. I, Abb. S. 274) liegt das Geäst der größeren Bronchi wie beim Spalierbaum in einer Ebene. Die Äste, welche auf den vorderen Rand der Lunge hin verlaufen, heißen Rami *ventrales*, die nach dem hinteren Rand der Lunge hinstrebenden heißen Rami *dorsales*. Nur die feineren Unteräste treten wie bei einem verwahrlosten Spalier aus der Ebene heraus, und zwar nach der Innen- und Außenfläche der Lunge hin, so daß alle Teile Luft zugeführt erhalten. Die Rami ventrales und dorsales entspringen nacheinander von einem gemeinsamen Stamm, der als Fortsetzung des Hauptbronchus bis in den Unterlappen zieht, *Stammbronchus*. Beim Menschen ist die Verzweigung des Unterlappenbronchus so unregelmäßig, daß man von einem „Stamm"bronchus höchstens bis zum Anfang des Unterlappenbronchus reden kann (Abb. 107, 108). Auch der Verlauf der Rami ventrales und dorsales ist nicht so einheitlich und übersichtlich wie bei den meisten Säugetieren. Vor allem verlaufen die Ri. ventrales nicht rein ventral, sondern zugleich nach lateral. Man nennt sie deshalb *Rami ventrolaterales*. Die Ursache dieser Umlagerung hängt mit der aufrechten Stellung des Menschen und mit der Abplattung des Brustkorbs zusammen (Bd. I, S. 193). Die Arteria pulmonalis läuft zwischen den Abgangsstellen der Rami dorsales und Rami ventrales s. ventrolaterales (Abb. 106).

Bronchi lobares, Bronchi segmentales. Jeder Lappen der Lunge bekommt einen eigenen Bronchus, der sich in ihm verzweigt. Der linke Hauptbronchus teilt sich also in den Bronchus für den Ober- und Unterlappen, *Bronchus lobaris superior* et *inferior*. In der rechten Lunge kommt noch der Mittellappenbronchus hinzu, *Bronchus lobaris medius*. Jeder Bronchus lobaris gibt Bronchi dorsales und ventrales bzw. ventrolaterales ab. Trotz der großen individuellen Variabilität hat man auf Grund der Untersuchung einer großen Zahl von Lungen ein Schema der Verzweigung aufgestellt, um für praktisch-klinische Zwecke eine leichte Verständigungsmöglichkeit zu haben. Danach beschreibt man, ohne Rücksicht

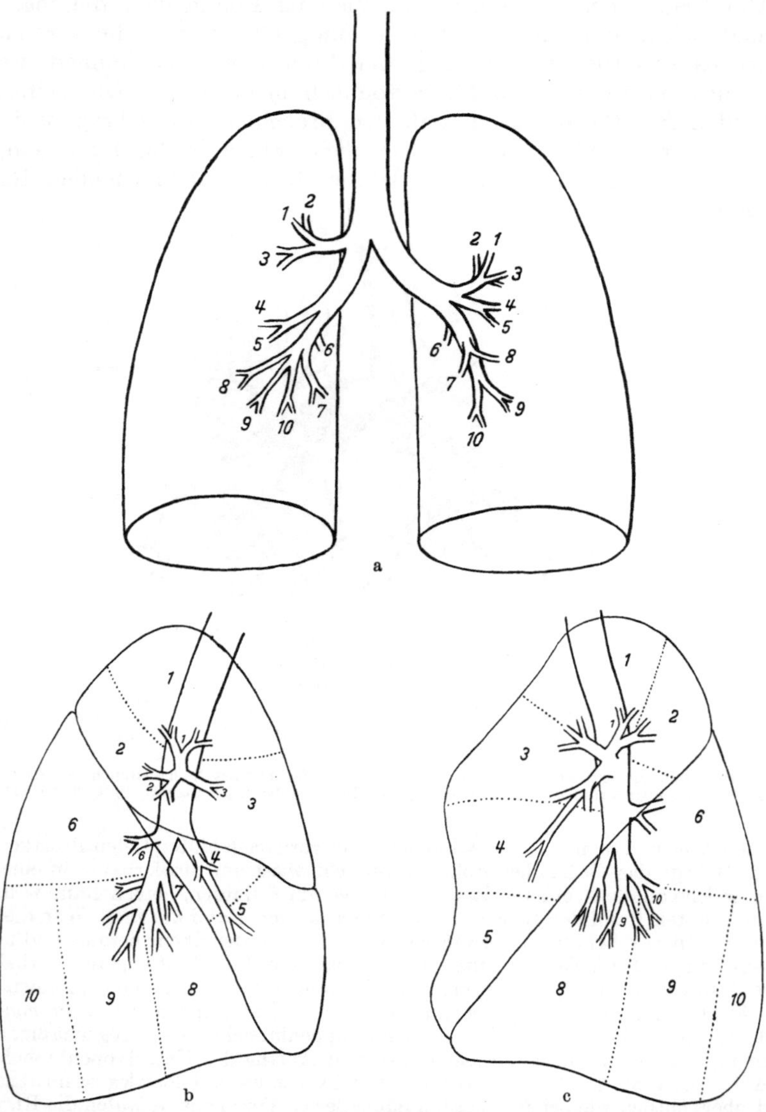

Abb. 107a—c. Schema der segmentalen Bronchi und der zugehörigen Lungensegmente. a Schema des Bronchialbaumes von vorn, b rechte Lunge von der Seite, c linke Lunge von der Seite, mit Einzeichnung der Segmente und ihrer Nummern. (Aus H. v. HAYEK, Die menschliche Lunge, 1952, Abb. 45.)

auf die morphologische Wertigkeit, in jeder Lunge 10 „segmentale“ *Bronchi* (Abb. 107, 122), die man mit 1—10 beziffert, gewöhnlich unter Vorsetzen eines B (Bronchus) als B1, B2 usw. In der linken Lunge gehören B1—B5 zum Oberlappen, B6—B10 zum Unterlappen, in der rechten Lunge B1—B3 zum Oberlappen, B4 und B5 zum Mittellappen, B6—B10 zum Unterlappen. B7 ist der Bronchus des Lobus infracardiacus (S. 176, Abb. 106). Jeder dieser 10 Bronchi verzweigt sich weiter in individuell sehr verschiedener Art, und versorgt mit diesen Zweigen ein kegel- oder pyramidenförmiges Gebiet, dessen Basis an der Oberfläche der Lunge gelegen und dessen Spitze hiluswärts gerichtet ist (Abb. 108). Diese Gebiete, die je einem der 10 Bronchi zugehören, werden als *Lungensegmente* bezeichnet, und zwar als *bronchiale Segmente*, um Verwechslungen mit nervösen Lungensegmenten zu vermeiden, die man irrtümlich geglaubt hat annehmen zu dürfen. Jede Lunge wird also in 10 Segmente eingeteilt, entsprechend den 10 segmentalen Bronchi (Abb. 107).

In der linken Lunge fehlt oft der Bronchus 7 und das Segment 7, das Gegenstück zu Bronchus und Lobus infracardiacus rechts. Was in Abb. 106 in der linken Lunge wie ein Bronchus infracardiacus (*J*) aussieht, ist B 6, nicht B 7.

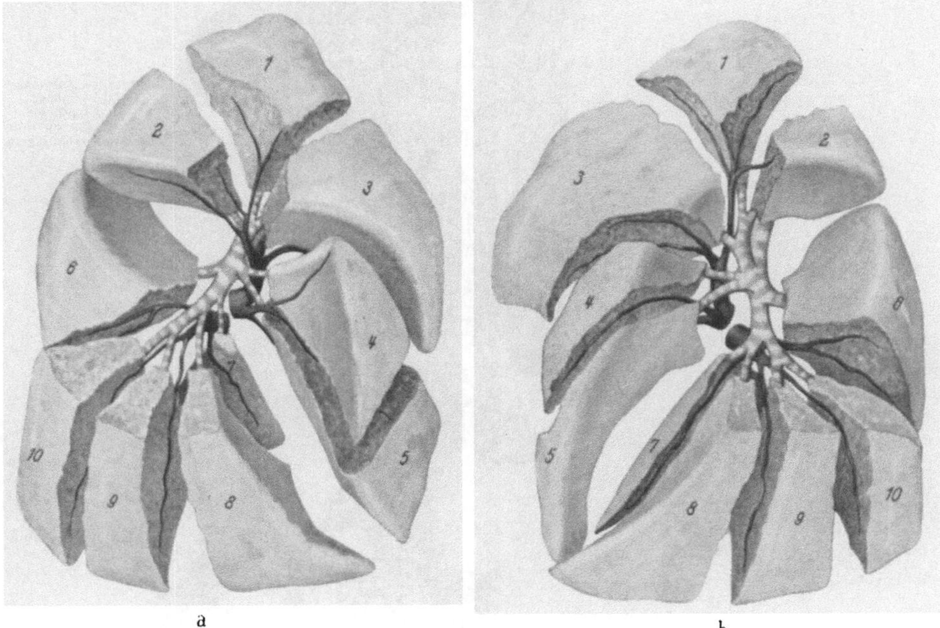

Abb. 108 a u. b. Lungensegmente, rechte (a) und linke Lunge (b) von der Seite gesehen wie Abb. 107 b u. c. Natürliche Oberflächen glatt, Schnittflächen rauh. Interlobäre und intersegmentale Venen schwarz, sie vereinigen sich zur Vena pulmonalis superior und inferior. (Nach ROUVIÈRE, Anatomie humaine, 7. edit. par G. Cordier, Tome II, Paris 1954.)

Der Bronchialbaum ist verästelt wie ein Baum, jeder Ast teilt sich selbständig weiter bis in die letzten Ästchen, ohne daß irgendwo und irgendwann zwei von ihnen miteinander in Verbindung träten. Meist teilt sich jeder Ast in 2 Zweige (dichotomische Teilung), vielfach aber auch in 3, mitunter, besonders im Oberlappen in 4 oder 5.

Bau der Bronchi. Nach ihrem Bau lassen sich die Äste des Bronchialbaumes, die Bronchi, in 2 große Gruppen teilen: die knorpeltragenden Bronchi und die feinen knorpelfreien Bronchioli. Die Bronchi zeigen bei fortschreitender Verzweigung Besonderheiten des Wandbaues, die 3 Arten von ihnen unterscheiden lassen, Bronchi 1., 2. und 3. Ordnung. Bronchi 1. Ordnung sind die beiden Hauptbronchi, die noch den gleichen Bau aufweisen wie die Trachea. Ihre Äste, Ober-, Unter- und Mittellappenbronchus und deren nächste Verzweigungen, die „segmentalen" Bronchi, bilden die Bronchi 2. Ordnung. Aus ihnen gehen nach bis zu 12 Teilungen die Bronchi 3. Ordnung hervor, die durch ein eigenartiges Venennetz in ihrer Wand ausgezeichnet sind (Abb. 109). Sie haben einen Durchmesser von durchschnittlich 1 mm. Auf die Bronchi 3. Ordnung folgen die Bronchioli, die keine Knorpel und keine Drüsen mehr in ihrer Wand aufweisen. Ihr Durchmesser ist etwa 0,3 mm. Sie teilen sich schließlich 3—4mal in jeweils

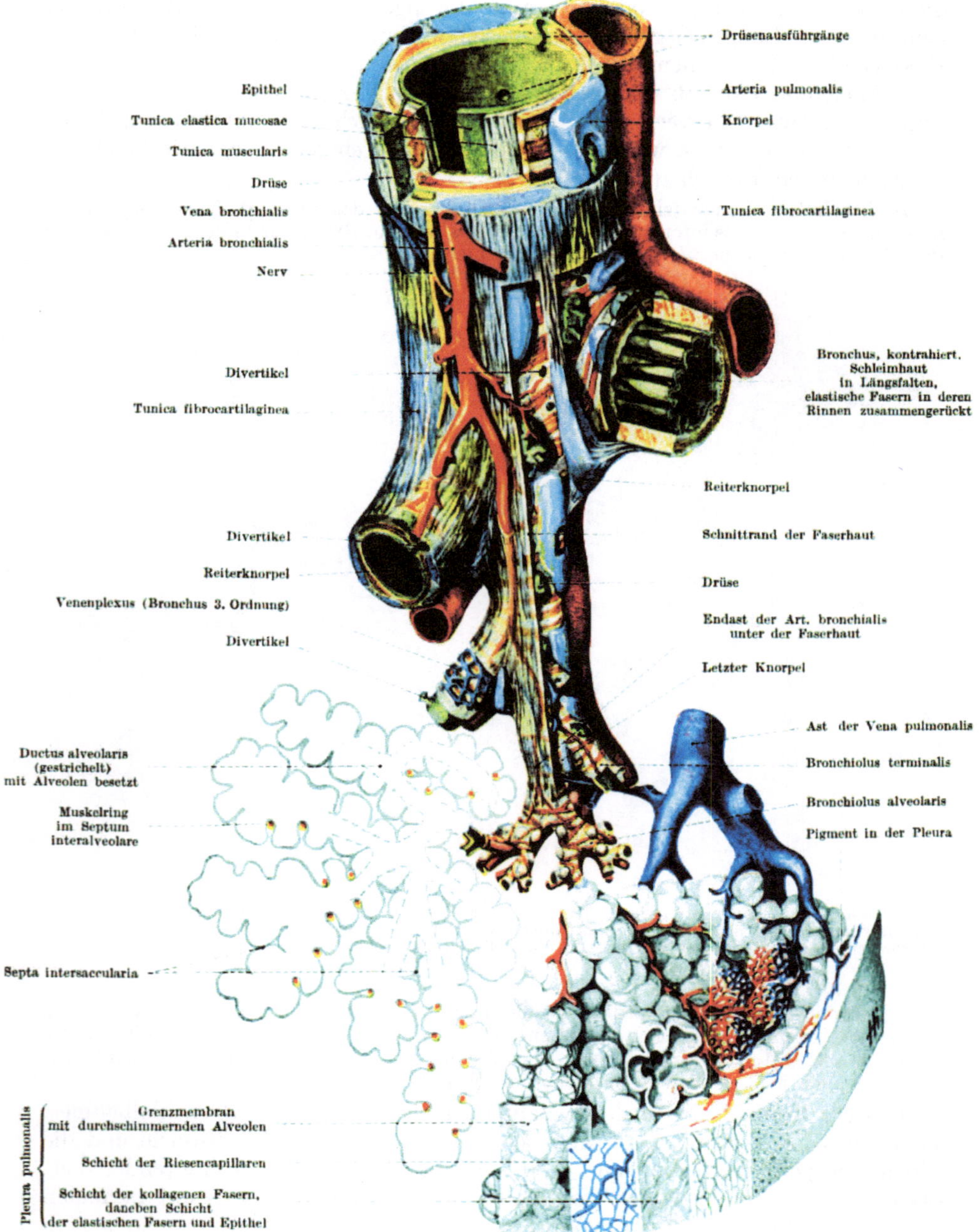

Abb. 109. Schema des Arbor bronchialis und alveolaris. Bronchus 2. Ordnung mit seinen Verzweigungen. Unter Benutzung des Bildes von A. VIERLING in den früheren Auflagen gezeichnet von R. HIPPELI. Größenverhältnisse nicht der Natur entsprechend. An einigen der plastisch dargestellten Alveolen das Capillarnetz dargestellt, an einigen anderen das Netz elastischer Fasern. Schleimhaut und Drüsen grün, Knorpel hellblau, Muskulatur orange, elastische Fasern dunkelgrau, Arteria pulmonalis carmin, A. bronchialis zinnoberrot, Venen dunkelblau. Links die an einen Bronchiolus alveolaris 3. Ordnung angeschlossenen Sacculi alveolares im schematischen Längsschnitt. Über die wirkliche Form der Alveolen s. S. 187.

2 Äste, die schon Alveolen tragen und den Beginn des Arbor alveolaris darstellen, der atmenden Komponente des Bronchialbaumes. Die letzten Bronchioli

bilden also das Ende des nur zuleitenden Arbor bronchialis, der konduktorischen Komponente, und heißen deshalb Bronchioli terminales (Abb. 109). Sie teilen sich in die (alveolentragenden) Bronchioli alveolares.

Über den *Wandbau* der Bronchi 1. Ordnung, der Hauptbronchi, ist bereits S. 163 berichtet. Die Wand der *Bronchi 2. Ordnung* weist 3 Schichten auf, Schleimhaut, Muskelhaut und Faserhaut. Die *Schleimhaut*, Tunica mucosa, im Lebenden faltenlos, glatt, trägt das gleiche Flimmerepithel wie Trachea und Hauptbronchi. Die unter ihm liegende Schicht lockeren Bindegewebes, die Tunica propria mucosae, ist eine Verschiebeschicht, die es ermöglicht, daß sich bei Kontraktion der Muskulatur das Epithel und überhaupt die ganze Schleimhaut in Längsfalten legt, wie es im toten Präparat infolge der postmortalen Verkürzung der Muskulatur fast stets gefunden wird, aber auch im lebendigen Geschehen vorübergehend eintreten kann. Die Schleimhaut wird nach außen begrenzt durch eine geschlossene Schicht längsgerichteter elastischer Fasern, die Tunica elastica mucosae. Bei der Faltung der Schleimhaut rücken die Fasern zu einzelnen Bündeln zusammen, die sich in der Tunica propria in die Falten des Epithels hineinschieben (Abb. 109). Ihrer Spannung in der Längsrichtung zufolge legt sich die Schleimhaut in reine Längsfalten. — An die Schleimhaut sind *Drüsen* angeschlossen, ungefähr je eine auf 1 mm^2. Es sind gemischte sero-muköse Drüsen, in denen seröse und muköse Anteile etwa gleich stark entwickelt sind. Die länglichen Drüsenkörper liegen außerhalb der Muskelschicht, oft auch zwischen den Knorpeln der Faserschicht. Der Ausführgang durchsetzt schräg die Muskelschicht und trägt meist Flimmerepithel. Oft ist er vor der Ausmündung ampullenartig erweitert und von einer Anhäufung von Lymphocyten umgeben. Die Drüsen reichen am Bronchialbaum so weit wie die Knorpel, also bis zu den Bronchi 3. Ordnung, die Bronchioli sind drüsenfrei. — Außer den Drüsen finden sich in den Bronchi 2. und 3. Ordnung und auch in den Bronchioli kleine Ausstülpungen des Epithels, *Divertikel*, die die Muskelhaut durchsetzen. Sie haben entweder Handschuhfingerform (Abb. 109, 112) oder sind am Ende kugelig oder eiförmig erweitert. Oft sind sie von einer Kappe von Lymphocyten umgeben, die auch stellenweise in das Epithel eingewandert sein können wie in den Krypten einer Tonsille.

Die *Muskelhaut*, Tunica muscularis, wird von Bündeln glatter Muskulatur gebildet, die in einfacher Lage vorwiegend ringförmig verlaufen. Sie sind von einem Netz elastischer Fasern umsponnen und reicher mit elastischen Fasern versehen, als es sonst bei glatter Muskulatur gefunden wird, z. B. im Darm.

Die *Faserhaut* enthält ein dichtes Netz längsgerichteter elastischer Fasern, in welches Knorpelplatten eingefügt sind, weshalb sie als *Tunica fibrocartilaginea* bezeichnet wird. Die Fasern ziehen teils innen und außen über die Knorpel hinweg, teils heften sie sich am Perichondrium fest und dringen auch in die Knorpel selber ein. Die von Knorpel zu Knorpel ziehenden Fasern sind dicker als die übrigen. Allenthalben strahlen von diesem Mantel elastischer Fasern feine Fäserchen sehr schräg alveolenwärts gerichtet in das elastische Netz der Muskulatur und in die Elastica mucosae ein. In die Wand der Bronchi sind also 2 elastische Cylinder mit ausgesprochener Längsrichtung der Fasern eingezogen: ein innerer, die Elastica mucosae, und ein äußerer die Fibrocartilaginea. Der äußere Cylinder steht mit dem inneren durch sehr schräg, man kann fast sagen ebenfalls längs verlaufende Fasern, in Verbindung. — Die Knorpel der Bronchi 2. Ordnung haben nicht mehr die Hufeisenform derer der Hauptbronchi und der Trachea. Vielmehr sind es größere gebogene Platten von sehr verschiedener, oft geradezu abenteuerlicher Form mit unregelmäßigen

Fortsätzen und Einschnitten (Abb. 110). So wenigstens in den größeren Bronchi 2. Ordnung. In den weiteren Verzweigungen wird ihre Gestalt zunehmend einfacher bis zu elliptischen Platten. Außerdem nimmt ihre Zahl ab, die Zwischenräume zwischen ihnen werden größer, Strecken von mehreren Zentimetern können ganz knorpelfrei sein. In den Teilungswinkeln sitzen Knorpel besonderer Form, die „Reiterknorpel", schmale meist 4eckige Plättchen mit 2 Hörnern, zwischen denen der Teilungssporn des Bronchus wie auf einem Türkensattel sitzt. Von den Hörnern gehen besonders starke elastische Fasern zu den nächsten Knorpeln, an die Platte heftet sich die Fibrocartilaginea der Teiläste an (Abb. 109).

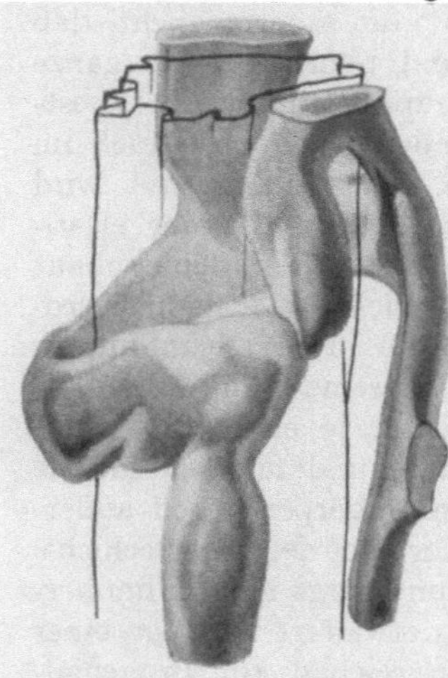

Abb.110. Bronchialknorpel, Mensch. Die verzweigte Knorpelspange der Abb. 109 isoliert. (Eigene graphische Rekonstruktion.) Die dunkleren Partien sind hyaliner Knorpel, die helleren elastischer Knorpel. Oben und unten ist der Knorpel künstlich abgeschnitten. Die gefältelte Konturlinie entspricht dem Innenrand der Schleimhaut.

Die *Bronchi 3. Ordnung*, die „kleinen" Bronchi, weisen im Prinzip den gleichen Wandbau auf wie die 2. Ordnung. Die Drüsen sind spärlicher und kleiner, ebenso die Knorpel. Die Muskelbündel verlaufen nicht mehr zirkulär, sondern wie schon in den kleineren Bronchi 2. Ordnung schräg, sich überkreuzend, „scherengitterartig". Diese Anordnung hat zur Folge, daß das Lumen viel stärker verengert werden kann als durch reine Ringmuskulatur. Das Besondere der Bronchi 3. Ordnung ist ein mächtiges *Venennetz* zwischen Muscularis und Fibrocartilaginea (Abb. 109). Es wird von besonderen Sperrarterien unmittelbar durch arterio-venöse Anastomosen gespeist (s. S. 194), erhält Zuflüsse auch aus den Capillarnetzen der benachbarten Alveolen und entleert sich in Äste der Vena pulmonalis. Seine Bedeutung ist zum Teil darin zu suchen, daß das Lumen des Bronchus durch Kontraktion der Muskulatur ganz oder fast ganz verschlossen werden kann, trotz der relativen Steifheit der Fibrocartilaginea. In dem Maße wie sich die Muskulatur bei ihrer Verkürzung und der Schnürung der Schleimhaut von der Fibrocartilaginea abhebt, strömt Blut in das Venengeflecht ein und füllt den entstehenden Raum aus. Über eine andere Bedeutung des Venengeflechtes s. S. 205.

Bronchioli. Mit den Bronchi 3. Ordnung finden die Drüsen und Knorpel ihr Ende, zugleich auch die Blutversorgung durch die A. bronchialis. Die nun folgenden Bronchioli sind drüsen- und knorpelfrei, nur Divertikel bleiben (Abb. 112). Sie werden schon von der A. pulmonalis aus versorgt. Der letzte Knorpel ist der Reiterknorpel in der Teilung des letzten Bronchus 3. Ordnung in 2 Bronchioli. Auch sonst vereinfacht sich der Bau. Das Epithel wird allmählich 1—2schichtig, die Flimmerzellen kubisch, Becherzellen werden seltener, fehlen schließlich ganz (Abb. 112). Die elastischen Fasern der Fibroelastica gehen größtenteils zwischen den Muskelbündeln hindurch in die Elastica mucosae über, so daß nur noch *ein* elastischer Cylinder in der Wand besteht. Ein anderer Teil strahlt in die Wände der umgebenden Alveolen aus. Auch dem elastischen Netzwerk zwischen den Muskelbündeln ziehen Fasern zu. Alle diese ausstrahlenden Fasern laufen sehr schräg, die ursprüngliche Längsrichtung fast unverändert fortsetzend. Die Elastica mucosae erstreckt sich über die weiteren Verzweigungen der Bronchioli bis zu den Alveolen. Der ganze Bronchialbaum enthält also ein mächtiges Längssystem elastischer Fasern, in den Bronchi in 2 Cylindern, in den Bronchioli in einem angeordnet, das mit den elastischen

Elementen der Trachea einerseits, der Alveolen andererseits in ununterbrochenem Zusammenhang steht. Jede inspiratorische Vergrößerung der Lunge spannt dieses System, so daß mit dem Nachlassen der thoraxerweiternden Wirkung der Inspirationsmuskeln die exspiratorische Verkleinerung der Lunge zum größten Teile durch die elastischen Elemente bewirkt wird. Da diese sich wie Gummi verhalten und keinen Stoffwechsel haben, bedeutet dies eine erhebliche Energieersparnis.

Zu dem elastischen Längssystem kommt ein im wesentlichen zirkulär angeordnetes, freilich viel schwächeres: das elastische Netzwerk der Muskelbündel. Es wird durch die inspiratorische Erweiterung der Bronchi (S. 166, 203) gespannt und führt bei der Exspiration die Bronchi zu ihrer vorigen Weite zurück. In gleichem Sinne wirkt auch die Muskulatur kraft ihrer Elastizität. Alle diese elastischen Apparate sind in der exspiratorischen Ruhelage in einer gewissen Spannung, die durch den negativen Druck im Thorax bedingt ist. Bei Aufhebung dieses Druckes durch Eröffnung der Brusthöhle, durch Zwerchfellähmung oder durch Pneumothorax fällt deshalb die Lunge zusammen.

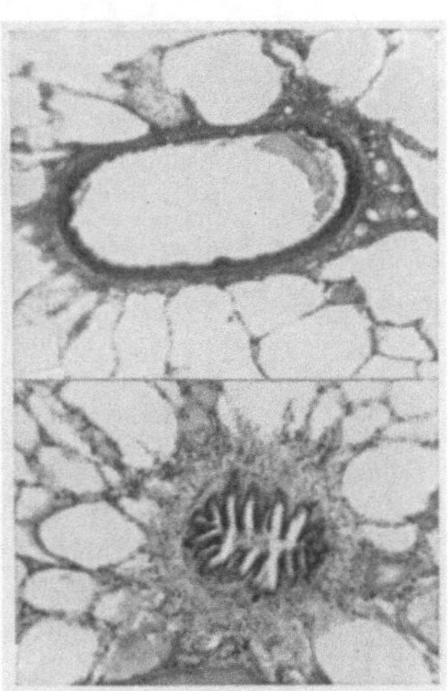

Abb. 111. Zwei Bronchioli aus einer in situ fixierten Lunge, der obere bei erschlaffter, der untere bei kontrahierter Muskulatur. Vergr. 40:1. (Aus v. HAYEK, Ergebnisse der Anatomie, Bd. 34, 1952, Abb. 29.)

Die Muskelbündel der Bronchioli verlaufen größtenteils, sich überkreuzend, in Winkeln von etwa 45° zur Längsachse. Dadurch sind sie in der Lage, gegebenenfalls das Lumen bis zum völligen Verschluß zu verengern (Abb. 111). Die Bronchioli terminales behalten noch die gleiche Muskulatur und die Elastica mucosae. Im Epithel finden sich zwischen den kubischen Flimmerzellen vereinzelt flimmerlose.

Peribronchiales Gewebe. Die Bronchi sind von einer Tunica adventitia umhüllt, dem „peribronchialen Gewebe“, das mit der Adventitia des begleitenden Astes der Arteria pulmonalis zusammenhängt (Abb. 112, 116). Im Bereiche der Bronchioli alveolares geht es in das feine Bindegewebsgerüst der Alveolarsepten über. In dem peribronchialen Gewebe verlaufen die Arteriae und Venae bronchiales, Lymphgefäße, Nerven, in ihm liegt also auch der Venenplexus der Bronchi 3. Ordnung, an größeren Bronchi die Lymphknoten. Seine locker gefügten Bindegewebsfasern machen es zu einem Verschiebegewebe, welches respiratorische Verschiebungen des umgebenden Parenchyms gegen den Bronchialbaum ermöglicht, auch Vorbedingung für die respiratorischen Weiten- und Winkeländerung der Bronchi ist. Es enthält außer Fibrocyten und Histiocyten Lymphocyten in großer Zahl, Fettzellen und Kohlepartikel. Das Fettgewebe, besonders in den Teilungswinkeln der Bronchi, spielt offenbar eine besondere, noch nicht ganz geklärte Rolle. Es enthält sehr viele Histiocyten, besonders auch staubbeladene, und Lymphocyten, und weist alle Übergänge auf von dem mikroskopischen Bilde einfachen Fettgewebes über Ansammlungen von Lymphocyten und histiocytären Staubzellen zwischen den Fettzellen bis zu echten anthrakotischen Lymphknoten. Wahrscheinlich kann durch Vermittlung des Fettgewebes im peribronchialen Gewebe die Neubildung von Lymphknoten auch noch beim Erwachsenen erfolgen wie regelmäßig beim Säugling und jungen Kinde (vgl. „Milchflecken“). Über das peribronchiale Gewebe als Teil des „interstitiellen Gewebes“ der Lunge s. S. 203.

Bronchioli terminales und alveolares. Aus mehreren Teilungen der Bronchioli gehen schließlich die letzten rein zuleitenden Äste, die Enden des Arbor bronchialis hervor, die *Bronchioli terminales*. Sie teilen sich jeder in *2 Bronchioli alveolares* (die Bezeichnung Bronchioli „respiratorii" sollte wegen der mehrdeutigen Verwendung des Ausdruckes „respiratorisch" vermieden werden, vgl. S. 169). Diese sind dadurch ausgezeichnet, daß sie Alveolen tragen, kleine etwa kugelförmige Ausbuchtungen der Wand (Abb. 109, 116). Die Austrittsöffnung aus der Wand des Bronchiolus ist etwas verengt und enthält einen Muskelring. Die Alveolen besetzen meist die ganze Wand des Bronchiolus mit Ausnahme eines schmalen Streifens, der dem Ast der A. pulmonalis zugewendet ist (Abb. 113). Die Bronchioli alveolares teilen sich ganz kurz hintereinander nochmals, so daß Bronchioli alveolares 1., 2. und 3. Ordnung entstehen. Sie unterscheiden sich durch ihren Epithelbelag: der Bronchiolus alveolaris 1. Ordnung trägt noch das gleiche Epithel wie der Bronchiolus terminalis, höchstens ist die Zahl der kubischen und der flimmerlosen Zellen etwas größer, Becherzellen fehlen. Die ihm ansitzenden Alveolen haben ganz oder teilweise das gleiche Epithel. In den Bronchioli alveolares 2. Ordnung ist dieses Epithel nur noch an durchschnittlich der Hälfte des Umfanges zu finden, unter dem alveolenfreien Streifen für die Lungenarterie, an denen 3. Ordnung nur noch an einem Viertel des Umfanges, also etwa in der Breite des alveolenfreien Streifens (Abb. 113). Die übrige Schleimhaut trägt Alveolarepithel wie auch die ansitzenden Alveolen. Der Teilungssporn in der Teilung des Bronchiolus alveolaris 1. Ordnung in 2 Bronchioli alveolares 2. Ordnung ist von Bronchialepithel bekleidet, der in der folgenden Teilung von Alveolarepithel. Von einem Bronchiolus alveolaris 3. Ordnung zum anderen steht also das Alveolarepithel über den Teilungssporn in der Teilung des Bronchiolus alveolaris 2. Ordnung hinweg in ununterbrochenem Zusammenhang. Aus dem Bronchiolus alveolaris 3. Ordnung gehen die eigentlich atmenden Teile hervor, die Alveolarsäckchen *(Sacculi alveolares)*.

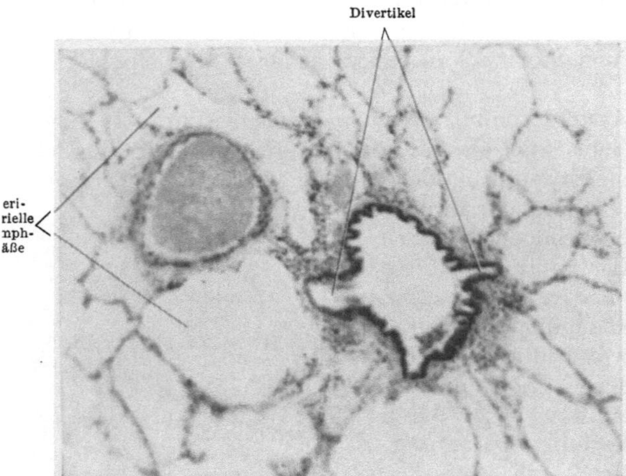

Abb. 112. Bronchiolus terminalis mit Ast der A. pulmonalis. (Aus v. HAYEK, Ergebnisse der Anatomie, Bd. 34, 2. Aufl., 1952, Abb. 30.)

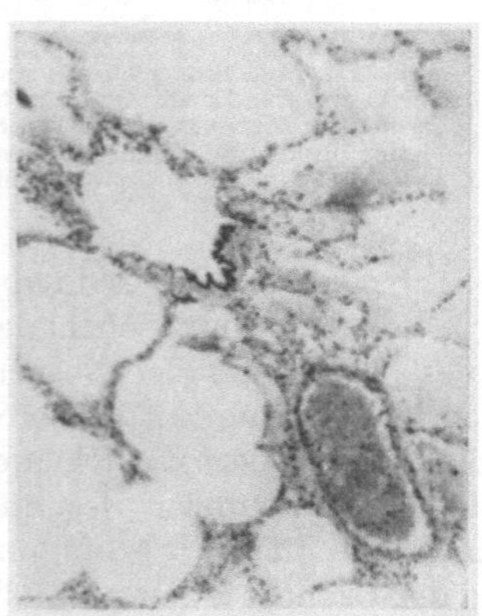

Abb. 113. Bronchiolus alveolaris 3. Ordnung (dessen Alveolen nicht entfaltet) und Ast der A. pulmonalis. Cylinderepithel schwarz. Gleiche Vergrößerung wie Abb. 112. (Aus v. HAYEK, Ergebn. d. Anat., Bd. 34, 2. Aufl., 1952, Abb. 35a.)

Acinus. Den Bronchiolus terminalis mit allen aus ihm hervorgehenden Verzweigungen, also die Bronchioli alveolares 1.—3. Ordnung mit ihren Sacculi alveolares hat man unter der Bezeichnung *Acinus* zusammengefaßt (Abb. 114). Die Sacculi alveolares benachbarter Acini legen sich wie die Sacculi des gleichen

Acinus unmittelbar aneinander, ohne interstitielles Bindegewebe. Bindegewebige „interacinäre Septen", die die Acini gegeneinander begrenzen würden, gibt es in der menschlichen Lunge nicht.

Der Begriff „Acinus" wird leider in sehr verschiedenem Sinne gebraucht, indem sehr verschiedene Einheiten des Lungengewebes darunter verstanden werden, z. B. ein Bronchiolus alveolaris 3. Ordnung mit den aus ihm hervorgehenden Sacculi alveolares. Ich habe hier die Bezeichnungsweise von BRAUS in den vorherigen Auflagen dieses Buches beibehalten, obwohl ich es vorziehen würde, den Begriff rein auf den alveolentragenden Abschnitt, die alveoläre Komponente, zu beschränken, also nicht auf den Bronchiolus terminalis mit seinen Verzweigungen, sondern den Bronchiolus alveolaris 1. Ordnung. Die Abb. 114 würde danach 2 „kleine" Acini darstellen. — Im Hinblick auf pathologisches Geschehen ist neuerdings unter dem Begriff *Racemus* derjenige Teil des Arbor alveolaris zusammengefaßt worden, welcher Alveolarepithel in kontinuierlichem Zusammenhang enthält, was bei den beiden Bronchioli alveolares 3. Ordnung der Fall ist, die aus einem 2. Ordnung hervorgehen

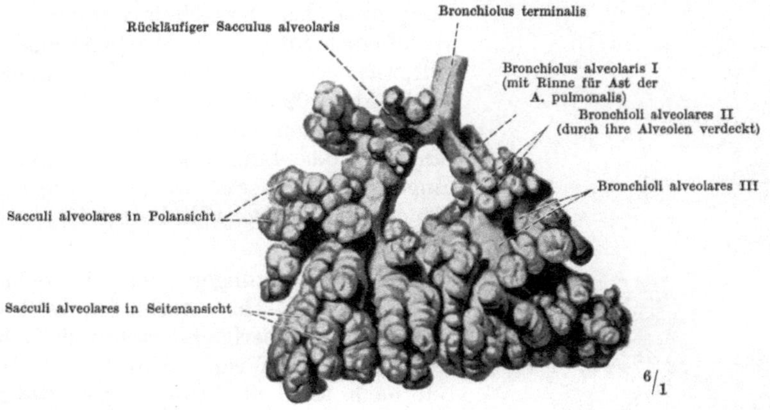

Abb. 114. Bronchiolus terminalis mit seinen Verzweigungen, Arbor alveolaris, von der Lungenoberfläche. Ausguß der getrockneten Lunge mit WOODschem Metall. Originalpräparat von LOESCHCKE. (Beitr. path. Anat. 1921.)

(s. oben). Unter Racemus wird demnach der Bronchiolus alveolaris 2. Ordnung mit seinen Verzweigungen verstanden.

Lobulus. Eine Anzahl Acini setzen ein Läppchen, einen *Lobulus* zusammen. Je nach Zahl und Größe dieser Acini sind die Lobuli sehr verschieden groß. An den scharfen Lungenrändern, deren Zähnelung sie bedingen, sind sie am kleinsten (etwa $^1/_2$—1 cm Seitenlänge an der in situ fixierten Lunge), an der übrigen Lungenoberfläche werden sie nach deren dorsalen Abschnitten hin zunehmend größer (bis etwa 5 cm Seitenlänge, Abb. 115). Sie sind nur unvollständig durch *Septa interlobularia* voneinander getrennt, die von der Lungenoberfläche mehr oder weniger tief eindringen. Nur an der Lungenspitze sind die dort ziemlich großen Läppchen (2—3 cm Seitenlänge) mitunter vollständig voneinander durch Septen geschieden, die bis auf die großen Bronchi reichen. Die Septen bestehen aus lockerem Bindegewebe mit vorwiegend querer Faserrichtung und wirken als Verschiebeschichten. Sie enthalten die größeren Lymphgefäße und in ihrem freien Rande eine Sammelvene, die zum Hilus führt. Von dem Lungengewebe sind sie durch die Läppchengrenzmembran getrennt (s. S. 190).

Die hilusnahen Teile der Lungen zeigen keinerlei Läppchengliederung, auch die dorsalen Teile der oberen und unteren Fläche des Mittellappens und die entsprechenden Flächen des rechten Ober- und Unterlappens nicht (Abb. 115). Das sind diejenigen Teile, die von der unähnlichen Verformung bei der Atmung (S. 201) nicht betroffen werden, so wie andererseits die am meisten verformten Teile die kleinsten Läppchen aufweisen. Aus Größe und Anordnung der Läppchen darf man schließen, daß sie der leichteren Verformbarkeit dienen, auch die Möglichkeit bieten, daß einzelne Teile der Lungen, etwa durch Kontraktion eines kleinen Bronchus, weniger an der Atmung teilnehmen als die Nachbarteile, ohne daß deren in- und exspiratorische Bewegungen durch dieses Zurückbleiben behindert würden.

Arbor alveolaris, Sacculi und Ductus alveolares. Wie wir sahen, teilt sich jeder Bronchiolus terminalis in 2 Bronchioli alveolares 1. Ordnung und jeder von diesen in der Regel wieder in Bronchioli alveolares 2. und 3. Ordnung. Sie nehmen dank ihrer Alveolen und ihrem Epithel schon an der Atmungsfunktion teil. Mit ihren weiteren Verzweigungen bilden sie den *Arbor alveolaris*. Jeder Bronchiolus alveolaris setzt sich schließlich in zwei *Sacculi alveolares* fort, die sich alsbald mehr oder weniger reich verzweigen (Abb. 109, links unten, gestrichelt). Sie sind ganz und gar mit den Ausbuchtungen ihrer Wand besetzt, die als *Alveoli*, Lungenbläschen, bezeichnet werden, ja ihre Wand erscheint ganz in Alveolen umgewandelt, was besonders am Querschnitt deutlich wird (Abb. 109, rechts unten, 117e). Die blind endenden Sacculi bilden in ihrer Gesamtheit das Lungenparenchym und bedingen auf dem Schnitt durch die Lunge das charakteristische Bild eines feinporigen Schwammes.

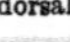

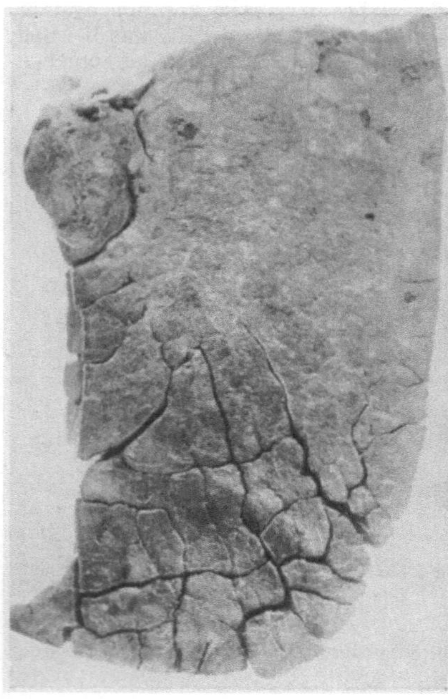

ventral

Abb. 115. Läppchengliederung der Unterfläche des Mittellappens. Pleura pulmonalis abpräpariert und Bindegewebe der Septa interlobularia entfernt. (Aus v. HAYEK, Die menschliche Lunge. Berlin: Springer 1952.)

Die Verzweigungen eines Bronchiolus alveolaris sind sehr verschieden zahlreich. An der Lungenoberfläche erfolgen sie fächer-, richtiger strauchförmig (Abb. 114), im Inneren nach allen Richtungen des Raumes. Daher liegen auch die Sacculi in allen Richtungen des Raumes, und die zu benachbarten Bronchioli alveolares gehörigen Sacculi schieben sich ineinander und verschränken sich miteinander.

Der *Ductus alveolaris* wird beschrieben als das centrale Lumen des Sacculus, um welches außen herum die Alveolen angeordnet sind (Abb. 109 links, gestrichelt, 117d), deren Eingang durch einen Ring aus elastischen Fasern verstärkt ist („Eingangsring" der Alveolen). Obwohl sich diese Beschreibung bei Betrachtung eines dicken mikroskopischen Schnittes nach Färbung der elastischen Elemente geradezu von selbst ergibt, ist es für das Verständnis der Form- und Volumenänderung des Lungenparenchyms bei der Atmung richtiger, die elastischen „Eingangsringe" nicht den Alveolen zuzuschreiben, sondern dem Ductus alveolaris und von diesem zu sagen: der Ductus alveolaris ist ein Netz von Schlauchform, dessen Maschen von den sog. Alveoleneingangsringen gebildet werden. Von diesem weitmaschigen schlauchförmigen Netz kann man sich eine Vorstellung machen, wenn man sich aus einem Gummifinger Löcher von 1,5 cm Durchmesser eins neben dem anderen ausgestanzt denkt. Infolge der relativen Stärke seines Maschenwerkes wird bei der Inspiration Länge und Weite des Ductus alveolaris kaum vergrößert, so daß die inspiratorische Oberflächenvergrößerung der Lunge fast vollständig den Alveolen zugute kommt (s. S. 206).

An jede Netzmasche des Ductus alveolaris ist eine Alveole angefügt, so daß er ringsherum mit Alveolen besetzt ist. Mit diesen seinen Alveolen zusammen bildet er den *Sacculus alveolaris.* Entsprechend der Schlauchform des Ductus alveolaris hat auch der Sacculus Schlauchform, nur ist der Schlauch sehr viel dicker. Auf dem Querschnitt verhält sich der Durchmesser des Sacculus zu dem des Ductus durchschnittlich wie 3:1. Ins Räumliche übertragen besagt das, daß der Sacculus bei gleicher Länge ein 9mal so großes Lumen hat wie der Ductus, den er enthält. Im Querschnitt des Sacculus umstehen meist 6—7 Alveolen den Ductus, und auch in der Länge stehen durchschnittlich etwa 6 Alveolen nebeneinander (Abb. 117d), doch ist die Länge viel variabler als der Durchmesser, es gibt längere und vor allem kürzere Sacculi (vgl. Abb. 114).

Die Alveolen. Das Wesentliche der Atmung, der Gasaustausch zwischen Luft und Blut, findet in den *Alveolen* statt. Sie bilden die Hauptmasse des Lungenparenchyms. Ihrer Form nach werden sie gewöhnlich als kugelig, mindestens als Kugelschalen beschrieben und abgebildet (wie auch in Abb. 109 u. 114). In der Tat zeigen Ausgußpräparate sie so (Abb. 114). Aber das ist nicht die natürliche Form, sondern ein Kunstprodukt, welches dadurch entsteht, daß die eingespritzte Masse (z. B. WOODsches Metall) sich infolge ihrer Oberflächenspannung abkugelt. In Wirklichkeit haben die Alveolen die Form von zumeist 6seitigen Pyramidenstümpfen, die zum Ductus alveolaris hin offen sind (Abb. 117b). Ihre Höhe kann im Durchschnitt mit 0,23 mm angenommen werden, ihre mittlere Weite mit ebenfalls 0,23 mm (in den mikroskopischen Präparaten sind infolge der Schrumpfung bei deren Herstellung beide Maße durchschnittlich 0,17 mm). Die 6seitige Form entsteht dadurch, daß sich die Alveolen im Verbande des Parenchyms gegenseitig so abplatten, daß der Raum am vollkommensten ausgenutzt wird. Die Form des Pyramidenstumpfes ergibt sich daraus, daß der Umfang des Sacculus alveolaris größer ist als der seines centralen Lumens, des Ductus alveolaris. Könnte man einen Sacculus der Länge nach aufschneiden und in die Ebene ausbreiten, so würden die Alveolen Prismenform annehmen wie die Bienenwaben (Abb. 117a).

Die Beschreibung als Pyramidenstümpfe ist schematisch vereinfacht, da sie den Boden der Alveolen als flach voraussetzt, was er nicht ist (Abb. 117d). Er kann eine sechsseitige Pyramide sein oder kann auch nur 2 Flächen haben. Jedenfalls grenzt jede Alveole, mit Ausnahme der an die Grenzmembran stoßenden, an mindestens 8, höchstens an 11 Nachbaralveolen und hat mit ihnen gemeinsame Wände (Septa interalveolaria bzw. intersaccularia, s. unten).

Der Anschaulichkeit halber ist für die Darstellung der Form der Alveolen die des Pyramidenstumpfes gewählt. In Wirklichkeit sind die Alveolen wahrscheinlich verschieden gestaltet, da sich in der Entwicklung die Sacculi verschieden gegeneinander abplatten, so daß nicht überall und immer die gleichen Formen zustande kommen. Die Grundform dürfte ein Dodekaeder sein, in verschiedenen Abwandlungen, je nach dem, wie der Raum am vollkommensten ausgenutzt wird. Die Kugelform wäre jedenfalls die ungeeignetste für die Raumausnutzung. Das alles sind zum großen Teil nur Überlegungen und Berechnungen. Plastische Rekonstruktionen von Sacculi und Alveolen sind bisher nicht gemacht worden. — Betrachtet man die Schnittfläche durch die Lunge mit der Lupe, so erscheinen die Alveolen als rundliche Bläschen, weil die Winkel, mit denen ihre Flächen aneinanderstoßen, ganz leicht ausgerundet sind (Abb. 112, 116). Deshalb erscheinen auch in dicken mikroskopischen Schnitten die Alveolen rund statt eckig. An den meisten mikroskopischen Präparaten (Abb. 116) sind Form und Größe der Alveolen nicht richtig zu beurteilen, denn diese Präparate stammen von Lungen, die vor der Fixierung aus dem Thorax herausgenommen und infolgedessen mehr oder weniger zusammengesunken waren. Dabei sind die Alveolen verformt und die Zwischenwände zwischen ihnen (Septa interalveolaria) entspannt und verbogen worden. Die sehr verschiedene Form und Größe der Alveolen ist dadurch vorgetäuscht, daß sie in sehr verschiedenen Richtungen angeschnitten sind, daß außerdem oft mit einer oder mehreren Alveolen zusammen der Ductus alveolaris getroffen ist. Von Lungen, die im uneröffneten Thorax fixiert worden sind, bekommt man ganz andere Bilder, wenigstens wenn die Schnitte nicht dicker als 10 μ sind, sonst ergeben sich durch Schrägschnitte auch bei ihnen mancherlei Trugbilder. — Die im uneröffneten Thorax fixierte Lunge steht stets in extremer Exspirationsstellung, dennoch sind ihre elastischen Elemente noch straff gespannt. Die Lunge in Inspirationsstellung zu konservieren, ist unter gewöhnlichen Umständen technisch unmöglich.

Durch die Form der Alveolen ist der Raum aufs äußerste ausgenutzt, sogar so weit, daß die einzelne Alveole keine eigene Wand besitzt, sondern die Wände, *Septa interalveolaria*, immer 2 Alveolen gemeinsam sind (Abb. 117d). Auch die Alveolen benachbarter Sacculi grenzen so unmittelbar aneinander, daß sie gemeinsame Wände haben, die ebenso gebaut sind wie die Septa interalveolaria (Abb. 116). Es ist also nicht möglich, die Alveolen des einen Sacculus alveolaris von denen des angrenzenden zu isolieren. Nur wenn man die Lumina der Alveolen mit einer erstarrenden Masse ausgießt und die gemeinsamen Wände durch Mace-

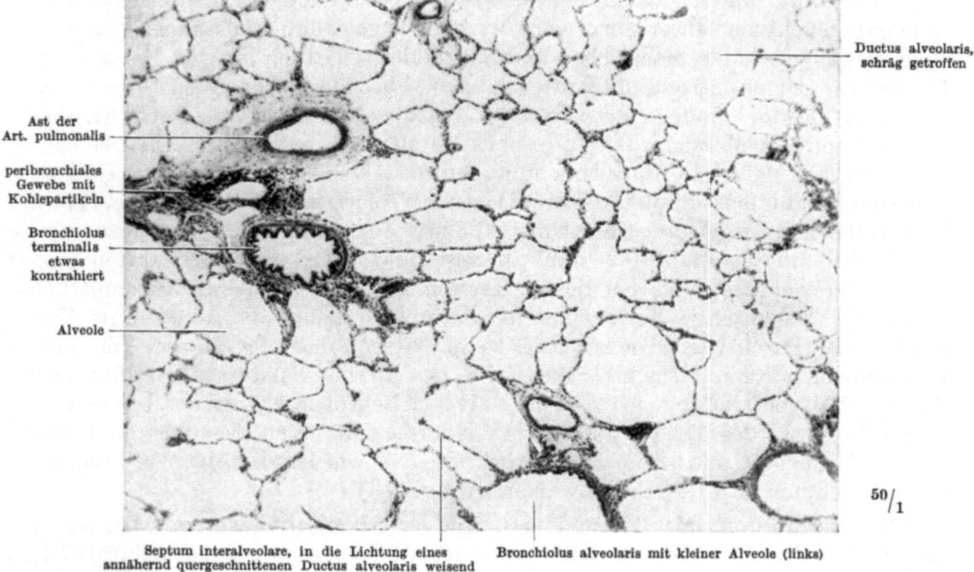

Abb. 116. Lunge, Mensch, etwas kollabiert. (Aus STÖHR, Lehrbuch der Histologie, Berlin: Springer 1951, Abb. 400.)

ration entfernt, erhält man das Bild isolierter Alveolarsäckchen und Alveolen (Abb. 109, 114). Aber das sind eben Lumenausgüsse und Kunstprodukte, die eigene Wände nur vortäuschen. Die gemeinsamen Wände sind die *Septa intersaccularia*. Von ihnen gehen die *Septa interalveolaria* aus, die je 2 Alveolen eines Sacculus trennen. Die Septa intersaccularia und interalveolaria enthalten außer einem zarten Gerüst aus Bindegewebe mit netzartig angeordneten elastischen Fasern das Capillarnetz, und in dessen Maschen die Alveolarepithelzellen (Abb. 117). Wie die ganzen Septa sind die Capillaren und die Mehrzahl der Epithelzellen beiden Alveolen gemeinsam, sie grenzen mit ihrer einen Fläche an die eine Alveole, mit der anderen an die andere. Nirgends hat eine Alveole eine eigene Wand, der Begriff „Wand der Alveole“ ist also rein fiktiv. Auch da, wo eine Alveole nicht an eine andere stößt, sondern an das peribronchiale Bindegewebe oder an die Pleura pulmonalis, fehlt ihr die eigene Wand. Ich sehe deshalb von der Beschreibung dieser fiktiven Wand ab und halte mich an das wirklich Gegebene, die Septa intersaccularia und interalveolaria. Sie bieten ein Maximum an Material- und Raumersparnis, so daß die innere Oberfläche der Lungen zum Äußersten für den Gasaustausch ausgenutzt ist. Die dem Luftraum der Alveolen zugewendeten Flächen zeigen ein höchst eigenartiges Verhalten: sie werden zum großen Teile von nackten Blutcapillaren gebildet, außerdem von Bindegewebe und nur zu etwa $^1/_{10}$ von Epithelzellen (Abb. 117). Von einem Alveolarepithel im üblichen Sinne von Epithel kann also nicht gesprochen werden. Trotzdem mag die Bezeichnung „Alveolarepithelzellen" beibehalten werden, einmal weil in der nicht atmenden Lunge des Embryo und Fetus ein geschlossenes kubisches Epithel vorhanden ist, das bei einigen Erkrankungen der Lunge wieder auftritt, vor allem weil sie auch unter physiologischen Bedingungen die Oberfläche mit einer plasmatischen Deckschicht überziehen können (Abb. 117d). Was man bisher als „kernlose Platten" beschrieben hat, hat mit Epithel nichts zu tun, es sind unvollkommene Darstellungen der Grenzen der Capillarendothelzellen.

Die *Alveolarepithelzellen* sind sehr wandelbar in ihrer Form und haben sehr verschiedenartige Funktionen. Sie liegen oft zu zwei oder mehr nebeneinander in den Winkeln der Alveolen, meist stehen sie einzeln ganz isoliert. Sie lagern sich in Dellen des Capillarnetzes („Nischenzellen") und passen sich deren Form an. Die meisten reichen wie Pfröpfe in einer Masche des Capillarnetzes durch das Septum interalveolare bzw. intersacculare hindurch von einer Alveole zur anderen, so daß sie mit der einen freien Fläche die eine Alveole begrenzen, mit der anderen die andere (Abb. 117c). Mit ihrer übrigen Oberfläche, und das ist mindestens deren Hälfte, meist sehr viel mehr, liegen sie den Blutcapillaren an. Diese ausgedehnte Berührung zwischen Zelle und Blutcapillaren ist einzigartig, selbst in der Leber ist sie bei weitem nicht so groß. Sie deutet darauf hin, daß diese Zellen eine bedeutungsvolle Rolle im Stoffwechsel des Organismus spielen. Sie vermögen Stoffe aus dem Blut aufzunehmen, die z. B. als Fetttröpfchen, Körnchen usw. in ihnen gefunden werden. Insgesamt bilden sie ein irgendwie im Dienste des Stoffwechsels stehendes Organ, das, würde man alle Alveolarepithelzellen aneinanderfügen, etwa die Größe der Glandula thyreoidea aufwiese. Nur weiß man einstweilen nichts Näheres über die Funktionen dieses Organs (vgl. auch S. 208).

Die Alveolarepithelzellen haben die Fähigkeit, von ihren freien Oberflächen aus zarte Protoplasmahäutchen über die benachbarten Capillaren und das nachbarliche Bindegewebe auszubreiten und wieder einzuziehen. Sie besitzen außerdem die Fähigkeit der Phagocytose und der Ortsbewegung: sie können in das Lumen der Alveole auswandern, wobei sie sich abkugeln, und können z. B. Staubpartikel in sich aufnehmen (Alveolarphagocyten, „Staubzellen"). Unter der Einwirkung krankhafter Reize oder von Giften vermehren sie sich sehr stark, fügen sich zu einem geschlossenen kubischen Epithel zusammen oder treten auch in das Lumen aus und können es ganz erfüllen. Normalerweise ist ihre Zahl nur so groß, daß etwa ein Drittel der Capillarmaschen von ihnen besetzt ist.

Das *bindegewebige Gerüst* der Septa intersaccularia und interalveolaria wird von einem zellarmen Faserfilz aus argyrophilen und wenigen kollagenen Fasern gebildet, in welchen elastische Fasern eingelagert sind. Es hängt überall mit dem Gitterfasernetz der Capillaren zusammen und stellt keine geschlossene Membran dar, sondern ist von Capillaren und Alveolarepithelzellen durchlöchert. Es geht über diejenigen Capillaren hinweg, die nicht unmittelbar an das Lumen der Alveolen heranreichen, und füllt die Capillarmaschen aus, in denen keine Alveolarepithelzellen enthalten sind. Es ist also weitgehend an der Oberflächenbegrenzung der Alveolen beteiligt. — Die *elastischen Fasern* (Abb. 117a) sind von sehr verschiedener Dicke. Sie sind zu lockeren Netzen angeordnet und stehen untereinander und mit den elastischen Netzen der Bronchen und der Blutgefäße in kontinuierlichem Zusammenhang. Die Blutcapillaren winden sich um sie herum. Am Eingang der Alveolen bildet eine Anzahl dicker Fasern zusammen mit kollagenen Fasern einen Ring (Eingangsring). Wird bei einem krankhaften Prozeß Lungengewebe eingeschmolzen, so enthält der Auswurf Stücke von elastischen Fasern, auch Fragmente der Eingangsringe.

Das Bindegewebe liegt, wenn es nicht von Fortsätzen der Alveolarepithelzellen überkleidet ist, nackt an der Oberfläche, so daß gegebenenfalls Gewebsflüssigkeit unmittelbar in die Alveolen austreten kann. Im normalen Geschehen wird dies durch den hiluswärts gerichteten Lymphsog (S. 203) verhindert. Die Oberfläche der Alveolen ist mit einer dünnen Flüssigkeitsschicht überzogen (Wasserdampf, Sekret der Capillarendothel- und vielleicht auch der Alveolarepithelzellen). Das Bloßliegen des Bindegewebes ermöglicht es, daß durch den Sog Staubpartikelchen aus der Alveolarluft in die Septa interalveolaria eingesogen und durch den Strom der Gewebsflüssigkeit in den Septen weiterbefördert werden, so daß man sie außer in den Alveolarphagocyten („Staubzellen") immer auch im interstitiellen Bindegewebe findet.

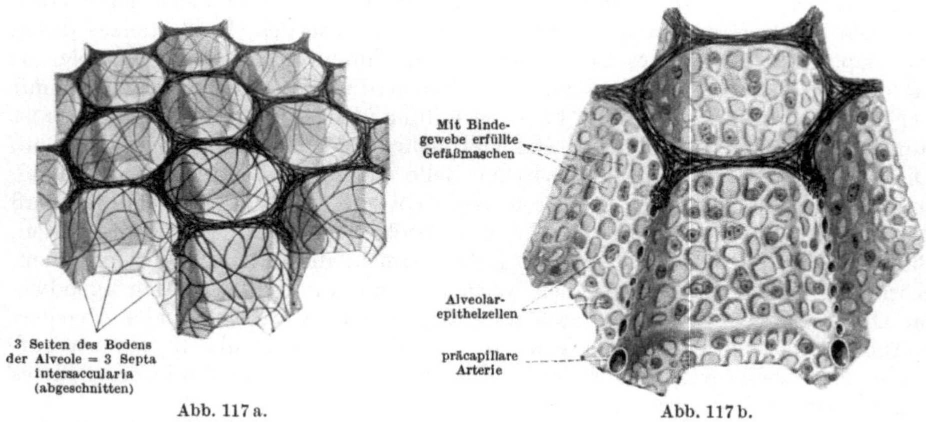

Abb. 117 a. Abb. 117 b.

Der schlüssige Beweis, daß das inhalierte Material tatsächlich bis in die Hilusknoten gelangt, wurde bei den Pforzheimer Goldarbeitern geführt, bei denen der eingeatmete Goldstaub in den Lymphknoten nachgewiesen werden kann. Bei der schwarzen Pigmentierung könnte es sich auch um vom Körper erzeugte Farbstoffe handeln. Da aber der Verschleppungsweg bekannt ist, ist auch hier der Vorgang der gleiche wie beim Goldstaub („anthrakotisches" Pigment). Soweit Mikroorganismen sich nicht selbst bewegen, gilt für sie der gleiche Modus des Eindringens in die Luftwege wie für den unbelebten „Staub".

Gegen die Pleura pulmonalis, gegen die Septa interlobularia und gegen das peribronchiale und perivasculäre Bindegewebe ist das Lungenparenchym durch eine zarte, aber feste bindegewebige Haut mit dichten Netzen elastischer Fasern abgegrenzt, die *Grenzmembran* des Lungengewebes (Abb. 109). Die Septa alveolaria und die Böden der oberflächenständigen Alveolen sind fest mit ihr verbunden, so auch deren elastische Fasernetze. Gegen die Pleura und das peribronchiale Gewebe ist sie mitsamt dem Lungenparenchym verschieblich. Dank ihrem Gehalt an zugfesten kollagenen Fasern kann die Grenzhaut einer Überdehnung des Lungengewebes entgegenwirken, zusammen mit der Pleura. Durch die Grenzmembran hindurch geht ein Flüssigkeitsstrom zur Pleura, so daß Flüssigkeit, aber auch Staubpartikel aus den angrenzenden Alveolen und Alveolarsepten in das Bindegewebe der Pleura gelangen können (S. 197, 203).

Unter den elastischen Eingangsringen der Alveolen liegt an vielen Alveolen, besonders denen in der Nähe des Bronchiolus alveolaris *glatte Muskulatur,* die den Eingang der Alveole umschlingt. Diese sog. „Ringe" von glatter Muskulatur (Diaphragmenringe) gehen mit ihren elastischen Sehnen in die elastischen Netze über. Sie können die Eingänge der Ductus alveolares und einzelner Alveolen verengern, fast bis zum völligen Verschluß. Sonst enthalten die Septa inter-

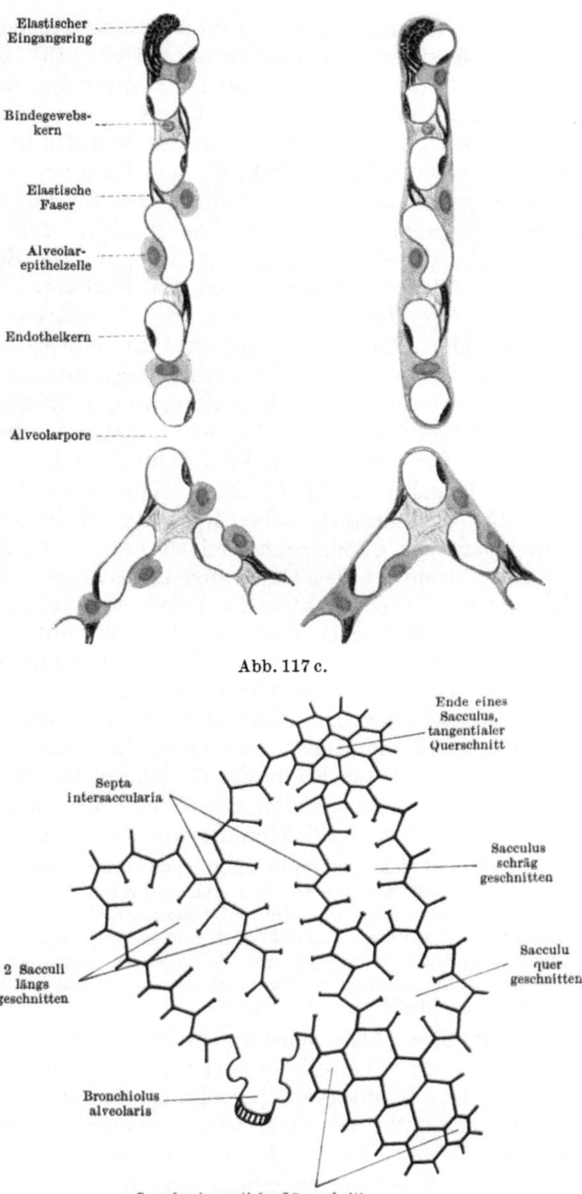

Abb. 117 c.

Abb. 117 d.

Abb. 117a—d. a Alveolen im Zusammenhang miteinander. Schema. Kleines Stück des zylindrischen Sacculus in die Ebene ausgebreitet, dadurch Prismenform der Alveolen. Elastische Eingangsringe und elastische Netze der Septa interalveolaria und intersaccularia. — b Capillarnetz der Alveolarsepten. Einzelne Alveole herauspräpariert gedacht. Capillaren in mittlerer Weite. — c Septum interalveolare, links Alveolarepithelzellen kontrahiert, rechts ausgebreitet. Halbschematisch, unter Benutzung von Abb. 130 in v. HAYEK, Die menschliche Lunge. — d Schematischer mikroskopischer Schnitt durch die Lunge zur Analyse der verschiedenen Schnittbilder der Sacculi. In den längs und schräg getroffenen Sacculi ist das centrale Lumen, der Ductus alveolaris, getroffen.

alveolaria keine Muskulatur. Diese Muskelanordnung findet sich wie die elastischen Ringe auch an den Alveolen der Bronchioli alveolares.

Nicht selten findet man ein Septum interalveolare von einer Öffnung durchsetzt, die von einer Alveole zur anderen führt und somit zwei nachbarliche Alveolen oder Alveolargänge verbindet, auch solche, die verschiedenen Acini zugehören. Diese *Alveolarporen* [Stomata (Abb. 117 c)] werden von Capillaren begrenzt und entstehen dadurch, daß das eine Capillarmasche ausfüllende Bindegewebe zurückweicht oder eine in der Capillarmasche steckende Alveolarepithelzelle austritt. Bei kleinen Säugetieren mit hohem Stoffwechsel, z. B. bei den Fledermäusen, ist die Zahl der Poren sehr viel größer, so daß die Capillaren noch viel ausgiebiger als beim Menschen von der Luft in den Alveolen berührt werden.

Den Hauptbestandteil jedes Septum interalveolare und intersacculare bildet das *Blutcapillarnetz* (Abb. 117 b). Es ist so engmaschig, daß die Breite seiner Maschen meist kleiner ist als der Durchmesser der Capillaren. Andererseits können die Capillaren so weit sein, daß zwei, drei, auch vier Erythrocyten nebeneinander hindurch passieren können. Dann sind die Maschen zu schmalen Schlitzen verengert, und die Capillaren nehmen fast die ganze Oberfläche der Alveolen ein. Der größte Teil der Capillaren grenzt unmittelbar an den Luftraum der Alveolen an (Abb. 117 c), die meisten an beide Alveolen diesseits und jenseits des Septum zugleich. Die präcapillaren Arterien, aus denen die Capillaren entspringen, liegen ebenso wie die postcapillaren Venen in den Septa intersaccularia. Ihre Wand unterscheidet sich von der der Capillaren nur durch ein zartes, elastisches Gitter. Die präcapillaren Arterien nehmen zumeist wie die Capillaren an der Begrenzung der Alveolen teil, nicht aber die Venen, die von Capillaren überlagert zu sein pflegen. Da das Capillarnetz zum sehr großen Teil mit der Luft in den Alveolen in unmittelbarer Berührung steht, ist seine Oberfläche maximal für den Gasaustausch ausgenutzt. Doch kann dies dadurch geändert werden, daß die Alveolarepithelzellen ein feines Plasmahäutchen über die Capillaren ausbreiten. Dies geschieht z. B. bei Überangebot von Sauerstoff oder unter der Einwirkung von Atropin. Bei Sauerstoffarmut der Alveolarluft oder bei Adrenalinwirkung sind die Capillaren „nackt". Je nach dem Verhalten der Alveolarepithelzellen grenzen die Capillaren unbedeckt an den Luftraum der Alveole oder sind von den zarten Plasmafortsätzen dieser Zellen ganz oder teilweise überzogen (Abb. 117 c). Die zwischen Blut und Alveolarluft auszutauschenden Gase (Sauerstoff und Kohlensäure, in der Flüssigkeit gelöst, die als zarter Film die Alveolenoberfläche überzieht) haben entweder nur das Endothel und das feine Grundhäutchen der Capillaren oder noch die dünnen Plasmaplatten der Epithelzellen zu durchsetzen. Sicher sind die Endothelzellen und gegebenenfalls die Alveolarepithelzellen irgendwie aktiv bei diesem Durchtreten beteiligt. Ein lebendiges Capillarendothel ist keine tote Membran. Es ist möglich, daß es den Durchtritt der Gase ungehindert geschehen lassen kann, wie eine tote Membran. Wäre dies aber die Regel, so würden die Capillarendothelien der Alveolen eine einzigartige Stellung nicht nur unter allen Capillaren, sondern unter allen lebendigen Elementen überhaupt einnehmen. Gegen die Vorstellung, daß die Gase durch die Capillarendothelien rein nach physikalischen Gesetzen entsprechend der Differenz der Partialdrucke hindurchdiffundieren, spricht überdies, daß die Kerne sehr vieler Endothelzellen an der dem Luftraum der Alveole zugekehrten Wand der Capillaren liegen. Etwa ein Viertel der gesamten die Alveolen begrenzenden Oberfläche der Capillaren wird von den Endothelkernen und dem verdickten Protoplasma um sie herum eingenommen.

Auf Grund elektronenmikroskopischer Untersuchungen ist neuerdings behauptet worden, daß die Alveolarsepten stets von einer ganz feinen Plasmahaut (von höchstens $0{,}2\,\mu$ Dicke) überzogen seien, die mit den Alveolarepithelzellen zusammenhängt. Dann würden also niemals die Capillaren „nackt" sein und niemals unmittelbar an den Luftraum der Alveolen angrenzen. Soweit es sich um Befunde an Tierlungen handelt, ist ihnen widersprochen worden. Vom Menschen liegen bisher nur Beobachtungen an einer einzigen Lunge vor. Bestätigung bleibt also abzuwarten.

Blutgefäße (Vasa publica et privata). Bei der Bedeutung der Lunge für das Blut ist dessen Verteilung mehr als bei anderen Organen für den Aufbau des Ganzen von Wichtigkeit. Die Lunge hat zweierlei *Blutgefäße, Arteriae et Venae pulmonales* und *Arteriae et Venae bronchiales.* Die ersteren führen das *Nutzblut für den Körper (Vasa publica)* durch die Lunge hindurch, wo es von der überschüssigen Kohlensäure befreit und neu mit Sauerstoff versehen wird. Dieses Blut dient zugleich der Ernährung der Septa alveolaria und der Bronchioli. Die übrigen Äste des Bronchialbaumes werden aus anderer Quelle versorgt: dieses *Ernährungsblut für die Lunge* transportieren die Bronchialgefäße *(Vasa privata)* (Abb. 109).

Arteria pulmonalis. Die *Arteriae pulmonales,* welche vom Herzen aus das kohlensäurereiche Blut den Capillarnetzen der Alveolen zuführen (zu jeder Lunge eine), verlaufen mit ihren Ästen neben den Bronchi, beim Unterlappenbronchus dorsal (Abb. 106), und folgen ihnen bis in die Acini hinein. Die *kleinsten Arterien* (aus der Art. pulmonalis), die noch eine geschlossene Muskellage haben, verlaufen mit den Bronchioli alveolares. Sie haben noch periarterielles Bindegewebe und einen periarteriellen Lymphraum (Abb. 113, 116), sind also noch gegen das

Lungenparenchym abgegrenzt, während ihre Fortsetzungen, die *Arteriolen*, schon in das Parenchym eingebaut sind, dadurch daß ihre elastischen Fasern mit denen der Alveolen unmittelbar zusammenhängen. Sie besitzen keine geschlossene Muskellage mehr, und ihre muskelfreien Stellen sind nur durch das zarte Fasernetz der Elastica interna von den Alveolen getrennt, so daß sie schon an dem Gasaustausch teilnehmen können. Dies gilt in noch höherem Grade von den vollständig muskelfreien *Präcapillaren*, die aus dichotomischer Teilung der Arteriolen hervorgehen oder auch als seitliche Äste von Arteriolen oder kleinsten Arterien entspringen. Ihre Elastica interna besteht nur noch aus zarten elastischen Längsfasern, die in das elastische Netz der Alveolen übergehen. Sie haben eine Weite von 40—70 μ (die Capillaren 10—12 μ) und laufen in den Septa intersaccularia (Abb. 117b). Jede von ihnen gibt eine Anzahl von *Capillaren* ab, die in den Septa intersaccularia und alveolaria das dichte Capillarnetz bilden, das durch das ganze Parenchym zusammenhängt. Aus den Capillarnetzen sammeln sich die *Postcapillaren*, die ebenso wie die *Venulae*, zu denen sie sich vereinigen, in den Septa intersaccularia verlaufen und mit ihren elastischen Ringfasern in deren elastisches Gerüst eingebaut sind. Die Postcapillaren haben eine Weite von etwa 50 μ, die Venulen von 50—70 μ. Die Venulen haben schon vereinzelte Muskelzellen und grenzen meist nicht mehr an Alveolen an, sondern sind durch umgebende Capillaren von ihnen geschieden, also vom Gasaustausch ausgeschlossen. Die aus ihnen hervorgehenden *kleinen Venen* besitzen eine bindegewebige Wand, die durch die Grenzmembran vom Parenchym geschieden ist. Könnte man sie herauspräparieren, so blieben Kanäle im Parenchym übrig, deren Wand von der Grenzmembran gebildet wird. Sie laufen wie alle Äste der Venae pulmonales unabhängig von den Arterien und Bronchen, auch nicht parallel zu ihnen, sondern sie überkreuzend. Wo ein Septum interlobulare vorhanden ist, verläuft die Vene in ihm, und zwar in seinem freien Rande. So gelangen die Venen teils in eigenen Kanälen des Parenchyms, teils in Septa interlobularia zum Hilus, wo sie sich jederseits zu den 2 Venae pulmonales vereinigen, die in den linken Vorhof des Herzens einmünden. Die größeren Venen verlaufen zwischen je 2 „Segmenten" (Abb. 108) und nehmen Äste aus beiden benachbarten Segmenten auf. Während die Arterien wie die Bronchi jeweils nur 1 Segment versorgen, fließt den Venen das Blut jeweils aus 2 Segmenten zu. Anders ausgedrückt: die Arterien (und Bronchi) verlaufen *intra*segmental, die Venen *inter*segmental.

Die Äste der A. pulmonalis sind *Endarterien*, d. h. sie stehen untereinander nicht durch Anastomosen in Verbindung. Wird ein Ast verstopft, z. B. durch ein Klümpchen koagulierten Blutes, welches im Herzen oder an irgendeiner Stelle des Venensystems infolge Erkrankung der Venenwand entstehen kann und durch den Blutstrom in die Lunge verschleppt wird (Embolie), so wird der zugehörige Lungenabschnitt von der Versorgung durch die A. pulmonalis abgeschnitten. In diesem Fall ist also gleichsam experimentell das System der Vasa publica für die betreffende Stelle ausgeschaltet und nur das der Vasa privata erhalten. Man sieht jetzt, daß das Nährblut durch die Anastomosen zwischen Arteriae bronchiales und pulmonales bis in die feinsten Ausbreitungen der letzteren in die Alveolarwände gelangt und diese am Leben erhält. Dasselbe Resultat hat sich bei operativer Ausschaltung eines Lappenastes der A. pulmonalis ergeben.

Die Verstopfung eines größeren Astes der A. pulmonalis, die sog. „Lungenembolie", ist unmittelbar lebensbedrohend, da zwei schwerwiegende Momente zusammentreffen, die plötzliche Ausschaltung eines größeren Teiles der atmenden Oberfläche, auf die sich der Organismus nicht sofort umstellen kann, vor allem aber die plötzliche Verringerung der

Strombahn der Art. pulmonalis, die eine Belastung des Herzens bedingt, der es oft nicht gewachsen ist (vgl. S. 204).

Umgehung der Capillarnetze. In der Regel strömt alles Blut der A. pulmonalis durch die Capillarnetze der Alveolen zu den Venae pulmonales. Im Gebiete der Bronchi 3. Ordnung, die durch ein reiches submuköses Venennetz ausgezeichnet sind, besteht aber noch eine andere Möglichkeit. Diese bronchialen Venennetze, deren Abflüsse in Venae pulmonales führen, werden außer von Ästen der Arteria bronchialis von solchen der Arteria pulmonalis gespeist, so daß ein Teil des Blutes auf diesem Wege von der Arteria pulmonalis in das Venennetz und durch dieses in die Vena pulmonalis gelangen kann, unter Umgehung der Capillarnetze der Alveolen. Diese Nebenschlüsse neben dem Hauptweg über die Alveolen weisen einen charakteristischen Bau auf. Die zu dem Venennetz führenden Pulmonalisäste sind „Sperrarterien", die durch starke Längsmuskulatur bis zum völligen Verschluß kontrahiert werden können, so daß dann überhaupt kein Blut durch sie hindurchströmen kann. Diese Sperrarterien geben kurze unmittelbare Verbindungen zu dem Venengeflecht ab, *arterio-venöse Anastomosen.* Öffnen sich die Sperrarterien, so fließt das Blut unter Vermeidung der durch das enge Capillarnetz der Alveolen bedingten Strömungswiderstände aus den Arterien unmittelbar in das weite Venengeflecht. Auf diese Weise kann ein nicht unbeträchtlicher Teil des Blutes der Arteria pulmonalis unter Umgehung des Capillarnetzes der Alveolen in die Vena pulmonalis geführt werden, eine Einrichtung, die in anderer Form auch in der Niere gegeben ist zur Umgehung der Glomeruli.

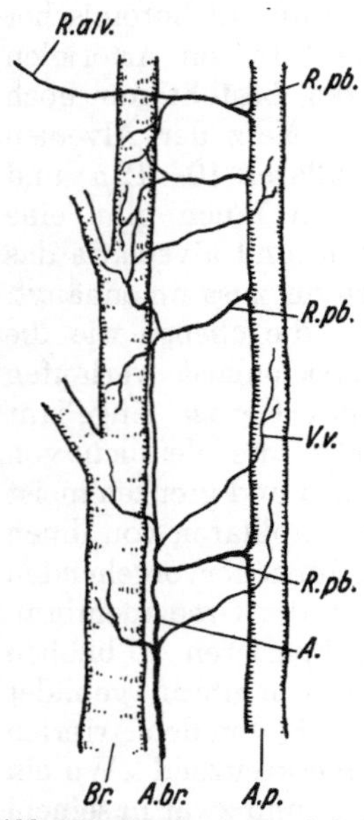

Abb. 118. Anastomosen zwischen A. pulmonalis und A. bronchialis an einem kleinen Bronchus. Arterien und Bronchus sind ein wenig auseinandergezogen. *A. br.* Art. bronchialis, *A. p.* Art. pulmonalis, *Br.* Bronchus, *R. alv.* Ramus alveolaris zum Capillarnetz der Alveolen, *R. pb.* Ramus pulmobronchialis, *V. v.* Ast zur Arterienwand (Vas vasis), *A* Längsanastomose zwischen A. bronchialis und Rami pulmobronchiales. Sie ist wie ihre Fortsetzung längs des Bronchus und wie die Rami pulmobronchiales eine Sperrarterie. (Aus v. HAYEK, Ergebnisse der Anatomie, Bd. 34, Abb. 75.)

Art. bronchialis. Die *Arteria bronchialis* läuft neben dem Bronchus im peribronchialen Bindegewebe bis zu den Bronchioli terminales (Abb. 109). Die linke Lunge erhält gewöhnlich zwei Aa. bronchiales aus der Aorta descendens, die rechte eine, entweder aus der linken A. bronchialis oder aus der rechten 4. Intercostalarterie entspringend. Dazu kommen noch Verbindungen mit der A. pericardiaco-phrenica. Die feinsten Verzweigungen der A. bronchialis breiten sich netzförmig in der Schleimhaut der Bronchi und Bronchioli, an deren Muskeln und Drüsen aus, versorgen aber außerdem die Wandungen der Vasa publica als Vasa vasorum und einen Teil der Pleura pulmonalis in der Umgebung des Lungenhilus. In die Versorgung der übrigen Pleura pulmonalis teilen sie sich mit Ästen der A. pulmonalis. Aus allen diesen Capillarnetzen sammeln sich feine Venae bronchiales. Soweit sie in der Nähe des Lungenhilus liegen, vereinigen sie sich zu 2 Venenstämmchen und ergießen sich durch diese in die Körpervenen (Vena azygos und V. hemiazygos), anastomosieren aber auch mit den Vv. pulmonales. Die entfernter im Parenchym liegenden Venae bronchiales münden dagegen in Venae pulmonales.

An den Bronchi von etwa 3 mm Dicke an und an den Bronchioli ist die Arteria bronchialis durch zahlreiche Anastomosen mit dem Aste der Arteria pulmonalis verbunden, so daß die Bronchialwand zum großen Teile mit Blut der Arteria pulmonalis gespeist werden kann (Abb. 118). Diese *Rami pulmobronchiales* sind die obengenannten Sperrarterien.

Lymphgefäße. Die *Lymphgefäße* beginnen als blindgeschlossene Röhren in der Wand der Bronchioli alveolares und der sie begleitenden Äste der Arteria pulmonalis (Abb. 112). Ihre Wand besteht lediglich aus dem Endothel, sie haben also den Charakter von Lymphcapillaren, enthalten aber schon Klappen. Sie ziehen, ausgedehnte Netze bildend, längs der Bronchen und der Arterien gegen den Hilus. Erst in dessen Nähe bekommen sie die für die größeren Lymphgefäße charakteristische Längsmuskulatur. In dem peribronchialen und periarteriellen Bindegewebe liegen sie ganz außen, in unmittelbarer Berührung mit den anliegenden Alveolen. In den Septa interlobularia laufen sie mit der Vene zum Hilus. In den Septa interalveolaria sind keine Lymphgefäße enthalten, in ihnen führt der hiluswärts gerichtete Strom (S. 203) die Gewebsflüssigkeit frei im Bindegewebe zu den Lymphcapillaren hin, in die sie durch die Tätigkeit der Endothelzellen aufgenommen wird. Die ersten Lymphknoten, in welche die Lymphgefäßnetze einmünden, liegen an den ersten Teilungen der Lappenbronchi (Noduli lymphatici bronchopulmonales). Weitere Knoten liegen an den Hauptbronchi und in der Umgebung der Bifurcatio tracheae (Lymphonodi bifurcationis und tracheobronchiales, Hilusknoten, Abb. 101 a). Sie werden fortgesetzt durch eine jederseits der Trachea gelegene Kette von Lymphonoduli paratracheales. Der Abfluß aus diesen und den Hilusknoten erfolgt jederseits auf 2 Wegen: durch den Truncus mediastinalis anterior, der ventral von der Vena subclavia verlaufend in den Angulus venosus einmündet, und durch den Truncus bronchomediastinalis, der rechts dorsal von der Vena subclavia zum Truncus lymphaticus dexter zieht, links noch im Mediastinum in den Ductus thoracicus eingeht.

An den Bronchen innerhalb der Lunge gibt es keine Lymphknoten, wohl aber in großer Zahl lymphatische Apparate in Gestalt von größeren Anhäufungen von Lymphocyten und Solitärfollikeln.

Nerven. Die *Nerven* der Lungen stammen aus dem vegetativen Nervensystem. Der parasympathische *Nervus vagus* gibt dorsal vom Hauptbronchus jederseits eine Anzahl nebeneinander verlaufender Äste in die Lunge ab, *Rami bronchiales posteriores*, in der ihre Verzweigungen den Bronchen und Arterien folgen. Auch auf der Ventralseite treten Vagusäste, wenn auch schwächere und in geringerer Zahl, in den Hilus ein *(Rami bronchiales anteriores)*. Die Rami bronchiales bilden untereinander den *Plexus pulmonalis anterior* und *posterior*, zu welchen mancherlei Äste des *Sympathicus* hinzutreten, von dessen Rami cardiaci und vom 2.—5. Thorakalganglion des Grenzstranges. Sympathicusäste verbinden sich mit dem Vagus und dessen Ästen an vielen Stellen von dem Austritt aus dem Schädel abwärts, so daß dem Stamm und allen Ästen des Vagus Sympathicusfasern beigemengt sind. Bei manchen Säugetieren, z. B. Hund, Kaninchen, sind Vagus und Grenzstrang des Sympathicus im ganzen Halsbereich von den Ganglien an der Schädelbasis an zu einem einheitlichen „Vagosympathicus" vereinigt. Die beiden Plexus pulmonales stehen über die Mittellinie hinweg miteinander in Verbindung.

Innerhalb der Lungen umspinnen die Fortsetzungen der Plexus pulmonales die Bronchi allseitig *(Plexus bronchiales)*. In ihren Verlauf sind zahlreiche mikroskopisch kleine Ganglien eingeschaltet, die wahrscheinlich alle dem Vagus zugehören, insofern als hier die präganglionären motorischen Fasern auf die postganglionären Neuronen umgeschaltet werden. Von den Plexus bronchiales werden die Bronchi und die Arterien und Venen sowie die Pleura pulmonalis versorgt. Feinste Nervenfasern sind bis zu den Alveolen zu verfolgen.

Über die Bedeutung des Vagus und Sympathicus für die Lungen läßt sich nach experimentellen Erfahrungen an Tieren und nach klinischen Beobachtungen am Menschen nur allgemein sagen, daß beide efferente wie afferente Fasern führen, efferente für die Muskulatur der Bronchi, der Sacculi alveolares und der Gefäße und für die Drüsen, afferente für Schmerz-, Dehnungs- und andere Reize. Nach Analogie mit anderen Organen, bei denen die Innervationsverhältnisse leichter zu übersehen sind, darf man vielleicht annehmen, daß der Vagus bronchoconstrictorisch, der Sympathicus vasoconstrictorisch wirkt, der eine die Kontraktion der Bronchialmuskeln, der andere die der Gefäßmuskeln veranlaßt. Der vielfach angenommene Antagonismus: Vagus — Verengerung der Bronchi, Sympathicus — Erweiterung, ist in dieser Einfachheit sicherlich nicht gegeben. — Die Schmerzleitung erfolgt im Vagus, aber auch im Sympathicus, die Leitung der Dehnungsreize im Vagus. Auf welchem Wege die anderen Sinnesleitungen führen, ist nicht bekannt. Bei der Bronchitis, jedenfalls bei der chronischen, ist die Reflexerregbarkeit im ganzen Vagusgebiet gesteigert, z. B. Husten bei Druck auf die Fossa retromandibularis unter dem Ohr (Ramus auricularis vagi). An der Sinnesleitung aus der Lunge ist auch der *N. phrenicus* beteiligt, ohne daß es bisher gelungen wäre, die verbindenden Nervenäste zu ihm darzustellen. — Für die ganzen Fragen der Innervation der Lungen vgl. den Abschnitt „Vegetatives Nervensystem" in Bd. III.

Pleura. Die Lunge ist überzogen von einer straff gespannten elastischen Haut mit spiegelglatter Oberfläche, *Pleura* genannt. Sie ist wie das Bauchfell, Peritonaeum, eine sog. „seröse" Haut, d. h. sie scheidet etwas seröse, eiweißhaltige Flüssigkeit aus, die ihre Oberfläche als zarter Film überzieht. Dadurch kann sich die Lunge gegen die Wand des Brustraumes, die ebenfalls mit Pleura überzogen ist, bei den Atembewegungen reibungsfrei bewegen. Wird bei einer Erkrankung die Oberfläche der Pleura rauh, so hört der Arzt „Reibegeräusche", wenn er die Lunge abhorcht. An der Pleura unterscheidet man 2 Schichten, Tunica serosa und Tunica subserosa. Die *Tunica serosa* besteht aus der Deckschicht und einer dünnen Lage zellreichen kollagenen und elastischen Bindegewebes. Beide Schichten stammen aus dem mesodermalen Epithel der ursprünglich einheitlichen Leibeshöhle (Coelomepithel). Die Deckschicht wird von einer einfachen Lage sehr flacher Deckzellen gebildet, die man wegen ihrer besonderen Fähigkeiten meist nicht als Epithel bezeichnet, sondern mit dem besonderen Namen *Mesothel* belegt. Die Zellen haben wie die des Bauchfells die Fähigkeit sich zusammenzuziehen und dadurch die zwischen ihnen befindlichen Intercellularspalten zu vergrößern, vorübergehend auch Öffnungen, *Stomata*, entstehen zu lassen. Welche Bedeutung diese Bewegungsvorgänge haben, ist nicht recht klar. Die Deckzellen vermögen weiterhin die seröse Flüssigkeit zu sezernieren, in pathologischen Fällen in großen Mengen (Pleuraexsudat). Die Deckzellen vermögen auch zu resorbieren, so daß normalerweise die seröse Flüssigkeit ständig abgesaugt und erneuert wird.

Unter bestimmten Bedingungen wird aus dieser Flüssigkeit Fibrin auf die Oberfläche der Pleura abgeschieden, so daß es bei geringen Mengen zu dem erwähnten Reibegeräusch kommt, bei größeren Mengen zur Verklebung von Pleura pulmonalis und parietalis. Unter diesen Verklebungen gehen dann die Deckzellen zugrunde, so daß Bindegewebe aus der unterliegenden Schicht in das Fibrin eindringen und zur bleibenden Verwachsung des verklebten Teiles der Lungenoberfläche mit der Brustwand führen kann (Pleuraschwarten).

Die *Pleura„höhle"*, *Cavum pleurae*, ist nur potentiell ein Raum, der bei Wegnahme der Lunge (Abb. 88) oder in pathologischen Fällen durch Exsudate, Bluterguß u. dgl. entstehen kann. In der Norm sind die beiden Blätter der Pleura, welche die Brustwand und die Lunge überziehen, nur durch eine capillare Spalte voneinander getrennt. Die Wandpleura, *Pleura parietalis* (Abb. 88, blau), geht in die Lungenpleura, *Pleura pulmonalis*, *Pl. visceralis* (schwarz), am Lungenhilus uud im Ligamentum pulmonale über (Abb. 105 u. Abb. 119a).

Die *Pleura visceralis*, *Pl. pulmonalis*, überzieht die ganze freie Oberfläche der Lungen, auch zwischen den Lappen, bis auf das enge Gebiet des Hilus und den schmalen Streifen des Ligamentum pulmonale (Abb. 105 u. 119a). Dank ihrer beträchtlichen Tunica subserosa ist die Pleura pulmonalis eine im gespannten Zustande wie beim Lebenden zwar nur etwa 1 mm dicke, aber feste Haut, die sich leicht von der Lunge abpräparieren läßt, da sie durch eine lockere Verschiebeschicht mit der festen Grenzmembran des Parenchyms verbunden ist. Die Tunica subserosa besteht aus 2 Schichten, der oberflächlichen *Haupt-* oder *Faserschicht* aus einem elastischen Netz und den tieferen kollagenen Faserbündeln (Abb. 109), die ihr ihre mechanische Festigkeit verleihen, und der *Gefäßschicht*, die außer einem lockeren Bindegewebe mit staubbeladenen Histiocyten zahlreiche Blut- und Lymphgefäße enthält. Bemerkenswert ist das sehr großmaschige Netz besonders weiter Blutcapillaren (Riesencapillaren).

Die Arterien treten aus dem Parenchym in die Pleura pulmonalis ein, es sind Äste der A. pulmonalis und bronchialis. Die mediale Fläche wird, außer dem Gebiet oberhalb des Hilus, fast ganz von Ästen der A. bronchialis versorgt. Über die Anastomosen zwischen Pulmonalis- und Bronchialisästen s. S. 194. Die Venen münden in Äste der Venae pulmonales, in der Umgebung des Hilus in Venae bronchiales. Am Rande des Unterlappens hat die Pleura visceralis fadenförmige kurze Fortsätze, *Villi pulmonales*.

Die *parietale Pleura* wird nach den verschiedenen Abschnitten der Wand des Pleuraraums benannt (Abb. 88). Man unterscheidet danach eine *Pleura costalis*, welche den Rippen, dem Brustbein und der Wirbelsäule anliegt, eine *Pleura diaphragmatica*, dem Zwerchfell entsprechend, und eine *Pleura mediastinalis*, welche das Mittelfell, *Mediastinum*, überzieht (s. folgenden Abschnitt). Der deutsche Name „Rippen"fell bezeichnet also nur einen kleinen Teil der gesamten Pleura. Die Pleura mediastinalis trägt weitere Unterbezeichnungen, je nach der Stelle des Mittelfells, welcher sie anliegt. Die mit dem Herzbeutel verklebte Partie nennt man *Pleura pericardiaca* (Abb. 121), alles übrige *Pleura mediastinalis* im engeren Sinne.

Die Pleura parietalis ist mit der Wandung des Brustraumes durch ihre Tunica subserosa verbunden, die an den verschiedenen Stellen je nach dem Ausmaß von deren Bewegungen bei der Atmung verschieden mächtig ist, am mächtigsten auf der Zwerchfellfläche, am zartesten auf dem Perikard. Überall ist die Pleura parietalis dank dieser Bindegewebsschicht gegen die Unterlage etwas verschieblich und daher auch von ihr ablösbar. Im Bereiche der Brustwand und der Pleurakuppel wird diese Schicht nicht sehr glücklich als *Fascia endothoracica* bezeichnet, denn es ist keine Fascie, auch ihrer Textur nach nicht, sondern eine Verschiebeschicht. — Das Mesothel zeigt zwar den gleichen mikroskopischen Bau wie das der Pleura pulmonalis, ist aber der Resorption und der Phagocytose fähig, was die Pleura pulmonalis nicht ist. Wenigstens werden im Tierexperiment Tuschepartikel, Carminkörnchen und bestimmte Farbstoffe, die in die Pleurahöhle injiziert wurden, nur von der Pleura parietalis aufgenommen. Hingegen wandern Tuschepartikel, die in den Bronchialbaum eingebracht wurden, durch die Grenzmembran in die Pleura pulmonalis und durch diese hindurch in die Pleurahöhle, aus der sie von der Pleura parietalis aufgenommen werden. Bei diesen Resorptionsvorgängen, die natürlich auch die seröse Flüssigkeit betreffen, spielt eine große Rolle das *subpleurale Fettgewebe* der Pleura parietalis. Nicht nur ist es außerordentlich blutgefäßreich, es hat auch die Fähigkeit, sich in Mesenchym, aus dem es entstanden ist, zurückzuverwandeln, das seinerseits lymphatisches Gewebe bilden kann (vgl. das peribronchiale Fettgewebe, S. 183). So ist denn auch das subpleurale Fettgewebe gewöhnlich mit lymphatischem Gewebe durchsetzt. Es findet sich in Streifen auf den Rippenknochen, fälschlich „inter"costale Fettstreifen genannt, unter der Pleura pericardiaca und in besonderer Mächtigkeit in dem Winkel zwischen Perikard und Zwerchfell als große Plica adiposa (Abb. 121).

Pleurakuppel. Die *Pleurakuppel, Cupula pleurae*, gehört zur parietalen Pleura (Abb. 121). Sie überragt wie die in ihr liegende Lungenspitze vorn und seitlich die erste Rippe, an deren konkavem Innenrand sie fest angeheftet ist, vorn auch die Clavicula. Die ganze Kuppel ist von der Fortsetzung der „Fascia endothoracica" umhüllt, die durch straffe bindegewebige Verbindungen mit Wirbeln, mit den Fascien des M. longus colli und der Mm. scaleni und mit den Bindegewebsscheiden der über sie hinwegziehenden Nerven und Gefäße in der Kuppelform gehalten wird. Quergestreifte Muskelfasern der Scalenusgruppe aberrieren häufig an sie (M. scalenus minimus, s. Bd. I, S. 185).

Die Beziehungen zu den angrenzenden Gefäßen und die Projektion auf die vordere Körperwand sind bereits bei der Lunge beschrieben (S. 171). Da der 1. Thorakalnerv der Pleurakuppel innig anliegt, können Entzündungsprozesse der Lunge sich auf diesen erstrecken und, da er zu den Nerven der oberen Extremität gehört, sich in Armschmerzen äußern.

Sinus pleurae. Die *Umschlagstellen* der Pleura parietalis hat man außer am Hilus und am Ligamentum pulmonale, wo sie in die Pleura visceralis übergeht,

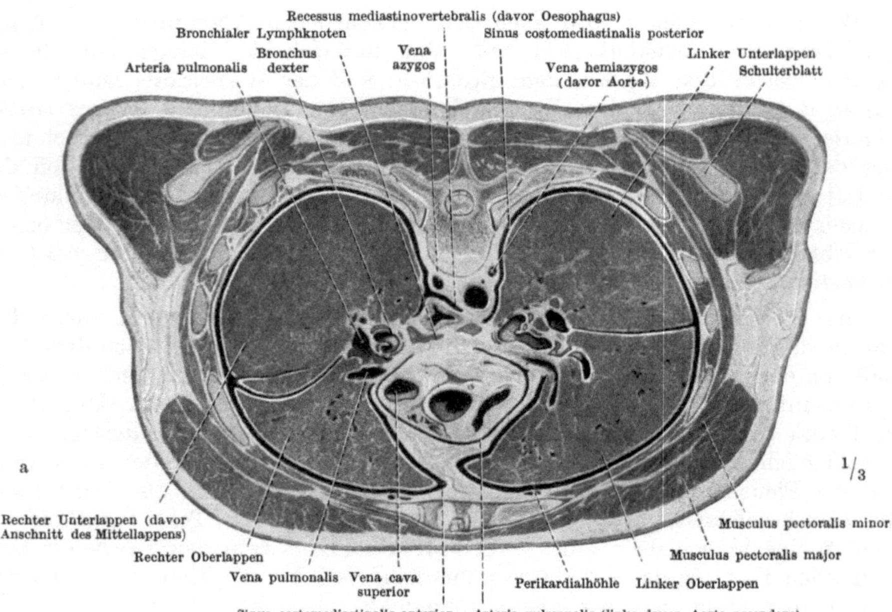

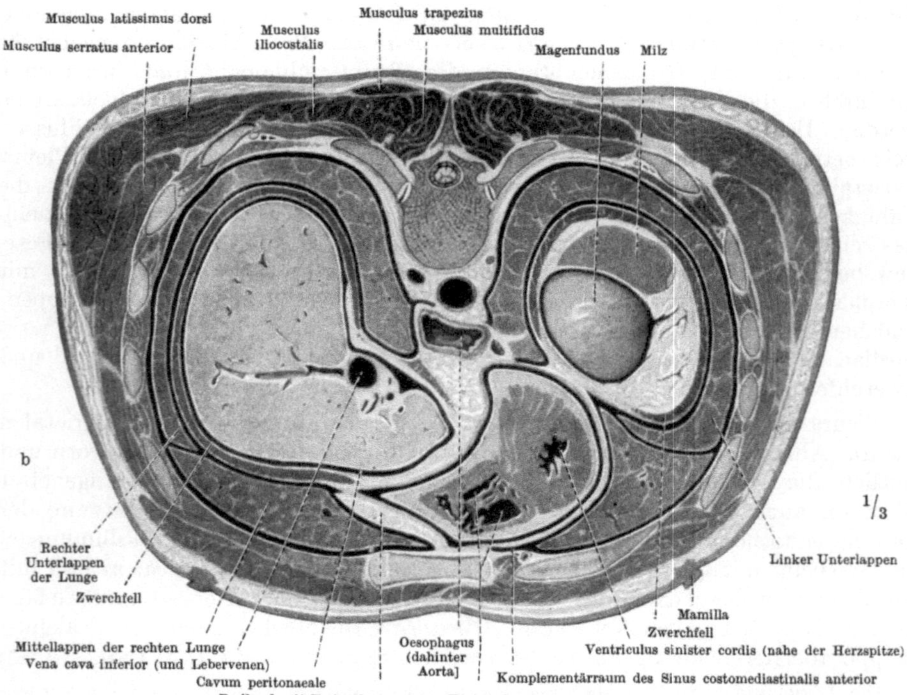

Abb. 119a u. b. Querschnitte durch den Brustkorb eines kräftigen Mannes. Gefrierschnitte. a In Höhe der Scapula. b In Höhe der Zwerchfellkuppeln (Brustwarzen). Die eckige Form des Herzquerschnittes ist durch das postmortale Zusammensinken des Thorax bedingt.

zwischen den einzelnen Abschnitten der Pleura parietalis zu suchen. Die Stelle, an welcher ein Abschnitt an den anderen anstößt, heißt *Sinus*. Man nennt die

Umschlagstelle zwischen der Pleura costalis und Pleura diaphragmatica den *Sinus phrenicocostalis* (Abb. 88), diejenige zwischen Pleura mediastinalis und Pleura diaphragmatica *Sinus phrenicomediastinalis.* Zwischen der Pleura costalis und Pleura mediastinalis gibt es jederseits zwei Sinus, einen vorn hinter dem Brustbein und einen hinten vor der Wirbelsäule, *Sinus costomediastinalis anterior* et *posterior* (Abb. 119). Der Sinus phrenicocostalis ist in der Exspirationsstellung ein hoher, schmaler Spalt, die übrigen Sinus sind wesentlich flacher (Abb. 88).

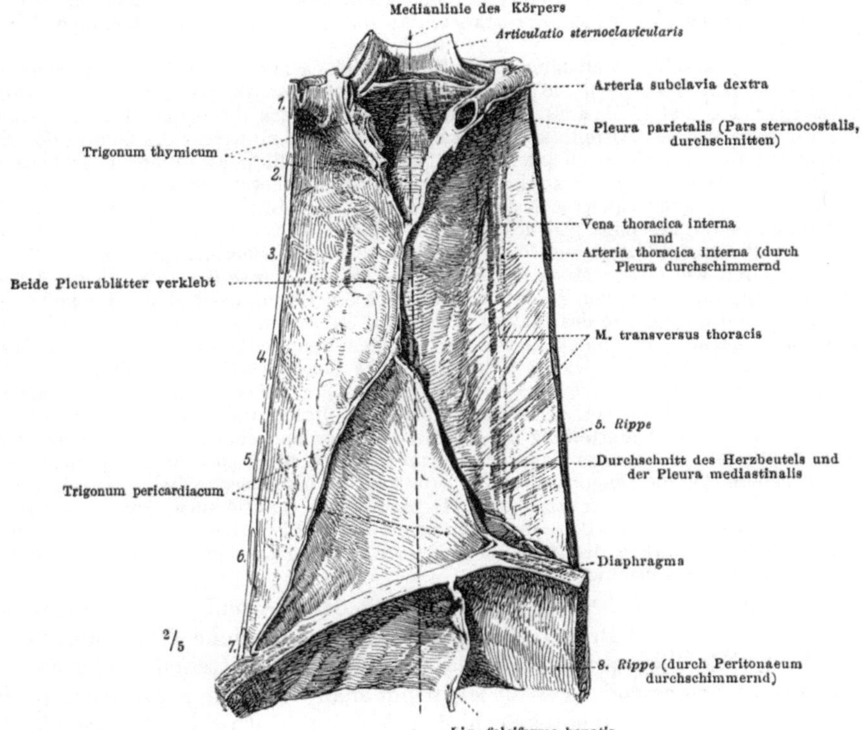

Abb. 120. Vordere Brustwand, Innenseite. Mittellinie des Brustbeins gestrichelt.

Die Umschlagstellen der Pleura können dadurch genauer beschrieben werden, daß man die Rippe angibt, welche in einer bestimmten Vertikalen, z. B. in der Mamillarlinie, überkreuzt wird. Ich verweise auf die Abb. 104. Man merke sich, daß die tiefste Stelle in einer Horizontalen liegt, welche durch den untersten Punkt des 1. oder 2. Lendendorns am Rücken gezogen wird. An der Wirbelsäule reicht der Pleurasack bei manchen Individuen bis auf den 1. Lendenwirbel, gewöhnlich bis auf den 12. Brustwirbel (Abb. 104). Über die Grenzen an der Hinterseite des Brustbeins siehe weiter unten und den folgenden Abschnitt.

Die Sinus sind die *Komplementärräume*, welche durch die Inspirationsbewegung eröffnet werden, so daß die Lunge in sie eindringt (Abb. 88). Jedoch werden in aufrechter Körperstellung auch bei tiefster Einatmung die Sinus, wenigstens die wichtigsten, die Sinus phrenicocostales, nicht vollständig entfaltet. Dies geschieht nur in krankhaften Fällen durch Ergüsse oder bei hochgradigem Emphysem. Die Abb. 104 zeigt, daß die tiefsten Komplementärräume von den Sinus phrenicocostales am Rücken gebildet werden. Hier dehnt sich die Lunge bei der Inspiration am meisten aus.

Vom rechten Sinus costomediastinalis posterior aus kann sich ein Spalt hinter die Speiseröhre erstrecken: *Recessus mediastinovertebralis* (Abb. 119). Er ist eine postmortale Erscheinung als Folge des Zusammensinkens des Brustkorbes und der Rückenlage. Beim

Lebenden ist das Mediastinum (s. unten) gespannt und der Recessus ausgeglichen. — Vor der Geburt reichen die vorderen Lungenränder noch nicht unter das Sternum. In dem Raum zwischen ihnen liegt Thymus, welche erst nach der Geburt in dem Maße zurückgedrängt wird, wie die Lungen bei Atmen sich blähen und der vordere Lungenrand vorrückt (S. 112).

Anomalien. Da sich die Lunge der Form des Brustkorbes anschmiegt, ist sie von dieser abhängig. Angeborene oder erworbene Verunstaltungen des Brustkorbes bedingen entsprechende Veränderungen der Lungenform, z. B. die Kyphoskoliose. — Man liest vielfach die Meinung, daß die Form des Brustkorbes von der Form der Lungen abhängig sei. Der Anlage nach ist das sicher nicht richtig. Denn Individuen mit angeborenem totalem Mangel einer Lunge haben einen so normalen Brustkorb, daß die Abnormität gewöhnlich nicht bemerkt wird.

Pleura und absolute Herzdämpfung. Die größte Variabilität weist die vordere linke Pleuragrenze auf. Man sieht sie besonders gut, wenn man die Hinterseite der vorderen Brustwand betrachtet (Abb. 120). Sehr häufig berühren sich die beiden Umschlagsränder, und zwar links von der Mittellinie des Brustbeins. Von da ab weicht die Grenze des linken Pleurasackes um so mehr nach lateralwärts von der Mittellinie ab, je enger sich das Herz und damit der Herzbeutel der vorderen Brustwand anschmiegen, *Situs superficialis cordis.* Bei den meisten Tieren nähert sich das Herz weniger dem Brustbein, da es wegen der Tiefe des von den Seiten her platt gedrückten Thorax Platz genug im Innern hat; daher können die beiden Pleurasäcke sich auch vor dem Herzbeutel einander nähern und in extremen Fällen berühren wie in der Mitte des Brustbeins, *Situs profundus cordis.* Beim Menschen ergibt sich folgendes: vor dem Herzen befindet sich ein Raum, der frei von Lunge ist. Sein Rand entspricht der Grenze des Blau in Abb. 104a. Man nennt das Feld die „*absolute Herzdämpfung*". Denn man findet hier beim Klopfen den gedämpften Schall des Herzens und keinen Lungenschall. Dieses Feld liegt links vom Brustbein; es ist stumpfwinklig viereckig. Innerhalb des Vierecks, welches man sich auf die Brusthaut aufzeichnet, zieht man eine Diagonale von der rechten oberen zur linken unteren Ecke. Sie entspricht im extremen Fall der Unterteilung in eine mit Perikard und eine mit Pleura ausgekleidete Hälfte des Feldes. Je weniger das Perikard an die vordere Brustwand heranreicht, um so mehr verschiebt sich die Diagonale auf das Brustbein zu, bis sie schließlich — in sehr seltenen Fällen — aus dem Feld der absoluten Herzdämpfung verschwinden kann. Bei solchen Individuen wird man neben dem Brustbein sofort in die Pleurahöhle gelangen; man müßte bei ihnen schon ein Stück des Sternum resezieren, wenn man den Herzbeutel ohne Eröffnung der Pleura erreichen wollte.

Mediastinum. *Mittelfell, Mediastinum,* heißt die senkrechte Scheidewand, welche das Innere des Brustkorbes in eine rechte und linke Pleurahöhle zerlegt (Abb. 119). Die Pleura mediastinalis überzieht das Mittelfell beiderseits. Da an ihr die Lungenwurzel befestigt ist, nennt man das vorn davon gelegene Feld *Mediastinum anterius,* das nach hinten bis zur Wirbelsäule reichende Feld *Mediastinum posterius.* Im kranialen Teil des Brustkorbes ist die Grenze zwischen beiden nur ideell in der Verlängerung der Lungenwurzel zu ziehen, im caudalen Teil ist sie durch das Ligamentum pulmonale angezeigt. Bei eröffnetem Brustkorb sinkt das Mittelfell zusammen; insbesondere das Mediastinum posterius wird beim liegenden Leichnam durch das Gewicht des Herzens zusammengedrückt. Im Röntgenbild sieht man die wahre Ausdehnung (Abb. 123a u. b). Die zahlreichen Organe, welche zwischen den beiden mediastinalen Blättern der Pleurasäcke liegen, rechnen zum Mediastinum. Sie werden durch fettreiches Bindegewebe zusammengehalten.

Im *vorderen* Mediastinum liegt am meisten unten das Herz mit dem Herzbeutel, weiter oben die Thymus bzw. der ihr beim Erwachsenen entsprechende Fettkörper, die großen Gefäße des Herzens (Abb. 121, 119a) und die beiden Nervi phrenici. Die Begrenzung des vorderen Mediastinum gegen die vordere Brustwand hat die Form zweier mit den Spitzen gegeneinander gerichteter Dreiecke (Abb. 120). Das obere Dreieck mit nach unten gerichteter Spitze entspricht der Thymus, die hier dem Manubrium sterni zunächst gelegen ist, und den unter ihr verborgenen Blutgefäßen (Abb. 121). Dieses Dreieck heißt *Trigonum thymicum.* Das andere, mit der Spitze nach oben gewendete Dreieck heißt *Trigonum pericardiacum,* weil hier der Herzbeutel mit dem Herzen das Mediastinum ausfüllt.

Im *hinteren* Mediastinum liegen die Aorta, die Vena azygos und V. hemiazygos, die Speiseröhre, Luftröhre, die beiden Nervi vagi mit den Rr. recurrentes, der Grenzstrang des Sympathicus und der Ductus thoracicus (Abb. 119a, 121).

d) Die Lungen bei Ein- und Ausatmung und im Getriebe des Gesamtorganismus.

Größen- und Formänderungen bei der Atmung. Die Lungen sind keinen Augenblick in Ruhe; entsprechend den Atembewegungen unterliegen sie ständigen Größen- und Formänderungen. Die Veränderungen ergeben sich aus den

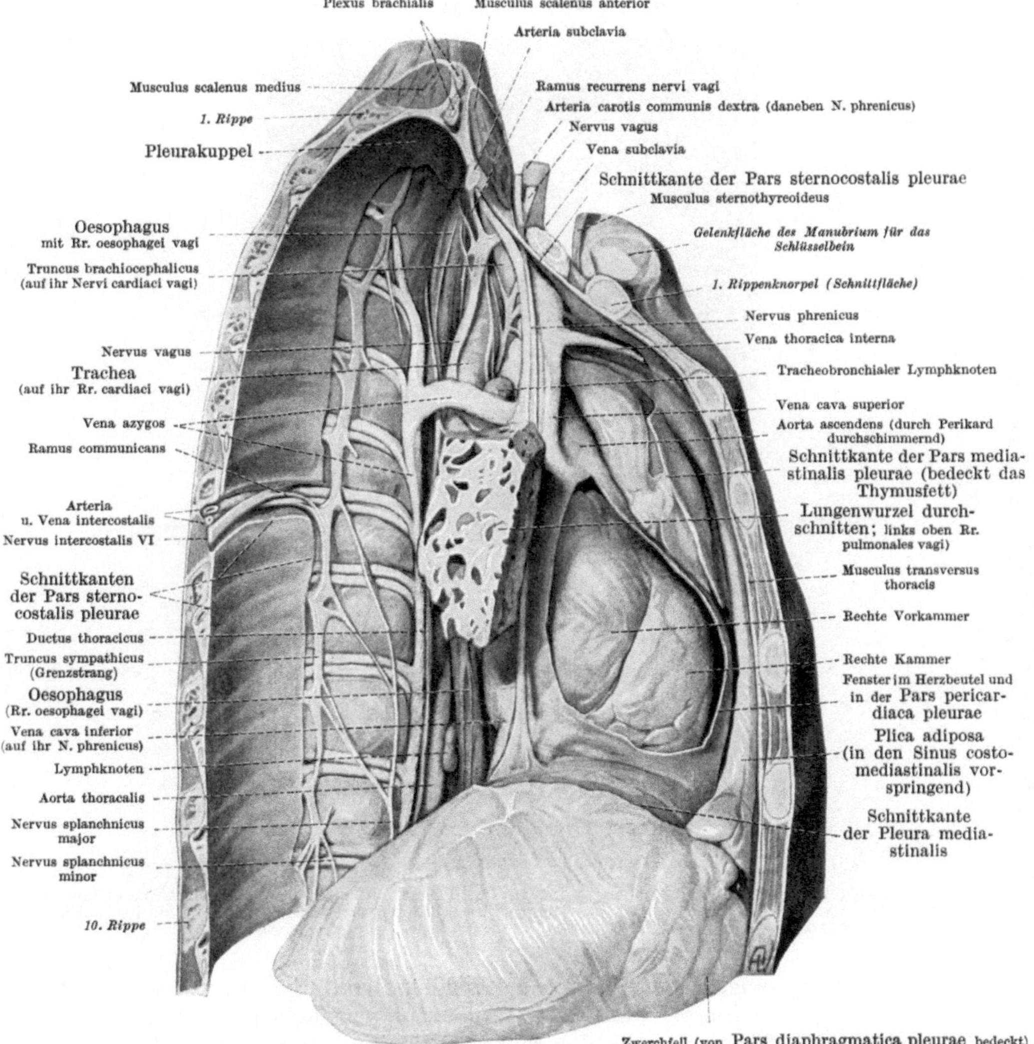

Abb. 121. Mediastinum von rechts gesehen. Die Rippen sind reseziert, die Lunge nahe der Wurzel abgeschnitten und die Pleura mediastinalis dextra von den Rippenköpfchen bis zum Brustbein entfernt, Fenster im Herzbeutel. Venen blau, Arterien rot.

Größen- und Formänderungen des Brustraumes, denen die Lungen folgen. Mit jeder Größenänderung des Brustraumes geht eine Formänderung einher. Die Größenänderung erfolgt nicht einfach konzentrisch, geometrisch ähnlich, sondern unähnlich: der inspiratorisch erweiterte Brustraum ist dem exspiratorischen geometrisch unähnlich (Bd. I, Abb. S. 198). Da die Lungen unter der Wirkung des atmosphärischen Luftdruckes den Formänderungen des Brustraumes folgen müssen, ist die inspiratorisch erweiterte Lunge der exspiratorischen geometrisch unähnlich (Abb. 88). Die Verformung ist verschieden je nach dem Atemtypus. Bei der Erweiterung wird das schon in der Exspirationsstellung gespannte elastische System der Lungen in allen seinen Teilen stärker gespannt, von Kehlkopf und Luftröhre an über die Bronchi und die Äste der Art. pulmonalis bis zu den Septa intersaccularia und interalveolaria, in welche die elastischen Elemente der Bronchioli alveolares und der kleinen Arterien übergehen.

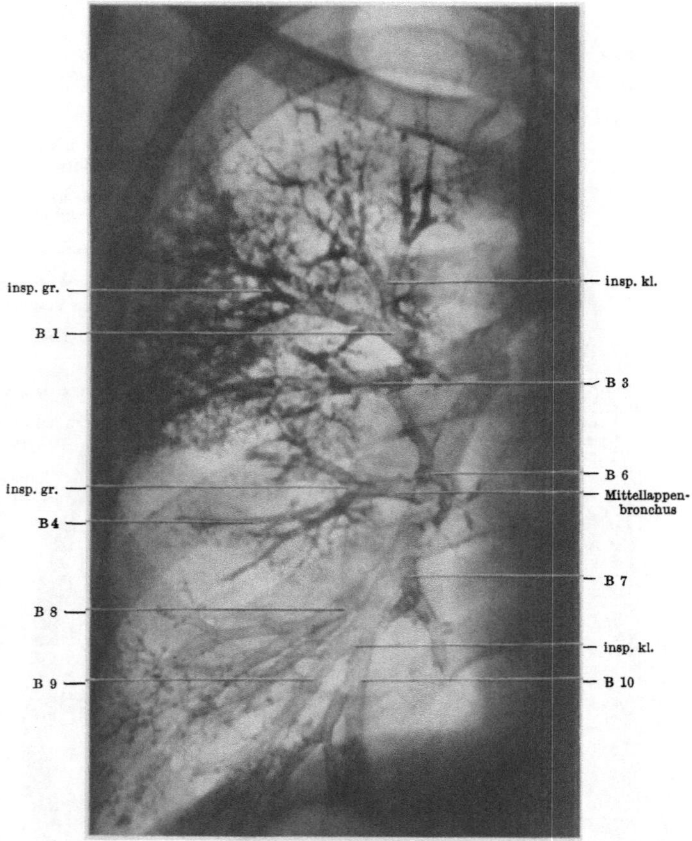

Abb. 122. Röntgenbild des Bronchialbaumes der rechten Lunge beim Lebenden in tiefster Inspirationsstellung. B 1, B 3 usw. „segmentale" Bronchi; insp. gr. Teilungswinkel, die inspiratorisch größer, insp. kl. die kleiner geworden sind. (Aus H. v. HAYEK, Die menschliche Lunge, 1952, Abb. 99a.)

Die Formveränderungen sind möglich dank der gegenseitigen Verschieblichkeit aller Teile, auch im Inneren der Lunge. Die Sacculi alveolares mit den Alveolen, deren elastische Elemente durch das ganze Parenchym eines Lappens hindurch kontinuierlich zusammenhängen sind weitgehend verformbar und so auch die Gesamtheit des von ihnen gebildeten Parenchyms. Hingegen bilden die Bronchi und die Arterien relativ steife Stäbe in diesem plastischen Parenchym, die Bronchi dank ihrer Knorpel und des Längszuges, der ihre elastischen Elemente gespannt hält, die Arterien dank des unter Druck sie durchströmenden Blutes, das durch Seitendruck und Längszug dem Arterienrohr bei seinem inkompressiblen Inhalt den Charakter eines dickwandigen Gummischlauches verleiht. Bronchi wie Arterien sind biegsam, ihre Teilungswinkel veränderlich (Abb. 122), so daß sie der Verformung der Lunge keinen Widerstand entgegensetzen. Auch sind Bronchi und Arterien nicht fest miteinander verbunden, sondern durch lockeres Bindegewebe gegeneinander verschieblich. Die Grenzmembran, die das Parenchym an allen seinen Oberflächen abschließt, wirkt bei den formändernden Bewegungen als Verschiebefläche. Mit dem peribronchialen und periarteriellen Bindegewebe, mit dem Bindegewebe der Pleura pulmonalis und der Septa interlobularia ist sie durch lockeres Verschiebegewebe verbunden, so daß das plastische Parenchym mit seiner Grenzmembran sich gegen die relativ ruhenden bindegewebigen Teile gleitend, ohne gezerrt zu werden, bewegen kann wie die Haut gegen die Fascie. Nur die Bronchioli alveolares und die Arteriolen sind mit ihren elastischen Fasern unmittelbar in das elastische Gesamtnetz des Parenchyms eingebaut und vermitteln den Übergang der Bewegungen des Parenchyms zu den relativ ruhenden Bronchioli terminales und kleinen Arterien.

Die Teilungswinkel der Bronchi bleiben bei ruhiger Atmung ziemlich unverändert, zeigen aber bei tiefer Inspiration und Exspiration deutlich verschiedene Bilder. Die Vergrößerung bzw. Verkleinerung ist abhängig von der Verlaufsrichtung der Bronchi und von dem Atemtypus. Die einen Bronchi verlaufen annähernd in der longitudinalen Richtung des Körpers, die anderen in der transversalen. Bei vorwiegender Zwerchfellatmung, bei welcher der Brustraum hauptsächlich in der kranio-caudalen Richtung vergrößert wird und die Lungen in der Längsrichtung gedehnt werden, werden die Teilungswinkel der longitudinal verlaufenden Bronchi verkleinert (Abb. 122, insp. kl.), die der transversal verlaufenden vergrößert (insp. gr.). Bei vorwiegend costaler Atmung und Überwiegen der Erweiterung des Thorax und Dehnung der Lungen in der queren Richtung verhalten sich die Winkel umgekehrt: die Teiläste der transversalen Bronchi werden einander genähert, die der longitudinalen gespreizt, entsprechend werden die Winkel kleiner bzw. größer. Auch die Durchmesser der Bronchi unterliegen respiratorischen Schwankungen. Bei der Inspiration werden die Bronchi ein wenig erweitert, bei der Exspiration verengert.

Diese feinen Bewegungen und Verschiebungen im Inneren der Lunge ergänzen die groben Bewegungen der Lappen, die an den pleuraüberzogenen Flächen der Fissurae interlobares gegeneinander gleiten können, und die Bewegungen der Läppchen, die dank des lockeren Bindegewebes der Septa interlobularia gegeneinander verschieblich sind. Es ist wohl anzunehmen, daß die Unterteilung in Läppchen und deren verschiedene Größe und Anordnung (Abb. 115) mit dem Ausmaß der respiratorischen Formänderung zusammenhängt.

Flüssigkeitsstrom im interstitiellen Gewebe. Die Bewegung des Parenchyms gegen Bronchi und Arterien bei der inspiratorischen Formänderung hat eine wichtige Nebenwirkung. Betrachtet man die Grenzmembran nicht wie im Vorstehenden vom Parenchym aus, sondern von den Bronchi und Arterien mit ihrer bindegewebigen Wand her, so kann man sagen, daß sie um Bronchi und Arterien Röhren bildet, in denen bei der Atmung eine Gleitbewegung der Bronchi und Arterien gegen das Parenchym stattfinden kann wie bei einer Spritze die Bewegung des Kolbens gegen den Cylinder. In Wirklichkeit ist in der Lunge, wie aus dem zuvor Ausgeführten ersichtlich, die Bewegung umgekehrt, der Kolben (Bronchus) steht relativ fest, und der Cylinder (Grenzmembran) wird gegen ihn bewegt. Bei der inspiratorischen Vergrößerung der Lunge wird das Parenchym ein wenig über den Bronchus hinweggezogen, vom Hilus weg nach peripher in Richtung auf die Brustwand zu. Das ist die gleiche Bewegung, wie wenn der Bronchus gegenüber dem Parenchym ein wenig hiluswärts gezogen würde. Das Beispiel der Spritze lehrt, daß es gleichgültig ist, ob ich den Cylinder über den festgehaltenen Kolben ein Stück wegbewege oder den Kolben ein Stück aus dem festgehaltenen Cylinder herausziehe, die Bewegung ist die gleiche, und der Erfolg ist der gleiche: eine Saugwirkung. So wirkt die Bewegung von Parenchym und Bronchus gegen einander ansaugend auf die Gewebsflüssigkeit im peribronchialen Bindegewebe. Diese Wirkung erstreckt sich bis in die Septa intersaccularia und interalveolaria, da deren Bindegewebe kontinuierlich mit dem peribronchialen zusammenhängt. Es besteht also ein dauernder, durch die Atembewegungen bewirkter Flüssigkeitsstrom von den Septa interalveolaria und intersaccularia zum Hilus hin. Da das Bindegewebe dieser Septen zum Teil unmittelbar die Oberfläche der Alveolen bilden hilft (S. 189) und frei an die Flüssigkeit angrenzt, die als dünner Film die Oberfläche der Alveolen überzieht, so wird auch diese Flüssigkeit, die wahrscheinlich von den Capillaren der Alveolenwände abgeschieden wird, ständig abgesaugt. Daher können feine Staub- und Kohlepartikelchen unmittelbar, ohne von Staubzellen oder Histiocyten phagocytiert zu werden, in den Flüssigkeitsstrom der Septa interalveolaria und intersaccularia aufgesogen und in ihm im peribronchialen Bindegewebe auf weite Strecken hiluswärts transportiert werden. So erklärt es sich, daß sich allenthalben in diesem Bindegewebe freie Kohlenpartikelchen finden.

Noch durch ein anderes Moment wird der Flüssigkeitsstrom erzeugt und unterhalten. Die Grenzmembran ist dadurch, daß ihre elastischen Fasern ein Teil des elastischen Netzes des ganzen Parenchyms sind, wie dieses dauernd gespannt, bei Inspiration mehr als in der Exspirationsstellung, und ist bestrebt, sich zu verkürzen und von dem Bindegewebe abzulösen, dem sie anliegt. Dadurch erzeugt sie in diesem Bindegewebe einen Unterdruck gegenüber der Luft und dem Flüssigkeitsfilm der Alveolen. Da die ihr anliegenden Alveolen so wenig wie sonst ein geschlossenes Epithel haben, wird die Flüssigkeit in das Bindegewebe hineingesogen und mit ihr auch Staubpartikel. Die Saugwirkung des elastischen Zuges der Grenzmembran äußert sich vor allem an denjenigen Parenchymteilen, die sich an den Parenchymoberflächen gegen die Pleura und die Septa interlobaria verschieben. In dem gesamten „interstitiellen Bindegewebe", wie man das der Grenzmembran anliegende Bindegewebe insgesamt nennen kann, besteht also überall ein Unterdruck gegenüber dem Parenchym, der bei der Inspiration verstärkt wird und einen Flüssigkeitsstrom aus dem Parenchym in das interstitielle Gewebe aufrechterhält.

Unter krankhaften Bedingungen kann die Flüssigkeitsmenge im Parenchym oder im interstitiellen Gewebe bedrohlich vermehrt sein (alveoläres bzw. interstitielles Lungenödem).

Harmonie von Körper- und Lungenkreislauf. Cardiopulmonale Reserve. Einer besonderen Betrachtung bedarf der Blutkreislauf in der Lunge. Alles Blut, das aus dem Körper zum Herzen gelangt, muß, ehe es dem Körper wieder zugeführt wird, durch die Lunge hindurchlaufen. Eine Möglichkeit, die Lunge zu umgehen, gibt es normalerweise nicht. Demnach muß in der Zeiteinheit die gleiche Menge Blut durch die Lungen wie durch den übrigen Körper bzw. durch die rechte und linke Hälfte des Herzens fließen, Lungenkreislauf und Körperkreislauf müssen aufeinander abgestimmt sein. Jede Erkrankung der Lunge, die mit einer Einschränkung ihrer Strombahn einhergeht, ist für den Organismus und daher auch für den Arzt nicht bloß ein Atmungs-, sondern auch, und zwar meist noch mehr, ein Kreislaufproblem, das ihm auferlegt, die gestörte Abstimmung von Lungen- und Körperkreislauf auf irgendeine Weise so gut wie möglich zu beheben. An sich sind wie im ganzen Körper, so auch in den Lungen Ausgleichsmöglichkeiten für verschieden hohe Anforderungen gegeben, wie sie z. B. durch erhöhte Muskelarbeit bedingt werden. Wie in allen Organen, so sind bei Körperruhe und flacher Atmung nicht alle Capillaren der Alveolen durchströmt, vielmehr ist der größte Teil, wie Lebendbeobachtungen an Säugetieren gezeigt haben, durch Kontraktion der Endothelzellen verschlossen (Ruhecapillaren) und nur ein kleiner Teil durchflossen (Stromcapillaren). Durch Eröffnung von Ruhecapillaren kann das Fassungsvermögen der Strombahn nach Bedarf vergrößert werden. Außerdem kann eine Regulierung der Durchflußmenge des Blutes durch die Muskulatur der Arterien erfolgen, besonders der kleinsten Arterien und der Arteriolen, in denen sich bei voller Kontraktion der Muskulatur die Intima so stark faltet, daß die Lichtung ganz verlegt und undurchgängig wird. Auch die Capillaren können enger und weiter gestellt werden. Jedenfalls werden im gesunden Organismus alle im Rahmen biologischer Beanspruchungen des Körpers an den Lungenkreislauf gestellten Anforderungen ausreguliert, wobei es ebensosehr wie auf die Tätigkeit des Herzens auf die Weite der Strombahn in den Lungen ankommt. Dazu kommt die Regulierung durch Änderung der Atemtiefe und -frequenz und durch Änderung der Weite der Bronchen. Der Organismus verfügt dadurch über eine „*cardio-pulmonale Reserve*“ mit beträchtlichen Ausgleichsmöglichkeiten. Sie ist in der Jugend am größten, nimmt gewöhnlich etwa vom 30. Lebensjahr an allmählich ab („Senioren“ des Sports), vom 60. an sehr viel schneller. Dies ist dadurch bedingt, daß einerseits die Leistungsfähigkeit des Herzmuskels geringer wird, andererseits die atmende Oberfläche der Lungen eine Einschränkung erfährt. Das erstere ist Folge der schlechteren Durchblutung infolge von Altersveränderungen der Arterienwände und Folge der mancherlei bleibenden Schädigungen des Herzmuskels selber bei Infektionskrankheiten usw. Die atmende Oberfläche wird reduziert dadurch, daß die Sacculi erweitert werden unter gleichzeitiger partieller Rückbildung der Septa interalveolaria (Altersemphysem).

Das harmonische Zusammenwirken aller Komponenten der kardio-pulmonalen Reserve wird vom Gehirn gesteuert durch Vermittelung des vegetativen Nervensystems. Ihr Versagen bildet einen wesentlichen Teil in dem klinischen Bilde des „Schocks“.

Jede Veränderung in der Lunge, die die Zahl der Capillaren verringert, z. B. durch Verlust von Alveolen (Emphysem), setzt die Regulationsmöglichkeiten herab. Im Falle solcher verringerter Regulationsmöglichkeiten kann der Arzt sehr wesentlich dadurch helfen, daß er, wenn schon der Verlust in der Lunge irreparabel ist, die Strombahn im Körper verringert und die Menge des Blutes herabsetzt. Das Erstere erreicht er durch Verminderung des Körpergewichtes (das Fettgewebe ist außerordentlich gefäßreich), das Zweite durch Beschränkung der Flüssigkeitsaufnahme.

Das atmende Parenchym der Lunge, also sämtliche Alveolen mit ihren Capillarnetzen werden von der A. pulmonalis gespeist, die nicht an der Atmung beteiligten, sondern nur luftzuführenden Bronchi bis einschließlich Bronchioli terminales von der Art. bronchialis aus der Körperschlagader, der Aorta. Die zugehörigen Venae bronchiales münden, soweit sie zu größeren Bronchi gehören, in Körpervenen (Vena azygos), die von den kleineren Bronchi, etwa von denen 3. Ordnung an, in Äste der Venae pulmonales.

An den Bronchi 3. Ordnung, die durch ein dichtes Venengeflecht in ihrer Wand ausgezeichnet sind, bestehen zwischen Art. pulmonalis und bronchialis Anastomosen (Rami pulmobronchiales) vom Charakter von Sperrarterien, die einerseits feine Zweige zu benachbarten Alveolen, zur Bronchialwand und zur Wand der Pulmonalisäste abgeben, andererseits viel weitere, kurze, die unmittelbar in das Venengeflecht des Bronchus einmünden (arteriovenöse Anastomosen, S. 194). Welche Bedeutung die bronchopulmonalen Anastomosen im normalen Geschehen haben, ist nicht bekannt. Die Erfahrungen der Pathologen aus Sektionen und Experimenten lehren, daß bei angeborenen und erworbenen stärkeren Einschränkungen der Strombahn der Aa. pulmonales, z. B. bei Fehlbildungen des Herzens oder bei Verengerung des Ursprungs der A. pulmonalis aus dem Herzen (Pulmonalstenose) oder Verstopfung eines größeren Astes (Lungenembolie) die Bronchialarterien sehr stark erweitert sind. Das besagt: wenn bei einer erheblichen Unstimmigkeit zwischen Lungen- und Körperkreislauf die normalen Ausgleichsmöglichkeiten nicht ausreichen, so kann durch Eröffnung der Anastomosen den Alveolen zusätzlich aus der Art. bronchialis eine um so größere Blutmenge zugeführt werden, je mehr die A. bronchialis ausgeweitet wird (vgl. Kollateralkreislauf im Abschnitt Blutgefäße). Auf diese Weise kann selbst eine beträchtliche Diskrepanz noch so weit ausgeglichen werden, daß der Patient lebens- und arbeitsfähig ist.

Die arteriovenösen Anastomosen der Sperrarterien geben die Möglichkeit, einen Teil des Blutes der Pulmonalisäste unter Umgehung des Capillarsystems der Alveolen über das Venengeflecht der Bronchialwand unmittelbar in die Venae pulmonales zu führen. Man könnte sich denken, daß der Organismus von dieser Möglichkeit bei völliger körperlicher Ruhe, z. B. im tiefen Schlafe, Gebrauch macht. Da solche arteriovenösen Anastomosen auch an den zu Sperrarterien ausgebildeten Verbindungen zwischen den Pleuraästen der Pulmonalis und Bronchialis bestehen, und die Pleuravenen in Lungenvenen einmünden, kann ein recht beträchtlicher Teil des Blutes der Art. pulmonalis, schätzungsweise $^1/_{10}$, im Nebenschluß direkt in die Venae pulmonales geführt werden. Die vom Blut durchflossene Strombahn in den Lungen kann also durch Ausschaltung großer Teile des Capillarnetzes, ebenso wie im übrigen Körper nicht unbeträchtlich verringert und dadurch das Herz entlastet werden. Ob und inwieweit damit die Ausschaltung von atmender Oberfläche durch Kontraktion der Muskulatur in den kleinen Bronchi und den Anfangsstücken der Sacculi alveolares einhergeht, ist nicht bekannt.

Atmende Oberfläche. Für die cardiopulmonale Reserve spielt, wie sich aus dem Vorstehenden ergibt, die *atmende Oberfläche* eine entscheidende Rolle. Über ihre Größe sind wir nur annäherungsweise unterrichtet, da sie nicht unmittelbar gemessen, sondern nur mittelbar durch Berechnungen bestimmt werden kann und die Grundlagen für diese Berechnungen nur unvollkommen sind. Auf Grund dieser unvollkommenen Daten ergibt sich für die Mittel- oder Normallage, d. h. für die Exspirationsstellung bei gewöhnlicher ruhiger Atmung, eine Oberfläche der Alveolen von ungefähr 100 m² in beiden Lungen zusammen. Bei ruhiger Inspiration wird sie um etwa 10 m² vergrößert, bei tiefster Inspiration um etwa 50 m², also auf das $1^1/_2$fache. Nimmt man die Körperoberfläche mit etwa 2 m² an, so wäre in der Ausgangslage die Oberfläche der Alveolen etwa gleich der 50fachen Körperoberfläche. Bei gewöhnlicher Atmung wüchse sie inspiratorisch um 5, bei tiefster Inspiration um 25 Körperoberflächen.

Diese Zahlen betreffen die *Oberfläche der Alveolen*, die sog. „respiratorische" Oberfläche. Für den Gasaustausch zwischen Luft und Blut kommt aber nur ein Teil von ihr in Betracht, nämlich der Anteil, den die Blutcapillaren an ihr haben. Es ist demnach zu unterscheiden zwischen *Alveolenoberfläche* und *Austauschoberfläche*. Die irreführende Bezeichnung „respiratorische" Oberfläche sollte man ganz fallen lassen. Für gewöhnlich ist die Austauschoberfläche kleiner als die Alveolenoberfläche (Abb. 117 b u. c); um wieviel kleiner, läßt sich solange nicht sagen, als wir nicht wissen, welche Weite die Capillaren für gewöhnlich haben. Sie können sehr eng, teilweise wohl auch ganz kontrahiert sein (Ruhecapillaren, s. S. 204), dann ist die Austauschoberfläche sehr viel kleiner als die Alveolenoberfläche. Sie kann aber bei weiten Capillaren fast gleich groß sein, ja sogar größer, denn die Capillaren können so stark erweitert werden, daß sie mit $^2/_3$ ihres Umfanges in das Lumen der Alveolen vorspringen. In welchem Maße die Capillaroberflächen den respiratorischen Änderungen der Alveolenoberfläche folgen, ist nicht bekannt. Änderung der Alveolenfläche und Änderung der Austauschoberfläche ist jedenfalls nicht ohne weiteres dasselbe. Die Angaben über die Oberfläche der Alveolen und ihre Vergrößerung bei der Inspiration haben deshalb nur bedingten Wert.

Die mitgeteilten Zahlen für die Alveolenoberfläche weichen nicht unerheblich von den üblicherweise angenommenen ab. Zur Begründung seien in Kürze die wichtigsten Daten für ihre Berechnung mitgeteilt. Volumen einer in situ fixierten Lunge 2000 cm³, beider Lungen also 4000 cm³. Anteil des Lungengewebes 800 cm³, demnach Luftraum 3200 cm³ in der tiefen Exspirationsstellung in der Leiche (s. nächsten Absatz), beim Lebenden mindestens 4000 cm³. Dies die Menge der Residualluft (der allgemein angenommene Wert von 1200 cm³ kann nicht richtig sein). Toter Raum, d. h. der Raum der an dem Gasaustausch nicht beteiligten, nur zuleitenden Luftwege, Tracheobronchialbaum + Ductus alveolares, 100 + 600 = 700 cm³. Zahl der Alveolen 350 Millionen.

Alle Zahlen gelten nur größenordnungsmäßig, die Angaben beruhen nur auf Schätzungen, nicht auf Messungen, da man gezwungen ist von der Lunge des Toten auf die Verhältnisse im Lebenden zu schließen. Nach dem Tode tritt das Zwerchfell hoch und der Thorax sinkt ein. Beides infolge des Tonusverlustes der Muskeln und unter der Wirkung des Luftdruckes. Der Brustraum wird dadurch verkleinert, die in ihm enthaltenen Organe werden zusammengepreßt (s. den Herzquerschnitt in Abb. 119b!). So auch die Lungen, die also kleiner sind und weniger Luft enthalten als selbst bei tiefster Exspiration im Leben. Immerhin sind ihre elastischen Elemente dann noch gespannt. Anders nach Eröffnung des Thorax. Dann sinkt die Lunge zusammen, kollabiert, und verliert ihre Spannung und Form. Das betrifft vor allem die Sacculi mit ihren Alveolen.

Besondere Funktionen der Lungen. Staubzellen, Anthrakose. Gemeinhin werden die Lungen lediglich als Atmungsorgane betrachtet. Zweifellos ist die Atmung ihre Hauptfunktion, aber doch nicht die einzige. Schon die Beseitigung der Staub- und Kohlepartikel aus den Alveolen hat mit der Atmung nicht unmittelbar zu tun. Sie geschieht auf zwei verschiedenen Wegen. Der eine ist die Aufnahme in *Staubzellen, Alveolarphagocyten*, Alveolarepithelzellen, die die Partikel phagocytieren, aus den Septa interalveolaria und intersaccularia austreten und dann frei im Lumen der Alveolen liegen. Auch als freie Zellen können sie noch phagocytieren. Sie gelangen wahrscheinlich alle in die Bronchioli und damit in das Sputum. Der zweite Weg ist der S. 203 geschilderte: die Partikel werden in den Flüssigkeitsstrom der Alveolarsepten und weiterhin des peribronchialen Bindegewebes eingesogen. Früher oder später, zum Teil schon in den Alveolarsepten, werden sie von Histiocyten phagocytiert und weitergetragen. Diese histiocytären Staubzellen findet man nie im Lumen der Alveolen, die epithelialen Staubzellen nie im interstitiellen Bindegewebe. Die histiocytären Staubzellen sammeln sich, ganz vollgestopft mit schwarzen Körperchen und kaum noch als Zellen kenntlich, zu kleineren oder größeren „anthrakotischen" Haufen an bestimmten Stellen, manchmal schon in einem Septum intersacculare um ein kleines Gefäß, zumeist aber im Bindegewebe der Arterien der Bronchioli und vor allem der Bronchi. Hier findet man sie meist in den Teilungswinkeln zwischen Fettzellen. Offenbar treten sie in besondere Beziehung zu dem Fettgewebe, das hier, ähnlich wie in den Milchflecken des Mesenteriums, besonders reaktionsbereit und differenzierungsfähig ist. Jedenfalls treten neben den Fettzellen und den anthrakotischen Histiocyten Lymphocyten auf, in Haufen, die freibleiben von Kohlepartikeln. Im Teilungswinkel etwas größerer Bronchi kann man lymphoides Gewebe mit Sekundärfollikeln finden, umschlossen von Fettgewebe mit dichtgedrängten anthrakotischen Histiocyten. Ob aus solchem Beieinander (doch wohl von Art einer Symbiose) echte lymphatische Organe, Lymphknoten, entstehen können, ist nicht sichergestellt, für das Kindesalter aber zumindest wahrscheinlich. In den Lymphknoten der Teilungsstellen der großen Bronchi findet man das Mark dicht mit Kohlepartikeln beladen, die Rinde frei davon, mindestens die Rindenknötchen. Das gleiche Bild bieten die Hiluslymphknoten.

Anhäufungen anthrakotischer Zellen finden sich auch in der Pleura (Abb. 105, 109), wohin sie auf dem zweiten der genannten Wege gelangt sind. Insgesamt bedingen die freien Kohlepartikel und die mit ihnen beladenen Histiocyten die „Anthrakose", den blaugrauen Anteil an der Farbe der Lungen und der ihnen zugehörigen Lymphknoten. Die Lungen des Neugeborenen sind selbstverständlich frei von Staubzellen.

Eine besondere Funktion der Lungen ist die *Vernichtung der* aus dem reticulo-endothelialen System stammenden *Phagocyten.* Diese Zellen, die sich im Reticulum der lymphatischen Organe und der Milz und in den Capillarendothelien der Leber (Kupfferche Sternzellen) mit Fremdstoffen beladen haben und aus dem Gewebsverbande ausgetreten sind, gelangen im Blute in die Lungen, wo sie in den Capillarnetzen der Alveolen gefunden werden, in den Venen aber nicht mehr. Sie werden also im Capillargebiet der Lungen (und nur dort) zerstört. Aber das Wie dieses Prozesses ist ganz unbekannt. Auch Leukocyten, die zu therapeutischen Zwecken in das Blut injiziert worden sind, werden in den Lungen vernichtet. Irgendwie müssen Fermente beteiligt sein, die kaum anderswoher stammen können als von den Capillarendothelien oder, wahrscheinlicher von den Alveolarepithelzellen.

Funktionen der Alveolarepithelzellen. In den Lungen ist ein epitheliales Organ etwa von der Größe der Glandula thyreoidea enthalten (S. 189). Seine Zellen, die Alveolarepithelzellen, stehen in einem Ausmaße mit Blutcapillaren in Berührung wie selbst die Leberzellen nicht (Abb. 182, 184, 117c). Das legt die Vermutung an besondere Funktionen nahe (vgl. vorigen Absatz). Leider wissen wir darüber noch so gut wie nichts. Bekannt ist, daß sie Fett aus dem Blut aufnehmen und speichern. Daß sie bei dem Gasaustausch zwischen Blut und Alveolarluft regulierend mitwirken, wurde S. 192 ausgeführt. Auch über ihre Fähigkeit zur Umwandlung in phagocytierende Staubzellen wurde berichtet. Wo Alveolen an Anhäufungen anthrakotischer Histiocyten stoßen, ist oft im Bereiche der Berührung ein geschlossenes cylindrisches Alveolarepithel ausgebildet, dessen Bedeutung nicht geklärt ist.

2. Der Verdauungskanal.

Der Verdauungsschlauch im ganzen, welcher durch den Mund mit Nahrungsmitteln gespeist und durch den After entleert wird, gehört zum Teil dem Kopf, zum Teil dem Rumpf an. Den ersteren Teil, den Kopfdarm, haben wir vorangestellt; er läßt außer dem für die Ernährung bestimmten Weg, der Mund- und Rachenhöhle, noch andere Organe aus sich hervorgehen, auf welche nicht mehr zurückzukommen ist. Ich erinnere nur daran, daß wir die für die Atmung bestimmte Nasenhöhle in unserer Disposition an das Ende des Kopfdarmes setzten, weil sie so an eine Abzweigung des Rumpfdarmes anzuschließen ist, die unteren Luftwege. Wir nehmen, nachdem wir so den gesamten *Luftweg* (Respirationstractus) im vorigen Abschnitt beendet haben, den Faden wieder auf und wenden uns wieder dem *Ernährungsweg* zu. Denken wir uns in Abb. 5 die Lungenanlage abgeschnürt, so ist das Rohr, welches sie abgegeben hat, die Anlage des *Verdauungskanales, Tubus digestorius.* Der Rumpfdarm ist also nicht schlechthin gleich Verdauungskanal zu setzen, sondern nur nach Absonderung der unteren Luftwege; gerade so formt der Kopfdarm nicht nur den vorderen Teil des Ernährungsweges, sondern nur nach Abzug der oberen Luftwege usw.

Der embryonale Darm ist sehr einfach geformt. Im fertigen Zustand (Abb. 6), ist nur noch der vorderste Teil des Rumpfdarmes in dieser einfachen Lage, die *Speiseröhre, Oesophagus.* Sie nimmt die Speisen auf, da wo sie beim Schlucken den Schlingweg verlassen (S. 99), und leitet sie dem Magen zu. Speiseröhre und Magen zusammen haben wir als *Vorderdarm* bezeichnet (S. 9).

Dreiteilung des Verdauungskanales. Während beim jungen Embryo die Länge des geraden Ernährungskanales im ganzen der Gesamtlänge des Rumpfes etwa gleichkommt, ist sie beim erwachsenen Menschen 7—8mal größer. Um dieses lange Rohr in der verhältnismäßig engen Leibeshöhle unterzubringen, ist es vielfältig gewunden, aber immer dabei ein einziges Rohr, dessen Kontinuität an der Leiche festgestellt werden kann, wenn man den Darm herausnimmt und der Länge nach ausstreckt. Das Gesagte gilt besonders für den Mittel- und Enddarm (S. 10); der *Vorderdarm* (Speiseröhre und Magen) ist auch in situ als unverzweigter Kanal erkennbar (Abb. 87). Als Grenze gegen den Mitteldarm nehmen wir den *Magenpförtner, Pylorus,* an, einen durch Muskulatur regulierten Verschluß, welcher die verschluckten Speisen aufhält. Essen wir, so wird das Gegessene gekaut, durchspeichelt, geschluckt und im Magen mit dem Magensaft vermischt, ohne daß eine Pause entsteht. Bei manchen Tieren gibt es allerdings Nebentaschen, in welchen die aufgenommene Nahrung zunächst gehamstert wird, um sie erst später zu verarbeiten; bei anderen gelangen die Speisen aus besonderen Magenabteilungen zum Wiederkäuen wieder in die Mundhöhle zurück, um dann erst endgültig verschluckt zu werden. Der normale Mensch erledigt jedoch den ersten Akt der Verdauung in einem Zuge. An die Vorbereitungsarbeit des Magens schließt sofort die eigentliche Verdauung an, indem der Pförtner schubweise den nunmehr breiartigen Mageninhalt in den Darm entläßt, wo die Verwertung der Nahrung für den Körper einsetzt.

Der *Mittel-* und *Enddarm* sind voneinander durch eine sehr charakteristische und wichtige Klappe geschieden, *Valvula coli* oder BAUHIN*sche Klappe* genannt. Der Pylorus und die Valvula coli sind scharfe Grenzen zwischen den drei zum Rumpfdarm gehörigen Abschnitten. Auch die Drüsen kennzeichnen sie. So gibt es im Vorderdarm, speziell im Magen, die ihm eigenen *Magendrüsen,* in den Mitteldarm entleeren sich die vom Vorderdarm aus entstandenen, aber ganz selbständig gewordenen größten Drüsen des Körpers, *Leber* und *Pankreas,* der Enddarm ist dagegen frei von Drüsen mit spezifischem Sekret.

Blicken wir auf den Ablauf des ganzen Verdauungsvorganges, mit welchem die Anordnung der Drüsen in engster Beziehung steht, so ist der Vorderdarm der Mundhöhle und dem Rachen immer noch darin sehr nahestehend, daß er in seinem ersten Abschnitt, der Speiseröhre, sicher *nicht* resorbieren kann. Die Speisen gehen unverändert durch ihn hindurch. Sie können wohl mit Schleim stärker umhüllt, und die Einwirkung des Speichels kann fortgesetzt werden, aber nichts von ihnen kann durch die Speiseröhrenwand hindurch dem Blut oder sonstwie dem eigentlichen Körpergewebe zugeführt werden. Der Magen ist nach der Mundhöhle der erste Abschnitt des Ernährungsschlauches, in welchem resorbiert werden kann. Erst der Darm freilich und ganz besonders der Dünndarm ist durch den Aufbau seiner Schleimhaut recht eigentlich dazu eingerichtet, gelöste Bestandteile der Nahrung und Wasser durch die Wand hindurch in die Blut- und Lymphgefäße aufzunehmen, welche ihrerseits den Weitertransport zu den Geweben des Körpers zu besorgen haben. Beim Eintritt des Darminhalts in den Dickdarm ist die eigentliche Resorption zu Ende; nur cellulosereiche Nahrung wird von der Bakterienflora des Dickdarmes aufgeschlossen, aber ganz unvollkommen resorbiert. Hingegen nimmt der Dickdarm Wasser auf, wodurch der bis dahin dünnflüssige Darminhalt eingedickt wird. Der Durst von Kranken, welche kein Wasser trinken können oder nach Operationen nicht trinken dürfen, läßt sich daher durch Klistiere vom After aus stillen. Dagegen ist das Leben eines Menschen weder durch die Resorption vom Dickdarm (durch Nährklistiere) noch vom Magen aus (bei dauerndem Pylorusverschluß) dauernd zu erhalten. Die Dreiteilung des Verdauungskanals tritt darin scharf hervor.

Der Name „Verdauungs"schlauch ist für das Ganze nur dann gerechtfertigt, wenn wir in einem weiteren Sinn daran denken, daß die drei Abschnitte am Verdauungsgeschäft mitbeteiligt sind, obgleich nur der mittlere das für den Körper wichtigste Endziel, die Überführung der zum Leben notwendigen Nahrungsbestandteile in die Körpersäfte, vollkommen zu erreichen vermag. Da auch die Mundhöhle und der Schlund vorbereitend für das Verdauungsgeschäft tätig sind, wird von manchen Autoren der Name Verdauungskanal auch auf diese ausgedehnt. Doch ist ihre Arbeit nicht ausschließlich der Verarbeitung der Nahrung gewidmet, sie werden z. B. vom Luftstrom mitbenutzt (Mundatmung, Sprache) und scheiden deshalb besser aus.

a) Der Vorderdarm.

α) Die Speiseröhre, Oesophagus.

Die Grenze zwischen Schlund und Speiseröhre liegt am unteren Rande des Ringknorpels, also in Höhe des 6. Halswirbels, falls nicht der Kehlkopf höher oder tiefer steht als gewöhnlich, welch letzteres im höheren Alter regelmäßig der Fall ist. Am Ringknorpel selbst ist die Speiseröhre dadurch befestigt, daß ihre Längsmuskulatur von der Rückfläche der Ringknorpelplatte entspringt. Deshalb wird die Speiseröhre bei Hebung des Kehlkopfes, z. B. beim Schlucken, nach oben gezogen und verlängert, wie umgekehrt ihre Längsmuskulatur durch Verkürzung den Kehlkopf nach abwärts zu ziehen vermag. Das Ende der Speiseröhre ist der Übergang in den Magen, der *Magenmund, Cardia ventriculi,* gegenüber dem 11. Brustwirbel in Exspirations-, dem 12. in Inspirationsstellung (Abb. 87). Um den Magen zu erreichen, muß die Speiseröhre durch das Zwerchfell hindurchtreten, durch dessen Hiatus (Canalis) oesophageus (Bd. I, Abb. 105, S. 179). Man unterscheidet an der Speiseröhre einen Hals-, Brust- und Bauchteil, Pars cervicalis, thoracalis, abdominalis. Die Pars cervicalis wird bis zur Höhe der Incisura jugularis sterni gerechnet, also etwa bis zur Grenze des 2. und 3. Brustwirbels (Bd. I, Abb. S. 148). Die Pars abdominalis, der Abschnitt unterhalb des Zwerchfells, wechselt in seiner Ausdehnung je nach dem Kontraktionszustand der Oesophagusmuskulatur, nach der Stellung des Zwerchfells und nach der Körperhaltung. Die Kardia des Magens kann bis in den Hiatus oesophageus hinaufgezogen werden, so daß eine Pars abdominalis des Oesophagus fehlt, während z. B. in Rückenlage der zur Seite der Wirbelsäule absinkende Magen den Oesophagus ein Stück weit in die Bauchhöhle herunterzieht, so daß dann eine etwa 3 cm lange Pars abdominalis vorhanden ist. Dazwischen gibt es alle Übergänge. Als gewöhnlichen Zustand kann man eine kurze Pars abdominalis annehmen, welche an ihrem rechten und ventralen Umfang vom Bauchfell bedeckt, am linken und dorsalen bauchfellfrei ist.

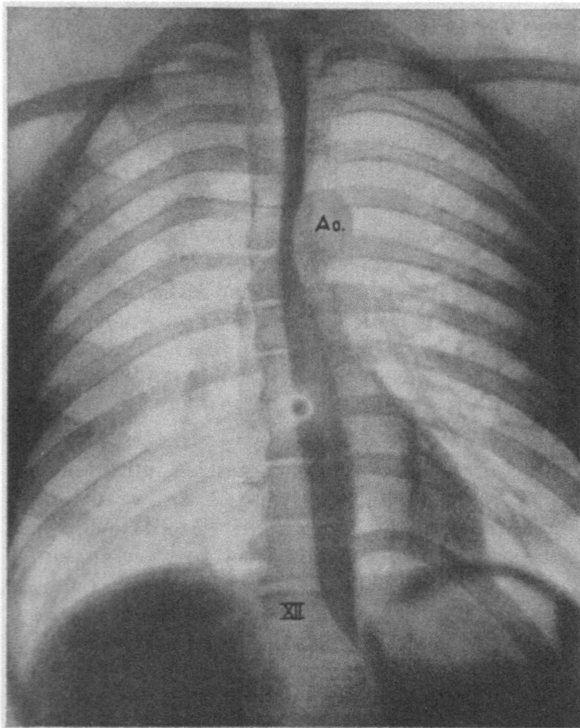

Abb. 123a.

Verlauf. Im Halsbereich liegt der Oesophagus wie der Pharynx der Vorderfläche der Wirbelkörper an, durch lockeres Verschiebegewebe mit ihnen verbunden, entfernt sich in Höhe des 1. oder 2. Brustwirbels von der Wirbelsäule und verläuft einige Zentimeter von den Wirbelkörpern entfernt nach abwärts in einem von der kyphotischen Biegung der Brustwirbelsäule unabhängigen flachen Bogen. Bei geringer Kyphose der Wirbelsäule ist daher die Entfernung des Oesophagus von der Wirbelsäule geringer als bei starker, am größten ist sie stets unmittelbar oberhalb des Zwerchfells (Abb. 123b). Die Ansicht von ventral (Abb. 123a) lehrt, daß der Oesophagus im Hals- und oberen Brustbereich mehr links als rechts von der Mittellinie verläuft, zunächst gerade gestreckt, dann von der Höhe des 6. oder 7. Brustwirbels, von der Stelle ab, wo sich ihm der Arcus aortae anlegt, allmählich etwas mehr schräg nach links. Die Pars abdominalis, wenn sie vorhanden ist, nimmt je nach der Lage des Magens verschiedenen Verlauf: bei aufrechter Körperhaltung und in Bauchlage von rechts und dorsal nach links und ventral, bei Rückenlage von rechts nach links ungefähr transversal.

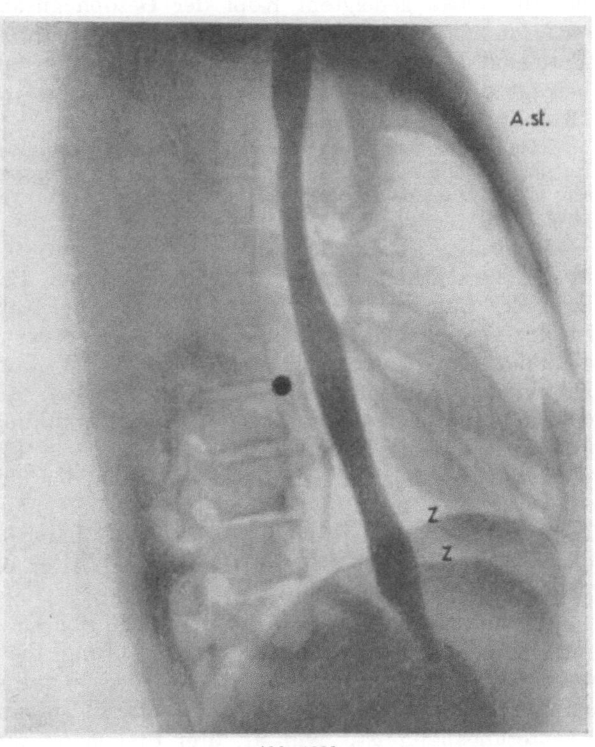

Abb. 123b.

Abb. 123a u. b. Röntgenaufnahmen der Speiseröhre in Inspirationsstellung, 23jähriger Mann. a ventro-dorsale, b Profilaufnahme (aus 1,5 m Entfernung). Schwarzer Kreis: Centrum der Kreiselblende. Ao. Arcus aortae, A.st. Angulus sternalis, Z Zwerchkuppeln, XII 12. Brustwirbel. — Aufnahmen der Med. Klinik Rostock. (Aus DENKER-KAHLER, Handbuch der Hals-, Nasen-, Ohrenheilkunde, IX. Bd. Berlin: Springer 1929).

Dieser Verlauf des Oesophagus wird bei den Zwerchfellbewegungen und bei den Bewegungen der Wirbelsäule nur wenig verändert, ebenso bei krankhaften Verbiegungen der Wirbelsäule. Auch wenn diese sehr hochgradig sind, behält der Oesophagus seinen annähernd gestreckten Verlauf gewöhnlich bei. Die geringen normalen Biegungen des Oesophagus können künstlich ausgeglichen werden, so daß ein starres Rohr bis in den Magen eingeführt werden kann (bei der Oesophago- und Gastroskopie) oder auch ein Degen (Schwertschlucker).

In der Leiche verhält sich der Oesophagus nach Lage und Form anders als beim Lebenden. Die Befunde an der Leiche sind auf die Lebenden nur teilweise übertragbar.

Im Brustbereich liegt die Speiseröhre dem Aortenbogen und dem linken Bronchus unmittelbar an (s. mittlere Enge S. 213), weiter abwärts dem Herzbeutel, und zwar dem Teil, welcher den linken Vorhof deckt. Krankhafte Veränderungen im Mediastinum verändern den typischen Verlauf der Speiseröhre und sind dadurch im Röntgenbild erkennbar. Gleiches gilt von Varietäten der großen Gefäße: ein nach rechts statt nach links gewendeter Aortenbogen drängt den Oesophagus nach links und erzeugt eine Eindellung von rechts her statt von links. Die abnormerweise als letzter Ast des Aortenbogens entspringende und hinter dem Oesophagus vorbeiziehende Arteria subclavia dextra bedingt eine schräg nach rechts aufsteigende, im Röntgenbild sichtbare Furche an der dorsalen Fläche (Dysphagia lusoria).

Länge. Die Länge der Speiseröhre, gemessen vom unteren Rand des Ringknorpels bis zur Kardia, beträgt im Durchschnitt beim Manne etwa 25 cm, bei der Frau etwa 23 cm. Sie steht im geraden Verhältnis zur Länge des Oberkörpers (Scheitel-Symphyse), nicht zur Gesamtlänge. Von der Zahnreihe ist bei rückwärts geneigtem Kopf der Oesophagusanfang durchschnittlich 15 cm entfernt, das Oesophagusende, die Kardia, durchschnittlich 40 cm. Bei der Frau sind die entsprechenden Zahlen 14 bzw. 38 cm. Beim 1 Monat alten Kinde beträgt die Entfernung von der Zahnreihe bis zur Kardia etwa 16 cm, beim 12 Jahre alten etwa 34 cm.

Eine größere Länge des Oesophagus kann dadurch vorgetäuscht werden, daß der an die Kardia anschließende Teil des Magens zu einem oesophagusähnlichen Rohr kontrahiert sein kann. Die stets scharfe Schleimhautgrenze (S. 215) zeigt das wirkliche Ende des Oesophagus an.

Lichtung. Engen. Die Lichtung der Speiseröhre verhält sich in der Ruhe in den verschiedenen Abschnitten verschieden, in Abhängigkeit von der Wirkung des Luftdrucks. Im Halsbereich, wo der äußere Luftdruck wirken kann, ist der Oesophagus ein platter Schlauch, Vorder- und Hinterwand liegen aneinander. Im Brustbereich steht unter der Wirkung des unteratmosphärischen Drucks in den Pleurahöhlen die Lichtung offen und ist mit verschluckter Luft gefüllt, die den respiratorischen Druckschwankungen im Thoraxraum ebenso unterliegt wie die Luft in der Trachea. In der Pars abdominalis liegen wahrscheinlich Vorder- und Hinterwand aneinander ähnlich wie in der Pars cervicalis. In der Leiche findet man den Oesophagus meist auch im interpleuralen Teil geschlossen, die Schleimhaut in große Längsfalten gelegt (Abb. 124a), die beim Lebenden hier fehlen. Im höheren Alter pflegt der Oesophagus weiter zu sein als in der Jugend.

Die im Anschluß an den Schluckakt in den Oesophagus eintretenden Bissen entfalten, füllen und erweitern seine Lichtung, die fortlaufenden Kontraktionswellen der Muskulatur verengern sie wieder, so daß sie in dieser Zeit nicht gleichmäßig weit erscheint (Abb. 123b), obwohl sie an sich ziemlich gleichmäßig erweiterungsfähig ist. Nur an drei Stellen ist die Ausdehnungsfähigkeit der Wand geringer, weshalb man von den drei Engen (Isthmi) des Oesophagus spricht, die an ganz typischen Stellen liegen.

Die erste, *obere Enge*, der *Oesophagusmund*, zugleich die am wenigsten (nur bis auf 14 mm Durchmesser) erweiterungsfähige und daher engste Stelle des Oesophagus überhaupt, liegt am Beginn des Oesophagus in Höhe des unteren Ringknorpelrandes. Sie ist durch die obersten Ringmuskelfasern des Oesophagus bedingt, die sich in ständiger rhythmischer Bewegung befinden, durch welche dieser tabaksbeutelartig zugeschnürte Eingang in die Speiseröhre abwechselnd fester und leichter geschlossen wird. Hier vereinigen sich die beiden Speisewege der Recessus piriformes bzw. Sulci laryngopharyngei, wieder (vgl. S. 87 u. Abb. 53).

Als „*Lippe des Oesophagusmundes*“ wird der obere Rand des Hypopharynxwulstes bezeichnet, der in der Rückwand des Hypopharynx durch das submuköse Venengeflecht hervorgerufen wird (S. 94 u. Abb. 59).

Die „Pars fundiformis“ des M. constrictor pharyngis inferior (S. 93 u. Abb. 58 u. 76), deren Fasern ohne mediane Raphe bogenförmig von der einen zur anderen Seite verlaufen, ist an der Bildung des Oesophagusmundes nicht beteiligt. Sie muß wohl als ein konstruktiv notwendiges Verbindungsstück zwischen dem typischen Constrictor des Pharynx und der typischen Ringmuskulatur des Oesophagus betrachtet werden, vielleicht mit der besonderen Aufgabe, nötigenfalls Bissen durch den engen Oesophagusmund hindurchzupressen.

Als *mittlere Enge* wird die Stelle bezeichnet, wo sich in fast gleicher Höhe Aorta und linker Bronchus dem Oesophagus anlagern (Abb. 87) und seine Wand ein wenig eindellen. Der Anfangsteil der Aorta descendens drückt von links und dorsal her mit pulsatorischen Schwankungen gegen den Oesophagus (Abb. 123a), der linke Bronchus unmittelbar anschließend von ventral her. Bronchiale Lymphknoten können im Erkrankungsfalle Bronchus- und Oesophaguswand fest miteinander verbacken und die Perforation des Oesophagus in den Bronchus vermitteln. Die mittlere Enge ist nicht durch die Wandbeschaffenheit des Oesophagus selber bedingt, sondern durch die innige Anlagerung der beiden nachbarlichen Gebilde.

Die *untere Enge* liegt etwa 3 cm von der Kardia entfernt. Sie ist bedingt durch Kontraktion der Ringmuskulatur des Oesophagus, zum Teil auch durch das Bindegewebe der Oesophaguswand: in dieser Gegend ist die Membrana phrenico-oesophagea (s. unten) am Oesophagus angeheftet. Die Lage der unteren Enge zum Hiatus oesophageus des Zwerchfells wechselt, da der Oesophagus im Hiatus verschieblich ist (S. 210); sie kann 2—3 cm oberhalb des Hiatus stehen oder aber im Hiatus selber.

Jenseits der unteren Enge ist der Oesophagus stärker erweiterungsfähig: *Ampulla oesophagi*, auch als „Vormagen" beschrieben. Die Erweiterung tritt auf Röntgenbildern, welche bei Rückenlage in der letzten Phase der Entleerung des Oesophagus gemacht werden, deutlich in Erscheinung.

Zwerchfell und Oesophagus. Unabhängig von der unteren Enge nimmt das *Zwerchfell* Einfluß auf die Gestaltung des Oesophaguslumens. Die den Hiatus oesophageus begrenzenden Muskelzüge geben dem Lumen die Gestalt einer schief liegenden Ellipse. Bei der gewöhnlichen Inspirationsbewegung wird diese Stelle eingeschnürt, bei tiefer Inspiration (z. B. auch beim „Pressen") wird der Oesophagus vollkommen abgeklemmt. Der völlige Verschluß währt allerdings auch beim Halten der tiefen Inspirationsstellung nur 1—2 sec. Dann erschlaffen die schnürenden Zwerchfellpfeiler so weit, daß der Durchtritt des Oesophagusinhalts freigegeben wird. Die Stelle der Abschnürung durch das Zwerchfell kann mit der unteren Enge des Oesophagus zusammenfallen (Abb. 123a) wenn diese in den Hiatus oesophageus hineingezogen ist. Ist der Oesophagus so weit hinaufgezogen, daß die Kardia im Hiatus liegt, so kann das ganze etwa 3 cm lange Stück des Oesophagus von der unteren Enge bis zur Kardia verschlossen sein.

Bei der Deutung der Röntgenbilder ist zu beachten, daß der Hiatus oesophageus nicht in der Höhe der Zwerchfellkuppeln liegt, sondern an der Rückwand des Sattels zwischen den Kuppeln, etwa 2 cm unterhalb des Sattels (Bd. I, Abb. S. 165 u. 179). Bei Lähmung des Zwerchfells, z. B. nach Entfernung des N. phrenicus (Phrenicus-Exairese) fehlt die schnürende Wirkung des Zwerchfells auf den Oesophagus, bei Lähmung nur der rechten Zwerchfellhälfte kann sie erhalten sein.

In der Exspirationsstellung des Zwerchfells ist der Hiatus oesophageus weiter als zum Durchtreten des Oesophagus notwendig wäre. Der Oesophagus ist daher gegen den Hiatus verschieblich, womit das verschiedene Verhalten seiner Pars abdominalis zusammenhängt. Die untere, sehr derbe Fascie des Zwerchfells setzt sich in den Hiatus nach oben hin zeltartig fort *(Membrana phrenico-oesophagea)* und heftet sich etwas oberhalb des Hiatus etwa 3 cm von der Kardia entfernt rings am Oesophagus an, indem sie sich zum größeren Teile mit seiner Adventitia verflicht, zum kleineren mit der Längsmuskulatur in Verbindung tritt. Findet letzteres in stärkerem Maße statt, so spricht man von einem *M. phrenico-oesophageus*. Die zarte obere Zwerchfellfascie verbindet sich mit dem trichterförmigen Fortsatz der unteren. Durch dieses Verhalten der Fascien und durch die Dicke des Zwerchfells wird im Zusammenhang mit dem schrägen Durchtritt des Oesophagus durch das

Zwerchfell mehr ein Kanal als eine einfache Öffnung gebildet, weshalb man vom *Canalis oesophageus* statt vom Hiatus sprechen sollte.

Verschluß der Kardia. Der Eingang in den Magen, die *Kardia*, ist durch tonische Kontraktion der Muskulatur locker verschlossen, außer wenn Speiseröhreninhalt hindurchtritt. Obwohl an der Kardia die innere Muskelschicht durch Abweichen einzelner Faserzüge von der rein ringförmigen Anordnung einen komplizierteren Bau aufweist, ist doch ein eigentlicher Schließmuskel im anatomischen Sinne nicht vorhanden. Immerhin nimmt die Muskulatur der Kardia durch ihre selbständige Innervation, die unabhängig ist von der der übrigen Magen- und Oesophagusmuskulatur, funktionell eine Sonderstellung ein. Die Kardiagegend des Magens kann zu einem kurzen runden Rohr kontrahiert sein und eine Pars abdominalis des Oesophagus vortäuschen (S. 212).

Über die Beziehungen der Pleura und des Peritonaeum zur Oesophaguswand siehe das Folgende (Serosa).

Schichten der Wand. Wir unterscheiden in der Richtung von innen

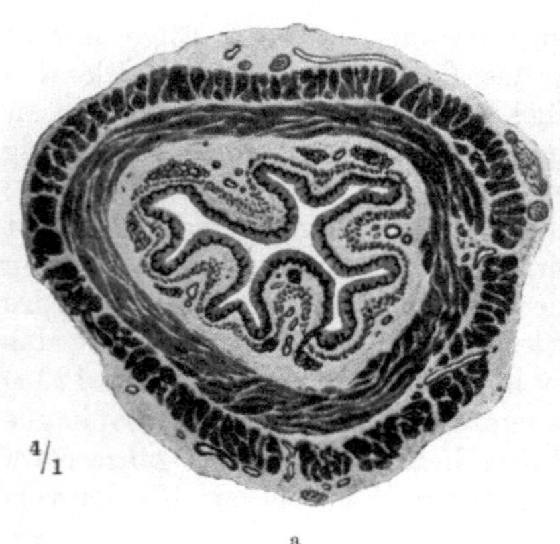

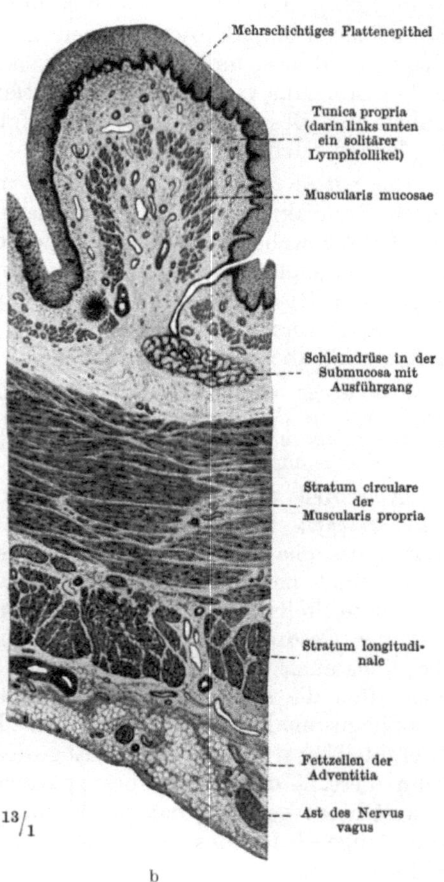

Abb. 124a u. b. Wand der kontrahierten Speiseröhre, Pars thoracalis. a Gesamtquerschnitt. b Querschnitt durch die unterste Falte der Schleimhaut von Bild a vergrößert.

nach außen eine *Mucosa, Submucosa, Muscularis* und *Adventitia* s. *Externa* (Abb. 124a). Eine eigentliche Serosa fehlt, außer an den Stellen, an welchen sich die Pleura oder das Peritonaeum der Wandung anschmiegen.

Die *Tunica mucosa* besteht aus Epithel, einer Lamina propria und der Muscularis mucosae. Das Epithel ist wie in der Mundhöhle mehrschichtiges Plattenepithel. Fast regelmäßig kommen beim Menschen unten in der Nähe des Magens, aber auch im obersten Halsteil kleine versprengte Inseln von cylindrischem Magenepithel mit spezifischen Magengrübchen und -drüsen vor, die infolge ihrer samtartigen Röte wie Erosionen aussehen. Andererseits gibt es Säugetiere (z. B. Monotremen), bei denen der ganze Magen von Plattenepithel ausgekleidet ist. Der Vorderdarm in seiner Totalität bewahrt darin die Fähigkeit seiner Epithelien, je nach Bedarf indifferente oder spezifische Elemente hervorzubringen. Im allgemeinen sind aber die Potenzen so verteilt, daß die Speiseröhre reines Leitungsrohr mit indifferentem Epithel, der Magen sekretorisches Organ mit spezifischem Epithel ist. Die eingesprengten Inseln im Oesophagus spielen keine Rolle, höchstens in pathologischen Fällen bei Geschwüren, die wie die Magengeschwüre durch Selbstverdauung von spezifischen Zellen aus bedingt zu sein scheinen. Die Grenze zwischen dem Plattenepithel und Magenepithel der Kardia ist immer ganz scharf; es gibt keine Übergangszellen. Sie stellt sich als eine mit bloßem Auge klar erkennbare gezackte Linie zwischen dem stumpfen Rosa der Oesophagus- und dem Samtrot der Magenschleimhaut dar. Welche Form die Pars abdominalis auch haben mag, diese Grenze ist immer scharf. — In der Tunica propria des Oesophagus liegen zahlreiche kleine Lymphfollikel (in Abb. 124b, links, nicht bezeichnet). Die Muscularis mucosae besteht aus einer einheitlichen dünnen Schicht von glatten, längsverlaufenden Muskelzellen, deren Tonus an derjenigen Stelle sinkt, an welcher die Schleimhaut von einem spitzen Gegenstand berührt wird. Infolgedessen buchtet sich die Schleimhaut ein, sie weicht vor der Spitze aus und wird in der Regel nicht durchbohrt. Geschieht es doch, so hat sie hier und im ganzen Magendarmkanal die Fähigkeit, den spitzen Fremdkörper festzuhalten, indem die nicht erschlafften Nachbarmuskeln sphincterartig die eingedrungene Spitze umklammern. Verschluckte Nadeln drehen sich auf diese Weise um, da ihre Spitze zurückbleibt und das entgegengesetze stumpfe Ende vorwärts getrieben wird. Sie können den Verdauungskanal bis zum After durchwandern, ohne seine Wand zu durchbohren.

Die *Tunica submucosa* ist verhältnismäßig dick und sehr locker. Sie ermöglicht der Mucosa sich in Längsfalten zu legen, während die eigentliche Muscularis faltenlos bleibt, mag sie schlaff oder kontrahiert sein. Nur die Muscularis mucosae folgt der Faltenbildung der Mucosa (Abb. 124a). Eine individuell sehr wechselnde Zahl von Drüsen, *Glandulae oesophageae* (Abb. 124), liegt in der Submucosa hauptsächlich im Anfangs- und Endteil des Oesophagus. Es sind vorwiegend Schleimdrüsen, an manchen Stellen mit serösen Halbmonden. Ihre Mündungen liegen in der Tiefe zwischen den Falten der Mucosa. Durch den gelieferten Schleim wird die Innenwand der Speiseröhre glitschig gehalten. Die oben bereits erwähnten Inseln mit Magendrüsen am oberen und unteren Ende der Speiseröhre liegen ausschließlich innen von der Muscularis mucosae.

Die *Tunica muscularis propria* besteht aus einer äußeren längsverlaufenden und einer inneren querverlaufenden Schicht. Die Längsschicht ist so dick wie die Ringschicht, ja stellenweise dicker, während im übrigen Verdauungskanal stets die Ringschicht am dicksten ist. Unten geht die Längsschicht ununterbrochen in die Längszüge des Magens über. Oben teilt sich die Längsschicht der dorsalen Wand in zwei bandartige Streifen, welche am Ringknorpel angeheftet sind (Abb. 58). Sie sind völlig getrennt gegen die nach unten abbiegenden Längszüge des unteren Schlundschnürers. Die Längsbündel der ventralen Wand entspringen sehnig von der medianen Leiste der Ringknorpelplatte zwischen den Mm. crico-arytaenoidei posteriores (Tendo crico-oesophageus). Die Ringschicht ist nach oben an der Dorsalfläche in die Rachenmuskulatur und nach unten ringsum in die zirkulären und schrägen Fasern des Magens ununterbrochen fortgesetzt. Die Längs- und Ringschicht zusammen vollenden den Schluckakt (3. Phase, S. 99). Durch den buccopharyngealen Schluckakt werden Bissen wie Flüssigkeiten in jeder Körperhaltung bis zum unteren Ende des Halsteiles der Speiseröhre befördert, also bis in das Gebiet, in welchem der Umbau der Muskulatur erfolgt (S. 216). Die Weiterbeförderung im Brustabschnitt erfolgt je nach den Umständen verschieden. Bei der aufrechten Körperhaltung gelangen

Flüssigkeiten und Brei unter der Wirkung der Schwerkraft sofort bis zur unteren Enge oder bis zur Kardia, da das Lumen des thorakalen Oesophagusabschnittes offen steht (S. 212), zumal vor dem Schlucken inspiriert zu werden pflegt. Je mehr die Körperhaltung von der Senkrechten abweicht, z. B. bei Rückenlage, je weniger also die Schwerkraft als beförderndes Moment wirken kann, desto mehr treten peristaltische Bewegungen der Muskulatur auf, die magenwärts an Tiefe zunehmen. Für die Fortbewegung von Bissen pastöser Konsistenz ist auch in aufrechter Haltung die Peristaltik erforderlich. Bei für das Schlucken unphysiologischen Körperhaltungen (Beckenhochlage, Kopfstand) gelangen Einzelschlucke nur in den Anfangsteil des thorakalen Abschnittes, also bis zum Ende der Skeletmuskulatur, und auch bei mehreren Schlucken erreichen im allgemeinen nur pastöse Bissen die Kardia, nicht aber Flüssigkeiten.

Histologisch ist der Charakter der Muskulatur verschieden: im ersten Viertel des Oesophagus ist sie rein quergestreifte Skeletmuskulatur wie im Pharynx, im zweiten Viertel wird die quergestreifte Muskulatur allmählich durch glatte Muskulatur ersetzt, in den unteren beiden Vierteln findet sich nur glatte Muskulatur.

Da der Wille in den Schluckakt nicht mehr einzugreifen vermag, sobald der Bissen die Gegend der Gaumenmandeln passiert hat, so haben wir in den quergestreiften Muskelfasern des Schlundes und der Speiseröhre Elemente vor uns, welche wie die folgenden glatten Muskelzellen rein automatisch funktionieren, während sonst die quergestreifte Muskulatur dem Eingriff des Willen zugänglich ist (willkürlich, S. 16).

Der Ersatz der quergestreiften Muskulatur durch glatte erfolgt in individuell etwas verschiedener Höhe, in der Ringmuskelschicht früher als in der Längsschicht. In der Mischzone liegen Bündel von quergestreifter und von glatter Muskulatur durcheinander. In Höhe der mittleren Enge des Oesophagus pflegt der Umbau der Muskulatur beendet zu sein, von hier ab ist nur noch glatte Muskulatur vorhanden. Einen ähnlichen Bau der Oesophagusmuskulatur zeigt die Katze. Bei den meisten anderen Säugetieren, z. B. Hund, Rind, Schaf, Kaninchen, reicht die quergestreifte Muskulatur bis zum Magen.

Auf die meisten Nachbarorgane gehen wechselnde glatte Muskelzüge der Speiseröhre über, welche sie wie die Ranken einer Schlingpflanze mit jenen verbinden [*M. phrenicooesophageus* (S. 213), *M. pleurooesophageus* zur linken Pleura, *M. bronchooesophageus* zum linken Bronchus, Züge zur Hinterseite der Luftröhre, zum Herzbeutel, zur Aorta usw.]. Meistens sind sie mit elastischen Fasern vermischt und oft durch solche ersetzt.

Die *Tunica externa* wird im Halsteil der Speiseröhre auch *Adventitia* genannt. Das lockere Bindegewebe, welches die Muscularis umhüllt, geht hier in das benachbarte Bindegewebe ohne scharfe Grenze über. Im Brustteil ist eine ebensolche lockere Adventitia gleichfalls vorhanden, aber zum Teil von Pleura, also einer *Serosa* bedeckt (Abb. 119). Der Bauchteil hat größtenteils eine Serosa; er ist an seinem ganzen rechten und ventralen Umfang von Peritonaeum umkleidet (Abb. 145).

Aus der auf den Röntgenbildern (Abb. 123b) erkennbaren Entfernung des Oesophagus von der Wirbelsäule muß man schließen, daß er ein ausgesprochenes dorsales Gekröse besitzt. Nach dem Tode sinkt er gegen die Wirbelsäule bzw. die Aorta zurück, so daß das Gekröse scheinbar verschwindet. Im Brustteil schiebt sich dabei meistens die Pleura hinter die Speiseröhre (Recessus mediastinovertebralis, S. 199 u. Abb. 119). Soweit dies der Fall ist, gibt es eine Serosa am Oesophagus. Regelmäßig liegt bei Neugeborenen und kleinen Kindern (nur selten bei Erwachsenen) etwas oberhalb der Durchtrittsstelle durch das Zwerchfell ein etwa markstückgroßer platter Hohlraum *(Bursa infracardiaca)* der Speiseröhre rechts an, der bei der Entstehung des Zwerchfells von der Bursa omentalis der *Bauchhöhle* abgespalten wird. Er reicht nur selten bis in den Hiatus oesophageus hinab. Bei Tieren kann der Raum größer sein (irrig als dritte „Pleura“höhle bezeichnet).

Gefäße und Nerven. *Blutzufuhr:* Zahlreiche feine Arterienäste (am Hals von der A. thyreoidea inferior, im Brustkorb von der Aorta und den Bronchialarterien, im Bauch von der A. gastrica und A. phrenica inf. sinistra) gehen an die Speiseröhre und verzweigen sich netzförmig in allen Schichten bis in die Papillen der Schleimhaut hinein. Die Venen bilden ein Geflecht, das mit der V. azygos und hemiazygos, den Vv. thyreoideae inferiores und den

Magenvenen in Verbindung steht. Die Abflüsse in die Magenvenen stellen eine Kommunikation mit den Pfortaderästen her. — Die *Lymphgefäße* leiten zu den tiefen cervicalen Lymphknoten und zu solchen des hinteren Mediastinum. Im Thorax liegen manchmal viele große Lymphknoten um die Speiseröhre herum. Die Lymphgefäße ziehen zum Teil, besonders im Brustabschnitt in der Submucosa große Strecken auf- bzw. abwärts, ehe sie nach Durchbrechung der Muskulatur in die Lymphknoten einmüden. Innerhalb der Schleimhaut gibt es solitäre Lymphknötchen (Abb. 124b). Bei manchen Tieren (Vögeln) wandern Lymphocyten in Massen durch das Epithel, speziell das der Drüsen, hindurch. *Innervation:* Außen von der Muscularis liegen grobe Nervenstämme, welche geflechtartig die Speiseröhre umspinnen (Abb. 121). Sie gehören größtenteils dem beiderseitigen Nervus vagus und dessen Ramus recurrens an. Den Vagusästen sind Sympathicusanteile beigemischt; außerdem treten Sympathicusäste aus dem Grenzstrang und aus dem Aortengeflecht direkt an die Speiseröhre heran. Zu den Nerven gehören zahlreiche „intramurale" Ganglienzellenhaufen, welche zwischen Längs- und Ringschicht der Muscularis liegen (Abb. 124b). Inwieweit sich der Sympathicus und Parasympathicus (Vagus) an der Speiseröhre antagonistisch verhalten, ist unsicher. Aus Analogiegründen hält man den Sympathicus für den hemmenden, den Vagus für den erregenden motorischen Nerv für die peristaltischen Kontraktionen. Die *Sensibilität* der Speiseröhre ist gering. Druck-, Temperaturunterschiede, Chemikalien (Alkohol, Menthol) werden der ganzen Länge nach nicht empfunden, Berührungen und elektrische Reize nur im oberen Teile. Selbst Probeexcisionen von Schleimhautstückchen sind schmerzlos. Die sensiblen Nerven gehören zum 5. Thorakalsegment des Rückenmarkes. Die Ausbreitung des 5. Intercostalnerven außen am Rumpf (HEADsche Zone) ist in Fällen von Erkrankungen der Speiseröhre überempfindlich und kann manchmal frühzeitig dem Arzt Erkrankungen des Organs anzeigen.

β) Der Magen.

Verschiedenheit der Aufgaben. Die Zurechnung des Magens zum Vorderdarm wurde bereits früher damit begründet, daß er nicht nur seiner Herkunft nach mit der Speiseröhre zusammengehört, sondern daß er wie diese *Vorbereitungsorgan* für den Darm ist. Seine Aufgabe ist sehr viel wesentlicher als die der Speiseröhre, die nur leitet. Er sorgt dafür, daß die Bissen aufgeweicht und gelöst werden; die Nahrung wird im breiartigen Zustand, *Chymus*, aus ihm in den Darm befördert. Dazu muß sie eine geraume Zeit in ihm verweilen, er ist Reservoir. Sein Chemismus und teilweise auch seine Motilität verflüssigen während der Verweilzeit den Inhalt und treiben ihn, wenn der richtige Aggregatzustand, etwa der einer sämigen Suppe, erreicht ist, in kleinen Mengen durch den Pförtner in den Darm. Dabei kann schädlicher Inhalt noch nachträglich durch Erbrechen zurückbefördert und durch den Mund entleert werden. Der Motor arbeitet also unter dem Einfluß fein abgestimmter Regulations- und Registrierapparate, vornehmlich der Nerven, je nach Bedarf vor- oder rückwärts. Die gesamte, wesentlich *mechanische* Arbeit des Magens kann kein anderer Darmteil übernehmen, wie wir experimentell aus den Beobachtungen an magenlosen Kranken wissen (nach totaler Magenresektion). Der Chemismus des Magens kann dagegen durch den Darm so weitgehend ersetzt werden, daß es möglich ist, vom Zwölffingerdarm aus einen Menschen so zu ernähren, daß Kot und Harn ganz normale Zusammensetzung behalten (Verabreichung von feingewiegter Nahrung in kleinen Portionen durch eine Öffnung in der Bauchwand, welche in das Duodenum führt, Duodenalfistel).

Die Bauart ist für die recht komplizierte Aufgabe äußerst einfach. Es gibt Tiermägen, die wie das Herz gekammert sind und in ihrem Bau wie dieses eine feste Anpassung an bestimmt lokalisierte Einzelaufgaben im Dienst des ganzen Organs aufweisen (Wiederkäuer). Beim Menschen ist er wie bei der Mehrzahl der Säugetiere ein einfacher Sack, doch läßt er sich nach dem Bau der Drüsen in der Schleimhaut und nach dem funktionellen Verhalten der Muskulatur in zwei Abschnitte gliedern. Er vermag sich in außerordentlich hohem Grad den verschiedensten Aufgaben und Situationen anzupassen. Er ist bei großen Leistenbrüchen im Hodensack oder bei Zwerchfellhernien in der linken

Brusthöhle gefunden worden; trotzdem arbeitete er normal. Auch in seiner normalen Lage erleidet er regelmäßig sehr starke Formänderungen, wie sich noch zeigen wird. Diese Fähigkeiten sind Leistungen der feineren Struktur der Wand, welche motorisch wie sekretorisch den verschiedensten Anforderungen gewachsen ist. Wir werden deshalb weiter unten die Schichten der Magenwand zuerst besprechen und anschließend daran die Form im ganzen in ihren verschiedenen Wandlungen und den Chemismus beschreiben und zu verstehen versuchen.

Der Magen wie die Speiseröhre können entbehrt werden. Ein Kunstgriff der Chirurgen ist beispielsweise der, ein Stück Darmrohr unter der Haut vor dem Brustkorb bis zum Hals hinaufzuführen, so daß die Speisen, wenn Speiseröhre und Magen verlegt sind, sofort in den Darm gelangen. In anderen Fällen wird der Magen operativ ganz entfernt (s. oben). Daraus zu schließen, daß er keine große Bedeutung hätte, wäre unrichtig. Der Darm ist sehr viel empfindlicher als der Magen. Deshalb ist letzterer ein wichtiges Organ als Wächter und Arbeitszuteiler für jenen; der Darm leistet die eigentliche Arbeit und ist unentbehrlich. Über die resorbierende Tätigkeit s. S. 209.

Leichenform und Lebendform. Bei wenigen Organen weicht in der Regel in der Leiche die Form so sehr von der im lebenden Körper ab wie beim Magen. Wahrscheinlich ist die Lebendform überhaupt bei der Leiche nie erhalten, so zahlreich auch die Magenformen sind, die bei ihr beobachtet werden. Am wenigsten ist noch der vollständig kontrahierte, leere Magen verändert, wenn er kurz nach dem Tode untersucht wird. Er gleicht so auffällig dem Darm, daß der Chirurg gewisse Vorsichtsmaßregeln benutzen muß, um sich bei kleinfenstrigen Eröffnungen der Bauchhöhle, aus denen nur ein Stück des Organs vorgezogen werden soll, vor Verwechslungen zu schützen (der Magen hat an *beiden* Rändern einen Mesenterialansatz und an *beiden* Rändern je einen Gefäßkranz, der Darm hat beides nur an *einer* Seite). Das charakterisiert wohl am besten die Darmähnlichkeit. Doch erschlafft bei der Leiche der Tonus der Muskeln bald und die Fäulnisgase dehnen das ganze Organ nach einiger Zeit zu einem gekrümmten Sack aus (Abb. 125, 131). Die frühere Schulanatomie hat diese Gestalt für die eigentliche Magenform gehalten. Sie kommt aber im Leben nicht oder nur unter ganz ungewöhnlichen Umständen vor. Häufig bleiben kurz nach dem Tode bestimmte Stellen des Magens kontrahiert, während andere bereits erschlafft und durch Gase gedehnt sind. So ist z. B. nicht selten an der frischen Leiche der Magen in der Mitte sanduhrartig eingezogen; in anderen Fällen ist das untere Ende stark kontrahiert, der ganze übrige Magen erschlafft.

Im Leben kann durch krankhafte Veränderungen der Magenwand der „Sanduhrmagen“ bedingt sein. Auch infolge nervöser Erkrankungen oder gewisser Giftwirkungen (Morphium) kann eine Dauerkontraktion in Ringform bestehen. Inwieweit dem Tode unmittelbar vorausgehende psychische oder medikamentöse Einwirkungen die Schnürung des Leichenmagens („Isthmus“ des Magens) bedingen, ist eine umstrittene Frage. Vermutlich ist die unmittelbare Ursache des Isthmus eine ringförmige Starre der Magenmuskulatur, die in der Agone einsetzt.

Namen der Magenabschnitte. Wir wollen den gasgedehnten Magen der Leiche zur Erläuterung der gebräuchlichen Namen benutzen. Der Studierende wird am ehesten diese Form auf dem Präpariersaal zu Gesicht bekommen. Die trompetenartig erweiterte Einmüdungsstelle der Speiseröhre heißt *Magenmund, Kardia,* die ganze Partie des Magens wird *Pars cardiaca ventriculi* genannt (Abb. 131). Die rechte Seite des Organs setzt die Wand der Speiseröhre in einer leicht gebogenen Kurve bis zum Pförtner fort, *Curvatura minor.* Gegenüber liegt die längere und stärker gebogene *Curvatura major,* die aber nicht unmittelbar den linken Speiseröhrenrand fortsetzt, sondern nach oben in den Rand eines besonderen Magenabschnittes ausläuft, den *Fornix* oder *Fundus ventriculi.* Der Oesophagus mündet nämlich nicht in das oberste Ende des Magens, sondern in einigem Abstand davon in seinen rechten Rand. Der alte Name Fundus für das blind endigende obere Ende bedeutet wörtlich: der Boden; *im Stehen* ist es der oberste Teil, also in Wirklichkeit die *Decke* des Magenbinnenraumes, deshalb neuerdings *Fornix* benannt. Gegen die Speiseröhre ist er durch eine Falte abgesetzt, *Incisura* bzw. *Plica cardiaca* (Abb. 125). Die kleine Curvatur besitzt sehr häufig in ihrem Verlauf einen Knick, der als Querfalte in das Innere des Magens vorspringt, *Incisura* bzw. *Plica angularis*. Von der Oesophagusmündung bis hierher reicht der Hauptteil des Magens, *Corpus ventriculi*. Den Rest, von der Plica angularis bis zum distalen Ende, nennt man *Pars pylorica*; sie schließt mit dem *Pförtner*, *Pylorus*, ab. An dieser Stelle liegt im Inneren eine ringförmige Falte, die sog. *Pförtnerklappe*, *Valvula pylori* (Abb. 132, 163), welche die Grenze zwischen Magen und Darm bildet. Ihr Vorhandensein wie der Grad ihrer Ausbildung ist abhängig von der Kontraktion der Ringmuskulatur. Die Muskulatur des Magens ist hier so dick, daß man sehr gut fühlen kann, wie sie gegen den folgenden Darmteil plötzlich abnimmt, wenn man den Magen zwischen zwei Fingern faßt und zwischen diesen in seiner Längsrichtung, ohne zu drücken, durchlaufen läßt; man fühlt dann genau, wo der Magen zu Ende ist und der Darm (Duodenum) anfängt. Die zwischen Curvatura major und minor liegende Strecke der Magenwand heißt vorn *Paries anterior*, hinten *Paries posterior*.

Die dünne Darmwand und die ringförmig verdickte Pyloruswand sind äußerlich für das Auge nicht scharf gegeneinander abgegrenzt. Denn die *Außen*flächen beider Rohre gehen bündig ineinander über. Nur die *Innenwand* des Pylorus springt, vom Darmlumen aus gesehen, ringförmig in die Lichtung vor. Der alteingebürgerte Name „Klappe" ist dafür nicht zutreffend. Kollabiert die dünne Darmwand, so wird äußerlich eine Rinne sichtbar (Abb. 125), oft der Sitz einer durchschimmernden kleinen Vene, *Vena pylorica*. Sicherheit für die richtige Grenze gibt aber nur das Tastgefühl.

Der schlaffe Leichenmagen sinkt bei Rückenlage, wenn er nicht durch Gas von innen gespannt ist, zu beiden Seiten der Wirbelsäule ab. Ist der Magen stark gedehnt, so kann er sich in alle Spalten der Umgebung vorzwängen. Auf die zahlreichen Namen, welche den abgeknickten oder vorgebuchteten Teilen gegeben worden sind, können wir verzichten.

Schichten der Wand. Die Magenwand ist nur etwa 2—3 mm dick. Sie besteht aus der Schleimhaut, Muskelhaut und dem Bauchfellüberzug, *Tunica mucosa, muscularis, serosa* (Abb. 133). Wegen der Unterteilung der Schleimhaut und der doppelten Verwendung des Namens Mucosa verweise ich auf S. 17.

Der aktive Bewegungsapparat, welcher mit anderen Faktoren zusammen die Form des Magens bestimmt, ist die Tunica muscularis. Die in der Schleimhaut befindlichen Muskeln (Muscularis mucosae) haben nur Bedeutung für die Schleimhaut selbst und ihr Relief. Sie werden erst bei dem sekretorischen Apparat berücksichtigt werden, welcher in der Schleimhaut gelegen ist.

Die *Muskelhaut* des Magens ist aus drei Schichten glatter Muskelzellen zusammengesetzt. Die äußerste Schicht besteht aus Fortsetzungen der Längsschicht der Speiseröhre und heißt deshalb *Stratum longitudinale* (Abb. 125). Doch laufen am Magen diese Elemente keineswegs alle längs. Am dichtesten liegen sie an der kleinen Curvatur und reichen an ihr bis zur Incisura angularis. Ihre Enden biegen gegen den Magenkörper ab und verlaufen quer zu seiner Längsachse, endigen aber bald; an der großen Curvatur finden sich weniger dichte, aber ununterbrochene Längszüge bis zum Pförtner, die einzigen, welche den ganzen Magen umsäumen. Die übrigen, strahlig vom Magenmund aus auf die Vorder- und Hinterseite auslaufenden Längszüge liegen an sich in derselben Schicht, aber nicht als geschlossene Lage, sondern in zahlreiche feine Züge zersplittert, so daß überall zwischen ihnen die folgende Schicht durchschaut (dünne, unterbrochene Linien in Abb. 125); sie verlaufen an vielen Stellen schräg oder quer zur Achse des Magenkörpers und reichen nicht bis zum Pförtner. Die Stelle, welche der Incisura angularis entspricht, hat kein

Stratum longitudinale, wenn man von den spärlichen Elementen an der großen Curvatur und der einen oder anderen Muskelzelle absieht, welche sie ausnahmsweise überbrückt. Erst kurz vor dem Pförtner beginnt ein schräg abgestutzter Cylinder einer *geschlosssenen* glatten Längsschicht, welche teils den Pförtner überzieht und in die Längsschicht der Darmmuskulatur übergeht, teils in die Ringmuskulatur eindringt und mit ihr verwebt ist. Die kürzeste Seite des Cylinders liegt an der kleinen Curvatur (1—2 cm Höhe), die längste gegenüber (6—8 cm).

Die mittlere Schicht der Muskelhaut heißt *Stratum circulare* (Abb. 132). Sie setzt die Ringschicht der Speiseröhre fort und ist ununterbrochen und lückenlos über die ganze Magenwand ausgebreitet. Gegen den Pförtner zu wird sie allmählich dicker und bildet dort den sog. *Sphincter pylori*, einen funktionell selbständigen Teil der Ringmuskulatur, welcher den vollen Magen so lange verschließt, bis ein Teil der Speisen breiartig umgewandelt ist. Läßt der Sphincter nach und kontrahiert sich der Pylorusteil, so wird der bereits verflüssigte Mageninhalt schubweise in den Darm entleert. Der Fornix hat ein eigenes Ringfasersystem, das sich ohne Grenze an das des Corpus anschließt.

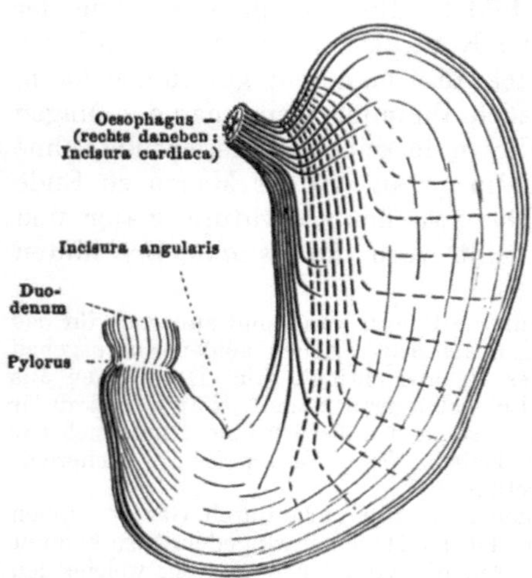

Abb. 125. Traditionelle Form des Leichenmagens. Vorderansicht, die kleine Curvatur etwas schräg von ventral und rechts gesehen. Schema. Eingezeichnet sind die Verläufe der Längsmuskeln (ausgezogene Linien) und der Fibrae obliquae (gestrichelte Linien). Die Ringmuskulatur ist nicht berücksichtigt. (Aus: Sitz.-Berichte Heidelberger Akad. d. Wiss., Abt. B, Biol. Wiss., 10. Abh., 1919.)

Der Sphincter pylori ist kein eigener anatomisch begrenzter Muskel, sondern eine funktionelle Bildung. Je nachdem, wieviele Muskelringe kontrahiert sind, ist er schmal oder breit oder, im völlig kontrahierten Hungermagen, überhaupt nicht abgrenzbar. Die Kontraktion des Sphincter wird durch einen Chemoreflex von der Duodenalschleimhaut aus reguliert. Tritt saurer Mageninhalt in den Darm, so bewirkt dies Verschluß des Pförtners, bis die Säure im Duodenum neutralisiert ist. Dann erfolgt ein neuer Schub usw. Dabei sortiert der Pförtner den Mageninhalt beim Austritt nach dessen physikalischer Beschaffenheit; er läßt nur flüssige oder verflüssigte Nahrung durch, wenigstens beim Kinde.

Ehe wir die dritte Schicht der Muskelhaut beschreiben, beschäftigen wir uns mit der Wirkungsweise der beiden bisher genannten Schichten. Sie beherrschen außer dem Mechanismus des Pförtners ganz wesentlich die Magenform, soweit diese überhaupt vom Eigenapparat des Magens bedingt ist. Corpus und Fornix auf der einen Seite und Pars pylorica auf der anderen Seite verhalten sich ganz verschieden. Die beiden ersteren werden durch die Muskeln *peristolisch* kontrahiert. Man will damit sagen, daß der Inhalt in diesem Hauptteil des Magens fest umschlossen, hochgehalten und gleichmäßig verteilt ist, so daß nirgends die Magenwände aneinander liegen. Bei ungenügender Peristole sinkt dagegen der Inhalt ab, wie in einem Sack, der nur teilweise gefüllt ist, der Gesamtinhalt auf dem Boden liegt und oberhalb davon die Wände sich berühren.

Die Längs- und Ringmuskulatur verteilt in der Norm den Inhalt so, daß er den Magen ganz füllt und daß ihm die Wände überall tonisch angepreßt sind. Die den Bissen beigemischte atmosphärische Luft steigt beim stehenden Menschen nach oben und sammelt sich in der sog. Gasblase im Fornix (Abb. 128, 129); auch sie wird von der Muskelhaut eng umspannt.

Ganz anders die Pars pylorica. Man nennt sie auch *Canalis egestorius*, weil sie die Form eines runden Rohres hat und den Mageninhalt austreibt. Dabei verlaufen an ihr die *peristaltischen Wellen* des Magens ab (Abb. 126): die Ringmuskulatur verengt sich zuerst in der Gegend der Incisura angularis oder etwas vorher; indem dann immer weiter distal liegende Muskelringe kontrahiert werden und die bis dahin verkürzten sich wieder ausdehnen, schreitet die Welle bis gegen den Pförtner vor. Wie bei einem wogenden Kornfeld sind es immer wieder andere Elemente, die sich bewegen; die Welle ist nur scheinbar die gleiche. Aber der Effekt ist der, daß der in der Pförtnergegend befindliche Mageninhalt von der übrigen, hochgehaltenen Hauptmasse abgequetscht und von der vorwärtsschreitenden Welle weitergeschoben wird. Da Welle auf Welle folgt, so wird immer mehr Mageninhalt abgerupft. Der Canalis egestorius verhält sich infolge seiner eigenen Peristaltik etwa so wie eine Zitze, die beim Melken ausgestrichen wird und die Milch aus dem Euter heraustreibt. Auch beim Magen spritzt der Inhalt schußweise in den Darm, sowie sich der Pförtner öffnet (s. oben).

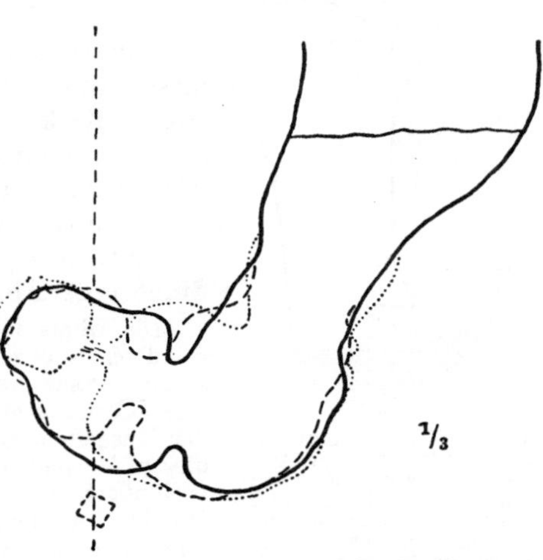

Abb. 126. Eine peristaltische Welle, in drei verschiedenen Phasen aufgenommen. Nach einer kinematographischen Serie von GROEDEL aufeinandergepaust. 1. Phase schwarz ausgezogen, 2. Phase gestrichelt, 3. Phase punktiert. Mittellinie des Körpers gestrichelt, Nabelmarke viereckig gestrichelt. Die gewellte Horizontale entspricht dem unteren Rand der Gasblase im Fornix.

Erst wenn die peristaltische Welle etwa 3 cm vor dem Pylorus angelangt ist, schneidet sie so tief ein, daß die Magenschleimhaut sich ringsum berührt (Abb. 126, 3. Phase). Man spricht dann häufig von einem *Sphincter antri*. Die distal vom Sphincter antri liegende, ballonförmige Partie der Pars pylorica wird dann *Antrum pylori* genannt. Das Antrum ist am Schattenbild des mit Kontrastbrei gefüllten Magens besonders deutlich und auch vom Geübten im Leben häufig tastbar. Die Begrenzung nach distal ist durch den Sphincter pylori gebildet. Die Begrenzung nach proximal wird durch den Sphincter antri bestimmt. Doch entspricht ihm keine besondere Verdickung der Ringmuskelschicht, sondern er ist lediglich eine funktionelle Bildung, der vorübergehende, besonders tief einschneidende Schlußring der peristaltischen Welle. Das Antrum wird nicht durch peristaltische Wellen, sondern durch eine Gesamtkontraktion gegen den Darm zu ausgepreßt, sowie sich der Pförtner öffnet; der Sphincter antri bleibt dabei geschlossen.

Die Incisura angularis der Leiche hat mit den peristaltischen Wellen nichts zu tun. Sie ist eine Knickfalte an der verhältnismäßig muskelschwächsten Partie der Magenwand.

Am Magenkörper fehlen peristaltische Wellen nicht ganz. Sie sind aber seicht und ohne größere Bedeutung. Dort ist die peristolische Kontraktion die Hauptsache.

Fibrae obliquae. Die dritte Schicht der Muskelhaut ist für den Magen spezifisch. Sie besteht aus Zügen von glatten Muskelzellen, welche *Fibrae obliquae* heißen, weil viele von ihnen *schräg* zur Ringmuskulatur gelagert sind (Abb. 132). Der Name ist nicht so aufzufassen, als ob *alle* Züge schräg zur Magenachse orientiert seien. Die meisten ziehen vielmehr longitudinal und parallel der kleinen Curvatur (Abb. 125). Von dem Stratum longitudinale, welches an dieser Stelle die gleiche Faserrichtung hat, sind sie leicht zu unterscheiden, weil jenes außen von der Ringmuskulatur liegt, die Fibrae obliquae aber innen von ihr. Am Fornix, an welchen die Ringmuskeln bis zum oberen Pol der Kuppel immer enger werden, ziehen die Fibrae obliquae auch schräg zu den Ringmuskeln, aber quer zu den Längsmuskeln (Abb. 125, 132). Immer handelt es sich nur um ein relativ schmales, plattes Bündel, welches stolaartig über die Plica cardiaca und die benachbarte Wand des Fornix gelegt ist und beiderseits in die Magenwände ausstrahlt. Außerhalb dieses Bündels gibt es keine Fibrae obliquae. Die letzten Ausläufer der Schrägfasern biegen in die Richtung der Ringfasern um und mischen sich mit diesen. Andere dringen früher oder später in die Schleimhaut, der die Fibrae obliquae überall zunächst liegen, ein und inserieren in der Submucosa an derben Bindegewebszügen.

Die Fibrae obliquae stellen einen muskulösen Halte- oder Tragapparat dar. Der Magen ist nur an der Kardia durch kurze, straffe Bindegewebszüge an der hinteren Bauchwand befestigt („Ligamentum“ phrenicogastricum), im übrigen frei beweglich. Bei aufrechter Körperhaltung stellt er sich unter der Wirkung der Schwerkraft so ein, daß der Massenschwerpunkt des Inhaltes senkrecht unter diese Anheftungsstelle zu stehen kommt. Dann verlaufen die kleine Curvatur und die ihr parallelen Fibrae obliquae senkrecht nach abwärts (Abb. 129) und letztere wirken wie ein Tragband, das um die Incisura cardica am Befestigungspunkt gelegt ist. Die kräftige Längsmuskulatur an der kleinen Curvatur wirkt in gleichem Sinne (vgl. Abb. 125).

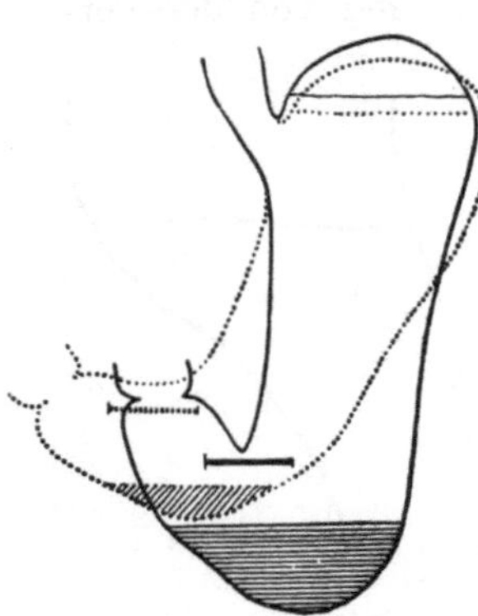

Abb. 127. Vorderes Ligamentum ventriculi. Schema. Ausgangsstellung des fast leeren Magens punktiert. Belasteter Magen mit ausgezogenem Kontur. Man denke sich den Magen am Magenmund aufgehängt (Lig. gastrophrenicum). Sein unterer Pol verschiebt sich bei Belastung nach der linken Körperseite und wird zum „Knie“ ausgesackt.

Die Fibrae obliquae können, wenn ihre Enden an der Magenwand einen festen Halt haben, gegen ihre Mitte hin wirken und so die Incisura cardiaca vertiefen. Der Magen ist dann wie durch eine Klappe gegen die Speiseröhre geschlossen. Bei Reizungen der Muskelhaut und starker Gasansammlung im Fornix wird durch diesen Mechanismus eine Entleerung gegen die Speiseröhre zu verhindert. Magenkranke klagen deshalb nicht selten zuerst über Herzbeschwerden, denn der obere Magenpol liegt dem Herzen sehr nahe, da nur das dünne Sehnencentrum des Zwerchfells beide voneinander scheidet (Abb. 119b).

Beim normalen Magen ist der Magenmund durch die eigene Ring- und Längsmuskulatur und durch die Tiefe der Incisura cardiaca, die als Plica cardiaca in das Innere vorspringt, so reguliert, daß der Widerstand relativ leicht überwunden werden kann, z. B. beim Aufstoßen. Der sonstige Mageninhalt regurgitiert nicht. Tut er es doch, so empfinden wir seine ätzende Einwirkung als „Sodbrennen“. Beim Erbrechen ist die Muskulatur der Wandung der Bauchhöhle der treibende Faktor (vordere Bauchwand, Zwerchfell).

Man hat die Fibrae obliquae zur Begrenzung des Corpus ventriculi benutzt. Die untersten Schrägzüge entsprechen ziemlich genau dem Beginn der Pars pylorica (Canalis egestorius). Die obersten dagegen steigen ziemlich weit über das Niveau der Kardia empor. Infolgedessen ist der Vorschlag gemacht worden, nur den Teil der Kuppel Fornix (Fundus) zu nennen, welcher frei von Fibrae obliquae ist.

Passiver Bewegungsapparat. Die Schichten der Muskelhaut sind durch elastisches und fibröses Bindegewebe soweit miteinander verbunden, daß einzelne sich kontrahierende Elemente ihre Bewegung stets größeren Bezirken mitteilen. Daher ist die Bewegung weich, fließend; sie ist grundverschieden etwa von den fest begrenzten und scharf lokalisierten Bewegungen der Skeletmuskeln, die in besonderen Fascienhülsen gleiten.

Nach außen zu ist die Tunica muscularis von der *Tunica serosa* überzogen, die mit dem glatten, spiegelnden Plattenepithel (Mesothel, S. 236) des Bauchfells bedeckt ist. Die Außenfläche des Organs verschiebt sich infolgedessen leicht gegen die Nachbarorgane. Man kann sagen, der Magen bewegt sich wie ein plastischer Gelenkkopf in der Gelenkhöhle, dem sog. *Magenbett*, das von den Nachbarorganen gebildet wird.

In dem Bindegewebe der Tunica serosa, das im allgemeinen nicht besonders dick und derb ist, befinden sich unterhalb der Incisura angularis zwei verstärkte

Züge, *Ligamenta ventriculi*, eines auf der Vorder- und eines auf der Rückwand des Magens. Sie halten in einer ganz bestimmten Weise die beiden Schenkel der Incisur beisammen. Wird der Magen beim aufrecht stehenden oder sitzenden Menschen gefüllt, so sinkt der Inhalt nicht bis an den Pylorus ab, sondern er sackt schon im Bereiche der großen Curvatur nach unten, weil die Ligamenta ventriculi die Senkung des Pförtners verhindern (Abb. 127). Man nennt den beulenförmig vorgebuckelten Teil der großen Curvatur „*Magenknie*“, auch „*Sinus*“. Er ist der tiefstehende Punkt im Stehen (Form eines J, Siphonform, Abb. 87, 128 u. 129). Die Verschiebung der Teile des Organs wird in diesem Fall nicht durch eigene Kräfte der Magenwand, sondern durch die Schwerkraft bewirkt. Die Bänder spielen eine passive Rolle. Sie leiten die wirkenden Kräfte in eine bestimmte Bahn und formen also passiv die Gestalt des Magens.

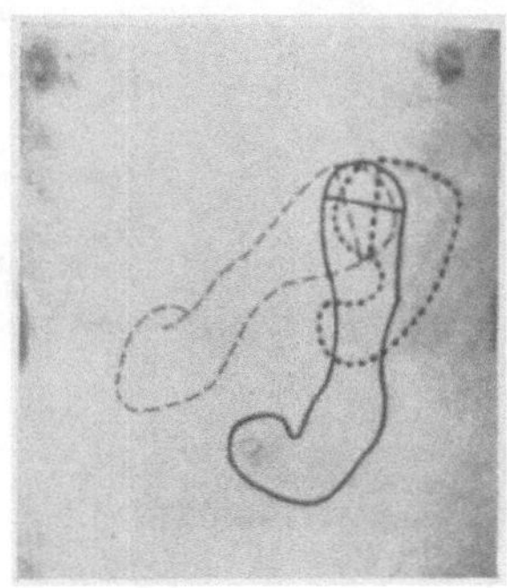

a

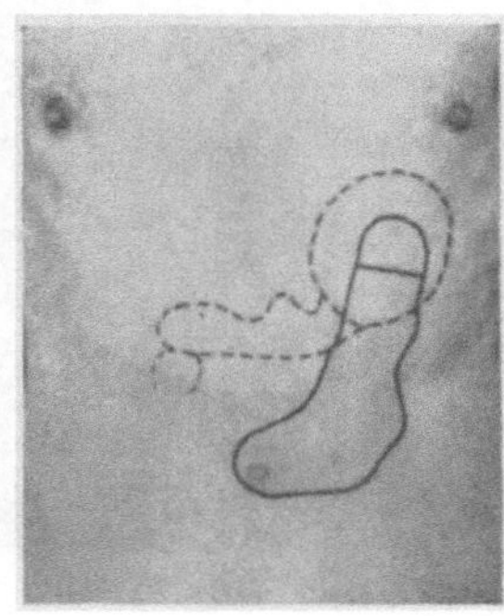

b

Abb. 128a u. b. Änderung der Magenform und -lage bei verschiedener Körperstellung. 40jähriger Mann, Orthodiagramme, auf die vordere Bauchwand gezeichnet. a Konturen des gefüllten Magens im Stehen (ausgezogen), in rechter und linker Seitenlage (gestrichelt bzw. punktiert). b im Stehen (ausgezogen), in Rückenlage (gestrichelt). Nabel im Pylorusteil des Magens mit ausgezogenem Kontur (Aus SCHWARZ, in: SCHITTENHELM, Lehrbuch der Röntgendiagnostik, Bd. 2, S. 739. 1924.)

Das „Magenknie“ bildet beim gefüllten Magen des Mannes etwa einen rechten Winkel, bei der Frau einen spitzen. Es steht beim Manne wenig unterhalb des Nabels (Abb. 128), bei der Frau unterhalb der Verbindungslinie der Cristae iliacae (Abb. 192a). Der Magen des Mannes ist kürzer und gedrungener als der lange, schlanke der Frau.

Die übrigen Belastungsformen des Magens — im Liegen auf dem Rücken oder auf der Seite — erfolgen ohne Anspannung der passiven Hemmungsbänder. Die Form des Magens unter dem Gewicht seines Inhalts ist deshalb in allen anderen Stellungen des Körpers verschieden von der im Stehen. Bei Rückenlage ist der Magen nur wenig gebogen, der Pylorus steht entsprechend höher als im Stehen (Abb. 128a). Beim Liegen auf der linken Körperseite steht er mehr nach links verschoben und ist mehr gekrümmt als beim Liegen auf der rechten Körperseite (Abb. 128b). Die atmosphärische Luft sammelt sich in diesen Lagen nicht im Fornix, sondern an Stellen, welche auf dem Röntgenschirm vom Mageninhalt mehr oder weniger beschattet und deshalb nur teilweise sichtbar sind. — Vgl. hier auch Abb. 128, 129 u. 164 (Bauchlage).

Form des gefüllten und sich füllenden Magens. Außer der aktiv und passiv wirkenden Struktur der Magenwand bei verschiedenen Körperhaltungen ist die Schwere des momentanen Mageninhaltes an sich und das Verhalten der unmittelbaren und entfernteren Umgebung des Magens von Bedeutung für die Gesamtform. Ein mit Kontrastbrei beschwerter Magen, wie man ihn auf dem Röntgenbild zu Gesicht bekommt, hat selbstverständlich eine viel ausgeprägtere Siphon- oder Hakenform (Abb. 129) als ein mit Luft oder Gas gefüllter Magen, der dem Leichenmagen ähnlich aussehen kann. Je tiefer das Magenknie

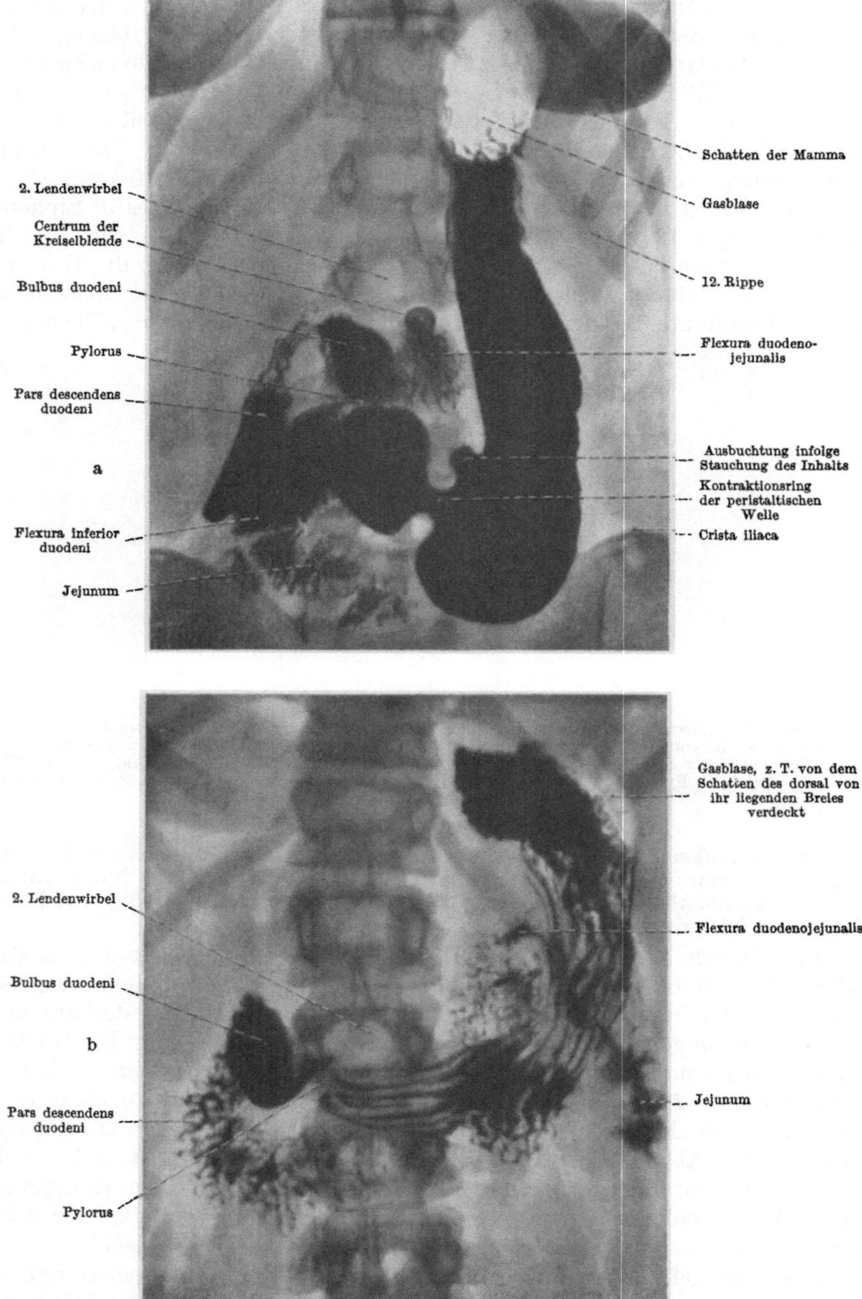

Abb. 129 a u. b. Röntgenbilder von Magen und Duodenum, 19jähr. Mädchen. a Gefüllter Magen im Stehen. b Schleimhautbild desselben Magens im Liegen (bei leichter Kompression der vorderen Bauchwand); vgl. dazu Abb. 131. — Aufnahmen der Röntgenabteilung der Med. Klinik Rostock, Oberarzt Dr. BÖHME.

gesenkt ist, um so höher muß die Peristaltik des Pförtnerteiles den verflüssigten Inhalt in die Höhe heben, um ihn in den Darm befördern zu können. Im Liegen ist die zu leistende Hebearbeit geringer oder gleich Null.

Sind die Darmschlingen gefüllt und steigt das Colon transversum, das ihnen aufgelagert ist, entsprechend in die Höhe, so wird die Magenachse, die beim Siphonmagen schräg oder senkrecht steht, quer zur Körperlängsachse gestellt (Abb. 164). Der Magen folgt auch dem absteigenden Zwerchfell bei der Inspiration; besonders beim Pressen, wenn Zwerchfell und vordere Bauchwand gegeneinander wirken, verändert sich seine Form und Größe. Bei der Fülle seiner Formen hat man mit Recht gesagt, der Wechsel seiner Form sei das einzig Beständige. Wir greifen nur einige wichtigere Zustände heraus.

Ist der Magen leer und schlaff, so liegen Vorder- und Hinterwand aneinander wie bei einem leeren Feuerwehrschlauch (nur der leere *kontrahierte* Magen

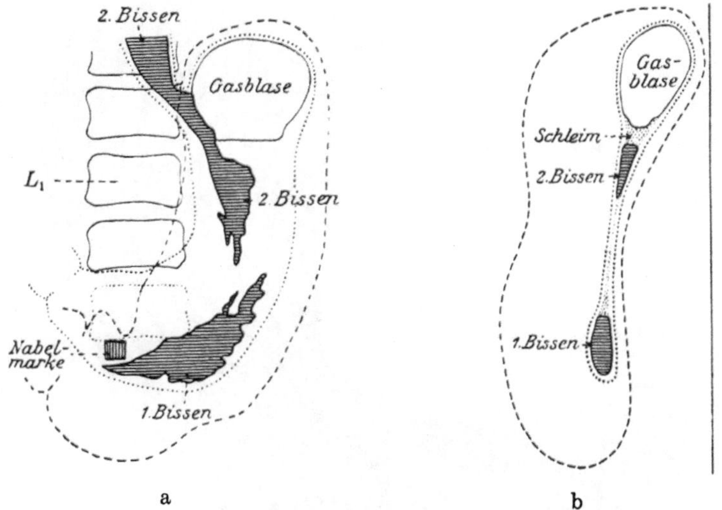

Abb. 130a u. b. Verhalten des 1. Bissen beim Eintritt in den Magen. Nach Röntgenphotogrammen von GROEDEL rekonstruiert. Kontur des Magens zur Zeit des Verschluckens des 2. Bissens punktiert, Kontur des gefüllten Magens gestrichelt. a Ansicht von vorn, Versuchsperson im Stehen. b Schematischer Schnitt in einer sagittalen, durch beide Bissen gelegten Ebene. Der senkrechte Strich entspricht einer Frontalebene dicht hinter dem Magen. Die Spitze des 2. Bissens tropft zuerst gegen den 1. Bissen zu ab. (Aus Sitzgsber. Heidelberg. Akad. wie Abb. 125.)

ist im Querschnitt rund, darmähnlich). Gleiten die ersten Bissen in ihn hinein, so wird er belastet und allmählich erweitert, indem Bissen auf Bissen geschichtet wird (Abb. 130). Die frühere Meinung, daß der Magenkörper ein Rührwerk sei, in welchem der Inhalt dauernd durchgeknetet werde, mußte auf Grund aller neueren Erfahrungen, besonders am Röntgenschirm, aufgegeben werden. Vielmehr werden die Bissen, welche zuerst aufeinander getürmt sind, so hoch der Magen ist, durch weiterfolgende nach der großen Curvatur zu abgedrängt, indem längs der kleinen Curvatur von unten anfangend eine neue Säule von Bissen aufeinander geschichtet wird. So dehnt sich der Magen hauptsächlich nach seiner linken und vorderen Seite zu aus. Der Inhalt wird indes durch die chemische Einwirkung des Magensaftes erweicht und verflüssigt. Ist die richtige breiartige Konsistenz des äußeren Mantels erreicht, was je nach der Art und Menge der Nahrung sehr verschieden lange dauern kann, so befördern die peristaltischen Wellen ihn in der beschriebenen Weise gegen den Pförtner hin. Dabei wird der Inhalt der Pars pylorica stark durchmischt und schließlich schubweise in den Darm gespritzt. Die Dauer einer Welle beträgt etwa 8 sec oder länger, die gesamte Verweildauer 2—4 Std und länger, bei flüssiger Nahrung kürzer.

Der Magen wird durch 400 g eines Kontrastbreies laut Auskunft des Röntgenbildes vollständig entfaltet. Er faßt darüber hinaus sehr viel mehr. Das maximale Quantum ist individuell sehr verschieden. Die Form vergrößert sich, ändert sich als solche nur wenig, im Gegensatz zu der früher allgemein verbreiteten Meinung, daß sie von der Menge des Inhaltes sehr stark abhängig sei. Beispielweise hat im Stehen der wenig gefüllte und der volle Magen Siphonform; nur ist bei voller Belastung die Achse mehr der Senkrechten genähert und das Knie ist stärker ausgeprägt (Abb. 127).

Beim leeren oder wenig gefüllten Magen ist die Schleimhaut in Falten gelegt, auf welche weiter unten einzugehen ist. Die der kleinen Curvatur zunächstliegenden beiden Falten (Plica mucosa I u. II, Abb. 131, 132) sind zum Unterschied von den übrigen nicht durch quer oder

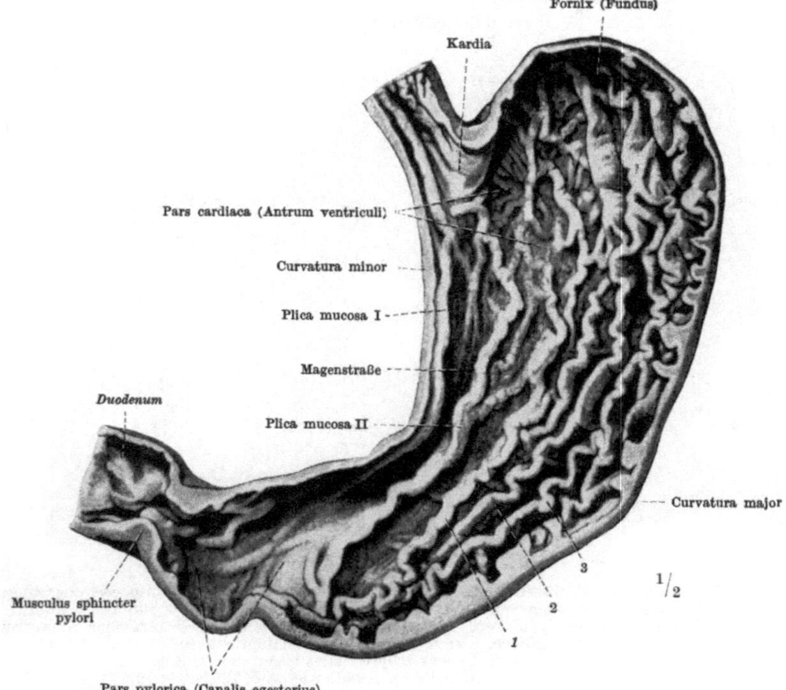

Abb. 131. Schleimhaut des nüchternen Magens. I, II Schleimhautfalten der Magenstraße, 1, 2, 3 Längsfalten des Corpus ventriculi. (Aus Sitzgsber. Heidelberg. Akad. wie Abb. 125.)

schräg gestellte abzweigende Seitenfalten miteinander verbunden. Die zweite Falte nähert sich nach unten zu der großen Curvatur. Man nennt die rechts und links von einer oder von beiden Falten begrenzte Bahn längs der kleinen Curvatur *Magenstraße*. Die Flüssigkeit (Speichel, Nasenschleim usw.), welche beim „Leerschlucken" durch die Speiseröhre in den Magen befördert wird, fließt auf diesem Wege nach dem Darm hin. Die ersten Bissen folgen nicht der Magenstraße, sondern gleiten mehr in der Mitte des Magens abwärts (Abb. 130a).

Da Flüssigkeiten, welche in einen vollen Magen hineingetrunken werden, früher im Darm erscheinen als der schon vorher vorhandene festere Inhalt, hat man angenommen, daß sie in der Magenstraße an ihm vorbeilaufen. Dagegen spricht, daß beim vollen Magen keine Schleimhautfalten und keine Magenstraße bestehen, er ist gegen das Innere ganz ausgeglättet. Die Flüssigkeiten sickern außen am Nahrungsballen abwärts, weil sie sich wegen seines Schleimgehalts mit ihm nicht mischen.

Eine strittige Frage ist, ob die Fibrae obliquae, welche teilweise in die Submucosa eindringen und in ihr inserieren (Abb. 132), die Schleimhaut beim Menschen gegen die kleine Curvatur hin zusammenraffen und dadurch einen besonderen *Sulcus salivalis* erzeugen können. Bei der Katze, bei welcher die Muskulatur etwas anders angeordnet ist als beim Menschen kommt nach Röntgenbildern ein solcher Weg zustande. Er hat nichts mit der Schlundrinne im Wiederkäuermagen zu tun, welche durch feste Muskelleisten dauernd abgegrenzt ist. Die Wände des Sulcus salivalis sind vorübergehender Natur, sie verschwinden, sobald die Muskelkontraktion nachläßt.

Relief der Schleimhaut. Die innerste der drei Schichten des Magens umfaßt etwa die Hälfte der Wanddicke (Abb. 133); sie besteht aus der *Tunica mucosa* s. str., *Tunica muscularis mucosae* und *Tunica submucosa.* Durch die Submucosa ist sie sehr locker mit der Muskelhaut verbunden, so daß sich im kontrahierten Magen Falten von letzterer abheben (*Rugae* s. *Plicae,* Abb. 131), und zwar um so höhere, je stärker die Muskelhaut zusammengezogen ist. Die Muskelhaut selbst bildet nie Falten. Im gefüllten Magen verstreichen die Stauchungsfalten der Schleimhaut bis zum völligen Verschwinden.

Höchstwahrscheinlich sind die Hauptfalten, wenn sie auch entstehen und vergehen, doch immer wieder dieselben, ähnlich gewissen Hautfalten im Gesicht,

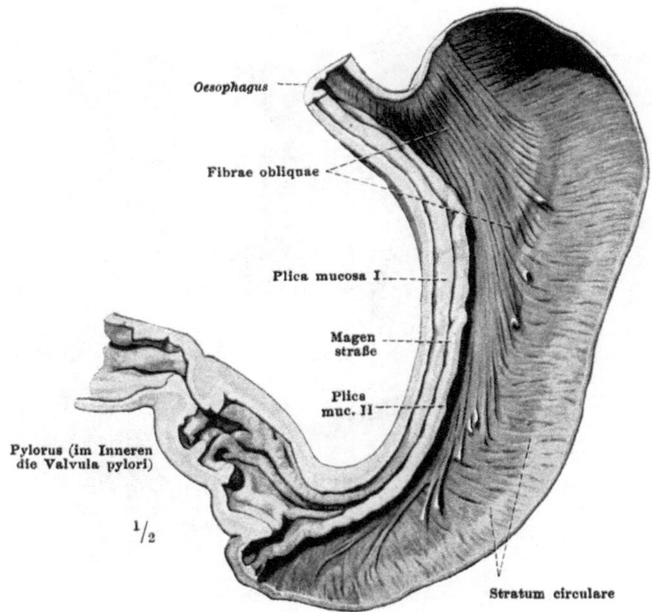

Abb. 132. Mäßig kontrahierter Magen. Die Schleimhaut wurde im größten Teil des Körpers und im Fornix entfernt, Muskulatur von innen her freigelegt. Die frei herausragenden Enden der Fibrae obliquae dringen in die hier weggenommene Submucosa ein. (Aus Sitzgsber. Heidelberg. Akad. wie Abb. 125.)

die schließlich stationär werden. Die in Abb. 132 besonders dargestellten Plicae mucosae I und II laufen je auf der Vorder- und Rückseite des Magens parallel zueinander und zur kleinen Curvatur. Sie haben keine Quer- oder Schrägverbindungen. Ihre Bedeutung für die „Magenstraße" ist oben behandelt. Die folgenden Längsfalten (Abb. 131, mit 1, 2, 3 bezeichnet) hängen mit Falte II und untereinander durch zahlreiche Seitenfalten von Schräg- oder Querverlauf zusammen. Wahrscheinlich wechseln die Seitenfalten je nach der Gesamtform des kontrahierten Magens von Fall zu Fall.

Während das beschriebene gröbere Relief unter dem Einfluß der Muskelhaut steht, wirkt auf das feinere Relief die Eigenmuskulatur der Schleimhaut, die *Muscularis mucosae.* Sie besteht aus einer zarten Platte glatter Muskelzellen, welche in einer dünnen inneren und äußeren Schicht in zwei aufeinander senkrechten Richtungen verlaufen, in einer dritten Schicht zwischen ihnen nicht in einer bestimmten Richtung angeordnet sind, sondern sich vielfach überkreuzen und durchflechten. Was die Muscularis mucosae für Verletzungen mit spitzen Gegenständen bedeutet, ist bei der Speiseröhre erwähnt (S. 215). Besonders wichtig ist dieser Schutz für die Raubtiere, welche die zu Splittern zermalmten Knochen hinunterwürgen. Beim Magen — und ebenso im Darm — verlassen zahlreiche Züge von glatten Muskelzellen die Muscularis mucosae, dringen in die Tunica propria der eigentlichen Schleimhaut ein und strahlen gegen das Epithel hin aus (Abb. 133, rechte Seite und Abb. 134). Sie vermögen die Propria zusammenzupressen, indem sie die Oberfläche des Epithels der Muscularis mucosae nähern. Insofern haben sie Bedeutung für die Entleerung der Drüsen, welche in die Propria eingelagert sind (siehe unten). Außerdem aber liegen

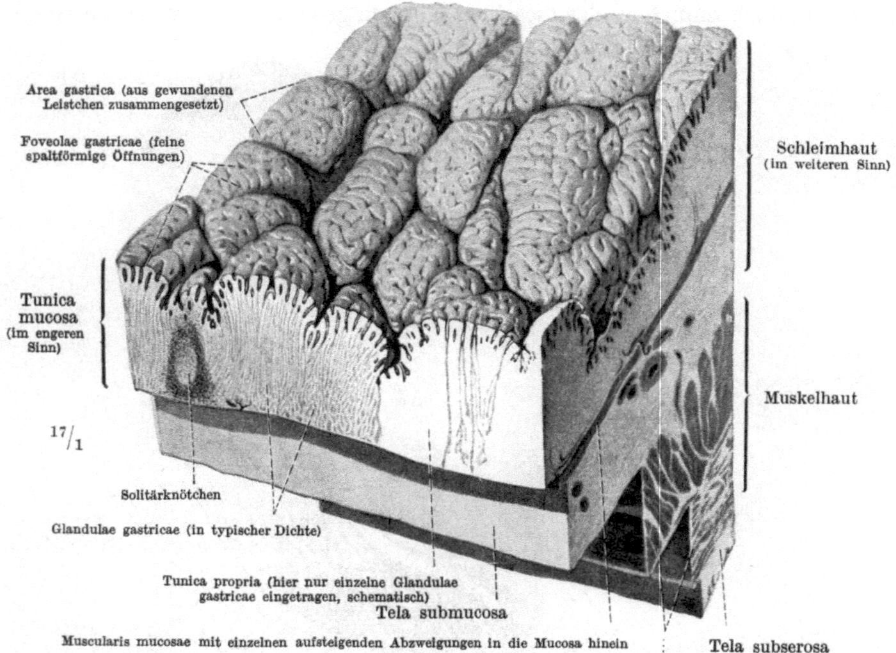

Abb. 133. Schleimhautoberfläche bei Betrachtung mit dem stereoskopischen Mikroskop (Schnittflächen schematisiert). Auf der vorderen Schnittfläche rechts vom Beschauer nur einige Drüsen gezeichnet, die übrigen weggelassen; links vom Beschauer Drüsen in typischer Dichte. Drüsen grau, Grübchen (Rinnen) schwarz.

besonders viele Muskelbündelchen in dickeren bindegewebigen Septen zwischen den Feldern der Magenschleimhaut und helfen diese in ihrer Lage festhalten. In die groben Falten der Schleimhaut (Abb. 131) dringt die Muscularis mucosae mit ein; sie ist also im Gegensatz zur Muscularis mitgefaltet. Die kleineren Unebenheiten (Abb. 133) macht sie dagegen nicht mit; ihr Tonus hilft infolgedessen dieses feinere Relief aufrechtzuerhalten oder zu verändern.

Man unterscheidet *Areae gastricae* und *Foveolae gastricae*; erstere sind mit bloßem Auge sichtbar (in Abb. 131 zwischen den Falten des Pylorusteiles angedeutet; sie bedecken auch die Falten selbst), letztere kann man nur bei starker Lupenvergrößerung wahrnehmen. Jede Area hat die Form einer Brustwarze und ist von der Nachbarwarze durch einen tiefen Graben getrennt (Abb. 133). In der Tunica propria entsprechen den Gräben mehr oder weniger ausgeprägte Septen (interlobuläre Septen). Die Oberfläche eines jeden warzenförmigen Polsters ist mit Leistchen und Rinnen bedeckt, welche den Windungen und Furchen der Hirnhemisphären sehr ähnlich sehen. Im Gegensatz zum Dünndarm ist für den Magen charakteristisch, daß keine Fortsätze der Schleimhaut

(Zotten) in das Innere hineinhängen (vgl. Abb. 133 u. 153). An diesem wesentlichen Formunterschied ist zu ermessen, wieviel geringer die Bedeutung des Magens für die Resorption ist als die des Darmes (S. 209); die echten Zotten tauchen in den Darminhalt wie die Wurzelhärchen einer Pflanze in eine Nährlösung und sind das eigentlich resorbierende Element des Verdauungskanals, sie fehlen aber gerade im Magen.

Die Areae gastricae haben einen Durchmesser von 1—6 mm. Sie enthalten zahlreiche Drüsenausführgänge, welche auf der Oberfläche münden. Insofern ist der Vergleich mit der Brustwarze besonders zutreffend. Eine Anzahl von Drüsenausführgängen vereinigt sich jeweils zu einem gemeinsamen Endstück (Abb. 133, 134), das als *Magengrübchen*, *Foveola gastrica*, die Oberfläche erreicht. In Wirklichkeit sind es keine Grübchen, sondern Rinnen von etwa 0,2 mm querem Durchmesser (vgl. Vorderwand und Oberflächenrelief der Abb. 133).

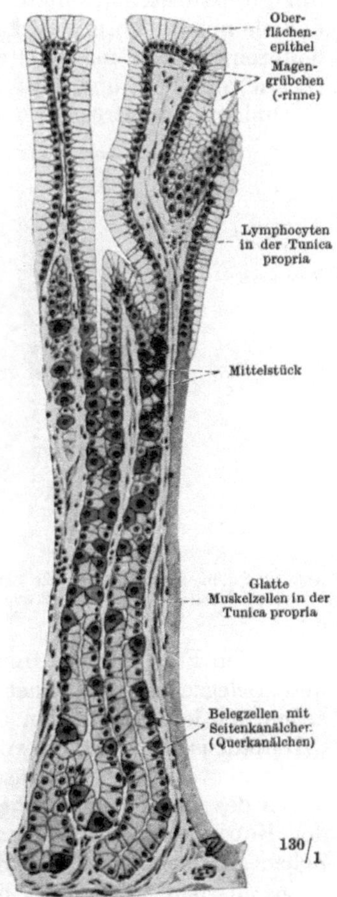

Abb. 134. Fornix(Fundus-)drüsen des Magens. Hauptzellen hellgrau, Belegzellen dunkelgrau.

Der sekretorische Apparat der Schleimhaut. Das Epithel der Magenoberfläche ist einschichtig cylindrisch (Abb. 134). Es kleidet sämtliche Magengrübchen(-rinnen) aus. Die einzelne Zelle enthält Sekret in Form von Körnchen, die bei den meisten Fixierungsmethoden sich zu einem Klumpen in dem dem Lumen zugekehrten Zellabschnitt zusammenballen (Sekretsammelstelle, BIEDERMANNscher Pfropf). Das Protoplasma mit dem Kern ist an die basale Wand gedrängt. Infolgedessen sieht das Magenepithel sehr gleichförmig aus: das Sekret liegt in einem durchlaufenden Band im inneren Hauptteil, die Zellkerne liegen in einer dünnen Schicht im äußeren Randteil. Die Grübchen (Rinnen) der Pars pylorica sind beträchtlich tiefer als die übrigen im Magen; sie nehmen dort mehr als die Hälfte der Dicke der Schleimhaut ein (Abb. 136). Das Sekret ist ein Mucinkörper von alkalischer Reaktion, der sich von anderen Schleimarten dadurch unterscheidet, daß er in Salzsäure nicht löslich ist, sondern ausfällt. Bei der üblichen Hämatoxylinfärbung wird er nicht wie in den Schleimspeicherdrüsen und Becherzellen gebläut. Im Gegensatz zu den „mukösen“ Zellen der Speichel- usw. Drüsen bezeichnet man deshalb die Zellen des Magenepithels als „*mukoide*“ *Zellen*.

In die Magengrübchen(rinnen) münden die *Magendrüsen*, *Glandulae gastricae*. Sie sind mit spezifischem Epithel ausgekleidet, liefern also nicht ein indifferentes, lediglich zum Schutz der Oberfläche dienendes, sondern ein wirklich verdauendes Sekret. Die zahlreichen tubulösen Drüsenschläuche erfüllen die Tunica propria der Schleimhaut so dicht, daß nur schmale Septen aus Bindegewebe zwischen ihnen übrig bleiben (Abb. 134). Man unterscheidet *Glandulae cardiacae*, *propriae* und *pyloricae*. Die ersteren sind spärlicher und münden meist nur in Einzahl in die Magengrübchen (-rinnen). Sie kommen nur in der Kardia und ihrer unmittelbaren Umgebung vor, auch in der Pars abdominalis des Oesophagus, noch im Bereiche des Plattenepithels. Es sind reich verzweigte tubulöse Drüsen mit „mukoiden“ Zellen und sind im Gegensatz zu den in der Submucosa gelegenen Schleimdrüsen des Oesophagus auf die Mucosa beschränkt. Die *Glandulae propriae* nehmen den größten Teil des Magenkörpers und den ganzen Fornix ein. Da sie in letzterem zuerst gefunden wurden, werden sie auch schlechthin Fornixdrüsen („Fundusdrüsen“) genannt; es wäre aber falsch, zu glauben, daß sie nur im Fornix vorkämen. Sie unterscheiden sich von den Kardiadrüsen dadurch, daß sie meistens zu mehreren (3—4) nebeneinander in ein Grübchen (Rinne) münden, und zwar in entsprechende Teilungen des Grundes oder durch Vereinigung der Drüsen kurz vor ihrer Mündung. Gegen den Grund der Drüsen selbst kommen Aufteilungen in zwei oder drei, selten mehr kurze Endröhrchen vor. Auch können vorher kurze Seitenzweige abgehen.

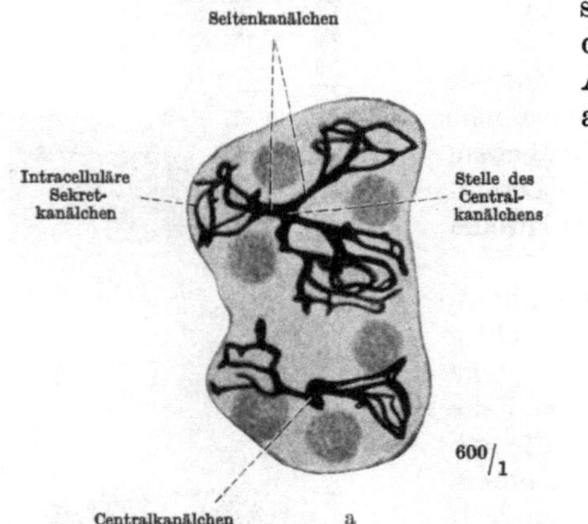

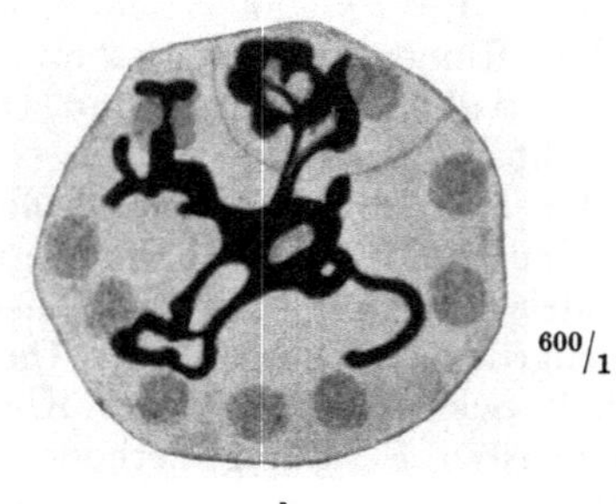

Abb. 135 a u. b. Korbcapillaren der Belegzellen. Querschnitte durch Fundusdrüsen. Färbung mit Chromsilber nach GOLGI. a Rindsfetus, 2 eng aneinander liegende, scheinbar verschmolzene Drüsen. b Mensch.

In den Fornixdrüsen finden sich 3 Arten von Zellen, die als Haupt-, Neben- und Belegzellen bezeichnet werden. Die charakteristischen sind die Hauptzellen, die lediglich in den Glandulae propriae vorkommen, weshalb diese auch „Hauptdrüsen“ benannt worden sind. Belegzellen finden sich vereinzelt auch in Kardia- und Pylorusdrüsen. Die *Nebenzellen* sind „mukoide“ Zellen ähnlich denen des Oberflächenepithels und denen der Kardia- und Pylorusdrüsen sowie der BRUNNERschen Drüsen des Duodenums. Wie bei allen diesen mukoiden Zellen ist das Sekret mit BESTschem Carmin färbbar. Bei den gewöhnlichen unspezifischen Färbungen bleibt ihr Zellkörper fast ungefärbt und erscheint deshalb hell. Sie sind niedriger als die Oberflächenzellen, ihr Kern ist je nach der Menge des Sekretes kugelig, eingedellt oder scheibenförmig, ganz an der Basis der Zelle gelegen. — Die *Hauptzellen* sind weit größer als die Nebenzellen, enthalten große Mengen Sekretgranula oder zeigen, wenn diese gelöst sind, wabiges Protoplasma. — Die *Belegzellen* verdanken ihren Namen dem Umstande, daß sie, wenigstens im Drüsengrunde, meist von dem Hauptlumen abgedrängt sind. Sie enthalten feine Granula und sind ausgesprochen acidophil, worauf ihre leichte Darstellbarkeit mit Eosin, Kongorot usw. beruht. Vom Lumen aus dringen feine Kanälchen in ihr Protoplasma ein, in welchem sie ein Netz bilden (binnenzellige Sekretcapillaren, Korbcapillaren, Abb. 135). Die 3 Zellarten sind in dem Drüsenschlauch nicht gleichmäßig verteilt (Abb. 134). An das Magengrübchen schließt sich zunächst ein ganz kurzes, enges Stück an, das nur von Nebenzellen gebildet wird: Hals oder Isthmus der Drüse. Es folgt das Mittelstück, das außer Nebenzellen zahlreiche Belegzellen enthält. Es geht allmählich über in den Drüsengrund, der aus Hauptzellen mit vereinzelten

Belegzellen besteht (daher auch „Hauptstück“ genannt). Bei schwacher Vergrößerung zeigt die Magenschleimhaut entsprechend 3 Zonen: die der Magengrübchen, der Mittelstücke und der Hauptstücke. Diese drei Abschnitte sind, zum Teil offenbar aus Raumgründen, in den einzelnen Drüsen sehr verschieden lang.

Die Hauptzellen sind nicht teilungsfähig. Ihr Ersatz geschieht ebenso wie der der Oberflächenzellen von den Nebenzellen her. Die Belegzellen dagegen können sich teilen. Unabhängig davon enthalten sie häufig 2 Kerne, bei manchen Individuen auch mehr (bis zu 12 sind beobachtet worden). Soviel ich sehe, sind die zweikernigen Belegzellen fast ausschließlich auf den Drüsengrund (Hauptstück) beschränkt. Nur wenn dort die Zellen vielkernig sind, sehe ich zweikernige in größerer Zahl auch im Mittelstück. Die Belegzellen liefern die Salzsäure des Magensaftes, wenn auch nicht in Form der freien Säure. Das Pepsin wird vermutlich von den Hauptzellen gebildet, ebenso die übrigen Fermente.

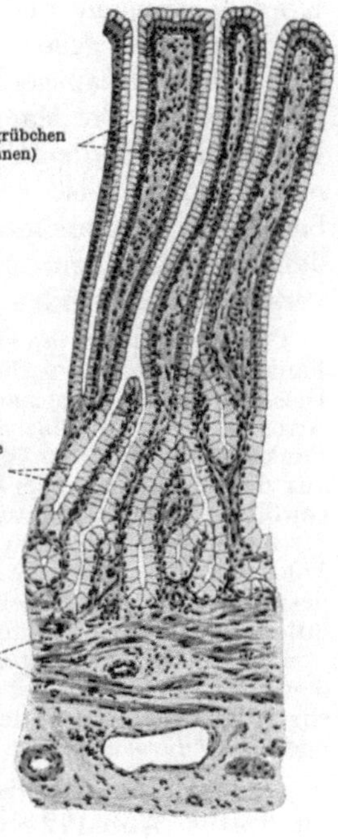

Die *Glandulae pyloricae* sind ihrem Namen entsprechend auf die Nähe des Pförtners beschränkt. Sie enthalten keine oder fast keine Belegzellen (Abb. 136). Ihr Epithel wird von „mukoiden“ Zellen gebildet und ähnelt den Nebenzellen der Glandulae propriae; es gehört allen seinen feineren Eigenschaften nach bereits zu den Schleimdrüsen des Duodenum (BRUNNERsche Drüsen). Da aus Fisteln, welche den Magensaft des Pylorus nach außen führen, salzsäurefreier Mageninhalt herausläuft, der übrige Magen aber Salzsäure liefert, so ist der Schluß berechtigt, daß die Belegzellen die Salzsäure selbst unmittelbar herstellen oder daß sie zu ihrer Bildung mittelbar nötig sind. Die Pylorusdrüsen unterscheiden sich auch dadurch von den Fornixdrüsen, daß sie spärlicher stehen, kürzer und stark verzweigt sind.

Abb. 136. Pylorusdrüsen. Zeichnung ein wenig schematisiert.

Die Grenze zwischen salzsäureproduzierenden „Fornixdrüsen“ und säurefreien Pylorusdrüsen ist scharf. Sie liegt an der kleinen Curvatur zwischen 2. und letztem Drittel, am übrigen Magen und an der großen Curvatur zwischen drittem und letztem Viertel der Gesamtlänge. Die Säurewerte an der Schleimhautoberfläche sind nicht überall gleich, am höchsten sind sie im Fornix, am geringsten im Bereiche der Pylorusdrüsen.

Magensaft. Die Menge des Sekrets aus sämtlichen Magendrüsen, *Succus gastricus*, ist sehr groß, was bei der enormen Zahl der Drüsen nicht wundernimmt. Beim Menschen ist berechnet worden, daß bei einer Probemahlzeit 600 cm^3 Magensaft abgesondert werden.

Der Magensaft mischt sich mit dem Mageninhalt und verflüssigt ihn zum *Chymus* von breiartiger Konsistenz. Da die freie Salzsäure nur in die Oberfläche des Speiseballens eindringt, so kann die vom Speichelferment eingeleitete diastatische Spaltung der Nahrung zunächst im Magen weitergehen. Nur dort, wo die Salzsäure wirksam geworden ist, kann das von den Hauptzellen gelieferte Pepsinogen zu *Pepsin* aktiviert werden und fermentativ die Eiweißkörper aufspalten. Zum Schluß ist der Mageninhalt ganz verflüssigt und durchsäuert.

Nicht alle Säuren des Magens stammen aus der Magenwand. Milchsäure z. B. wird durch die Gärung des Mageninhalts produziert. Bakterielle Prozesse spielen dabei eine Rolle. Da die Salzsäure bakterientötend wirkt, fehlt die Milchsäure im normalen Magen. — Außer dem Pepsin liefern die Magendrüsen noch andere Fermente, z. B. das *Labferment*, welches das Casein der Milch ausfällt, ein fettspaltendes Ferment usw. Am wichtigsten ist jedoch die eiweißspaltende Tätigkeit des Magens, die allein dem Pepsin zukommt.

Selbstverdauung des Magens ist unter normalen Bedingungen ausgeschlossen. Wahrscheinlich schützt der Schleimbelag, der in Salzsäure unlöslich ist, das Epithel. Die Hauptabwehr dürfte aber in einem *Antiferment* liegen, das die Magenzellen selbst erzeugen, ähnlich wie die Darmschmarotzer, z. B. Spulwürmer. Man weiß, daß Fibrin, welches mit Extrakt von Ascaris durchtränkt ist, durch das Antiferment vor der Einwirkung der Verdauungssäfte geschützt ist. — Nach dem Tode sind die Verdauungssäfte länger wirksam als die Schutzeinrichtungen, daher wird der Leichenmagen bald durch Selbstverdauung angefressen.

Nachbarorgane des Magens. In Abb. 87, 147, 150, 152 sind die beim stehenden Menschen *hinter* dem Magen befindlichen Organe zu sehen. Bei Änderung der Körperstellungen und -lagen und bei anderen Magenformen verschiebt sich die Rückwand gegen die Nachbarorgane; denn zwischen ihnen liegt eine feine, mit Bauchfell ausgekleidete Spalte (Bursa omentalis, S. 250). Während der Atmung folgt der Magen den Bewegungen des Zwerchfells, d. h. er steigt bei der Exspiration in die Höhe. Wenn deshalb auch die Lage und Größe der Felder nicht konstant ist, an welchen sich die Nachbarorgane mit der Magenwand berühren, so kann man doch regelmäßig ein oberes Feld für den Kontakt mit dem Zwerchfell, ein mittleres für das Pankreas, ein unteres für das Colon transversum unterscheiden.

Magengeschwüre an der Hinterwand des Magens erstrecken sich nicht selten auf das Pankreas, nachdem vorher eine entzündliche Verlötung beider Organe eingetreten ist. Dies beweist die enge nachbarliche Beziehung im Leben (Abb. 152). Die Folge kann eine Arrosion der Milzgefäße sein (Vasa lienalia, Abb. 145), welche längs dem oberen Rand des Pankreas und von ihm verdeckt verlaufen, und eine tödliche Blutung aus diesen, besonders aus der Milzarterie oder aus der Arteria pancreaticoduodenalis superior (Abb. 162). Die gewöhnlichen Magenblutungen stammen aus Gefäßen der Magenwand selbst.

Außer den genannten Organen stehen mit der Rückwand des Magens noch der obere Pol der linken Niere, die linke Nebenniere, die Facies gastrica der Milz in Berührung, mit der Pars pylorica die Leber (Abb. 173). Die Ausdehnung der Berührungsflächen wechselt mit Füllungsgrad und Stellung des Magens erheblich.

Nimmt man den Magen bei der mit Formalin gehärteten Leiche heraus, so ist sein Negativ deutlich in der Form der Nachbarorgane ausgeprägt: das *Magenbett.* — Bei künstlich verengertem Brustkorb in der Taille (Schnüren) wird außer der Leber auch der Magen deformiert: *Schnürmagen.*

Vor dem Magen liegt die Leber, speziell der linke Leberlappen und ihr Lobus quadratus (Abb. 172, 152, 150 in Abb. 6 künstlich emporgehoben). An der linken Körperseite schiebt sich die Milz zwischen Zwerchfell und Magen, der Fornix liegt breit der linken Zwerchfellkuppel an (Abb. 119b, 152). Zwischen Leberrand und linkem Rippenbogen bleibt ein kleines dreieckiges Feld auf der Vorderfläche des Magenkörpers an der großen Curvatur frei. Mit dieser Stelle liegt der leere schlaffe Magen der vorderen Bauchwand unmittelbar an (vgl. auch Abb. 152); man nennt es *Magenfeld.* Der Chirurg geht links neben dem knorpligen Ende der 8. Rippe im Epigastrium ein, wenn er eine künstliche Magenöffnung anlegen will (künstlicher „Magenmund" zur Ernährung von Menschen, deren Speiseröhre verlegt ist, *Gastrostomie*).

Folgende Konstruktion gibt einen ungefähren Anhalt für die Lage des Magenfeldes. Man verbindet durch eine Horizontale die untersten Punkte der beiden Rippenbogen (Enden der 10. Rippen) und zieht eine zweite Linie schräg vom untersten Punkt des rechten Rippenbogens zur Mitte des linken Rippenbogens. Das Magenfeld liegt zwischen der horizontalen und schrägen Hilfslinie. Das Epigastrium der vorderen Körperwand ist außer vom Magenfeld ganz von der Leber eingenommen.

Über den Wechsel der Berührungsfelder bei der Atmung, bei verschiedenen Körperlagen und Magenformen ist für die Vorderfläche des Magens dasselbe maßgebend, was oben für die Hinterfläche ausgeführt wurde.

Beim Greis steht vor allem der Pylorus tiefer als im mittleren Alter (4—6 cm). Der Magenkörper ist oft entsprechend abgesunken, oder die Senkung ist asymmetrisch, indem der Magen auf der linken Körperseite seine Lage nur wenig verändert hat. Die Beziehungen zur vorderen Bauchwand sind daher sehr wechselnd. Abnorme Senkungen des Magens *(Gastroptose)* und der Bauchorgane überhaupt *(Enteroptose)* ähneln den typischen Veränderungen des Greisenalters.

Gefäße. *Blutzufuhr:* Der Magen wird größtenteils von 2 Gefäßkränzen ernährt. (Abb. 137). Der eine folgt der kleinen, der andere der großen Curvatur (der Darm erhält nur von *einer* Seite, von dem Ansatz des Mesenterium aus, sein Blut). Der Gefäßkranz an der kleinen Curvatur ist eine Anastomose zwischen der A. gastrica sinistra aus der A. coeliaca (welche von links an den Magen herantritt) und der A. gastrica dextra (aus A. hepatica communis). Der Gefäßkranz an der großen Curvatur wird von der rechten und linken A. gastroepiploica gebildet, welche in ihm anastomosieren (die rechte kommt aus der A. gastroduodenalis, die linke aus der A. lienalis; sie verlaufen im Omentum majus, ventrales Blatt). Außerdem erhält der Fornix sein Blut von mehreren kurzen Aa. gastricae breves aus der A. lienalis. Alle

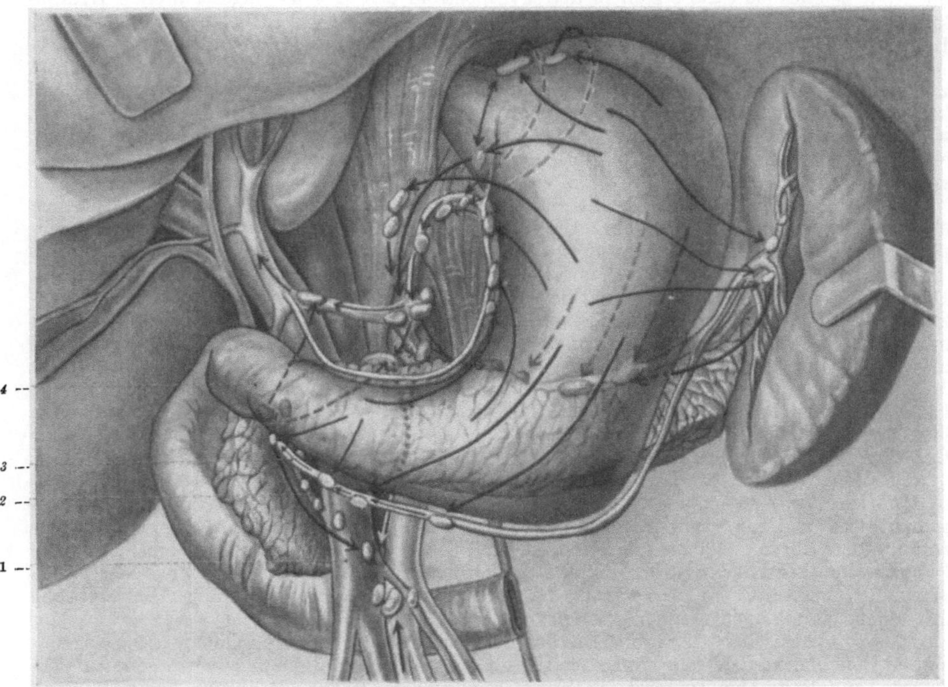

Abb. 137. Schematische Darstellung der abführenden Lymphgefäße und regionären Lymphknoten des Magens. Die Knoten wurden zum Zweck der größeren Übersichtlichkeit kleiner als normale dargestellt. Die gestrichelten Linien (-----) geben die Richtung von Lymphbahnen an der Hinterwand des Magens an, die punktierten (.....) die Stromrichtung von Lymphgefäßen, welche dorsal vom Pankreas laufen. *1* V. mesenterica superior; *2* V. gastroepiploica dextra.; *3* A. gastroepiploica dextra; *4* Pylorus. [Aus Reiffenstuhl, Z. Anat. u. Entw., Bd. 118, Abb. S. 29. (1954).]

genannten Gefäße gehören zur A. coeliaca. Ihre Ästchen liegen anfangs unter der Serosa des Magens, durchbohren dann die Muscularis und vereinigen sich in der Submucosa zu einem groben Netz. Von diesem ziehen zahlreiche feinste Ästchen in die eigentliche Schleimhaut und umspinnen mit capillaren Geflechten die Drüsen bis hinauf zum Oberflächenepithel. Die Capillaren liegen in den dünnen Bindegewebssepten der Tunica propria. Die dauernde lebhafte Ernährung der Magenschleimhaut und ihrer Drüsen ist die wichtigste Voraussetzung für die Tätigkeit des sekretorischen Apparates; ein Stillstand oder eine starke Verminderung der Blutzufuhr verändert die Widerstandsfähigkeit der Epithelien gegen die verdauende Wirkung des Mageninhalts, wie Unterbindungen von Magenarterienästen beim Tier beweisen (Selbstverdauung, s. oben). Die kleine Curvatur (und der obere Rand des Zwölffingerdarmes) sind weniger ausgiebig mit Gefäßen versorgt als der übrige Magen; Anastomosen der feinsten Gefäßzweige, die sonst häufig sind, fehlen hier oder sind besonders zart. Häufig findet sich das gleiche an der Hinterwand des Magens. Die Pathologie des Magengeschwürs und seine Lokalisation liefert Beweise für die relativ schlechte Gefäßversorgung der genannten Stellen. — Die *Venen* sammeln sich entsprechend den Verläufen der Arterien und fließen zum Teil direkt in die Vena portae ab, zum Teil in deren Zuflüsse (V. mesenterica superior und V. lienalis). An der Einmündung der Speiseröhre gibt es Abflüsse in die Venae oesophageae und dadurch venöse Anastomosen zwischen Pfortader und Körpervenen, welche dem Blut in pathologischen Fällen ermöglichen, den Weg durch die Leber zu vermeiden (die Venen der Oesophagusschleimhaut sind dann durch das vom Magen abströmende Blut varicenartig erweitert, bluten leicht und sind mit dem Oesophagoskop sichtbar).

Lymphgefäße: Die Lymphgefäße entstehen in der Tunica propria der Schleimhaut, wo sie die Drüsen umspinnen. Dort liegen auch *Solitärfollikel* (Abb. 133), welche im Pförtnerteil am häufigsten sind und im ganzen Magen nur selten die Muscularis mucosae überschreiten. Wie bei den Blutgefäßen gibt es in der Mucosa und in der Submucosa reiche Netze von Lymphgefäßen. Die ableitenden Lymphgefäße durchbohren schräg die Muscularis und formen ein subseröses Netz. Für dessen Abflüsse und zugehörige Lymphknoten s. Abb. 137. Die Lymphonodi gastrici superiores et inferiores an der kleinen bzw. großen Curvatur und die Nodi lienales sind die ersten in den Lymphstrom des Magens eingeschaltenen Lymphknoten, die Nodi coeliaci werden in zweiter Linie erreicht. Die nächste Etappe für alle Lymphgefäße sind die Lymphknoten in der Gekröswurzel an den großen Blutgefäßen (*1* in Abb. 137). Dieser Etappengang, besonders vom Pylorus längs der kleinen Curvatur, ist z. B. beim Magenkrebs erkennbar, weil das von dem Lymphstrom mitgeschleppte Material krebsige Erkrankungen der Lymphknoten erzeugt. Operationen sind wenig erfolgreich, weil ferner liegende Lymphknoten früh Metastasen enthalten und schwer zu erreichen sind, ein Zeichen der auch für die Norm gültigen, ausgiebigen und schnellen lymphatischen Durchspülung der Magenwand.

Nerven. Die *Nerven* des Magens stammen aus zwei Quellen, dem parasympathischen und sympathischen Nervensystem. Die letzteren gehören zum Plexus coeliacus des Sympathicus und erreichen den Magen mit den Ästen der A. coeliaca. Die ersteren stammen aus den beiden Nervi vagi in Fortsetzung des Geflechtes, das sie um die Speiseröhre bilden. Der Vagus beschleunigt, der Sympathicus hemmt die peristolische und peristaltische Tätigkeit der Magenmuskeln, gerade umgekehrt wie der Einfluß der beiden Nerven auf die Herzmuskeln. Die Vagi vereinigen sich untereinander und mit dem Sympathicus zu Geflechten in der Subserosa. Die feineren Ästchen der beiden Nervenarten bilden ferner innerhalb der Muscularis und in der Submucosa Netze markfreier Nervenfasern, in welche sympathische Ganglienzellen einzeln oder in Häufchen eingestreut liegen (Abb. 161). Doch kann man vielfach Vagusfasern isoliert bis zu ihrem Eintritt in die Muskeln verfolgen, ohne daß sie in die Geflechte und Netze eintreten; auch reine sympathische Nerven sind beobachtet.

Die Magenwand trägt in ihren Ganglienzellen und Nerven alle zur Bewegung und Sekretion nötigen Antriebe in sich. Dem von außen herantretenden Sympathicus und Parasympathicus sind nur regulierende Aufgaben zugeteilt; denn nach Durchschneidung aller zuführenden Nerven bleiben die Motilität und Sekretion des Magens bestehen. Aber die Pepsinbildung wird in der Norm durch die von außen zutretenden Nerven so fein abgestimmt, wie ein geschickter Chemiker verfährt, der seine Reaktionen unter beständiger Beobachtung mit möglichst geringen Mengen ausführt.

Die sympathischen Nervenfasern gehören zum 6.—9. Thorakalsegment des Rückenmarks, den gleichen, welche den oberen Teil des M. rectus abdominis versorgen: infolgedessen kann links eine tumorartige Kontraktion dieses Muskelabschnittes durch Reizung der Magenscheimhaut ausgelöst werden (Bd. I, S. 163). — Durchschneiden oder Nähen der Magenwand wird vom Patienten nicht als Schmerz empfunden, wie die Chirurgen von in Lokalanästhesie ausgeführten Magenoperationen wissen. Nur Zerren am Mesenterium schmerzt (das große Netz ist empfindungslos). Dagegen wird wohl die Berührung der Magenschleimhaut als solche empfunden, ebenso Wärme und Kälte (z. B. bei Patienten mit Magenfistel festgestellt). Die „Magenschmerzen“ bei mancherlei Erkrankungen werden vom Sympathicus in den genannten Brustsegmenten geleitet. Afferente Fasern aus dem Magen führen auch der N. vagus und N. phrenicus (s. Vegetatives Nervensystem, Bd. III).

b) Der Darm im engeren Sinn: Mittel- und Enddarm.

Allgemeine Form, Einteilung. Der Darm, welcher aus der Bauchhöhle herausgenommen ist, hat für sich allein betrachtet eine sehr einheitliche Schlauchform. Der Schlauch kann dünner und weiter sein, seine Wandungen können glatt oder gebuchtet aussehen, Formen, die im Leben je nach dem Zustand der Muskulatur schwanken, die aber beim erschlafften und durch Gase oder sonstigen Inhalt geblähten Darm besonders hervortreten. Die einzelnen Abschnitte unterscheiden sich hauptsächlich durch die Lage im Bauchraum, durch die Art der Befestigung in diesem und durch den Weg, welchen der Darminhalt infolge der Lage der Eingeweide zu nehmen genötigt ist. Dem Plan dieses Buches gemäß wollen wir zuerst die in der Anordnung der Därme begründeten Besonderheiten kennenlernen; wir stellen den *Situs der Bauchhöhle* der Einzelbetrachtung voran und gewinnen auf diese Weise von vornherein einen Einblick in die biologischen Beziehungen der Teile untereinander und zum Ganzen.

Der *Situs der Beckenhöhle* wird erst bei den Harn- und Geschlechtsorganen besprochen, weil er außer vom Enddarm ganz wesentlich von jenen bedingt ist; ebenso die Bauchfellbedeckung der vorderen Bauchwand (die dort gebräuchlichen Fachausdrücke für das Bauchfell sind jedoch in die Tabelle S. 262 aufgenommen).

Die Besonderheit des Darmes beruht wesentlich auf der Beziehung zwischen seiner Länge und der Größe des Bauchraumes, in welchem er untergebracht ist. Indem die Schlauchform zäh festgehalten wird, lassen sich in der relativ kleinräumigen Bauchhöhle große Längen des Darmrohres in geordneter Weise verstauen (beim Menschen etwa 6—7 Meter). Dadurch wird die Oberfläche der Schleimhaut gegen das Lumen zu ganz gewaltig vergrößert. Man denke sich nur, der Darm bliebe kurz oder gestreckt, würde dagegen ausgeweitet wie der Magen und fülle als eine große Blase den Bauchraum aus: die innere Oberfläche wäre dann in ähnlicher Weise kleiner, wie die Innenwand des primitiven Lungensackes eines Frosches kleiner ist als ein gleich großes Stück der alveolenreichen Lunge des Menschen. Wie dort der Gasaustausch durch die Größe des vielkammerigen Wandsystems begünstigt wird, so im Darm die Zerlegung und Aufsaugung des Darminhaltes. Je länger das Darmrohr ist, um so mehr Epithelien und Drüsen können verdauende Sekrete abscheiden und den vom Speichel und Magensekret eingeleiteten Abbau der Nahrung bis zu der zur Resorption geeigneten Stufe vollenden, um so ausgiebiger kann die Resorption selbst vollzogen und die zur periodischen Darmentleerung geeignete Ballung des Kotes herbeigeführt werden.

Eine schwer verdauliche Nahrung erfordert einen langen Darm. Pflanzenfresser, deren vegetabilische Nahrung erst verdaulich wird, wenn die Cellulosehüllen der einzelnen Zellen gesprengt sind, haben eine Darmlänge, welche die Körperlänge des Tieres um das 20fache übertrifft (Rind). Reine Fleischfresser kommen mit geringen Längen aus (bei der Fledermaus nur die doppelte Körperlänge). Der Mensch steht zwischen Herbi- und Carnivoren etwa in der Mitte (6—7fache Körperlänge; es dürfen dabei die Beine nicht mitgerechnet werden, sondern nur wie bei Tieren die Länge vom Scheitel bis zum After). Die Organisation unseres Körpers weist hier wie in anderen Punkten weder auf reine Fleisch- noch reine Pflanzenkost, sondern auf eine gemischte Kost hin.

Die Einteilung des Darmes in Mittel- und Enddarm ist früher erwähnt (S. 209). Jeder von beiden wird unterteilt in drei Unterabteilungen: der Mittel- oder Dünndarm, *Intestinum tenue*, in 1. den *Zwölffingerdarm, Duodenum*, 2. den *Leerdarm, Jejunum*, 3. den *Krummdarm, Ileum*; der End- oder Dickdarm, *Intestinum crassum*, in 1. den *Blinddarm, Caecum*, 2. den *Grimmdarm, Colon*, und 3. den *Mastdarm, Rectum*.

α) *Situs der Bauchhöhle, Peritonaeum, Mesenterien.*

Mesenterium. Wir gehen von primitiven Zuständen des Darmes aus, wie sie bei niederen Wirbeltieren (Amphioxus, Cyclostomen) zeitlebens bestehen und beim menschlichen Embryo anfänglich in ähnlicher Weise auftreten. Der Darmkanal ist ein längsverlaufendes, in der Medianebene des Körpers liegendes Rohr (Abb. 5). Es ist umgeben von der Bauchhöhle, welche im kranialen Abschnitt aus zwei getrennten, rechts und links vom Darm befindlichen Hohlräumen besteht (Abb. 1), weiter caudal ventral vom Darm einen einheitlichen Raum bildet (Abb. 2). Wegen der Bezeichnungen des die Bauchhöhle auskleidenden Bauchfells, Peritonaeum, erinnere ich an früher Gesagtes (S. 5). Wir beschäftigen uns hier zunächst mit dem *Mesenterium*, d. h. derjenigen Duplikatur des Bauchfelles, durch welche der Darm mit dem Peritonaeum parietale der hinteren Bauchwand in Verbindung steht. Ist nur die Verbindungsplatte zwischen Darm und hinterer Bauchwand vorhanden, so hängt — schematisch betrachtet (Abb. 2) — der Querschnitt des Darmes an ihm wie ein Pendel in die Bauchhöhle hinein; in Wirklichkeit ist immer statt des freien Bauchraumes nur eine capillare Spalte zwischen Darm und Bauchwand übrig, eine freie Beweglichkeit wie bei einem Pendel also nicht möglich. Ist die Verbindung des Darmes mit der ventralen Bauchwand erhalten (Abb. 1), so wird sie entsprechend der Lage zum Darm *Mesenterium ventrale*, die Verbindung des Darmes mit der hinteren Bauchwand *Mesenterium dorsale* genannt.

Histologisch bestehen die Mesenterien aus einer mittleren Bindegewebslamelle, *Lamina propria mesenterii*, welche der Träger von Gefäßen für den Darm (Abb. 138, 146) von Nerven, Lymphgefäßen und Lymphknoten ist; sie ist beiderseits nach der freien Bauchhöhle zu von einer serösen Haut, Membrana serosa, überzogen, dem *Bauchfell, Peritonaeum.* Es umkleidet auch das Darmrohr und überzieht die Innenfläche der Bauchwand. Danach unterscheidet man *Peritonaeum viscerale* und *Peritonaeum parietale.* Den Peritonaealüberzug der Mesenterien rechnet man zum Peritonaeum viscerale. Wollte man es besonders bezeichnen, könnte man es Peritonaeum mesenteriale nennen.

Peritonaeum. Das *Bauchfell, Peritonaeum,* ist wie auch Pleura und Perikard eine von einem Deckepithel überzogene Bindegewebsmembran, eine seröse Haut, Membrana serosa. Sie ist derb und fest und durch eine Schicht lockeren Bindegewebes, Tela subserosa, mit der Unterlage verbunden. Am kontrahierten Darm ist sie daher, da sie selbst nicht contractil ist, über der glatten Oberfläche der Muskulatur in feine Fältchen gelegt. In die Subserosa, aber auch in die Serosa, können große Mengen von Fettgewebe eingelagert werden. Die Lamina propria der Mesenterien entspricht der Tela subserosa. Die Deckschicht, gewöhnlich *Peritonaealepithel* genannt, ist eine einfache Lage ganz flacher Zellen, die mit welligen Rändern aneinandergrenzen. Mit guten Gründen trennt man sie von den Epithelien und bezeichnet sie als *Mesothel.* Dies Mesothel der serösen Häute stammt gemeinsam mit dem Mesenchym, aus dem z. B. das Bindegewebe und die Muskulatur der Darmwand und das subseröse Fettgewebe hervorgehen, aus dem Epithel der primitiven Leibeshöhle, dem Coelomepithel. Die Zellen des Mesothels haben die Fähigkeit, sich zu kontrahieren, dadurch voneinander zu lösen und Spalten oder Öffnungen (Poren, *Stomata*) als vorübergehende Bildungen zwischen sich entstehen zu lassen. Sie vermögen eine dem Blutplasma ähnliche „seröse" Flüssigkeit zu sezernieren (daher die Bezeichnung „seröse Häute"). Diese Flüssigkeit macht die Oberfläche spiegelnd glatt und ermöglicht es, daß die Eingeweide sich gegeneinander und gegen die Wand, von der sie umschlossen sind, reibungsfrei bewegen können. Die seröse Flüssigkeit wird von dem Mesothel wieder resorbiert, so daß sie ständig erneuert wird. Diese resorptive Tätigkeit ist am stärksten an den Stellen, an denen unmittelbar unter dem Mesothel Fettgewebe mit seinem großen Blutgefäßreichtum liegt, also an den Gekrösen und Netzen, den Fettanhängen des Dickdarmes (Appendices epiploicae) und den subpleuralen Fettkörpern (S. 197).

Von allen Epithelien unterscheidet sich das Mesothel durch eine sehr auffallende Besonderheit: Normalerweise dient es der reibungsfreien Bewegung zweier Oberflächen gegeneinander. Liegen aber die zwei mesothelbekleideten Flächen unbewegt aufeinander, so gehen binnen Stunden oder Tagen die Mesothelüberzüge zugrunde und die Bindegewebsschichten der beiden serösen Häute verschmelzen miteinander. Davon macht die Natur Gebrauch bei der Entwicklung der Gekröse, indem sie z. B. das Gekröse des Magens und Dickdarmes an die hintere Bauchwand anlegt und mit ihr zur Verschmelzung bringt (S. 245, 248). Und ausgiebigsten Gebrauch macht davon der Chirurg bei Operationen in der

Bauchhöhle. Alle Eingriffe am Magen und Darm sind in der üblichen Technik nur dadurch möglich, daß Mesothel auf Mesothel genäht sehr schnell einen festen Wundverschluß gibt, während alle Epithelien nur zusammenwachsen, wenn Schnittrand mit Schnittrand vereinigt wird wie bei der Hautnaht.

Unter krankhaften Bedingungen vermögen die serösen Häute große Mengen Flüssigkeit zu sezernieren (Pleuraexsudat, Ascites). Unter anderen Bedingungen scheidet das Mesothel Fibrin ab und kann dadurch Serosaflächen zur Verklebung bringen. So werden bei der „Blinddarm"entzündung die dem Blinddarm benachbarten Darmschlingen ruhig gestellt und durch Fibrin miteinander verklebt, so daß im Falle des Durchbruches des Wurmfortsatzes der Eiter nur in einen engen, abgekammerten Raum gelangt, nicht in die ganze Bauchhöhle. Hier würden die Eitererreger in der serösen Flüssigkeit einen sehr guten Nährboden für ihre Vermehrung finden, und ihre giftigen Stoffwechselprodukte würden von der etwa 2 qm großen Resorptionsfläche des Peritonaeums in lebensbedrohendem Maße und Tempo aufgesaugt werden. Die eitrige Bauchfellentzündung ist deswegen mit Recht sehr gefürchtet.

Bei aller Übereinstimmung im Bau und aller Ähnlichkeit der Funktionen ist seröse Haut und seröse Haut nicht einfach das gleiche. Peritonaeum, Pleura und Perikard verhalten sich im ganzen verschieden. Ihre Fähigkeiten sind zwar gleich, aber sie reagieren nicht gleich. Auch Pleura parietalis und visceralis betätigen sich verschieden. So nimmt die Pleura parietalis corpusculäre Elemente, z. B. Tusche- und Carminkörnchen, auf, die Pleura visceralis nicht.

An dem serösen Überzug von Leber, Milz und Herz kann das Mesothel kubische Zellen zeigen, auch in mehreren Schichten.

Das Peritonaeum parietale ist sehr *schmerzempfindlich*, das viscerale garnicht.

Im ganzen ist also das Peritonaeum keineswegs nur ein die Eingeweide und die Bauchwand überziehendes indifferentes Plattenepithel, sondern eine sehr widerstandsfähige Bindegewebsmembran mit einem Mesothel, das mannigfacher Funktionen fähig ist.

Mit den Eingeweiden ist das Peritonaeum viscerale fest verbunden, ebenso das parietale mit der vorderen Bauchwand vom Nabel aufwärts und mit dem Zwerchfell. Im übrigen Bereich der Bauchwand liegt unter dem Peritonaeum parietale eine mehr oder weniger mächtige Schicht ganz lockeren Bindegewebes, das sich leicht beiseiteschieben läßt, so daß der Chirurg unschwer in den extra- bzw. retroperitonaealen Räumen bis zur Mittellinie oder bis in die Tiefe des kleinen Beckens vordringen kann.

Mesenterium commune. Man nennt das Mesenterium, solange der Darm noch nicht in einzelne Abschnitte gegliedert ist, *Mesenterium commune*. Später unterscheidet man einzelne, den Darmabschnitten entsprechende Unterteile, die ich in der Reihenfolge der obengenannten Namen für den Darm hier aufführe: *Mesoduodenum* für den Zwölffingerdarm, *Mesenterium* im engeren Sinne *(Gekröse*, Mesostenium) für den Leer- und Krummdarm (statt Mesojejunum und Mesoileum), *Mesocaecum* für den Blinddarm, *Mesocolon* für den Grimmdarm, *Mesorectum* für den Mastdarm. Der Wurmfortsatz, ein Anhang des Caecum, hat ein eigenes kleines Mesenterium, das *Mesenteriolum*. Da das Endstück des Colon in eine besondere S-förmige Schlinge, Colon sigmoideum, gelegt ist, wird dessen Mesenterium *Mesosigmoideum* genannt. Auch weitere Unterbezeichnungen werden gebraucht, indem Wortbildungen aus dem betreffenden Darmnamen mit dem Zusatz Meso hergestellt werden. Beim Magen spricht man von *Mesogastrium*. Wir behandeln es statt beim Magen hier im Zusammenhang mit den Mesenterien des Darmes.

Das *Gekröse* oder *Mesenterium im engeren Sinne* (für Jejunum und Ileum) ist derjenige Teil, welcher zeitlebens am reinsten erhalten bleibt, während die übrigen Mesenterien entweder ganz verloren gehen oder doch ihrer Lage und Form nach hochgradig verändert werden. Bei geöffneter Bauchhöhle findet man das Jejunum und Ileum mit der hinteren Bauchwand durch eine Lamelle

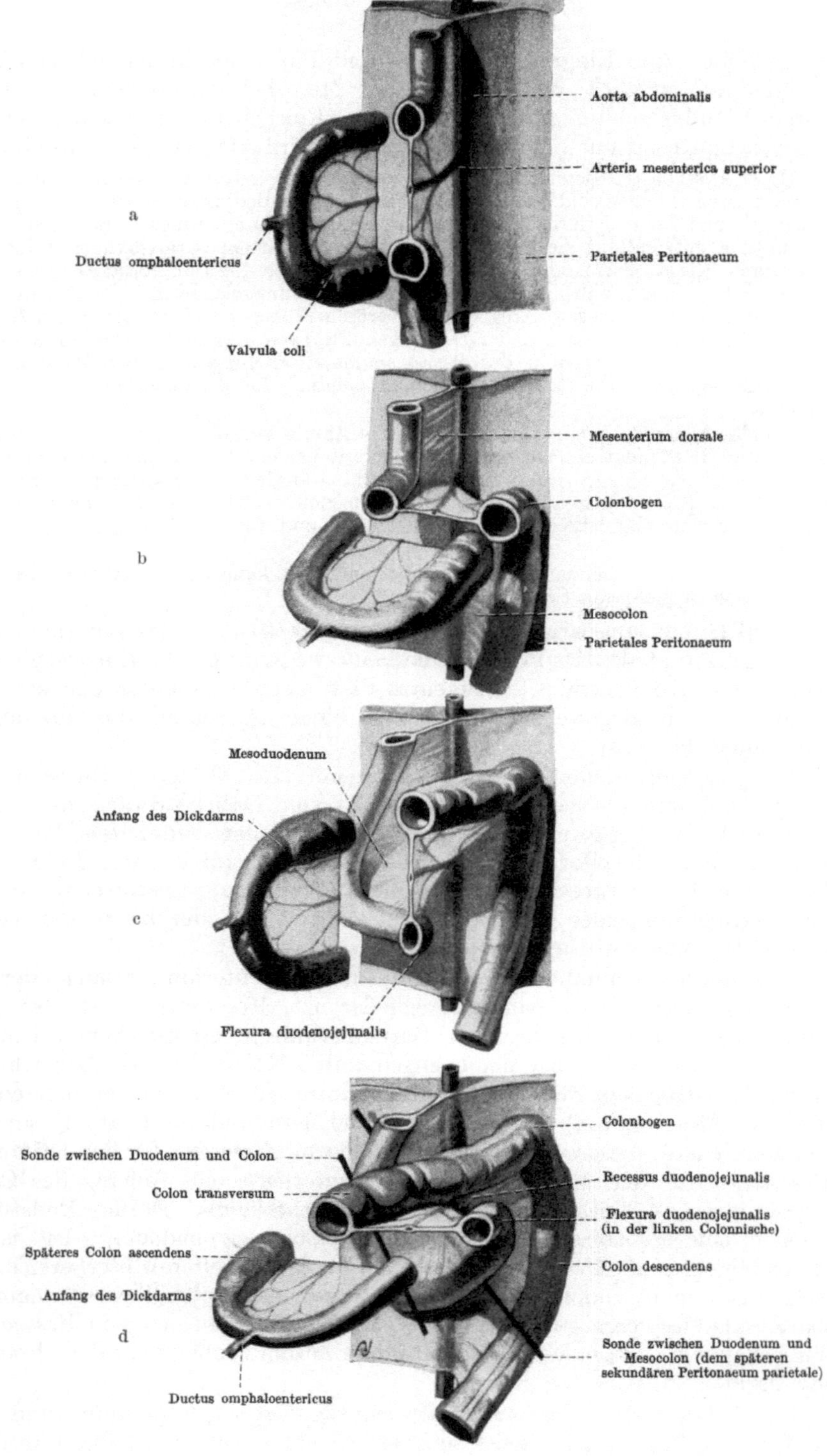

Abb. 138a—d. Ableitung der Darmspirale aus der Nabelschleife. Man denke sich den Bauch des Embryo von vorn geöffnet und die Bauchwand entfernt bis auf das Stück, an welchem das Mesenterium befestigt ist (entsprechend der Aorta). Die Nabelschleife ist abgetrennt und um einen kleinen Zwischenraum von ihrer Wurzel abgerückt, sonst in ihrer Lage belassen. Das Lumen des Darmes und die Ausbuchtungen des Dickdarmes sind wie beim Erwachsenen dargestellt. Auch sonst starke Schematisierungen. Schema (frei nach FREDET, Abb. 528—531, in POIRIER-CHARPY: Traité d'anatomie humaine, 4. Bd.).

verbunden, welche diesen Darmteilen so viel Freiheit läßt, daß sie sich beträchtlich bewegen können. Man nennt beide zusammen deshalb *Intestinum mesenteriale*. In Abb. 147 u. 286 ist das Gekröse im Längsschnitt zu sehen. Die Lamelle breitet sich nicht mehr rein sagittal und median aus wie ursprünglich das ganze Mesenterium commune (Abb. 138a), sondern sie ist schräg gestellt und verläuft im Bauchraum von oben links nach unten rechts. Man nennt die Befestigung des Gekröses an der hinteren Bauchwand seine *Wurzel, Radix* (Abb. 145). Die Ausbreitung zum Darm hin ist durch das sekundäre Längenwachstum des Darmes viel stärker gewachsen und wie eine Halskrause in zahlreiche Falten gelegt; daher der sehr anschauliche volkstümliche Name „Gekröse" (von Krause).

Man wird sich trotz der Veränderungen, welche auch diesen verhältnismäßig reinsten Abkömmling des ursprünglichen Mesenterium commune ergriffen haben, an der Leiche leicht eine Vorstellung davon verschaffen können, wie der *ganze* Darm ursprünglich befestigt war. Charakteristisch ist, 1. daß man vom Darmschlauch selbst ausgehend zu *beiden* Seiten dem Mesenterium entlang bis an die hintere Bauchwand tasten kann, und 2. daß der Darm an seinem Zügel frei hin und her beweglich ist. Wir werden sehen, daß beide Merkmale an anderen Teilen des Darmes mehr oder minder verwischt, wenn nicht ganz verschwunden sind. Ich betone für den Anfänger die Wichtigkeit, sich am Gekröse der Leiche durch eigene Anschauung zu überzeugen, daß es sich im Prinzip verhält wie im Schema a Abb. 138, an dem man sich beide Merkmale im Bilde klar machen kann. Prüft man an der Leiche dieses Verhalten des Mesenterium, so wird man daran unterscheiden können, was Mesenterium im engeren Sinne (Gekröse) ist und was nicht dazu gehört. Das Jejunum und Ileum, welche *allein* in ganzer Ausdehnung ein freies Mesenterium haben, sind danach zu begrenzen. Am oberen Ende, wo der Darm nicht mehr frei beweglich und beiderseits kein Mesenterium bis zur hinteren Bauchwand abzutasten ist, ist das Jejunum zu Ende, das Duodenum hat begonnen. Ebenso ist die Grenze zwischen Ileum und Colon an diesem Merkmal bestimmbar.

Primäres und sekundäres Peritonaeum parietale. Verfolgen wir zuerst an der Hand der stark schematisierten Abb. 138a—c die Lage des Mesenterium commune. In jenen 3 Schemata wird eine schlingenförmige Ausbiegung des Darmes, die *Nabelschleife*, entgegen dem Uhrzeiger um die Hälfte des Kreises gedreht (180°). Das Mesenterium kommt dadurch in sehr verschiedene Lagen zur hinteren Bauchwand. Man sieht, daß es in Schema c wieder sagittal steht, daß es dazwischen (und später) horizontal zu stehen kommt (Mesenterium der Nabelschleife im Schema Abb. 138b u. d). Andere Stellen werden aus der sagittalen Ebene in die frontale gedrängt (s. z. B. Mesoduodenum und Mesocolon des Colon descendens in Schema c; Bezeichnung aus d zu ersehen). Von hier aus ist das *sekundäre Peritonaeum parietale* zu verstehen. Wir bedienen uns der Anschaulichkeit wegen eines Vergleiches aus dem Buchhandwerk. Der Buchbinder wendet einen ganz ähnlichen Kunstgriff bei der Befestigung des eigentlichen Buches im Einband an, wie hier die Natur bei der Anheftung des Darmes an die hintere Bauchwand. Beim Binden wird das vorderste Blatt des Bandes an die Innenseite des vorderen Deckels geklebt, das hinterste Blatt an die Innenseite des hinteren Deckels. Man nennt diese beiden Seiten Vorsatzblätter („Vorsatzpapiere"). Hier wird also eine ursprüngliche Buchseite, ein Bestandteil des Buches selbst, nachträglich zum Bestandteil des Deckels: aus Visceralem wird Parietales! Denken wir uns, im Schema a wäre die Nabelschleife eine Seite des broschierten Bandes, dessen Rücken vom Buchbinder auf den Rücken des Einbandes gesetzt wird. Wäre es der vordere Vorsatz, so würde er nach der rechten Bauchwand umgeklappt und dort festgeklebt; wäre es der hintere Vorsatz, so würde er nach links umgeklappt und festgeklebt. Beides geschieht tatsächlich beim Embryo, und zwar so, daß Teile des Mesenterium durch die Drehung des Darmes in frontale Lage geraten und mit der Bauchwand verkleben: das vorhin erwähnte Mesoduodenum verklebt mit der rechtsseitigen hinteren Bauchwand, das Mesocolon des Colon descendens mit der linksseitigen.

Denkt man sich in Abb. 138c diese Verwachsung vollzogen, so hat nur die Nabelschleife ein freies Mesenterium, das übrige Mesenterium commune ist Bestandteil der Bauchwand geworden und heißt jetzt nicht mehr Mesenterium, sondern Peritonaeum parietale! Die Anheftungsstelle des Darmes an der hinteren Bauchwand ist infolgedessen verschoben, z. B. beim absteigenden Colon so, daß es nicht vor der Wirbelsäule, sondern im linken Bauchraum angeheftet ist (Abb. 139).

Wir unterscheiden also *primäres* und *sekundäres* Peritonaeum parietale. Das erstere liegt von Anfang an parietal (Somatopleura); das letztere ist anfänglich viscerales (mesenteriales) Peritonaeum (Splanchnopleura), das Gekröse wird nachträglich der Bauchwand angelagert und durch den Verlust des Mesothels mit ihr verschmolzen. Nur aus der Genese lassen sich beide Bauchfellarten verstehen und unterscheiden. Da das sekundäre Peritonaeum parietale aus Gekröse

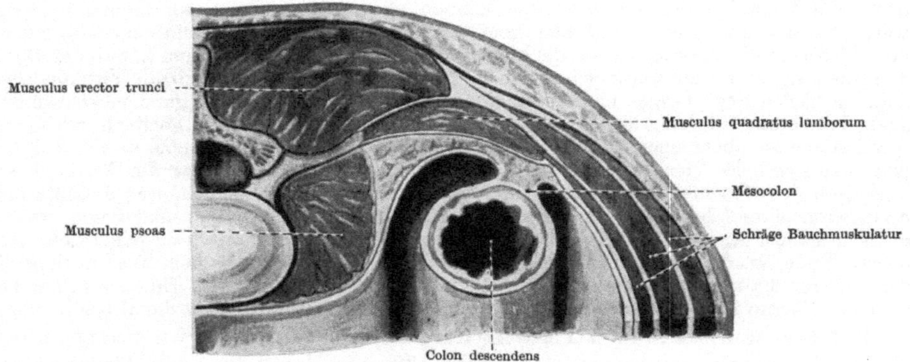

Abb. 139. Bauchfellbekleidung und -anheftung am absteigenden Colon. (Aus TREVES-KEITH, Chir. Anat. 1914, S. 289, modifiziert nach CORNING.)

entstanden ist, das die Blutgefäße des Darmes führt, so ist es immer daran kenntlich, daß unter ihm Darmgefäße verlaufen (vgl. Abb. 145). In Abb. 145 ist die hintere Bauchwand des Erwachsenen rotviolett getönt, soweit sie noch zum primären Bauchfell gehört; sie ist blau getönt, soweit sie mit sekundärem Bauchfell bekleidet ist. Das Zustandekommen der einzelnen Strecken wird sich aus den Verlagerungen des Darmes ergeben (s. unten).

Das in Abb. 138 wiedergegebene Schema hat zur Voraussetzung, daß der Dickdarm sich mit gleicher Schnelligkeit dreht wie der Dünndarm. In Abb. 140b ist dieser Vorgang durch die Bilder 1, 2, 3, 4 analog Abb. 138 wiedergegeben. Ich habe mich in der bisherigen Darstellung daran gehalten, weil die Drehung im ganzen übersichtlicher wird, wenn man die genannte Voraussetzung macht. In Wirklichkeit sind die Tempi beim Dünndarm und Dickdarm verschieden. Dadurch werden die Vorgänge komplizierter. Da die eigentlichen Ursachen der Drehung, auch gewisse Taschen (Recessus), manche Hemmungs- und Mißbildungen des Situs nur verständlich sind, wenn der tatsächliche Verlauf in seinen Einzelheiten beachtet wird, müssen wir uns noch mit folgendem bekannt machen.

In Abb. 140b entsprechen die Bilder 1′ und 4′ den Bildern 1 und 4. Anfang und Ende der Drehung sind also in beiden Reihen gleich. Die Bilder 2′ und 3′ sind so zu verstehen, daß sich der Dünndarm in Wirklichkeit viel früher gedreht hat als der Dickdarm. Während der Dickdarm noch in seiner Lage verharrt, ist der Dünndarm bereits entgegen dem Uhrzeiger so weit caudalwärts gewandert, daß er sich dem Mesocolon sehr stark nähert, ja daß dieses vor ihm ausweicht, um ihm Platz zu geben (3′ und Abb. 140a). Nachträglich steigt dann das Colon rasch in die Höhe (kranial), wendet sich nach rechts und wieder abwärts (caudal); es erreicht dadurch die Lage, welche es im gleichen Tempo mit dem Dünndarm viel früher erreicht hätte.

Der Punkt, von welchem in Abb. 140b die Mesenterien des Dünn- und Dickdarmes ausgehen, ist der Querschnitt durch den *Drehungsstiel.* In Abb. 140a sieht man, daß der Stiel eine freistehende Kante ist, welche schräg durch die Bauchhöhle hindurchzieht (neben dem Duodenum quer durchschnitten, weißer Querschnitt, nicht bezeichnet).

Ursachen der Darmdrehung. Über die ersten Ursachen der Darmkrümmung wissen wir, daß experimentell bei jungen Amphibienembryonen durch Umdrehung des Daches der Urdarmhöhle, d. h. der Stelle, wo später das Pankreas liegt, eine entsprechende Umdrehung des Darmwachstums erzielt werden kann. Dreht man das Urdarmdach um 180°, so kommt die Seite des Daches, welche rechts liegen sollte, links zu liegen: der Darm wird dann auch *invers,* d. h. die Darmschlingen liegen spiegelbildlich

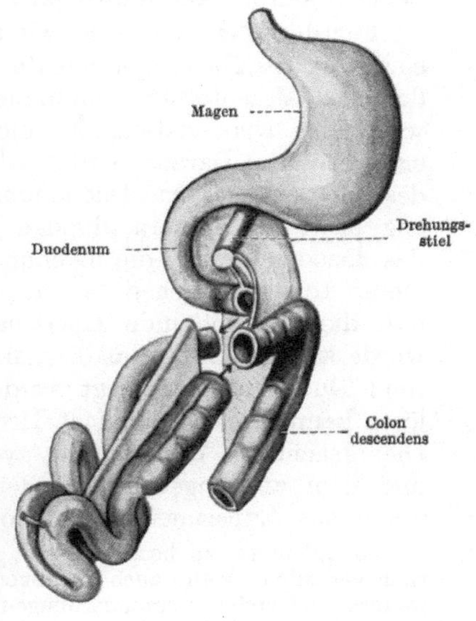

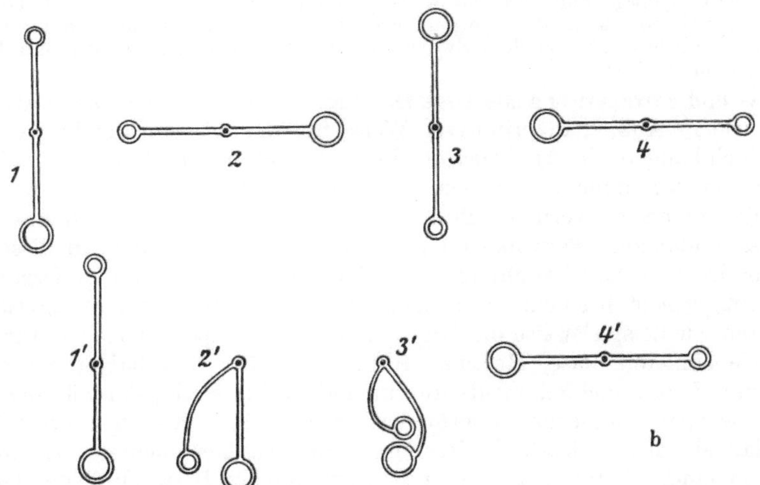

Abb. 140a u. b. Die Tempi der Dickdarm- und Dünndarmdrehung. Die Skizzen zu diesen Schemata wurden von Prof. VOGT † zur Verfügung gestellt. a Dünndarmdrehung bereits weit fortgeschritten (wie in Abb. 138c). Colonbogen noch in der Ausgangsstellung (wie in Abb. 138a). Art der Darstellung wie in Abb. 138. b Die Querschnitte durch den Dickdarm (weite Lichtung), durch den Dünndarm (enge Lichtung) und die zu ihnen gehörigen Mesenterien sind bei den Bildern 1—4 der Abb. 138 entnommen. In Bild 1'—4' ist das wirkliche Tempo beim menschlichen Embryo wiedergegeben. Von 3'—4' macht der Dickdarm denselben Weg wie von 1—4, der Dünndarm nur noch wie von 3—4. 3' entspricht dem Schnitt durch Gekröse und Drehungsstiel in Abb. 140a. Das FREDETsche Schema in Abb. 138 ist also in bezug auf die Tempi der Drehungen objektiv unrichtig; Abb. 140a gibt die tatsächliche Lage exakt wieder. — Das Mesoduodenum ist gewöhnlich nur im Anfang des Duodenum vorhanden (vgl. Abb. 142b), ausnahmsweise liegt aber das Duodenum nicht von vornherein retroperitoneal (vgl. Abb. 141). Auf einen solchen Fall ist in Abb. 140a Bezug genommen und deshalb ist hier das ganze Mesoduodenum eingetragen.

zu der normalen Lage, die Leber liegt links statt rechts usw. Auch beim Menschen kommt Situs inversus vor. Die Ursachen dafür sind zur Zeit nicht bekannt, mögen aber auf Entwicklungsstörungen beruhen, welche den künstlich bei Amphibienembryonen gesetzten Verlagerungen des Materials für das Urdarmdach im wesentlichen entsprechen. Auch Teilumkehrungen des Bauchsitus sind bei letzteren im Anschluß an kleine Defekte des Urdarmdaches beobachtet worden.

Für den Menschen sind wir auf die Analyse von Mißbildungen angewiesen, soweit sie als Naturexperimente gedeutet werden können. So ist z. B. bekannt, daß ein Mesenterium commune beim Menschen meist dann bestehen bleibt, wenn die Duodenalschlinge nicht ihren definitiven retroperitonaealen Platz erreicht hat. Daraus wird geschlossen, daß der Antrieb für die Verlagerung des Mesocolon vom Duodenum ausgeht. In Abb. 140a ist dargestellt, wie eng sich die Flexura duodenojejunalis dem Colonbogen anschließt, sobald das Duodenum um die Drehungsachse herum nach rechts gelangt ist. Nach dieser topographischen Situation beim Embryo kann man sich vorstellen, daß die vorwachsende Duodenalschleife das Colon beiseite schiebt. Daraus würde sich erklären, daß bei Amphibien die Drehung der Stelle, wo Pankreas (und Duodenum) angelegt werden, eine Totalinversion des ganzen Situs auslösen kann. Der tatsächliche Hergang als Erscheinungsfolge steht außer Zweifel. Die ursächliche Verknüpfung zwischen dem beginnenden Aufsteigen des Colon und dem andrängenden Duodenum bedarf noch der schlüssigen Begründung durch das Experiment an analogen Vorgängen bei dazu geeigneten Objekten.

Vor allem ist zu beachten, daß vielfach Entwicklungsvorgänge mit doppelter Sicherung verlaufen. Wenn auch das Duodenum dem Colon den Antrieb zur Drehung gibt und weiterhin die ersten Jejunumschlingen die linke Flexura coli in ihre endgültige Lage drängen, so könnte sehr wohl das Colon *von sich aus* so wachsen, daß auch ohne Andrängen des Duodenum seine endgültige Form erreicht würde. Fände sich eine solche Anomalie beim Menschen, so wäre sie noch kein Beweis gegen die aktive Rolle des Duodenum und der Jejunumschlingen. Ähnliches gilt von dem Zwangslauf zwischen Magenumstellung und Drehung des Duodenum (S. 251).

Intra- und extraperitonaeale Organe. Man nennt die Lage von Darmteilen, welche, wie in Abb. 2, in primitiver Weise frei am Mesenterium in die Bauchhöhle hineinhängen, *intraperitonaeal*. Freie Darmteile oder Organe, welche im Mesenterium commune auf seinem Verlauf von der Bauchwand zum Darm eingeschlossen liegen, verlieren ihre intraperitonaeale Lage, sobald das Mesenterium sekundär zum Peritonaeum parietale wird. Sie geraten auf diese Weise sekundär in eine Lagebeziehung zum Bauchfell, welche andere Organe von vornherein, *primär*, besitzen. Man nennt diese Lage *retro-* oder *extraperitonaeal*. Betrachten wir beispielsweise die Lage der primär extraperitonaealen Organe wie Niere, Nebenniere, Blase, Rectum (Abb. 143, 147). Hier haben sich Organe, welche mit dem Bauchfell nichts zu tun haben (sie sind jedenfalls der Stelle, welcher sie später anliegen, ursprünglich fremd), so weit vergrößert und verdickt, daß sie das parietale Peritonaeum vor sich her buchten. Es wird bei einigen zu einem festen Überzug und integrierenden Bestandteil des Organes. Bei der Niere bleibt es bei einer geringen Ausbuchtung ihres Bauchfellüberzuges.

Neben den primär retroperitonaealen Organen gibt es *sekundäre*, welche ebenfalls alle Schattierungen der Beweglichkeit und Umgreifbarkeit aufweisen. Entscheidend ist hier das Jetzt, nicht das Einst. Solange z. B. das Pankreas im freien Gekröse lag, war es intraperitonaeal wie der Dünndarm. Nach der Verschmelzung des Gekröses mit der hinteren Bauchwand liegt es extraperitonaeal (Abb. 143a u. b, 147).

Eine strenge Scheidung zwischen intra- und extra- oder retroperitonaealen Organen ist nicht möglich (s. S. 246 und z. B. das Colon descendens in Abb. 139 u. 194). Die Sache ist aber wichtig für den Chirurgen, der nach Möglichkeit vermeidet, die Bauchhöhle zu eröffnen. Für ihn sind extraperitonaeale Organe diejenigen, an denen er seinen Eingriff ohne Eröffnung der Bauchhöhle vornehmen, bei denen er retroperitonaeal vorgehen kann und nicht-transperitonaeal vorgehen muß (vgl. Abb. 194, Niere und Dünndarmschlingen).

Rechtes Verwachsungsfeld und Radix mesenterii. Die im vorhergehenden Abschnitt geschilderte Verklebung des Mesocolon mit der rechten hinteren Bauchwand hat eine große Bedeutung für die Anheftung des gesamten *Dünndarms* am Gekröse und an dessen Wurzel, *Radix mesenterii.*

Ist das Colon so weit in die Höhe gestiegen, daß es über das Duodenum hinweg in die rechte Bauchhälfte hineingelangen kann (Abb. 142b), so ist sein

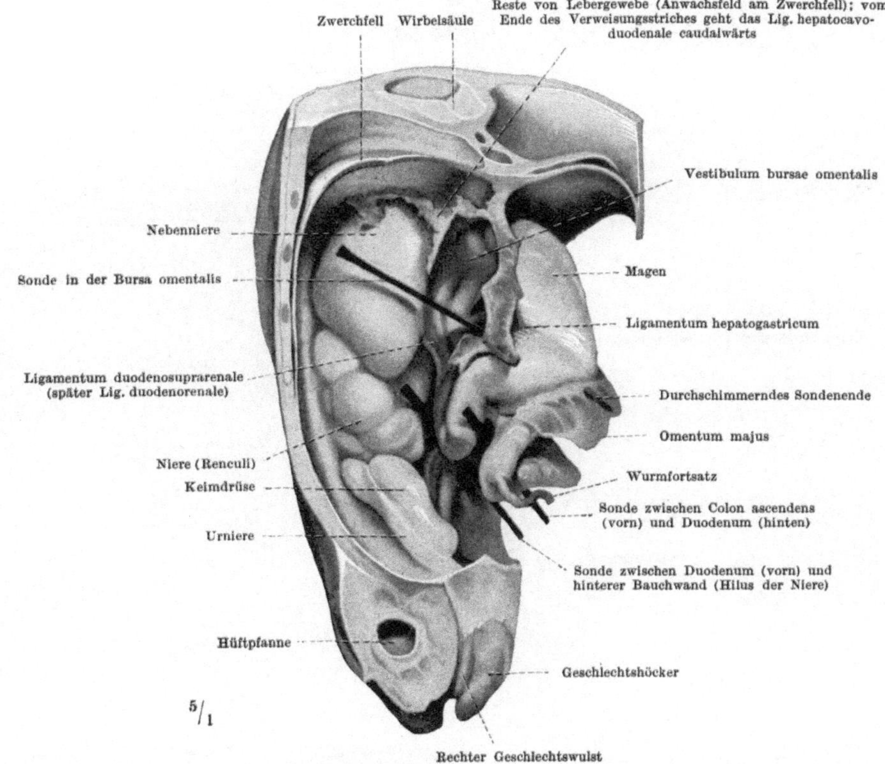

Abb. 141. Bauchsitus eines menschlichen Fetus. Die vordere und seitliche Rumpfwand abgetragen, Leber entfernt. Vom Dünndarm ist nur das Duodenum und das Ende des Ileum (Einmündung in den Dickdarm, s. Wurmfortsatz) zu sehen. Das Duodenum ist ausnahmsweise nicht von vornherein retroperitonaeal gelegen wie sonst. Ansicht der rechten Bauchhälfte schräg nach vorn.

Mesocolon fächerförmig ausgebreitet. Vergleichen wir Abb. 142b u. c, so sehen wir, daß das Feld, welches mit der hinteren Bauchwand verschmilzt, ungefähr dreieckig ist (in Abb. b dunkelgrau, in Abb. c weiß). Die Ecken des Dreiecks sind bestimmt auf der linken Körperseite oben durch den Beginn des Jejunum (Flexura duodenojejunalis), rechts oben durch die Flexura coli dextra und unten durch den Beginn des Dickdarms. Beim Erwachsenen hat das *dreieckige Verwachsungsfeld* noch ungefähr die gleiche Lage (Abb. 145, blaue Zone des Peritonaeum vor dem Duodenum einschließlich der grau gezeichneten Anheftungsstelle des Caecum und Colon ascendens). Das übrigbleibende, zum Jejunum und Ileum gehörige Stück des Mesenterium commune verwächst nicht (Abb. 142c, grau); es wird zum *Mesenterium im engeren Sinn.* Indem der Dünndarm in die Länge wächst, wird es wie eine Krause in Falten gelegt, aber die Anheftungsstelle am Rande des dreieckigen Verwachsungsfeldes bleibt gerade (Abb. 142c). Sie läuft auch beim fertigen Situs vom Beginn des Jejunum schräg

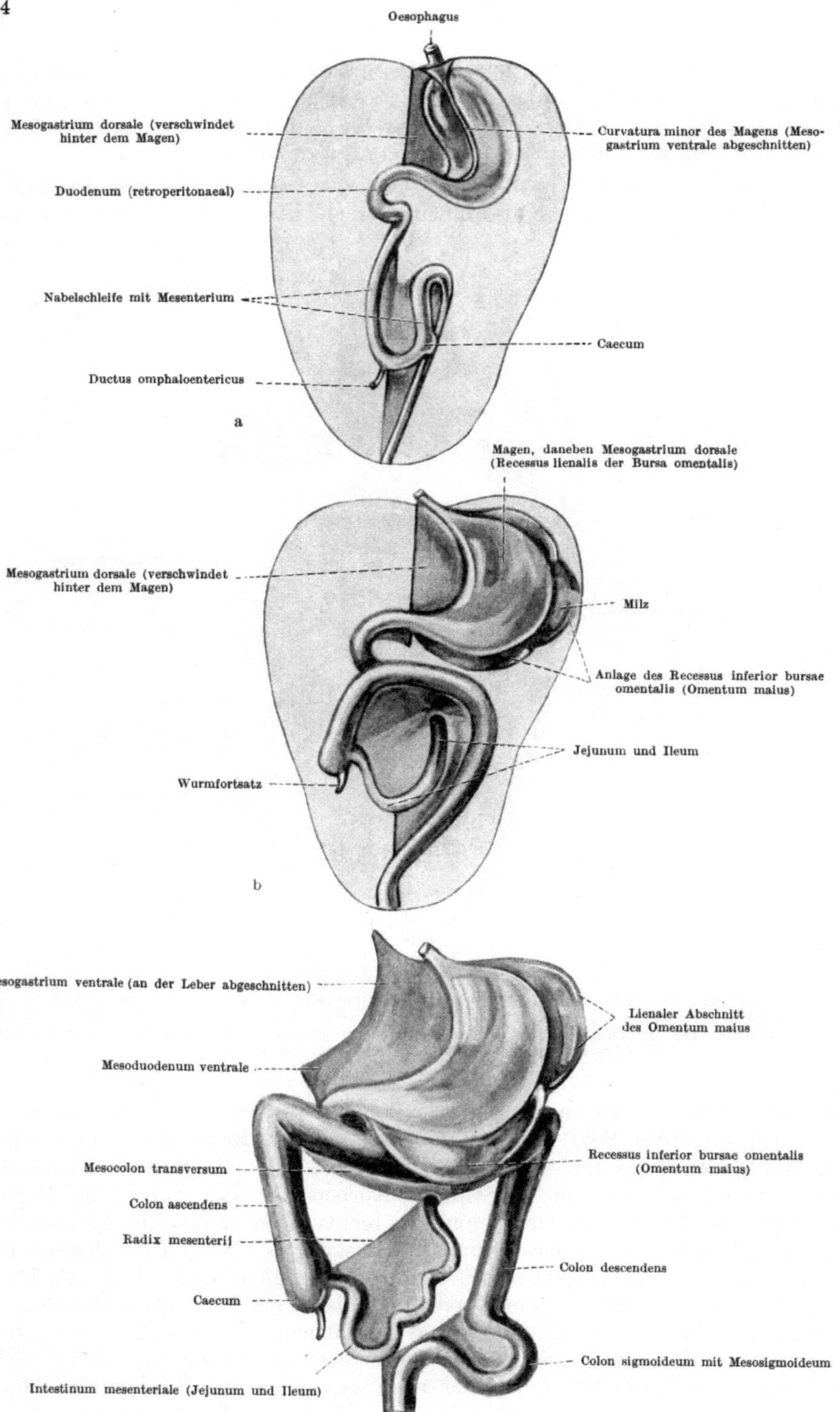

Abb. 142a—c. Entwicklung der Gekröse. Schemata. Das Mesogastrium ventrale ist nur in Abb. c dargestellt in Abb. a und b ist nur das Mesogastrium dorsale zu sehen. Die in die Bauchwand aufgenommenen Teile sind in Abb. c nicht wiedergegeben. Umzeichnungen nach der von FELIX (Zürich) besorgten Neubearbeitung von RUGEs „Präparierübungen“ (5. Aufl., 1921).

nach unten in die rechte Hälfte der Bauchhöhle (Abb. 145). Dies ist die *Radix mesenterii*.

Die Flexura duodenojejunalis bleibt in Kontakt mit dem Drehungsstiel des Mesenterium commune; das Colon, welches anfänglich mit seiner Knickung, dem Colonbogen, ganz in der Nähe liegt (Abb. 140a), gibt später diese Lage auf, der Colonbogen steigt kranialwärts in die Höhe, bis schließlich sein Querschenkel den Magen erreicht hat (Abb. 142b u. c). Auf diese Weise werden die ursprünglich am weitesten voneinander entfernten Teile des Magendarmkanals, nämlich der Magen und der Dickdarm, miteinander in Berührung gebracht und schließlich miteinander verbunden *(Ligamentum gastrocolicum)*.

Wir werden die Veränderungen des Mesocolon in der *linken* Bauchhälfte erst später behandeln (unterer Situs, S. 247). Sie sind im Prinzip so ähnlich dem hier Besprochenen, daß zunächst von ihnen Abstand genommen werden soll, um das grundsätzlich Wichtigste um so mehr hervorzuheben. Im folgenden gehen wir auf die Veränderungen ein, welche oberhalb (kranial) vom Drehungsstiel stattfinden. Das einzelne wird später beim „oberen Situs“ behandelt werden (S. 250).

Anheftung von Pankreas und Milz, Mesogastrium dorsale. Pankreas und Milz (Liën) liegen im Mesoduodenum bzw. Mesogastrium dorsale. Die Pankreasanlage, eine Drüse, geht vom Dünndarm aus, und zwar vom Duodenum. Sie wächst schräg kranialwärts im Mesoduodenum und Mesogastrium auf die Wirbelsäule zu. Die Milz entwickelt sich im Mesogastrium dorsale, dicht am Magen. In der Folge werden Magen, Milz und Pankreas in eine ganz andere Lage zur Bauchhöhle im ganzen gebracht; die Reihenfolge, in der sie hier genannt sind, bleibt aber erhalten, wenn man die alte Richtung vom Magen nach der Wirbelsäule bei den folgenden Veränderungen im Auge behält. Wird durch diese Stelle bei einem Embryo ein Querschnitt gelegt (Abb. 143a), so sieht man, daß der Magen nicht in der Medianebene liegt, sondern nach links in eine frontale Ebene verstellt ist. Das Mesogastrium dorsale ist durch die Drehung des Magens (Abb. 149) so verschoben, daß es nicht sagittal liegt, wie es dem Mesenterium commune zukommt (Abb. 2), sondern nach der linken Seite der hinteren Bauchwand schaut. Entsprechend ist auch das Mesogastrium ventrale statt sagittal frontal gerichtet (Abb. 142c). Die beiden Mesogastrien inserieren an der großen und kleinen Curvatur des endgültigen Organs, deren Lage wir früher berücksichtigt haben (S. 218). Im Augenblick interessiert uns das Verhalten des Mesogastrium dorsale. Es beginnt vor der Aorta descendens, d. h. der Mitte der Wirbelsäule, und verläuft entsprechend der Stellung des Magens in einer Frontalebene bis in das linke Hypochondrium hinein. Der erste Abschnitt, in welchem das Pankreas liegt, verschmilzt mit der hinteren Bauchwand (Abb. 143). Der in Abb. 143a zwischen Pankreas und hinterer Bauchwand befindliche Raum ist daher in Abb. 143b verschwunden, infolge davon auch das primäre Peritonaeum parietale, das nun durch sekundäres, ventral vom Pankreas, ersetzt ist. Dieser Prozeß reicht bis nahe zur Milz. Von da ab geht das Mesogastrium dorsale frei an den Magen. Es hat eine neue Wurzel bekommen. Anstatt vor der Wirbelsäule zu entspringen, ist es im linken Hypochondrium befestigt. Man nennt den Rest des Mesogastrium dorsale zwischen Zwerchfell und Milz *Ligamentum phrenicolienale* und den Teil zwischen Milz und großer Curvatur des Magens *Lig. gastrolienale*[1] (Abb. 143). Die Milz ist umfaßbar und beweglich geblieben, ein *intraperitonaeales* Organ.

---

[1] In der Bauchhöhle werden als *Ligamente* solche Teile des Bauchfelles bezeichnet, welche entweder als Duplikaturen oder als einfache Lamellen an ein Organ herantreten und bei Bewegungen des Organs gespannt werden können. Sie können unter Umständen mit daran beteiligt sein, dem Organ, zu dem sie gehören, einen Halt zu geben, sind aber ihrer Herkunft und Bedeutung nach ganz verschieden von den Ligamenten des Bewegungsapparates.

Bei den retroperitonaealen Organen kommen alle Schattierungen einer mehr oder minder großen Befestigungsfläche oder -linie mit der Bauchwand vor (S. 242). Vergleicht man in Abb. 145 die Breite der Anwachsungsstellen, so erhält man eine Vorstellung von den zahlreichen Abstufungen; z. B. ist die Anheftungsstelle des Colon descendens in dem betreffenden Fall viel schmaler als die des Colon ascendens, das erstere also zu mehr als $^3/_4$ seines Gesamtumfanges umgreifbar (Abb. 139), das letztere nur an der Vorderfläche abtastbar

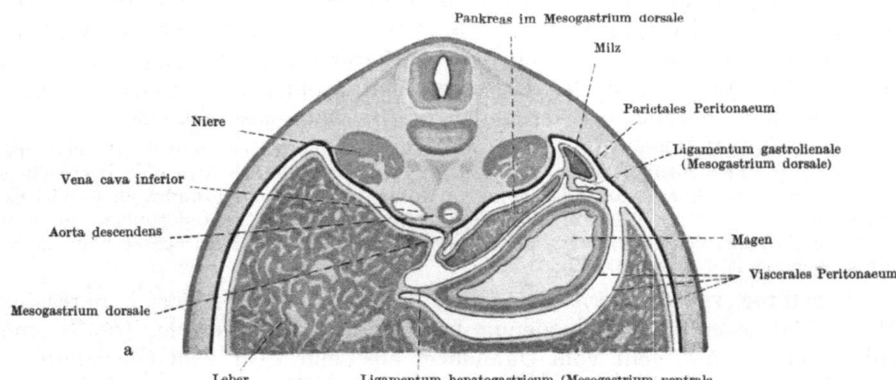

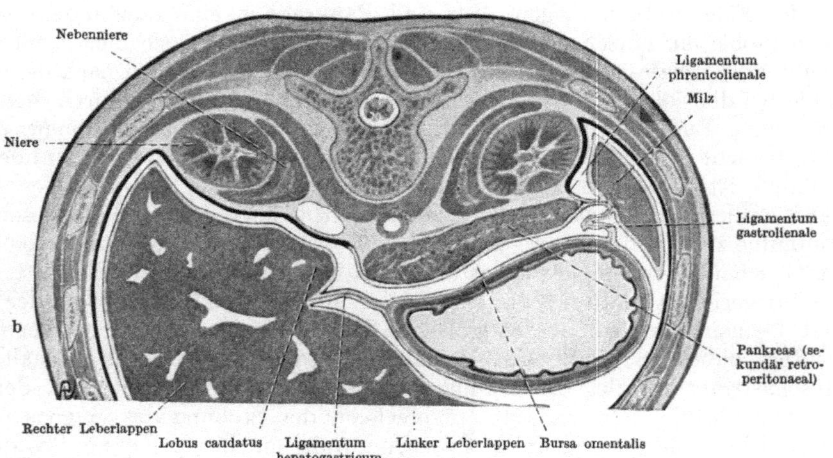

Abb. 143 a u. b. Querschnitte durch die Bauchhöhle menschlicher Embryonen, schematisch. Ansicht der kranialen Fläche. a Vor Verwachsung des Pankreas mit der hinteren Bauchwand. b Nach der Verwachsung, endgültiger Zustand (mit Benutzung der Abbildung von TOLDT, Atlas 1914, S. 452). Primäres parietales Peritonaeum mit schwarzer Konturlinie bezeichnet, viscerales und sekundär parietales Peritonaeum mit hellgrauer Konturlinie. Vgl. die Sagittalschnitte Abb. 148.

($^1/_2$ des Gesamtumfanges). Bleibt beim Colon ascendens die Anheftungsstelle schmaler als in diesem Fall, so kann fast die ganze Hinterwand abtastbar sein. Das Colon wird dann gegebenenfalls künstlich vom Chirurgen befestigt *(Kolopexie)*. Der Chirurg vollendet dann sozusagen den vorzeitig abgebrochenen Entwicklungsgang, der normalerweise zu einer breiteren Anheftung des Colon ascendens führt.

Die Anheftungsstellen sind nicht nur an den verschiedenen Stellen des Darmes verschieden breit und variieren von Individuum zu Individuum, sie sind auch im Einzelfall wechselnd. Das Colon descendens hat z. B. im leeren Zustand eine nicht vom Bauchfell überzogene streifenförmige Fläche von 2,0—2,5 cm Breite. Ist das Colon aufgebläht, so wird diese Fläche so gedehnt, daß sie 5 cm breit werden kann und darüber. Man mache sich an Hand von Abb. 139 klar, daß durch Inhaltsvermehrung des Colon die beiden Bauchfellfalten auseinandergedrängt, bei Inhaltsverminderung einander genähert werden. — Der größte Teil des Rectum liegt von Anfang an retroperitonaeal.

Der untere Situs. Als *unteren* Situs bezeichnet man die Lage der Eingeweide unterhalb des Quercolon (Abb. 6, Colon transversum; vom großen Netz ist hier zunächst abzusehen). Oberhalb des Quercolon spricht man vom *oberen* Situs.

Die Darmdrehung im ganzen ist eine Doppelspirale: das Duodenum ist entgegen der Richtung des Uhrzeigers nach rechts ausgebogen, das Colon mit dem Uhrzeiger nach links (Abb. 144a). Auf diese Weise bleibt die Ein- und Austrittsstelle des Darmes aus der Bauchhöhle in der Medianebene liegen (Durchtritt der Speiseröhre durch das Zwerchfell und des Mastdarms durch den Beckenboden). Der Darm selbst kann durch fortgesetztes Längenwachstum den verfügbaren Raum voll ausnutzen. Die Dickdarmschleife verhält sich dabei im weiteren Verlauf grundsätzlich anders als der Dünndarm. Sie weitet sich zu einem Rahmen aus, welcher den unteren Bauchraum seitenständig umzieht (Abb. 6): an das Caecum, welches in die rechte Fossa iliaca gelangt, schließt sich das *Colon ascendens* an, welches bis zur Leber aufsteigt, dort die *Flexura coli dextra (hepatica)* bildet, von da ab als *Colon transversum* dem Magen entlang bis zur *Flexura coli sinistra (lienalis)* im linken Hypogastrium reicht und schließlich als *Colon descendens* und *Colon sigmoideum* die linke Seite des Rahmens vervollständigt, um im median stehenden *Rectum* zu endigen. Die Duodenalschleife bleibt in ihrer Lage. Der übrige Dünndarm wächst so in die Länge, daß er sich in zahlreiche Schlingen legt und dadurch das eigentliche Gekröse erzeugt (Abb. 142c). Die Wurzel des Gekröses an der hinteren Bauchwand, *Radix mesenterii*, ist eine verhältnismäßig kurze Strecke, die geradlinig verläuft (Abb. 145), vom Ende des Duodenum (links neben dem 2. Lumbalwirbel) bis in die rechte Fossa iliaca. Legt man an der Leiche den Zeigefinger der rechten Hand von unten her neben die linke Seite der Radix und den Daumen rechts von der Radix, so kann man Daumen und Zeigefinger oberhalb des Gekröses zusammenschließen und damit den ganzen Gekrösestiel umspannen. Das Intestinum mesenteriale (Jejunum und Ileum) liegt dann als große Krause auf der Hand, sein Stiel wird von ihr gehalten. Man macht sich durch diesen Handgriff am besten klar, wie die Falten des Gekröses (Abb. 146) entstanden sind: das Darmrohr selbst ist weitergewachsen, während die Anheftungslinie seines Mesenterium im Wachstum zurückblieb. Etwas Entsprechendes finden wir beim Dickdarm nur bei der Flexura sigmoidea. Die Dünndarmschlingen finden im wesentlichen im Dickdarmrahmen Platz (Abb. 6). Im allgemeinen liegen die Jejunumschlingen, welche an das Duodenum anschließen, links oben, die Ileumschlingen, welche in das Caecum übergehen, rechts unten und im kleinen Becken. Doch sind gegenseitige Verlagerungen möglich, da das Gekröse genügend Spielraum dafür läßt.

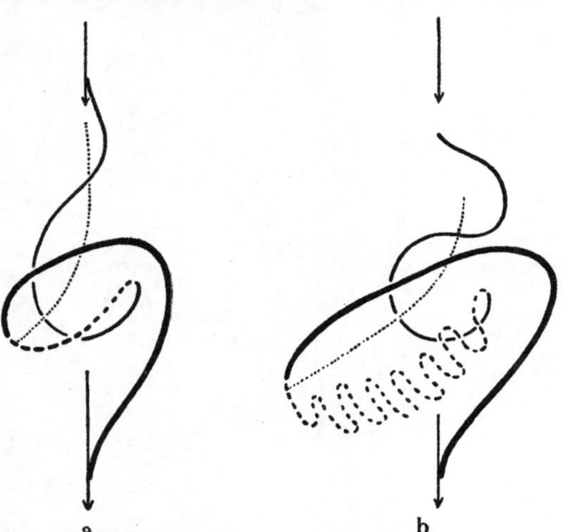

Abb. 144a u. b. Schema der doppelten Darmspirale. Dünne Linie: Magen und Duodenum, dicke Linie: Dickdarm, gestrichelte Linie: Intestinum mesenteriale (Jejunum und Ileum), punktierte Linie: Verlauf der Aorta und Arteria mesenterica superior. Pfeile: Mittellinie des Körpers. (a nach Abb. 138d, b nach VOGT, Verh. anat. Ges. 1920, 50, verändert.)

Der Dickdarmrahmen (Abb. 146) legt sich so der Bauchwand an, daß das Caecum, das auf- und absteigende Colon mit ihr verkleben; die entsprechenden

Abschnitte des Mesocolon werden in die Bauchwand einbezogen (Abb. 145). Das Quercolon und Colon sigmoideum behalten jedoch ein freies Gekröse

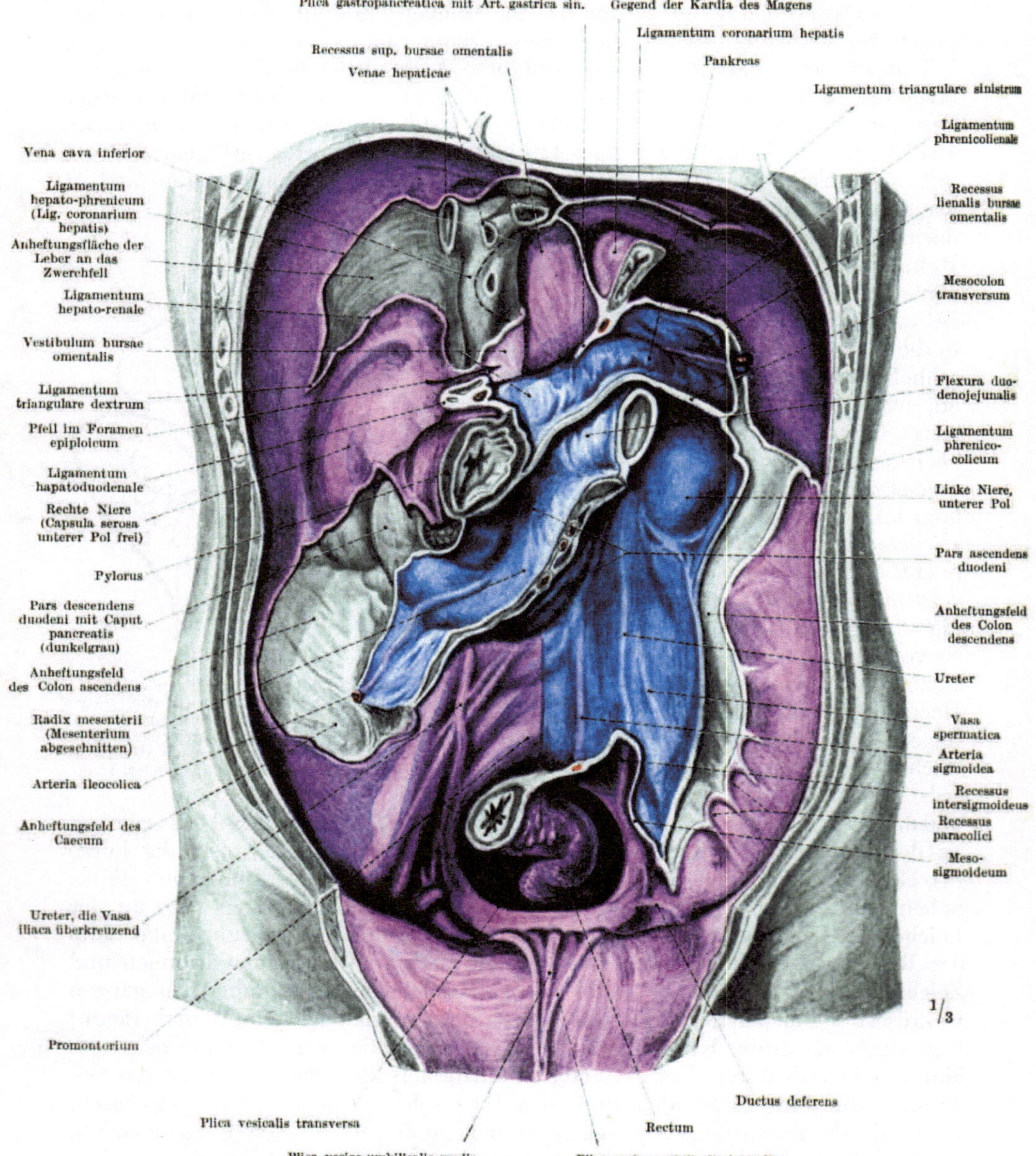

Abb. 145. Hintere Bauchwand. Primäres Peritonaeum rotviolett, sekundäres Peritonaeum parietale blau. Duodenum und Pankreas durch das Bauchfell durchschimmernd, vgl. mit Abb. 162a. Gestrichelte Linie auf der Vena cava inferior: Grenze des Recessus superior bursae omentalis hinter der Vena cava.

(Abb. 142c). Da das Duodenum und das von ihm ausgehende Pankreas retroperitonaeal zu liegen kommen, hat die Wurzel des *Mesocolon transversum* eine linienförmige Anheftung auf diesen Organen gefunden, welche von der Pars descendens duodeni quer über das Duodenum, entlang dem unteren Pankreasrand, bis zur Anheftungsstelle des Milzgekröses läuft. Diese Linie zerlegt die hintere Bauchwand entsprechend dem oberen und unteren Situs in zwei verschieden hohe Stockwerke (Abb. 145).

Die Wurzel des *Mesosigmoideum* ist S-förmig gebogen. Der betreffende Darmteil kann im vergrößerten Maßstab die gleiche Schlingenform haben (daher auch *S romanum* genannt), ist aber oft ganz anders gebogen. Das Mesocolon, welches beim absteigenden Colon mit der hinteren Bauchwand verklebte (Abb. 145, blau), ist ganz zum sekundären Bauchfell geworden, beim Colon sigmoideum jedoch macht die Verklebung früher Halt, und zwar in der beschriebenen S-förmigen Linie, entsprechend dem besonderen Längenwachstum des Dickdarms an dieser Stelle. Er ist infolgedessen hier frei beweglich.

Das Ergebnis der zahlreichen Verschiebungen und Verwachsungen des Darmrohrs und seines Mesenterium ist, daß zahlreiche Schlingen, wie viele Gegenstände in einem Kästchen, im engen Bauchraum untergebracht sind (Abb. 164); sie sind mit der Bauchwand so verbunden, daß manche eine relativ große Verschieblichkeit besitzen, andere eine geringere, manche fast gar keine. Die Abmessungen sind so gegeneinander abgestimmt, daß die Därme geordnet bleiben wie in einem Zauberkästchen, in welchem jeder weggenommene Gegenstand wieder von selbst an seinen richtigen Ort zurückkehrt. Die Chirurgen haben bei Bauchoperationen in der Tat beobachtet, daß die Darmschlingen, die man künstlich aus der Ordnung bringt, im allgemeinen wieder von selbst in die alte Lage zurückkehren.

Über die Möglichkeit der Entstehung „innerer“ Brüche siehe S. 258.

Die *Nabelschleife* ist im Anschluß an den Dottersack entstanden. Bei vielen Tieren mit dotterreichen Eiern, z. B. beim Hühnchen, hängt der Dottersack hernienartig aus der vorderen Bauchwand heraus und ist mit dem Darm nur durch einen stark eingeengten Kanal, den Dottersackstiel, verbunden. Bei Säugetieren haben die niedersten Formen dotterreiche Eier (Monotremen), die übrigen haben einen leeren Dottersack. Sein Inhalt ist wegen der Ernährung des Embryo im Mutterleib überflüssig geworden, der Sack selbst bleibt aber wegen seines Gefäßnetzes erhalten und wird für andere Leistungen verwendbar. So finden wir auch noch den Dottersackstiel, der am Darm entspringt, aus dem Körper des Embryo herausführt und also den späteren Nabel passiert; daher der Name *Ductus omphaloentericus* (Abb. 5). Die Stelle des Darms, welcher er zugehört, wächst zur Nabelschleife aus (Abb. 140a), welche zeitweise aus dem Nabel wie aus einem Fenster der Bauchhöhle heraushängt, im Nabelstrang eingebettet liegt, später aber vollständig in die Bauchhöhle zurückgezogen wird (physiologischer Nabelstrangbruch). Diese vorübergehenden Zustände des Embryo haben für den Bauchsitus keine geringe Bedeutung. Vor allem werden die Gefäße des Darms dadurch beeinflußt. Anfänglich gibt es nach Art des in Abb. 138a gezeichneten Astes der Aorta zahlreiche Darmarterien, welche wie die Sprossen einer Leiter in regelmäßiger Reihenfolge innerhalb des Mesenterium commune an den Darm herantreten. Im Zusammenhang mit der Drehung der Nabelschleife kommt die auf den Ductus omphaloentericus hin verlaufende Arterie in die Achse der Drehung zu liegen. Sie wird auf Kosten der übrigen Arterien weiter ausgebildet zur *Arteria mesenterica superior*. Von ihr gehen außer Zweigen zu Duodenum und Pankreas nach der linken Körperseite hin zahlreiche Äste vom Duodenumende ab zum Jejunum und Ileum, nach rechts und oben wenige, welche bis zur Flexura coli sinistra reichen (Abb. 146). Dieses Gebiet wird von Anfang an von dieser Arterie versorgt und entspricht der in Abb. 140a gezeichneten Nabelschleife.

Durch die Vergleichung der Gefäßgebiete kann man sich klarmachen, wie die oben beschriebene Darmdrehung (Abb. 144) verlaufen ist. Denkt man sich, die Doppelspirale sei schraubenförmig fortgesetzt und die Spitze der Schraube liege im Ductus omphaloentericus, so entsprechen die Drehungen einer Rechtsschraube. Die Duodenalschleife läuft auf die Spitze zu, die Colonschleife wird von der Spitze aus rückläufig. Manche Besonderheiten verwischen vorübergehend die Klarheit der doppelspiraligen Drehung. Doch kommen sie hier nicht in Betracht, da wir nur den endgültigen Zustand und dessen Erklärung im Auge haben.

Andere Punkte von relativ fixierter Lage sind die Stellen, wo die Arteria coeliaca (für den oberen Situs) und die A. mesenteria inferior (anschließend an die Flexura coli sinistra für den Rest des Dickdarms) abgehen. Von den zahlreichen Ästen der Aorta descendens zum Darmtractus bleiben nur diese drei Arterien übrig. Sie sind unpaar (Abb. 147); die paarigen Äste der Aorta gehen zu den *primär* retroperitonaealen Organen und zur Bauchwand. Man kann die *sekundär* retroperitonaealen Organe daran erkennen, daß sie Äste von einer der drei unpaaren Arterien der Aorta empfangen, z. B. die Milz aus der A. coeliaca, das Pankreas aus der A. coeliaca + A. mesenterica superior, das Colon aus der A. mesenterica superior + inferior.

Der obere Situs, Bursa omentalis. Oberhalb des Quercolon und seines Mesocolon liegt vom Eingeweidetractus nur der Magen und die oberste Partie des

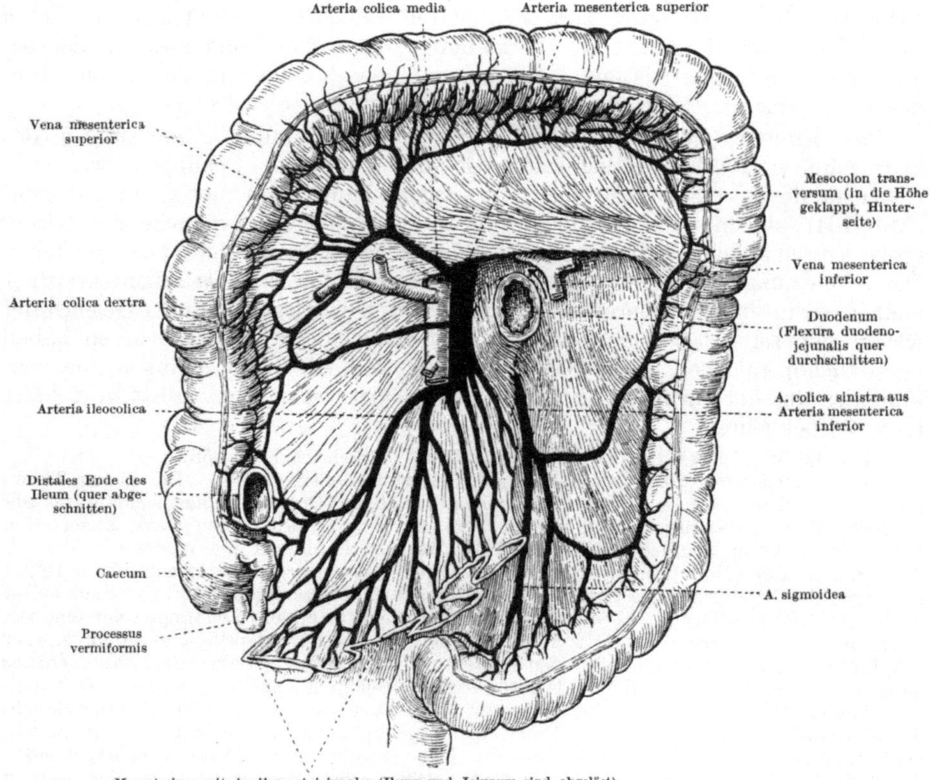

Abb. 146. Dickdarm. Das Gekröse des Dünndarms ist erhalten, das Jejunum und Ileum selbst sind abgetrennt. Arterien schwarz, Venenstämme hell. Ein Pfeil gibt den Recessus duodenojejunalis an.

Duodenum, außerdem die zu letzterem gehörige Leber und Teile des ihm zugehörigen Pankreas. Die Milz liegt ebenfalls im oberen Situs. An sich ist er viel kleiner als der untere Situs. Außer für Magen, Leber und Milz bleibt nicht viel Raum mehr übrig. Das Spaltensystem, welches zwischen den Organen liegt, ist bestimmend für deren Beweglichkeit, wie wir beim Magen schon kennengelernt haben. Durchbrüche der Magenwand öffnen sich in diese Spalten; der austretende Inhalt nimmt den von ihnen vorgeschriebenen Weg, z. B. von der hinteren Magenwand aus in die Netztasche und erst mittelbar in die freie Bauchhöhle. Sehen wir, wie dieser Nebenraum beschaffen ist und zustande kommt!

Wir erwähnten bereits, daß der Magen beim Embryo aus der Medianebene heraus, in welcher der ganze Darmtractus ursprünglich liegt, nach links verstellt wird (Abb. 149). Sein ventraler Umfang schaut nun nach rechts, der dorsale nach links (Abb. 140a, 143). Gleichzeitig biegt sich der Magen so, daß der ursprünglich ventrale Umfang jetzt nach rechts und kranial sieht und der andere nach links und caudal (Bildung der Curvatura minor et maior, Abb. 142). Die

Verstellung des Magens aus der Medianebene in die Frontalebene und die zur Bildung der Curvaturen führende Biegung sind also miteinander kombiniert. Sie entstehen beim Embryo immer zugleich mit der Schleifenbildung des Duodenum (Abb. 140a) und sind deshalb wahrscheinlich ähnlich der Darmdrehung zwangsläufig damit verbunden.

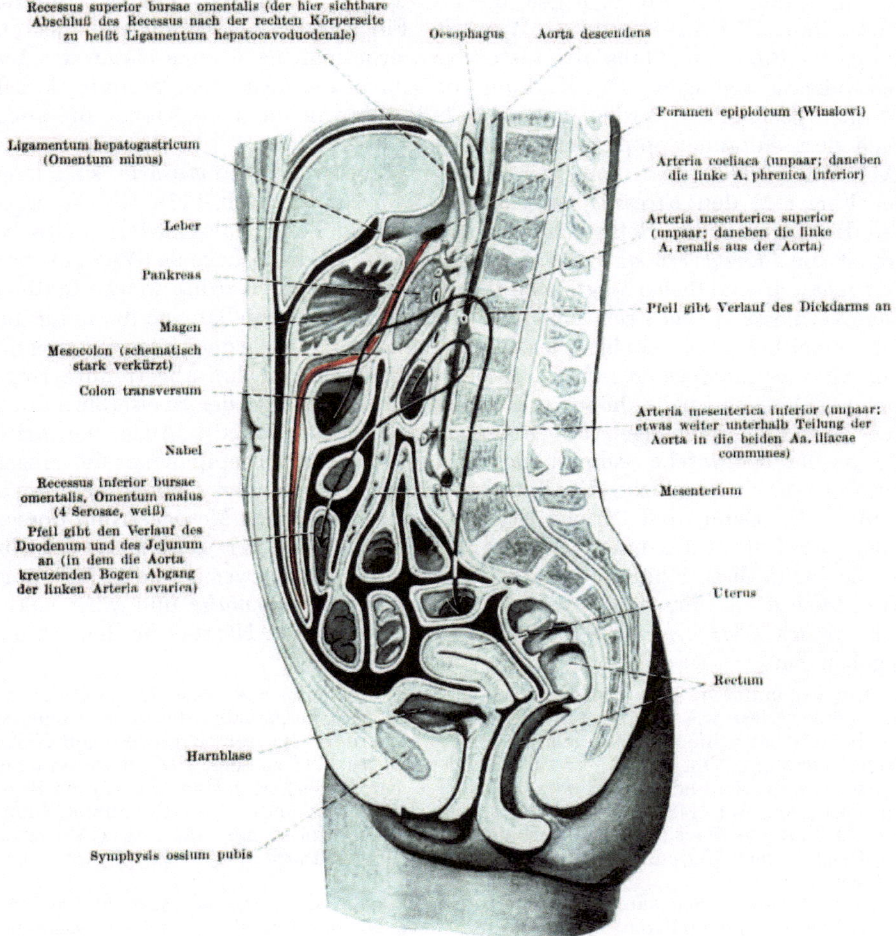

Abb. 147. Medianschnitt durch die Bauchhöhle, halbschematisch. Spalten zwischen den Eingeweiden erweitert. Die scheinbar frei im Bauchraum liegenden Darmteile und ihre Mesenterien sind Anschnitte und vor oder hinter der gezeichneten Schnittfläche in den übrigen Darm und das Gekröse fortgesetzt zu denken. Mit 2 schwarzen Pfeilen ist der Verlauf für einige auf der linken Körperseite angegeben.

Die Verstellung des Magens in die Frontalebene bringt es mit sich, daß zwischen dem dorsalen Magengekröse einerseits und der hinteren Bauchwand bzw. dem Magen andererseits je ein frontaler Spalt entsteht (Abb. 143a). Der erstere wird durch die Verklebung der Bauchfellüberzüge zum Schwinden gebracht (S. 245, Abb. 143b), der letztere bleibt bestehen als *Netztasche, Bursa omentalis.* Der Zugang zu ihr liegt dem Entwicklungsgang entsprechend rechts. Er bleibt eng, weil das ventrale Gekröse, das den Anfangsteil des Duodenum mit der Leber verbindet, das Ligamentum hepatoduodenale, kurz bleibt. Es ist die Fortsetzung des ventralen Magengekröses, des Lig. hepatogastricum, und endet an der ersten Biegung des Duodenum mit einem freien Rande. Der

Zugang zur Bursa omentalis ist das *Foramen epiploicum* (*Winslowi*, Abb. 147). Sucht man es beim Erwachsenen, so richtet man sich nach dem freien Rande des *Lig. hepatoduodenale.* In diesem liegen Zu- und Abflüsse der Leber eingebettet, darunter die Pfortader (ovaler Querschnitt in Abb. 145). Steckt man den Finger in das Foramen epiploicum hinein, so hat man die beiden großen Bauchvenen vor und hinter dem Finger liegen, die Pfortader vor ihm, die Vena cava inferior hinter ihm (Pfeil in Abb. 145). Wäre der Finger lang genug, um von hier aus die ganze Bursa omentalis abzutasten, so würde man nach links bis an das Lig. gastrolienale gelangen. Die Herkunft desselben aus dem Mesogastrium dorsale ist oben besprochen worden (vgl. Abb. 143). Man nennt diese Nische, die außer nach dem Foramen epiploicum zu ringsum abgeschlossen ist, *Recessus lienalis* (Abb. 142c). Geht man längs der hinteren Magenwand kranialwärts, so gelangt der Finger in den *Recessus superior bursae omentalis* (Abb. 147). Er ist gegen den Hauptraum der Netztasche durch eine bald hohe, bald niedere Falte begrenzt, die *Plica gastropancreatica*; sie hat die alte mediane Lage des Mesogastrium innegehalten und beherbergt noch die Magengefäße zur Kardia, welche in dieser Lage verharren (A. gastrica sinistra). Indem die Zwerchfellanlage die ursprünglich einheitliche Leibeshöhle quer durchtrennt hat, setzt sie dem Recessus superior eine Grenze, an welcher er blind endigt. Eine dabei von ihm abgetrennte, ringsum geschlossene Spalte haben wir früher am Durchtritt der Speiseröhre durch das Zwerchfell kennengelernt (Bursa infracardiaca, S. 216). Auch die dritte Nische der Netztasche endigt blind, so daß das Foramen epiploicum der einzige Zugang zu dem ganzen Spaltensystem ist, wie aus der Genese hervorgeht (Abb. 143). Denn diese Nische ist eine Ausbauchung des Mesogastrium dorsale längs der Curvatura maior (Abb. 142b u. c); in Abb. 141 sieht man, daß eine Sonde bis in diese blind endigende Tasche vorgeschoben werden kann (vgl. auch Abb. 142b u. c). Sie heißt *Recessus inferior bursae omentalis* und wird später zum *großen Netz, Omentum maius*, welches der ganzen Netztasche den Namen gegeben hat.

Um den unteren Situs zugänglich zu machen, muß man das Colon transversum mit dem großen Netz wie in Abb. 146 zurückklappen. Man kann dabei die Hinterwand des Netzbeutels betrachten. Stößt man das Mesocolon in einem seiner großen gefäßfreien Felder durch (in Abb. 146 ist nur ein besonders großes Feld zu sehen, bei etwas anderem Verlauf der Gefäße finden wir 2 oder 3 etwas kleinere Felder), so gelangt man in die Bursa omentalis (vgl. Abb. 148c). Der Chirurg schlägt diesen Weg ein, um eine Dünndarmschlinge mit der hinteren Magenwand zu verbinden und verschafft so bei krankhafter Verlegung des Pylorus dem Mageninhalt den kürzesten Weg in den Darm hinein (Gastroenterostomia retrocolica).

Beim Neugeborenen kann man Luft in das Winslowsche Loch einblasen und dadurch den an sich engen (capillaren) Spaltraum aufblähen. Nicht selten reicht er beim Erwachsenen noch mehr oder minder weit in das große Netz hinab, wenn die Verwachsung von dessen Blättern nicht zu Ende geführt ist. Auch isolierte, gegen die Bursa abgekapselte Reste des Recessus inferior sind im großen Netz nicht selten.

Da das Mesogastrium dorsale die Grenze zwischen rechter und linker Bauchhöhlenhälfte ist, so gehört die Bursa omentalis zur rechten Hälfte. Die Abgrenzungen haben sich so verschoben, daß die rechte Bauchhöhlenhälfte über die Mittellinie hinaus bis zur Milz und abwärts bis ins große Netz hineinreicht.

Entstehung des großen Netzes. Man stelle sich vor, daß die dem Magen anhängende Falte in der Richtung der obersten Sonde in Abb. 141 weiterwächst, so wird sie zu einem schürzenartigen Hohlorgan, welches vom unteren Magenrand aus über die Eingeweideschlingen des unteren Situs zu liegen kommt (Abb. 147); die rote Linie gibt den Weg der Sonde an). Das Mesogastrium dorsale, aus welchem es hervorgeht, hat 2 Serosaüberzüge, je einen auf jeder Seite der bindegewebigen Stützlamelle. Die doppelwandige Netztasche hat also 4 Serosae (Abb. 148b). Oberhalb des Quercolon, welchem sie sich fest anlegt und mit welchem sie später verlötet, wird auch das Mesocolon transversum mit der Hinterwand der Netztasche verschmolzen (Abb. 148b u. c). (In Abb. 147 kommt dies nicht zum Ausdruck, weil das Mesocolon, um Platz für den übrigen Bauchinhalt zu schaffen, schematisch zu kurz gezeichnet ist.) Gewöhnlich geht vom unteren Magenrand aus das Lumen der Netztasche verloren, indem die Wände verwachsen und die Mesothelien der Verwachsungsflächen verschwinden. Das große Netz hängt als einheitliche dünne, durch zahlreiche

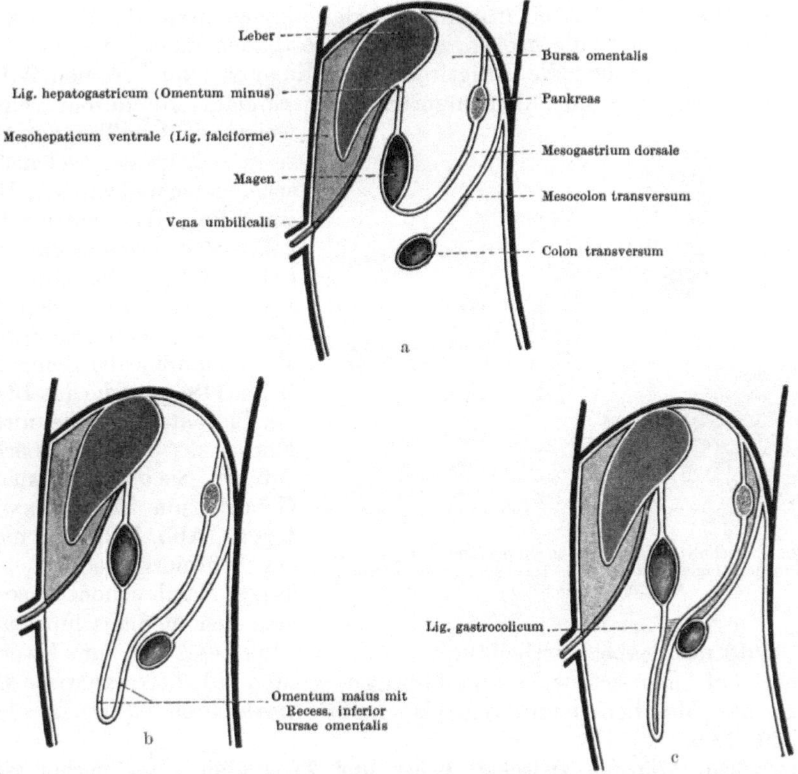

Abb. 148a—c. Schematische Sagittalschnitte zur Entwicklung der Hinterwand der Bursa omentalis und des Omentum maius. b entspricht etwa dem Querschnitt der Abb. 143 a, , c der Abb. 143 b. (Aus HAFFERL, Topographische Anatomie, Abb. 329.)

Fetteinlagerungen gefleckt aussehende Schürze über den Dünndarmschlingen bis gegen die Symphyse hin abwärts (Abb. 150), erstreckt sich also durch sein Wachstum weit in den unteren Situs hinein, dem es ursprünglich ganz fremd ist. Durch die Verklebung des Netzes mit der Vorderfläche des Colon transversum (Abb. 148c) entsteht eine Verbindung zwischen großer Curvatur des Magens und dem Colon, *Ligamentum gastrocolicum.*

Ventrales Gekröse. Die Leber entsteht als Darmdrüse im ventralen Mesenterium. Denken wir uns in dem ventralen Gekröse des Darmes in Abb. 1 (welche beim Brustsitus dem Mediastinum anterius entsprechen würde) nach beiden Seiten hin den rechten und linken Leberlappen vorwachsen, so füllen diese die benachbarten Teile der Bauchhöhle aus, wie die vorwachsenden Lungen die Pleurahöhlen ausfüllen (Abb. 149). Ursprünglich verläuft das Mesogastrium, in das die Leber einwächst, in der medianen Sagittalebene geradenwegs von der Leber zur vorderen und hinteren Bauchwand. Das ändert sich mit der beschriebenen Umstellung und Drehung des Magens. In Abb. 149 ist die Lage in deren Beginn, in Abb. 143 nach ihrer Vollendung wiedergegeben. Wir erwähnten bereits, daß der Teil des Mesogastrium ventrale, welcher zwischen Magen und Leber liegt, *Ligamentum hepatogastricum* oder *Omentum minus (kleines Netz)* genannt wird, der anschließende Teil zwischen Duodenum und Leber heißt *Lig. hepatoduodenale* (Abb. 145). Beide stehen nicht median wie ursprünglich, sondern sind durch die Umstellung und Drehung des Magens in frontale Lage gelangt. Das Omentum minus ist so locker, daß es die Form- und Lageveränderungen des Magens (S. 223) nicht behindert; das Lig. hepatoduodenale ist wesentlich derber, es enthält die großen zur Leberpforte ziehenden Gefäße.

Das Lig. hepatoduodenale endigt rechts am Eingang zum Foramen Winslowi mit einem scharfen Rande, dem ursprünglichen caudalen Rande des ventralen Gekröses. Der Teil des Mesenterium ventrale, welcher zwischen Leber und vorderer Bauchwand liegt, das ventrale Lebergekröse, *Mesohepaticum ventrale* (Abb. 149), reicht abwärts bis zum Nabel. In seinen freien Rand ist beim Embryo die Vena umbilicalis eingebettet (Abb. 148), welche das Blut aus der Placenta der Leber und dem Körper des Embryo überhaupt zuführt. Sie obliteriert nach der Geburt zum *Ligamentum teres hepatis* (Abb. 172). Will man bei der Eröffnung der Bauchhöhle dieses Band schonen, so muß man den Medianschnitt an der linken Seite des Nabels vorbeiführen. Das vom Lig. teres bis zum Zwerchfell reichende, auf einen schmalen sichelförmigen Streifen reduzierte ventrale Lebergekröse, das Mesohepaticum ventrale, heißt *Ligamentum falciforme hepatis* (Abb. 150, 172, 174).

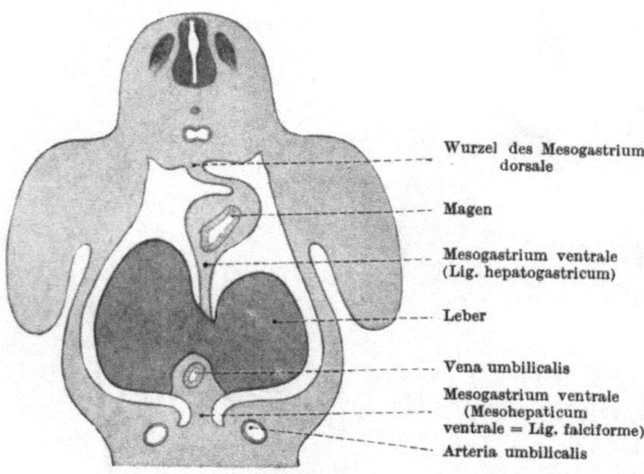

Abb. 149. Querschnitt durch einen jungen menschlichen Embryo am Beginn der Magendrehung. (Aus HAFFERL: Topographische Anatomie, Abb. 325.)

Verwachsungsflächen zwischen Leber und Zwerchfell. Bis hierher ist das Bauchfell, soweit es zur Leber gehört, nur dem Namen nach geändert, der Sache nach ist alles noch im ursprünglichen Zustand. Von den Besonderheiten des kleinen Netzes wird unten erst die Rede sein. Die Leber ist wie die Lunge mit einem Überzug bedeckt, welchen sie beim Auswachsen mitnimmt und der ihr zeitlebens anhaftet, Tunica serosa (Peritonaeum viscerale). Etwas Neues mußte beim Auswachsen der Leber dort entstehen, wo sie an das Zwerchfell grenzt.

Anfänglich ist beim Embryo die Leber in sehr breitem Zusammenhang mit der Anlage des Zwerchfells. Davon ist am rechten Leberlappen noch ein breites Verwachsungsfeld übrig (Abb. 145, 174). Später nimmt die relativ sehr große Leber, die noch beim Neugeborenen einen verhältnismäßig viel größeren Raum in der Bauchhöhle einnimmt als beim Erwachsenen (Abb. 69), an Volumen ab. Die Bauchhöhle, welche als Recessus superior der Bursa omentalis hinter der Leber in die Höhe steigt und vor der Leber ebenfalls als enge Spalte zwischen ihr und Zwerchfell nach oben fortgesetzt ist, kann, je kleiner die Leber wird, um so weiter zwischen ihr und dem Zwerchfell vordringen. In Abb. 147 sind sie einander so stark genähert, daß nur ein kleines Verwachsungsfeld zwischen Leber und Zwerchfell übrig ist. Am kleineren linken Leberlappen ist im fertigen

Zustand die Anheftung linienförmig geworden, d. h. sie ist auf eine von Lebergewebe leere Bauchfellfalte reduziert, das *Ligamentum coronarium hepatis sinistrum* (Abb. 150 u. 147). Sein freier Rand heißt *Ligamentum triangulare sinistrum* (Mesohepaticum laterale sinistrum).

Die rechte Hälfte des Verwachsungsfeldes weicht von der linken erheblich ab (Abb. 145, 174). Dies hängt mit der besonderen, den linken Lappen weit übertreffenden Größe des rechten Leberlappens zusammen. Man nennt die vordere Umschlagstelle des Bauchfells auf die Leber *Ligamentum hepatophrenicum*, die hintere *Ligamentum hepatorenale*. Ideell kann man sie sich wie links zu einem *Lig. coronarium hepatis dextrum* vereinigt denken, ein Name, der vielfach für sie gebraucht wird. Der freie Rand wird als *Ligamentum triangulare dextrum* (Mesohepaticum laterale dextrum) bezeichnet (Abb. 145, 174). Man findet diese Stelle, wenn man den rechten Leberlappen bei der Leiche stark abwärts drängt und hinter ihm in das gut beleuchtete rechte Hypochondrium hineinschaut.

Foramen epiploicum. Am rechten Leberlappen besteht noch eine weitere Besonderheit. Sein Verwachsungsfeld mit dem Zwerchfell beim Embryo läßt eine besondere Falte dort zurück, wo die Vena cava inferior hinter dem Bauchfell liegt (Abb. 145 am Schnittpunkt der beiden Teilstriche der Hinweislinie „Vestibulum bursae omentalis"; man sieht diese Falte in statu nascendi in Abb. 141, sie zieht dort von dem Ende des Verweisungsstriches „Reste von Lebergewebe usw." caudalwärts). Wegen ihrer Anheftungen an Nachbarorgane heißt sie *Ligamentum hepato-cavo-duodenale.* Diese Falte legt sich in der rechten Bauchhälfte an den Eingang der Bursa omentalis und formt von dorsal her erst das *Foramen epiploicum Winslowi* (Abb. 147).

Die ursprüngliche Begrenzung der Bursa omentalis nach rechts zu ist noch an der Plica gastropancreatica erkennbar (Abb. 145). Bei der Umstellung des Magens kann die dadurch entstehende Bursa omentalis nach rechts nur bis zu dieser Stelle, der Medianebene, reichen; denn von hier aus hat die Lageveränderung ihren Ausgang genommen. Die Sonde, welche in die Bursa omentalis in Abb. 141 hineinführt, benutzt als Eingang die der Medianebene entsprechende weite Öffnung des Sackes, welche in Abb. 143 im Querschnitt getroffen ist. Nun kommt die als Lig. hepatocavoduodenale bezeichnete Falte wie ein Vorhang hinzu, der vom Zwerchfell aus nach abwärts hängt, aber nicht so, daß der bisherige weite Eingang dadurch unmittelbar verengert wird, sondern in einigem Abstand von ihm auf der rechten Körperseite. So wird ein Vorraum zu der bisherigen Bursa omentalis hinzugeschlagen, welcher genetisch ganz anders zustande kommt; er heißt *Vestibulum bursae omentalis.* In Abb. 147 sehen wir vom Hauptraum aus in den Vorraum hinein. Man sieht, wie der herabgewachsene Vorhang, der den letzteren nach der rechten Körperseite zu abgegrenzt, nur ein enges Loch offen läßt, das *Foramen epiploicum Winslowi,* das bereits früher beschrieben worden ist (S. 252), aber erst durch den Mesenterialapparat der Leber seine Erklärung findet. Auch der Recessus superior omentalis wird auf diese Weise der Bursa omentalis beigefügt (Abb. 145). In ihm liegt der dem rechten Leberlappen zunächst liegende Lobus caudatus der Leber (Abb. 174), welcher also in der Netztasche verborgen und erst nach Entfernen des Omentum minus sichtbar zu machen ist; vom Foramen Winslowi aus kann man ihn abtasten. — Die spezielle Entwicklungsgeschichte dieser Vorgänge beruht auf recht komplizierten Recessusbildungen; ein Eingehen darauf würde hier zu weit führen. Man vergleiche die Lehrbücher der Entwicklungsgeschichte des Menschen.

Großes und kleines Netz. Während wir bei den einzelnen Abschnitten des Darmes und den Darmdrüsen noch auf Einzelheiten des Bauchfells und Mesenteriums eingehen werden, haben wir zwei reine Mesenterialorgane hier zu Ende zu besprechen, die beiden *Netze, Omentum majus et minus.* Sie tragen ihren Namen deshalb, weil die anfänglich beim Embryo einheitliche Lamelle des kleinen Netzes (Lig. hepatogastricum) und die sekundär vereinfachte Lamelle des großen Netzes beim Kind und zunehmend beim Erwachsenen durchlöchert werden (Abb. 297). Die Löchelchen sind mikroskopisch fein, erweitern sich aber vielfach zu makroskopisch sichtbaren Öffnungen, die man, wenigstens am fettarmen

Netz, nicht übersehen kann, wenn man die Membran vorsichtig ausspannt. Bei Tieren, bei welchen die Löcher sehr zahlreich sind, z. B. bei der Katze, ist das große Netz tatsächlich einem feinsten Fischernetz oder Spinngewebe ähnlich; denn es bleiben von der ursprünglichen Platte nur feine Balken übrig. Bei

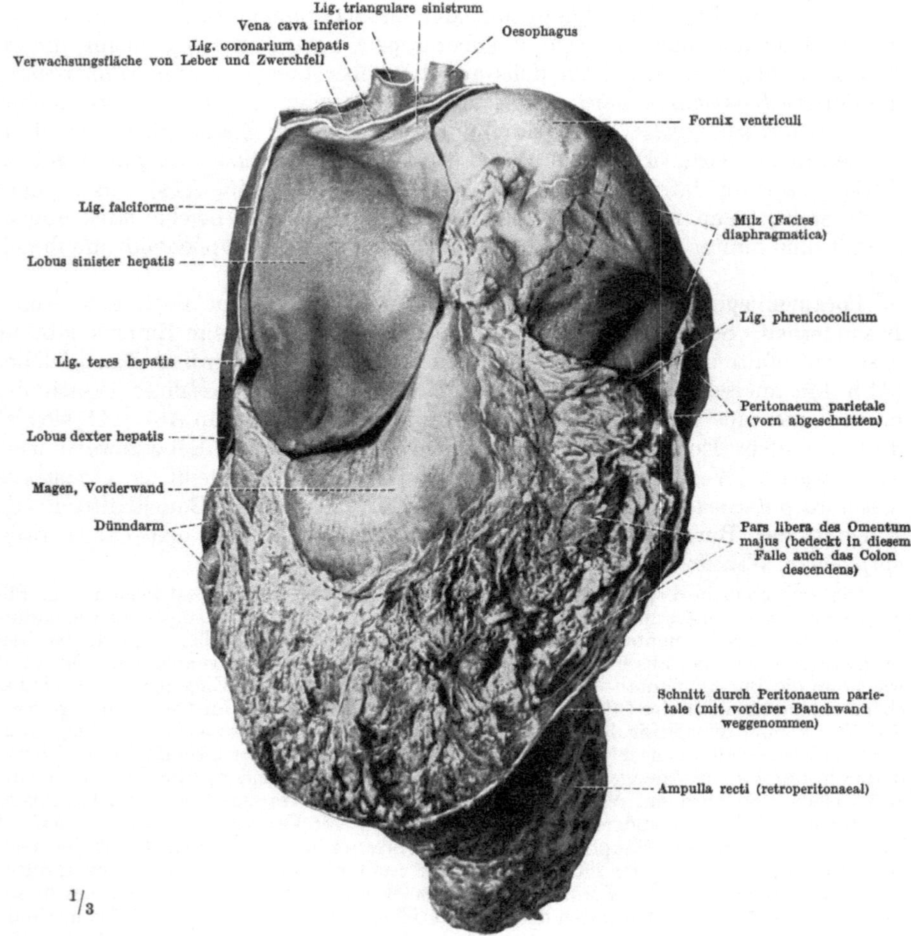

Abb. 150. Bauchinhalt nach Entfernung der Bauchwandung. In situ gehärtete und daher in ihrer Lage fixierte Bauchorgane. Unterer Magenkontur nachträglich eingetragen, er wurde nach Wegnahme der aufliegenden Organe festgestellt (die Einziehung der gestrichelten Linie entspricht dem in die Bursa omentalis vorspringenden Pankreas). Ansicht schräg von links. Das Bauchfell des kleinen Beckens ist vom Beckeneingang ab stehen geblieben. (Leiche in aufrechter Stellung mit Formolalkohol injiziert; Lunge vorher dem Leben entsprechend mit Luft gefüllt; unterer Leberrand überragt infolge übermäßiger Füllung der Leber mit Injektionsflüssigkeit handbreit den Rippenbogen; Magen infolge der vergrößerten Leber mehr als normal nach links verdrängt.)

anderen Tieren, z. B. dem Kaninchen, sind die Löcher so spärlich, daß das Netz mehr einem Sieb mit grob verstreuten Poren ähnelt. Der Mensch steht etwa in der Mitte zwischen den Extremen, doch verändern individuelle und Altersvariationen oft das übliche Bild. Beim Auftreten eines Loches vereinigen sich an den Rändern die Epithelien der einen und der anderen Seite. Das Bindegewebe der Grundlamelle liegt nirgends bloß. Die Bindegewebsfasern verlaufen in der Längsrichtung der Balken und sind zahlreich; sie festigen namentlich die spinnewebfeinen Stellen des Organs.

Lymphatische *Einlagerungen* sind im großen Netz häufig; diese haben retikuläres Bindegewebe in ihrem Innern, welches die Lymphzellen trägt und stützt (s. Lymphorgane). Sie sehen im durchfallenden Licht milchig aus, deshalb *Milchflecken* genannt (taches laiteuses RANVIERs). Die Reticulumelemente können zu Fettzellen umgewandelt, umgekehrt können aus den Fettzellen wieder Reticulumelemente werden. *Fetteinlagerungen* sind namentlich im großen Netz ganz gewöhnlich und können so massenhaft und groß sein, daß sie das ganze Organ als Fettklümpchen und -klumpen durchsetzen (Abb. 150). Das Fett liegt unter der Epitheldecke im bindegewebigen Stroma des Netzes, weitet dieses aus und verdrängt die benachbarten Durchbrechungen.

Das kleine Netz ist der Teil des Mesogastrium ventrale zwischen Leber und Magen (Abb. 147, 143), es verbindet die Leberpforte mit der kleinen Curvatur des Magens von der Kardia bis zum Pylorus und heißt danach *Ligamentum hepatogastricum.* Sein schmaler zur Kardia ziehender Teil weist derbes Gefüge auf (Pars densa), der weitaus größere übrige Abschnitt ist sehr locker gefügt und durchlöchert, hat wirklichen Netzcharakter. Er ermöglicht die hakenförmige Biegung und die Senkung des Magens bei seiner Füllung, ist deshalb bei leerem Magen schlaff (Pars „flaccida"), oft sackartig ausgebaucht. Das an das Lig. hepatogastricum nach rechts anschließende *Lig. hepatoduodenale,* das ventrale Duodenalgekröse, enthält die Art. hepatica, die Vena portae und den Ductus choledochus. Das große Netz liegt sehr verschieden. Bei vorsichtiger Öffnung der Bauchhöhle findet man manchmal ganze Strecken der Darmschlingen unbedeckt (bei dem Objekt der Abb. 150 lagen in der rechten Bauchhälfte der größte Teil der Dünndarmschlingen und das aufsteigende Colon frei vor), besonders oft liegt das Netz in der Gegend der Milz zusammengeschoben oder es endet mit dem Quercolon, besonders wenn dieses nicht der großen Curvatur des Magens folgt, sondern gegen den Nabel und tiefer abwärts ausgebogen ist. Die Falten des Netzes sind entweder frei oder untereinander verwachsen. Im ersteren Falle kann man das Netz ausbreiten und bei jugendlichen Personen meist bis zum Tuberculum pubicum des Beckens nach unten ziehen; bei älteren Individuen ist die Dehnbarkeit verringert. Krankhafte Prozesse äußern sich in starken Schrumpfungen und Verdickungen der übrigbleibenden derben Platten (Tuberkulose).

Da sich das Netz eng den Därmen und der Bauchwand anschmiegt, kann es durch Adhäsion auch bei geöffneter Bauchhöhle die Eingeweide zusammenhalten. Geschlachtete Schafe werden in Süditalien allgemein mit weitgeöffneter Bauchhöhle kopfabwärts aufgehängt, ohne daß die vom Netz gehaltenen Eingeweide herausfallen. Das Netz ist Fettdepot, lymphatisches Schutzorgan und vor allem Resorptionsorgan (s. S. 236). Indem es überall in der Bauchhöhle durch die peristaltischen Darmbewegungen an geschädigte Stellen vorgeschoben werden kann, sollen seröse Ausschwitzungen aus den Gefäßen des Netzes und Auswanderungen von Lymphzellen beginnende Bauchfellentzündungen zum Stillstand zu bringen vermögen. Tuschekörnchen, in die Bauchhöhle injiziert, werden von Wanderzellen des Netzes verschleppt und eingekapselt; bei Bakterien (Tuberkelbacillen) ist ähnliches beobachtet. Wegen seiner großen Oberfläche kann das Netz schnell resorbieren (z. B. Bakteriengifte bei eitriger Bauchfellentzündung).

Fast immer verklebt das Colon transversum mit der Rückfläche des großen Netzes. So ergibt sich eine Verbindung zwischen großer Curvatur des Magens und Colon transversum, *Ligamentum gastrocolicum* (Abb. 148c). Nicht selten findet sich in seiner Fortsetzung ein *Lig. duodenocolicum.* Es kommt dadurch zustande, daß in fetaler Zeit das große Netz über den Pylorus hinaus nach rechts vorwächst. Dieser Pars dextra omenti maioris verdankt auch das Lig. hepatocystocolicum (S. 261) seine Entstehung, außerdem das gelegentlich vorkommende *Omentum colicum* HALLERI, die Fortsetzung des Netzes, das gewöhnlich links von der Flexura coli dextra endet, über die Flexur hinaus auf das Colon ascendens, sogar bis zum Caecum.

Recessus. Durch die Anheftungen des Mesenterium und die Einbeziehung von Stücken desselben in das Bauchfell entstehen an bestimmten Stellen Nischen von individuell wechselnder Ausdehnung und Tiefe, welche blind endigen. Andererseits können sich Gefäße, welche retroperitonaeal liegen, in die Bauchhöhle hinein vordrängen und Falten des Bauchfells emporheben. Kombination solcher primären und sekundären Falten oder Buchten sind nicht selten. Man nennt sie *Blindbuchten, Recessus*; der Arzt kennt sie von einer sehr unangenehmen Seite, weil gelegentlich Darmschlingen in dieselben hineingeraten und sich festklemmen können: *innere Brüche* (Hernien). Sie sind natürlich viel schwerer zu erkennen als äußere Hernien, z. B. Leisten- oder Schenkelbrüche, weil sie so versteckt liegen. Deshalb ist es wichtig, die vorzugsweisen Stellen ihrer Entstehung zu kennen.

Die Flexura duodenojejunalis kann sich an das Mesocolon anheften und je nach den Stellen des Mesocolon, die betroffen werden, verschiedene Recessus erzeugen. Der praktisch wichtigste von ihnen ist der *Recessus duodenojejunalis* (R. duodenomesocolicus) am Übergang des Zwölffingerdarms in den Leerdarm

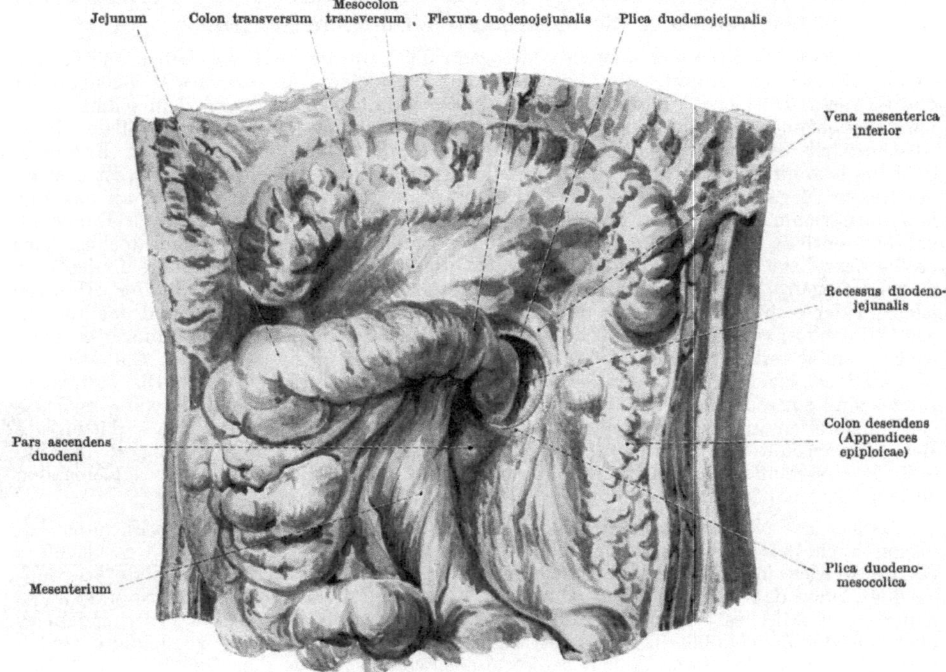

Abb. 151. Recessus duodenojejunalis. Das Quercolon ist nach oben geschlagen, das Jejunum nach rechts hinübergelegt. (Nach SPALTEHOLZ, Handatlas der Anatomie, 13. Aufl., Bd. 3.)

(Abb. 151). Er ist begrenzt von der *Plica duodenojejunalis*, in welcher häufig der Bogen der Vena mesenterica inferior gelegen ist. Unter ihr erstreckt sich der Rezeß nach kranial *(Rec. duodenojejunalis superior)*. Häufig ist gleichzeitig oder auch allein ein *Recessus duodenojejunalis inferior* vorhanden, von der *Plica duodenomesocolica* begrenzt (Abb. 151). Der Recessus duodenojejunalis kann zur Entstehung eines inneren Bruches führen (Hernia duodenojejunalis, TREITZsche Hernie).

In der Nähe des Caecum werden verschiedene Recessus gefunden, nämlich: 1. *Recessus ileocaecalis superior*, oberhalb der Einmündung des Ileum; er ist bedingt durch den Endast der A. ileocolica, welche eine Falte emporhebt (Abb. 165b). 2. *R. ileocaecalis inferior*, unterhalb der Einmündung des Ileum zwischen ihm und dem Wurmfortsatz. 3. *Fossa caecalis*, lateral vom Caecum. Sie führt verschieden tief in das rechte Verwachsungsfeld (Abb. 145) hinein und endigt gewöhnlich mit blinden Ausläufern, *Recessus retrocaecales*. Die oberste Grenze der Fossa bildet eine Falte des Bauchfells, *Plica caecalis*.

Ist das Mesocolon descendens nicht voll mit dem Bauchfell verwachsen, so können lateral vom absteigenden Colon *Recessus paracolici* vorkommen (Abb. 145). Am häufigsten ist die Wurzel des Mesosigmoideum nicht ganz in das parietale Bauchfell eingetreten. An der in Abb. 145 bezeichneten Stelle findet sich gewöhnlich ein *Recessus intersigmoideus*, welcher sehr verschieden weit nach aufwärts reichen kann. Gewöhnlich ist es ein trichterförmiger Kanal, der bis 4 cm tief ist. Er entspricht der Kreuzungsstelle des Mesosigmoideum mit dem Ureter. In seiner Nähe, aber beiderseitig, gibt es eine seltene Tasche, welche zwischen dem M. psoas minor und M. psoas major vordringt, wenn ersterer nicht fest seiner Unterlage anliegt: *Recessus iliacosubfascialis.*

Wenn es am linken Leberlappen zur Bildung einer Appendix fibrosa gekommen ist, kann der Rand des Lig. triangulare sinistrum (Abb. 145, 174) sekundär mit dem Bauchfell auf der Unterfläche des Zwerchfelles verschmelzen und dadurch eine Tasche zwischen Zwerchfell und Leber erzeugen: *Recessus phrenicohepaticus.*

Innervation: Über Schmerzempfindlichkeit siehe S. 234. Die Nerven des parietalen Bauchfells entstammen den Rückenmarksnerven der Bauchwand (Nn. intercostales, N. iliohypogastricus, N. ilioinguinalis). Über die Nerven und Gefäße der Mesenterien s. S. 277. Wenn auch der Darm nicht auf mechanische Reize mit Schmerzen reagiert, so lösen doch gewisse Veränderungen der Darmwand selbst solche aus, z. B. Bleivergiftung (Bleikolik), Geschwüre usw. Die Schmerzleitung geschieht in solchen Fällen durch den Sympathicus nach dem Rückenmark und Gehirn zu. Sensible Fasern der betreffenden Rückenmarkssegmente können mit ansprechen, so daß gleichzeitig auf der äußeren Haut Zonen mit erhöhter Schmerzempfindlichkeit auftreten (hyperalgetische Zonen, HEADsche Zonen, s. Bd. III).

Retroperitonaealer Raum. Die Gegend vor der Wirbelsäule und zu beiden Seiten von ihr ist reich an lebenswichtigen Organen, welche in dem lockeren Bindegewebe unter dem Bauchfell liegen, im *Spatium retroperitonaeale*; sein Inhalt ist durch das Bauchfell hindurch sicht- oder tastbar. Das retroperitonaeale Bindegewebe ist so locker, daß der Chirurg von einem Schnitt an der seitlichen Bauchwand aus nach Durchtrennung der Muskeln und der Fascia transversalis das Bauchfell stumpf von der Bauchwand abdrängen und im Retroperitonaealraum bis zur Mittellinie vorgehen kann.

Die *Aorta* liegt vor der Wirbelsäule bis zum 4. Lendenwirbel, wo sie in die beiden Aa. iliacae communes geteilt wird (Abb. 147), rechts von ihr findet man die *Vena cava inferior* (Abb. 145), deren Blut sich aus den Venae iliacae communes sammelt. Da die linke Vena iliaca communis schräg über die Wirbelsäule verläuft, kann sie durch Nachbarorgane leichter zusammengedrückt werden als die rechte; während der Schwangerschaft kann sich das durch eine Schwellung des linken Beines (Stauung) äußern, die nach der Geburt verschwindet. — Die Aorta und Vena cava werden überkreuzt vom Pankreas, Duodenum und der Radix mesenterii. Oberhalb des Pankreas tritt die A. coeliaca, unmittelbar unter ihr die A. mesenterica superior und unterhalb des Duodenum die A. mesenterica inferior aus der Aorta aus, um zu den Eingeweiden zu verlaufen (Abb. 147). Die Aorta liegt am freiesten links von der Radix mesenterii vor dem 3. und 4. Lendenwirbel.

Die *Psoaswülste* (Abb. 256, Bd. I, S. 165) drängen beiderseits das Bauchfell vor. Entlang dem Längswulst der rechten Seite, welcher sich nach der Fossa iliaca zu verjüngt, liegt oben die Radix mesenterii, den linken kreuzt unten die Radix des Mesosigmoideum (Abb. 145). Der linke Psoas ist infolgedessen viel freier sichtbar als der rechte. Man kann durch die Psoaswülste hindurch die Linea terminalis des Beckeneingangs ihrer ganzen Länge nach abtasten. Schräg über den Psoaswulst hinweg zieht der *Harnleiter, Ureter.* Dieser wird spitzwinklig gekreuzt von den *Vasa spermatica interna* bzw. *Vasa ovarica.* Bisweilen schimmert nahe dem Leistenband in der Grube zwischen Psoas und Iliacus der Nervus femoralis durch das Bauchfell als weißlicher Strang hindurch. Bei sehr mageren Menschen können auch die auf dem M. iliacus liegenden feineren Nerven sichtbar sein (N. iliohypogastricus, N. ilioinguinalis, N. cutaneus femoralis lateralis, N. genitofemoralis).

Oberhalb der Psoaswülste wölben sich rechts und links die *Nieren* vor. Die rechte fühlt man, wenn man den Weg zum Foramen epiploicum einschlägt (Lig. hepatorenale!), die linke Niere ist zwischen Flexura duodenojejunalis und Colon descendens sichtbar (Abb. 145).

Über die Innenseite der vorderen Bauchwand und die Wandung der kleinen Beckenhöhle siehe S. 261 und 371.

Form- und Lageänderungen der Eingeweide beim Lebenden. Beim Lebenden ist die Bauchhöhle gerade so weit, daß die Eingeweide sie vollkommen ausfüllen und nirgends ein leerer Raum besteht. Dies wird dadurch erreicht, daß die Bauchmuskeln unbewußt je nach dem Volumen der Eingeweide enger oder weiter gestellt werden. Versagt dieser fein ausregulierte Mechanismus (bei schlaffen Bauchdecken im Alter oder z. B. nach wiederholter Schwangerschaft), so tritt unter der Wirkung der Schwerkraft eine Senkung der Eingeweide ein (Enteroptose). Innerhalb der sie fest umschließenden Bauchhöhle unterliegen alle Eingeweide mannigfachen Form- und Lageänderungen je nach ihrer Füllung und je nach der Körperhaltung. Nach dem Ausmaße ihrer Befestigung an der hinteren Bauchwand sind die einzelnen Organe verschieden weitgehend verschieblich. Aber verschieblich sind alle, und diese Verschieblichkeit ist die Voraussetzung sowohl für die verschiedene Füllung und für die Eigenbewegung wie für die Rumpfbewegungen, bei denen Inhalts- wie Wandform verändert wird (Abb. 152).

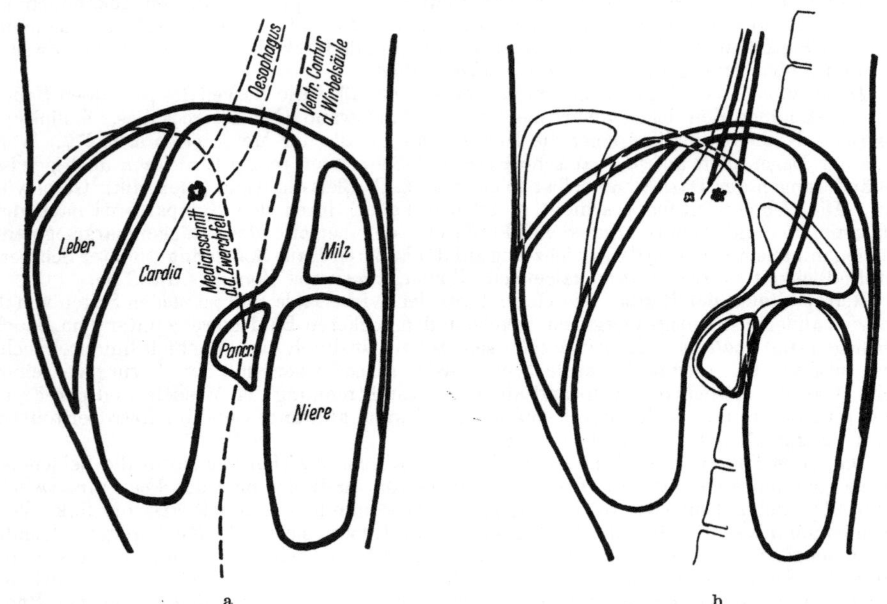

Abb. 152a u. b. Magen und Nachbarorgane, halbschematisch. a Nach einem Sagittalschnitt links von der Mittellinie durch die in Rückenlage fixierte Leiche. b Kombiniert nach Röntgenaufnahmen vom Lebenden in Rückenlage (dicke Linien) und Bauchlage (dünne Linien). [Aus v. HAYEK, Z. Anat., Bd. 100, 248/49 (1933).]

Tabelle der für das Bauchfell und Gekröse gebräuchlichen Fachausdrücke
(einschließlich Beckenhöhle).

1. Bauchfellfalten oder Ligamente
(in der Richtung von der vorderen zur hinteren Bauchwand).

a) Oberer Situs.

Ligamentum falciforme hepatis: Ventrales Lebergekröse zwischen Bauchmittellinie und Leber (inseriert zwischen linkem und rechtem Leberlappen).

Ligamentum teres hepatis, Chorda venae umbilicalis: Zu einem Bindegewebsstrang obliterierte Nabelvene im freien Rande des vorigen.

Ligamentum coronarium hepatis: Verbindung des linken Leberlappens mit dem Zwerchfell.

Ligamentum hepatorenale und *Lig. hepatophrenicum:* Verbindungen des rechten Leberlappens mit der Niere und dem Zwerchfell, entsprechen zusammen dem Lig. coronarium auf der linken Seite. Letzteres deshalb auch als Lig. coronarium „sinistrum“, die beiden hier genannten gemeinsam als Lig. coronarium dextrum bezeichnet.

Ligamenta triangularia hepatis: Freier Rand des Lig. coronarium auf der linken Seite und gemeinsamer Rand des Lig. hepatorenale und Lig. hepatophrenicum auf der rechten Seite.

Omentum minus, kleines Netz, Ligamentum hepatogastricum. Verbindung zwischen Leberpforte und kleiner Curvatur des Magens von der Kardia bis zum Pylorus. *Pars densa:* der schmale derbe zur Kardia ziehende Abschnitt. *Pars flaccida:* der größere, sehr locker gefügte, wirklich netzartige Teil, oft sackförmig ausgebaucht.

Ligamentum hepatoduodenale, ventrales Gekröse des Zwölffingerdarmes: Verbindung zwischen Leberpforte und Duodenum, kontinuierlich an das vorige anschließend; hat keinen Netzcharakter und sollte nicht als Teil des Omentum minus beschrieben werden; der freie rechte Rand begrenzt von vorn das Foramen epiploicum Winslowi; enthält die Arteria hepatica vorn medial, den Ductus choledochus vorn lateral und die Vena portae zwischen und hinter den beiden vorigen.

Ligamentum duodenorenale: Bauchfellstrecke zwischen rechter Niere und Duodenum. Das Lig. hepatorenale und manchmal auch das Lig. duodenorenale bilden die hintere Begrenzung des WINSLOWschen Loches.

Ligamentum hepatocystocolicum: Eine vom Netz abzuleitende, nicht entzündliche Verbindung zwischen Leber, Gallenblase und Colon transversum, das Lig. hepatoduodenale als leere Bauchfellfalte nach rechts fortsetzend und mit freiem Rande endend. Nähert sich ihr von hinten her das Lig. hepatorenale so sehr, daß beide verschmelzen, so wird das Foramen epiploicum verschlossen.

Ligamentum gastrocolicum: Verbindung der großen Curvatur des Magens mit dem Quercolon, infolge sekundärer Verwachsung des großen Netzes mit dem Quercolon.

Ligamentum duodenocolicum: Fortsetzung des vorigen auf den Anfangsteil des Duodenum.

Ligamentum gastrolienale: Teil des dorsalen Magengekröses (von Milz bis Magen; speziell die Verbindung der Milz mit der großen Curvatur am Fornix des Magens, laterale Begrenzung des Recessus lienalis der Netztasche).

Ligamentum phrenicolienale: Verbindung zwischen Zwerchfell und Milz, Rest des Teiles des Mesogastrium dorsale, welcher einst ganz frei zwischen Wirbelsäule und Milz lag, jetzt größtenteils in die hintere Bauchwand einbezogen.

Ligamentum phrenicocolicum: Verbindung zwischen Flexura coli sinistra und Zwerchfell im linken Hypochondrium.

Plica gastropancreatica: Sichelförmige Falte im Inneren des Netzbeutels, enthält die Arteria gastrica sinistra, Grenze zwischen Vestibulum und Hauptteil der Netztasche. Sie verengt diese Stelle zum Isthmus bursae omentalis.

b) Unterer Situs.

Omentum majus: Schürzenförmiger Anhang an der großen Curvatur des Magens, bedeckt die Darmschlingen bis etwa Handbreit über der Symphyse (Länge sehr variabel). Hervorgegangen aus einem Teil des dorsalen Magengekröses.

Mesocolon transversum: Gekröse des Colon transversum. Entspringt auf der Vorderfläche des Pankreaskopfes und entlang dem unteren Rande des Pankreaskörpers in dessen Längsrichtung. Mit der hinteren Platte des großen Netzes in ganzer Ausdehnung verwachsen.

Mesenterium (Mesostenium): Krausenartige Befestigung des Jejunum und Ileum (Intestinum mesenteriale) an der hinteren Bauchwand.

Radix mesenterii: Wurzel des vorigen in einer Linie schräg oben vom Anfang des Jejunum (Flexura duodenojejunalis; links neben dem 2. Lendenwirbel) nach unten rechts bis zum Ende des Ileum (rechte Fossa iliaca).

Plica duodenojejunalis: Falte, in welcher die Vena mesenterica inferior verläuft, begrenzt, falls ein Recessus duodenojejunalis vorhanden ist, diesen von oben außen.

Plica duodenomesocolica: Falte des Mesocolon descendens, lateral neben dem Duodenum, begrenzt den Recessus duodenojejunalis oder einen Recessus duodenomesocolicus inferior von unten. Inkonstant.

Plica ileocaecalis: Falte vom Ende des Ileum bis Wurzel der Appendix vermiformis, enthält einen Ast der Arteria appendicularis (s. Mesenteriolum) und Züge glatter Muskulatur. Begrenzt den Recessus ileocaecalis inferior.

Plica caecalis: Falte zwischen der lateralen Wand des Caecum und der hinteren Bauchwand, Grenze der Fossa caecalis.

Mesocaecum: Gelegentlich erhalten bleibendes Gekröse des Caecum. Gewöhnlich ist der Anfang des Caecum breit an der hinteren Bauchwand angeheftet, das übrige Caecum liegt intraperitonaeal.

Mesenteriolum appendicis vermiformis: Mesenterium des Wurmfortsatzes, schwankt mit dessen Größe und auch bei gleicher Größe des Wurmfortsatzes individuell sehr verschieden. Inseriert am oberen Rand der Appendix und an der Taenia mesocolica des Caecum. Im freien Rand verläuft die Arteria appendicularis (Ast der A. ileocolica aus A. mesenterica superior).

Mesocolon sigmoideum: Gekröse des Colon sigmoideum, entspringt mit einer zweimal geknickten Linie in der linken Fossa iliaca und ragt bis in das kleine Becken hinein.

c) Vordere Bauchwand bis zum Nabel, Beckenhöhle.

Plica umbilicalis media: Unpaare mediane streifenförmige Erhabenheit zwischen Nabel und Scheitel der Blase, enthält den obliterierten Urachus (Abb. 145).

Plica umbilicalis lateralis: Paarige Falte zu beiden Seiten der vorigen, oft mit dieser eine Strecke weit (an den Nabel anschließend) zu dritt zu einem Streifen verschmolzen, enthält die obliterierte Nabelarterie, Arteria umbilicalis, welche das fetale Blut zur Placenta führt (die Vena umbilicalis leitet es zurück, s. Ligamentum teres hepatis, oberer Situs)

Plica epigastrica: Bauchfellfalte zwischen der Fovea inguinalis lateralis und medialis enthält die Arteria epigastrica inferior und ihre beiden Begleitvenen. Bei Leistenbrüchen liegt der äußere (indirekte) Bruch lateral, der innere (direkte) Bruch medial von ihr.

Plica pubovesicalis: Bei leerer Blase schlägt sich das Bauchfell in einer, häufig in mehreren Falten vom Schambein auf den Blasenscheitel hinüber.

Plica vesicalis transversa: Quer im kleinen Becken stehende Bauchfellfalte auf der Rückfläche der Harnblase, tritt nur vorübergehend auf, entsprechend dem Ausdehnungsgrad der Blase.

Plica rectovesicalis: Beim Mann paarige halbmondförmige Falten zu beiden Seiten der Excavatio rectovesicalis, von der Seitenwand des Mastdarms zur Seitenwand der Blase, enthalten glatte Muskulatur.

Mesorectum: Kurzes Gekröse am Beginn des Rectum, Übergang des Mesocolon sigmoideum, sehr variabel.

Ligamentum latum uteri (Plica lata uteri): Quer im kleinen Becken stehende Bauchfellduplikatur beim Weibe, enthält median den Uterus, am oberen Rand die beiden Eileiter. Paariges Gekröse des Uterus *(Mesometrium)* und der Eileiter *(Mesosalpinx)*, an seiner dorsalen Wand das Gekröse des Eierstockes *(Mesovarium)*.

Ligamentum teres uteri (Chorda utero-inguinalis): Verdickung in der Vorderwand des Lig. latum bei der Frau, zieht von der Tubenecke des Uterus durch den Leistenkanal und endet in den großen Schamlippen.

Ligamentum ovarii proprium: Entspringt wie das vorige, liegt aber in der Hinterwand des Lig. latum und endet am Ovarium.

Ligamentum suspensorium ovarii: Freier Rand des Ligamentum latum am Rande des kleinen Beckens (Abb. 287) enthält die Eierstocksgefäße.

Plica rectouterina (Douglasi): Paarige Falten zwischen der Seitenwand des Mastdarms und des Uterus, begrenzen die Excavatio rectouterina (Douglasi), enthalten Züge glatter Muskulatur (M. sacro-uterinus).

2. Bauchfelltaschen, Recessus, und retroperitonaeale Räume, Spatia.

Bursa omentalis, Netztasche: Zugang vom Foramen epiploicum (Winslowi) aus, mit Vestibulum und Hauptraum, beide getrennt durch die Plica gastropancreatica, welche manchmal die Verbindung zu einem Isthmus einengt. Zu der Netztasche gehören die drei folgenden Recessus.

Recessus superior: Oberer blinder Seitensack der vorigen, gehört zum Vestibulum, reicht bis zum Zwerchfelldurchtritt der Vena cava inferior, in ihn springt der Lobus caudatus der Leber vor und füllt ihn aus.

Recessus lienalis: Lateraler blinder Seitensack der Bursa omentalis, endet am Lig. gastrolienale.

Recessus inferior: Bei nicht vollständig verwachsenem Netz kann dieser nach unten reichende Seitensack der Netztasche bis zum unteren Ende des großen Netzes reichen, gewöhnlich ganz oder teilweise obliteriert.

Recessus duodenojejunalis: Selbständige, in 50% der Fälle vorhandene Bauchfelltasche seitlich links neben der Flexura duodenojejunalis, von verschiedener Größe und Lage. Am häufigsten ein ansehnlicher *Rec. duodenojejunalis superior* an der linken Seite der Wirbelsäule, oben von der Plica duodenojejunalis (Vena mesenterica inferior) und unten von der Plica duodenomesocolica begrenzt; beide Falten sehr variabel im Vorkommen und an Größe. Seltener gibt es einen *Rec. duodenojejunalis posterior* hinter dem Duodenum und einen *Rec. duodenojejunalis anterior* zwischen Mesocolon transversum und Vorderfläche der Flexura duodenojejunalis.

Recessus ileocaecalis inferior: Ziemlich konstante und meist tiefe Tasche unterhalb des Endes des Ileum zwischen Caecum und Wurmfortsatz. Sie wird nach vorn von der Plica ileocaecalis, nach rechts vom Caecum, nach links unten und hinten vom Mesenteriolum des Wurmfortsatzes begrenzt.

Recessus ileocaecalis superior: Inkonstante, meist seichte Grube oberhalb des Endes des Ileum, zwischen diesem und dem Caecum, begrenzt von einer seltenen Falte, welche das Ende der A. ileocolica enthält.

Fossa caecalis: Nach lateral und unten offene Spalte zwischen Caecum und hinterer Bauchwand, durch die Plica caecalis nach oben und rechts begrenzt.

Recessus retrocaecales, meist drei: Inkonstante blinde Fortsetzungen der vorigen hinter das Colon ascendens, sehr eng (fassen gerade einen Sondenknopf).

Recessus paracolici: Inkonstante kleine Bauchfelldivertikel längs dem Rande des Colon descendens.

Recessus intersigmoideus: Trichterförmige Bucht von verschiedener Tiefe an der Radix des Mesocolon sigmoideum, verläuft in der Richtung des linken Ureters nach unten offen.

Excavatio rectovesicalis: Bauchfellnische zwischen Mastdarm und Blase beim Manne, beiderseits scharf begrenzt von den Plicae rectovesicales. Der Raum reicht bis zu dem blinden oberen Ende der Samenbläschen abwärts und kann zwischen ihnen mit einem unpaaren Divertikel bis zur Prostata fortgesetzt sein.

Recessus s. Fossae pararectales: Paarige Fortsetzungen des vorigen zu beiden Seiten des Mastdarms, gehören bei der Frau zur Excavatio rectouterina.

Excavatio rectouterina (Douglasi), „großer" DOUGLASscher Raum: Tiefe Bauchfelltasche zwischen Mastdarm und Uterus, erreicht mit ihrem tiefsten Punkt das hintere Scheidengewölbe. Die seitliche Begrenzung bilden die Plicae rectouterinae.

Excavatio vesicouterina, „kleiner" DOUGLASscher Raum: Bauchfellnische zwischen Uterus und Blase; der Grund der Tasche erreicht das vordere Scheidengewölbe nicht.

Bursa ovarii: Enge Spalte zwischen Mesosalpinx und lateraler Wand des kleinen Beckens, den Eierstock enthaltend.

Processus vaginalis peritonaei: Normal nur beim Fetus regelmäßig vorkommende Ausbuchtung des Bauchfelles oberhalb des Leistenbandes, welche in den Hodensack führt, an der Stelle der späteren Fovea inguinalis lateralis. Obliteriert das Divertikel nicht, so kann ein angeborener Leistenbruch daraus hervorgehen. Bei der Frau findet sich manchmal ein Rest: *Diverticulum Nuckii.*

Fovea inguinalis lateralis: Paarige flache Ausbuchtung des Bauchfells beim Erwachsenen an der Stelle des vorigen, lateral von der Plica epigastrica. Sie entspricht dem Anulus abdominalis des Leistenkanals (Ductus deferens, Vasa spermatica interna: Brüche, welche diesen entlang vordringen, heißen indirekte Leistenbrüche). Vgl. hierzu und zum Folgenden Bd. I, S. 171ff.

Fovea inguinalis medialis: Paarige, etwas weniger flache Ausbuchtung des Bauchfells oberhalb des Leistenbandes zwischen der Plica epigastrica außen und der Plica umbilicalis lateralis innen. Sie entspricht der Lage nach der äußeren Mündung des Leistenkanals, Anulus subcutaneus, der aber von ihr durch die Fascia transversalis und das Peritonaeum getrennt ist; bei Brüchen wird diese Stelle vorgebuchtet (direkte Leistenbrüche; sie nehmen den kürzesten Weg und haben danach ihren Namen, die indirekten haben einen längeren Weg).

Fovea supravesicalis: Paarige, tiefe Nische zwischen Plica umbilicalis lateralis et media.

Fovea femoralis: Seichte Grube unterhalb des Leistenbandes, entspricht der Lacuna vasorum (speziell dem Anulus femoralis; an dieser Stelle buchten die Schenkelhernien das Bauchfell vor).

Spatium praevesicale, Spatium supravesicale (Retzii): Mit lockerem Bindegewebe gefüllter präperitonaealer Raum zwischen Nabel und Symphyse an der Innenfläche der vorderen Bauchwand, in welchen die Blase bei der Füllung aufsteigt (beim Neugeborenen liegt sie dauernd in ihm); erstreckt sich beiderseits oberhalb des POUPARTschen Bandes bis gegen die Spina iliaca anterior superior und geht in die Bindegewebsräume des großen und kleinen Beckens über.

Spatium retroperitonaeale: Mit Bindegewebe gefüllter Raum zwischen dem Bauchfell und der Wirbelsäule samt ihren Muskeln (Psoas, Quadratus lumborum, Zwerchfellpfeiler). In ihm liegen eingebettet: die Nieren mit dem Harnleiter, die Nebennieren, die Aorta und Vena cava inferior mit ihren der Bauchwand anliegenden Ästen, Äste des Plexus lumbalis, Grenzstrang des Sympathicus.

β) *Schichten und Struktur der Darmwand.*

Wie beim Magen ist in der Darmwand eine doppelte Aufgabe gelöst: Transport des Inhalts durch motorische und Veränderung desselben durch chemische Mittel. Von den drei Schichten der Darmwand: Schleimhaut, Muskelhaut und seröser Haut enthält die Schleimhaut den chemischen, die Muskelhaut den motorischen Apparat. Die seröse Haut hat die Abgrenzung nach außen übernommen; sie ist der Bauchfellüberzug (S. 236) und kann hier beiseite bleiben. Über die Schleim- und Muskelhaut seien die allgemeinen, dem Darm gemeinsamen Züge vorangestellt. Bei den einzelnen Darmabschnitten werden die charakteristischen Einzelheiten behandelt; dort wird auf dieses allgemeine Kapitel und auf die bereits geschilderten Peritonaealverhältnisse Bezug genommen werden.

Die *Schleimhaut, Tunica mucosa,* setzt sich zusammen aus dem Epithel mit anhängenden Drüsen, der Lamina propria und der Lamina muscularis mucosae;

außen folgt die Tela submucosa. Von diesen ist die Muscularis mucosae aus einer inneren circulären und äußeren längsverlaufenden dünnen Schicht von glatten Muskelzellen aufgebaut. Sie steht im Spezialdienst der Schleimhaut selbst; mit der motorischen Aufgabe der Darmwand im ganzen ist dagegen die besondere Muskelhaut, Tunica muscularis propria, betraut. Wie beim Magen dringen Bündelchen der Muscularis der Schleimhaut in die Propria mucosae vor, und zwar bis zu den höchsten Erhebungen derselben. Wir kommen bei den Zotten darauf zurück. Beim Schutz gegen Verletzung durch spitze Gegenstände im Darminhalt und beim Auspressen der Drüsensekrete spielt die Muscularis der Schleimhaut die gleiche Rolle wie im Magen (S. 228). Auch die Tela submucosa bietet nichts Besonderes; sie ist wie beim Magen aus lockerem Bindegewebe zusammengesetzt und ist Trägerin der Gefäße und Nerven, welche sowohl nach der Schleimhaut im engeren Sinne (Epithel, Propria und Muscularis mucosae) wie nach der Muskelhaut und dem Mesenterium oder der Bauchwand zu passieren und vielfach in der Submucosa umgelagert werden.

An einer Stelle, nämlich im Duodenum, kommen Drüsen in der Submucosa vor. Daran ist das Duodenum histologisch sofort zu erkennen. Im Ileum gibt es Anhäufungen von Lymphfollikeln in der Submucosa, welche diesen Darmteil charakterisieren. Über beide siehe die betreffenden Darmabschnitte.

Die entscheidenden, für die spezifische Tätigkeit des Darmes dienlichen Bauformen finden wir im Epithel und in der Propria der Schleimhaut. Der Dünndarm ist darin am ausgeprägtesten, denn auf ihn konzentriert sich die wesentliche verdauende und resorbierende Tätigkeit des ganzen Verdauungsschlauches. Hier ist infolgedessen alles auf Vergrößerung und strukturelle Verfeinerung der dem Darminhalt zugewendeten Fläche eingerichtet. Sie ist bereits durch die Länge des Dünndarmes, die im ganzen etwa $5^1/_2$ m beträgt, sehr groß und wird weiterhin durch grobe stationäre Falten und feinste fingerförmige Auswüchse außerordentlich stark vergrößert. Man schätzt die Gesamtoberfläche auf über ein Quadratmeter, d. h. mehr als das Doppelte, wie eine glatte Oberfläche des menschlichen Dünndarmes groß wäre.

Plicae circulares. Die Falten der Schleimhaut, welche im Magen auch vorkommen (Rugae), dort vorübergehender Art sind, aber doch zum Teil immer wieder an derselben Stelle sich bilden, verschwinden im Dünndarm nur zum Teil, andere bleiben ständig; die bleibenden heißen *Plicae circulares (Kerckringi)*, weil sie quer stehen (Abb. 162b). Sie springen etwa 8 mm weit in das Darmlumen vor und umkreisen es um $^2/_3$ seines Umfanges oder weniger. Die meisten Falten sind an den beiden Enden in zwei gespalten (Abb. 153); außerdem kann gelegentlich in ihrem Verlauf eine Seitenfalte abgehen. Umkreist eine Falte das Darminnere ganz, so geschieht dies in einer Spiraltour, so daß die Enden in verschiedenen Höhenlagen stehen. Die Falten fehlen im Anfang des Duodenum, treten 2—5 cm vom Pförtner entfernt als kleine und unregelmäßige Erhebungen auf, sind aber an der Einmündungsstelle der Galle und des Pankreassaftes (Papilla duodeni major, Abb. 162b) bereits voll entwickelt und von da ab bis etwa in die Mitte des Jejunum am dichtesten gestellt. Dann stehen sie locker, werden kleiner und hören etwas unterhalb der Mitte des Ileum auf. Gelegentlich finden sich einzelne Plicae aber auch bis gegen die Valvula coli hin. Im ganzen betrachtet entspricht ihre Häufigkeit der Intensität der Verdauungsarbeit des Dünndarmes, welche wesentlich geleistet wird, nachdem das Leber- und das Pankreassekret zum Darminhalt hinzugetreten sind und seine Verdaulichkeit gesteigert haben; gegen das Ende des Dünndarmes ist die aufsaugende Tätigkeit nicht mehr so lebhaft.

Die Muscularis mucosae ist mitgefaltet (Abb. 153). Die eigentliche Muskelhaut zieht über die Submucosa ungefaltet hinweg. Infolgedessen sind die Plicae circulares auf die eigentliche Schleimhaut beschränkt und nur von innen sichtbar, sehr zum Unterschied von den wechselnden Falten, welche je nach der Lage des Dünndarmes als Knicke in seiner Gesamtwand entstehen und bei Zug sofort verschwinden, und zum Unterschied von den Dickdarmfalten (s. unten). Man kann die Plicae circulares durch den uneröffneten Darm hindurch wohl fühlen, wenn man den entleerten Darm zwischen den Fingerkuppen hindurchlaufen läßt; bei stark gasgeblähten Därmen schimmern sie durch die Darmwand durch.

Darmzotten. Die *Darmzotten, Villi intestinales*, sind 0,5—1,5 mm lange Erhebungen der Tunica propria, welche mit dem gleichen Epithel wie die ganze

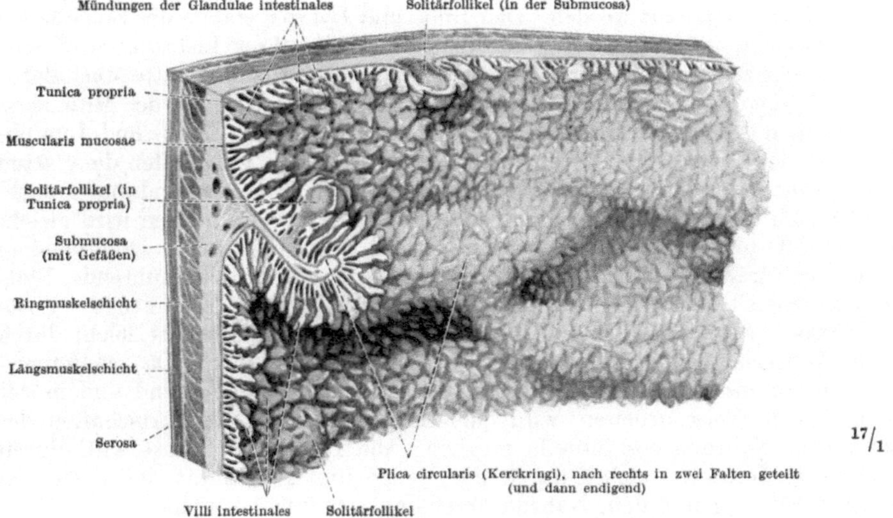

Abb. 153. Stück der Dünndarmwand, bei Betrachtung mit dem stereoskopischen Mikroskop, Schnittflächen nach mikroskopischen Schnitten ergänzt.

Darmwand überzogen sind. Man kann die einzelnen Zotten mit dem bloßen Auge nur eben erkennen, alle zusammen sehen wie ein feiner Sammetbelag aus. Beim Embryo kommt er dem ganzen Darm zu, doch behält im endgültigen Zustand lediglich der Dünndarm den Zottenbesatz. Im Duodenum sind die Zotten niedrig und breit, werden dann cylindrisch oder abgeplattet spatelförmig (Abb. 153) und schließlich im Ileum pfriemenförmig. Auf Schnitten kann es den Anschein haben, als ob die Zotte sich bis in die Tiefe einer LIEBERKÜHNschen Drüse fortsetzte (Abb. 154a). In Wirklichkeit liegen die Öffnungen der Drüsen wie Brunnenöffnungen einzeln oder zu mehreren zwischen je zwei Zotten (Abb. 153). Sie gehen von der Darmoberfläche in die Tiefe, während die Zotten von ihr aus in die Höhe, d. h. in das Lumen hineinragen. Stößt zufällig eine Drüse an den Fuß einer Zotte und geht der Schnitt der Länge der Zotte und Drüse nach durch diese Stelle, so ist von der Oberfläche des Darmes nichts wahrzunehmen. Je häufiger dies vorkommt, um so schwieriger ist es auf Schnitten, die Darmoberfläche zu erkennen. während sie in Wirklichkeit sehr wohl besteht (Pfeile in Abb. 154a).

Im Inneren der Zotte verläuft ein axiales Lymphgefäß, welches aus dem Darminhalt (Chymus) die fettartigen Substanzen in feinsten Tröpfchen aufnimmt. Die Darmlymphe sieht daher während der Verdauung milchweiß aus (Chylus). Unter der Oberfläche der Zotte liegt ein feines Netz von Blutcapillaren, welches aus kleinen Arterien gespeist wird, die unverästelt bis zur Zottenkuppe verlaufen, von hier aus rückläufig das Capillarnetz speisen und mit der axialen Vene unmittelbare Verbindungen eingehen, durch die das Capillarnetz ausgeschaltet werden kann (Abb. 154c). Das Blut durchspült auf diesem Wege die Oberfläche der Zotte, empfängt hier die von den Epithelien resorbierten Abbauprodukte der Eiweißkörper und Kohlenhydrate und fließt durch die Vene längs dem axialen Lymphgefäß in gleicher Stromrichtung mit dem Chylus aus der Zotte ab. So werden von vornherein in der Zotte die im weiteren Verlauf des Gefäßsystems nach der Leber hin geleiteten Abbauprodukte der Kohlenhydrate und Eiweißkörper ganz getrennt von den nach dem Hauptlymphstamm in der Brusthöhle (Ductus thoracicus) zu beförderten Fetten, die schon im Zottenepithel wieder aufgebaut werden. Den Blut- und Lymphgefäßen der Zotte fallen diese Aufgaben mit verteilten Rollen zu; die Weite ihrer Lichtung wird entsprechend der zu leistenden Transportarbeit reguliert durch die glatte Muskulatur der Wandungen und durch die Bündel glatter Muskeln, welche von der Muscularis mucosae in die Zotten aufsteigen und unabhängig von den Blut- und Lymphgefäßen in der Propria der Zotten verlaufen (Abb. 154a). Erschlaffen die glatten Muskeln der Zotte und läßt speziell der Tonus der Arterienwandungen nach, so füllen sich die Blutcapillaren prall mit Blut, die Zotte im ganzen wird gleichsam erigiert und erreicht die größtmögliche, dem Darminhalt zugewendete Fläche. Kontrahieren sich die glatten Muskeln, so wird der zuführende Blutstrom gedrosselt, die freien Muskelbündel in der Propria verkürzen die Zotte und pressen sie gegen die Basis hin aus, so daß Blut und Lymphe leicht durch die muskelfreien Venen und Lymphgefäße abfließen können. Da schätzungsweise mindestens 4 Millionen Zotten im Dünndarm vorhanden sind und in der beschriebenen Weise arbeiten, wird eine enorme Leistung im Fortschaffen der resorbierten Nahrungsbestandteile möglich. Die Resorption selbst wird durch das Epithel besorgt, welches durch die Menge und Erektilität der Zotten in breiter Berührung mit dem Nahrungsbrei im Darminneren steht.

Werden lebensfrische Darmstücke in eine Fixierungsflüssigkeit gelegt (Sublimat oder dgl.), so wird das Epithel früher abgetötet und gehärtet als die Muskelzellen in der Propria der Zotten. Unter dem Reiz des Fixierungsmittels kontrahieren sich die letzteren, reißen die Propria vom Epithel ab und raffen sie zu einem faltigen Körper zusammen, dessen Kontur oft abwechselnd aus dickeren und dünneren Ringen geschichtet erscheint. Das lebende Epithel ist so plastisch, daß es den Formänderungen der Zotte zu folgen vermag.

Ausnahmeformen sind diejenigen Zotten, welche in sich Lymphknötchen enthalten (Abb. 153, solitäre Follikel). Innerhalb der Peyerschen Plaques werden die Zotten hochgradig verändert und verkürzt, doch stehen gewöhnlich zwischen den Kümmerformen unveränderte Zotten (Abb. 158). Sie sind wie überall im Ileum pfriemenförmig, haben aber eine breite, plattgedrückte Basis, ähnlich einem spitzigen Rosendorn. Am Rand der Plaques hängen bei Embryonen und Neugeborenen die Basen zusammen und formen einen festbegrenzten Rand. Diese Epithelfalte kann nach dem Centrum der Plaque zu übergreifen: Pantoffelfalte. Sie verschwindet in späteren Jahren. Über die solitären und aggregierten Follikel selbst siehe Gefäße des Darmes.

Die breiten Zotten im oberen Dünndarm enthalten in sich die Anlagen zweier Zotten, die nicht oder unvollkommen getrennt sind; sie sollen in zwei getrennte Zotten von cylindrischer Form zerfallen können und so zur Vermehrung der Zotten führen.

Darmepithel. Die epitheliale Decke der ganzen Darmoberfläche ist aus einschichtigen Cylinderzellen zusammengesetzt, die vor dem Magenepithel einen *Cuticularsaum* voraus haben (Abb. 7 u. 154). Man kann infolgedessen an Schnitten durch den Übergang zwischen Magen und Duodenum die erste Darmzelle von den Magenzellen scharf unterscheiden. Zwischenformen kommen nicht vor. Manchmal liegen noch Inseln von Magenepithel im Anfang des Darmepithels und umgekehrt. Außerdem besteht das Darmepithel aus zwei Arten von Zellen, nicht aus einer wie das Magenepithel. Beide tragen den Cuticularsaum, die einen dauernd, die anderen nur zeitweise. Letztere heißen wegen ihrer Form *Becherzellen* (Abb. 154). Sie sezernieren, sind also einzellige Drüsen innerhalb der Epitheldecke wie die entsprechenden Zellen im Respirationstractus.

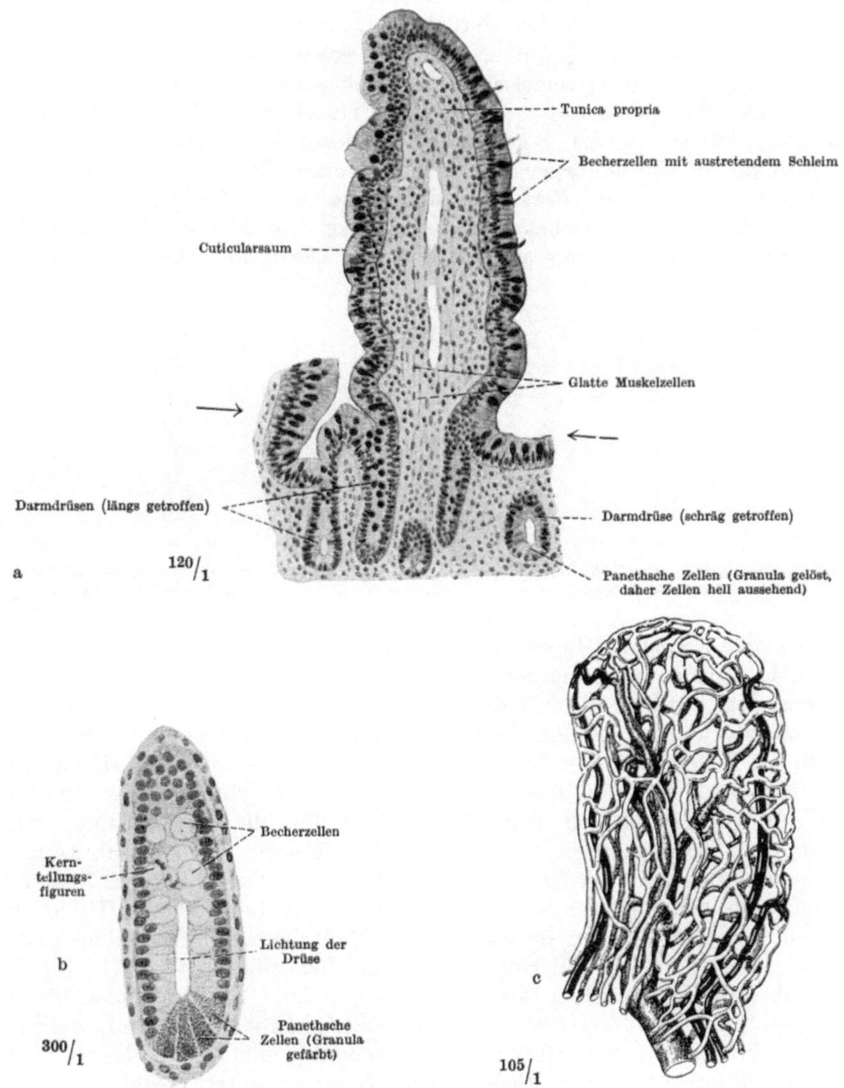

Abb. 154a—c. Dünndarmzotten und -drüsen. a Längsschnitt durch eine Zotte. Übersichtsbild. Die Pfeile geben die Ebene der Darminnenfläche an. Im Centrum der Zotte das axiale Lymphgefäß. b Grund einer Dünndarmdrüse, stärker vergrößert. c Gefäßinjektion einer Jejunumzotte des Menschen. Das Capillarnetz und die Arterien (schwarz) liegen an der Oberfläche der Tunica propria nach dem Epithel zu, auf der Vorder- und Hinterfläche der Zotte sichtbar. Die ableitenden Venen begeben sich in die Achse der Zotte. [Nach SPANNER, Morph. Jb., Bd. 69, 415 (1932).]

Der Schleimballen bläht die Zelle auf, indem die Nachbarzellen zusammengedrängt werden, und gibt ihnen ihre becherglasartige Form. Die Cuticula geht auf der Höhe der Schleimsekretion verloren, tritt aber wieder auf, wenn der Schleimballen ausgestoßen ist. Der austretende Schleim quillt wie Rauchschwaden aus einem Schornstein heraus (Abb. 154a, 155). Die Zelle sackt zusammen und regeneriert von dem kernhaltigen Protoplasmarest der Basis aus.

Der Schleim des Darminhalts hat wesentlich mechanische Funktion. Er verklebt die nicht resorbierten Bestandteile miteinander. Erbsen, welche in eine Dünndarmfistel des Hundes eingeführt und aus einer analwärts gelegenen zweiten Fistel wieder entnommen wurden, waren durch Schleim miteinander verklebt. Er ist gleichsam das Gerüst des Kotes.

Neben den schmalen Zellen, welche den Schluß des Sekretionscyclus bilden (Abb. 155e), gibt es cylindrische Darmepithelien, welche *resorbieren.* Die Frage muß offen bleiben, ob sie lediglich resorbieren oder daneben auch — in anderer Weise als die Becherzellen — sezernieren. Im Darminhalt sind verschiedene auf Eiweißkörper wirkende Fermente (Erepsin, Enterokinase u. a.), ferner fett- und kohlenhydratspaltende Fermente vorhanden, aber die Stätte ihrer Abscheidung ist unbekannt. Außerdem werden Stoffe ausgeschieden (Kalk, Eisen, Phosphorsäure und organischer Detritus). Die Darmwand dient

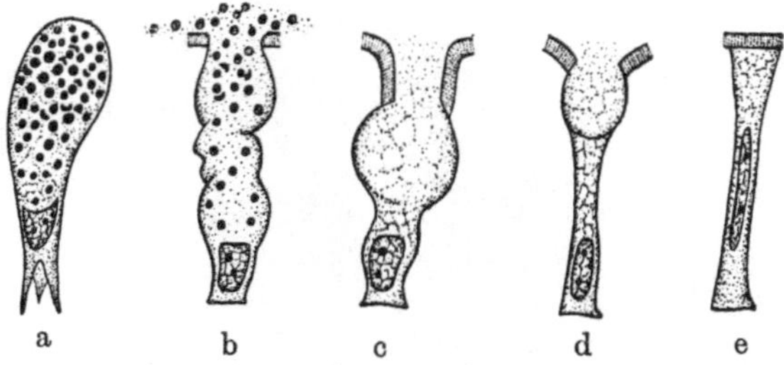

Abb. 155a—e. Becherzellen, Dünndarm der Maus, mit vital gefärbten Granula (Trypanblau). Cyclus der Ausstoßung des Schleimballens. (v. MÖLLENDORFF, Verh. Anat. Ges. Greifswald 1913.)

also auch der *Excretion.* Bewiesen wird dies besonders durch Gifte, welche subcutan oder intravenös eingespritzt werden, z. B. Morphium, und im Darm ausgeschieden werden, so daß dieser besonders geschädigt wird. Wir wissen nicht, ob die gleichen Zellen bald resorbieren, bald sezernieren. Wir nennen deshalb die Zellen zwischen den Becherzellen, soweit sie nicht in deren Lebenscyclus hineingehören, mit dem indifferenten Namen Cylinderzellen. Ihr Plasma bleibt im Unterschied zu den Becherzellen für die Betrachtung mit den gewöhnlichen Trockenlinsen anscheinend unverändert. Sie sind im Dünndarm weitaus zahlreicher als im Dickdarm. Bei manchen Tieren hat der letztere fast ausschließlich Schleimzellen, z. B. beim Kaninchen, bei anderen (Hund) liegen zwischen den Becherzellen einzelne, beim Menschen mehrere schmale Zellen, die aber ihrerseits zum Teil ruhende Becherzellen sind (Abb. 156). Im Dünndarm stehen die Becherzellen vereinzelt zwischen den Cylinderzellen (Abb. 154a). Man kann nach dem Verhalten des Cuticularsaumes entscheiden, welche von ihnen wirklich resorbieren. In der Resorptionspause sind sie von leeren Schleimzellen mit unseren heutigen Mitteln nicht sicher zu unterscheiden.

Resorption. Die Resorption äußert sich in dem der Darmlichtung zunächst gelegenen Teil der Cylinderzellen durch eine deutliche senkrechte Streifung des Cuticularsaumes, welche in der Zellruhe undeutlicher wird und verschwindet. Wahrscheinlich wird unter dem Einfluß von Fermenten des Darminhalts die Bahn für die resorptionsfähigen Stoffe geöffnet, indem feinste Porenkanälchen durch den Cuticularsaum gangbar werden, welche sonst geschlossen sind. Die feine Streifung ist der morphologische Ausdruck dieser Prozesse, bei denen Lipoide eine Rolle spielen mögen. Im Laboratorium des Zellplasmas der Darmepithelien und vielleicht in den unter ihnen liegenden Stromazellen der Tunica propria wird der weitere Verlauf der Resorption bestimmt. Schließlich gelangen die Fette in das centrale Chylusgefäß der Zotte, das Eiweiß und die Kohlenhydrate in den Blutkreislauf.

Im Dickdarm ist der dort anlangende Kot bereits frei von resorbierbaren Stoffen außer dem in unverdaulichen Cellulosehäutchen eingeschlossenen Inhalt pflanzlicher Nahrung. Dort werden auch diese gelöst, größtenteils unter der Wirkung von Gärungsprozessen, welche die Flora des Dickdarminhalts hervorruft. Namentlich bei Pflanzenfressern werden erhebliche Mengen von Nährstoffen auf diese Weise frei und resorbierbar (Stärke). Der Blinddarmsaft verfügt auch über fermentative Eigenschaften. Doch ist beim Menschen die Abbau- und Resorptionsfähigkeit der Dickdarmschleimhaut so beschränkt, daß durch sie allein das Leben nicht aufrechterhalten werden kann, z. B. durch Nährklistiere, welche nur bis zur Valvula coli aufsteigen können. Um so ausgedehnter ist die Wasserresorption durch die Dickdarmepithelien. Normalerweise ist der aus dem Dünndarm austretende Chymus dünnflüssig, sämig (90 bis 95% Wassergehalt), im Dickdarm wird so viel Wasser resorbiert, daß er zu Kotballen geformt werden kann (Wassergehalt 80—70%). Der vom Dickdarm produzierte Schleim ist das Substrat der Kotballen und hält die verschiedenartigen Schlacken des Stoffwechsels so gleichförmig zusammen, daß der normale Kot im wesentlichen gleichgeformt ist. Abweichungen des Kotes von der Normalform und -festigkeit haben deshalb diagnostische Bedeutung. Bei Dickdarmkatarrh können fast reine Schleimstühle abgehen, das Resultat übermäßiger Sekretion der Becherzellen des Dickdarms.

Das Cylinderepithel sitzt einer *Basalmembran* auf, welche für die resorbierten Stoffe durchlässig ist. Nachträglich kann die Resorption in der Weise korrigiert werden, daß resorbierte Stoffe sogleich durch die Becherzellen (oder Panethschen Zellen, s. unten) wieder ausgeschieden werden. So wird bei Injektion von vitalen Farbstoffen unter die Haut des Versuchstieres die Farbe zuerst in die Speiseröhre und den Magen hinein abgeschieden, dann im Dünndarm resorbiert, doch erscheinen sehr bald Farbstoffkörnchen in den Becherzellen (Abb. 155), welche von ihnen mit dem Schleim ausgestoßen werden. Die basalen, wurzelähnlichen Ausläufer der Becherzellen empfangen diese Körnchen von ganz damit beladenen sternförmigen Zellen im Stroma der Tunica propria. In diesem Fall ist die Excretion an die Schleimzellen gebunden. Ob andere Stoffe durch die resorbierenden Zellen ausgestoßen werden, ist eine offene Frage.

Fraglich ist auch, ob die Gefäße der Zotten die einzigen Leitungswege für die resorbierten Nährstoffe sind. Bei Amphibien ist cyclisch je nach der Jahreszeit und Brunst die Leber prall mit pigmentierten *Wanderzellen* gefüllt, welche in den lymphatischen Gefäßscheiden sitzen. Das Organ sieht auch äußerlich verändert aus, z. B. beim Frosch tiefschwarz und vergrößert. Ähnliche Zellen finden sich im Stroma der Darmwand dieser Tiere. Wahrscheinlich wandern sie durch Bindegewebsspalten hindurch oder werden durch den Lymphstrom streckenweise verschleppt. Es handelt sich um Nährstoffe, welche auf diese Weise nach der Leber hin verfrachtet werden und an dem Pigmentgehalt der Wanderzellen erkennbar sind. Daß es unpigmentierte und daher nicht erkannte Transportzellen dieser Art bei höheren Tieren und beim Menschen gibt, wäre möglich.

Gegen den After zu tritt an die Stelle des Cylinderepithels das für die äußere Haut typische mehrschichtige Plattenepithel. Letzteres überzieht die *Columnae anales*, das Cylinderepithel reicht bis in die Sinus zwischen diese hinein (Abb. 166).

Lieberkühnsche Drüsen. Wie die Zotten von der Darmoberfläche aus gegen das Lumen zu aufsteigen, so senken sich einfache tubulöse, blind endigende Kanälchen zwischen den Zotten vom Darmlumen weg in die Tunica propria hinein. Sie gleichen darin den Magengrübchen. Auch sie dienen vornehmlich wie beim Magen der Vergrößerung der Epitheloberfläche. Wir nennen solche Vertiefungen „Krypten", d. h. Vertiefungen mit dem gleichen Epithel wie die Darmoberfläche. Nur solche Schläuche, in welchen *spezifisch* sezernierendes Epithel außer den die Darmoberfläche auskleidenden Zellen vorhanden ist, sollte man strenggenommen „Drüsen" nennen. Die Epithelbedeckung des Dünndarms ist also nach zwei Richtungen hin vergrößert, in das Darmlumen hinein (Villi) und von ihm weg (Krypten, dunkel getönt in Abb. 153); beim Dickdarm fehlen die Zotten, dort sind wie beim Magen die Vergrößerungsprozesse nur einseitig gerichtet. Man spricht beim Dünndarm mit Recht von Drüsen, *Glandulae intestinales (Lieberkühni)*, weil der Grund der tubulösen Schläuche spezifisch sezernierende Zellen enthält, die PANETH*schen Zellen* (Abb. 154b). Sie entsprechen ihrer Lage nach den Glandulae gastricae, sind aber viel kürzer und nicht gegen die übrigen Zellen des Schlauches als besondere Drüsen äußerlich abgesetzt. Sie fehlen im Dickdarm, dessen Drüsen lediglich in sehr großer Zahl Becherzellen in ihrem Epithel enthalten. Das Sekret der PANETHschen Zellen ist körnig wie bei allen serösen Zellen, nur sind die Körnchen besonders groß. Sie können sich mit vitalen Farbstoffen, die von der Darmwand in das Lumen ausgeschieden werden, beladen und gelten daher als sichere Sekretionsprodukte. Doch ist ihre feinere chemische Beschaffenheit unbekannt. Vermutungsweise werden sie mit der Produktion von Fermenten der Darmwand in Verbindung gebracht.

Wenn die PANETHschen Zellen tatsächlich die gesamten Darmfermente lieferten, so wären die Cylinderzellen des Darmepithels rein resorbierend; dagegen spricht, daß im Blinddarm, wo die PANETHschen Zellen fehlen, auch Fermente gebildet zu werden scheinen.

Die LIEBERKÜHNschen Drüsen sind nicht selten gespalten. Man findet in den LIEBERKÜHNschen Drüsen immer zahlreiche *Kernteilungsfiguren* im Epithel (Abb. 154b). Namentlich die Seitenwände sind der Sitz der Zellvermehrung, welche in diesen geschützten Schläuchen ungestört durch den Darminhalt verläuft und einerseits nach den Zotten zu und bis auf deren Spitzen hinauf neue Darmepithelien nachschiebt, andererseits nach dem Grund der Drüsen neue PANETHsche Zellen liefert. Ausnahmsweise können letztere in falscher Richtung verschoben werden, dann finden sich PANETHsche Zellen vereinzelt auf den Zotten. Da an den Zotten ständig zahlreiche Epithelzellen zugrunde gehen und von den LIEBERKÜHNschen Drüsen her ersetzt werden, ist der ganze Epithelbelag in einer ständigen Bewegung gegen die Zottenspitze hin wie ein Trottoir roulant.

Der Verbrauch von Darmepithelien ist sehr groß. Wir wissen darüber von den künstlichen „Ringdärmen" Bescheid: man kann Dünndarmstücke bei einem Versuchstier an ihrem Mesenterium belassen, aber oben und unten vom übrigen Darm abscheiden, miteinander zu einem in sich geschlossenen Ring vernähen und wieder in die Bauchhöhle versenken; wird der übrige Darm mit seinen Schnittenden vernäht, so lebt das Tier unbeschadet seines Ringdarmes normal weiter. Man findet die Lichtung des Ringdarmes nach kurzer Zeit wie eine Wurst gefüllt, und zwar wesentlich mit abgestoßenen Epithelien, welche mit eingedicktem Schleim zusammengeklebt sind. Beim normalen Darm gehen die verbrauchten Epithelien dauernd mit dem Kot ab. Dieser besteht zum Teil aus Auswurfstoffen des Körpers selbst (Exkrete), nicht nur aus Resten der Nahrung. Auch der hungernde Mensch bildet Kot. Künstliche Ringdärme füllen sich schließlich so, daß sie platzen.

Gegen den After zu werden die Dickdarmdrüsen sehr spärlich und verschwinden schließlich in den Sinus rectales ganz, obgleich letztere von typischem Darmepithel ausgekleidet sind.

Die BRUNNER*schen Drüsen* liegen größtenteils in der Tunica submucosa. Sie kommen nur im Duodenum vor und werden dort beschrieben werden. Beim Magen wurde bereits erwähnt, daß ihnen dem Baue nach die Pylorusdrüsen (wahrscheinlich auch die Kardiadrüsen) entsprechen. Ihr dünnflüssiges Sekret enthält Pepsin.

Tunica propria, solitäre und aggregierte Follikel. Die *Tunica propria* der Magen- und Darmschleimhaut (Abb. 154a, 156) ist ein faserarmes, zellreiches Bindegewebe von großer Reaktionsfähigkeit und -bereitschaft wie das Mesenchym. Daher findet man in ihm sehr verschiedenartige Zellformen, ohne daß man einen eindeutigen Zusammenhang etwa mit den Phasen der Verdauung erkennen könnte. Ein Teil der Zellen ist sicher eingewandert und wandert auch wieder aus, z. B. eosinophile Leukocyten. Immer finden sich zahlreiche Lymphocyten. Ob sie an Ort und Stelle entstehen können, sei dahingestellt. Sie dringen häufig auch in die Epitheldecke ein und liegen eingezwängt zwischen den Cylinderzellen. Welche biologische Bedeutung die Einwanderung in das Epithel hat, ist nicht klar. Wir befinden uns hier vor ähnlichen Rätseln wie bei den exquisiten lymphoepithelialen Organen des Kopfdarms (Tonsillen, Thymus). Doch kommt es im Darm nirgends zu einer so weitgehenden Durchsetzung des Epithels mit Lymphocyten wie bei den genannten Organen. Es ist deshalb irreführend, wenn man etwa den Wurmfortsatz als Darm„tonsille" bezeichnet (vgl. S. 109).

Die häufigste Form der Anhäufung von Lymphocyten in der Schleimhaut sind die *Solitärfollikel*, runde Knötchen von 0,6—3,0 mm Durchmesser. Die größeren sind mit bloßem Auge als stecknadelkopfgroße Buckel im Darmrelief sichtbar. Im Dünndarm liegen sie auf den KERCKRINGschen Falten oder zwischen ihnen. Sie befinden sich entweder innerhalb der Tunica propria und ragen von dort in eine Zotte hinein, die dadurch kolbig aufgetrieben wird, oder sie durchbohren die Muscularis mucosae und liegen teilweise in der Submucosa (Abb. 153 obere Schnittfläche, Abb. 158). Beim Dickdarm (Abb. 156) liegen die Follikel vorwiegend in der Submucosa, das Oberflächenepithel über ihnen ist eingesenkt, und die in diese Einsenkung mündenden Krypten sind durch den Follikel beiseite gedrängt. Die Lymphfollikel sind Bildungs- und Lagerungsstätten von Lymphocyten. Im höheren Alter und bei auszehrenden Krankheiten nimmt ihr Gehalt an Lymphocyten ab. Als Ausdruck ihrer Funktion als Abwehrorte weisen sie sog. „*Keimzentren*" auf (Abb. 156, 158, 159), die man früher als die hauptsächlichen Bildungsstätten der Lymphocyten ansprach: lymphocytenärmere und daher im Präparat heller erscheinende runde Bezirke, in deren Umgebung die Lymphocyten oft konzentrisch angeordnet sind (Abb. 156). Sie sind vorübergehende Bildungen.

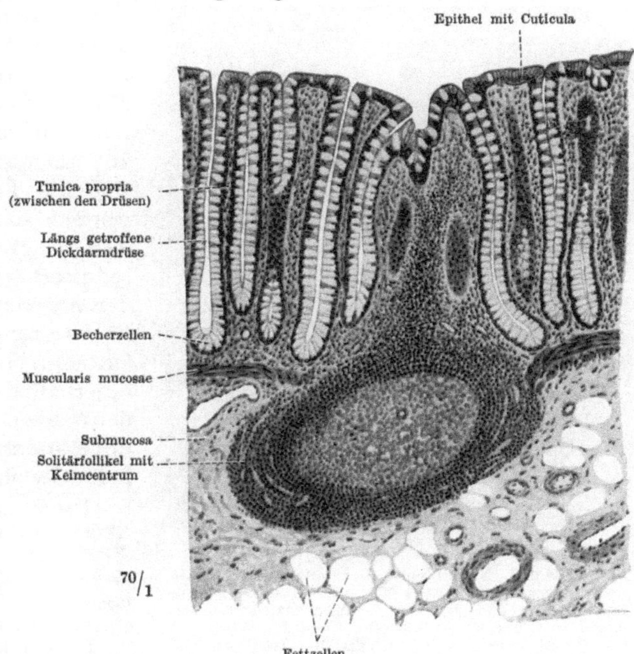

Abb. 156. Schleimhaut des Colon transversum mit Solitärfollikel, Mensch.

Vergleiche dazu die Schilderung bei der Tonsille und bei den lymphatischen Organen. — Im Dünndarm nimmt die Zahl und Größe der Follikel gegen das Caecum hin zu, oft aber findet man sehr zahlreiche im Anfangsteil des Duodenum. Insgesamt hat man bei gesunden Kindern ungefähr 15000 gezählt. Im Dickdarm nehmen sie an Zahl und Größe gegen das Rectum hin ab, ihre Gesamtzahl beträgt 13—21000. Im Wurmfortsatz allein finden sich ungefähr 200.

Unter *aggregierten Follikeln* (*Agmina Peyeri*, PEYERsche Plaques) versteht man flächenförmige Ansammlungen von mehreren oder vielen Solitärfollikeln in einer Gruppe (grex, die Herde). Meistens hat die Anhäufung im ganzen ovale Form. Der Längsdurchmesser schwankt zwischen 2—12 cm, der Querdurchmesser zwischen 8—12 mm (Abb. 157). Das Feld ist etwas erhaben, bei Jugendlichen und Kindern deutlicher, bei älteren Personen weniger deutlich. Bei Greisen ist mit bloßem Auge nur noch eine bräunliche Verfärbung der Schleimhaut bemerkbar. Bei Leichen, welche länger gelegen haben oder mit gewissen chemischen Mitteln (z. B. Karbol) konserviert worden sind, verschwinden die

Plaques fast ganz oder völlig. Gewöhnlich gibt es 30—40 größere Plaques, welche im allgemeinen da beginnen, wo die KERCKRINGschen Falten aufhören, gegen das Ende des Ileum häufiger werden und dort am größten und deutlichsten sind. Dabei gibt es individuelle Ausnahmen, z. B. gar nicht so selten auch vereinzelte Agmina (Plaques) zwischen den KERCKRINGschen Falten bis in das Duodenum hinein. Je weiter oben, um so kleiner und rundlicher sind sie. Alle liegen *gegenüber* der Anheftung des Gekröses am Darmrohr und stehen mit der Längsachse, falls sie eine solche haben, in der Längsrichtung des Darmes. Im mikroskopischen Bild ist charakteristisch, daß die Knötchen zum Teil in der Submucosa der Schleimhaut liegen, aber nicht bis an die Muskelhaut heranreichen (Abb. 158). Von der Muscularis mucosae sind meistens noch Reste zwischen den Follikeln zu erkennen. Die Zotten, in welche sich die Follikel hinein erstrecken, werden so erweitert und verkürzt, daß sie größtenteils auf kurze Kegel reduziert oder fast ganz in das Niveau der ursprünglichen Schleimhautoberfläche eingeebnet sind. An diesen Stellen liegen besonders viele Lymphocyten innerhalb des Darmepithels. Zwischen den reduzierten Zotten stehen verstreut unveränderte pfriemenförmige, welche keine Beziehung zu Follikeln haben.

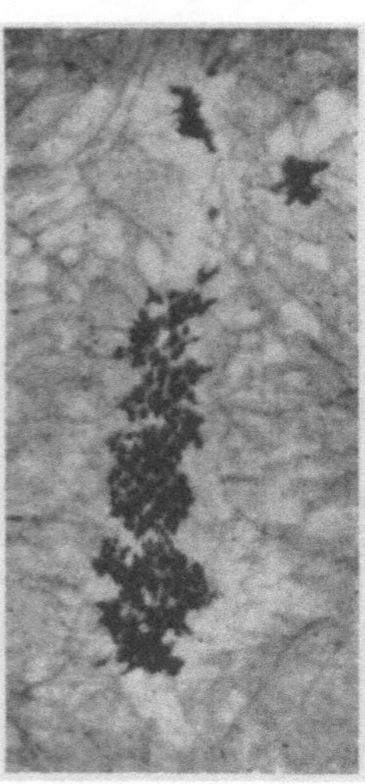
a

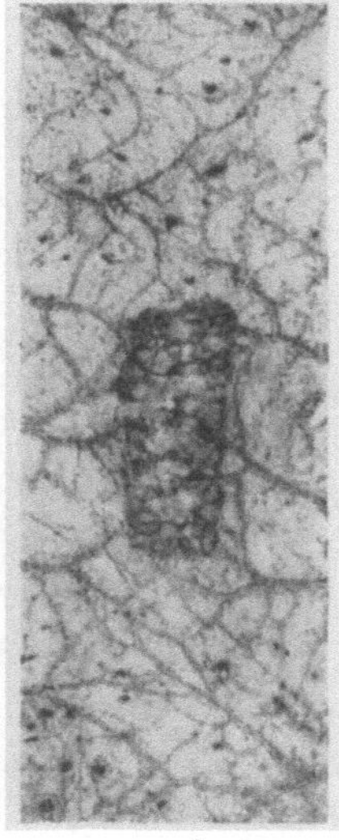
b

Abb. 157a u. b. Noduli lymphatici solitarii et aggregati. Ileum, Mensch. HELLMANs Methode. In Abb. b Plaque fast frei von Lymphocyten. — Man beachte die verschiedene Größe der Solitärfollikel und das Fehlen der Solitärfollikel in der unmittelbaren Umgebung der Plaques. Präparate und Aufnahmen von Prof. v. HAYEK.

Die oben genannte Zahl von 30—40 Plaques betrifft nur die größeren von $^1/_2$ cm² Fläche und darüber. Werden auch die kleineren, mindestens 5 Solitärfollikel umfassenden Anhäufungen mitgezählt, so ergeben sich über 100, ja über 200.

Bei der klinischen Sektion werden die Noduli aggregati nur dann geschont, wenn der Darm am Gekröse abgeschnitten, aus der Leiche herausgenommen und dann längs der Ansatzlinie des Gekröses aufgeschnitten wird. In dieser Weise geht der Anatom vor. Wird dagegen bei der klinischen Sektion der Darm in situ gegenüber dem Ansatz des Gekröses aufgeschnitten, so werden fast sämtliche Plaques zertrennt. Bei gewissen Infektionskrankheiten treten sie ganz besonders hervor, weil sie stark anschwellen und dann geschwürig zerfallen (Typhus).

Im *Wurmfortsatz* stehen die Follikel fast so dicht wie die Folliculi aggregati, aber um die enge Lichtung dieses Darmabschnittes im Kreise herum (Abb. 159). Die Follikel sind nicht selten der Sitz geschwüriger Entzündungen, welche leicht nach außen vordringen können. Denn auch die Follikel des Wurmfortsatzes liegen wie die aggregierten Follikel wesentlich in der Submucosa. Wird die Serosa ergriffen, so kann eine Perforation und eine allgemeine eitrige Peritonitis die Folge sein, welche Wurmfortsatzerkrankungen so gefährlich macht. Rudimentär ist der Wurmfortsatz nur seinen Maßen nach als Darm (siehe S. 285), aber seinem Intimbau nach ist er progressiv umgewandelt in ein lymphatisches Organ.

Zwischen solitären und aggregierten Follikeln kommen Übergänge vor, d. h. 2—3 Follikel, die zusammen ein Knötchen bilden (Abb. 157). Im untersten Teil des Mastdarms finden sich kleine Trichter in der Schleimhaut, an deren Boden ein Follikel steht. Die Trichteröffnungen sind als Pünktchen für das bloße Auge sichtbar (Abb. 166, Noduli lymphatici).

Muscularis propria. Die eigentliche Muskelhaut besteht aus glatter Muskulatur, welche scharf in zwei völlig voneinander getrennte Schichten gesondert ist, eine dickere Ringschicht, welche zuinnerst liegt, *Stratum circulare,* und eine dünnere Längsschicht, welche außen davon liegt, *Stratum longitudinale* (Abb. 153,

159). Kontrahiert sich an einem Darmstück, dessen flüssiger Inhalt nur form-, aber nicht volumveränderlich ist, die Innenschicht allein, so wird das Lumen verengert und der Darm länger; kontrahiert sich die Außenschicht allein, so wird der Darm verkürzt und das Lumen erweitert. Die Ringschicht zieht durch den ganzen Darm ununterbrochen hindurch. Die Längsschicht ist im ganzen Dünndarm, im Wurmfortsatz und Mastdarm ebenfalls gleichmäßig und kontinuierlich entwickelt, im Caecum und Colon dagegen an drei Stellen verstärkt und dazwischen verdünnt, aber mikroskopisch noch erkennbar. Die drei verstärkten Längsstreifen heißen *Taeniae coli*. Wir kommen beim Dickdarm auf sie zurück. Die Ringmuskelschicht ist außer am Pförtner des Magens, den wir bei letzterem behandelten, auch an der Valvula coli funktionell zu einem Sphincter entwickelt.

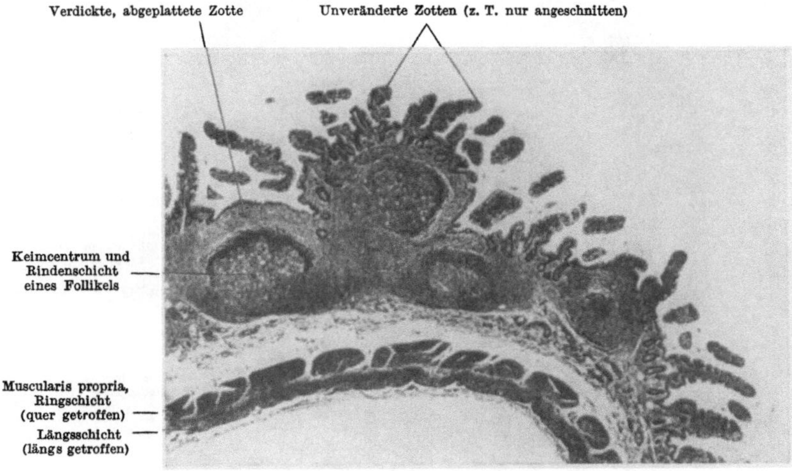

Abb. 158. Noduli lymphatici aggregati, Schnitt durch den Rand eines PEYERschen Haufens. Ileum, Mensch.

An diesen beiden Stellen wird der Übertritt des verdauten Speisebreies reguliert. Denn weder kann der Mageninhalt dauernd in den Darm abfließen, noch der Dünndarminhalt dauernd in den Dickdarm. In beiden Fällen wird gewartet, bis der Sphincter sich öffnet und den Weg freigibt; der Zeitpunkt der Austreibungsperiode hängt davon ab, ob die chemischen und physikalischen Umwandlungen des Inhalts so weit fortgeschritten sind, daß er für die neue Strecke des Darmkanals gleichsam reif ist.

Die glatte Muskulatur innerhalb der eigentlichen Muscularis des Darmes dient dazu, den Speisebrei, Chymus bzw. Kot in Bewegung zu halten und schließlich vorwärts zu bewegen. Im Dünndarm finden Verkürzungen und Verlängerungen eines Darmstückes statt, sog. *Pendelbewegungen*, welche den Inhalt hin- und hertreiben. Die Verkürzung wird von der *Längsschicht* hervorgerufen, die Verlängerung geschieht passiv oder durch geringe Mithilfe der Ringschicht. Viel intensiver sind die *Segmentationsbewegungen* im Dünndarm, bei welchen ringförmige Einschnürungen an mehreren Stellen einer Darmstrecke gleichzeitig auftreten und dann wieder verschwinden; dafür zeigen sich neue in den Zwischenstrecken. Sie werden von der *Ringschicht* der betreffenden Stelle ausgeführt. Pendel- und Segmentationsbewegungen durchmischen abwechselnd eine Portion Chymus etwa 500mal, haben also eine außerordentlich intensive Wirkung.

Die Förderung der analwärts gerichteten Fortbewegung des Darminhalts wird dagegen durch gleichmäßiges und gleichzeitiges Zusammenwirken *beider*

Muskelschichten erzielt. In diesem Falle entsteht ebenfalls eine ringförmige Schnürung, aber das Primäre ist eine Erweiterung, der oralwärts die Verengerung zeitlich folgt. Das erweiterte Darmstück steht bereit, um den von der Schnürung vorwärts getriebenen Darminhalt aufzunehmen. Die Verengerung verschwindet nicht, um von neuen Schnürungen an anderen Stellen ersetzt zu werden, sondern die Schnürung der analwärts folgenden Stelle schließt sich sofort an die Schnürung der zuerst betrachteten Stelle an, nachdem die Erweiterung in

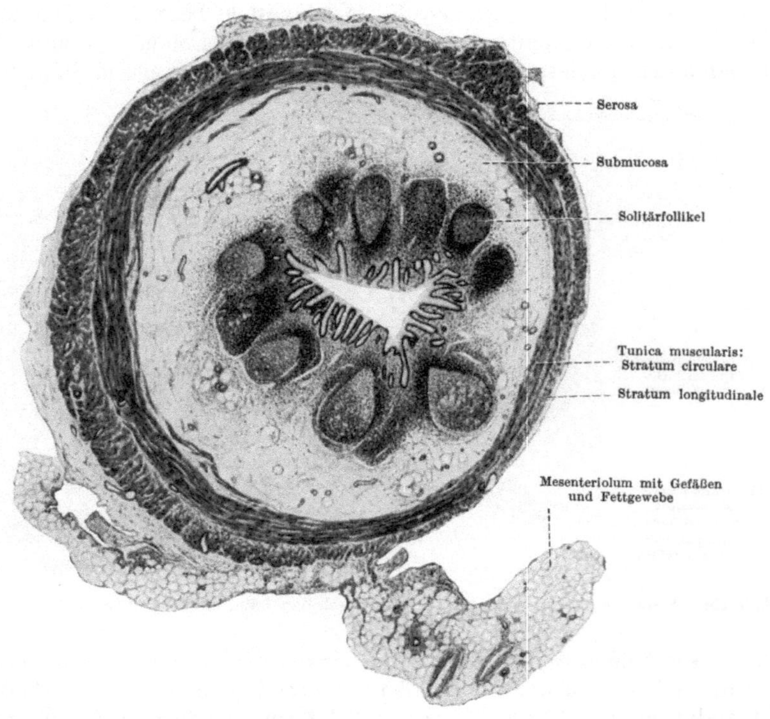

Abb. 159. Wurmfortsatz, Querschnitt. Links vom Beschauer geht der Schnitt etwas schräg durch die Wand, daher sind die Schichten scheinbar verbreitert und das Lumen scheinbar ausgezogen.

der gleichen Weise analwärts vorgerückt ist. So folgt Schnürring auf Schnürring, während der jeweils vorhergehende, bis dahin kontrahierte Ring sich lockert und schlaff wird: *peristaltische Welle.* Der Darminhalt wird durch die peristaltische Bewegung vorwärts getrieben, wie man bei der Leiche den Chymus zwischen zwei Fingern, die man am Darm entlang zieht, ausstreichen kann. Die peristaltischen Wellen laufen immer in der gleichen Richtung — analwärts — ab und werden durch das Nervensystem reguliert. Dicht unterhalb von der Stelle, an welcher der Reiz einsetzt, erweitert sich der Darm durch die Tätigkeit der äußeren Schicht. Oberhalb der Reizstelle kontrahiert sich der Darm, das Lumen wird eng und treibt, indem die Welle fortschreitet, den Darminhalt vor sich her; dies ist auf Rechnung der inneren Schicht zu setzen (Abb. 160a). Dieser Mechanismus ist gleich im Dünn- und Dickdarm; im proximalen Teil des Dickdarms, in welchem der Inhalt noch dünnbreiig ist, kommen auch Durchmischungsbewegungen vor (kleine Colonbewegungen), im distalen nicht. Die schließliche Austreibung des Kotes aus dem After findet statt, nachdem bei der Defäkation der *Sphincter ani* gelockert und erschlafft ist (s. über diesen beim Mastdarm); sie wird unter wesentlicher Mitarbeit der Bauchpresse ausgeführt (Zwerchfell, Beckenboden- und vordere Bauchwandmuskeln).

Außer den gewöhnlichen kleineren peristaltischen Wellen, welche den Darminhalt um je 12 cm vorschieben, treten größere, sog. *Rollbewegungen* auf, wenn der Darminhalt schnell über größere Strecken hin fortbewegt wird. Sie setzen plötzlich ein und sind heftig; man kann sie bei mageren Menschen durch die Bauchwand wahrnehmen. Beim Dickdarm heißen sie: *große Colonbewegungen*; sie erfolgen nur wenige Male am Tage, hauptsächlich während der Defäkation. Unter plötzlichem Verschwinden der Haustren (S. 287) wird der Dickdarminhalt ruckweise vorgeschoben und beispielsweise das absteigende Colon auf einmal entleert. Der proximale Teil des Dickdarms bleibt besonders lange Zeit gefüllt, was auf mehrmaligen Vor- und Rücktransport des Inhalts zurückgeführt wird.

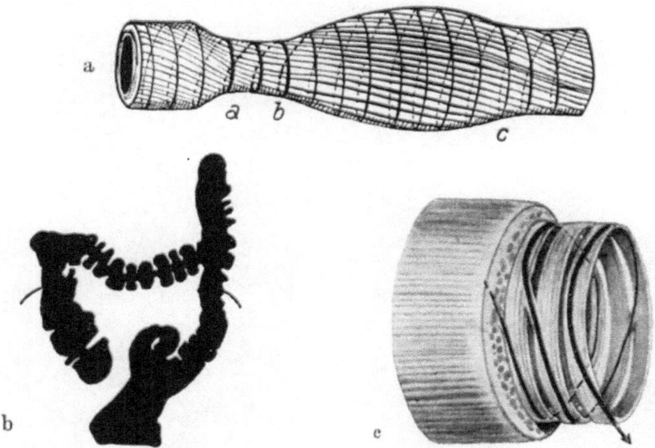

Abb. 160a—c. Peristaltische Bewegung. a Fortschreitende Welle, tierischer Darm, Strecke *a b* verengert, Strecke *b c* erweitert. b Röntgenbild des Dickdarms, haustrale Segmentation, Füllung mit Wismutbrei, Mensch. c Ring- und Längsmuskulatur, Darm des Menschen, Schema. Die Pfeilspitze zeigt analwärts. [Abb. a aus CAREY: Anat. Rec., Bd. 21, Abb. 8 (1921); Abb. b nach KATSCH (aus MEYER-GOTTLIEB, Pharmakologie 1920, S. 209); Abb. c nach Präparaten von Prof. BRANDT).]

Die peristaltische Welle schreitet so vorwärts, daß die Stelle des Darms, welche bei der ersten Welle dilatiert ist, bei der nächsten kontrahiert wird usf. (Abb. 160a, Stelle *b*—*c*). Beim Dickdarm tritt die Haustrenzeichnung (Abb. 160b) besonders unter dem Einfluß der peristaltischen Kontraktion hervor; siehe darüber Dickdarm. Daß der Kontraktionsring immer proximal von der dilatierten Darmstelle liegt, wird neuerdings darauf zurückgeführt, daß die glatten Muskelzüge in Wirklichkeit schraubig angeordnet sind, und zwar in der „Ring"schicht in sehr eng gewundenen, in der „Längs"schicht in sehr steil gewundenen Wicklungen. Der einzelne Schraubengang in der inneren Schicht ist bei tierischen Därmen nur $^1/_2$—1 mm hoch, in der äußeren Schicht 20—50 cm. Nimmt man an, daß der Reiz sich längs der beiden Schraubengänge gleich schnell fortpflanze, so ist er längs der Darmachse in der Innenschicht sehr stark gegenüber der Außenschicht zurück, weil ihre Wicklungen auf der gleichen Strecke Darm zahlreicher sind (Abb. 160a; die kontrahierten Schraubengänge sind verdickt gezeichnet). Daraus resultiert, daß die Erweiterung des Darms, welche durch die Kontraktion der langausgezogenen Spirale hervorgerufen wird, immer der Verengerung, welche die enggewundene Spirale bewirkt, voraus ist. Im menschlichen Darm liegen die Verhältnisse insofern anders, als die Ringmuskeln, welche aus platten Bündeln von glatten Muskelzellen aufgebaut sind, tatsächlich in geschlossenen Kreisen um die Darmlichtung herumlaufen (Abb. 160c). Die Reifen sind aber durch dünne schrägstehende Brücken miteinander verbunden. Denkt man sich den Reiz von Reifen zu Reifen durch die Brücken fortgesetzt (schwarze Linie mit Pfeilspitze), so ist auch beim Menschen ein spiraliger Ablauf in der Ringmuskulatur möglich, die Längsmuskulatur ist bei ihm dagegen rein longitudinal. Ob solche etwas grob mechanischen Gedankengänge dem biologischen Geschehen gerecht werden, ist zumindest zweifelhaft.

Eine lebende, künstlich entnervte Schicht der Muscularis verharrt regungslos; die Innervation ist also für die Peristaltik notwendig. Wahrscheinlich wird die bei Tieren durch den spiraligen Bau gegebene Automatie der Bewegung nicht nur durch hormonale und nervöse Reize ausgelöst, sondern auch im einzelnen kontrolliert. Im Tierversuch kann man den

Dünndarm umdrehen, so daß das Duodenum an das Caecum stößt und das Ileum an den Magen, die peristaltischen Wellen laufen dann in umgekehrter Richtung ab.

Blutzufuhr, Lymphbahn. Infolge der Drehungen und Verlagerungen des Darms bleiben von den zahlreichen segmentalen Darmarterien eines geradegestreckten Darmrohres nur drei übrig: die A. coeliaca, A. mesenterica superior et inferior (S. 249). Die Nabelschleife

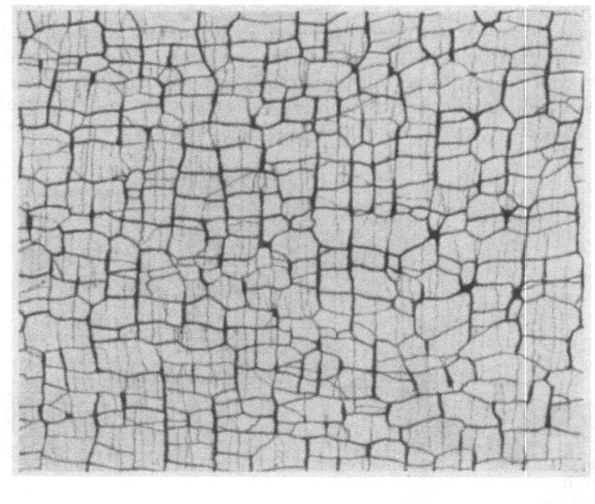

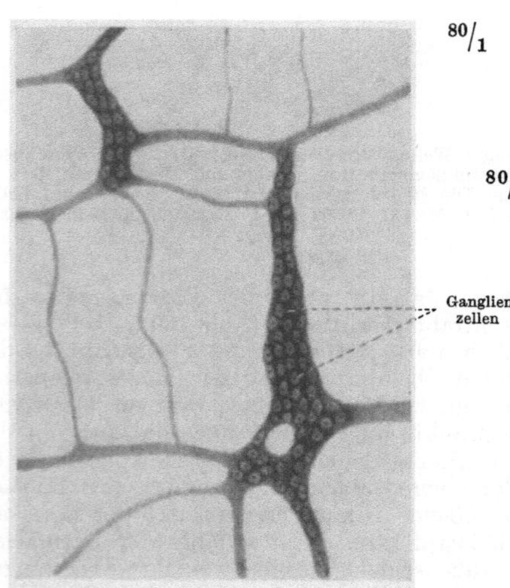

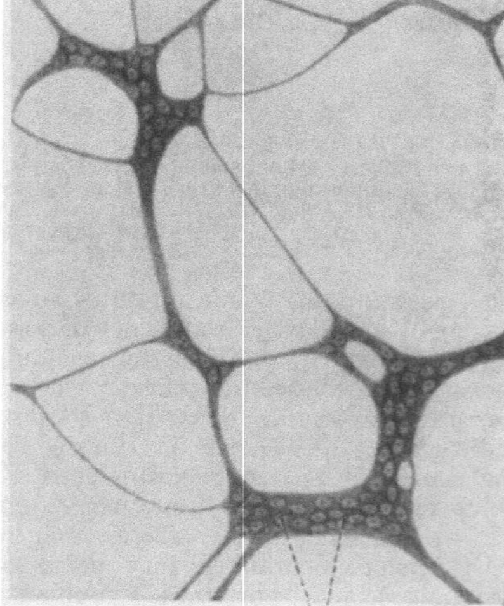

Abb. 161 a—c. Nervengeflechte des Magendarmkanals. a Plexus myentericus (Auerbachi), Darm des Kaninchens, Übersichtsbild. b Derselbe, bei stärkerer Vergrößerung, Darm des Meerschweinchens. c Plexus submucosus (Meissneri), Magen des Kaninchens.

selbst und ihre Abkömmlinge werden von der A. mesenterica superior versorgt (Abb. 138). Ihr Stromgebiet reicht also vom Duodenum, auf welches das oberste Ästchen der Arterie übergreift (A. pancreaticoduodenalis inferior), bis zum Ende des Quercolon (Abb. 146). Das oral davon liegende Darmstück inklusive Magen ist von der A. coeliaca, das anal davon liegende von der A. mesenterica inferior versorgt. Am analen Teil des Mastdarms kommen noch Äste der A. iliaca interna hinzu (S. 291).

Alle Äste, welche an den Darm herantreten, entstammen aus flächenartig ausgebreiteten *Netzen*, d. h. die von der Arteria mesenterica superior et inferior ausgehenden Arterien sind durch Anastomosen miteinander verbunden, die in mehreren Arkaden (3—5) übereinander liegen; erst aus diesen gehen schließlich die in die Darmwand eintretenden Gefäße hervor, so daß eine Unterbrechung des Blutstroms an einer Stelle doch keine Anämie des Darms aufkommen läßt, weil das Blut von anderen Stellen des Netzes nachströmen kann. Wird trotzdem durch eine Darmverschlingung ein Mesenterialteil so stranguliert, daß der betreffende Darmabschnitt vom direkten Blutstrom ganz abgeschnitten ist, so verliert die schlecht oder gar nicht mehr ernährte Muscularis ihren Tonus, der Darm wird gewaltig gebläht (Meteorismus) und schließlich, wenn keine Hilfe kommt, brandig. Ganz klar ist also die Bedeutung der Gefäßnetze in den Mesenterien nicht (in Abb. 146 sind nur wenige Arkaden gezeichnet, die meisten liegen dicht an der Darmwand, besonders am Dünndarm; es gibt 15—20 Äste der A. mesenterica superior zu diesem: Aa. jejunales et ileae). Im Dickdarm sind die Arkaden spärlicher; an vielen Stellen gibt es nur ein Randgefäß, das dem Darm parallel läuft und aus welchem alle in die Darmwand eintretenden Arterien stammen.

Die Hauptäste der Darmarterien durchsetzen die Serosa und Muscularis, geben auf ihrem Wege kleine Ästchen an diese beiden Schichten ab, bilden dann in der Submucosa ein weitmaschiges und in der Propria am Fuß der LIEBERKÜHNschen Drüsen ein zweites, engmaschiges Netz. Beide Netze hängen durch zahlreiche Äste, welche die Muscularis mucosae durchsetzen, zusammen. Schließlich steigen feine Arterien zu den Capillarnetzen der Zotten auf (Abb. 154c). Die *Venen* nehmen den gleichen Weg und haben die gleichen Netze. Das Prinzip der Netzbildung ist also außer- und innerhalb der Darmwand überall an den Gefäßen zu beobachten. Alle Blutgefäße zusammen können, wenn sie erschlaffen, so viel Blut aufnehmen, daß sich ein Mensch in seine eigenen Bauchhöhlengefäße hinein verbluten kann. In der Norm verhindert das der Tonus der Gefäßmuskulatur.

Die *Lymphgefäße* sammeln sich aus den axialen Chylusgefäßen der Zotten in Netzen, welche sich in der Propria und in der Submucosa ausbreiten. Von ihnen aus gehen zahlreiche Äste durch die Muscularis propria in größere, aber nicht sehr zahlreiche Lymphgefäße der Subserosa; ihre Abflüsse münden in Mesenterialgefäße, welche zusammen mit den Blutgefäßen verlaufen. Im Mesenterium liegen zahlreiche Lymphknoten (40—150), welche der Lymphstrom passiert, ehe er die *Cisterna chyli* und damit den Beginn des *Ductus thoracicus* erreicht (Abb. 121. Näheres s. Lymphgefäßsystem, Bd. III). Am Mastdarm liegen Lymphknoten außen auf der Muscularis, *Nodi anorectales*; durch sie tritt die Lymphe der Mastdarmschleimhaut hindurch.

Nerven. Innerhalb der Darmwand finden wir nervöse Geflechte, in deren Knotenpunkten Ganglienzellen einzeln oder in Häufchen eingestreut sind. Die bekanntesten sind der *Plexus myentericus (Auerbachi)*, der zwischen Längs- und Ringmuskelschicht liegt, und der *Plexus entericus* oder *submucosus (Meissneri)* in der Submucosa (Abb. 161). Beide gehören dem vegetativen Nervensystem an. Der AUERBACHsche Plexus ist der gröbere von beiden; er kann die Darmbewegungen automatisch in Gang setzen und regeln; außerdem können von außen sympathische und parasympathische Fasern hemmend oder fördernd eingreifen. Der MEISSNERsche Plexus ist feiner und zarter als der AUERBACHsche Plexus; er ist an der Darmbewegung selbst unbeteiligt.

Die cerebrospinalen Nerven, welche extramural liegen und von außerhalb durch das Mesenterium an den Darm herantreten, sind histologisch nicht vom eigentlichen AUERBACHschen Geflecht, in das sie eintreten, zu unterscheiden. Bis zur Flexura coli sinistra wird der Darm vom N. vagus, von da ab bis zum Anus von sacralen Nerven versorgt (N. pelvicus). Diese Nerven sind parasympathisch, sie haben eine den sympathischen Nerven entgegengesetzte Wirkung auf die Muskulatur. Ein in der Serosa liegender Nervenplexus mit eingestreuten Ganglienzellen gehört zu ihnen, speziell zum Vagus. Die sympathischen Nerven kommen aus dem Ganglion coeliacum, aus den in dieses einstrahlenden Nervi splanchnici, aus dem Plexus mesentericus superior et inferior; sie hemmen, die parasympathischen Nerven beschleunigen die Darmbewegungen. Doch ist die Wirkung nicht immer eindeutig.

Über Schmerzhaftigkeit und Schmerzleitung siehe S. 259. Die Schleimhaut des Afters ist bis 1 cm oberhalb der Analöffnung für alle Reize sehr empfindlich.

Über den Sitz eines Centrums der Darmbewegung im Gehirn oder Rückenmark gehen die Meinungen sehr auseinander, auch über die Abhängigkeit der chemischen Prozesse in der Darmschleimhaut von der Innervation.

γ) *Die einzelnen Darmabschnitte* (wegen der Bauchfellbeziehungen und -namen vgl. Tabelle S. 260).

Duodenum. Der Querschnitt des Dünndarms nimmt vom Magen nach der BAUHINschen Klappe zu allmählich ab (von etwa 47 auf etwa 27 mm). Das *Duodenum* hat die weiteste Lichtung. Sein Name „Zwölffingerdarm“ wäre nur bei einer anderen Abgrenzung als der üblichen zutreffend (Länge gleich zwölf Fingerbreiten). Im modernen Sinne versteht man unter Duodenum ein

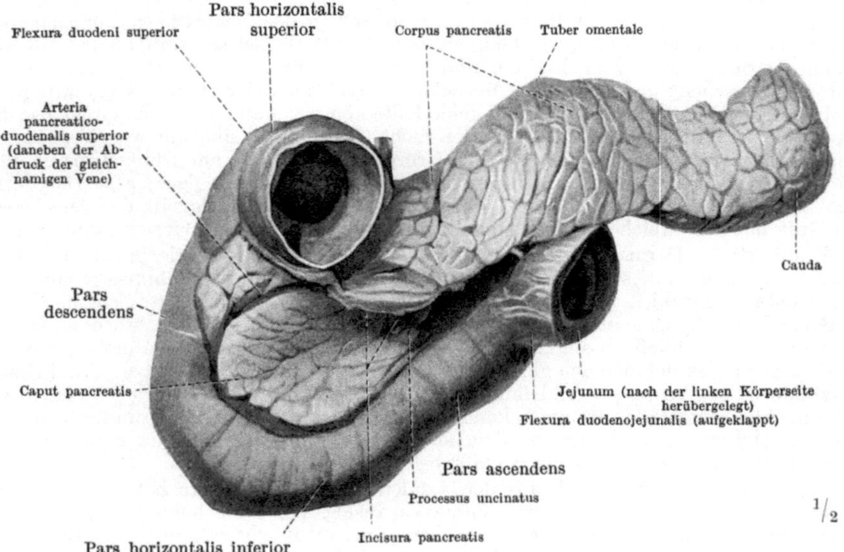

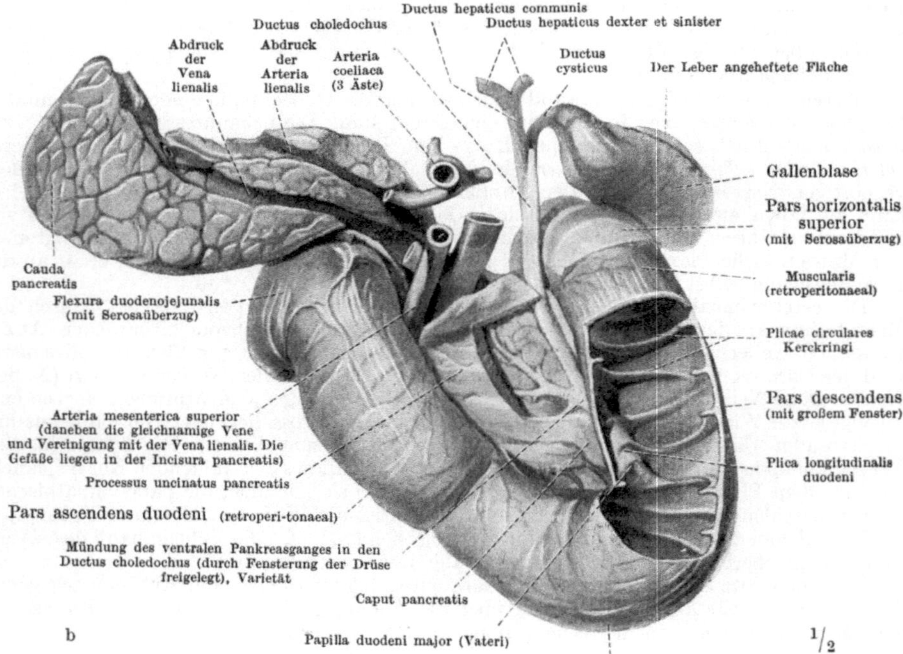

Abb. 162a u. b. Duodenum und Pankreas, a von vorn, b von hinten. Ein Fenster in der Pars descendens und im Processus uncinatus des Pankreas ausgeschnitten. Die A. coeliaca, die Ausführgänge der Galle und die Gallenblase in ihrer Lage in situ eingetragen. Über die Varietät des in Abb. b freigelegten Ganges s. Abb. 167.

viel längeres Stück Darm; der alte Name ist geblieben. Wir rechnen es bis zur *Flexura duodenojejunalis* (Abb. 87, 129, 162); es mißt bis dahin beim Erwachsenen etwa 30 cm. An dieser Stelle beginnt das Mesenterium des Intestinum mesenteriale (Jejunum und Ileum), der Darm liegt von da ab intraperitonaeal. Das Duodenum dagegen ist auf dem größten Teil seines Verlaufs retroperitonaeal gelegen. Gegen den Magen ist der Pförtner die Grenze.

Man kann zwei Abschnitte von verschiedenem Verhalten zum Bauchfell unterscheiden, einen intraperitonaealen und einen extraperitonaealen. Der Anfangsteil hat ein ventrales Gekröse (Lig. hepatoduodenale) und ein dorsales, welches an das große Netz und Mesocolon transversum anschließt (Abb. 145). Der zweite, weit größere Abschnitt liegt retroperitonaeal, ist aber nicht nur vom Bauchfell überzogen, sondern außerdem vom Mesocolon transversum und vom Mesenterium, dessen Radix die Vorderfläche des Duodenums überkreuzt (meist in nicht so großer Ausdehnung wie in Abb. 145).

Entsprechend dem Verhalten des Duodenum zur hinteren Bauchwand, welcher der größte Teil seiner Hinterfläche anliegt, ist nur seine Vorderfläche vom Bauchfell überzogen. Die ganze Hinterfläche dagegen liegt eingebettet in das lockere Bindegewebe vor den Zwerchfellpfeilern, den Psoae und der rechten Niere. Bündel glatter Muskelfasern, welche an der Wurzel der Arteria coeliaca und A. mesenterica superior (Abb. 147) beginnen und in die Längsschicht der Flexura duodenojejunalis einstrahlen, unterstützen nicht selten die bindegewebigen Haften vor der Wirbelsäule (*M. suspensorius duodeni*, TREITZ*scher Muskel*; er ist beim Erwachsenen häufig zurückgebildet).

Gewöhnlich befindet sich der Anfang in der Höhe etwa des 2., das Ende links vom 1. oder 2. Lendenwirbel (Abb. 87). Doch hängt die Stellung des beweglichen Anfangsstückes ganz wesentlich von der Körperhaltung im ganzen und von der Lage des Magens ab. Im aufrechten Stehen und bei tiefstehendem Magen sinkt dieser Teil abwärts (Abb. 129). Beim Lebenden ist bei der gleichen Person in Exspiration und horizontaler Lage der Anfang des Duodenum in Höhe des 12. Brustwirbels, in Inspiration und aufrechter Haltung in Höhe des 3. Lendenwirbels beobachtet worden, was einer Verschiebung von über zwei Wirbelhöhen hinweg entspricht. Das hochstehende Duodenum liegt in einem Niveau etwas oberhalb des Nabels, das tiefstehende etwas unterhalb des Nabels, dessen ventrodorsale Projektion auf die Zwischenwirbelscheibe zwischen 3. und 4. Lendenwirbel trifft.

Der unterste Punkt der Duodenalschlinge entspricht dem 3. oder 4. Lendenwirbel. Beim Greis kann diese Stelle bis zur Mitte des 5. Lendenwirbels oder bis zum Promontorium abgesunken sein. Dabei verschiebt sich das rechte Verwachsungsfeld an der hinteren Bauchwand (Abb. 145) und alle mit ihm verbundenen Teile inklusive der Gefäße und der rechten Niere mit: das Duodenum ist im ganzen um zwei Wirbelhöhen tiefer gerückt, eines der Zeichen der allgemeinen Senkung der Eingeweide (Enteroptose) im höheren Alter, vom Kehlkopf an.

Die Form des Duodenum gleicht der eines Hufeisens (Abb. 162). Es wendet sich mit seiner Biegung nach der rechten Körperseite und liegt daher großenteils rechts von der Medianebene. Die oberste, intraperitonaeale, frei bewegliche Partie heißt *Pars superior*. Sie verläuft in ventrodorsaler Richtung und geht in der *Flexura duodeni superior* in die *Pars descendens* über. Diese zieht rechts neben der Wirbelsäule abwärts und liegt dem medialen Rande der rechten Niere auf (Abb. 145). Mit der *Flexura duodeni inferior* schließt an die Pars descendens die *Pars horizontalis* an; ehe diese die Wirbelsäule ganz überquert hat, geht sie ohne wesentliche Knickung in sanftem Anstieg in die *Pars ascendens* über und endet links von der Wirbelsäule an der *Flexura duodenojejunalis*. Der Anfangsteil des Duodenum ist im Leben am weitesten, er ist glattwandig und tritt im Röntgenbild besonders hervor (Ampulla oder *Bulbus duodeni*, Abb. 129).

Die Pars superior ist mit der Leber durch das *Lig. hepatoduodenale* verbunden, das ventrale Gekröse, in welchem die A. hepatica, der Ductus choledochus und die Vena portae verlaufen (Abb. 145). Der Hals der Gallenblase ruht auf der Pars superior, so daß bei der Leiche diese Stelle meistens durch Gallenfarbstoff verfärbt ist.

Die Pars horizontalis kann sehr kurz sein oder fehlen, d. h. die Pars ascendens folgt nahe oder unmittelbar auf die Flexura inferior; in diesem Falle ist die Gestalt des Duodenum im ganzen V-förmig (Abb. 87). In anderen Fällen, in welchen die Pars horizontalis besonders lang ist, kann das Duodenum einen Ring darstellen, der nur an einer Stelle — links oben —

auf eine kurze Strecke offen ist (Abb. 145). Abgesehen von diesen individuellen Formvarianten ändert beim gleichen Individuum das Duodenum seine Gestalt und Lage (Abb. 129).

Auf Grund der Entstehung der Duodenalschleife ist klar, daß die sog. Vorderwand die eigentliche linke Seite ist (Abb. 138d).

Schleimhaut. Die Wand des Zwölffingerdarms und insbesondere seine Schleimhaut sind wie der übrige Dünndarm strukturiert, nur fehlt der Rückwand von der Pars descendens ab die Serosa (Abb. 162b), was mit der Anlagerung an die hintere Bauchwand zusammenhängt. Die Zotten sind niedrige, breite Blättchen. Sie stehen quer zur Längsachse des Darms und alternieren, so daß zwischen zwei Zotten der einen Reihe eine Zotte der folgenden Reihe zu liegen kommt. Der Chymus muß im Zickzack zwischen den Lücken hindurchfließen und wird dadurch besser als bei geradlinigem Fließen ausnutzbar. Tiere mit schwer verdaulicher Nahrung haben viel ausgeprägtere Zickzackstraßen zwischen den Zotten (gewisse Vogelarten). Die KERCKRINGschen Falten fehlen im Bulbus ganz und werden etwa in der Mitte der Pars descendens, wo sie bereits gut ausgebildet sind, von dem gemeinsamen Ausführgang für die Galle und das Pankreassekret unterbrochen. Der *Ductus choledochus* für die Galle springt schräg von oben nach unten absteigend in das Darmlumen vor. Er hebt die Schleimhaut zu der *Plica longitudinalis duodeni* in die Höhe, welche die Querfalten kreuzt (Abb. 162b). Die Ausmündung des Ganges liegt auf einem kleinen Endhügel der Längsfalte, der *Papilla duodeni major (Vateri).* Sie ist oft überdacht durch eine besonders hohe KERCKRINGsche Falte, welche nicht verstrichen ist, sondern unmittelbar über der Papille die Längsfalte überquert.

Ventral von der Papilla major, aber 2 cm weiter magenwärts, liegt gelegentlich ein zweiter Hügel, *Papilla duodeni minor,* auf welchem ein variabler 2. Ausführgang des Pankreas mündet (S. 293).

An die beiden Papillen schließt häufig analwärts je eine kleine Längsfalte der Schleimhaut an: *Frenulum.* Die Papilla minor kann sehr klein sein; sie soll gelegentlich vorhanden sein, auch wenn sich kein Gang auf ihr öffnet.

Außerdem kommt an der dem Pankreas zugewendeten Fläche des Duodenum, gewöhnlich nahe bei der Papilla duodeni, ein *Divertikel* vor, dessen Genese dunkel ist. Es kann die Muscularis defekt sein, so daß die Mucosa nach außen prolabiert, oder die ganze Darmwand kann zu einem kleinen Blindsack ausgebuchtet sein.

Duodenaldrüsen. Zu den Drüsen, welche sich auf dem Boden der Duodenalschleimhaut entwickelt haben, gehören die Leber und das Pankreas, die beiden größten Drüsen des menschlichen Körpers. Daher liegt ihre Mündung eben in der Schleimhaut des Duodenum. Aber die beiden Drüsen haben sich durch ihr Größenwachstum so sehr gegen den Darm gesondert und sind in sich so hoch spezialisiert, daß wir sie später, jede für sich, behandeln werden. Außer den LIEBERKÜHNschen Drüsen, die im ganzen Dünndarm vorkommen, auch im Duodenum, gibt es aber noch spezielle *Duodenaldrüsen, Glandulae duodenales (Brunneri).* Sie münden in den Grund von LIEBERKÜHNschen Drüsen oder selbständig auf der Oberfläche der Schleimhaut am Fuß einer Zotte. Charakteristisch für die Lage dieser Drüsen ist, daß sie die Muscularis mucosae durchbrechen und besonders in der Submucosa ausgebreitet sind. Man kann sie präparatorisch von außen darstellen, indem man die Muscularis entfernt. Die einzelnen Drüsen sind $^1/_2$—2 mm große Knötchen. Sie stehen bis zur Einmündung des Gallenganges dicht und weiterhin lockerer. Am Pförtner schließen sie unmittelbar an die Pylorusdrüsen an (Abb. 163). Von der Flexura duodenojejunalis ab hören sie ganz auf, oft schon früher. Ihrem ganzen Bau nach sind sie die gleichen schlauchförmigen und vielfach verzweigten Drüsen wie die Pylorusdrüsen (und Kardiadrüsen), nur größer; denn jene sind auf die Tunica propria beschränkt. Das Drüsenepithel besteht aus hellen, schleimproduzierenden „mukoiden" Zellen.

Gelegentlich ist auch die eine oder andere Belegzelle eingestreut; doch ist die freie Salzsäure, welche im Duodenum nachgewiesen werden kann, vom Magen her mit dem Chymus in es hineingelangt.

Die Drüsenläppchen der normalen Brunnerschen Drüsen sind oft ganz von Lymphocyten infiltriert und dann stark rückgebildet; wahrscheinlich ist die Drüsenatrophie der Ausgangspunkt des Prozesses.

Jejunum und Ileum. Von der Flexura duodenojejunalis bis zur Valvula coli, den beiden Grenzpunkten des am Gekröse befestigten Dünndarmabschnittes *(Intestinum mesenteriale)*, mißt der Darm an der Leiche 5—6 m; doch ist beim

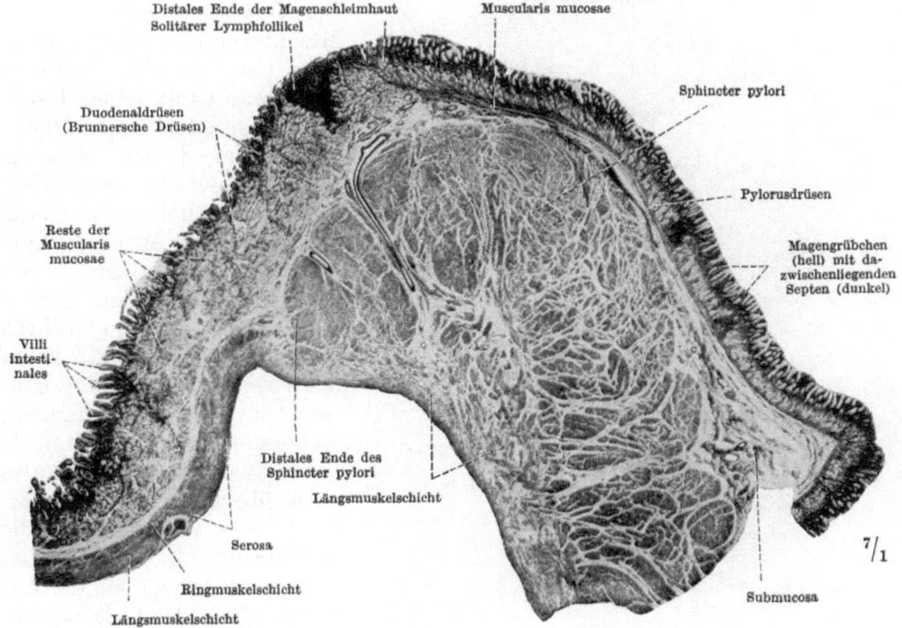

Abb. 163. Brunnersche Drüsen. Längsschnitt durch Pylorus und Anfang des Duodenum. Die Wand des Duodenum müßte in der Richtung der Magenwand weiterlaufen, so daß äußerer Magenkontur und Darmkontur zusammen eine gerade Linie bilden; bei der Konservierung ist jedoch das Stück etwas nach außen umgekrempelt, so daß das Duodenum in der Abbildung stark nach unten abgebogen ist. Der Sphincter pylori springt polsterartig in das Innere vor, wenn man sich das Duodenum in die richtige Lage denkt. Dies ist normal („Valvula pylori").

Lebenden die Länge kaum größer als 5 m, da mit dem Tode der Tonus verlorengeht und der Darm überdehnt wird (Längen bis zu 11 m einschließlich Dickdarm sind beobachtet). Bei Leichen, die kurz nach dem Tode mit Formalin gehärtet wurden, sind sehr häufig einzelne Strecken besonders stark kontrahiert, andere weniger; die Gesamtlänge kann kürzer sein als im Leben (agonale Kontraktionen). Individuelle und Altersvariationen kommen hinzu, um das Bild sehr wechselnd zu gestalten. Immer ist aber dieser Teil des Darms um ein Vielfaches länger als die Höhe der Bauchhöhle (vom Zwerchfell zum Beckenboden gemessen) ja, als die Entfernung vom Scheitel bis zur Sohle (beim Neugeborenen ist der Dünndarm 7mal, beim Erwachsenen 3—4mal so lang wie der ganze Mensch). Die Folge ist, daß er in vielen Windungen liegt, die man zu Gesicht bekommt, wenn man das große Netz nach oben zurückklappt oder entfernt (Abb. 6, 164). Im allgemeinen gehören die oben liegenden Darmschlingen, im Anschluß an die dort in der Tiefe befindliche Flexura duodenojejunalis, zum Jejunum, während die rechts unten und im kleinen Becken liegenden Darmschlingen zum Ileum gehören, entsprechend dem in der rechten Fossa iliaca an sie anschließenden Caecum. Eine scharfe Grenze zwischen Jejunum und Ileum läßt sich nicht ziehen, so daß diesen Namen kein anderer Wert als der einer ungefähren Ortsangabe innerhalb des Intestinum mesenteriale zukommt. Üblicherweise rechnet man die kranialen $^2/_5$ zum Jejunum, die caudalen $^3/_5$ zum Ileum. Ersteres hat KERCKRINGsche Falten und solitäre Lymphfollikel, letzteres ist frei von Falten und enthält aggregierte Follikel. Diese Merkmale gehen in einer großen Strecke des Darmes allmählich ineinander über.

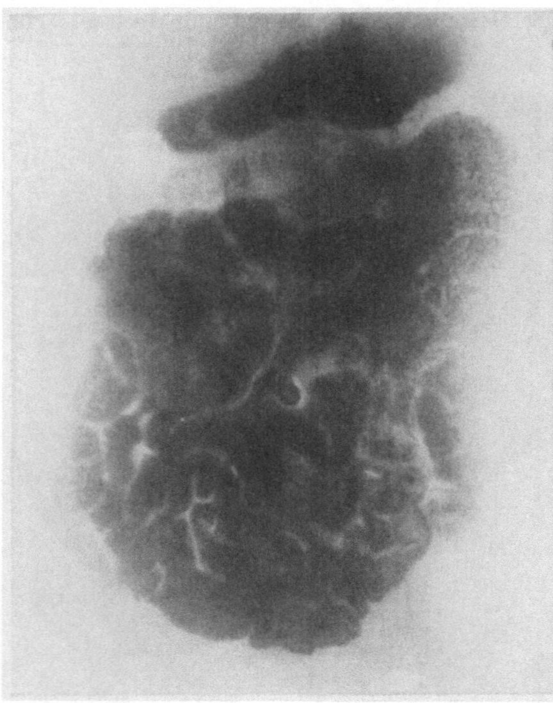

Abb. 164. Röntgenbild des Dünndarms vom Lebenden, Gesamtübersicht ohne Einzelheiten. Fernaufnahme in Bauchlage. Nur Magen und Dünndarm sind gefüllt, der Dickdarm nicht. Lage des Quercolons an der Aussparung zwischen Magen und Dünndarmkonvolut zu erkennen. Vgl. Abb. 6. [Aus Z. exper. Med., Bd. 66, 484 (1929).]

Jejunum und Ileum sind gleichmäßig von einer glatten Serosa überzogen, die in das Mesenterium übergeht. Letzteres ist an der hinteren Bauchwand mit seiner Radix in einer geraden Linie von nur 15—17 cm Länge angeheftet, welche links neben dem 2. Lendenwirbel beginnt und schräg über die Aorta, die Pars ascendens und horizontalis des Duodenum, über den rechten Harnleiter und den rechten Psoas bis in die rechte Fossa iliaca verläuft (Abb. 145). Hinter den genannten Organen, rechts von der Aorta liegt die Vena cava inferior, welche also auch überkreuzt wird, allerdings nicht unmittelbar. Die Anheftungslinie der Radix ist 20—30mal kürzer als die Anheftungslinie des Gekröses am Darm. Infolgedessen ist das Mesenterium des Dünndarms in zahlreiche Falten gelegt, die um so tiefer werden, je mehr wir uns dem Darm nähern, aber gegen die Radix hin verstreichen. Da die Entfernung der Radix von einer gegenüberliegenden Stelle des Darms etwa 15 cm (auch 20—23 cm) beträgt, so hat jedes Stück des Darms innerhalb dieses Spielraumes die Möglichkeit, sich der hinteren Bauchwand zu nähern oder von ihr zu entfernen. Wird die Bauchhöhle beim Lebenden geöffnet, so ist die Peristaltik unter dem Reiz der Abkühlung u. a. sehr gesteigert: die Darmschlingen kriechen wie ein Haufen Würmer durcheinander. Aber auch innerhalb der geschlossenen Bauchhöhle können, wenn auch langsamer und weniger ausgeprägt, beträchtliche Verlagerungen vorkommen. Man kann sie zuweilen durch die Bauchdecken wahrnehmen.

Die Tunica serosa des Jejunum, besonders aber des Ileum weist einen charakteristischen Bau auf. Unter dem Mesothel folgt eine Lage Bindegewebe in 4 Schichten: ein dünnes Stratum fibrillare aus feinsten kollagenen Fasern, ein Stratum elasticum mit zirkulären elastischen Fasern, ein Stratum fibrosum aus dicken kollagenen Bündeln mit wenigen elastischen Fasern, und eine elastische Grundschicht mit dicken längsgerichteten elastischen Fasern. Die Fasern des Stratum fibrosum laufen vom Mesenterialansatz aus zunächst zirkulär und biegen allmählich in die Längsrichtung um. Diese Längsrichtung ist am freien Umfang dem Mesenterialansatz gegenüber erreicht. Hier bilden die Bündel zusammen mit den verstärkten des Stratum fibrillare einen Längsstreifen, der am frischen Darm weißlich glänzt: *Taenia fibrosa ilei.* Auch die Fasern der elastischen Grundschicht sind hier vermehrt. Nach dem Jejunum hin nimmt die Taenia fibrosa ganz allmählich an Stärke ab und hört im oberen Abschnitt des Jejunum ganz auf.

Über den feineren Bau der Dünndarmwand siehe die früheren allgemeinen Ausführungen über KERCKRINGsche Falten, Zotten, Drüsen und Follikel (S. 264ff.).

Diverticulum ilei (Meckeli) Bei etwas mehr als 2% aller Menschen bleibt ein Rest des Ductus omphaloentericus (Abb. 5, 138) zeitlebens erhalten. Man findet dann in der unteren Partie des Ileum, etwa 1 m vom Caecum entfernt, gegenüber dem Ansatz des Gekröses einen blind endigenden Anhang, dessen lichte Weite derjenigen des Ileum an der betreffenden Stelle entsprechen kann, *Diverticulum ilei,* MECKEL*sches Divertikel.* Es pflegt etwa 5 cm lang und vom Nabel getrennt zu sein. Bleibt ein fadenförmiger Strang erhalten, der zum Nabel zieht, so kann er zum Ausgang einer Darmstrangulation werden. In seltenen Fällen ist ein akzessorisches Pankreas im MECKELschen Divertikel gefunden worden.

BAUHINsche Klappe. Der Dünndarm mündet in die mediale Seitenwand des Dickdarmes ein, nicht in seinen Anfang (Abb. 165). Infolgedessen ragt letzterer als ein Blindsack über die Dünndarmmündung hinaus, ähnlich wie der Fornix des Magens über die Kardia. Nur ist der Blindsack des Dickdarmes, *Caecum,* beim stehenden Menschen abwärts gerichtet, er liegt in der rechten Fossa iliaca (beim Magen ist er aufwärts gerichtet, deshalb Fornix genannt). Das Ileum ist so in die Dickdarmwand eingestülpt, daß man im Inneren des Darmes sein Ende als zwei horizontal stehende Falten oder Lippen vorspringen sieht, welche eine schmale Spalte zwischen sich fassen, *Valvula coli,* BAUHIN*sche Klappe* (Abb. 165c u. d). Die beiden Lippen laufen vorn und hinten von dem Spalt in eine gemeinsame Falte aus, *Frenulum anterius et posterius.* Beim Lebenden ist das Ileum an der Einmündungsstelle kontrahiert wie der Pylorus. Daher ist die Form beim Lebenden, bei dem sie gelegentlich eines künstlichen Afters von außen beobachtet werden kann, anders: die Erhebung gegen das Dickdarmlumen zu ist kegelförmig und die Öffnung von radiär angeordneten Falten umgeben; Frenula sind nicht zu sehen. Die Schichten der Wandung des Ileum setzen sich in die invaginierte Partie fort, außer der Serosa, welche vorn auf die Dickdarmwand, hinten in den Bauchfellüberzug der Bauchwand übergeht. Besonders die Ringmuskelschicht ist stark entwickelt. Sie schließt gewöhnlich die Ausgangspforte des Dünndarms und läßt nur periodisch Chymus in den Dickdarm eintreten. Ein Rücktritt von Dickdarminhalt in den Dünndarm ist unter normalen Verhältnissen nicht möglich. Steigt der Druck im Caecum, so wird der Ringmuskel der Klappe nur um so stärker kontrahiert, außerdem werden die Lippen aufeinandergepreßt. Die Längsmuskulatur geht zum Teil in die Klappe über und ist dort mit der Ringmuskulatur verflochten, zum Teil breitet sie sich auf der Dickdarmwand aus; durch ihre Anordnung ist die BAUHINsche Klappe so fest in die Dickdarmwand eingelassen, daß sie nicht durch Überdruck vom Inhalt des letzteren aus retroinvaginiert werden kann.

Nach neueren Tierversuchen kann der Verschluß der BAUHINschen Klappe auch durch psychisch bedingte Muskeltätigkeit reguliert werden, ähnlich dem Pförtner des Magens.

Blinddarm. Der *Blinddarm, Caecum,* wird von der Valvula coli ab gerechnet. Er ist durchschnittlich 7 cm lang, also der kürzeste Abschnitt des Dickdarms (Gesamtlänge 1,20—1,40 m). Seine Lage ist wechselnd. Gewöhnlich liegt er der hinteren Bauchwand in der Fossa iliaca so an, daß das Verwachsungsfeld sich nur wenig über die Ansatzlinie der Radix mesenterii hinaus caudalwärts erstreckt (Abb. 145). Er kann aber auch dicht unter der Leber liegen oder sogar in der linken Fossa iliaca, je nachdem, ob der Entwicklungsgang des Colon (Abb. 138) schon früher oder erst später als normal beendet worden ist. In letzterem Falle hat das Caecum ein freies Gekröse. Auch bei normaler Lage kann es ein kurzes Gekröse haben *(Caecum mobile).* Gewöhnlich ist sein blindes Ende vollständig von Serosa umkleidet, liegt also intraperitonaeal, da es eine Ausbuchtung der Seitenwand ist (Abb. 165b); das eigentliche Ende ist die Abgangsstelle der

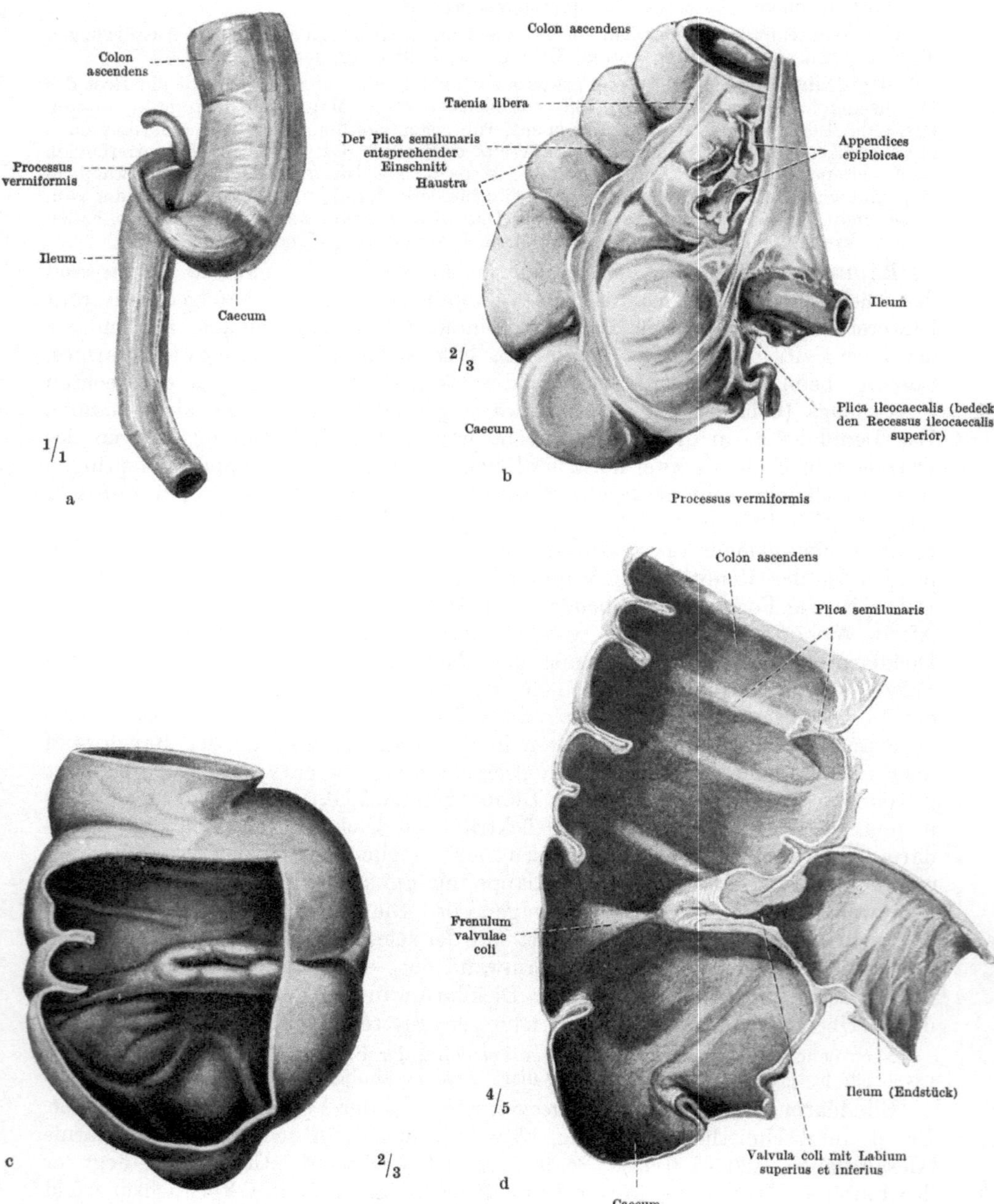

Abb. 165a—d. Blinddarm und Wurmfortsatz. a Kindliche Form, Dorsalansicht, konischer Übergang des Wurmfortsatzes in das Caecum. b Erwachsener. Ventralansicht. Wurmfortsatz gegen das Caecum scharf abgesetzt. c Caecum aufgeblasen und getrocknet, Fenster gegenüber der Valvula coli. d Längsschnitt durch das Ileumende und Caecum, in Chromsäure gehärteter Darm.

Appendix vermiformis (s. unten). Form und Lage wird bei normaler Befestigung sehr durch den Kontraktions- und Füllungszustand beeinflußt. Selten ist der

Blinddarm ganz leer. Füllt er sich, so wird besonders die laterale Wand gedehnt, bis sie sich der vorderen Bauchwand anschmiegt; man kann ihn infolgedessen durch Anpressen des Oberschenkels an die vordere Bauchwand entleeren. Das geblähte Caecum rückt über den Wurmfortsatz hinweg, er selbst bleibt annähernd am gleichen Ort liegen und befindet sich nun an der medialen hinteren Fläche des Blinddarms; dieser füllt schließlich die ganze Fossa iliaca aus. Wie sich bei Einblasen von Luft durch den After zeigt, dehnt sich der Blinddarm am leichtesten, denn seine Wandung ist die dünnste im ganzen Dickdarm.

Die Ringmuskulatur des Blinddarms ist eine geschlossene gleichmäßige Schicht, die Längsmuskulatur hat wie überall im Dickdarm drei streifenförmige Verdickungen, *Tänien.* Sie konvergieren nach dem Ansatz des Wurmfortsatzes hin, nicht nach dem blinden Ende des Caecum selbst (Abb. 165b). Zwischen den Tänien ist die Längsmuskulatur auf wenige dünne Muskelzüge beschränkt.

Wurmfortsatz. Der Verlauf der Tänien und die Lage des Wurmfortsatzes beim Fetus und Kind beweisen, daß die ursprüngliche Fortsetzung des jetzigen Blinddarms im Wurmfortsatz lag (Abb. 165a). Letzterer, *Appendix vermiformis* genannt, ist ein rudimentäres Stück Darm, das nach medial hinten gerückt ist, weil das hintere Stück Blinddarmwand zwischen ihm und der Valvula coli im Wachstum zurückblieb, das gegenüberliegende Wandstück dagegen die Hauptausdehnung übernahm. Ist das letztere beim Erwachsenen extrem kontrahiert, so kann der Längenunterschied verwischt sein; scheinbar ist dann der kindliche Zustand (wie in Abb. 165a) beim Erwachsenen noch erhalten. Bei den Vögeln und Säugern ist regelmäßig ein wohlentwickelter Blinddarm vorhanden, nur bei einigen, darunter den höheren Affen und dem Menschen, ist er zum bloßen Anhängsel geworden, das aber als lymphatisches Organ funktioniert (vgl. S. 271).

Die eigentliche Aufgabe als Darm, die beim Menschen verlorengegangen ist, ist am weitesten fortentwickelt bei körnerfressenden Vögeln und Säugern. Beim Pferde z. B. ist er über 60 cm lang und faßt an Inhalt 50 Liter (der Magen durchschnittlich 5 Liter, das übrige Colon 120 Liter). Bei Vögeln ist er paarig. Der langsamen Aufschließung und Verdauung der cellulosereichen pflanzlichen Nahrung kommt dies zugute.

Dem Wurmfortsatz entspricht der McBurneysche bzw. Lanzsche Punkt (Bd. I, S. 157); er liegt oft hinter dem Caecum versteckt. Die Ileocaecalregion ist meistens so an der hinteren Bauchwand fixiert, daß die Wurzel des Wurmfortsatzes mitgefaßt ist. Ist der ganze Wurmfortsatz beim Embryo zur Zeit, wo das Colon mit der hinteren Bauchwand verwächst, nach aufwärts emporgeschlagen, so wird er gleichsam retroperitonaeal gefangen. Immer zeigt die vordere freie Tänie den Weg zu ihm. Hängt er in das kleine Becken hinab, so ist sein Gekröse am besten ausgebildet. Es heißt *Mesenteriolum.* Die Größe schwankt auch mit der Größe des Wurmfortsatzes selbst, die zwischen 2—19 cm betragen kann (am häufigsten beträgt die Länge etwa 10 cm, die Dicke 6 mm; in extrem seltenen Fällen fehlt er ganz oder wird bis 25 cm lang). Das Lumen kann gelegentlich ganz fehlen (3—4% der Fälle); häufiger ist es nur streckenweise zurückgebildet, besonders bei alten Leuten, selten bei Kindern, möglicherweise eine Folge abgelaufener Entzündungen. Auch eine sichelförmige Klappe der Schleimhaut an der Mündung in den Blinddarm kommt vor. Die Muskellängsschicht zerfällt nicht in Tänien, sondern ist gleichmäßig ausgebildet. Das ganze Organ ist von Serosa überzogen.

Bei Entzündungen des Wurmfortsatzes, der sog. Blinddarmentzündung (Appendicitis) wird der Schmerz häufig an der unrichtigen Stelle lokalisiert: viele Menschen neigen dazu, Blinddarmschmerzen in die Magengegend zu verlegen. Der Arzt darf sich dadurch nicht irreleiten lassen, sondern muß alle objektiven Symptome aufs sorgfältigste zu Rate ziehen (z. B. Bauchsperre, Bd. I, S. 146). Abnorme Lage des Caecum an der Leber (in der Nähe der Gallenblase) oder in der linken Körperhälfte kann große diagnostische Schwierigkeiten machen und zu Fehldiagnosen führen.

Gefäße. Die *Blutzufuhr der Ileocaecalgegend* ist wegen der häufigen Entzündungen besonders studiert worden. Man unterscheidet eine A. ileocaecalis anterior und posterior und eine A. appendicis vermiformis (s. appendicularis). Die beiden ersteren breiten sich mit zahlreichen Ästen vorn und hinten auf dem Ende des Ileum und des ganzen Blinddarms aus; die letztere verläuft im Mesenteriolum des Wurmfortsatzes und kann auf ihrem Wege hinter dem Ileum her durch stagnierenden Inhalt zugequetscht werden. Ob damit die Neigung des Organs zu nekrotisierenden Entzündungen in Beziehung steht, ist fraglich.

Der *Lymphstrom* aus den üblichen Netzen der Darmwand der Ileocaecalgegend wird Lymphknoten dicht neben dem Blinddarm zugeleitet; diese stehen mit den oberhalb gelegenen Lymphknoten in der Gegend der A. coeliaca und der Lendengegend in Verbindung, aber auch nach unten mit Lymphknoten der Fossa iliaca und bei der Frau mit Lymphgefäßen des rechten Eierstocks. Über die Lymphfollikel siehe S. 272.

Colon. Das Colon folgt der seitlichen Bauchwand in seinem auf- und absteigenden Schenkel, *Colon ascendens* und *Colon descendens*; der beide verbindende Schenkel, *Colon transversum*, ist girlandenartig an beiden Flexuren aufgehängt (Abb. 6). Der Name *Quercolon (C. transversum)* ist irreführend; die Lage dieses Teiles wechselt sehr, sie ist abhängig von der Füllung des Magens, dessen großer Curvatur das Colon transversum folgt, und von der Füllung und Dehnung des Darms an dieser Stelle einerseits und seiner Leerung und Verkürzung andererseits. Im ersteren Fall sinkt die Girlande vor dem Dünndarmkonvolut stärker abwärts, eventuell bis in das kleine Becken, im letzteren Fall ist sie straffer gespannt (Abb. 160b). Geradlinig quer ist die Lage und Richtung des „Quer“colon in Wirklichkeit nie.

Am Ende des Colon descendens legt sich das Colon in eine Schleife von sehr verschiedener Länge und Form, *Colon sigmoideum* (man nennt es auch wegen einer häufig vorkommenden Form *S romanum*). Die übrigen Teile verlaufen in der Regel ziemlich geradlinig.

Ist der Dickdarm durch Kot oder Gas stark gebläht, so ist infolge seiner Lage der Bauch seitlich erweitert, während Überfüllung des Dünndarms die Nabelgegnd besonders vortreibt.

Die Einteilung geht mit Verschiedenheiten in der Lage zum Bauchfell Hand in Hand. Das Quercolon und S romanum haben ein Mesocolon und können deshalb ihre Lage am stärksten verändern. Beim auf- und absteigenden Schenkel, welche kein freies Gekröse haben (Abb. 194), ist ein Lagewechsel nicht ausgeschlossen, aber doch sehr viel enger begrenzt; in abnormen Fällen, in welchen die Verwachsung mit der hinteren Bauchwand beim Fetus inkomplett vollzogen ist, bleibt das Colon an der betreffenden Stelle frei beweglich, besonders häufig der Anfang des aufsteigenden Colon *(Caecum mobile)*. Die Unterschiede sind rein graduell.

Bei völlig erschlaffter Muskulatur (Leiche) ist der Querschnitt des Dickdarmes beträchtlich größer als der des Dünndarmes (5—8 gegen 2—3 cm). Im Leben ist das Kaliber je nach dem Muskeltonus und der Füllung sehr wechselnd. Ein leerer „Dick“darm kann dünner als der „Dünn“darm sein. Durch starke Füllung mit Kot oder Gasen, besonders bei der Leiche, wird der Dickdarm überdehnt; er nimmt dann übermäßige Kaliber an. Beim Lebenden entwickeln sich bei chronischen Verstopfungen, bei Geisteskranken, welche Fremdkörper durch den After hinaufschieben u. dgl., manchmal erstaunliche Kaliber, *Megacolon*. Dies kann bei Kindern angeboren vorkommen (HIRSCHSPRUNGsche Krankheit).

Tänien. Im *Bau der Darmwand* weist das Colon (und ebenso der Blinddarm, also der größte Teil des Dickdarmes) gegenüber dem Dünndarm vier Unterscheidungsmerkmale auf, die in situ zu den Verschiedenheiten in der Lage und dem Kaliber hinzukommen, aber auch für sich allein jedes herausgenommene Stück Darm zu identifizieren gestatten: die *Taeniae*, *Plicae semilunares*, *Haustra* und *Appendices epiploicae*.

Man unterscheidet drei *Tänien*, die am Colon ascendens und descendens so liegen, daß eine vorn durch die Serosa hindurchschimmert, *Taenia libera* (Abb. 165b u. Abb. 6), die beiden anderen auf der mit der hinteren Bauchwand verwachsenen Strecke des Colon versteckt liegen. Im Quercolon entspricht die eine von ihnen der Anheftungslinie des Mesocolon. *Taenia mesocolica*, die andere derjenigen des großen Netzes, *Taenia omentalis*. Die Muskulatur der Längsschicht ist, wie früher beschrieben, innerhalb der drei Tänien, von denen jede etwa 1 cm breit ist, besonders stark entwickelt; in den Zwischenräumen fehlt sie nicht ganz, ist aber nur als dünne Schicht vorhanden. Die Ringschicht ist dünner als im Dünndarm. Die drei Tänien überwiegen, sobald die Ringschicht erschlafft, und wirken durch ihren Tonus wie elastische Bänder, die den Darm automatisch verkürzen. Die übrige Darmwand muß sich unter ihrer Wirkung in Falten legen wie ein Segel, das gerefft wird.

Plicae semilunares. Haustra. Die *Plicae semilunares* und *Haustra* sind Folgen des eben beschriebenen Verhaltens der Längsmuskulatur. Ist diese tonisch oder kontraktorisch verkürzt, so buchtet sich der Dickdarm nach innen und außen vor; die nach der Lichtung vorspringenden, halbmondförmigen, quergestellten Falten heißen *Plicae semilunares*, die nach außen buckelförmig vorgebauschten Wandstrecken heißen *Haustra* („Poschen" der Veterinäranatomie). Bei vollständiger Kontraktion der Ring- und Längsmuskulatur verschwinden die Plicae und Haustra. Letztere sind voneinander durch tiefe Einschnitte getrennt, dem Gegenrelief der Plicae (Abb. 165b). Die Darmwand ist eben im ganzen gefaltet, nicht wie im Dünndarm, wo nur die Schleimhaut zu den KERCKRINGschen Falten erhoben ist. Beide sind also strukturell nicht miteinander vergleichbar. Im Dünndarm sind die Falten dauernd vorhanden, im Dickdarm bilden sie sich im Leben nur dann, wenn die Ringmuskulatur sich an den Stellen der Plicae zusammenzieht und dazwischen erschlafft; in diesem Augenblick erzeugen die drei Tänien automatisch das typische Dickdarmbild, welches beim kontrastbreigefüllten Darm auf dem Röntgenschirm scharf hervortritt. Man sieht dabei, wie eine Plica verschwindet und ein Haustrum an ihre Stelle tritt. Dadurch, daß sich dieser Vorgang nach Art einer peristaltischen Welle analwärts fortsetzt, ergibt sich das Bild des „Haustrenfließens". Folgen die Kontraktionsringe nicht regelmäßig von proximal nach distal aufeinander, sondern treten sie bald hier, bald da auf, so wird der Dickdarminhalt bloß durchgeknetet, anderenfalls wird er analwärts fortbewegt.

Während der flüssige Speisebrei im Dünndarm durch die Peristaltik schnell vorwärts getrieben wird, stagniert er im Colon, zunächst im Colon ascendens, von wo er nach einiger Zeit durch eine „große Colonbewegung" in das Colon transversum und den Anfang des Colon descendens befördert wird, von da auf gleiche Art bis zum Colon sigmoideum und Rectum. Von der Verweildauer im Colon hängt der Grad der Eindickung zum Kot ab. Die krankhaften Extreme sind das Fehlen der Eindickung (Diarrhoe) und die Wasserentziehung bis zu Steinhärte (chronische Obstipation).

Bei Tieren nimmt der Dickdarminhalt eine bestimmte, der Form der Haustren entsprechende Gestalt an, die für die betreffende Art ganz typisch ist („Losung"). Vielfach bilden sich die Kotballen jedoch erst in einem nicht haustrierten Endteil des Dickdarms. Bei ausgestorbenen Tierformen ist die Bauart des Darms nach den fossilen Kotresten rekonstruierbar (*Koprolithen* der Ichthyosaurier). Bei Durchfall ist keine Form möglich. Der flüssige Kot der Kuh nimmt nie eine bestimmte Form an.

Appendices epiploicae. Die *Appendices epiploicae* (Abb. 151, 165) sind lappenförmige Ausstülpungen der Serosa, die beim Fetus bereits vorhanden, aber fettleer sind, beim Erwachsenen in der Regel Fetteinschlüsse enthalten. Bei fetten Menschen können sie Walnußgröße erreichen. In erster Linie sind sie wohl Resorptionsorgane wie die Fettläppchen des Omentum maius. Die Appendices stehen in zwei Reihen, die eine an der vorderen, die andere an der medialen Seite des Colon; am Quercolon kommt nur eine Reihe vor.

Flexurae coli. Der Übergang des aufsteigenden Colonschenkels in das Quercolon ist spitz-, recht- oder stumpfwinklig, der des Quercolon in den absteigenden Colonschenkel gewöhnlich spitzwinklig (Abb. 160b). Man nennt die beiden Biegungen *Flexura coli dextra et sinistra.* Die rechte (auch *Flexura hepatica* genannt) liegt der Leber an und erzeugt am rechten Leberlappen die Impressio colica (Abb. 173), die Hinterwand entspricht dem unteren Pol der rechten Niere und der Pars descendens des Duodenum (Abb. 145). Von hier aus geht das Quercolon anfangs stark nach vorn auf die vordere Bauchwand zu, ehe es nach der linken Körperseite zu abbiegt. Der Bereich der rechten Flexur ist daher recht groß. Die linke Flexur liegt tief im linken Hypochondrium, am häufigsten zwischen der großen Curvatur und dem unteren Milzpol (daher auch *Flexura lienalis* genannt). Sie steht stets höher als die rechte. Das distale Ende des Quercolon steigt hinter dem Magen häufig über die Flexur hinaus bis zur Zwerchfellkuppel auf, biegt dort scharf um und täuscht eine Flexura lienalis vor, die aber auch dann durch eine leichte Biegung an der Stelle des Lig. phrenicocolicum (Abb. 145, 150) kenntlich ist. Die echte oder falsche linke Flexur ist ein scharfer Knick und daher viel deutlicher als die rechte.

Das *Ligamentum phrenicocolicum* ist eine Bauchfellfalte, die von der Konvexität der Flexura coli sinistra nach lateral zur Bauchwand zieht, die hier von der Pars costalis des Zwerchfells gebildet wird. Sie ist ein Teil des Omentum maius und entsteht dadurch, daß die Verschmelzung der hinteren Wand des Netzbeutels mit dem Mesocolon transversum (S. 257) über die Umbiegung des Colon transversum in das Colon descendens hinaus bis zur lateralen Bauchwand fortgesetzt wird. Zusammen mit der Bauchwand bildet das Lig. phrenicocolicum eine mehr oder minder tiefe Nische, in die sich der untere Pol der Milz einlagern kann (Abb. 150).

Da das Mesenterium mit der nach oben anschließenden Flexura duodenojejunalis wie eine Art Scheidewand von seiner Wurzel an der hinteren Bauchwand aus schräg nach vorn links vorspringt, befinden sich rechts und links davon gesonderte Räume, welche lateral vom auf- bzw. absteigenden Colon begrenzt werden, kranialwärts bis an das Mesocolon transversum bzw. die beiden Colonflexuren heranreichen und dort abgeschlossen sind: die *Colonnischen* (Abb. 145). In der rechten liegt die Pars descendens und Pars inferior duodeni, der untere Pol der rechten Niere, der rechte Ureter und die Wurzel der Vena mesenterica superior. In die linke Colonnische ragen hinein der untere Teil der linken Niere in wechselnder Ausdehnung und der linke Ureter, nach oben ist sie vom Pankreas begrenzt. Die rechte Colonnische ist geräumiger als die linke; letztere ist tiefer und ragt entsprechend der Lage der linken Colonflexur weiter kranialwärts. Beide öffnen sich caudalwärts, die rechte genau nach unten, die linke nach unten und rechts.

Man bekommt die Colonnischen erst zu Gesicht, wenn man das große Netz mit dem Quercolon nach oben zurückschlägt und die in die Nischen eingelagerten Jejunumschlingen herausnimmt. Sie sind treffliche Orientierungsmittel für die an der hinteren Bauchwand liegenden oben genannten Organe.

Trotz der relativ stabilen Lage sind doch Verschiebungen der Flexuren nach unten bei demselben Individuum in verschiedenen Körperlagen auf dem Röntgenschirm zu beobachten. Normal ist, daß eine der Schwere folgende variable Einstellung jederzeit möglich ist. Die Lage der linken Flexur ist verhältnismäßig fest, vergleiche aber das oben Gesagte. Die rechte hat kein laterales Halteband wie das Ligamentum phrenicocolicum links; sie ist deshalb viel verschieblicher. Oft ist sie durch das *Ligamentum hepatocystocolicum* mit der Gallenblase verbunden (S. 257).

Werden Darmgase durch die Stellung des Körpers oder durch die Kleidung in der linken Flexur festgehalten, so entstehen leicht Schmerzen („Seitenstechen"), welche nach Behebung des Hindernisses verschwinden.

Während die gekröselosen Abschnitte und besonders die Flexuren relativ konstante Lage haben, sind die mit einem Mesocolon versehenen Abschnitte viel beweglicher. Je nach seiner Füllung und seinem Kontraktionszustande kann das *Quercolon* zu einer oder zwei Schleifen ausgezogen sein, die V- oder W-förmig vor den Dünndarmschlingen bis zum Nabel oder tiefer herabhängen, ja bis in einen Bruchsack hineingelangen. Das Quercolon kann auch so geknickt sein, daß es eine nach rechts abwärts gerichtete Schlinge bildet, welche zur Gallenblase zurückkehrt und erst dann endgültig die Wendung nach links zur Milz hin nimmt (bei Halbaffen regelmäßig vorkommend, daher *Prosimierschlinge*). Der absteigende Teil dieser Schlinge liegt vor dem Colon ascendens. Eine Schlinge des Quercolon kann in dem gewöhnlich ganz schmalen Spalt zwischen Leber und vorderer Bauchwand bzw. Zwerchfell liegen.

Das *Colon sigmoideum* ist mit seinem Mesocolon (Mesosigmoideum) in einer zweigezackten Linie in der linken Fossa iliaca befestigt (Abb. 145). Das Gekröse ist an der längsten Stelle etwa 9 cm lang, erlaubt also fast die gleiche Beweglichkeit wie beim Quercolon. Mit dem griechischen Sigma (Σ) hat das Colon sigmoideum keine Ähnlichkeit, eher mit dem lateinischen S, aber auch höchstens mit einem spiegelbildlichen. Seine Biegungen liegen entweder vor den Dünndarmschlingen oder hinter diesen und von ihnen bedeckt. Je nach dem Füllungszustand des Colon sigmoideum selbst oder der benachbarten Darmabschnitte und Beckenorgane (Blase, Mastdarm) kann der äußerste Pol der Schleife im kleinen Becken, links oder rechts in der Bauchhöhle, ja sogar in der Lebergegend gefunden werden. Den Auftrieb nach oben bewirken nicht selten große, in ihm gesammelte Gasmengen.

Über den Recessus intersigmoideus siehe S. 258.

Mastdarm. Der *Mastdarm, Enddarm, Rectum,* schließt ohne scharfe Grenze an das Colon sigmoideum an. Er liegt vor dem Kreuzbein und Steißbein und folgt deren Krümmung, ist also nach hinten konvex gebogen (Abb. 147, 226, 241, 286). Dieser Teil heißt *Pars pelvina,* die Krümmung *Flexura sacralis.* Der anschließende kleinere Teil liegt bereits innerhalb des Dammes, durchbohrt ihn schräg in der Richtung von oben vorn nach unten hinten und ist also gerade entgegengesetzt gekrümmt wie die Flexura sacralis. Man nennt ihn *Pars perinealis (analis)* und die Biegung mit nach hinten gerichteter Konkavität: *Flexura perinealis.* Außer den beiden Biegungen in der Medianebene ist der Mastdarm sehr oft auch seitlich ausgebogen (in der Frontalebene, Abb. 145). Je nach der Größe dieser Biegungen ist die Länge recht verschieden; sie schwankt zwischen 15—19 cm. Er ist nur vorn und seitlich vom Bauchfell überzogen, die Hinterfläche liegt größtenteils dem Knochen an und ist durch lockeres Bindegewebe an ihm befestigt (Abb. 241). Wegen seiner retroperitonaealen Lage kann man, ohne die Bauchhöhle zu eröffnen, durch Resektion des Kreuzbeins von hinten an den Mastdarm herankommen, etwa um eine Geschwulst zu entfernen. Das Bauchfell verläßt am 3. Kreuzwirbel die hintere Beckenwand (Abb. 226) und steigt schräg abwärts, um an der Vorderwand des Mastdarms den tiefsten Punkt der Bauchhöhle überhaupt zu erreichen (beim Manne in der *Excavatio rectovesicalis,* bei der Frau in der *Excavatio rectouterina,* Abb. 286). Infolgedessen liegen auch zu beiden Seiten des Mastdarms Taschen des Bauchfells, deren Boden schräg nach vorn abfällt, die *Fossae* s. *Recessus pararectales* (Abb. 166). Sie geben so viel Spielraum, daß sich das Rectum, wenn es sich kurz vor der Defäkation mit Kot füllt, in der Beckenhöhle hinreichend ausdehnen kann, ohne in Konflikt mit den knöchernen Wandungen zu geraten. Die in der Beckenhöhle befindlichen Darmschlingen, in erster Linie das Colon sigmoideum und Ileumschlingen, weichen entsprechend aus und verlassen das kleine Becken. Tritt Kot in den Mastdarm ein, so sammelt er sich in dem Abschnitt oberhalb der Pars perinealis an. Dieser Teil des Rectum ist stärker erweiterungsfähig, deshalb nennt man ihn auch *Ampulla recti.* Die Pars perinealis ist stets leer; sie wird nur während des Stuhlabganges gerade so lange geöffnet, bis die Kotsäule durchgetreten.

Die Wand des Mastdarms ist vom übrigen Dickdarm (außer dem Wurmfortsatz) dadurch unterschieden, daß die äußere Schicht der Muscularis aus einer kontinuierlichen Lage von Längsmuskeln besteht. Die Tänien des Colon sigmoideum, welche bereits verbreitert sind gegen die des übrigen Colon, vereinigen sich am Beginn des Mastdarms, Zwischenräume sind nicht mehr zwischen ihnen zu bemerken, die Haustra und Plicae semilunares fallen weg. Dagegen bildet die Schleimhaut einige Falten, welche zum Teil ähnlich den KERCKRINGschen Falten des Dünndarms quer stehen und unverstreichbar sind, weil die Muscularis nicht mit eingefaltet ist, *Plicae transversales recti* (Abb. 166). Die Ringschicht pflegt innerhalb der Querfalten verdickt zu sein, die Längsschicht streicht unverändert über die Stelle, an der sie liegen, hinweg. Von außen kann man sie nur an den seitlichen Biegungen des Mastdarms bemerken, denen sie entsprechen. Nach der Lichtung zu ist der Vorsprung unter Umständen so groß, daß ein Hindernis für die Einführung eines Irrigators u. dgl. entstehen kann. Der Finger des Untersuchers kann vom After aus gerade bis dahin vordringen (KOHLRAUSCHsche Falte, s. unten). Wird der Mastdarm mit Kot gefüllt

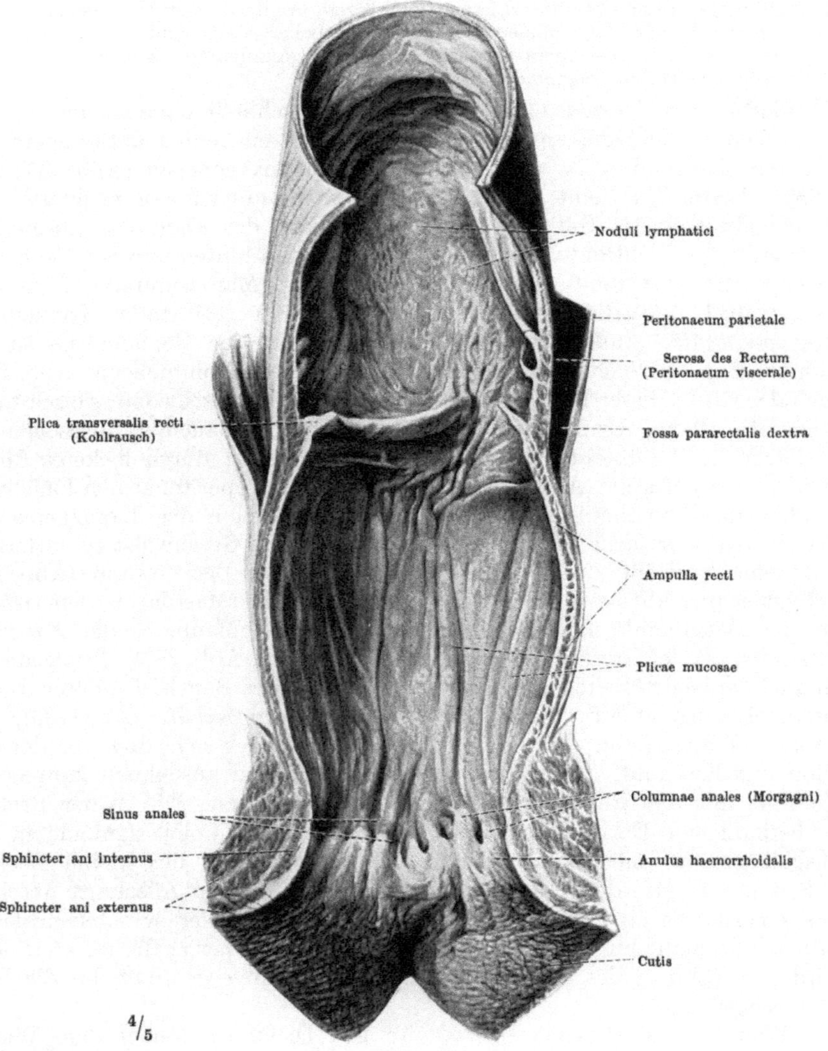

Abb. 166. Mastdarm, von hinten aufgeschnitten.

und dilatiert, so wird die Sperre automatisch beseitigt, indem die stationären Falten kulissenartig auseinander rücken; die übrigen, beim leeren Mastdarm zahlreichen Längs- und Querfalten sind beim geblähten Rectum verstrichen.

Der *Name Intestinum rectum*, der gerade verlaufende Darm, ist für den in der frontalen wie sagittalen Ebene gebogenen Mastdarm des Menschen ganz unzutreffend. Er ist von den Säugetieren übernommen, bei denen der Enddarm wirklich gerade verläuft. Wie die kyphotische Krümmung des Os sacrum so hängen auch die Biegungen des „Rectum" beim Menschen mit dem aufrechten Gange zusammen. Beim Neugeborenen verläuft es noch fast gerade.

After. Der *After, Anus*, ist eine durch Muskeln verschlossene Öffnung, durch die der Darm nach außen mündet (Abb. 263, 289). Die Grenzlinie zwischen äußerer Haut mit dem mehrschichtigen Plattenepithel und der eigentlichen Darmschleimhaut mit einschichtigem Cylinderepithel ist gezackt und entspricht der Lage nach nicht der Afteröffnung, sondern liegt mit ihren Zackenspitzen 2 cm oberhalb (Abb. 166, hell). Man rechnet den ganzen Bezirk, welcher die Pars perinealis (analis) auskleidet, mit zur Mastdarmschleimhaut, obgleich er histologisch nur teilweise zur Schleimhaut gehört. Die in den Mastdarm vorspringenden Epidermiszacken überziehen Längsfalten der Schleimhaut, *Columnae anales* (*Morgagni*, 8—10 Stück), welche einem glatten Ring der Epidermis von 1 cm Breite, dem *Anulus haemorrhoidalis*, aufsitzen und von da aus etwa 1 cm hoch hinaufreichen. Die Falten enthalten venöse Knäuel in der Propria der Schleimhaut. In den Buchten zwischen den Falten bildet die Schleimhaut verschieden tiefe, mit Darmepithel ausgekleidete Krypten und Divertikel, *Sinus anales* (Drüsen s. S. 270). Außen von der Schleimhaut der Pars perinealis liegt ein Muskelring, in welchen dieser Darmteil eingelassen ist (Abb. 226, 260). Der Schleimhaut zunächst liegt glatte Muskulatur, die zur Ringschicht der Muscularis des Mastdarms gehört; diese verdickt sich allmählich an ihrem unteren Rande zum *Sphincter ani internus*. Um ihn herum und nicht ganz so hoch hinaufreichend formt die Dammuskulatur einen Ring aus quergestreiften Muskelfasern, Rectumschlinge des *Levator ani* und *Sphincter ani externus*. Die Muskelringe öffnen sich nur beim Kotlassen und beim Entweichen von Blähungen, gewöhnlich halten sie den After geschlossen.

Die *Gefäße* des Mastdarms gehören zum größten Teil zur Arteria bzw. Vena mesenterica inferior (A. u. V. haemorrhoidalis rectalis superior), zum Teil zur A. u. V. iliaca interna (A. u. V. haemorrhoidalis rectalis media oberhalb des Beckenbodens aus Iliaca interna unmittelbar u. A. u. V. haemorrhoidalis rectalis inferior unterhalb des Beckenbodens durch Vermittlung der A. und V. pudenda). Alle Arterien stehen durch Anastomosen miteinander in Verbindung. Das venöse Blut fließt infolge der vielen beteiligten, untereinander anastomosierenden Venen sowohl nach der Vena portae ab (via V. haemorrhoidalis superior) wie nach der Vena cava inferior (via V. haemorrhoidalis media et inferior); trotzdem kommt es leicht zu Stauungen, zu denen die Wirkung der Afterschließer auf die distalen Venenausbreitungen in der Schleimhaut Anlaßt gibt. Beim Erwachsenen pflegen die Venenstämmchen oberhalb des Anulus haemorrhoidalis geschlängelt zu sein, außerdem sind lacunäre Erweiterungen bis zu Erbengröße eingeschaltet, welche die MORGAGNIschen Falten der Schleimhaut stärker als gewöhnlich gegen das Lumen vorbuchten. Allmähliche Übergänge führen ins Krankhafte *(Hämorrhoidalknoten)*.

Über die Muskeln der Afteröffnung und die Beziehung des Mastdarms zu den Beckenorganen siehe Harn- und Geschlechtswerkzeuge und Damm.

Wird der erkrankte Mastdarm samt den Sphincteren operativ entfernt, so wird doch durch einen künstlichen After der Kot periodisch, nicht kontinuierlich entleert, ein Beweis dafür, daß die großen Colonbewegungen, besonders die Peristaltik des Colon sigmoideum, welche die Austreibung besorgen, periodenweise auftreten. Die Bauchpresse kann mithelfen. Der Darm an sich leistet das Wichtigste, doch wirken die quergestreiften Muskeln (Sphincter, Levator, Bauchwand und Zwerchfell) beim normalen Vorgang regulierend und fördernd mit.

Die Sphincteren des Afters lassen, wenn die Muskeln maximal erschlaffen, eine ganze, nicht zu große Hand hindurch; doch ist die Untersuchung per rectum auf diese Weise schwierig, weil die Hand zu sehr eingezwängt ist. Versagt der normale Halt des Rectum durch den Beckenboden, so kann es durch den erschlafften Sphincter vorfallen *(Prolapsus recti)*. Untersucht man digital (mit einem oder zwei Fingern), so gelangt man bis zu den *Plicae transversae* (Abb. 286). Häufig sind drei vorhanden, die obere und untere pflegen auf der linken Seitenwand, die mittlere auf der rechten Seitenwand zu beginnen. Die letztere ist meist am größten (KOHLRAUSCHsche Falte, Abb. 166). In ihrer Basis ist die Ringmuskulatur besonders verdickt: *Sphincter ani tertius*, NÉLATONscher Muskel. Bis zur Höhe dieser Falten pflegt die Bauchhöhle herabzureichen (DOUGLASscher Raum, Excavatio rectovesicalis bzw. rectouterina). Unterhalb dieses Niveaus liegt auch die Vorderwand des Rectum retroperitoneal. Die Entfernung vom After beträgt 7,5 cm, ist also mit dem eingeführten Zeigefinger bequem erreichbar. Die Prostata und Blase beim Mann, die Scheide und die Portio vaginalis uteri bei der Frau sind auf dieser Strecke unmittelbar vom Mastdarm aus abzutasten

(Abb. 147, 241) und auch bei Rupturen oder sonstigen Durchbrüchen zugänglich, ohne daß die Bauchhöhle geöffnet wird. Pathologische Flüssigkeitsansammlungen in der Bauchhöhle senken sich in den DOUGLASschen Raum als den in aufrechter Haltung und in Rückenlage tiefsten Punkt und sind von der vorderen Mastdarmwand zu tasten und gegebenenfalls zu entleeren.

Kot. Der *Kot, Faeces*, ist eine Mischung aus Resten der Nahrung, aus Excreten der Darmwand in die Darmlichtung hinein, aus abgestoßenen Epithelien und aus Bakterien, welche im Darm ein parasitisches Leben führen oder symbiontisch mit den Zellen der Darmwand arbeiten. Ein Viertel bis ein Drittel der normalen Kotmasse besteht aus Bakterien.

Der Kot ist seiner Struktur nach eine im wesentlichen homogene Masse, solange der Darm gesund ist. Man wird dies gewahr, wenn man eine kleine Menge mit Wasser verreibt und mit bloßem Auge betrachtet. Einige wenige kleine Pünktchen, welche kleiner als die Größe eines Stecknadelkopfes sind, rühren in der Regel von Spelzresten aus der Nahrung her. Sind solche Pünktchen sehr zahlreich oder größer als angegeben, so haben sie eine andere Herkunft, die von Fall zu Fall zu bestimmen, aber immer anormal ist. Eine volle Einsicht in die morphologische Zusammensetzung des normalen Kotes gibt erst das Mikroskop. Beim Menschen finden sich nach Fleischkost regelmäßig Reste von quergestreiften *Muskelfasern*, die allerdings oft ihre Querstreifung verloren haben und deren Ränder durch den Verdauungsakt abgerundet sind. *Bindegewebe* aus roh genossenem Fleisch kann wie ein Schleier den ganzen Kot durchziehen. *Schleim* fehlt im normalen Kot; der im Dünndarm reichlich vorhandene Schleim wird von der Darmwand restlos resorbiert. Doch ist er ein häufiges Zeichen von Katarrhen, besonders im Dickdarm. *Cellulosereste* von Obst, Blatt- und Wurzelgemüsen, Getreide u. a. sind ein regelmäßiges, häufiges Vorkommen. Sie können von Unerfahrenen mit Parasiteneiern verwechselt werden. *Fette* (Neutralfette oder Fettsäuren) kommen in Tropfenform, manchmal als kleine Seen vor und werden durch Färben besonders deutlich (Sudan). *Stärke* aus der Nahrung kommt in Resten vor, welche durch geeignete Reagenzien, z. B. Jod, nachgewiesen werden können. Durch die Einwirkung der Bakterien wird die Stärke vergoren; der Inhalt des Darms, der durch die konstante Temperatur des Warmblüters wie in einem Gärkessel verarbeitet wird, reagiert während dieses Prozesses sauer. Beim nicht darmgesunden Menschen ist der Kot häufig alkalisch, ein Anzeichen von Fäulnis, welche etwas ganz anderes ist als Gärung.

Die *Winde (Flatus)*, welche aus dem Darminhalt stammen und für sich entweichen können, bestehen aus Gemischen von verschluckter Luft, von im Darm freigewordener Kohlensäure und von anderen, durch die Tätigkeit der Bakterien entstandenen Gasen. Das Gas wirkt im Darm selbst anregend auf die Peristaltik. Der Überschuß wird durch die Darmwand hindurch in die Blutbahn aufgenommen und durch die Lunge ausgeatmet. Zu starke Ansammlungen, welche zu häufigem Abgang durch den After führen, sind nicht normal *(Flatulenz)*.

Die Kotuntersuchung beim Lebenden gibt einen Einblick in das normale oder krankhafte Verhalten der Darmwand, der großen Darmdrüsen und selbst des Magens. Da im Dickdarm hauptsächlich eine Eindickung des Darminhalts stattfindet, so läßt ein fertig verdauter Kot bei Stuhlbeschwerden darauf schließen, daß die krankhafte Ursache innerhalb des Dickdarms zu suchen ist, während nicht fertig verdaute Einschlüsse je nach ihrer Art auf oberhalb des Dickdarms gelegene Teile des Verdauungsweges weisen. Abnorme Beimischungen, z. B. Blut, sind besonders wichtig für den Arzt; sie können sicherer chemisch oder spektroskopisch als mikroskopisch nachgewiesen werden.

Neuere Versuche mit Sonden, welche den Dünndarminhalt von bestimmten Stellen zu untersuchen gestatten, haben meistens eine spezifische Dünndarmflora kennen gelehrt, die wichtig zu sein scheint. Galle und Pankreassaft töten die Bakterien nicht, wie man früher annahm. Im Magen und Dickdarm kannte man immer Bakterien. Im Kot sind wesentlich Dickdarmbakterien zu finden (z. B. das Bacterium coli) und sehr häufig Bakterien„leichen“.

Auf den Chemismus des Kots ist hier nicht einzugehen. Häufigkeit, Menge, Konsistenz und Farbe der Stuhlentleerungen sind für den normalen Menschen bei gleichmäßiger Lebensweise ziemlich konstant; Abweichungen spielen eine große Rolle für die Diagnose von manchen Krankheiten.

c) Die großen Darmdrüsen.

Entwicklung von Pankreas und Leber. Der Zwölffingerdarm ist seiner Form und Struktur nach besonders befähigt, den aus dem Magen in ihn eintretenden Speisebrei chemisch zu verändern und zu verdauen. Dazu tragen in hohem Grad zwei ihm angehörige Drüsen bei, die *Bauchspeicheldrüse (Pankreas)* und die *Leber (Hepar)*. Beide sind im ausgebildeten Zustand so groß, daß sie in der Darmwand, von der sie ausgegangen sind, nicht im entferntesten Platz finden, sondern ähnlich den großen Speicheldrüsen eigene Wege gegangen sind, um zu der jetzigen Größe heranwachsen zu können. Sie ziehen ihre Ausführgänge hinter sich her, ähnlich der Ohrspeicheldrüse; am ausgeprägtesten ist das beim Gallenausführgang der Leber. Die Einmündung bleibt an der Ausgangsstelle der Entwicklung im Zwölffingerdarm liegen und ist in der Norm für beide Drüsen zeitlebens gemeinsam (S. 280). Gewisse Struktureigentümlichkeiten des Pankreas legen ebenfalls den Vergleich mit den Speicheldrüsen nahe, was in dem deutschen Namen Bauch„speicheldrüse“ zum Ausdruck kommt; eine innere Verwandtschaft ist jedoch nicht damit gemeint, da beide Drüsenarten aus ganz verschiedenen Abschnitten des Verdauungskanals hervorgehen und also stets unter ganz verschiedenen Bedingungen gestanden haben und stehen.

Wir sehen im Pankreas und der Leber die eine Art der Darmzellen ungeheuer vermehrt, nämlich die sezernierenden Zellen, deren Tätigkeit nicht an die unmittelbare Berührung mit der Nahrung gebunden ist. Die resorbierenden Zellen können die nachbarliche Beziehung zum Speisebrei nicht entbehren. Sie sind auf die Epithelauskleidung des Darms beschränkt. Aber sie gewinnen an Raum, indem die wichtigsten Sekrete von Anhängen des Darms und nicht mehr wie bei den meisten Evertebraten von der Darmwand allein produziert werden. Auch ist die Anordnung so, daß Pankreas und Leber ihr Sekret ergießen, nachdem der Speisebrei gerade in den Darm eingetreten ist. Die Resorption erfolgt wesentlich in den folgenden Strecken.

Leber und Bauchspeicheldrüse lassen sich auf ein gemeinsames Drüsenfeld im späteren Zwölffingerdarm zurückverfolgen, welches die Lichtung schräg ringförmig umgibt. Der dorsale Teil des Feldes schnürt sich als gesonderte Anlage ab und wird zum *Pancreas dorsale*. Das ventrale Stück gliedert sich in verschiedene Teile. Eine unpaare mittlere Partie zerfällt in einen kranialen und caudalen Abschnitt: ersterer entwickelt sich zum Lebergang und zur Leber, letzterer zur Gallenblase (Abb. 5). Die beiden seitlichen Partien lassen zwei Pankreasanlagen aus sich hervorgehen, *Pancreas ventrale dextrum et sinistrum*. Die eine (×) geht bald zugrunde oder fehlt von vornherein, so beim Menschen. Die andere verbindet sich distal mit dem Pancreas dorsale (Abb. 167) und nimmt dessen Sekret mit auf. Behält das dorsale Pankreas seinen eigenen Ausführgang, so gibt es im ganzen zwei Öffnungen für den Austritt des Pankreassaftes im Zwölffingerdarm (*Papilla duodeni major et minor*, S. 280); gewöhnlich wird jedoch die Mündung der dorsalen Anlage verschlossen, ihr Sekret wird rückläufig und fließt durch den Ausführgang der ventralen Anlage aus der Papilla duodeni major ab, *Ductus pancreaticus (maior) Wirsungi* (Abb. 168). Der Fachname *Ductus accessorius (Santorini)*, *Ductus pancreaticus minor*, für den Gang der dorsalen Anlage ist angesichts dieses Sachverhaltes irrig; es ist kein neu hinzugekommener, sondern ein altererbter Besitz der Drüse.

Aus der Papilla major fließt im endgültigen Zustand außer dem Pankreassaft die Galle heraus; denn der ganze Bezirk der ventralen Darmwand, dem die unpaaren Anlagen der Leber und Gallenblase sowie die paarigen Anlagen des ventralen Pankreas entstammen, wird beim Embryo zu einem allen gemeinsamen Divertikel ausgestülpt. *Diverticulum duodeni*, VATER*sche Ampulle*; Gallenblase und Leber hängen nicht mehr unmittelbar am Darmrohr, sondern an einem gemeinsamen Divertikel der VATERschen Ampulle, dem späteren *Ductus choledochus* (Abb. 168).

Dieser eigentümliche Konzentrationsvorgang, der schließlich alle Sekrete auf einer einzigen Mündungsstelle im Anfangsteil des Dünndarms und dessen resorbierenden Epithelien vereinigt, ist noch viel ausgedehnter, wenn man die Anzeichen einer ehemals weiteren Verbreitung des Pankreas bei niederen Wirbeltieren in Betracht zieht. Beim Menschen sind kleine akzessorische Pankreas- und Leberstückchen gelegentlich im ganzen Dünndarm (selbst im Diverticulum ilei, S. 283) beobachtet worden, welche Rudimente früher weiter verbreiterter Drüsen dieser Art (oder aber versprengte Teile der jetzigen Anlagen?) sein könnten.

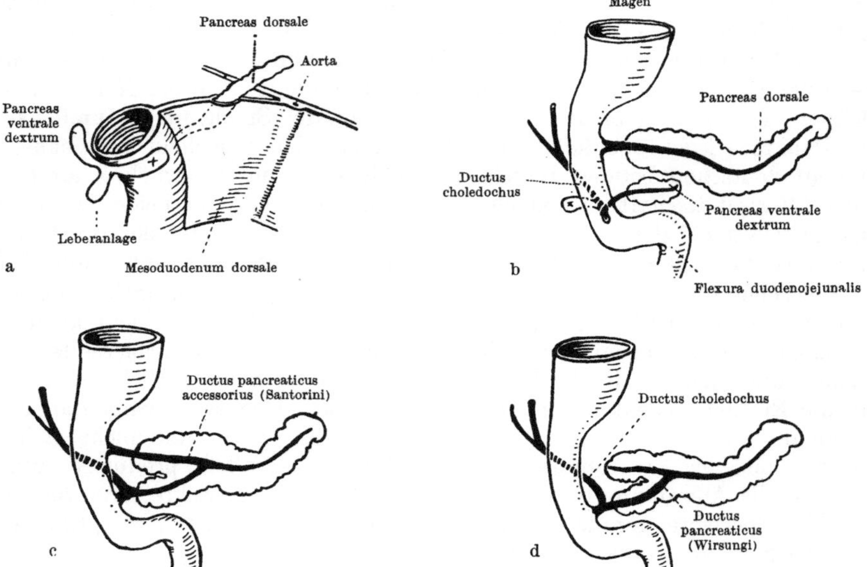

Abb. 167. Entwicklung der Bauchspeicheldrüse. Das Mesoduodenum, welches hier angenommen ist, kommt bei menschlichem Embryo nicht als so breite Platte zur Anlage. + Pancreas ventrale sinistrum. (Schemata zum Teil in Anlehnung an CORNING, Lehrbuch der Entwicklungsgeschichte, S. 317. 1921.)

Die VATERsche Ampulle liegt in der Darmwand selbst, die in sie einmündenden Gänge und die zugehörigen Drüsenkörper liegen in den Mesenterien und machen deren Schicksale mit. Da das Mesoduodenum dorsale bei menschlichen Embryonen von vornherein unterdrückt und der Teil des Mesogastrium dorsale, in welchem das dorsale Pankreas vorwächst, in die hintere Bauchwand einbezogen ist, so liegt das Pancreas retroperitonaeal (Abb. 143b, 194). Die Leber bleibt intraperitonaeal liegen und ist dauernd vom Mesogastrium ventrale umkleidet (Serosaüberzug der Leber; er fehlt nur an wenigen Stellen, S. 254). — Die VATERsche Ampulle kann fehlen; die Mündungen des Gallen- und Pankreasganges liegen dann auf der Spitze der Papilla major nebeneinander. Selbst der Ductus accessorius kann auf dieser münden. Denn die Strecke zwischen den Öffnungen der beiden Pankreasanlagen wächst sehr verschieden stark. Gewöhnlich beträgt die Entfernung 2—3 cm, sie kann größer sein oder auf eine minimale Größe absinken. Andere Variationen der Mündungsstellen sind meistens leicht aus dem Werdegang des Ductus Wirsungi und Ductus Santorini zu verstehen.

α) Die Bauchspeicheldrüse.

Pankreas. Die im Querschnitt dreieckige Bauchspeicheldrüse (Abb. 152) hat die Form eines Angelhakens oder J, welches horizontal liegt, mit dem Haken caudalwärts gerichtet. Die Schenkel sind so breit, daß sie sich berühren und nur eine schmale Spalte zwischen sich für den Durchtritt von Gefäßen frei lassen, *Incisura pancreatis* (Abb. 162). Der kurze Schenkel und die Krümmung schmiegen sich in den Bogen des Zwölffingerdarmes und werden zusammen als Kopf der Drüse, *Caput pancreatis*, bezeichnet; das Ende des kurzen Schenkels steigt gewöhnlich als spitzauslaufender Zipfel mit der Pars ascendens duodeni eine Strecke weit aufwärts und heißt *Processus uncinatus*. An den Kopf, der zum Teil aus der Pars ventralis der embryonalen Anlage hervorgeht, schließt sich ohne Grenze das ganz der dorsalen Anlage entstammende *Corpus pancreatis* an, welches quer über die Wirbelsäule läuft und allmählich in die *Cauda pancreatis* übergeht (Abb. 194). Der Schwanz der Drüse endigt an der Milz. Die ganze Länge beträgt etwa 15 cm. Der lange Schenkel ist nicht gerade, sondern ein wenig geschlängelt, weil er vor der Wirbelsäule nach vorn im Bogen ausweicht (Abb. 162). Er kann bei extrem schlaffen Bauchdecken an dieser Stelle beim Lebenden zu fühlen sein.

Die Pfortader liegt in der Incisura pancreatis am meisten der Krümmung des J genähert und pflegt nach oben zu in den langen Schenkel einzuschneiden; man nennt diese unverdünnte Stelle zwischen Kopf und Körper den Hals der Drüse *Collum pancreatis*.

Die Verwachsung zwischen dorsaler und ventraler Anlage entspricht dieser Stelle nicht, sondern der dorsale Teil des Kopfes wird noch mit von der dorsalen Anlage gebildet; nur der ventrale Teil des Kopfes und der Processus uncinatus sind ventraler Abkunft.

Die Drüse verliert ihre Form, wenn man sie aus dem Bauch herausnimmt, ohne sie vorher gehärtet zu haben. In situ hat sie deutliche Flächen und Kanten, über welche die Tabelle Auskunft gibt. Die versteckte Lage der Drüse hinter dem Magen ist bei der Beschreibung des Situs der Eingeweide analysiert worden; über die Einzelheiten, die benachbarten Darmteile, Bauchfellabschnitte und Gefäße vergleiche man die Tabelle. Besonders die Blutgefäße in der Nähe der Drüse sind wichtig: die Lage der Arteria coeliaca am oberen Rand und der Arteria mesenterica superior am unteren Rand der Drüse, die gleichsam zwischen beiden Arterien eingeklemmt ist (Abb. 147), dienen als sehr brauchbare Orientierungsmerkmale in dieser Gegend.

Die Drüse hat keine eigentliche Bindegewebskapsel und ist auch im Innern durch sehr wenig Bindegewebe zusammengehalten; der Fachname Pankreas (πᾶν alles, κρέας Fleisch) nimmt darauf Bezug, da die Gewebebeschaffenheit wie beim Muskelfleisch ziemlich gleichmäßig ist. Das ganze Organ ist deutlich gelappt und daran für das Auge und den tastenden Finger (z. B. von dem Foramen epiploicum Winslowi aus) leicht kenntlich. Die Farbe im Leben ist graurot, das Sekret ist farblos, durchsichtig. Das Gewicht beträgt 70—90 g; die größte Mundspeicheldrüse, die Parotis, wiegt nur 10 g.

Tabelle der üblichen Fachausdrücke des Pankreas.

I. Flächen und Ränder.

Facies anterior, *Vorderfläche:* sie ist nach oben und vorn gerichtet, reicht bis zum Ansatz des Mesocolon transversum (Abb. 145), dient mit letzterem als „Magenbett“. Der Überzug mit Bauchfell bildet die Hinterwand der Bursa omentalis. Die Vorderfläche des Pankreaskopfes hat oberhalb des Mesocolon keinen Bauchfellüberzug, grenzt vielmehr unmittelbar an das Duodenum (Pars horizontalis superior) und oft an die Hinterwand des Quercolon an. Unterhalb des Quercolon ist die Vorderfläche des Kopfes und des Processus uncinatus von Bauchfell überzogen. Die Vorderfläche der Cauda kann frei von Bauchfell sein; sie kann die Milz berühren und zugespitzt längs dem lateralen Rand der linken Niere abwärts laufen. Gewöhnlich endet die Cauda mit stumpfem Ende (Abb. 162).

Tuber omentale (Abb. 162): eine kranialwärts gerichtete Vorwölbung der Vorderfläche, welche unter Umständen allein den Magenrand (Curvatura minor) überragt. Je nach der Stellung des Magens kann aber auch viel mehr von der Vorderfläche der Drüse oberhalb der Curvatura minor liegen (Abb. 87). Der Zugang zu der nicht vom Magen bedeckten Partie wird nur nach Zerstörung des kleinen Netzes frei, sonst für den tastenden Finger vom WINSLOWschen Loch (Foramen epiploicum) aus. Vgl. auch Facies posterior.

Facies inferior, Unterfläche: sie ist nach unten und vorn gerichtet und gegen die Facies anterior durch den Ansatz des Mesocolon transversum begrenzt. Sie reicht von der Flexura duodenojejunalis bis zum Ende der Cauda. An ihren Bauchfellüberzug lehnen sich die benachbarten Dünndarmschlingen an, welche hier in den Colonnischen Platz haben, deren Dach die Facies posterior darstellt.

Facies posterior, Hinterfläche (Abb. 162): sie ist genau nach hinten gerichtet und vollkommen frei vom Bauchfellüberzug. Sie folgt der Form der Hinterfläche der Bauchhöhle. Da die Wirbelsäule weit nach vorn vorspringt (Abb. 194), ist die Hinterfläche der Drüse an dieser Stelle eingebuchtet; vorn äußert sich das als Vorwölbung der Vorderfläche an der Stelle des Tuber omentale und unterhalb (Abb. 162).

Sulcus arteriae lienalis (Abb. 162): Rinne auf der Hinterfläche nahe dem oberen Rand, reicht bis zum Tuber omentale. Von da ab nach links liegt die Arteria lienalis vom Pankreasgewebe unbedeckt unmittelbar hinter dem Bauchfell an der Hinterwand der Bursa omentalis (Abb. 145). Die hintere Magenwand liegt ihr hier unmittelbar an (Arrosion durch Geschwüre, S. 232).

Sulcus venae lienalis (Abb. 162): Rinne parallel zur vorigen, aber weiter unterhalb und deshalb über die ganze Hinterfläche bis zur Cauda reichend.

Margo superior, Oberrand: zwischen Vorder- und Hinterfläche, scharfkantig. Oberhalb desselben liegt die Arteria coeliaca (Abb. 162, 147), von deren drei Ästen zwei zum Oberrand in näherer Beziehung stehen: die Art. hepatica communis überquert ihn und erreicht so das Lig. hepatoduodenale (Abb. 145), die Art. lienalis folgt ihm eine Strecke weit (s. Sulcus arteriae lienalis).

Margo anterior, Vorderrand: er reicht von der Cauda bis zum Durchtritt der Gefäße durch die *Incisura pancreatis.* Von da ab verstreicht die Kante, so daß die Vorderfläche des Kopfes bis zum Unterrand der Drüse hinabreicht. Der Vorderrand ist die Ansatzstelle des Mesocolon transversum (Abb. 145). Oberhalb liegt der Magen mit seiner Hinterfläche dem Bauchfellüberzug der Drüse an, unterhalb drängen sich die Dünndarmschlingen gegen ihn: Die Kante springt in den Zwischenraum zwischen Magen und Darm vor und nützt ihn zugunsten der Vergrößerung des Drüsenparenchyms aus.

Margo inferior, Unterrand: zwischen Unterfläche und Hinterfläche.

Incisura pancreatis (Abb. 162): Einschnitt in den Unterrand. In ihm liegen die A. und V. mesenterica superior; sie treten so aus dem Einschnitt heraus, daß sie auf der Vorderfläche des Processus uncinatus liegen (Abb. 162). Präpariert man die Hinterfläche des Pankreas, so liegen die beiden Gefäße bis zur Incisura pancreatis frei vor, von da ab sind sie mit Drüsengewebe bedeckt; bei Präparation der Vorderfläche ist es gerade umgekehrt. Bei Beachtung dieses Verhaltens wird man nicht Gefahr laufen, die Drüse anzuschneiden.

II. Topographische Beziehungen zur Nachbarschaft.

Caput pancreatis: eingeschmiegt in die Konkavität der Duodenalschlinge; der Processus uncinatus reicht manchmal bis zur Flexura duodenojejunalis, meistens kürzer. Dieser Teil kann abgetrennt und als *Pancreas accessorium* verselbständigt sein. Das Duodenum buchtet sich in die Drüsensubstanz vor. In der Mitte der Pars descendens duodeni legt sich der Ductus choledochus an die Hinterfläche der Drüse an, ist meistens in eine Rinne der Drüsensubstanz eingelassen und durchbohrt die Darmwand (Abb. 162). Die Hinterfläche des Kopfes liegt auf der Vorderfläche der Vena cava inferior, auf den Gefäßen der rechten Niere und auf der Vena lienalis. Auf der Vorderfläche des Kopfes liegt in einer Rinne die A. pancreaticoduodenalis superior. In seltenen Fällen kann der Kopf des Pankreas wie ein geschlossener Ring um die Pars descendens duodeni herumgelegt sein, *Pancreas anulare.* Bei der Erweiterung des Duodenum bedingt es eine ringförmige Einschnürung.

Collum pancreatis: die obere Kante ist die geradlinige Fortsetzung der Oberkante des Kopfes, die untere Kante ist dagegen durch die Incisura pancreatis so weit eingeschnitten, daß in der Regel das Collum gegen Kopf und Körper der Drüse scharf zu scheiden ist.

Corpus pancreatis: dreiseitiges Prisma; die obere Fläche schaut gegen die Hinterwand des Magens, die untere Fläche gegen die oberen Dünndarmschlingen, die hintere Fläche ist durch lockeres Bindegewebe unmittelbar mit den Zwerchfellschenkeln, dem Körper von Lendenwirbeln (1. u. 2. oder tiefere), der linken Nebenniere und linken Niere verlötet. Die Projektion auf die vordere Bauchwand entspricht der Mitte zwischen Nabel und Schwertfortsatz des Brustbeins. Um den Körper zu erreichen, geht man entweder durch das kleine Netz hindurch und drängt den Magen entsprechend nach unten, oder man durchschneidet das Lig. gastrocolicum und klappt den Magen nach oben. Ein dritter Weg führt durch das Mesocolon transversum hindurch, nachdem

Magen und Quercolon in die Höhe geklappt sind. Auf jeden Fall muß die Bursa omentalis künstlich geöffnet werden, wenn man das Pankreas von vorn freilegen will. Bei den herausgenommenen Eingeweiden ist es von hinten zu präparieren, ohne das Bauchfell zu verletzen; diese Art der Präparation ist besonders lehrreich.

Cauda pancreatis: sie erreicht die Unterfläche der Milz, berührt die linke Nebenniere, das mittlere Drittel der Vorderfläche der linken Niere und den Nierenhilus.

III. Gefäße des Pankreas.

Arteria pancreaticoduodenalis superior: Ast der A. hepatica (speziell der A. gastroduodenalis), tritt von oben in die Drüse ein, nachdem sie eine Strecke weit in einer Furche der Vorderseite des Kopfes verlaufen ist (Abb. 162), und anastomosiert mit der folgenden. Zahlreiche Zweige gehen von ihr zum Duodenum.

Arteria pancreaticoduodenalis inferior: Ast der A. mesenterica superior, entweder aus dem Stamm der Arterie oder aus einem ihrer Äste (Rr. jejunales), verläuft im Bogen aufwärts an die Hinterseite des Kopfes und versorgt die Drüse nebst Duodenum. Anastomose mit der vorigen längs dem Unterrand des Kopfes (auch im Innern der Drüsensubstanz).

Rr. pancreatici der A. lienalis: Ästchen der A. lienalis (3—5) auf der Hinterfläche und am Oberrand der Drüse.

Venae pancreaticoduodenales: in Begleitung der beiden obengenannten Arterien, leiten das Blut der Drüse in die Pfortader.

Venae pancreaticae: leiten das Blut aus der Drüse in die Vena lienalis auf der Hinterfläche (Abb. 162); diese führt es in die Pfortader.

Vasa lymphatica: die Lymphe der Drüse wird zu den Nodi coeliaci in der Umgebung der A. coeliaca abgeleitet, teils direkt zusammen mit den Lymphgefäßen der Milz, teils indirekt auf dem Umweg über die Lymphknoten neben der A. mesenterica superior. Außerdem Beziehungen zu allen Lymphknoten des oberen Situs. Das Pankreas hat die ausgedehnteste regionäre Ableitung seiner Lymphe von allen Bauchhöhlenorganen.

IV. Nerven des Pankreas.

Plexus coeliacus: sympathische marklose Fasern gehen von hier (Umgebung der A. coeliaca) teils direkt, teils zusammen mit Fasern des *Plexus hepaticus* und *Plexus lienalis* zum Pankreasgewebe.

Nervi vagi: markhaltige Fasern, welche aus der Magenwand durch die Pylorus- und Duodenalwand bis in die Drüse gelangen. Ein rein sekretorischer Nerv dieser Art soll neben den Vasa pancreaticoduodenalia superiora verlaufen.

Ausführgänge. Die äußerlich sichtbaren Läppchen des Pankreas sind durch spärliches Bindegewebe voneinander getrennt; sie zerfallen in immer kleinere Läppchen, zwischen welche das Bindegewebe vordringt. In die kleinsten Läppchen dringen die letzten Ausläufer des Ausführganges ein. Das trennende Bindegewebe ist der Träger zahlreicher Blutgefäße, von Nerven, Ganglienzellen und größeren Ausführgängen. Feinste Bindegewebszüge dringen in die kleinsten Läppchen ein. Die Blutgefäße, die in ihnen liegen, umspinnen reichlich die sezernierenden Epithelien.

Die Ausführgänge werden von einem einschichtigen, die größeren von einem zweischichtigen cylindrischen Epithel ausgekleidet. Zahlreiche Ausführgänge münden in den central gelegenen *Ductus pancreaticus Wirsungi* ein, welcher in der Cauda der Hinterfläche zunächst liegt und von hier aus präparatorisch am besten gefunden werden kann. Er zieht im gleichen Abstand vom oberen und unteren Rand der Drüse innerhalb des interlobulären Bindegewebes durch den Körper und Kopf der Drüse der Mündungsstelle im Zwölffingerdarm zu und ist für eine Sonde leicht durchgängig. Die Seitenästchen sind fein, sie stehen radiär zu ihm. Außerdem existiert der früher beschriebene Mündungsteil der dorsalen Drüsenanlage als *Ductus pancreaticus minor (Ductus accessorius Santorini)* weiter (Abb. 168). Er mündet in der Mehrzahl der Fälle nur in den Hauptgang, kann aber auch nicht selten noch die alte Mündung in den Zwölffingerdarm bewahren. Im ersteren Fall kann ein in der VATERschen Ampulle eingeklemmter

Gallenstein den Abfluß des Pankreassaftes zum Stillstand bringen, im letzteren Fall ist das nicht möglich.

Das Cylinderepithel der größeren Ausführgänge ist zweischichtig. Kleine Schleimdrüsen liegen in der Wand der Gänge; auch glatte Muskulatur kommt in ihr nahe der Mündung vor.

Sekretorischer Apparat. Das typische innerhalb der Drüsenläppchen liegende sekretorische Gewebe besteht aus den eigentlichen *Drüsenacini*, welche in ihrem Bau und in ihrem Verhalten zum Ausführungsgang den Speicheldrüsen ähneln, aus den LANGERHANS*schen Inseln* (Abb. 169, 170) und dem *„insulären Gangorgan"*. Ist der Abfluß des Sekrets in den Zwölffingerdarm durch einen Gallenstein oder durch künstliche Unterbindung (im Tierversuch) verstopft,

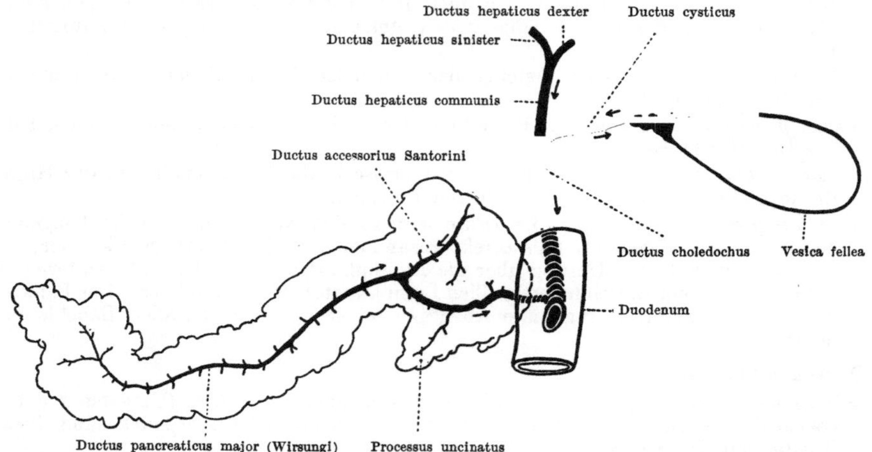

Abb. 168. Ausführgänge der Bauchspeicheldrüse. Ansicht von hinten. Die Lage des Darmstückes schematisch so verändert, daß alle freipräparierten Gänge bis zu ihrer Mündung erkennbar sind. Die Pfeile geben die Richtung an, welche das Sekret nimmt.

so gehen zwar infolge der Stauung des Pankreassaftes und des dadurch ausgeübten Druckes die Drüsenacini allmählich zugrunde, aber die LANGERHANSschen Inseln bleiben lange intakt. Sie müssen also einen anderen Abfluß für ihr Sekret, das *Insulin*, haben. Damit stimmt überein, daß Ausführungsgänge in ihnen nicht zu finden sind. Am schlagendsten läßt sich im Tierversuch durch Umpflanzung der Drüse beweisen, daß außer der äußeren Sekretion durch die Ausführgänge auch eine innere Sekretion (Hormon- oder Inkretbildung) statthat. Man kann beim Hunde den relativ freiliegenden Processus uncinatus operativ mobilisieren, unter die Bauchhaut pflanzen und dann die übrige Drüse entfernen; solange der transplantierte Processus uncinatus gut durchblutet ist und funktioniert, bleibt das Tier gesund; sobald er entfernt wird, tritt eine schwere Erkrankung ein (Zuckerharnruhr, Diabetes).

Die LANGERHANSschen Inseln und das insuläre Gangorgan sind innersekretorisch tätig. Es sei hier nur kurz erwähnt, daß die Pankreassekrete von höchster Bedeutung für die Wechselwirkungen anderer sezernierender Drüsen des Verdauungskanals sind. Soweit sie endokrin abgeschieden werden (Insulin und Glucagon), regulieren sie die Verwertung der Kohlenhydrate im Körperhaushalt; daher tritt Diabetes auf, wenn das Pankreas ausgeschaltet wird. Die Pankreashormone haben ihren Angriffspunkt hauptsächlich in der Leber. Soweit der Pankreassaft in den Darm entleert wird, kommen Fermente in Tätigkeit, welche in der Drüse selbst als Profermente gebildet und erst im Darm selbst durch spezifische Stoffe „aktiviert", d. h. in die endgültigen Fermente verwandelt werden. So das eiweißspaltende Trypsin und die Lipase. Die Amylase wird voll wirksam sezerniert. Der Vorgang ist in recht komplizierter Weise so geregelt, daß immer die richtige Fermentmenge für den jeweils aus dem Magen in den Darm eintretenden Speisebrei vorhanden ist. Einmal geschieht dies auf dem Gefäß weg: unter der Wirkung der Salzsäure des Magensaftes wird von der Duodenalschleimhaut „Sekretin" abgeschieden, gelangt durch der Blut in das Pankreas und bringt dieses zur Sekretion. Auf diese Weise bestimmt der Magensaft, wieviel Pankreassaft ergossen wird. Zweitens ist auf nervösem Weg eine Beeinflussung der Drüse möglich, sei es vom Magen aus, sei es psychisch auf dem Umweg über das Centralnervensystem, von welchem aus bei Hunden mit Duodenalfistel bereits durch den Anblick der Nahrung erhöhte Sekretion angeregt wird, wie an der Menge des abfließenden Sekrets gemessen wurde. Der Gefäßweg (Sekretin) ist der gewöhnliche, der Nervenweg steht in Reserve.

LANGERHANSsche Inseln, insuläres Gangorgan. Die LANGERHANS*schen Inseln* erscheinen im mikroskopischen Schnitt bei den gewöhnlichen Färbungen heller als die Zellen der Drüsenbeeren (Abb. 169, 170). Sie liegen in Strängen, die häufig anastomosieren. Zwischen den Strängen liegt ein engmaschiges Netz von zahlreichen Blutcapillaren. Die Zahl und Größe der Inseln schwankt sehr. Die größeren sind mit bloßem Auge auf der Schnittfläche der frischen Drüse eben sichtbar. Die Stränge der Inseln bestehen aus 2 Zellarten, die als A- und B-Zellen bezeichnet werden. Die A-Zellen weisen nach Behandlung mit Versilberungsmethoden große Mengen schwarzer Körnchen (α-Granula) auf, weshalb sie auch „Silberzellen" genannt werden (Abb. 170). Die B-Zellen liefern Insulin, die A-Zellen Glucagon. Außer in den LANGERHANSschen Inseln finden sich einzelne A-Zellen auch in Acinis und im Epithel des Ausführungsgangssystems. Hier kommen sie auch in Gruppen vor, die sich ganz oder teilweise von dem Epithel losgelöst haben und im Bindegewebe neben den Gängen liegen. Diese Gruppen enthalten in ganz überwiegendem Maße A-Zellen und nur wenige B-Zellen. Alle diese außerhalb der Inseln gelegenen inkretorischen Anteile werden als „*insuläres Gangorgan*" zusammengefaßt (Abb. 170).

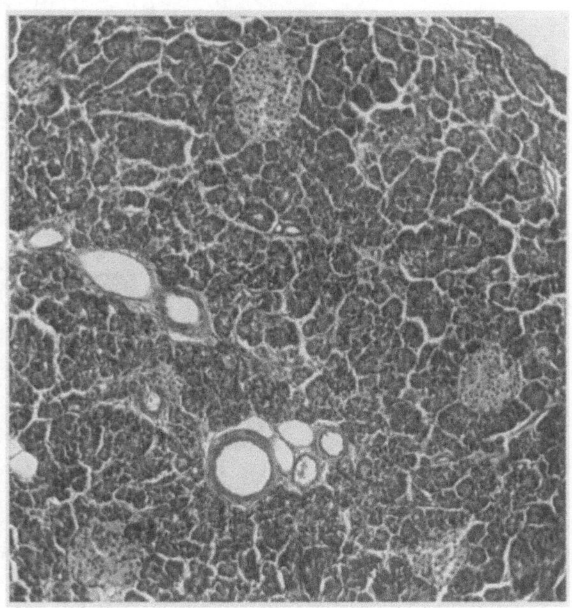

Abb. 169. Pankreas, Mensch, Übersichtsbild. LANGERHANSsche Inseln heller als die Acini. Präparat und Photogramm von Prof. ROMEIS.

Die Inseln entwickeln sich aus zapfenförmigen Sprossen der Acini und der Gänge. Daher finden sich auch beim Erwachsenen solche Zusammenhänge. — Unter der Wirkung von Alloxan gehen die B-Zellen zugrunde, während die A-Zellen unverändert bleiben.

Acini. Die Drüsenendstücke mit *äußerer Sekretion* haben die Form von Beeren, *Acini* (Abb. 39d, grün). Sie gleichen den Endstücken der serösen Speicheldrüsen und liegen in großen Mengen innerhalb der Pankreasläppchen. Das Sekret ergießt sich in zahlreiche lange und verzweigte Schaltstücke (rot), ähnlich denen der Ohrspeicheldrüse. Speichelröhren gibt es im Pankreas nicht. Von den Ausführgängen findet man die feineren Äste, welche an die Schaltstücke anschließen, innerhalb der Läppchen (Abb. 169, 170), die größeren treten in das interlobäre Stützgerüst.

Für eine Besonderheit der Endstücke wurde das Vorkommen von *centroacinären Zellen* gehalten, welche dadurch auffallen, daß sie scheinbar das

Drüsenlumen der Endstücke ausfüllen. In Wirklichkeit handelt es sich um Schaltstücke, welche so dicht mit Acini besetzt sind, daß sie ganz in das Innere ihres Drüsenbehangs zu liegen kommen. In Abb. 39d sind links vom Beschauer

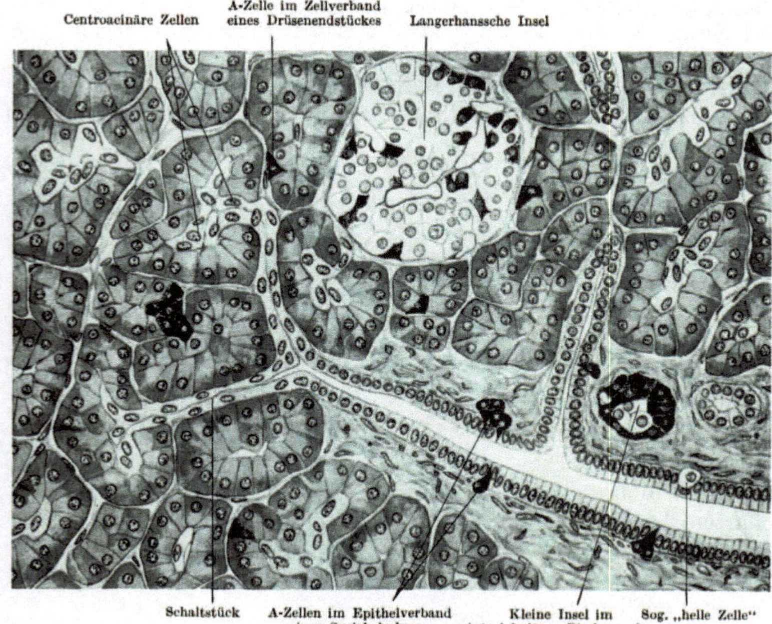

Abb. 170. Pankreas, Mensch, exokrine und endokrine Anteile, halbschematisch. A-Zellen des Inselsystems schwarz granuliert, B-Zellen hell. Die „helle Zelle" im Gangepithel (unten rechts) gehört nicht zum Inselsystem. (Nach FERNER, Das Inselsystem des Pankreas, Abb. 8, Stuttgart 1952.)

verschieden lange Strecken des Schaltstückes freigelegt, indem schematisch mehrere Drüsenendstücke weggelassen wurden. Rechts ist der vollständige Drüsenbehang eines Schaltstückes dargestellt. Im Schnittbild (Abb. 171) sieht

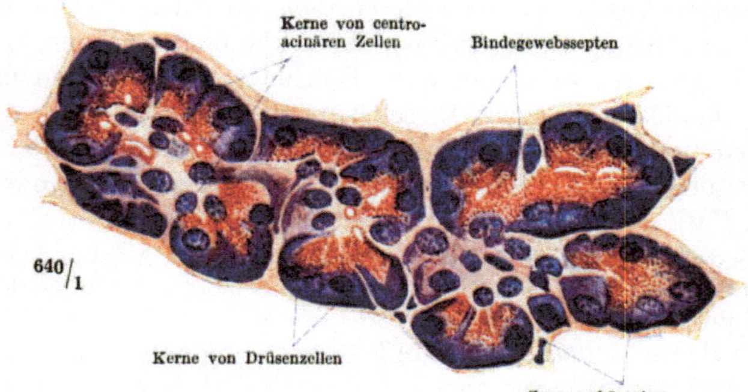

Abb. 171. Acini des Pankreas. Mensch. Das central gelegene Schaltstück ist ringsum mit Acini besetzt (vgl. Schema, Abb. 39d u. 170). Das distale Ende liegt links vom Beschauer.

man, wie feinste Bindegewebssepten zwischen die einzelnen Acini vordringen und sie gegeneinander sondern. Das Schaltstück behält seine eigene Wand aus hellen kubischen Zellen, von denen jede ihren eigenen Kern hat; zwischen den Zellen liegt das ziemlich enge Lumen, welches bis an die Endstücke heranreicht. Die Endstücke sitzen beeren- oder kappenförmig dem Schaltstück auf. Die centroacinären Zellen sind also in Wirklichkeit nichts anderes als die Zellen von central gelegenen Schaltstücken (Abb. 170).

Die Zellen der Endstücke sind gewöhnlich in ihrem dem Schaltstücke zugewendeten Teil mit Granulis gefüllt, welche wie die Körnchen seröser Zellen mit Eosin lebhaft gefärbt werden (Abb. 171). Die Granula sind relativ groß. Die granulierte Zone ist an ihrer Färbung schon bei schwächeren Vergrößerungen kenntlich. Der Kern liegt in der körnchenfreien oder -armen Randzone der Drüsenzellen. Die Dreiteilung der Wand bei der üblichen Hämatoxylin-Eosinfärbung in eine bläuliche Außenschicht mit Kernen, eine rote mittlere Schicht ohne Kerne und eine helle innerste Schicht mit Kernen ist für das Pankreas sehr charakteristisch und diagnostisch wertvoll: die beiden äußeren Schichten gehören zu den Drüsenzellen, die innere zu den Schaltstücken (centroacinäre Zellen). Die Granula werden als *Zymogenkörnchen* bezeichnet; das Wörtchen „gen“ ist verwendet, weil man sie als Vorstufen der vom Pankreas gelieferten Fermente auffaßt; sie stellen danach nicht das Ferment selbst dar, sondern eine Substanz, welche erst im Darm durch den Hinzutritt anderer Substanzen zum Ferment wird.

Das bekannteste Ferment des Pankreas ist das *Trypsin*, eine eiweißspaltende Substanz, welche im Zwölffingerdarm die Wirkungen des Pepsin fortsetzt und beendet. Das Pankreas selbst liefert ein Proferment, welches in das Trypsin durch Hinzutritt der *Enterokinase*, eines Produktes der Darmschleimhaut, umgewandelt wird. Das Pankreassekret enthält außerdem ein fett- und ein stärkespaltendes Ferment (*Steapsin* und *Diastase*) und einige andere; ersteres entsteht ebenfalls als Proferment und wird erst im Darm durch die Galle aktiviert, letzteres geht unmittelbar als aktives Ferment aus der Drüse hervor.

β) Die Leber.

Die Anlage der *Leber, Hepar, Jecur*, erscheint bereits in der 2. Embryonalwoche und gliedert sich früh in einen kranialen und caudalen Abschnitt; beide sind ventrale Anhänge des Darmrohres (Abb. 5). Aus der caudalen Anlage wird die Gallenblase, aus der kranialen die Leber selbst; aus letzterer wachsen Sprossen nach beiden Körperhälften zu in das Mesogastrium ventrale und vor allem in das Septum transversum, den Vorläufer des Zwerchfells beim Embryo, hinein (Abb. 149 bzw. 325). Indem die sich vergrößernde Leber immer weiter vom Darm abrückt, nimmt sie die Gallenblase mit und zieht das gemeinsame Ausgangsfeld am Darm („Leberbucht“) zu einem Gang aus, dem späteren *Ductus choledochus*. Auf diese Weise behält sie ihre alte Mündung im Duodenum, von dem sie ausgegangen ist. Allerdings treten die Ausmündungen von Galle und Pankreassaft in besondere Beziehungen zueinander, auf welche hier nicht mehr zurückzukommen ist (S. 294).

Das Wachstum der Leber ist so außerordentlich, daß beim Neugeborenen über die Hälfte der ganzen Bauchhöhle von diesem Organ eingenommen ist. Sie ragt weit über die untersten Rippen vor und liegt überall bis gegen den Nabel zu den weichen Bauchdecken an (Abb. 69). Das Gewicht beträgt $^1/_{18}$ bis $^1/_{20}$ des Gesamtkörpergewichts beim Neugeborenen. Später geht das Organ relativ zurück, der rechte Rippenbogen wird in der Weichengegend von einer normalen Leber nicht erreicht, das Gewicht ist auf $^1/_{50}$ des Körpergewichts reduziert, ist aber absolut gemessen immer noch sehr groß. Die Leber des Erwachsenen in der Leiche wiegt etwa 1500 g, beim Lebenden ist sie durch den größeren Blutgehalt noch schwerer und ihr Gewicht schwankt innerhalb beträchtlicher Grenzen je nach dem Blutgehalt und nach der assimilatorischen und dissimilatorischen Phase ihrer Tätigkeit. Die Bauchspeicheldrüse wiegt noch nicht 100 g, die größte Speicheldrüse (Parotis) nur etwa 10 g.

Die Unterschiede zwischen fetaler und postfetaler Leber sind in besonderen Beziehungen zur Blutbildung begründet, welche nur beim Fetus bestehen und bei ihm eine so unverhältnismäßige Größe des Organs hervorbringen. Die blutbildenden Zellen sind Einschlüsse, welche, sobald sie verschwinden, erst die eigentliche Größe des wirklichen Lebergewebes zum Vorschein kommen lassen. Die normale Leber hat nach der Geburt mit der Blutbildung nichts mehr zu tun. Außer der Erzeugung der Galle, welche in den Zwölffingerdarm abfließt, fällt ihr die Hauptrolle beim Eiweiß- und Kohlenhydratstoffwechsel zu. Unser Körper lebt nicht unmittelbar von den Stoffen, welche im Darm resorbiert werden (Traubenzucker, Aminosäuren usw.). Diese werden vielmehr zu neuen, höhermolekularen Verbindungen synthetisiert und gespeichert; der gewöhnliche Verbrauch wird aus den Vorräten gedeckt, die entsprechend ergänzt werden müssen, damit die Bilanz des Körperhaushalts im Gleichgewicht bleibt. Stätte der Synthese von Kohlenhydraten (Glykogen) und Eiweiß und Hauptspeicher für sie ist die Leber. Ferner reguliert die Leber ganz vornehmlich den Stickstoffhaushalt. Sie ist Ort der Harnsäure- und Harnstoffbildung. Diese Excrete werden vom Blutstrom zur Niere transportiert, wo sie ausgeschieden werden. Außer Kohlenhydrat- und Eiweißkörpern vermag die Leber Fett zu speichern, freilich nicht durch direkten Bezug aus dem Darm, denn das resobierte Fett nimmt den Weg in die Lymphbahn, Chylus (S. 269; bei manchen Tieren ist der Fettreichtum der Leber ganz außerordentlich, man denke an den Lebertran des Dorsches). Die Leber hat noch viele andere als die genannten Funktionen, siehe z. B. unter „reticulo-endothelialer Apparat".

Die Galle wird in den Darm, Glykogen (bzw. Glukose) und Harnstoff werden in das Blut abgeschieden. Die Leber hat keine besonderen für die beiden Sekretarten reservierten Teile, sondern die Leberzellen können beides: sie liefern Sekrete an den Darm und an die Gefäße. Darauf beruht der besondere Intimbau der Leber, welcher also eine Art Zwischenstellung zwischen dem glandulären Typus, etwa der Speicheldrüsen, und dem Typus innersekretorischer Organe wie der Epithelkörperchen, Nebenniere usw. einnimmt. Glykogen und Harnstoff sind zwar keine Hormone; aber die Art, wie sie in der Leber an die Gefäßbahn abgegeben werden, ist dem Wege vergleichbar, welchen die Hormone in anderen Organen nehmen. Der Mischtypus der Leber hat einen so ungeheuren Vorteil für den Stoffhaushalt des Körpers zuwege gebracht, daß das Organ sich weit über alle anderen Drüsen erheben und die Speicherung lebenswichtiger Stoffe, wie des Glykogens, völlig monopolisieren konnte.

Äußere Form, Lappung. Das Relief der Oberfläche ist sehr einförmig gegenüber der Komplikation des inneren Gefüges. Man sieht bei der normalen Leber von der inneren Einteilung in Läppchen *(Lobuli)* nur wenig oder gar nichts. Das Organ ist nicht wie andere Drüsen kleinlappig oder gekörnt, sondern durch einen spiegelnden Bauchfellüberzug geglättet (Abb. 69, 172, 174). Auf dem Bruch oder Schnitt sieht man die Körnelung; auch können die Grenzen der Lobuli bei Stauungen im Gefäßsystem durch die Serosa hindurchschimmern. Bei starkem Fettgehalt der Leber ist die Zeichnung am deutlichsten. Das Organ sieht im ganzen rotbraun aus, doch können die äußeren Partien der Lobuli durch Fett gelblich verfärbt sein, während das Innere rotbraun bleibt. Dadurch entsteht eine feine Zeichnung, welche zu dem Namen „Muskatnußleber" Veranlassung gegeben hat. Je deutlicher sie ist, um so weniger normal ist die Leber.

Die Oberfläche entspricht der Form der Nachbarschaft. Die Leber liegt dem Zwerchfell an, und zwar zum größeren Teil der rechten Zwerchfellkuppel. An der konvexen *Oberfläche, Facies diaphragmatica,* unterscheidet man die bauchfellüberzogene Pars libera und das Verwachsungsfeld mit dem Zwerchfell

Pars affixa (Abb. 174). Die konkave *Unterfläche, Facies visceralis*, entspricht den Eingeweiden, auf welchen die Leber wie auf einem elastischen Kissen ruht (Abb. 150, 173, 147). Die Leber paßt so genau in die Form des Zwerchfells hinein, daß sie darin haftet wie ein Gelenkkopf in der Pfanne und wesentlich dadurch getragen wird. Sie ist gleichsam eins mit dem Zwerchfell und macht daher alle seine Bewegungen mit.

Nimmt man die Leber aus der Leiche heraus, so verliert sie ihre Form. Sie ist in sich so nachgiebig, daß sie der Schwere ihrer Teile folgend platter wird, als sie in situ ist. Am deutlichsten ist die Veränderlichkeit ihrer Form auf dem Röntgenschirm nach Einblasen von Luft in die Bauchhöhle beim Lebenden (Pneumoperitonaeum). Man hat gefunden, daß die Luft zwischen Zwerchfell und Leber eindringt und die Facies diaphragmatica von beiden Seiten her abplattet, so daß das Organ dreieckig aussieht. Daraus erhellt, wie fein die äußere Gestalt der Leber innerhalb des Körpers der Umgebung angepaßt ist. Trägt das Zwerchfell an seiner Unterfläche eine oder mehrere vorspringende Muskelleisten, so werden dadurch entsprechende Rinnen auf der Leberoberfläche erzeugt, in denen die Muskelleisten liegen, *Zwerchfellfurchen der Leber*. Die Zwerchfellschenkel bewirken auf der Unterfläche stets einen Eindruck. Aber auch die viel weicheren Eingeweide wölben sich in die Leberoberfläche vor, die Nieren und Nebennieren konstant, die Därme und der Magen mehr oder weniger tief, je nach ihrem Füllungszustand. Bei einer in situ gehärteten Leber sind die betreffenden Stellen in der Regel gut zu erkennen. Für die Stellen, an welchen Erkrankungen vom einen zum anderen Organ überspringen können (z. B. für den Durchbruch von Gallensteinen in das Duodenum oder Quercolon, Abb. 173), sind die Berührungsflächen der Leber mit ihrer Nachbarschaft von großer Bedeutung. Wegen ihrer Benennung verweise ich auf die unten folgende Tabelle.

Außer den kleinen von außen wenig sichtbaren Läppchen, *Lobuli*, unterscheidet man wie bei anderen Drüsen auch an der Leber große Lappen, *Lobi*, die aber beim Menschen sehr stark zurücktreten. Der Vorderrand hat eine tiefe Kerbe, *Incisura umbilicalis*, welche nach oben in die Ansatzlinie des Lig. falciforme hepatis, nach unten und hinten in die Leberpforte und den Ansatz des *Lig. teres* und dessen Fortsetzung, das *Ligamentum venosum Arantii*, ausläuft. Man teilt danach die Leber in einen größeren *Lobus dexter* und einen kleineren *Lobus sinister*. Beide sind aber nicht selten durch variable Spalten in sich untergeteilt, besonders der rechte durch eine *Fissura lateralis dextra* oder deren Reste (Abb. 175b). Sie schneidet bei Affen so tief ein, daß man bei ihnen einen rechten Stamm- und rechten Seitenlappen unterscheidet (Abb. 175a). Der Stammlappen ist auf der Unterfläche der menschlichen Leber im wesentlichen erhalten und wird hier *Lobus quadratus* genannt. Während die Vorderfläche einheitlich auszusehen pflegt und im Inneren des Organs die ursprünglich trennende Spalte verschwunden ist, respektieren doch die Verästelungen der Lebergefäße immer noch diese imaginäre Grenze (Abb. 175c und d). Das gleiche finden wir links, nur ist dort äußerlich von einer Unterscheidung zwischen linkem Seiten- und linkem Hauptlappen beim Menschen nichts übriggeblieben. Variable Reste der ursprünglichen Trennungsspalte sind auch seltener als rechts. Aber innerlich wird von den Verästelungen der Gefäße die Grenze zwischen Haupt- und Seitenlappen trotzdem innegehalten. Die feineren Endäste der Gefäßbäume halten sich allerdings, soweit wir wissen, nicht überall an diese Grenzen. Auf der Unterfläche der menschlichen Leber ist außer dem Lobus quadratus (zwischen Gallenblase und Lig. teres hepatis) noch ein besonderer *Lobus caudatus* abgegrenzt. Wir lernten ihn früher als den

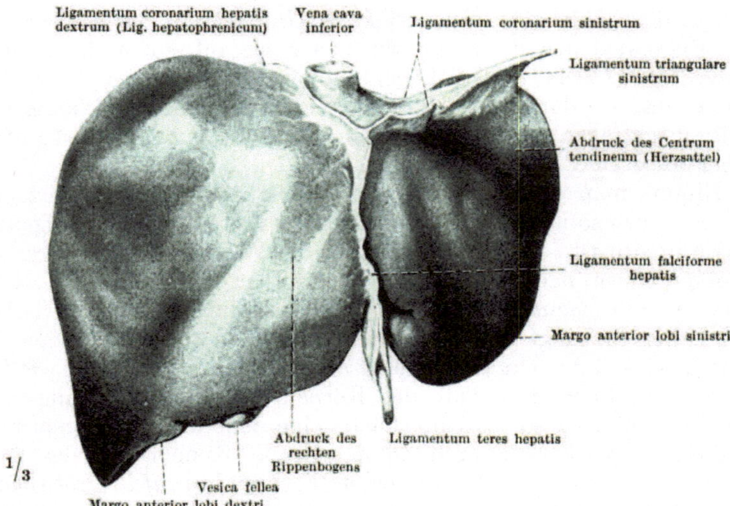

Abb. 172. Leber, von vorn. Das Organ in der Leiche durch Injektion von Formolalkohol gehärtet und nach der Herausnahme in Paraffin eingebettet (vgl. Abb. 150; durch die Schrumpfung bei der Paraffineinbettung nahm die von der Injektion überdehnte Leber ihre richtige Größe wieder an).

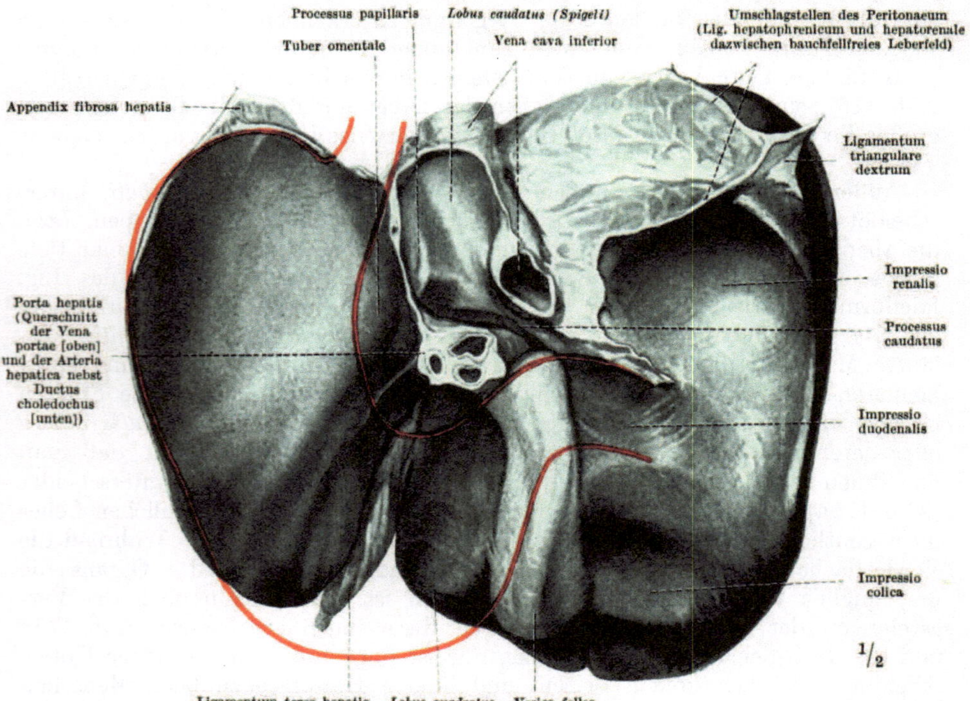

Abb. 173. Leber, von unten. Dasselbe Präparat wie in Abb. 172. Kontur des Magens mit Ende des Oesophagus und Anfang des Duodenum rot eingetragen.

einzigen, in der Bursa omentalis versteckt liegenden Teil der Leber kennen. Zu ihm gehören zwei Vorsprünge, der *Processus papillaris* und *Processus caudatus* (Abb. 173, 174). Beide sind ursprünglich getrennte Lappen, welche von der

Vena cava aus divergieren (Abb. 175a). Indem sie gerade so wie die Stammlappen mit ihren Nachbarn verschmolzen, wurde der Processus caudatus zur Brücke zwischen Lobus caudatus und Lobus dexter; die Grenze gegen den Lobus sinister bleibt dagegen äußerlich an dem *Ligamentum venosum Arantii* kenntlich, einem obliterierten Gefäß, welches hier einer Furche der Leber eingelagert ist. Innerlich werden die ursprünglichen beiden Lappen ebenso wie die Stammlappen von den Verästelungen der Lebergefäße respektiert; außerdem hat jeder seinen eigenen zu- und abführenden Blutweg (Abb. 175c u. d).

Zwischen dem Lobus quadratus und Lobus caudatus der menschlichen Leber liegt der Ein- und Austritt wichtiger Gefäße, auch fließt hier die Galle ab. Die Oberfläche hat hier eine tiefe quere Nische, die *Porta hepatis* (Abb. 173).

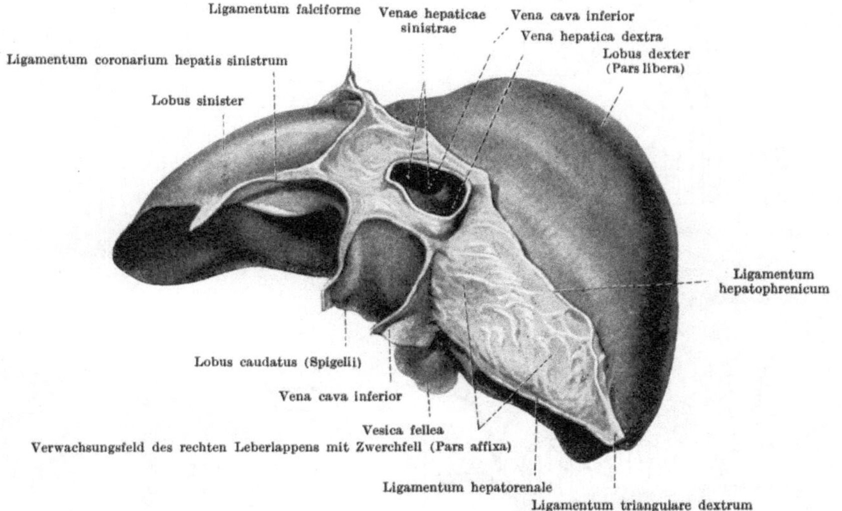

Abb. 174. Leber, von oben (Facies diaphragmatica). Dasselbe Präparat wie in Abb. 172.

Außer den „Affenspalten“ der Leber, d. h. den oben beschriebenen atavistischen, bei Affen in voller Ausbildung vorkommenden Einkerbungen und Einschnitten, kommen nicht selten Spalten vor, für welche wir bei anderen Säugetieren kein Vergleichsobjekt kennen. Sie entstehen in der Entwicklung als „Raumfalten“. Wenn das Organ schneller wächst als die Umgebung, so faltet sich die Oberfläche entsprechend; die tiefsten Falten gleichen sich nicht mehr aus, sondern bleiben als Einschnitte zurück, welche mit Serosa ausgekleidet sind. Man kann oft an der Leber des Erwachsenen beide Arten nicht auseinanderhalten. Das gemeinsame Vorkommen beider deutet darauf hin, daß Raumfalten vor allem auf dem Boden der atavistischen Grenzen entstehen. — Selten kommen neben dem Hauptorgan abgetrennte Nebenlebern vor. Solche oder ungewöhnliche Lappen der Leber werden gelegentlich mit Wandernieren oder Geschwülsten verwechselt. — Die Vena cava inferior liegt ursprünglich im Innern des Lebergewebes eingebettet. Beim Menschen rückt sie an die Oberfläche, ist aber sehr variabel von Lebergewebe oder rein membranös überbrückt. Der linke Leberlappen ist an seinem linken oberen Rand meist mehr oder weniger rückgebildet, so daß statt eigentlichen Drüsengewebes nur eine bindegewebige Platte übrigbleibt, *Appendix fibrosa*; gelegentlich kann er vollkommen rückgebildet sein. Auch vom vorderen Rande her kann das Lebergewebe rückgebildet werden, woraus sich statt der fast ebenso hohen wie breiten Leber eine ganz schmale breite ergeben kann. Im extremen Falle ist die Gallenblase nur in ihrem Halsteil mit der Leber fest verbunden, im übrigen ganz frei und meist auf die Vorderfläche der Leber umgebogen.

Lage der Leber. Drei Viertel der Leber liegen in der rechten, nur ein Viertel liegt in der linken Körperhälfte. Aus der Entwicklung der Amphibien wissen wir, daß die Asymmetrie zwischen rechtem und linkem Lappen in sehr frühen Embryonalstadien bestimmt wird. Schneidet man ein Stück des dorsalen

Urdarmdaches heraus und dreht es um 180°, so wird der Situs invers, d. h. die Leber liegt mehr links als rechts. Von den Lebergefäßen aus scheint die Lage des Herzens bestimmt zu werden. In der Regel ist daher bei inversem Situs der Leber auch die Lage des Herzens spiegelbildlich zur gewöhnlichen. Auch beim Menschen kommt Situs inversus vor (S. 241).

Am *Lebenden* ist die Lage des Organs, da es von luft- oder gashaltigen Nachbarn umgeben ist, durch Beklopfen festzustellen (Perkussion). Oberhalb

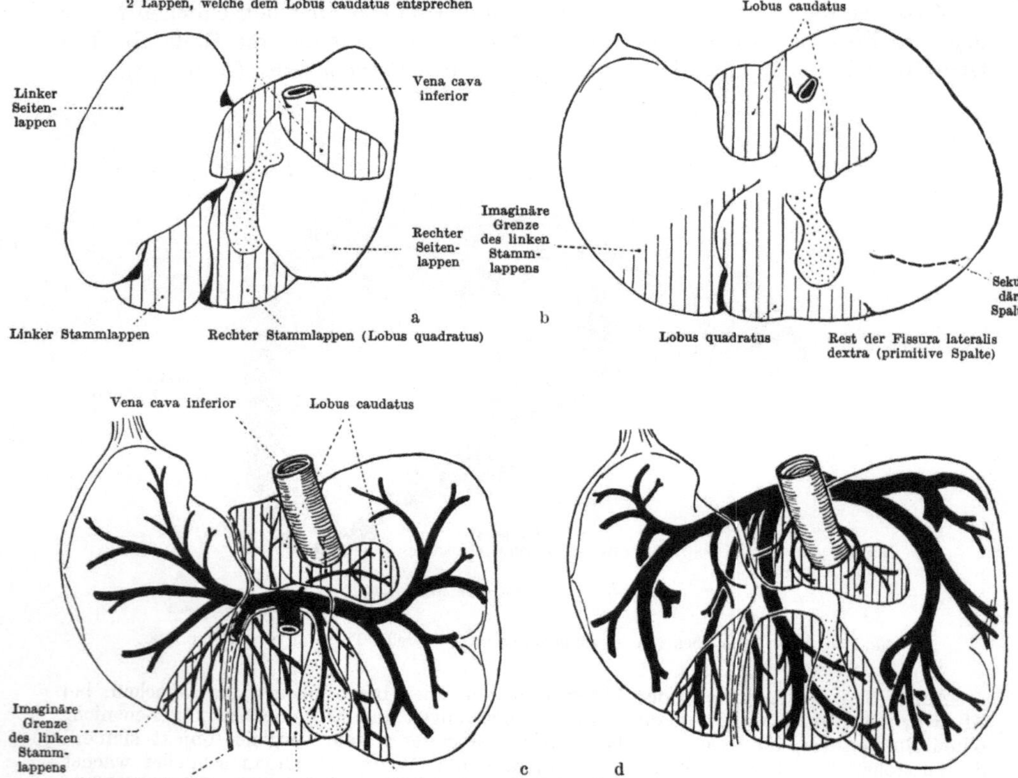

Abb. 175 a—d. Lappen der Leber, von dorsal. Die vier centralen Lappen schraffiert, Seitenlappen weiß, Gallenblase getüpfelt. a bei einem Affen (Macacus cynomolgus), b bei einem 3 Monate alten Kind (Varietät), c mit eingezeichneten gröberen Verzweigungen der Pfortader der Leber des Erwachsenen, d mit gröberen Verzweigungen der Lebervene (mit Veränderungen nach RUGE, Präparierübungen, 1921, Abb. 130, 133, 138, 139).

gibt die Lunge, unterhalb und seitlich geben der Magen und Darm klingenden (tympanitischen) Schall gegenüber dem leeren Schall (Schenkelschall) der massiven Leber. Das ganze Organ verschiebt und verformt sich je nach der Stellung des Zwerchfells bei der Ein- und Ausatmung und bei Änderung der Körperlage (vgl. auch Abb. 152). Der obere Rand ragt innerhalb der Grenzen dieser Bewegung verschieden hoch in den Brustkorb hinauf, kann also gegenüber der oben bezeichneten Grenze variieren; bei der Leiche erreicht er die 4. Rippe. In horizontaler Bettlage entspricht der untere Leberrand in der Mamillarlinie dem Rippenbogen. Von hier ab verläßt er diesen und läuft schräg auf das obere Drittel des linken Rippenbogens zu. Das Epigastrium zerfällt in zwei Felder, das *Leber-* und *Magenfeld*, von denen das erstere ziemlich konstante, das letztere sehr wechselnde Größe je nach der Füllung des Magens hat (S. 232). Im Leberfeld liegt die Leber der vorderen Bauchwand unmittelbar an. Nur in seltenen Fällen kann sich das Quercolon dazwischen schieben und den vorderen Leberrand in die Tiefe drängen. Auch normalerweise kann man ihn beim Lebenden nicht fühlen, wenn man in Rückenlage tief einatmen läßt und die Hand flach auf die erschlafften Bauchdecken legt; ist die Leber vergrößert, so spürt man, wie der herabsteigende Leberrand beim Einatmen gegen die Fingerspitzen anstößt.

In der Leiche, und wohl auch beim Lebenden in Rückenlage, ist die Leber infolge der Schwere ihres rechten Lappens nach rechts abgesunken, was an der Schrägstellung des Lig. falciforme kenntlich ist (Abb. 194).

Krankhafte Vergrößerungen der Brustorgane verlagern das Zwerchfell und die Leber abwärts; umgekehrt wird sie durch krankhafte Vergrößerungen der Bauchorgane oder durch Ansammlung von Flüssigkeit in der Bauchhöhle aufwärts gedrängt. Besonders auffallend war die Verunstaltung der Leber bei Frauen, die sich stark schnürten: *Schnürleber*. Was die Leber durch die unnatürliche Beengung des Brustkorbes an Breite verliert, das gewinnt sie in solchen Fällen an Höhe, indem ein zungenförmiger Fortsatz des rechten Leberlappens nach unten in die Bauchhöhle bis zum Beckenrand abgedrängt wird, sogar mit dem übrigen Organ nur noch durch eine gefäßhaltige Bindegewebsplatte verbunden sein und mit einer Geschwulst verwechselt werden kann (Schnürlappen).

Am rechten Leberlappen unterscheidet man einen oberen pulmonalen, einen mittleren pleuralen und einen unteren diaphragmatischen Abschnitt, je nach der Überlagerung des Organs gegen die vordere Körperfläche zu durch die entsprechenden Organe. Der diaphragmatische Abschnitt ist in der Axillarlinie 4—5 cm breit; hier kann die Leber am unschädlichsten incidiert oder punktiert werden.

Tabelle der üblichen Fachausdrücke für die Leber, Hepar.

I. Leberlappen, Lobi (Abb. 172—174): sie sind nur äußerlich und der Gefäßverästelung nach abgegrenzt, sonst im Innern völlig zusammenhängend.

Lobus dexter: weitaus der größte, begrenzt gegen die übrigen Lappen auf der Oberseite durch den Ansatz des Lig. falciforme, auf der Unterseite durch die Gallenblase und die Vena cava inferior. Brückenartige Verbindung mit dem Lobus caudatus durch deren Processus caudatus. Siehe Nr. II: Fossae sagittales dextrae.

Lobus sinister: nur $^1/_5$ der ganzen Lebermasse; gegen den Lobus caudatus und Lobus quadratus abgegrenzt durch die Fossa sagittalis sinistra (Nr. II), gegen den rechten Lappen durch das Lig. falciforme; in Größe und Form sehr variabel.

Lobus quadratus: nur auf der Unterfläche gelegen, Viereck mit stumpfen Ecken und planer oder konkaver Fläche (sie entspricht der Pars pylorica des Magens). Die Grenzen sind die Porta hepatis, Fossa sagittalis dextra et sinistra und der Margo anterior.

Lobus caudatus (Spigelii): wie der vorige, nur hinter der Pforte gelegen. Der Rand gegen diese ist mehr oder weniger tief eingebuchtet, so daß die folgenden beiden Teile unterschieden werden können.

Processus papillaris: der gegen die Fossa sagittalis sinistra liegende, stark vorspringende Teil (Rest eines ursprünglich besonderen Leberlappens).

Processus caudatus: der brückenartige Übergang des Lobus caudatus in den Lobus dexter (Rest eines ursprünglich besonderen Leberlappens).

Margo anterior (s. *inferior*): der gemeinsame Rand des rechten und linken Leberlappens, Grenze zwischen Ober- und Unterfläche der Leber. Am linken Leberrand scharfkantig, wird nach rechts unten immer stumpfer.

II. Gröbere Einschnitte, Furchen und Gruben der Oberfläche (Abb. 172—174).

Incisura umbilicalis: Einschnitt im Margo anterior, im Liegen 2,5—5 cm nach rechts von der Mittellinie des Körpers, Eintritt des Lig. teres (Chorda venae umbilicalis, obliterierte Nabelvene, Vena umbilicalis).

Fossa sagittalis sinistra: beginnt an der Incisura umbilicalis und verläuft auf die Unterfläche der Leber, dem ganzen linken Lappen entlang. Sie enthält das Lig. teres und das Lig. venosum Arantii. Eine Brücke von Lebergewebe kann die beiden benachbarten Lappen verbinden, *Pons hepatis*, so daß das Lig. teres in die Tiefe versenkt ist. Die Brücke kann schmal oder so breit wie der ganze Lobus quadratus sein.

Fossa ductus venosi: seichter Teil der Fossa sagittalis sinistra, welcher von der Porta hepatis bis zur Vena cava inferior reicht, zwischen Lobus sinister und Lobus caudatus. Das Lig. venosum (Arantii) (Chorda ductus venosi) ist ein Rudiment einer Vene, welche beim Fetus das meiste von der Placenta kommende Blut an der Leber vorbei direkt zum Herzen führt. Es setzt die obliterierte Nabelvene fort und ist deshalb einerseits mit dem Lig. teres, andererseits mit der Vena cava inferior verbunden.

Fossae sagittales dextrae: gemeinsamer Name für die beiden folgenden.

Fossa vesicae felleae: seichte Grube, nicht von Bauchfell bekleidet, manchmal im Margo anterior als *Incisura vesicae felleae* eingeschnitten. In ihr liegt die Gallenblase. Ein unmittelbarer Eintritt von Galle aus der Leber in diese findet *nicht* statt, er geschieht nur durch die Gallengänge, siehe unter Nr. V.

Fossa venae cavae: tiefer Einschnitt für die Vena cava inferior, nicht von Bauchfell bekleidet. Die Vene wird gewöhnlich nur an ihrem oberen Ende, kurz vor dem Durchtritt durch das Zwerchfell, von Lebergewebe umwallt und nimmt hier die Lebervenen auf. Die Fossa verstreicht gegen den Lobus caudatus zu. Ursprünglich durchbohrt die Vene in einem Kanal die Leber. Auch beim Erwachsenen überbrücken manchmal noch Reste von Leberparenchym die Vena cava und ihre Fossa; gewöhnlich ist sie durch Bindegewebe bedeckt *(Ligamentum venae cavae).*

Porta hepatis, Leberpforte: entspricht dem Hilus der Niere oder der Lunge. Tiefe Quergrube zwischen Lobus quadratus und Lobus caudatus. Die 4 Abschnitte der sagittalen Gruben und die quere Leberpforte als 5. Grube bilden auf der Unterfläche der Leber ungefähr ein H. Der untere viereckige Teil entspricht dem Lobus quadratus, der obere dem Lobus caudatus, der Querbalken der Leberpforte (Abb. 173, 175). Das Lig. hepatoduodenale und Lig. hepatogastricum teilen sich an der Leberpforte so in ihre beiden Epithellamellen, daß die eine sich auf den Vorder-, die andere auf den Hinterrand der Pforte umschlägt (Abb. 147). Sie selbst ist nicht mit Bauchfell überzogen und gibt den Weg frei für den Ein- und Austritt der im Lig. hepatoduodenale liegenden Leitungswege. Es treten in die Pforte ein: Vena portae (Pfortader), Arteria hepatica, Plexus von Nervenfasern aus dem Vagus und aus dem Ganglion coeliacum des Sympathicus. Es verlassen die Pforte: Ductus choledochus (bzw. seine Äste: 2 Ductus hepatici), Lymphgefäße mit 2—3 Lymphknötchen. Alle ein- und austretenden Gebilde sind verbunden durch das lockere Bindegewebe der GLISSONschen Kapsel, welche hier in die Lamina propria der Mesenterien übergeht.

Fissura lateralis dextra et sinistra: ursprüngliche Grenzen zwischen den Stamm- und Seitenlappen; namentlich die erstere nicht selten in Resten erhalten.

Fissuare secundariae: Spalten von irregulärer Lage, ohne Bezug auf atavistische Lappen.

III. Das feinere Relief der Oberfläche, Berührungsfelder (Abb. 172—174).

1. *Facies superior (diaphragmatica).*

Impressio cardiaca: Berührungsfeld mit dem Herzsattel des Zwerchfells.

2. *Facies inferior (visceralis).*

Impressio oesophagea: Berührungsfeld mit der Speiseröhre, auf dem linken Leberlappen, nahe dem Ende der Fossa sagittalis sinistra.

Impressio vertebralis: Berührungsfeld mit Wirbelsäule und Zwerchfellschenkeln, entspricht dem oberen Rand des Lobus caudatus. Nach unten zu entfernt sich die Leber von der Wirbelsäule (Abb. 147, 194).

Impressio suprarenalis: Berührungsfeld mit der rechten Nebenniere, liegt auf dem rechten Leberlappen, ist frei vom Bauchfellüberzug, außen anschließend an die Fossa venae cavae.

Impressio gastrica: Berührungsfeld mit dem Magen, schließt an die Impressio oesophagea auf dem linken Leberlappen an, fortgesetzt auf den Lobus quadratus und auf den Halsteil der Gallenblase.

Tuber omentale hepatis: sanfter Vorsprung auf dem linken Leberlappen, zwischen Porta hepatis und dem der kleinen Curvatur des Magens entsprechenden Rand der Impressio gastrica. Wendet sich dem Innern der Bursa omentalis zu.

Impressio duodenalis: Berührungsfeld mit dem Zwölffingerdarm, liegt auf dem rechten Leberlappen, zwischen den beiden folgenden. An der Leiche ist die Wand des Duodenum in der Regel an dieser Stelle durch Galle verfärbt.

Impressio renalis: tief ausgehöhltes Berührungsfeld mit der rechten Niere, die fast ihrer ganzen Dicke nach in der Grube Platz hat, auf dem rechten Leberlappen; immer zum Teil und oft ganz von Bauchfell überzogen, aber manchmal im oberen Teil frei von Bauchfell (der letztere Teil gehört zu dem bauchfellfreien Teil des rechten Leberlappens, der im allgemeinen an das Zwerchfell grenzt, siehe Nr. IV).

Impressio colica: Berührungsfeld mit der Flexura coli dextra und dem Beginn des Quercolon, auf dem rechten Leberlappen, außen von der Gallenblase. Bei der Leiche ist diese Stelle der Colonwand in der Regel durch Galle verfärbt.

Crista colicorenalis: stumpfe Querleiste zwischen Impressio renalis und Impressio colica.

IV. Bauchfellüberzug (Serosa), die sog. Ligamenta hepatis und die bauchfellfreien Stellen (Abb. 172—174).

Ligamentum falciforme, (Mesohepaticum ventrale), s. S. 260.
Ligamentum teres hepatis (Chorda venae umbilicalis), s. S. 260.
Ligamentum coronarium hepatis (sinistrum), s. S. 260.
Ligamentum hepatophrenicum s. S. 260.
Ligamentum hepatorenale, s. S. 260.
Ligamenta triangularia hepatis (Mesohepatica lateralia), s. S. 260.
Omentum minus, Lig. hepatogastricum und *hepatoduodenale* s. S.260.
Ligamentum hepatocystocolicum, s. S. 261.

Ligamentum venosum Arantii (Chorda ductus venosi), der obliterierte *Ductus venosus,* d. h. die Fortsetzung der Vena umbilicalis in die Vena cava inferior beim Fetus. Nach der Geburt ein dünner fibröser Bindegewebsstrang, zu dessen beiden Seiten sich das Bauchfell auf den Lobus sinister und Lobus caudatus umschlägt (Abb. 173, 174), liegt in der *Fossa ductus venosi,* siehe Nr. II.

Area retroperitonaealis: großes bauchfellfreies Verwachsungsfeld des rechten Leberlappens mit dem Zwerchfell, meistens auch mit der rechten Nebenniere und oft mit dem oberen Pol der rechten Niere. Es liegt zwischen Lig. hepatophrenicum (vorn), Lig. hepatorenale (hinten) und Lig. venosum und Lig. falciforme (medial) (Abb. 172 bis 174).

V. Gallenblase (Vesica fellea) und Gallenausführgänge (Abb. 162, 168, 173, 174).

Corpus vesicae felleae: Hauptstück der Gallenblase, liegt in der gleichnamigen Fossa zwischen Lobus dexter und Lobus quadratus; die Serosa der Leber überzieht die Oberfläche der Gallenblase (nicht oder nur sehr selten die dem Leberparenchym zugewendete Fläche).

Fundus vesicae felleae: blindes Ende der Gallenblase, liegt in der gleichnamigen Incisura des Margo anterior, die aber oft nur angedeutet ist, überragt meistens den Leberrand und erreicht unmittelbar unter dem rechten Rippenbogen die vordere Bauchwand (am lateralen Rand des M. rectus abdominis dexter).

Collum vesicae felleae: gegen die Leberpforte zu verlaufender Teil der Gallenblase, aus welchem allmählich der Ductus cysticus hervorgeht. Der angrenzende Teil der Blase selbst wird wegen seiner Trichterform als „*Infundibulum*“ unterschieden.

Ductus cysticus: 3—4 cm langer Gang von der Gallenblase bis zum Ductus choledochus liegt an der Porta hepatis.

Valvula (Plica) spiralis (Heisteri): mehrere Querfalten der Wandung des Collum vesicae und Ductus cysticus, welche sich in der Regel zu einer spiraligen Falte zusammenschließen; sie springt in das Lumen vor. Der spiralige Verlauf ist am deutlichsten, wenn man den Gang streckt. Die Klappe pflegt auf den an die Gallenblase anschließenden Teil des Ductus cysticus beschränkt zu sein, man kann daher einen klappentragenden Teil (Pars valvularis) und einen glatten (P. glabra) unterscheiden.

Ductus hepatici: 2 Gänge, von denen der rechte die Galle aus dem Lobus dexter und Lobus quadratus, der linke die Galle aus dem Lobus sinister und Lobus caudatus in die Porta hepatis hineinführt. Länge 25—30 mm.

Ductus hepaticus communis: 4—6 cm langer Gang, welcher unterhalb der Leberpforte aus der Vereinigung der beiden vorigen entsteht.

Ductus choledochus: entsteht dicht neben der Porta hepatis durch spitzwinklige Vereinigung des Ductus hepaticus communis mit dem Ductus cysticus, liegt im Lig. hepatoduodenale, lateral neben der A. hepatica und ventral von der Vena portae; er geht dorsal vom Duodenum an dessen Pars descendens vorbei und mündet auf der Papilla duodeni major (S. 280). Länge meist 4—8 cm, Dicke etwa 0,5 cm.

VI. Gefäße und Nerven der Leber.

1. Arterie.

A. hepatica propria: Ast der A. hepatica communis, einem der 3 Hauptäste der A. coeliaca; liegt im Lig. hepatoduodenale vor der Vena portae und medial vom Ductus choledochus (Abb. 145), tritt durch die Leberpforte in die Leber ein. Manchmal gehen überzählige Äste der A. hepatica communis oder der A. gastrica sinistra in die Leber, auch kleine Zwerchfellarterien. Bei Unterbindung der gesamten arteriellen Zufuhr wird die Leber nekrotisch, sie ist also nicht durch die Pfortader ersetzbar. Ein Ramus dexter der Propria versorgt den gleichnamigen Lappen und den Lobus quadratus, ein Ramus sinister den gleichnamigen Lappen und ein besonderes Ästchen den Lobus caudatus. Außerdem erhält die Gallenblase ihre eigene A. cystica. — Bei einer typischen Varietät der A. hepatica propria liegt ein Gefäß rechts im freien Rand des Lig. hepatoduodenale, die übliche Arterie links vom Ductus choledochus kann fehlen oder ebenfalls vorhanden sein: in diesem Fall entspringt die ganze Hepatica propria, häufiger nur ihr Ramus dexter aus der A. mesenterica superior bzw. aus der A. pancreatico-duodenalis inferior. Die Varietät ist für Unterbindungen wichtig.

2. *Venen.*

Vena portae (advehens, afferens), Pfortader: sie führt das venöse Blut aus den unpaaren Organen der Bauchhöhle (Magendarmkanal, Milz) in die Leber, liegt im Lig. hepatoduodenale zwischen A. hepatica und Ductus choledochus und hinter beiden (dorsal), tritt in der Leberpforte in das Lebergewebe ein (Abb. 145, 173).

Venae hepaticae (revehentes, efferentes), Lebervenen: zwei oder mehr Venen, welche in die Vena cava inferior da münden, wo sie die Leber verläßt, um durch das Zwerchfell hindurch in das Herz zu gelangen (Abb. 174). Gelegentlich münden kleinere Venen einzeln weiter unterhalb in die Vena cava inferior (Abb. 145, innerhalb des gestrichelten Konturs liegt das Lebergewebe unmittelbar der Vena cava an). Die Lebervenen führen das durch die Pfortader und Leberarterien zugeführte Blut aus dem Organ wieder heraus.

3. *Lymphgefäße.*

Vasa superficialia: ein dichtes Netz von feinsten Lymphgefäßen zwischen Leberparenchym und Serosa. Abfluß 1. zu kleinen Lymphknoten in der Pforte und von da durch das Lig. hepatoduodenale zu den Nodi coeliaci, 2. zu kranialen Lymphknoten am Magen, 3. durch das Lig. falciforme und die Ligg. coronaria in mediastinale Lymphknoten oder rückläufig in Nodi coeliaci.

Vasa profunda: aus dem Leberparenchym entweder mit den Pfortaderzweigen zur Pforte mit Abfluß wie unter Nr. 1 bei den vorigen oder mit den Lebervenen in den Thorax und rückläufig zum Anfang des Ductus thoracicus in der Bauchhöhle.

4. *Nerven.*

Nervus vagus: Äste des Vagusgeflechtes auf der Vorderwand des Magens gelangen durch das Lig. hepatogastricum in die Leber hinein.

Nervus sympathicus: Äste aus dem Plexus coeliacus umflechten die A. hepatica propria und gelangen mit ihr durch das Lig. hepatoduodenale zur Leberpforte und in die Leber hinein.

Nervus phrenicus: feine Zweige des N. phrenicus (Rami phrenico-abdominales) dexter erreichen die Serosa der Leber und das Lig. falciforme.

Leberläppchen, Glissonsche Kapsel. Angesichts der vielen für die Leberoberfläche üblichen Bezeichnungen dürfen wir uns an der Richtigkeit der eingangs betonten Monotonie der äußeren Form des Organs nicht irremachen lassen; die vielen kleinen Einschnitte, Furchen und Wellen hindern nicht, daß das Ganze im wesentlichen eine einheitliche kompakte Masse ist, was für den Genuß der Leber von Schlachttieren bekanntlich ökonomische Vorteile hat: es gibt keinen Abfall. Das Innere ist für das bloße Auge sehr gleichmäßig gestaltet. Es besteht aus unzähligen kleinen *Läppchen, Lobuli* (s. *Insulae*), von durchschnittlich 1—2 mm Durchmesser oder weniger, welche dicht zusammengepackt sind. Die einzelnen Läppchen haben äußerlich die Form eines kurzen Zapfens oder Kölbchens mit facettierten Seitenflächen, stumpfen Kanten und gewölbtem Dach (Abb. 176). Doch ist die Form, vor allem das Verhältnis der Höhe zur Breite, sehr wechselnd (Abb. 177—178). Manche Läppchen sind seitlich in einer Richtung stark abgeplattet. Die Begrenzung der Läppchen gegeneinander ist beim Menschen sehr viel weniger deutlich als bei einigen Tieren (Schwein, Bär, Kamel), deren Leber durch besonders deutliche Zwischenwände zwischen den Läppchen ausgezeichnet ist und sich deshalb zum Studium der Form derselben besonders eignet. Die Leber ist nämlich äußerlich von Bindegewebe überzogen, welches, wie immer beim Bauchfell unter dem Epithel der Serosa liegt. Man nennt die Bindegewebsschicht *Capsula fibrosa perivascularis (Glissoni).* Die Glissonsche Kapsel ist an der Leberpforte um die ein- und austretenden Gefäße und Gallengänge besonders stark entwickelt (Abb. 173). Das Bindegewebe füllt nicht nur die Tiefe der Leberpforte aus, sondern dringt mit den Blutgefäßen und Gallengängen in gröberen und immer feiner werdenden Septen bis zur Oberfläche der einzelnen Läppchen vor. Die in der Leberpforte ein- bzw. austretenden drei „portalen“

Gebilde („portale Trias") Pfortaderast, Arterienast und Gallengang bleiben, vom Bindegewebe der GLISSONschen Kapsel umhüllt, in ihrem ganzen Verlauf innerhalb der Leber beieinander und sind an dieser Zusammenlagerung an

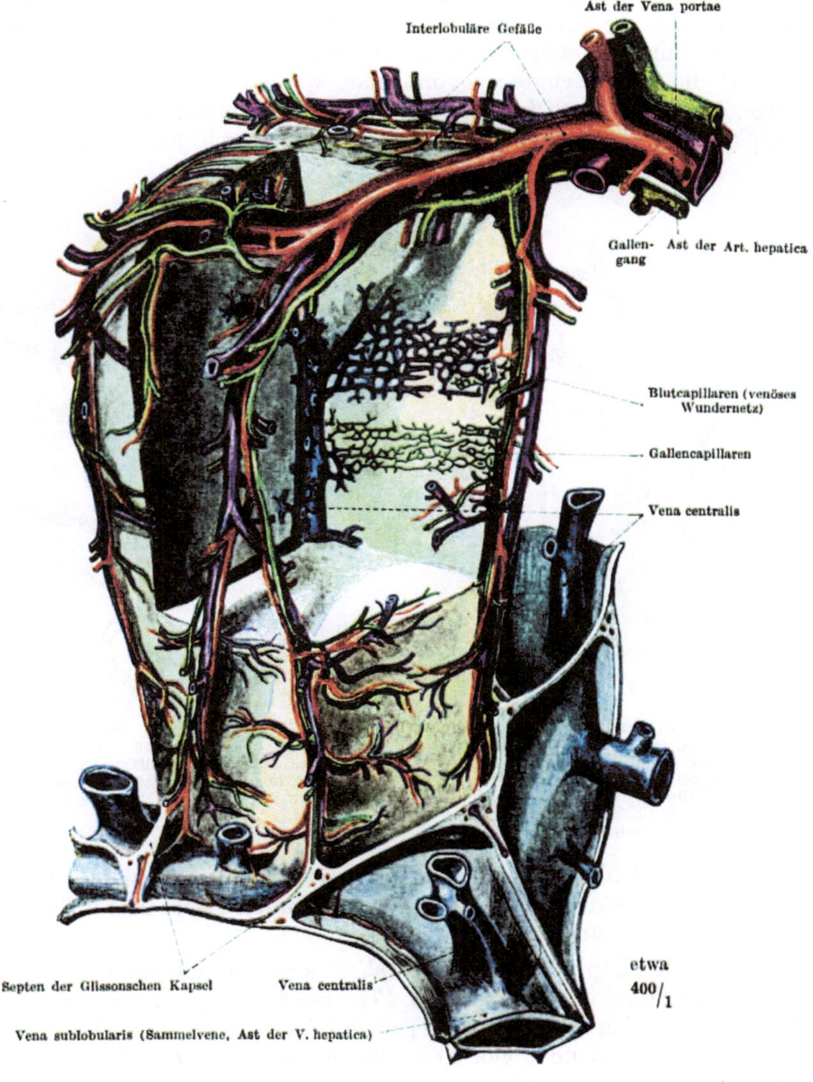

Abb. 176. Läppchen aus der Leber des Schweines. Lobulus simplex. Wachsplattenmodell der Blutgefäße und der GLISSONschen Kapsel von A. VIERLING (Pfortader rotviolett, Lebervenen blau, Gallengänge grün). Ein Leberläppchen ist plastisch wiedergegeben. Keilförmiger Ausschnitt mit schematisch eingetragenen Netzen der feinsten Gallenkanälchen (-capillaren) und Gefäßausbreitungen (-capillaren). Vgl. das Einzelläppchen rechts unten in Abb. 177.

jedem Schnitt eindeutig zu erkennen. Ist die GLISSONsche Kapsel besonders weit vorgedrungen, wie bei den oben genannten Tieren, so umkleidet sie jedes Läppchen vollständig oder wenigstens seine Seitenwände und Kuppel. Ist sie weniger weit vorgedrungen und weniger üppig ausgestaltet, so füllt sie nur die Zwickel zwischen den Läppchen aus, in welchen die ein- und austretenden Blut- und Gallenwege liegen. Vergleicht man unter dem Mikroskop einen

Schnitt durch die Leber vom Schwein und vom Menschen, so ist die Form der Läppchen außerordentlich ähnlich. Beim Schwein sind jedoch die Grenzen durch die GLISSONsche Kapsel scharf hervorgehoben und leicht sichtbar (Abb. 177). Beim Menschen müssen sie erst durch den Untersucher herausgefunden werden, indem er sich die mit Gewebe der GLISSONschen Kapsel gefüllten Zwickel (Abb. 178) durch gerade Linien miteinander verbunden denkt. Im letzteren Fall sind die Läppchengrenzen imaginär, werden aber trotzdem vom inneren Gefüge, besonders von der Blutverteilung innegehalten, ähnlich wie auf einem Sportplatz gewisse Grenzen nur hier und da durch Fähnchen markiert sind

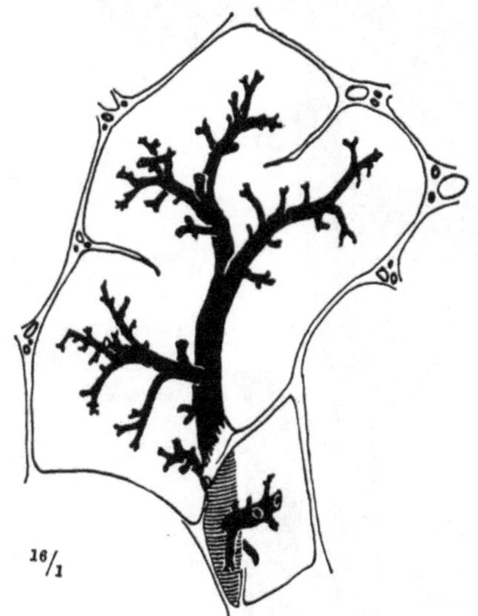

Abb. 177. Läppchen der Schweineleber. Unten ein kleines Läppchen, oben drei Läppchen, welche ein Sammelläppchen bilden. Venen schwarz. GLISSONsche Kapsel als Doppelkontur, in den Zwickeln die Pfortaderäste (groß, dünne Konturlinien), die Arterien und Gallengänge (kleiner, dickere Linien). Mikroskopischer Schnitt.

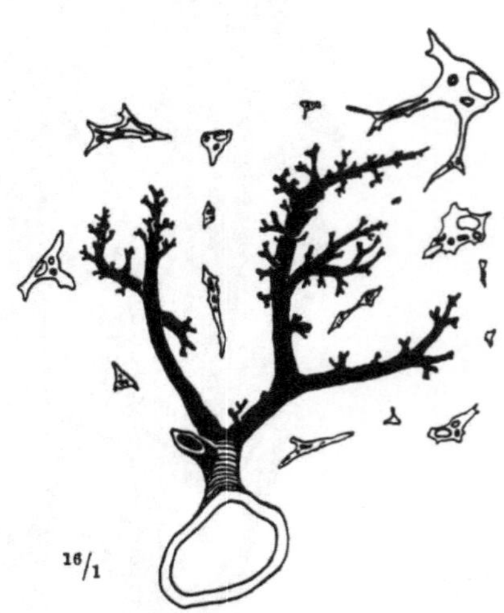

Abb. 178. Läppchen der menschlichen Leber. Eine ähnliche Stelle wie in Abb. 177 (ein Sammelläppchen, welches aus drei Einzelläppchen besteht), aber die Abgrenzung nur lückenhaft. Wiedergabe der Gefäße usw. wie in Abb. 177. Mikroskopischer Schnitt.

und doch von den Spielern beachtet werden, wie wenn sichtbare Abschlußschnüre gespannt wären. Jede Zwischenwand in der Leber ist für die angrenzenden Läppchen gemeinsam.

Die einzelnen Läppchen, *Lobuli simplices*, sitzen in selteneren Fällen unmittelbar einer größeren Vene auf (Abb. 177, rechts unten, Abb. 179, rechts und links unten). In den meisten Fällen jedoch hängen sie an ihrer Basis mit anderen Läppchen zusammen und bilden ein Sammelläppchen, *Lobulus compositus*.

Zu- und Abfluß des Blutes. Das Innere des Läppchens besteht aus dem eigentlichen Leberparenchym, d. h. den spezifischen Drüsenzellen der Leber (Zellbalken), aus zahlreichen Blutgefäßen (Capillaren und Vena centralis), Gallenkanälchen, spärlichen Bindegewebszügen und den Gitterfasern. Wir beginnen mit der Schilderung der Blutbahn, weil von hier aus der Aufbau verständlich wird. Die Pfortaderverzweigungen (Venae advehentes, afferentes) leiten das Blut aus dem Magen, Darm und der Milz in die Leber hinein und verzweigen sich so, daß jedes Läppchen von seiner Kuppel aus längs den Seitenkanten mit mehreren Ästen versorgt wird (Abb. 176). So wird auf dem Blutweg transportiertes Material, das aus dem Speisebrei im Magendarmkanal resorbiert ist oder durch Zerfall von roten Blutkörperchen in der Milz frei wird, den Leberläppchen zur weiteren Verarbeitung zur Verfügung gestellt. Die feinsten Pfortaderäste schicken in die Leberläppchen von allen Seiten (nicht nur von den Kanten, sondern auch von den Flächen) Capillaren hinein, die im Innern der Läppchen ein Netz von capillaren Bluträumen bilden. Aus diesem Netz münden im Centrum des Läppchens Capillaren größtenteils unmittelbar in ein axiales Gefäß,

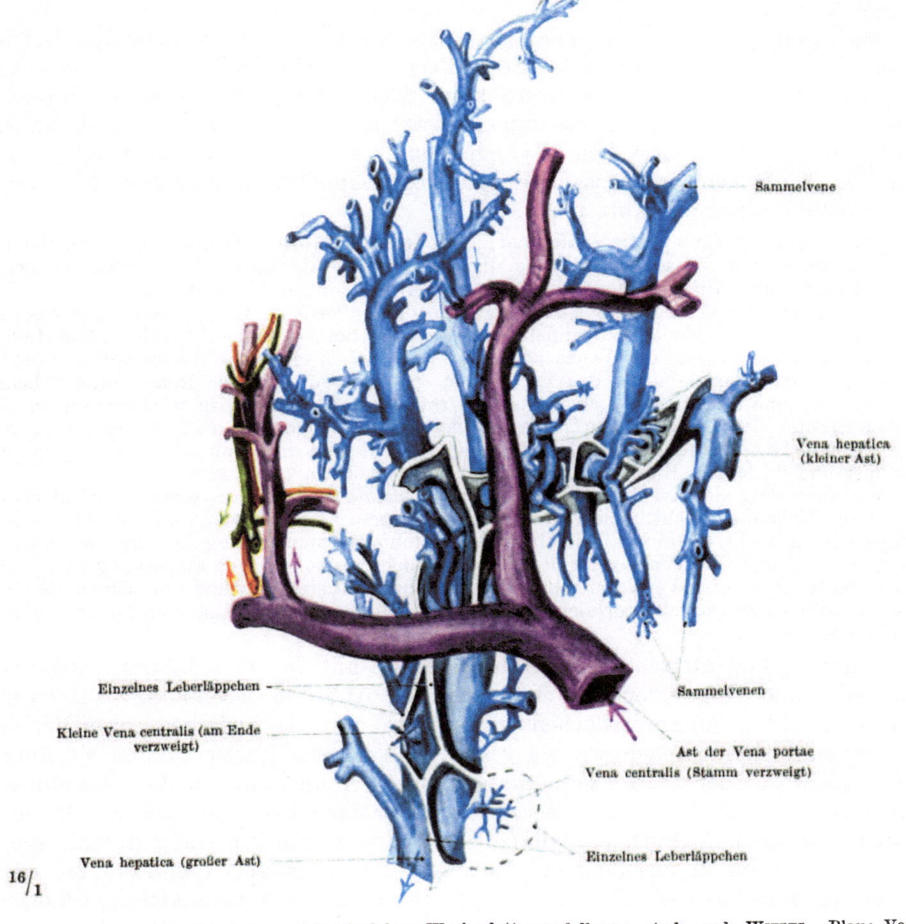

Abb. 179. Blutgefäße der Leber, Schweineleber, Wachsplattenmodell von stud. med. WITZEL. Blau: Vena hepatica. Violett: Pfortader. Rot: Leberarterie. Grün: Gallengänge. Entsprechend gefärbte Pfeile geben die Stromrichtung an. Die Grenzen der basalen Teile einiger Leberläppchen (GLISSONsche Kapsel) sind mitmodelliert. Man denke sich die Zwischenräume zwischen violett und blau durch Leberläppchen ausgefüllt. In Abb. 176 eines rekonstruiert (dort sind die Pfortaderäste bis in ihre feinsten Verzweigungen wiedergegeben).

die *Vena centralis,* den Anfang des abführenden Venensystems, der Vv. revehentes, efferentes. Bei den Lobuli simplices, welche einer größeren Vene unmittelbar aufsitzen, mündet die Vena centralis in diese (Abb. 177, 179, unten). Die Centralvene hat in der Regel einen einheitlichen Stamm, aber zahlreiche Endäste wie der Wipfel eines Baumes. Sie liegt binnenlappig (*intralobulär*), während die Pfortaderäste und die sie begleitenden Arterien und Gallengänge zwischenlappig liegen (*inter*lobulär). Bei den Lobuli compositi fließt das Blut aus den Einzelläppchen in eine größere Vene ab, welche sich ebenfalls von den Pfortaderästchen dadurch unterscheidet, daß sie nicht von Arterien und Gallengängen begleitet ist. Sie vertritt für die Stellen, an welchen die einzelnen Leberläppchen zu zusammengesetzten Läppchen verschmolzen sind, die Vena centralis der Einzelläppchen. Innerhalb der Einzelläppchen, welche für sich oder im Verband eines Sammelläppchens liegen, nennt man sie „Centralvene", im Stiel eines Sammelläppchens „*Sammelvene*". Im letzteren Fall liegt sie da, wo sich bei einer Himbeere der Zapfen befindet, welcher die Einzelbeerchen trägt (der alte Name *Vena sublobularis* trägt dem nicht Rechnung und wird deshalb besser vermieden).

Man stelle sich die Lebervene als Ganzes wie einen reich verzweigten Dornbusch vor: auf jedem Dorn sitzt wie eine Beere, in welche der Dorn hineingesteckt ist, ein Leberläppchen. Die Beere kann klein und glatt (Lobulus simplex) oder aus einzelnen Körnern zusammengesetzt sein wie eine Himbeere (Lobulus compositus). Die Lebervenen (Vv. hepaticae revehentes, efferentes) leiten das aus den einfachen und zusammengesetzten Läppchen abfließende Blut der Vena cava inferior zu (Abb. 175d).

Im Stamm der Vena portae laufen nach experimentellen Beobachtungen an Säugetieren die Blutströme der Venae mesentericae und der Vena lienalis unvermischt nebeneinander. Das Blut aus der Milz gelangt daher vorwiegend in den linken Leberlappen.

Man findet die Vena centralis fast nackt in das umgebende Lebergewebe eingelassen; doch haben die intralobulären Sammelvenen deutliche bindegewebige Scheiden (Abb. 180), ebenso alle weiteren Äste der Venae hepaticae. Alle haben eine rein bindegewebige Wand ohne Muskulatur und sind in das Parenchym so eingebaut, daß sie immer offenstehen. Durchbricht eine Arterie das Leberläppchen *(translobuläre Arterie)*, so wird sie von einem dicken Mantel der GLISSONschen Kapsel begleitet; in diesem Fall hängen der periphere und centrale Kapselanteil deutlich zusammen. Sonst sieht man innerhalb der Läppchen nur hier und da feinste Bindegewebsblättchen für sich allein (Abb. 182).

Man orientiert sich an Schnitten durch die *menschliche* Leber am besten so, daß man zuerst die Gefäße aufsucht, welche *für sich allein* liegen. Sind sie von wenig Bindegewebe umgeben oder nackt, so sind es Centralvenen, anderenfalls Sammelvenen (letztere sind immer sehr viel größer als die Venae centrales). Darauf sucht man in einiger Entfernung von dem Querschnitt einer jeden Vena centralis im Kranze um sie herum stehend die kleinen Bindegewebsinseln, in welchen die portalen Gebilde: Pfortaderäste, Gallengänge und Leberarterien beieinander liegen.

Venöse Wundernetze. Unser Hauptinteresse gilt den Gefäßnetzen zwischen Pfortader und Centralvene der Läppchen (in Abb. 176 schematisch auf einer der senkrechten Anschnittflächen gezeichnet). Da sie zwischen zwei Venen ausgespannt sind, nennen wir sie *venöse Wundernetze* (meist werden sie kurz *Lebercapillaren* oder auch *Lebersinus* genannt). Ähnlich wie in den MALPIGHIschen Körperchen der Niere arterielle Wundernetze bestehen, welche Flüssigkeiten und auch in ihnen enthaltene Stoffe durch ihre Wandung durchlassen, so ist das — nur in viel höherem Maß — bei den venösen Wundernetzen der Leberläppchen der Fall. Hier haben wir die wirkliche Arbeitsstätte der Leber vor uns. Denn die benachbarten Leberzellen können von den Wundernetzen Stoffe empfangen und können solche an sie abgeben, während die Wände der zu- und ableitenden Gefäßbahnen, die zwischen den Läppchen liegen, undurchlässig sind. Eine weitere Leistung liegt darin, daß die Leber als Blutspeicher dienen kann. Eine geringe Erweiterung der zahllosen Netze genügt dazu.

Die Versorgung der Leberzellen geschieht durch die Arteria hepatica, deren feinste Verzweigungen das Blut in die venösen Wundernetze ergießen. Das Pfortaderblut enthält nicht die für den Lebensvollzug der Leberzellen notwendigen Stoffe. Nach Unterbindung der Leberarterie oder eines ihrer Äste geht deshalb die ganze Leber bzw. der von dem Ast versorgte Teil zugrunde (Lebernekrose), was zu schweren Störungen führt. Die totale Nekrose der Leber ist unbedingt tödlich.

Charakteristisch für die Leberläppchen ist, daß die meisten Maschen des venösen Wundernetzes in *radiärer* Richtung langgestreckt sind (schematisierte Stelle der Abb. 176; man beachte die oft auf lange Strecken getroffenen, radiär verlaufenden Gefäßlücken zwischen den Leberzellen der Abb. 180). Bei anderen

Drüsen und bei der Leber der Nichtsäuger kennen wir den strahligen Bau feinster Blutwege nicht.

Bei der fetalen Leber der Säuger ist anfänglich weder eine Läppcheneinteilung noch die strahlige Anordnung der feinsten Blutwege vorhanden (Abb. 143a). Zur Zeit der Geburt sind die Läppchen durch die inzwischen eingewucherte GLISSONsche Kapsel begrenzt, aber die Wundernetze der Venen innerhalb der Läppchen sind noch irregulär geformt. Bei den Monotremen (Ameisenigel) bleiben sie zeitlebens so. Bei den übrigen Säugetieren beginnen sich kurz nach der Geburt die Maschen in radiärer Richtung zu strecken. Bei den Nagetieren

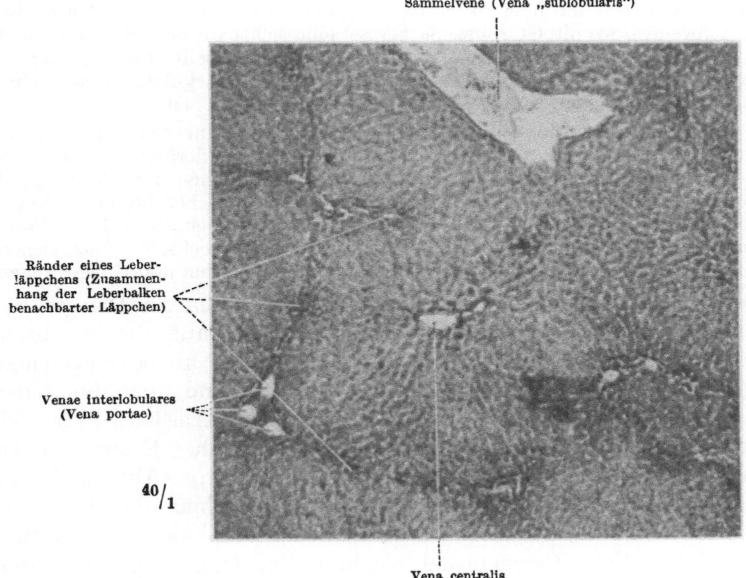

Abb. 180. Menschliche Leber, Schnitt. Photo. Die Grenzen zwischen den Läppchen sind in diesem Fall durch Pigmentierung der Randzellen der Läppchen außergewöhnlich deutlich.

werden schließlich alle radiär geordnet, so daß hier der strahlige Typus besonders ausgebildet ist (Kaninchen), während die Leber anderer Säugetiere in einer Zwischenstellung verharrt. Dazu gehört auch der Mensch, dessen Leberläppchen zwar deutlich strahlig gebaut sind, aber doch an zahlreichen Stellen noch Reste des irregulären Ausgangstypus bewahren. Die Umformungen zum radiären Verlauf der Capillaren beruhen in erster Linie auf der Änderung der Kreislaufverhältnisse nach der Geburt. Vor der Geburt ist die Leber in erster Linie Blutbildungsorgan, ihre Funktionen im Dienste des Stoffwechsels treten noch ganz zurück, da das Kind von der Mutter auf dem Wege über die Placenta und die Vena umbilicalis ernährt wird. Der Darm ist noch außer Funktion, und an der Leber wird der größere Teil des Nabelvenenblutes vorbeigeführt durch den Ductus venosus Arantii unmittelbar zur Vena cava inferior. Die Saugkraft des Herzens (s. Kapitel Herz) wirkt vor der Geburt in erster Linie auf das Blut des Ductus venosus Arantii. Durch diese unmittelbare Verbindung zwischen Vena umbilicalis und Vena cava inferior kann der Druckausgleich zwischen Vena umbilicalis und Vena portae einerseits, rechtem Vorhof des Herzens andererseits weit leichter erfolgen als durch die Äste der Pfortader (Venae interlobulares) und durch das Capillarsystem der Leber. Nach der Geburt, nach Verschluß der V. umbilicalis und des Ductus Arantii, kann die Saugkraft des Herzens nur noch auf die Venae hepaticae (revehentes) und Venae centrales wirken und erzeugt dadurch zwischen Venae interlobulares und Venae centrales ein stärkeres Druckgefälle als bisher. Dieser Änderung in den mechanischen Bedingungen der Blutströmung in den Lebercapillaren wird durch die radiäre Ausrichtung Rechnung getragen. Doch spielen dafür noch andere Faktoren eine Rolle, z. B. der Stoffaustausch zwischen Blut und Leberzellen. Aus rein mechanischen Faktoren ist keine organische Gestaltung zu erklären.

Die Wundernetze eines Leberläppchens hängen in der menschlichen Leber mit denen der benachbarten Läppchen in den Lücken zwischen den interlobulären Zwickeln der GLISSONschen Kapsel zusammen (Abb. 180). Aber wir müssen annehmen, daß in der Regel durch die Strömung des Blutes die imaginäre Grenze genau so eingehalten wird wie etwa bei der Leber des Schweines, wo die GLISSONsche Kapsel eine sichtbare Scheidewand bildet. Im letzteren Fall gibt es kein Ausweichen oder nur durch Rückstauung in die Pfortaderäste hinein; bei der menschlichen Leber können bei Störungen der Blutzirkulation die Verbindungen der Wundernetze zwischen den Läppchen zum Ausgleich dienen.

Die strahlige Anordnung der Wundernetze (und Leberbalken) kann sich auch um die Pfortaderäste geltend machen, indem von einem interlobulären Pfortaderästchen nach allen Richtungen Netze ausgehen (also in verschiedene benachbarte Läppchen hinein). Obgleich die Anordnung abweicht von dem strahligen Typus der in *einem* Läppchen liegenden Netze, die radiär zur Vena centralis verlaufen, kann man doch leicht auf Schnitten die radiären Anordnungen um Pfortaderäste mit denen um Centralvenen verwechseln. Das sichere Kennzeichen der Pfortader ist immer ihre Vergesellschaftung mit Arterien und Gallengängen.

Intimbau der Leber. Die Leber steht ganz ausgesprochen im Dienste des Stoffwechsels, sie nimmt die Abbauprodukte der Nahrung auf, die ihr durch die Pfortader zugeführt werden, verarbeitet sie und gibt sie ab oder speichert sie. Die Abgabe erfolgt zum Teil ins Blut der Capillaren und über die Venae hepaticae und die Vena cava inferior in den allgemeinen Kreislauf, zum Teil als Galle in den Darm. Die Leber entsteht schon in sehr früher Embryonalzeit im Septum transversum am kranialen Rande der Darmpforte (Abb. 325), unmittelbar caudal vom Sinus venosus des Herzens, in welchem das Blut aus Dottersack und Placenta zusammengeführt wird (Venae omphalo-entericae und umbilicales, Abb. 328). Vom Darmepithel wuchern Zellstränge und von den Dottervenen Bluträume zusammen in das Mesenchym des Septum transversum ein. Die Zellstränge verbinden sich zu einem räumlichen Netz und ebenso die Blutgefäße (Abb. 143a). So wird von Anfang an die Leber von den Zellsträngen und den Blutgefäßen gemeinsam gebildet in einer gegenseitigen Durchdringung wie in keinem anderen Organ. Das Ergebnis ist schließlich, daß jede der ungefähr würfelförmigen Leberzellen mit mindestens zweien ihrer Flächen in deren ganzer Ausdehnung an ein Blutgefäß grenzt.

Drüsenschläuche und Drüsenfachwerk. Entsprechend dem strahligen Typus der Wundernetze ist auch das eigentliche Leberparenchym angeordnet, das aus den Drüsenzellen der Leber besteht. Man erkennt leicht bei Betrachtung eines Schnittes, der quer durch ein Läppchen geht — quer durch die Centralvene —, daß die Leberzellen in radiär gestellten Strängen verlaufen. Man nennt sie die *Leberzellbalken* (Abb. 180). Man vergesse nicht, daß der Leberzellbalken ein künstlich aus dem kompakten Läppcheninhalt herausgeschnittenes Gebilde ist. In Wirklichkeit ist das Gefüge der Leberzellen ein zusammenhängendes Fachwerk (Netz), in dessen Lücken das Wundernetz der Blutgefäße steckt. Zu diesen beiden Netzen kommt, wie wir sehen werden, noch ein drittes hinzu, das Netz der Gallenkanälchen (grün in Abb. 176, 182). Von den drei ineinander gesteckten Netzen ist das Leberzellennetz am gröbsten, dann kommt dem Kaliber nach das Blutgefäßnetz; am feinsten ist das Netz der Gallenkanälchen. Die beiden ersteren kann man an Schnitten durch die Leber mit dem Mikroskop immer sehen, das letztere ist nur bei Anwendung besonderer technischer Methoden wahrzunehmen. Deshalb ist es erst verhältnismäßig spät entdeckt worden. Bis dahin war der Bau der Leber im Vergleich zu den übrigen Drüsen ein völliges Rätsel; man erkannte erst, daß die Leber eine wirkliche Drüse ist, als die Abflußwege ihres Sekrets gefunden worden waren. Welche mühseligen Gedankenwege man gehen mußte, um sich zu überzeugen, daß die Leber „eine wirkliche Drüse" ist, mögen die nachstehenden Ausführungen zeigen. Sie mögen Zeugnis geben von einer Zeit, in der man der Natur und damit sich selbst zu enge morphologische Fesseln anlegte.

Knüpfen wir an das bei den venösen Wundernetzen der Läppchen Gesagte an, so werden wir leicht verstehen, daß ein sehr einfaches Prinzip dem dreifachen Netzbau zugrunde liegt. Wir sahen, daß aus dem irregulären Netz der feinsten Blutgefäße innerhalb eines jeden Läppchens nach der Geburt ein regulär strahliges Netz wird, in dessen Centrum die abführende Centralvene liegt. Bei diesem Umbau müssen die im Wege stehenden Leberzellen irgendwie beiseite geschafft werden! Es geschieht dies auf zweierlei Weise. Entweder verdünnt sich ein Drüsenschlauch so weit, daß er in dem Raum, den ihm die benachbarten Blutgefäße lassen, gerade noch Platz findet, oder er gibt seinen Schlauchcharakter (Tubulus) ganz preis und wird zu einem in der Drüsenmorphologie ganz neuartigen, nur in der Leber vorkommenden Gebilde. Um das ganz zu verstehen, gehen wir von einer Leber aus, die den typischen Charakter einer Drüse hat.

Unter den Nichtsäugern finden sich zahlreiche Tiere mit einer Leber vom Bau einer tubulösen Drüse. Auf dem Quer- und Längsschnitt sieht man die Drüsenzellen um das centrale Lumen herum angeordnet (Abb. 181a u. c). Wie in anderen Drüsen dringen Seitenästchen des centralen Sekretkanälchens zwischen die einzelnen Drüsenzellen ein; sie erleichtern den Abfluß des Sekrets. Außerdem sind alle Drüsenschläuche miteinander zu irregulären Netzen verbunden, so daß das Sekret, wenn etwa der Abfluß aus einem Tubulus in der einen Richtung stockt, die entgegengesetzte Richtung nehmen und immer leicht abfließen kann (Abb. 8h). Das Prinzip des Wundernetzes, welches für die Blutgefäße an bestimmten gefährdeten Stellen so wichtig ist, sehen wir hier auch bei den Sekretwegen der Drüsen angewendet.

Bei den Säugern führt die Zwerchfellatmung dazu, daß die netzförmige Drüse zur „Labyrinthdrüse" (S. 12) wird. Behält die einzelne Drüsenzelle bei dem Umbau, den die Wundernetze erfahren, den Kontakt mit dem Centralkanälchen, so kann sie in der Art ausweichen, daß sie gegen die Nachbarzellen längs dem Centrallumen verrutscht (Abb. 181d). Es stehen nicht mehr 4 oder mehr Zellen im Kranz um das Centrallumen herum, wie gewöhnlich in tubulösen Drüsen (Abb. 181a), sondern es bleiben an jeder Stelle nur 2 übrig, welche das Centrallumen zwischen sich fassen (b). Ein solcher Schlauch ist äußerst gedehnt; er ist dadurch charakterisiert, daß sein Centralkanälchen im Zickzack verläuft. Das ist bei geeigneter Präparation an mikroskopischen Schnitten durch die Leber des Menschen sehr deutlich (Abb. 183d). Zweifellos ist dieser Modus in ihr sehr verbreitet. Die Leberzellen liegen alternierend einander gegenüber; ist auf dem Querschnitt durch den Tubulus der Kern der einen Zelle getroffen, so ist der Kern der anderen Zelle nicht getroffen. Sind die Leberzellen weniger stark auseinandergerutscht, so können beide Zellen so getroffen werden, daß man die Kerne auf dem gleichen Querschnitt sieht; beides kommt in der menschlichen Leber vor (Abb. 182, links). Wir bezeichnen diesen Typus als *gedehnte Schläuche.*

Zellenplatten. Die Leberzelle ist andrerseits imstande, die Berührung mit dem Centrallumen preiszugeben. Denn sie hängt dann immer noch an den Seitenkanälchen des centralen Ganges. Das gleiche kann man bei den Belegzellen der Magendrüsen, den GIANUZZIschen Halbmonden der Speicheldrüsen, den Drüsenzellen des Pankreas u. a. m. feststellen. Nur nimmt die Emanzipation der Drüsenzellen von dem Centrallumen bei der Säugerleber einen viel höheren Grad an. Denken wir uns, die Zellen der Abb. 181a rücken auseinander, so daß sie nicht mehr radiär um das Centrallumen herum, sondern in einer Ebene nebeneinander liegen (b). Sie bilden jetzt keinen Schlauch, sondern eine *Zellenplatte*. Diesen Typus stellen wir als neue, für die Labyrinthdrüse spezifische Form den gestreckten Schläuchen gegenüber; letztere sind noch wirkliche Schläuche, die Zellenplatten sind es nicht. An die Stelle des *Schlauch*typus

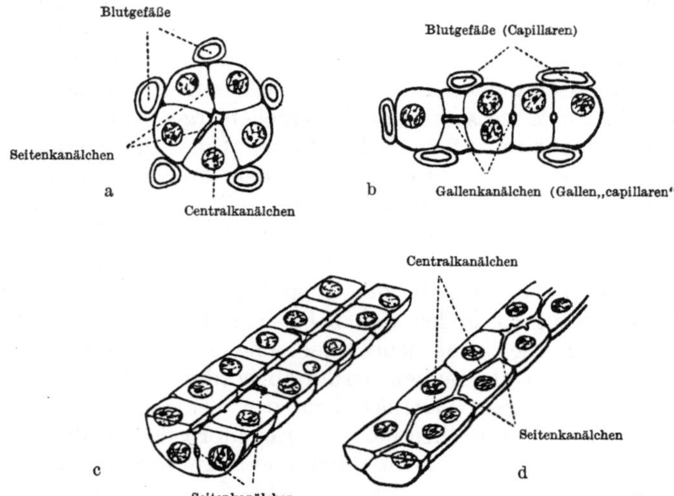

Abb. 181a—d. Ableitung des Leberparenchyms, Schema. a und c Tubulus der Leber der Ringelnatter, im Quer- und Längsschnitt. b Zellplatte der Säugetierleber. Die Zellplatte ist so getroffen wie der Tubulus in Abb. a (zum Leberläppchen steht der Schnitt tangential). d Verdünnter Tubulus der Säugetierleber (gedehnter Schlauch).

tritt der *Fachwerk*typus. Möglich ist die Umformung deshalb, weil die Seitenkanälchen den sich verschiebenden Zellen folgen, so daß jede Zelle ihr Sekret an sie abgeben kann. In welcher Weise dies geschieht, soll im nächsten Abschnitt besprochen werden: der Vorgang führt zur Bildung eines besonders feinen Netzwerkes der Gallenkanälchen, welches für die „Labyrinthleber" der Säugetiere charakteristisch ist. Für die einzelne Leberzelle, welche in einer Zellplatte liegt, folgt daraus, daß sie nicht wie jede andere Drüsenzelle *basal* an die Peripherie des Drüsenschlauches grenzt (an die „Basal"membran) und apical an das Centrallumen (Abb. 181a), sondern, daß sie mit beiden Enden an die Blutgefäße anstößt (b).

Die Zellenplatten der menschlichen Leber sind zwischen die radiär verlaufenden venösen Wundernetze eingeschaltet (Abb. 182); sie stehen mit benachbarten Platten durch Anastomosen in Verbindung, welche nach dem Typus der gestreckten Schläuche gebaut sind. In den Zellenplatten selbst erreichen die Leberzellen mit zwei Enden die venösen Wundernetze. Der Vorteil für die Tätigkeit der Zellen liegt auf der Hand: sie werden in eine viel ausgiebigere Beziehung zum Blut und den in ihm gelösten Stoffen gesetzt, als dies in den schlauchförmigen Drüsen der Fall sein kann. Es kommt hinzu, daß die Strömung des Blutes in dem venösen Wundernetz sehr stark verlangsamt wird. Alles zusammen ergibt die Möglichkeit für einen besonders intensiven Stoffaustausch zwischen Blut und Leberzellen, wie er in den Funktionen der Leber als Aufbau-, Speicher-, Entgiftungs- usw. -organ zum Ausdruck kommt. Man kann ihre Bedeutung für die Organe des menschlichen Körpers mit einer Welthandelsbank vergleichen, welche das Clearing für die einzelnen Kontinente und Länder besorgt. Alle Leistungen sind in den Intimbau verlegt; die Oberfläche verrät davon nichts, sie umhüllt und verdeckt als ungegliederte, aufs einfachste

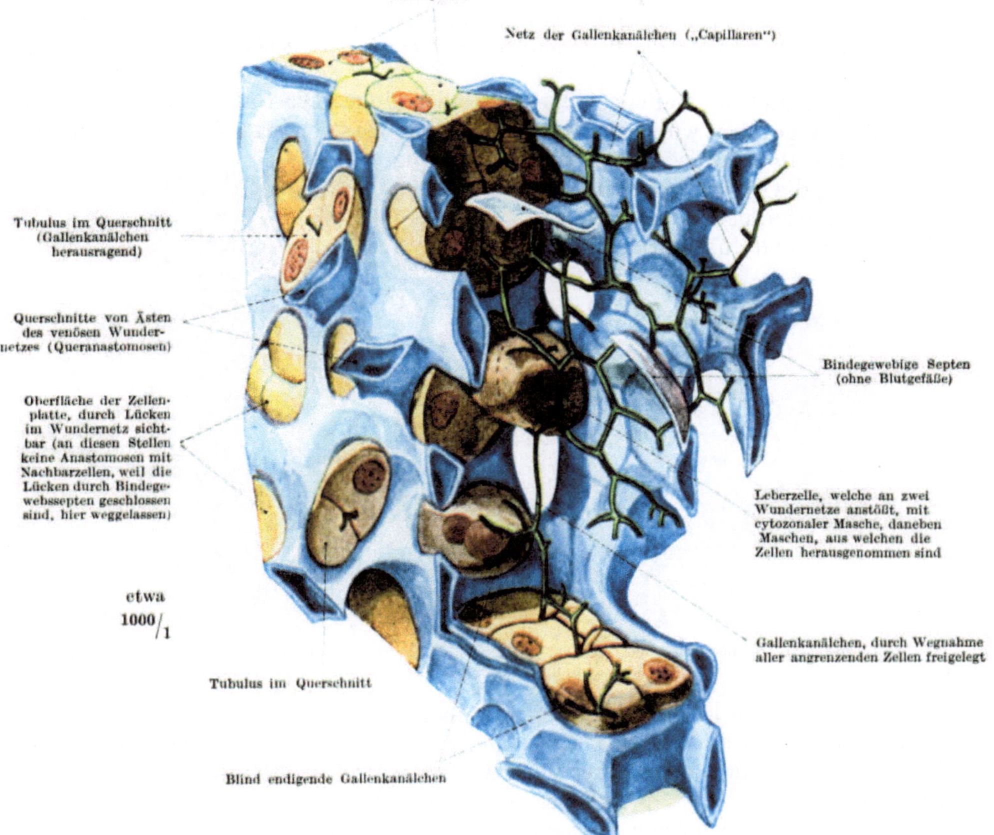

Abb. 182. Zellenplatte aus der Leber des Menschen. Wachsplattenrekonstruktion von A. VIERLING. Die Platte steht so, wie der senkrechte Anschnitt des Leberläppchens rechts vom Beschauer in Abb. 176 (Stelle mit schematisch eingezeichneten Gefäß- und Gallennetzen). Die Rekonstruktion gibt Wundernetze wieder (blau), welche in zwei radiären, zueinander parallelen Ebenen liegen. Queranastomosen zwischen beiden sind häufig. Die Leberzellen (gelb, Kerne rot) sind in dem vorderen Teil herausgenommen, dagegen sind die Gallenkanälchen (= Capillaren, grün) stehengeblieben. Letztere sind als Ausgüsse dargestellt wie bei Injektionspräparaten von Gallenkanälchen.

reduzierte Fassade das innere Mikrolabyrinth. Auf dessen Bau kommt hier alles an, um den einzelnen Zellen ihre Leistungen zu erleichtern.

Ein Schnitt durch einen gedehnten Schlauch, wenn er längs geführt ist, und der Schnitt durch eine Zellenplatte, wenn er quer geführt ist, können so ähnlich aussehen, daß *beide* als „*Zellbalken*“ (*Leberbalken* oder *Leberstränge*) bezeichnet werden. Die wirkliche Form kann nicht aus dem einzelnen Schnitt, sondern nur durch Rekonstruktion einer Serie von Schnitten ermittelt werden. Wie verbreitet die gedehnten Schläuche und die Zellenplatten in der Leber sind, ist nicht genau bekannt. Bei Tieren mit besonders stark ausgeprägtem radiären Typus dürften die Platten besonders zahlreich sein.

Beim Menschen sieht man häufig innerhalb der Platten noch Reste von Bindegewebe, welche so in sie einschneiden, daß man die ursprüngliche Zusammensetzung aus gedehnten Schläuchen erkennen kann (Abb. 182). Indem sich die Blutgefäßmaschen radiär streckten und aus den jetzt blutgefäßfreien Septen zurückzogen, konnten sich bis dahin getrennte Lobuli zu einer Zellplatte vereinigen.

Bei der Leber der Nichtsäuger ist der tubulöse Typus nicht immer rein erhalten. Durch Einlagerung von Zellmassen, welche der Leber selbst fremd sind (pigmentierte Wanderzellen u. dgl.), ist das Organ bei vielen, z. B. auch beim Frosch, in einer der Säugerleber parallelen Weise labyrinthär umgestaltet. Bei den Embryonen der Säugetiere wirkt die Einlagerung von Blutbildungszellen deformierend auf die Tubuli ein. Auf diese Details kann hier nicht eingegangen werden. Die Kenntnis des geschilderten Intimbaues der menschlichen Leber erscheint mir jedoch für das Verständnis der Leber und ihrer Eigenart unerläßlich; er ist der Angelpunkt für die Funktion des Organs. Dazu gehört auch die Anordnung der Gallenkanälchen zu den Leberzellen.

Gallenkanälchen (Gallencapillaren), Gallengänge. Die Galle, welche von der Leberzelle abgegeben wird, wird durch besondere Ausführwege, *Ductus biliferi*, abgeleitet. Intralobulär liegende feinste Kanälchen, die *Gallenkanälchen* oder *-capillaren*, beginnen in der Nähe der Centralvene und führen das Sekret

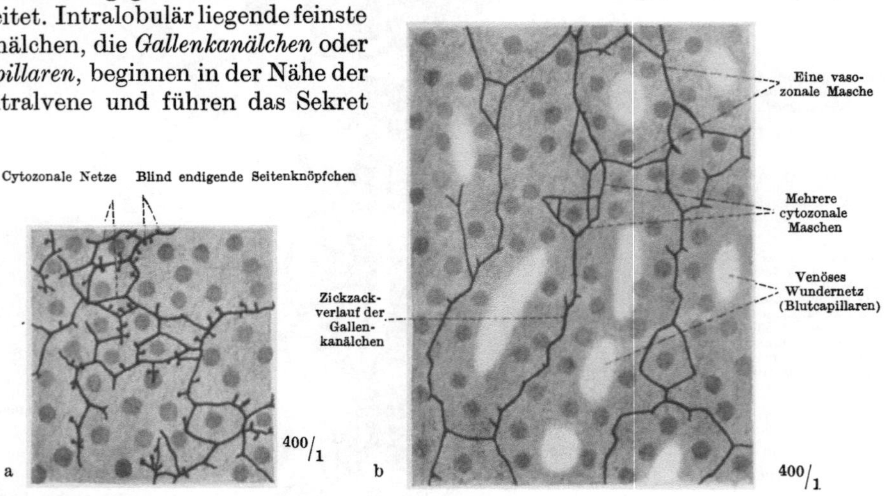

Cytozonale Netze Blind endigende Seitenknöpfchen

a 400/1

Zickzackverlauf der Gallenkanälchen

Eine vasozonale Masche

Mehrere cytozonale Maschen

Venöses Wundernetz (Blutcapillaren)

b 400/1

Abb. 183 a u. b. Gallenkanälchen, Mensch, mit Chromsilber (nach GOLGI) imprägniert. a Zellplatte. b Leberbalken, längs.

aus dem Läppchen heraus an dessen Peripherie; der Gallenstrom ist also gerade entgegengesetzt gerichtet wie der Blutstrom. In der Nähe der Oberfläche der Läppchen vereinigen sich immer mehr Gallenkanälchen miteinander, die Leberzellbalken gehen unter plötzlicher Änderung der Leberzellen in „Zwischenstücke“ mit einschichtigem flachem Epithel über, welche einzeln oder zu mehreren vereinigt in den Gallengang, *Ductus interlobularis*, einmünden. Die Einmündung der Zwischenstücke geschieht nicht in der ganzen Zirkumferenz des Gallenganges, sondern in zwei einander gegenüberliegenden Längsreihen. Dies erklärt sich daraus, daß die Gallengänge aus einem Netz hervorgehen, das beim Fetus in Cylinderform die Vena interlobularis umgibt. Die Gallengänge liegen zum größten Teil innerhalb der GLISSONschen Kapsel zwischen den Leberläppchen. Doch gibt es Gallengänge, welche bereits innerhalb der Leberläppchen beginnen. Von den Blutgefäßen in ihrer Nachbarschaft sind die Gallengänge daran zu unterscheiden, daß sie ein einschichtiges kubisches oder cylindrisches Epithel und keine Muskelhülle wie diese haben.

Die interlobulären Gallengänge sind zu Netzen verbunden, *Gallengangnetze*; darin ähneln sie noch der fetalen netzförmigen Drüse. Die größeren Gallengänge haben hohes cylindrisches Epithel, welches seinem streifigen Aussehen nach zu sezernieren scheint (Zusatzstoffe zum Gallenschleim). Sie haben eine eigene bindegewebige Umhüllung. Die Ductus interlobulares münden in die *Ductus hepatici*, welche die Galle aus der Leber an der Leberpforte herausführen (S. 327). An der Unterfläche der Leber, besonders an den Rändern, liegen vereinzelte größere Gallengänge ganz oberflächlich. Regelmäßig scheint dies am Rande, aber auch im Grunde des Bettes für die Gallenblase der Fall zu sein.

Wie die Blutgefäße und die Leberzellbalken, so formen auch die Gallenkanälchen in der Leber Netze (Abb. 183). Es gibt zweierlei Netze, große und kleine. Die ersteren ergeben sich von selbst aus dem Netzbau der beiden übrigen Systeme. Denn wo z. B. zwei Leberzellbalken durch zwei Anastomosen verbunden sind und dadurch eine Capillare ringförmig umfassen, wie auf Schnitten durch die Leber an zahlreichen Stellen zu sehen, bilden auch die in ihnen liegenden Gallenkanälchen einen Ring um die Capillare. Danach heißen die großen Maschen *vasozonale Netze* („gefäßumgürtend", Abb. 183b). Die kleinen Netze sind ganz anderer Art, sie sind zellumgürtend, *cytozonal*. In der Mitte der Abb. 182 ist naturgetreu zu sehen, wie eine Leberzelle in einer solchen Netzmasche darin steckt. Die cytozonalen Netze (Abb. 183) sind die wichtigsten. Wir müssen ihre Lage zu den einzelnen Zellen der Leber analysieren, um ihre Bedeutung zu erkennen.

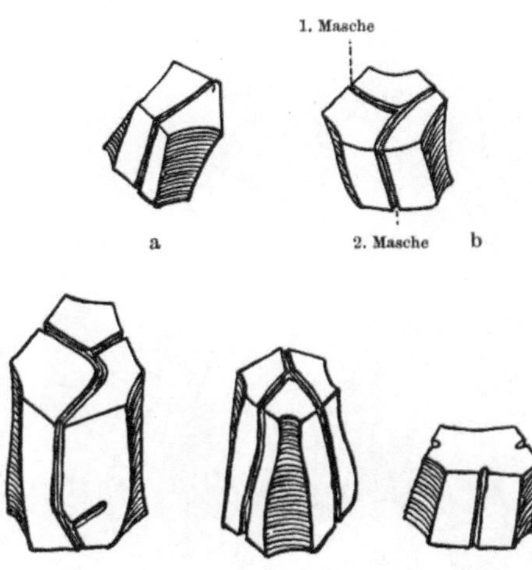

Abb. 184a—e. Einzelne Leberzellen, Kaninchen. a—d isolierte Leberzellen, natürliche Form im fixierten Organ (im Leben isolierte Zellen würden kugelig werden). e die obere Fläche ist eine künstliche Schnittfläche. An den schraffierten Flächen liegen die Blutgefäße. Rekonstruktionen aus Schnittserien von Löwenjelm, Upsala 1921, Festschrift für Hammar.

Leberzellen. Die Leberzellen sind groß, polygonal. Ihr Durchmesser schwankt zwischen 15 und 35 μ. Die Größe der einzelnen Zelle ist nicht konstant, sondern wechselt mit ihrer Tätigkeit. An jeder Fläche, mit der 2 Leberzellen sich berühren, liegt die Halbrinne für eine Gallencapillare (Abb. 184). Die Gallencapillare (Gallenkanälchen) wird auf diese Weise immer nur von 2 Leberzellen begrenzt (Abb. 182). Sie ist außerordentlich fein im Vergleich zu den großen Leberzellen. Die einzelne Leberzelle ist, wenn sie mit mehreren anderen Zellen in Berührung steht, an der Bildung mehrerer Gallencapillaren beteiligt. Daher kann sie statt von einer von mehreren cytozonalen Maschen umzogen sein, welche dann untereinander verbunden sind. In Abb. 184a ist nur eine Masche vorhanden. In Abb. 184b—e sehen wir zwei zusammenfließen; dadurch entsteht von selbst eine 3. Masche. Die Gallenkanälchen und die Äste des Gefäßwundernetzes liegen so zueinander, daß immer ein möglichst großer Zwischenraum zwischen ihnen bleibt. Dies ist erreicht, wenn die Gefäße und die Gallenkanälchen an verschiedenen Flächen der Zellen verlaufen.

Wir sehen daraus, wie außerordentlich reich die Beziehungen der einzelnen Leberzelle zu den Transportwegen des Gesamtorgans ausgestaltet sind. Wie in einem modernen Großbetrieb für den einzelnen Arbeiter ein besonderer Anschluß der Wasser- und Elektrizitätsleitung, des Fernsprechers, der Rohrpost usw. eingerichtet werden kann, so hat die einzelne Leberzelle in den mehrfachen Berührungen mit Gefäß- und Gallenbahnen alles zur Hand, was sie zu ihrer Arbeit braucht und was zum Abtransport ihrer Produkte nötig ist. Dabei bleiben die Hauptleitungen — für Blut und Galle — völlig getrennt. Die Abstände sind trotz der kleinen Dimensionen maximal bemessen. Denn nie nähert sich ein Gallenkanälchen einem Ast des Wundernetzes, sondern stets bleibt es in der Mitte oder annähernd in der Mitte zwischen den nächst benachbarten Gefäßen. So ist bei reichster Ausstattung der Beziehungen der einzelnen Leberzellen zu den Leitungsbahnen doch eine Vermengung der Sekrete vermieden. Das äußere

Sekret, die Galle, bleibt von vornherein geschieden von den Stoffen, welche vom Blut aufgenommen und in das Blut abgegeben werden.

Die Gallenkanälchen sind offenbar keine unveränderlichen Gebilde. Die Hohlkehlen an den Zellwänden können verstreichen, so daß die Kanälchen verschwinden. Vielleicht ist das in ruhenden Teilen der Leber schon normalerweise der Fall. Die Erfahrungen der Pathologie lehren jedenfalls, daß Teile der Leber die Produktion von Galle einstellen können, und daß dann im mikroskopischen Bilde keine Gallenkanälchen mehr nachweisbar sind. Die „Seitenknöpfchen" (Abb. 183a) sind wohl sicher nur vorübergehende Bildungen.

Die Leberzellbalken haben keine Membrana propria (Basalmembran). Dadurch unterscheiden sie sich von den übrigen Drüsen, bei welchen gelöste Stoffe und Gase aus dem Blut in die Drüsenzellen und umgekehrt nur durch die Membrana propria hindurch gelangen können.

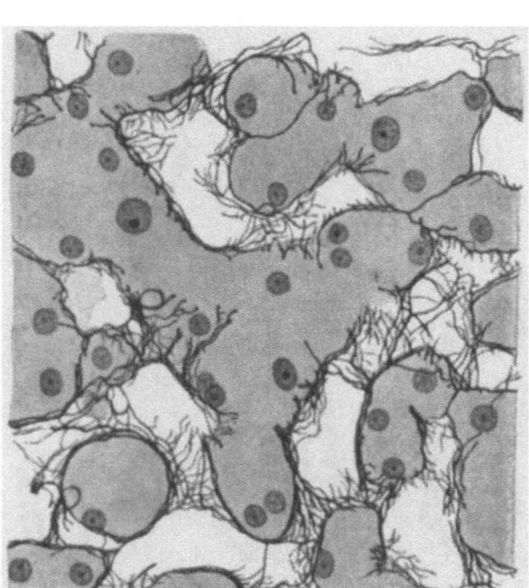

Abb. 185. Gitterfasergerüst der menschlichen Leber. Leberbalken grau, Blutgefäße hell (Silberfärbung nach STUDNIČKA, Präp. STÖHR sen.).

Im Inneren der Leberzellen liegen häufig zwei Kerne, die durch einfache Durchschnürung (Amitose) aus einem Kern hervorgehen und wieder zu einem verschmelzen können (Abb. 181d u. Abb. 182, links oben). Zwei Kerne haben bei gleichem Inhalt wie der Mutterkern eine viel größere Oberfläche. Diese Art Teilung läßt auf besondere Beziehungen zwischen Kern und Zelleib an der Berührungsoberfläche beider schließen und spricht für eine große Aktivität der Leberzelle. Biochemisch sind in ihr zahlreiche verschiedenartige Stoffe nachgewiesen; sie ist danach als ein höchst kompliziertes Laboratorium zur chemischen Verarbeitung und Speicherung der ihr zugeführten Substanzen anzusehen. Die Leber ist sehr regenerationsfähig, zugrundegegangene Leberzellen werden durch Teilung gesund gebliebener Nachbarzellen ersetzt. Dabei finden sich mitotische und amitotische Teilungen; in beiden Fällen folgt auf die Teilung die Durchschnürung der Zelle in zwei Tochterzellen.

Man unterscheidet bei lebensfrischen Leberzellen im Protoplasma kleine glänzende Körnchen, die mikrochemisch die Reaktion von *Glykogen* geben. Sie lösen sich aber leicht auf. Fixierte Leberzellen haben statt des Glykogens gewöhnlich rundliche Lücken im Protoplasma, die so zahlreich und groß sein können, daß der Zelleib auf Stränge zwischen den leeren Vacuolen beschränkt ist. Daneben gibt es *Fett*tröpfchen, welche in der normalen Zelle nicht häufig, bei Leberkrankheiten vermehrt, zu Fettkugeln vereinigt sein können und oft die ganze Zelle füllen. Im Gegensatz zu dem feinmaschigen Protoplasma der Leberzelle von Amphibien heben sich grobschollige Einschlüsse aus gespeichertem *Eiweiß* ab, welche chemisch niedriger organisiert sind als das Plasma selbst. Letztere haben etwas mit der Gallenproduktion zu tun, erstere nicht. *Pigment* kommt vor allem im Alter als gelbliche oder bräunliche Schollen in den Leberzellen vor (Lipofuscin). Man sieht es in ungefärbten Schnitten. In der normalen Leberzelle sind zwei Farbstoffe nachweisbar, ein in Äther löslicher und ein unlöslicher.

Gitterfasern. Das fibrilläre kollagene Bindegewebe der GLISSONschen Kapsel hört an der Peripherie der Läppchen auf. Von da ab dringt mit dem Wundernetz ein eigentümlich modifiziertes Stützgerüst in das Innere des Läppchens ein. In den Wänden der Gefäße und in den gefäßlosen Septen, welche sich häufig als Grenzen der gestreckten Schläuche nachweisen lassen (Abb. 182, weiße Septen), liegt kein gewöhnliches fibrilläres Bindegewebe, sondern sog. *Gitterfasern*, feinste Gitter von präkollagenen Fäserchen, die besonders zart sind und nur durch besondere Färbungen dargestellt werden können (Goldchlorid, Silbermethoden, Abb. 185). Außer dem Wegfall der Membranae propriae ist also in der Leber auch das übrige Stützgerüst auf ein Minimum reduziert. Ähnlich wie in der Lunge sind die Austauschprozesse durch Wegfall aller hindernden Stützelemente möglichst begünstigt. Man kann sagen, daß das Endothel der venösen Wundernetze den Leberzellbalken unmittelbar anliegt, da nur die zarten Fäserchen des lockeren Gitterfasernetzes dazwischengelagert sind.

Zwischen den Fibrillen des Gitterfasernetzes liegen sehr verstreut einzelne Mesenchymzellen. Von solchen ist in embryonaler Zeit außer der Bildung der Gitterfasern die Bildung von Blutzellen ausgegangen. Bei schweren Erkrankungen der blutbildenden Organe kann auch beim Erwachsenen die Leber die Bildung von Blutzellen wieder aufnehmen. Bei der

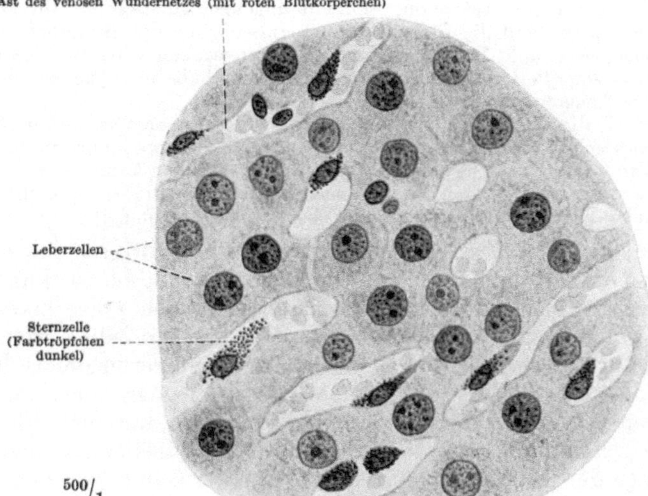

Abb. 186. „Sternzellen" nach vitaler Speicherung von Trypanblau, Leber der Ratte. (Präp. von v. MÖLLENDORFF.)

lymphatischen Leukämie geschieht dies, d. h. die Bildung von Lymphocyten, von Mesenchymzellen im Bindegewebe der Gefäßwände der GLISSONschen Kapsel, also interlobulär. Von dort aus breiten sich die blutbildenden Zellen dann zwischen Leberzellbalken und Capillaren aus. Bei der myeloischen Leukämie findet die Blutbildung von vornherein intralobulär statt. Von welchen Zellen sie ausgeht, ist nicht ganz sicher, zum größten Teil wohl von den KUPFFERschen Sternzellen. Die Leberzellen selbst sind an der Blutbildung nicht beteiligt.

Endothel, Sternzellen. Das Endothel ist ein sehr dünnes flaches Plasmodium, Zellgrenzen sind nicht nachweisbar. Es ist verhältnismäßig kernarm, die meist stark färbbaren Kerne, von der Form mehr oder weniger flacher Scheiben, liegen weit voneinander entfernt. Dies Endothel besitzt die Fähigkeit der *Speicherung:* das in der Umgebung der Kerne gelegene Protoplasma vermag im Blut gelöste Stoffe aufzunehmen und in sich anzureichern, z. B. Farbstoffe, die im Experiment dem Tier injiziert wurden (Abb. 186), Abbaustoffe zerstörter Erythrocyten (Eisen), Fetttröpfchen usw. Aber auch corpusculäre Elemente können durch *Phagocytose* einverleibt werden, Bakterien, ganze Erythrocyten oder ihre Trümmer, Tuschepartikel usw. Nur bei sehr starkem Angebot beteiligen sich alle Elemente des Endothels. Für gewöhnlich ist nur ein Teil von ihnen in besonderer Bereitschaft dazu. Diese weisen eine stärkere Protoplasmamenge um den Kern herum auf, der sich entsprechend mehr abrundet, größer wird und sich schwächer färbt. Nach Behandlung mit stark verdünnter Goldchloridlösung, der etwas Salzsäure zugesetzt ist, erscheinen diese Elemente bei der Betrachtung mit schwacher Vergrößerung als schwarze Sternchen zwischen den rötlichen Leberzellbalken. Nach ihrem Entdecker werden sie deshalb als

v. KUPFFER*sche Sternzellen* bezeichnet. Sie sind besonders funktionsbereite Elemente des Endothelplasmodiums. Sie können sich aus dem plasmodialen Verbande loslösen und als nunmehr selbständige Zellen mit dem Vermögen der Speicherung und der Phagocytose sich entweder mit Plasmafortsätzen in der Lichtung des Endothelrohres ausspannen oder mit dem Blutstrom davonschwimmen. Alle diese Eigenschaften hat das Endothel der Lebercapillaren und der Capillaren einiger anderer Organe mit dem Reticulum der lymphatischen Organe gemein und bildet den Endothelanteil des *reticuloendothelialen Systems* (s. dieses).

Die hier vorgetragene Auffassung, daß die KUPFFER*schen Sternzellen* das Endothel des venösen Wundernetzes bilden und nur unter besonderen Bedingungen als selbständige Zellen aus dem Endothelverbande austreten, ist nicht allgemein anerkannt. Ihr steht die andere Auffassung gegenüber, daß die Sternzellen der Innenfläche des Endothels als selbständige Elemente angelagert sind (Endocyten), wie auch angegeben wird, daß dem Endothel außen besondere Zellen (Pericyten) aufgelagert sind. Ich habe mich weder vom einen noch vom anderen überzeugen können.

Umstritten war auch die Frage, ob das Gefäßendothel den Leberzellen unmittelbar anliegt oder durch „*Lymphscheiden*" von ihnen getrennt ist. Daß sich post mortem das Endothel von den Zellbalken loslösen und sie sog. DISSE*schen Räume* bilden kann, ist sicher. Daß dies auch intra vitam unter krankhaften Bedingungen geschehen kann, ist mir nicht zweifelhaft. Aber als normaler Befund in der gesunden Leber kann es nicht gelten.

Die Galle. Die *Galle (Bilis, Fel)* ist bekannt wegen ihres bitteren Geschmacks („gallenbitter") und ihrer bräunlichgelben bis grünen Farbe; sie ist eine fadenziehende Flüssigkeit, reagiert im normalen Zustand schwach sauer bis neutral und enthält keine geformten Bestandteile außer cylindrischen Zellen, welche aus den großen Gallengängen stammen. Die Menge der im Tag sezernierten Galle wird auf 3—$4^1/_2$ Liter geschätzt. Aus der Gallenblasenfistel eines sonst normalen Menschen laufen nur 800—1100 cm^3 oder weniger je Tag ab, weil nicht alle Galle in die Gallenblase gelangt und weil die Galle in ihr eingedickt wird. Jedenfalls entspricht die Menge der Galle in den einzelnen Teilen der Gänge zwischen Leber und Darm nicht der Menge der sezernierten Galle. Darauf ist zurückzukommen.

Von den zahlreichen chemischen, die Galle zusammensetzenden Substanzen, auf welche hier nicht im einzelnen einzugehen ist, ist der Schleim kein Produkt der eigentlichen Leberzellen, sondern eine Beimischung seitens der Gallenausführgänge, vor allem der großen, zwischen Leber und Darm befindlichen Gänge und der Gallenblase. Er gibt der Galle die fadenziehende Beschaffenheit. Alles übrige stammt aus dem Leberparenchym selbst. Allerdings ist strittig, ob nicht die Gallenfarbstoffe zum Teil oder ganz von den „Sternzellen" gebildet und an die Leberzellen fertig abgegeben werden; jedenfalls gelangen auch sie von den Leberzellen aus — ob unmittelbar oder mittelbar bleibe dahingestellt — in die Galle. Sie sind Schlacken des Körpers wie die von der Niere ausgeschiedenen Bestandteile des Harns. Insofern ist die Galle ein *Excret.* Die in den Darm entleerten Gallenfarbstoffe geben dem Kot seine charakteristische braune Farbe und verlassen mit ihm den Körper. Diese Auswurfstoffe entstammen dem Blutfarbstoff der roten Blutkörperchen, welche kernlos und deshalb dem frühzeitigen Untergang verfallen sind. Das Blut erneuert, wie wir sehen werden, seinen Bestand an roten Blutkörperchen beständig und gibt dafür entsprechend viel Abfall auf dem Weg über die Galle ab. Insofern rückt die Galle in Parallele zum Harn, der auch ein Überlauf ist für Substanzen, welche entfernt werden sollen, z. B. für die Schlacken des Eiweißstoffwechsels (Harnstoff). Im einen Fall sendet die Leber ihr Excret auf exokrinem Weg an die Galle und an den Darm (Farbstoffe), im anderen Fall nach Art einer endokrinen Drüse über das Blut an die Niere und an den Harn (Harnstoff).

Wir können die Galle unmittelbar in der Leber nachweisen und aus der Leber heraustreten sehen. Die Produkte, welche die Leber an die Blutbahn abgibt, lassen sich durch chemische Reaktionen feststellen. Der Harnstoff ist im Blut nachweisbar; daß die Leber ihn abgibt, ist experimentell durch Exstirpationsversuche an Tieren und durch Stoffwechseluntersuchungen beim Menschen bewiesen.

Die Galle ist eine Ausscheidung, welche sowohl Excret wie Sekret ist (s. das Folgende). Ein Beispiel für ein reines Excret, d. h. einen vom Körper nicht mehr benutzten Auswurfstoff, ist der Harn.

Die Galle enthält Sekretstoffe, welche für die Darmtätigkeit sehr wichtig sind, allerdings in anderer Weise wie die Sekrete des Magendarmkanals und der Bauchspeicheldrüse. Denn sie enthält keine Enzyme ähnlich dem Pepsin, Trypsin usw. Aber sie ist bei der Verdauung des Fettes beteiligt. Das weiß man von Menschen, bei welchen abnormerweise der Gallenabfluß in den Darm verlegt ist (Stauungsikterus); bei ihnen sieht der Kot schmutzigweiß oder hell lehmfarben aus, nicht nur weil die Gallenfarbstoffe nicht in den Darm hineingelangen, sondern auch weil unresorbierte Fettmengen im Kot vorhanden sind.

Gallenblase. Die *Gallenblase, Vesica fellea* (Abb. 168, 173, 188) ist ein birnförmiges Organ, dessen Stiel, der *Ductus cysticus*, zugleich Ein- und Austritt der Galle ist. Sie faßt etwa 40 cm^3 Flüssigkeit. Über die Bezeichnungen der einzelnen Teile siehe Tabelle S. 309. Die Blase liegt der Leber an, ohne durch ihre Wandung hindurch Gallengänge aus der Leber zu empfangen. Man findet keine, auch nicht mit dem Mikroskop, seltene Ausnahmen abgerechnet (s. 328). Daß sie fehlen, geht auch aus gelegentlichen Abweichungen des Bauchfellüberzuges hervor. Gewöhnlich überkleidet die Serosa die Gallenblase so, daß sie vom rechten Leberlappen auf sie fortgesetzt ist und dann auf den Lobus quadratus weiter verläuft. Aber es kommen Fälle vor, in welchen das Bauchfell hinter die Gallenblase von beiden Nachbarlappen der Leber aus so weit vordringt, daß das Organ an einem freien Mesenterium hängt. In diesem liegen keine Gallengänge. Der Ductus cysticus ist also die einzige Verbindung der Gallenblase mit den Gallenwegen, denen sie als ein seitliches Divertikel angeschlossen ist.

Außer der *Tunica serosa*, welche in der Regel den der Leber zugewendeten Wandteil der Gallenblase in mehr oder weniger großem Umfang frei läßt, besteht die Wandung aus einer *Tunica muscularis* und *T. mucosa*. Die Muskelhaut ist aus Bündeln zusammengesetzt, die in rechts- und linksläufigen flachen Spiralen vom Collum zum Fundus um die Blase herum verlaufen. Sie überschneiden sich in stumpfen Winkeln und bilden im ganzen ein „Scherengitter". Von den Spiralen zweigen Längsbündel ab, die um den Fundus herum auf der Gegenseite zu ihren Spiralen zurückkehren.

Die Muskulatur wirkt hauptsächlich peristolisch, sie paßt bei Füllung und Entleerung die Weite der Gallenblase der Menge des Inhaltes an. Eine aktive Austreibung der Galle aus der Blase bewirkt sie für gewöhnlich nicht. Anders bei den Säugetieren, bei denen sie weit kräftiger entwickelt ist. Beim Menschen steht bei aufrechter Haltung wie in Rückenlage der Fundus der Gallenblase normalerweise höher als die VATERsche Papille im Duodenum, so daß die Galle bei offenem Sphincter Oddi unter dem Druck der peristolisch gespannten Wand schon bei geringem Ansaugen durch den vorbeistreichenden Duodenalinhalt abfließt. — Die Gallenblase durch Ausdrücken mit der Hand zu entleeren gelingt nur sehr schwer. Lediglich bei ganz schwachem Druck fließt Galle aus, und dann nur tropfenweise.

Zahlreiche Leistchen des Bindegewebes springen in das Innere der Gallenblase vor und verbinden sich miteinander zu einem Netz. Die Maschen aus höheren Leistchen umgeben niedrigere Leistchen, welche ebenfalls netzförmig angeordnet sind, *Plicae tunicae mucosae* (Abb. 187b). Die ganze Innenfläche ist mit einem gleichmäßigen einschichtigen Cylinderepithel überzogen (Abb. 187a). Der Epithelüberzug ist durch die wabenförmige Anordnung außerordentlich vergrößert; außerdem stagniert der Wandbelag von Galle in den Grübchen. Die cylindrischen Epithelzellen vermögen ähnlich den Zellen des Dickdarms Wasser zu resorbieren. Die Galle wird um das 2—5fache ihres Volumens eingedickt. Ein Inhalt von 40 cm^3 kann also $^1/_5$ Liter sezernierter Galle entsprechen.

Außerdem enthalten die Epithelien baso- und oxyphile Körnchen, von welchen angenommen wird, daß sie ein Sekret liefern (Schleim?). Echte Schleimdrüsen, welche vom Epithelüberzug aus in die Tunica propria hinein vordringen, gibt es in der eigentlichen Gallenblase nicht, nur im Hals nahe dem Ductus cysticus. Bei der Leiche ist das Epithel der Gallenblase mit Gallenfarbstoff imprägniert, weil die Zellen sofort nach dem Tode für das Sekret selbst durchlässig werden. Im Leben vermag nur farblose Flüssigkeit aus der Galle in das Blut zu gelangen.

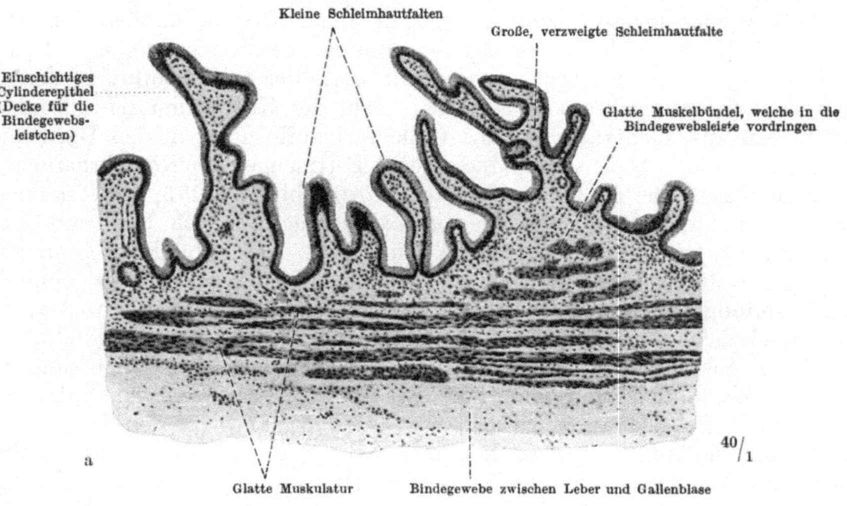

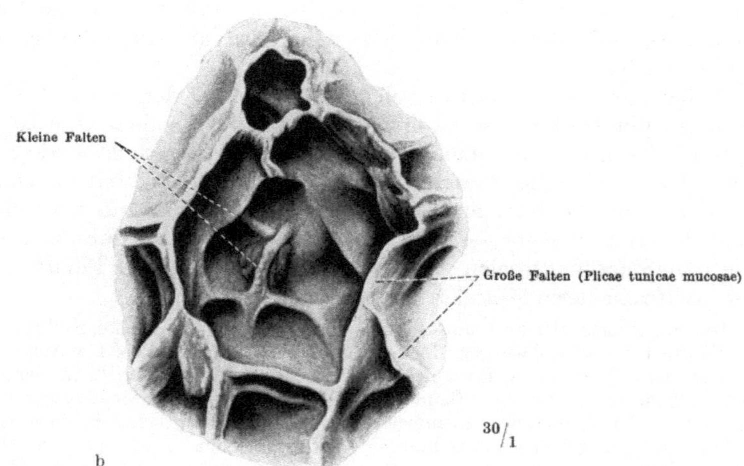

Abb. 187a u. b. Wand der Gallenblase, Relief der Schleimhaut. Mensch. a Schnitt. b Totalpräparat. (Nach der SEMPERschen Methode getrocknet.)

In der Gallenblase gibt es *Krypten*, welche mit dem gleichen Epithel wie die Oberfläche der Schleimhaut ausgekleidet sind und manchmal die ganze Muskelhaut bis gegen die Serosa durchbrechen. Sie dürfen nicht mit Drüsen verwechselt werden.

Das blinde Ende der Gallenblase, *Fundus*, liegt gerade an der Stelle, an welcher der vordere Leberrand den Rippenbogen verläßt und sich unmittelbar an die weiche Bauchdecke anlegt (Abb. 172, Tabelle S. 309), an der Stelle, wo der laterale Rand des M. rectus abdominis den Rippenbogen schneidet. Ihr Fundus berührt in der Regel ebenfalls die Bauchdecke. Durch Diffusion der Gallenfarbstoffe kann bei der Leiche hier eine grüne Verfärbung der Bauchwand und der äußeren Hautbedeckung entstehen. Die Stelle ist auf Druck schmerzhaft, wenn die Gallenblase entzündet ist. Die mit Gallensteinen gefüllte Blase kann man hier durchtasten. Gelegentlich ist aber die Gallenblase kürzer und erreicht den vorderen Leberrand nicht. Sie kann sogar ganz fehlen, andererseits auch verdoppelt sein.

Die *Stellung der Gallenblase* ist konstitutionell verschieden. Bei aufrechter Haltung liegt sie bei schmächtigen Menschen (Asthenikern) schräg nach abwärts mit dem Fundus als tiefstem Punkt, bei untersetzten (Pyknikern) ganz oder fast ganz horizontal. Daraus erklären sich die verschiedenen Röntgenbilder bei dorsoventralem Strahlengang: im ersten Falle das länglich birn-, im zweiten das runde eiförmige Projektionsbild.

Extrahepatische Gallenwege. Die Galle wird als ununterbrochener Strom aus dem eigentlichen Leberparenchym durch mehrere größere Gallengänge hinausgeleitet. Diese vereinigen sich in der Leberpforte zu einem Ductus hepaticus dexter et sinister. Der erstere leitet wesentlich die Galle aus dem rechten Leberlappen und Lobus quadratus, der letztere aus dem Lobus sinister und L. caudatus. Doch sind im Inneren der Leber die Quellgebiete nicht scharf voneinander getrennt. Die beiden Ductus hepatici vereinigen sich zum *Ductus hepaticus communis* und dieser empfängt den *Ductus cysticus* der Gallenblase. Den schließlichen Hauptgang, der auf der Plica longitudinalis des Zwölffingerdarms mündet, haben wir schon früher als *Ductus choledochus* kennengelernt (S. 280, Abb. 162, 168). Über die Länge der einzelnen Abteilungen siehe Tabelle S. 309.

Die Wandung der Gallengänge enthält reichlich elastische Elemente. Muskulatur fehlt im distalen glatten Teil des Ductus cysticus und im Ductus choledochus fast völlig. In letzterem tritt aber gegen das Darmende hin in zunehmendem Maße eine Ringmuskulatur auf, die im Bereiche des VATERschen Divertikels zu einem Sphincter verdickt ist *(Sphincter Oddi)*. Die Galle tritt nicht dauernd wie aus dem Leberparenchym, sondern in Intervallen in das Duodenum ein. In den Pausen verhindert der Schließmuskel den Austritt, wobei nach dem Prinzip der kommunizierenden Röhren die Galle aus dem Ductus hepaticus durch den Ductus cysticus in die Gallenblase einströmt.

Das Epithel der Gänge besteht aus besonders hohen einschichtig angeordneten Cylinderzellen, welche mit Körnchen beladen sind. Am dichtesten liegen diese der Oberfläche zu. Wahrscheinlich liefern sie Sekrete an die vorbeifließende Galle. Außerdem aber dringen vom Epithelüberzug der Gänge aus zahlreiche Schleimdrüsen, *Gallengangdrüsen*, in die Tunica propria der Schleimhaut und stellenweise sogar in die Muscularis hinein. Im Gegensatz zu der eigentlichen Gallenblase, die aus der Galle Wasser aufnimmt, geben die Gänge Substanzen an sie ab (vor allem Schleim). Dies beginnt bereits im Halsteil der Blase.

In der Leiche ist im leeren Ductus choledochus die Schleimhaut in hohe Längsfalten gelegt, auf und zwischen denen die Gallengangdrüsen mit zahlreichen feinen Öffnungen münden. Im oberen Teil des Ductus cysticus und angrenzenden Teil der Gallenblase sind zahlreiche Querfältchen zu einer spiraligen Falte zusammengeflossen, *Valvula (Plica) spiralis Heisteri* (Abb. 188), oder statt dessen existieren zahlreiche gekreuzte Fältchen (Pars valvularis des Ductus cysticus). Durch die Muskulatur kann der Ductus cysticus enger und weiter gestellt, aber nicht verschlossen werden. Zusammen mit den Falten bildet sie eine Versteifung der Wand. Der untere Teil ist glattwandig (Pars glabra) und weniger beweglich als der obere Teil. Denn das letzte Stück legt sich auf eine kürzere oder längere Strecke dem Ductus hepaticus an und ist mit ihm von einer gemeinsamen äußeren Hülle überzogen, so daß die wirkliche Einmündung des Ductus cysticus in den Ductus hepaticus tiefer liegt als die Stelle der äußerlichen Vereinigung (Abb. 188).

Überblicken wir die Gallenausführwege im ganzen, so ist klar, daß die Galle dem Darm in zwei Formen zugeführt werden kann, erstens als *dünne* Galle, wie sie aus der Leber herauskommt und via Ductus hepatici und Ductus choledochus unmittelbar in den Darm gelangt; zweitens als *eingedickte* Galle, welche aus dünner Galle entstand, indem diese, anstatt in den Ductus choledochus direkt zu laufen, zunächst in den Ductus cysticus abbog und dann erst bei Bedarf den Weg zurück durch den Ductus cysticus in den Ductus choledochus nahm (s. Pfeile in Abb. 168). Die *Absonderung* der Galle in der Leber und der *Abfluß* der Galle in den Darm sind also keineswegs identisch. Die Gallenblase ist demnach kein nutzloses Organ, obgleich sie von Geburt an fehlen oder vom

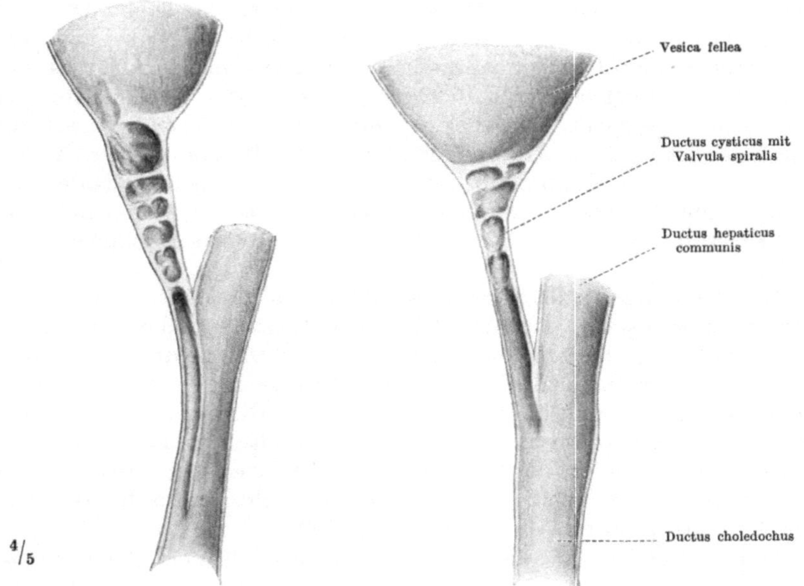

Abb. 188. Vereinigung des Ductus cysticus mit dem Ductus hepaticus communis, Längsschnitt. 2 verschiedene Varianten. [Nach SCHREIBER, Pflügers Arch., Bd. 243 (1939).]

Chirurgen exstirpiert werden kann, ohne daß dadurch schwere Schädigungen bemerkbar werden.

Das Verhalten der extrahepatischen Gallenwege zeigt mancherlei Varietäten. Die beiden Ductus hepatici können sich noch innerhalb des Leberparenchyms vereinigen oder erst an der Abgangsstelle des Ductus cysticus. In seltenen Fällen ist die Gallenblase verdoppelt, sie kann auch fehlen, wie regelmäßig bei manchen Tieren.

Außer den Gallengängen, welche aus der Leberpforte austreten, kommen sog. *Vasa aberrantia hepatis* an verschiedenen Stellen der Leber vor, besonders am linken Leberlappen gegen das Zwerchfell zu; dort kann eine bindegewebige Platte den oberen Leberrand in das Lig. triangulare sinistrum hinein fortsetzen, *Appendix fibrosa*, welche Gallengänge und Gefäße, aber kein Lebergewebe mehr enthält. Solche Stellen sind Überbleibsel der einst weiter reichenden Leber selbst. In seltenen Fällen münden auch aberrierende Gallengänge in die der Leber zugewendete Wand der Gallenblase direkt. Bei manchen Säugetieren ist das die Regel.

Arterien und Nerven der Gallenwege. Die *Arteria cystica* ist ein Ast der A. hepatica, und zwar ihres Astes zum rechten Leberlappen. Sie teilt sich in 2 Ästchen, welche zu seiten der Gallenblase verlaufen und sich verzweigen. Die Venen der Gallenblase treten unmittelbar in die Leber ein, teils im Bereiche des Bettes der Gallenblase, hauptsächlich aber neben dessen linkem Rande. Innerhalb der Leber verzweigen sie sich und gehen in die Wundernetze der Leberläppchen über. Ähnlich verhalten sich die Venen der extrahepatischen Gallengänge. Sie haben außerdem Anastomosen mit den Venen der Pars superior des Duodenum. Die *Nerven*, welche die Gallenblase und Gallenausführwege versorgen und die Muskulatur regulieren, stammen aus dem die Arteria hepatica begleitenden Plexus sympathischer Nerven.

B. Harn- und Geschlechtsapparat.

Daß der Harn- und Geschlechtsapparat aus dem Mesoderm stammt, aber aus einem besonderen Teil desselben und dadurch von vornherein entwicklungstopographisch eine besondere Stellung einnimmt, wurde schon früher erwähnt (S. 4). Die Harn- und Geschlechtsprodukte werden zwar an getrennten Stellen des Mesoderms erzeugt, sie werden aber ursprünglich von den gleichen Kanälen aus dem Inneren des Körpers herausgeführt. Harn und Samen nehmen z. B. beim Lachs denselben Weg; zur Zeit der Geschlechtsreife ist die Niere dieses Fisches prall mit Samenfäden gefüllt, so daß die Harnsekretion erheblich behindert ist. Bei periodischer Reifung der Geschlechtsprodukte kann eine Art zeitlicher Abwechslung zwischen Harn- und Samenbeförderung stattfinden; der Stickstoffhaushalt des Körpers muß weitgehend abgestellt sein, solange die Harnabsonderung gehemmt ist, weil die bei der Verbrennung des Eiweißes anfallenden Schlacken sehr giftig für den Körper sind und deshalb durch den Harn herausbefördert werden müssen.

Bei den höheren Tieren und beim Menschen ist eine Arbeitsteilung eingetreten. Ein Teil der ursprünglichen Niere geht ganz in den Dienst des Geschlechtsapparates über und wird fortab zu den *Geschlechtsorganen* gerechnet; nur ein Teil übernimmt die Harnabsonderung und bildet die eigentlichen *Harnorgane*. Beide sind also schließlich getrennt und können dauernd funktionieren, weil nicht die Produkte des einen dem anderen den Weg versperren. Nur die äußeren Genitalien sind für beide gemeinsam. Sie werden nicht bei den Harnorganen, sondern bei den Geschlechtsorganen behandelt.

Die Entstehung aus inneren gemeinsam benutzten Ausführgängen und deren Umformung zu den endgültigen Zuständen vollzieht sich noch jetzt im menschlichen Embryo in den Hauptzügen und hinterläßt in vielen Einzelheiten ihre Spuren bei den fertigen Organen; Varietäten und Mißbildungen sind allein von hier aus zu verstehen. Wir haben deshalb auf diese Vorstufen des Endzustandes einzugehen. Allerdings müssen wir wegen der Einzelheiten der sehr mannigfaltigen Bauprozesse auf die Lehrbücher der Entwicklungsgeschichte verweisen. Wir heben nur Dinge hervor, ohne welche die menschlichen Zustände unverständlich bleiben.

Außer den Harn- und Geschlechtsorganen und ihren Anhängen haben wir noch ein drittes System zu behandeln, welches zum Teil mit ihnen die gleiche Anlage hat: die *Nebenniere*. Sie stammt zum anderen Teil aus dem sympathischen Nervensystem, welches hier mit den mesodermalen Abkömmlingen in Symbiose tritt. Die Nebenniere kann also nach Belieben hier oder beim Nervensystem behandelt werden. Gewöhnlich wird sie zu den Harnorganen wegen der örtlichen Nähe zu den Nieren gestellt. Ich schließe mich dem an. Dem sympathischen Anteil der Nebenniere verwandte Organe, die *chromaffinen Körperchen*, behandle ich beim vegetativen Nervensystem (Bd. III).

I. Die Harnorgane (uropoëtischer Apparat).

Der Harn wird ausgeschieden in den beiden *Nieren, Renes*, abgeleitet durch je einen *Harnleiter, Ureter*, und gesammelt in der *Harnblase, Vesica urinaria*. Diese zusammen bilden die Harnorgane. Die aus der Harnblase herausführende Harnröhre behandeln wir bei den Geschlechtsorganen, mit welchen sie in engstem Zusammenhang steht.

1. Die Vorstufen der endgültigen Niere.

Pro-, Meso-, Metanephros. Wir unterscheiden drei verschiedene Nierengenerationen: Vorniere (Pronephros), Urniere (Mesonephros) und Nachniere (Metanephros). Bei den Säugetieren liefert nach der Geburt nur die Nachniere den Harn. Unter den niederen Wirbeltieren haben manche nur eine Vorniere, andere scheiden ihren Harn durch Vor- und Urniere aus, andere wieder nur durch die Urniere. Beim menschlichen Embryo tauchen noch spärliche Reste der Vorniere auf, die Urniere legt sich sehr umfänglich an, wird aber später nicht für die Harnbereitung benutzt, sondern nur für die Abführung der Geschlechtsprodukte (Abb. 189).

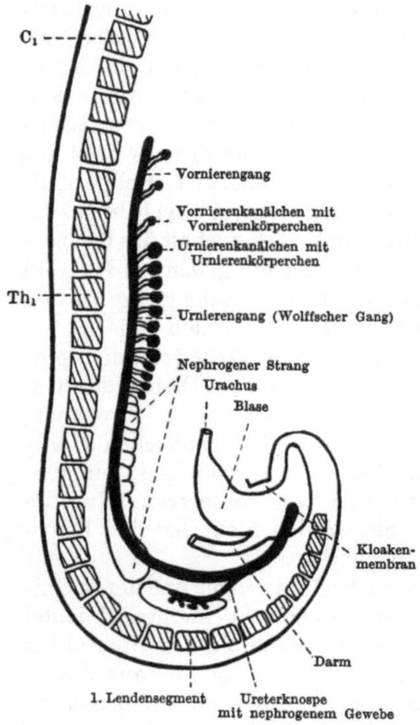

Abb. 189. Schema der Vor-, Ur- und Nachniere beim menschlichen Embryo. In Wirklichkeit sind die Vornierenkanälchen bereits verschwunden, wenn die Nachniere auftaucht. Nephrogener Strang und Kanälchen der Urniere aus mehreren dicht aufeinanderfolgenden Stadien in ein Bild zusammengezogen. WOLFFscher Gang schwarz. Ursegmente schraffiert (C_1 erstes Halssegment, Th_1 erstes Brustsegment).

Die Vorniere hat die ursprüngliche Ausdehnung über den ganzen Körper verloren; sie erhält sich am längsten im Hals- oder Kopfteil der Tiere, deshalb auch „Kopfniere" genannt. Beim menschlichen Embryo liegen individuell wechselnde Reste in der unteren Hälfte der späteren Halsregion. Die Urniere erstreckt sich bei Tieren, bei welchen sie Harn absondert, noch über die ganze Rumpflänge. Ihre Reste erhalten sich im Anschluß an die Vornierenreste, gehen aber da zugrunde, wo die Nachniere erscheint. Daher ist die Aufeinanderfolge der drei Nierengenerationen, die ursprünglich eine zeitliche war, schließlich eine örtliche geworden: die Vornierenreste liegen zuvorderst (kranial), dann folgen die Urnierenanlagen und zuhinterst (caudal) kommt die Anlage der Nachniere.

Der Gang der Vorniere, welcher zur Zeit der Ausdehnung dieses Organs über den ganzen Körper sämtliche Vornierenkanälchen aufnimmt und aus ihnen den gesamten Harn ableitet, bleibt erhalten. Er läuft vom Halsteil des menschlichen Embryos aus bis zur Kloake und mündet in diese, er heißt *Vornierengang.* Da später die Urnierenkanälchen in ihn münden, wird er auch *Urnierengang* oder WOLFF*scher Gang* genannt, doch ist dies nur ein anderer Name für dieselbe Sache. Bemerkenswert ist, daß der Ausführgang bleibt, also von der neuen Nierengeneration übernommen wird, daß aber die Nierengenerationen selbst nicht durch Umwandlung der einen in die andere, sondern durch Unterdrückung der früheren und völlige Neuentstehung der folgenden zustande kommen. Diese Opferung früherer Bauformen erinnert an die Folge von Baustilen in der Architektur. Dasselbe Organ tritt immer wieder in einer neuen Form auf und übernimmt von der früheren nur das ihr Adäquate, so bei den Stilen der Niere nichts als den WOLFFschen Gang.

Verfolgen wir die Hauptbestandteile einer Niere durch die drei verschiedenen Stile hindurch, welche in der Vor-, Ur- und Nachniere verkörpert sind, so sehen wir, daß ähnliche Elemente immer wiederkehren, daß sie aber eine außerordentliche Vermehrung der Gesamtzahl und Vergrößerung der Oberflächen ihrer Abschnitte durchmachen und daß darin der Hauptvorteil des Neubaues bei jedem neuen Stil zu sehen ist. Die Nachniere kann schließlich, trotzdem sie auf einen viel kleineren Körperbezirk beschränkt ist als die im voll ausgebildeten Zustand durch den ganzen Körper ausgedehnten Vor- und Urnieren, doch die ganze Harnabfuhr übernehmen.

Vorniere. Bei der Vorniere können wir die Hauptbestandteile einer jeden Niere in der einfachsten Form, gleichsam im Grundschema, kennenlernen. Bei jedem Ursegmentstiel wächst das blinde Ende caudalwärts aus und bricht, wenn es das folgende Stielchen erreicht hat, in dieses durch. Man nennt den Ursegmentstiel, welcher auf diese Weise ein segmentales *Nierenkanälchen* bildet, das *Nephrotom.* Die Nierenkanälchen vereinigen sich mit ihren distalen Enden zu einem Gang, dem *Vornierengang* (Abb. 190a, b). Beim menschlichen Embryo verhalten sich die Vornierenkanälchen, falls sie nicht ganz rudimentär bleiben, ebenso. Der Vornierengang wächst an seinem distalen Ende aus sich heraus weiter, bis er neben die Kloake zu liegen kommt, und bricht dann in diese durch (Abb. 190d). Denken wir uns, der menschliche Embryo besäße noch sämtliche Nierenkanälchen der Vorniere, so würde er — entsprechend der Zahl seiner Ursegmente — nahezu 40 aufweisen.

In dieses Kanalsystem werden bei niederen Wirbeltieren aus der freien Bauchhöhle die Harn- und Geschlechtsprodukte, welche zunächst in diese hineinfallen, nach der Kloake hin befördert, anstatt, wie jetzt noch bei manchen Knochenfischen, durch Löchelchen in der Bauchwand, *Pori abdominales*, nach außen abgeleitet zu werden. Der Harn wird von Ästchen der großen Schlagader des Körpers, Aorta, abgeschieden, welche das Cölomepithel an einer Stelle der blinden Nische der Bauchhöhle vorwölben (Abb. 190b). Manchmal entspricht jedem Nierenkanälchen eine besondere Vorwölbung, *Glomerulus,* manchmal kommt gerade bei der Vorniere eine durchlaufende Leiste von Gefäßschlingen vor, *Glomus,* welche mehr Harn liefern kann als einzelne Glomeruli. Die zu- und ableitenden Gefäße bei beiden sind Arterien. Wir nennen solche aufgesplitterten Gefäße, welche sich wieder vereinigen, *Wundernetze.* Gegenüber den Stätten der Absonderung des Harns aus arteriellen Wundernetzen befinden sich in dem gleichen parietalen Blatt des Mesoderms die Öffnungen der Nierenkanälchen, welche mit einem Kranz von Zellen mit feinsten Protoplasmahärchen (Wimpern) besetzt sind und durch diese den Harn in das Kanalsystem hineinstrudeln. Bei den störartigen Fischen (Ganoiden) und bei den Amphibien, bei welchen die Vorniere im Larvenleben besonders stark entwickelt ist und gut funktioniert, wird die ganze dorsale Nische des Bauchhöhlenraumes gegen die übrige Bauchhöhle durch Falten abgegrenzt. Verschmelzen diese miteinander, so bleibt dem Harn keine andere Wahl, als den Weg in die Nierenkanälchen zu nehmen. Man nennt den abgesonderten Teil der Bauchhöhle „äußere Vornierenkammer". Sie ist der Prototyp der BOWMAN*schen Kapsel,* eines der wichtigsten Teile eines jeden *Corpusculum renis (Malpighi)* in allen vorkommenden Arten von Nieren. Je mehr sich der Glomerulus oder das Glomus ausdehnt und in die Vornierenkammer vorstülpt, um so mehr wird der Innenraum eingeengt (Abb. 190b, punktierte weiße Linie). Man kann ein parietales und viscerales Blatt der Vornierenkammer unterscheiden.

Außer dem Harn werden in späteren Stadien auch die Keimprodukte in die Bauchhöhle hinein entleert. Sie nehmen denselben Weg wie der Harn, anstatt, wie ursprünglich, durch die Pori abdominales ausgeschieden zu werden. Bemerkenswert ist, daß noch jetzt beim menschlichen Weibe das Ei aus der Keimdrüse frei in die Bauchhöhle fällt und dann erst in den Eileiter gelangt

(Müllerscher Gang), der in engster genetischer Beziehung zu einem der Nierenkanälchen und dem Wolffschen Gang der Vorniere steht. Bei der Ableitung der weiblichen Geschlechtsprodukte nach außen ist also das Prinzipielle des geschilderten primitiven Mechanismus auch beim Menschen bis heute erhalten geblieben.

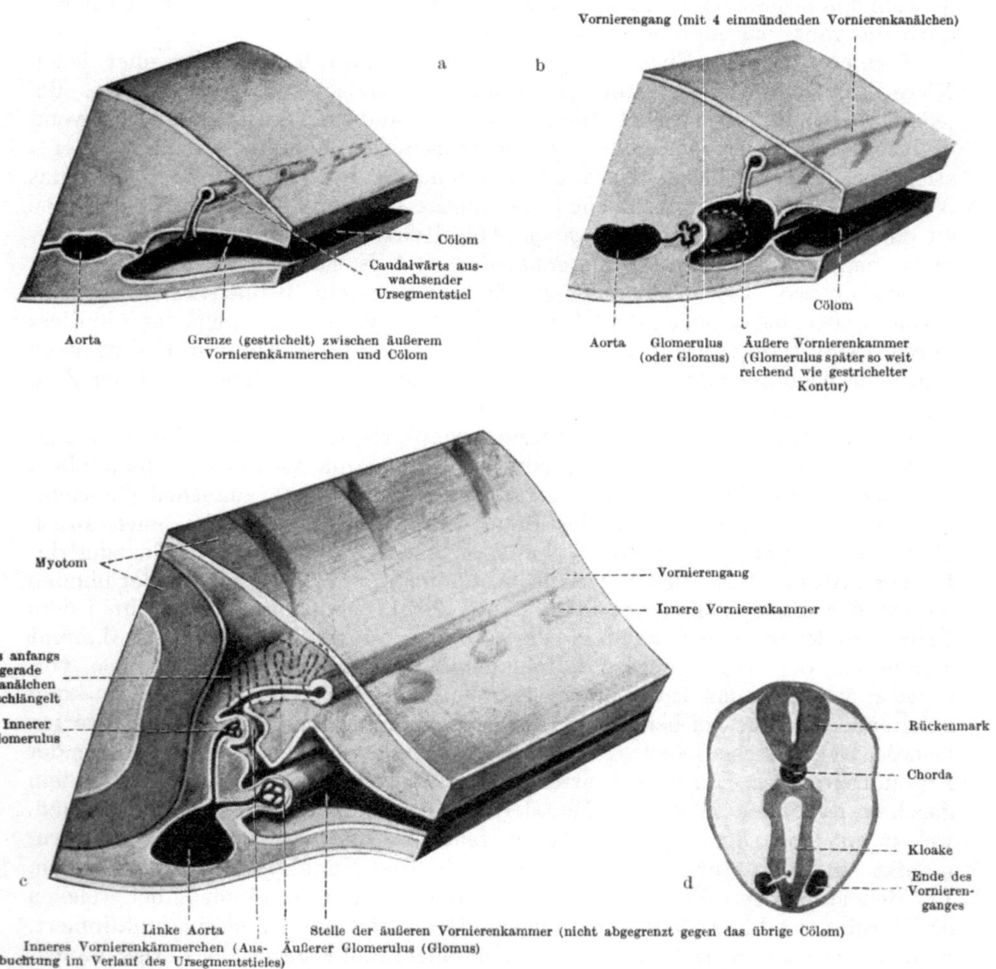

Abb. 190a—d. Schema der Vorniere. a Entstehung des Wolffschen Ganges (vgl. mit Abb. 1, links vom Beschauer), der zukünftige Gang gestrichelt. b Entstehung des äußeren Vornierenkämmerchens und Glomus. c Entstehung des inneren Vornierenkämmerchens. d Mündung des Wolffschen Ganges in die Kloake, Querschnittsbild (der Pfeil gibt die Durchbruchsstelle an). Mit freier Benutzung der Abbildungen von Felix (Keibel-Mall, Entwicklungsgeschichte, Kapitel 19).

Bei der Vorniere mancher Tiere (Myxinoiden, Ganoiden, Teleostier, Reptilien u. a.) gibt es ein zweites Vornierenkämmerchen, das gleichsam eine Repetition des äußeren ist. Es bildet sich innerhalb des Nierenkanälchens, indem sich in eine Ausweitung des letzteren eine Gefäßschlinge vorstülpt, *inneres Vornierenkämmerchen* (Abb. 190c). Von seinen beiden Öffnungen führt eine nach der Bauchhöhle und eine nach dem Wolffschen Gang hin. Sonst ist es genau so mit einem parietalen und visceralen Blatt versehen wie das äußere Kämmerchen. Es wird zur typischen Bowmanschen Kapsel, sobald die Verbindung mit der Leibeshöhle verschwindet.

Man findet die verschiedensten Zustände des äußeren Kämmerchens, sobald das innere die Hauptfunktion übernommen hat, bis zum völligen Verschwinden des ersteren. Für die Aufnahme der Geschlechtsprodukte bleibt entweder *ein* Vornierenkanälchen reserviert, welches den Zusammenhang mit der Leibeshöhle nicht verliert, oder es treten später neue Verbindungen auf (speziell zwischen Urniere und Keimdrüse, Abb. 225). Bei den inneren Kämmerchen, welche genau der Zahl der segmentalen Nierenkanälchen entsprechen, ist ein durchlaufendes Glomus nicht möglich.

Der geschilderte Bildungsgang eines Corpusculum renis *(Malpighi)* der Vorniere liefert 1. die BOWMANsche Kapsel mit visceralem und parietalem Blatt, 2. den Glomerulus: für die Absonderung des Harns durch das viscerale Blatt hindurch, 3. den Übergang der BOWMANschen Kapsel in das Nierenkanälchen: für den Abfluß des Harns in der Richtung auf die Kloake. Das Ganze ist eine

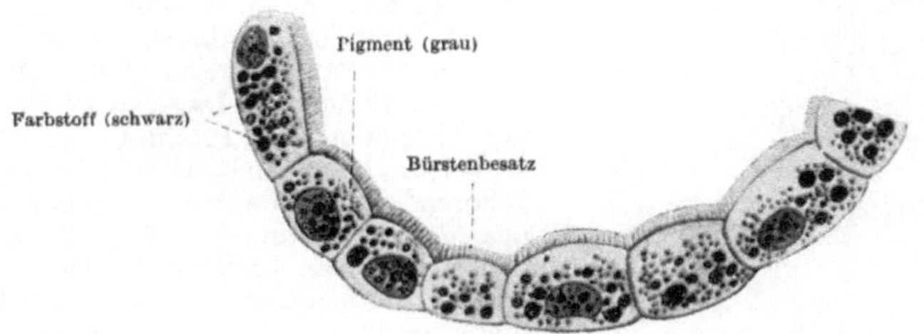

Abb. 191. Vornierenkanälchen einer Kaulquappe. Stück eines Querschnittes durch den Speicherungsabschnitt. Vitale Trypanblauspeicherung (Farbtröpfchen schwarz statt blau, dazwischen sehr kleine Pigmentkörnchen). (Aus v. MÖLLENDORFF, Festschrift für M. FÜRBRINGER, Sitz.-Ber. d. Heidelberger Akad. d. Wiss. 1919.)

Imitation des äußeren MALPIGHIschen Körperchens, hat jedoch den Vorteil, daß der Harnabfluß nach der Bauchhöhle zu unmöglich und die Vermischung der Harn- und Geschlechtsprodukte räumlich vermeidbar ist. Dieser neue Stil eines MALPIGHIschen Körperchens wird von allen höheren Formen übernommen und ist auch in der endgültigen Niere des Menschen wieder zu finden. Nur wird die Zahl und Größe erheblich verändert. Die Zahl ist bei der Vorniere durch die Zahl der Ursegmente und Nierenkanälchen festgelegt. Wir sahen, daß sie beim Menschen im höchsten Fall jederseits etwa 40 betragen könnte (in Wirklichkeit nur geringe und individuell wechselnde Reste). Jede unserer definitiven Nieren kann jedoch mehr als eine Million MALPIGHIscher Körperchen aufweisen. Der Bildungsmodus der Ur- und Nachniere ermöglicht diese ungeheure Vermehrung.

Auch die Nierenkanälchen der Vorniere differenzieren sich, indem sie in die Länge wachsen und sich des knappen Raumes wegen in Schlingen legen (Abb. 190c, gestrichelt). Ein Teil der Schlingen hat spezifisches Epithel mit einem Besatz feinster Protoplasmastäbchen, welcher dem Lumen zugewendet ist, *Bürstenbesatz* (Abb. 191). Durch Vitalfärbungen ist festgestellt, daß die Vorniere bei Kaulquappen (Froschlarven) sehr früh funktioniert, und daß die Zellen mit Bürstenbesatz den Farbstoff dort speichern, wo sie von dem Flüssigkeitsstrom, der durch sie hindurchgeht, auf feinsten Protoplasmastraßen passiert werden. Der Verteilung der Farbstofftröpfchen nach wird höchst wahrscheinlich die Flüssigkeit aus dem Lumen des Kanälchens aufgenommen und auf die Gefäße hingeleitet, welche die Kanälchen umspinnen. Dadurch wird der Harn, welcher im MALPIGHIschen Körperchen abgeschieden wird, zum Teil rückresorbiert und wahrscheinlich von Substanzen befreit, welche noch dem Organismus dienlich sein können. Diese Spareinrichtung finden wir ebenfalls bei allen höheren Nierenformen wieder, nur in verfeinertem und der Zahl und Größe der Kanälchen nach vermehrtem Zustand.

Beim Amphioxus ist die Leibeshöhle genau so segmentiert wie die Ursegmente. Jedes Segment muß sein eigenes Vornierenkanälchen haben, das nach außen führt und dort für sich mündet, um das Bauchhöhlensegment von dem Harn, der sich in es ergießen würde, zu entlasten. Der Vornierengang aller übrigen Wirbeltiere verbindet die getrennten Mündungen und leitet die aus ihnen austretenden Produkte der Niere und der Keimdrüsen der Kloake zu. In der segmentalen Anordnung ihrer Vornierenkanälchen scheint ein Rest der einst bei den Wirbeltierahnen allgemein gekammerten Leibeshöhle zu bestehen. Eine jede Kammer der Leibeshöhle wäre der Urzustand eines MALPIGHIschen Körperchens in der einfachsten Form. Alle folgenden Formen sind Ableitungen, aber nicht im Sinn einer allmählichen Umbildung, sondern als freie Nachformungen an anderer Stelle und von anderem Material (Imitation, Bd. I, S. 26).

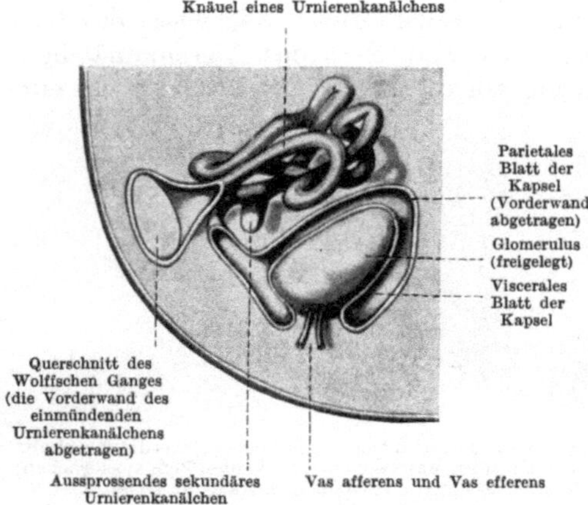

Abb. 192. Urnierenkanälchen, menschlicher Embryo von 10,2 mm Länge, halbschematisch. (Nach KOLLMANN, Lehrbuch der Entwicklungsgeschichte 1896.)

Beim Amphioxus werden bereits die Harn- *und* Geschlechtsprodukte durch die Nierenkanälchen nach außen abgeleitet. Es ist anzunehmen, daß das Ableitungssystem von Anbeginn an gleichzeitig für beide funktionierte. Dagegen ist der Ort der Entstehung der Produkte selbst verschieden. Harn- und Geschlechtsorgane gehören zwar beide dem parietalen Blatt des Mesoderms an, doch liegt die Keimdrüse immer an anderen Stellen als der Glomerulus bzw. das Glomus (in Abb. 190b, mehr medial). Alle Vereinigungen der Nieren und Keimdrüsenanlagen, z. B. der Urniere und des Hodens, sind sekundär.

Urniere. Die Urniere entwickelt sich noch in einer beträchtlichen Länge des Rumpfes menschlicher Embryonen, ist also sehr viel vollständiger erhalten als die Vorniere. Da ihre Entstehung wie bei den Ursegmenten allmählich von vorn nach hinten fortschreitet, so findet man bei einem jungen Embryo zuhinterst (caudal) die niedrigeren Entwicklungsstufen, zuvorderst (kranial) die vorgeschrittensten. In Abb. 189 ist im caudalen Abschnitt der nierenbildende „*nephrogene*“ *Strang* der Urniere gezeichnet, welcher anfänglich die ganze Länge der Urniere einnimmt. Er liegt dem Vornierengang an, ist mesodermaler Abkunft und zunächst unsegmentiert wie das parietale Blatt des Cöloms, dem er entstammt. Doch setzt nachträglich eine Gliederung ein, welche vorn beginnt und welche in Abb. 189 in den mittleren Abschnitten der Urniere zu einer Zerlegung in Scheiben, wie bei einem Brotlaibe, geführt hat. Im vorderen Abschnitt der Urniere ist aus jeder Scheibe ein Nierenkanälchen geworden. In dieser Weise zerfällt der nephrogene Strang allmählich in zahlreiche Urnierenkanälchen. Sie unterscheiden sich von den Vornierenkanälchen dadurch, daß nicht wie dort eines je Ursegment angelegt wird. Es kommt dies zwar auch bei der Urniere vor; sehr oft aber werden — namentlich in den hinteren Abschnitten der Urniere — die Scheiben von vornherein so abgeteilt, daß zwei oder mehrere Urnierenkanälchen auf *ein* Ursegment fallen. Außerdem können die Urnierenkanälchen später sekundäre Sprossen treiben und dadurch ihre Zahl je Segment noch weiter vermehren. Jedes Urnierenkanälchen verhält sich im übrigen ähnlich den Vornierenkanälchen: in eine Erweiterung desselben stülpt sich ein Glomerulus vor, das Kanälchen wächst in die Länge, legt sich in Schlingen und bricht schon früh in den Vornierengang durch, der fortab *Urnierengang* oder WOLFF*scher Gang* heißt (Abb. 192). Infolgedessen ist die Zahl der MALPIGHIschen Körperchen der Urniere, welche gerade so wie bei der höchsten Stufe der

Vorniere aus Glomerulus, Bowmanscher Kapsel und Mündung der letzteren in ein Nierenkanälchen bestehen, ganz bedeutend vermehrt gegenüber der Zahl, welche die Vorniere im günstigsten Fall liefern könnte. Bei Amphibienlarven, bei welchen Vor- und Urniere im gleichen Individuum nebeneinander bestehen und funktionieren, ist ein Glomerulus der Vorniere im Durchmesser um ein Drittel weiter als bei der Urniere. Ähnlich verhalten sich die Durchmesser bei den Lichtungen der Vor- und Urnierenkanälchen zueinander. Es ist aber klar, daß viele kleine Glomeruli und Tubuli eine größere Oberfläche haben als wenige große. Denn die Masse verringert sich im Kubus, die Oberfläche aber nur im Quadrat. So wächst bei der Urniere die Fläche, welche den Harn in den Malpighischen Körperchen ausscheidet, und die resorbierende Fläche, welche als Spareinrichtung in ihren Kanälchen gerade so wie in der Vorniere differenziert ist (Abb. 191), ganz außerordentlich. Was in der Vorniere nicht möglich ist, weil sie an den segmentalen Aufbau des Körpers gebunden ist, wird durch den neuen Entwicklungsstil der Urniere möglich, da hier ein anfangs einheitlicher Strang unabhängig von fest geformten Ursegmentstielchen geteilt und in seinen einzelnen Gliedern sekundär vermehrt werden kann. Die Urniere ist also wohl in hintereinander liegende Kanälchen gegliedert, aber nicht nur monomer wie die Vorniere, sondern in ihren wichtigsten Teilen *polymer* (mehrere Kanälchen je Metamer statt eines).

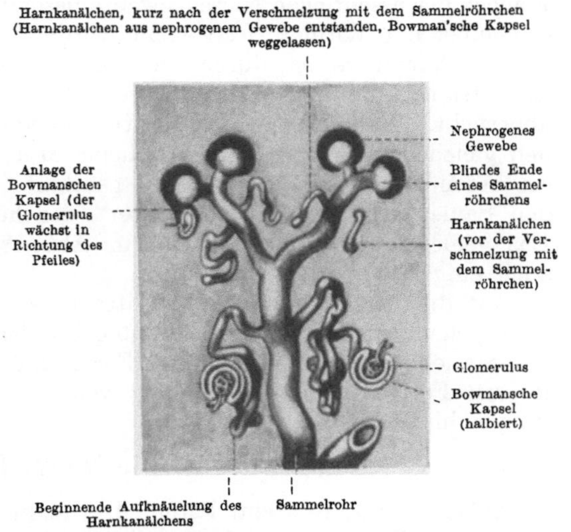

Abb. 193. Entwicklung der Nachniere. Schema. (Umzeichnung nach Corning, Lehrbuch der Entwicklungsgeschichte, S. 405. 1921.)

Nachniere. Bei der Nachniere ist auch diese letzte Bindung an die Metamerie des Körpers aufgegeben. Bei ihr finden wir *nephrogenes Gewebe* ähnlichen Ursprunges wie bei der Urniere, aber nicht als Strang, sondern als Ballen, caudal vom hintersten Abschnitt der Urniere (Abb. 189). Vom Wolffschen Gang (dem Urnieren-, früheren Vornierengang) sproßt eine Knospe aus; sie verlängert sich, wächst in das nephrogene Gewebe hinein und wird zum späteren *Harnleiter, Ureter*. Sein distales Ende teilt sich innerhalb des nephrogenen Gewebes in eine Anzahl von Sprossen auf, aus welchen die Ausführgänge der definitiven Niere werden. Durch weitere Aussprossung dieser Anlagen kommen in jeder Niere etwa eine Million Röhrchen zustande, welche dazu bestimmt sind, den Harn aus seiner Bildungsstätte abzuleiten, ohne ihn irgendwie zu verändern. Die genannte Zahl ist beim Menschen sehr schwankend (etwa 2 Millionen in beiden Nieren zusammen). Die während des ganzen Lebens bleibende Zahl wird am Ende des 2. Monats nach der Geburt erreicht.

Die harnbereitenden Bestandteile der Nachniere werden von der anderen Anlage, dem nephrogenen Gewebe, in der Weise geliefert, daß sich um das blinde Ende eines jeden terminalen Sammelkanälchens ein kappenförmiges Stück des nephrogenen Gewebes sondert (schwarz, Abb. 193). Aus diesem entsteht je ein Harnkanälchen für jedes Sammelröhrchen. In jedem Harnkanälchen treten die uns bekannten Windungen auf, am einen Ende entsteht ein Malpighisches

Körperchen und am entgegengesetzten Ende bricht das Harnkanälchen in das Sammelröhrchen durch. So entsteht die große Zahl von MALPIGHI-Körperchen und von Harnkanälchen in jeder Niere, entsprechend der Aussprossung der Sammelröhrchen und ohne jede Beziehung zur metameren Gliederung des Gesamtkörpers (Ursegmente). Bei solchen Säugetierembryonen, bei welchen die Bestandteile der Ur- und Nachniere bei demselben Individuum gemessen werden können, ist der Durchmesser der Glomeruli und Harnkanälchen der Nachniere nur ein Drittel so groß wie bei der Urniere gefunden worden. Ganz abgesehen von der Vermehrung beider wachsen also die ausscheidenden und aufnehmenden Flächen des essentiellen Nierengewebes besonders stark, wie auch bei der Urniere gegenüber der Vorniere festgestellt wurde.

Die Nachniere ist durch die eine der beiden Komponenten, aus denen sie entsteht, die Ureterknospe, von dem durchlaufenden WOLFFschen Gang abgerückt. Während bei der funktionierenden Urniere noch Harn und Samen den gleichen Weg nehmen, z. B. beim Stör, ist bei der Nachniere im Ureter ein besonderer Weg für den Harn geschaffen. Der WOLFFsche Gang wird für den Samen reserviert („Samenleiter" der höheren Tiere und des Menschen). Das gemeinsame Stück, welches in Abb. 189 noch besteht, wird schließlich auch aufgeteilt.

Auf die verschiedenen Abschnitte eines jeden Harnkanälchens der Nachniere gehen wir bei der Beschreibung der fertigen Niere ein. Sie fügen durch differentielle Ausgestaltung ihrer Form und ihres Zellbelages zu den quantitativen Fortschritten des Nierengewebes noch bedeutende qualitative Neuerungen hinzu.

2. Die Niere, Ren.

Äußere Form, Gewicht, Farbe. Die *Niere, Ren,* hat die Form einer Bohne; durch den Sprachgebrauch ist allgemein bekannt, wie sie aussieht („nierenförmig"). Die rechte Niere ist mehr ohrenförmig, die linke rein bohnenförmig. Beide stehen mit der Längsachse annähernd längs im Körper, der konvexe Rand schaut lateralwärts und nach hinten, *Margo lateralis,* der konkave Rand medialwärts und nach vorn, *Margo medialis* (Abb. 194). Sie schmiegen sich in den Raum zur Seite der Wirbelsäule, welchem oberhalb des Zwerchfells der Raum für den hinteren Lungenabschnitt entspricht (Sulcus pulmonis). Doch liegt die Niere hinter dem Bauchfell, retroperitoneal, während die Lunge innerhalb der Brusthöhle, intrapleural, gelegen ist. Der mediale Rand hat eine Öffnung, welche in die Niere hineinführt; sie ist ein Hohlorgan. Ihre Höhlung heißt *Sinus renalis,* die Pforte *Hilus renalis.* Hilus und Sinus sind allerdings mit Blutgefäßen, mit den ausführenden Harnwegen (*Pelvis renis* und *Calyces,* Abb. 196) und mit Fett lückenlos ausgefüllt. Nur wenn man den Inhalt ausräumt, oder auf einem Querschnitt durch das Organ (Abb. 194) sieht man, daß die eigentliche Nierensubstanz den Hohlraum wie eine dicke Schale umfaßt. Der Längsdurchmesser mißt 10—12 cm, der Querdurchmesser 5—6 cm, der Dickendurchmesser etwa 4 cm. Die Niere wiegt 120—200 g, doch pflegt die rechte etwas leichter als die linke zu sein. Die Farbe der lebenden Niere ist dunkelbraunrot.

Der obere Pol, *Extremitas superior,* ist breit und platt, der untere Pol, *Extremitas inferior,* ist meist spitzer und dicker als der obere (Abb. 195). Die beiden Flächen, *Facies anterior* und *Facies posterior,* kann man daran unter scheiden, daß die vordere mehr gewölbt, die hintere mehr plan ist. Außerdem drücken sich die Nachbarorgane in die Oberfläche der Niere in situ ein (S. 357).

Außer den Abdrücken der Nachbarorgane gibt es individuelle Erhabenheiten der Oberfläche, die mit dem inneren Bau zusammenhängen und beim Fetus und Kind regelmäßig vorhanden sind (S. 340). Sie verschwinden später mehr oder minder vollkommen.

Kapsel. Die Verschiedenheiten des Reliefs werden auch von einer dünnen Hülle beeinflußt, welche die Niere überzieht. Sie heißt *Tunica fibrosa, Bindegewebskapsel.* Sie besteht aus straffem kollagenem Bindegewebe und ist daher

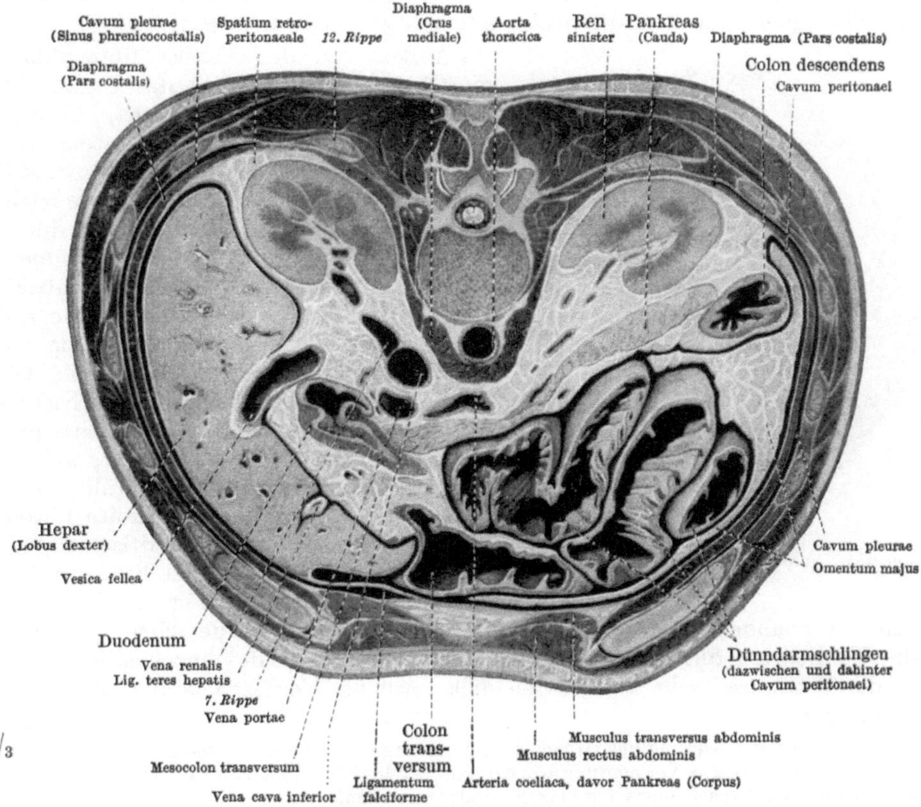

Abb. 194. Querschnitt durch den Rumpf in der Höhe der Nieren. Kräftiger Mann. Gefrierschnitt. (Vgl. Abb. 119 von dem gleichen Manne.)

nicht nachgiebig. Bei arteriellem Überdruck in der Niere leistet diese Hülle Widerstand. Der Chirurg kann deshalb unter Umständen genötigt sein, die Nierenkapsel zu spalten, um Symptome einer Nierenerkrankung, die auf Überdruck beruht, zu beseitigen. Die Niere quillt dann aus der Kapsel hervor. Doch spielen außer unmittelbar mechanischen Momenten auch nervöse, nur mittelbar durch die Spannung ausgelöste Beziehungen mit.

Die Spannung des Nierengewebes sucht auch in der Norm alle Unebenheiten der Oberfläche auszugleichen. Nur wenn man die Niere bei der Leiche in situ härtet, bleiben die von der Nachbarschaft bedingten Facetten der Oberfläche bestehen. Mit der eigentlichen Nierenoberfläche ist die Kapsel durch Bindegewebsfasern locker vereinigt, die leicht reißen, wenn man die Kapsel abzieht. Ist sie stärker adhärent, so ist das ein Zeichen einer pathologischen Veränderung. Am Hilus der Niere teilt sich die Tunica fibrosa in zwei Blätter. Das innere folgt der Nierensubstanz und kleidet den Sinus aus, das andere umgibt den Inhalt des Sinus, indem es die Gefäße und den Harnleiter beim Eintritt in den Sinus umscheidet (bzw. beim Austritt).

Unter der Tunica fibrosa ist die eigentliche Oberfläche der Niere von einer Haut überzogen, welche nicht abziehbar ist. Sie ist nach dem Innern der Niere zu reich an glatten Muskelzellen und heißt deshalb *Tunica muscularis* (Abb. 198). Sie geht mit der Nierensubstanz am Hilus auf die dem Sinus zugewendeten Papillen über, ist an diesen besonders ausgebildet und ordnet sich um die Basis der Papillen zu Muskelkränzen an, welche die Papillen umgreifen.

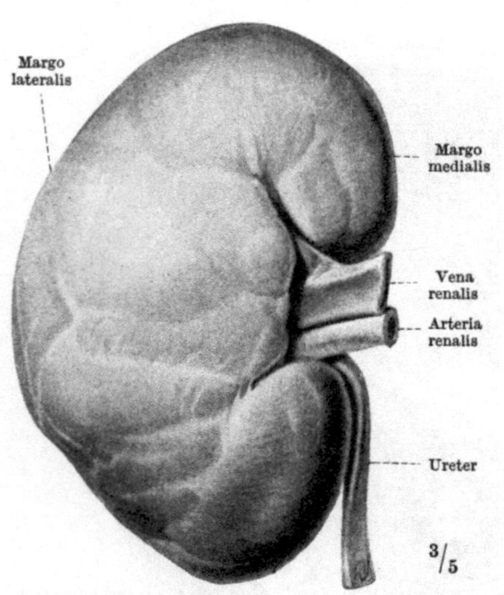

Abb. 195. Vorderfläche der rechten Niere, Mensch.

Außen von der Tunica fibrosa liegt ein Fettlager, in welches das Organ eingebettet ist. Diese *Fettkapsel*, *Capsula adiposa*, gehört zu dem subperitonaealen Fett der Lumbalregion (Bd. I, Abb. S. 167) und ist an der Hinterfläche der Niere reichlicher als an der Vorderfläche. Eine dünne Bindegewebsschicht, *Fascia renalis*, grenzt das der Niere und Nebenniere benachbarte Fett gegen das übrige Fett dieser Gegend ab, so daß man von perinephritischem und paranephritischem Fett sprechen kann. Die Fascie umhüllt das perinephritische Nierenfett wie ein loser Sack. Sie hat eine prä- und postrenale Fläche. Das Fett, welches die Zwischenräume im Sinus füllt, steht durch die Gefäßscheide der Tunica fibrosa hindurch mit dem perinephritischen Fett in Zusammenhang. Die ganze Bindegewebskapsel ist durch feinste Züge mit der Fettkapsel verbunden; das äußere Blatt der Tunica fibrosa an der Nierenpforte ist eine Verdichtung dieser Züge. Je nach dem Fettreichtum des einzelnen Menschen ist die Fettkapsel sehr verschieden dick. Auf der Vorderfläche der Niere fehlt sie oft ganz.

Sie ist an der Fixierung des Organs an der hinteren Bauchwand beteiligt. Gibt sie nach, so wird die krankhafte Verlagerung des Organs begünstigt: *Wanderniere*. Abscesse können sich in der Fettkapsel leicht entwickeln und ausbreiten.

Das Bauchfell überkleidet nur die Vorderfläche der Niere und liegt da, wo Fett fehlt, der Tunica fibrosa unmittelbar an. Solche Stellen des Bauchfells werden *Capsula serosa* genannt. Ein großer Teil der Nierenvorderfläche ist von anderen retroperitonaealen Organen überlagert, so daß dort das Bauchfell scheinbar weit von der Niere entfernt bleibt (Abb. 194). In Wirklichkeit liegt ein Rest des primären Peritonaeum als Bindegewebsblatt noch an diesen Stellen der Niere an (vgl. Abb. 143); es trägt mit zu der Bildung der Fascia renalis bei. Siehe auch: Lage der Niere (S. 357).

Rinde. Wie bei der Leber verbirgt sich unter der einfach geformten Außenfläche ein verwickelter Innenbau. Als Ausdruck desselben zerfällt die eigentliche Nierensubstanz in *Rinde* und *Mark*, *Substantia corticalis* und *Substantia medullaris*, welche mit bloßem Auge leicht unterschieden werden können (Abb. 196). Schwieriger ist es schon, mit bloßem Auge das wesentlichste Merkmal der Rinde, die MALPIGHIschen Körperchen der Niere, *Corpuscula renis Malpighii*, zu erkennen. Sie sind bei der frischen Niere eben sichtbare, wegen ihres Blutreichtums rotgefärbte Pünktchen. Sowie das Blut in der Leiche seine Farbe verändert, werden sie unkenntlich. Im mikroskopischen Bild sieht man sie sofort; sie sind das beste Merkmal für die Rindensubstanz. Sonst ist für das bloße Auge die Rinden- von der Marksubstanz durch eine etwas andere Färbung unterscheidbar, die Rinde sieht mehr gelbrot, das Mark blaßblaurot beim lebensfrischen Organ aus; auch bei der Leiche bleiben geringe Farbunterschiede, wenn auch in veränderter Tönung, sichtbar. Sicherheit gibt allein die mikroskopische Untersuchung.

Die Rindensubstanz überzieht nicht nur die ganze Oberfläche, sondern sie dringt stellenweise in das Innere vor und erreicht den Hohlraum der Niere, den Sinus. Man nennt diese Rindenteile *Columnae renales (Bertini)*. In Wirklichkeit haben sie die Form von Scheidewänden, welche ein Fachwerk um die gleich

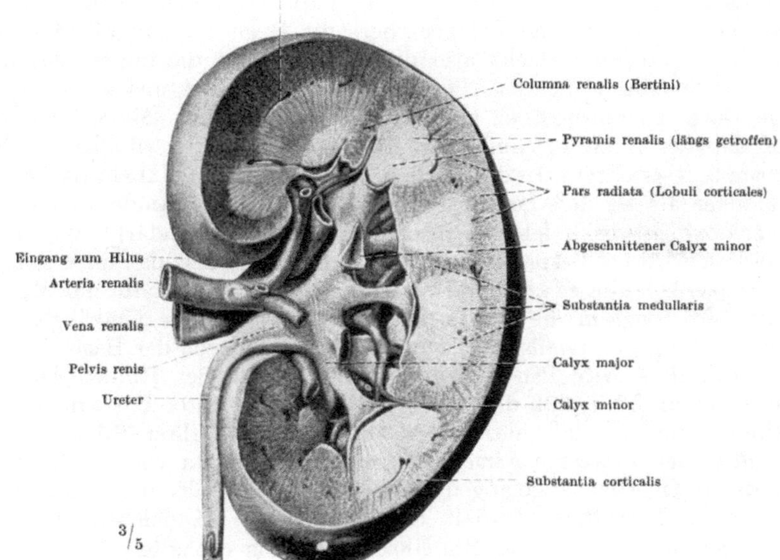

Abb. 196. Rinde, Mark und Inhalt des Sinus. Mensch. Rechte Niere von hinten durch Abtragen der Nierensubstanz so eröffnet, daß das Innere des Sinus auspräpariert werden konnte. Schnitt durch das Nierenparenchym senkrecht zur Oberfläche. Als Substantia medullaris ist die Pyramide + BERTINsche Säule bezeichnet, weil sie auf die äußere Oberfläche bezogen unter der Rinde liegen. Dem feineren Bau nach gehören die BERTINschen Säulen jedoch zur Rinde und nur die Pyramiden zum Mark. Im Text ist die letztere Unterscheidung allein berücksichtigt.

zu besprechenden Pyramiden formen. Auf dem Schnitt hat ein quergetroffenes Septum das Aussehen eines Zapfens, der mit seiner Spitze in den Sinus leicht vorspringen kann (Abb. 196); der Name *Säule, Columna*, bezieht sich also nur auf das Schnittbild, nicht auf die wirkliche Form dieser Rindenteile. So ist die Rindensubstanz an der äußeren Oberfläche in einer zusammenhängenden Decke von 5—7 mm Dicke, an der inneren Oberfläche (gegen den Sinus) ist sie balkenförmig angeordnet und zwischen äußerer und innerer Oberfläche durch wabenförmige Septen verbunden zu denken. Der Name „Rinde" bezieht sich nur auf eines dieser Merkmale, allerdings auf das hervorstechendste.

Mark. In den 10—15 Lücken zwischen den Columnae renales liegt die eigentliche Marksubstanz. Sie tritt in Form von ebenso vielen *Pyramiden*, richtiger Kegeln auf, *Pyramides renales (Malpighii)*. Makroskopisch sieht man auf Schnitten eine feine Streifung, welche von außen nach innen verläuft. Die *Basis* eines jeden Kegels ist nach der Rinde zu gerichtet; der gröberen Form nach endet sie hier quer abgestutzt oder abgerundet, nach außen konvex. Die Spitze des Kegels heißt *Nierenpapille, Papilla renalis*, weil sie frei wie eine Brustwarze aus dem Niveau vorspringt. Die Höhe beträgt 5—8 mm. Jede Papille wird von einem Kelch des Ureters umfaßt, der zunächst seiner Form nach außer Betracht bleiben soll. Aber so viel sei hier schon bemerkt, daß der von der Niere abgeschiedene Harn allein aus den Papillen abfließt und hier wie die Milch aus den Zitzen eines Euters aufgefangen wird. Bei Lupenvergrößerung sieht man auf der Spitze der Papille kleine Löchelchen, *Foramina papillaria* (10—25), mit welchen die harnführenden Kanäle münden. Ein solches Feld heißt *Siebplatte, Area cribrosa* (Abb. 209). Gewöhnlich vereinigen sich zwei, manchmal auch drei Pyramiden zu einer Papille; dementsprechend schwankt die Zahl der Löchelchen sehr. Sie ist entsprechend vermehrt (auf 30 und mehr), wenn die Zahl der Pyramiden, die zu einer Papille gehören, noch mehr steigt, was am oberen und unteren Pol der Niere die Regel zu sein pflegt (6 und mehr). An diesen Stellen erreicht also die Marksubstanz die innere, gegen den Sinus gewendete Oberfläche der Niere und ist vom Hilus aus erreichbar, ohne die eigentliche Nierensubstanz zu schädigen. Der Name „Mark" bezieht sich nur auf das Verhalten zur äußeren Rinde, geradeso, wie wir das bei der Rindensubstanz feststellten. In der Mitte der Niere sind die Malpighischen Pyramiden schlanker als an den beiden Polen. Die gegen die Rinde zugewendete Zone, *Außenzone*, ist beim lebensfrischen Organ lebhafter gefärbt als die *Innenzone*. Auf diese wird bei Besprechung des Intimbaues zurückzukommen sein (Abb. 198).

Schließlich gibt es auch Markteile, welche in Form der für das Mark typischen feinen Streifung in die Rinde der äußeren Oberfläche eindringen und welche der Substantia corticalis an diesen Stellen, außen von der Basis der Pyramiden, ein gestreiftes Aussehen verleihen, *Pars radiata* der Rinde (Abb. 196). Man stelle sich also vor, daß die einzelne Pyramide an ihrer Basis nicht vollkommen aufhört, sondern daß hier feinere Fortsetzungen ihrer Substanz, die *Markstrahlen* oder *Processus Ferreini*, in die Rinde hinein vordringen und bis nahe an deren Oberfläche gelangen (Abb. 198). Die Substanz zwischen den Ferreinschen Fortsätzen enthält die gewundenen Kanälchen und heißt *Pars convoluta* der Rinde. Die Bertinschen Säulen enthalten keine Pars radiata, sondern bestehen lediglich aus Pars convoluta.

Lobi, Renculi, Lobuli. Ein näheres Verständnis dieses verwickelten Aufbaues wird außer durch die Anordnung der eigentlichen Nierenkanälchen schon durch die gröbere Gliederung von solchen Nierenformen vermittelt, bei welchen die Einteilung in Lappen und Läppchen weiter durchgeführt ist als beim Menschen. In diesen Fällen wird — ähnlich wie bei der Leber an der deutlichen Begrenzung der Läppchen beim Schwein u. a. — klarer, um was es sich handelt. Unsere Niere ist auf dem Wege stehengeblieben, der unter besonderen Lebensbedingungen, namentlich bei gewissen Wassersäugetieren, in derselben Richtung weiterführte und zu einem gewissen Abschluß kam.

Beim menschlichen Fetus und Kinde ist die Oberfläche der Niere nicht glatt, sondern die Rinde ist entsprechend der gewölbten Basis der 10—15 Pyramiden vorgebuckelt. *Lobi renalis, Renculi* (Abb. 141). Die Zahl kann bis auf 8 vermindert oder auf 18 erhöht sein. Jedem Einschnitt zwischen zwei Buckeln entspricht im Innern eine Columna *Bertini*. Später bleiben von der polygonalen Zeichnung dieser Einschnitte höchstens Reste übrig (Abb. 195). Die Rinde wird im übrigen bei ihrem Wachstum so verdickt, daß äußerlich alle Unebenheiten ausgeglichen sind. Die Bertinschen Säulen deuten aber die Grenzen der Lappen immer noch an. Ganz anders bei denjenigen Tieren, bei welchen die Einschnitte zwischen den Lappen deutlicher werden anstatt zu verschwinden. Die Niere zerfällt dann entweder in *Renculi* (jeder Lappen bildet eine kleine Niere für sich, z. B. bei den Walen, Abb. 197) oder die Bertinschen

Säulen werden durch Bindegewebssepten ersetzt, welche jeden Lappen umhüllen, ohne daß die Lappen durch Einschnitte gegeneinander gesondert sind (z. B. die kompakte Niere des Seehundes). Man denke sich entsprechend bei der menschlichen Niere, bei welcher bis zu 6 Pyramiden in einer Papille zusammenhängen können, nicht nur diese Pyramiden ganz durchgespalten, sondern auch die Einzelpyramiden so geteilt, daß schließlich auf jeden Markstrahl eine Papille kommt. In Abb. 198 würde dann der in der Mitte gezeichnete Markstrahl mit der ihn umgebenden Rindensubstanz (Pars convoluta) bis rechts und links zum nächstfolgenden Gefäßstrang ein Läppchen bilden. Man nennt deshalb in der menschlichen Anatomie einen solchen Bezirk *Lobulus corticalis* und die Gefäße zwischen zwei Lobuli *Arteriae* und *Venae interlobulares*. Was hier auf die Rinde beschränkt ist, kann im ausgebildeten Zustand auch den zugehörigen Teil der Pyramide betreffen, so daß die Zahl der Lobuli und Papillen die gleiche oder annähernd die gleiche ist. Ja, die ganze Niere kann in ebensoviel Renculi zerfallen: bei einem Bartenwal (Balaenoptera) sind 3000 Nieren auf jeder Körperseite statt der einen gezählt worden. Hier ist schließlich wieder erreicht, was auch die Vor- und Urniere auszeichnet, daß nämlich jedes Nierenkanälchen mit seinem Nierenkörperchen eine Einheit bildet. Nur liegen die Einheiten nicht hintereinander in einem den Körper längs durchlaufenden Strang, sondern dicht zusammengedrängt wie die Beeren einer Traube. Dies ist erst durch die spezifische Entstehung der Nachniere möglich geworden.

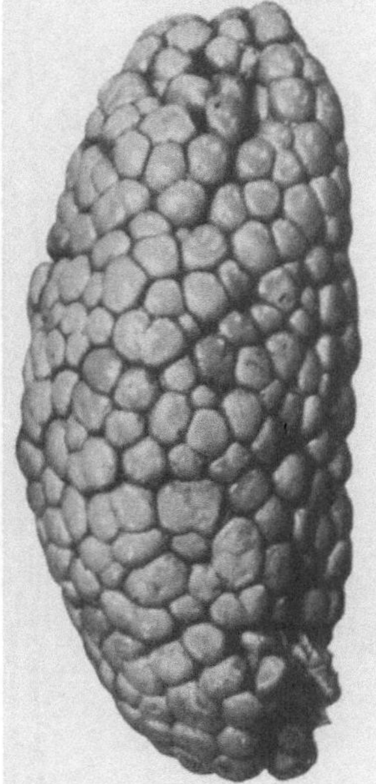

Abb. 197. Niere vom Delphin. Rechts unten der Hilus (Präparat des Zoolog. Institutes in Breslau).

Ob wirklich Renculi existieren welche einem einzigen Markstrahl der menschlichen Niere entsprechen, ist fraglich. Von mir (Br.) untersuchte Nieren von Delphinus delphis und Phoca vitulina haben in den einzelnen Läppchen zahlreiche Markstrahlen, aber nur eine Pyramide. Jedes Läppchen gleicht einer einwarzigen Gesamtniere, z. B. der Niere der Maus. Sämtliche Läppchen stehen durch einen reichverzweigten Ureter in Verbindung, welcher ganz dem Ausführgang einer Speicheldrüse entspricht.

Höchstwahrscheinlich liegt der Grund für die Zerklüftung der Niere darin daß die Rindensubstanz eine gewisse Dicke nicht überschreiten kann, weil sonst die geraden Teile der Nierenkanälchen eine für ihre Funktion allzu große Länge erreichen müßten. Wenn dagegen die Rindenschicht aufgeteilt wird und nicht mehr als einheitlicher Mantel das ganze Organ bedeckt, sondern in einzelnen Schalen die getrennten Pyramiden (Markkegel) umhüllt, so wird die gleiche Massenvergrößerung *ohne* Verdickung der Rinde erreicht. Daß tatsächlich bei größeren Nieren das Massenverhältnis zwischen Mark und Rinde die Aufteilung der Niere in diskrete Teile beherrscht, ist rechnerisch nachgewiesen worden.

Die Niere vieler Säugetiere und darunter die menschliche Niere zeigen mehrere Lappen, Lobi, die durch Bertinsche Säulen scharf getrennt sind, aber an den Papillen noch zu zweit oder mehreren zusammenhängen. Äußerlich sind sie beim Erwachsenen nicht oder kaum zu unterscheiden. Die Lobuli dagegen sind weder äußerlich noch innerlich getrennt, nur in der Rinde ist an der Stellung der Blutgefäße (Vasa „interlobularia") zu sehen, wie sich das feinere Gefüge gegeneinander abgrenzt. Sind auch die Grenzen der Lobuli nur angedeutet, so werden sie doch durch die Harnkanälchen und Blutgefäße eingehalten. Ganz wie in der Leber die Grenzen der Läppchen für den ganzen inneren Aufbau maßgebend sind, auch wenn wir sie nur mittelbar ziehen und nicht an unmittelbar sichtbaren Bindegewebssepten leicht erkennen können,

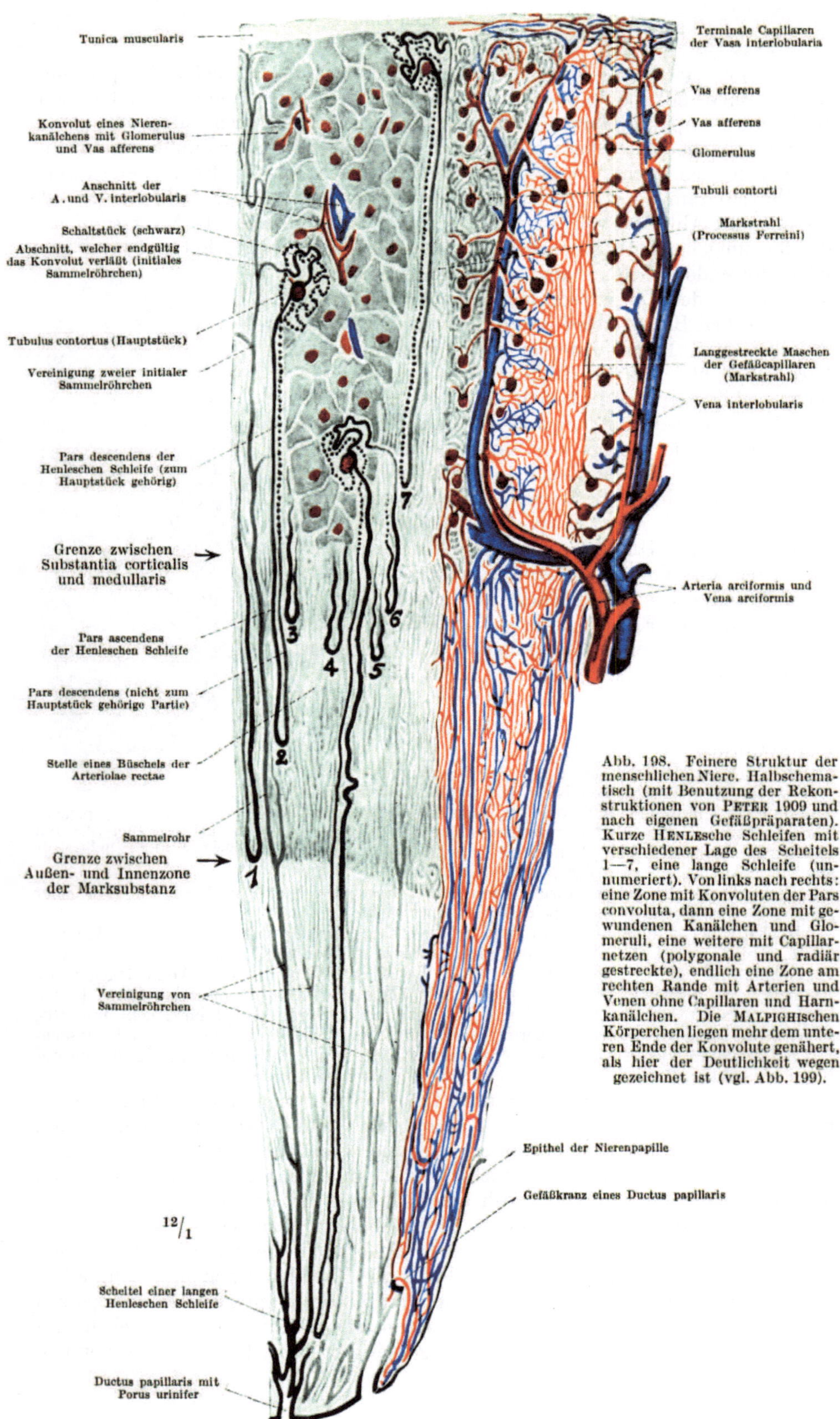

Abb. 198. Feinere Struktur der menschlichen Niere. Halbschematisch (mit Benutzung der Rekonstruktionen von PETER 1909 und nach eigenen Gefäßpräparaten). Kurze HENLEsche Schleifen mit verschiedener Lage des Scheitels 1—7, eine lange Schleife (unnumeriert). Von links nach rechts: eine Zone mit Konvoluten der Pars convoluta, dann eine Zone mit gewundenen Kanälchen und Glomeruli, eine weitere mit Capillarnetzen (polygonale und radiär gestreckte), endlich eine Zone am rechten Rande mit Arterien und Venen ohne Capillaren und Harnkanälchen. Die MALPIGHIschen Körperchen liegen mehr dem unteren Ende der Konvolute genähert, als hier der Deutlichkeit wegen gezeichnet ist (vgl. Abb. 199).

so ist es auch bei der Niereneinteilung in Lappen und Läppchen. Ich erinnere an den Vergleich mit einem Sportplatz, an dem Fähnchen die Grenzen markieren: sie werden genau so scharf von den Spielern eingehalten, wie wenn ein Zaun gezogen wäre.

Nephron. Wie bei der Vor- und Urniere geht auch in der bleibenden Niere von jedem MALPIGHIschen Körperchen ein Nierenkanälchen aus, in welchem der im Körperchen abgeschiedene Vorharn weitergeführt und weiter verändert wird. In Abb. 198 ist in schematischer Weise in der vom Beschauer aus linken Seite um jedes MALPIGHIsche Körperchen mit grauer Farbe der Bezirk angegeben, in welchem sich das zugehörige Nierenkanälchen aufknäuelt. Wir sehen zunächst von der besonderen Art dieser Aufknäuelung ab (sie ist an 3 Stellen schematisch eingezeichnet). Es genügt für den Anfang zu wissen, daß das Nierenkanälchen trotz der komplizierten Verschlingung nicht verzweigt oder geteilt ist, sondern daß das *eine* Kanälchen, welches am MALPIGHIschen Körperchen beginnt, auch als solches endgültig wieder herauskommt. Wir nennen seine Aufknäuelung das *Konvolut* des Kanälchens. Das ganze Konvolut plus MALPIGHIschen Körperchen ist die *Einheit,* welche zu etwa einer Million Exemplaren in jeder Niere vorhanden ist und das gesamte Nierenparenchym zusammensetzt: so viele MALPIGHIsche Körperchen so viele Konvolute, so viele Konvolute so viele Nierenkanälchen. Das aus dem Konvolut endgültig herauskommende Kanälchen geht in ein Sammelröhrchen über, und viele Sammelröhrchen vereinigen sich schließlich zu einem großen Sammelrohr. Der Harn fließt durch sie den Öffnungen der Nierenpapille zu: *Pori uriniferi* s. *Foramina papillaria* der Area cribrosa.

Ich (Br.) nenne die geschilderte Einheit der Intimstruktur der Niere *Nephron.* Vom Bau und der Anordnung der Nephrone hängt der ganze gröbere Bau der Niere, den wir geschildert haben, ab. Beachten wir die Lage der Konvolute in dem keilförmigen Abschnitt auf der linken Seite unseres Schemas (Abb. 198), so fällt auf, daß die links liegenden an solche Sammelröhrchen angeschlossen sind, welche in dem links liegenden Markstrahl verlaufen, der nur teilweise gezeichnet ist. Die rechts liegenden geben ihren Harn an Sammelröhrchen in dem voll gezeichneten Markstrahl ab, welcher nach rechts zu die Pars convoluta begrenzt. Die Grenze zwischen den nach rechts und nach links mündenden Konvoluten ist der Strang der Vasa interlobularia, deren voller Verlauf aus der rechten Hälfte des Schemas zu ersehen ist (links sind sie nur stellenweise im Anschnitt gezeichnet). Denkt man sich an die Stelle dieser Gefäße eine bindegewebige Scheidewand oder einen tiefen Einschnitt in die Nierenrinde, so sind rings um jeden Markstrahl Konvolute wie Sandsäcke um einen Pfahl fest herumgepackt. Sämtliche Konvolute dieser Art geben ihren Harn an den central zwischen ihnen liegenden Markstrahl in die in ihm verlaufenden Sammelröhrchen ab. So ist die Unterteilung der Nierenrinde in Läppchen, *Lobuli corticales,* hochgradig durchgeführt. Bindegewebssepten oder Einschnitte existieren allerdings in der menschlichen Nierenrinde nicht. Sie könnten auftreten, ohne an der Struktur Wesentliches zu ändern, außer daß Platz für diese verlorenginge. Hier zeigt sich, daß die Rinde auf äußerste Raumersparnis hin gebaut ist; die Zahl der Konvolute und damit der Nephrone in ihr ist möglichst gesteigert.

Bei den Nieren mit beerenförmiger Gliederung, vor allem bei den Renculi, scheint die Verschieblichkeit der Lobuli gegeneinander eine Rolle zu spielen. Kompakte Nieren wie die menschliche sind inneren Zerreißungen eher ausgesetzt, die bei hochgradigen Quetschungen in der Nierengegend oder bei übermäßigen Dehnungen eintreten können, ohne daß die Kapsel zerreißt. Die einzelnen Renculi weichen eher aus, nehmen dagegen mehr Platz ein als die Lobuli in den kompakten Nieren.

HENLEsche Schleife. Der Bau der Nephrone ist dadurch kompliziert, daß das Harnkanälchen nicht nur im Konvolut labyrinthartig verknäuelt ist, sondern daß außerdem ein Teil des Kanälchens aus dem Konvolut austritt, um nachher wieder in dasselbe zurückzukehren. Der Abschnitt des Kanälchens, welcher in das Sammelrohr mündet, verläßt also nicht als einziges Kanälchenstück das Konvolut, sondern außerdem tritt noch ein anderer Abschnitt aus und ein, im ganzen drei Kanälchenstücke (Abb. 200b). Eines von ihnen verläßt das Konvolut

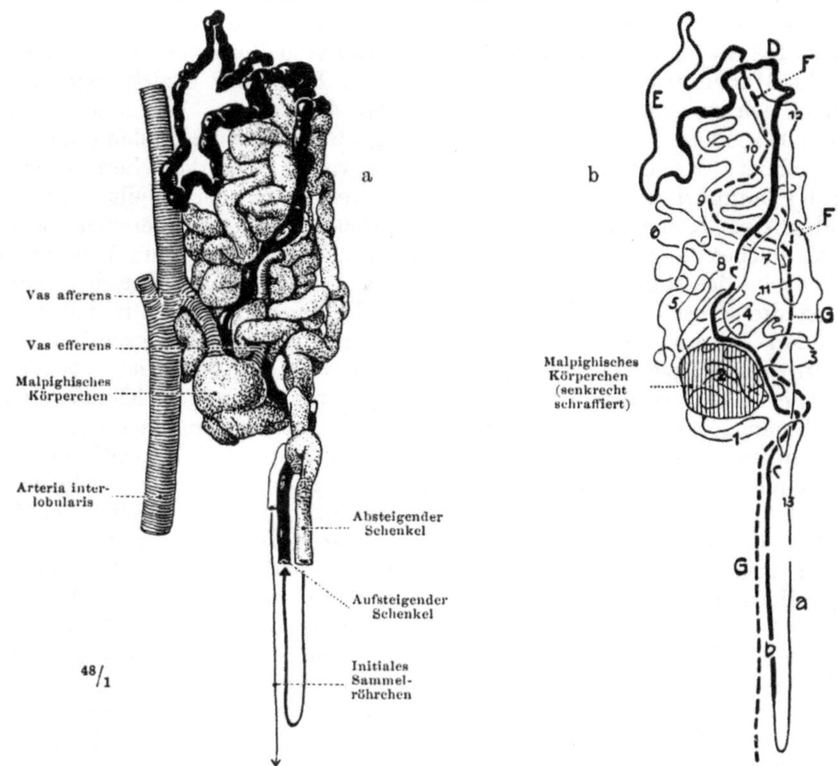

Abb. 199a u. b. Ein *Nephron* aus der Niere eines 26jährigen, Wachsplattenrekonstruktion (PETER 1909, Taf. V; Wiedergabe in den Tönen usw. verändert, Form genau nach Modell). a Abbildung der Oberfläche des Modells. MALPIGHIsches Körperchen und Hauptstück getüpfelt, Schleife unterbrochen (in Wirklichkeit würde der Scheitel bei dieser Vergrößerung weit über die Größe der Buchseite hinaus zu liegen kommen), Zwischen- und Schaltstück des Tubulus contortus II schwarz, Sammelrohr weiß, Arterie quer gestreift. b Schlüssel für die Windungen der Abb. a. Das Hauptstück mit 1—13 durchnumeriert, um den Windungen folgen zu können. a dünner Abschnitt, b dicker Abschnitt der HENLEschen Schleife, c—c Zwischenstück, D—E Schaltstück (in Teil E allmählich an Dicke abnehmend), F initiales Sammelröhrchen, G zuflußfreie Strecke. Am Beginn von G die Vereinigung zweier initialer Sammelröhrchen (von einem nur ein kleines Stück gezeichnet).

endgültig, die beiden anderen sind in den Verlauf des Knäuels eingeschaltet, sie verlassen das Konvolut nur vorübergehend.

Begreiflicherweise haben die früheren Forscher angenommen, daß es nur *ein* Kanälchenstück gäbe, welches das Konvolut verläßt. Erst HENLE entdeckte die nach ihm genannte Schleife (1862). Man erkennt sie an Schnitten lediglich daran, daß im Markstrahl und im eigentlichen Mark (Pyramide) nicht nur parallele und sich spitzwinklig vereinigende Sammelröhren vorkommen, sondern daß an bestimmten Stellen Kanälchen umbiegen und in die bisherige Richtung zurückkehren. Solche Stellen sind die *Scheitel* der HENLEschen Schleife *(Vertex partis laqueiformis)*. Man sieht davon in dünnen Schnitten oft nur ein kleines, U-förmig gebogenes Stückchen (Abb. 198 bei 5). Gewißheit bringt das Korrosions- und Rekonstruktionsbild, durch welches wir heute bis in alle Einzelheiten die Form und den Verlauf der HENLEschen Schleifen kennen.

Man unterscheidet *kurze* und *lange Schleifen*, je nachdem der Scheitel dem Konvolut näher oder entfernter liegt. Der Scheitel der langen Schleifen kann selbst in der Papille liegen (Abb. 198). Auf etwa 7 kurze Schleifen (Nr. 1—7) kommt eine lange. Es gibt *Rindenschleifen*, bei welchen der Scheitel noch innerhalb des Markstrahles liegt (7), und *Markschleifen* (1—6 und lange Schleife), welche in der Pyramide umbiegen. Die Rindenschleifen gehören zu solchen Konvoluten, welche sich in der Rinde zunächst der Oberfläche finden, die langen Schleifen zu solchen, welche dem Mark zunächst liegen. Abgesehen von diesen Lageverschiedenheiten der Konvolute, durch welche gleichlange Schleifen verschieden weit nach der Papille zu abwärts reichen (vgl. Nr. 2 und 7), sind aber auch die Schleifen als solche verschieden lang (vgl. die kurze Schleife Nr. 7 mit der langen, in der Papille umbiegenden Schleife). HENLEsche Schleifen reichen in der Hauptsache nur bis etwa zur Mitte der Pyramide. Deren andere Hälfte enthält fast nur Sammelröhren. Daraus erklärt sich die Unterteilung der Papille in eine Außen- und Innenzone (Abb. 198).

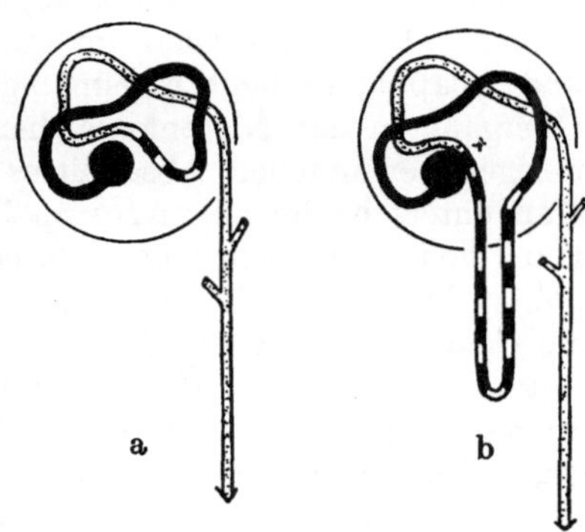

Abb. 200a u. b. Schema der Schleifenentstehung. MALPIGHIsches Körperchen und Tubulus contortus I schwarz, Tubulus contortus II und Sammelröhrchen getüpfelt. Bei × die Berührungsstelle zwischen MALPIGHIschem Körperchen und Tubulus contortus II (Stelle der Macula densa). Die HENLEsche Schleife abwechselnd schwarz und weiß. Konvolut durch eine Kreislinie begrenzt.

Über das Zustandekommen der HENLEschen Schleife gibt die Entwicklungsgeschichte Aufschluß; sie erklärt zugleich, wie es kommt, daß die Schleifen ihren ganz bestimmten Platz haben. Ein Teil des gewundenen Kanälchens ist fest mit der Kapsel des MALPIGHIschen Körperchens verbunden (Abb. 200b). Wir nennen das gewundene Kanälchen bis zu dieser Stelle *Tubulus contortus I. Ordnung*, von dieser Stelle ab *Tubulus contortus II* (in den drei Konvoluten mit schematisch gezeichneten Kanälchen der Abb. 198 ist der Tubulus I quer gestrichelt, der Tubulus II ausgezogen schwarz gezeichnet, in Abb. 200 ersterer schwarz, letzterer getüpfelt). Der Tubulus I wächst zu einem längeren und stärker geschlängelten Stück heran, der Tubulus II bleibt kürzer und weniger geschlängelt. Derjenige Abschnitt des Tubulus I, welcher unmittelbar vor der Kittstelle am MALPIGHIschen Körperchen liegt, fällt aus dem Knäuel heraus, wie wenn man beim Aufwickeln eines Garnknäuels ein Fadenstück losläßt und dann weiterwickelt; dieses bildet, anstatt sich in Windungen zu legen, eine Schleife (Abb. 200). Infolge der Kittstelle fällt die Schleife immer in die Nähe des MALPIGHIschen Körperchens und bleibt in der Nachbarschaft des Sammelrohrs, welches den Harn des betreffenden Konvolutes aufnimmt, d. h. die HENLEschen Schleifen liegen immer in dem gleichen Markstrahl wie die initialen Sammelkanälchen oder in deren nächster Nähe. Geriete eine Schleife in einen anderen Markstrahl hinein als denjenigen, in welchem das Sammelkanälchen für den Harn des betreffenden Konvolutes verläuft, so würde sie beim Aufteilen der Rinde in getrennte Läppchen zerreißen müssen. Der Harn verbleibt also tatsächlich in dem Rindenläppchen, in welchem er von Anbeginn an abgeschieden wird. Jedes Nephron ist auf ein einziges Rindenläppchen beschränkt; es gelangt mit keinem seiner Abschnitte in ein Nachbarläppchen.

Man nennt den an den Tubulus contortus I. Ordnung angrenzenden Schenkel der HENLEschen Schleife *Pars descendens*, den an Tubulus contortus II angrenzenden Schenkel *Pars ascendens*.

Selbstverständlich haben diese Bezeichnungen nur Bezug auf die Richtung zur Nierenoberfläche, nicht auf die Wirkung der Schwerkraft. Die Schleifen stehen in der Niere entsprechend der Längsstreifung der Pyramiden radiär, also von Schleife zu Schleife etwas anders zu der Senkrechten, welche man in eine beliebige Schleife hineinstellt. Auch wechselt die Lage des Organs im ganzen zur Schwerkraft je nach den verschiedenen Stellungen und Lagen unseres Körpers. Man verwendet auch die Namen *papillopetal* und *corticopetal* oder *proximal* und *distal* für die beiden Schenkel.

Glomerulus und Bowmansche Kapsel. Wir wenden uns zur Hauptquelle des Harns beim Menschen, von welcher aus der verwickelte Weg, den wir kennenlernten, vom Harn durchlaufen wird. Das Grundprinzip des Aufbaues eines Malpighischen Körperchens ist das gleiche wie bei der Vor- und Urniere. Wir unterscheiden den Gefäßknäuel, *Glomerulus*, und die *Capsula glomeruli (Bowmani)*. Das Körperchen im ganzen ist kuglig, manchmal etwas abgeplattet und gelappt; es liegt regelmäßig am unteren Umfange des Konvolutes. Sein Übergang in das Nierenkanälchen ist häufig ein wenig gegen das Kaliber des übrigen gewundenen Abschnittes verengt und heißt deshalb Halsteil, *Collum*. Man unterscheidet einen *Harnpol* und einen *Gefäßpol*. Am Harnpol verläßt der Harn die Bowmansche Kapsel durch den Halsteil des Nierenkanälchens. Am Gefäßpol ist der Glomerulus mit der Kapsel im Zusammenhang (Abb. 202), hier treten die Gefäße aus und ein. Das eintretende Gefäß, *Vas afferens*, wie auch das austretende Gefäß, *Vas efferens*, sind Arterien, werden deshalb besser als *Arteriola afferens* und *efferens* bezeichnet. Der Harnpol liegt sehr oft dem Gefäßpol genau gegenüber (Abb. 202), aber manchmal nähern sich beide an einer beliebigen Seite des Körperchens oder es gibt statt eines Gefäßpoles deren zwei oder mehr. In diesen Fällen treten das Vas afferens und Vas efferens getrennt aus, und ein Gefäß oder Äste eines von beiden oder beider haben ihren eigenen Hilus. Gewöhnlich sind alle Gefäße auf einen Gefäßpol konzentriert. Der Harnpol kommt stets nur in Einzahl vor.

Zwischen Arteriola afferens und Arteriola efferens ist der Gefäßknäuel, *Glomerulus*, als ein arterielles Wundernetz eingeschaltet. Seine Schlingen sind dem Bau nach Capillaren, sie haben keine Muskeln und elastischen Elemente, bestehen nur aus Endothel und Grundhäutchen. Erst die Arteriola efferens geht in das Capillarnetz der Rinde über. Die Arteriola afferens teilt sich in eine größere Zahl von Ästen, welche sich unabhängig voneinander in Schlingen legen und sich dann wieder zum Vas efferens vereinigen (Abb. 207, 1). Die einzelnen aufgeknäuelten Schlingen sind voneinander getrennt, so daß der Glomerulus tiefe Einschnitte zeigt, gelappt erscheint. Jede aufgeknäuelte Schlinge bildet sozusagen einen Teilglomerulus. Dessen Gefäßwindungen sind vielleicht unter sich teilweise durch Anastomosen verbunden. Jeder ganze Glomerulus ist eine Summe von Teilglomeruli. Die Gefäßschlingen sind auf kleinsten Raum zusammengelagert, die Teilgomeruli enthalten nur ganz wenig Bindegewebe und sind voneinander im allgemeinen durch nur capillare Spalten geschieden. Die ganzen Oberflächen der Teilglomeruli und damit des ganzen Glomerulus werden von den Gefäßschlingen gebildet. Ein eigentliches Epithel fehlt, doch werden die Schlingen von sehr eigentümlich verzweigten Fortsätzen von Deckzellen umgriffen (Abb. 201), die durch die feinsten Ästchen miteinander in Verbindung stehen. Die Zellkörper liegen der Gefäßwand nicht unmittelbar an, sondern sind, mindestens teilweise, durch die Fortsätze anderer Zellen von ihr getrennt. Das Grundhäutchen der Gefäße ist, wie elektronenmikroskopische Untersuchungen gezeigt haben, zwischen den Ästchen der Zellfortsätze leistenartig verdickt. Das Grundhäutchen mit seinem Leistenrelief und die Zellfortsätze passen ineinander wie Matrize und Patrize. Mag sein, daß die feinsten Ausläufer der Zellfortsätze über die Leistchen des Grundhäutchens hinweg durch eine äußerst dünne Plasmahaut verbunden sind, das hat sich bisher weder licht- noch elektronenoptisch nachweisen lassen. Wohl aber zeigen die Zellfortsätze funktionelle Änderungen, die jedoch im einzelnen noch nicht erforscht sind. Die Deckzellen (Epicyten) insgesamt bilden die sog. *innere Lamelle* der BOWMANschen Kapsel. Am Gefäßpol biegt die innere Lamelle in diejenige der äußeren Wandung um: *äußere Lamelle* der BOWMANschen Kapsel. Außer aus einem einschichtigen Plattenepithel besteht die äußere Lamelle aus einer zarten glashellen Membran. Die platten Zellen werden gegen den Harnpol zu allmählich höher und gehen so in die hochcylindrischen Zellen des gewundenen Abschnittes des anschließenden Harnkanälchens über (Abb. 202).

In seiner Entwicklung ist der Glomerulus zunächst als Ganzes von einem echten Epithel in geschlossener Schicht überkleidet. Ob es in die Deckzellen umgewandelt wird, ist nicht

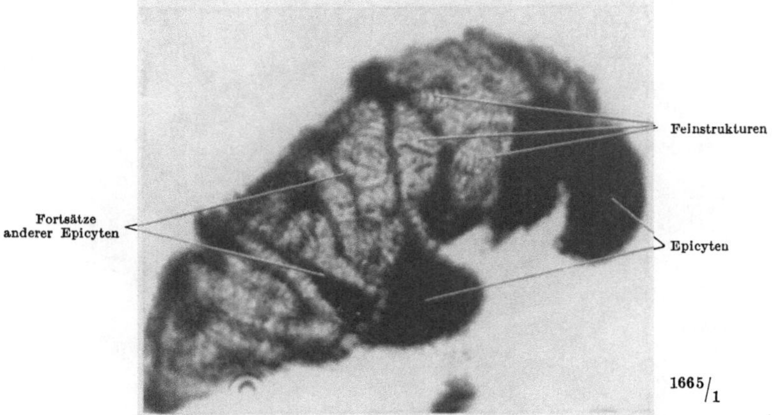

Abb. 201. Stück einer Glomerulusgefäßschlinge mit den Verzweigungen der Deckzellen (Epicyten). Katze, Molybdänhämatoxylin. [Aus KULENKAMPFF, Z. Anat., Bd. 117, 521 (1954).]

bekannt. Die Arteriola afferens weist unmittelbar vor ihrem Eintritt in den Gefäßpol eine umschriebene Verdickung ihrer Tunica media durch epitheloide Zellen auf („*Polkissen*"), die vermutlich wie in anderen Arterien durch Quellung und Entquellung das Lumen des Gefäßes verengern bzw. freigeben können. In der Gegend des Polkissens liegen der Arteriola afferens kleine Zellgruppen, auch epitheliale Bläschen an *(paraportale Zellgruppen)*, abgeschnürte Sprosse des Mittelstückes des Nephrons, denen man die Sekretion eines auf die Arteriola afferens, vielleicht ihr Polkissen wirkende Substanz zuschreibt.

Das Blut, welches durch den Glomerulus fließt, hat infolge der Aufknäuelung und des vergrößerten Gesamtquerschnittes ausgiebige Möglichkeit, den Vorharn abzugeben. Anatomisch drückt sich der Flüssigkeitsverlust im Glomerulus darin aus, daß das Vas efferens enger ist als das Vas afferens. Die Wasserabgabe der ungefähr 1500 Liter Blut, welche je Tag die beiden Nieren passieren, beträgt etwa 150 Liter, das sind mindestens 10 große Kücheneimer voll. Von diesem Quantum wird allerdings in den Nierenkanälchen wieder das meiste (99 %!) rückresorbiert, so daß die Abscheidung durch die Harnblase beim gesunden Menschen nach außen etwa 1,5 Liter je Tag beträgt. Bei Annahme von zwei Millionen MALPIGHIscher Körperchen im ganzen gäbe der einzelne Glomerulus etwa 0,075 cm^3 je Tag ab. Man bezeichnet diesen Harn als *Primär-* oder *Vorharn*. Dieser ist ein eiweißfreies Ultrafiltrat des Blutes, das alle im Blutplasma gelösten Substanzen enthält, deren Molekulargewicht geringer als 30—35000 ist. Die Umwandlung zum Harn erfolgt in dem zum Nephron gehörigen Tubulus.

Das ausgeschiedene Harnwasser steht in Korrelation zu dem durch die Knäueldrüsen der Haut ausgeschiedenen und als Schweiß verdunstenden oder ablaufenden Wasser. Man hat den Schweiß direkt als verdünnten Harn bezeichnet. Schwitzt man stark, so wird wenig Harn entleert und umgekehrt. Die Abscheidung von Wasser durch die Lunge und den Kot kommt zu der durch die Niere und die Haut hinzu (Abb. 292).

Hauptstück. Das Epithel des aus dem MALPIGHIschen Körperchen austretenden Harnkanälchens ist nicht einheitlich im Verlaufe des ganzen Nephrons, sondern es wechseln Abschnitte miteinander ab, welche eine Decke aus hohen oder niederen Epithelien haben. Die cylindrischen oder kubischen Epithelien sehen meistens im frischen Zustand trübe aus, die platten erscheinen hell, durchsichtig. Der Umfang der Kanälchenabschnitte und die Weite ihres Lumens

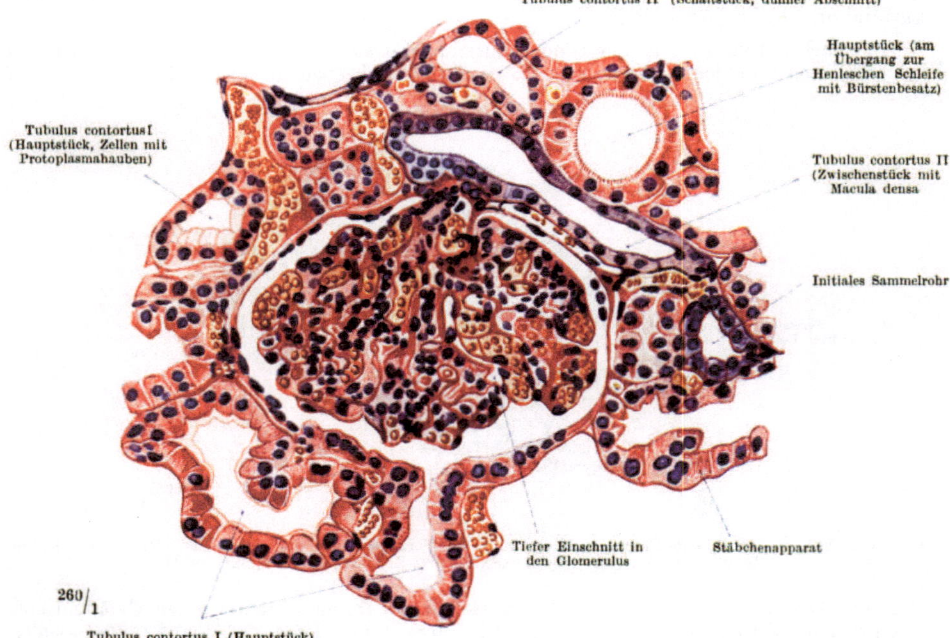

Abb. 202. MALPIGHIsches Körperchen und gewundene Kanälchen, Rinde der menschlichen Niere. Oben Gefäßpol, unten Harnpol.

hängt mit der Beschaffenheit des Epithels zusammen und ist also auch von Strecke zu Strecke verschieden. Der Bau ist bei allen Nephronen im Prinzip gleich, d. h. bestimmt gebaute Strecken folgen in einer bestimmten Reihenfolge aufeinander. Nur die Länge der einzelnen Strecke ist von Fall zu Fall etwas verschieden; in seltenen Fällen kann die Länge eines Abschnittes auf 0 sinken, dann gehen zwei sonst durch einen Zwischenabschnitt getrennte Strecken ohne Grenze ineinander über. Aber das sind Ausnahmen.

Für die Beschreibung ist äußerst hinderlich, daß die Grenzen der *strukturell* verschiedenen Abschnitte mit den Grenzen der ihrer *gröberen Form* nach verschiedenen Strecken *nicht* zusammenfallen. Beim Darm stimmen die Grenzen der äußeren Form- und der inneren Strukturverschiedenheiten überein. Bei den Nierenkanälchen ist das anders. Wir unterscheiden der äußeren Form nach einen Tubulus contortus I und einen Tubulus contortus II, beide sind getrennt durch die HENLEsche Schleife mit ihrem ab- und aufsteigenden Schenkel (Pars descendens und Pars ascendens). Wir finden in dem Tubulus contortus I ein im frischen Zustand trübe aussehendes kubisches Epithel (Abb. 202). Dieses erstreckt sich bis in den absteigenden Schenkel der HENLEschen Schleife. Man nennt diesen Abschnitt seiner *Struktur* nach: *Hauptstück*. Das Hauptstück (in Abb. 199a getüpfelt, in Abb. 199b mit 1—13 bezeichnet) ist also länger als der Tubulus contortus I. Bei dem einen Nephron reicht es weiter in die HENLEsche Schleife hinab, in extremen Fällen sogar bis an den Scheitel, aber nicht bis in den aufsteigenden Schenkel hinein (Abb. 198, kurze Schleife 7), bei anderen Nephronen tritt das Hauptstück nur ganz wenig in die Pars descendens der Schleife ein (lange Schleife). Dazwischen gibt es alle Zwischenstufen. Man kann das auch so formulieren: das Hauptstück ist verschieden stark geknäuelt, im einen Fall so stark, daß nur ein kurzer gerader Teil, im anderen Fall so wenig, daß ein langer Teil aus dem Konvolut herausragt. Die Größe des zugehörigen MALPIGHIschen Körperchens steht in konstantem Verhältnis zur Länge des gesamten Hauptstückes.

Dünnes und dickes Schleifenstück. Die anderen Abschnitte des Nephrons sind ebenfalls so verteilt, daß die Grenzen der äußeren Form nicht eingehalten werden. Auf das trübe kubische Epithel des Hauptstückes folgt ein Abschnitt mit ganz besonders niedrigem hellem Epithel. Wir nennen ihn den *dünnen Teil* der HENLEschen Schleife (Abb. 203). Das Epithel kann hier so platt sein, daß die Kerne in das Lumen vorspringen. Unter Umständen ist eine Unterscheidung von Blutcapillaren im einzelnen Schnitt nur schwer möglich. Der Zusammenhang im ganzen läßt keinen Zweifel, daß diese Stücke zu den Harnkanälchen und nicht zu den Blutgefäßen gehören. Die Länge dieses dünnen Abschnittes der HENLEschen Schleife wechselt sehr. Bald ist er auf den absteigenden Schenkel beschränkt. Der Scheitel ist dann von dem folgenden Abschnitt, welcher wieder hohes Epithel hat, eingenommen (z. B. Abb. 198, Schleife 1—6); oder aber er geht über den Scheitel hinaus und nimmt einen mehr oder weniger großen Teil des aufsteigenden Schenkels ein (regelmäßig bei langen Schleifen, Abb. 198 u. 199, Teil a). Reicht das Hauptstück bis an den Scheitel, so fällt selbstverständlich der dünne Teil ganz in den aufsteigenden Schenkel und verdrängt zuweilen ganz den folgenden Abschnitt (Abb. 198, Schleife 7).

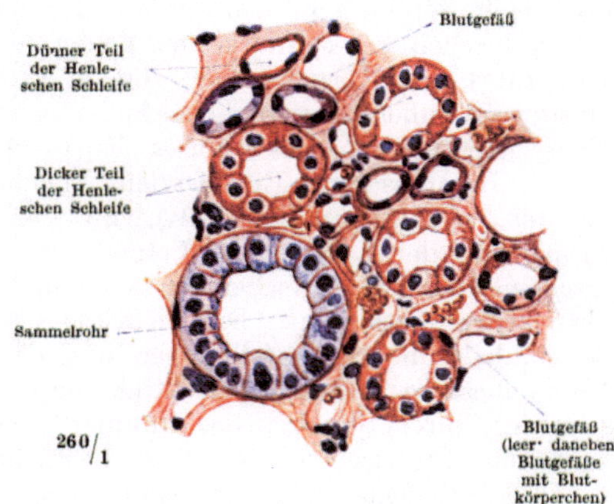

Abb. 203. Querschnitt durch eine Pyramide, dieselbe Niere wie in Abb. 202. Der Querschnitt trifft speziell den innersten Teil der Außenzone.

Der auf den dünnen Teil der HENLEschen Schleife gewöhnlich folgende Abschnitt ist wieder durch hohes trübes Epithel (Cylinderepithel oder kubisches Epithel) ausgezeichnet und ähnelt darin dem Hauptstück, speziell dessen geradem Stück, welches im absteigenden Schenkel der HENLEschen Schleife liegt. Wir nennen ihn den *dicken Teil* der HENLEschen Schleife. Er beginnt meistens vor dem Scheitel, seltener distal vom Scheitel (Abschnitt b in Abb. 199).

Zwischenstück und Schaltstück, Sammelröhrchen. In der Regel ist der oberste Abschnitt der Pars ascendens und der anschließende Abschnitt des Tubulus contortus II bereits wieder von einem anderen, helleren Epithel eingenommen, „*Zwischenstück*" (Abb. 202, Strecke c—c in Abb. 199b). Der auf das Zwischenstück folgende Abschnitt hat wieder trübes Epithel, ist dick und äußerlich durch vorspringende Buckel einem Dickdarm in liliputanischem Ausmaß vergleichbar, „*Schaltstück*" (Abb. 199, 202). Dieses Epithel wird im distalen Abschnitt des Schaltstückes wieder niedriger, der Querschnitt des Abschnittes im ganzen kleiner (Abb. 199E). Diese Strecke reicht bis zum Ende des Nephrons, bis dahin, wo das Harnkanälchen aus dem Konvolut heraustritt und in das *initiale Sammelröhrchen* übergeht (Abb. 198). Die Epithelien der Sammelröhrchen sind kubisch, eigentümlich hell, mit scharfen Zellgrenzen (Abb. 203). Die Einmündungen der initialen Sammelröhrchen in ein größeres Sammelröhrchen liegen in der Rinde. Erst in der Innenzone der Marksubstanz (nicht in der Außenzone!) vereinigen sich je zwei von den größeren Sammelröhrchen zu einem Sammelrohr usw. Je weiter die Röhren werden, um so höher cylindrisch werden die Zellen des auskleidenden Epithels. Alle Nierenkanälchen und Sammelgänge haben außen vom Epithel eine glashelle Basalmembran.

Bürstensaum, Stäbchenapparat. Das Hauptstück, welches an das MALPIGHIsche Körperchen anschließt, ist vor allen übrigen Epithelien des Harnkanälchens ausgezeichnet. Zwei Merkmale treffen hier zusammen, die sonst fehlen oder doch nicht vereint gefunden werden: der *Bürstensaum* und der *Stäbchenapparat*. Die kubischen bis cylindrischen Zellen sehen im frischen Zustand trübe aus. Dies rührt von Körnchen her, die im Protoplasma liegen. Nach dem Lumen zu sitzt ein äußerst vergänglicher heller Saum auf dem trüben Epithel (Abb. 202). Er ist fein gestreift, wie wenn es sich um feinste Borsten handelte, deshalb der Name: Bürstensaum. Er überzieht auch die hellen Hauben, welche zuzeiten auf den Zellen sitzen (Abb. 204). Bei der Einwirkung von Reagentien quellen Tropfen aus den Zellen in das Lumen vor, so daß der Bürstensaum unterbrochen erscheint. Er ist wahrscheinlich auch im normalen Verlauf des Zellebens sehr verschieden ausgeprägt. Die Lichtung des Hauptstückes ist infolge der bald hohen, bald niedrigen Zellhauben und des bald vorhandenen, bald fehlenden Bürstenbesatzes abwechselnd weiter und enger. Das Lumen verläuft auf Längsschnitten durch Strecken des Hauptstückes im Zickzack; es wird daran leicht kenntlich. Im frischen Zustand ist die Lichtung schwer oder gar nicht zu sehen.

Der Stäbchenapparat ist nicht so spezifisch für das Hauptstück wie der Bürstensaum. Er kommt auch im trüben, dicken Abschnitt der HENLEschen Schleife vor. Er besteht aus feinsten Stäbchen, welche aus Reihen von Plastosomen gebildet und namentlich im basalen Teil der Zellen deutlich sind (Abb. 204). Die Stäbchen können über den Kern hinausreichen, indem sie ihn umfassen, reichen aber nie ganz bis an den Bürstensaum heran. Bei Zellen mit Protoplasmahauben ist der Abstand immer sehr groß, weil die Haube nie Stäbchenstrukturen enthält.

Zellgrenzen sind im Hauptstück auf Längsschnitten aus optischen Gründen scheinbar nicht vorhanden. Die Zellkerne liegen manchmal dichter beisammen, manchmal sind ganze Strecken kernfrei. In Wirklichkeit sind die Zellen wohl begrenzt und von sehr verschiedener Größe, mit je einem Kern. Die Seitenwände der Zellen sind mit längsgestellten feinen Leistchen besetzt und mit Kannelüren ineinander gefalzt.

Trübe und helle Nierenepithelien. Die Zellen des dicken Abschnittes der HENLEschen Schleife (Abb. 203) und diejenigen des dicken Abschnittes des Schaltstückes sind ebenfalls trübe wie die des Hauptstückes, sie haben aber keinen Bürstensaum und sind nach dem Lumen zu glatt und scharf begrenzt. Bei der Schleife sind Stäbchenstrukturen und Körnchen wie im Hauptstück die Ursache der Trübung, beim Schaltstück sind zahlreiche feinste Kristalle in das Zellprotoplasma eingelagert, die es undurchsichtig machen.

Das Zwischenstück legt sich eine Strecke weit dem MALPIGHIschen Körperchen an (Abb. 199), und zwar bis zum Gefäßpol. An dieser Stelle ist das Epithel an der dem Gefäßpol zugewendeten Seite verdickt: *Macula densa* (Abb. 202).

Da im Lumen der Pars convoluta II Niederschläge von vital eingebrachten Farbstoffen als Körnchenhaufen angetroffen werden (indigoschwefelsaures Natron usw.), so liegt die Vermutung nahe, daß diese Abschnitte Wasser resorbieren und daß durch die Wasserentnahme jene dichten Ausfällungen entstehen. Im Protoplasma der Zellen finden sich hier nie vital entstandene Färbungen. — Der hier vorgetragenen Ansicht steht entgegen die

Meinung anderer Autoren, welche sich daran halten, daß der dünne Abschnitt der HENLEschen Schleife das Aussehen eines Blutgefäßendothels hat, und welche daraus schließen, daß hier besonders leicht der Flüssigkeitsüberschuß des provisorischen Harns resorbiert werden könne. Ist es so, dann würden die Abschnitte eher saugen als stauen. Mir scheint die Kombination mit der HENLEschen Schleife mehr für die Staufunktion zu sprechen.

Die Sammelröhren haben ganz helle Epithelien mit scharf abgesetzten Zellgrenzen. Das hohe cylindrische Epithel der Ductus papillares ist geradezu ein Schulbeispiel für ein einfaches Cylinderepithel im menschlichen Körper.

Finden sich im Sediment des entleerten Harns trübe große Zellen, so stammen diese aus den biologisch wichtigsten Abschnitten der Nephrone und verraten Entzündungsprozesse, welche krankhafter und oft besonders bösartiger Natur sind (BRIGHTsche Krankheit). Nur wenn der Harn aus der Niere schnell durch die Blase hindurchgelangt und frisch untersucht wird, besteht Aussicht, diese Zellen erkennen und von den hellen Deckepithelien der Niere selbst, des Nierenbeckens und der anderen harnleitenden Organe unterscheiden zu können. Meistens sind die spezifischen Merkmale bei abgefallenen und durch die Verwesung veränderten Zellen verschwunden. Mehr Wert wird deshalb in der Klinik auf pathologische Ausgüsse der Nierenkanälchen gelegt, deren Genese noch sehr umstritten ist, welche aber ebenfalls im Harnsediment erscheinen: die sog. *Cylinder*. Sie stellen den Kernguß eines Kanälchens dar und sehen deshalb wie ein durchsichtiges Stäbchen aus. Gelegentlich hängen den Cylindern Zellen an oder sie sind ganz aus Zellen zusammengesetzt, deren Herkunft aus der Niere daran erkannt werden kann.

Gerade und gewundene Kanälchen. Betrachtet man die Niere mikroskopisch nach rein regionär-topographischen Gesichtspunkten, so findet man die Nephrone, ihre Abschnitte und die ableitenden Sammelröhren so auf engem Raum verstaut, daß möglichst Gleichgeformtes beisammenliegt: Gerades bei Geradem und Gekrümmtes bei Gekrümmtem. Alle gerade verlaufenden Nierenkanälchen heißen *Tubuli recti*, alle gewundenen Kanächen *Tubuli contorti*. In der Pyramide liegen nur Tubuli recti; wir sehen dabei von den in die Außenzone eingestreuten, nur auf ganz dicken Schnitten sichtbaren Scheiteln der HENLEschen Schleifen ab. In den Markstrahlen der Rinde ist es geradeso. Sie haben deshalb auch makroskopisch das gleiche Aussehen wie die Pyramiden, *Pars radiata* der Rinde. Zwischen den Markstrahlen der Rinde und in den Columnae renales Bertini gibt es nur Tubuli contorti, keine Tubuli recti. Dies ist die *Pars convoluta* der makroskopischen Anatomie.

Angesichts eines häufigen Mißverstehens seitens der Anfänger sei hervorgehoben, daß bei der Betrachtung von Schnitten natürlich nicht erwartet werden kann, die Tubuli recti müßten immer längs getroffen sein. Im Gegenteil, es müssen, wenn an einer Stelle Längsschnitte vorliegen, an anderen Stellen Schräg- oder Querschnitte gefunden werden. Denn die Pyramiden und Pyramidenstrahlen stehen senkrecht zur Nierenoberfläche, konvergieren also nach dem Nierensinus zu. Ein Idealschnitt, welcher alle längs trifft, kommt in Wirklichkeit nicht vor. Gewöhnlich sind Bündel von geraden Kanälchen nur auf mehr oder weniger lange Strecken längs getroffen, durch alle übrigen geht das Messer schräg oder quer hindurch. Charakteristisch ist also nicht die Richtung als solche, in welcher die Kanälchen getroffen werden, sondern die Art und Weise, in welcher benachbarte Kanälchendurchschnitte sich zueinander verhalten. Sind sie *alle gleich getroffen*, mögen es nun Querschnitte (Abb. 203), Schrägschnitte oder Längsschnitte sein, so hat man Tubuli recti vor sich. Man nehme ein Bündel Bleistifte in die Hand und denke sich einen Schnitt in beliebiger Richtung hindurchgelegt. Man erhält dadurch ein gutes Modell für die verschiedensten Schnittbilder der Tubuli recti. Die Tubuli contorti sind dagegen im Schnittbild sofort daran kenntlich, daß jedes Kanälchen wieder anders getroffen ist, das eine längs, sein Nachbar schräg oder quer usw. (Abb. 202), wie es bei einem Schnitt durch ein Garnknäuel bei den Einzelschnitten durch den Garnfaden der Fall sein muß. Sind MALPIGHIsche Körperchen in die Tubuli contorti eingeschaltet, so ist sicher, daß eine Stelle der Rinde vorliegt; fehlen Malpighis gänzlich und sind die Kanälchen gerade, so ist es eine Stelle der Pyramide, also des Markes. Für die Diagnose der Nierengegend, um die es sich im Einzelfall bei mikroskopischer Betrachtung handelt, ist also die regionäre Einteilung in Tubuli contorti und Tubuli recti äußerst wichtig.

Die Ursache der Einteilung in Tubuli recti und Tubuli contorti erhellt aus dem Verlauf der Nephrone und ihrer Sammelröhren. Alle Konvolute, welche in ein Sammelrohr münden, liegen um den betreffenden Markstrahl herum, in welchem das zugehörige Sammelrohr absteigt. Auch die HENLEschen Schleifen der Konvolute liegen in dem Markstrahl, in welchem das zugehörige Sammelrohr eingebettet ist. So sind alle Bestandteile wohlsortiert wie Feuerwehrschläuche, welche im Spritzenhaus um die Spritze herumgehängt sind, zu der sie gehören. Alle gewundenen Kanälchen der Konvolute liegen in unserem Fall zwischen den Markstrahlen der Rinde beisammen, in Gemeinschaft mit den MALPIGHIschen Körperchen, von denen sie ausgehen. Alle HENLEschen Schleifen und Sammelröhren, also alle geraden Kanälchen, liegen in dem Markstrahl beisammen, zu welchem die Konvolute gehören und mit welchem sie je einen *Lobulus corticalis* bilden. Sämtliche Sammelgänge der Markstrahlen einer Pyramide und auch die Scheitel der meisten HENLEschen Schleifen mit den angrenzenden Abschnitten der Schleifenschenkel liegen in derjenigen Pyramide beisammen, zu welcher die betreffenden Lobuli corticales gehören. Man studiere daraufhin die einzelnen Abschnitte der Abb. 198.

Ich gebe zusammenfassend folgende Tabelle:

1. Bezeichnungen nach der *Form:*
   a) Die Teile eines Nephrons.
      α) BOWMANsche Kapsel mit Halsteil des MALPIGHIschen Körperchens.
      β) Tubulus contortus I.
      γ) HENLEsche Schleife mit Pars descendens und Pars ascendens.
      δ) Tubulus contortus II.
   b) Die Teile des Sammelsystems verschiedener Nephrone: Pars colligens.
      α) Initiales Sammelröhrchen, an jedes einzelne Nephron anschließend.
      β) Sammelröhrchen und Sammelrohre als Äste eines auf der Papille mündenden Ductus papillaris (Pori uriniferi).
2. Bezeichnungen nach der *Struktur:*
   a) Die Teile eines Nephrons.
      α) BOWMANsche Kapsel eines MALPIGHIschen Körperchens.
      β) Hauptstück (1. Hauptstück) mit hohem, trübem Epithel und Bürstensaum.
      γ) Dünner Abschnitt der HENLEschen Schleife (1. Nebenstück) mit plattem, hellem Epithel.
      δ) Dicker Abschnitt der HENLEschen Schleife (2. Hauptstück) mit hohem, trübem Epithel ohne Bürstensaum.
      ε) Zwischenstück (2. Nebenstück) mit niederem, hellem Epithel.
      ζ) Schaltstück mit dickem und dünnem Teil (der erstere gleich 3. Haupt-, der letztere gleich 3. Nebenstück). Der dicke Teil mit höherem trübem, der dünnere Teil mit niederem, hellem Epithel.
   b) Die Teile des Ausführungssystems bestehen aus gleichmäßig hellem Epithel von verschiedener Höhe (nach dem Nephron zu kubisch, nach der Papille zu höher bis hochcylindrisch).

Funktion der Kanälchen. Das Hauptstück, welches an die BOWMANsche Kapsel des MALPIGHIschen Körperchens anschließt (Abb. 199, 1—13), ist ganz besonders lang. Während das Konvolut im größten Durchmesser etwa 1 mm groß ist, hat das Hauptstück 14 mm Länge. Indem der Primärharn (S. 347) durch die vielfach verschlungene und schwer entwirrbare Bahn des Hauptstückes hindurchfließt, können sich ausgiebige Austauschprozesse zwischen den Wandepithelien und dem Harn selbst abspielen. Im Hauptstück findet in erster Linie *Resorption* statt. Außer Wasser und Kochsalz wird vor allem der Traubenzucker aus dem Primärharn vollständig *rückresorbiert*, so daß weiterhin der Harn zuckerfrei ist. Als Ausdruck der Resorption ist bei vitalen Färbungen der Tierniere der Farbstoff allein im Hauptstück deponiert, und zwar am intensivsten nahe dem MALPIGHIschen Körperchen, im abnehmenden Maß gegen die HENLEsche Schleife zu. Bei sorgfältiger Beobachtung der Farbstoffkörnchen ist gefunden worden, daß sie zuerst in der haubenförmigen hellen Kuppe der Wandzelle liegen, welche in gewissen Funktionsstadien in das Lumen hineinragt (Abb. 204a u. Abb. 202), und daß sie später in den Zwischenräumen zwischen den gleich zu beschreibenden Stäbchenstrukturen in Längsreihen angeordnet sind. Es macht also den Eindruck, daß die Farbpartikelchen zwischen den Stäbchen von der dem Lumen zugewendeten Haube aus allmählich nach der basalen, den Gefäßen zugewendeten Fläche durchgeflößt werden. Darin würden die Zellen des Hauptstückes dem Darmepithel gleichen, in welchem ähnliche Resorptionsvorgänge beobachtet sind (S. 268). Die Anordnung des Hauptstückes in komplizierten Schlingen erhöht das Zutreffende eines Vergleiches, speziell mit dem Dünndarm. Das Hauptstück ist wie ein liliputanischer Darm, ein relativ sehr langes und wirksames Rohr für die Resorption von Wasser und leicht diffusiblen Stoffen wie Zucker, Aminosäuren u. dgl., welche bei der Dialyse des provisorischen Harns im Glomerulus mit ausgeschüttet werden und für den Körper verloren wären, wenn sie ihm nicht durch die Tätigkeit der Zellen des Hauptstückes wieder zugeführt würden („Rückresorption"). Dadurch wird nicht ausgeschlossen, daß die Hauptstücke oder andere Abschnitte des Nierenkanälchens auch Harn abscheiden können, was bei Verschluß der BOWMANschen Kapsel sicher eintreten kann; nur wissen wir nicht, wo diese Ausscheidung statthat. Außerdem haben die Hauptstücke auch die Fähigkeit der Speicherung.

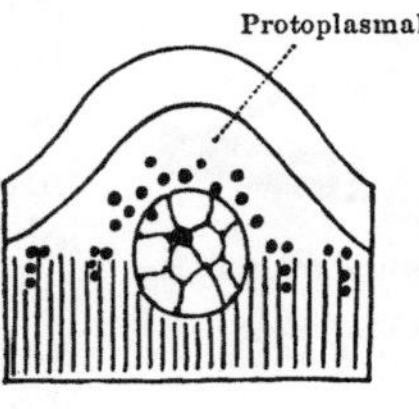

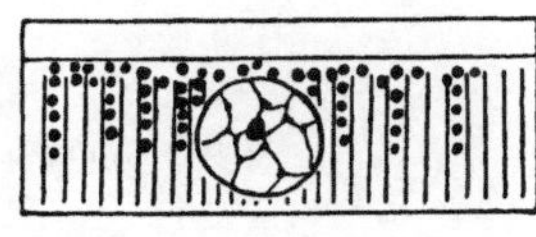

Abb. 204a u. b. Einwandernde Farbstoffgranula bei vitaler Färbung mit Trypanblau. Nierenzellen des Hauptstückes. Schema (v. MÖLLENDORFF, Anat. Hefte 1915). a Zelle mit Haube, b ohne Haube. Bürstensaum als helles Band gezeichnet, seine Streifung nicht sichtbar.

Außer der Resorption findet im Hauptstück in weitem Maße auch *Sekretion* statt. Vor allem werden körperfremde Stoffe wie Penicillin, Sulfonamide, Perabrodil im Hauptstück ausgeschieden, aber gegebenenfalls auch Kreatinin und andere Stoffe. Ob Harnstoff, der sich in den Epithelzellen nachweisen läßt, sezerniert oder aus dem Primärharn resorbiert wird, ist nicht sichergestellt, vielleicht kommt beides vor. In den HENLEschen Schleifen und den Tubuli contorti II findet hauptsächlich der Austausch der Wasserstoff-, Natrium-, Kalium- usw. Ionen zwischen Blut und Primärharn statt. Doch sind alle diese Vorgänge nicht streng lokalisiert, sondern alle Abschnitte des ganzen Kanälchens sind irgendwie an der Umwandlung des Primärharns zum definitiven Harn beteiligt oder können es wenigstens sein. Eine klare Beziehung zwischen mikroskopischem Bau und Funktion der Kanälchen und ihrer einzelnen Abschnitte ist bisher nicht ersichtlich. Auf jeden Fall ist der Harn das Produkt aktiver Tätigkeit des ganzen Nephrons und daher vom Nervensystem aus wie durch Hormone beeinflußbar.

Nierenarterien. Das *Blut* wird jeder Niere durch *eine* Arteria renalis (seltener durch zwei oder sogar noch mehr) unmittelbar von der Bauchaorta aus zugeführt. Im Nierenhilus liegt die Vena renalis, welche die Abfuhr des Blutes übernimmt, mit ihren Ästen *vor* (ventral von) der Arterie und deren Ästen. Läge, was in seltenen Ausnahmefällen vorkommt, die Vene hinter der Arterie, so käme die linke Nierenvene zwischen Aorta und Wirbelsäule zu liegen und dadurch in eine höchst ungünstige Lage. Diese ist in der Regel vermieden. *Hinter* (dorsal von) Blutgefäßen liegt der Ureter (Abb. 195, 196).

Innerhalb des Nierensinus liegen die Äste der Arterie und Vene vor und hinter den Kelchen des Nierenbeckens. Die Arterie teilt sich in einige Äste, welche sich kandelaberartig in die *Arteriae interlobares* verzweigen (Abb. 205). Jede von ihnen tritt zwischen je zwei Pyramiden in das Parenchym ein

(Abb. 209). Die Arteriae interlobares und alle ihre Äste sind Endarterien, d. h. ihre Seitenäste stehen mit den Seitenästen anderer Arteriae interlobares nicht in Verbindung. Man sieht es besonders schön, wenn man nur einen Ast mit einer Farblösung injiziert. Die Färbung erstreckt sich nur auf das betreffende Segment der Niere und ist scharf gegen die übrige ungefärbte Nierensubstanz abgesetzt. Bei Infarkten der lebendigen Nieren (Verschluß einer Arteria interlobaris) ist gleichfalls nur ein Segment betroffen.

Aus den Arteriae interlobares gehen die *Arteriae interlobulares* hervor, welche an den Grenzen der Lobuli corticales senkrecht zur Nierenoberfläche aufsteigen (Abb. 205, 198). Die Hauptverzweigungsstellen der Arteriae interlobares, welche dem Mark angehören, in die Arteriae interlobulares, welche nur in der Rinde liegen, befinden sich an der Grenze zwischen Rinde und Mark. Man sieht dort auf Schnitten quergestellte Gefäße, welche man früher irrtümlich für Verbindungen benachbarter Arteriae interlobares gehalten und mit den Arkaden der Darmarterien verglichen hat. Der Name *Arteriae arciformes* für sie, welcher allgemein gebräuchlich ist, ist irreführend. Denn wirkliche Verbindungen existieren nicht. Man kann auf Korrosionspräparaten von Arterien, die mit einer elastischen Celluloidmasse injiziert sind, die scheinbaren Arkaden leicht auseinanderbiegen. Auch ist der Bogenverlauf in Wirklichkeit nur ganz kurz und nur an den Nierenpolen einigermaßen ausgeprägt (Abb. 205). Das Charakteristische der Grenzschicht zwischen Rinde und Mark beschränkt sich bei den Gefäßen darauf, daß die wenigen (etwa 8) großen Stämme, welche vom Hilus aus zu dieser Schicht emporsteigen, in ihr in zahlreiche Einzelästchen zerfallen und entsprechend breit nach den Seiten zu ausladen wie ein Baumstamm mit einer pinienartigen Verästelung.

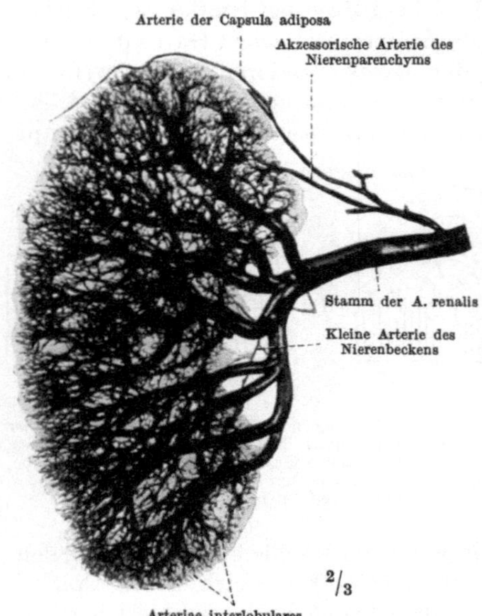

Abb. 205. Nierenarterie des Menschen. Korrosionspräparat. Rechte Arterie. Ventralansicht. Injektion mit Celluloidmasse (Photo).

Die einzelnen Arteriae interlobulares teilen sich meist dichotomisch mehrfach in radiäre Äste. Jeder Ast gibt zahlreiche kurze *Vasa afferentia* ab, von denen die unteren rückläufig, die mittleren quer zu den MALPIGHIschen Körperchen ziehen, welche wie Beeren, z. B. der Johannisbeere, an diesen Gefäßstielchenhängen (Abb. 206, 198, 207). Im Glomerulus des MALPIGHIschen Körperchens teilt sich die Arterie in mehrere Schlingen. Jede Schlinge geht aufgeknäuelt, aber unverästelt vom Vas afferens zum Vas efferens (vgl. S. 346). Die Schlingen bilden zusammen ein arterielles „Wundernetz“. Die Arterie tritt als *Vas efferens* aus dem MALPIGHIschen Körperchen aus, nachdem innerhalb des Glomerulus der provisorische Harn abgeschieden ist. Die Vasa efferentia begeben sich, anstatt den gleichen Weg zurückzulaufen, in ein dichtes Netz von Capillaren, welche alle Tubuli contorti und Tubuli recti umspinnen. Diese Capillaren sind in das zarte interstitielle Bindegewebe zwischen den Nierenkanälchen eingebettet und eng den Basalmembranen derselben angeschmiegt (Abb. 202, 203). Die Austauschprozesse zwischen Harn und Blut, welche durch die Arbeit der Epithelien in den verschiedenen Abschnitten der Nephrone vollzogen werden, beruhen auf der nahen Nachbarschaft der feinverzweigten Capillaren zu den basalen Enden der Nierenzellen an diesen Stellen. Die Maschenweite ist bei den gewundenen Kanälchen gerade so groß, daß ein Kanälchenquerschnitt darin Platz hat. Die Zahl der Capillaren ist so bedeutend, daß die Nierenkanälchen gleichsam im umspülenden Blut schwimmen. Während die gewundenen Kanälchen von mehr rundmaschigen Netzen umsponnen werden, sind die geraden Kanälchen in den Markstrahlen mit in die Länge gezogenen Maschen beschickt (in Abb. 198 zum größten Teil rot gezeichnet, in Abb. 207 schraffiert).

Im Mark sind die Gefäße ganz anders angeordnet als in der Rinde. Das Charakteristische sind geschlossene Bündel von feinen Arterien und Venen, die gestreckt auf die Papillenspitze hin verlaufen, *Arteriolae* und *Venulae rectae* (Abb. 198). In den Bündeln liegt Gefäß an Gefäß, ohne Nierenkanälchen dazwischen. In der Innenzone des Markes lösen sich die Bündel in langgestreckte Capillarmaschen zwischen den Sammelrohren auf, die um die Ductus papillares in der Pyramidenspitze feine Gefäßkränze bilden. In der Außenschicht des Markes geben die Gefäßbündel Seitenäste ab zu dem Capillarnetz, das von den Markstrahlen der Rinde aus sich in das Mark fortsetzt (Abb. 198). Die Arteriolae rectae sind teils Vasa efferentia der marknahen Glomeruli, teils Äste der Aa. „arciformes".

Über die *Polkissen* der Arteriolae afferentes siehe S. 347. Das Vorkommen einer unmittelbaren Verbindung von Arteriola afferens und efferens am Gefäßpol halte ich nicht für erwiesen.

Ein Teil der Arteriae interlobulares endet nicht mit den Arteriolae afferentes für die unter der Kapsel gelegenen Glomeruli, sondern mit Ästchen, die unmittelbar in das Capillarnetz der Rinde übergehen (Abb. 207).

Außer den Ästen der Nierenarterien für das Nierenparenchym gibt es besondere feine Ästchen aus der oder aus den Hauptarterien für das Nierenbecken und das die Niere umgebende Gewebe. Sie verlaufen außen im Kapselfett (Abb. 205). Gelegentlich gelangen derartige Ästchen bis in das Nierenparenchym und versorgen dort keilartige Bezirke ähnlich wie die Arteriae interlobulares, aber nicht wie die letzteren vom Sinus her, sondern von der Peripherie her (akzessorische Arterie, S. 364). Bei Tieren sind solche Arterien häufig.

Nierenvenen. Die *Venulae rectae, Venae interlobulares* und *Venae interlobares* empfangen ihr Blut aus den beschriebenen Capillarnetzen und führen es, eng benachbart mit den gleichnamigen Arterien, in die eine Nierenvene zurück, die oben beschrieben wurde. Nur die Venae arciformes unterscheiden sich von den gleichnamigen Arterien. Denn sie hängen wirklich zusammen, so daß hier echte Arkaden vorkommen.

Die Venae capsulares beginnen mit allseitigen Ausbreitungen von Venenästchen um die terminale Vena interlobularis herum. Sind sie beim frischen Organ mit Blut gefüllt, oder injiziert man sie mit farbiger Masse, so sieht man an der Oberfläche der Niere zierliche strahlige Gefäßausbreitungen, *Venae stellatae Verheynii*.

Arterielle Nebenschließungen. Wäre der bisher beschriebene Blutweg der einzige, so müßte das Gesamtblut der Nierenrinde ausnahmslos und unter allen Umständen durch die MALPIGHIschen Körperchen hindurchfließen. Das ist auch wohl in der Regel so. Denn bei dem großen Widerstand der Gefäßknäuel im Glomerulus ginge das Blut überhaupt nicht durch sie hindurch, wenn nicht die kürzeren Wege, die es gibt, gewöhnlich gedrosselt wären. Wir nennen sie Nebenschließungen. Der Glomerulus ist die Hauptschließung des Blutkreislaufes, die gewöhnlich allein offen steht. Ist er aber aus irgendeinem Grund verlegt — es kann unter physiologischen oder pathologischen Bedingungen das Vas afferens abgedrosselt sein, vielleicht auch nur ein Teil der Glomerulusschlingen (Abb. 207, Nr. 3 unten, bzw. Nr. 2) —, so kann das Blut entweder durch die terminalen Aufsplitterungen der Arteriae interlobulares oder durch Abzweigungen der Vasa afferentia (LUDWIGsche Capillaren) unmittelbar in die Capillarnetze oder durch arterio-venöse Anastomosen zwischen Arteriae und Venae interlobares in die Venen gelangen und so die MALPIGHIschen Körperchen umgehen (Abb. 206, 207, Nr. 3, oben und unten). Außerdem gibt es Arteriolae rectae, welche nicht aus den Vasa efferentia, sondern aus den sog. Arteriae arciformes kommen (Abb. 198); auch auf diesem Weg umgeht das Blut die MALPIGHIschen Körperchen.

Arterio-venöse Anastomosen finden sich auch in der Wand der Calyces minores und besonders zahlreich in der Capsula fibrosa. Auch sie mögen gegebenenfalls als Nebenschließungen bei Absperrung einer größeren Zahl Glomeruli in Betracht kommen. Für die Aufrechterhaltung der Funktion der Nephrone wesentlich sind nur die in deren Capillarnetz führenden Nebenschließungen (Abb. 207).

Die Existenz der Nebenschließungen, besonders am Ende der Arteriae interlobulares, ist bestritten worden, weil sie an Präparaten mit vollständiger Füllung aller Blutgefäße vermißt worden sind. Es ist dabei nicht bedacht worden, daß es zum Wesen der Nebenschließungen oder derivatorischen Kanäle gehört, für gewöhnlich verschlossen zu sein und sich dadurch der Beobachtung zu entziehen. Entscheidend ist nicht der gewöhnliche negative Befund, sondern der seltene positive, wenn sie geöffnet sind.

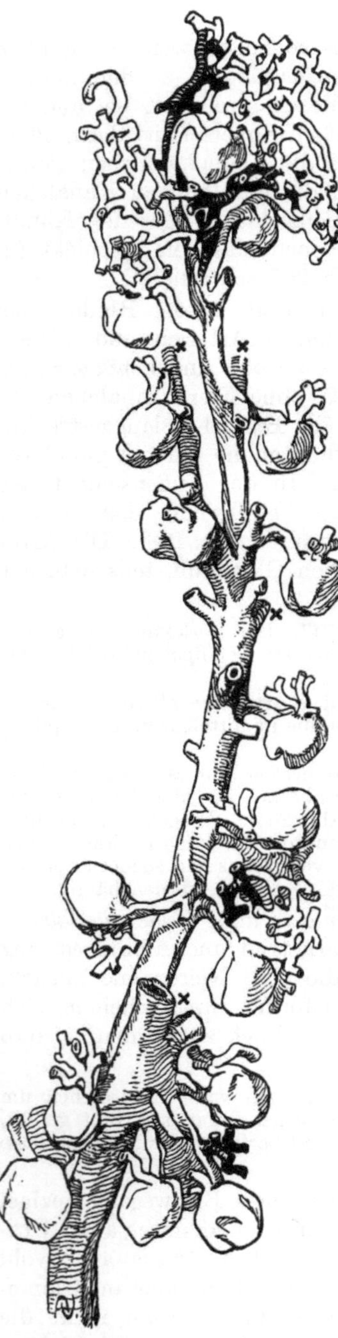

Abb. 206. Arteria interlobularis des Menschen. Wachsplattenmodell. Original 100/1, hier verkleinert. Die Arterien, welche als Nebenschließung dienen, schwarz (Seitenästchen von Vasa afferentia, terminale Ästchen der A. interlobularis); ein Teil der dazugehörigen Capillarnetze modelliert, die anderen weggelassen. Bei × Äste abgeschnitten, dichotomische Teilungen. [Modell von E. DEHOFF, vgl. Virchows Arch., Bd. 228 (1920).]

Die Niere im Blutkreislauf. Von der Gesamtmenge des vom Herzen geförderten Blutes (Minutenvolumen) fließt ein Fünftel (20%) durch die Nieren. Da die Masse der beiden Nieren nur etwa 0,4% der ganzen Körpermasse ausmacht, ist diese Durchflußmenge außerordentlich groß. Die Durchblutung der Nieren ist unabhängig von den Schwankungen des Kreislaufes in Anpassung an erhöhte körperliche Arbeit oder pathologische Bedingungen, die Nieren nehmen an der Kreislaufregulation nicht teil, sie arbeiten sozusagen unter konstanten Durchblutungsbedingungen. Dies ist nur möglich dadurch, daß sie die Durchflußmenge des Blutes selbst regulieren. Wieso sie das können, ist unbekannt.

Lymphgefäße, Nerven. Die *Lymphe* fließt in zahlreichen Spalten des interstitiellen Bindegewebes des Nierenparenchyms. Oberflächliche Lymphgefäße zunächst der Kapsel und tiefe, welche den Gefäßen folgen, sammeln die Lymphe. Der Hauptabfluß erfolgt durch Lymphstämmchen im Hilus der Niere. Außerdem gibt es Lymphgefäße in der Capsula fibrosa, welche mit denen der Nierenrinde und denen der Capsula adiposa zusammenhängen. Die Lymphe der Niere kann auf diesem Wege in die benachbarten Lymphknoten gelangen. Über die Möglichkeit, daß aus der Bauchhöhle ein Flüssigkeitsstrom durch das Peritonaeum unmittelbar in die Niere führt wie auch in die Leber, Milz und Darm, siehe Bd. 3, Lymphgefäßsystem.

Die *Nerven* sind sehr zahlreich. Ihre Ausbreitungen reichen vom Hilus bis an alle MALPIGHIschen Körperchen der Niere heran. Endigungen an den Gefäßen, die sie begleiten, und an den Zellen der Nierenkanälchen sind in großer Reichlichkeit beobachtet. Die Fasern sind zum größeren Teil marklos, zum Teil markhaltig. Sie stammen aus dem Plexus coeliacus, welchem Ganglienzellen im Hilus der Niere beigemischt sind, aus dem N. splanchnicus minor und dem Bauchgrenzstrang. Auch Vagusäste, die in den Plexus coeliacus eintreten, sind beteiligt. Der Mechanismus der gewöhnlich blockierten Nebenschließungen ist neuromuskulär geregelt. Auch eine direkte Beeinflussung der Nierenepithelien durch die Nerven ist anzunehmen, die Einzelheiten der Wirkung der verschiedenen Nerven sind beim Menschen nicht geklärt. Diese Einwirkungen sind für die Funktion nicht obligatorisch wie diejenigen der Gefäßnerven, sondern regulieren wahrscheinlich nur die feinere Einstellung der Harnabgabe.

Lage der Nieren. Beide Nieren stehen mit den oberen Abschnitten konvergent zueinander (Abb. 208). Die oberen Pole sind etwa 7, die unteren etwa 11 cm voneinander entfernt. Außerdem liegt die linke Niere etwas höher als die rechte, da links hinten der Magen weniger Platz beansprucht als rechts die Leber. Die rechte Niere kann so weit nach unten reichen, daß der Darmbeinkamm beim Mann in 11%, beim Weib in 40% der Fälle erreicht wird. Nach oben zu reicht die linke Niere bis zur 11. Rippe (und höher), die rechte stets über die 12. Rippe hinauf. Der untere Pol steht bei beiden Nieren stets unterhalb der 12. Rippe (Abb. 213). Die Lage wechselt mit zunehmendem Alter im Sinne einer Senkung. Bei Rumpfbewegungen verschieben sie sich nach auf- bzw. abwärts. Mit ihrer Hinterfläche liegen sie dem Zwerchfell an (Abb. 194), unterhalb des Arcus lumbosacralis lateralis dem Musc. quadratus lumborum. Deshalb sind sie „respiratorisch verschieblich" und treten bei tiefer Inspiration so weit nach abwärts, daß man den unteren Pol gegen die Hand andrängen fühlt, wenn die andere Hand unterhalb der 12. Rippe den Quadratus nach vorn drückt.

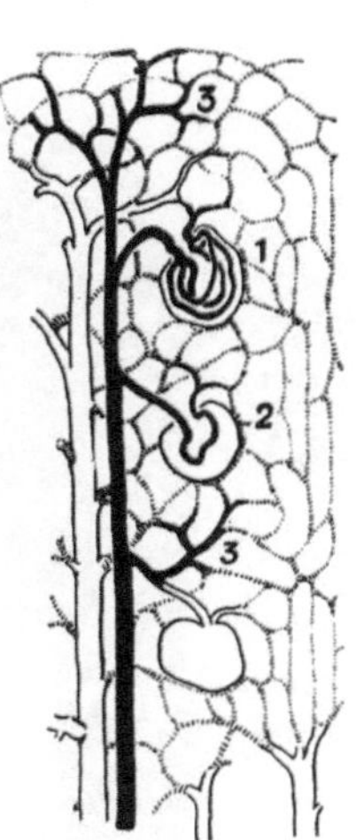

Abb. 207. Schema der Blutzirkulation in der Nierenrinde. Arterien schwarz, Capillaren und kleinere Venen gestrichelt, größere Venen weiß. [Aus DEHOFF, Virchows Arch., Bd. 228 (1920).]

Dringt man vom Rücken aus auf die Nieren vor, wie es bei Operationen üblich ist, so eröffnet man die Bauchhöhle nicht, sondern gelangt extraperitonaeal an das Organ. Wird dabei die letzte Rippe nicht beachtet, so kann statt der Bauchhöhle die Brusthöhle eröffnet werden (vgl. Abb. 104d), da die Pleurahöhle ein wenig über die 12. Rippe hinaus nach abwärts zu reichen pflegt.

Die *Hinterfläche* liegt unterhalb des Zwerchfells auf dem Musc. quadratus lumborum, teilweise auch auf der Ursprungsaponeurose des M. transversus abdominis und auf dem lateralen Rand des M. psoas. Dorsal vom Kapselfett schräg abwärts verlaufen der Nervus subcostalis (XII. Intercostalnerv), der Nervus iliohypogastricus und N. ilioinguinalis. Da diese Nerven ihre Endgebiete in der Inguinal- und Genitalgegend haben, so können entzündliche Nierenschwellungen, welche diese Nerven in ihrem Verlauf quetschen, an ausstrahlenden Schmerzen in den genannten Gebieten zuerst bemerkbar werden. Der Arzt darf solche Schmerzen nicht einfach auf örtliche Erkrankungen der Genitalien beziehen, sondern muß an den Lagezusammenhang der Nerven mit der Niere denken.

Die *Vorderseite* der *rechten* Niere ist am oberen Pol medial von der rechten Nebenniere, lateral von der Leber bedeckt (Impressio renalis der Leber). Die Nebenniere ist durch Bindegewebe mit der Niere verbunden, beide liegen retroperitonaeal (Abb. 208). Die Leber ist dagegen mit einem eigenen Peritonaealüberzug versehen und daher von der Niere durch eine Spalte der Bauchhöhle trotz der großen Nähe beider Organe getrennt (Abb. 194). Diese Gegend der Niere, etwa $^1/_2$—$^2/_3$ der Gesamtoberfläche, ist mit Peritonaeum überzogen: Capsula serosa (Abb. 145). Am unteren Pol liegen gewöhnlich medial das Duodenum (Pars descendens) und lateral das Colon ascendens der Niere fest an (retroperitonaeal).

Die Vorderfläche der *linken* Niere ist ebenfalls mit der Nebenniere und dem Pankreas (Cauda) in unmittelbarer Berührung. Statt des Leberfeldes der rechten Niere gibt es bei ihr ein Magen- und Milzfeld. Beide Organe haben ihren eigenen Bauchfellüberzug. Ein Teil der Bursa omentalis (Recessus lienalis) schiebt sich als Spalte zwischen sie und die Niere;

letztere hat also in diesen Bezirken eine Capsula serosa. Aber auch der untere Pol kann ganz von Bauchfell bedeckt sein, so daß die Gesamtfläche der Serosa $^2/_3$ und mehr der Vorderfläche der linken Niere betragen kann (Abb. 145). Das Jejunum und das Colon descendens beteiligen sich in verschiedenem Grad an der Felderung des unteren Pols. Liegt das Colon ganz seitlich und nicht auf der Vorderfläche, so ist die Niere ganz vom Jejunum bedeckt, das sein eigenes Peritonaeum hat. Schiebt sich das Colon nach medial, so ist es mit der Nierenvorderfläche verwachsen, da es retroperitonaeal liegt. An der Stelle des *Lig. lienorenale*, einer Duplikatur des Bauchfells zwischen Milz und Niere, kann auch die Milz mit der Nierenoberfläche verbunden sein.

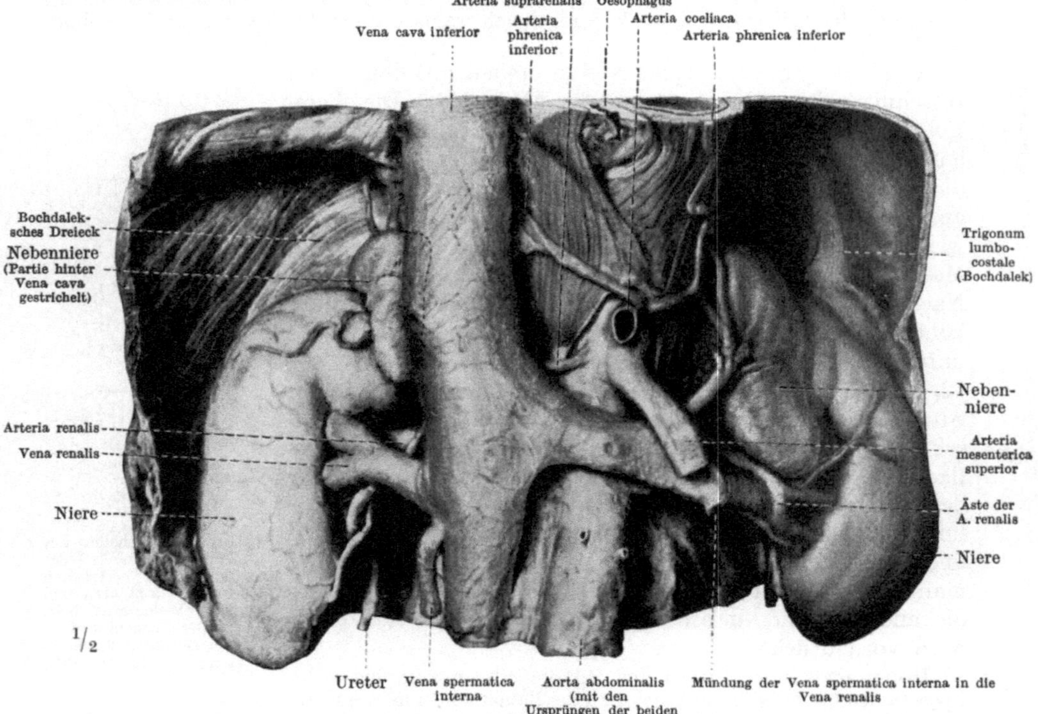

Abb. 208. Nieren und Nebennieren mit zugehörigen Gefäßen nach Entfernung der Baucheingeweide und des Bauchfells. Photo.

Man kann die Lage der Niere nach den Wirbeln der gleichen Körperseite bestimmen, obgleich das Organ nicht unmittelbar auf den Wirbeln liegt. Nur die äußersten Enden der Processus laterales (costarii) erreichen beim 1. und manchmal auch 2. Lendenwirbel die Hinterfläche der Nieren und hinterlassen bei dem in situ gehärteten Organ einen Abdruck auf ihr. Die linke Niere erstreckt sich von der Höhe des 11. Brustwirbels bis zur Höhe der Zwischenwirbelscheibe zwischen 2. und 3. Lendenwirbel, die rechte Niere von der Höhe des 12. Brustwirbels bis zur Höhe der Mitte des 3. Lendenwirbels. Viel einfacher und anschaulicher bestimmt man jedoch die Lage nach den viel benachbarteren Rippen anstatt nach den viel entfernteren Wirbelkörpern. Im Röntgenbild tritt bei künstlicher Füllung des Nierenbeckens die Lage des Hilus sowie des unteren Pols zu den Wirbeln und Rippen deutlich hervor (Abb. 213). Im Röntgenbild kann man daher die vorübergehende normale Senkung der Niere beim Lebenden verfolgen (Verschiebung des unteren Pols bis unter den Beckenrand bei tiefer Inspiration oder bei Seitwärtsbeugen des Rumpfes) und atypische Lagen aufdecken.

Hufeisen-, Becken- und Wanderniere. Angeborene Verwachsungen der caudalen Pole der beiden Nachnierenanlagen in der Mittellinie vor der Wirbelsäule führen zur *Hufeisenniere.* Sie läßt mehr oder minder gut die ursprüngliche Grenze beider Nieren erkennen, hat auch meistens zwei getrennte Harnleiter. Es kann aber auch eine völlige Verschmelzung zu einem einzigen Organ eintreten. Die Hufeisenniere liegt gewöhnlich weiter caudal als die normalen Nieren, sehr oft vor dem Promontorium. Das Nierenbecken liegt ventral, der Ureter zieht ventral vom Hufeisen vorbei. Die Funktion ist ganz normal. — Die Nieren werden im Gebiet des späteren kleinen Beckens angelegt und steigen bis zur Höhe der endgültigen Lage aufwärts. Wird dieser Ascensus vorzeitig unterbrochen, indem der Ureter nicht zur gewöhnlichen Länge auswächst, so findet man sie in der Beckenhöhle, und zwar entweder im kleinen oder großen Becken (Beckenniere). Liegt sie im kleinen Becken, so ist sie meist etwa kugelig gestaltet; sie kann gegebenenfalls zum Geburtshindernis werden. Sekundär verlagerte Nieren (Wandernieren) beziehen ihre langen, schräg abwärts ziehenden Gefäße von der normalen Stelle der Aorta; primär am Ort der Entstehung verharrende, „dystopische" Nieren, auch die Hufeisennieren, haben kurze Gefäße, welche aus der Aorta und den Beckengefäßen in Höhe der dystopischen Niere entspringen, außerdem liegt das Nierenbecken ventral. Daran kann man die gegensätzlichen Prozesse unterscheiden. Bei angeborenem Defekt einer Niere oder bei nachträglichem Verlust ist die andere Niere vergrößert und, solange sie gesund ist, imstande, die Gesamtarbeit zu leisten.

Die Befestigung der Niere in loco hängt zum größten Teil vom Turgor der Gewebe ab. Auch die Steifheit der unter dem Blutdruck durchflossenen Arteria renalis spielt eine Rolle. Die Fascien sind nur unterstützend tätig. Bei Menschen mit „Wanderniere" ist gewöhnlich auch an anderen Stellen des Körpers eine konstitutionelle Gewebsschwäche nachweisbar (asthenischer Habitus des Brustkorbs, Bd. I, S. 200, Neigung zu Brüchen, Genu valgum oder Plattknickfuß). Die männliche Niere hat ein tieferes Lager als die weibliche, bei welcher die Nische, besonders rechts, sehr flach ist; statistisch ist bei der Frau die Wanderniere am häufigsten, und zwar rechts häufiger als links.

3. Die Ausführwege der Niere.

Der Harn gelangt aus den Pori uriniferi der Nierenpapillen in das Nierenbecken und von dort in den Harnleiter (Abb. 209). Die beiden Harnleiter münden in die Harnblase (Abb. 215, 226, 241). Man kann am Lebenden das tropfenweise Abfließen aus den Harnleitern in die Harnblase mit einem kleinen Spiegel beobachten, der in die Harnblase eingeführt wird (Cystoskopie). Man sieht ihn rhythmisch abtropfen, und zwar: 8—10 Tropfen, Pause, 8—10 Tropfen, Pause usw. Die Länge der Pausen richtet sich nach der Tätigkeit der Nieren. In der Harnblase wird der Harn durch einen festen Verschluß gegen die Harnröhre zu festgehalten. Von da ab geschieht der Abfluß in großen Intervallen (Harnlassen). Wir behandeln den weiteren Weg bei den Geschlechtsorganen, da er bei beiden Geschlechtern seine besondere Form hat und größtenteils mit zur Ableitung der Geschlechtsprodukte benutzt wird. Bis zum Ablauf der Harnblase ist er jedoch bei Mann und Frau gleich, und zwar reiner Harnweg. Die verschiedenen Strecken dieses Weges werden im folgenden gesondert beschrieben. Sie haben gemeinsam, daß die Wandung in der Norm zum Harn weder etwas hinzufügt noch abzieht. Die eigentliche Bereitung des Harns ist streng auf die Nieren beschränkt.

a) Nierenbecken, Pelvis renis.

Entwicklung. Die Sammelröhren gehen aus der Ureterknospe (Abb. 189) hervor durch fortgesetzte Teilung in je zwei oder drei Röhrchen. So entstehen mehrere Generationen, welche man, von dem ungespaltenen Ureter angefangen, als Röhrchen I., II., III. usw. Ordnung bezeichnet (Abb. 210d). Gewöhnlich hängen die endgültigen Nephrone mit den Röhrchen V. oder VI. Ordnung zusammen. Das Ästchen, welches den Endabschnitt eines Nephrons und also den Harn aus dem zugehörigen Konvolut zunächst aufnimmt, heißt „initiales Sammelröhrchen", gleichgültig ob es im Einzelfall ein Röhrchen V., VI. oder irgendeiner anderen Ordnung ist (Abb. 198, 211). Die Nephrone entstehen aus dem „nephrogenen Gewebe" (S. 335), welches zunächst die ganze Ureterknospe umgibt, später in Kappenform den Enden ihrer Verzweigungen aufsitzt (Abb. 193).

In Einzelfällen sind überzählige Nephrone beobachtet worden, welche beim menschlichen Embryo zu den Röhrchen I.—IV. Ordnung zu gehören scheinen (Abb. 211). Sie bilden sich zurück; vielleicht können gelegentlich aus ihnen oder aus anderen abgelösten Teilen der Verästelungen *Nierencysten* hervorgehen, welche zu den häufigen Vorkommnissen der Pathologie der Niere gehören.

In der fertigen Niere folgen die dichotomischen Teilungen der Sammelröhrchen in regelmäßigen Abständen aufeinander mit Ausnahme der Außenzone des Nierenmarkes, welche regelmäßig frei von Teilungen zu sein scheint. In ihr liegt also eine *astfreie* Strecke der Sammelröhrchen (Abb. 198).

Bereits früh schiebt sich in der individuellen Entwicklung der Niere ein Rückbildungsprozeß in den Vermehrungsprozeß der aussprossenden Sammelröhrchen ein, so daß peripherwärts zwar neue Generationen entstehen, centralwärts dagegen vorhandene wieder verschwinden. Man unterscheidet zwei Zonen

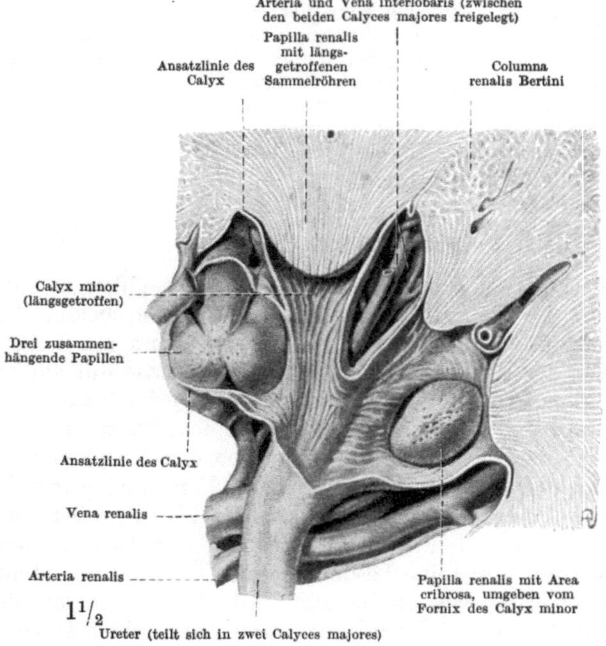

Abb. 209. Nierenbecken, Mensch. Von hinten aufgeschnitten, Einblick in Calyces majores et minores.

der Rückbildung. Die regelmäßig vorhandene Zone (hellgrau) umfaßt die Kanälchen III. und IV. Ordnung, die individuell variable Zone (dunkelgrau) umfaßt die Kanälchen I. und II. Ordnung. In beiden Fällen verläuft die Rückbildung in folgender Weise (Abb. 210a—c): der Einschnitt zwischen zwei Röhrchen der gleichen Ordnung verstreicht allmählich (×), indem das Bindegewebe aus dem Teilungssporn sich zurückzieht, die Epithelien sich aneinanderlegen und zerfallen, bis aus den beiden engen Kanälchen ein weites geworden ist; darauf wiederholt sich das gleiche bei den nächstfolgenden Röhrchen (× ×), bis schließlich ein ganz dilatierter Teil mehrere Kanälchen aufnimmt. Indem sich in der in den Schemata Abb. 210 hellgrau gezeichneten Zone alle Röhrchen in dieser Weise miteinander vereinigen und als Einzelkanälchen verschwinden, entstehen die *kleinen Nierenkelche, Calyces minores,* der definitiven Niere (Abb. 210e). Die Sammelröhrchen V. (oder VI.) Ordnung münden in diese Kelche zu vielen ein, wie wir es von der menschlichen Niere kennen (Abb. 209). Man nennt die Einmündungsstelle *Area cribrosa,* die einzelnen einmündenden Röhrchen *Ductus papillares,* die einzelnen Öffnungen *Pori uriniferi.* Von dem Calyx minor fließt der Harn in diesem Fall in die noch erhaltenen Kanäle I.

und II. Ordnung und von dort in den Ureter. Die stark erweiterten Kanäle heißen *große Kelche, Calyces majores.* Das gesamte *Nierenbecken, Pelvis renis,*

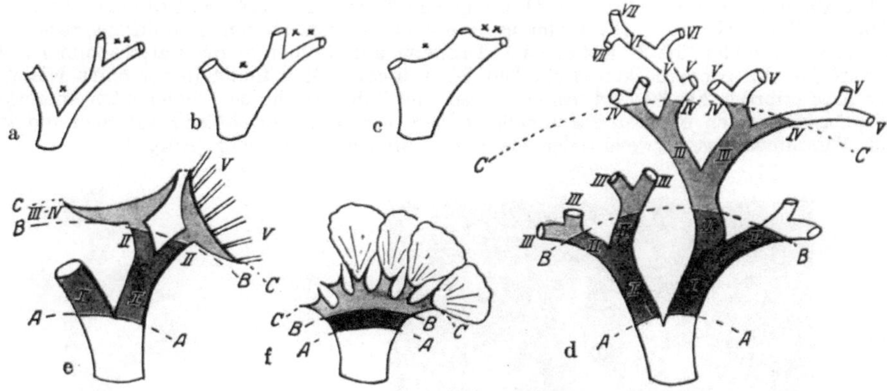

Abb. 210a—f. Entstehung der Nierenkelche, Schema. a—c Ein für alle Reduktionen gültiges Schema. In Abb. d—f dunkelgrau: die nicht regelmäßig vorkommende Reduktionszone, hellgrau: die immer vorkommende Reduktionszone (sog. „sekundäre" Reduktion; sie kann aber früher als die andere einsetzen, siehe Abb. 211). d Vollständige Verzweigung ohne Reduktion. e Dendritischer Typus. f Ampullärer Typus.

besteht aus den Calyces majores und minores. Es hat in dem geschilderten Fall *dendritischen Typus* (Abb. 212a u. b. u. Abb. 196, 213).

Derselbe Prozeß wie in Abb. 210a—c kann sich aber auch an den Sammelröhrchen I.—II. Ordnung abspielen. Im Nierenbecken eines menschlichen Embryo in Abb. 211 ist z. B. die Vereinigung der Kanälchen I. Ordnung bereits sehr früh durchgeführt. Werden alle Verästelungen in der Zone A—B reduziert (Abb. 210d u. Abb. 211), so entsteht der sog. *ampulläre Typus* des Nierenbeckens, d. h. der Ureter erweitert sich zu einem einheitlichen platten Sack, welchem die einzelnen Calyces minores unmittelbar aufsitzen (Abb. 210f und Abb. 212c). Je nachdem der Reduktionsprozeß im einen Teil der Niere umfänglicher ausfällt als im anderen, kommen Kombinationen des ampullären und dendritischen Typus zustande. Die Form des menschlichen Nierenbeckens ist deshalb sehr wechselnd.

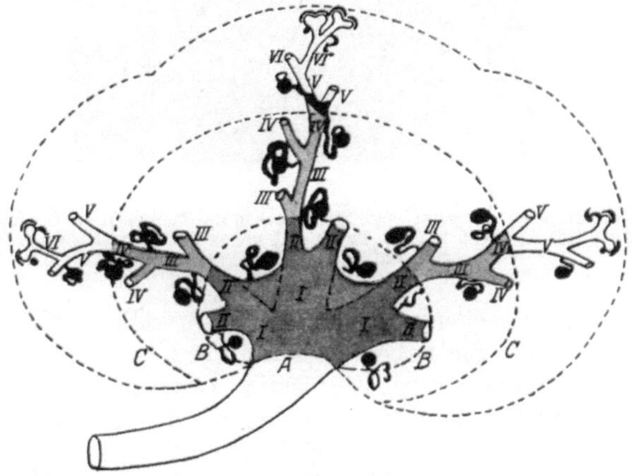

Abb. 211. Sammelröhrchen und Harnkanälchen eines menschlichen Embryo von etwa 9 Wochen (30 mm Scheitelsteißlänge). Die gestrichelten Linien A, B, C grenzen wie in Abb. 210d die Reduktionszonen gegeneinander ab. I—VI Sammelröhrchen I.—VI. Ordnung, wie in Abb. 210d getönt. Die Astwinkel zwischen den Kanälchen I. Ordnung sind bereits ausgeglichen (die ursprüngliche Form gestrichelt). Endgültige Sammelröhrchen weiß. Harnkanälchen und MALPIGHIsche Körperchen schwarz (die vorhandenen gehen später zugrunde, die neu entstehenden an den Sammelröhrchen VI. Ordnung — hier als erste Anlagen zum Teil sichtbar — liefern die endgültigen Konvolute). (Nach KAMPMEIER, Arch. f. Anat. u. Physiol. 1919, 217.)

Die Sammelröhrchen I. Ordnung entstehen in der Regel zu 4, und zwar je eines an den Polen und 2 im Centrum der Nachnierenknospe. In Abb. 210 sind nur 2 gezeichnet, weil immer nur 2 in der gleichen Ebene angetroffen werden. Im Maximum kommen 6 Kanälchen I. Ordnung vor, im Minimum 3. Auch die folgenden

Teilungen sind gewöhnlich nicht 2fach. Da die Teilung des einen Teilastes schneller fortschreitet als bei dem Nachbar, so findet man tatsächlich an einer Teilungsstelle gewöhnlich 3 Sammelröhrchen. In eine Sammelröhre II. Ordnung münden also 3 Sammelröhren III. Ordnung, 9 Sammelröhren IV. Ordnung und 27 Sammelröhren V. Ordnung. Indem die Sammelröhren III. und IV. Ordnung durch den beschriebenen Reduktionsprozeß verschmelzen, münden die 27 Röhrchen V. Ordnung unmittelbar in die Calyces minores und dadurch in das Nierenbecken (Röhrchen II. Ordnung). Man findet in der reifen Niere auf der Area cribrosa 20—30 Pori uriniferi, also eine Zahl, welche der berechneten entspricht. Die Schwankungen beruhen auf unvollständigen Verschmelzungen der Kanälchen und auch auf Verschmelzungen zweier oder mehrerer Papillen miteinander (Abb. 209).

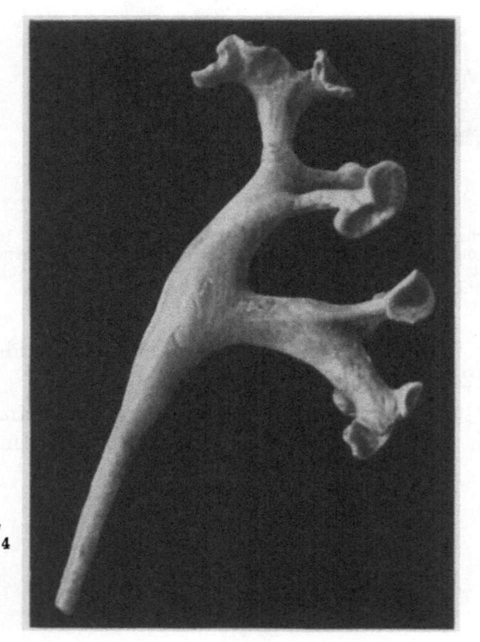

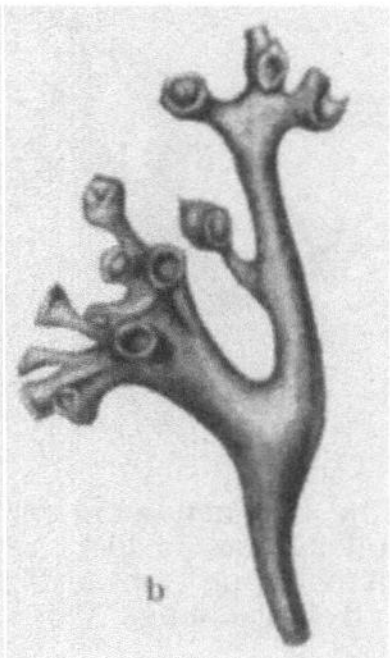

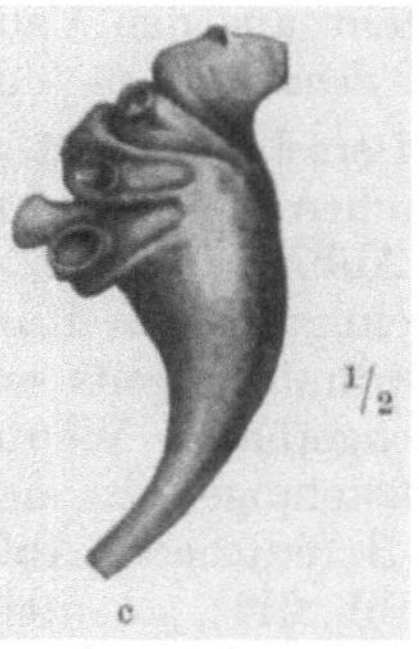

Abb. 212a—c. Ausgüsse vom Nierenbecken des Menschen. a Dendritischer Typus mit 8 Calyces minores (vgl. Abb. 213). b Dendritischer Typus mit ungewöhnlich vielen Calyces minores. c Ampullärer Typus. (Abb. a Präparat von Prof. H. v. HAYEK; Abb. b u. c nach HAUCK, Anat. Hefte 1903.)

Nierenbecken, Calyces. Die 8—9 kleinen Kelche, Calyces minores, sind etwa 1 cm lang. Sie haben etwa die Form eines gestielten Eierbechers, sie sind nach den Papillen zu trichterförmig erweitert (Abb. 196 unten, 209, längsgetroffener Kelch). Die Papille ist in den Kelch hineingestülpt wie das Ei in den Becher. Fast in jeder Niere umschließt einer oder mehrere Kelche nicht nur 1 Papille, sondern 2 oder 3 (Abb. 209). Die Wand des Kelches sitzt rund um die Papille an einer kreisförmigen „Ansatzlinie" fest. Hier ist die Papille etwas eingezogen, *Collum papillae.* Doch hört an dieser Stelle der Kelch nicht auf. Vielmehr setzt sich das kubische einschichtige Epithel, welches die Wand auskleidet, wie die Conjunctiva auf den Bulbus beim Auge, so auf die Papille fort und bedeckt ihre ganze Spitze. Man kann diese epitheliale Haut, welche mit der Nierensubstanz fest verbunden ist, als viscerales Blatt des Calyx, die freie Wandung als parietales Blatt bezeichnen. Die Nische zwischen visceralem und parietalem Blatt, Fornix, ist sehr eng und reicht ziemlich hoch an der Pyramide in die Höhe.

Oft bleibt oberhalb des Kelches noch eine Strecke der Pyramide frei, weiter oben legen sich dann die BERTINschen Säulen fest an die Seite der Pyramide an. In selteneren Fällen reichen die Bertinschen Säulen ganz oder fast bis an die Ansatzlinie der Calyces heran (Abb. 209). An die freien Seitenflächen der Pyramiden grenzt derbes Bindegewebe.

Das parietale Blatt der Kelche besteht aus einer Schleimhaut mit mehrschichtigem Übergangsepithel (s. Harnleiter und Blase, Abb. 218). Das einschichtige kubische Epithel der Papillen wird gegen die Ansatzlinie zweischichtig und geht in der freien Wandung der Kelche bald in das mehrschichtige Epithel über. In dem Bindegewebe der Schleimhaut liegen netzförmig bis zirkulär zur Papille angeordnete lockere Züge von glatter Muskulatur. Außen folgt auf die Muskelschicht eine Faserhaut aus Bindegewebe mit eingelagerten Fettzellen.

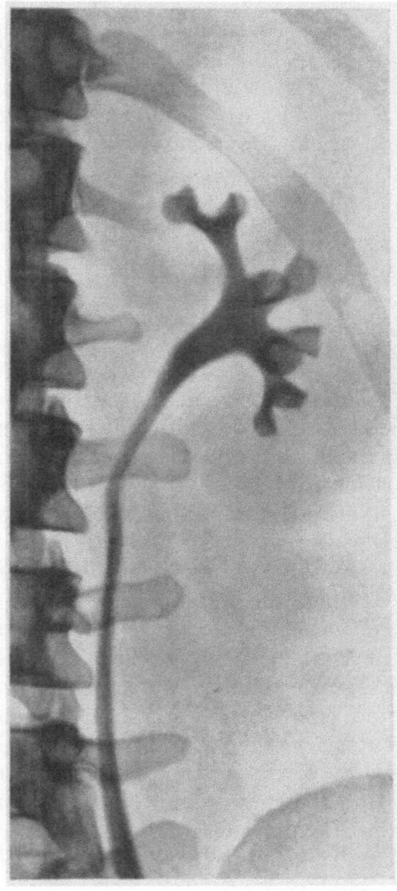

Abb. 213. Pyelogramm. Röntgenbild vom Lebenden. Injektion von dem im Ureter sichtbaren dünnen Katheter aus. Verzweigungstyp des Nierenbeckens ähnlich wie bei Abb. 212a. Unterer Nierenpol als Schatten erkennbar (Lage zur 12. Rippe!). Aufnahme der Röntgenabteilung der Med. Klinik Rostock (Oberarzt Dr. Böhme).

Das Nierenbecken setzt sich ohne Grenzen in die sehr wechselnden großen Kelche, Calyces majores, fort. Gewöhnlich finden sich beim Erwachsenen von letzteren zwei (Abb. 196, 212a u. b), welche selbst beim ampullären Becken angedeutet sind. In sie münden die kleinen Kelche ein. Das Becken ist trichterförmig, aber platt gedrückt (Abb. 196); die Spitze des Trichters schaut aus dem Hilus caudalwärts hervor und geht hier in den Harnleiter über. Von dieser Stelle aus kann der Chirurg vom Rücken her das Nierenbecken eröffnen, ohne die Bauchhöhle oder die Niere selbst zu verletzen.

Die feinere Struktur ist die gleiche wie bei den freien Wänden der kleinen Kelche, nur kommen zu den zirkulären glatten Muskeln innere längs verlaufende Züge hinzu, welche in die entsprechende Schicht des Harnleiters (Abb. 214) übergehen.

Wirkliche Kelch- oder Becherform haben nur die Calyces minores. Die Kelche sind enger oder weiter, je nachdem, ob eine oder mehrere Papillen in sie eingelagert sind (Abb. 212). Entsprechend sind auch ihre Stiele enger oder weiter. Immer aber sind die Stiele, mit denen sie in die Calyces maiores einmünden, schmächtig. Bei der Harnstauung (Hydronephrose) werden sie plump und dick wie auch die Kelche. Diese sehr sinnfällige Formänderung unterscheidet sehr klar das pathologische vom normalen Bild.

Injektionspräparate des Nierenbeckens geben meist die Form der Calyces minores nur unvollkommen wieder, da es nicht immer gelingt (wie auch in den Bildern der Abb. 212), den capillaren Spalt zwischen parietalem und visceralem Blatt bis zur „Ansatzlinie" vollständig zu füllen. Die Kelchränder sind in Wirklichkeit zarter und höher als an den Präparaten, besonders an denen, die vorher nicht gehärtet waren, so daß unter dem Injektionsdruck die Papillen platt gedrückt wurden.

Die Gefäße der Niere, mit welchen das Nierenbecken und die Kelche den Raum im Nierenhilus und -sinus in engster Nachbarschaft zu teilen haben, verästeln sich kurz vor dem Eintritt in die Niere in 4 (seltener 5 oder 6) Äste; $^1/_3$ der Äste liegt dorsal vom Nierenbecken, die übrigen ventral. Auch die Nierenvene hat 3—4 Äste, welche sich am Hilus vereinigen und bis dahin vor und hinter dem Nierenbecken liegen.

Diese Beziehungen kommen dem Chirurgen zu Gesicht, wenn er in den Nierenhilus einzudringen genötigt ist. Nicht selten geht eine akzessorische Nierenarterie anstatt in den Hilus an einer anderen Stelle in das Nierengewebe hinein (ober- oder unterhalb, am häufigsten an einem der Pole, Abb. 205). Eine zum unteren Pol ziehende Arterie kann, wenn sie ventral statt dorsal vom Harnleiter verläuft, zur Abknickung des Harnleiters und dadurch zur Harnstauung im Nierenbecken führen (Hydronephrose). Sind 2 Arterien vorhanden, so können sie sich überkreuzen, so daß die aus der Aorta höher entspringende den unteren Teil der Niere versorgt, die untere Arterie den oberen Teil. Da die Nierenarterien Endarterien sind, sind ihre Versorgungsgebiete immer scharf getrennt.

Das Nierenbecken liegt zur Umgebung der Niere im allgemeinen so, daß es dem Spalt zwischen den Querfortsätzen des 1. und 2. Lendenwirbels entspricht (links etwas höher, rechts etwas tiefer, Abb. 213); von der Medianebene des Körpers ist es etwa 5 cm entfernt. Die Kelche erheben sich bis über die letzte Rippe und reichen bis in die Höhe des 3. Lendenwirbels abwärts.

Nur die Spitze des Beckens, welche in den Harnleiter umbiegt, ragt aus dem Nierenhilus heraus und liegt hier bei der rechten Niere der Pars descendens duodeni, bei der linken Niere dem Pankreas und manchmal der Flexura duodenojejunalis an (vgl. mit Abb. 145). Im Röntgenbild liegt der Schatten des rechten Hilus unmittelbar medial von dem der Gallenblase entsprechenden Bezirk.

b) Der Harnleiter, Ureter.

Form und Lage. Aus dem Nierenbecken wird der Harn auf jeder Körperseite durch einen gefäßartigen Schlauch, den *Harnleiter, Ureter*, in die Blase geleitet. Aus dem Körper herausgenommen und gerade gerichtet ist er 30 bis 35 cm lang. Im Körper ist die kürzeste Entfernung zwischen Niere und Blasengrund geringer. Der Harnleiter ist dem durch leichte Krümmungen und bestimmte Biegungsstellen angepaßt. Man unterscheidet seinen Verlauf in der Bauchhöhle von dem in der Beckenhöhle als *Pars abdominalis* und *Pars pelvina*. Die erstere ist gerade, die letztere gebogen, deshalb auch *Curvatura pelvina* genannt (Abb. 226, 217). Die Grenze zwischen beiden liegt an den großen Gefäßen, die entlang dem M. psoas verlaufen (Abb. 145). Hier ist der Harnleiter gebogen, und zwar entsprechend dem Winkel zwischen großem und kleinem Becken an dieser Stelle. Die Biegung heißt *Flexura marginalis*. Eine zweite Biegungsstelle liegt oberhalb davon, am Anfang des Ureters, *Flexura renalis*, und eine dritte unterhalb, die oben genannte Curvatura pelvina. Die oberste entspricht dem stumpfwinkligen Übergang des Nierenbeckens in den Harnleiter. Beim Vorkommen pathologischer Konkremente im Nierenbecken, von sog. Nierensteinen, kann ein abgehender Stein hier eingeklemmt werden. Auch die Flexura marginalis ist schwach gekrümmt, die Curvatura pelvina dagegen ein flacher Bogen, in welchem der Harnleiter zur Harnblase von lateral nach medial verläuft.

Die Weite der Lichtung des Harnleiters ist nicht überall gleich; sie entspricht durchschnittlich der Weite einer Gänsespule, nur beim Durchtritt durch die Blasenwand verengert sich das Lumen stets und ist wenig dilatierbar, wie daraus hervorgeht, daß hier abgehende Nierensteine am häufigsten stecken bleiben. Eine enge Stelle findet sich gewöhnlich auch am Übergang aus dem Nierenbecken. Die gerade Strecke, Pars abdominalis, ist ziemlich gleichmäßig weit, an der unteren Biegung aber (entsprechend den Vasa iliaca) nicht selten leicht spindelförmig erweitert. Die gerade Strecke liegt vor den Querfortsätzen der Lendenwirbel (Abb. 213), ist aber von diesen getrennt durch das Muskelfleisch und die Fascie des M. psoas.

Gelegentlich werden in wechselnder Höhe Verengerungen gefunden. Sie dürften vorübergehender Natur und durch lokale Kontraktion der Muskulatur bedingt sein.

Der Harnleiter liegt in seinem ganzen Verlauf retroperitonaeal. Der abdominale Teil haftet dem Bauchfell ziemlich fest an. Der rechte Ureter liegt vor der rechten Arteria iliaca externa, der linke vor der linken Arteria iliaca communis. Vor ihm her kreuzen beiderseits die Vasa spermatica interna (bzw. Vasa ovarica). Im kleinen Becken liegt er jederseits vor der Arteria iliaca interna. Der Ductus deferens kreuzt beim Mann etwa die Mitte der Curvatura pelvina im rechten Winkel (Abb. 226). Weiter nimmt der Ureter den Weg zur Blase beim Mann durch die Plica transversalis des Bauchfells, welche beiderseitig zur Harnblase zieht (S. 370). Bei der Frau liegt die Curvatura pelvina am Abgang des Ligamentum latum uteri von der Beckenwand, nahe dem Scheidengewölbe und der vorderen Scheidenwand. Hier kreuzt der Harnleiter die Arteria uterina, 2 cm von der Cervix uteri entfernt, eine Stelle, die für Operationen sehr wichtig ist. Man kann Nierensteine, welche hier stecken bleiben, bei der vaginalen Untersuchung fühlen. Die Entfernung der Enden der beiden Harnleiter am Blasengrund beträgt 5—6 cm (Abb. 234). Beim Mann lehnt er sich hier an das Samenbläschen, bei der Frau liegt er nahe dem Eierstock. Von hinten her ist die Stelle durch die Spina ischiadica gekennzeichnet; man kann auch von hinten beim Eindringen durch das Foramen ischiadicum minus den Ureter erreichen.

Die Pars abdominalis liegt auf dem M. psoas. Von den Eingeweiden liegen vor ihr (retroperitonaeal) auf der rechten Körperseite: die Pars descendens duodeni und Radix mesenterii, auf der linken Körperseite die Flexura duodenojejunalis und das Mesosigmoideum.

Einmündung in die Blase. Ähnlich wie beim Durchtritt des Ductus choledochus durch die Darmwand verläuft auch der Harnleiter schräg durch die Blasenwand. Bei der leeren Blase ist die ovale, schlitzförmige Öffnung auf der Innenwand (Abb. 215 u. 241) nur 25 mm von der auf der anderen Seite entfernt, während die Entfernung beim Eintritt in die Blasenwand das Doppelte und mehr beträgt. Der Harnleiter drängt die Blasenschleimhaut auf seinem etwa 2 cm langen Verlauf durch die Muskulatur der Blase (intramurale Strecke) nach innen zu vor (Abb. 215). Von dem Querwulst, welcher die beiden Ureterenmündungen verbindet und von seinen Beziehungen zu dem übrigen Relief des Blasengrundes, wird noch zu handeln sein (S. 374). Man kann bei der Leiche Luft oder Flüssigkeiten vom Harnleiter aus in die Blase injizieren, ohne daß etwas aus der Blase in ihn zurückgelangt, da die schräge Durchbohrung der Blasenwand automatisch als Verschluß funktioniert. Dies ist schon von GALENOS, dem bedeutendsten Anatomen und Physiologen des Altertums († um 201), eingehend erörtert worden. Ob das im gleichen Maße für den Lebenden zutrifft, ist zweifelhaft. Regulationen des Verschlusses durch die Tätigkeit der glatten Muskulatur der Blasenwand und des Ureters selbst sind nicht unwahrscheinlich.

Sicher ist, daß bei Infektionen der Blase, z. B. bei Tuberkulose und Gonorrhoe, Bakterien in den Harnleiter und in die Nieren aufsteigen können. Bei plötzlichem Druck auf die gefüllte Blase von außen kann im Tierversuch der infektiöse Inhalt in die Niere gelangen, was aus der auf den Versuch folgenden Nierentuberkulose geschlossen wird. Beim Menschen wird angenommen, daß krampfhafte Kontraktionen der Muskeln in der entzündeten Blase einen plötzlichen Druck ausüben. Rückschlüsse auf den normalen Mechanismus des Ureterverschlusses sind nicht mit Sicherheit möglich. Siehe auch die Struktur der Muscularis des Harnleiters.

Schleimhaut. Man unterscheidet eine innere *Schleimhaut, Tunica mucosa*, eine mittlere *Muskelhaut, Tunica muscularis*, und eine äußere *Faserhaut, Tunica adventitia*. Die Schleimhaut besteht aus einem Epithel, welches die gleichen Eigenschaften hat wie das Blasenepithel. Im leeren Zustand des Organs sind die Zellen hoch prismatisch und liegen in mehreren Schichten übereinander. Nur die dem Lumen zugewendeten Zellen, *Deckzellen*, sind kubisch oder kurzcylindrisch (Abb. 218). Sie sind sehr groß, haben ein helleres Protoplasma wie die Zellen der basalen Schichten und oft zwei oder mehr Zellkerne. Bei der Füllung der Lichtung mit Harn sieht das mikroskopische Bild ganz anders aus: die oberflächlichen Zellen sind sämtlich platt, die darunter liegenden können bei maximaler Dehnung ebenfalls abgeplattet und so auseinander gezerrt werden, daß sie nur noch in wenigen, manchmal sogar nur in zwei Schichten übereinander liegen und daß der Unterschied zwischen Deckzellen und basalen Zellen nicht mehr deutlich ist. Man nennt diese Art von mehrschichtigem Epithel: *Übergangsepithel*. Die Bezeichnung ist im doppelten Sinne richtig: in den wechselnden Zuständen geht die hohe Zellform in die niedere über und in dem leeren Organ haben die Deckzellen eine Zwischenform zwischen platten und cylindrischen Zellen. Eine Abscheidung von Substanzen durch das Epithel hindurch ist unmöglich; wie beim Epithel der Mundhöhle und der Speiseröhre handelt es sich auch hier um eine Verschlußschicht der übrigen Wandungsbestandteile nach der Lichtung zu. Sie kann sich dem jeweiligen Zustand des Hohlorganes plastisch anpassen.

Eine Basalmembran des Epithels ist nicht vorhanden. Infolgedessen ist die Begrenzung gegen das unterliegende Bindegewebe oft schwer zu erkennen. Tatsächliche Übergänge zwischen beiden Formationen finden natürlich nicht statt, sondern die Grenze ist in Wirklichkeit ganz scharf. Blutgefäße können wie überall so auch hier nicht über dieselbe hinaus in das Epithel gelangen, obgleich Schrägschnitte ein solches Verhalten vortäuschen.

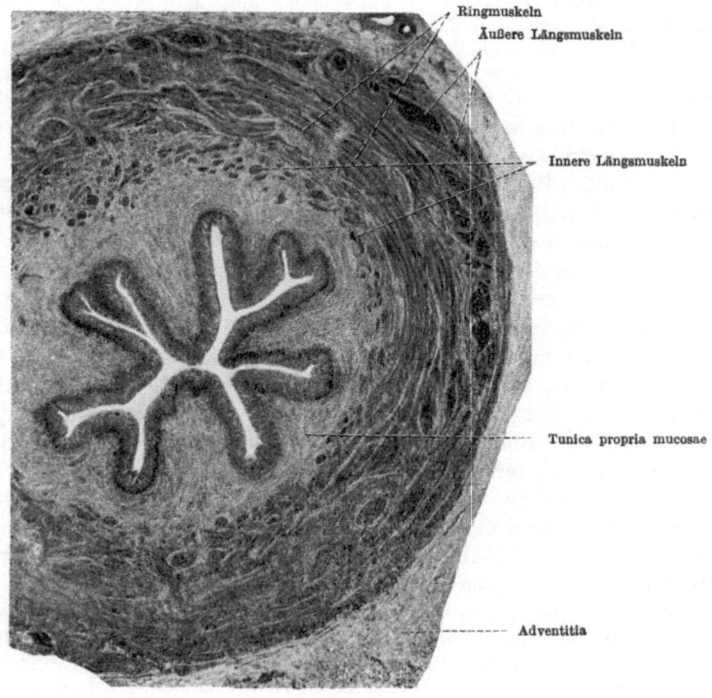

Abb. 214. Harnleiter, Mensch. Querschnitt durch das untere Drittel.

Gewisse Gifte wie Cocain, Pilocarpin, Strychnin usw. werden von dem Epithel durchgelassen, können also bei Einführung größerer Mengen in die Blase zu Vergiftungen eines Menschen Veranlassung geben. Wasser wird nicht resorbiert. Für den normalen Harn spielen die genannten Ausnahmen keine Rolle.

Das Epithel ist durch lockeres Bindegewebe mit der Muskelschicht verbunden. Eine Muscularis mucosae gibt es nicht, eine Submucosa ist also nicht gegen die Tunica propria der Mucosa s. str. abzugrenzen. Das Bindegewebe ist so locker, daß sich die Schleimhaut in Falten legen kann, was sie nach dem Tode infolge der postmortalen Kontraktion der glatten Muskulatur immer tut (Abb. 214). Der Harn wird rhythmisch in bestimmten Intervallen in die Blase entleert. Man hat beobachtet, daß gewöhnlich 8—10 Tropfen Harn in der Minute 1- bis 2mal aus der Harnleiteröffnung in die Blase eintreten. Die Uretereneinmündung spielt dabei keine Rolle, denn auch bei Einlegung eines Katheters in den Ureter tropft der Harn in den gleichen Intervallen aus diesem ab.

Muskulatur. Die Muskelschicht, welche durchweg aus glatten Muskelzellen besteht, setzt sich kontinuierlich in diejenige des Nierenbeckens fort und geht am anderen Ende in einen Teil der Blasenwand über (Trigonum vesicae). Von der eigentlichen Blasenwandmuskulatur ist sie jedoch geschieden. Nur die Schleimhaut setzt sich vom Ureter auf die Blase fort, ohne ihre Struktur zu ändern. Im Nierenbecken unterschieden wir innere Längsmuskeln und äußere Netze von Muskelfasern. Die letzteren sind im Harnleiter ringförmig angeordnet. Die inneren Längsmuskeln sind sehr zahlreich, liegen aber lockerer als die mehr kompakte Ringmuskulatur (Abb. 214). Im unteren Drittel des Harnleiters treten zahlreiche äußere Längsmuskeln hinzu, welche außerhalb der Ringschicht, der Adventitia zunächst liegen. Ausnahmsweise steigen einzelne Längszüge auch in den abdominalen Teil des Harnleiters in die Höhe. Die Adventitia geht allmählich in das lockere Bindegewebe und Fett der Umgebung über, ist aber nach dem Bauchfellüberzug zu beim abdominalen Teil derber und heftet hier Harnleiter und Bauchfell fester aneinander. Die Curvatura pelvina ist dagegen allseitig locker an das umgebende Bindegewebe und Fett angeheftet.

Beim Durchtritt durch die Blasenwand fehlt die Ringschicht. Die beiden Längsmuskelschichten sind zu einer Schicht vereinigt, welche in die Muskulatur des Trigonum vesicae übergeht, aber im allgemeinen selbständig gegenüber der glatten Muskulatur der Blase ist. Die oberhalb der Mündung befindliche äußere muskulöse Längsschicht wird als „Ureterenscheide“ bezeichnet. — Der Tonus der glatten Muskulatur unterstützt zweifellos das Anliegen der Schleimhaut an den Inhalt des Ureters. Widerstände werden durch peristaltische Kontraktionen beseitigt, wie wir am Fortschaffen pathologischer Konkremente nach der Blase hin sehen können (Nierensteine).

Nicht sehr selten kommt einseitig oder auch einmal beidseitig ein *doppelter Ureter* vor. Es fehlt dann das Nierenbecken, und jeder der beiden Calyces maiores setzt sich in einen eigenen Ureter fort. Diese beiden Ureteren können sich früher oder später zu einem gemeinsamen Endstück vereinigen oder aber getrennt in die Blase eintreten. In diesem Falle mündet der dem kranialen Calyx maior zugehörige Ureter, mehr harnröhrenwärts, ausnahmsweise sogar in die Harnröhre.

Gefäße und Nerven. *Blutzufuhr:* Die Arterien des oberen Endes des Harnleiters stammen aus den Nierenarterien, dann folgen Ästchen der A. spermatica interna (bzw. ovarica), welche an der Überkreuzungsstelle an ihn herantreten. Eine eigene A. ureterica geht aus der A. hypogastrica oder weiter oberhalb aus der A. iliaca communis oder aus der Aorta selbst an ihn, schließlich regelmäßig im kleinen Becken Ästchen der A. haemorrhoidalis media und A. vesicalis inferior (bei der Frau auch der A. uterina). — Das Venenblut fließt in Geflechten zu den Venae spermaticae der Bauchhöhle und zu den V. hypogastricae und V. iliacae communes der Beckenhöhle ab. — Die *Lymphe* nimmt ihren Weg zu den Lymphknötchen vor der Aorta und der A. hypogastrica (aus dem oberen Teil zu oberen Nodi aortici, dem mittleren zu unteren Nodi aortici, dem unteren zu den Lymphgefäßen der Harnblase oder zu Nodi hypogastrici). — Die *Nerven* bilden in der Adventitia ein Geflecht. Sie stammen vom Sympathicus und Parasympathicus (N. pelvicus) und enthalten, besonders am unteren Ende des Ureters, eingestreute sympathische Ganglienzellen. Endigungen finden sich im Epithel und in den Muskelschichten. Die peristaltische Bewegung des Harnleiters ist ein neuromuskulär regulierter Vorgang.

c) Die Harnblase, Vesica urinaria.

Meso- und entodermale Komponente. Der Wolffsche Gang mündet anfänglich allein in die Kloake (Abb. 189). Wenn sich der Urogenitalapparat vom Darm abspaltet, wird die Mündung des Wolffschen Ganges auf den ventralen Abschnitt, die spätere Blase, verlegt. Dabei wird das distalste Stück in die Blasenwand aufgenommen, ähnlich wie die Nierensammelgänge den Nierenkelchen einverleibt werden (Abb. 210a—c). Nachdem auf diese Weise der vom Wolffschen Gang abgehende Stiel der Nachnierenknospe, der spätere Ureter, eine selbständige Mündung in die Harnblase erhalten hat, wächst der von ihm und vom Wolffschen Gang gelieferte Teil der Blasenwand so stark aus, daß sich jederseits die Mündungsstellen der beiden Gänge voneinander entfernen (Abb. 235). Beim Mann wird der Wolffsche Gang zum *Samenleiter, Ductus deferens.* Ein gleichschenkliges Dreieck am Grunde der Blase, dessen Basis der Querwulst zwischen den Einmündungsstellen der Ureteren bildet, und welches mit seiner Spitze in den Beginn der männlichen Harnröhre bis zur Einmündungsstelle der Samenleiter reicht, enthält die vom mesodermalen WOLFFschen Gange gelieferte Komponente der Blasenwand. Deren genaue Grenzen sind beim Erwachsenen nicht mehr feststellbar. Der oberste Teil des Dreiecks, welcher bis zum Beginn der Harnröhre (Orificium internum urethrae) reicht, heißt *Trigonum vesicale (Lieutaudi)*; es ist durch seine Glätte von der übrigen Blasenschleimhaut dauernd, auch beim Erwachsenen, unterschieden (Abb. 215). Die letztere stammt größtenteils aus dem entodermalen Abschnitt der Kloake.

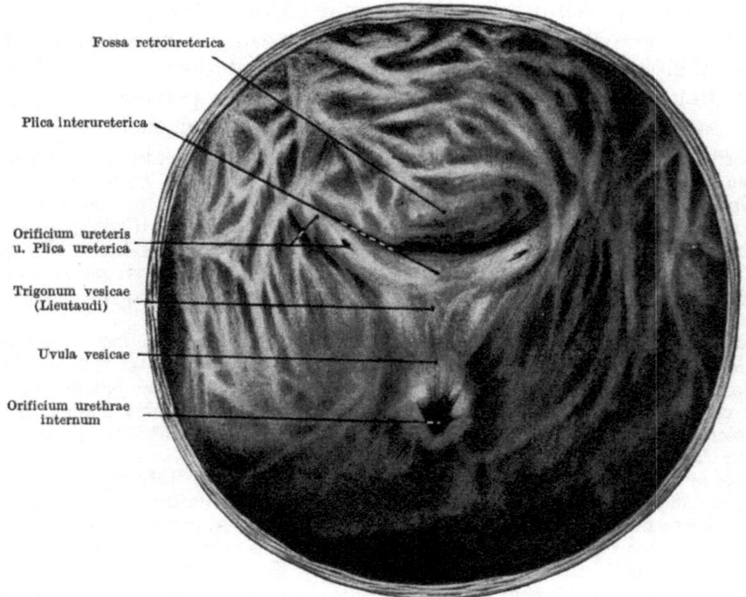

Abb. 215. Blasengrund. Harnblase durch eine mäßige Füllung mit Formol in situ gehärtet. (Aus CORNING, Topographische Anatomie.)

Aus der Darmwand geht in der frühen embryonalen Entwicklung eine Ausstülpung hervor, die *Allantois*, der embryonale Harnsack. Sie ist bei den Sauropsoiden und bei vielen Säugern zugleich embryonales Atmungsorgan, denn sie hängt, mit einem reichen Gefäßnetz versehen, bruchsackartig aus der offenen Leibeshöhle ventral heraus — ähnlich dem Dottersack (Abb. 328). Sie erhält später, da wo sie den Nabel passiert, einen dünnen Stiel, den *Urachus*. Beim Menschen ist sie ganz rudimentär. Der Urachus sitzt demjenigen Teil der ventralen Darmwand an, welcher später vom anfänglich einheitlichen Darmrohr abgespalten und als ventraler Abschnitt gegenüber dem dorsalen selbständig wird. Man nennt das ganze Darmrohr distal vom Abgang des Urachus *Kloake*; ihr ventraler Abschnitt ist die spätere Blase, ihr dorsaler Abschnitt ist das endgültige Rectum.

Der Urachus setzt den oberen Pol der Harnblase gegen den Nabel zu fort, ist aber zur Zeit der Geburt längst verödet; anderenfalls müßte bei der Abnabelung des Kindes der Harn aus dem Nabel herausfließen, was auch tatsächlich geschieht, wenn ausnahmsweise der Urachus offenbleibt, wie es als sehr seltene Hemmungsbildung auch beim Erwachsenen beobachtet wird. Aus dem obliterierten Urachus wird das „*Ligamentum*“ *umbilicale medium* (S. 371).

Die Kloake ist anfänglich durch die Kloakenmembran nach außen zu geschlossen, ähnlich wie die Rachenhaut den entodermalen Kopfdarm gegen die ektodermale Mundbucht abschließt. Da die Kloakenmembran erhalten bleibt, bis die wesentlichsten Bildungsvorgänge an der Blase vollzogen sind, weiß man genau, daß das Epithel der Blasenwand entodermaler Abkunft ist. Die einzige Ausnahme macht die mesodermale Komponente, welche oben beschrieben wurde. Beim Mann sind höchstwahrscheinlich die Glandulae bulbourethrales noch vom Ektoderm gebildet. Das Entoderm liefert also noch das Epithel der Pars prostatica und Pars membranacea der Harnröhre, während in der Pars cavernosa das Epithel

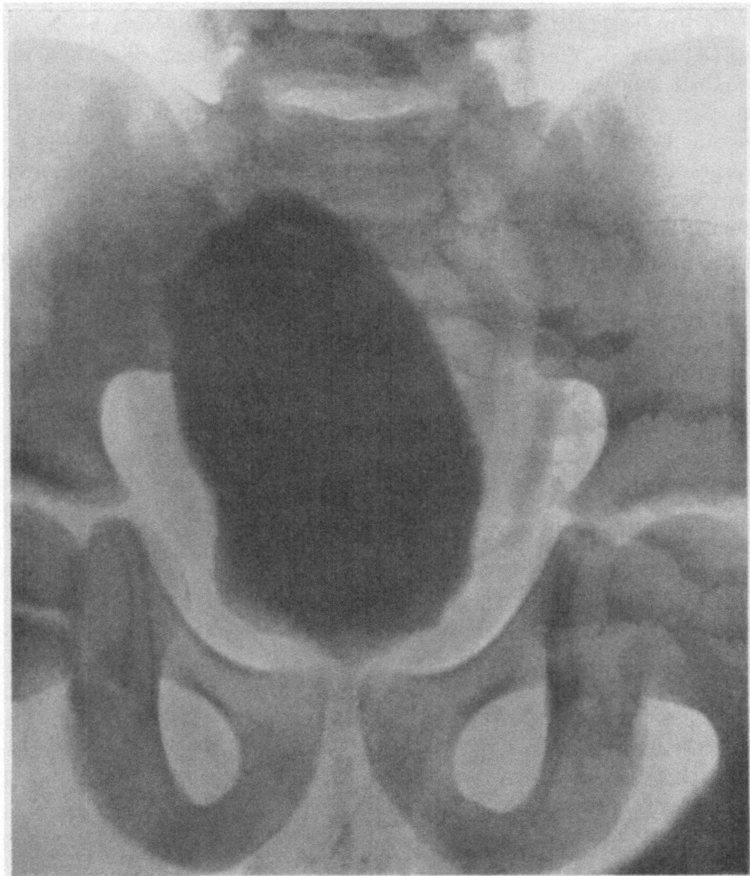

5/7

Abb. 216. Blase, extrem gefüllt. Füllung mit Kollargol beim Lebenden (Kind). Röntgenbild, Photo. (Von Prof. ROST, Chirurg. Klinik, Heidelberg.)

vom Ektoderm abstammt. Bei der Frau ist jedenfalls das ganze Harnröhrenepithel entodermaler Abkunft.

Außer Harnblase und Harnröhre geht aus der Kloake das Rectum hervor. — Auf frühen Zuständen der Kloakenmembran, in welchen sie bis zum Nabel reicht, beruht eine seltene Hemmungsbildung: unterbleibt die normale Einwanderung von Bindegewebe zwischen die ekto- und entodermale Epithellamelle der Kloakenmembran im Gebiet zwischen Nabel und äußerer Harnröhrenöffnung, so reißt die erhalten gebliebene Membran ein: *Bauch-Blasenspalte.*

Form. Die Harnblase, *Vesica urinaria,* ist ein muskulöses Hohlorgan von sehr wechselnder Form. Am *Scheitel, Vertex,* ist die ursprüngliche Fortsetzung in den Urachus, das Ligamentum umbilicale medium, befestigt. An den Scheitel schließt der *Blasenkörper, Corpus vesicae,* an; der dem Scheitel gegenüberliegende Teil, in welchen sich die Harnleiter öffnen und aus welchem die Harnröhre herausführt, heißt *Blasengrund, Fundus.*

Die leere Blase ist, wenn sie extrem kontrahiert ist, birnförmig. Da für gewöhnlich die Muskulatur mäßig schlaff ist, folgt die Form dem der Schwerkraft unterworfenen Inhalt und dem Druck der Umgebung. Der Blasengrund ist infolge der besonderen Anordnung seiner Muskulatur nur wenig formveränderlich, die groben Formänderungen bei der verschiedenen Menge des Inhaltes betreffen nur den Körper. Er ist schüsselförmig eingesunken, so daß die obere Hälfte der Blase in die untere Hälfte bis zur Berührung der Innenflächen beider eingedellt sein kann (Abb. 286). Von der Bauchhöhle aus gesehen kann die Stelle, an welcher die Blase liegt, wie eine tiefe Mulde aussehen, welche das Bauchfell auskleidet, um vorn zur vorderen Bauchwand, hinten zum Rectum (bzw. zum Uterus) aufzusteigen. Der Unkundige, welcher eine Prominenz erwartet, sucht in solchen Fällen vergeblich nach der Blase. Das leere Organ ist stets von vorn durch die Symphyse verdeckt (Abb. 6, 286). Auch bei mäßiger Füllung erreicht der Blasenscheitel nicht den oberen Rand der Symphyse.

Je stärker sich die Blase füllt, desto mehr rundet sie sich ab (Abb. 216). Sie steigt schließlich an der vorderen Bauchwand über die Symphyse hinaus, liegt mit ihrem längsten Durchmesser in der Medianebene, oft ein wenig nach rechts oder links seitwärts übergebogen und wird bei hohen Graden der Ausdehnung oval bis walzenförmig.

Die Schüsselform der sich füllenden Blase bei aufrechter Körperhaltung ist wohl in erster Linie dadurch bedingt, daß bei schlaffer Wand der flüssige Inhalt einen horizontalen Spiegel bildet. Die nachbarlichen Ileumschlingen oder der Uterus (Abb. 286) mögen zugleich einen leichten Druck ausüben. Die Füllung geschieht wie bei einer hydraulischen Presse. Daher genügt ein sehr geringer Druck in den engen Röhren der Ureteren, um einen relativ hohen Druck in dem weiten Raum der Blase zu erzeugen. Mit zunehmender Füllung wächst denn auch Innendruck und Wandspannung, so daß die Blase entgegen Schwerkraft und Widerstand der Umgebung ihre Eigenform, die Walzenform, annimmt (Abb. 216). Über die Form bei der Entleerung siehe S. 376.

Beziehung zum Bauchfell. Das Peritonaeum parietale überzieht nicht das ganze Organ, sondern läßt, wie eine in den Nacken gezogene Mütze das Gesicht freigibt, die Vorderfläche unbedeckt, ist dagegen dem Scheitel und der Hinterwand der Blase angeheftet. Die vordere gegen die Symphyse gerichtete Wand grenzt unmittelbar an den Knochen und ist durch lockeres Bindegewebe mit ihm verbunden (Abb. 241). An der Hinterwand der Blase bleibt der Teil des Blasengrundes, an welchem die Samenleiter und -bläschen dem Organ anliegen, vom Bauchfell unbedeckt (Abb. 217, 234). Das Dreieck zwischen den genannten Organen ist ebenfalls meistens frei vom Bauchfellüberzug; doch kann gelegentlich ein zipfelförmiger Recessus bis an die Prostata herabreichen. Man nennt die Bauchfelltasche zwischen Blase und Mastdarm beim Mann *Excavatio rectovesicalis*; bei der Frau liegt sie zwischen Blase und Gebärmutter, *Excavatio vesicouterina* (kleiner Douglasscher Raum). Sie reicht nicht bis zum vorderen Scheidengewölbe herab.

Nach den beiden seitlichen Wänden der Blase zu setzt sich das Bauchfell oft auf die rechte und linke Beckenwand als in die Bauchhöhle vorspringende Falte fort (Abb. 145), *Plica transversalis* (beim Mann in das konstante „Ligamentum" puboprostaticum laterale fortgesetzt). Sie verstreicht, wenn die Blase erweitert wird, ist also eine Reservefalte für das sich ausdehnende Organ.

Die dem Mastdarm zunächst gelegene Bauchfellnische ist der tiefste Punkt der Bauchhöhle im Stehen und Liegen. Will man vom Rectum aus die Blase erreichen, so ist immer fraglich, ob die Umschlagstelle des Bauchfells quer über die Enden der Samenbläschen herüberzieht und das dreieckige Feld zwischen den Samenbläschen frei läßt oder nicht. Nur im ersteren Fall kann man subperitonaeal an die Blase gelangen. Beim Kind reicht das Bauchfell immer bis zur Prostata. Bei Harnfisteln, die beim Erwachsenen in das Rectum durchbrechen, sind die Bauchfellauskleidungen meistens frühzeitig entzündlich verklebt; deshalb ist der Harnabfluß ohne Eröffnung der Bauchhöhle möglich. In der Excavatio recto-vesicalis bzw. recto-uterina liegen Ileumschlingen, die Excavatio vesicouterina bei der Frau ist jedoch stets eine enge Spalte, die frei von Eingeweiden ist.

Spatium praevesicale (Retzii). Füllt sich die Blase und erhebt sich der Blasenscheitel über den oberen Rand der Symphyse, so nimmt sie den helmförmigen Bauchfellüberzug mit in die Höhe. Die bauchfellfreie Vorderwand der Blase legt sich der vorderen Bauchwand an. Entweder geht das Bauchfell der vorderen Bauchwand ohne Einfaltung glatt auf den Blasenscheitel über oder es senkt sich zwischen vorderer Blasen- und Bauchwand zu einer Nische ein, *Recessus vesicoabdominalis* (Abb. 241). In der Regel findet sich die Umschlagstelle mindestens 2 cm oberhalb der Symphyse, wenn der Blasenscheitel 5 cm oberhalb dieses Punktes angelangt ist. Liegt der Blasenscheitel in der Mitte zwischen Symphyse und Nabel, so hat die Umschlagfalte von der Symphyse eine Distanz von mindestens 5 cm. Man nennt den nicht vom Bauchfell eingenommenen Raum zwischen vorderer Bauch- und Blasenwand *Cavum* s. *Spatium praevesicale (Retzii).* Auf seinem Vorhandensein beruht die *Sectio alta*, d. h. die Möglichkeit, operativ die Harnblase oberhalb der Symphyse zu erreichen, ohne die Bauchhöhle zu eröffnen. Man benutzt sie, um z. B. Blasensteine zu entfernen. Die Erfolge dieser von den „Steinschneidern" des Mittelalters bereits geübten Methode haben den Wert einer breiten Statistik, welche beweist, daß in der Regel die Vorderwand der gefüllten oder nach oben gezogenen Blase frei vom Bauchfell ist, denn die Eröffnung der Bauchhöhle hat man wegen der Gefahr der tödlichen Bauchfellentzündung (vgl. S. 237) nur in äußersten Notfällen gewagt (Kaiserschnitt). Bei krankhaftem völligem Verschluß der Harnröhre, der sich nicht überwinden läßt, wird unmittelbar oberhalb der Symphyse punktiert und der Harn künstlich abgelassen.

Der RETZIUSsche Raum ist mit ganz lockerem Bindegewebe (Verschiebegewebe) gefüllt, das die gleiche Nachgiebigkeit besitzt, wie wenn ein Hohlraum vorhanden wäre. — Das Bauchfell ist bei leerer Blase an der vorderen Bauchwand nicht bis zu deren unterem Rand (Leistenband) befestigt. Dringt man in dieser Gegend ein, so findet man den unteren Befestigungsrand etwa fingerbreit oberhalb der Symphyse, beiderseits oberhalb des POUPARTschen Bandes und des oberen vorderen Darmbeinstachels. Von da ab caudalwärts liegt das Bauchfell der Bauchwand nicht mehr an. Das Spatium praevesicale ist also auch bei leerer Blase vorhanden. Der Zwischenraum zwischen Bauchfell und Bauchwand vergrößert sich jedoch bei gefüllter Blase entsprechend dem Emporsteigen des Blasenscheitels immer mehr. Der Blasenscheitel kann über die Symphyse auch durch ein stark gefülltes Rectum emporgedrängt werden. Beim Fetus und beim Kind ragt die Blase stets über den Symphysenrand bis fast zum Nabel empor.

Die Venen an der Vorderwand der Blase liegen bei Eröffnung der vorderen Bauchwand nach dem von Bindegewebe erfüllten Cavum Retzii zu frei vor. Geht ausnahmsweise der Recessus vesicoabdominalis weiter abwärts als gewöhnlich, so bedeckt er die Venenplexus, so daß sie unsichtbar sind; nach ihnen kann man also im Einzelfall am Lebenden leicht bestimmen, wie sich das Bauchfell verhält.

Vom Scheitel der Blase verläuft der obliterierte Urachus (S. 368) zum Nabel. Man nennt den bindegewebigen, manchmal glatte Muskelzüge enthaltenden Strang, der vom Bauchfell bedeckt an der Innenseite der vorderen Bauchwand faltenförmig vorspringt, *Ligamentum umbilicale medium* und die ihn bedeckende Bauchfellfalte *Plica umbilicalis media* (Abb. 217). Zu beiden Seiten liegen die *Plicae umbilicales laterales*, welche die obliterierten Nabelarterien enthalten, die ebenfalls als Ligamente bezeichnet werden. Sie sind nicht selten zu gekröseartigen Platten erhoben. In der Regel vereinigen sich die drei Stränge schon unterhalb des Nabels zu einem gemeinsamen Band, welches am Nabel endigt. Die Nischen zwischen den Strängen selbst und zwischen ihnen und den *Plicae epigastricae*, welche die gleichnamigen Gefäße beherbergen, haben Bedeutung für die Lage des Leistenkanales (s. Bd. I, S. 172). Als Befestigungen für die Blase kommen die Stränge nicht in Betracht. Der Name „Ligamente" hat ebensowenig Beziehung zu den Bändern der Bewegungsapparate wie die meisten übrigen „Ligamente" des Bauchfells. Bei prall gefüllter Blase, bei welcher am ehesten eine Fixierung des Blasenscheitels gegen den Nabel erwartet werden könnte, ist das Ligamentum umbilicale medium schlaff. Ebensowenig ist das Bauchfell auf der oberen und hinteren Wand der Blase imstande das Organ zu fixieren. Es ist so locker befestigt, daß man es mit den Fingerkuppen leicht von der Blasenwand abheben kann. Dagegen gibt es am Blasengrund

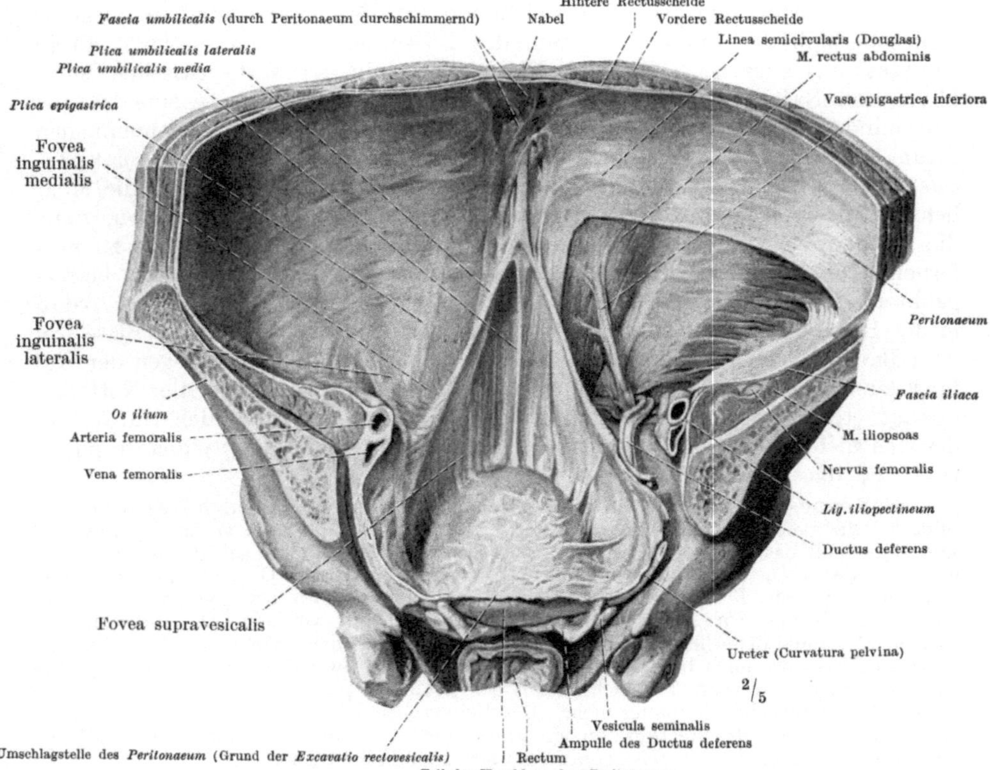

Abb. 217. Vordere Bauch- und Beckenwand, von innen gesehen, Mann.

des Mannes derbe Bindegewebszügel zwischen Prostata und Blase, die bei dem Damm und seinen Fascien näher beschrieben werden sollen, und außerdem glatte Muskelzüge zwischen der Blase und ihrer sonstigen Umgebung: *M. pubovesicalis* (Abb. 226), *M. rectovesicalis*, *M. deferentiovesicalis*. Der Blasengrund macht jedoch alle Bewegungen der Prostata mit, die Fixierung ist also keine absolute im Raume, am wenigsten bei der Frau, wo der Blasengrund mittelbar an die bewegliche Vorderwand der Scheide fixiert ist. Charakteristisch für das Organ ist eben seine Beweglichkeit in der Norm, die ihm erlaubt, entsprechend dem Füllungsgrad und dem Druck der Nachbarschaft seine Form und Lage zu ändern. Daher hat auch die gefüllte Blase ganz andere Organe zu Nachbarn als die leere Blase. Nur bei krankhaften Fixierungen durch entzündliche Verlötung mit der Nachbarschaft ist die Lage konstant.

Beim Fetus und beim Neugeborenen hat die Harnblase eine ganz andere Form als beim Erwachsenen. Sie ist lang gestreckt und reicht immer, auch im leeren Zustand, hoch an der vorderen Bauchwand hinauf. Die Abflußstelle für den Harn, *Orificium urethrae internum*, liegt in der Höhe des oberen Randes der Symphyse, die Mündung der Harnleiter in der Höhe des Beckenkammes. Erst mit dem Herabsinken der Blase in die endgültige Lage steigt auch das Bauchfell abwärts. Anfänglich liegt die vordere Blasenwand der vorderen Bauchwand voll an. Später legt sich das Bauchfell an dieser Stelle an die Innenseite der Bauchdecke, ebenso steigt erst nach der Geburt das Bauchfell an der Hinterwand der Blase abwärts bis zum Blasengrund. Erreicht es mit einem zipfelförmigen Fortsatz die Prostata zwischen den Samenleitern, so ist die höchste Stufe der Ausdehnung erreicht. Der Prozeß ist progressiv und individuell wechselnd, kein Rest früher umfänglicherer Anlagerung.

Die Beziehung der Blase zur vorderen Wand des Mastdarms beim Manne gibt dem Arzt die Möglichkeit vom After aus die Blase abzutasten und beispielsweise auf das Vorkommen von Steinen zu fahnden. Die Tiefe der Excavatio rectovesicalis entspricht der mittleren Plica transversalis des Rectum (Abb. 166). Die Umschlagstelle des Bauchfells ist vom After etwa 9 cm entfernt, bei leeren Organen weniger. Über das *Septum rectovaginale* siehe Vagina.

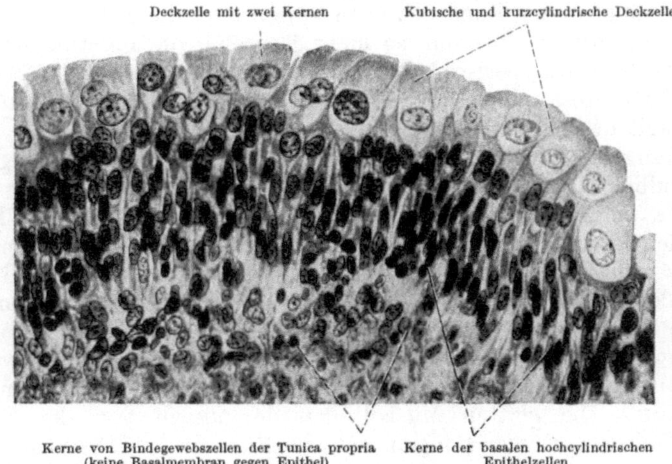

Abb. 218. Übergangsepithel der Harnblase im kontrahierten Zustand (von der Höhe einer Falte). Photo.

Schleimhaut. Die Schleimhaut der Blase ist verhältnismäßig dick, am dicksten am Abfluß in die Harnröhre. Sie ist weich, blutreich und deshalb im Leben rot gefärbt, blasser am Trigonum vesicae. Das Epithel ist gleich dem im Harnleiter und Nierenbecken (Abb. 218). Man kann infolgedessen an abgestoßenen Epithelien, die man im Harnsediment findet, nicht erkennen, ob sie aus der Blase oder aus höher gelegenen Abschnitten der Harnausführwege stammen; wohl unterscheiden sich die oberflächlichen Deckzellen von den darunter liegenden Zellschichten, solange die Blase nicht dilatiert ist (S. 365). Feine Tröpfchen auf der Oberfläche der Deckzellen sind mit Unrecht als Sekrete der Zellen gedeutet worden (Bürstensaum). Die Blase ist drüsenlos bis auf gelegentliche, an der Ausflußstelle von der Harnröhre aus in sie eingewanderte Drüsen. Eine Basalmembran des Epithels fehlt. Papillen des Bindegewebes wölben sich nur im Trigonum gelegentlich in die basale Epithelschicht vor. Gewöhnlich ist das Epithel durch lockeres Bindegewebe mit der Muskelschicht verbunden, so daß sich die Schleimhaut leicht in Falten von der stets ungefalteten Muscularis abheben kann. Nur die gedehnte Blase hat ein glattes Innenrelief, die leere Blase ist von *Schleimhautfalten* kreuz und quer bedeckt (Abb. 215, 241). Das Trigonum vesicae bleibt glatt, nur feine Längsfältchen, die nach der Harnröhre zu konvergieren, können auf ihm auftauchen. Bei der leeren Blase springt es kissenartig aus dem Niveau des Blasengrundes vor. Eine Muscularis mucosae existiert nicht und infolgedessen keine Trennung des Bindegewebes in eine Tunica propria und Tunica submucosa. Man nennt das ganze Bindegewebe *Tela* *submucosa.* Anhäufungen von Lymphfollikeln in ihr, *Noduli lymphatici vesicales,* und Einwanderungen von Lymphocyten in das Epithel sind häufig zu beobachten.

Ist die Muskelhaut der Blase abnorm verstärkt, so springen die innersten Züge so sehr vor, daß sie die Schleimhaut leistenförmig vorbuchten („Balkenblase"); dieses Vorkommnis läßt auf ein pathologisches Abflußhindernis für den Harn schließen.

Das Epithel ist, solange keine Defekte bestehen, undurchlässig für Harnbestandteile. Eine sehr langsame Diffusion, die unter besonderen Umständen beobachtet wurde, kommt für die normale Verweildauer des Harns in der Blase nicht in Betracht.

Springen die in der Blasenwand eingebetteten Harnleiterenden besonders stark in das Blaseninnere vor, so ist nicht nur ein Querwulst, *Plica interuretica,* sondern hinter ihm eine Vertiefung der Blaseninnenfläche, namentlich bei der schlaffen Blase alter Leute, stationär geworden, *Fossa retroureterica* (Abb. 215). Beim Mann hängt dieser Blindsack nach hinten über die gegen den Blasengrund vordrängende Prostata über, um so mehr je größer die Prostata ist, besonders bei der sog. Prostatahypertrophie. Vom Katheterisieren her ist bekannt, daß sich oft ein Harnrest nur schwer entfernen läßt; dies entspricht wahrscheinlich der Häufigkeit des Blindsackes.

Die Öffnung der Harnblase gegen die Harnröhre zu ist gewöhnlich geschlossen; sie hat rundliche Form mit feinen radiären Fältchen, welche die Stelle der Öffnung wie bei einem geschlossenen Tabaksbeutel umkränzen. Bei älteren Männern sieht man statt ihrer nicht selten eine sichelförmige Spalte, deren Konvexität nach der Symphyse zu gerichtet ist. Im letzteren Fall läuft vom Ureterenwulst ein Längswulst, *Uvula,* gegen die Harnröhrenöffnung zu und wulstet die Hinterwand gegen die Vorderwand zu vor. Die beim Öffnungsmechanismus sich vollziehenden Formveränderungen des Orificium internum urethrae hängen eng mit dem Verhalten der Muskulatur zusammen.

Muskulatur. Die glatten Muskelzellen der außen von der Schleimhaut liegenden Tunica muscularis fügen sich zu Bündeln und Strängen, die netzförmig verflochten sind, zusammen. Gewöhnlich sind die Stränge zart, so daß die Schleimhaut innen und auch das Bauchfell außen alle Niveauunterschiede überdecken und ausgleichen. Denn gewöhnlich erfordert der im Innern der Blase herrschende Druck, der mit der Menge der sich sammelnden Harnmenge wächst, keinen großen Kraftaufwand der Tunica muscularis, um ihm, dem Innendruck, das Gleichgewicht zu halten. Steigt der Innendruck, so löst er Harndrang aus; durch das Harnlassen wird dann die Muskulatur der Blasenwand entlastet. Immerhin ist diese „Wandmuskulatur" grobbündeliger als die sehr feinfaserige und dichte Muskulatur im Trigonum vesicae, welche einerseits mit der Muscularis der Harnleiter und andererseits mit derjenigen der Harnröhre zusammenhängt. Wir behandeln sie unten besonders. Beide sind innerhalb der Blasenwand so gut wie völlig voneinander getrennt; am Orificium internum der Harnröhre dagegen hängen sie miteinander zusammen.

Man teilt gewöhnlich die „*Wandmuskulatur*", d. i. die Muskulatur des Blasenkörpers und -scheitels, in drei Schichten ein, *Stratum externum, medium, internum*; diese sind daran erkennbar, daß sich die äußeren Fasern als senkrechte, die mittleren als ringförmige Züge, die inneren wie eine von der Harnröhrenöffnung sich erhebende weitverästelnde Baumkrone, also zum großen Teil auch wieder als senkrechte Züge abzeichnen (Abb. 219a). Doch sind im allgemeinen diese Unterscheidungen stark schematisiert und treffen weder die natürliche Anordnung noch die biologische Bedeutung der Wandmuskulatur. Am deutlichsten ist die Anordnung innerhalb der Tunica muscularis am Scheitel der Blase, wo ein regelmäßiges Netz von Zügen das gefüllte Organ wie das einen Luftballon schützende Netz überspannt. Hier sind alle Spannungsrichtungen in gleicher Weise in Anspruch genommen, deshalb alle Bündel gleichmäßig stark und alle

Netzmaschen ziemlich gleich groß. Man kann die Blase als Spannungsellipsoid betrachten, in dessen Haupttrajektorien die stärksten Muskelbündel liegen. Eine zu starke Erweiterung des Querdurchmessers verhindern ringförmig angeordnete Züge, welche am verbreitetsten sind; sie bilden das Stratum medium der üblichen Nomenklatur. Die Längszüge verhindern eine zu starke Ausdehnung in der Vertikalen. Man kann Längszüge in der als Stratum externum bezeichneten Schicht vorn und hinten an der Blase erkennen; sie breiten sich nach dem Blasenscheitel zu fächerförmig aus und gehen in das für den Scheitel charakteristische Netz über. Die Längszüge des Stratum externum, die an der Hinterwand besonders kräftig sind, werden als *Musc. detrusor* bezeichnet (manche Autoren verstehen darunter die gesamte Muskulatur).

Zum Stratum externum gehören die Mm. pubovesicalis (Abb. 226), rectovesicalis und deferentiovesicalis beim Manne, die an die bezeichneten Nachbarorgane angeheftet sind.

Die *Muskulatur des Blasengrundes*, genauer gesagt desjenigen Teiles der Blasenwand, der aus dem WOLFFschen Gang hervorgegangen ist (S. 367), hat anderen Bau und andere Funktionen als die übrige Blasenmuskulatur. Unter der Schleimhaut des Trigonum vesicae liegt zunächst der *Musc. trigonalis*, der sich durch die dichte Fügung seiner zarten Muskelbündel scharf von dem grobbündeligen Netz der übrigen inneren Muskulatur abhebt (Abb. 219a). Er ist die Fortsetzung der Muskulatur der Ureteren und geht am Orificium urethrae in die Muskulatur der Harnröhre über. Einzelne Bündel sind an ihm nur undeutlich abzugrenzen, er ist ein Muskelfilz, dessen spärliches Bindegewebe in der Hauptsache von einem Netzwerk elastischer Fasern gebildet wird. In seiner Form entspricht er dem Trigonum vesicae. Nach außen von ihm liegt eine viereckige dünne *Platte querer Muskelbündel* gleich dichter Fügung, die sich von den Ureterenmündungen bis zur Harnröhrenöffnung erstreckt. Ihre Breite entspricht etwa der Entfernung zwischen den beiden Ureterenmündungen. Die elastischen Sehnen der zarten Muskelbündel hängen wie das elastische Gewebe zwischen ihnen nach rechts und links mit dem elastischen Gewebe der Wandmuskulatur zusammen.

Eine besondere Anordnung zeigt die Muskulatur auch im Bereiche der Harnröhrenöffnung, und zwar in Form von radiären und zirkulären Bündeln. Die radiären liegen unter der Schleimhaut. Im vorderen Abschnitt sind es die Bündel der inneren Längsmuskelschicht, die gegen die Harnröhrenöffnung zusammenlaufen, rückwärts der Musc. trigonalis (Abb. 219a). Nach außen von diesen Radiärbündeln folgen die zirkulären: zunächst die mächtige *Detrusorschleife* am vorderen Umfang der Harnröhre. Sie wird gebildet von Bündeln der äußeren Längsmuskulatur (M. detrusor) der Hinterwand der Blase, die sich zum Teil am oberen Rande der Prostata anheften, zum größeren Teile aber sich in die nach rückwärts offene Schlinge fortsetzen, die die Harnröhre von vorn her umgreift (Abb. 219b). Die tiefsten Bündel des Detrusor behalten ihre Längsrichtung bei und enden mit elastischen Sehnen in der Schleimhaut am hinteren Umfang der Harnröhre im Bereiche der Uvula (*M. retractor uvulae*, Abb. 219b). — So wie am vorderen Umfang der Harnröhre die Detrusorschleife findet sich auch am hinteren Umfang eine, wenn auch viel schwächere Schlinge: die vordersten Anteile der queren Muskelplatte biegen zu beiden Seiten des Orificium urethrae nach vorn um und setzen sich in tiefe Bündel der inneren Längsschicht fort. So wird das Orificium internum kragenförmig von ihnen umfaßt (Abb 219a). Unter ihnen liegt eine dünne Lage ebenfalls feiner Fasern, welche hinten das Orificium internum umgeben und nach vorn unter die Detrusorschleife treten und also schräg absteigend den Anfangsteil der Urethra umgreifen, einen schräg liegenden Ring bildend, *Sphincter trigonalis* (Abb. 219b).

Während der *Füllung* der Blase ist die Wandmuskulatur schlaff und umschließt nur eben den Inhalt. Infolge der Wirkung der Schwerkraft hat deshalb die

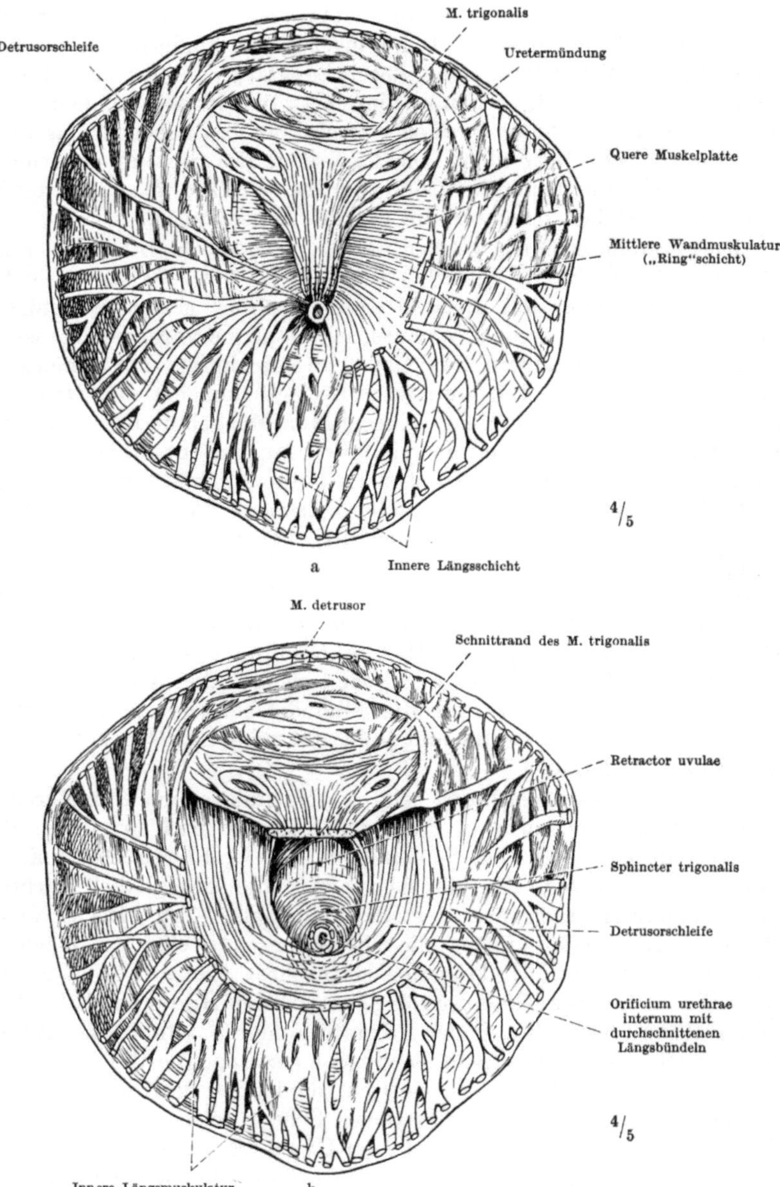

Abb. 219a u. b. Muskulatur des Blasengrundes. a Schleimhaut bis auf schmale Ringe um die Harnleiter- und Harnröhrenmündungen entfernt, in der rechten Bildhälfte auch ein Teil der inneren Längsmuskulatur. b Musc. trigonalis, quere Muskelplatte und Teile der inneren Längsmuskulatur weggenommen. Gleiches Präparat wie Abb. a. [Nach HEISS, Schriften d. Königsberger Gelehrten Ges., naturwiss. Kl., 5. Jahr, Nr. 7 (1928).]

Blase, von vorn betrachtet, zunächst Schüsselform, bei zunehmender Füllung querovale Form, erst bei einer über das normale Maß hinausgehenden Füllung wird sie längsoval (Abb. 216). Bei der Entleerung nimmt sie unter der Kontraktion der gesamten Wandmuskulatur kugelige Form an. Gleichzeitig tritt sie tiefer gegen den Beckenboden, so daß die innere Harnröhrenöffnung nach rück-

und abwärts verlagert wird, soweit es die Ligamenta und Musculi pubovesicales gestatten.

Nach dem Tode pflegt sich wie alle glatte Muskulatur auch die Blasenmuskulatur zu kontrahieren. Wird die völlig kontrahierte Blase dann gewaltsam gefüllt, so nimmt sie Kugelform an (Abb. 241), wie sie sie beim Lebenden durch Kontraktion der gesamten Wandmuskulatur bei der Entleerung erhält.

Der Verschluß des Blasenausganges, des Orificium internum urethrae, wird in erster Linie durch die Detrusorschleife bewirkt, die deshalb mit Recht als *Sphincter vesicae* bezeichnet wird. Sie preßt den vorderen Umfang der Harnröhrenöffnung gegen den hinteren und bewirkt dadurch den Verschluß. Sie wird dabei unterstützt durch den Sphincter trigonalis, der umgekehrt den hinteren Umfang gegen den vorderen zieht.

Als weiteres Moment kommt ein mächtiges Venengeflecht hinzu, das in der Submucosa des Trigonum vesicae und der Umgebung der Harnröhrenöffnung gelegen ist und sich in das submuköse Venengeflecht der Harnröhre fortsetzt. Bei der Füllung der Blase wird sein Abflußgebiet, die großen äußeren Venengeflechte am Blasengrunde (Plexus venosus pudendus und pudendo-prostaticus) mehr und mehr komprimiert, so daß das submuköse Geflecht gefüllt bleibt und die Schleimhaut polsterartig erhebt. Die dadurch bewirkte Verlegung der Harnröhrenöffnung genügt jedoch nicht, wenn der Sphincter erschlafft ist.

Zur *Entleerung* der Blase ist außer der Kontraktion der gesamten Wandmuskulatur die Erschlaffung des Sphincter unerläßlich. Die Kontraktion des Retractor uvulae und die Entleerung des submukösen Venengeflechtes mögen hinzukommen. Durch die Formänderung der Blase infolge Kontraktion der Wandmuskulatur von der querovalen zur Kugelform werden die Räume erweitert, in denen die äußeren Venengeflechte am Blasengrunde liegen, wodurch sich diese Geflechte füllen, indem sie die submukösen entleeren. Durch das entsprechende Abschwellen der Schleimhaut wird die Harnröhrenöffnung vollends freigegeben.

Das wichtigste Moment aber für die Eröffnung wie den Verschluß der Harnröhrenöffnung bleibt die Tätigkeit der Muskulatur. Sie wird durch das vegetative Nervensystem aufs feinste geregelt (Näheres siehe Bd. III, Vegetatives Nervensystem). Jede Störung dieses nervösen Getriebes führt, je nach dem, zu unfreiwilliger Harnentleerung oder -verhaltung.

Der Mechanismus des Verschlusses und der Eröffnung der Harnblase ist aus dem anatomischen Befund allein nicht zu erklären. Da sich der Sphincter vesicae, die Detrusorschleife, anatomisch als Fortsetzung und somit als Teil des M. detrusor darstellt, so müßte er sich, rein anatomisch gesehen, zugleich mit dem Detrusor kontrahieren, müßte die Harnröhre um so fester verschließen, je kräftiger sich der Detrusor zur Entleerung der Blase kontrahiert. Mit anderen Worten: aus der anatomischen Anordnung kann kein bindender Schluß auf die Funktion gezogen werden. Es ist also ähnlich wie beim Trapezius und Deltoideus, deren antagonistisch wirkende Anteile bei gleichmäßiger Kontraktion des ganzen Muskels sich in ihrer Wirkung gegenseitig aufheben würden. Die fein abgestufte Innervation verhindert dies im normalen Geschehen. So auch bei der Blasenmuskulatur. Detrusor und Detrusorschleife sind zwar anatomisch eine Einheit, funktionell aber klar geschieden.

Über die Schließmuskeln der Harnröhre siehe S. 441.

Harn. Der *Harn, Urina,* ist eine helle, mehr oder weniger gelb gefärbte Flüssigkeit, welche ähnlich wie die Galle keine eigenen geformten Bestandteile enthält, dagegen wohl abgefallene Epithelien aus der ganzen Länge seines Weges bis zur Spitze des männlichen Gliedes (bzw. der Vulva der Frau) mit sich führt. Der normale Harn ist steril; er reagiert schwach sauer. Er ist ein reines Excret, über dessen Zusammensetzung aus Abfallstoffen die Lehrbücher der physiologischen Chemie Auskunft geben. Hier hat uns nur die Menge zu beschäftigen; wir behandeln sie an dieser Stelle, da sie für die Form der Blase und die Einrichtungen der harnleitenden Wege von Bedeutung ist. Die Flüssigkeitsabgabe des Körpers erfolgt durch die Verdunstung auf der Haut (Sekret der Schweißdrüsen), die Atemluft, den Kot und den Harn (Abb. 292). Bei starkem Schwitzen infolge körperlicher Anstrengung läßt der Mensch wenig und konzentrierten Harn, wie jeder weiß; umgekehrt wächst die Harnmenge, welche durch die Nieren ausgeschieden wird, je weniger die Haut abdunsten kann, z. B. in feuchtigkeitsgesättigten tropischen Gegenden. Wie bei der Körpertemperatur wird der Pegelstand des Wassers im Körper durch sehr mannigfaltige Faktoren reguliert; es kommt für die tägliche Produktion an Harn darauf an, wieviel gerade diesem Faktor der Regulation zu leisten zufällt. Durchschnittlich wird etwa $1^1/_2$ Liter Harn in 24 Std gelassen. In welchen Intervallen das Harnlassen erfolgt, ist wiederum recht wechselnd. Man hat die ,,normale" Füllung der Blase mit 350 g angegeben und versteht darunter das Quantum, bei welchem die Dehnung der Blasenwand noch gerade vertragen wird, ohne daß reflektorische Reizung der Muskulatur und damit Harndrang auftritt. Aber je nach der Lebensweise sind die Menschen darin sehr verschieden. Städter, welche sich in geschlossenen Räumen aufzuhalten genötigt sind, und Menschen mit gesellschaftlicher Routine haben ihre besondere Harnblasendisziplin und vertragen sehr viel stärkere Füllungen des Organs ohne Harndrang. Kinder folgen bekanntlich hemmungslos dem geringsten Harndrang. Gewisse Erkrankungen, z. B. die sog. Prostatahypertrophie alter Männer, steigern den Harndrang oft unerträglich. Außer der glatten Muskulatur des Sphincter vesicae ist auch die willkürliche Muskulatur der Harnröhre, Rhabdosphincter, bei der Überwindung des Harnlassens beteiligt, sobald der Harndrang unterdrückt werden soll.

Gefäße und Nerven. *Blutzufuhr:* Durch A. vesicalis superior aus dem nicht obliterierten Anfangsteil der A. umbilicalis, einem Ast der A. hypogastrica, und durch A. vesicalis inferior unmittelbar aus der A. hypogastrica. Sie anastomosieren in der Blasenwand miteinander und mit Ästchen der Darmarterien, die von hinten an den Blasengrund herantreten (A. haemorrhoidalis media, gleichfalls ein Ast der A. hypogastrica). — Die Venen beginnen mit einem engmaschigen feinen Netz innerhalb der Schleimhaut, welches mit dem Cystoskop beim Lebenden sichtbar ist. Die größeren Venen bilden reiche Geflechte mit Längsstämmen, besonders auf der Vorder- und Hinterseite der Blase; sie hängen nach unten mit dem Plexus pudendalis und ringsum mit den Ästen der Vena hypogastrica zusammen. Ein besonderer venöser Plexus vesicalis liegt dem Grund und der Vorderwand der Blase im Cavum praevesicale Retzii an; er ist in die Abflüsse nach der V. hypogastrica zu eingeschaltet.

Lymphgefäße gibt es zwischen Muskulatur und Bauchfellüberzug, sie leiten die Lymphe zu einigen kleinen Lymphknötchen am Blasengrund; Nebenabflüsse zu den Lymphknoten der Beckenwand (Nodi hypogastrici et iliaci).

Nerven: Auf jeder Körperseite existiert ein Plexus vesicalis, der vermittels des Plexus hypogastricus Fasern aus oberen Lumbalnerven und ferner unmittelbar Fasern aus dem 3. und 4. Sacralnerven bezieht. Die ersteren sind sympathisch, die letzteren parasympathisch *(N. pelvicus* s. *erigens)*. Außerdem gibt es in der Blasenwand zahlreiche Ganglienzellen, welche von sich aus Kontraktionen der Blase bewirken. Sie werden gesteuert durch die übergeordneten Centren im Rückenmark und Gehirn, welche auf den genannten Wegen hemmend und fördernd in die Bewegungen der Wand- und Schließmuskulatur eingreifen. Rückenmarkserkrankungen, beispielsweise Rückenmarksquetschungen, führen deshalb zu Störungen der Blasenfunktion. Selbst bei Hirnverletzungen sind solche beobachtet, was auf bestimmte Centren für die Blasenmotilität in den Stammganglien und in der Rinde schließen läßt. — Die Empfindlichkeit der Blase für Reize verschiedener Art wird nicht einheitlich beurteilt. Sehr erfahrene Untersucher behaupten, daß lediglich durch Kontraktionen der Muskeln, nicht von der Schleimhaut Empfindungen ausgelöst werden können. Sicher ist die Harnblase sehr viel unempfindlicher als die Harnröhre. Zweifellos wird aber von der Harnblase aus das Gefühl des Harndranges ausgelöst. Wie dies im einzelnen geschieht, ob von der Schleimhaut oder von der Muskulatur und von welcher Stelle aus, ist umstritten. Störungen scheinen nicht durch die Größe der Blase oder andere lokale Ursachen, sondern psychisch bedingt zu sein (z. B. die bei Kindern nicht seltene Enuresis nocturna, Bettnässen).

II. Die Nebennieren, Glandulae suprarenales.

Mesodermale und sympathogene Organe. Die Nebennieren sind bei den höheren Wirbeltieren und beim Menschen zwei einheitliche Organe, welche den Nieren aufsitzen (Abb. 208); sie liegen außerhalb der Nierenkapsel und sind mit dieser nur durch lockeres Bindegewebe verbunden. Das Innere des Organs zerfällt in zwei Schichten, *Rinde (Cortex)* und *Mark (Medulla).* Beide sind Drüsen mit innerer Sekretion, aber ganz verschiedenen Ursprungs. Bei den Haifischen kommen sie als völlig getrennte Organe vor, beim Frosch findet man die ersten topographischen Beziehungen durch Nebeneinanderlagerung; von da ab wird in der Tierreihe die Einwanderung des einen in das andere immer deutlicher. Beim menschlichen Embryo entsteht die der Rinde zugrunde liegende Anlage aus dem Cölomepithel (Mesoderm). Wir können diese Wucherungen ihrer Lage nach dem Interrenalorgan (Zwischenniere) der Haie vergleichen, welche zwischen den Urnieren ihren Platz hat und danach benannt ist. Diese mesodermale Komponente der Nebenniere ist relativ sehr groß, auch wenn schon die Anlagen des Markes in sie hineingedrungen sind. Die Zellen des Markes entstehen in nächster Beziehung zum sympathischen Nervensystem *(sympathicogene Komponente).* Letzteres bezieht seine Zellen aus der Ganglienleiste, aus welcher auch die Spinalganglien hervorgehen (Abb. 1). In den Ausflüssen der Leiste, welche die sympathischen Ganglienzellen liefern, differenzieren sich Nachbarzellen von solchen zu *chromaffinem Gewebe.* Beide Zellarten sind gleichsam Geschwister. Sie bleiben auch während der ganzen weiteren Entwicklung eng verschwistert, sei es daß chromaffines Gewebe den sympathischen Nerven und Ganglien eng angelagert ist, sei es daß einzelne sympathische Ganglienzellen oder Gruppen von solchen im chromaffinen Gewebe zerstreut liegen. Diese Verschiedenheiten hängen davon ab, ob die eine oder andere Zellart an Menge überwiegt. In der Nebenniere tritt der letztere der beiden Typen auf. Das chromaffine Gewebe ist ektodermaler Abkunft, entstammt also einem ganz anderen Keimblatt als das mesodermale Rindengewebe. Die Zellen sind anfangs hell und schwer färbbar, später erlangen sie durch ihren Gehalt an Adrenalin, das sie produzieren, eine besondere Affinität zu Chromsalzen und färben sich mit solchen hellgelb bis dunkelbraun. Diese Zellen dringen als kompakte Masse in die mesodermale Anlage der Nebenniere ein und stehen anfänglich gegenüber jener an Masse sehr zurück. Sie liegen als Kern zuinnerst, das mesodermale Gewebe umgibt sie wie eine Schale (Abb. 220). Welche Bedeutung dieser innigen Zusammenlagerung von zwei ganz heterogenen inkretorischen Drüsen etwa zukommt, ist nicht bekannt.

Paraganglien. Andere chromaffine Anlagen dringen nicht in die Nebenniere ein, sondern bleiben selbständig, *Paraganglien.* Sie entsprechen also ihrer Herkunft nach lediglich dem Nebennierenmark, nicht der Rinde. Sie sind wie einige andere Organe Nebenorgane des peripheren vegetativen Nervensystems und werden im Anhang zu diesem in Bd. III beschrieben.

Abgesprengte Stückchen der Nebennierenanlage bleiben gelegentlich an den benachbarten Geschlechtsorganen hängen und gelangen dann durch den Descensus ovarii bis in das kleine Becken oder durch den Descensus testis bis in den Hodensack. Sie unterscheiden sich von den rein chromaffinen Organen dadurch, daß sie nur der Nebennierenrinde entsprechen. Machen sie den Descensus nicht mit, so liegen sie in der Bauchhöhle in der Nähe der Nebenniere als sehr variable, aber nicht seltene *akzessorische Nebennieren.*

Lage und Form der Nebenniere. Gewöhnlich ist die *Nebenniere, Glandula suprarenalis,* ein paariges Organ, nur sehr selten fehlt sie auf einer Seite des Körpers oder beide Nebennieren sind zu einem Organ verschmolzen. Beide liegen auf dem oberen Pol der Nieren, mehr an deren medialer Seite (Abb. 208). Die rechte Nebenniere ist platt und von dreieckigem Umriß; vorn und lateral stößt sie an die Leber, vorn und medial an die Vena cava inferior, hinten und medial an die Niere und an das Zwerchfell. Dem Spalt zwischen diesen Nachbarorganen ist ihre Form angepaßt. Zur Niere verhält sie sich wie ein dieser aufsitzender Dreispitz. Die obere Spitze heißt *Apex.* Eine solche fehlt der linken Nebenniere, letztere hat eine ganz andere Umgebung wegen der asymmetrischen Lage der Bauchorgane. Sie ist auch platt, aber von halbmondförmigem Umriß; sie liegt der medialen Seite der linken Niere an, vom Hilus bis zum oberen Pol. Auf ihrer Vorderfläche ruht der Magen, getrennt von ihr durch die spaltförmige Bursa omentalis. Unterhalb des Magens legt sich die Bauchspeicheldrüse mit den Vasa lienalia auf die Vorderfläche der Nebenniere. Mit ihrer Hinterfläche stößt sie an das Zwerchfell und die linke Niere.

Die Größe ist sehr verschieden, gewöhnlich beträgt die Höhe 5 cm, die Breite 3 cm, die Dicke nicht ganz 1 cm, das Gewicht 11—18 g (beim Neugeborenen bereits 6 g). Beim Fetus ist die Nebenniere außerordentlich groß (Abb. 141). Noch beim Neugeborenen ist das Verhältnis der Gewichte von Nebenniere zu Niere 1:3, beim Erwachsenen etwa 1:30.

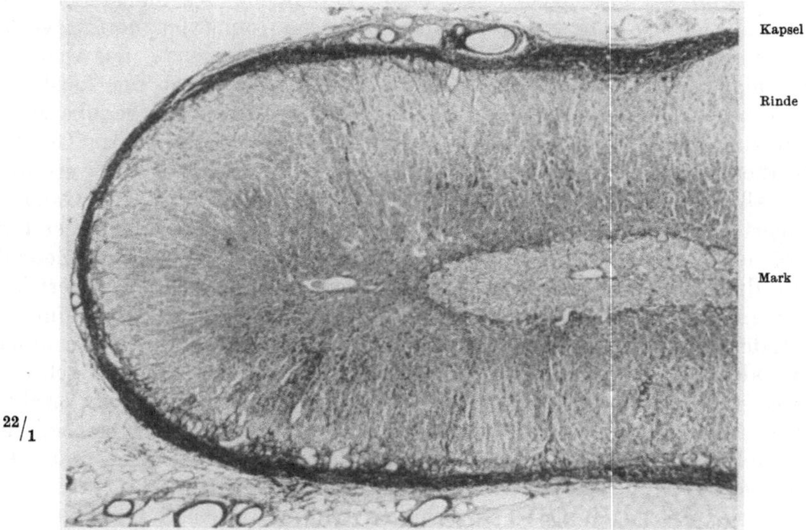

Abb. 220. Nebenniere, Mensch. Photogramm. (Von Prof. Romeis, München.)

Man nennt die Vorderfläche *Facies anterior*, die Hinterfläche *Facies posterior* und die der Niere anliegende Fläche *Basis*. An einer Stelle tritt eine größere Vene, *Vena centralis*, aus der Nebenniere heraus, bei der rechten Nebenniere vorn oben, nahe der Spitze, bei der linken vorn unten an der Basis; diese Stelle heißt *Hilus*. Gewöhnlich liegt der Hilus in einer Falte, welche tief in die Nebenniere einschneidet. Auf Querschnitten durch das Organ an dieser Stelle sieht sein Kontur dreistrahlig aus, da die Hinterfläche geradlinig begrenzt ist, die Vorderfläche dagegen durch die Falte eine zweizipfelige Form erhält. Manchmal schneidet auch in die Hinterfläche eine Falte ein. Der obere und mediale Rand sind meist besonders ausgeprägt und werden deshalb als *Margo superior* und *Margo medialis* unterschieden.

Die Nebennieren des Neugeborenen zeigen eine völlig glatte Oberfläche. Von der 3. Woche an treten Runzeln und Furchen auf, die unter gleichzeitiger Dickenabnahme der ganzen Organe und Gewichtsverlust im Laufe des ersten halben Jahres ihre stärkste Ausprägung erfahren. Etwa vom 5. Jahre an beginnen die Nebennieren allmählich zu wachsen, wobei sich die Furchen mehr und mehr ausgleichen, aber doch nie wieder vollständig verschwinden. Diese Veränderungen stehen mit dem inneren Umbau der Rinde in Zusammenhang (S. 382).

Die Bedeckung mit Bauchfell ist rechts und links verschieden und dabei sehr variabel. Ursprünglich sind die Nebennieren auf der ganzen Vorderfläche von Bauchfell bedeckt (Abb. 141, 143b). Später erhält sich dies nur gelegentlich bei der linken Nebenniere, während die rechte völlig vom Bauchfell weggedrängt sein kann. Denn die bauchfellfreie Fläche des rechten Leberlappens legt sich immer so vor die rechte Nebenniere, daß die im Kontakt mit der Leber stehende Partie keinen Bauchfellüberzug mehr hat. Aber auch der untere Teil der Vorderfläche der Nebenniere kann frei von Bauchfell sein, wenn sich nämlich das Duodenum auf ihn legt. Dann steht die rechte Nebenniere überhaupt nicht mehr mit dem Bauchfell in Berührung. Gewöhnlich ist aber die genannte Stelle noch vom Peritonaeum bedeckt. — Bei der linken Nebenniere ist gerade umgekehrt der obere Teil der Vorderfläche vom Bauchfell überzogen (hintere Lamelle der Bursa omentalis), der untere Teil ist frei davon, da sich hier das Pankreas der Nebenniere auflegt; doch kann letzteres weiter caudal liegen, dann bleibt die ganze Vorderfläche wie beim Embryo mit Bauchfell bedeckt.

Niere und Nebenniere sind ganz verschiedenartige Organe und haben an sich nichts miteinander zu tun. Die nachbarliche Beziehung der Nebenniere zur Niere kommt erst sekundär zustande dadurch, daß die Niere von ihrem Anlageort bis zur Höhe der Nebenniere aufsteigt. Unterbleibt dieser Ascensus der Niere (S. 359), so findet man die Nebenniere an ihrem normalen Ort und fern von der Niere. Bei vielen Säugetieren liegen die Nebennieren nicht wie beim Menschen „neben" den Nieren, sondern mehr oder weniger kranial von ihnen, entsprechend einem weniger weitgehenden Ascensus der Nieren.

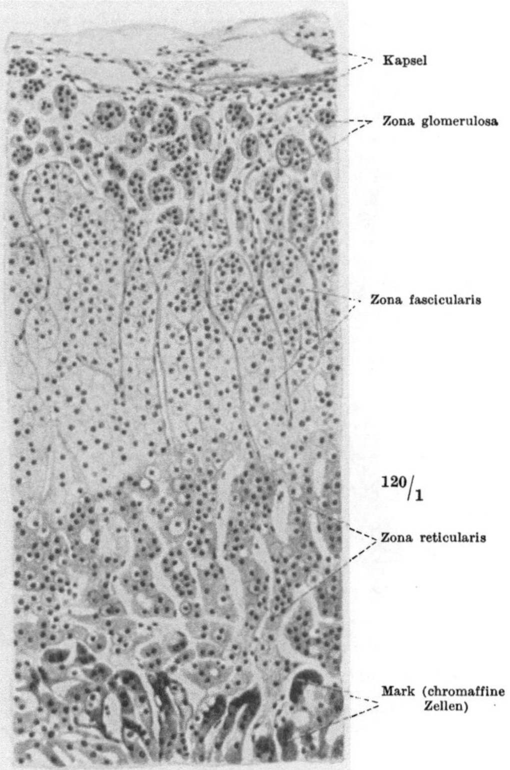

Abb. 221. Schichten der Rinde der Nebenniere, Mensch.

Bau der Rinde. Die Substanz der Nebenniere zerfällt, wie oben hervorgehoben, in zwei ihrer Herkunft nach verschiedene Teile, die *Rinde*, *Substantia corticalis*, und das *Mark*, *Substantia medullaris* (Abb. 220). Die Rinde ist von einer fibrösen Kapsel überzogen, von welcher Stränge in das Innere eindringen. In der Kapsel finden sich auch glatte Muskelzellen.

Die *Rinde* ist in 3 Zonen gegliedert, die ohne scharfe Grenzen ineinander übergehen: Zona glomerulosa, fascicularis und reticularis (Abb. 221). In der Zona glomerulosa sind die Zellen zu rundlichen Ballen geordnet, in der Zona fascicularis zu radiär gestellten Strängen, in der Zona reticularis zu einem Gitterwerk. Die Zona glomerulosa ist die schmalste, die Zona fascicularis die breiteste Schicht. Sämtliche Zellen der Rinde sind ausgezeichnet durch ihren Gehalt an Lipoiden, vor allem die der Zona fascicularis. Feinste Fetttröpfchen erfüllen den Zellleib. Sind diese durch die technische Behandlung des Präparates gelöst und entfernt worden, so sieht das Protoplasma schaumig aus. Für das bloße Auge hat die Rinde infolge ihres Fettreichtums eine gelbliche, in den innersten Teilen mehr bräunliche Färbung. Letztere beruht auf braunen Pigmentkörnchen in den Zellen der Zona reticularis, in denen die Fetttröpfchen zurücktreten. Unter den Lipoiden der Nebenniere treten die Cholesterinester und sonstige cholesterinartige Lipoide hervor; sie sind doppelbrechend, verlieren diese Eigenschaft beim Erwärmen und gewinnen sie wieder beim Erkalten. Sie sehen im frischen Zustand heller gelb aus als gewöhnliches Fett, sie färben sich jedoch mit Fettfarbstoffen und bräunen sich durch Osmium.

Die zarten „Bindegewebsblätter" zwischen den Zellsträngen der Zona fascicularis sind hauptsächlich kollabierte Blutcapillaren, die in engstem Verband mit den Rindenzellen gefunden werden. Die Rindenzellen sitzen den Endothelien der Blutcapillaren unmittelbar auf. Sie liefern das Cortin und seine Derivate, die für den Wasser- und Mineralhaushalt und für den Stoffwechsel eine Rolle spielen. In besonderer Beziehung stehen sie zu den Keimdrüsen, deren Hormone ihnen chemisch verwandt sind.

Die Nebennierenrinde unterliegt während des Lebens einem bemerkenswerten Wandel. Beim Neugeborenen ist die Zona reticularis mächtig entwickelt, Zona glomerulosa und fascicularis gehen ohne Grenze ineinander über, wenn

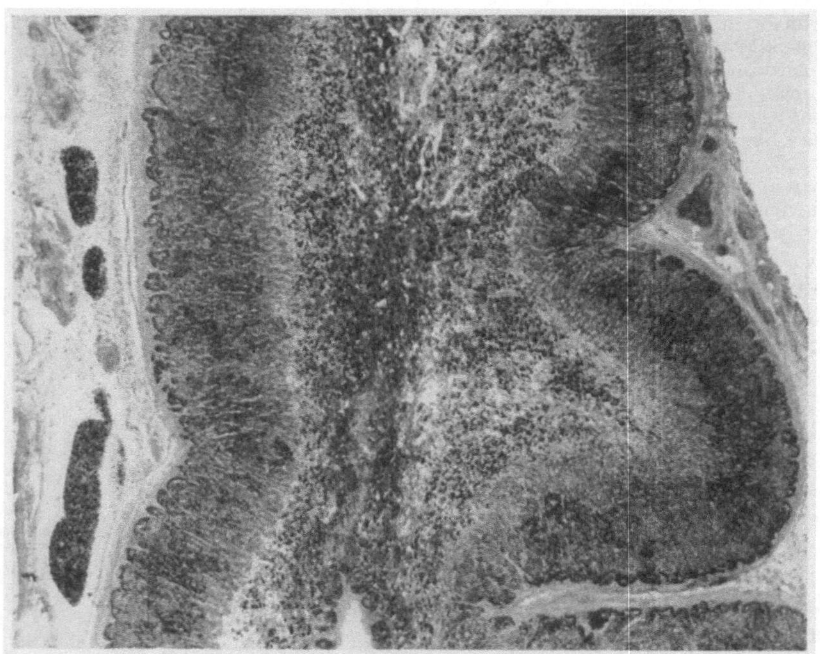

Abb. 222. Nebenniere, 10 Wochen altes Kind. Hämalaun-Sudan. Abbau der Rinde. Am unteren Rande des Bildes die Vena centralis angeschnitten, nach oben anschließend schmaler Streifen Mark, durch Bluterguß entstellt. Was im übrigen als Mark erscheint, ist degenerierte Rinde, die dunklen Körperchen sind mit Zelltrümmern (besonders Lipoiden) beladene Abraumzellen. (Von Prof. ROMEIS, München.)

man überhaupt von einer Zona „glomerulosa" sprechen will, da die äußere Schicht, die fast ein Drittel der Rinde ausmacht, zwar wie beim Erwachsenen aus dunkel färbbaren, verhältnismäßig kleinen Zellen besteht, aber noch nicht in rundliche Ballen unterteilt ist. In den ersten Lebenstagen beginnt, von innen nach außen fortschreitend, unter starker Hyperämie ein Degenerationsprozeß (Abb. 222), der bis zum Ende des 1. Monats zum Verlust mindestens der Hälfte der Rinde führt und bis zum Ende des 1. Jahres weitergeht. Die Zellen gehen zugrunde, ihre Trümmer werden durch Elemente der Capillarendothelien und durch „Abraumzellen" histiocytären Charakters phagocytiert und abtransportiert. Die Degenerationszone wird in eine Schicht Bindegewebe umgewandelt, die sich langsam verschmälert und als „Markkapsel" an der Grenze von Rinde und Mark in Resten mindestens bis zum Ende des 4. Jahres nachweisbar ist (Abb. 223). Fast unmittelbar nachdem der Degenerationsprozeß begonnen hat, wird die Zona fascicularis wieder verbreitert, in raschem Tempo im ersten halben Jahr, dann langsam bis zum Ende der Pubertät. Die Bildung der typischen Zona glomerulosa beginnt im 2. Vierteljahr, die der Zona reticularis im 2. Jahr. Beide Zonen wachsen im Kindesalter ganz langsam, von der Pubertät an nehmen sie schnell an Mächtigkeit zu und verbleiben in dieser, bis mit dem Abklingen der Keimdrüsentätigkeit eine Rückbildung einsetzt, die im höheren Greisenalter zum völligen Verlust führt, so daß dann die Rinde nur noch aus Zona fascicularis besteht, die ihre Dicke von der Pubertät an ziemlich unverändert beibehält. — Der zeitliche Ablauf dieser Veränderungen weist auf den Zusammenhang zwischen Nebennierenrinde und Keimdrüsen hin, für welchen auch die Beobachtung spricht, daß die gleichen Veränderungen ablaufen, wenn die Keimdrüsen unter dem Einfluß schwerer psychischer Erregung längere Zeit ihre Tätigkeit eingestellt haben.

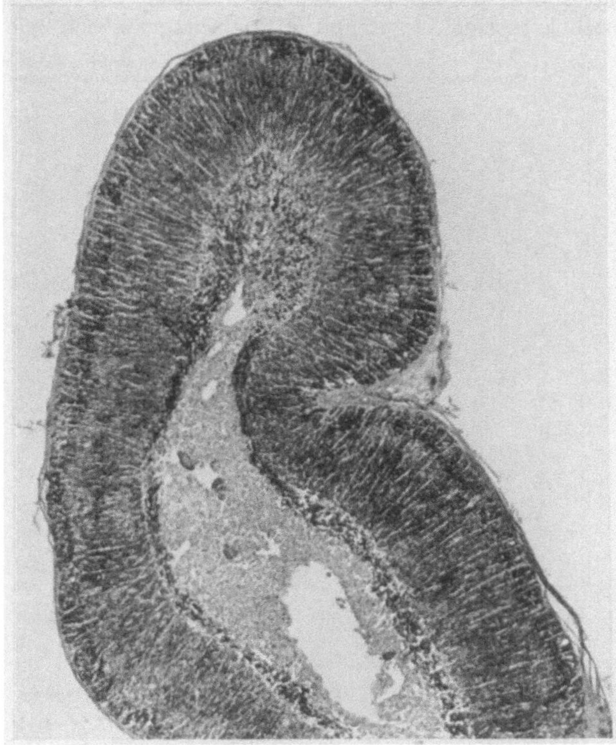

20/1

Abb. 223. Nebenniere, 8 Monate altes Mädchen. Gleiche Vergrößerung wie Abb. 222! Beachte die starke Volumverminderung! Hämalaun-Sudan. Abbau der Rinde im wesentlichen beendet, Degenerationszone zur „Markkapsel" (schmaler dunkler Streifen zwischen Rinde und Mark) umgewandelt. Zona glomerulosa streckenweise schon gebildet (links), Zona reticularis fehlt noch ganz. Mark im Verhältnis zur Rinde mächtig entwickelt. (Von Prof. ROMEIS, München.)

Die Gliederung der Rinde in die drei Zonen ist ein reversibler Prozeß. Unter veränderter funktioneller Beanspruchung können die Grenzen weitgehend verschoben, überhaupt die Rinde stark verändert werden, wobei sich der Umbildungsprozeß meist entweder in der äußeren oder in der inneren Hälfte der Rinde abspielt (äußeres und inneres „*Transformationsfeld*"); die Grenze liegt nicht fest, sie geht ungefähr durch die Mitte der Zona fascicularis.

Für den normalen Bau und die normale Funktion ist die Nebennierenrinde abhängig von der Hypophyse, besonders von dem auf sie wirkenden „corticotropen" Hormon (ACTH). Wodurch die unmittelbar nach der Geburt einsetzende stürmische Rückbildung eingeleitet wird, und welche Bedeutung ihr für den Säuglingsorganismus zukommt, ist noch ungeklärt.

Legt man bei der Sektion einen Schnitt durch die Nebenniere, so findet man zwischen der gelben Rinde und dem grauweißen Mark einen Spaltraum, der durch den alsbald nach dem Tode eintretenden Zerfall der Zona reticularis bedingt ist.

Bau des Markes. Die Zellen des *Markes* sind chromaffin, d. h. sie werden durch Chromsäure und ihre Salze lebhaft braun oder gelb gefärbt. Sie liegen in zusammenhängenden Strängen oder Nestern, zwischen welchen zahlreiche Blutgefäße liegen (Abb. 224). Das Zwischengewebe ist reich an elastischen Fasern. Die feinen Granula der chromaffinen Zellen, welche sich mit Salzen der Chromsäure braun, mit Eisenchlorid grün färben, liefern das *Adrenalin* (und *Noradrenalin*), welches erregend auf das sympathische Nervensystem wirkt, also z. B. die Tätigkeit des Herzens sowie die Spannung der Gefäße anregt, die glatte Muskulatur des Magens und Darmes dagegen erschlaffen läßt, außerdem den Blutzuckerspiegel regulieren hilft (antagonistisch zum Insulin des

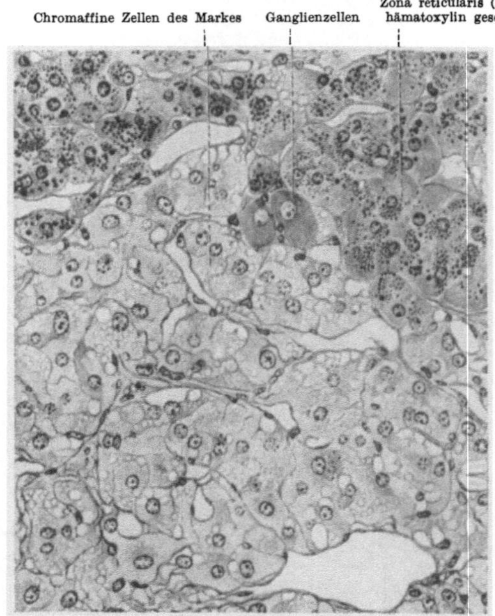

Abb. 224. Mark der Nebenniere, Mensch. Eisenhämatoxylin. (Von Prof. ROMEIS, München.

Pankreas). Das Mark ist wie die Rinde eine Drüse mit innerer Sekretion. Beim Neugeborenen ist das Mark erst sehr gering entwickelt, wächst aber durch mitotische Teilung der Zellen in den ersten Monaten nach der Geburt sehr schnell (Abb. 223), dann langsamer bis zur Zeit der Geschlechtsreife, zu der es seine volle Ausbildung ungefähr erreicht. Die Umbildung von Sympathicuselementen zu chromaffinen Zellen beginnt schon im 3. Embryonalmonat.

Das Mark enthält die einzige wirkliche Vene des ganzen Organs, die *Vena centralis*, die am Hilus austritt. In sie münden die Capillaren des Markes entweder unmittelbar oder zu kurzen postcapillaren Venen vereinigt, ähnlich wie die Lebercapillaren in die Vena centralis des Leberläppchens. Sie führt auch das Blut aus den Capillarnetzen der Rinde ab, die in die Capillarnetze des Markes übergehen, ein einheitliches Capillarnetz oder, wenn man will, ein einheitliches Wundernetz für Rinde und Mark bildend. Die Wandung der V. centralis enthält einzelne Stränge längsverlaufender glatter Muskulatur, erst gegen den Hilus zu einen geschlossenen Längsmuskelmantel.

Im Mark liegen *sympathische Ganglienzellen* zwischen den chromaffinen Zellen, entweder einzeln verstreut oder in Haufen mehr oder weniger dicht beisammen (Abb. 224). Reichliche sympathische Nervenfasern durchziehen das

Mark in feinen dichten Netzen, welche die einzelnen chromaffinen Zellen umspinnen und sich mit feinen kolbigen Enden an sie anlegen.

Auch in die Rinde dringen marklose Nervenfäserchen ein, haben aber dort keine so innigen Beziehungen zu den Zellen. Im Verhalten von chromaffinen Zellen und Nervenfasern liegt noch die alte Beziehung beider zueinander zutage. Denn sie stammen, wie wir sahen, aus der gleichen Anlage (sympathicogene Komponente). Die chromaffinen Zellen entsprechen dem postganglionären Neuron des sympathischen Nervensystems. Die sympathischen Ganglienzellen sind bei der Umwandlung in chromaffine Zellen übrig geblieben.

Gefäße und Nerven. *Blutzufuhr:* Die Arterien der Nebenniere kommen aus drei Quellen, nämlich unmittelbar aus der Bauchaorta (A. suprarenalis), und als Äste der benachbarten Arterien aus der A. renalis (R. suprarenalis) und aus der A. phrenica inferior. Die Ästchen verzweigen sich zu einem Netz in der Kapsel und dringen von dort in langgestreckten Capillarmaschen in die Nebennierenrinde und durch sie hindurch bis in das Mark vor. Die Capillaren liegen in der Rinde so dicht, daß jede Zelle mindestens mit einer solchen in Berührung steht. Die Endothelien der Rindencapillaren haben die Fähigkeit der Speicherung wie die der Leber, der Hypophyse und der Epithelkörperchen (siehe reticuloendotheliales System). — Das Mark wird teils von dem Capillarnetz der Rinde versorgt, teils von feinen Arterien, die von der Kapsel aus durch die Rinde hindurch zum Mark ziehen und sich hier sofort in ein Netz weiter Capillaren (Abb. 224) auflösen. Aus den Capillaren sammelt sich das venöse Blut innerhalb des Markes in *einer* Vena centralis, welche am Hilus austritt und von da ab V. suprarenalis heißt. Sie mündet rechts in die Vena cava inferior direkt, links in die Vena renalis, einen Ast der Vena cava. Aus der Rinde fließen zarte Venen in ein feines Venennetz der Kapsel ab.

Die *Lymphgefäße* in der Nebenniere sind sehr reichlich, sie bilden Netze in der Rinde und im Mark. Inwieweit Botenstoffe von ihnen aufgenommen und erst indirekt in das Blut gelangen, ist unbekannt. Die regionären Lymphknoten liegen neben der Aorta und Vena cava inferior.

Die *Nerven,* mehr als 30, stammen aus dem Plexus coeliacus des Sympathicus, aber auch aus dem N. vagus und N. phrenicus. Sie verlaufen entweder zuerst durch die Rinde oder unmittelbar in das Mark, wo sie ihre dort beschriebene Hauptausbreitung finden. Viele Fasern sind bis an die Kapsel heran markhaltig, verlieren aber ihre Markscheide beim Eintritt in die Nebenniere selbst.

III. Die Geschlechtsorgane (Genitalapparat).

Primäre, sekundäre, akzessorische Sexusorgane. Die Geschlechts- oder Sexusorgane umfassen *primäre, sekundäre* und *akzessorische* Apparate. Unter primären verstehen wir die Bereitungsstätten der eigentlichen Keimstoffe bei den beiden Geschlechtern, der Samenfäden und Eier. Die sekundären Apparate dienen als Ausführwege für die Keimprodukte; sie sind nicht reine Leitungsbahnen wie die Harnwege, sondern in ihnen werden Drüsensekrete oder Hüllen den Samenfäden bzw. Eiern hinzugefügt; ohne die Ausführwege wäre der Same als solcher, wie er ejaculiert wird, und der Fetus mit seinen Hüllen, wie er im Mutterleib heranwächst, nicht im entferntesten vollständig. Außerdem werden Teile der Ausführwege mit zum Transport des Harnes aus der Harnblase beim Harnlassen benützt. Der betreffende Teil heißt deshalb *Sinus urogenitalis,* um die Doppelbeziehung zum uropoetischen und genitalen Apparat auszudrücken. Er entfaltet sich besonders beim Manne und läßt dort die *Harnsamenröhre,* meistens kurz *Harnröhre* genannt, aus sich hervorgehen.

Während primäre und sekundäre Sexusorgane im endgültigen Zustand eng beisammen liegen und stellenweise so verbunden sind, daß nur auf entwicklungsgeschichtlichem Wege die ursprünglich scharfen Begrenzungen aufgedeckt werden können, haben die akzessorischen Sexusorgane nicht notwendig unmittelbare örtliche Beziehungen zu ihnen. Die bekanntesten sind die *Brustdrüsen, Mammae,* des Weibes. Hier handelt es sich um besonders entwickelte Drüsen der Haut. Die Behaarung, ebenfalls eine bei den Geschlechtern verschiedene Ausprägung von Organen der Haut, ist an den äußeren Genitalien, aber auch sonst am Körper, bei Mann und Weib verschieden. Bei Vögeln sind die Unterschiede im Federkleid noch viel auffallender. Da außer der Haut die verschie-

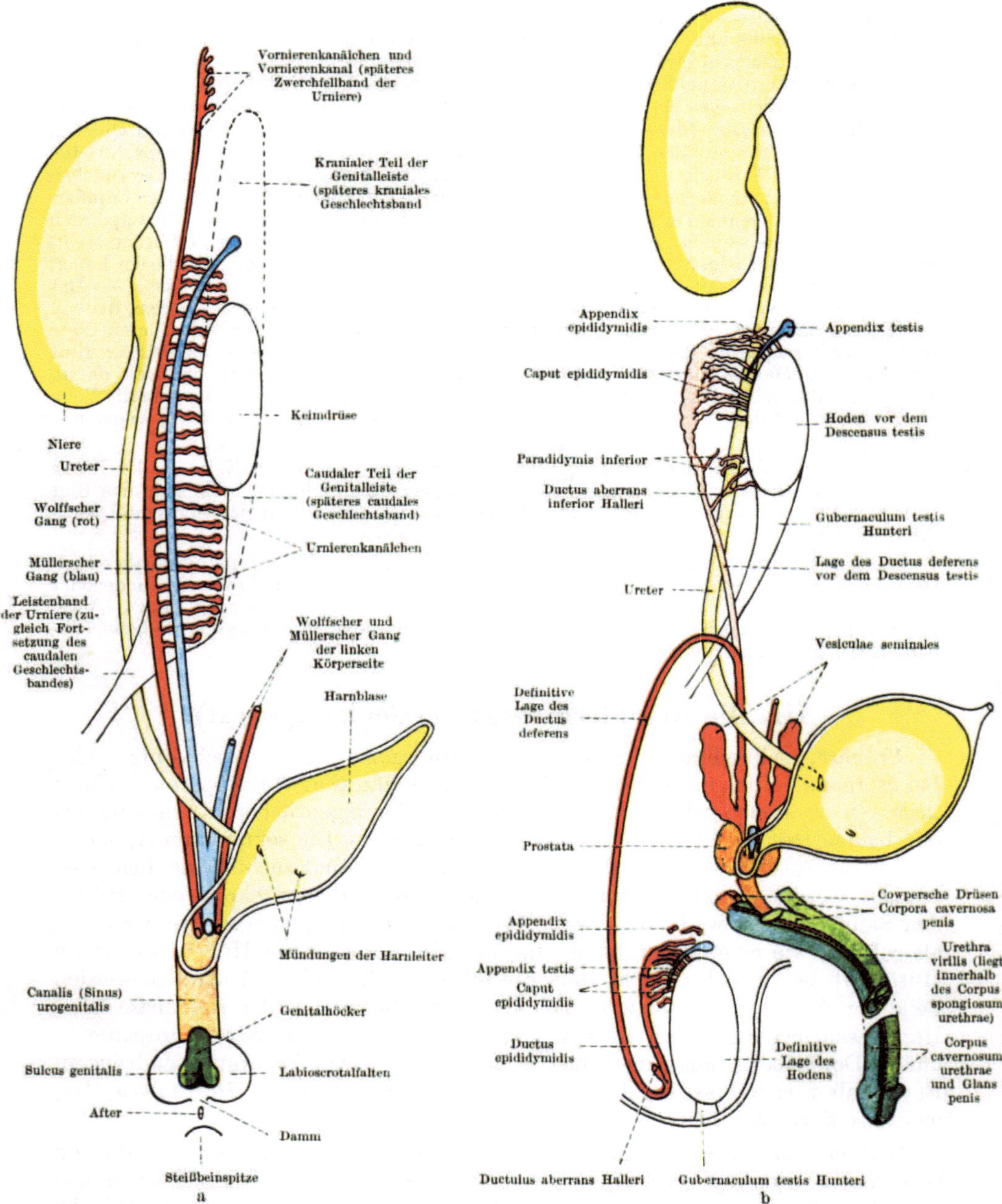

Abb. 225a u. b. Anlage des männlichen Geschlechtsapparates, Schema. a Indifferentes Ausgangsstadium beim Embryo. b Endgültiger Zustand beim Mann. Gelb: Niere und Harnwege. Rot: WOLFFscher Gang, Urniere und ihre Derivate. Blau: MÜLLERscher Gang und seine Derivate. Braun: Sinus urogenitalis und seine Derivate. Blaugrün: Schwellkörper des Sinus urogenitalis. Gelbgrün: Schwellkörper des Penis.

densten Organe des Körpers Sexualzeichen haben und sogar die ganzen Wachstums- und Proportionsverhältnisse in diesen Rahmen gehören (Bd. I, S. 13), so werden die akzessorischen Geschlechtsapparate nicht an dieser Stelle, sondern jedes an der Stelle des Körpers behandelt, welcher es zugehört, z. B. die Brustdrüsen bei der Haut. Nur insofern akzessorische Sexuszeichen an den Genitalorganen selbst sitzen, wie die Behaarung der äußeren Genitalien und ihrer Umgebung, werden sie hier mit berücksichtigt werden. Die Frage des biologischen Zusammenhangs zwischen den keimbereitenden und -ausführenden Organen einerseits und den akzessorischen Sexuszeichen andererseits darf jedoch durch diese topographische Sonderung nicht aus dem Auge verloren werden.

Wir gehen denselben Weg der Einteilung wie etwa bei den Drüsen mit innerer Sekretion (S. 106). Läßt man sie in ihren topographischen Zusammenhängen, so tritt die formbestimmende biologische Beziehung besonders klar hervor. Stellt man sämtliche innersekretorischen Drüsen des Körpers zusammen, wie es heute vielfach üblich ist, so muß auf diese weitgehend verzichtet werden zugunsten der vielfach ineinander greifenden physiologischen Wirkungsweise örtlich weit voneinander entfernter Organe. Für die Anatomie scheint mir in beiden Fällen der topographische Weg der gegebene; bei den akzessorischen Geschlechtsapparaten ist er im allgemeinen auch der übliche, außer bei der Brustdrüse, die sonderbarerweise von vielen Autoren den äußeren Geschlechtsorganen angeschlossen wird. Die Reminiszenz an irrige alte Vorstellungen, die unmittelbare Verbindungen zwischen Brustdrüsen und Geschlechtswerkzeugen annahmen, ist darin noch erkennbar. — Eine andere Art der Bezeichnungsweise faßt die „sekundären“ und „akzessorischen“ Merkmale als „akzidentelle“ zusammen und bezeichnet die ersteren als „genitale“, die letzteren als „extragenitale“.

Innere und äußere Geschlechtsorgane. Die Entstehungsgeschichte der Niere hatte uns gelehrt, daß von den unserer jetzigen Niere vorausgehenden Nierengenerationen und deren Ausführwegen beträchtliche Reste übrig geblieben sind, welche aber nicht mehr der Ableitung des Harnes, sondern derjenigen der Geschlechtsprodukte dienen. Zu diesen Abkömmlingen der Vor- und Urniere gesellen sich die Derivate des Sinus urogenitalis, d. h. einer ventralen Abspaltung der Kloake, welche ursprünglich für die Abfuhr von Kot, Harn und Geschlechtsprodukten gemeinsam ist (S. 411, Abb. 189). Die für den Harn und die Geschlechtsprodukte reservierte Abteilung der Kloake liegt natürlich oberflächlicher als die im Innern des Körpers versteckten Nierenabkömmlinge Man nennt die ersteren *äußere*, die letzteren *innere* Geschlechtsorgane. Als Grenze ist die Stelle zu betrachten, an welcher sich der Wolffsche bzw. Müllersche Gang in den Sinus urogenitalis einsenkt (Abb. 225).

In Abb. 225a ist der Sinus urogenitalis mit brauner Farbe wiedergegeben, die zu ihm gehörigen Schwellkörper mit grünen Farbentönen. Beim Manne entfaltet sich der Sinus urogenitalis sehr stark, wie an den entsprechenden Farben zu erkennen ist (Abb. 225b); bei der Frau bleibt er viel mehr zurück (Abb. 264). Umgekehrt sind die inneren Geschlechtsorgane der Frau (blau) im Verhältnis viel stärker entfaltet als diejenigen des Mannes (rot).

Die inneren Geschlechtsorgane umfassen die Keimstätten mit, also die bei der Einteilung in primäre und sekundäre Sexusorgane als primär bezeichneten Apparate. Nur die sekundären Geschlechtsorgane oder Ausführwege sind an beiden Abteilungen (an inneren und äußeren Geschlechtsorganen) beteiligt. Daran wird auch nichts geändert dadurch, daß beim Manne die Keimdrüse (Hoden) im Hodensack, also ganz äußerlich liegt. Diese Situation ist sekundär. Die Einteilungen richten wir nach dem genetisch zugrunde liegenden ursprünglichen Zustand, auch wenn nachträgliche Änderungen eingetreten sind.

Das beiden Geschlechtern gemeinsame Ausgangsstadium. Medial von der Urniere und den zu ihr gehörigen Gängen (dem Wolffschen und dem Müllerschen Gang) entsteht beim Embryo eine streifenförmige Verdickung des Epithels der Bauchhöhle, das *Keimdrüsenfeld.* Es zieht wie die ursprüngliche Niere fast durch die ganze Länge des Körpers hindurch, und zwar parallel zu ihr. Während die caudalen Teile angelegt werden, verschwinden die kranialen schon wieder. Rechnet man jedoch alle zusammen, wie wenn sie gleichzeitig vorhanden wären, so reicht der leistenförmige Vorsprung vom 6. Thorakal- bis zum 2. Sacralsegment. Außer in dem Längswulst unter dem Keimdrüsenfeld, der

Genitalleiste, sind Anlagen von Geschlechtszellen bei beiden Geschlechtern noch weiter vorn und hinten mikroskopisch nachweisbar, so daß selbst im Gebiet der Vorniere Genitalprodukte angelegt werden. Aber die *Keimdrüse* selbst, d. h. die Anlage des endgültigen Hodens bzw. Eierstocks, nimmt nur etwa $^1/_4$ der Länge der Genitalleiste ein, nämlich die Strecke vom 4. oder 5. Lumbalsegment bis zum 1. oder 2. Sacralsegment. Infolgedessen ragt die Urniere nach vorn und hinten über die Keimdrüse hinaus (Abb. 225a).

Die Geschlechtszellen, in ihrem undifferenzierten Zustand *Urgeschlechtszellen* genannt, entstehen nicht an Ort und Stelle im Keimdrüsenfeld, sondern werden wahrscheinlich schon bei der Furchung ausgesondert, kommen zunächst in das Epithel des primitiven Darmes zu liegen und wandern von dort in das Mesenchym der Genitalleiste und in das Epithel des Keimdrüsenfeldes.

In der weiteren Entwicklung übernehmen beim männlichen Geschlechte die Urnierenkanälchen den Transport des Samens aus dem Hoden in den Urnieren- oder WOLFFschen Gang und durch diesen in den Canalis urogenitalis (Abb. 225b). Der MÜLLERsche Gang bildet sich zurück, auch verschwinden viele der Urnierenkanälchen, welche den Anschluß an die verhältnismäßig kleine Keimdrüse nicht erreichen. Beim weiblichen Geschlecht dagegen verkümmert die Urniere und der Urnieren- oder WOLFFsche Gang. Bei der Frau tritt dafür der MÜLLERsche Gang, welcher parallel zum WOLFFschen Gang bei beiden Geschlechtern entsteht (bei niedersten Wirbeltieren sich auch tatsächlich vom WOLFFschen Gang durch Längsspaltung desselben ableitet), in Funktion. Ihm fällt die Aufnahme der Eier zu, welche vom Eierstock in die freie Bauchhöhle entleert, von dort durch das offene abdominale Ende des MÜLLERschen Ganges aufgenommen und dem Sinus urogenitalis zugeleitet werden (Abb. 264). Da die beiden MÜLLERschen Gänge gegen den letzteren zu auf eine große Strecke miteinander verschmelzen, sind die inneren Geschlechtsorgane der Frau zum Teil unpaar (Gebärmutter und Scheide), während beim Mann die ursprüngliche Paarigkeit bestehen bleibt (Samenleiter); bei ihm ist nur der Sinus urogenitalis unpaar (das männliche Glied).

Sowohl der Hoden wie der Eierstock verlassen ihre ursprüngliche Bildungsstätte im Körper. Dagegen bleibt das zuführende Blutgefäß (Arteria testicularis bzw. ovarica) mit seiner Wurzel an der alten Stelle liegen, so daß auch im endgültigen Zustand danach, wie an einem Ariadnefaden, die Entstehungsstätte noch aufgesucht werden kann (Abgangsstelle von der Aorta abdominalis). Beim männlichen Geschlecht führt der *Descensus testis* weiter abwärts als der *Descensus ovarii* bei der Frau. Der Hoden gelangt durch den Leistenkanal in den Hodensack und so in das Gebiet der *äußeren* Geschlechtsorgane, ohne genetisch zu ihnen zu gehören. Der Eierstock nimmt den Weg in das kleine Becken und bleibt an der Beckenwand liegen; er bleibt im Bereich der *inneren* Geschlechtsorgane, zu welchen er gehört. Immerhin sind auch die Eierstöcke infolge ihres Hinabtretens in das Becken von *außen* durch die gynäkologische Untersuchung erreichbar (vom hinteren Scheidengewölbe aus tastbar); die Hoden können im Hodensack ohne weiteres palpiert werden.

1. Innere männliche Geschlechtsorgane.

Wir unterscheiden den *Hoden*, die *Ausführgänge* desselben (Nebenhoden und Samenleiter) und die *Drüsen* der Ausführgänge (Ampullen und Samenbläschen). Wir werden den Hoden hier ohne seine Hüllen behandeln, um scharf hervortreten zu lassen, daß sie erst nachträglich miteinander in Verbindung gekommen sind. Tatsächlich tritt der Hoden bei vielen Tieren nur während der Brunft in den Hodensack hinab und wandert in der Zwischenzeit zwischen den Brunftperioden in die Bauchhöhle zurück. Beim Menschen wird die Lage innerhalb des Hodensacks bereits vor der Geburt stationär. Aber alle Einrichtungen weisen noch auf die Entstehung durch den Descensus testis hin und sind allein daraus zu verstehen. Indem wir von den äußeren Geschlechtsorganen den Hodensack zuerst behandeln und ihn so auf die inneren Geschlechts-

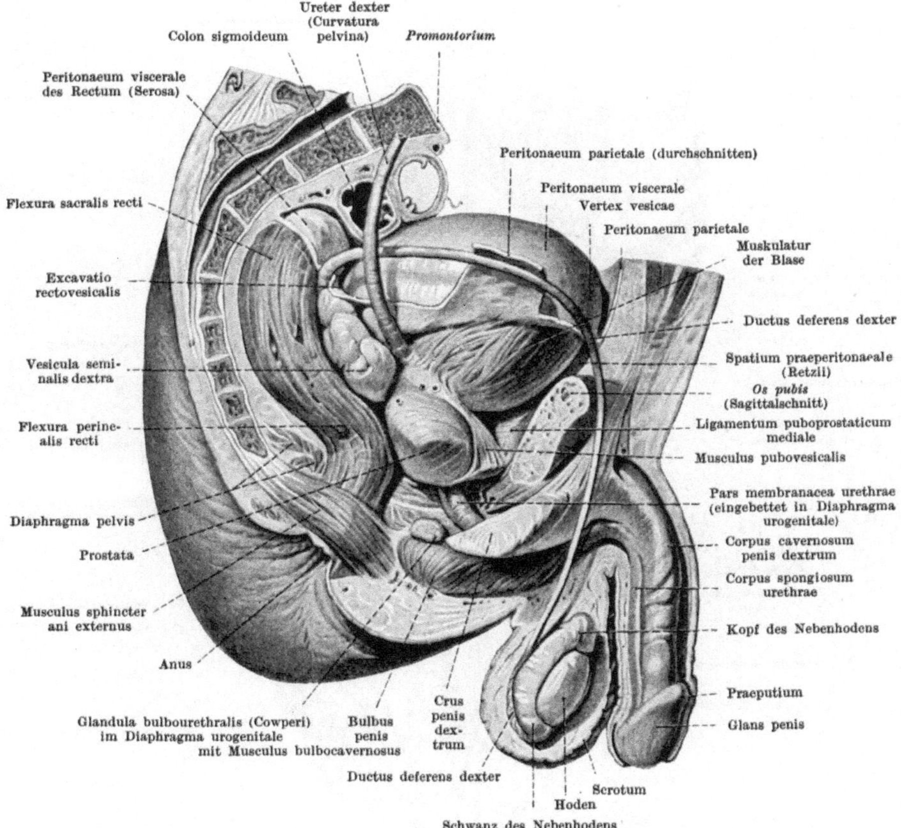

Abb. 226. Geschlechtsorgane des Mannes. Die rechte Becken- und Bauchwand entfernt, der Schnitt geht median durch die Wirbelsäule, aber etwas seitlich von der Symphyse durch das rechte Schambein. Der rechte Hodensack ist so weit abgetragen, daß der Hoden und Nebenhoden frei vorliegen. Die Haut des Penis und die weiche Bauchdecke sind genau median durchtrennt und auf der rechten Körperseite entfernt. Man sieht auf die rechte Seite der inneren und äußeren Geschlechtsorgane.

organe unmittelbar folgen lassen, wird, wie ich hoffe, die Einheitlichkeit von Hoden und Hodensack im endgültigen Zustand genügend hervortreten.

Weg des Samens. Um den Weg, welchen der Samen nimmt, von vornherein anschaulich zu machen, folgen wir ihm vom Hoden bis zum Austritt aus dem männlichen Glied (Abb. 226). Beide Hoden liegen im Hodensack. Vom *Hoden, Testis*, gelangt der Same zuerst in den *Nebenhoden, Epididymis*, welcher dem hinteren und lateralen Abschnitt des Hodens anliegt. Aus dem untersten Ende des Nebenhodens geht der *Samenleiter, Ductus deferens*, mit scharfer Biegung, hervor (Abb. 232). Der Hoden und Nebenhoden sitzen ihm wie ein Pfeifenkopf dem Pfeifenstiel auf. Der Samenleiter nimmt den Weg aus dem *Hodensack, Scrotum*, heraus zur vorderen Bauchwand und gelangt durch den Leistenkanal in das Innere der Bauchhöhle hinein (Abb. 227). Er umgreift auf diese Weise das Schambein, so daß der Samen genötigt ist, in einer kreisförmigen

Spiraltour um das Schambein herumzufließen. Zuerst gelangt er im Samenleiter ventral vom Schambein aufwärts bis zum Leistenkanal, dann hinter dem Schambein im kleinen Becken abwärts bis an den Blasengrund, wo der Samenleiter von dem *Samenbläschen*, *Vesicula seminalis*, lateral begleitet und in der Ansicht

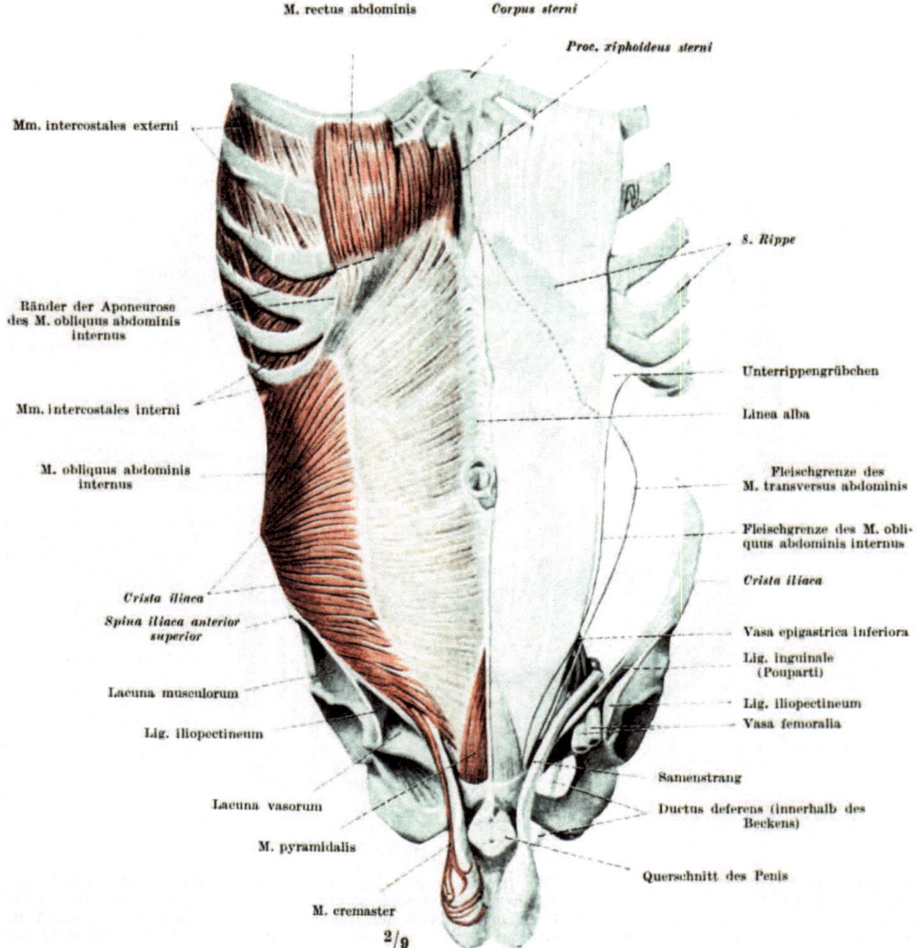

Abb. 227. Weg des Samenleiters durch die vordere Bauchwand. Am rechten Hoden des Präparates sind nur die Haut und die Fascia cremasterica (Cooperi) entfernt, am linken Hoden ist die Tunica vaginalis communis freigelegt und die Bauchdecke weggenommen. Man verfolgt den Samenleiter um die Vasa epigastrica inferiora herum in das Innere des Beckens hinein und sieht, wie er sich innen von dem Beckenknochen der Wurzel des Penis nähert (der Eintritt in den Penis ist durch den linken Samenstrang im Bilde verdeckt). Vgl. Bd. I, Abb. S. 152.

von der Seite verdeckt ist. Betrachtet man die Blase von hinten (Abb. 234), so sieht man, daß beide Samenleiter an dieser Stelle eine Auftreibung aufweisen, *Ampulla ductus deferentis*, daß die Ampullen sich bis zur Berührung nähern und mit ihren Fortsetzungen in die *Vorsteherdrüse*, *Prostata*, eintreten. Diese rechnen wir bereits zu den äußeren Geschlechtsorganen *(Pars prostatica der Harnröhre)*. Die Prostata ist sowohl vom Harnweg wie von den Samenwegen durchbohrt. Letztere sind in ihr besonders fein und heißen *Ductus ejaculatorii*. Sie münden innerhalb der Prostata in die *Harnröhre*, *Urethra virilis*, welche den Harn und von der Einmündung der Ductus ejaculatorii ab ebenso den Samen durch das männliche Glied leitet (Abb. 241). Betrachten wir die Stelle, wo die Urethra des Mannes unter der Symphyse passiert *(Pars membranacea urethrae)*, so ist hier der Samen ungefähr wieder an dem gleichen Ort angelangt, an welchem er sich beim Aufstieg im Samenleiter befand (Abb. 227, linke Körperseite). Aber der Kreis ist nicht geschlossen (sonst würde der Samen ja wieder in den Hoden zurücktreten), sondern nach Art einer Spirale läuft der Samenleiter an der Harnröhre vorbei: beide Samenleiter schmiegen sich eng an das männliche Glied und die in ihm gelegene Harnröhre an.

Der große Umweg, den diese kreisförmige Spiraltour für den Samen aus jedem der beiden Hoden bedeutet, ist genetisch aus dem Descensus testis zu verstehen (Abb. 225b). Wir werden darauf noch näher einzugehen haben. Die Bedeutung für den jetzigen Zustand liegt darin, daß auf dieser langen Strecke eine Menge Flüssigkeit deponiert werden kann, welche teils dem Hoden selbst, teils den Drüsen der Ausführwege entstammt. Das Gesamtprodukt dieser Bildungsstätten ist eben der Samen, Sperma. Er stammt keineswegs aus dem Hoden allein und ist keineswegs in den Samenbläschen aufbewahrt, wie diejenigen glaubten, welche einst diesen Namen prägten.

Allen Bildungsstätten für den Samen ist gemeinsam, daß sie bei Degeneration oder künstlicher Entfernung der Hoden verkümmern. Die zum Geschlechtsapparat gehörigen Drüsen sind daran von den zum uropoetischen Apparat gehörigen Drüsen unterscheidbar, besonders bei Tieren, bei welchen die drüsigen Anhänge eine weit hochgradigere Menge und Verschiedenartigkeit als beim Menschen besitzen.

a) Die Hoden.

Form. Jeder *Hoden, Testis, Orchis,* hat die Größe und Form einer etwas abgeplatteten Walnuß und weißliche Farbe. Die laterale Fläche, *Facies lateralis,* ist zugleich etwas nach hinten gewendet, die mediale Fläche, *Facies medialis,* schaut etwas nach vorn. Die letztere ist meistens etwas stärker abgeplattet als die äußere, da die medialen Flächen beider Hoden — durch die Scheidewand des Hodensackes voneinander getrennt — gegeneinander gelagert sind. Jeder Hoden steht mit der Längsachse annähernd senkrecht beim aufrecht stehenden Menschen; man unterscheidet danach den oberen Pol als *Extremitas superior,* den unteren als *Extremitas inferior.* Gewöhnlich steht der rechte Hoden beim Lebenden etwas höher als der linke (Bd. I, Abb. b, S. 11), so daß sie räumlich in der Nische vorn zwischen den Oberschenkeln besser Platz haben. Die laterale Fläche geht vorn mit dem *Margo anterior,* hinten mit dem *Margo posterior* in die mediale Fläche über. Der untere Pol und vordere Rand sind frei gegen die Umgebung; am oberen Pol treten hinten die Ausführwege des Samens aus *(Ductuli efferentes)* und dem ganzen Hinterrande ist der Nebenhoden angelagert (Abb. 225b u. Abb. 226).

Die Oberfläche des Hodens ist glatt spiegelnd. Er ist von einem Bauchfellblatt, *Tunica vaginalis propria* s. *Tunica serosa,* überzogen, das einem ursprünglichen Divertikel der Bauchhöhle angehört (S. 6) und bei den Hüllen des Hodens näher behandelt wird. Das Aussehen ist gleich dem des ursprunggebenden Bauchfelles geblieben. Nur da, wo der Nebenhoden dem Hoden angeheftet ist, fehlt ihm der seröse Überzug; dafür ist aber auch der Nebenhoden teilweise von ihm bedeckt (s. diesen).

Auf dem oberen Pol des Hodens sitzt ziemlich regelmäßig ein kleiner läppchenförmiger Anhang, *Appendix testis (Morgagni)* oder *ungestielte Hydatide* („Wasserbläschen"). Sie ist in Wirklichkeit ein mit gallertartigem Bindegewebe, nicht mit wäßriger Flüssigkeit gefüllter Körper, dessen Oberfläche mit Flimmerepithel überzogen ist. Sie ist als Rudiment des MÜLLERschen Ganges beim Manne übrig geblieben (Abb. 225b) und entspricht dem distalen Ende des Eileiters bei der Frau. Eine Funktion ist nicht bekannt.

Bau. Wir unterscheiden im Inneren des Hodens 1. das Hodenparenchym, d. h. die eigentlichen *Samenzellen* oder *-fäden*, deren Bildungs- und Begleitzellen, 2. die *interstitiellen Zellen* oder *Zwischenzellen* und 3. das bindegewebige *Stützgerüst*. Das letztere hält das ganze Organ zusammen, gliedert es in bestimmter Weise und ist Träger der Gefäße und Nerven. Auch die interstitiellen Zellen sind dem Stützgerüst eingelagert; sie gehen aus der gleichen bindegewebigen Anlage hervor, haben aber ihren besonderen geweblichen Charakter und ihre eigene biologische Bedeutung, die sie von den Stützelementen scharf unterscheidet. Die Spermien und ihre Bildungszellen liegen in den Lücken, welche

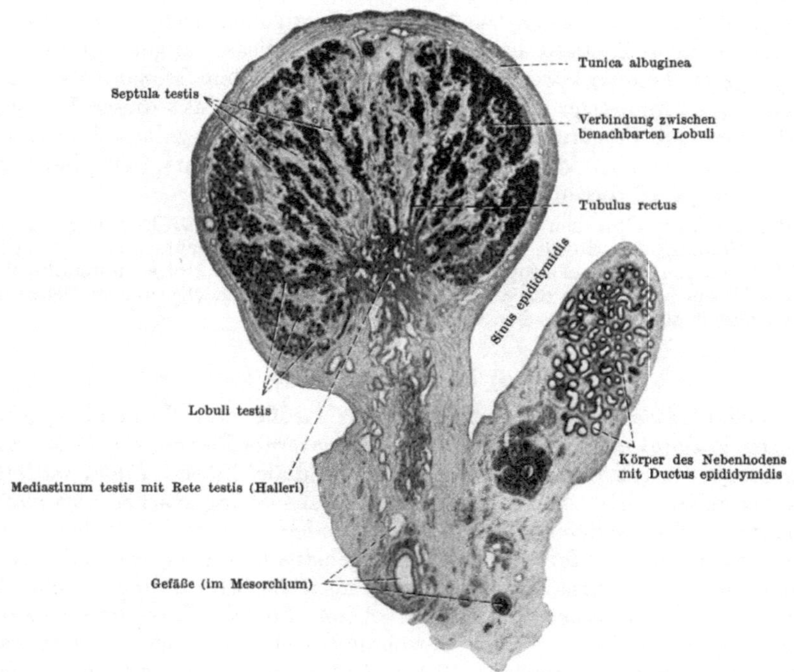

Abb. 228. Hoden und Nebenhoden des Neugeborenen. Querschnitt. Übersichtsbild. Photo.

das Stützgerüst frei läßt. Sie sind das wesentliche Element des Hodens, welchem alles Übrige nur dienlich ist. Wir beginnen mit ihrer Anordnung.

Alle Samenfäden mit ihren Bildungs- und Begleitzellen liegen in Kanälchen eingeschlossen, welche äußerlich tubulösen Drüsenschläuchen ähnlich sehen. Man kann die Kanälchen aus der Schnittfläche eines Hodens herausziehen und unter Wasser flottieren sehen. Mit dem Mikroskop nimmt man auf Schnitten durch den Hoden wahr, daß sämtliche Zellen randständig sind und im Inneren ein Lumen freilassen (Abb. 230a). In dieses geraten die fertigen Samenfäden hinein und von dort aus, wie das Sekret einer Drüse, in die Ausführgänge des Hodens. Man nennt die samenbereitenden Kanälchen, da sie gewunden sind, *Tubuli seminiferi contorti*. Sie haben die Stärke eines Barthaares.

Wegen der Ähnlichkeit mit Drüsenkanälchen und wegen der Ableitungswege, welche Drüsenausführgängen ähnlich sehen, wurde der Hoden als Drüse (Keimdrüse) bezeichnet. Man dachte dabei an Drüsen mit äußerer Sekretion. Aber gerade das trifft auf ihn nicht zu. Denn ein Sekret kann zwar aus Zellen entstehen wie das Produkt der Talgdrüsen, ist aber eine Flüssigkeit oder ein Magma, dessen Wirksamkeit nicht auf corpusculären Beimischungen beruht; die letzteren sind, wo sie vorkommen, rein akzidentell. Der Hoden produziert dagegen die Samenfäden, also gerade die Corpuscula des Samen, während die Flüssigkeit von den Drüsen der Ausführgänge geliefert wird; letztere ist akzidentell, die Samenfäden sind das essentielle Element im Samen. Diese biologisch fundamentalen Unterschiede weisen dem Hoden (und Eierstock) eine besondere Stellung an, die mit Drüsen nichts gemein hat. Der Name „Drüse" ist in dieser Hinsicht gerade so irrig wie bei den Lymphknoten (Lymph-„drüse"). Da der Hoden und Eierstock innere Sekrete liefern, so sind sie in anderer Hinsicht doch Drüsen; insofern kann man das Wort rechtfertigen, freilich in anderem Sinn als die alten Anatomen glaubten und als in der Bezeichnung „Keim"drüse zum Ausdruck kommt.

Die Samenkanälchen, deren Inhalt wir im folgenden Abschnitt gesondert besprechen werden, sind durch lockeres Bindegewebe zu Häufchen, *Lobuli testis,* vereinigt. Sie sehen auf Querschnitten durch den Hoden keilförmig aus (Abb. 228). Das bindegewebige Stützgerüst ist so angeordnet, daß vom hinteren oberen Rande des Organs ein Zapfen in das Innere spornartig vorragt, der auf dem Querschnitt buckelförmig aussieht, *Mediastinum testis (Corpus Highmori).* Von ihm strahlen radiär zu einer oberflächlichen dicken Bindegewebsschale des Hodens, der *Tunica albuginea,* feine Bindegewebssepten und -bälkchen aus, *Septula testis.* Ein ganz ähnliches Bild erhält man auf Längsschnitten durch den Hoden. In das fächerförmige Gerüst sind die Samenkanälchen so eingefüllt, daß sie die Zwischenräume in Form der Lobuli ausfüllen und daß sie außerdem durch Lücken in den Septula von Lobulus zu Lobulus miteinander zusammenhängen. Löst man die Albuginea des Hodens ab, so liegen die Oberflächen der Lobuli frei zutage (Abb. 229). Sie sind verschieden groß, kegelförmig, wenden die Basis des Kegels der Peripherie und die Spitze dem Mediastinum des Hodens zu und konvergieren so gegen das letztere, daß die Septula radiäre Lage erhalten.

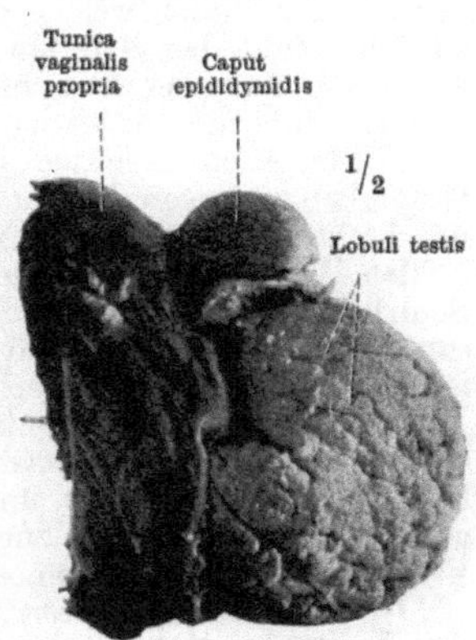

Abb. 229. Hoden des Erwachsenen, Tunica albuginea abpräpariert, Hodenhüllen zurückgeschlagen. Photo.

Die Samenkanälchen anastomosieren innerhalb der Lobuli und außerdem durch die Septula hindurch miteinander, so daß die Samenfäden im reifen Hoden nach allen Seiten hin einen Ausweg finden können. Man schätzt die Zahl sämtlicher Tubuli auf 600, die eines Lobulus auf 3—4 von 30—70 cm Länge. Schließlich geht aus jedem Läppchen ein einziges ganz kurzes gerades Kanälchen hervor, *Tubulus rectus,* welches in das Mediastinum testis eintritt und dort mit anderen Tubuli recti zu einem Netz feiner Kanälchen zusammenfließt, *Rete testis (Halleri).* Die Tubuli recti und das Rete sind von einem einschichtigen kubischen oder platten Epithel ausgekleidet, Samenfäden werden nur in den Tubuli contorti erzeugt. Den Weg des Samens aus dem Rete in den Nebenhoden werden wir bei diesem wieder aufnehmen.

Die Tunica albuginea ist äußerlich von Plattenepithel, der bereits erwähnten *Tunica vaginalis propria* s. *Tunica serosa,* überzogen. Das derbe kollagene Bindegewebe der Albuginea selbst ist äußerst resistent, gibt dem Hoden seine weißliche Farbe und setzt Schwellungen des Hodens Widerstand entgegen, wie aus der großen Schmerzhaftigkeit von akuten Hodenentzündungen hervorgeht (z. B. beim Mumps). Bei Verletzungen quellen die Samenkanälchen aus der Albuginea hervor, ein Beweis für den Überdruck, welcher im Inneren des Hodens herrscht. Man fühlt bei Druck auf den normalen Hoden beim Lebenden seine elastische Resistenz (Pseudofluktuation). Die einzelnen gewundenen Samenkanälchen haben eine elastische, feine Basalmembran, die sie nach außen begrenzt (Abb. 230a). Platte Bindegewebszellen legen sich schalenartig um sie herum. Im übrigen ist das Bindegewebsgerüst zwischen den gewundenen Kanälchen sehr locker und grundverschieden von dem derben Zwischengewebe des Mediastinum.

Gefäße und Nerven. Reichliche Venen zwischen der Tunica vaginalis propria und Tunica albuginea, welche häufig mit Blut angefüllt sind und stark geschlängelt verlaufen, schimmern durch erstere durch (besonders deutlich beim Hoden großer Tiere, z. B. beim Stierhoden). Andererseits liegen im derben Bindegewebe des Mediastinum außer den zur Samenleitung dienenden lacunären Kanälchen des Rete testis auch zahlreiche feine Arterien, Venen und Lymphgefäße, welche an dem Hinterrand des Hodens ein- bzw. austreten. Sie verzweigen sich in den Septula bis gegen die Albuginea, so daß das ganze Organ von einem feinen Netzwerk von Gefäßen durchzogen ist, auch *Tunica vasculosa* genannt; von ihr aus werden die Samenkanälchen mit zahlreichen Capillaren umsponnen. Eine Absperrung des Blutstromes wird von den samenbildenden Zellen nur auf kurze Zeit vertragen. Nach den Erfahrungen der Chirurgen ist nach 16stündiger Unterbindung sämtlicher Arterien und Venen keine Neubildung von Spermien mehr möglich, auch wenn nachher die Zirkulation wieder normal wird. Die *Blutzufuhr* zu diesem Schwammwerk besorgt die *A. testicularis* (*spermatica interna*), die aus der Aorta abdominalis an der Stelle entspringt, wo einst der Hoden vor seinem Hinabsteigen in den Hodensack lag. Der Weg der Arterie ist der gleiche wie der, welchen der Hoden beim Descensus testis genommen hat. Es bestehen gewöhnlich Anastomosen zwischen der *A. deferentialis*, welche dem Ductus deferens von der Prostata nach dem Nebenhoden zu folgt, und den Arterien des Hodens, so daß eine Zerstörung der A. testicularis nicht notwendig zu einer Atrophie des Hodens führt. Immerhin ist bei Bauchoperationen eine Unterbindung der A. testicularis wegen der Empfindlichkeit des Hodenparenchyms gefährlich. Die A. cremasterica (aus A. epigastrica inferior) und A. pudenda externa (aus A. femoralis) versorgen lediglich die Hüllen des Hodens. Doch gibt es feinste Verbindungen im Ligam. scrotale testis mit der A. testicularis. Letztere dringt mit einigen Ästchen in den Hinterrand des Hodens ein, der weitere Verlauf folgt teils oberflächlich den tiefen Schichten der Albuginea, teils in der Tiefe dem Mediastinum und den Septula. Die *Venen* sammeln sich entsprechend teils oberflächlich, teils im Mediastinum und fließen in ein langgestrecktes Venengeflecht ab, welches die A. testicularis im Samenstrang umhüllt, *Plexus pampiniformis.* Schließlich entstehen jederseits aus dem Plexus zwei und zuletzt eine Vena testicularis (spermatica interna), deren Blut rechts in die V. cava inferior direkt, links in die Vena renalis sinistra und durch diese erst in die Cava abfließt (Samenstranggeschwülste infolge von Venenstauung (Varicocele), Verwechselung mit Leistenbrüchen). Die Venen des Hodens anastomosieren mit den Venen seiner Hüllen.

Die *Lymphgefäße* leiten die Lymphe dem Nebenhoden und Samenleiter entlang durch den Leistenkanal hindurch ab; sie münden innerhalb der Bauchhöhle in Lymphknoten, welche zur Seite der Aorta liegen, *Nodi lymphatici lumbales.* Auch darin tritt derselbe Verlauf zutage, den der Hoden bei seinem Descensus vorgeschrieben hat. Schwellungen oberflächlicher Lymphknoten der Leistengegend sind deshalb nie auf Erkrankungen des Hodens selbst, sondern der wirklichen äußeren Genitalien beziehbar.

Die *Nerven* entstammen (entsprechend der ursprünglichen Lage des Hodens) etwa dem 10. thorakalen Rückenmarkssegment. Sie sind sympathischer Natur, folgen den Nervi splanchnici minores zum Plexus coeliacus, Plexus aorticus und Plexus renalis, schließlich verlaufen sie neben und mit der A. testicularis zum Hoden. Werden sie geschädigt, so kommt die Erzeugung von Samenfäden ins Stocken. Sie führen auch die Schmerzfasern des Hodens und Nebenhodens.

Bei Versuchen, den Mann wehrlos zu machen, sind Druck oder Stoß auf die Hoden im Hodensack ein Mittel, welches, mit der nötigen Kraft angewendet, bei der hohen Schmerzempfindlichkeit des Organs zum Ziele führt. Beim sportlichen Ringkampf sind solche Mittel verpönt.

Spermiogenese. Das eigentliche samenbildende Gewebe des Hodens, *Parenchyma testis,* füllt die Samenkanälchen bis auf ein centrales Lumen aus. Auch letzteres kann bei reger Samenbildung verlegt sein. Die Zellen dienen entweder unmittelbar oder mittelbar der *Samenbildung, Spermiogenese.* Die Zellen liegen in mehreren Schichten wie ein mehrschichtiges Epithel in der Wand der Samenkanälchen übereinander. Jede der rundlichen Zellen hat in dieser Schichtung ihre ganz bestimmte Position im Ablauf der Samenbildung. Die nur mittelbar zur Samenbildung dienenden Zellen, *Sertolische Zellen,* sind dagegen länglich geformt, radiär gestellt und reichen durch die ganze Dicke des zelligen Wandbelages hindurch (Abb. 230). Der Kern einer Sertolischen Zelle kann allerdings sehr verschieden liegen, entweder basal oder in irgendeiner den Kernen der geschichteten rundlichen Zellen entsprechenden Schicht. Doch kann man die Kerne der Sertolischen Zellen immer leicht daran erkennen, daß sie oval und sehr hell und mit einem sehr deutlichen Nucleolus ausgestattet sind, der als ein mit Kernfärbungsmitteln intensiv gefärbtes Pünktchen hervortritt. Die langen SERTOLIschen Zellen entstehen zwar aus der gleichen Anlage wie die rundlichen eigentlichen Samenbildungszellen, aber sie gehören nicht unmittelbar zur Samenbildung selbst, sondern dienen nur zur Ernährung und Befestigung der rundlichen Zellen in einem bestimmten Stadium. Ich nenne sie deshalb *Begleitzellen*, die rundlichen Zellen nenne ich *Samenbildungszellen* (im engeren Sinne). Wir verfolgen ihren Lebenscyclus und stoßen dabei von selbst auf ihre Beziehung zu den Begleitzellen.

Samenbildungszellen. Die Samenbildungszellen liegen zunächst im Entoderm, wandern aber sehr früh in das Keimdrüsenfeld (S. 386) ein. Beim neugeborenen

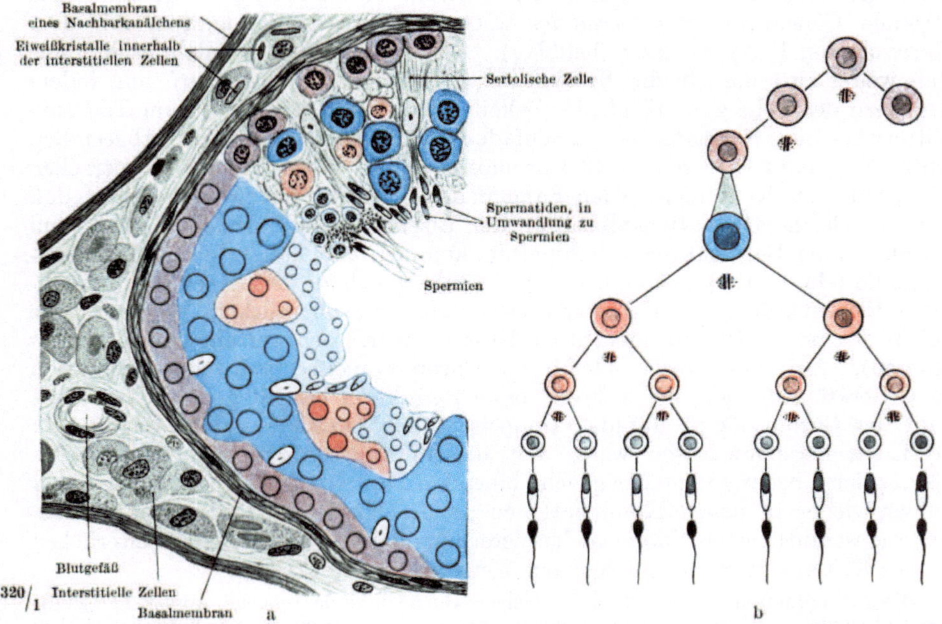

Abb. 230a u. b. Spermiogenese. a Hodenkanälchen eines jungen Mannes. In einem Teil des Querschnittes ist eine Gruppe von Samenbildungszellen mit allen Einzelheiten gezeichnet (oberster Abschnitt). In der linken Hälfte nur die Konturen der Kerne und die Zonen gleichartiger Zellen farbig wiedergegeben. b Lebenscyclus einer Samenmutterzelle, Schema (nach Art eines Stammbaumes dargestellt). Die mitotischen Teilungsfiguren sind in den Zwischenraum zwischen Mutter- und Tochtergeneration eingetragen. In Abb. a und b sind bezeichnet: violett die Spermatogonien, dunkelblau die Spermatocyten, rot die Präspermatiden 1. Ordnung, rosa die Präspermatiden 2. Ordnung, hellblau die Spermatiden, weiß die Kerne der SERTOLIschen Zellen. Die Zellgenerationen nach den Untersuchungen von GÜNTHER HERTWIG, Z. mikr.-anat. Forschung, Bd. 33 (1933).

Knaben bemerkt man sie als besonders große *Ursamenzellen* oder *Spermatogonien.* Durch vielfache Teilung gehen aus ihnen zahlreiche Zellen hervor, welche in den Samenkanälchen am weitesten basal liegen und erst zur Zeit der Geschlechtsreife beginnen, sich in andere Zellen umzuwandeln. Da auf die *Vermehrungsperiode* eine *Wachstumsperiode* folgt, so sind die Spermatogonien im Pubertätshoden und im ganzen Mannesalter relativ klein. Sie sind an ihrer Kleinheit und an der geringen Größe ihrer Kerne von der folgenden Generation von Zellen unterscheidbar (Abb. 230a, violett). Diese Zellen heißen *Spermatocyten* (dunkelblau); sie sind nicht durch Teilung aus der letzten Generation von Spermatogonien, sondern durch Wachstum, d. h. Vergrößerung der einzelnen Zelle und ihres Kerns entstanden. Dadurch ist die Zelle vorbereitet zu der jetzt folgenden *Reifungsperiode.* Sie umfaßt im allgemeinen zwei Teilungen, die Reifungsteilungen, welche auch mitotisch verlaufen, sich aber von allen anderen mitotischen Teilungen dadurch unterscheiden, daß jede der acht Zellen, welche aus jeder Spermatocyte hervorgehen, nur halb so viele Chromosomen besitzt wie alle übrigen Körperzellen und wie die ausganggebende Spermatogonie und Spermatocyte. Man nennt deshalb die Reifungsteilungen auch *Reduktionsteilungen.* Beim Menschen (und bei der Katze) macht jede Spermatocyte nicht 2, sondern 3 Reifungsteilungen durch. Abgesehen von der dabei stattfindenden Reduktion der Chromosomenzahl auf die Hälfte erfolgt bei jeder Teilung eine Verminderung des Kernvolumens auf die halbe Größe, so daß in den 4 Generationen von Zellen sich die Kernvolumina verhalten wie 8:4:2:1 (Abb. 230b). Die aus der Teilung der *Spermatocyte* (dunkelblau) mit dem Kernvolumen 8 hervorgehenden Zellen werden *Präspermatiden* 1. Ordnung (rot) genannt, die folgende Generation *Präspermatiden 2. Ordnung* (rosa), die letzten, mit dem Kernvolumen 1, *Spermatiden* (hellblau). Die Spermatiden wandeln sich, ohne sich weiter zu teilen, in die *Samenfäden, Spermatozoen* (*Spermien*), um, indem der Kern der Zelle zum Kopf, der Zelleib (und das Centrosoma) zum Teil zum Mittelstück und Schwanz des Samenfadens umgewandelt, zum Teil abgestoßen wird. So gelangen von den 48 Chromosomen der gewöhnlichen Körperzellen nur 24 in den Kopf eines jeden Samenfadens hinein. Wir werden sehen, daß sich der gleiche Reduktionsprozeß an der Eizelle abspielt. Indem Samen- und Eizelle bei der Befruchtung verschmelzen, kommen zwei halbierte Chromosomenbestände (Haplonten) zusammen und vereinigen sich zu dem Kern des befruchteten Eies mit dem vollen Chromosomenbestande, von welchem wiederum alle Zellen des neuen Organismus durch Mitose mit Kernen versehen werden (Diplonten). Auf diese Weise bleibt der Chromosomenbestand von Generation zu Generation der gleiche, während ohne Reduktion bei jeder Befruchtung die Zahl der Chromosomen auf das Doppelte erhöht worden und also längst zu Myriaden herangewachsen wäre. Mit diesem außerordentlich feinen Mechanismus der Übertragung einer gleichbleibenden Zahl von Chromosomen, die aber immer wieder in neuen Kombinationen an die Kinder weitergegeben werden, sind die wesentlichsten Vorgänge der Vererbung der elterlichen und voreIterlichen Eigenschaften auf die nachfolgenden Generationen verknüpft.

Die Präspermatiden haben fast die gleiche Größe und das gleiche Aussehen wie die Spermatogonien, sind aber von ihnen leicht unterscheidbar, wenn man auf die dazwischen liegenden größeren Spermatocyten achtet (Abb. 230). Als Präspermatiden sind die centralwärts, als Spermatogonien die basalwärts von den Spermatocyten liegenden kleineren Zellen anzusprechen. Die Spermatiden unterscheiden sich von allen übrigen Zellen durch ihre Kleinheit. Bei der Umwandlung in Spermien wird der Kern länglich, rückt an die Peripherie und färbt sich infolge der Kondensierung des Chromatins bei Kernfärbungen ganz intensiv. Dieses topographische und tinktorielle Verhalten zeigt an, daß der Kern sich in den Kopf des Samenfadens zu verwandeln im Begriffe steht und daß vom Protoplasma nur ein Bruchteil als Anhang des Kopfes, nämlich als Verbindungsstück und Schwanz des Samenfadens, übrig bleibt.

Bei Tieren mit regelmäßigen und schnellen Folgen der Brunftperioden sind die einzelnen Phasen der Samenbildung durch ganze Zellschichten repräsentiert. So folgt z. B. im Hoden der Maus zu Zeiten auf eine Schicht von Spermatogonien eine Schicht von Spermatocyten, von Präspermatiden, von Spermatiden und von Spermien wie die Schichten einer Torte. Aber beim Menschen und allen Tieren, bei welchen von der Geschlechtsreife an zu jeder Zeit Samenfäden zur Ausentwicklung kommen, ist nicht nur in den verschiedenen Samenkanälchen, sondern selbst auf dem gleichen Querschnitt eines einzigen Kanälchens ein großer Wechsel zu beobachten und deshalb das Bild sehr vielgestaltig. In Abb. 230a sind verschiedene Möglichkeiten der Anordnung in schematischer Weise dargestellt; ich hebe einige besonders wichtige Bilder hervor.

An einer Stelle können alle Präspermatiden bereits in Spermatiden umgewandelt sein. Dann stoßen die Spermatocyten unmittelbar an die Spermatiden an (Dunkelblau an Hellblau, anstatt Dunkelblau an Rot). Ist die im Schema dunkelblau bezeichnete Zone verbraucht und grenzt Violett an Rot (anstatt an Dunkelblau), so kann es schwierig sein, beide Arten von Zellen zu unterscheiden, da das trennende Element, die an ihrer Größe kenntlichen Spermatocyten, an der betreffenden Stelle fehlen. In ähnlicher Weise können die

Spermatogonien (violett) ganz aufgebraucht sein. Dann liegen zu äußerst an der Basalmembran zwischen und auf den Fußplatten der Begleitzellen bereits Spermatocyten (rot) oder andere Zellgruppen. Ist dies im ganzen Hoden der Fall, so tritt bald Atrophie ein. Individuell ist dieser Zeitpunkt sehr verschieden. Zeugungsfähige Männer von 70 und mehr Jahren sind nicht selten. Jedoch erlischt die Zeugungsfähigkeit je nach der Körperanlage und Lebensweise gewöhnlich früher (zwischen 50.—60. Lebensjahr); bei der Frau sistiert die Abstoßung reifer Eier fast regelmäßig zwischen dem 45.—55. Lebensjahr *(Menopause)*, die Zeugungsfähigkeit ist also wesentlich früher als beim Mann beendigt. Der Greisenhoden fühlt sich schlaff und welk an.

Die Spermatogenese ist ein außerordentlich labiler Vorgang, der schon durch verhältnismäßig geringfügige äußere und innere Änderungen des Organismus gestört, durch schwere Erkrankung, Hungersnot, länger dauernde starke psychische Erregung völlig zum Stillstand gebracht wird. Dauern die schweren Schädigungen über viele Monate unvermindert an, so gehen schließlich alle samenbildenden Zellen, zuletzt die Spermatogonien zugrunde. Dann atrophieren auch Nebenhoden und Samenblasen.

Sertolische Zellen. Die Sertolischen Zellen (Begleitzellen) haben mit der geschilderten Folge von Zuständen nur insofern zu tun, als die Spermatiden während ihrer Umwandlung in reife Samenfäden mit ihnen in organische Verbindung treten. Die sich umbildenden Spermatiden senken sich in das Protoplasma der Begleitzellen ein, so daß unter Umständen ein ganzer Schopf von Samenfäden dem freien Ende der Begleitzellen aufsitzt (Abb. 230a). Sie werden durch den Plasmaverband festgehalten, so daß sie nicht unreif mit dem Samen abgehen; dies kommt trotzdem gelegentlich vor, so daß Spermatiden oder Reste von solchen im Samen nicht selten sind und bei krankhaften Zuständen sogar überwiegen können. Während der Zeit der Verschmelzung dient, wie es scheint, das Protoplasma der Begleitzellen nach Art einer Amme zur Ernährung der ihm eingenestelten Spermatozoen; man kennt wenigstens zahlreiche Fett- und Eiweißtröpfchen als Einschlüsse des Zelleibes, besonders in seiner basalen Partie. Sind die Samenfäden reif, so lösen sie sich aus der vorübergehenden Vereinigung mit den Begleitzellen und treten frei in das Lumen der Samenkanälchen ein. Durch schlängelnde Bewegungen ihres Schwanzes (S. 399) gelangen sie aus den Tubuli contorti des Hodens durch das Rete testis in die Ductuli efferentes und den Ductus epididymidis, wo ihre Bewegungen abgestellt werden (s. Nebenhoden).

Man schätzt die Dauer der Umwandlung einer Spermatogonie in ein reifes, frei bewegliches Spermatozoon auf 19—20 Tage; davon fallen 10 Tage auf die Reifungsperiode und nur $^1/_2$ Std auf den Plasmaverband zwischen Samenfaden und Begleitzelle.

Form und Bau der reifen Samenfäden. Jedes Ejaculat des geschlechtsreifen Mannes enthält außer dem Sekret der Geschlechtsdrüsen, über welches bei diesen zu berichten sein wird, schätzungsweise 200—300 Millionen Samenfäden, so daß für die ganze zeugungsfähige Zeit eines Mannes Billionen von Spermatozoen angenommen werden können. Da schätzungsweise nur etwa 200—500 Eizellen beim Weibe befruchtungsfähig werden, so hat die Natur den Mann mit Geschlechtsprodukten verschwenderisch ausgestattet; die Chancen der Befruchtung für das Ei sind möglichst hoch. Denn obgleich nur ein einziger Samenfaden, der in das Reifei eindringt, zur Befruchtung genügt und das Eindringen mehrerer Samenfäden verhindert wird, so würden doch, wenn sich alle reifen Geschlechtsprodukte eines Mannes und einer Frau zusammenfänden, auf ein Ei Milliarden von Samenfäden zu rechnen sein. Bei niederen Organismen, besonders bei Wassertieren, ist die Erzeugung von Geschlechtsprodukten noch viel gewaltiger, allerdings auch die Zahl der Eier oft unmeßbar groß, so daß die Spanne zwischen männlichen und weiblichen Zahlen weniger beträchtlich erscheinen könnte. Aber auch in diesen Fällen ist anzunehmen, daß der Same immer erheblich zahlreichere zeugungsfähige Elemente enthält, als die Zahl der Eier beträgt.

Zu den günstigen Chancen für die Befruchtung gehört auch die Kleinheit, der Bau und die damit zusammenhängende leichte Beweglichkeit der Samenfäden.

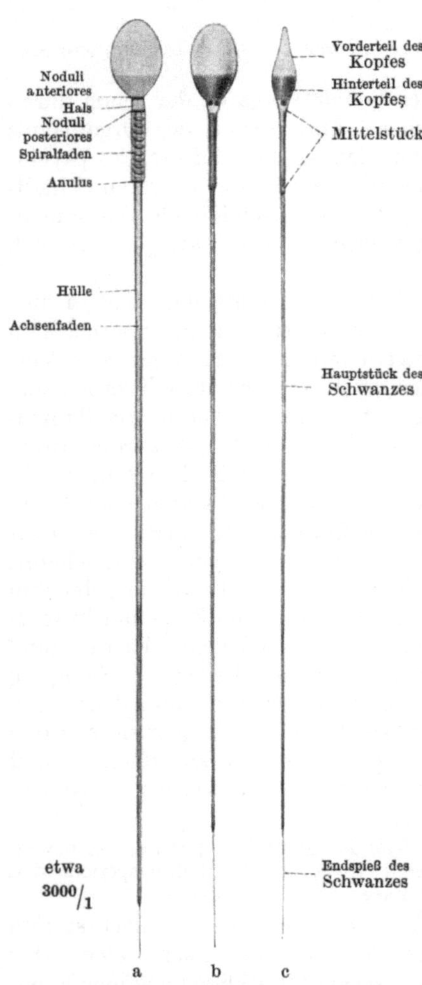

Abb. 231a—c. Reife Samenfäden, Mensch. a Schema (frei nach Meves). b Natürliche Abbildung von der Fläche. c Dasselbe im Profil. (b und c nach Retzius, aus Gegenbaur-Fürbringer, Lehrbuch der Anatomie, Bd. 1. 1909.)

Man unterscheidet an ihnen den *Kopf*, das *Mittelstück* und den *Schwanz* (Abb. 231). Der Kopf ist von der Fläche gesehen elliptisch, von der Kante gesehen dem Kern einer Weinbeere ähnlich; er ist 3—5 μ lang, vorn nur 1,8 μ, hinten 3,3 μ dick. Mittelstück und Schwanz sind fadenförmig, zusammen 40—50 μ lang und an der dicksten Stelle nur 1 μ dick. Der Samenfaden im ganzen gehört nach diesen Maßen zu den kleinsten Zellen des Organismus.

Das Mittelstück ist hinten an den Kopf mit einer hellen durchsichtigen Stelle befestigt, welche auch als *Hals* bezeichnet wird; sie ist wie ein Gelenk beweglich, so daß der Kopf verschiedene Stellungen zum Mittelstück und Schwanz einnehmen kann; letztere treiben ihn durch schlängelndes Hin- und Herschlagen vorwärts. Ist die Bewegung des Schwanzes besonders heftig, so wird der Kopf zugleich mit der Vorwärtsbewegung um seine Längsachse rotiert. Beim Auftreffen auf das Ei schneidet oder bohrt der Kopf mit seinem Vorderteil das Ei an. Die vordere Kante ist gleich der Schneide eines kurz gebogenen Skalpells zugeschärft; das Vorderteil wird danach auch *Perforatorium* genannt. Hinter dem Gelenkteil (Hals) hat das Mittel- und Schwanzstück einen fibrillär gebauten feinen *Achsenfaden*, welcher den Bewegungsapparat des Schwanzes darstellt. Den Antrieb erhält die Bewegung vom Verbindungsstück, in welchem unmittelbare Abkömmlinge des Centrosoms liegen *(Noduli anteriores, Noduli posteriores* und *Anulus)*. Mittelstück und Schwanz sind von einer *Hülle* umgeben, die sich aus dem Zelleib der Samenbildungszelle ableitet; sie enthält namentlich in ersterem Elemente, welche vielleicht bei der Befruchtung wichtige Substanzen des väterlichen *Protoplasmas* auf das Ei übertragen *(Mitochondrien, Plastosomen)*. Auch auf den Kopf des Samenfadens ist die Hülle als feinster Überzug, der Plastosomen enthält, fortgesetzt. Nur die Schwanzspitze ist ohne Hülle *(Endspieß)*. Bei vielen Tieren hat die Schwanzhülle die Form eines Bandes, in dessen Mitte der Achsenfaden liegt; sie unterstützt durch undulierende Bewegungen in von Fall zu Fall sehr verschiedenartiger Weise die Bewegungen des letzteren. Die Bewegung wird gerichtet und gesteigert durch Strömungen, in welche die Samenfäden geraten, sie schwimmen stromauf (positiv *rheotaktisch*). Infolgedessen überwinden sie in den Genitalien der Frau den Gegenstrom der Sekrete im Uterus und in der Tube und finden so den Weg zum Ei.

Die Form des Perforatorium ist bei den verschiedenen Tierspecies außerordentlich verschieden (spieß-, messer-, korkzieherartig usw.) und aufs feinste dem Mechanismus angepaßt, welcher zur Vereinigung von Ei- und Samenzelle nötig ist.

Der Schwanz entwickelt sich aus der Spermatide unter dem Einfluß des Centrosoms. Dieses teilt sich zuerst in zwei Tochtercentrosomen. Das eine bleibt am Kern der Zelle, das andere legt sich an den Zellrand; von dieser Stelle wächst der Achsenfaden aus. Ganz ähnlich ist bei Wimperzellen das Auswachsen der Wimperhaare von Körnchen aus beobachtet worden, welche aus Teilungen des Centrosoms hervorgehen. Das Centrosom erweist sich also auch hier als kinetisches Organ, welches die Geißelbewegungen gerade so wie die mitotischen Bewegungen bei der Zellteilung beherrscht. Ob die Substanz des peripheren Centrosoms selbst die Substanz des Achsenfadens liefert oder ob Substanz des Zelleibes unter ihrer Wirkung dies tut, ist schwer zu sagen.

Das Mittelstück ist dadurch begrenzt, daß das centrale, dem Kern anhängende Centrosom der Spermatide sich an sein vorderes, und daß sich ein Teil des peripheren Centrosoms an sein hinteres Ende legt. Aus beiden Centrosomen gehen sehr verschiedenartige Gebilde hervor, aus dem vorderen die *Noduli anteriores*, aus dem hinteren die *Noduli posteriores* und der *Anulus* (Abb. 231a). Die vorderen Körnchen sind zu zweit, die hinteren, welche den gelenkigen Teil des Mittelstückes distal begrenzen, bestehen aus mehreren Endknöpfchen; der Anulus (Ring) schließt das Mittelstück ab und läßt den Achsenfaden hindurch. Letzterer reicht vorn bis an die Gelenkstelle zwischen Kopf und Mittelstück heran, ist also nicht mit den Noduli anteriores verbunden (eine homogene Zwischenmasse zwischen den Noduli anteriores et posteriores ist der Sitz der gelenkigen Beweglichkeit). Innerhalb der Hülle, welche den Achsenfaden im Mittelstück umgibt, liegt noch ein besonderer *Spiralfaden*, welcher den Achsenfaden in 8—9 engen Touren umgibt und im mikroskopischen Bild auf optischen Schnitten wie Reihen kleiner Pünktchen aussieht. Die Füllmasse zwischen den Spiraltouren ist homogen, dagegen ist das ganze Mittelstück von einer besonderen Außenhaut überzogen, in welche die *Mitochondrien* aus dem Zelleib der Spermatide eingebettet liegen.

Ich bevorzuge den Namen „Mittelstück", weil in diesem die unmittelbaren Abkömmlinge des Centrosoms liegen und es begrenzen. Andere rechnen es größtenteils nicht zum Schwanz und nennen es „Verbindungsstück des Schwanzes". Der kleine gelenkige Teil wird bei dieser Art der Benennung als „Hals" zu einem Hauptteil des Samenfadens erhoben, so daß sich eine andere Einteilung des Ganzen ergibt (in: Kopf, Hals, Schwanz).

Neuerdings sind oxydative Fermente in den Samenfäden des Menschen gefunden worden, so daß sie außer als Erbträger und Entwicklungserreger auch als Regulatoren für den Sauerstoffbedarf des Eies zu funktionieren scheinen.

Verhalten des Samenfadens bei der Befruchtung. Bei der Befruchtung dringen der Kopf und das Mittelstück in das Ei ein, der Schwanz geht verloren, nachdem die Bewegung ihr Ziel erreicht hat. Aus dem Kopf rekonstruiert sich wieder der Kern, der *männliche Vorkern*, welcher mit dem Kern der Eizelle verschmilzt und mit diesem den *endgültigen* Kern (Zygotenkern) des neuen Organismus formt, aus welchem alle späteren Kerne abstammen. Der Kern von Samen- und Eizelle ist „potentiell unsterblich", er vererbt sich von Geschlecht zu Geschlecht.

Das Mittelstück des Samenfadens liefert das Centrosom. In seinem Kern (Chromosomen) und vielleicht auch in der plasmatischen Hülle des Kopfes und des Mittelstückes enthält der Samenfaden die väterlichen Erbfaktoren.

Trotzdem die einzelnen Samenfäden mikroskopisch einander gleich aussehen, wissen wir doch aus der Art, wie sich gewisse Anomalien vererben, daß bei allen Männern zusammen etwa die Hälfte von ihnen „männchenbestimmend", die andere Hälfte „weibchenbestimmend" ist (auf das männliche Geschlecht begrenzte Vererbung der Farbenblindheit und der Bluterkrankheit). Dies beruht darauf, daß in dem vollen Chromosomensatz von 48 Chromosomen = 24 Chromosomenpaaren ein Paar ungleiche Chromosomen enthalten ist (Heterochromosomen, X- und Y-Chromosomen), die bei den Reduktionsteilungen so verteilt werden, daß die einen Zellen nur das X-Chromosom, die anderen nur das Y-Chromosom erhalten. Die Eizellen enthalten in ihrem Chromosomensatz nur X-Chromosomen. Wird eine Eizelle von einem Spermatozoon mit Y-Chromosom befruchtet, so ergibt sich der männliche Chromosomensatz (XY), mit einem X-Chromosom der weibliche (XX).

Die Spermatozoen, welche sich im Hoden aus dem Plasmaverband mit den Begleitzellen gelöst haben, sind beweglich und gelangen in den Nebenhoden. Hier werden sie vorübergehend ruhiggestellt („Samenspeicher"). Erst durch das bei der Ejaculation zugleich mit ihnen entleerte Sekret der Prostata und vielleicht auch der Samenblasen erhalten sie ihre volle Beweglichkeit (S. 438). Die *Schnelligkeit* der Fortbewegung ist je nach der Art des äußeren Anreizes verschieden. Sie ist durchschnittlich auf 3 mm in der Minute gemessen worden, d. h. mindestens gleich dem 60—70fachen ihrer Länge. Dies entspricht, auf die Länge des ganzen Menschen bezogen, dem Geschwindschritt eines Mannes. Die Strecke vom Hoden durch die männlichen Geschlechtsorgane hindurch bis zum distalen Ende des Eileiters des Weibes, wo meistens die Vereinigung mit dem Ei stattfindet, beträgt annähernd einen Meter, das entspricht mit den Maßen eines sich fortbewegenden Menschen verglichen einer Wegstrecke von 34 km (20000 × der Länge des Samenfadens bzw. Menschen). Der Weg wird allerdings nur zum Teil vom Samenfaden durch eigene Bewegungen zurückgelegt, da vor und bei der Kohabitation andere Kräfte den Samen vortreiben. Immerhin gibt die genannte Zahl eine annähernde Vorstellung von den durch die Samenfäden selbst zu leistenden Fortbewegungen.

Innere Sekrete des Hodens. Bei Kastraten ist seit jeher beobachtet worden, daß außer dem Fortfall der Hoden zahlreiche Veränderungen im ganzen Körper und in der Psyche eintreten. Bei Tieren und beim Menschen ist die künstliche Herbeiführung solcher Veränderungen, auf die ich hier nur hinzuweisen brauche, die Absicht der Kastration. Außer Veränderungen, die nach dem weiblichen Geschlecht oder einem indifferenten sexuellen (jugendlichen) Zustand hinführen, sind namentlich an der russischen Sekte der Skopzen, die aus religiösen Gründen schon an Knaben die Kastration ausführt, ganz erhebliche Wachstumsvergrößerungen aufgefallen, besonders der unteren Körperhälfte gegenüber der oberen. Man faßt auf Grund aller an Eunuchen und Eunuchoiden beobachteten Fälle von Riesenwachstum die Beziehung der einzelnen Drüsen mit innerer Sekretion zum Wachstum im allgemeinen so auf, daß sie im Kindesalter die Längenentwicklung der Knochen in den Epiphysenscheiben und den Grad ihrer Verkalkung begünstigen, daß aber zur Zeit der Pubertät die Keimdrüsen hemmend eingreifen, um Riesenwachstum zu verhindern. Besonders die Hypophyse wirkt wachstumsfördernd; auf dem Spiel und Gegenspiel dieser und der wachstumshemmenden Keimdrüsen, welche von der Nebennierenrinde unterstützt werden, beruht die uns eingeborene, von den Hormonen nur realisierte schließliche Körperproportion. Von außen einwirkende Faktoren kommen zu diesen inneren Faktoren hinzu (Bd. I, S. 15).

Ähnlich, wie bei den Proportionen des Körpers kann man sich auch die Beziehung der inneren Sekrete der Keimdrüsen zur Geschlechtsbildung vorstellen. Das Geschlecht ist zwar, wie wir sahen, von dem Zeitpunkt der Vereinigung der Keimzellen zum befruchteten Ei an determiniert. Aber die Ausführung im einzelnen, die Vollendung des endgültigen funktionstüchtigen Zustandes unterliegt dem hormonalen Einfluß der Keimdrüse, in unserem Fall des Hodens. Namentlich die äußeren Geschlechtsorgane und die akzessorischen Sexuszeichen, die sekundären Geschlechtsmerkmale, wie Mammabildung, Behaarung, Proportionen des Körpers usw. hängen davon ab. Da die Geschlechtsart der Keimdrüse von dem Geschlecht des Organismus im ganzen abhängt, so scheint in dieser Vorstellung eine Selbstverständlichkeit zu liegen. Aber nur scheinbar; denn bei einer solchen Sachlage kann es zu nachträglichen Abänderungen oder Umstimmungen der Geschlechtsmerkmale kommen, wenn die Hoden frühzeitig atrophieren oder künstlich durch Keimdrüsen des anderen Geschlechtes ersetzt werden. In der Tat können durch Implantation von Eierstöcken an die Stelle der Hoden bei jungen Meerschweinchen und Ratten, welche vorher kastriert worden waren, weibliche Geschlechtsmerkmale körperlicher und psychischer Art hervorgerufen werden. Man nennt die Methode deshalb „Feminieren", den entsprechenden Versuch beim weiblichen Tier „Maskulieren".

Außer Zweifel steht, daß die Wirkungen des Hodens durch Hormone, nicht durch Vermittlung des centralen Nervensystems, wie man früher annahm, zustande kommen. Man hat bei kastrierten jungen Hähnchen (Kapaunen) einen neuen Hoden an beliebiger Körperstelle implantiert und, sobald er einheilt, Wiederauftreten der typischen Merkmale beobachtet, ebenso bei Fröschen das Auftreten der zur Begattung nötigen Daumenschwiele u. a. m. Da der Sitz der Auslösung beliebig verändert werden kann, ist das Nervensystem primär nicht beteiligt. Sekundär allerdings wird das Centralorgan durch die vom Hoden ausgeschiedenen Sexualhormone beeinflußt.

Durch Einpflanzung jugendlicher Hoden in greisenhaft veränderte Tiere werden die Veränderungen, die infolge Erlöschens der Keimdrüsentätigkeit eingetreten waren, bis zu einem gewissen Grade und für eine gewisse Zeit rückgängig gemacht.

Zwischenzellen. Im lockeren, capillarreichen Bindegewebe zwischen den Samenkanälchen liegen einzeln verstreut oder in Gruppen oder Strängen epithelartige Zellen, welche wegen ihrer Lage *interstitielle Zellen* oder *Zwischenzellen* (LEYDIG*sche Zellen*) genannt werden (Abb. 230a). Über ihre Häufigkeit gibt der einzelne mikroskopische Schnitt nur unvollkommenen Aufschluß. Daraus lassen sich offensichtliche Irrtümer der früheren Autoren herleiten. Es wird in Schnitten sehr leicht eine Vermehrung der Zwischenzellen gegenüber dem Inhalt atrophierter Samenkanälchen vorgetäuscht. Genauere Bestimmungen der Zahl der Zwischenzellen sind deshalb zuverlässig, weil sie durch Meßmethoden an Schnitt*serien* gewonnen sind und weil die Gesamtgröße des Hodens berücksichtigt ist. Bei der Dohle ist durch genaue Rechnung ermittelt worden, daß in der Geschlechtsruhe die Masse der Samenkanälchen und der Zwischensubstanz zwischen ihnen ungefähr *gleich groß* ist. Dagegen vermehrt sich während der Brunft, während welcher der Hoden bei diesen Vögeln im ganzen bis auf das 1000fache seiner Größe in der Geschlechtsruhe anschwillt, das Zwischengewebe zwischen den Samenkanälchen um das 20fache, die Samenkanälchen dagegen um das 840fache gegenüber der Ruhe. Die Zahl der Zwischenzellen selbst während der Ruhe und der Brunft ist dabei leider nicht ermittelt worden; es bleibt unentschieden, ob nicht das Plus während der Brunft größtenteils auf Kosten der Blutgefäße im Zwischengewebe fällt. Ob und in welchem Grade Schwankungen der Zahl beim Menschen vorkommen, wieviel Platz die Zwischenzellen gegenüber den Samenkanälchen beanspruchen und ob nachträglich noch Umwandlungen von Bindegewebszellen des Zwischengewebes in echte interstitielle Zellen oder Rückverwandlungen vorkommen, ist nicht sicher bekannt.

Man erkennt die Zwischenzellen außer an ihrer Größe besonders an ihrem Inhalt. Ihr Zelleib enthält außer feinen Lipoid- und Fetttröpfchen beim Menschen häufig stabförmige Eiweißkristalle, die REINKE*schen Kristalle.* Bei vitaler Färbung speichern sie zum Teil lebhaft den Farbstoff. Wenig charakteristisch ist der Kern der Zwischenzellen. Er ist kuglig, manchmal ganz homogen und gleichmäßig färbbar, manchmal aber auch wie andere Kerne mit einem deutlichen Chromatingerüst und Kernkörperchen versehen.

Die Zwischenzellen stellen insgesamt eine Drüse mit innerer Sekretion dar, deren Hormon (oder Hormone) die Ausbildung und Erhaltung der sekundären Geschlechtsmerkmale bewirken, zu denen nicht bloß die Ausbildung des Kehlkopfes und der typischen Behaarung und der Geschlechtstrieb gehört, sondern ebenso die Fettverteilung und das psychische Verhalten (männliches Gebaren). Das Hormon, das Testosteron, ist chemisch verwandt mit den Steroiden der Corpora lutea der Ovarien und der Rinde der Nebennieren. Es wird in seiner Wirkung verstärkt durch Stoffe, die von den samenbereitenden Epithelien der Tubuli contorti der Hoden geliefert werden (ob nur von dem eigentlichen Keimgewebe oder auch von den SERTOLI-Zellen, ist nicht entschieden). Auch andere inkretorische Drüsen wirken mit, besonders der Vorderlappen der Hypophyse und die Nebennierenrinde. Die Funktionstüchtigkeit von Nebenhoden und Samenblasen ist an die Tätigkeit der samenbereitenden Epithelien gebunden (S. 397).

Bei *Kryptorchismus* (in der Bauchhöhle oder im Leistenkanal steckengebliebener Hoden) sind sehr häufig die Zwischenzellen vermehrt, während die generativen Anteile des Hodengewebes rückgebildet sind. Sind letztere ganz verschwunden, so verschwinden auch die Zwischenzellen.

b) Die Nebenhoden.

Die Samenkanälchen innerhalb des Hodens werden in kontinuierliche Verbindung mit dem WOLFFschen Gang gebracht, indem gewisse Kanälchen der Urniere mit dem Rete testis (Halleri) verschmelzen (Abb. 225b). Der Prozeß ist im 3. Fetalmonat abgeschlossen. Die Zahl der beteiligten Urnierenkanälchen ist variabel. Aus ihnen wird je ein *Ductulus efferens* des endgültigen Nebenhodens, *Epididymis.* Man kann an der Zahl seiner Zusammenhänge mit dem Hoden beim Erwachsenen (12—18 und mehr) noch erkennen, wieviel Urnierenkanälchen sich mit dem Hoden verbunden haben.

Kopf des Nebenhodens. Indem jedes Kanälchen zu einer Länge von 4—6 cm heranwächst, knäuelt es sich auf und nimmt so weniger Platz ein als im gestreckten Zustand. Gewöhnlich sind zwei Kanälchen zusammen zu einem Knäuel aufgewickelt; das oberste und unterste Kanälchen bilden für sich allein ein Knäuel. Jedes Knäuel hat die Form eines kegelförmigen Läppchens, *Lobulus epididymidis* (*Conus vasculosus*). Die 5—13 Läppchen messen von der Spitze bis zur Basis nur etwa 1 cm oder wenig mehr. Die oberen und mittleren sind am größten und enthalten auch die längsten Ductuli. Der Raum, welchen die Kanälchenknäuel einnehmen, ist bei allen aufs äußerste beschränkt. Immerhin findet eine Menge von Samenfäden in den Lumina der Lobuli Platz; sie sind bei geschlechtsreifen Personen, wenn nicht eine Ejaculation kurz vorher stattgefunden hat, mit Spermatozoen gefüllt, sie dienen also zur Aufbewahrung der fertigen Samenfäden. Die Spitze der Kegel zeigt auf das Rete testis zu; die an dieser Stelle gerade gestreckten Ductuli efferentes durchbohren die Tunica albuginea des Hodens (Abb. 232a) und stehen so mit dem Rete testis in Verband. Da die Läppchen des Hodens ebenfalls kegelförmig sind, so stehen die Hoden- und Nebenhodenkegel Spitze auf Spitze: die Vereinigung bildet das Rete testis, nach der Peripherie des Hodens zu schließen daran die Tubuli recti der Samenkanälchen an, nach dem Nebenhoden zu die ebenfalls geraden Anfänge der Ductuli efferentes.

Alle Lobuli epididymidis zusammen sind durch Bindegewebe zu einem besonders kräftigen, äußerlich glattwandigen Abschnitt des Nebenhodens vereinigt, dem *Kopf*, *Caput epididymidis.* Er liegt dem oberen Pol des Hodens an, da sich nur mit diesem die Urnierenkanälchen verbunden haben, überragt aber den oberen Hodenpol (Abb. 226). Die Tunica vaginalis propria des Hodens schlägt sich als Serosa auf den Kopf des Nebenhodens über und überzieht ihn vollkommen, so daß er außer durch die innen gelegenen Ductuli efferentes auch äußerlich durch diesen Überzug an dem Hoden befestigt ist.

Bereits innerhalb des Nebenhodenkopfes geht aus den Läppchen der allen gemeinsame *Nebenhodengang, Ductus epididymidis,* hervor, dessen Windungen den übrigen Nebenhoden ausmachen. Er entspricht dem WOLFFschen Gang des Embryo (Abb. 225b), bleibt aber nicht gerade wie in der frühen Entwicklung, sondern schlängelt sich infolge seines Längenwachstums ganz außerordentlich. Der Beginn im Kopf schließt sich unmittelbar an das oberste Läppchen, das größte von allen, an, indem aus der Basis des Kegels das Ende des

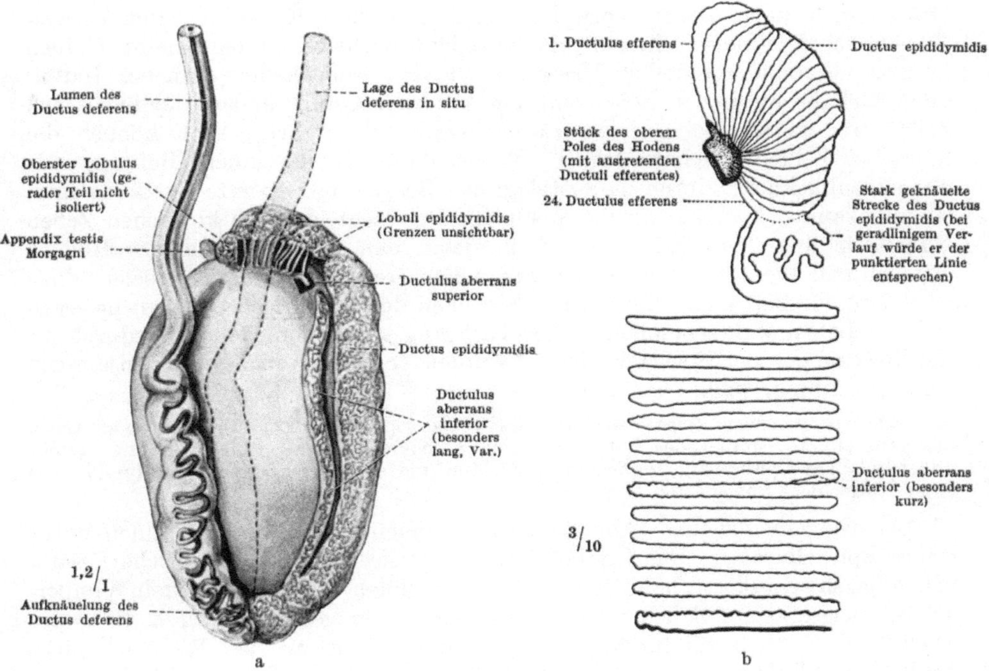

Abb. 232a u. b. Nebenhoden, junger Mann. a Der Ductus deferens und Ductus epididymidis sind mit gefärbter Gelatine gefüllt und durch Aufhellung des Präparates sichtbar gemacht. Die Ductuli efferentes waren nicht gefüllt; die gerade Strecke derselben wurde präparatorisch isoliert und durch eine Fischbeinunterlage hervorgehoben. b Ductuli efferentes und Ductus epididymidis vollkommen präparatorisch isoliert und ausgebreitet. (Präparate von Werkmeister SCHÄFFNER † angefertigt, Anatomische Sammlung Würzburg.)

Ductulus efferens wie der Faden aus einem Knäuel austritt, umbiegt und in der Längsrichtung des Nebenhodens weiter läuft. In kurzen, manchmal auch längeren Abständen münden die folgenden Ductuli efferentes ein. Da diese Anfangsstrecke des Nebenhodenganges bereits stark aufgeknäuelt ist, so liegen tatsächlich die Einmündungen noch dichter beieinander, als es dem ausgebreiteten Präparat nach den Anschein hat (Abb. 232).

In Schnitten durch den Nebenhodenkopf sieht man die Ductuli efferentes und den Ductus epididymidis im gleichen Gesichtsfeld nebeneinander (Abb. 233a). Ohne Kenntnis des wirklichen Verlaufes würde man glauben, daß es mehrere Nebenhodengänge gäbe; aber die vielen Schnittbilder gehören zu dem *einen* Ductus epididymidis, der infolge seines stark mäandrischen Verlaufes sehr häufig getroffen ist. Bei den Ductuli efferentes liegen die zu einem Lobulus, also zu einem einzigen oder zu zwei Kanälchen gehörigen Schnittbilder in Gruppen beisammen. Nicht immer sind die Grenzen scharf gegeneinander abgesetzt; in Wirklichkeit finden aber keine Anastomosen statt, sondern jeder Ductulus reicht vom Rete testis als selbständiges Individuum bis zur Einmündung in den Nebenhodengang. Der Übergang in diesen ist durch eine völlige Änderung des epithelialen Wandbelages gekennzeichnet. Die Ductuli efferentes (Abb. 233c) haben außen einen glattwandigen Kontur, nach ihrer Lichtung zu ist dagegen die Begrenzung wellenförmig, weil in das hohe cylindrische Flimmerepithel, welches die Wand auskleidet, Nischen hineinführen, welche mit einem niedrigeren, kubischen und flimmerlosen Epithel ausgekleidet sind. Man geht wohl nicht fehl, in diesen Nischen Drüsenbläschen zu sehen, die aber nicht wie andere Drüsen sich nach außen vorwölben und aus dem Epithelverband herausgetreten sind, sondern diesem wie einzellige Becherzellen einverleibt bleiben („intra- oder endoepitheliale Drüsen"). In den Nebenhoden mancher Individuen sind die kubischen Zellen mit Fettkörnchen gefüllt und die cylindrischen Zellen frei davon, bei anderen ist es gerade umgekehrt. Auch können die kubischen Zellen manchmal fehlen. Ob dies dauernde individuelle Befunde oder nur augenblickliche, durch die histologische Bearbeitung fixierte Zustände sind, ist unbekannt. Man hat an die Möglichkeit gedacht, daß die kubischen Zellen Nährstoffe aus dem Blut resorbieren, darin den Zwischenzellen des Hodens gleichen und eventuell synergetisch oder vikariierend mit ihnen tätig seien; doch ist davon zur Zeit nichts bewiesen. Die Cilien der cylindrischen Zellen bewegen sich im Leben wahrscheinlich in der Richtung gegen den Hoden, wodurch sie die Bewegungen der Spermien richten würden. Spermien und Sekret zusammen sind dicksuppig, weiß.

Gegen die niedrigen Zellen des Rete testis ist das Epithel der Ductuli geradeso wie gegen das ganz andere Epithel des Nebenhodenganges scharf abgesetzt. Die Wandung besteht außer aus dem Epithel aus Bindegewebsschichten und nahe dem Ductus epididymidis aus einer Ringschicht von glatten Muskelzellen.

Der Nebenhodengang (Abb. 233b) hat keinen wellenförmigen Innenkontur seines Epithelbelages. Das Epithel ist hoch, zweireihig; kleine kubische Ersatzzellen liegen zu äußerst, hohe cylindrische, mit einem charakteristischen Wimperschopf ausgestattete Zellen reichen, eng aneinander gedrängt, durch die ganze Dicke des Epithels hindurch. Bewegungen hat man an den Wimpern nicht beobachten können, sie heißen deshalb *Stereocilien.* Bei geschlechtsreifen Individuen ist das Lumen mit Samenfäden ausgefüllt (Abb. 233a). Eine sekretorische Funktion wird daraus erschlossen, daß im Zelleib der cylindrischen Zellen Körnchen vorkommen, die sehr verschieden auf Farbstoffe reagieren und sich darin ganz wie Vorstufen von Sekreten in sicheren Drüsenzellen verhalten.

Die Kerne der cylindrischen Zellen sind stäbchenförmig, sie liegen in sehr verschiedener Höhe. Die Wandung besteht um das Epithel herum aus einer sehr zarten Tunica propria und einer kräftigen glatten Ringmuskelschicht, deren Tätigkeit den Samen vorwärts zu bewegen imstande ist.

Körper und Schwanz des Nebenhodens. Ohne scharfe Grenze setzt sich der Nebenhodenkopf in den *Körper* und *Schwanz, Corpus* et *Cauda epididymidis,* fort (Abb. 226). Das ganze Organ umzieht den hinteren Rand des Hodens. Der Schwanz des Nebenhodens ist wie der Kopf äußerlich durch die Tunica vaginalis propria s. serosa mit dem Hoden verbunden, innerlich fehlen allerdings die Ductuli efferentes; lediglich lockeres Bindegewebe heftet ihn hier an den Hoden. Zwischen den *Körper* des Nebenhodens und den Hinterrand des Hodens dringt eine enge, von der Tunica vaginalis propria (Peritonaeum) ausgekleidete Spalte ein, welche blind endigt, *Sinus epididymidis* (Abb. 228). Beide, der Hoden und Nebenhoden, hängen hier noch an ihrem eigenen Mesenterium in die Höhle des Hodensacks hinein, wie der Darm in die Bauchhöhle. Kopf und Schwanz des Nebenhodens haben sich enger dem Hoden angeschlossen, so daß die Tasche zwischen beiden verschwunden ist.

Daß die Aufhängebänder des Hodens und Nebenhodens gelegentlich erhalten und lang ausgezogen sein können, geht aus dem Vorkommen einer *Hodentorsion* hervor; dabei dreht

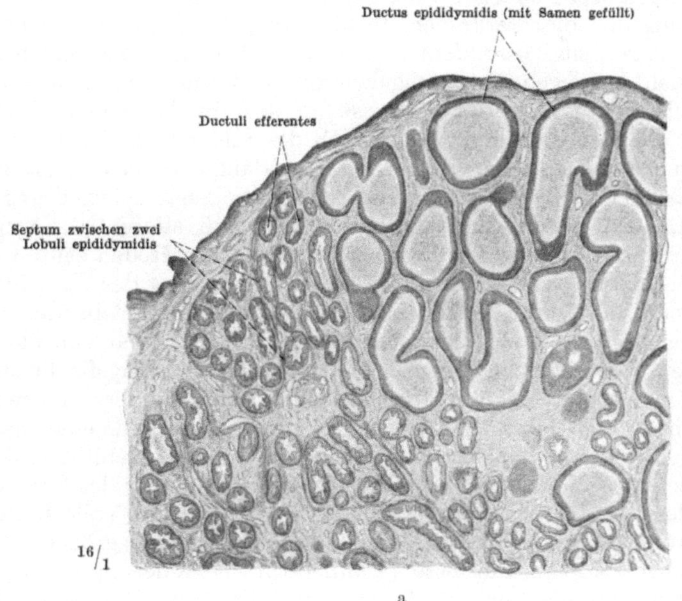

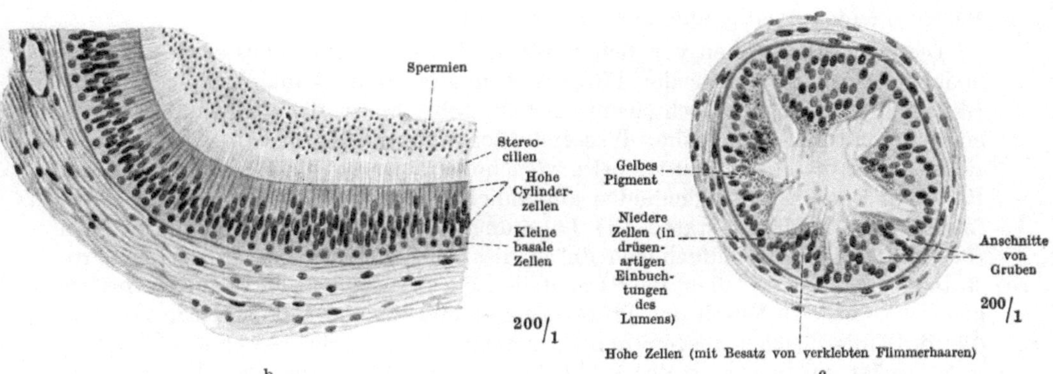

Abb. 233a—c. Kopf des Nebenhodens, Mensch. a Übersichtsbild. b Querschnitt des Ductus epididymidis bei stärkerer Vergrößerung. c Querschnitt eines Ductulus efferens bei der gleichen Vergrößerung.

sich der Hoden um sein Aufhängeband (Mesorchium) und läuft Gefahr, sich seine Blutzufuhr selbst abzuschneiden. Da der Nebenhoden von keiner Albuginea und auf seiner Hinterfläche nie von der Tunica propria bedeckt ist, so kann er sich bei Entzündungen besonders ausdehnen; charakteristisch ist dabei die intensive Schmerzhaftigkeit bei Berührung. Die beiden den Sinus nach oben und unten begrenzenden Falten nennt man *Nebenhodenbänder, Ligamentum epididymidis superius* et *inferius*.

Im Inneren des Nebenhodenkörpers und -schwanzes schlängelt und windet sich der Nebenhodengang in ganz ungeheurem Maße (Abb. 232). Auf Schnitten macht es ganz den Eindruck, als ob es sehr viele Ductus epididymidis gäbe

(Abb. 228 u. Abb. 233a). In Wirklichkeit ist es nur *ein* fortlaufender Gang, welcher den des Nebenhodenkopfes ununterbrochen fortsetzt und am Ende des Schwanzes umbiegt, rückläufig wird, weniger gewunden ist, und allmählich in den *Samenleiter, Ductus deferens,* übergeht (Abb. 232). Der feinere Bau des Nebenhodenganges ist im Körper und Schwanz gleich dem im Kopfe, nur nimmt die Größe der Lichtung und die Stärke der Muskulatur gegen das Schwanzende zu. Die letzten Windungen sind besonders weit und muskelstark. Sie bilden einen besonderen Knäuel, der gegen die vorangehenden, auch schon deutlich weiteren Windungen durch eine Furche abgesetzt ist, in der ein Arterienast verläuft. Dieser Teil dient als Samenspeicher. Zieht man die Schlängelungen des Nebenhodenganges auseinander, so ergibt sich eine Gesamtlänge von etwa 4 m, welche im intakten Nebenhoden auf ebenso viele Zentimeter zusammengedrängt ist. Denkt man sich, der Nebenhodengang und alle Ductuli efferentes wären bei einem Manne gestreckt aneinander gereiht, so würde der Hoden etwa 4—5 m hinter ihm nachschleifen (beim Pferd 75—85 m). Die Lichtung des Nebenhodenkanales hat durchschnittlich 0,3—0,5 mm Durchmesser, die Fläche der Wand ist also ungeheuer viel größer als in einem kurzen weiten Kanal von gleichem Fassungsvermögen. Der lange Gang und die enorme Berührungsfläche sind in ihrer Bedeutung nicht ganz geklärt, aber sicher ist, daß besonders im erweiterten letzten Abschnitt des Nebenhodenganges, welcher die Aufgabe eines Samenspeichers hat, sich wichtige biologische Beziehungen zwischen dem Produkt des Hodens und denen des Nebenhodens während der Verweildauer des Samens im letzteren abspielen. Jedenfalls erlangen die Spermatozoen ihre volle Reife erst während ihres Aufenthaltes im Nebenhoden. Hier erhalten sie größere Widerstandsfähigkeit gegen äußere Einflüsse (Temperatur, Veränderung der Wasserstoffionenkonzentration), besonders wird ihre spätere Bewegungsfähigkeit erhöht. Vorerst werden sie im Samenspeicher ruhiggestellt, so daß ihre Bewegungsenergie nicht vorzeitig und unnütz erschöpft wird.

Diese Prozesse gehen vor sich unter der Wirkung des Sekretes des Nebenhodenganges. Gegenüber der Flüssigkeit in den Hodenkanälchen, welche der Blutflüssigkeit physikalisch-chemisch nahesteht, weist das Nebenhodensekret eine verhältnismäßig hohe Wasserstoffionenkonzentration auf, d. h. seine Reaktion ist nach der sauren Seite verschoben. Durch diese Änderung in der Reaktion werden die Samenfäden allmählich gelähmt und ruhiggestellt. Dabei findet die Ausreifung statt. Die Lähmung ist aber nicht endgültig, sondern reversibel. Sie wird aufgehoben durch die mehr alkalische Reaktion des Prostatasekretes, mit welchem die Samenfäden bei der Ejaculation in der Harnröhre gemischt werden. Durch das Prostatasekret und das der Samenblasen erhalten die im Samenspeicher ausgereiften Spermatozoen ihre volle Bewegungsfähigkeit, mit welcher sie innerhalb der weiblichen Geschlechtsorgane den Weg bis zum Orte der Befruchtung zurückzulegen vermögen.

Anhänge und Einschlüsse. Rudimentäre, den Zusammenschluß mit dem Hoden und manchmal auch mit dem Wolffschen Gang verpassende Urnierenkanälchen (Abb. 225b) entwickeln sich regelmäßig oder häufig weiter, ähnlich wie die Reste des Müllerschen Ganges (ungestielte Hydatide des Hodens). An allen Teilen, die sich von der Urniere und dem Urnierengang entwickeln, kommen derartige Gebilde gelegentlich vor. Weniger wichtig und sehr variabel sind *Anhänge des Rete testis*; kleine, blind endigende und mit Flimmerepithel ausgekleidete Gänge dieser Art können im Nebenhodenkopf eingebettet liegen oder äußerlich als Cystchen hervorragen. Gelegentlich und nicht so regelmäßig wie die Appendix testis kommt eine *Appendix epididymidis (gestielte Hydatide)* vor. Ist bei den vorigen der Anschluß an das Rete testis eingetreten, der an den Wolffschen Gang jedoch nicht, so ist bei der gestielten Hydatide das Umgekehrte der Fall; sie sitzt deshalb auf dem Nebenhoden, etwas oberhalb der Appendix testis. Auch mehr als eine kann vorkommen. Das kleine Organ ist birnförmig, mit wäßriger Flüssigkeit gefüllt, der Stiel sehr verschieden, manchmal sehr lang, ohne Lumen. Die *Paradidymis* (GIRALDÈS*sches Organ)* ist eine Folge von Urnierenkanälchen, die beiderseits blind endigen, nur im Kindesalter vorkommen und später verschwinden; nur ein hinter dem Nebenhodenkopf liegender Abschnitt kann beim Erwachsenen sich erhalten. Am regelmäßigsten und größten sind die *Ductuli aberrantes* des Nebenhodens, besonders der *Ductulus aberrans inferior (Halleri)*. Letzterer entspringt im Schwanz des Nebenhodens vom Ductus epididymidis und verläuft stark geknäuelt aufwärts auf den Nebenhodenkopf zu (Abb. 232). Er entspricht dem sog. Harnteil der Urniere niederer Tiere. Weniger regelmäßig ist der *Ductulus aberrans superior*, welcher vom Rete testis ausgeht und im Körper abwärts verläuft.

Gefäße und Nerven. Die *Blutzufuhr* ist die gleiche wie beim Hoden, ebenso verhalten sich die *Venen* und die *Lymphgefäße*. Die *Nerven* des Nebenhodens kommen aus den gleichen Geflechten wie diejenigen des Hodens.

c) Die Samenleiter und Samenblasen.

Ductus deferens. Der *Samenleiter, Ductus deferens, Vas deferens*, ist die Fortsetzung des Nebenhodenganges, der seinen Namen ändert, wie ein Fluß, der von Strecke zu Strecke anders benannt wird. Samen „leitend“ ist das genitale Ausführsystem vom Rete testis ab. Inwieweit und wo Sekrete den Samenfäden auf diesem Wege hinzugefügt werden, ist zum Teil unsicher. Jedenfalls verdient die als „Samenleiter“ im speziellen bezeichnete Strecke durch ihren Namen hervorgehoben zu werden, weil in ihr kein oder doch keine wesentliche Menge von Sekret bereitet wird, sondern weil der Same ganz oder fast unverändert passiert. Auch kommt es hier nicht zur Stagnation, er dient nicht als Reservoir, sondern sein Bau sichert eine schnelle Fortleitung des Inhaltes nach dem männlichen Gliede hin. Endlich ist er nicht versteckt wie die Windungen des Ductus epididymidis, welche im Nebenhoden verborgen liegen, sondern er zieht als wichtiger Bestandteil des *Samenstranges, Funiculus spermaticus*, bis zum Leistenring aufwärts und ist sogar beim Lebenden in diesem tastbar. Rollt man mit den Fingerkuppen den Samenstrang bei seinem Austritt aus dem äußeren Leistenring über den oberen Rand des Schambeines oder faßt man ihn zwischen Daumen und Zeigefinger, so fühlt man in ihm den Samenleiter als einen stricknadeldicken Strang; er fühlt sich hart an, da er sehr dickwandig ist und infolgedessen nicht wie die Gefäße in seiner Umgebung zusammengedrückt werden kann. Innerhalb der Bauchhöhle ist er besonders leicht zu sehen, weil er hier allein unmittelbar unter dem Bauchfell liegt und, falls er nicht vorspringt, leicht dazu gebracht werden kann, sobald man ihn ein wenig anhebt (Abb. 217); auch ist er hier allenthalben tastbar.

Von da ab, wo der Nebenhodengang an der Schweifspitze pfeifenkopfartig umbiegt, läuft der Samenleiter rückwärts, in der Richtung auf den Nebenhodenkopf zu (Abb. 232a). Anfänglich ist er noch gewunden wie der Ductus epididymidis, dem er auch in der Struktur seiner Schleimhaut zunächst gleicht. Aber bald streckt er sich zu einem geraden Kanal mit besonderem Bau seiner Wandung. Die Grenze gegen den Nebenhodengang ist also strukturell nicht scharf, sie wird herkömmlich durch die spitzwinklige Umbiegung am Ende des Nebenhodens gekennzeichnet. Man nennt die Strecke bis zum *Anulus inguinalis subcutaneus* (s. *externus*) des Leistenkanales *extraabdominal.* Hier liegt er im Hodensack. Im Leistenkanal liegt er in der Bauchwand selbst eingeschlossen, *intramural.* Die intra*abdominale* Strecke reicht vom *Anulus inguinalis abdominalis* (s. *internus*) bis zum Grunde der Harnblase. Hier erweitert er sich spindelig zur *Ampulle, Ampulla ductus deferentis* (Abb. 234). Die Gesamtlänge im gestreckten Zustand beträgt 50—60 cm; da der Anfangsteil gewunden ist, so ist der Weg, den er zurücklegt, nur etwa $^2/_3$ so lang wie jenes Maß. Links ist die Strecke um so viel größer als der linke Hoden tiefer herabhängt als der rechte.

Entsprechend der Lage des Leistenkanals in der Bauchwand (Bd. I, S. 172), tritt der Ductus deferens lateral von der Arteria epigastrica inferior und ihren Begleitvenen in die Bauchhöhle ein (Abb. 217, 227). Hier trennt er sich von den Blutgefäßen und Nerven, die ihn bis dahin im Samenstrang begleiteten und läuft zunächst, eng angeschmiegt an die Beckenwand, über die Vasa iliaca externa hinweg. Er überkreuzt den Nervus obturatorius und die daneben liegenden Vasa obturatoria, ferner die oblit̄erierte Arteria umbilicalis, die Arteriae vesicales superiores und passiert den Winkel zwischen dem Ureter und der Harnblase bei dessen Einmündung in letztere (Abb. 234). Auf diese Weise verläßt er die Beckenwand und läuft dem Blasengrund angeschmiegt bis dicht an die Medianlinie heran. Diese letztere Strecke ist zur *Ampulle* angeschwollen. Kurz nach dem Eintritt in das kleine Becken bildet er nicht selten eine enge Schlinge, statt unmittelbar weiterzulaufen.

Der *feinere Bau* unterscheidet sich vom Nebenhodengang hauptsächlich durch den Fortfall der Stereocilien, durch das starke Anschwellen der Muskelschicht und den Reichtum der Wandung an elastischem Gewebe (Abb. 240). Der Gesamtquerschnitt hat einen Durchmesser von 3 mm, das Lumen ist jedoch nur 0,5 mm weit, so daß die Hauptmasse auf die Wandung fällt. Die Wandung ist geschichtet in eine *Schleimhaut, Tunica mucosa*, eine *Muskelhaut, Tunica muscularis*, und eine *Faserhaut, Tunica adventitia*, die in dieser Reihenfolge von innen nach außen aneinander anschließen.

Die Muskelhaut ist außerordentlich dick (Abb. 240); sie fühlt sich beim Betasten des Samenleiters knorpelhart an. Sie ist selbst wiederum in drei Schichten zerlegbar, ein *Stratum internum, medium* und *externum*. Die mittlere Schicht besteht aus ringförmig angeordneten, die beiden Grenzschichten aus längs verlaufenden Bündeln von glatten Muskelzellen. Die Ringbündel setzen sich, mindestens zum Teil, in die äußere und innere Längsschicht fort. Die innere Längsschicht fehlt streckenweise, am regelmäßigsten ist sie im Beginn und am Ende des Samenleiters zu finden. Die Muskelzellen des Samenleiters sind besonders groß, in ihrem Zelleib sind mit starken Vergrößerungen Fibrillen erkennbar, die allen glatten Muskelzellen zukommen, aber hier leicht zu beobachten und auch zuerst gefunden worden sind. Die Anordnung der Muskulatur läßt Erweiterung und Verengerung des Lumens zu ähnlich wie am Darm. Man mag sich ihre Wirkung insgesamt grobschematisch als Saug- und Druckpumpe vorstellen. Auf jeden Fall sind für den Eintritt des Samens in den Ductus deferens und seine Weiterbeförderung sehr komplizierte nervöse Impulse erforderlich.

Die Tunica mucosa besteht aus dem Epithel und einer Tunica propria, welche das Epithel trägt und vorwiegend aus elastischen Fasern besteht. Das Epithel des leeren Samenleiters erhebt sich unter dem Druck des musculoelastischen Apparates zu 3—4 niedrigen Längsfältchen, welche in das Lumen vorspringen und auf dem Querschnitt sternförmig aussehen, besonders wenn bei aktiver Kontraktion der Muskeln die Lichtung geschlossen ist. Das Epithel ist ein zweireihiges Cylinderepithel, das nach dem Lumen zu einen Cuticularsaum trägt. Ob es sezerniert oder nicht, steht nicht fest; jedenfalls fehlen besondere Drüsenbläschen wie in den Ductuli efferentes oder celluläre Drüsenapparate wie in dem Ductus epididymidis des Nebenhodens. Die äußere Faserhaut geht ohne scharfe Grenze in das umgebende Bindegewebe über, sie ist reich an Gefäßen, enthält viel elastisches Gewebe und gelegentlich verstreute glatte Muskelzellen, die längs oder auch circulär verlaufen.

Gefäße und Nerven des Samenleiters. Die *Blutzufuhr* besorgt eine besondere, feine A. deferentialis, die im Becken aus der A. hypogastrica an den Samenleiter tritt. Sie anastomosiert am Nebenhoden mit der A. testicularis. Die Ampullen und Samenblasen erhalten außerdem Ästchen der A. haemorrhoidalis (rectalis) media und superior sowie der A. vesicalis inferior. Die *Venen* stehen mit dem Plexus pampiniformis des Samenstranges und dem Plexus vesicalis der Blase in Zusammenhang. Die *Lymphgefäße* münden wie diejenigen des Hodens in die lumbalen Lymphknoten neben und vor der Aorta abdominalis, auch in Lymphknoten der Niere und solche neben den Vasa hypogastrica. Die oberflächlichen

Lymphknoten der Leistengegend erhalten keine Zuflüsse. Die *Nerven* stammen aus dem Plexus hypogastricus, sie umspinnen innerhalb der Adventitia den Samenleiter mit einem feinen Geflecht sympathischer und parasympathischer Fasern, in welches Ganglienzellen hier und da eingebettet liegen.

Ampulla ductus deferentis. Das Ende des Samenleiters, welches am Blasengrunde von der Kreuzungsstelle mit dem Harnleiter bis zum Eintritt in die Vorsteherdrüse, Prostata, reicht, erscheint äußerlich spindlig aufgetrieben und wird deshalb *Ampulle, Ampulla ductus deferentis*, genannt (Abb. 234). Doch ist diese Strecke keine bloße Erweiterung des Ganges, sondern sie ist der Sitz von Drüsen.

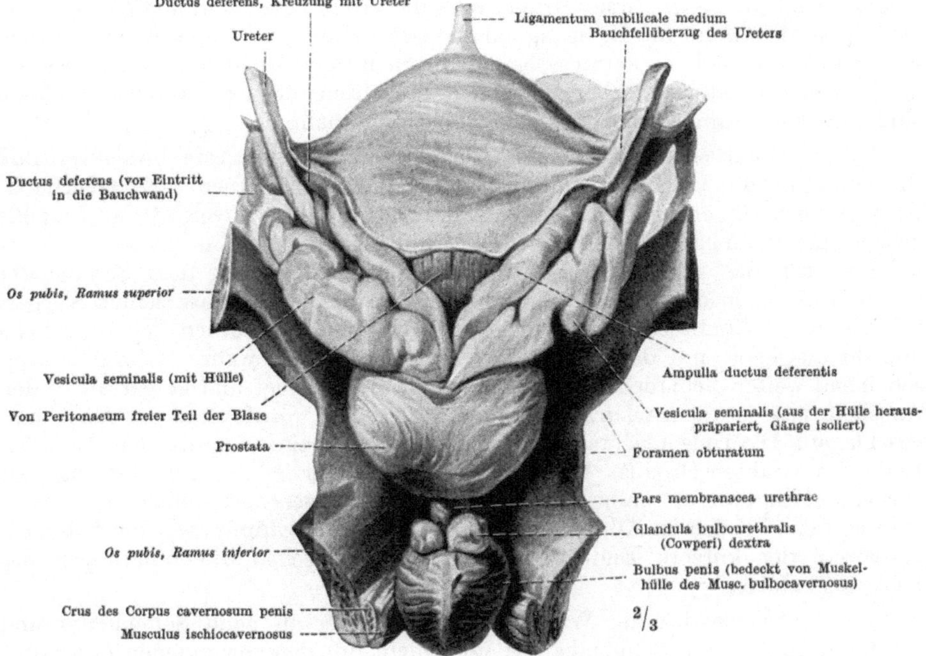

Abb. 234. Hintere Blasenwand des Mannes. Links ist das Samenbläschen nicht auspräpariert, rechts die einzelnen Gänge präparatorisch isoliert. Rechts und links von der Symphyse sind die oberen und unteren Äste des Schambeins durchsägt.

Man bemerkt bereits äußerlich kleine bucklige Vorwölbungen der Wand der Ampulle; den Vertiefungen zwischen ihnen entsprechen im Inneren Scheidewände, welche in die Lichtung vorspringen. So ist das Lumen von einer Schicht von Kämmerchen umgeben, deren Schleimhaut ein Sekret absondert. Da die Samenbläschen, welche lateral von den Ampullen liegen, nichts anderes als eine besondere Abspaltung eines Zuges solcher sezernierender Kämmerchen sind, so haben wir hier spezialisierte Genitaldrüsen vor uns, während im Nebenhoden doch nur das übliche Epithel des Wandbelages Sekret liefert und nicht — außer den intraepithelialen Drüsenblasen — besondere Drüsenkammern zu finden sind. Das Sekret regt die Bewegungen der Samenfäden an, allerdings nicht so stark wie der Prostatasaft, durch welchen die Spermien erst ihre volle Beweglichkeit erhalten. Es gesellt sich ihnen zu und bildet mit dem Sekret der Genitaldrüsen der äußeren Geschlechtsorgane zusammen die eigentliche Samenflüssigkeit. Fehlen die Samenfäden infolge Atrophie der Samenkanälchen im Hoden oder wiederholter Kohabitation, so kann das Sekret der Genitaldrüsen allein ejaculiert werden.

Die Musculoelastica der Ampulle ist annähernd so stark wie beim Samenleiter, aber ohne so deutliche Schichtenbildung der Muskulatur. Die Schleimhaut ist in viele Fältchen gelegt und dringt peripherwärts in die Kammern ein, welche teils in der Tunica propria der Schleimhaut liegen, teils labyrinthartig verzweigt in die Muskelhaut eingenistet sind. Das cylindrische bis kubische Epithel dieser Kämmerchen liefert das Sekret der Ampullen, das in Form von Körnchen im Zelleib vorgebildet liegt. Auch das Oberflächenepithel ist ähnlich beschaffen und scheint zu sezernieren, nur sind die Zellen hochcylindrisch.

Vesiculae seminales. Die *Samenblasen, Vesiculae seminales, Glandulae vesiculosae,* sind in erster Linie Drüsen wie die Ampullen. Man findet beim geschlechtsreifen Mann die Lichtung mit Sekret gefüllt und dieses häufig durchsetzt mit Samenfäden. Letztere bewegen sich in dem leicht alkalischen Sekret, erschöpfen sich dadurch, gehen zugrunde und werden aufgelöst. Die Samenblasen sind also kein Samenspeicher wie man früher annahm.

Äußerlich sind sie mit einem einheitlichen Bindegewebsmantel bedeckt, so daß die komplizierten inneren Windungen ausgeglichen erscheinen. Die Oberfläche ist wohl höckerig, erscheint aber wie ein spindeliger Körper, welcher der Ampulle außen anliegt und ihrer Richtung folgt (Abb. 234, links). Das distale Ende ist abgestumpft, das proximale zugespitzt; es schließt sich eng dem Samenleiter an. Wo dieser in die Prostata eintritt, mündet die Samenblase seiner Körperseite in ihn. Nimmt man die Bindegewebshülle und die derben Septen, welche von ihr ausgehen, mit dem Messer weg, so läßt sich der wahre Verlauf des anscheinend weiten Schlauches erkennen. Es ist viel dünner und länger als es den Anschein hat, ist zickzackartig gewunden (Abb. 234, rechts) und am Ende umgeschlagen. Die Umschlagstelle entspricht dem anscheinenden distalen stumpfen Ende des intakten Organs. Von hier aus verläuft der Schlauch häufig ungeteilt zurück auf die Prostata zu bis zur Mitte des Samenbläschens im ganzen oder nicht ganz so weit; bei dem in Abb. 234 wiedergegebenen Individuum war der Schlauch gespalten, der kürzere Endast schmiegte sich zwischen die Windungen des Hauptschlauches.

Die Musculoelastica der Wandung ist schwächer als beim Samenleiter und bei der Ampulle. Die Schleimhaut kleidet nicht nur den gewundenen Gang aus, sondern formt zahlreiche zarte Falten, Buchten und Kämmerchen ähnlich dem Relief der Gallenblase, nur noch viel komplizierter und labyrinthärer als dort. Die Zwischenwände zwischen den Nischen sind größtenteils elastisch, enthalten daneben spärliche kollagene Fasern und glatte Muskelzellen. Das Epithel entspricht dem der Drüsenkammern der Ampulle; es ist von vielen gelben Pigmentkörnchen erfüllt. Das Sekret ist zäh gelatinös, es gleicht gequollenen Sagokörnern. Chemisch ist es ein Eiweißkörper (Globulin).

Bei der Maus und anderen Säugern wird das Sekret der Samenbläschen erst nach der Ejaculation des Samens entleert. Es gerinnt zu einem festen talgartigen Pfropf, welcher die Scheide des Weibchens austamponiert, das Abfließen des Samens und eine weitere Begattung verhindert. Das Sekret der menschlichen Samenblasen ist geleeartig. Es verdünnt den Samen, da es sich sehr bald verflüssigt, und erleichtert dadurch rein räumlich die Bewegungen der Samenfäden. Außerdem regt es sie durch seine Alkalinität zu Bewegungen an.

Die Samenbläschen des Menschen sind an ihrem distalen Ende mit Bauchfell überzogen und durch die *Excavatio rectovesicalis* vom Mastdarm getrennt. Sie sind auch weiter abwärts an der Blase befestigt und ändern ihre Lage mit deren Füllungszustand. Die Ampullen und Samenbläschen beider Körperseiten sind zusammen durch fibröses Bindegewebe und glatte Muskelzellen zu einer Platte vereinigt, welche vom Mastdarmlumen aus oberhalb der Prostata abgetastet werden kann. Durch den Kot bei der Defäkation oder durch den palpierenden Finger bei der ärztlichen Untersuchung können die Samenblasen und Ampullen gedrückt werden, und Sekret aus ihnen kann als Tropfen aus der Harnröhrenöffnung hervortreten.

Ductus ejaculatorii. Am Ende der Ampulle gegen die Prostata zu wechselt der Weg für den Samen abermals seinen Namen. Er heißt, während er die Prostata durchsetzt, *Spritzkanal, Ductus ejaculatorius* (Abb. 241). Gegenüber der Ampulle ist die Lichtung außerordentlich verengt, sie sinkt von anfänglich 1 mm Durchmesser im Lichten am Schluß bis auf nur 0,2 mm Durchmesser ab. Die Länge beträgt von der Stelle ab, wo der Samenleiter die Mündung der Samenblase aufnimmt, bis zu seiner Mündung in die Harnröhre 2 cm. Auf dieser ganzen Strecke wird er von dem muskelreichen Zwischengewebe der Prostata umgeben (Abb. 248). Beide Ductus ejaculatorii liegen dicht nebeneinander, sie fassen nahe ihrem Ende den unpaaren *Utriculus prostaticus (Uterus masculinus)* zwischen sich und münden als feine, längsgestellte Schlitze auf einem kleinen Hügel der Harnröhrenschleimhaut *(Colliculus seminalis)*. Die Schleimhaut eines jeden Spritzkanals ist in viele kleine Längsfältchen gelegt, besitzt auch kleine Divertikel, die von den Tiefen der Falten ausgehen und blind endigen. Das Epithel ist cylindrisch und sitzt auf einer dünnen Tunica propria, die reich an elastischen Fasern ist. An der Mündung geht das elastische Gewebe in elastische Septen zwischen venösen Netzen über, welche die Mündungen umspinnen.

Bei der Ejaculation wird die Samenflüssigkeit durch die Vis a tergo der Muskelkräfte, welche auf den Inhalt der Ausführgänge wirken — besonders im Ductus deferens —, in die Harnröhre mit großer Kraft auf einmal hineingespritzt. Beim Kaninchen entspricht der Druck der Höhe einer Quecksilbersäule von 34 mm, beim Hunde von 67 mm. Von dort ab wird der Same durch die bei der Erektion gerade gestreckte und dilatierte Harnröhre bis an den Eingang der Gebärmutter *(Orificium externum uteri)* weitergeleitet. Die Ausstoßung aus der Harnröhre geschieht durch die quergestreiften Muskeln des Gliedes.

2. Äußere männliche Geschlechtsorgane.

Geschlechtshöcker, -falten und -wulst. Anfänglich münden der Darm und der Sinus urogenitalis beim Embryo in einen gemeinsamen Raum, die *entodermale Kloake*. Sie ist durch die *Kloakenmembran* (Abb. 189) gegen eine Einstülpung des Ektoderms, die *ektodermale Kloake*, abgeschlossen, ähnlich wie anfänglich die entodermale Mundhöhle gegen die ektodermale Mundbucht durch die Rachenhaut begrenzt ist. Die gesamte Kloake wird der Länge nach in zwei Schläuche aufgespalten, indem der Enddarm und der Sinus urogenitalis sich voneinander trennen (Abb. 235). Anfänglich sind beide wie die entodermale Kloake, aus der sie entstanden sind, gegen die Außenwelt abgeschlossen. Bald aber brechen sie durch und wir unterscheiden von da ab die *Afteröffnung, Anus,* für den Darm und die *Geschlechtsrinne, Sulcus genitalis* (Abb. 236). Die Scheidewand zwischen beiden wird zum späteren *Damm, Perineum.* Die Geschlechtsrinne ist eine median stehende feine Spalte, welche seitlich von den beiden *Geschlechtsfalten, Plicae genitales,* begrenzt wird, und vor welcher sich — auf den Nabel zu — ein unpaarer Höcker erhebt, der *Geschlechtshöcker, Tuber genitale* (Abb. 235 u. Abb. 225a). Um ihn herum ziehen die *Geschlechtswülste, Tori genitales* (Abb. 236). Während bei den inneren Geschlechtsorganen bereits bei Embryonen von 22 mm Länge an den Verschiedenheiten der männlichen und weiblichen Keimdrüse das Geschlecht des Embryo zu erkennen ist, sind äußerlich bis zum Ende des 2. Monats des Fetallebens keine Unterschiede zwischen beiden Geschlechtern zu bemerken. Der große Geschlechtshöcker ist keineswegs ein Kennzeichen des männlichen Gliedes. Selbst wenn die äußeren Geschlechtsorgane eines weiblichen Embryo bereits als solche zu erkennen sind (Embryonen von etwa 30 mm Rumpflänge), bleibt der Geschlechtshöcker zunächst deutlicher als beim gleichalterigen männlichen Embryo. Später tritt er allerdings beim Weibe sehr stark zurück, indem die Nachbarschaft stärker wächst als er selbst und ihn in die Tiefe versenkt, während beim männlichen Geschlecht gerade das Gegenteil der Fall ist.

Anlagen der Schwellkörper. Der Geschlechtshöcker und die Geschlechtsfalten enthalten die Anlagen der *Schwellkörper*, *Corpora cavernosa*, welche beim weiblichen Geschlecht verhältnismäßig klein und paarig bleiben, beim Manne dagegen sekundäre spezifische Veränderungen erleiden. Wir unterscheiden zwei Paare, die *Corpora cavernosa urogenitalia* (Abb. 225a, blaugrün) und die

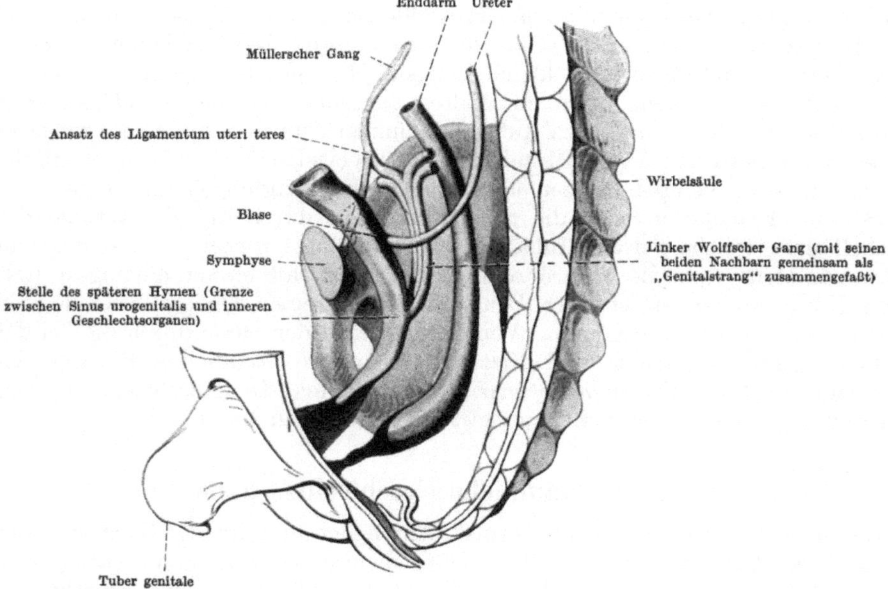

Abb. 235. Urogenitalapparat eines menschlichen Embryo von $8^1/_2$—9 Wochen. Nach einem Modell von KEIBEL, Skelet nach PETERSEN. Indifferentes Stadium der äußeren Geschlechtsorgane. [Aus BRAUS, Festschrift ROUX, Arch. Entwickl.-Mech., Bd. 30 (1910).]

Corpora cavernosa penis s. *clitoridis* (gelbgrün). Die ersteren entstehen in den Geschlechtsfalten, die letzteren im Geschlechtshöcker. Bei der Frau vereinigen sich die Corpora cavernosa clitoridis an ihrer Spitze auf eine kurze Strecke. Beim Manne vereinigen sich die ihnen entsprechenden Corpora cavernosa penis ebenfalls, doch wächst der vereinigte Teil viel länger aus als beim Weibe (gelbgrün, Abb. 225b, 264). Beim Manne verwachsen auch die Corpora cavernosa urogenitalia, welche bei der Frau zeitlebens bis auf die kleine Glans clitoridis getrennt bleiben, zu einem einzigen Schwellkörper, *Corpus cavernosum urogenitale* s. *urethrae*, Corpus spongiosum penis (blaugrün, Abb. 225b).

Die Verschiedenheit im Verhalten der Schwellkörper wird verständlich durch die Veränderungen, welche die Geschlechtsfalten und Geschlechtswülste bei beiden Geschlechtern erleiden. Beim weiblichen Geschlecht bleiben sie paarig, aus den Geschlechtswülsten gehen die *großen Schamlippen, Labia maiora*, hervor, aus den Geschlechtsfalten die *kleinen Schamlippen, Labia minora.* Beim männlichen Geschlecht vereinigen sich dagegen die Geschlechtswülste miteinander zum Hodensack, und die anfänglich schmale Brücke zwischen After und Geschlechtsrinne, der Damm (Abb. 225a), wird immer breiter. So entsteht eine mediane *Raphe* (Abb. 236), d. h. eine Verwachsungsnaht zwischen den anfänglich rechts und links von der Geschlechtsrinne liegenden Geschlechtswülsten, welche zunächst dem After beginnt und immer weiter nach vorn fortschreitet. Die Geschlechtsrinne wird auf diese Weise von hinten her äußerlich verschlossen. Im Inneren bildet sich aus ihr eine Röhre, welche im Geschlechtshöcker nach vorn verläuft und anfänglich noch an ihrem vorderen Ende offen ist. Infolge des Verschlusses der Rinne können sich auch die Corpora cavernosa urogenitalia vereinigen und um die Röhre herum einen einheitlichen Schwellkörper formen. Die Röhre, die spätere *Harnsamenröhre* oder kurz *Harnröhre* des Mannes, wird so von einem kavernösen Mantel umhüllt, der an der Stelle der Raphe geschlossen ist wie ein Mantel, den man vor dem Körper zuknöpft. Wird dieser Verschluß nicht bis zum normalen Ende geführt und damit die Harnröhre nicht vollständig gebildet, so liegt ihre Öffnung nicht an der Spitze der Glans, sondern auf deren Unterfläche oder der Unterfläche des Penisschaftes, je nach dem Grade der Hemmung *(Hypospadie)*. Aus dieser Hemmungsbildung sehen wir im Gegenbilde, welche biologische Bedeutung die Verlötung der Geschlechtshöcker und die Bildung der unpaaren Harnsamenröhre hat. Die Verlängerung des Gliedes ist Voraussetzung für die Immissio penis in die Genitalien des Weibes beim Geschlechtsakt; dabei ist der Austritt des Samens aus der Penisspitze ein Mittel, die Samenfäden möglichst tief in die Geschlechtswerkzeuge der Frau einzuführen, sie vor dem sauren Scheidensekret zu schützen und möglichst nahe den Eierstöcken zu deponieren, so daß der Weg, den sie durch eigene Bewegungen zurückzulegen haben, verkürzt wird.

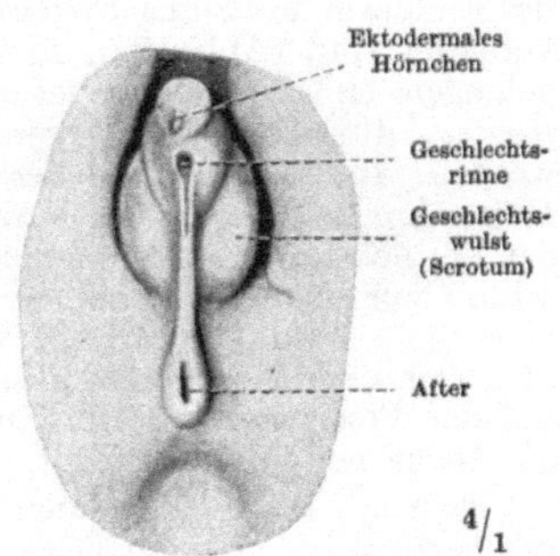

Abb. 236. Äußere Geschlechtsorgane eines männlichen Embryo von 46 mm Rumpflänge. Hinter der Glans penis ist die Harnröhre als Spalte offen („Geschlechtsrinne"). Die endgültige äußere Öffnung entsteht später auf der Glans. (Aus OTIS, Anat. Hefte 1905.)

Zu den beschriebenen 4 Schwellkörpern, die paarig angelegt werden, kommt noch ein fünfter, unpaarer, bei der Frau nur kleiner, hinzu, welcher die *Eichel* bildet, *Corpus cavernosum glandis*. Er ist anfänglich durch eine ringförmige Rinne gegen die übrigen Schwellkörper getrennt (Abb. 236), doch wird später diese Begrenzung äußerlich durch die *Vorhaut*, *Praeputium*, verdeckt. Innerlich verwächst das Corpus cavernosum glandis mit dem Corpus cavernosum urogenitale, ohne daß eine Grenze erkennbar bleibt (blaugrün, Abb. 225b). Die beiden Corpora cavernosa penis sind mit ihren vorderen Spitzen in den Schwellkörper der Eichel eingepflanzt und durch Bindegewebe mit ihm verlötet.

Durch das Wachstum des Geschlechtshöckers und den Hinzutritt der Eichel kommt das *männliche Glied*, *Penis*, zustande, welches, wie wir sahen, seiner ganzen Länge nach von einer Röhre durchsetzt ist und nur an der Eichelspitze eine Öffnung hat. Bei der Frau ist von alle dem keine Spur zu sehen. Die weibliche Klitoris hat zwar eine sog. Eichel, *Glans clitoridis*; diese wird aber nicht von der Harnröhre durchzogen.

Anlage des Hodensackes. Bei der Frau bleiben die Geschlechtswülste paarig und wachsen stärker als der Geschlechtshöcker, die Anlage der Klitoris. Diese liegt infolgedessen beim geschlechtsreifen Weibe, aber auch schon beim Kinde, zwischen den großen Schamlippen versteckt, die aus den Geschlechtswülsten hervorgehen. Beim männlichen Embryo vereinigen sich die beiden Geschlechtswülste hinter dem Geschlechtshöcker zur Bildung des Hodensackes. Durch das Herabwandern des Hodens, den Descensus testis (s. unten), gelangt der rechte Hoden in den rechten, der linke in den linken Geschlechtswulst. Dieser hat sich bereits vorher entsprechend vergrößert, um den Hoden aufnehmen zu können. Beide Geschlechtswülste treten ventral von der Wurzel des Penis zusammen zu dem *einheitlichen* Hodensack, der aber immer im Inneren durch ein Septum in seine ursprünglichen beiden Hälften getrennt bleibt. Die mediane Raphe bleibt erhalten, sie zieht vom Damm aus in der Mitte über den Hodensack herüber, entspricht der Scheidewand zwischen rechts und links im Inneren und reicht beim Embryo bis an die Spitze des Gliedes; später ist sie am Penis selbst verschwunden und oft auch am Hodensack streckenweise undeutlich (Abb. 263, nicht bezeichnet), doch vertreten sehr häufig Pigmentierungen ihre Stelle.

Mit der Vereinigung der Geschlechtswülste an der Wurzel des Geschlechtshöckers hängt es zusammen, daß dieser beim männlichen Fetus kleiner erscheint als beim weiblichen (S. 411). Noch beim neugeborenen Knaben ragt fast nur die Glans mit dem Praeputium über den Hodensack hervor, der freie Teil des Penisschaftes wird in der Hauptsache erst im späteren Kindesalter, vor allem in und nach der Pubertät gebildet.

Hemmungsmißbildungen. Bleibt das primäre Entwicklungsstadium bestehen, bei welchem der Enddarm und Sinus urogenitalis noch nicht geschieden, sondern in der einheitlichen Kloake vereinigt sind (Abb. 189), so kann der Kot nach der Geburt in die männliche Harnröhre gelangen. In diesem Fall ist der Durchbruch der Afteröffnung ausgeblieben *(Anus imperforatus, Atresia ani)*, dagegen die Geschlechtsrinne normal in die Harnröhre umgebildet worden. In der Mehrzahl derartiger Fälle endet der Darm in der Pars membranacea der Harnröhre, seltener in der Pars prostatica. Teilt sich die Kloake durch und bleibt der Rest der epithelialen Kloakenmembran erhalten, so endigt der Mastdarm blind. Ist der Verschluß nur epithelial, kann er mit einer Sonde leicht gesprengt werden. Ist hingegen die epitheliale Kloakenmembran von Bindegewebe durchwachsen worden, muß der Chirurg künstlich eine Vereinigung des Mastdarms mit der blind endigenden Analbucht herstellen. Bei der Frau wird bei Anus imperforatus der Kot in die Vulva oder Vagina entleert, falls der Darm nicht blind endigt.

Da sich die ventrale Bauchwand vom Nabel abwärts erst sekundär bildet, so kann auch von ventral her eine Spalte in die Geschlechtsorgane hineinführen, wenn der normale Verschluß gehemmt wird. Die Spalte des Penis führt dann zwischen den Corpora cavernosa penis hindurch *(Epispadie)*; in diesen Fällen führt meist auch eine mediane Spalte in die Harnblase, so daß diese nach vorn zu offen ist (Ectopia, besser *Ecstrophia vesicae*, s. auch Bauchblasenspalte, S. 369).

Liegt bei der *Hypospadie* (S. 413) die Öffnung der Urethra auf der Unterfläche des Penisschaftes so biegen sich bei der Erektion die vorderen Enden der Corpora cavernosa penis (und mit ihnen die Glans) hakenförmig nach abwärts, so wie die Klitoris der Frau hakenförmig nach abwärts gekrümmt ist (Abb. 286). Dadurch kann die Hypospadie zum Impedimentum coëundi werden und zur Zeugungsunfähigkeit, Impotentia generandi, führen, da der Samen nicht an die äußere Öffnung des Uterus gebracht werden kann. Bleibt bei einem Fetus mit männlicher Keimdrüse der ursprüngliche paarige Zustand des äußeren Genitales erhalten, so bleibt auch der Geschlechtshöcker klein, und es entsteht ein dem weiblichen Genitale sehr ähnliches Bild. Solche Kinder werden als Mädchen benannt und erzogen, bis bei der Pubertät sich unter der Hormonwirkung der männlichen Keimdrüsen die männlichen sekundären Geschlechtsmerkmale (Stimmbruch, Bartwuchs usw.) entwickeln, eine sehr schwierige psychische und soziale Situation. Man nennt diese Mischung von weiblichen und männlichen Merkmalen *Zwittertum, Hermaphroditismus*, richtiger *Pseudohermaphroditismus*, denn echtes Zwittertum, d. h. männliche und weibliche Keimdrüsen im gleichen Individuum, liegt ja nicht vor. Es ist bei Wirbellosen weit verbreitet, bei den Pflanzen weit häufiger als die Getrenntgeschlechtlichkeit, kommt auch bei niederen Wirbeltieren vor, z. B. bei Fröschen, bei Säugetieren sehr selten, z. B. Schwein. Beim Menschen ist Hermaphroditismus verus nicht einwandfrei beobachtet worden. In der griechischen Plastik sind die Hermaphroditen, Kinder von Hermes und Aphrodite, als Jünglinge mit weiblichen Proportionen und weiblichrunden und weichen Körperformen dargestellt.

a) Der Hodensack im ganzen.

Die *Wand* des Hodensackes besteht aus der besonders differenzierten und in zwei Kammern geteilten Haut, *Scrotum*, welche auch als Hodensack im engeren Sinn bezeichnet wird, und aus den *Hüllen* der beiden Hoden, Nebenhoden und ihrer Samenstränge, *Tunicae testis* et *funiculi spermatici*; der *Inhalt* des Hodensackes besteht aus den genannten, von den Hüllen umkleideten Organen, von denen je eines in jeder Kammer des Hodensackes liegt. Wie der

Hoden in den Hodensack hineingelangt, haben wir zuerst zu betrachten, weil daraus die Zusammensetzung der Hüllen erhellt, ebenso der Aufbau des *Samenstranges, Funiculus spermaticus.* Den Hoden und die zu ihm gehörigen Samenabführwege setzen wir nach dem Vorhergehenden als bekannt voraus; sie gehören zu den inneren Geschlechtsorganen und sind sekundär durch den Descensus zum Bestandteil der äußeren Geschlechtsorgane geworden. Auf diese Weise ist auch der Samenstrang mit seinen Hüllen aus Teilen aufgebaut, welche teils den inneren, teils den äußeren Genitalien entstammen. Er wird deshalb erst in diesem Abschnitt beschrieben. Sein für den Samenerguß wichtigster Bestandteil, der Samenleiter, gehört zu den inneren Geschlechtsorganen, nimmt aber der Dicke nach nur einen geringen Bruchteil des Querschnittes des Samenstranges ein; mit seiner Kenntnis ist also nur ein bescheidener Anteil des ganzen Stranges erledigt.

Descensus testium. Die Hoden sind im Hodensack halbschwebend befestigt, eine Einrichtung, welche für die Entwicklung der Samenfäden und für die Zeugungsfähigkeit des Mannes von größter Bedeutung ist. Wir wissen aus den nicht seltenen Fällen, in welchen der Hoden des Menschen diese Lage nicht erreicht, sondern auf seinem Wege liegen bleibt (so daß der Hodensack leer und der Hoden zwar nicht fehlt, aber im Hodensack nicht zu fühlen ist, *Kryptorchismus*), daß sich zwar Samenbildungszellen entwickeln können, daß aber schließlich das Hodenparenchym zugrunde geht und, falls beide Hoden betroffen sind, Sterilität des Mannes eintritt.

Die Hoden liegen beim Fetus bis fast zur Beendigung des intrauterinen Lebens in der Bauchhöhle zu beiden Seiten der Wirbelsäule (Abb. 141). An der Hinterwand der Bauchhöhle ist jeder Hoden ähnlich dem Darm mit einer Duplikatur des Bauchfells, welches ihn überzieht, befestigt, dem *Mesorchium.* Der Körper wächst gleichsam über den Hoden empor, so daß die absolute Entfernung des Hodens vom Leistenband zwar nicht kleiner, wohl aber die relative Entfernung — etwa im Verhältnis zum Zwischenraum zwischen Niere und Leistenband — vermindert ist: die Niere macht das Wachstum der Wirbelsäule mit, indem der Ureter sich entsprechend verlängert, der Hoden nähert sich dagegen relativ dem Leistenband, indem seine caudale Fortsetzung nicht sonderlich wächst. So liegt der Hoden im 3. Fetalmonat in der Fossa iliaca und im 7. Fetalmonat nahe dem abdominalen Ende des Leistenkanals. Das Mesorchium bleibt dabei bestehen und erhält sich auch, wenn der Descensus zum Abschluß gekommen ist (Abb. 228).

Wenn der Hoden neben der abdominalen Öffnung des Leistenkanals angelangt ist, hat sich bereits vom parietalen Peritonaeum aus ein hohler Fortsatz wie ein Handschuhfinger in den Leistenkanal hinein und durch diesen hindurch ausgestülpt, *Processus vaginalis* (Abb. 237a). Er führt in die äußerlich sichtbare Vorwölbung des Genitalwulstes hinein, der bis dahin solide ist, nunmehr von innen heraus ausgehöhlt wird und sich dazu anschickt, den Hoden aufzunehmen. Die individuelle Entwicklung vollzieht also die erste Ausbildung des Hodensackes unabhängig von dem späteren Inhalt. Nicht der Hoden treibt durch seinen Descensus die Bauchwand vor sich her und erzeugt so die Umhüllung, in der wir ihn später finden, sondern er benutzt die für ihn bereitgestellte Hülle wie jemand, der in einen fertig gekauften Mantel schlüpft. Freilich vollziehen sich die endgültigen Größenzunahmen des Hodensackes erst, wenn der Hoden in ihm liegt. Aber auch das ist nicht nötig, wie bei Kryptorchismus am tauben Hodensack zu sehen ist, der gerade so groß wie ein normaler sein kann. Man wird wohl annehmen dürfen, daß sich in der Urgeschichte der Säugetiere aus dem Geschlechtswulst ein Hodensack unter dem unmittelbaren Einfluß des Hodens bildete und daß erst nachträglich die Herstellung des Sackes von seinem Inhalt unabhängig wurde.

Der Processus vaginalis durchsetzt die ganze Dicke der Bauchwand dicht oberhalb des Leistenbandes (Leistenkanal, Bd. I, S. 171). Infolgedessen ist seine Peritonaealauskleidung von den Schichten der Bauchwand umgeben, zunächst von der Fascia transversalis, dann von den inneren zwei Bauchmuskeln (M. transversus und M. obliquus internus), weiter von der Fascie des M. obliquus externus (nicht vom Muskel selbst, da er bzw. seine Aponeurose als Anulus inguinalis subcutaneus auseinanderweicht, Bd. I, Abb. S. 160), und schließlich von der Haut (Abb. 237a). Vom Hoden aus, welchem die Urniere, der spätere Nebenhode, anliegt, reicht ein caudaler Fortsatz, welcher retroperitonaeal (wie der Hoden und Nebenhoden selbst) gelagert ist, bis in den Grund des Processus vaginalis

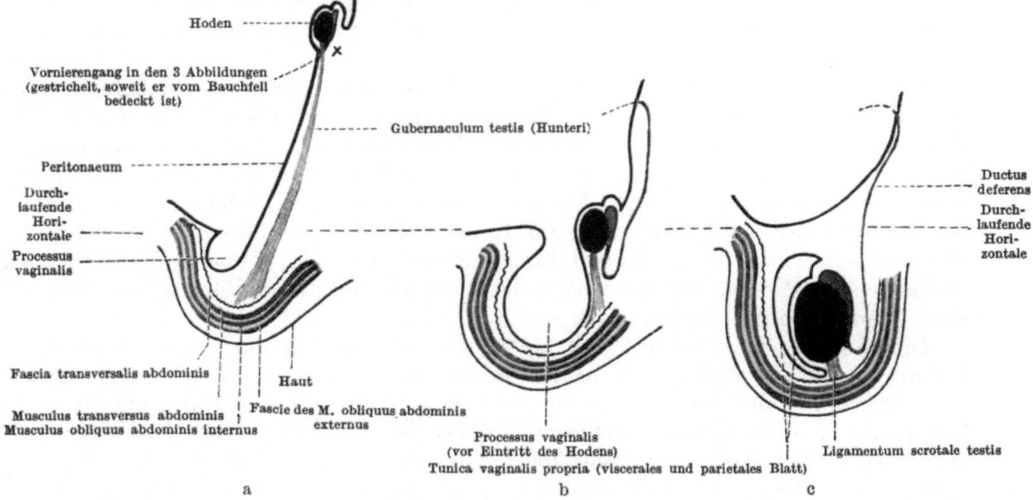

Abb. 237a—c. Descensus testis, Schema. a Hoden und Nebenhoden in der Höhe des 1. und 2. Lendenwirbels. b Hoden und Nebenhoden beim Eintritt in den Leistenkanal. c Hoden und Nebenhoden im Hodensack, Verbindung des Processus vaginalis mit dem Peritonaeum obliteriert. × in Abb. a entspricht der Umbiegung des Ductus deferens in Abb. b und c. Durchlaufende Horizontale in der Höhe des Abganges des Processus vaginalis vom Peritonaeum.

hinein. Man nennt ihn mit einem wenig klaren Namen *Leitband* des Hodens, *Gubernaculum testis (Hunteri)*. Er setzt sich zusammen aus obliterierten Teilen der Urniere und des Hodens. Wir sahen früher, daß sich die Anlagen beider als lang gestreckte bandförmige Organe durch die ganze Länge der Bauchhöhle erstrecken. Der caudale Teil der Urniere, welcher keine Urnierenkanälchen mehr enthält, sondern nur das Bindegewebe, welches zwischen ihnen liegt, wird *Leistenband der Urniere* genannt, die ursprüngliche Fortsetzung der Keimdrüse bis zum unteren Pol der entwickelten Urnierenkanälchen *caudales Geschlechtsband* (Abb. 225a). Beide „Ligamente" liegen in einer Flucht und vereinigen sich zu dem einheitlichen Leitband des Hodens, welches auf diese Weise vom unteren Pol des Hodens bis an das Ende der Bauchhöhle gegen den Oberschenkel, nämlich bis an das POUPARTsche Band reicht. Der Name „Ligament" ist ebensowenig gerechtfertigt wie bei den sog. Bändern der Bauch- und Brusthöhle. Das Leitband ist eine Falte, welche in das Innere der Bauchhöhle vorspringt. Es leitet nicht den Hoden, sondern bezeichnet nur die Richtung, in welcher durch verschiedenes relatives Wachstum der Hoden mit dem Nebenhoden den Leistenkanal passiert. Auch nach vollzogenem Descensus ist das Leitband noch vorhanden in Form einer festeren Verbindung des unteren Hodenpoles mit dem Grunde des Hodensackes, *Ligamentum scrotale testis* (Abb. 237c). Es ist zwar relativ klein geworden, aber nicht absolut verkleinert gegenüber seiner ursprünglichen Größe bei dem winzigen Ausgangsstadium beim Embryo. Aber es verdient wegen des eingelagerten Bindegewebes schon eher den Namen eines Bandes.

Tunica vaginalis propria und Cavum scroti. Wenn der Hoden im Hodensack angelangt ist, verschwindet die offene Verbindung der Bauchhöhle mit dem Peritonaealdivertikel der betreffenden Seite des Hodensackes. Man nennt den obliterierten Strang *Ligamentum vaginale*; gelegentlich bleibt er noch auf eine kurze Strecke oder an einzelnen Stellen durchgängig (Abb. 238) und mit Peritonaealepithel ausgekleidet, gewöhnlich aber ist er seiner ganzen Länge nach solide und rein bindegewebig. Die beiden gegen den Bauchhöhlenraum abgeschlossenen Hodensackkammern sind Exklaven der Leibeshöhle (Abb. 3c). In jede ist ein Hoden und Nebenhoden so vorgewölbt, wie ein Bauch- oder Brusteingeweide in die Leibeshöhle. Man nennt die ganze, aus dem Processus vaginalis entstandene Peritonaealauskleidung jeder Hodensackkammer *Tunica vaginalis propria* und unterscheidet an ihr wie an den Bauch- und Brustorganen ein *parietales* und ein *viscerales* Blatt (Periorchium und Epiorchium). Das letztere überzieht den Hoden und Nebenhoden als eine Haut von einschichtigem Plattenepithel oder stellenweise kubischem (und sogar cylindrischem) Epithel und wird auch *Tunica serosa* genannt. Sie hat keine eigene bindegewebige Unterlage und kann deshalb von der Albuginea nicht abpräpariert werden. Am hinteren Rand des Nebenhodens biegt die Tunica vaginalis propria um, ähnlich wie die Pleura am Lungenhilus, und läßt Raum frei für die Gefäße und Nerven, welche wie durch den Lungenhilus in die Lunge, so hier von hinten auf dem Wege des ursprünglichen Mesorchium in den Hoden und Nebenhoden eindringen (Abb. 228). Das parietale Blatt der Tunica vaginalis propria kleidet die ganze Wand der Hodensackkammer aus und geht am hinteren Rand des Nebenhodens in das viscerale Blatt über. Beim Erwachsenen ist das parietale Blatt ein auf der Innenseite mit Plattenepithel bedecktes bindegewebiges, stellenweise an glatter Muskulatur reiches Häutchen; es gleicht in seinem Aufbau ganz dem Bauchfell. Infolgedessen kann es — zum Unterschied vom visceralen Blatt — gegen die nach außen folgenden Hüllen des Hodens leicht präparatorisch isoliert werden. Man erkennt es besonders daran, daß es der *Hodensackhöhle, Cavum scroti* (Abb. 239), zunächst gelegen ist und daß es im allgemeinen höchstens $^1/_2$ cm über den Kopf des Nebenhodens am Samenstrang hinaufreicht. Ausnahmen bieten nur solche Fälle, wo der Processus vaginalis ganz oder partiell offen geblieben ist, doch ist auch in diesen Fällen meistens ein Absatz gegen die eigentliche Tunica vaginalis propria sichtbar (Abb. 238). Die Hodensackhöhle ist eine capillare Spalte, in welcher der Hoden gegen das parietale Blatt seiner Hülle verschieblich ist. Sie ist nur potentiell ein „Raum“, kann aber jederzeit durch einen pathologischen Erguß zum Raum werden.

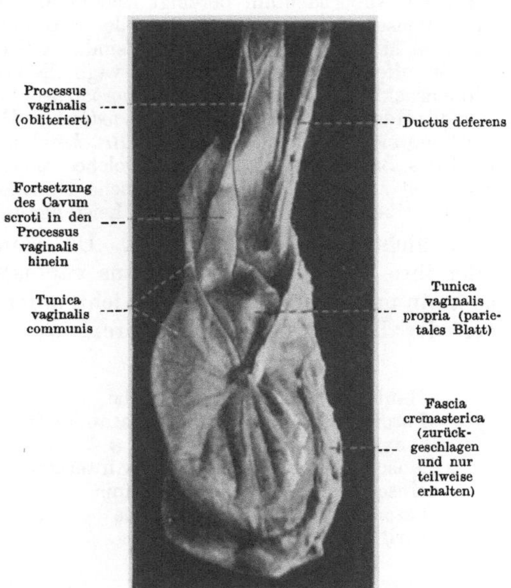

Abb. 238. Hüllen des Hodens. Offener Rest des Processus vaginalis (Varietät). Die Tunica vaginalis communis ist nur zum Teil gespalten und zur Verhinderung weiteren Einreißens am Ende des Schnittes zu einem Knötchen künstlich vernäht.

Seröse Ergüsse sind bei Entzündungen des Hodens oder Nebenhodens nichts Ungewöhnliches (*Hydrocele*; auch gelegentlich ausgehend von Resten des Lumens im Processus vaginalis: Hydrocele funiculi spermatici). Sie können beträchtliche Größen erreichen und sind an dem charakteristischen Fluktuationsgefühl von der Pseudofluktuation des Hodens selbst zu unterscheiden; doch ist bei geringem Flüssigkeitserguß die Unterscheidung schwierig.

Normal ist nur eine Spur Feuchtigkeit vorhanden, genug um das Gleiten des visceralen gegen das parietale Blatt der Tunica vaginalis propria zu erleichtern.

Auch bei der Frau gibt es einen abortiven Processus vaginalis, dessen selten offener Rest *Diverticulum Nucki* genannt wird.

Bei den Tieren, bei welchen der Hoden periodisch in die Bauchhöhle zurücktritt (z.B. Kaninchen, Igel), stülpt sich der untere Pol der Hodensackwand handschuhfingerartig nach innen zu um, so daß das Gubernaculum testis dem Hoden Raum läßt, um durch die offen bleibende Verbindung zwischen Bauch- und Hodensackhöhle hinaufzusteigen. In diesem Fall geht also der Hoden nicht den retroperitonaealen Weg wie bei seinem ersten Hinabsteigen, sondern er bewegt sich intraperitonaeal; ebenso beim Wiederaustritt aus der Bauchhöhle, indem jener Vorsprung zurückgestülpt wird. Glatte und zum Teil auch quergestreifte Muskulatur im Gubernaculum beteiligt sich an der Regulation der Bewegungsvorgänge. Auch beim Menschen sind glatte Muskelzellen und manchmal auch einige quergestreifte Elemente, die vom M. cremaster ausgegangen sind, im Gubernaculum zu finden.

Bei offen bleibendem Processus vaginalis können beim Menschen Darmschlingen in die Hodensackhöhle hineingelangen: *angeborener Leistenbruch.* Sie nehmen den gleichen Weg wie der Hoden bei den Tieren mit *periodischem* Descensus testis. Die *erworbenen Leistenbrüche* zeichnen sich durch einen eigenen *Bruchsack* aus, d.h. der Darm drängt ein neues Divertikel des Bauchfells vor sich her, welches nicht mit dem Processus vaginalis identisch ist. So bildet sich eine neue, pathologische Hodensackkammer, in welcher die Darmschlingen liegen. Über die Beziehungen zum Leistenkanal siehe Bd. I, S. 172.

Schichten des Hodensackes. Da sämtliche Bestandteile der Bauchwand oder ihre Anlagen vom Processus vaginalis mit ausgestülpt werden (Abb. 237), so kann man theoretisch die Schichten der Hodensackwand leicht auf die Schichten der Bauchwand zurückführen, wie aus folgender Tabelle zu ersehen ist:

Bauchdecke:	*Hodensackwand:*
Haut mit subcutanem Gewebe	Haut mit Tunica dartos
Fascie des Musculus obliquus abdominis externus	Fascia cremasterica
Musculus obliquus abdominis internus . .	Musculus cremaster
Musculus transversus abdominis	
Fascia transversalis abdominis	Tunica vaginalis communis
Peritonaeum	Tunica vaginalis propria

In der Praxis ist es jedoch nicht so leicht, die Schichten zu identifizieren, wenn man nicht gewisse Vorsichtsmaßregeln anwendet. Man wird bemerken, daß von der reichen Muskulatur der Bauchwand in den Hüllen des Hodens nur die eine Schicht des *Musculus cremaster* übrig bleibt. Von dieser hat die Analyse auszugehen. Die quergestreiften Muskelzüge stehen stets in Verbindung mit den ihnen entsprechenden beiden Muskeln der seitlichen Bauchwand (Abb. 227), können aber auch am isolierten Hodensack leicht gefunden werden. Außen und innen von ihnen läßt sich je eine bindegewebige Lamelle isolieren, die *Fascia cremasterica* außen und die *Tunica vaginalis communis* innen vom M. cremaster (entsprechend der Tabelle).

Tunica vaginalis communis. Die *Tunica vaginalis communis*, welche nach außen auf die oben beschriebene Tunica vaginalis propria zunächst folgt, ist eine feste bindegewebige, zum Teil mit glatter Muskulatur reichlich durchsetzte Lamelle, die mit der gleichgebauten Außenschicht des parietalen Blattes der Tunica vaginalis propria durch lockeres Bindegewebe verbunden ist und sich deshalb leicht von ihr abziehen läßt (außer am Lig. scrotale des unteren Hodenpoles, durch welches alle Hüllen miteinander und mit dem Hoden zusammenhängen). Von der Tunica vaginalis propria unterscheidet sich die Tunica vaginalis communis — und daher hat sie ihren Beinamen — vor allem dadurch, daß sie den gesamten Inhalt des Hodensackes: Hoden *und* Samenstrang überzieht (Abb. 239), während erstere gewöhnlich den Samenstrang ganz oder fast ganz frei läßt. Steckt man daher eine Sonde in die Hodensackhöhle, so gelangt man mit ihr nur bis zum oberen Rande des Nebenhodenkopfes oder wenig darüber hinaus ($^1/_2$ cm). Führt man dagegen den Sondenknopf in dem Bindegewebe zwischen Tunica vaginalis communis und Tunica vaginalis propria aufwärts, so gelangt er bis zum Leistenkanal. Allerdings ist die Bedeckung des Samenstrangs viel weniger derb als diejenige des Hodens, aber man kann doch regelmäßig am äußeren Leistenring die trichterförmige Fortsetzung der Fascia transversalis abdominis auf den Samenstrang feststellen (Bd. I, S. 174). Die hintere Wand des Nebenhodens ist die einzige Stelle des gesamten Hodensackinhalts, welche frei von der Tunica vaginalis communis bleibt.

Musculus cremaster. Während die Tunica vaginalis propria durch ihre beiden Blätter dem Hoden eine gewisse Verschieblichkeit *innerhalb* seiner Hüllen läßt, durch welche er äußeren Gewalten entschlüpfen kann, ist die Tunica vaginalis communis mit dem Musculus cremaster zusammen ein musculofibröser Schwebeapparat, welcher die Lage des Hodens *samt* seinen Hüllen reguliert. Die quergestreiften Muskelfasern ziehen vom äußeren Leistenring aus schleuderförmig um die Tunica vaginalis communis herum (Abb. 227). Man nennt sie auch *M. cremaster externus* zum Unterschied von der glatten Muskulatur in der T. vaginalis communis *(M. cremaster medius)* und in dem parietalen Blatt der T. vaginalis propria *(M. cremaster internus)*. Indem die quergestreiften Muskelfasern sich hier und da miteinander verbinden, überziehen sie den Grund des Beutels, dessen Substrat die T. vaginalis communis ist, mit einem weitmaschigen lockeren Netz; außer diesen Muskeln sorgt die glatte Muskulatur der Tunica dartos (S. 422) dafür, daß der Hoden schwebend gehalten ist. Läßt der Tonus nach, wie regelmäßig bei alten Leuten, so hängen die Hoden viel tiefer und ungeschützter

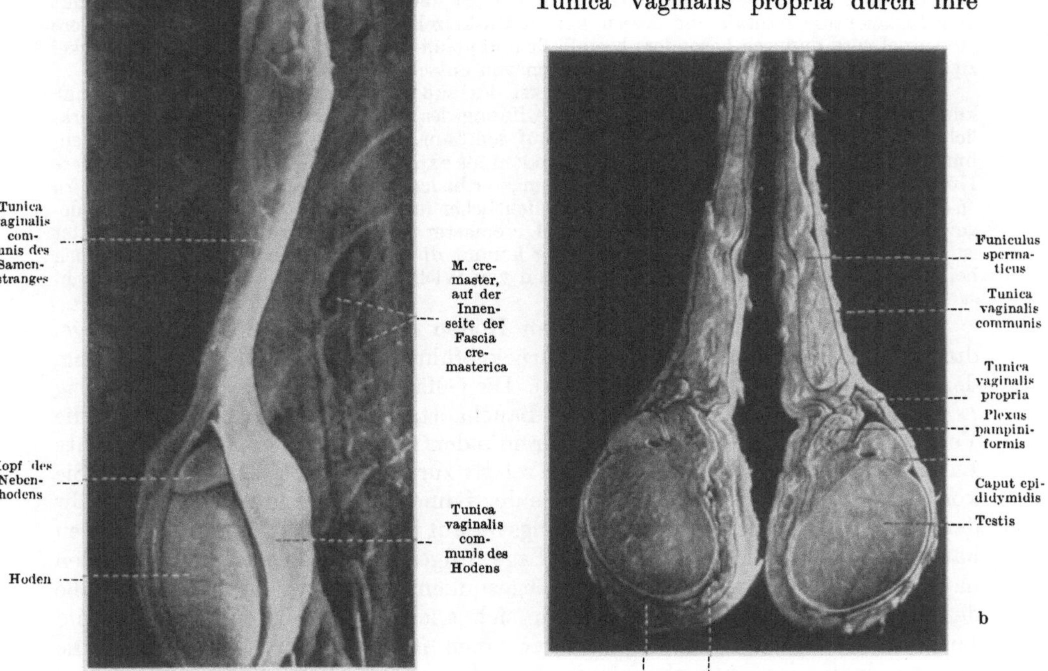

Abb. 239a u. b. Hüllen des Hodens und Samenstranges. a Fascia cremasterica und M. cremaster zurückgeklappt, Tunica vaginalis communis und parietales Blatt der Tunica vaginalis propria eröffnet, soweit das Cavum scroti reicht. Photo. b Medianschnitt. Photo.

herab als bei jugendlichen Personen. Auf die Berührung der Haut in der näheren und weiteren Umgebung des Hodensacks hin wird der Hoden reflektorisch emporgehoben. Dieser Reflex, *Cremasterreflex*, kann z. B. durch Bestreichen der Innenseite des Oberschenkels ausgelöst werden. Die glatte Muskulatur der Tunica vaginalis communis und des parietalen Blattes der T. vaginalis propria unterstützt die Reflexbewegungen und den Tonus des quergestreiften Cremaster durch die zwar langsamere, aber doch auf die Dauer wirksame Zusammenraffung des Beutels, in welchem der Hoden eingeschlossen liegt; die quergestreiften Muskeln können dadurch ohne Kraftverlust auf den Hoden selbst wirken.

Die glatte Muskulatur sitzt wesentlich an der Hinterseite nach der Umschlagstelle und dem dorsalen Rande der genannten Membranen zu und am unteren Hodenpol, wo sie mit dem Ligamentum scrotale und dessen glatten Muskelzellen in Verbindung steht. Der untere Hodenpol wird dadurch besonders beeinflußt und genötigt, dem quergestreiften Hebemuskel zu folgen, was für die Bewegung des Ganzen von entscheidender Bedeutung ist.

Fascia cremasterica. Die beiden Schenkel des äußeren Leistungsringes lassen sich nur künstlich mit dem Messer scharf gegen die Öffnung des Leistenkanales begrenzen. In Wirklichkeit setzen sich von ihnen sehnige Züge auf den Samenstrang fort, vermischt mit Fascienbündeln der Fascie des Musculus obliquus abdominis externus (Bd. I, S. 175); die so gebildete Hülle des Samenstranges, welche den M. cremaster bedeckt, heißt danach *Fascia cremasterica (Cooperi)*. Sie wird nach dem Hoden zu undeutlicher und besteht dort nur mehr aus Bindegewebe, welches mit den Muskelfasern des M. cremaster verlötet und zwischen sie eingebettet ist (Abb. 239a). Eine besondere Bedeutung kommt dieser Haut nicht zu; sie kann jedoch bei älteren Leistenbrüchen sehr verstärkt und von Wichtigkeit für die Wandung des Bruchsacks sein.

Samenstrang. Denkt man sich den Hoden in seine alte abdominale Lage, die er vor dem Descensus einnahm, zurückgeführt, so verläuft sein Ausführgang, der Samenleiter, senkrecht (Abb. 225b). Die Gefäße des Hodens, *Vasa testicularia (spermatica interna)*, welche aus der Bauchaorta entspringen, bzw. hier in die Vena cava mittelbar oder unmittelbar münden (S. 394), müssen die senkrechte Lage annehmen, sobald sich der Hoden relativ zur hinteren Bauchwand senkt. Sie kommen also so zu liegen, wie ehemals der Samenleiter lag und folgen ungefähr dem Harnleiter, da letzterer seinen Längsverlauf innehält (Abb. 145). Inzwischen hat aber der Samenleiter seine alte Lage aufgegeben und ist mit dem Hoden nach abwärts in den Hodensack hinabgesunken; so kommt es, daß die Gefäße des Hodens bis zum Leistenkanal für sich allein verlaufen, daß sie aber vom Leistenkanal ab mit dem Samenleiter einen gemeinsamen Weg haben. Die innere Öffnung des Leistenkanales ist, vom Inneren der Bauchhöhle aus gesehen, der Treffpunkt für die Vasa spermatica, die von oben kommen, und für den intraabdominalen Teil des Samenleiters, der von dem Blasengrund ab bis zu dieser Stelle zu verfolgen ist (Abb. 217). Von hier aus nennt man alles, was im Leistenkanal als dessen Inhalt zusammengefaßt und durch Bindegewebe vereinigt ist, *Samenstrang, Funiculus spermaticus* (Abb. 227). Er hat die gleichen Hüllen wie der Hoden (Abb. 239) und ist samt Hoden und Nebenhoden jederseits im Hodensack eingelassen. Man kann ihn jedoch durch die Haut des Hodensacks hindurch oberhalb des Hodens fühlen, insbesondere seinen wichtigsten Bestandteil, den Samenleiter (S. 407).

Der Samenleiter bleibt beim Descensus des *Hodens* an den Vasa epigastrica, um welche er sich herumschlängt, hängen und behält diese Lage endgültig (Abb. 227, linke Körperseite). Daraus erklärt sich die Lage der inneren Öffnung des Leistenkanals (Bd. I, S. 172).

Der Samenstrang ist etwa kleinfingerdick und füllt den Leistenkanal gerade aus. Seine Länge ist variabel je nach der Stellung des Hodens. Der Samenleiter und die zahlreichen Blutgefäße, insbesondere die Venen, sind durch zahlreiche längs verlaufende glatte Muskeln in ihrer Wandung ausgezeichnet (Abb. 240), welche bei Dehnung des Samenstrangs durch äußere Gewalt die alte Länge wiederherzustellen suchen. Dasselbe bewirken zahlreiche glatte

Muskelfasern, die im Bindegewebe zwischen jenen längs verlaufen und nach dem Hoden zu mit den glatten Muskeln der Hodenhüllen (M. cremaster internus et medius) zusammenhängen. Zahlreiche elastische Elemente innerhalb der Wandung der Einschlüsse des Samenstrangs und im Bindegewebe zwischen ihnen wirken passiv in der gleichen Richtung. Eingesprengte Fetthaufen erleichtern die Verschieblichkeit des Inhalts, so daß die einzelnen Teile einem äußeren Druck bis zu einem gewissen Grade entgleiten können.

Die vordere Abteilung des Samenstrangs enthält die Blutzu- und -ableitung, die Lymphgefäße und Nerven für den Hoden und Nebenhoden (S. 393), in der hinteren Abteilung liegt der Samenleiter mit den nach ihm benannten Gefäßen

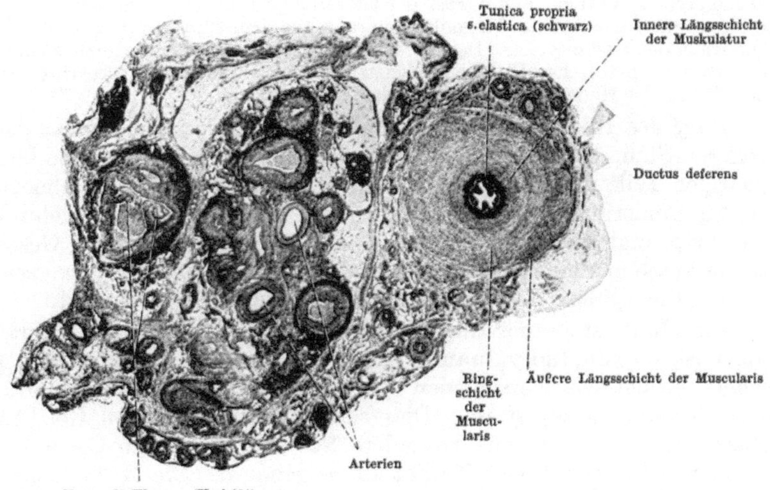

Abb. 240. Samenstrang. Querschnitt (links ein Stück in der Wiedergabe weggelassen). Das elastische Gewebe mit Resorcin-Fuchsin gefärbt, hier schwärzlich grau. In einer Vene ausnahmsweise eine Klappe.

(S. 408). Die Venen sind in zahlreiche Zweige aufgesplittert, welche die ungeteilten Arterien rankenartig umspinnen, *Plexus pampiniformis*. Da die Venen klappenlos sind, kann sich das Blut leicht in ihnen anstauen, besonders im linken Samenstrang, da die linke V. testicularis (spermatica interna), welche im Verlauf durch den Leistenkanal erst paarig, dann unpaar aus dem Plexus hervorgeht, nicht unmittelbar in die Vena cava inferior wie die rechte, sondern zunächst in die Vena renalis sinistra mündet; der Blutstrom trifft hier senkrecht auf das von der linken Niere abfließende Blut, während rechts die Einmündung in die Vena cava günstiger für den Abfluß ist, da sie spitzwinklig erfolgt. Darauf ist zurückzuführen, daß der linke Hoden durch das leichter zurückstauende Blut schwerer als der rechte ist und gewöhnlich etwas tiefer herabhängt als dieser. Krankhafte Erweiterungen der Venen, welche Geschwülste des Samenstranges und Hodens vortäuschen können *(Varicocele)*, sind prozentual links häufiger als rechts beobachtet worden, gleichsam ein Naturexperiment, welches die angegebene Ursache für den Tiefstand des linken Hodens erhärtet.

Die den Plexus pampiniformis bildenden Venen zeigen nur teilweise den üblichen Bau der Venenwand. Zum Teil sind sie außerordentlich muskelstark, mit einer besonders mächtigen inneren Längsmuskelschicht, die bei ihrer Kontraktion des Lumen völlig verschließen kann. Außer den genannten zum Inhalt des Samenstranges und Hodensackes gehörigen Gefäßen und Nerven, welche erst durch den Descensus in den Hodensack hineingelangt sind, enthält der Samenstrang auch solche, welche seine Hüllen, die Hüllen des Hodens und die Hodensackhaut versorgen. Entsprechend der Entwicklung des Hodensackes gehören diese zu einer ganz anderen Kategorie als die erstgenannten: sie stammen von der Bauchdecke ab, aus welcher die Hodensackwand entsteht (Abb. 237). Von *Arterien* gehören hierher die A. cremasterica (spermatica externa), ein Ast der A. epigastrica inferior (aus der A. iliaca externa), von *Venen* die gleichnamige Vene. Sie hängen mit den Arterien und Venen zusammen, welche an den Hodensack direkt, ohne Vermittlung des Samenstranges herantreten (s. unten). Ebenso verhalten sich die *Lymphgefäße*, deren Abfluß zu den Lymphknoten der Leistengegend gerichtet ist. Anastomosen zwischen den Gefäßen des Inhaltes und den Gefäßen der Hüllen sind bei den Arterien nicht vorhanden, bei Venen und Lymphgefäßen selten. Erkrankungen sind dafür eine Bestätigung. Denn die Nekrosen des Hodens bei Absperrung der A. testicularis und A. deferentialis, die Varicocelen bei Anschoppung der Vena testicularis und die Verschleppung von Bakterien oder Geschwulstkeimen durch die Lymphgefäße sind lediglich durch die zu den Einschlüssen des Samenstranges und Hodensackes gehörigen Gefäße bedingt und können nicht oder nur unvollkommen durch die Gefäße der Hüllen ersetzt werden. Von *Nerven* der letzteren gelangt der sensible Ramus genitalis (N. spermaticus externus, Ast des N. genitofemoralis aus dem Plexus lumbalis) mit dem Samenstrang zur Haut des Hodensackes. Der N. testicularis (spermaticus internus) aus dem sympathischen und parasympathischen Plexus hypogastricus geht zur glatten Muskulatur des Samenstranges, der Hüllen des Hodens und vielleicht der Tunica dartos.

Haut des Hodensackes und Tunica dartos. Der Hodensack, das Scrotum im engeren Sinn, überzieht als unpaarer gemeinsamer Überzug alle bisher genannten paarigen Teile und setzt sich auf die Haut des männlichen Gliedes fort, mit der er kontinuierlich zusammenhängt und engste Wechselbeziehungen hat. An die ursprüngliche Abkunft aus den paarigen Teilen des Geschlechtswulstes erinnern die mediane *Raphe scroti* und die Scheidewand, *Septum scroti* (Abb. 241), welche die beiden Hodensackkammern voneinander scheidet.

Die Haut ist immer dunkler pigmentiert als die übrige Haut und behaart; sonst ist sie von Individuum zu Individuum, aber auch bei dem gleichen Menschen zeitlich sehr verschieden. Sie sieht bald glatt und schlaff, bald runzelig und zusammengezogen aus. Dies beruht auf dem großen Reichtum an glatten Muskelzellen, welche eine besondere Schicht unter dem Corium der Haut einnehmen, *Fleischhaut* oder *Tunica dartos* genannt. Die Muskulatur setzt sich nur in spärlichen Zügen in die Scheidewand des Hodensackes fort, im allgemeinen umhüllt sie den Hodensack im ganzen als ein geschlossener Mantel. In der übrigen Haut gibt es ebenfalls glatte Muskulatur, z. B. im Warzenhof. Aber nirgends ist sie so zu einer geschlossenen Schicht entwickelt wie im Hodensack. Dem verdankt er seine außerordentliche Veränderlichkeit. Ist die Muskulatur erschlafft, so kann sich die Haut sehr stark dehnen. Sie findet besonders Verwendung bei der Erektion des Gliedes, bei welcher der Hodensack emporgehoben und klein erscheint, weil seine Haut durch die Verlängerung und Verdickung des Penis mit zur Bekleidung der Wurzel des Gliedes herangezogen wird. Die Hodensackhaut ist geradezu Reservematerial für die Haut des Penis, ähnlich wie gewisse Hautfalten nötig sind, um Bewegungen des Körpers und seiner Glieder Luft zu geben. Sie ist fast fettlos, dagegen reich an elastischen Fasern. Das Bindegewebe, welches die Tunica dartos mit den eigentlichen Hüllen des Hodens (zunächst der Fascia cremasterica) verbindet, ist ganz besonders locker. Entzündungen können sich hier sehr leicht ausbreiten und auch aufwärts in die Haut des Penis und unter die Bauchhaut aufsteigen.

Unter der Einwirkung der Kälte runzelt sich die Hodensackhaut besonders stark, weil die Tunica dartos sich kräftig kontrahiert. Bei Einschnitten in die Haut kann durch die Stärke der Kontraktion ein Defekt vorgetäuscht werden.

Blutzufuhr: Außer den Gefäßen des Samenstranges (Vasa cremasterica, spermatica *externa*) kommen von vorn her die Rami scrotales anteriores aus der A. femoralis, vom Damm her die Rr. scrotales posteriores aus der A. pudenda interna und aus der Tiefe Ästchen der A. obturatoria in Betracht; alle hängen mit ihren Enden zusammen. Die Versorgung kann trotzdem bei sehr starker andauernder Dehnung der Scrotalhaut nicht ausreichen, wie die bei Geschwülsten nicht seltenen Nekrosen beweisen. Die den Arterien zugeordneten *Venen* fließen in die Vena saphena magna, Vena femoralis, Vena epigastrica inferior und Vena pudenda interna ab. Die *Lymphgefäße* ziehen zu oberflächlichen Leistenlymphknoten. Von *Nerven* beteiligen sich von vorn her außer dem N. spermaticus externus jedes Samenstranges in wechselndem Maße der N. lumboinguinalis und der N. ilioinguinalis an der sensiblen Versorgung der Scrotalhaut, vom Damme her kommen regelmäßig die sensiblen Nn. scrotales posteriores aus dem N. pudendus.

Schamhaare. Außer den Falten der Haut in der Schamgegend, welche mit dem Fettgehalt der Haut zusammenhängen (*Mons veneris*, S. 512), ist die Art der Behaarung bei Mann und Weib verschieden. Daß die *Schamhaare, Pubes*, zu den akzessorischen Sexuszeichen gehören, geht schon daraus hervor, daß sie erst bei Beginn der Pubertät erscheinen, bei Frühkastraten ausbleiben und bei Spätkastraten verloren gehen oder sehr dünn werden. Der Hodensack und vor allem der Penisschaft haben nur spärliche Behaarung, am dichtesten ist sie über der Schamfuge und um die Wurzel des Gliedes herum; für den Mann ist besonders charakteristisch, daß die obere Grenze nicht scharf ist wie bei der Frau, bei welcher sie an der oberen Querlinie des Schamberges wie abgeschnitten aufhört. Beim Mann erstreckt sich vielmehr die Behaarung aufwärts und fließt in die Behaarung der Bauchdecken hinein, welche bis zum Nabel oder über diesen hinaus reicht. Die Spalte zwischen dem Hodensack und den Oberschenkeln ist gewöhnlich frei von Haaren, ebenso der Damm. Erst am After ist die Behaarung wieder stärker. Die Verteilung weist auf eine rein sexuelle, nicht motorische Funktion hin, an die man vielfach bei den Haaren in Hautfalten gedacht hat (Regulierung der Verschiebungen der sich berührenden Hautflächen wie durch zwischengelegte Rollen). Ob bei niederen Völkerstämmen die Art der Behaarung auf dem Wege über das Auge oder ob die von den Haaren festgehaltenen Riechstoffe der Drüsen von Genitale und After auf dem Wege über das Riechorgan sexuelle Reize auslösen, ist nicht sicher bekannt.

Das Ausreißen der Schamhaare war und ist bei manchen Völkern religiöse Vorschrift (Mohammedaner) oder landesüblich. Sie gleichen ihrem Bau nach den Barthaaren, sind aber dünner. Im Alter ergrauen sie, aber später als das Bart- und Haupthaar.

b) Das männliche Glied.

Beziehung der Harnröhre zum Penis. Die *Harnröhre, Urethra virilis*, ist der Abkömmling des Sinus urogenitalis, welcher beim Mann zum Unterschied von der Frau eine große Längenausdehnung und eine Differenzierung in verschieden geartete Abschnitte erfährt (braun, Abb. 225). Man teilt die Harnröhre ein in eine *Pars prostatica*, welche die Prostata durchbohrt, eine *Pars membranacea*, welche den weichen Beckenboden durchsetzt, und eine *Pars spongiosa* s. *cavernosa*, welche mit Schwellkörpern umgeben ist (Abb. 241). Die letzteren gehören zum *männlichen Gliede, Membrum virile, Penis*, welches also nur von einem Teil der Harnröhre, ihrer Pars cavernosa, durchzogen ist. In der Ruhe hängt es als *Pars pendula* über den Hodensack herab; in dieser Lage hat die Harnröhre S-Form. Bei der Erektion richtet sich das Glied unter gleichzeitiger Vergrößerung und Versteifung auf, so daß die S-förmige Krümmung der Harnröhre ausgeglichen und von ihr nur *ein*, nach oben konkaver Bogen um die Symphyse herum beschrieben wird. In dieser Lage kann es in die weibliche Scheide so eingeführt werden, daß der Geschlechtsakt zu einem Samenerguß an die richtige Stelle führt.

Wir sehen zunächst von den Besonderheiten der Harnröhre selbst und ihren Anhängen (Drüsen) ab. Für die biologische Bedeutung und den essentiellen Bau des Gliedes genügt die früher mitgeteilte Feststellung, daß der Same bei der Ejaculation in die Harnröhre an der Einmündungsstelle der beiden Ductus ejaculatorii gespritzt und daß der Harn beim Harnlassen von der Blase aus durch die unpaare Pars prostatica an dieselbe Stelle geleitet wird; von da ab geht die „Samenharnröhre“ als einheitlich fortlaufender Kanal bis zur Penisspitze durch (Abb. 241). Wir beschreiben zuerst den motorisch-vasculären Apparat, d. h. das dem Gliede zugrunde liegende Schwellkörpersystem, dessen Entstehung wir bereits in den Hauptzügen kennengelernt haben. Im Anschluß daran wird die spezielle Behandlung des Harnsamenweges wieder an denjenigen Stellen aufzunehmen sein, wo wir sie früher verlassen haben; Zutaten kommen innerhalb der Harnröhre bei der Ejaculation zu den Samenbestandteilen aus dem Hoden und Nebenhoden hinzu und vervollständigen erst den Samen zu dem endgültigen Ejaculat. Sie sind sehr wichtig, passieren aber den Penis bloß als passives Element. Er selbst als das aktive Organ sei hier an die Spitze gestellt.

Die paarigen Schwellkörper. Man unterscheidet den *Rücken, Dorsum penis,* und die *Unterseite, Facies urethralis.* Dem Rücken zunächst liegen die *paarigen*

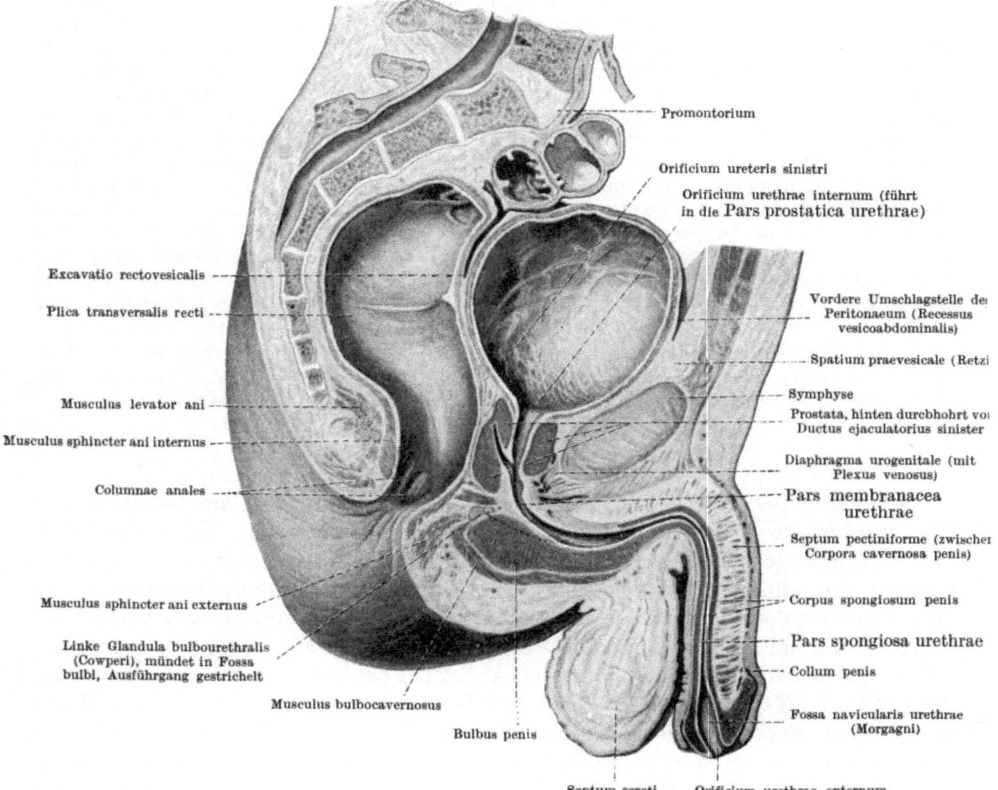

Abb. 241. Männliches Becken, linke Hälfte. Medianschnitt. Im Bereich der Prostata ist die Schnittrichtung ein wenig nach links von der Medianebene abgewichen. Der „Recessus vesicoabdominalis" ist übertrieben tief, weil die kontrahierte Blase an der Leiche gewaltsam dilatiert worden ist. Beim Lebenden würde eine gefüllte Blase von dieser Größe länglich walzenförmig aussehen (Abb. 216) und der „Recessus" vor ihr wäre eine Furche, keine tiefe Einsenkung.

Schwellkörper, *Corpora cavernosa penis,* welche die Versteifung des Penis bei der Erektion allein bewirken. Sie bilden an ihrer Unterseite eine seichte Rinne, *Sulcus urethralis* (Abb. 242), in welche der dritte Schwellkörper, das unpaare *Corpus spongiosum penis, Corpus cavernosum urethrae,* eingebettet liegt; dieses ist an der Erektion nur mittelbar beteiligt anders als die beiden anderen, welche allein versteift werden. Das Corpus cavernosum urethrae und die *Eichel, Glans,* in welche es übergeht, bleiben auch auf der Höhe der Erektion kompressibel. Nur durch die beiden letzteren verläuft die Harnröhre. Die Corpora cavernosa penis sind ein Schwammgewebe, das Blut enthält, in der Ruhe wenig, bei der Erektion in großer Fülle.

Dieser von den Schwellkörpern *gemeinsam* gebildete Teil des Penis heißt *Schaft, Corpus.* Auf seinem Querschnitt haben die drei Schwellkörper Kleeblattform (Abb. 227). An der *Wurzel* des Penis, *Radix,* und der *Eichel, Glans,* ist hauptsächlich der unpaare Schwellkörper beteiligt.

Jedes Corpus cavernosum penis ist im Ruhezustand ∧-förmig gebogen, doch ist der eine Schenkel beträchtlich kürzer als der andere (Abb. 226). Man nennt den kürzeren Schenkel *Crus*. Die Crura beider Schwellkörper legen sich den Schenkeln des knöchernen Schambeinbogens an, indem sie so divergieren, daß sie genau in die Richtung des unteren Schambeinastes zu liegen kommen (Abb. 242, 243). Sie sind nach ihrem Ende zu zugespitzt und so fest mit dem Periost des Knochens verlötet, daß man sie nur mit diesem zusammen unverletzt vom Schambein ablösen kann (Abb. 226, 242, 243). Sie können mit ihrer äußersten Spitze bis gegen die Sitzbeinhöcker hinreichen. Der Musculus

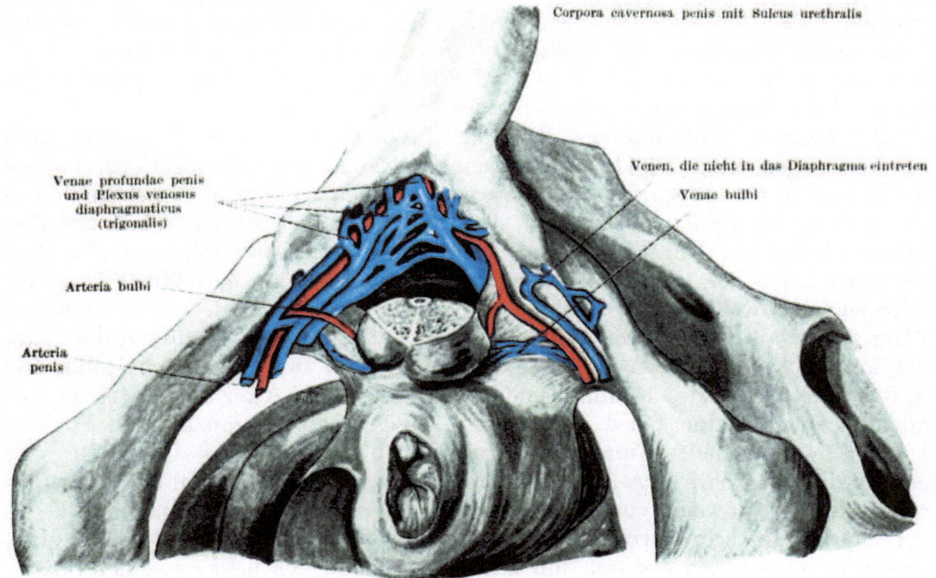

Abb. 242. Arterien und Venen der Schwellkörper des Penis. Ansicht von unten. Der Bulbus penis ist dicht vor seinem Ende quer durchtrennt, der ganze vordere Teil abgetragen. Die Gefäße liegen in einer bindegewebigen Lamelle, welche das Dreieck zwischen den Crura penis ausfüllt, Lamina intercruralis; sie ist bei der Präparation der Gefäße entfernt worden. [Aus Kiss, Z. f. Anat. u. Entw.gesch., Bd. 61 (1921)].

ischiocavernosus überzieht sie mit einer dünnen muskulösen und später aponeurotischen Decke. Die langen Schenkel beider Schwellkörper, die im engeren Sinn Corpora cavernosa heißen, sind zu einem einheitlichen Organ verschmolzen, das aber äußerlich und innerlich deutlich die beiden in ihm enthaltenen Schwellkörper verrät. Mit seiner stumpfen Doppelspitze dringt dieser Teil von hinten in die Eichel vor und gibt ihr bei der Erektion einen festen, unkomprimierbaren Sockel (Abb. 243b).

Außer an dem erwähnten Sulcus urethralis an der Unterseite ist auch an einer Längsfurche der Dorsalseite der Schwellkörper äußerlich zu sehen, wo beide verschmolzen sind. Dieser *Sulcus dorsalis* nimmt eine wichtige Vene, *Vena dorsalis penis profunda*, in sich auf.

Der feinere innere *Bau* der paarigen Schwellkörper verrät die ursprüngliche Zusammensetzung viel deutlicher als das Äußere. Jeder von ihnen ist von einer sehr kräftigen, aus kollagenem Bindegewebe aufgebauten Membran umgeben, *Tunica albuginea* (Abb. 246). Die äußeren Fasern verlaufen längs, die inneren quer. Elastische Fasern sind nur spärlich vorhanden. Infolgedessen leistet die Membran, wenn sie gespannt wird, Widerstand. Sie ist nicht auf elastisches Ausweichen gebaut wie andere Membranen, z. B. auch die Fascia penis, sondern darauf hin, dem Innendruck innerhalb der paarigen Schwellkörper standzuhalten. Anfangs — solange die Fasern nicht gespannt sind — kann die Tunica albuginea allerdings eine Zunahme des Inneren, das sie umschließt, nicht hindern; der Widerstand beginnt erst bei Straffung der Fasern und ist, wenn alle gestrafft sind, maximal. Die Tunica albuginea leistet also dasselbe wie beim Bewegungsapparat die flächenhaft ausgebreiteten Sehnen, Aponeurosen, welche dort dem Muskelzug Widerstand entgegensetzen. Beide Tunicae albugineae sind innerhalb des Schaftes des Gliedes miteinander zu einem *Septum penis* verschmolzen. Es trennt die Schwellkörper nicht vollständig voneinander, sondern enthält zahlreiche senkrecht gestellte Schlitze wie die Zwischenräume zwischen den Zähnen eines Kammes *(Septum pectiniforme penis*, Abb. 241). Die Spalten bleiben zwischen den ringförmigen Fasern frei, welche sich in die tiefe Schicht der äußeren Tunica albuginea fortsetzen, während die Längsfasern im Septum fehlen.

Der unpaare Schwellkörper. Das durch Verschmelzung der beiden Corpora cavernosa urogenitalia (S. 412) entstandene *Corpus spongiosum penis (C. cavernosum urethrae)* und das unpaare *Corpus cavernosum glandis* sind zu einem einheitlichen Schwellkörper vereinigt, welcher wie ein Pilz einen Wurzelknollen, Schaft und Hut besitzt (Abb. 243). Die Wurzel des Gliedes, *Radix*, ist hauptsächlich vom knollenförmigen Ende des unpaaren, in seiner Form und Größe individuell sehr verschiedenen Schwellkörpers, *Bulbus penis*, gebildet. Er springt viel weiter nach dem After zu vor als die paarigen Schwellkörper (Abb. 226, 241). Während die Crura der letzteren dem Scham- und Sitzbein angeheftet sind, liegt der Bulbus frei in den Weichteilen des Dammes und ist hier oder vom After aus zu tasten, vor allem beim erigierten Glied. Er ist der Außenfläche des muskulösen Beckenbodens fest angeheftet und vom Musculus bulbocavernosus überzogen. Er enthält die Harnröhre *nicht* (der bisher übliche Name Bulbus „urethrae“ ist irreführend); sie tritt erst weiter vorn, wo sich die drei Schwellkörper zum Schaft des Gliedes vereinigen, ganz schräg von oben in ihren Schwellkörper ein (Abb. 241) und zieht schräg zu seiner Achse durch ihn hindurch. Anfänglich liegt sie seiner Dorsalfläche ganz nahe (Abb. 227, 242, 243b); im weiteren Verlauf kommt sie auf kurze Strecken ganz central, meistens ein wenig exzentrisch im Schwellkörper zu liegen, während sie in der Eichel ventrale Lage hat, also entgegengesetzt wie beim Eintritt in den Schaft. Auf die Form der Harnröhre im einzelnen werde ich zurückkommen.

Die *Eichel* ist an ihrer Basis am breitesten. Ihr vorspringender Rand, welcher beim Erwachsenen durch die Vorhaut hindurch sichtbar ist, heißt *Corona glandis*, die basalwärts folgende Ringfurche *Hals, Collum penis* (Abb. 241, 243). Die paarigen Schwellkörper schieben sich mit ihrer Doppelspitze kegelförmig in die Eichel vor; sie füllen eine Höhlung in der Basis des Schwellkörpers der Eichel aus (Abb. 243b). Insofern sind sie versteckte Teilhaber am Aufbau der Glans. Das Äußere wird aber lediglich vom Schwellkörper der Eichel selbst beherrscht. Er geht ohne Grenze in den Schwellkörper der Harnröhre über. Seine Kavernen stehen auch mit denen an den Spitzen des paarigen Schwellkörpers in Verbindung. Am Hals des Gliedes beginnen bereits die paarigen Schwellkörper sich zuzuspitzen, so daß hier eine seichte Rinne äußerlich sichtbar ist, in deren Tiefe letztere liegen. Die äußere Öffnung der Harnröhre, *Orificium urethrae externum*, ist schlitzförmig, senkrecht gestellt und nicht klaffend, außer wenn der Harnstrahl, das Ejaculat oder künstliche Mittel von außen sie erweitern.

Die Albuginea des unpaaren Schwellkörpers ist sehr viel dünner als bei den paarigen, sie enthält viele elastische, vor allem ringförmig angeordnete Fasern. Sie fehlt der Eichel ganz; hier grenzt das Innere unmittelbar an den Hautüberzug, über welchen unten berichtet werden wird. Die Farbe des Blutes leuchtet deshalb an der Eichel durch, sie sieht meistens etwas bläulich aus, besonders an der Corona. Nur während der Erektion schlägt die Farbe in das Rötliche um und

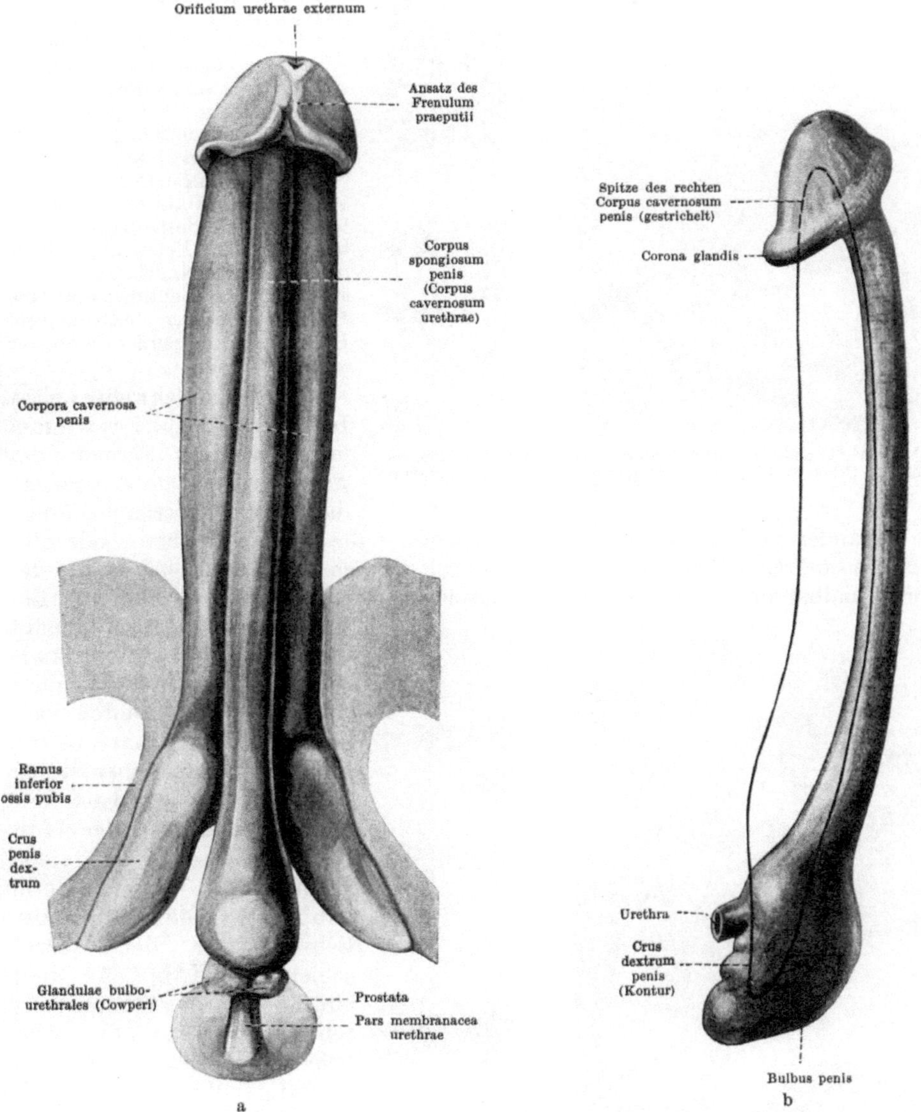

Abb. 243a u. b. Die Schwellkörper des männlichen Gliedes. a Die drei Schwellkörper im natürlichen Verband, Penis gegen die Bauchwand aufgerichtet, er verdeckt die Symphyse. b Corpus cavernosum urethrae mit Glans penis, isoliert. Von einem anderen Präparat. Ansicht von der Seite, rechtes Corpus cavernosum nur als Kontur. Die Schwellkörper sind durch Injektion erigiert.

wird viel lebhafter, ein Zeichen für den Zustrom arteriellen Blutes, der sich in das Innere ergießt. Im Corpus cavernosum urethrae erinnert ein medianes Septum, welches von der Albuginea aus eine Strecke weit zwischen die beiden Hemisphären des Bulbus eindringt (Abb. 242), noch an die paarige Entstehung. Im Penisschaft fehlt es.

An der Unterseite der Eichel bleibt zwischen dem von rechts und links um die Penisspitze herumgreifenden kavernösen Gewebe eine Lücke frei, welche mit Bindegewebe geschlossen ist; es füllt hier den Zwischenraum zwischen der Harnröhre und der Haut der Eichel aus, *Ligamentum medianum glandis*. Außen geht es in das Vorhautbändchen über. Vom Rücken der Eichel aus dringt ebenfalls an der Spitze ein medianes Septum in das Schwammgewebe bis zur Harnröhre vor, *Septum glandis*. Die Harnröhrenöffnung ist daher in einen festen bindegewebigen Strang eingelassen, der dorsal und ventral an der Haut der Eichel befestigt ist und deshalb unverrückbar feststeht. Er dient indirekt dem Vorhautbändchen als Ursprung. Das Septum teilt die Eichel nur an der Spitze in zwei Hälften, im übrigen ist sie unpaar und einheitlich.

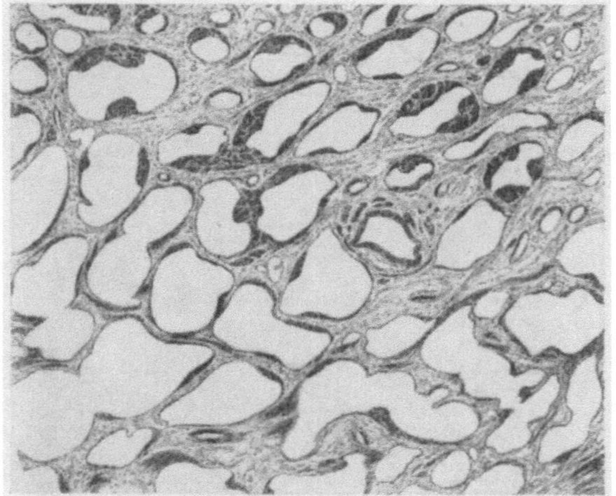

26/1

Abb. 244. Corpus cavernosum urethrae, Mitte. Glatte Muskulatur dunkel. (Nach STIEVE, Handbuch der mikroskopischen Anatomie, Bd. VII/2, Abb. 212.)

Arten des Schwellgewebes. In den Corpora cavernosa lassen sich 3 Formen des *Schwellgewebes* unterscheiden, die durch Übergangsformen miteinander verbunden sind. Die 1. Form ist die eines einfachen Geflechtes aus muskelfreien Venen, wie es z. B. auch an einem bestimmten Abschnitt des Bronchialbaumes und am Ductus nasolacrimalis (Abb. 85) vorkommt. Ein solches Venengeflecht umgibt die Urethra, die männliche wie die weibliche, in der Tunica propria gelegen, in ihrem ganzen Verlauf. Es hat mit der Erektion nur mittelbar zu tun. Seine Füllung bewirkt die Weitstellung des Lumens der Harnröhre, das sonst nur einen Spalt bildet. — Die 2. Form (Abb. 244), ähnlich der der Schwellkörper der Nasenschleimhaut (Abb. 86), stellt ein Labyrinth von sehr verschieden weiten, mit reichlich elastischen Fasern ausgestatteten Venen dar, die vielfältig miteinander anastomosieren. Ihre Wände aus dichtem kollagenen Bindegewebe mit reichlich elastischen Fasern sind miteinander zu einem einheitlichen Bindegewebskörper verschmolzen. Mit Ausnahme der engsten enthalten sie unter dem Endothel breitere oder schmälere Bänder längs und schräg gestellter glatter Muskulatur, die aber nie einen geschlossenen Muskelmantel bilden und wohl auch immer nur auf kurze Strecken gegeben sind. Bei ihrer Kontraktion bilden sie dicke Wülste, die gegen das Lumen vorspringen

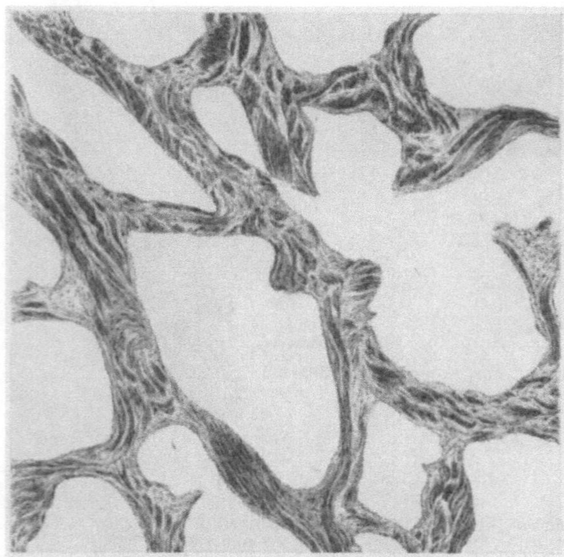

26/1

Abb. 245. Corpus cavernosum penis. Gleiche Vergrößerung wie Abb. 244. (Wie Abb. 244 nach STIEVE, Abb. 209.)

und es mehr oder weniger verschließen. Diese Form bildet hauptsächlich den mittleren und vorderen Abschnitt des Corpus cavernosum urethrae und der Glans. — Die 3. Form ist ganz abweichend gebaut (Abb. 245). Sie besteht aus einem Gitter- und Maschenwerk unregelmäßiger Balken und Platten von kollagenem Bindegewebe, welche mächtige Muskelbündel verschiedenster Richtung und wenig elastische Fasern enthalten. Die sehr weiten Hohlräume sind von Endothel ausgekleidet. Durch Kontraktion der Muskelbündel können sie vollkommen verschlossen werden. Diese 3. Form weisen die Corpora cavernosa penis und der Bulbus penis auf, auch die äußeren Anteile des Corpus cavernosum urethrae.

Arterien und Venen der Schwellkörper. Die *Arterien* der Schwellkörper (Abb. 242) stammen vom Endast der A. pudenda interna, der von seinem Eintritt in den Musc. transversus perinei profundus (Diaphragma urogenitale) an als *A. penis* bezeichnet wird. Sie verläuft innerhalb des Muskels parallel seiner Unterfläche nach vorn und gibt in Höhe des Durchtrittes der Harnröhre die *A. bulbi penis* ab, welche dicht hinter der Harnröhre von dorsal her in den Bulbus penis eintritt; weiterhin spaltet sie sich in die *A. profunda penis* und die *A. dorsalis penis*. Die erstere läuft unter Abgabe mehrerer Äste in das Crus penis gegen die Vereinigungsstelle der beiden Crura und senkt sich hier von medial und dorsal in das Corpus cavernosum ein, in dessen Centrum sie nach vorn zieht. Die A. dorsalis ist die Arterie der Glans penis, zu der sie außen auf der Tunica albuginea des Corpus cavernosum gelangt. Unterwegs gibt sie feine Äste in das Corpus cavernosum, von denen durchgehende Zweige auch das Corpus cavernosum urethrae versorgen, außerdem eigene Äste für dieses, welche bogenförmig außen um das Corpus cavernosum penis herumziehen. Innerhalb der Schwellkörper sind die Äste aller dieser Arterien durch Anastomosen miteinander verbunden, keiner der Schwellkörper hat ein eigenes abgeschlossenes Arteriensystem. In den gedehnten Schwellkörpern des erigierten Gliedes verlaufen sie gestreckt, in erschlafften geschlängelt oder gewunden (Arteriae „helicinae"). Sie sind ausgezeichnet durch mehr oder weniger langgestreckte *Intimapolster* aus subendothelial gelegenen glatten Muskelzellen oder auch epitheloiden Quellzellen, dicke Kissen, die in der Ruhe bei kontrahierter Wandmuskulatur weit in das Lumen vorspringen und es eine Strecke weit mehr oder weniger vollständig verschließen. Erschlafft die Muskulatur der Media, so flachen sie sich gleichzeitig ab und geben ein verhältnismäßig sehr weites Lumen frei, ähnlich wie wenn ein bis dahin wenig geöffneter Wasserhahn völlig aufgedreht wird. Auf diese Weise kann für die Erektion sehr schnell eine große Blutmenge in die Schwellgewebe ergossen werden. Die Arterien öffnen sich ohne Zwischenschaltung eines Capillarnetzes unmittelbar in die Venen bzw. Kavernen der Schwellkörper. Dies geschieht vorwiegend in deren Innerem, nicht am Rande, so daß bei der Erektion die Füllung in der Hauptsache von central her erfolgt. Die randständigen Kavernen sind enger als die centralen (Abb. 246), wenn auch bei der natürlichen Füllung der Unterschied sicherlich nicht so groß ist wie auf Abb. 247. Aus diesen randständigen Kavernen wird das Blut durch Venen abgeführt, die zumeist eine kurze Strecke unter der Tunica albuginea verlaufen, ehe sie sich zu einer *Vena cavernosa* vereinigen, die etwas schräge durch die Albuginea zum Dorsum penis hinausführt (Abb. 246). Solche Venen sind besonders zahlreich in den rückwärtigen Abschnitten der paarigen Schwellkörper und in deren Crura. Im Gegensatz dazu liegen die Hauptabflüsse des Corpus cavernosum urethrae vorn. Diese Venen ziehen bogenförmig um den paarigen Schwellkörper nach dorsal und fließen hier mit den Venen aus der Glans zu der sehr klappenreichen unpaaren *Vena dorsalis penis profunda (subfascialis)* zusammen, die in der flachen Rinne auf der Dorsalseite der Schwellkörper nach rückwärts zieht, die Bindegewebsplatte zwischen vorderem Rand des Diaphragma urogenitale und Lig. arcuatum pubis durchsetzt (Abb. 261), und in den Plexus pudendus (trigonalis, Abb. 242) einmündet. Vorher nimmt sie noch die *Vena dorsalis subcutanea* auf, die das Blut aus der Haut sammelt, aber auch Verbindungen mit den Venen aus Glans und Corpus cavernosum urethrae hat. Die Venae cavernosae der Crura penis (Vv. profundae penis) münden unmittelbar in den Plexus pudendus.

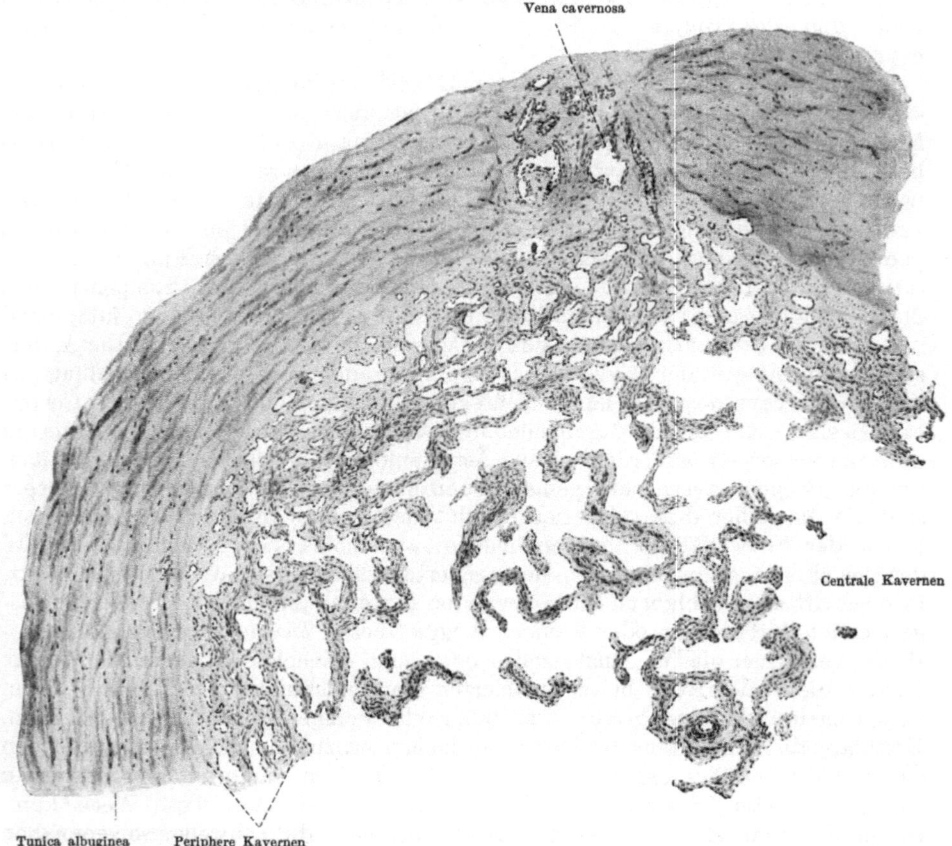

Abb. 246. Corpus cavernosum penis, mäßig gefüllt, quer. Mittelstarke Vergrößerung. (Aus Kiss, wie Abb. 242.)

Erektion. Bei der *Erektion* zeigen die Corpora cavernosa penis und das Corpus spongiosum (C. cavernosum urethrae et glandis) einen deutlichen Unterschied: die ersteren werden bei praller Füllung durch die äußerste Straffung der kollagenen Fasern ihrer dicken Tunica albuginea fast knochenhart, ähnlich wie die Fascia palmaris unter Muskelzug fast knochenhart wird, die letzteren, die keine wirkliche Albuginea besitzen, bleiben auch auf der Höhe der Erektion immer plastisch und eindrückbar. Der Unterschied beruht auf der sehr verschiedenen Dicke der Tunica albuginea und auf der größeren Zahl und Weite der aus dem Corpus cavernosum urethrae et glandis abführenden Venen. Auch die verschiedene Form der Schwellgewebe dürfte eine Rolle spielen. Die Erektion ist ein auf sehr komplizierte Weise gesteuerter nervöser Vorgang, bei welchem eine Anzahl nervöser Centren in verschiedenen Abschnitten des Gehirns und Rückenmarkes von der Großhirnrinde bis zum Sacralmark beteiligt sind. Auch die Mitwirkung der Geschlechtshormone steht außer Zweifel, mindestens in dem Sinne, daß sie die nervösen Centren in Bereitschaft halten und vielleicht koordinieren. Unter nervösem Einfluß erschlafft die Muskulatur der Arterien und der Schwellgewebe, so daß eine große Menge Blut in die Kavernen einströmt und sie nach dem gleichen Prinzip wie bei der hydraulischen Presse unter einen Druck setzt, der höher ist als der Blutdruck in den Arterien. Beim Corpus cavernosum urethrae et glandis fließt ein großer Teil des Blutes durch die relativ weiten Venen dauernd ab, so daß

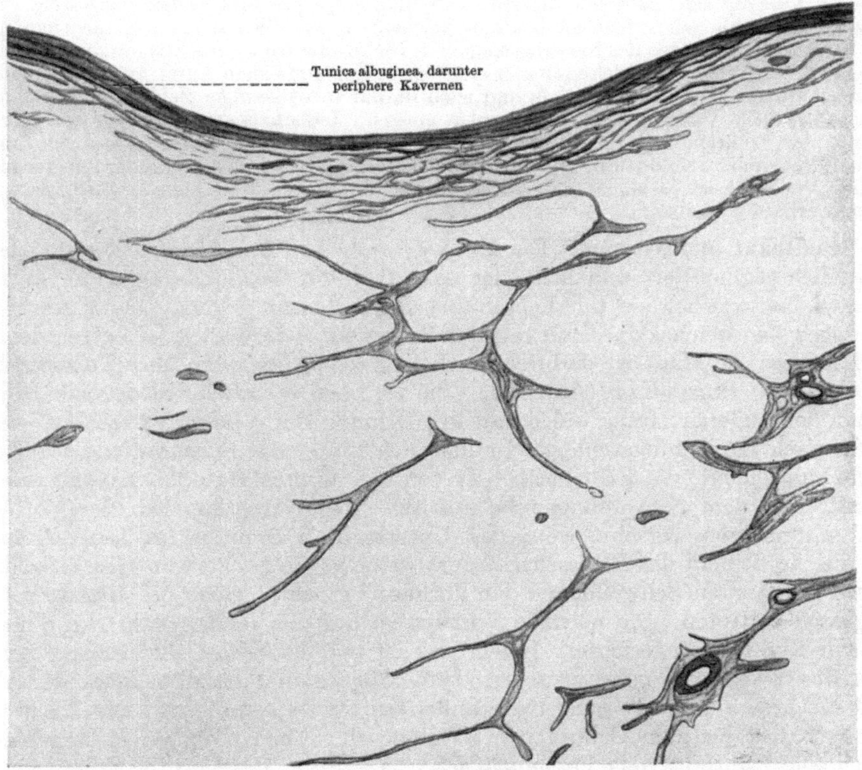

Abb. 247. Corpus cavernosum penis. Übertriebene künstliche Füllung durch Einspritzen von Gelatine in das Schwammgewebe. Die gleiche Vergrößerung wie bei Abb. 246. (Aus KISS, wie Abb. 242.)

es zwar zu einer erheblichen Dehnung, nicht aber zur wirklichen Steifheit kommt. Bei den Corpora cavernosa penis hingegen ist das Fassungsvermögen der relativ wenigen und engen Venen so gering gegenüber dem Zustrom aus den erweiterten Arterien, daß nur relativ wenig Blut aus den Schwellkörpern abfließen kann, zumal die Venen in der Strecke ihres Durchtrittes durch die Tunica albuginea kaum erweiterungsfähig sind. Die Steifheit des erigierten Gliedes kann nur durch maximale Füllung der paarigen Schwellkörper erreicht werden. — Die Entleerung der Schwellkörper hat wie ihre Füllung einen nervösen Vorgang zur Voraussetzung. Durch nervöse Impulse wird die Muskulatur der Arterien und der Schwellgewebe zur Kontraktion gebracht, der Blutstrom aus den Arterien wird abgedrosselt, und die Kavernen werden durch Auspressen langsam entleert. Das Entscheidende für das Zustandekommen und das Aufhören der Erektion sind also die nervösen Impulse, die die glatte Muskulatur zur Erschlaffung bzw. Kontraktion veranlassen. Das übrige geschieht mechanisch auf Grund des gegebenen Baues.

Die Mitwirkung der quergestreiften Muskeln, der Ischio-cavernosi und des Bulbo-cavernosus bei der Erektion ist darauf beschränkt, durch kurzdauernde Kontraktionen die Crura penis und den rückwärtigen Teil des Corpus cavernosum urethrae einschließlich des Bulbus zu komprimieren, dadurch einen Teil des Blutes nach vorn zu treiben und den Druck dort vorübergehend zu erhöhen, außerdem durch stoßweise Kontraktionen den Samen aus der Harnröhre zu entleeren ähnlich wie die letzten Tropfen Urin beim Harnlassen.

Der Vorgang der Erektion und der Erschlaffung wird verschieden dargestellt. Die meisten Darstellungen versuchen ihn rein mechanisch zu erklären ohne Berücksichtigung der entscheidenden Rolle des Nervensystems. — Die in den früheren Auflagen dieses Buches beschriebenen Venen mit Trichtereinsatz sind bisher nur von einem Autor und nur an einem einzigen Objekt beobachtet worden, und auch da nur in so geringer Zahl, daß sie wohl als eine individuelle Varietät betrachtet werden müssen. Jedenfalls spielen sie für den Mechanismus der Erektion und Erschlaffung kaum eine Rolle. Ganz ähnliche Bildungen finden sich an Venen der Schilddrüse, aber nur in fetaler Zeit und beim Neugeborenen, später nicht mehr. Vielleicht ist es bei den Venae cavernosae ebenso, und sie können ausnahmsweise einmal erhalten bleiben.

Schafthaut und Vorhaut. Die Haut des Gliedes, *Schafthaut*, ist zart, dünn, bräunlich pigmentiert und fast oder ganz frei von Schamhaaren außer an der Wurzel, an welcher sie im dichten buschigen Kranz sitzen. Das Unterhautbindegewebe, welches die Haut mit der Fascia penis verbindet, ist extrem locker und fettlos; die Haut ist dadurch stark beweglich, besonders ihre Fortsetzung, die *Vorhaut*, *Praeputium* (Abb. 241). Sie ist beim schlaffen Gliede eine Duplikatur der äußeren Haut, welche an der Öffnung der Vorhaut, *Orificium praeputii*, nach innen umgeschlagen ist und sich hinter der Corona glandis auf die Eichel umschlägt; die Eichel selbst ist von sehr dünner Haut überzogen, welche unmittelbar dem Schwammgewebe aufsitzt. Beide Hautlamellen der Vorhaut sind miteinander verschmolzen; das Unterhautbindegewebe im Inneren setzt die gleiche Schicht des Penisschaftes fort; seine große Lockerheit wird besonders durch die starken Schwellungen der Vorhaut bezeugt, welche bei entzündlichen Ergüssen eintreten. Die normale Vorhaut ist auf die Verlängerung des Gliedes bei der Erektion eingerichtet. Indem sie sich von der Eichel zurückzieht, dehnt sich das Zwischengewebe zwischen dem äußeren und inneren Blatt so sehr, daß die innere Lamelle ganz nach außen zu liegen kommt und die Haut des Penisschaftes bis zum Collum penis verlängert. Einen gewissen Halt gebietet dabei eine Hautfalte, das *Vorhautbändchen*, *Frenulum praeputii*, welches von der inneren Lamelle der Vorhaut zur ventralen Mittellinie der Eichel geht und hier am *Ligamentum medianum glandis* inseriert. Wird die Vorhaut beim Geschlechtsakt zu stark gezerrt, so reißt das Bändchen ein.

Wie von der Wurzel aus die Haut des Hodensackes bei der Erektion mit herangeholt wird, so von der Spitze aus die Vorhaut, um das Glied zu decken. Die Friktionen beim Geschlechtsakt werden durch die Beweglichkeit der Haut und Vorhaut unterstützt.

Die tieferen Lagen des Unterhautbindegewebes des Penisschaftes sind zu der *Fascia penis* verdichtet. Sie ist gegen die oberflächlichen Lagen und besonders gegen die Tunica albuginea der Schwellkörper leicht verschieblich. Nach rückwärts setzt sie sich in die zarte Fascie der Mm. ischiocavernosi und des M. bulbocavernosus, weiterhin des M. transversus perinei superficialis fort.

Die glatte Muskulatur der Tunica dartos des Hodensackes ist zu einer dünnen Schicht glatter Muskeln fortgesetzt, welche unmittelbar unter der zarten Haut liegt. Beim schlaffen Glied adaptiert sie die Haut dem Gliede, bei der Erektion verliert sie jeden Tonus, so daß die Hautfläche in sich sehr stark vergrößert ist.

Die *Raphe* des Hodensackes ist bei manchen Männern auf die Unterseite des Penis und der Vorhautaußenfläche fortgesetzt, kann aber ganz fehlen oder nur durch bräunliche Pigmentierung angedeutet sein.

Der Hautüberzug der Eichel und die Innenseite der Vorhaut sehen schleimhautartig aus. Talgdrüsen beweisen jedoch die Zugehörigkeit zur äußeren Haut. Die Epidermis ist hier sehr dünn, die Blutgefäße des Corium schimmern durch wie bei der Mundschleimhaut und den Lippen. An der Eichel ist beim schlaffen Glied die Haut leicht runzlig; auch dies ist ein Vorrat für die Zeit der starken Dehnung während der Erektion und Kohabitation. Oberflächlich gelegene Schlingen des Schwellgewebes der Eichel richten sich bei der Erektion auf und erheben die dünne Haut zu zahlreichen kleinen Höckerchen, besonders an der Corona glandis.

Zur Haut gehört ein *Fixationsapparat* an der Wurzel des Gliedes, nämlich das *Ligamentum suspensorium penis* und das *Ligamentum fundiforme penis*. Das erstere (Abb. 226, zwischen Haut und Symphyse, nicht bezeichnet) entspringt vom knöchernen Becken als Fortsetzung von Sehnenfasern der Musculi recti der vorderen Bauchwand, das letztere setzt die Fascia subcutanea von der Linea alba der weichen Bauchdecke aus auf das Glied fort (Bd. I, S. 161). Beide verhindern, daß die Gliedwurzel vom Becken abgedrängt wird. Das Ligamentum fundiforme ist elastisch, gibt also nach, gleicht aber durch seinen Zug jede übermäßige Entfernung der Gliedwurzel von der Bauchhaut wieder aus. Es teilt sich am Penisrücken, umzieht rechts und links das Glied und schließt häufig auf der Unterseite schleuderartig zusammen; danach hat es seinen Namen, doch können die beiden seitlichen Schenkel früher aufhören und an der Fascia penis inserieren. Dies tut regelmäßig das straffe fibröse Ligamentum suspensorium, welches zu großem Zug an der Peniswurzel Widerstand leistet und nicht nachgibt. Seine Form ist dreieckig, sein Ursprung sitzt in der Symphyse (Abb. 227, oberhalb des Penisquerschnittes, nicht bezeichnet).

Die Haut des Penis ist nicht ganz haarlos. Nur die gröberen, mit bloßem Auge leicht sichtbaren Schamhaare fehlen. Dagegen sind feine Wollhaare, kleine Talg- und Schweißdrüsen auf der äußeren Haut verbreitet. Am Orificium praeputii hören sie auf. Nur die Glandulae praeputiales finden sich im Vorhautsack. — Neben der äußeren Öffnung der Harnröhre münden feine blind endigende Kanäle, *para-urethrale Gänge*; sie werden besonders leicht gonorrhoisch infiziert und sind deshalb den Pathologen gut bekannt. Man sieht, wenn sie entzündet sind, ein bis zwei rote Pünktchen rechts und links innen in den Lippen der Öffnung, wenn man diese auseinanderdrängt. Außen von der Öffnung kommen sie selten vor. In der Norm sind alle sehr klein und nur mikroskopisch sichtbar. Sie entstammen den Drüsen der Harnröhre.

Drüsen, Smegma. Die Haut im Inneren des Vorhautsackes sezerniert ein Sekret, welches sich mit abgeschilferten Epidermisschüppchen zusammen zu einer weißlichen Schmiere, *Smegma praeputii*, verbindet. Bei unreinlichen Menschen sitzen Mengen davon hinter der Corona glandis an der Umschlagsstelle der Vorhaut zur Eichel. Der penetrante Geruch rührt von dem Sekret besonderer Drüsen, *Talgdrüsen*, *Glandulae sebaceae*, her, welche überall in der Haut, auch in der Penishaut außen am Schaft vorkommen, aber in besonderer Größe in der Furche hinter der Corona glandis und in individuell sehr wechselnder Häufigkeit an der Innenseite der Vorhaut sitzen, *Glandulae praeputiales* (TYSONsche Drüsen). Entfernt man den ausgeschiedenen Talg nicht regelmäßig, so bilden sich unter dem Einfluß der Körpertemperatur in der engen Nische des Vorhautsackes sehr bald Fettsäuren wie bei ranzigem Fett. Dies besonders, wenn die Vorhaut sehr lang und ihre Öffnung sehr eng ist, so daß die Vorhaut nur mit Mühe oder gar nicht über die Glans zurückgezogen werden kann *(Phimose)*. Die rituelle Beschneidung ist eine radikale hygienische Maßnahme, um die Reinlichkeit zu erwingen, indem mit der Amputation der Vorhaut die Quellen des Smegma entfernt werden. Symbolische Deutungen des Aktes als einer inneren Reinigung stehen bei den etwa 200 Millionen Menschen, welche ihn üben, im Vordergrund.

Gefäße und Nerven. Die *Blutzufuhr* zum Glied besorgt vom Damm her beiderseits die A. pudenda interna (aus der A. hypogastrica), von vorn her die Aa. pudendae externae (aus der A. femoralis). Die letzteren gehen nur zur Haut des Gliedes, wo sie sich mit Ästen der A. pudenda interna (Aa. scrotales posteriores, Aa. dorsales penis) vereinigen. — Die *Venen* für die Abfuhr des Blutes aus den Hautgefäßen des Gliedes sammeln sich in einer unpaaren präfascialen Vena dorsalis penis subcutanea, die entweder mit den Venae scrotales anteriores nach vorn zum Oberschenkel zieht oder in die subfasciale V. dorsalis penis profunda mündet und dadurch das Blut in das Becken leitet. Über die Arterien und Venen der Schwellkörper siehe S. 429. Der Durchtritt der Vena dorsalis profunda, der beiden Aa. dorsales penis und der Nervi dorsales penis liegt zwischen dem Lig. arcuatum pubis und dem Lig. transversum pelvis (Abb. 242). — Die *Lymphgefäße* des Gliedes liegen in einer tiefen Schicht (in den Schwellkörpern) und einer oberflächlichen Schicht (Haut); die Abflüsse aus beiden ziehen größtenteils zu den inguinalen Lymphknoten (mediale Gruppe), welche bei Entzündungen leicht anschwellen (*Bubonen*, leicht fühl- oder sogar sichtbar); manche gelangen unter Umgehung der inguinalen Lymphknoten in die iliacalen Knoten im Innern des Beckens. Erkrankungen des Gliedes, besonders auch Entzündungen der Eichel, haben infolge der zahlreichen Lymphgefäße zwar immer schnelle Schwellungen der Lymphknoten im Gefolge, aber die Bubonen können in der Tiefe versteckt liegen.

Die *Nerven* gehören zu zwei Kategorien. Die einen gehören zu den Spinalnerven, sind sensibel und vermitteln insbesondere das Wollustgefühl. Sie kommen aus dem N. pudendus (Plexus lumbosacralis); er geht mit Rr. scrotales und perinei an die Haut der Unterseite des Gliedes, ferner mit dem R. dorsalis penis jederseits an die Haut des Penisrückens und durch die Glans penis hindurch an deren Haut. Hier sitzen spezifische Endorgane, welche das Wollustgefühl vermitteln. Der Nervus dorsalis penis liegt jederseits lateral von der Arterie gleichen Namens, so daß auf dem Rücken des Gliedes eine unpaare Vene (V. profunda) beiderseits eingefaßt von einer Arterie und einem Hautnerven zu finden ist; alle fünf laufen parallel über die ganze Länge des Rückens. Die andere Art von Penisnerven gehört zum Sympathicus und Parasympathicus und reguliert den Gesamtvorgang der Erektion. Die sympathischen Fasern, Nn. cavernosi, kommen aus dem Plexus hypogastricus, die parasympathischen sind unmittelbare Äste des 1.—3. Sacralnerven, Nn. splanchnici pelvini (Nervus erigens s. pelvicus); beide Arten schließen sich den Aa. helicinae im paarigen und unpaaren Schwellkörper an. Das *Centrum*, welches die Geschlechtstätigkeit bei der Erektion und dem Samenerguß regelt, liegt im untersten Teil des Rückenmarks. Wird das Centrum durch krankhafte Prozesse ausgeschaltet, so wird das Glied nicht mehr steif. Übergeordnet sind Centren im Gehirn, welche auf das erwähnte Centrum im Rückenmark (Centrum genitospinale) wirken und selbst durch Sinnesreizungen (Auge, Geruch) oder erotische Vorstellungen geweckt werden. Außer diesen centralen bewußten, unter- oder unbewußten Reizen kommen rein reflektorische vor, welche durch Füllung der Blase, des Mastdarmes, durch Samenstauung oder onanistische Manipulationen ausgelöst werden. Die Ejaculation muß in der Norm auf der Höhe der Erektion erfolgen. Auch diesen Zeitpunkt bestimmt das Centrum genitospinale. Durch die innige Verknüpfung zahlreicher nervöser Vorgänge, welche den Geschlechtsakt regeln, wird verständlich, daß besonders leicht Störungen der Geschlechtsfunktion bei Menschen auftreten, bei welchen der richtige Zusammenklang der Einzelerregungen nachgewiesenermaßen auch in ihren übrigen Nervenfunktionen gelitten hat (Neurasthenie). Aber auch organische Erkrankungen des Rückenmarks, welche unmittelbar das Centrum genitospinale oder seine Verbindungswege mit der Peripherie treffen, können zuerst an der Impotentia coëundi bemerkbar werden. Bekannt ist seit alters her, daß beim Erhängten Samenabfluß eintritt, ebenfalls ein Hinweis auf Einflüsse der Rückenmarksbahnen auf das Centrum genitospinale.

c) Die Harnröhre und ihre Drüsen.

Drüsen. Die Schleimhaut der Harnröhre ist in den außerhalb des Gliedes gelegenen Teilen von einer Muskelhaut umkleidet, innerhalb des Gliedes grenzt sie unmittelbar an das Schwammgewebe des unpaaren Schwellkörpers. Die Tunica propria mucosae ist reich an elastischen Fasern, eine Muscularis mucosae existiert nicht. In der ganzen Länge der Harnröhre enthält aber die Tunica propria ein reich entwickel es Venennetz. Das Epithel ist in den verschiedenen Abteilungen nicht gleich gebaut, aber immer mehrschichtig. Von ihm gehen die verschiedenartigsten Drüsen aus, deren Sekret in die Harnröhre ergossen wird, deren Drüsenkörper selbst aber nicht immer innerhalb der Wandung der Harnröhre liegt, sondern weit von der Stelle ihrer Entstehung weggerückt sein kann, wie etwa manche Speicheldrüsen von der Mundhöhle. Die Einmündung des Ausführganges, welcher wie ein Ariadnefaden nachgezogen wird, entspricht auch bei der Harnröhre ungefähr dem ursprünglichen Ausgangspunkt der Drüse von der Harnröhre. In Abb. 241 ist mit einer punktierten Linie die Lage und der Verlauf des Ausführganges der Glandula bulbourethralis sinistra (COWPERsche Drüse) eingezeichnet. Ihre Mündungsstelle liegt innerhalb der Pars cavernosa der Harnröhre, die Drüse selbst entspricht in ihrer Lage der Pars membranacea. Aus diesem, allerdings extremsten Beispiel geht hervor, in wie hohem Grade die Drüsen ihre Lage wechseln können: im endgültigen Zustand kann aus Gründen der Platzökonomie ein ganz anderer Abschnitt der Harnröhre als der ausganggebende Teil erreicht sein; nur die Eintrittsstelle des Sekretes in die Harnröhre ist die alte geblieben.

Wir unterscheiden je nach der Lage der Drüsen zum Gliede solche, welche *innerhalb* des Penis und solche, welche *außerhalb* gelegen sind. Nur geht aus dem Vorausgehenden hervor, daß man sich hüten muß, die außerhalb liegenden Drüsen generell für Abkömmlinge des betreffenden Abschnittes der Harnröhre zu halten. Das Beispiel der COWPERschen Drüse lehrt das Gegenteil, bei anderen Drüsen, z. B. der Prostata, stimmt es dagegen.

Da bei niederen Säugern (Echidna) die COWPERschen Drüsen noch vom Ektoderm gebildet werden, könnte man auch die von der Penisspitze ab bis zu diesen entstehenden Drüsen als *ektodermale*, die von da ab- bis zur Blase entstehenden als *entodermale* bezeichnen. Doch bestehen die gleichen Unsicherheiten der Ableitung von den Keimbättern wie bei der Mundhöhle (S. 8).

Unter den Drüsen der Harnröhre haben die *Vorsteherdrüse, Prostata* und die beiden *COWPERschen Drüsen, Glandulae bulbourethrales*, eine besondere Größe erreicht; die Prostata ist am größten und liefert deshalb quantitativ das wichtigste Sekret. Wir werden diese beiden Drüsen zuerst beschreiben und uns dann erst den Abschnitten der Harnröhre selbst zuwenden, welche bei dieser Anordnung des Stoffes ihrer Eigenart nach verständlicher sein werden.

Spezifische und unspezifische Drüsen. Das schleimige Sekret der Harnröhrendrüsen hat die „Schleim"hautfläche gegen die Lichtung hin zu befeuchten und schlüpfrig zu erhalten. Diese Aufgabe wird *dauernd* erfüllt; auch für das Harnlassen ist eine glitschige Harnröhrenwand nicht ohne Bedeutung. Die eigentlichen *Genitaldrüsen* liefern einen sehr beträchlichen und wichtigen Zusatz zum Samen. Sie ergießen ihr Sekret *periodisch*, nämlich nur, wenn der Same als Ejaculat das Glied passiert. Daß sie nur für den Geschlechtsakt von Bedeutung sind, geht daraus hervor, daß diese Drüsen bei Kastraten veröden, während die Drüsen, deren Sekret lediglich zur Befeuchtung der Harnröhrenschleimhaut dient, bestehen bleiben und weiter funktionieren. Wir nennen deshalb die einen *spezifische Genitaldrüsen*, die anderen *unspezifische Schleimdrüsen*. Auch die spezifischen Drüsen können schleimiges Sekret liefern, das aber nur während der Ejaculation die Harnröhrenwand befeuchtet, nicht in den Zwischenzeiten wie die unspezifischen Drüsen. An Menge ist das spezifische Sekret der *äußeren* Genitaldrüsen (Prostata, COWPERsche Drüsen) beträchtlich, jedenfalls bedeutender als das Sekret der *inneren* Genitaldrüsen (Nebenhodendrüsen, Ampullen, Samenbläschen). Genaue Zahlen übeı den Anteil am Ejaculat sind nicht bekannt. Die Prostata liefert zweifellos von allen Genitaldrüsen (äußeren und inneren) das meiste Sekret.

Der periodische Erguß des Sekretes der Genitaldrüsen bezieht sich nur auf den Eintritt in die *Harnröhre.* Die Sekretbildung selbst geht beim zeugungsfähigen Mann ununterbrochen vor sich. Das Sekret wird so lange gestaut, bis sich der Verschluß der Spritzkanälchen, Ductus ejaculatorii, und der Prostataausführgänge löst. Erfolgt keine Erektion mit Samenerguß bei hinreichender Ansammlung von Samen vor diesem Verschluß, so löst er sich auch ohne Erektion *(Pollution)*, ein Beweis dafür, daß ununterbrochen sezerniert wird. Die Genitaldrüsen der *äußeren* Geschlechtsorgane ergießen ihr Sekret beim Samenerguß ebenfalls in die Harnröhre. Ihr Sekret muß bis dahin in der Drüse selbst deponiert bleiben, während auf dem Wege zwischen Hoden und Spritzkanälchen auch die Lichtung der Ausführwege als Receptaculum benutzt wird (Ductuli efferentes, Nebenhodengänge, Ampullen). Daß die Harnröhre frei von Samen bleiben muß außer während der Erektion, ist bei ihrer Doppelbenutzung für Harn und Samen selbstverständlich. Der Bau der Genitaldrüsen ist darauf eingerichtet. Die Steuerung ist nervös. Daß das Harnlassen während der Erektion nicht möglich ist, beruht auf nervösem Einfluß.

α) Die Prostata.

Form und Lage. Die *Prostata* liegt vom Damm aus gesehen, wie ihr Name *Vorsteherdrüse* angibt, *vor* der Blase (Abb. 226, 241). Sie wird, wie wir früher berichteten, von der Harnröhre und von den beiden Spritzkanälchen für den Samen durchbohrt. Außerdem liegt in ihr eingebettet der blind endigende Utriculus prostaticus. Ihr Drüsenanteil besteht aus etwa 30—35, manchmal noch mehr einzelnen Drüsen, welche in dichtem Kranz die Harnröhre an ihrem Austritt aus der Harnblase umgeben, außer vorn in der Mittellinie (Abb. 248). Bei manchen haben sich die Ausmündungsgänge zu einem gemeinsamen Kanal vereinigt, doch münden an Zahl noch etwa halb so viele Gänge wie Drüsen separat in die Harnröhre. Zwei Gänge sind größer als alle übrigen und münden auf dem Colliculus seminalis der Harnröhre etwas abwärts von den Ductus ejaculatorii, die übrigen

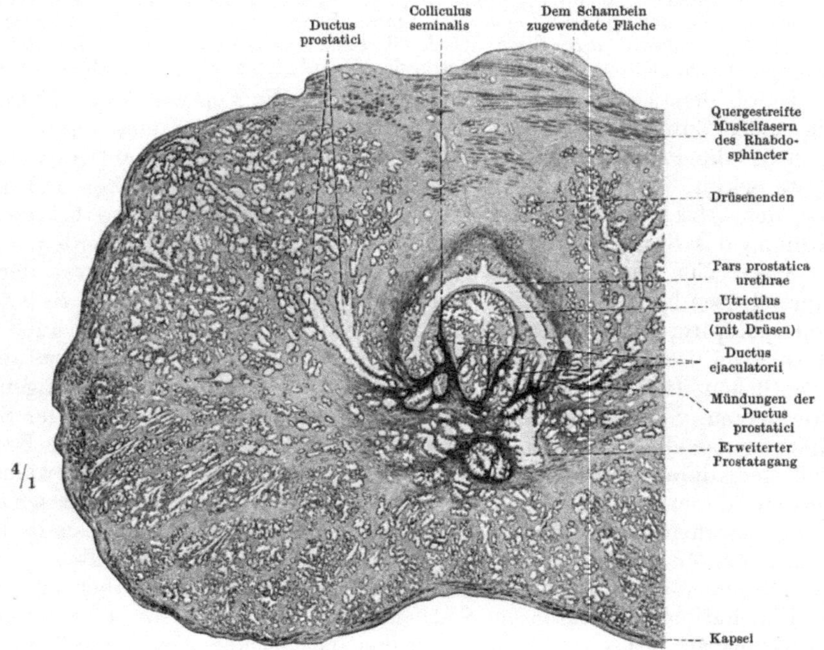

Abb. 248. Prostata, Mensch. Übersichtsbild. Elastische Fasern dunkel getönt.

etwa 10, sehr fein, münden in der Nähe. Da die Drüsen in der Entwicklung in die muskulöse Wand der Harnröhre einwuchsen und daher durch ein Gerüst von Bindegewebe und Muskulatur zusammengeschlossen werden, entstand das äußerlich einheitliche Organ, in welches die zwischen den Drüsen liegenden, gar nicht zu ihnen gehörigen Spritzkanälchen und der Utriculus prostaticus mit eingebettet wurden.

Die Prostata hat die Form und Größe einer Eßkastanie, deren *Basis* dem Blasengrund angeheftet ist (Abb. 241). Die der Symphyse zugewendete vordere Fläche heißt *Facies anterior*, die dem Mastdarm zugewendete hintere Fläche *Facies posterior*. Letztere kann man gut bei der rectalen Untersuchung des Lebenden fühlen und, da die Prostata wegen des nahen Knochens nach vorn nicht ausweichen kann, so massieren, daß Prostatasekret aus der Harnröhre entleert wird. Bei manchen Menschen kommt ein scheinbarer Samenfluß während der Defäkation durch Druck des abgehenden Kotes vom Mastdarm aus vor, in Wirklichkeit harmloses Prostatasekret, das auf diese Weise rein gewonnen werden kann. Die Mittellinie der Hinterfläche zeigt eine flache Furche (Abb. 234); man begrenzt durch sie einen *Lobus dexter* und *Lobus sinister*, die in seltenen Fällen auch innerlich getrennt sein können; gewöhnlich hängt aber das Gerüst beider zusammen, die Drüsen sind wegen ihrer radiären Anordnung immer getrennt. Beide Lappen haben je eine Seiten- und eine Vorderfläche. In die obere Fläche sind die Anfangsstücke der Samenblasen und die Ductus ejaculatorii in eine quere Furche eingesenkt (Abb. 234). Die Prostata liegt im ganzen innerhalb des Beckenraumes, sie ruht auf dem Diaphragma urogenitale (Abb. 226). Vom Bauchfell wird sie nur ausnahmsweise erreicht, gewöhnlich liegt zwischen dem oberen Rand und der Umschlagstelle des Bauchfells in der Excavatio rectovesicalis ein Zwischenraum, der so hoch ist wie die Prostata selbst (Abb. 234). Das Stück der Prostata, welches zwischen den Spritzkanälen für den Samen und dem Beginn der Harnröhre eingeschlossen ist (Abb. 241), wird als *Isthmus* unterschieden.

Die Chirurgen und Urologen treffen aus praktischen Gründen eine andere Einteilung der Prostata. Bei ihnen heißt der Teil vor der Harnröhre *Lobus anterior*, der hinter ihr *Lobus posterior* und der zwischen Harnröhre und Ductus ejaculatorii gelegene Isthmus *Lobus medius*, HOMEscher Lappen (vgl. diese 3 Teile auf Abb. 241). Die sog. Prostatahypertrophie betrifft meist den Mittellappen. Die Geschwulst wölbt sich gegen die Harnblase vor und verengt bzw. verschließt deren Ausgang in die Harnröhre. Bei der Operation wird ein Teil der Pars prostatica der Harnröhre mitentfernt. Er wird in kurzer Zeit neu gebildet.

Trägt man die Prostata unmittelbar über dem M. transversus perinei profundus (Diaphragma urogenitale) ab, so bleibt ein kurzes Stück der Pars membranacea urethrae mit dem Rhabdosphincter mit ihr in Zusammenhang und wird als ihre Spitze, *Apex prostatae*, beschrieben.

Kapsel und Bänder. Die Oberfläche der Prostata ist nur hinten und seitlich glatt, nach vorn zu ziehen Züge von Bindegewebe und glatter Muskulatur gegen das Becken zu (Abb. 226). Soweit sie zwischen Prostata und Schambein liegen, heißen sie *Ligamenta puboprostatica* (S. 372), weiter oben zwischen Blase und Schambein *Ligamenta pubovesicalia.* Sie sind zu zwei Zügen vereinigt, zwischen welche vom Beckeninnenraum aus eine mediane Grube eindringt. Am glatten Teil der Prostataoberfläche liegt die derbe bindegewebige *Kapsel* frei vor, welche das ganze Organ umhüllt, vorn ist die Oberfläche von den Ausstrahlungen der Ligamenta und Musculi puboprostatici und von Fortsetzungen der Blasenmuskulatur und des Rhabdosphincter urethrae bedeckt. — Zwischen Prostata und Mastdarm findet sich eine Bindegewebsplatte, welche nach dem Beckenboden zu besonders derb und weiß ist und hier mit dem Centrum tendineum perinei in Zusammenhang steht; an sie gerät der Chirurg zuerst, der vom Damm aus seitlich an die Prostata herangeht. Venen, die längs der Vorderfläche des Mastdarmes verlaufen, weisen hier den richtigen Weg, so daß vor der Vorderwand des Darmes vorsichtig ausgewichen werden kann. Kranialwärts wird das Bindegewebe lockerer. Man nennt es *Septum rectovesicale*; in ihm liegen auch die Samenbläschen und Ampullen.

Bei pathologischen Vergrößerungen der Prostata (sog. Prostatahypertrophie) spricht man ebenfalls von einer „Kapsel“, welche die Geschwulst im Innern des Organs umhüllt. Sie ist nicht mit der normalen Kapsel identisch, sondern zusammengedrängte Substanz der Drüse, aus welcher die pathologischen Knoten im Innern leicht herausgelöst werden können.

Was hier der traditionellen Darstellung gemäß als Prostata beschrieben ist, ist keineswegs bloß Drüse. Genetisch betrachtet ist sie die durch Drüsen außerordentlich verdickte Wand der Harnröhre, und zwar desjenigen Abschnittes, der zwischen Blase und Diaphragma urogenitale gelegen ist. Dieser Abschnitt wird von den beiden Sphincteren der Urethra, dem Lisso- und Rhabdosphincter, umschlossen. In diese Muskeln sind von der Schleimhaut aus die Drüsen eingewachsen und haben die äußeren Lagen der Muskeln auseinandergedrängt, so daß aus Muskeln und Drüsen das äußerlich einheitliche Organ entstanden ist. Aus dieser Genese erklärt sich das sonst unverständliche Verhalten des Lisso- und Rhabdosphincter zur Prostata und der große Gehalt der Prostata an Muskulatur (Substantia muscularis, Musc. prostaticus), der in der Hauptsache die derbe Konstistenz des Organes zuzuschreiben ist.

Verhalten zur Harnröhre und ihren Muskeln. Bei Neugeborenen ist erst der Hinterlappen der Prostata entwickelt, die Harnröhre wird noch nicht umschlossen

(Abb. 249). Erst später dehnen sich die Drüsen, die ihren Ausgang von der Hinterwand der Harnröhre genommen haben, mehr und mehr nach vorn aus, wodurch die beiden Seitenlappen entstehen, deren Drüsenanteile dann einen entsprechenden bogenförmigen Verlauf nehmen (Abb. 248). Die vorwachsenden Seitenlappen umarmen sozusagen die Harnröhre, so daß diese in eine immer tiefer werdende Rinne zwischen ihnen zu liegen kommt. Die Drüsen kommen jedoch niemals vor der Harnröhre zur Berührung, vielmehr bleibt die Rinne zwischen ihnen bestehen, wird aber durch Bindegewebe und Muskulatur ausgefüllt (Abb. 248). Höchstens können sich vereinzelte mikroskopisch kleine Drüsenanteile in dem Gebiet vor der Harnröhre finden. Wenn man also sagt, die Harnröhre durchbohrt die Prostata, so ist dies für das Gesamtorgan zutreffend, nicht aber für die eigentliche Drüse, die nur eine tiefe Rinne für die Harnröhre bildet.

Feinerer Bau. *Die eigentlichen Drüsen* sind verzweigte tubuloalveoläre Gänge, deren weites Lumen das Prostatasekret bis zur nächsten Ejaculation aufbewahrt. Die Gänge münden meistens im *Sinus prostaticus*, der Nische zwischen Colliculus seminalis und Harnröhrenwand (Abb. 248). Die nicht immer vorhandenen kleinen Drüsen gegen die Symphyse zu sind besonders kurz und ampullär. Sie münden in die vordere Wand der Harnröhre. Die seitlichen und hinteren Drüsen sind reich verzweigt; sie sind der Hauptdrüsenanteil des Organes. Sie münden mit feinen punktförmigen Öffnungen auf dem Samenhügel (s. Pars prostatica der Harnröhre), in den Rinnen der Harnröhre zu seiten von ihm und auch in den Utriculus prostaticus.

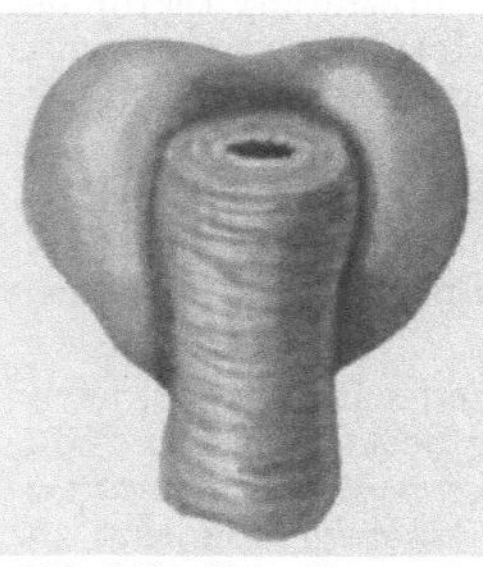

Abb. 249. Harnröhre und Prostata des Neugeborenen, von vorn gesehen. (Nach HEISS, Med. Welt 1930, Nr. 36).

Das Ejaculat besteht seiner Hauptmenge nach aus Prostatasaft und aus dem Inhalt der Samenbläschen und Ampullen. Bei einem kurz folgenden zweiten Ejaculat ist der Hauptinhalt dieser Drüsen verbraucht, ebenso wie der Hauptinhalt des Nebenhodens. Bei weiteren Ejaculaten sind kaum noch Samenfäden in ihm zu finden, dafür sondern die Drüsen wieder mehr Sekret ab. Weitaus am stärksten von allen drüsigen Absonderungen ist der Prostatasaft am Samen beteiligt.

Das Epithel der Drüsen ist cylindrisch, in einfacher Reihe, manchmal auch zweireihig. Faltenartige Erhebungen können wie Zotten aussehen, welche in die Lichtung hineinragen, weil die Basalmembran sehr dünn und deshalb schwer zu sehen ist. Das bindegewebige Zwischengerüst zwischen den einzelnen Drüsenalveolen ist von sehr großen Mengen glatter Muskelzellen durchzogen und reich an elastischen Fasern. Das Zwischengewebe gibt nach, je mehr Sekret angehäuft wird, kann aber dann auch durch seine Kontraktion den Inhalt herauspressen.

Prostatasaft. Das Sekret ist in Form feinster Lipoidkörnchen im Innern der Zellen vorgebildet. Der abgeschiedene Prostatasaft ist eine Aufschwemmung solcher Körnchen, die wie gewässerte Milch aussieht und den für den menschlichen Samen charakteristischen Spermageruch hat. Das gallertige Sekret der Samenbläschen löst sich nicht in ihm; daraus wird geschlossen, daß es sich mit dem Nebenhodensekret mischt, denn im Ejaculat verschwinden die geleeartigen Klumpen sehr bald. Das Prostatasekret ist oft innerhalb der Drüse in einer eingedickten, konzentrierten Form deponiert, als geschichtete Körper, welche äußerlich den Amylumkörnern der Pflanzen gleichen (Prostatakonkremente oder -steine). Es regt die Bewegungen der Samenfäden an, die erst durch den Prostatasaft das lebhafte Gewimmel zeigen, welches dem normalen Samen eigen ist.

Der Prostatasaft ist an der Bildung von besonderen *Kristallen* im erkalteten Ejaculat beteiligt, das der Arzt bei fraglicher Impotenz untersucht, um das Vorhandensein oder Fehlen von normalen Samenfäden festzustellen; doch muß die nötige Phosphorsäure für die Kristalle von den übrigen Spermabestandteilen geliefert werden (*Spermakristalle*, BÖTTCHER*sche Kristalle*). Die Kristalle enthalten diejenige Substanz des Prostatasaftes, welche typisch nach Sperma riecht.

Gefäße und Nerven. Die *Blutzufuhr* geschieht aus den Arteriae vesicales inferiores und Aa. haemorrhoidales mediae. Die Venen münden in den Plexus vesico-prostaticus bzw. vesico-pudendalis zu seiten der Harnblase. Sie können bei alten Individuen stark erweitert sein. Die *Nerven* stammen aus dem sympathischen und parasympathischen Plexus. Zahlreiche Ganglien mit oft zwei- und vielkernigen Nervenzellen liegen in der Kapsel.

β) *Die* COWPER*schen Drüsen.*

Die *Glandulae bulbourethrales (Cowperi)* des Mannes liegen am blinden Ende des Bulbus nahe der Pars membranacea urethrae (Abb. 226, 234, 241, 243). Sie sind nicht immer zu finden außer auf Serienschnitten mit dem Mikroskop, weil sie nicht nur von einem Mantel von quergestreiften Fasern der Dammuskeln (M. transversus perinei profundus) umhüllt sind, sondern weil die Verzweigungen der Drüse oft durch Muskeln quergestreifter und glatter Art so auseinander gedrängt werden, daß das Drüsengewebe auf ein ziemlich ausgedehntes Gebiet verzettelt ist. Deshalb sind Größenangaben für die Drüse schwer zu machen. Ist sie kompakt und gut begrenzt, so ist sie etwa erbsengroß, von gelblichbrauner Farbe. Zwischen der Prostata und den beiden COWPERschen Drüsen liegt der weiche Beckenboden. Die „Ausführgänge" sind etwa so dick wie eine Stopfnadel und etwa 6 cm lang (Abb. 241); sie ziehen schräg durch das Schwammgewebe des unpaaren Schwellkörpers hindurch und münden weiter vorn schlitzförmig in die Fossa bulbi der Harnröhre (S. 434). Neben den ausgebildeten COWPERschen Drüsen kommen nicht selten blind endigende Kanäle vor, die nicht oder wenig verzweigt, aber sonst gerade so wie jene gebaut sind: *akzessorische* COWPERsche Drüsen (Abb. 250).

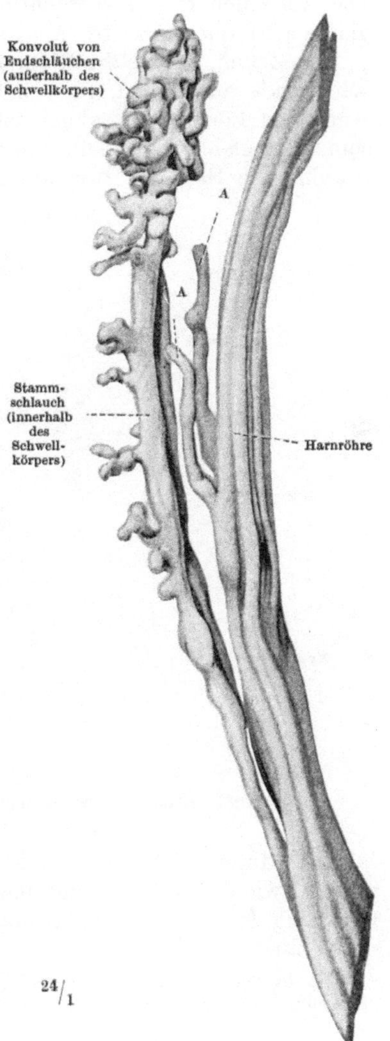

Abb. 250. Glandulae bulbourethrales (Cowperi). Fetus von 21 cm Länge. Wachsplattenmodell. A A akzessorische COWPERsche Drüsen (intrabulbär gelegen). (A. LICHTENBERG, Anatomische Hefte 1906, Tafel 15/16, Abb. 1).

Das sezernierende Epithel kleidet nicht nur die Endkammern des Drüsenbaumes, sondern auch den langen „Ausführgang" aus. Zum Unterschied von anderen Drüsen gibt es im letzteren kein Deckepithel, welches lediglich die Wand gegen den Inhalt abschließt, sondern die Drüse liefert bis zu ihrer Mündungsstelle Sekret. Richtiger ist es deshalb von einem *Stammschlauch* und seinen Ästen zu sprechen. Anfangs sind die Äste kurz und spärlich, gegen das Ende zu werden sie zahlreich und stark verzweigt (Abb. 250), besonders beim

Erwachsenen. Denn in dem Muskelgewebe hinter dem Bulbus können sie sich freier ausdehnen als innerhalb des Schwammgewebes des Schwellkörpers. Die Äste des eigentlichen Drüsenkonvolutes sind ampullär erweitert (Abb. 250). Die Ampullen fassen beträchtliche Mengen von Sekret, welches nur durch die glatte und quergestreifte Muskulatur herausgepreßt wird.

Die Zellen, welche die Wand der Endschläuche der Ampullen und des Stammschlauches auskleiden, sind hell, einschichtig, cylindrisch (Abb. 251). In den Ampullen können sie abgeplattet, im Stammschlauch mehrreihig cylindrisch sein. Sie gleichen Schleimzellen, der Inhalt der Zellen bläut sich mit Hämatoxylin wie Schleim, besonders in den Lichtungen der Ampullen. Allerdings

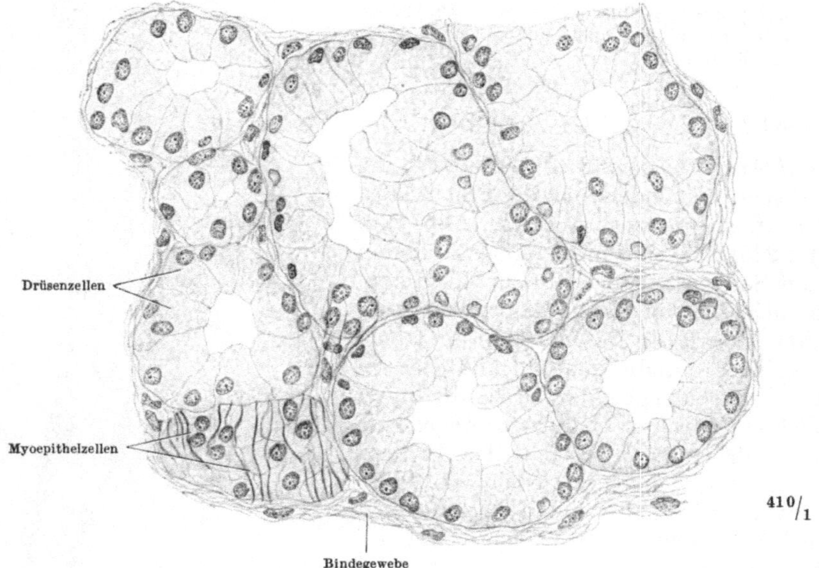

Abb. 251. Glandula bulbourethralis. (Aus STÖHR jr., Lehrbuch der Histologie, Abb. 439.)

läßt sich diese Art Schleim nicht mit Essigsäure ausfällen. Das Sekret ist fadenziehend wie die Synovia und dient dazu, die Haut der Glans für die Kohabitation gleitfähig zu machen wie das entsprechende Sekret der BARTHOLINschen Drüsen der Frau.

Die *Blutzufuhr* geschieht durch Ästchen der A. bulbi (A. pudenda interna). Die *Nerven* stammen höchstwahrscheinlich aus dem Plexus hypogastricus.

γ) Pars prostatica urethrae.

Die Pars prostatica der Harnröhre ist so lang wie die Prostata hoch ist (3 bis 4 cm). Sie verläuft fast senkrecht, ein wenig nach vorn konkav gebogen (Abb. 241) und ist nächst der Ampulle der Pars cavernosa der weiteste Abschnitt der ganzen Harnröhre. Auf der Hinterwand verläuft eine longitudinale Leiste, *Crista urethralis*, welche sich in der Medianlinie nach aufwärts bis in die Uvula vesicae fortsetzt, nach abwärts fast bis in den Anfangsteil der Pars cavernosa. Etwa in der Mitte der Pars prostatica ist sie zu einer rundlichen Anschwellung verdickt, dem *Samenhügel, Colliculus seminalis* (Abb. 248), so genannt, weil hier die beiden Spritzkanäle, Ductus ejaculatorii, mit feinen schlitzförmigen Öffnungen münden; zwischen ihnen liegt eine feine unpaare Öffnung, welche in den blind endigenden *Utriculus prostaticus* s. *Uterus masculinus* führt, ein Derivat des

Müllerschen Ganges beim Manne. Bei aufsteigender eitriger Erkrankung der Harnröhre (Gonorrhoe) kann dieses Kanälchen leicht infiziert und eine Quelle immer neu aufflammender Entzündungen werden. Die Ausführgänge der Prostata münden in der Nische zwischen der Crista urethralis und der Harnröhrenwand, aber auch auf dem Samenhügel, in den Utriculus prostaticus und in ganz winzigen Exemplaren dem Samenhügel gegenüber.

Die Schleimhaut ist in feine Längsfältchen gelegt, welche beim Passieren des Harnstrahles entfaltet werden können. Das Epithel ist bis zum Colliculus seminalis noch gleich dem der Blase gebaut. Die Tunica propria ist reich an elastischen Fasern, besonders in der Crista urethralis (Abb. 248), welche fest zusammengepackte Faserzüge und zwischen ihnen kavernenartige Bluträume enthält. Der Sphincter urethrae superior verhindert bei der Ejaculation den Eintritt des Samens in die Harnblase. Bei funktionellen Störungen kann ein Versagen dieses Verschlusses zur Unfruchtbarkeit des Mannes führen, weil der Same bei der Ejaculation dann den falschen Weg nimmt und nicht nach außen entleert wird.

Sphincter vesicae, Sphincter urethrae. Die *Detrusorschleife der Harnblase* (S. 375) reicht noch etwa 1 cm weit in die Pars prostatica hinein und bildet so im Anschluß an den Schließmuskel der Blase einen Schließmuskel der Harnröhre. Die Detrusorschleife ist also in ihrem oberen Abschnitt *Sphincter vesicae*, in ihrem unteren *Sphincter urethrae*. Weiter nach abwärts schließt sich ein neuer Schließmuskel, und zwar aus quergestreifter Muskulatur an, der deshalb im Gegensatz zum glattmuskeligen *Lissosphincter* als *Rhabdosphincter urethrae* bezeichnet wird (s. unten bei Pars membranacea urethrae). Danach kann man an der Harnröhre einen oberen und unteren Schließmuskel unter scheiden, *Sphincter urethrae superior* oder Lissosphincter und *Sphincter inferior* oder Rhabdosphincter (Abb. 252).

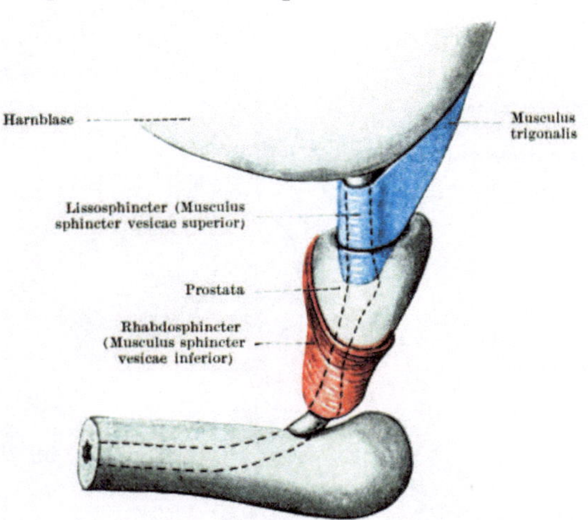

Abb. 252. Lisso- und Rhabdosphincter der männlichen Harnröhre, halbschematisch. Blau glatte Muskeln, rot quergestreifte Muskeln. Lichtung der Harnröhre gestrichelt. Von dem Rhabdosphincter nur die äußeren Anteile dargestellt.

Ich vermeide die übliche Bezeichnung *Sphincter internus und externus*, da sie eine falsche Vorstellung von der Lage der Muskeln zueinander erweckt. Sie wurde eingeführt, um zum Ausdruck zu bringen, daß sich an der Urethra wie am Anus ein innerer glattmuskeliger und ein äußerer quergestreifter Schließmuskel findet.

δ) Pars membranacea urethrae.

Die *Pars membranacea*, *Pars diaphragmatica* der Harnröhre ist ihr engster und kürzester Teil (1 cm lang). Sie reicht von der Spitze der Prostata bis zum Eintritt in den unpaaren Schwellkörper (Abb. 226, 241, 243) und durchsetzt das Diaphragma urogenitale (Musc. transversus perinei profundus) in seinem vorderen Abschnitt (Abb. 261). Sie besitzt einen dünnen Mantel aus locker gefügten Längsbündeln glatter Muskulatur. Außen davon ist sie von einer mächtigen Lage Ringmuskulatur umschlossen, quergestreiften Muskelfasern, die dem Musc. transversus perinei profundus angehören. Sie bilden den *Musc. sphincter urethrae membranaceae*. Er erstreckt sich nach aufwärts in die Spitze der Prostata über die obere Fläche des Musc. transversus hinaus (Abb. 261). Auf einem Schnitt, der etwas schräg zu dieser Fläche geführt ist, erscheint der

Sphincter daher als selbständiger Muskel (Abb. 253). Als geschlossener Muskelring reicht er kaum über die kurze Spitze der Prostata aufwärts. An der Vorderfläche der Urethra aber schließen sich bogenförmige quergestreifte Muskelbündel an, die seitlich der Urethra an dem Bindegewebsgerüst der Prostata angeheftet sind und den vorderen drüsenfreien Teil der Prostata einnehmen. Im Bereiche des Colliculus seminalis entfernen sie sich mehr und mehr von der Urethra, dem unteren Ende des Lissosphincter Platz machend. So gelangen sie an die

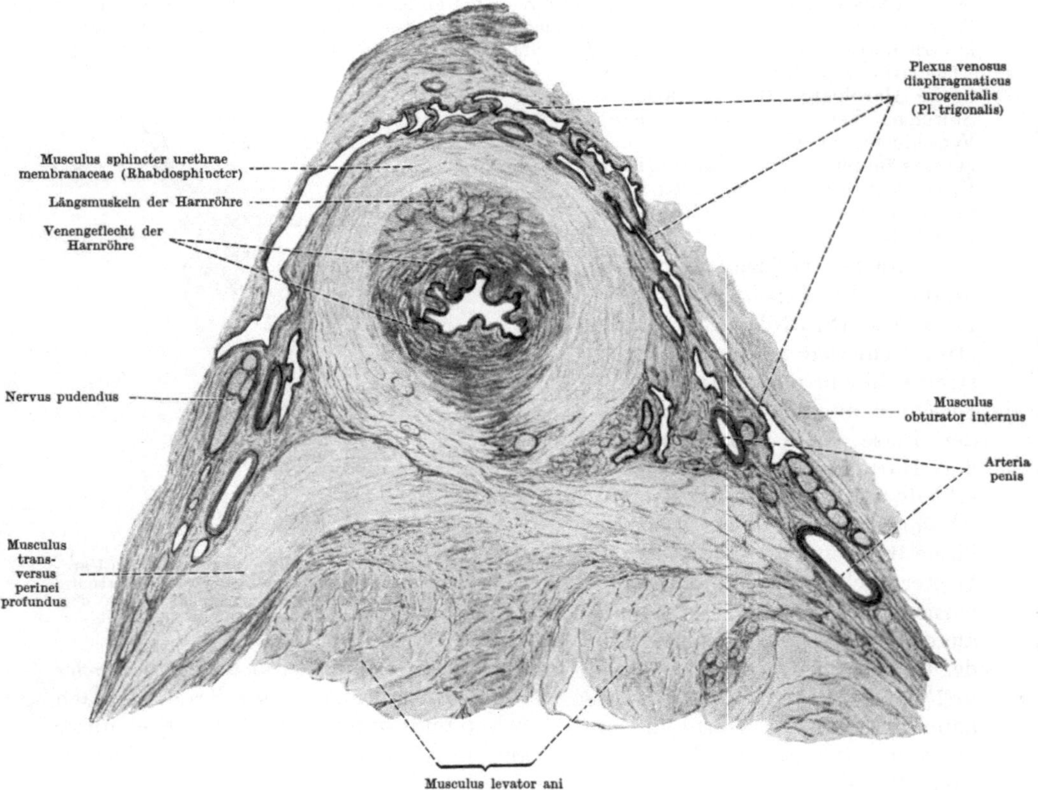

Abb. 253. Männliches Diaphragma urogenitale, neugeborener Knabe. Diaphragma aus dem Angulus pubis herausgelöst. Flachschnitt. (Aus KISS, Z. Anat., Bd. 61 (1921).]

Oberfläche der Prostata (Abb. 248) und reichen bis zu deren oberem Rande. Aufsteigende Bündel aus dem Musc. transversus perinei profundus mischen sich diesen oberflächlichen Teilen bei. Die Gesamtheit dieser quergestreiften Muskelbündel zusammen mit dem Sphincter urethrae membranaceae ist der *Sphincter urethrae inferior* oder *Rhabdosphincter* (vgl. S. 441 u. Abb. 252). Rhabdosphincter und Lissosphincter begegnen sich im Bereiche des Colliculus seminalis. Bei der Ejaculation sperrt der Lissosphincter reflektorisch dem Samen den Weg zur Blase, der Rhabdosphincter treibt ihn durch willkürliche Kontraktion vorwärts in die Pars cavernosa urethrae. — Bei der Frau ist die Urethra in ihrer ganzen Länge vom Rhabdosphincter umhüllt (S. 509). Das andere Verhalten beim Manne kann man sich so zustande gekommen denken, daß die zwischen Schleimhaut und Muskel sich entwickelnde Prostata die Muskelbündel auseinanderdrängt und ihren geschlossenen Verband sprengt.

Rhabdo- und Lissosphincter urethrae wirken mit dem Verschluß- und Eröffnungsmechanismus der Blase (S. 377) zusammen. Nur wenn sie erschlafft sind, kann der Urin ausfließen. Das feine Zusammenspiel der Muskeln, das mit denen des Afters gekoppelt ist, wird durch Vermittlung des vegetativen Nervensystems vom Rückenmark bzw. Gehirn aus geregelt. Der Rhabdosphincter kann aber, zusammen mit dem Sphincter ani externus, auch willkürlich kontrahiert werden und den Ausfluß des Urins noch verhindern, wenn die glattmuskeligen Sphincteren erschlafft sind.

Die Schleimhaut, welche ein mehrreihiges hohes Cylinderepithel trägt, ist in Falten gelegt, die beim Passieren von Harn oder Samen verstreichen. In der Ruhe sieht sie auf dem Querschnitt sternförmig aus, da die dicke, auf die Schleimhaut folgende Ringschicht von quergestreiften Muskeln, der Sphincter urethrae membranaceae, sie durch ihren Tonus zusammendrängt.

Zwischen Schleimhaut und Muskulatur liegt wie überall in der Harnröhre ein maschenreiches Venengeflecht (Abb. 253).

ε) Pars spongiosa (cavernosa) urethrae.

Die Pars cavernosa der Harnröhre ist von den drei Abschnitten am längsten (etwa 20 cm lang). Sie ist vollständig vom unpaaren Schwellkörper eingehüllt. Am hinteren und vorderen Ende liegt eine Erweiterung des Lumens, sonst ist die Lichtung ziemlich gleich eng. Zuvorderst sitzt in der Eichel die *Fossa navicularis,* deren weitester Durchmesser dorsoventral gerichtet ist (Abb. 241). Vor ihr, am Orificium urethrae externum, ist die Lichtung besonders eng, schlitzförmig. Die Schleimhaut ist hier oft ein wenig geschwollen und quillt beiderseits vor, *Labien.* Am Eintritt in die Pars cavernosa liegt die *Ampulla urethrae* (s. unten); sie entspricht etwa der Mitte des Dammes. Im ganzen ergeben sich drei weite und drei enge Stellen der Harnröhre. Die weiten sind von innen nach außen: Mitte der Pars prostatica, Ampulla urethrae (Fossa bulbi) und Fossa navicularis. Die engen sind: Orificium urethrae internum, Pars membranacea und Orificium urethrae externum.

Der an die Pars membranacea anstoßende Teil setzt die Krümmung der Harnröhre um die Symphyse herum zunächst aufwärts fort, *Curvatura infrapubica* (Abb. 241). Er gehört mit zu der *Pars fixa,* deren wenigstverschieblicher Teil allerdings die Pars membranacea ist. Von der Stelle ab, wo das *Ligamentum suspensorium penis* zu Ende ist, welches den ansteigenden Teil fixiert, hängt das Glied herab, *Pars mobilis, Pars pendula* (Abb. 226). Die Harnröhre in ihm macht an der Übergangsstelle eine Krümmung, deren Konvexität nach oben gerichtet ist, *Curvatura praepubica.* Sie kann leicht ausgeglichen werden, indem man die Pars mobilis anhebt; bei der Erektion nimmt sie von selbst diese Lage an.

Die starren Katheter zur künstlichen Entleerung der Harnblase haben nur *eine* Hauptkrümmung, welche der Curvatura infrapubica entspricht. Dagegen nehmen die Katheter auf die Curvatura praepubica keine Rücksicht; man hebt vor dem Einführen des Instrumentes das Glied gegen die vordere Bauchwand und hat dann keine Schwierigkeiten. In der Ampulla urethrae kann die Spitze eines zu feinen Katheters einen falschen Weg nehmen, wenn sie eine Falte der Schleimhaut vor sich herschiebt. Die folgende Enge in der Pars membranacea begünstigt das Ausweichen des Instrumentes aus der natürlichen Richtung. Katheter von 7—8 mm Durchmesser sind für eine normale Harnröhre nicht zu dick; sie folgen der gegebenen Straße am besten. Die Curvatura infrapubica ist nicht so fest verankert, daß nicht eine gewaltsame Streckung ohne Gefahr des Zerreißens möglich wäre (das Cystoskop ist gerade gestreckt außer an seinem Ende, das nach dem Einführen in der Blase sitzt, gleicht also die Curvatura infrapubica aus).

Die Harnröhre tritt schräg in die dorsale Wand des unpaaren Schwellkörpers ein (Abb. 243b, 252), auf eine Strecke von $^1/_2$—1 cm ist sie dorsal frei von Schwammgewebe. Dies ist die dünnste Stelle der Harnröhrenwand. Sie entspricht dem Scheitel der Curvatura infrapubica. Das Lumen ist hier etwas erweitert *(Ampulla urethrae, Fossa bulbi).* In Abb. 241 liegt die Erweiterung abnorm weit vorn und ist ungewöhnlich lang. In der Eichel liegt die

Hauptmasse des Schwammgewebes nach dem Penisrücken zu, also gerade umgekehrt wie am anderen Ende.

Die *Schleimhaut* ist durch die ganze Länge der Röhre von cylindrischem, mehrreihigem Epithel bedeckt; in der Fossa navicularis geht es in geschichtetes Plattenepithel über, das sich am Orificium externum ohne Grenze in das der äußeren Haut fortsetzt. Die Tunica propria ist reich an elastischen Fasern. Die Dehnbarkeit der Schleimhaut beruht aber hauptsächlich auf ihren zahlreichen hohen Längsfalten, welche so weit ausladen, daß der Querschnitt einem Stern mit verästelten Strahlen gleicht (Abb. 254). Nach vorn zu nimmt die Stärke der Verästelung ab, in der Fossa navicularis ist die Lichtung eine sagittal gestellte Spalte. In der Regel sitzt an dem der Harnröhrenöffnung abgewendeten Ende der Fossa navicularis eine niedrige Querfalte, welche von der dorsalen Seite der Wand ausgeht und halbmondförmig in die Lichtung vorspringt, *Valvula fossae navicularis* (GUÉRIN*sche Falte*). Wegen dieser Falten müssen Instrumente, welche in die Harnröhre eingeführt werden, zunächst mit der Spitze den Kontakt zur unteren Wand einhalten, damit sie nicht hängen bleiben. Später muß umgekehrt die Spitze der dorsalen Wand anliegen, um das Hängenbleiben in der Ampulla urethrae und am Samenhügel zu vermeiden.

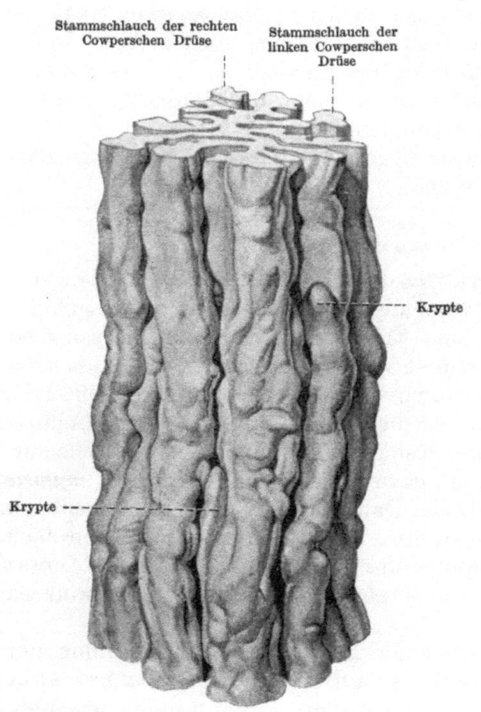

Abb. 254. Schleimhaut der männlichen Harnröhre, 20 Jahre alter Mann. Die Schleimhaut ist aus der übrigen Wand herausgelöst; man sieht die basale, der Tunica propria zugewendete Fläche. Das spaltförmige Lumen ergibt sich aus der Form der Falten; es ist nicht gezeichnet. Proximale Partie der Pars cavernosa an der Einmündung der COWPERschen Drüsen. Eigenes Wachsplattenmodell in 50facher Vergrößerung. Die proximale Schnittfläche sieht nach oben, der Harnstrahl würde nach unten laufen. (Publiziert von A. LICHTENBERG, Anat. Hefte 1906, Tafel 11/12.)

Die Längsfalten in der Hauptstrecke der Pars cavernosa sind in der Ampulla urethrae ganz besonders hoch und reich verästelt. Von den Furchen zwischen ihnen lösen sich zwei ab, welche als selbständige Gänge weiter verlaufen und nichts anderes sind als die Stammschläuche der COWPERschen Drüsen (Abb. 254). Versprengte akzessorische COWPERsche Drüsen kommen außerdem vor (Abb. 250). Die Falten verstreichen nur teilweise bei der natürlichen Dilatation der Harnröhre und kehren auch bei extremen künstlichen Erweiterungen wieder an der alten Stelle und in der alten Form wieder. Unveränderlich sind die Buchten, welche im proximalen Teil der Pars cavernosa überall auf den Kuppen, an den Seiten und in den Tiefen der Falten sitzen. Sie haben ein ganz anderes Epithel als ihre Umgebung, nämlich einschichtiges helles, nicht sehr hohes Cylinderepithel mit hellem Protoplasma. Die Zellen gleichen den Epithelien der COWPERschen Drüsen (Abb. 251) und liefern wie diese ein schleimartiges Sekret, das die Harnröhrenschleimhaut schlüpfrig erhält. Während die COWPERschen Drüsen, die wahrscheinlich besonders hohe Entfaltungen dieses Epithels sind, zu Genitaldrüsen geworden sind, bleiben die Epithelien der Harnröhre im Dienst der Harnabfuhr. Die mehrzeiligen hochcylindrischen Epithelien auf den Falten sind reine Deckepithelien, die nicht sezernieren. Ich rechne alle sezernierenden Teile zu den *Glandulae urethrales* (LITTRE*sche Drüsen*). Die einfachsten Formen sind flache Dellen der Schleimhaut, welche mit dem hellen spezifischen Epithel ausgekleidet sind. Diese *intraepithelialen* Drüsen sind die einfachsten Formen von mehrzelligen Drüsen in unserem Körper überhaupt. Die nächsthöhere Form sind Verbände, die ebenfalls intraepithelial liegen, aber bereits eine Blase mit engem Ausführloch formen (wie die Drüsen der Ductuli efferentes des Nebenhodenkopfes). Am höchsten stehen entsprechende Blasen oder Schläuche, welche nicht innerhalb des Epithelverbandes bleiben, sondern in die subepithelialen Bindegewebsschichten geraten und sich besonders in dem lockeren Bindegewebe zwischen den Schleimhautfalten und in der dehnbaren, alle umhüllenden Tunica propria ausbreiten. Eine buchtige, primitive Form dieser *subepithelialen* und

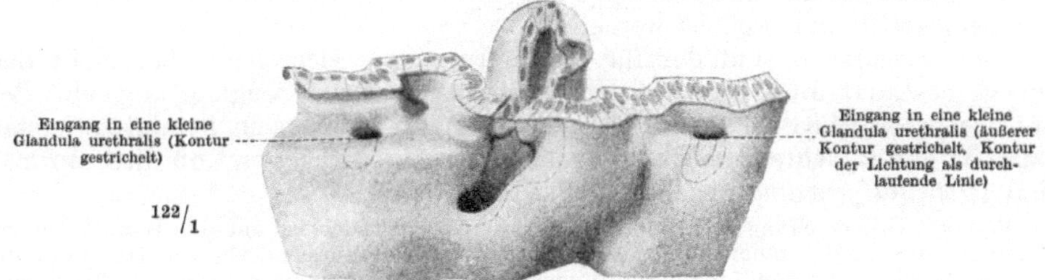

Abb. 255. Glandulae urethrales aus der Fossa navicularis. Wachsplattenmodell. Die mittlere der drei Drüsen (die größte) ist halb eröffnet, ihr äußerer Kontur ist durch eine gestrichelte Linie angegeben. (A. LICHTENBERG, Anat. Hefte 1906, Tafel 11/12, Abb. 7.)

submukösen Drüsen zeigt das Modell Abb. 255. Die großen sind langgestreckt und häufig verzweigt. Die längsten liegen mit ihren Verzweigungen außerhalb der eigentlichen Harnröhrenwand in Trabekeln des Corpus cavernosum urethrae, bis dicht unter der Tunica albuginea, *Glandulae urethrales* LITTRE im eigentlichen Sinne. Ihr Bau ist der gleiche wie der der COWPERschen Drüsen.

Man nennt vielfach die buchtigen Formen „Lacunae urethrales". Ich verwende diesen Namen lediglich für solche Ausbuchtungen, welche kein spezifisches Epithel haben und welche *nicht* sezernieren (s. unten: Krypten).

Die intraepithelialen Drüsen enthalten oft einen kugligen Einschluß von hellem Sekret, welches im Lumen verweilt. Desquamierte abgefallene Epithelien können darin enthalten sein. — Besonders große Drüsen finden sich nahe der äußeren Harnröhrenöffnung. Sie können auch auf die Spitze der Eichel verschoben sein und sogar mit eigenen Öffnungen münden (*para-urethrale Gänge*, S. 433). Ausnahmsweise liegen akzessorische Gänge im Frenulum und in der Raphe der Vorhaut oder im Penisrücken.

Eine so faltenreiche und mit Drüsenbuchten und -schläuchen versehene Schleimhaut wie die der Harnröhre eignet sich zur Einnistung von Bakterien. Die Schlüpfrigkeit und die Spülung durch den Harn verhindern in der Norm ein Eindringen von Schädlingen, aber beim Coitus von der Vagina der Frau aus eindringende pathogene Organismen fassen trotzdem Fuß und können dann leicht zur Ausbreitung kommen. Alle Harnröhrenentzündungen können sehr hartnäckig sein, besonders wenn sie die besonders buchtenreiche hintere Strecke erreicht haben. Die Heilung nach ulcerierenden Entzündungen führt häufig zu narbigen Verengerungen (Strikturen), die an jeder Stelle der Pars cavernosa sitzen können.

Die Längsfalten der Schleimhaut haben häufig seitliche Divertikel, welche blind endigen. Sie sind in der Regel so gestellt, daß ihr Grund nach der Blase zu, dem Harnstrahl entgegen gerichtet ist (Abb. 254). Das Epithel ist das gleiche wie das Deckepithel der Falten selbst, es sezerniert nicht. Solche Vertiefungen von Schleimhäuten heißen allgemein *Krypten*. In der Harnröhre nennt man sie *Lacunae urethrales (Morgagni)*. Doch sind darunter vielfach auch die buchtigen Formen der Drüsen verstanden worden (s. oben). Ich beschränke die Bezeichnung „Lacunen" lediglich auf die Krypten und brauche beide Namen als Synonyme. Die größten Lacunen sitzen an der dorsalen Wand der Harnröhre, wo ihre Öffnungen manchmal als eine Längsreihe von Pünktchen in regelmäßigen Abständen zu sehen sind. Kleine Krypten kommen aber über die ganze Wand der Harnröhre verteilt vor.

Die Krypten sind durch ihre Richtung und die Lage ihrer Öffnung für den Harnstrahl nicht zugänglich, dagegen wohl für pathogene Keime, welche gegen die Blase hin aufsteigen.

Die Gefäße und Nerven der Harnröhre sind die gleichen wie die beim Gliede erwähnten (S. 433). Die Schleimhaut ist ganz besonders reich an Lymphgefäßen.

d) Der Samen.

Auf die Einzelheiten der Bestandteile des *Samens, Sperma,* werde ich hier nicht eingehen. Sie sind beim Hoden und bei den Genitaldrüsen beschrieben. Doch sollen hier die wesentlichen Punkte für die Beurteilung des Samens zusammengestellt und ergänzt werden.

Die Samenfäden sind der für die Befruchtung wichtigste, aber nicht der einzige Bestandteil des Samens. Fehlen sie, so ist keine Zeugung möglich. Bei unfruchtbaren Ehen ist deshalb, soweit der Mann in Betracht kommt, in erster Linie darauf zu achten, ob das Ejaculat Spermien enthält und ob diese normal sind (*Potentia generandi,* vgl. auch S. 414).

Bei der Untersuchung der Beweglichkeit der Samenfäden ist auf die Temperatur zu achten; in der Kälte stellen auch normale Spermien ihre Bewegungen ein, das Optimum liegt bei 35° C. — Doppelköpfige und doppelgeschwänzte (sogar vierschwänzige) Spermien, Riesen- und Zwergspermien kommen als Mißbildungen beim Gesunden vor. Im krankhaft veränderten Samen sind die Zahl, Beweglichkeit und das Substrat der Samenfäden ganz anders als beim normalen.

Samenfäden ohne Drüsensekrete sind ebensowenig imstande eine Zeugung auf natürlichem Weg zu vermitteln wie Drüsensekrete ohne Samenfäden, obgleich man im Tierversuch Spermien dem Hoden entnommen und durch ihre künstliche instrumentelle Einführung in die Geschlechtsteile des Weibchens Befruchtung erzielt hat. Unter „künstlicher Befruchtung" beim Menschen versteht man ähnliche ärztliche Maßnahmen, welche bei mechanischen Hindernissen für die Kohabitation dennoch die Samenfäden zur Vereinigung mit dem Ei im Mutterleib bringen und bis dahin sterile Ehegatten zeugungsfähig machen. Aber abgesehen von solchen Experimenten bei Tier und Mensch ist für die natürliche Zeugung eine Vermischung der eigentlichen Samenelemente mit den Sekreten der Geschlechtsdrüsen notwendig; der richtig zusammengesetzte Same wird auf dem natürlichen Weg an die richtige Stelle der weiblichen Geschlechtsorgane ergossen *(Potentia coeundi).* Die Drüsensekrete stammen, wie wir gesehen haben, der Hauptsache nach aus drei Quellen: den Nebenhoden, den Ampullen und Samenblasen, der Prostata. Jede von ihnen liefert einen eigenartigen Saft. Die vor den Spritzkanälen gebildeten beiden Sekretarten sind bereits mit den Spermien vereinigt und unter sich gemischt, wenn die Ejaculation erfolgt; bei manchen Tieren gibt es einen besonderen Mischraum unmittelbar vor den Spritzkanälen. Das Prostatasekret tritt erst während der Ejaculation selbst aus den Drüsen, in denen es bis dahin stagniert, zum Samen hinzu.

Die biologische Bedeutung der einzelnen Komponenten des Sperma ist nicht ganz sichergestellt. Männliche Ratten sollen durch Entfernung der Samenblasen und der Prostata zeugungsunfähig werden, auch bei gut funktionierenden Hoden. Selbst wenn die Folgen der Eingriffe als solcher dabei völlig ausgeschaltet sind, ist doch die Anwendung auf den Menschen problematisch, da die Genitaldrüsen außerordentlich verschieden und gerade bei den Nagern sehr eigenartig sind. Vom reinen Prostatasaft des Menschen steht fest, daß er unbewegliche Samenfäden zu Bewegungen anregt und schwach bewegliche in lebhaftes Gewimmel versetzt. Das letztere ist der übliche Vorgang, da die Samenfäden im Hoden, Nebenhoden und im Samenleiter bis zu den Mündungen der Spritzkanäle hin sich nur wenig bzw. gar nicht bewegen. Erst im frischen Ejaculat sieht man das wirre Durcheinander, welches für das normale Sperma charakteristisch ist. Die Sekrete der übrigen Drüsen üben wahrscheinlich ähnliche chemische Wirkungen aus. Jedenfalls ist anzunehmen, daß jedes, darunter auch das schleimlösende Ferment Hyaluronidase, eine ganz bestimmte Rolle in dem Gemisch übernimmt, um den Samenfäden, denen es als Vehikel dient, auch wirklich die höchste Leistungsfähigkeit zu verleihen und etwaige Schädlichkeiten im Geschlechtsapparat der Frau bei der Kohabitation zu paralysieren.

Auch eine physikalische Rolle der Drüsensekrete ist anzunehmen. Die Menge von 200—300 Millionen Spermatozoen, welche durchschnittlich auf einmal ejaculiert wird, bedarf eines gewissen Raumes, damit sich der einzelne Faden bewegen kann. Bei der sog. künstlichen Befruchtung müssen die dem Hoden entnommenen Spermien in physiologischer Kochsalzlösung aufgeschwemmt werden. Das indifferente Vehikel verschafft den Einzelelementen gleichsam Raum für den Anlauf. Diese Rolle übernehmen die Sekrete der Drüsen bei der natürlichen Befruchtung.

Der Samen im Nebenhoden ist weißlich pappig, das Sekret der Ampullen und Samenblasen geleeartig, der Prostatasaft leicht flüssig, also Verschiedenheiten der Konsistenz, die erst durch eine Mischung der Komponenten den richtigen Aggregatzustand des Samens ergeben. Dabei lösen sich nicht alle untereinander, z. B. das Sekret der Samenblasen nicht im Prostatasaft, wohl aber im Nebenhodensekret. Das Prostatasekret bleibt flüssig, auch wenn es konzentriert ist; die Körnchen, die es enthält, dicken zwar zu geschichteten Konkrementen ein, aber nicht der Saft als solcher. Das erkaltende Ejaculat nach dem Erguß aus dem Gliede wird in den ersten Minuten gallertig, nimmt aber dann an Viscosität ab. Wie es sich in utero verhält, wissen wir nicht. Es reagiert schwach alkalisch.

Die Menge eines Ejaculates beträgt etwa 3,5 cm^3, wechselt aber individuell und bei demselben Individuum je nach dem Alter, der Häufigkeit der Samenergüsse im gleichen Zeitraum und nach der Intensität des Orgasmus.

3. Damm und Beckenboden des Mannes.

Damm oder *Mittelfleisch, Perineum*, heißt die Weichteilbrücke, welche bei beiden Geschlechtern in der Mitte zwischen dem After und den Genitalien liegt; sie ist sekundär eingeschoben worden, als die Kloake in den Sinus urogenitalis und Mastdarm aufgeteilt wurde (Abb. 235). Bei der Frau ist der Damm verhältnismäßig primitiv und kurz. Beim Mann ist er durch die Vereinigung der Geschlechtswülste zum Hodensack verlängert; die Entstehung aus zwei verschmolzenen Hälften ist beim Erwachsenen noch durch die Raphe angedeutet, welche vom Hodensack auf die Haut des Dammes fortgesetzt ist. Man rechnet ihn beim Mann vom After bis zum Beginn des Hodensackes. Doch reichen die zum Damm gehörigen Muskeln über diese Grenze nach vorn und hinten hinaus (hinten bis zur Wirbelsäule, vorn bis zur Symphyse und bis auf das Glied). Auch sind die Dammuskeln zum Teil zum Abschluß der unteren Beckenöffnung verwendet. Der weiche *Beckenboden, Diaphragma pelvis* (Abb. 256), hat bei der aufrechten Stellung des Menschen seine besondere Bedeutung als Träger der Eingeweide erhalten, die auf ihm und der Beckenschaufel und nur ganz wenig auf der vorderen Bauchwand ruhen, soweit sie sich nicht selbst tragen (s. Beckenboden des Weibes), während beim Vierfüßler die Bauchdecke die ganze Last der Eingeweide zu tragen hat. Da der menschliche Beckenboden und Damm besonders stark belastete Punkte der Konstruktion unseres Körpers sind, so finden wir hier alle Hilfen bereitgestellt, um ein Nachgeben zu verhindern. Der Aufbau ist kompliziert, weil die verschiedensten Bausteine verwendet sind.

Wegen der engen Beziehungen der Dammuskeln zu den Geschlechtsorganen, auf welche bei diesen schon mehrfach vorverwiesen wurde, werden sie zweckmäßig im Zusammenhang mit diesen behandelt, obgleich die Muskeln quergestreift und ihrer Abkunft nach Skeletmuskeln sind. Noch mehr als etwa die Gesichtsmuskeln zu den Öffnungen in der Gesichtsmaske ist hier die Anpassung an die aboralen Öffnungen der Eingeweide vollzogen; jede Eigenaktion, wie dort die Beziehung zur Mimik, fehlt. Nur wenige Autoren haben an dieser

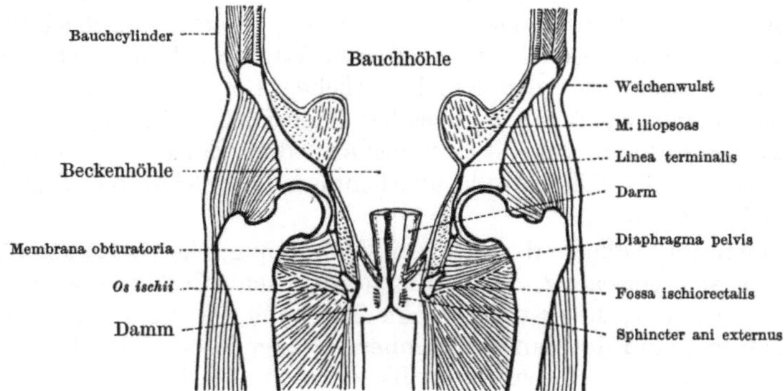

Abb. 256. Boden des großen und kleinen Beckens. Halbschematischer Frontalschnitt durch den in Bd. I, Abb. S. 165 u. a. abgebildeten Muskeltorso.

Stelle den biologischen Zusammenhang zwischen äußeren Geschlechtsorganen und Damm vernachlässigt und die Dammuskeln bei den Skeletmuskeln belassen. Wir ziehen die weitere Konsequenz und behandeln den männlichen und weiblichen Damm getrennt nach den Geschlechtern, da die wichtigen Verschiedenheiten und ihre Bedeutung für Mann und Weib dabei besonders hervortreten.

a) Die Muskeln des männlichen Dammes und Beckenbodens.

Schwanz- und Kloakenmuskeln. Bei geschwänzten Tieren zieht von der Innenwand des Os coxae zur Schwanzwirbelsäule beiderseits eine Muskelgruppe, welche einzeln die Rute nach der Mitte zu und zur Seite bewegen, gemeinsam sie nach abwärts senken kann (*M. ilio-pubo-ischio-caudalis* s. *Adductor caudae*, Abb. 257a). Die Afteröffnung liegt zwischen den beiderseitigen Schwanzmuskeln dieser Art und schaut nach hinten. Bei der aufrechten Körperhaltung des Menschen ist eine Verstellung des Afters zugleich mit einer Einkrümmung der stark verkürzten Schwanzwirbelsäule, des Steißbeins, nach vorn eingetreten (Abb. 257b). Das Steißbein mit seinen Bandverbindungen ist zur federnden Stütze des Beckenbodens in der Medianebene geworden. Die Muskeln, welche ursprünglich zur Schwanzwirbelsäule gingen, sind noch erhalten, haben auch ihre Ursprünge am Schambein und Hüftbein bewahrt, auch die Insertionen am Steißbein, jedoch sind Teile der Insertion auf die angrenzenden Weichteile verlagert. Am ursprünglichsten verhält sich von ihnen der Lage nach jederseits der *Musculus coccygeus*; er ist aber oft ganz rudimentär. Abweichend von der alten Lage, aber fortgebildeter an Umfang ist der *Musculus levator ani*, der ebenfalls auf jeder Körperseite entwickelt ist und sich mit seinem Partner so vereinigt, daß er zum hauptsächlichsten Anteil des Beckenbodens wird (Abb. 257b); das Steißbein mit den Steißbein- bzw. Schwanzmuskeln und mit den aus den Muskelfascien abzuleitenden fibrösen Stütz- und Schutzapparaten des Beckenausgangs ist die eine Gruppe der Bauelemente des Dammes. Die zu ihr gehörigen Muskeln sind

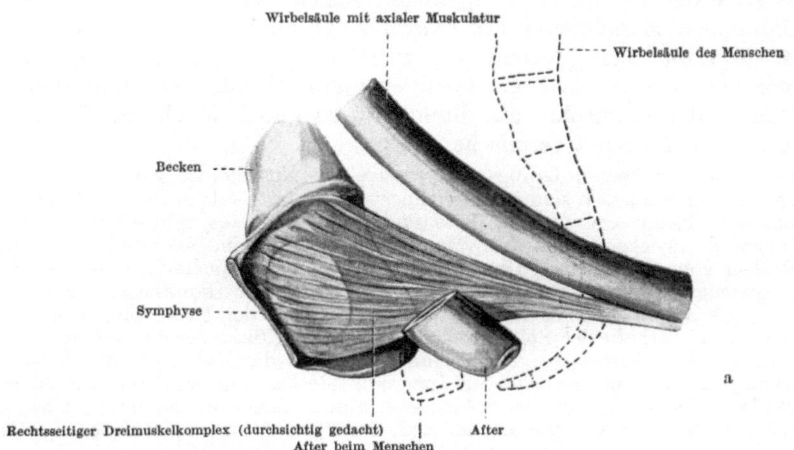

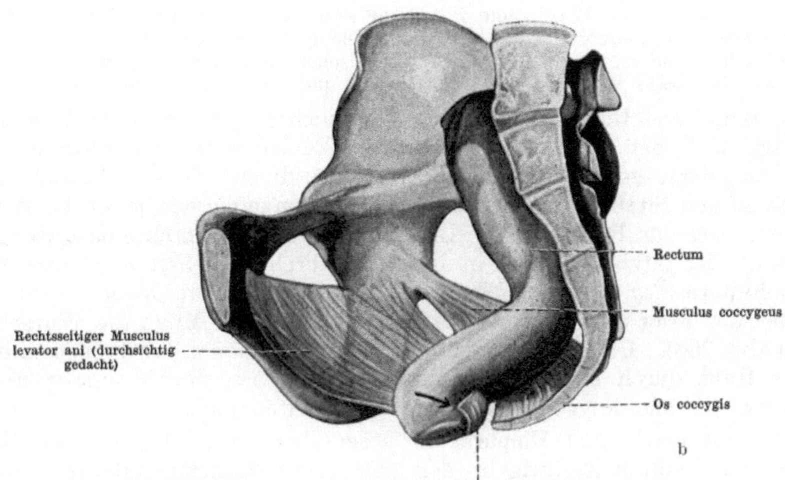

Abb. 257 a u. b. Verstellung des Afters, Schema. Becken median durchsägt, rechte Seite von links gesehen. Gruppe der ehemaligen Schwanzmuskeln des Menschen. a Kater, Dreimuskelkomplex (M. iliopuboischiocaudalis). Die gestrichelten Konturen entsprechen Abb. b. b Homo. Das Becken stark nach hinten geneigt.

sämtlich quergestreift, da sie alte Skeletmuskeln sind, die ja auch heute noch ihre Beziehungen zum Skelet, wenn auch zum Teil nur unvollständig, bewahren.

Als zweite Gruppe kommen ganz andere Muskeln hinzu, welche ebenfalls eine einheitliche Abstammung haben. Die ungeteilte Kloake ist von einem Ringmuskel, *Sphincter cloacae*, umzogen. Er wird durch die Teilung der Kloake in den Sinus urogenitalis und den Mastdarm in zwei Sphincteren aufgeteilt, welche brillenförmig am Damm im Zusammenhang bleiben. Bei der Frau ist diese Aufteilung fast unverändert erhalten (Abb. 289; man beachte den Übergang des M. sphincter ani externus in den M. bulbocavernosus auf der rechten Körperseite). Aber auch beim Weibe spalten sich neue Muskelindividuen von dem ursprünglichen Sphinctersystem ab und gewinnen sekundäre Anheftung an den Beckenknochen. Beim Manne gehen sehr verschiedenartige Muskeln aus dem ursprünglich einheitlichen Sphincter hervor, deren Eigenart wir bei den Einzelindividuen kennenlernen, bei denen aber an vielen Stellen noch die primitive Anordnung nachweisbar ist. Der Sphincter cloacae ist quergestreift, ebenso seine Abkömmlinge M. sphincter ani externus, M. bulbocavernosus, M. ischiocavernosus, M. transversus perinei superficialis et profundus, M. sphincter urethrae membranaceae. Außerdem kommen glatte Muskeln von den Wänden des Mastdarmes, der Harnröhre und ihren Drüsen hinzu, welche oft innig mit den quergestreiften Muskeln vermischt liegen.

Die Innervation der beiden Gruppen quergestreifter Muskeln ist ganz verschieden. Die ehemaligen Schwanzmuskeln sind von Spinalnerven versorgt, welche an ihrer Innenseite verlaufen (aus dem Plexus coccygeus). Diese sind vom Damm aus nicht erreichbar, wohl aber vom Innern des Beckenraumes aus. Man präpariert sie beim Menschen bei median zersägtem Becken vom Plexus aus. Die Abkömmlinge des M. sphincter cloacae sind von Ästen des N. pudendus versorgt (aus dem Plexus pudendus); der Hauptnervenstamm hat die Umstellung des Afters mitgemacht, er läuft entsprechend der Krümmung des Steißbeins im Bogen von oberhalb der Spina ischiadica außen um diese herum und dann zum Damm (Abb. 263). Die Muskeläste gelangen am Damm in die *Außenseite* der Muskeln, welche sie versorgen. Man kann sie nicht vom Innern des Beckens aus, wohl aber vom Damm aus erreichen. Ursprünglich ist wohl der Sphincter cloacae auch ein Abkömmling der Skeletmuskeln ähnlich dem Sphincter oris am anderen Ende des Verdauungsschlauches. Aber er ist ganz unabhängig von den Schwanzmuskeln entstanden und viel früher als diese mit dem Darm in Beziehung getreten. Bei den Raubtieren ist jetzt noch der Dreimuskelkomplex der Schwanzmuskeln (Abb. 257a) ohne Beziehung zum After. Bei Halbaffen u. a. finden sich die ersten Vermischungen beider Gruppen. Die glatte Muskulatur stammt von der Darmwand selbst und ist von denselben sympathischen und parasympathischen Nerven versorgt, wie die glatte Muskulatur des Mastdarms und des Sinus urogenitalis.

Regio analis und Regio urogenitalis. Äußerlich pflegt man dem Damm bei Rückenlage und bei auseinandergespreizten Beinen eine rautenförmige Begrenzung zu geben, indem man zwei gerade Linien divergierend je von der Steißbeinspitze zu den Sitzbeinknorren und von dort konvergierend je an die Wurzel des Hodensackes zur Raphe zieht. Teilt man die Raute durch eine quere Verbindungslinie der Sitzbeinknorren in der Mitte durch, so erhält man zwei Dreiecke; das hintere, *Regio analis*, enthält den After, das vordere, *Regio urogenitalis*, enthält bei der Frau die äußere Scham (Abb. 289), beim Mann die Wurzel des Gliedes (Abb. 263). Die Grenze zwischen beiden Regionen wird nach Entfernung der Haut durch einen dünnen Muskel markiert, *M. transversus perinei superficialis*, der allerdings bei der Frau nicht selten fehlt.

Diaphragma pelvis und Diaphragma urogenitale. Die Muskeln der Regio analis erfüllen die doppelte Aufgabe, den knöchernen Beckencylinder nach unten durch einen widerstandsfähigen Boden abzuschließen und für den Mastdarm einen regulierbaren Durchschlupf zu lassen. Dringt man vom Damm aus zu beiden Seiten neben dem After vor, so gelangt man in die tiefe, mit Fett gefüllte *Fossa ischiorectalis*, zwischen Sitzbein und *Beckenboden*, *Diaphragma pelvis* (Abb. 256, 259, 262). Wir rechnen den Boden selbst zur Analregion, obgleich er in der Tiefe über ihre Grenzen hinaus bis in die Regio urogenitalis hineingreift. Letztere hat bei beiden Geschlechtern etwas Eigenes, das *Diaphragma urogenitale*, eine besondere muskulöse Deckplatte für den Durchtritt des Canalis urogenitalis (Abb. 253, 261). Sie ist in das nach oben vom spitzwinkligen Schambeinbogen des Mannes begrenzte Dreieck als querer Muskel eingefügt (über den Namen „*Trigonum*“ *urogenitale* siehe S. 459). Beim Mann ist sie besonders kräftig, weil sie nur den engen Durchschlupf für die engste Stelle der Harnröhre, Pars membranacea, offen läßt; bei der Frau wird sie auch von der Scheide durchbohrt, die Schambeinbogen laden bei ihr entsprechend weiter aus (Bd. I, Abb. S. 441) und die Muskelplatte ist nicht kleiner als beim Mann, aber wegen der weiteren Durchlochung doch weniger widerstandsfähig.

Die beiden Bodenplatten, das Diaphragma pelvis und Diaphragma urogenitale, ergänzen sich gegenseitig. Die Beckenbodenplatte schließt nicht den ganzen Beckenausgang ab, sondern läßt vorn eine Lücke, das *Levatortor*, frei, durch welches Harnröhre bzw. Harnröhre und Scheide hindurchtreten. Das Diaphragma urogenitale ist eine Spezialeinrichtung, welche diesen schwächsten Punkt des Beckenausgangs verstärkt. Vom Inneren des Beckens aus kann man es nur teilweise sehen, weil dort das muskuläre Diaphragma pelvis in die Regio urogenitalis hinein bis zur Symphyse reicht (Abb. 258); von außen her sieht man innerhalb des Schambeinbogens nur das Diaphragma urogenitale, welches ihn ausfüllt und deshalb den vorderen Abschnitt des Diaphragma pelvis verdeckt (Abb. 263), indem es das Levatortor verschließt.

Wir beschäftigen uns beim Aufbau der Muskeln des Dammes zunächst mit den zwar in der Tiefe versteckten, aber die Gundlage des ganzen Aufbaues darstellenden Diaphragmata und schließen daran erst die Beschreibung der Hilfsmuskeln an, welche für den After und das männliche Glied (bzw. die weiblichen äußeren Geschlechtswerkzeuge) besonders herausgebildet sind. Hinweise auf die Herkunft aus den verschiedenen Komponenten der Dammmuskeln werden uns lehren, wie die jetzige Muskelzusammenstellung zustande gekommen ist. Die Aufgabe gliedert sich nach der Beziehung der Muskeln einerseits zum After und andererseits zum Penis (bzw. Vulva). Da der Beckenboden nur am After, nicht am Diaphragma urogenitale beteiligt ist, so besprechen wir ihn mit dem After zusammen. Bei der Präparation an der Leiche gelangt man an die Diaphragmata erst zum Schluß, der Gang ist gerade umgekehrt wie in unserer Beschreibung.

Strenggenommen ist „Diaphragma pelvis“ der Musc. levator ani mitsamt der Fascie auf seiner Ober- und Unterfläche, und nicht der Muskel allein, also Diaphragma pelvis = M. levator ani + *Fascia diaphragmatis pelvis* superior (interna) et inferior (externa). Es ist jedoch einfacher und unmißverständlich, den Musc. levator ani kurzweg als Diaphragma pelvis zu bezeichnen. Das gleiche gilt für das Diaphragma urogenitale, den Musc. transversus perinei profundus mit seinen Fascien.

Beckenboden und Afterverschluß. Der Beckenboden, der gleichzeitig auch dem Afterverschluß dient, ist ausschließlich von den Abkömmlingen der Schwanzmuskeln gebildet, dem Musculus levator ani und dem Musculus coccygeus. Der letztere ist größtenteils durch ein festes Band ersetzt, Ligamentum sacrospinosum (Bd. I, S. 433). Von den Kloakenmuskeln ist auch nur *ein* Muskel, der Musculus sphincter ani externus, für den After tätig. Hinzu kommen glatte Muskeln der Mastdarmwand selbst, Musculus sphincter ani internus (S. 456). Alle haben gemeinsam, daß sie den After schließen. Wir haben uns also im wesentlichen mit drei synergetischen Muskeln zu beschäftigen. Sie geben dem Afterverschluß eine hohe Sicherheit, denn jeder stammt aus einer anderen Quelle und hat deshalb eine andere Innervation. Sie sind bei beiden Geschlechtern so ähnlich, daß wir beim Damm der Frau auf diesen Abschnitt zurückverweisen werden.

Musculus levator ani, *muskulöser Beckenboden, Diaphragma pelvis.* Der Muskel entspricht der Pars pubo-ilio-caudalis des Dreimuskelkomplexes der Schwanzmuskulatur (Abb. 257), er besteht aus einer Pars pubica und Pars iliaca. Die *Pars pubica* entspringt von der Innenfläche des Os pubis (Abb. 258, 261). Die Ursprungslinie beginnt nahe dem Rande des Os pubis (Arcus pubis), steigt etwa parallel der Symphyse auf, 1—2 cm von ihr entfernt (bei der Frau etwas mehr) und biegt dann fast im rechten Winkel nach lateral um, gegen den unteren Rand des Canalis obturatorius hin. Die Muskelbündel ziehen nach rückwärts und abwärts, sie bilden eine bis 1 cm dicke Platte, die mehr oder weniger vollständig in zwei aufeinanderliegende Platten geteilt sein kann (Abb. 258 links). Die obere kraniale Platte zieht zur Seiten- und Vorderwand des Rectum, verflicht sich mit dem Sphincter ani externus und der glatten Muskulatur, zieht mit deren

Längsbündeln auf- und abwärts und strahlt bis in die Haut aus. Ihre vorderen medialen Fasern (in Abb. 258 größtenteils verdeckt) ziehen in das Centrum tendineum perinei hinein. Der vordere mediale Rand wird unterkreuzt von den untersten Ursprungsfasern der unteren Platte, deren Bündel insgesamt die der oberen Platte kreuzen, denn sie verlaufen von der gemeinsamen Ursprungslinie aus nicht zur Vorder- und Seitenwand des Rectum, sondern seitlich am

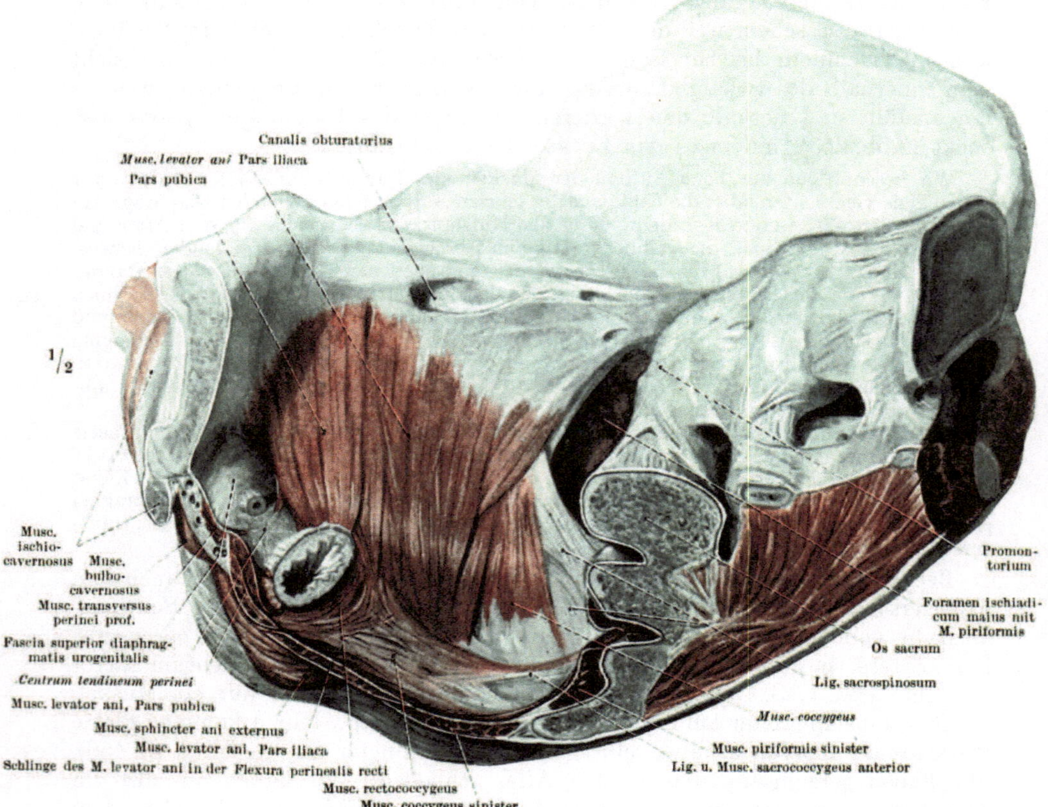

Abb. 258. Musculus levator ani, rechte Hälfte, etwas nach links geneigt und schräg von links oben gesehen. Linke Beckenhälfte seitlich der Mittellinie abgetragen. Hinterwand des Rectum etwas nach vorn gedrängt. (Präparat: Priv.-Doz. Dr. FR. MATTICK, München, Zeichnung: IRMGARD DAXWANGER.)

Rectum vorbei. Die Hauptmasse dieser Bündel verbindet sich mit denen der Gegenseite zu einer in der Flexura perinealis recti gelegenen glattrandigen Muskelschlinge, die nur durch lockeres Verschiebegewebe mit dem Rectum verbunden ist. Die mehr seitlich laufenden Bündel behalten ihre Richtung bei, ziehen ventral über das Os coccygis hinweg aufwärts zum Os sacrum und verschmelzen hier mit dem Lig. und Musc. sacrococcygeus anterior (Bd. I, Abb. S. 165, 475). Auf dem Os coccygis verbinden sich die beiderseitigen Bündel zu einer einheitlichen dünnen Muskel- und Sehnenplatte, die sich zum Os sacrum hin gabelförmig spaltet. Ihr ist in sehr wechselnder Stärke und Ausbildung eine Platte glatter Muskulatur aufgelagert, die von der Muskulatur des Rectum ausgeht, *Musc. rectococcygeus*.

Die in der Flexura perinealis recti gelegene Muskelschlinge schließt kranial an den oberen Rand des Musc. sphincter ani externus an, so daß die ganze

Konkavität der Flexur von den beiden Muskeln eingenommen wird. Äußere Bündel des Levator können sich in kraniale Bündel der Sphincter fortsetzen (Abb. 260), wie überhaupt mancherlei Verbindungen mit anderen Muskeln des Beckenausganges vorkommen.

Die *Pars iliaca* entspringt, unmittelbar an die Pars pubica anschließend, mit einer zarten flachen Sehne, von der sehnigen unteren Umrandung des Canalis obturatorius und vom Os ilium dicht unter der Linea terminalis, oft auch noch vom Rande der Incisura ischiadica maior bis gegen die Spina ischiadica hin (Abb. 258). Die Muskelplatte ist erheblich dünner als die der Pars pubica, ihre Bündel sind daran kenntlich, daß sie sich außerhalb der zum Sacrum ziehenden Bündel der Pars pubica von rechts und links her in der Mittellinie zu einer dünnen sehnigen Naht vereinigen, *Raphe anococcygea* (Abb. 259, 260). Die kranialsten hintersten Bündel laufen fast senkrecht auf die Raphe zu, die vorderen, an die Pars pubica anschließenden, schräg. Die Ursprungsaponeurose liegt dem Musc. obturator internus auf und erscheint in diesem Anlagerungsbereich als Fascie dieses Muskels. Weiter abwärts löst sich der Levator vom Obturator internus (Abb. 256), und jeder bekommt eine eigene Fascie.

Die Bündel des M. levator ani laufen nicht immer parallel zueinander, sondern manchmal läuft ein Teil im Winkel zu den anderen. Dann kann es innerhalb der Ursprungsaponeurose zur Einlagerung schräg oder bogenförmig verlaufender Sehnenbündel kommen als Resultante verschiedener Zugrichtungen. Ein solcher bogenförmiger Sehnenstreifen ist in Abb. 260 zu erkennen, der bedingt ist durch Bündel des M. coccygeus, die von der Levatoraponeurose entspringen. Einen solchen Sehnenstreifen als typische Bildung zu beschreiben, ist nicht angängig, und die besondere Benennung als *Arcus tendineus levatoris ani* bzw. *Arcus tendineus fasciae obturatoriae* sollte man deshalb fallen lassen. Sie wird auch nicht dadurch besser gerechtfertigt, daß die traditionelle Beschreibung den M. levator ani von der Fascia obturatoria entspringen läßt. Mit gleichem Rechte könnte man sagen, der Flexor carpi ulnaris entspringt von der Fascie des Flexor digitorum profundus. Die lange, breite, ulnare Ursprungssehne des Flexor carpi ulnaris verhält sich zum Flexor digitorum profundus ceteris paribus nicht anders als die Ursprungssehne des Levator ani zum Obturator internus, sie liegt ihm an unter Zwischenschaltung einer dünnen Schicht von Verschiebegewebe.

Die vordersten, neben der Symphyse entspringenden Bündel des Levator ani schließen von rechts und links nicht aneinander, sondern lassen eine Lücke zwischen sich (Abb. 258), das *Levatortor, Porta levatoria, Hiatus levatorius,* die durch das Diaphragma urogenitale verschlossen wird (s. unten). Das Tor ist bei der Frau weiter als beim Manne, da bei ihr außer der Harnröhre noch die Scheide hindurchtritt. Die das Tor seitlich begrenzenden Muskelbündel des Levator ani werden *Levatorschenkel* genannt. Sie ziehen beim Manne unmittelbar an der Prostata vorbei, bei der Frau an der Seitenwand der Vagina.

Im *ganzen* bildet der M. levator ani eine nach außen gewölbte Kuppel (Abb. 259), an deren tiefstem Punkt sich der Durchlaß für den Darm befindet. Die Pars analis recti mit dem Sphincter ani externus ist sozusagen auf die Kuppel aufgesetzt. Ihre leicht gewölbten Seitenwände legen sich dem M. obturator internus und vor allem dem vom M. glutaeus maximus gestützten Fettkörper der Fossa ischiorectalis an (Abb. 262). In der Kuppel liegen die Beckeneingeweide wie in einer tiefen Schüssel, und es ist in erster Linie Aufgabe des Levator ani, die Eingeweide zu tragen und zu halten. Versagt er, so können Rectum oder Vagina umgestülpt werden und nach außen vorfallen, *Prolapsus recti, Prolapsus vaginae* bzw. *uteri.* Wie die Bauchmuskeln und das Zwerchfell bildet der Levator einen

Teil der muskulösen, verstellbaren Rumpfwand, hilft vergrößertem Bauchhöhleninhalt Raum geben und erhöhtem intraabdominalen Druck (Bauchpresse, Husten usw.) Widerstand leisten. Je nach seinem Verkürzungsgrad steht der After höher oder tiefer zum Ausgang des knöchernen Beckens (vgl. Abb. 241 u. 286). Wenn bei hartem Stuhlgang der Beckenboden durch die Bauchpresse nach außen vorgewölbt ist, kann der Levator ani die Pars analis recti über den Kotballen heraufziehen und den Beckenboden heben. Insofern ist der Name „Levator" berechtigt.

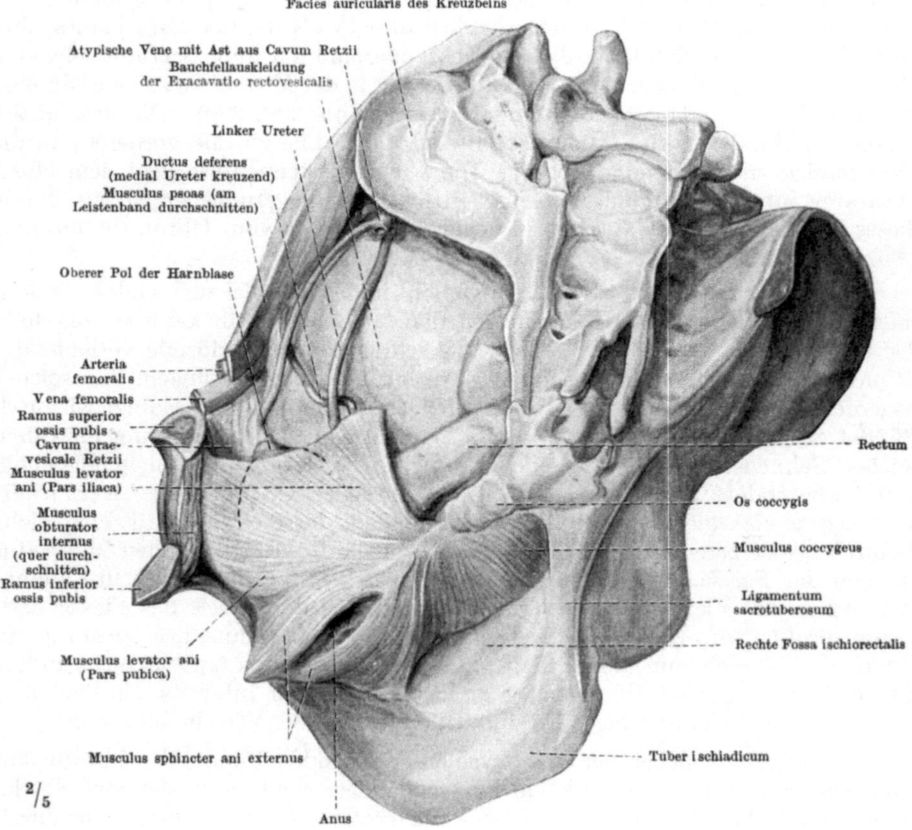

Abb. 259. Muskulöser Beckenboden. Männliches Becken, schräg von links unten gesehen, nach Wegnahme des linken Beckenknochens. (Präparat von Prof. HEISS, München.)

Aber dies ist doch nicht die einzige Funktion des Muskels, und im Vergleich zur Trag- und Haltefunktion die weniger wichtige. Die Pars pubica hat noch ihre besondere Wirkung. Durch ihre um das Rectum gelegte Schlinge drängt sie dessen Hinterwand gegen die Vorderwand und unterstützt dadurch den Sphincter ani beim Verschließen des Afters. Vor allem aber bildet sie in dem kuppelförmigen Levator ani eine kräftige sagittale Verspannung in und neben der Medianebene, in dem Bereich, in dem kein Widerlager den Muskel entlasten kann wie es der M. obturator und der Fettkörper der Fossa ischiorectalis bei der Pars iliaca tun (Abb. 259, 262). Trotzdem ist die erheblich größere Mächtigkeit der Pars pubica gegenüber der Pars iliaca damit kaum völlig erklärt, zumal noch eine äußere sagittale Verspannung des Beckenbodens hinzukommt in Gestalt des M. sphincter ani externus mit seinen verschiedenen Portionen (Abb. 262).

Vielleicht kommt der sagittalen Verspannung des Beckenbodens nebenbei die Aufgabe zu, das Lig. sacrotuberosum zu entlasten (vgl. M. coccygeus; über die Bedeutung des Bandes s. Bd. I, S. 432). — Für die Tätigkeit des Levator ani haben wir so wenig ein Gefühl wie für die des Zwerchfells, können sie also weder kontrollieren noch dirigieren.

Innervation: Äste des 3. und 4. Sacralnerven (aus Plexus coccygeus). Wenn Zweige aus dem N. pudendus in den M. levator ani hineingelangen, so sind ihm Abkömmlinge des M. sphincter ani externus beigemengt (umgekehrt wie beim oben mitgeteilten Übergreifen des Levator auf den Sphincter). Siehe über das Centrum anospinale S. 456.

Musculus coccygeus. Der Muskel entspringt von der Spina ischiadica und inseriert an den letzten Kreuzbein- und an den Steißwirbeln (Abb. 258, 259). Vom Levator ani pflegt er durch eine mehr oder weniger breite Spalte getrennt zu sein, die mit Bindegewebe ausgefüllt ist. Seine Fasern sind in das Ligamentum sacrospinosum eingegraben und individuell sehr verschieden entwickelt. Das Band hat den Muskel ersetzt, weil die Verankerung des Kreuzbeins gegen die Beckenhälften bei der aufrechten Haltung eine ganz andere Kraft erfordert als beim Vierfüßler (Bd. I, S. 432); das Band trägt die Last automatisch und entlastet dadurch die Muskulatur. Es verstärkt den Beckenboden und vertritt auch für diesen den Muskel, der aber immer noch — wenn auch abortiv — tätig ist, indem er seinerseits das Band entlastet.

Das konstante Vorkommen des Muskels im Lig. sacrospinosum kann kaum anders verstanden werden, als daß er der Entlastung des Bandes in seiner Haltefunktion (Bd. I, S. 432) dient. Klinische Erfahrungen, z. B. mit Extensionsverbänden, lehren, daß das kollagene Gewebe der Bänder und Sehnen einer ununterbrochenen Zugbeanspruchung auf die Dauer nicht zu widerstehen vermag. Vielleicht ist das Lig. sacrospinosum dauernd (auch im Liegen ?) auf Zug beansprucht. Dann würde es allmählich nachgeben, sich verlängern und seine Haltefunktion nicht mehr erfüllen können. Die eingelagerten Muskelbündel des M. coccygeus könnten dem entgegenwirken. Eine ähnliche Bedeutung hat vielleicht die im Beckenboden gegebene sagittale Verspannung (s. oben) für das Lig. sacrotuberosum.

Innervation wie beim M. levator ani.

Musculus sphincter ani externus. Der äußere Schließmuskel des Afters ist ein 3—4 cm hoher Cylinder, umgibt die ganze Pars analis recti und wiederholt dadurch für den Mastdarm, was sein Ahne, der Sphincter cloacae, für den ungeteilten Darm tat (Abb. 259, 260, 262). Er ist am wenigsten von allen Dammmuskeln vom ursprünglichen Zustand entfernt, vor allem seine oberflächlichsten und tiefsten Fasern. Die der Haut zunächst liegende *oberflächliche Schicht* ist nicht am Knochen befestigt. Die Fasern entspringen hinten im Unterhautbindegewebe und enden vorn ebenfalls in der Haut, zum größten Teil aber in der Fascie und der Raphe des Musc. bulbocavernosus. Auch die *mittlere Schicht* ist in zwei Hälften geteilt, welche zu beiden Seiten des Afters liegen. Die Fasern entspringen am Steißbein mit einer kurzen Sehne, dem *Ligamentum anococcygeum*, und inserieren vorn am Centrum tendineum perinei (S. 459). Ein Teil der Fasern setzt sich außen vom Centrum tendineum (unter dem Centrum) in die der Gegenseite fort und bildet mit diesen eine Muskelschlinge um die Vorderwand des Rectum. Die *tiefste Schicht* ist wie die oberste nirgends am Knochen befestigt, sie zieht vom Centrum tendineum um das Rectum herum wieder zum Centrum tendineum. Die obersten Fasern grenzen an die Schlinge des M. levator ani und gehen zum Teil in sie über. Die glatte Längsmuskelschicht des Mastdarms strahlt in die Ringfasern des Sphincter ein (Abb. 241).

Der M. sphincter ani externus enthält keine kreis- bzw. ringförmig das Rectum rings umziehenden Fasern. Seine oberflächliche und ein Teil seiner mittleren Schicht sind ausgesprochen paarig (Abb. 262). Sie umgeben den Anulus haemorrhoidalis recti und wirken von den Seiten her auf ihn wie eine Klemme. Die tiefen Anteile der mittleren Schicht bilden eine schwache Schlinge um die Vorderwand der Pars perinealis, die tiefe Schicht eine mächtige Schlinge um die Hinterwand. Im Sagittalschnitt (Abb. 241) ist deshalb der Sphincter an der Hinterwand des Rectum sehr viel höher als vorn, zumal er noch durch die Schlinge des Levator ani überhöht wird.

Die quergestreiften Fasern des gesamten Sphincter externus stehen unter dem Einfluß des Willens. Man nennt deshalb diesen Muskel auch den willkürlichen Sphincter. Damit ist nicht gesagt, daß er nicht auch instinktiver, ungewollter Bewegungen fähig sei. Der Wille *kann* ihn regieren, beim Sphincter internus kann er es nicht. Darin stimmt der äußere Schließmuskel mit allen quergestreiften Muskeln des Bewegungsapparates überein. Durch seinen Tonus ist die Afteröffnung dauernd zu einem längsstehenden Spalt geschlossen (Abb. 262). Kontrahiert sich seine oberflächliche Schicht, so preßt sie die seitlichen Wände fester zusammen. Der Anulus haemorrhoidalis des Mastdarms wird also durch ihn zu einem longitudinalen Spalt, die Flexura perinealis durch die tiefe Schicht und den Levator ani wohl zu einem transversalen Spalt zusammengepreßt. Beide Muskeln sind willkürlich und wirken zusammen. Durch die kreuzweise Schließung zusammen mit der Knickung des Darmendes kann der Verschluß sehr fest sein. Dazu kommen noch die glatten Ringmuskeln und eventuell die großen Gesäßmuskeln (Bd. I, S. 466).

Innervation: Rr. haemorrhoidales inferiores des Nervus pudendus (Abb. 263). Siehe über das Centrum anospinale bei M. sphincter ani internus.

Musculus sphincter ani internus. Die quergestreiften Ringmuskeln liegen außen, die glatten innen in der Darmwand. Beide sind durch die glatte Längsmuskelschicht getrennt. Die Schleimhaut der ganzen Pars perinealis (s. analis) des Mastdarms steckt also in einem doppelwandigen Hohlcylinder, zu innerst dem glatten *Sphincter internus* und zu äußerst dem quergestreiften Sphincter externus mit der anschließenden Schlinge der Pars pubica des Levator ani. Der innere Schließmuskel ist eine Verdickung der gewöhnlichen Ringschicht der glatten Darmmuskulatur auf das Doppelte. Er reicht etwas höher hinauf als der quergestreifte Schließmuskel, dagegen der quergestreifte etwas tiefer hinab als der glatte. Durch die tonische Kontraktion der Sphincteren wird die von ihnen umschlossene Pars analis recti geschlossen gehalten. Nur wenn sämtliche Schließmuskeln erschlaffen, kann der Kot oder eine Blähung abgehen.

Die Erschlaffung der Schließmuskeln des Afters erfolgt ursprünglich zusammen mit der der Schließmuskeln der Harnröhre, beim Wickelkind entleeren sich Harnblase und Mastdarm zu gleicher Zeit. Erst allmählich lernt das Kind die Sphincteren der Urethra unabhängig von den Sphincteren des Anus erschlaffen zu lassen. Die willkürliche Kontraktion des Sphincter ani geht auch beim Erwachsenen mit der Kontraktion des Bulbocavernosus und Ischiocavernosus einher und umgekehrt, auch dieses ein Überrest aus der Zeit des ungeteilten Sphincter cloacae.

Glatte Muskelzüge der Längsschicht setzen sich durch die Ringmuskeln hindurch bis in das Unterhautbindegewebe fort und strahlen radiär an die Haut um die Afteröffnung herum aus. Durch ihren Tonus ist die Haut radiär gerunzelt (Abb. 462). Man nennt diese Züge auch *M. corrugator cutis ani.* Andere glatte Muskelbänder ziehen von der Mastdarmwand nach hinten zum Steißbein, *M. rectococcygeus* (vgl. S. 452); er enthält oft quergestreifte Fasern, die aus dem Sphincter externus und Levator ani in ihn abschwenken. Auch die Bauchfellfalten zwischen Mastdarm und Blase (bzw. Mastdarm und Gebärmutter) enthalten glatte Muskeln, die bis in die Sphincteren hinabreichen; beim Mann unterscheidet man einen besonderen *M. rectourethralis* zur Pars membranacea der Harnröhre, der aus glatten Muskelzügen besteht.

Innervation: Der Tonus der glatten Ringmuskeln untersteht zunächst Ganglienzellen, welche in sie eingebettet sind. Deshalb kann sich bei Isolation des Anus gegen seine Umgebung der Verschluß wieder herstellen. Die von außen hinzutretenden Fasern wirken hemmend oder fördernd auf das dem Verschlußapparat eigene Nervensystem. Sie sind sympathisch und parasympathisch, der Verlauf ist nicht genau bekannt. Im unteren Ende des lumbalen Rückenmarks liegt ein besonderes *Centrum anospinale,* welches die Tätigkeit des quergestreiften und glatten Sphincters regelt. Die Lage der zu ihm führenden afferenten Fasern von der Mastdarmschleimhaut aus ist unbekannt; sie erregen das Centrum reflektorisch. Außerdem gehen vom Großhirn aus Bahnen zum Centrum anospinale, welche ihm die Willenseinflüsse übermitteln; der 3. und 4. Sacralnerv leiten die dadurch ausgelösten

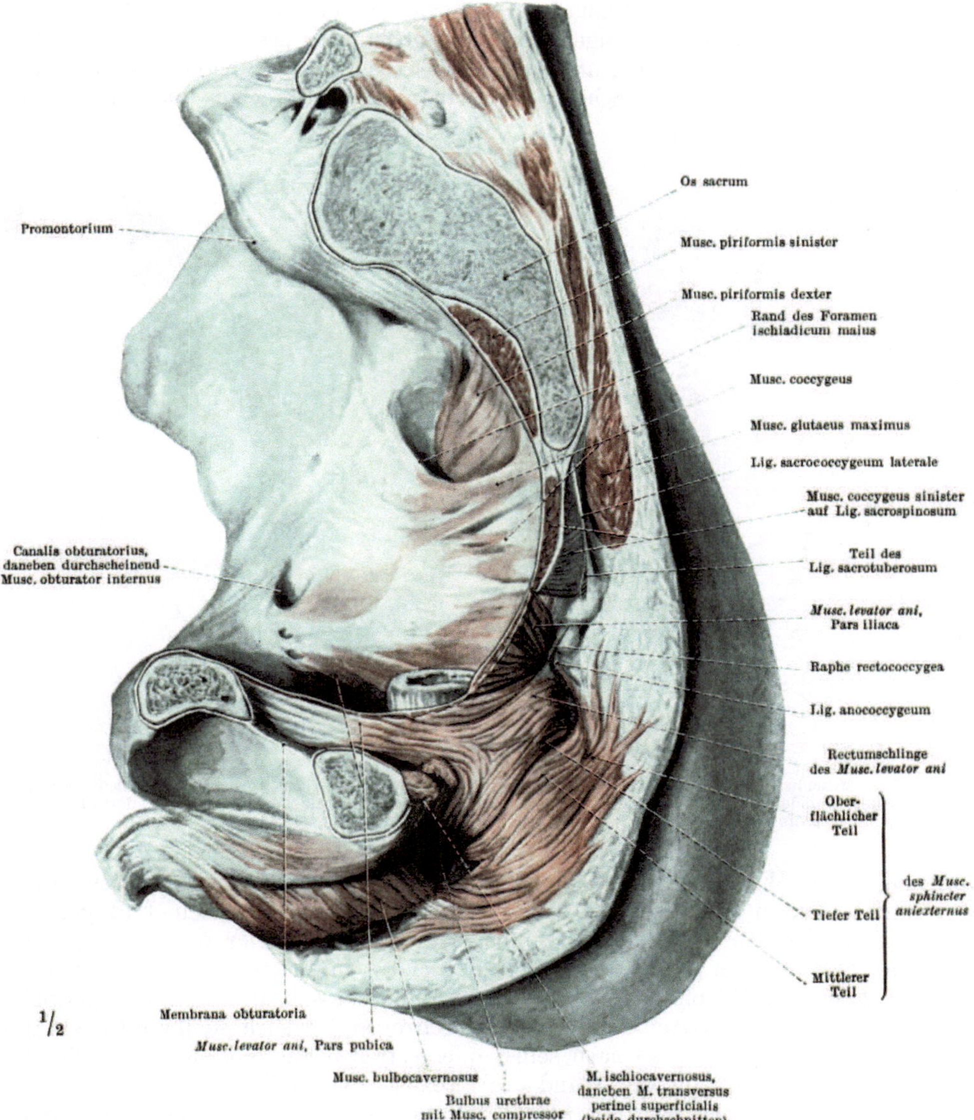

Abb. 260. Muskeln des Beckenausganges, linke Seite. Linke Beckenhälfte durch Sagittalschnitt in Höhe des Foramen obturatum abgetragen. Becken im ganzen etwas nach rechts geneigt. (Präparat: Priv.-Doz. Dr. FR. MATTICK, Zeichnung: IRMGARD DAXWANGER.)

und die reflektorischen Reize für die quergestreifte Muskulatur auf dem Wege des Plexus coccygeus und Plexus pudendus zum M. levator ani und M. sphincter ani externus (s. deren Innervation). Näheres siehe Bd. III, Vegetatives Nervensystem.

Diaphragma urogenitale, M. transversus perinei profundus. Das *Diaphragma* (s. *Trigonum*) *urogenitale* ist bei beiden Geschlechtern sehr verschieden. Besonders die muskulösen Elemente sind bei der Frau viel spärlicher entwickelt als beim Mann. Alle Muskelfasern stammen vom Sphincter cloacae ab; sie haben die Beziehung zum Canalis urogenitalis noch zum Teil rein bewahrt. Denn beim Mann umgibt ein geschlossener Ring von quergestreifter Muskulatur die Pars membranacea der Harnröhre als ihr besonderer Sphincter (S. 441). Von hier aus ist die quergestreifte Muskulatur auf die Prostata fortgesetzt (Abb. 252). Bei der Frau ist die ringförmige Anordnung hochgradig gestört, die Fasern verlaufen wohl noch ringförmig um die Harnröhre herum (Sphincter urethrae), jedoch nicht mehr um die Scheide, sondern sind unterbrochen und mit ihrem

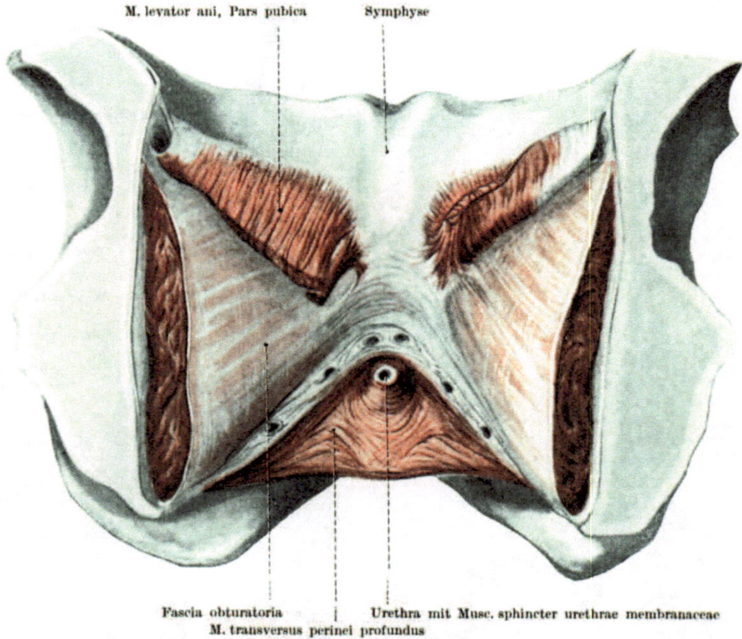

Abb. 261. Musculus transversus perinei profundus. Vordere Hälfte des Beckens von innen und oben gesehen. Die beiden Gefäße zwischen Lig. arcuatum pubis und Lig. praeurethrale sind Äste der V. dorsalis penis profunda, die seitlichen Gefäße je 2 Vv. profundae penis, vgl. dazu Abb. 242. (Nach TOLDT-HOCHSTETTER, Anatomischer Atlas.)

Ende an die Wand der Scheide angeheftet. Ganz losgelöst von dem alten ringförmigen Verlauf sind andere Teile, welche am Beckenknochen Fuß gefaßt haben. Sie ziehen vom unteren Sitzbeinast (Ramus inferior ossis ischii) der einen Seite quer zu ihrem Gegenüber: *Musculus transversus perinei profundus* (Abb. 261). Der M. sphincter urethrae membranaceae und M. transversus perinei profundus sind von glatten Muskelzügen durchzogen, obgleich sie ihrer Herkunft aus dem Sphincter cloacae nach selbst quergestreifte Muskeln sind. Die glatte Muskulatur stammt aus der Wand des Canalis urogenitalis.

Bei Frauen, die geboren haben, ist von den Muskelelementen des Transversus perinei profundus gewöhnlich nicht viel übrig, denn beim Durchtritt des Kindes durch die Vagina wird der Muskel, der sie eng umschließt, so stark gedehnt, daß der größte Teil seiner Fasern zugrunde geht. Nicht ganz so stark werden die Levatorschenkel und der M. bulbocavernosus mitgenommen.

Man bekommt das Diaphragma von außen erst ganz zu Gesicht, wenn man die Schwellkörper ablöst und zurückklappt, der Bulbus ist fest mit dem Diaphragma verwachsen (S. 426). Derbe Fascien bilden die äußere und innere Fläche des Diaphragma und dichten die Lücken zwischen den Muskeln. Bei der Präparation sieht das Diaphragma weißlich aus, weil die Muskulatur kaum durchschimmert.

Beide Fascien vereinigen sich am vorderen Rand des Diaphragma zu einem derben Strang, *Ligamentum transversum pelvis, Lig. praeurethrale* (Abb. 261). Es läßt die oberste Spitze des

Schambeinwinkels frei. Daher ist eine Spalte zwischen ihm und dem Ligamentum arcuatum pubis offen, durch welche die Vena dorsalis penis profunda passiert. Eine zwischen den Schenkeln der paarigen Schwellkörper ausgebreitete *Lamina intercruralis* ist Trägerin der Arterien und Venen für die Schwellkörper, welche das Diaphragma urogenitale, aber außerhalb der Muskulatur desselben durchbohren (Abb. 242, 253, 261). Die Venen des Gliedes können im Diaphragma nicht durch Muskelwirkung abgeklemmt werden. Zieht man in Betracht, daß die Spitze des Diaphragma abgestumpft ist, so hat es eine vierseitige Begrenzung wie ein Trapez; die obere Seite, welche das Lig. transversum pelvis bildet, ist die kürzeste. Die Bezeichnung „Trigonum" ist nicht korrekt, „Diaphragma" ist der bessere Name.

Innervation: Tiefe Ästchen des N. pudendus bei seinem Übergang in den N. dorsalis penis.

Centrum tendineum perinei. Das *Centrum tendineum perinei*, nicht glücklich auch *Perinealkeil* genannt, ist eine kleine, aber dicke Faserplatte in der Tiefe des Dammes zwischen Vorderwand des Rectum und Hinterrand des Diaphragma urogenitale. In der transversalen Richtung mißt es etwa 2 cm, in der sagittalen etwa 1 cm (Abb. 258). Es ist ein derber Faserfilz, gebildet von den kurzen Sehnen aller nachbarlichen Muskeln. Nach rückwärts ist es mit dem Rectum durch kurze straffe Fasern fest verbunden, nach vorn setzt es sich in die obere und untere Fascie des M. transversus perinei profundus fort und ist dadurch am Arcus pubis verankert. Nach außen, nach der Haut zu, ist es von der Muskelschlinge der mittleren Schicht des Sphincter ani externus und von der Verbindung zwischen Bulbocavernosus und oberflächlicher Schicht des Sphincter ani externus bedeckt. Auf seiner Innenfläche sitzt beim Manne die Bindegewebsmasse zwischen Rectum und Prostata, das Septum rectoprostaticum auf (Abb. 241), bei der Frau die gemeinsame Wand von Rectum und Vagina, das Septum rectovaginale (Abb. 286). An der Bildung des Centrum tendineum sind Teile aller Muskeln des Beckenausganges beteiligt, mit Ausnahme des M. coccygeus und des M. ischiocavernosus, also Teile des Levator ani, des Transversus perinei superficialis und profundus, des Sphincter ani externus und des Bulbocavernosus. In diesem Centrum treffen sich also Muskeln sehr verschiedener Abstammung (vgl. S. 448). Dadurch, daß es von allen Richtungen her straff gespannt ist, verleiht es dem Damm in seiner Mitte die federnde Festigkeit und Härte.

Muskeln des Gliedes. Am verschiedensten sind naturgemäß diejenigen Dammmuskeln beider Geschlechter voneinander, welche neben ihren alten Beziehungen zu dem Diaphragma urogenitale mit den äußeren Geschlechtsteilen selbst in Verbindung getreten sind und zum Teil ganz in deren Dienst aufgehen. Beim Weibe sind die Verhältnisse primitiver. Dort existiert ein Muskel, welcher die Scheide umschnürt, allerdings nur teilweise mit fleischigen, teilweise mit sehnigen Zügen, M. bulbocavernosus s. constrictor cunni (Abb. 289). Der M. sphincter ani externus und der M. bulbocavernosus sind bei der Frau miteinander verflochten und formen zusammen eine Brille, in deren Löchern der After und die Scheide eingelassen sind. Der Sphincter cloacae ist daran noch gut erkennbar. Beim Mann ist durch den Verschluß der Geschlechtsrinne zur Harnröhre des Gliedes auch die Muskulatur wesentlich verändert worden. Der M. bulbocavernosus ist unpaar geworden und umfaßt den Bulbus und den anschließenden Teil des Corpus cavernosum urethrae. Eine mediane Raphe deutet auf die ursprüngliche Paarigkeit. Denkt man sich den Bulbus in der medianen Raphe gespalten (Abb. 263), so würden auch bei ihm die Fasern des M. bulbocavernosus hüben und drüben von der Spalte liegen und noch die alte Lage wie beim Sphincter cloacae zeigen.

Wesentlicher sind vom ursprünglichen Schema abgewichen der M. ischiocavernosus und M. transversus perinei superficialis. Beide haben Anheftungspunkte am Skelet gefunden. Der M. transversus perinei superficialis, welcher beiden Geschlechtern gemeinsam ist (Abb. 262, 289), ist ein schmaler Muskel, der einen ganz ähnlichen Faserverlauf hat wie die hinteren Randbündel des tiefen Quermuskels, nur liegt er im ganzen an der Oberfläche des Dammes. Beide gehen häufig mit ihren hinteren Rändern ineinander über; doch ist dies eine sekundäre Verwachsung. Der M. ischiocavernosus hat wie der oberflächliche Transversus am Sitzbeinknorren einen Fixpunkt gewonnen. Beim Manne halten beide Muskeln vom Sitzknorren jeder Körperseite aus das Glied an regulierbaren Zügeln, indem der Quermuskel am Hinterende des unpaaren Schwellkörpers (Bulbus), der M. ischiocavernosus schräg nach vorn am paarigen Schwellkörper angreift. Der Penis wird so von hinten her bei der Erektion in der Medianebene festgehalten. Dies spielt bei denjenigen Tierformen eine große Rolle, bei welchen sämtliche Schwellkörper frei in der Muskulatur endigen wie beim Menschen allein der Bulbus. Durch die Anheftung der Crura penis an den Beckenknochen ist das erigierte Glied beim Menschen sehr viel besser fixiert, zumal die alten Muskelzügel daneben erhalten sind.

Musculus bulbocavernosus. Die Fasern entspringen am Centrum tendineum perinei und weiter vorwärts an einer medianen Raphe der Unterfläche des Bulbus (Abb. 262, 263). Andere Ursprungsbündel gehen unmittelbar aus dem Sphincter ani externus der gleichen oder entgegengesetzten Seite hervor. Die tiefe Schicht des Muskels setzt an der Seitenfläche des unpaaren Schwellkörpers an, die oberflächliche an der Bindegewebsplatte, welche die Crura penis quer verbindet (Lamina intercruralis, S. 459), die vorderen Bündel strahlen in die Fascia penis auf der Dorsalseite des Gliedes aus. Der M. bulbocavernosus kann den Harnröhrenschwellkörper und damit die Harnröhre komprimieren. Bei der Harnentleerung werden die letzten Tropfen Urin durch seine kurzen Kontraktionen nach vorn gestoßen, ebenso der Same bei der Ejaculation. Bei der Erektion kann er durch Kompression des Bulbus und des rückwärtigen Teiles des Corpus cavernosum urethrae einen Teil des Blutes nach vorn treiben und den Druck im vorderen Teil und in der Glans erhöhen.

Der Bulbus ist mit seinem hinteren stumpfen Ende der Unterfläche des Diaphragma urogenitale angelagert (Abb. 226); man kann infolgedessen nur nach Entfernung des Bulbus das Diaphragma von außen ganz wahrnehmen. Die Befestigung ist sehr innig durch Fascienverbindungen, aber auch durch Muskelzüge des M. bulbocavernosus, welche zu hinterst im Muskel liegen und, anstatt sich zirkulär hinter dem unpaaren Schwellkörper zu vereinigen, in die Fascie des Diaphragma urogenitale eintreten.

Hier liegt noch die alte Beziehung zum muskulösen Teil des Diaphragma vor, wenn auch die unmittelbare Muskelverbindung verschwunden ist. — Einzelne Fasern können den Bulbus hinter dem Eintritt der Harnröhre in den unpaaren Schwellkörper umkreisen, *M. compressor bulbi* (Abb. 260); sie fehlen häufig.

Innervation: Tiefe Rr. perinei des N. pudendus.

Musculus ischiocavernosus. Geradeso wie der M. bulbocavernosus den unpaaren Schwellkörper an seiner Wurzel einhüllt, so bedecken die beiden Mm. ischiocavernosi je einen paarigen Schwellkörper. Jeder entspringt sehnig am Tuber ischiadicum und am Ligamentum sacrotuberosum. Eine dünne fleischige Schicht überzieht das Crus penis (Abb. 260, 263) und wird weiter nach vorn auf der Seiten- und Dorsalfläche des eigentlichen Corpus cavernosum penis aponeurotisch. Die dünne Sehnenplatte inseriert an der Tunica albuginea des Schwellkörpers, einige Züge pflegen schlingenförmig über den Rücken des Gliedes hinweg mit denen der Gegenseite verbunden zu sein. Die Muskeln pressen beiderseits auf die Crura der paarigen Schwellkörper und drängen bei der Erektion in diesen das Blut nach vorn. Insofern ist der oft verwendete Beiname „M. erector penis“ nicht unbegründet, aber die Haupttätigkeit bei der Erektion fällt nicht dem Muskel zu, sondern dem Gefäßapparat (S. 430).

Der Muskel vermag nicht die Vena dorsalis penis profunda zusammenzudrücken, wie meistens irrigerweise angenommen wird. Ebensowenig findet eine Wirkung auf die Harnröhre statt.

Muskelfasern, welche gelegentlich vom Ursprung des M. ischiocavernosus schräg zum Bulbus hinüberziehen *(M. ischiobulbosus)* sind Relikte auf dem Weg, den der Muskel genommen hat, als er sich vom Sphincter cloacae loslöste und Ursprung am Knochen fand. Auch Verbindungen mit dem Sphincter ani externus, die seltener gefunden werden, haben atavistische Bedeutung.

Innervation: Tiefe Äste der Rr. perinei des N. pudendus.

Musculus transversus perinei superficialis. Dieser Muskel ist oft noch im fertigen Zustand mit dem vorigen in engster Verbindung. Gewöhnlich laufen beide vom Tuber ischii eine kurze Strecke zusammen, dann biegt der Transversus nach medial ab und lagert sich auf den Hinterrand des Diaphragma urogenitale (Abb. 262, 289). Die Bündel sind sehr verschieden stark, beim rechten und linken Muskel nicht immer gleich und manchmal sehr stark zurückgebildet.

Der genaue Ursprungspunkt ist der Ramus inferior ossis ischii und die angrenzende Fascia trigoni inferior. Insertion am Centrum tendineum perinei. Er ist in subcutanes Fett eingeschlossen und oft schwer in demselben zu finden. An seine Stelle können aberrierende Fasern des M. levator ani treten, welche ganz anderer Herkunft sind wie der aus dem Sphincter cloacae stammende echte M. transversus perinei superficialis, die aber seinen Verlauf genau nachahmen. Indem der Muskel von beiden Seiten auf die Mitte des Dammes wirkt, spannt er ihn und verhindert ein Ausweichen des Bulbus nach der Seite. Die Fascien sind jedoch dafür wichtiger als das schwache Muskelfleisch.

Innervation: Aus der Tiefe aufsteigende Rr. perinei des N. pudendus.

b) Bänder, Fascien, Baufett.

Der Beckenausgang und Damm sind durch die beschriebenen Muskeln und außerdem durch besonders straffe Bindegewebszüge und -platten versorgt, welche von den Fascien der Muskeln ausgegangen sind oder doch mit ihnen zusammenhängen. Da der After und Urogenitalkanal in einen festen knöchernen Rahmen eingespannt sind, ihre Lichtungen aber je nach der Füllung sehr verschieden groß sein können, so gibt es nicht nur Gewebe, welche einem Widerstand trotzen, sondern auch solche, welche nachgeben, ohne dabei Schaden zu leiden, z. B. lockeres Bindegewebe und Fett. Wie in der Wange der BICHATsche Fettpfropf dem Aufblasen des Mundes Raum gibt, so passen sich beim Damm besondere, mit Fett gefüllte Taschen dem Mastdarm beim Durchtritt der Kotsäule an (ebenso der weiblichen Scheide bei der Geburt des Kindes).

Dadurch, daß der muskulöse Beckenboden trichterförmig nach unten hängt, entsteht oberhalb und unterhalb von ihm jederseits ein spitzwinkliger Raum (Dreieck, Abb. 256). Der obere ist mit der Spitze abwärts, der untere aufwärts gerichtet. Wir betrachten zuerst die bindegewebigen Einrichtungen des letzteren.

Fossa ischiorectalis. Der Raum außen vom Beckenboden ist die *Fossa ischiorectalis* (Abb. 256, 259, 262, 263). Sie enthält einen Fettkörper, welcher sich nach der Haut zu ununterbrochen in das Unterhautfettgewebe fortsetzt. Räumt man die Grube aus (Abb. 262), so sieht man medialwärts die dünne, den Levator ani bedeckende Fascie, *Fascia diaphragmatis pelvis inferior*, nach lateral die Fascie des zum Damm gehörenden Abschnittes des M. obturator internus, *Fascia obturatoria.* Sensible Nerven und feine Gefäße zur Haut des Dammes, Gefäße und motorische Äste zum M. sphincter ani externus durchziehen das Fett der Fossa ischiorectalis. Die großen Stämme der Gefäße und Nerven, Art. pudenda und Nerv. pudendus, liegen an der Seitenwand zwischen Tuber ischii und Proc. falciformis des Lig. sacrotuberosum unter der Fascia obturatoria, im ALCOCKschen Kanal (Abb. 263, 289).

Der Fettkörper in der Fossa ischiorectalis ist so plastisch, daß er bei der Geburt unter dem Andrängen des kindlichen Kopfes aus der Fossa ischiorectalis austreten und den ganzen Raum zwischen den Tubera ischiadica für den Durchtritt des Kindes freigeben kann.

Fascia superficialis perinei. Die in der Regio urogenitalis befindlichen Muskeln sind durch die sie einhüllenden Fascien zu einem festen Bündel zusammengeschnürt. Die Plombe, welche die einzelnen Muskeln und Fascien im Diaphragma

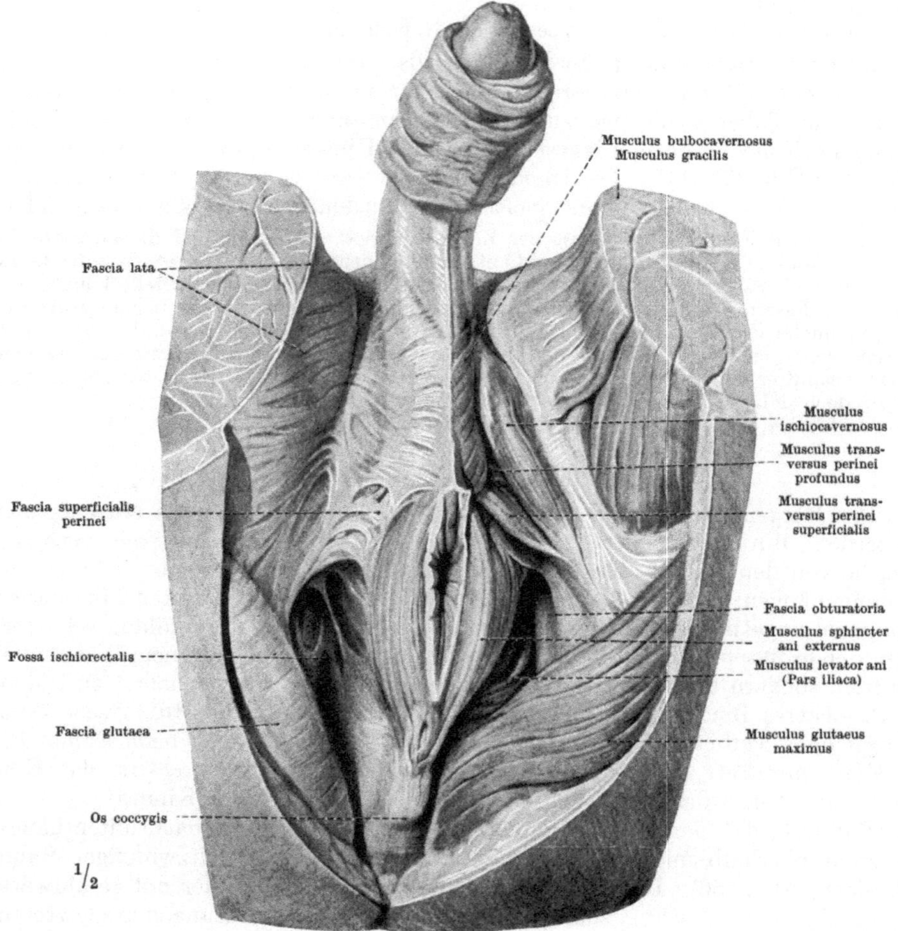

Abb. 262. Männlicher Damm, Hodensack entfernt. Leiche auf dem Rücken liegend, Oberschenkel gehoben und gespreizt (quer abgesetzt). Fettkörper der Fossae ischiorectales ausgeräumt. Links vom Beschauer sind die Fascien erhalten, rechts entfernt.

urogenitale bilden, wird dadurch ganz beträchtlich verstärkt, daß die Gliedmuskeln des Dammes fest an sie angedrängt werden. Außer den dünnen Fascien jedes einzelnen Muskels gibt es wie beim Oberarm eine alle Muskeln gemeinsam überbrückende Gruppenfascie, *Fascia superficialis perinei* (Abb. 262). Sie setzt sich nicht auf die Fossa ischiorectalis fort, sondern schlägt sich um den Hinterrand des M. transversus perinei superficialis um und geht in die Fascie auf der Unterfläche des Diaphragma urogenitale über. Dadurch erstreckt sich die Fossa ischiorectalis zwischen Diaphragma urogenitale und Schambein nach vorn. Dieser *Recessus pubicus der Fossa ischiorectalis* geht, immer mehr an Fettgewebe verlierend, schließlich in den mit lockerem Verschiebegewebe erfüllten nur noch schmalen Raum zwischen M. levator ani und M. obturator internus über, der nach abwärts vom M. transversus perinei profundus abgeschlossen wird. Auch dieser Raum ist wie die Fossa ischiorectalis von den Fascien der begrenzenden Muskeln ausgekleidet. Für den festen Abschluß der Muskeln gegen die Fossa ischiorectalis durch ihre Fascien haben wir einen Beweis in den bei pathologischen Einrissen der Harnröhre eintretenden Urininfiltrationen, welche nie den Weg in die Regio analis, sondern nach vorn zum Hoden und von da eventuell in die vordere Bauchwand nehmen.

Das Unterhautbindegewebe des Dammes ist ganz besonders fettreich. Nach vorn setzt es sich in die Tunica dartos des Hodensackes fort (Abb. 263), hinten ist es zu den Fettkörpern in den Fossae ischiorectales verdickt. Nur in der Regio urogenitalis hat es in der Fascia superficialis perinei eine membranöse Unterlage.

Das Diaphragma urogenitale ist beiderseits von einer bindegewebigen Haut überzogen. Nach dem Beckeninnern zu heißt sie *Fascia diaphragmatis urogenitalis superior*, nach dem Damm zu *F. diaphragmatis urogenitalis inferior (Membrana perinei)*. Sie bedeckt die tiefen Nerven und Gefäße, welche vom N. pudendus und von der A. pudenda mit ihren Begleitvenen unter der Fascie und in der Substanz des Muskels zum Gliede ziehen (Abb. 263). An den Hinterrand dieser Fascie ist die Fascia superficialis perinei angeheftet. Gelegentlich sind hier die Mm. transversi perinei (superficialis und profundus) mit ihren freien Rändern verschmolzen; dann hängt die F. superficialis auch mit der Fascia trigoni superior zusammen.

Die Fascia superficialis ist seitlich am Arcus pubis und in der Mittellinie an der Raphe des Musc. bulbocavernosus befestigt (Abb. 262), nach vorn hängt sie mit dem Septum scroti zusammen. Über den erwähnten Weg von Urininfiltrationen gegen die vordere Bauchwand zu siehe Bd. I, S. 161.

Fascia pelvis. Der in Abb. 256 oberhalb des Diaphragma pelvis beiderseits des Rectum gezeichnete spitzwinklige Raum, der sich nach oben in die Beckenhöhle öffnet, gehört in Wirklichkeit nicht mehr ganz zur Beckenhöhle, da das Bauchfell nirgends bis auf den Beckenboden reicht, sondern sich oberhalb von ihm auf die Harnblase und das Rectum überschlägt (Abb. 241). Legt man den Beckenboden von oben her frei, indem man die Harnblase mit Prostata und das Rectum bis an die Flexura perinealis wegnimmt (Abb. 258), so findet man die Wand des kleinen Beckens von folgenden Muskeln ausgekleidet: M. levator ani, M. coccygeus, M. piriformis und vorn, im Bereiche des Levatortores, M. transversus perinei profundus. Jeder dieser Muskeln ist von einer Fascie bedeckt, die untereinander zusammenhängen und insgesamt als *Fascia pelvis* bezeichnet werden. Die übliche Beschreibung rechnet noch die Ursprungsaponeurose des Levator ani hinzu, die als Teil der Fascia obturatoria betrachtet wird (vgl. S. 453).

In die Fascia pelvis, und zwar in den den Levator ani bedeckenden Teil, also in die Fascia diaphragmatis pelvis superior, ist ein Sehnenstreifen eingewebt, der am unteren Rande der Symphyse, am Ursprung des Levatorschenkels, beginnt und gegen die Spina ischiadica hinzieht, *Arcus tendineus fasciae pelvis*. Von seinem Beginn gehen derbe, mit glatter Muskulatur durchsetzte Faserzüge zum oberen Rande der Prostata und zu benachbarten Teilen der Harnblase, das *Lig. puboprostaticum* und *pubovesicale*. Von dem übrigen Sehnenbogen strahlen einzelne stärkere kollagene Bündel und glatte Muskelbündel nach medial in das lockere Bindegewebe zwischen Fascia pelvis und Harnblase. Sie bilden weder ein geschlossenes Band noch gar ein Fascienblatt. Wodurch der kräftige Arcus tendineus bedingt ist, ist nicht klar.

Meist wird es so dargestellt, daß die „*Fascia endopelvina*“ von ihm aus zu Blase und Rectum hinüberzieht. Aber was diese Fascia endopelvina eigentlich ist, bleibt unverständlich. Eine Fascie im üblichen Sinne ist es sicherlich nicht, die „als eigenes Fascienblatt sich vom Arcus tendineus auf Blase und Rectum hinüberschlägt“. Andererseits das ganze subperitonaeale Bindegewebe zwischen Levator ani und Beckenorganen als Fascia endopelvina zu benennen, geht vollends nicht an, und nur die Bindegewebshüllen, die Blase und Rectum unmittelbar bedecken, sozusagen deren Adventitia, als Fascien zu bezeichnen, ist nicht sinnvoll. Das einzig Richtige ist, den Begriff „Fascia endopelvina" (Fascia intrapelvina) ganz fallen zu lassen.

Die extraperitonaealen Räume zwischen Diaphragma pelvis und Beckenorganen sind von einem lockeren Bindegewebe erfüllt, das gegen die Bauchhöhle durch das Peritonaeum und nach der Beckenwand durch die Fascia pelvis

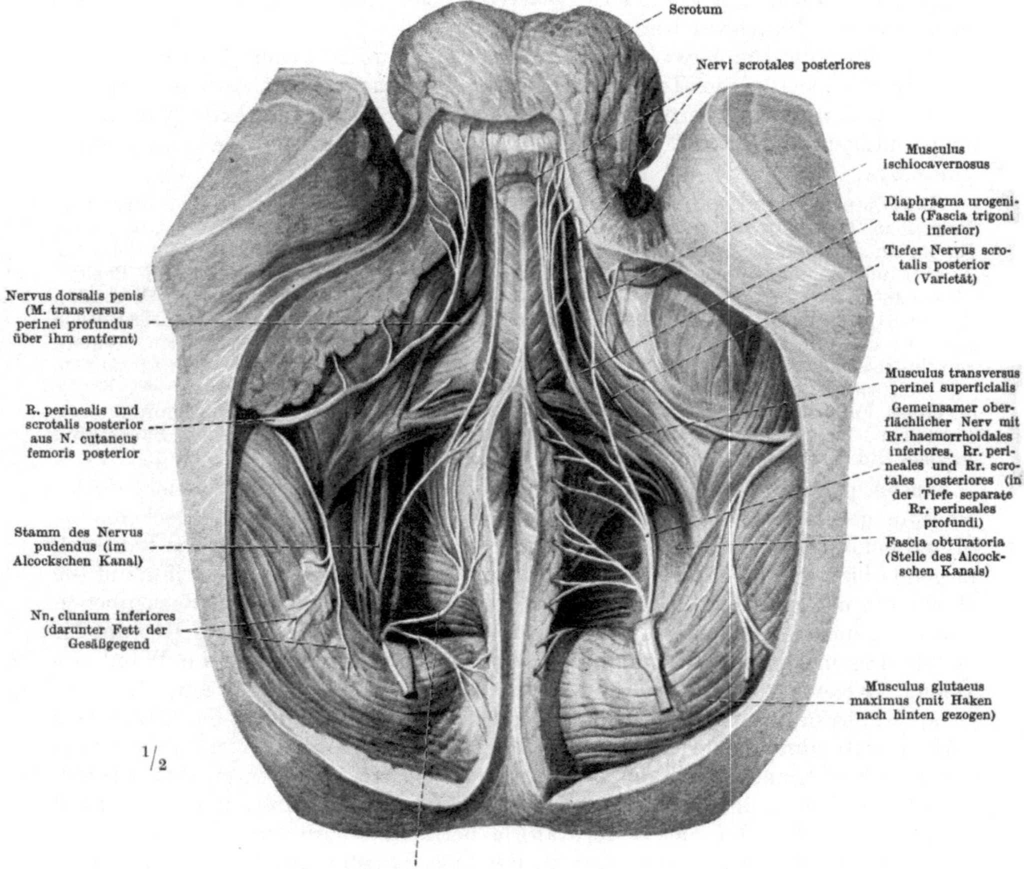

Abb. 263. Nerven des männlichen Dammes. Lage wie in Abb. 262, Hodensack erhalten, Fascien zum Teil entfernt. Der Alcocksche Kanal ist rechts vom Beschauer geschlossen, links geöffnet.

begrenzt ist. Blase, Prostata, Vesiculae seminales und unterer Abschnitt des Rectum liegen extraperitonaeal. Das lockere subperitonaeale Bindegewebe ermöglicht die Ausdehnung und Verschiebung der Beckenorgane gegen das Diaphragma pelvis bei ihrer verschiedenen Füllung. Es enthält außer den zu den Organen führenden Gefäßen und Nerven das ausgedehnte Geflecht der Beckenvenen, den Plexus pudendovesicalis, der die Rolle eines plastischen Füllsels spielt.

Gefäße und Nerven. Die *Blutzufuhr* zum Damm besorgt die A. pudenda interna. Sie tritt zuerst aus dem kleinen Becken durch die infrapiriforme Spalte des Foramen ischiadicum maius aus und dann durch das Foramen ischiadicum minus zum Damm. Hier liegt sie zunächst in der lateralen Wand der Fossa ischiorectalis (eingeschlossen im Alcockschen Kanal, Abb. 263, 289). Auf diesem Wege gibt sie Ästchen zum After ab (1—3 Aa. haemorrhoidales inferiores). Am Beginn des Diaphragma urogenitale zerfällt der Hauptstamm in zwei Endäste. Der eine Ast, A. perinei, versorgt mit seinen Ästen die Muskeln des Gliedes und den

Hodensack (A. scrotalis posterior). Der andere Ast ist die eigentliche Fortsetzung des Stammes, A. penis (Abb. 242). Über ihre Beziehung zu den Schwellkörpern und zum männlichen Gliede siehe S. 429, 433. Die Venen begleiten die Arterien, die A. pudenda interna hat am Damm meistens 2 Begleitvenen (Abb. 242, 289). Schließlich vereinigen sie sich vor dem Eintritt in das kleine Becken zu einer großen Vena pudenda interna. Der Weg um den Sitzbeinstachel herum ist der gleiche wie bei der Arterie. — Die *Lymphbahnen* des Dammes führen zu den oberflächlichen medialen Leistenlymphknoten.

Die *Nerven*, welche zu den Dammuskeln führen, sind bei diesen bereits einzeln angeführt. Der *Nervus pudendus*, aus welchem die Abkömmlinge des M. sphincter cloacae ihre Äste erhalten, hat den gleichen Verlauf wie die A. pudenda interna mit ihren Begleitvenen. Die Nervenäste, welche den ALCOCKschen Kanal verlassen und zum After treten, versorgen auch die Haut des Dammes: Rami haemorrhoidales inferiores, weiter vorn Rr. perineales; die Rr. scrotales posteriores sind rein sensibel (Abb. 263). Außerdem gehen Äste vom Hautnerven der Hinterseite des Oberschenkels zum Damm (R. perinealis des N. cutaneus femoris posterior, manchmal sehr groß, Abb. 263; sie treten am unteren Rand des M. glutaeus maximus heraus und können dort am besten gefunden werden).

4. Innere weibliche Geschlechtsorgane.

Beim Weibe ist die beiden Geschlechtern gemeinsame Anlage weniger weit umgestaltet als beim Mann. Dem männlichen Gliede, einem hoch differenzierten Begattungsapparat, entsprechen beim Weibe nur relativ gering entwickelte Schwellkörper. Der Geschlechtsakt ist beim Manne an ein regelrechtes Funktionieren dieser Einrichtungen gebunden, die neuromuskulär reguliert und von besonderen centralen Centren abhängig sind. Bei der Frau sind der Geschlechtsgenuß und das Wollustgefühl wohl von ähnlichen Einrichtungen abhängig, aber der Beischlaf selbst ist auch ohne diese möglich.

Hündinnen, denen das Rückenmark operativ entfernt war, konnten trotzdem konzipieren, gebären und säugen.

Die morphologische Differenzierung kommt beim Manne der Begattung, bei der Frau der Schwangerschaft zugute. Das Kind lebt bis zur Geburt im Mutterleib. Die organischen Veränderungen sind außerordentlich groß; die Gebärmutter, bis dahin ein kleines, unansehnliches Organ, wird zum Behälter der Frucht. Mutter und Kind bauen gemeinsam eine besondere Einrichtung zum Austausch der Gase zwischen beiden und zur Zufuhr von Nahrung an das Kind, den *Mutterkuchen*, *Placenta*; er ist Lunge und Darm zugleich für den wachsenden Fetus. Alles das fehlt dem Mann, dessen physische Tätigkeit mit der Zeugung beendet ist; die Schwangerschaft ist allein der Frau auferlegt.

Weg des Eies und des Samens. Die Urniere wächst zwar wie beim männlichen Embryo auch beim weiblichen in die Keimdrüse hinein, doch obliterieren die Urnierenkanälchen, ohne Anschluß an das Keimepithel gefunden zu haben (Abb. 264, rot). Die Eier, welche jederseits in der Keimdrüse, *Eierstock (Ovarium)*, entstehen, nehmen daher den alten Weg durch die Bauchhöhle. Allerdings ist die Entfernung bis zur abdominalen Öffnung des *Eileiters*, *Oviduct*, nur ganz gering und der kurze Weg dorthin ist außerdem durch bestimmte Einrichtungen gesichert.

Zu jedem Eierstock gehört ein Eileiter, der in die Gebärmutter mündet (Abb. 264, blau). Ein Parallelgang des WOLFFschen Ganges, welcher MÜLLERscher *Gang* genannt wird, ist die erste Anlage. Das abdominale Ende, welches den freien Zugang zur Bauchhöhle vermittelt, ist trompetenartig aufgetrieben, mit feiner Öffnung für den Eintritt des Eies; der Eileiter heißt deshalb *Muttertrompete, Tuba uterina (Falloppii)*. Sie leitet das Ei zum uterinen Ende, wo es in die *Gebärmutter, Uterus*, eintritt. Hier nistet es sich ein, falls es befruchtet ist und Schwangerschaft eintritt. Die Gebärmutter und die anschließende *Scheide, Vagina*, sind unpaare Kanäle, welche durch Verschmelzung der paarigen

MÜLLERschen Gänge entstehen (Abb. 225a). Bei den meisten Tieren bleibt die Verschmelzung ganz oder teilweise aus *(Uterus bipartitus, Uterus bicornis)*; beim Menschen kommt ähnliches als Hemmungsmißbildung vor, selbst die Scheide kann in abnormen Fällen gespalten sein.

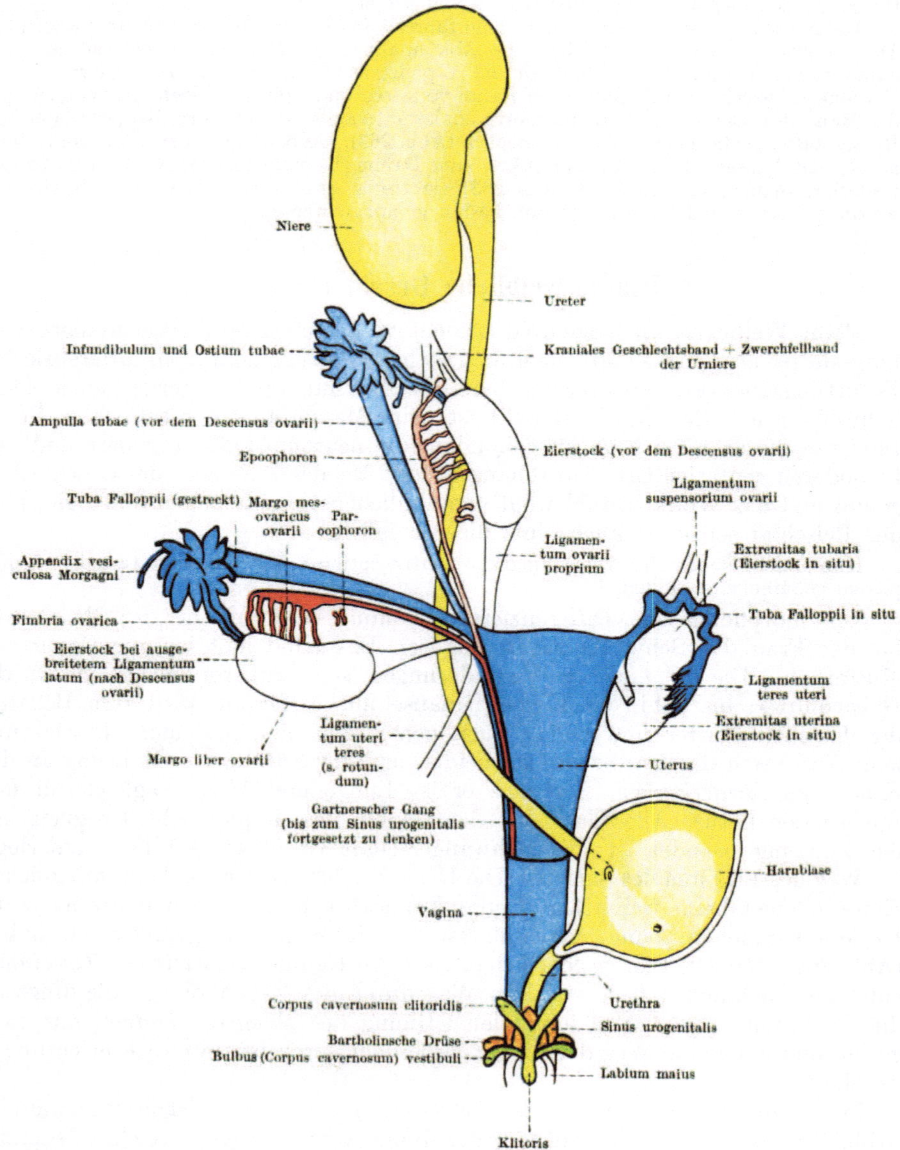

Abb. 264. Weiblicher Geschlechtsapparat, Schema. Endgültiger Zustand bei der Frau. Links vom Beschauer der Eierstock vor und nach dem Descensus, Ligamentum latum ausgebreitet gedacht; rechts vom Beschauer Eierstock und Eileiter in situ. Indifferentes Ausgangsstadium siehe Abb. 225 a. Die Farben sind die gleichen wie dort.

Der Same wird beim Beischlaf an die Stelle gespritzt, wo die Gebärmutter in die Scheide mündet, und wird dort in einer besonderen Ausbuchtung abgelagert (Scheidengewölbe). Der Anfang der Gebärmutter, Portio vaginalis uteri, springt in die Scheide vor (Abb. 277) und taucht in das Spermiendepot hinein.

Die Samenfäden gelangen so, ohne mit dem Scheidensekret in Berührung zu treten, in die Gebärmutter hinein. Ihr Weg ist der gleiche wie der des Eies, nur in umgekehrter Richtung. Die Begegnung von Ei und Samenfaden ist die Voraussetzung für die *Befruchtung*, die Vereinigung zur *befruchteten Eizelle*. Beischlaf und Befruchtung sind deshalb nicht gleichzeitig. Bei Fledermäusen beispielsweise liegt der ganze Winter dazwischen, da bei ihnen die Samenfäden vom Herbst ab in der Scheide des Weibchens aufbewahrt bleiben, ohne daß dadurch die Lebens- und Befruchtungsfähigkeit leiden; erst im Frühjahr vereinigen sie sich mit dem Ei. Beim Menschen wird eine kurze Lebensdauer bzw. Befruchtungsfähigkeit der ejaculierten Samenfäden angenommen. Sie gelangen schnell durch die Gebärmutter in die beiden Eileiter; die Befruchtung findet

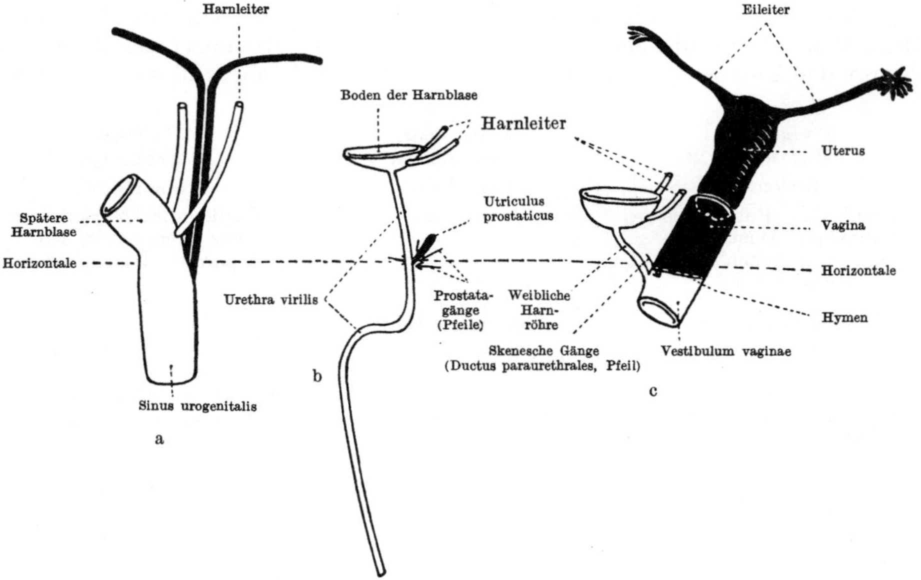

Abb. 265 a—c. Die MÜLLERschen Gänge, schwarz, Schema. a Ausgangsstadium (vgl. Abb. 235). b Endgültiger Zustand beim Mann. c Endgültiger Zustand bei der Frau. Der Vorsprung des Uterus in die Vagina (Portio, gestrichelt) liegt in Wirklichkeit nicht am distalen Ende der Scheide, sondern am Ende der Vorderwand der Scheide, hier wegen der Nähe der Blase nicht berücksichtigt. Die gestrichelte Horizontale entspricht der Grenze zwischen äußeren und inneren Geschlechtsorganen (beim Manne wird die ganze Strecke von der Harnblase bis zur Penisspitze als „Harnröhre" bezeichnet und zu den äußeren Geschlechtsorganen gerechnet; diese Abweichung von dem Schema b geschieht einer einfacheren Bezeichnungsweise zuliebe und ist eigentlich nicht korrekt, aber allgemein üblich).

in der Regel nahe dem abdominalen Ende des Eileiters statt, wo die Samenfäden bereits angelangt sind, ehe das Ei die Tube betritt. Daß Samenfäden selbst bis zum Eierstock gelangen und dort das Ei befruchten können, ist aus dem Vorkommen von Eierstockschwangerschaft bekannt.

Das befruchtete Ei gelangt in die Gebärmutter und verharrt dort, bis es ausentwickelt und das Kind reif ist. Dann wird es durch die Scheide hindurch geboren. Das unbefruchtete Ei geht denselben Weg, nur unbemerkt, weil es für die Beobachtung mit bloßem Auge nicht groß genug ist.

MÜLLERsche Gänge und Sinus urogenitalis. Ein sehr wichtiger Unterschied zwischen den Geschlechtswegen von Mann und Frau ist das ganz andere Größen- und Richtungsverhältnis der Abkömmlinge der Urniere zu den Derivaten der Kloake bei beiden Geschlechtern. Ich verweise nur nochmals kurz auf die früher bereits hervorgehobene enorme Verlängerung des Canalis urogenitalis, welcher aus der Kloake hervorgegangen ist, beim Manne, und die relative Verkürzung bei der Frau (Abb. 265a—c, unterhalb der gestrichelten Horizontale). Auch komme ich nicht darauf zurück, daß beim Mann der Ausführgang der Vor- und Urniere, der WOLFFsche Gang, die Hauptrolle spielt, dagegen bei der Frau der MÜLLERsche Gang. Wir halten uns hier nur an den letzteren, der auch beim Manne in einem Rudiment erhalten ist, dem *Utriculus prostaticus* (s. Uterus masculinus; er entspricht seiner Lage nach in Wirklichkeit der Vagina, nicht dem Uterus, vgl. Abb. 265b u. c). Beide MÜLLERschen Gänge, welche bereits früh in ihrer letzten Strecke nahe der Mündung in den Canalis urogenitalis verschmelzen, sind anfänglich Seitenwege, welche in den Hauptweg, die Kloake, münden (Abb. 265a). Wenn sich von der Kloake der Canalis urogenitalis abspaltet, hat sich bereits eine ventrale Aussackung der Kloakenwand gebildet, die spätere Harnblase. Sinus urogenitalis und Harnblase sind dann der Hauptweg. Beim Manne bleibt dies zeitlebens so (Abb. 265b). Der Utriculus prostaticus (und ebenso die Ductus ejaculatorii) sind bei ihm seitlich angeschlossene Kanäle,

Männliche Geschlechtsorgane:	*Gemeinsame Ausgangsform:*	*Weibliche Geschlechtsorgane:*
Hoden	Keimdrüse	Eierstock
Nebenhoden, Rete testis (Rudimente: Ductuli aberrantes des Nebenhodens, Paradidymis)	Urniere	(Rudimente: Markstränge des Eierstockes, Epoophoron, Paroophoron)
Samenleiter und Samenblasen	WOLFFscher Gang	(Rudiment: GARTNERscher Kanal; bei einigen Säugetieren viel besser erhalten als beim Menschen)
(Rudimente: Hydatide des Hodens, Utriculus prostaticus)	MÜLLERscher Gang	Eileiter, Gebärmutter, Scheide
Leitband des Hodens (Gubernaculum testis Hunteri) und späteres Ligamentum scrotale testis	Leistenband der Urniere und caudales Geschlechtsband	Ligamentum teres uteri und Ligamentum ovarii proprium
Männliche Harnröhre	Canalis urogenitalis	Vorhof der Scheide

Eine besondere Vergleichstabelle für die äußeren Geschlechtsorgane findet sich auf S. 506.

welche auf dem Samenhügel münden. Beim Weibe drehen sich jedoch diese Beziehungen in ihr Gegenteil um. Der kleinere Nebenweg wird zum Hauptweg und umgekehrt. In Abb. 265c erscheint die Vagina mit dem anschließenden Uterus als geradlinige Fortsetzung des Sinus urogenitalis, welcher bei der Frau *Vestibulum vaginae* genannt wird. Der ursprünglich selbständige Hauptkanal ist zum „Vorhof" der Scheide geworden. Die Harnröhre, welche den Sinus urogenitalis einst fortsetzte und mit ihm den Hauptkanal bildete (Abb. 265a), ist beim Weibe zum Seitenkanal, zum Anhängsel geworden.

Der Hymen liegt an der Stelle, wo die MÜLLERschen Gänge in den Sinus urogenitalis münden. Durch die Berührung des Epithels der vereinigten mesodermalen MÜLLERschen Gänge mit dem des entodermalen Sinus urogenitalis entsteht eine Epithelplatte, welche den Durchbruch der vereinigten MÜLLERschen Gänge (Anlage der Vagina) in den Sinus urogenitalis (Anlage des Vestibulum vaginae) ermöglicht. Bleibt die Verschmelzung der Epithelien aus, so ist der spontane Durchbruch unmöglich, *Hymen occlusivus* (imperforatus); siehe über dieses Vorkommnis S. 511).

Trotz der großen Unterschiede zwischen den endgültigen Organen lassen sich bei beiden Geschlechtern auf Grund der geschilderten Entwicklung leicht entsprechende Abschnitte feststellen wie die Abb. 225, 264 und die Tabelle auf vorhergehender Seite zusammenfassend nachweisen sollen (die rudimentären Teile sind in der Tabelle als solche gekennzeichnet, in Klammern).

a) Die Eierstöcke.

Wie beim Manne macht auch bei der Frau die Keimdrüse einen Descensus durch (Descensus ovarii), aber die Keimdrüse gelangt bei ihr nicht bis in das Gebiet der äußeren Geschlechtsorgane, wo wir das Endstadium des Descensus testium auffanden und beschrieben. Immerhin ist die relative Verschiebung so beträchtlich, daß die Eierstöcke aus dem Bauchraum in die Höhle des kleinen Beckens und damit in die Höhe des Gebärmutterendes geraten (Abb. 264). Die Eileiter steigen deshalb nicht senkrecht in die Höhe wie beim Embryo, sondern sind, wenn man sie ausbreitet, horizontal ausgestreckt (Abb. 265c, 277). In situ steht die Längsachse des Eierstockes allerdings annähernd senkrecht in Anpassung an das Relief der seitlichen Beckenwand, welcher er anliegt (Abb. 287a); der Eileiter läuft leicht geschlängelt um die mediale und obere Seite des Eierstockes herum, sein trompetenartig erweitertes, mit Fransen besetztes Ende ist diesem innig angeschmiegt.

Jeder Eierstock, *Ovarium*, ist von Bauchfellüberzogen und besitzt ein Gekröse, Mesovarium (S. 472). Die Eierstöcke lagern sich der seitlichen Wand des kleinen Beckens an (Abb. 287), und zwar gewöhnlich in der Gegend einer Nische, welche danach *Fossa ovarica* genannt wird. Sie hat ungefähr Dreiecksform, da sie den Astwinkel zwischen den beiden großen Gefäßen der Beckenwand, *Vasa iliaca*, einnimmt (zwischen *Vasa iliaca externa* und *Vasa iliaca interna* s. *hypogastrica*). Das parietale Peritonaeum, welches zwischen den Gefäßen einsinkt, kleidet die Grube aus. Die Delle ist von sehr variabler Tiefe, je nach der Dicke des Fettpolsters zwischen dem Bauchfell und der Fascie des M. obturator internus; in der Regel ist sie ganz seicht. Nach unten reicht sie bis an die Umschlagstelle des Bauchfells am Beckenboden. In die Fossa ovarica schmiegt sich der Eierstock so hinein, daß er mit der Längsachse annähernd parallel zur Linea terminalis des Beckens steht und daß eine Seite der Nische anliegt, die andere dem Beckenraum zugewendet ist (zum Teil aber bedeckt von dem Eileiter, Abb. 287). Ist jedoch die Gebärmutter nicht, wie sie sollte, median gestellt, sondern seitlich verschoben, z. B. nach rechts, so bleibt nur das rechte Ovarium in seiner typischen Lage, das linke kann durch den Zug der Verbindungen zwischen Eierstock und Gebärmutter aus seiner Grube wie der Gelenkkopf aus der Pfanne luxiert werden; es liegt schräg oder quer. Bei Frauen, die geboren haben, nehmen die Ovarien häufig eine schräge Stellung außerhalb der Fossa ovarica (häufiger weiter hinten, selten weiter vorn an der seitlichen Beckenwand ein). Auch Entzündungsprozesse wirken häufig verschiebend.

Unter dem den Boden der Fossa ovarica auskleidenden Bauchfell zieht der Nervus obturatorius zu der Vereinigungsstelle mit den gleichnamigen Gefäßen hin. Am Hinterrande der Grube findet man den Harnleiter, am Ober- und Vorderrand die obliterierte Nabelarterie (Ligamentum umbilicale laterale). Die Ränder des Eierstockes liegen unmittelbar neben den genannten Bildungen, welche als ungefähr senkrecht zueinander verlaufende Züge das Bauchfell ein wenig vordrängen. So ist es wenigstens bei der typischen Lage des Eierstockes der Frau, welche nicht geboren hat. Die Frontalebene, in welcher der Eierstock liegt, geht durch das Promontorium. Man kann von dem hinteren Scheidengewölbe aus den Eierstock abtasten und sich bei der Lebenden von seiner richtigen oder veränderten Lage und Größe überzeugen.

Beim neugeborenen Mädchen liegen die Eierstöcke halb in der Bauch-, halb in der Beckenhöhle, oft aber schon ganz in der letzteren. Das Leistenband der Urniere und das caudale Geschlechtsband der Keimdrüse (Abb. 225a) bilden zusammen ein Gubernaculum wie beim Mann. In seltenen Fällen kann sogar der Weg der gleiche sein wie beim Hoden. Der Eierstock passiert dann den Leistenkanal und liegt in der großen Schamlippe der betreffenden Seite, eine Mißbildung, welche geradezu den experimentellen Beweis für die Richtigkeit des Vergleiches zwischen Hodensack und großen Schamlippen liefert. Aber gewöhnlich geht der Descensus anstatt durch das große Becken zum Leistenkanal den kürzeren Weg in das kleine Becken. Infolgedessen verkürzt sich das Gubernaculum nicht wie beim Mann, bei welchem nur das kurze Ligamentum scrotale übrig bleibt, sondern es bleibt erhalten als *Ligamentum ovarii proprium* und *Ligamentum teres uteri* s. *rotundum* (Tabelle S. 468). Das Lig. uteri teres s. rotundum gibt den Weg an, den das Ovarium gehen würde, wenn es sich wie der Hoden verhielte und welchen es in den genannten Mißbildungen tatsächlich nimmt. Wie bei den Brustwarzen das männliche Geschlecht Anlagen übernimmt, welche nur beim Weibe zur Funktion gelangen, so ist der Frau in diesen Bändern eine Anlage eigen,

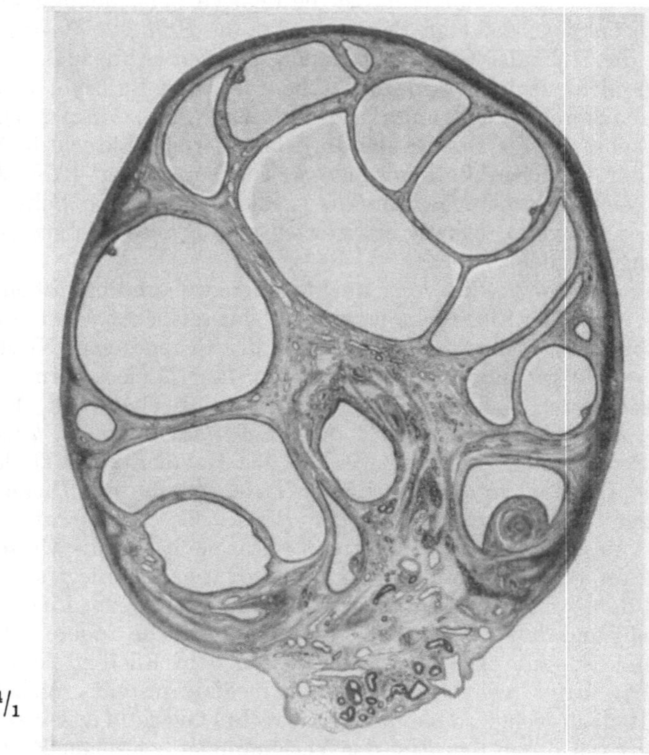

Abb. 266. Eierstock einer 19jährigen. Schnitt durch die Mitte des Organs. GRAAFsche Follikel, in 4 von ihnen der Eihügel getroffen (bei Uhr 9, 11, 2, 3). In der dunkel getönten Rinde zahlreiche Primärfollikel. [Aus STIEVE, Arch. Gynäk., Bd. 183 (1952).]

welche gewöhnlich nur beim Descensus testium des Mannes ausgenutzt wird. Die mißgeleiteten Ovarien sind Abweichungen im Sinne des anderen Geschlechtes wie das gelegentliche Vorkommen sezernierender Milchdrüsen beim Manne.

Die beiden Eierstöcke sind solide Körper, auf beiden Seiten ein wenig abgeplattet, elliptisch, beim erwachsenen Weibe 25—55 mm lang, 15—30 mm breit und 15—20 mm dick (Größe und Form einer großen Zwetsche, Abb. 267, 277). Der rechte Eierstock ist oft etwas massiger als der linke. Der obere Pol ist in situ vom Eileiter begrenzt, *Extremitas tubaria ovarii*, der untere Pol liegt gegen die Gebärmutter, *Extremitas uterina* (Abb. 277, 287). Von den Seitenflächen heißt die der Beckenwand anliegende *Facies lateralis*, die dem Beckenraum zugekehrte *Facies medialis*. Der in situ nach vorn gerichtete Rand zwischen beiden Flächen ragt frei in den Beckenraum hinein, *Margo liber*, der andere ist durch ein Gekröse, *Mesovarium*, festgehalten, *Margo mesovaricus*. Die betreffende Stelle des Eierstockes selbst heißt *Hilus ovarii*. Hier treten die Gefäße und Nerven aus und ein, beim Embryo auch die Urnierenkanälchen, welche später obliterieren. Breitet man die Eileiter aus, so bleibt der Margo mesovaricus des Eierstockes in seiner Lage zum Ligamentum latum fixiert (Abb. 267, 277), der Margo liber kann nach oben oder unten umgeklappt werden. In situ ist er ebenfalls verschieblich. Die normale Lage des Eierstockes darf man sich nicht als fest vorstellen, sondern es ist ein Ausweichen vor andrängenden anderen Eingeweiden möglich. Die Rückkehr in die normale Lage in der Fossa ovarica ist typisch; nur wenn sie verwehrt und dadurch der Eierstock dauernd außerhalb der Fossa fixiert ist, ist seine Lage atypisch. Bei den Befestigungsbändern ist darauf zurückzukommen.

In den verschiedenen Lebensaltern zeigt der Eierstock verschiedene Form und Größe und verschiedenen Bau. Beim neugeborenen Mädchen ist er langgestreckt, fast stabförmig, und wird erst allmählich rundlich. Seine höchste Ausbildung erreicht er etwa im 15.—18. Lebensjahr. Ungefähr mit dem 30. Jahre

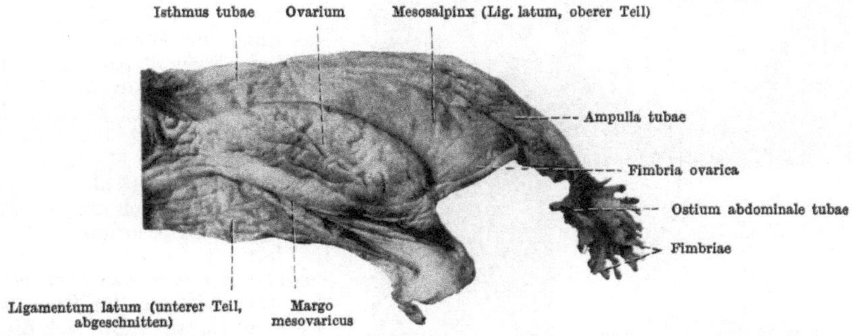

Abb. 267. Rechter Eierstock einer älteren Frau von medial und hinten. Ligamentum latum ausgebreitet, Eileiter in die Höhe geklappt. Das Ovarium ist mit seinem freien Rand nach oben gerichtet und verdeckt dadurch das Epoophoron (in Abb. 268 abwärts geklappt, Epoophoron sichtbar).

beginnt schon eine Rückbildung, er wird kleiner und bekommt unregelmäßige Furchen an seiner Oberfläche. Nach der Menopause setzt sich die Rückbildung in verstärktem Maße fort, so daß schließlich nur noch ein kleiner, unscheinbarer Körper übrig bleibt. Diese Form- und Größenunterschiede sind in erster Linie bedingt durch die Graafschen Follikel. Auf der Höhe der Entwicklung enthält das Ovarium deren bis zu 60, denen gegenüber die Rindensubstanz, in der noch eine große Zahl Primärfollikel liegt, und die Marksubstanz ganz zurücktreten (Abb. 266).

Schon vor dem 30. Lebensjahr ist die Zahl der Graafschen Follikel nicht mehr so groß. Mit dem allmählichen Abnehmen der Zahl der Graafschen Bläschen wird der Eierstock kleiner, und an der Oberfläche treten Furchen auf. Die Marksubstanz bildet einen relativ immer größeren Anteil, sie enthält die Überreste der gereiften und der vorher zugrunde gegangenen Follikel, gewinnt aber wohl auch durch Vermehrung ihrer Bindegewebselemente an Masse. Schließlich verschwinden die Follikel ganz, und es bleibt nur ein Bindegewebskörper übrig.

Beim Betasten des Eierstockes fühlt man eine ihm eigene weiche Resistenz, welche der Gynäkologe kennen muß, um das Organ bei der lebenden Frau durch die Bauchdecken hindurch oder per vaginam mit dem tuschierenden Finger erkennen zu können. Die Oberfläche ist nicht so feuchtglänzend wie die Serosa der übrigen Becken- und Bauchorgane, sondern rötlichweiß, ähnlich einer blassen Schleimhaut. Bis zur Pubertät ist sie glatt, später höckerig-narbig (Abb. 268, 277).

Der Eierstock ist gegen die Leibeshöhle hin so stark prominent, daß er ganz intraperitonaeal liegt. Am Hilus hat er ein kurzes Gekröse, *Mesovarium*. Er würde nach dem Descensus durch dieses an der hinteren Beckenwand befestigt sein, wenn er nicht auf das Gekröse der Gebärmutter verlagert worden wäre, auf das *breite Mutterband, Ligamentum latum uteri*, Plica lata (Tabelle S. 262, Abb. 277). Es kommt dabei an dessen Hinterseite zu liegen (Abb. 267, 287). Das Bauchfellepithel ist im Bereich des Eierstockes zu dem fast kubischen „*Keimepithel*" geworden (s. unten).

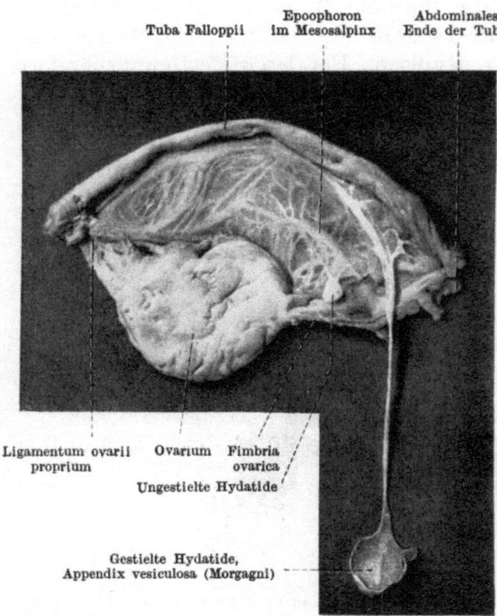

Abb. 268. Ovarium (ältere Frau) mit abortiven Anhängen. Die gestielte Hydatide ist in diesem Falle ganz ungewöhnlich lang. In anderen Fällen ist auch die zweite Hydatide gestielt. Das Epoophoron ist häufig viel deutlicher als in diesem Fall.

Zwischen die beiden Blätter des breiten Mutterbandes sind die „Bänder" eingeschlossen, welche als Reste der ursprünglichen Fortsetzung der Keimdrüse und der Urniere übrig geblieben sind. Von der jetzigen Extremitas uterina des Eierstockes geht das caudale Geschlechtsband aus und seine Fortsetzung, das Leistenband der Urniere (Abb. 225a). Das erstere bildet die Verbindung des Eierstockes mit der Gebärmutter, *Eierstocksband, Lig. ovarii proprium* (Abb. 268, 277), das letztere das *runde Mutterband, Lig. teres uteri* s. *rotundum* (Abb. 287). Da dessen Anlage ursprünglich in der Fortsetzung des Lig. ovarii proprium liegt, so ist auch im fertigen Zustand der Ansatzpunkt beider am Uterus der gleiche; er findet sich jederseits an der Einmündung des Eileiters. Daraus ergibt sich die praktisch wichtige Regel, daß drei Gebilde (Eileiter, rundes Mutterband und Eierstocksband) an jeder der beiden Ecken des Fundus uteri abgehen (Abb. 277a). Ist eines von ihnen gefunden, so kann man leicht die anderen von demselben Punkt aus aufsuchen, oder ist die Tube in pathologischen Fällen so geschwollen, daß die Grenze gegen die Gebärmutter verwischt ist, so ist nach den drei Ansätzen (oder auch nur nach einem von ihnen) eine Orientierung über die ursprüngliche Gliederung leicht möglich. Im Eierstocksband liegen glatte Muskelzellen, welche die Länge des Bandes so regeln, daß der Eierstock auch bei Verschiebungen der Gebärmutter in der Fossa ovarica liegen bleiben kann. Nur bei entzündlichen Verdickungen und Verhärtungen wirkt das Band als straffer Zügel; seine Aufgabe in der Norm ist gerade die umgekehrte, nämlich nachzugeben, ähnlich einem elastischen Zug.

Von dem oberen Pol, der Extremitas tubaria des Eierstockes, verläuft nach aufwärts zum Beckeneingang in der Gegend der Arteria iliaca communis das *Ligamentum suspensorium ovarii* (Abb. 264), auch *Ligamentum infundibulo-pelvicum* genannt. Meist zieht es zu der Stelle, wo der Ureter die großen Gefäße kreuzt, so daß es scheinbar durch den Ureter bedingt ist (vgl. Abb. 145 u. 287). Es ist eine Bauchfellfalte, bedingt durch die Gefäße des Eierstockes, die von der hinteren Bauchwand zum Mesovarium und Hilus ovarii ziehen. Die Gefäßwandungen wirken durch ihre elastischen Fasern und glatten Muskeln ähnlich wie das Eierstocksband, tragen nicht etwa wie straffe Tragbänder das Ovarium, sondern regulieren ihre Länge je nach dessen Lage.

Schließlich hat die Extremitas tubaria des Eierstockes noch eine besondere Verbindung mit dem abdominalen Ende der Tube, die *Fimbria ovarica* (Abb. 268). Sie wird erst durch den feineren Bau des Eierstockes und die Vorgänge beim Follikelsprung verständlich (s. unten).

Epoophoron, Paroophoron. Die in der Tabelle S. 468 aufgeführten rudimentären Abkömmlinge der Urniere beim Weibe entsprechen dem Nebenhoden beim Manne und dessen abortiven Anhängen. In demjenigen Teil des breiten Mutterbandes, welcher dem Eileiter zunächst liegt und deshalb *Mesosalpinx* genannt wird (Abb. 267), liegen neben dem Eierstock etwa 10 blind endigende Kanälchen, welche durch ein dem Eileiter parallel verlaufendes

Kanälchen verbunden sind, der *Nebeneierstock, Epoophoron* (Abb. 264 u. 268); man sieht die Querkanälchen am besten, wenn man das Mesosalpinx ausbreitet und gegen das Licht hält. Die Kanälchen dringen zum Teil in den Hilus ovarii ein, auch im Inneren des Eierstockes können einzelne gefunden werden. Andere Kanälchen entwickeln sich zu ein oder zwei *Hydatiden, Appendices vesiculosae* (Abb. 268). Sie entsprechen der Nebenhodenhydatide und dem Ductulus aberrans superior im Nebenhoden des Mannes.

Der Längskanal, in welchem sich die queren Kanälchen des Epoophoron sammeln, *Ductus epoophori longitudinalis*, entspricht dem WOLFFschen Gang. Er ist in Resten längs der Tube und in der Seitenwand der Gebärmutter und in der Wand der Scheide, gegebenenfalls bis zum Hymen als GARTNER*scher Gang* zu verfolgen (Abb. 264), fehlt aber meist bei der erwachsenen Frau ganz oder größtenteils.

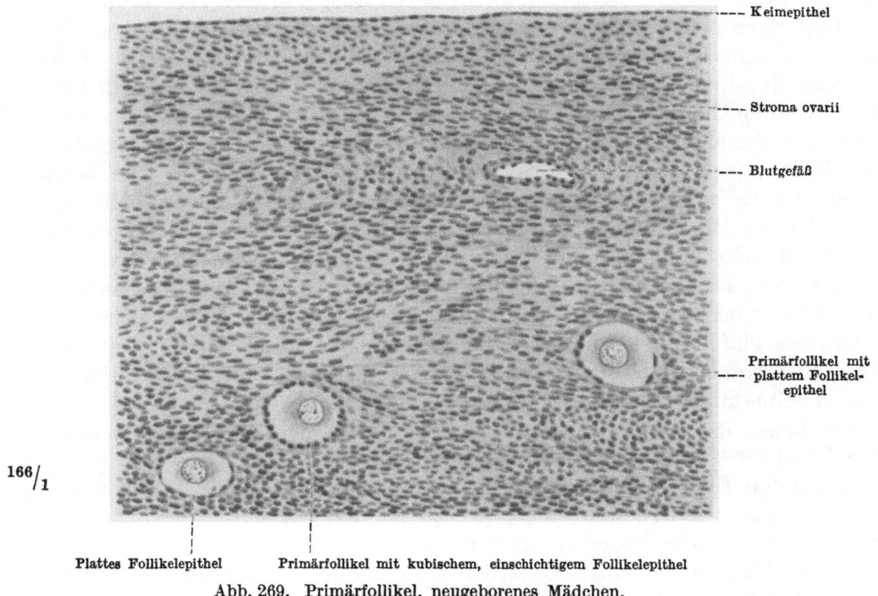

Abb. 269. Primärfollikel, neugeborenes Mädchen.

Das an das Epoophoron im Mesosalpinx anschließende *Paroophoron* geht aus dem caudalen Teil der Urniere hervor und entspricht dem Ductulus aberrans inferior (Halleri) des Mannes. Es liegt zwischen den untersten Ästen der Arteria ovarica, erhält sich aber meistens nur bis in die ersten Kinderjahre. Auch Reste anderer Teile der Urniere bleiben gelegentlich erhalten. Alle können zu kleinen Cysten entarten und als solche zeitleibens bestehen bleiben. Mit den Eierstocksgeschwülsten haben sie nichts zu tun.

Eizellen, Follikel. Das Mesenchym unter dem Keimdrüsenfeld (S. 386) wandelt sich zum Teil zu epithelartigen Zellen um, die sich zu dicht aneinander liegenden Strängen zusammenschließen. In diese „*Keimstränge*“ werden die in die Genitalleiste eingewanderten Urgeschlechtszellen eingeschlossen. Beim männlichen Geschlecht gehen aus ihnen die Tubuli contorti des Hodens hervor, das oberflächliche „Keimepithel“ wird zum visceralen Blatt der Tunica vaginalis propria. Beim weiblichen Geschlecht werden die Keimstränge durch einwuchernde Mesenchymzellen in die *Keimballen* zerlegt, welche jeweils mehrere Urgeschlechtszellen (Oogonien) enthalten. Bevor unter dem „Keimepithel“ eine Bindegewebsschicht, die Tunica albuginea, gebildet wird, entstehen noch sekundäre Keimstränge, und zwar aus dem Epithel, die ebenfalls in Keimballen aufgeteilt werden. In sie werden die in das Epithel eingewanderten Urgeschlechtszellen eingeschlossen. Vielfach haben die Keimballen zunächst längliche Gestalt (PFLÜGERsche Schläuche). Sie werden schließlich durch Bindegewebe so weit unterteilt, daß jeder Ballen nur noch eine Oogonie mit einer Anzahl „indifferenter“ Zellen enthält. Diese letzteren ordnen sich um die Oogonien in Form eines einschichtigen Plattenepithels. Eine solche zusammengehörige Gruppe heißt *Primärfollikel* (Abb. 269). Seine Zellen stammen sämtlich aus den Keimballen. Man nennt die Eizelle im Primärfollikel *Urei*, die umgebenden Zellen *Follikelzellen*. Bindegewebszellen aus dem Inneren des Eierstockes dringen in die Keimballen so weit vor, daß schließlich alle Primärfollikel voneinander getrennt sind. Das *Keimepithel*, nun aber keine Keimzellen mehr enthaltend, bleibt als eine Schicht von niedrigen kubischen Zellen zeitlebens bestehen. Es entspricht dem Peritonaealepithel, aber wegen der anderen Zellform sieht die Oberfläche des Eierstockes mehr schleimhautartig, nicht serös aus, wie das Bauchfell.

Der Eierstock *im ganzen* besteht aus einer *Rinden-* und *Markschicht*. Die Rindenschicht ist kompakter als die Markschicht, sie ist nur am Hilus unterbrochen durch die Markschicht, welche hier bis zur Oberfläche vordringt. Unter dem Keimepithel der Rindenschicht liegt eine oberflächliche Lage von dichten Bindegewebszellen, *Tunica albuginea*. Dann folgt eine Bindegewebsschicht der Rinde, in welcher die Primärfollikel eingebettet liegen. Die Markschicht (Abb. 266) enthält die GRAAFschen Follikel und einen bindegewebigen Kern, der reich ist an Blut- und Lymphgefäßen, welche netzförmig das lockere Bindegewebe durchziehen und am Hilus ein- oder austreten, ebenso die Nerven des Eierstockes. Das gesamte Bindegewebe wird als *Stroma ovarii* zusammengefaßt; am Hilus und vom Eierstocksband aus an der Extremitas uterina dringen zahlreiche glatte Muskeln in das Stroma ein. Das Mark ist reich an elastischen Fasern. Über besondere *Zwischenzellen* (interstitielle Zellen) des Stroma, welche den gleichnamigen Zellen des Hodens entsprechen, siehe S. 479.

Im Innern des Marks finden sich die oben erwähnten Urnierenreste, welche noch mit dem Epoophoron zusammenhängen oder isoliert sind.

Da keine Eier mehr nach der Geburt in den vom Keimepithel ausgehenden PFLÜGERschen Schläuchen entstehen, so ist der ganze Lebensvorrat von Eiern beim neugeborenen Mädchen in der Rindenschicht der beiden Eierstöcke beisammen. Man hat in *beiden* Eierstöcken zusammen über 400000 Follikel gezählt; nur 200—500 Stück werden befruchtungsfähig, die übrigen gehen zugrunde, indem sie schon als Primärfollikel aufgelöst werden oder auf einem späteren Stadium der Entwicklung stille stehen und dann nachträglich zugrunde gehen, *atretische Follikel*.

Die anfangs platten Epithelzellen des Primärfollikels werden zunächst kubisch bis cylindrisch. Später vermehren sie sich sehr stark und bilden um die Eizelle eine kompakte Kugel von 100—200 μ Durchmesser (Sekundärfollikel). In diesem Zustande verharrt die Eizelle zunächst in Ruhe. Beim weiteren Wachstum tritt im Inneren dieser Kugel durch Auseinanderweichen der Zellen ein Hohlraum auf, der mit Flüssigkeit gefüllt wird und sich mehr und mehr vergrößert, so daß ein flüssigkeitserfülltes Bläschen entsteht, in dessen Wand die Eizelle gelegen ist (Abb. 270). Ein solcher tertiärer Follikel wird als *GRAAFscher Follikel, Folliculus ovaricus vesiculosus*, bezeichnet. Bei einer Größe von etwa 5 mm (Abb. 270) treten die GRAAFschen Follikel in eine zweite Ruheperiode ein. Bei voller Reife erreichen sie einen Durchmesser von etwa 1 cm und buckeln als durchscheinende Gebilde die Oberfläche des Ovariums etwas vor. Das reife Ei selbst, *Ovum* s. *Ovulum*, hat im lebenden Zustande einen Durchmesser von nur 120—150 μ. Es liegt innerhalb des GRAAFschen Bläschens exzentrisch (Abb. 266, 271). Alle anderen Zellen des Bläschens werden als *Follikelzellen* bezeichnet, und zwar die einem mehrschichtigen kubischen Epithel vergleichbare Wandschicht aus Follikelzellen als *Stratum granulosum* (s. *Membrana granulosa*), die Verdickung der Wandschicht, in welcher das Ei liegt, als *Eihügel, Cumulus oophorus*, und der flüssige Inhalt des Follikels als *Liquor folliculi*. Das befruchtungsreife Ei wird dadurch frei, daß der GRAAFsche Follikel platzt *(Follikelsprung, Ovulation)*, der vorher unter Druck stehende Liquor folliculi herausspritzt und das Ei mitsamt seiner Epithelhülle mitreißt (Abb. 272).

Das Ei liegt in einem Haufen von Granulosazellen an der Wand des Follikels (Abb. 270). Seine unmittelbare Umgebung besteht aus cylindrischen, radiär gestellten Granulosazellen, *Corona radiata*. Das Ei selbst ist von einer durchsichtigen feinen, radiär gestreiften Haut umgeben, welche von den einen für ein Produkt des Follikelepithels, von den anderen für ein Produkt des Eies gehalten wird, *Oolemma* s. *Zona pellucida*. Ihre radiäre Streifung wird als feinste Durchlöchelung des Oolemma aufgefaßt, die Poren sind die Wege der von den benachbarten Follikelzellen gelieferten Nahrung. Protoplasmafortsätze sollen in die Poren hinein- und durch sie hindurchreichen. Geht das Ei zugrunde, so bleibt im atretischen Follikel das leere Oolemma als kollabierte verdickte Haut übrig.

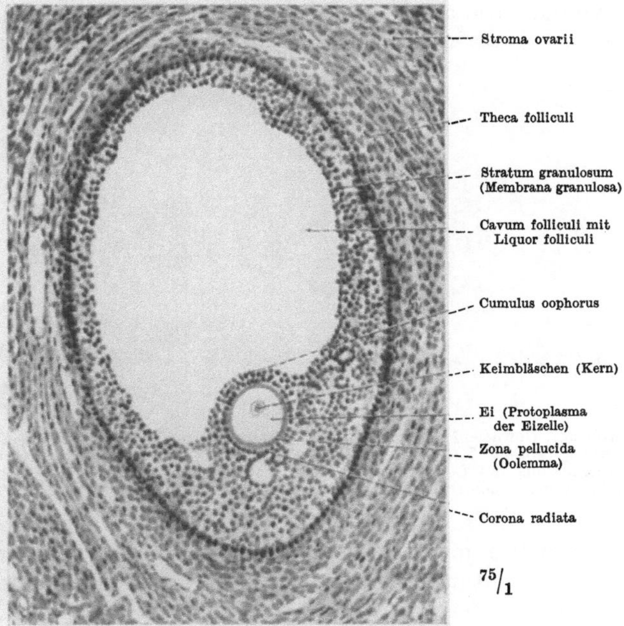

Abb. 270. GRAAFsches Bläschen aus dem Eierstock des Menschen. 2. Ruheperiode.

Die Umgebung des Follikels ist im Dienst des Aufbaues und Unterhaltes der Granulosazellen und des Liquor besonders gefäßreich. Man nennt die gegen das übrige Stroma nicht scharf abgegrenzte Umhüllung aus konzentrisch geordneten Bindegewebszellen *Theca folliculi*. Sie enthält bei manchen Tieren glatte Muskelzellen, welche beim Follikelsprung besonders tätig sein dürften (z. B. Schwein).

Das Ei ist eine Zelle mit allen Attributen einer solchen. Der Kern wird von alters her *Keimbläschen* genannt, das Kernkörperchen *Keimfleck*, der Zelleib *Eidotter*. Diese Namen rühren von tierischen Eiern her, welche wie das Hühnereigelb durch ihren Dotterreichtum sehr stark anschwellen können. Die weitaus größten Dotter finden sich bei einigen Haien und Vögeln (das Gelbei mißt 22 cm im Durchmesser bei einem japanischen Riesenhai, beim Strauß 10,5 cm; nach den größten fossilen Eierschalen von prähistorischen Vögeln ergibt sich schätzungsweise ein Durchmesser von 16 cm). Die Eier sind die größten Zellen; äußerlich sind sie von anderen Zellen nur durch ihren Ballast von Dotter unterschieden. Der Potenz nach ist die Eizelle natürlich etwas vollkommen anderes als alle übrigen Zellen, denn sie erzeugt durch ihre Vereinigung mit dem Samenfaden das Kind.

Die menschliche Eizelle ist ungefähr 250000mal voluminöser als die Spermie. Die Reservestoffe des Deutoplasma, auf welchen das Plus der Eizelle hauptsächlich beruht, sind teils eiweiß-, teils lecithinartig. Die Chromatinmengen der Kerne des Eies und Samenfadens sind gleich groß, nur ist der Kern der Eizelle sehr locker, bläschenartig (Keim„bläschen"), das Chromatin hat die Form lockerer Fäden, das Kernkörperchen tritt infolgedessen sehr deutlich hervor, beim Samenfaden ist das Chromatin ganz kondensiert und ein Kernkörperchen darin versteckt. — Gelegentlich kommen in einem GRAAFschen Bläschen des Menschen zwei oder drei Eier vor. Bei mehrgebärenden Tieren ist das viel häufiger. Indem die Eier eines Follikels gleichzeitig in die Tube gelangen, können sie auch gleichzeitig befruchtet und geboren werden (mehreiige Zwillinge, Drillinge usw.). Teilt sich ein befruchtetes Ei und entwickelt sich jede Hälfte zu einem Ganzindividuum, wie man es bei Seeigeleiern künstlich durch Schütteln des zweigeteilten Eies erzielen kann, so ist die Folge ein Zwillingspaar, welches alle Eigenschaften der Eizelle und des Samenfadens gemeinsam hat, die sich vereinigt haben; beim Menschen beginnt die Verdoppelung dieser Art wahrscheinlich zur Zeit der Gastrulation, solche Kinder sind sich zum Verwechseln ähnlich (eineiige Zwillinge). — Wenn in einer Eizelle zwei Kerne vorkommen, so hat dies mit einer Verdoppelung der Zelle nichts zu tun. Auch drei Kerne in einer Eizelle sind beobachtet. Von anderen Zellen wissen wir, daß die Kernfragmentation wieder rückläufig werden kann, so daß wieder eine Zelle mit einem Kern zustande kommt.

Ovulation, Menstruation. Beim geschlechtsreifen Weibe kommt in regelmäßigen Zwischenräumen von im allgemeinen 28 Tagen eine Eizelle in einem der beiden Ovarien zur vollen Reife und ihr GRAAFscher Follikel zur vollen Größe. Das äußere Zeichen dafür ist die menstruelle Blutung, die aus dem Uteruskörper stammt. Die Menstruation und Ovulation (Ausstoßung des Eies, Follikelsprung) stehen zwar in kausaler Verknüpfung, aber nicht unmittelbar. Es kann aus-

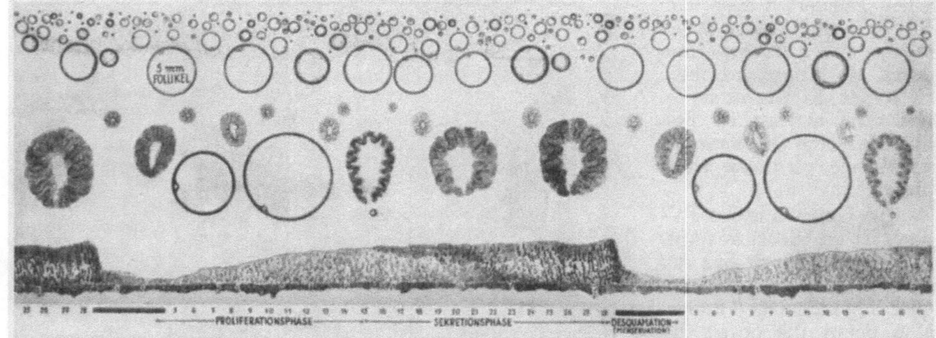

Abb. 271. Normaler Menstruationscyclus in seiner Beziehung zur Ovulation. Schema. Oben Primärfollikel (1. Ruhephase), darunter 5 mm-Follikel (2. Ruhephase), in der 3. Reihe: Follikelreifung, Follikelsprung, Bildung und Rückbildung des Corpus luteum menstruationis. Unten: Zugehörige Veränderungen der Uterusschleimhaut (Funktionalis mit Drüsen, Basalis schmaler dunkler Streifen). (Nach R. SCHRÖDER, Lehrbuch der Gynäkologie 3./4. Aufl. 1948.)

nahmsweise menstruelle Blutung ohne Ovulation und Ovulation ohne menstruelle Blutung vorkommen. Auf jeden Zwischenraum zwischen zwei Menstruationen fällt eine Ovulation, d. h. die Zahl der Menstruationen und Ovulationen ist die gleiche, aber der Tag des Follikelsprungs ist wechselnd. Der Regel nach erfolgt er zwischen dem 12. und 16. Tage nach dem Einsetzen der letzten Blutung (Abb. 271), kann aber auch früher oder später liegen. Jedenfalls gibt es keinen Tag des menstruellen Cyclus, an dem die Frau mit Sicherheit steril, empfängnisunfähig, wäre.

Ovulation und Menstruation sind sehr empfindliche Vorgänge, die durch Hormone und durch das Nervensystem gesteuert und vom Zustand des Gesamtorganismus beeinflußt werden. Änderung der Lebensweise, große Anstrengungen, Krankheit, psychische Erregung können die Reifung der Follikel und die Ovulation hemmen oder unterbinden. Bei langanhaltender schwerer psychischer Belastung oder schwerer Krankheit kommt es nicht nur zum Stillstand der Ovulation, sondern zur Rückbildung, in schweren Fällen schließlich aller GRAAFschen Follikel, endlich auch der Primärfollikel. Gehen nicht alle Follikel zugrunde, so können nach dem Aufhören der Schädigung die verbliebenen im alten Rhythmus noch ausreifen, nach dem 35. Lebensjahr allerdings weniger leicht als vorher. Daß die Ovulation kein rein lokaler Prozeß ist, äußert sich auch darin, daß sie regelmäßig mit einer leichten Temperatursteigerung einhergeht.

Menstruelle Blutung ohne Ovulation, ohne daß ein GRAAFscher Follikel reif geworden und gesprungen wäre (anovulatorische Blutung), kommt bis zum 20. Lebensjahre und vielleicht auch später offenbar nicht ganz selten vor, ohne daß eine besondere Schädigung eingewirkt hätte. Andererseits können innerhalb eines menstruellen Intervalles 2 Follikel reif werden und platzen, sogar im gleichen Ovarium (paracyclische Ovulation). Beide Eizellen können befruchtet werden und zur Entwicklung von Zwillingen führen, die im Alter um etwa 14 Tage verschieden sein können.

Gewöhnlich wird das Ovarium, besonders bei Frauen jenseits des 35. Lebensjahres, sehr reich an Stroma und sehr arm an Follikeln gefunden, so daß man den normalen großen Follikelreichtum (Abb. 266) für eine pathologische Erscheinung („cystische Degeneration") gehalten hat. Nachdem man jetzt weiß, wie empfindlich die Vorgänge im Ovarium sind, wie leicht es zur Rückbildung von Follikeln kommt, ist es verständlich, daß man bei vielen

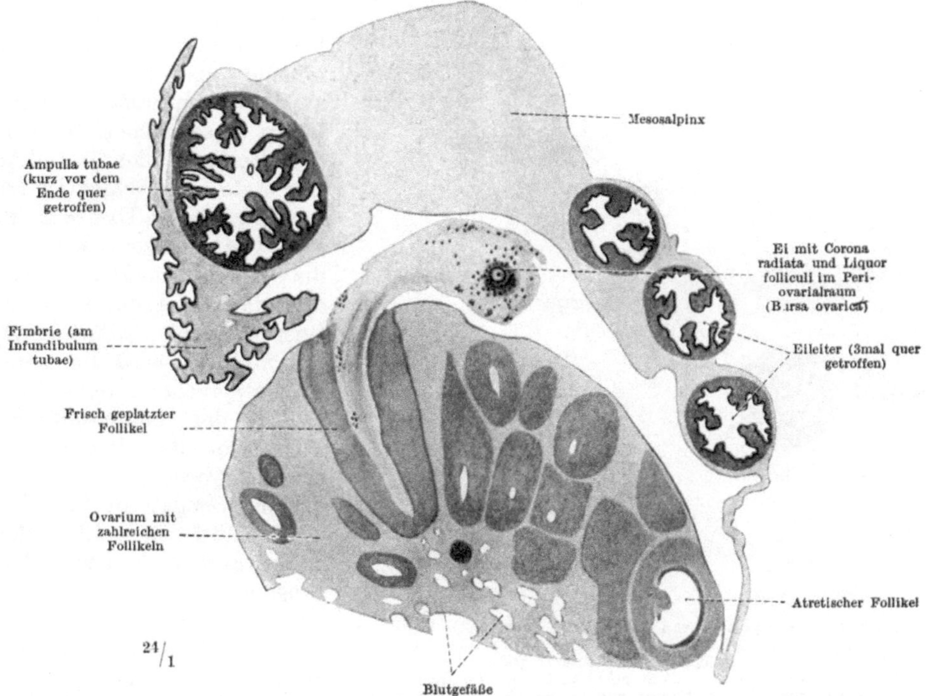

Abb. 272. Ovulation. Follikelsprung, Eierstock des Meerschweinchens mit zahlreichen Follikeln (dunkelgrau), Stroma ovarii (hellgrau). [Nach SOBOTTA, Anat. Hefte, Bd. 54 (1916), Abb. 5 und 6 kombiniert.]

Frauen in den Ovarien nur wenige normale Follikel, aber zahlreiche Überreste von zugrundegegangenen „atretischen" Follikeln findet. In den beiden Ovarien einer 22jährigen verunglückten gesunden Frau hat man unter rund 400000 Eizellen aller Stadien 12000 in Degeneration begriffene Follikel gezählt.

Das reife GRAAFsche Bläschen platzt an der über die Oberfläche des Eierstocks vorspringenden Kuppe. Ob dabei die vom sympathischen Nervensystem regulierte glatte Muskulatur im Eierstock mitwirkt oder ob Hormoneinflüsse seitens anderer Organe oder beide verantwortlich sind, ist nicht sicher bekannt. Der Liquor folliculi wird fotänenartig herausgepreßt und reißt einen Teil des Eihügels mit dem Ei mit sich (Abb. 272). Das Ei hat zu dieser Zeit eine besonders dicke Zona pellucida. Außen hängen ihm die Follikelzellen der Corona radiata und andere Follikelzellen des Eihügels an, welche aber auf dem Weg zum Eileiter oder in diesem abschwimmen, bis schließlich das Ei allein liegt. Schon vorher finden die Samenfäden den Weg zu ihm und befruchten es (s. Tube).

Durch den Follikelsprung gelangt das Ei zunächst auf die Oberfläche des Eierstocks. Wie es in den Eileiter hineinbefördert wird, werden wir bei diesem zu behandeln haben.

Oogenese. Von der Reifung des Follikels ist die Reifung des Eies selbst verschieden. Die Eireifung beginnt im Eierstock, wird aber erst im Eileiter abgeschlossen.

Beim Menschen ist der Vorgang im einzelnen noch unbekannt, doch ist anzunehmen, daß er von den bei Tieren genau bekannten Prozessen nicht wesentlich abweicht. Ich beschränke mich auf das Allgemeinste und verweise im übrigen auf die Lehrbücher der Entwicklungsgeschichte. Bei der Reifung der Samenzellen unterschieden wir drei Reifungsteilungen, welche kurz vor der Umbildung der Bildungszellen in die fertigen Spermien unmittelbar aufeinanderfolgen; bei der Eizelle sind nur zwei Reifungsteilungen nachgewiesen (vgl. Abb. 230b u. Abb. 273). Außerdem sind beim Ei zwei wichtige Unterschiede konstatierbar, die aber an dem beim Samen beschriebenen wesentlichen Vorgang der Reifung nichts ändern. Der erste Unterschied ist rein quantitativ. Die Ureizelle teilt sich viel weniger häufig als die Samenmutterzelle, wächst aber dafür viel stärker als die Spermatogonie, wenn sie zur Spermatocyte wird. Man nennt sie entsprechend dem Fachnamen der Samenbildungszellen vor der Wachstumsperiode *Oogonie* oder *Urei*, nachher *Oocyte*. Bei der Reifung selbst ist außer dem quantitativ veränderten Ausgangspunkt ein zweiter Unterschied gegen die Abfolge bei der Samenreifung sehr auffällig. Man könnte glauben, die Oocyte sei das endgültige Ei. Das ist nur scheinbar so. Die Oocyte teilt sich mitotisch in zwei Zellen, von denen allerdings eine ganz klein ist und oft bald zugrunde geht. Die andere ist groß, ist aber nur scheinbar die Oocyte von vorher; wir nennen sie analog der entsprechenden Samenbildungszelle *Vorei*, *Präovum*. Sie teilt sich abermals, auch diesmal bleibt die eine Tochterzelle klein, die andere ist nur scheinbar dasselbe wie die Oozyte und das Präovum; sie ist in Wirklichkeit eine neue Zelle, das *Reifei*, *Ovum*. Die beiden Teilungen besorgen die Verringerung der (48) Chromosomen des unreifen Eies auf die Hälfte. Da beim Samen das gleiche statthat, wird bei der Befruchtung der Chromosomenbestand wieder der alte, da die halbe weibliche und halbe männliche Zahl (je 24) in einem neuen Kern vereinigt werden. Dieser Kern ist also das Verschmelzungsprodukt des männlichen und weiblichen *Vorkernes* (Kopf der Spermie und Kern des Ovum); er ist selbst der Ausgangspunkt für sämtliche Kerne des werdenden kindlichen Organismus. Man nennt die beiden Reifeteilungen *Reduktionsteilungen*, weil durch sie die Zahl der Chromosomen halbiert wird (beim Menschen 24 statt 48 Chromosomen). Die erste Reifeteilung macht die Eizelle im GRAAFschen Follikel durch, die zweite erst nach dem Follikelsprung.

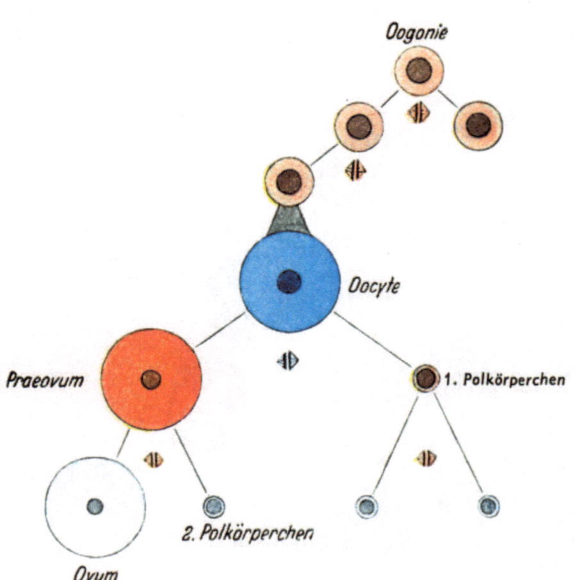

Abb. 273. Lebenscyclus einer Eibildungszelle, Schema. Die Größe der Eimutterzelle ist gleich der Größe der Samenmutterzelle (Abb. 230 b) angenommen. In Wirklichkeit ist sie 4mal so groß. Auch die Eizelle ist im Verhältnis viel zu klein gezeichnet. Die Verringerung der Kerndurchmesser und -volumina wie bei den Samenbildungszellen (in Wirklichkeit sind die Verhältnisse komplizierter und noch nicht geklärt). Farben wie in Abb. 230 b.

Die kleinen Zellen, welche bei der Reifung vom *Ei* abgestoßen werden, heißen *Richtungskörperchen* oder *Polzellen*. Sie sind rudimentäre Eier. Man fand sie, ehe der Vorgang seiner Wesenheit nach bekannt war, meistens am animalen Pol der Zelle, an welchem sich bei allen dotterhaltigen Eiern die eigentlichen Bildungsvorgänge des Embryo wegen der exzentrischen Lage des schweren Dotters abspielen. Daher der Name. Bei Säugetiereiern ist die Lage sehr verschieden. Das erste Polkörperchen (Abb. 273, rot) teilt sich bei manchen Tieren nochmals in zwei neue, so daß im ganzen drei Polocyten resultieren (hellblau), meistens sind es jedoch nur zwei im ganzen (das ungeteilt bleibende erste und das zweite Polkörperchen). Indem die Natur von den vier Zellen, welche aus je einer Oocyte hervorgehen, nur eine zur Reife kommen läßt, wird diese auf Kosten der anderen begünstigt. Die Spermien, die viel kleiner bleiben, werden dagegen alle reif.

Im Ovarium kommen Geschwülste vor, in welchen sich Teile von Embryonen, Knochen, Haarsträhne, einzelne Zähne u. dgl. finden *(Teratome)*. Sie können aus Eiern hervorgehen, welche sich pathologisch entwickeln; doch ist auch möglich, daß sie Polocyten entstammen, die sich ausnahmsweise, anstatt zugrunde zu gehen, weiter entwickelt haben.

Da das Urei sehr stark wächst, muß der Kern folgen, da bei allen Zellen zwischen Kern und Zelleib eine bestimmte Größenbeziehung eingehalten wird (*Kernplasmarelation*; es bleibe dahingestellt, wo im vorliegenden Fall der Anstoß zum Wachstum zu suchen ist, ob im Kern, im Plasma, in einer äußeren Ursache u. dgl.). Bei den Kernen der jungen Ovarialeier äußert sich das Wachstum des Chromatins in eigenartigen Veränderungen der Chromosomen, die z. B. bei niederen Wirbeltieren feinste Ausläufer nach allen Richtungen aussenden (Lampenputzerfiguren).

Corpus luteum. Das leere Graafsche Bläschen geht nach dem Follikelsprung nicht sofort zugrunde. Die Granulosazellen vermehren sich vielmehr; die Membrana granulosa, welche sich infolge ihres Wachstums flächenartig ausgebreitet hatte, legt sich in eng aneinandergedrängte Falten, die nach dem Inneren zu vorspringen und den Hohlraum, der nach dem Follikelsprung übrig blieb, unvollständig ausfüllen (Abb. 271). Der Rest der Höhle ist mit einem Blutgerinnsel gefüllt, *Corpus rubrum*; fehlt ein Bluterguß, was gelegentlich vorkommt, so sammelt sich seröse Flüssigkeit im Innern. Die Granulosazellen verändern sich aber nicht nur ihrer Masse nach. Sie beladen sich mit Lipoidstoffen, welche in Form kleiner Körnchen im Protoplasma abgelagert werden, so daß der Zelleib aufgebläht ist und bei Präparaten, in welchen das Lipoid gelöst ist, fein vacuolisiert aussieht. Man nennt sie *Luteïnzellen*. Makroskopisch verleihen sie dem Follikel eine gelbe Farbe, daher der Name *gelber Körper*, *Corpus luteum menstruationis*. Auch die der Granulosa unmittelbar benachbarten Thecazellen beladen sich mit Lipoiden *(Thecaluteïnzellen)*. Zwischen die Luteïnzellen wächst aus der Theca Bindegewebe mit Blutgefäßen. Das etwa 1 cm große Corpus luteum besteht 10—12 Tage und verfällt dann schnell der Rückbildung zu einer weißlichen Narbe: *Corpus (fibrosum) albicans* s. *candicans*. Nach 6—8 Wochen ist der letzte Rest geschwunden.

Anders bei Befruchtung desjenigen Eies, welches beim Follikelsprung das Graafsche Bläschen verließ, und bei nachfolgender Schwangerschaft. In diesem Fall wird der Follikel zum *Corpus luteum graviditatis* s. *verum*. Der Durchmesser erhöht sich in diesem Fall bis auf 3 cm. Das Corpus luteum verum erhält sich während der ganzen Schwangerschaft, wird aber vom 5. Schwangerschaftsmonat an langsam zurückgebildet. Das Endstadium der Rückbildung ist ebenfalls ein Corpus candicans.

Zwischenzellen, Eierstocksdrüse. Bei vielen Tieren, z. B. den Nagern und Raubtieren, liegen zwischen den Follikeln im Stroma ovarii Zellnester und -stränge, welche bindegewebiger Abkunft sind, aber epitheloide Form angenommen haben. Beim Menschen kommen sie nur bei Kindern vor der Pubertät vor; alle ähnlichen Zellen im späteren Alter sind wahrscheinlich Reste atretischer Follikel. Sie entsprechen nicht den Zwischenzellen des Hodens und haben mit innerer Sekretion nichts zu tun.

Hormone. Der Eierstock ist wie der Hoden nicht nur Keimdrüse, sondern zugleich Drüse mit innerer Sekretion. Stätten der *Hormonbildung* sind die Granulosazellen der Follikel und die Luteïnzellen der Corpora lutea. Danach unterscheidet man das *Follikelhormon* (Follikulin) und das *Corpus luteum-Hormon* (Progesteron).

Sie bewirken miteinander die cyclische Veränderung der Gebärmutterschleimhaut, und zwar das Follikelhormon vorwiegend die Proliferations-, das Gelbkörperhormon die Sekretionsphase. Das Letztere setzt außerdem die Ansprechbarkeit der Gebärmuttermuskulatur herab und verhindert das Reifwerden weiterer GRAAFscher Follikel in den Eierstöcken, unterbricht bei Tieren die Brunft. Tierzüchter zerdrücken bei Kühen vom Mastdarm aus die Corpora lutea in den Ovarien und fachen dadurch die Brunft wieder an. Damit ist bereits angedeutet, daß

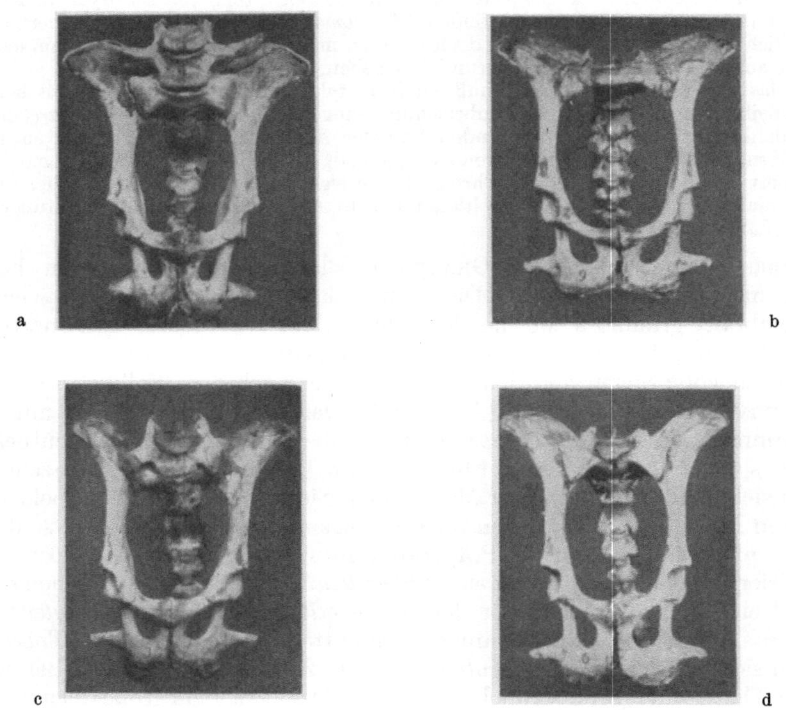

Abb. 274 a—d. Wirkung der Eierstöcke auf das Becken. In der oberen Reihe sind Becken von normalen, in der unteren Reihe Becken von kastrierten Tieren abgebildet. a Becken eines 2jährigen männlichen, b eines gleichalterigen weiblichen Schafes, c eines 2jährigen männlichen Kastraten, d eines gleichalterigen weiblichen Kastraten. [Nach FRANZ, Hegars Beiträge, Bd. 13 (1909).]

die Hormone des Ovariums über die lokalen Wirkungen auf den Uterus hinaus den Gesamtorganismus beeinflussen. Sie stehen dabei in Wechselwirkung mit anderen Hormondrüsen, ganz besonders mit dem Vorderlappen der Hypophyse, ebenso mit dem Nervensystem, besonders dem Hypothalamus des Zwischenhirns. Das Follikelhormon ist unerläßlich für die volle Ausgestaltung der primären Geschlechtsmerkmale (Uterus, Vagina, Vulva) und deren Erhaltung in funktionstüchtigem Zustand, weiter für die Ausbildung der sekundären Geschlechtsmerkmale, der physischen wie der psychischen [Körperproportionen, Skeletwachstum, weibliche Beckenform (Abb. 274), Behaarung, apokrine Knäueldrüsen, Milchdrüse usw., physische und psychische Gesamthaltung des vollentwickelten Mädchens gegenüber Kind und Backfisch]. Das Corpus luteum graviditatis, wenn es in seiner vollen Blüte als neuer, bisher nicht vorhandener Partner in den Kreis der Hormondrüsen eintritt, bedingt eine Störung des hormonalen Gleichgewichtes, die sich in mancherlei funktionellen Störungen körperlicher und seelischer Art äußert. Allmählich spielt sich ein neues Gleichgewicht ein, in welchem der ganze Organismus der schwangeren Frau gegenüber dem jungfräulichen Zustande für die besonderen Aufgaben der Schwangerschaft umgeändert wird. Die Hormone des Hypophysenvorderlappens wirken dabei in besonderem Maße mit (äußerlich sichtbare Begleiterscheinungen, Pigmentierung der Haut, leichte Akromegalie, Änderung der Verteilung des Unterhautfettgewebes). Diese Veränderungen bleiben zum Teil auch nach Beendigung der Schwangerschaft erhalten. Unter der Wirkung des Corpus luteum graviditatis ist die Frau ein anderer Mensch geworden, physisch und psychisch.

Die Hormonproduktion im Ovarium ist abhängig von bestimmten Hormonen des Vorderlappens der Hypophyse (gonadotrope Hormone, Prolane). Man hat einwandfrei chemisch isoliert ein follikelstimulierendes Hormon, das das Wachstum und die Reifung der Follikel anregt, und ein luteïnisierendes Hormon, das die Umwandlung der Membrana granulosa in das Corpus luteum veranlaßt. Die Mitwirkung des Nervensystems bei allem ist sicher, aber im einzelnen nicht geklärt. Auch sonst haben wir noch keineswegs vollen Einblick in die außerordentlich fein abgestuften hormonalen und nervösen Vorgänge. So ist z. B. unklar, wieso es zur Reifung eines zweiten Follikels im gleichen menstruellen Intervall kommen kann (paracyklische Ovulation, S. 477), obwohl der erste Follikel zu einem Corpus luteum umgebildet ist, das an sich die Ovulation hemmt. Das gleiche gilt für den Eintritt der Uterusschleimhaut in die Sekretions- und Desquamationsphase, ohne daß ein Follikel gesprungen und ein Corpus luteum, das diese Änderungen bewirkt, gebildet worden ist (anovulatorische Blutung, S. 477). Nicht geklärt ist, wieso der Geschlechtsverkehr, auch wenn er nicht zu Schwangerschaft führt, zu den körperlichen Veränderungen des fraulichen gegenüber dem jungfräulichen Organismus führt. — Auch die Eizelle selbst übt offenbar hormonale Einflüsse aus. Auf jeden Fall bewirkt sie, wenn sie befruchtet worden ist, die Fortbildung des Corpus luteum menstruationis zum Corpus luteum graviditatis und verhindert die Abstoßung der Uterusschleimhaut. Vielleicht allerdings gehen diese Wirkungen von den ersten Entwicklungsstadien des Eies aus, die während der 5—6tägigen Durchwanderung durch den Eileiter ablaufen. — Auf alle Fälle ist die Tätigkeit des Ovariums und die Zusammenarbeit von Ovarium und Uterus so außerordentlich fein gesteuert und abgestimmt, daß sie leicht gestört werden kann. Ihre Regelwidrigkeit ist daher für den Arzt ein wichtiger diagnostischer Anhaltspunkt.

Die vom Corpus luteum bedingte Herabsetzung der Ansprechbarkeit der Uterusmuskulatur wird gegen Ende der Schwangerschaft durch ein Hormon der Hypophyse aufgehoben und in das Gegenteil verwandelt.

Früher schrieb man den Eintritt der Menstruation und Nidation dem Einfluß nur des Nervensystems zu. Dem widersprechen die erfolgreichen Versuche, rückenmarklose Hunde zu befruchten; ein solches Weibchen warf ein lebendes und zwei tote Junge. Dagegen führen die Keimdrüsen dem Gehirn auf dem Säfteweg Hormone zu, welche die Brunft beim Tier und den Geschlechtstrieb beim Menschen entfachen. Ursache und Wirkung sind gerade die umgekehrten, wie man ursprünglich glaubte.

Die Körperproportionen im allgemeinen werden dadurch bestimmt, daß die knorpeligen Epiphysenfugen der Knochen in einem bestimmten Zeitpunkt verschwinden, indem sie verknöchern. Ein weiteres Längenwachstum ist dann nicht mehr möglich. Die Keimdrüsen hemmen während der Pubertät das Knorpelwachstum der Epiphysen. Je früher die Pubertät einsetzt, um so kleiner bleibt bei gleich schnellem Wachstum in der Kindheit das betreffende Individuum. Die Frau, welche früher geschlechtsreif wird als der Mann, ist deshalb durchschnittlich kleiner. In den Tropen, wo die Reife der Geschlechtsdrüsen durch das Klima beschleunigt wird, kommt das Knochenwachstum unter der stürmischen Einwirkung ihrer Hormone bei beiden Geschlechtern ungefähr zur gleichen Zeit zum Stillstand und die sexuellen Verschiedenheiten in den Proportionen sind nicht so ausgeprägt wie bei den langsam wachsenden Nordländern. Die absolute Länge ist davon abhängig, wie stark das Wachstum vor der Pubertät war, auch wenn diese sehr früh eintritt (vgl. Bd. I, S. 15 und diesen Band S. 400).

Gefäße und Nerven. *Blutzufuhr:* Die Arteria ovarica kommt hoch oben von der Aorta ähnlich wie die A. testicularis für den Hoden, manchmal auch aus der A. renalis. Sie erreicht den Eierstock durch das Lig. suspensorium ovarii (s. infundibulopelvicum). Die Äste treten von dort durch das Mesovarium in den Hilus und verzweigen sich in der Markschicht. Sie haben korkzieherartig gewundenen Verlauf (Arteriae helicinae). Feinste Ästchen umspinnen die Follikel in der Gefäßschicht der Theca. Längs des Hilus ovarii anastomosiert regelmäßig die A. ovarica mit dem R. ovaricus der A. uterina. In dieser Anastomose kann das Blut je nach Bedarf von der A. uterina zum Ovarium oder umgekehrt von der A. ovarica zum Uterus geführt werden. — Die *Venen* bilden ähnlich dem Plexus pampiniformis des Mannes einen Plexus ovaricus, der in den Plexus uterinus et vaginalis zu seiten der Gebärmutter und Scheide abfließt (Abb. 289). Zahlreiche Anastomosen führen zu den Venen der benachbarten Organe des Beckeninneren und der Beckenwand. Im Mesovarium bilden die Venen ein reiches, stark erweiterungsfähiges Geflecht. — Die *Lymphgefäße* beginnen unmittelbar in der Umgebung der Follikel, welche sie netzförmig umspinnen. Sie nehmen wie die Venen ihren Weg durch den Hilus und das Mesovarium. Die Lymphknoten längs der Aorta und Vena cava inferior (Nodi lumbales) nehmen die Lymphe aus den Eierstöcken, den Eileitern und vom Fundus der Gebärmutter auf, welche in Lymphgefäßen längs der Vasa ovarica fließt. Die Lymphe der übrigen Teile des Uterus und der Scheide nimmt einen anderen Weg.

Die *Innervation* geschieht durch sympathische und parasympathische Geflechte, welche den Eierstock auf zwei Wegen erreichen. Die ersteren gehören zum Plexus aorticus. Der Hauptweg führt entlang den Nierenarterien, der Nebenweg verläßt das Aortengeflecht viel tiefer. Die aufsteigenden Fasern gelangen in das Rückenmark durch die hintere Wurzel des 10. Thorakalnerven. Die Nerven sind im Eierstock zu den Gefäßen und glatten Muskeln im Mark und in feinsten Netzen bis in die Rindenschicht an die Follikel und bis unter das Keimepithel zu verfolgen. Einzelne sympathische Ganglienzellen und chromaffine Zellen kommen in der Marksubstanz vor.

b) Die Eileiter.

Von jedem Eierstock führt ein drehrunder Kanal zur Gebärmutter, der *Eileiter, Tuba uterina (Falloppii), Salpinx* (Abb. 264, 267, 277). Er ist 14—20 cm lang und etwa $^1/_2$ cm dick. Am dünnsten, aber dickwandigsten ist das innere Drittel, welches dem Uterus zunächst liegt, *Isthmus tubae*; weiter und dünnwandiger sind die beiden äußeren Drittel nach dem Eierstock zu (ersterer 3 bis 6 cm, letzterer 11—14 cm lang). Am weitesten ist der letzte Abschnitt, *Ampulla tubae*. Die Ampulle schlängelt sich in situ um den oberen Pol des Eierstockes herum (Abb. 287), den wir danach Extremitas tubaria nannten. Das freie Ende, *Ostium abdominale tubae*, ist eine feine Öffnung, die bei der Leiche etwa 2 mm im Durchmesser hat, aber im Leben durch den Tonus der Muskulatur und besonders bei ihrer Kontraktion viel enger ist. Sie liegt im Grunde einer trichterförmigen Erweiterung des Tubenendes, von deren Rand eine Anzahl von einfachen oder verästelten Fransen ausgehen, *Fimbriae tubae* (Abb. 267, 275, 277). Eine Fimbrie, welcher eine besondere Rolle zugeschrieben wird, weil sie von der Tubenöffnung bis zum Eierstock durchläuft, heißt *Fimbria ovarica* (Abb. 267). In die Lichtung der Tube springen zahlreiche zarte Längsfalten vor. Es sind meist 6 durchlaufende Hauptfalten und eine Anzahl kürzerer Nebenfalten. Die Falten sind sehr reich verzweigt, so daß das Ei auf seiner Wanderung zur Gebärmutter, und umgekehrt die Samenfäden auf ihrem Weg gegen den Eierstock hin durch ein System von deltaförmig verzweigten Armen des Tubenkanals passieren müssen. Bei Tieren sind die Längsfalten oft verhältnismäßig einfach gestaltet (Abb. 272). Auch beim Menschen wird der Kanal im Isthmus einheitlicher und enger, die Falten sind niedrig und oft unverzweigt, so daß das Ei in der centralen Lichtung Platz hat (*Plicae isthmicae*, Abb. 276). Diese Strecke verläuft gerade, mündet jederseits in die Ecke des Gebärmuttergrundes und durchbohrt dessen dicke Wandung, so daß die Lichtung des Kanals frei in die Höhle des Uterus mündet. Auch innerhalb der Wandung *(intramural)* behält der Eileiter seine eigenen Wandschichten, verliert aber seine Schleimhautfalten. Die Öffnung, *Ostium uterinum tubae*, ist nur halb so groß wie die am anderen Ende (0,5—1 mm im Durchmesser).

Die Eileiter sind in den oberen Rand des Gebärmuttergekröses, Ligamentum latum uteri, eingelassen; die ihnen zunächst liegende Partie des Bandes heißt *Eileitergekröse, Mesosalpinx* (Abb. 267, 277). Auf der Hinterseite reicht es bis zum Mesovarium. Denkt man sich einen Schnitt quer zum Eierstock durch das ausgebreitete Lig. latum gelegt, so bekommt man eine Y-förmige Figur; der eine (kurze) Schenkel geht zum Eierstock (Mesovarium) der andere (lange) geht zur Tube (Mesosalpinx). Breitet man das breite Mutterband aus, so sind die Tuben gerade gestreckt; in situ biegen sie im mittleren Drittel ihres Verlaufes fast rechtwinklig nach hinten und unten um (Abb. 287). Diese Strecke folgt dem Kontur des Eierstockes und ist am Ende nochmals geknickt, diesmal medianwärts. Die freie Kante des Eileitergekröses dient zur Verbindung des Infundibulum mit der Beckenwand, *Ligamentum infundibulopelvicum* (S. 472); aber weder das Gekröse selbst noch dieses „Band" verhindern die Beweglichkeit der Tube bei Einwirkungen von außen und bei den eigenen Kontraktionen. Ist die Gebärmutter seitlich verlagert, so können die Eileiter folgen, nur bei entzündlicher Verhärtung leisten sie Widerstand und verursachen Schmerzen.

Der Wurmfortsatz liegt sehr häufig in der Nähe des Endes der rechten Tube. Entzündliche Prozesse können von ihm auf die Tube (und das Ovarium) übergreifen.

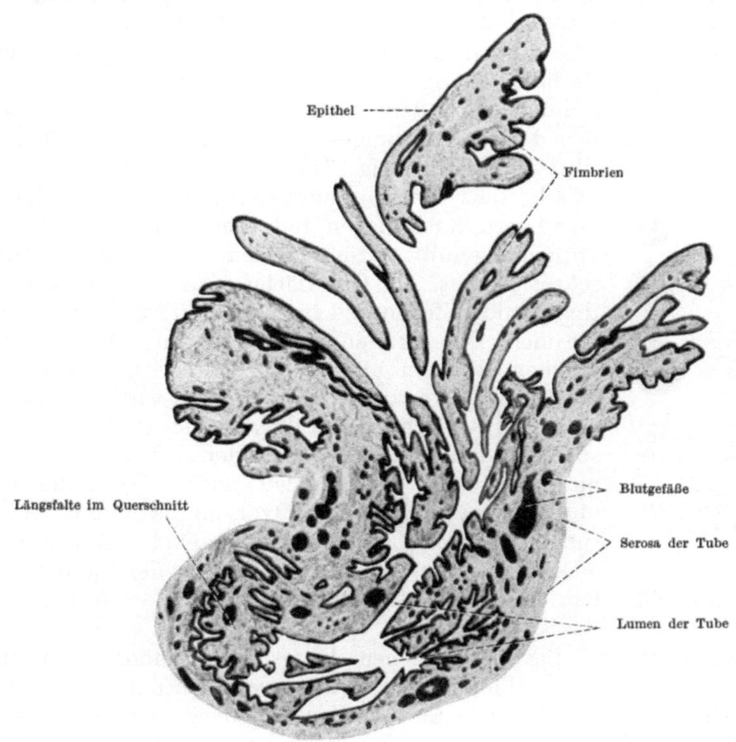

Abb. 275. Ostium abdominale tubae, neugeborenes Mädchen, Längsschnitt.

Die *Blutzufuhr* geschieht durch anastomosierende Ästchen, Rr. tubarii, der A. ovarica und A. uterina, welche dem Eileiter parallel im Mesosalpinx verlaufen, die *Venen* schließen sich den Arterien an und münden teils in den venösen Plexus des Eierstockes, teils in den der Gebärmutter direkt. Die *Lymphgefäße* enden mit denen des Eierstockes in den lumbalen Lymphknoten. Die *Nerven* verlaufen mit den Gefäßen. Sie stammen aus den Geflechten des Eierstockes und der Gebärmutter. Die afferenten Fasern gehören zu den beiden letzten Thorakal- und ersten Lumbalnerven. Zahlreiche Ästchen dringen in die Außenwand des Eileiters ein und sind mit ihren feinsten Ausläufern bis an das Epithel verfolgt worden.

Zu äußerst liegt die *Tunica serosa*, der Bauchfellüberzug, welcher zum breiten Mutterband gehört und dessen Rand bildet. Er umschließt die *Tunica adventitia*, die *Tunica muscularis* und die *Tunica mucosa* (mit *Tela propria* und *Eileiterepithel*). Die Tunica adventitia und Tela propria sind Bindegewebsschichten, welche das Gerüst für die Gefäße und Nerven abgeben und die übrigen Schichten verknüpfen. An der aus glatten Muskelzellen aufgebauten Tunica muscularis lassen sich 3 Schichten unterscheiden, eine äußere und innere Längsschicht und eine mittlere Schicht schräger Bündel. Diese schrägen Bündel verlaufen in Rechts- und Linksschrauben mit einem Steigungswinkel von ungefähr 45° sich überkreuzend um die Wand herum, ziehen zugleich von außen nach innen und erreichen die innere Längsschicht, in die sie einbiegen und die aus ihnen gebildet wird. Teilweise setzen sich die Bündel der Mittelschicht auch in die äußere Längsschicht fort. Die Längsschicht verliert am ampullären Ende ihre Geschlossenheit, am uterinen Ende geht sie in die oberflächlichen Muskelschichten des Uterus über. Insgesamt betrachtet ist also die Tubenmuskulatur nicht wie am Darm in getrennte Schichten gegliedert, sondern stellt ein einheitliches System dar. Sie ist in gefäßreiches Bindegewebe eingelagert, das ihre Verschiebung bei der Kontraktion ermöglicht. Der äußeren Längsschicht ist noch eine dünne subperitonaeale Lage sich rhombisch überkreuzender Bündel überlagert. Im Isthmus ist die Muskelschicht am dicksten, hier ist sie die Hauptmasse der Wandung; nach dem abdominalen Ende des ampullären Abschnittes wird sie immer dünner und umgekehrt die Schleimhautauskleidung immer dicker. Das Epithel ist einschichtig. Die Zellen sind kubisch bis cylindrisch, teils mit Flimmerhärchen besetzt, welche nach dem Uterus hin schlagen, teils flimmerfrei und mit Sekretkörnchen gefüllt. Drüsen fehlen. Das gelieferte Tubensekret genügt, die Oberfläche feucht zu erhalten. Die flimmernden Zellen sind gruppen- und streifenweise durch die nicht flimmernden Zellen getrennt. Doch ist anzunehmen, daß ein ununterbrochener Sekretstrom gegen die Gebärmutter zu im Fluß erhalten wird. Im Isthmus, wo die Muskelschicht am dicksten ist, sind die Cilien am spärlichsten und die sezernierenden Zellen am häufigsten, umgekehrt am abdominalen Ende. Die Schleimhaut unterliegt cyclischen, vom Ovarium bedingten Veränderungen, die sich z. B. an der wechselnden Zahl der Flimmerzellen äußern. Sie ist am größten in der 2. und 3. Woche des Cyclus, was mit dem häufigsten Ovulationstermin (12.—16. Tag) übereinstimmt.

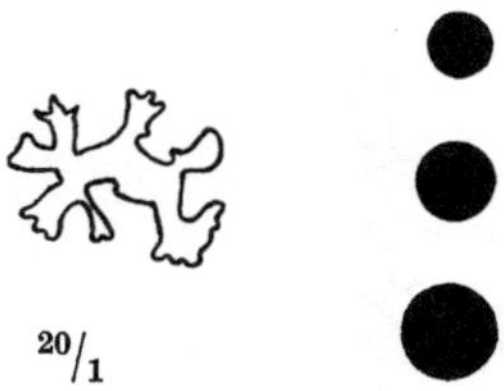

20/1

Abb. 276. Isthmus tubae, Querschnitt durch die Lichtung. Daneben die Größen menschlicher Eier von 200 bis 300 μ Durchmesser in der gleichen Vergrößerung. [Nach GROSSER, Anat. Anz., Bd. 48 (1915).]

Die Schleimhaut mit ihren zahlreichen Längsfalten befördert die Fortbewegung des Eies durch den Flimmerbesatz ihrer der Lichtung zugewendeten Oberfläche. Die Cilien erreichen das Ei von allen Seiten, während es durch das Lumen der Tube hindurchgleitet und wirken so intensiver als bei einer weiten und faltenfreien Lichtung. Die Spermien wandern durch ihre eigenen Bewegungen in der Flüssigkeit zwischen den Schleimhautfalten auf die abdominale Tubenöffnung hin. Der Flimmerstrom richtet ihre Bewegung ampullenwärts, da sie positiv rheotaktisch reagieren.

Aufnahme des Eies in den Eileiter. Die Art und Weise, wie das aus dem GRAAFschen Follikel freigewordene Ei in die Tube gelangt und in dieser fortbewegt wird, ist für den Menschen nicht ganz sicher bekannt. Die sehr genauen Befunde an den üblichen Laboratoriumstieren (Kaninchen, Meerschweinchen, Maus usw.) sind auf den Menschen nicht übertragbar. Bei ihnen liegt das Ovarium in einer ganz oder bis auf eine winzige Öffnung geschlossenen Bauchfelltasche *(Bursa ovarica)*, die mit Flüssigkeit gefüllt ist. Von dieser Flüssigkeit wird das austretende Ei aufgenommen, mit ihr durch den Flimmerstrom in das Infundibulum gesogen und durch peristaltische Bewegungen der Tubenmuskulatur weiterbefördert. Der Mensch hat keine Bursa ovarica. Für gewöhnlich scheint die Tube mit ihrem Gekröse über das Ovarium herübergeschlagen zu sein, so daß das Ovarium nach dem Becken zu fast vollkommen bedeckt ist und keine so große freiliegende Fläche hat wie in Abb. 287, und die Fimbrien hängen schlaff herab. Zudem haben wir keine ganz sichere Vorstellung vom Aussehen des Lumens in der lebenden Tube. Die mikroskopischen Präparate zeigen es durch die reich verzweigten Schleimhautfalten bis auf minimale Spalten ausgefüllt. Das ist sicher sehr weitgehend durch die Verformung des Lumens infolge der Kontraktion der Tubenmuskulatur vor und bei der Konservierung bedingt. Röntgenaufnahmen der vom Uterus aus mit Kontrastmittel gefüllten Tuben zeigen ein einfaches zwirnsfadendünnes Lumen, das sich am Ende zur Ampulle erweitert. Aber mögen die Zwischenräume zwischen den Falten in der lebenden Tube auch erheblich kleiner sein als der Durchmesser des Eies, so sind die Falten jedenfalls so weich, daß sie dem Ei ausweichen. Wahrscheinlich wird auch das Lumen durch Füllung des sehr reich entwickelten Blutgefäßnetzes in der Wand weitergestellt, wie es z. B. bei Drüsenausführgängen und Nierenkanälchen geschieht. Jedenfalls wird das Ei durch die Tube hindurch in den Uterus befördert, vermutlich weniger durch den Flimmerstrom als durch peristaltische Kontraktionen der Muskulatur, keinesfalls durch Eigenbewegung, da es die Fähigkeit dazu nicht besitzt. Vorbedingung ist allerdings, daß es zunächst in die Ampulla tubae gelangt, in der regulär auch die Befruchtung stattfindet. Sein Weg dorthin erscheint bemerkenswert wenig gesichert. Da eine Bursa ovarica fehlt, liegt ein großer Teil der Oberfläche des Ovariums frei gegen die Bauchhöhle (Abb. 287), richtiger gegen die hier liegenden Darmschlingen. Offenbar bewirkt die Flimmertätigkeit des Epithels der Fimbrien eine so weit reichende Flüssigkeitsbewegung in dem capillaren Spalt zwischen Ovarium und Darmschlingen, daß das Ei auch in einiger Entfernung vom Tubenende davon erfaßt und in das Ostium abdominale eingesogen wird. Neuerdings wird von Gynäkologen der Vorgang auf Grund von Beobachtungen bei Operationen für den normalen Ablauf etwa so geschildert: bei der Ovulation sind Ampulla tubae und Fimbrien strotzend mit Blut gefüllt und lagern sich dem Ovarium unmittelbar auf, die Fimbrien umgreifen es wie die Arme eines Polypen. Durch tastende Bewegungen, die von Hin- und Her- und Drehbewegungen des Ovariums durch Kontraktionen der Muskelelemente im Lig. ovarii proprium und Lig. suspensorium ovarii begleitet sind, gelangen die Fimbrien an die Stelle des sprungbereiten Follikels, umklammern ihn und nehmen durch Saugbewegungen das Ei in das Ostium abdominale tubae auf. Mag das Ei in die Tube auf diese oder jene Weise gelangen, auf jeden Fall geschieht es ziemlich schnell, da das Ei bereits etwa 4 Tage nach dem Follikelsprung im Uterus angelangt ist. Auch ist die Lebensdauer einer unbefruchteten Eizelle auf höchstens 2 Tage beschränkt, sie muß also innerhalb eines Tages die Ampulla tubae erreicht haben, um befruchtet werden zu können. Befruchtungsfähig ist die Eizelle vielleicht nur wenige Stunden.

Auch die Spermatozoen gehen wahrscheinlich schon nach etwa 2 Tagen zugrunde. In dem sauren Vaginalsekret werden sie bereits nach etwa 2 Std bewegungs- und damit befruchtungsunfähig.

Früher nahm man für die Wanderung des Eies durch die Tube 8—10 Tage an und einen entsprechend weit vorgeschrittenen Entwicklungsgrad des Keimes bei der Ankunft im Uterus. Durch sehr exakte Beobachtungen amerikanischer Forscher ist sichergestellt, daß der Weg durch die Tube in etwa 4 Tagen durchmessen wird. Das erscheint „ziemlich schnell“, entspricht aber einer Geschwindigkeit von nur etwa 0,5 μ/sec oder 0,0005 mm/sec. Die Spermatozoen bewegen sich mit einer Geschwindigkeit von etwa 3 mm/min (S. 400), oder 0,05 mm/sec, also 100mal so schnell. Das Flimmerepithel der Trachea (des Pferdes) befördert Staubpartikel mit einer Geschwindigkeit von 0,15—0,3 mm/sec. Das Schneckentempo ist etwa 1 mm/sec.

Bei krankhafter Veränderung der Tube kann das Ei in ihr liegen bleiben und sich einnisten (Tubargravidität). In einigen wenigen Fällen ist beobachtet worden, daß bei Tubenschwangerschaft das Corpus luteum sich im Ovarium der anderen Seite befand. Diese und andere Befunde sind nur so zu erklären, daß ausnahmsweise das Ei durch die Beckenhöhle hindurch in die Tube der Gegenseite gelangen kann („äußere Überwanderung“ des Eies). Im allgemeinen aber geht es zugrunde, wenn es den Weg in die zugehörige Tube nicht findet.

Während des Durchtrittes durch die Tube laufen an dem befruchteten Ei schon die ersten Entwicklungsvorgänge ab, so daß nach der Ankunft im Uterus sehr schnell ein Organ für die Einnistung in die Schleimhaut gebildet werden kann (Trophoblast, s. S. 495). Der Durchmesser des Eies ist beim Durchtritt durch den Isthmus tubae nicht 200—300 μ (Abb. 276), wie man früher glaubte, sondern nicht ganz 200 μ.

Die Berechnung der Dauer der Schwangerschaft und damit des Alters der Frucht geht nach allgemeinem Brauche aus vom ersten Tage der letzten Menstruation, von einem Tage also, an welchem praktisch niemals eine Ovulation und Befruchtung stattfindet. Das wirk-

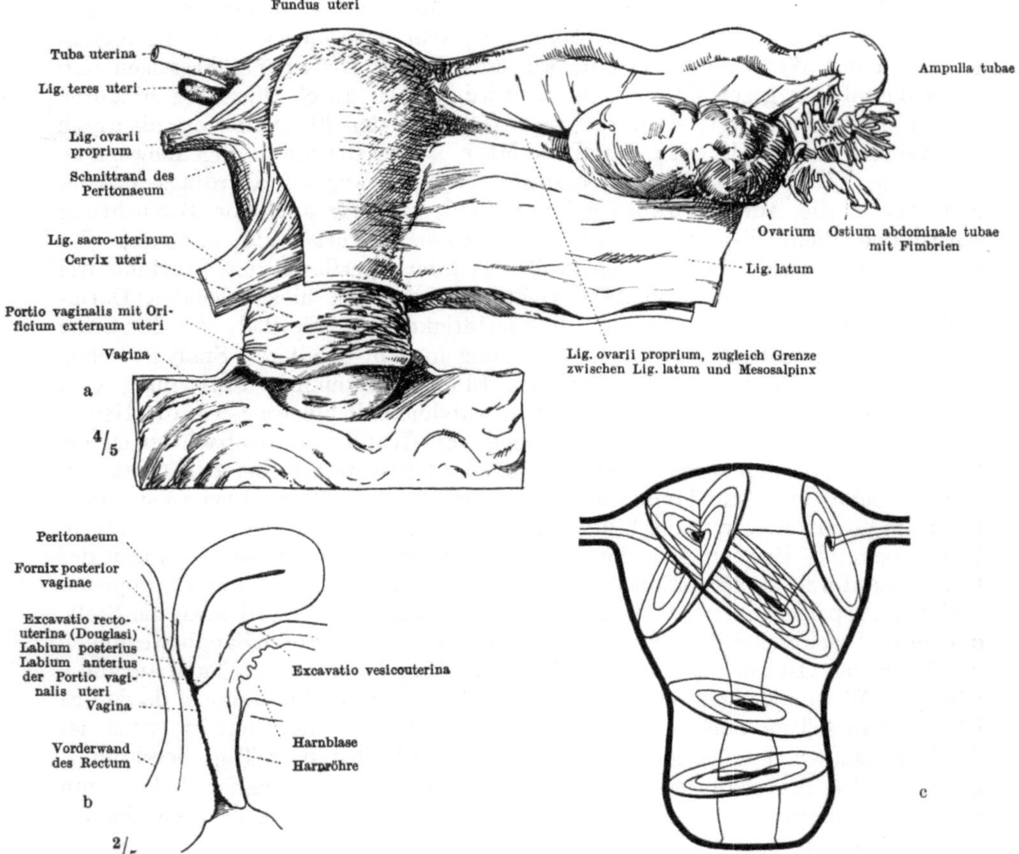

Abb. 277a—c. a Uterus und Adnexe von dorsal gesehen. Lig. latum und Tube in der Papierebene ausgebreitet (vgl. Abb. 287). Vagina längs des Fornix posterior an der Cervix abgeschnitten und aufgeklappt. b Sagittalschnitt durch Vagina und Uterus, Virgo. Halbschematisch. c Schema für die Anordnung der Uterusmuskulatur. Grenzen des Tuben- und Uteruslumens eingezeichnet. [Nach den Untersuchungen von GOERTTLER, Morph. Jahrb., Bd. 65 (1930).]

liche Alter, gerechnet vom Tage der Befruchtung, ist um soviel Tage geringer als die Ovulation nach Beginn der letzten Menstruation eingetreten ist, im allgemeinen also 2 Wochen. Das nach der letzten Menstruation bestimmte „Menstrualalter“ ist also höher als das durch den Tag der Ovulation und Befruchtung gegebene wirkliche Alter der Frucht. Dieses „Ovulations-“ oder „Konzeptionsalter“ ist einigermaßen genau nur in denjenigen Fällen bestimmbar, in welchen nur eine einzige Kohabitation stattgefunden und zur Befruchtung des Eies geführt hat.

c) Die Gebärmutter.

Die *Gebärmutter, Uterus,* des Weibes dient bei eintretender Schwangerschaft als Behälter für das heranwachsende Kind und ist bei der nichtschwangeren Frau nur insofern tätig, als vom Beginn der Geschlechtsreife ab monatliche

Blutungen (die erwähnten *menstruellen* Blutungen) aus der Schleimhaut abgehen. Sie beginnen mit der Pubertät, *Menarche*, und hören mit dem Ende der Geschlechtsperiode, dem Klimakterium, auf, *Menopause*. Abgesehen davon ist der Uterus außerhalb der Gravidität ein Kanal wie die Scheide, nur mit dickerer Wandung, in welcher bereits die für das schwangere Organ höchst wichtige Muskulatur vorbereitet und aufgestapelt ist. Die vorhandenen glatten Muskelelemente vermehren sich trotz der enormen Vergrößerung des schwangeren Uterus nicht oder nur unbedeutend; jede einzelne Zelle wächst für sich und kann schließlich die zehnfache Länge ihrer für das nichtschwangere ausgebildete Organ üblichen Länge erreichen. Andere Organe unseres Körpers verändern ebenfalls ihre Größe, Form und Struktur je nach den verschiedenen Funktionszuständen. Wir kennen aber außer der Milchdrüse, welche wie der Uterus auf die Zeit des Gebärens harrt, kein Organ, welches auf lange Fristen und bei manchen Individuen (nichtgebärenden Frauen) zeitlebens in einem Zustand verbleibt, der ganz verschieden ist von dem bei der Schwangeren.

Obgleich die Schwangerschaft ein Vorgang ist, welcher vollkommen in den normalen Lebenscyclus der Frau gehört, so sind doch die Veränderungen so eingreifend und in vielem so ähnlich gewissen Krankheitsprozessen anderer Organe, daß die ausführlichere Behandlung dieses Themas im Unterricht der *Klinik* zugeteilt wird, weil sie zugleich die Aufgaben des Arztes bei der Kontrolle des normalen Ganges der Schwangerschaft und der Geburt und bei etwa nötigen Nachhilfen und Eingriffen in das normale oder krankhaft veränderte Geschehen lehrt. Diese Abtrennung von der normalen Anatomie und Physiologie ist rein organisatorischer Natur. Sie hat den großen Vorteil, daß der in das Gesamtleben des Weibes besonders einschneidende Vorgang seiner Wichtigkeit nach besonders hervortritt, und daß sämtliche Veränderungen des Körpers und der Seele der Schwangeren und Gebärenden in ihren biologischen Zusammenhängen betrachtet werden. Denn die Gebärmutter ist keineswegs das einzige Organ, welches sich während dieser Zeit verändert; sie ist nur das wichtigste. Wir haben es an dieser Stelle wesentlich mit ihrem *Latenzzustand* zu tun, welcher die Veränderungen bei Eintritt der Schwangerschaft vorbereitet und nur im Hinblick auf die Gebärfähigkeit der Frau zu verstehen ist.

Der nichtschwangere Uterus, den wir im folgenden immer meinen, wenn nicht ausdrücklich von Schwangerschaftsveränderungen gesprochen wird, hat im ganzen die Form einer abgeplatteten Birne, deren rundlicher dicker Abschnitt von der Scheide weg, deren verjüngter Abschnitt auf diese hin gewendet ist und von ihr ein Stück weit umfaßt wird. Die Abplattung betrifft den anteroposterioren Durchmesser (Dicke). Die Länge beträgt bei der Frau, welche nicht geboren hat, im Mittel 7,5 cm, die größte Breite 4 cm, die größte Dicke 2,5 cm. Nach mehrfachen Geburten sind die Maße um 1—$1^1/_2$ cm größer. Das Organ ist dickwandig und fühlt sich solide an, hat aber ein plattes, spaltförmiges Lumen, *Cavum uteri* (Abb. 277b), welches von den Eiern und vom Sperma passiert wird und bei der Schwangerschaft von der Frucht ausgefüllt wird. Die Gesamtlänge des Hohlraumes bei der geschlechtsreifen Frau beträgt 6—7 cm (Sondenlänge vom äußeren Muttermund aus bis zum Fundus gemessen). Der ganze Uterus wiegt etwa 50 g, bei Mehrgebärenden das Doppelte.

Ursprünglich ist der Uterus paarig, denn er entsteht aus den beiden Müllerschen Gängen, welche im Bereich der Scheide und der Gebärmutter zu einem unpaaren Kanal verschmelzen, weiter kranial getrennt bleiben und als die paarigen Eileiter zeitlebens bestehen (Abb. 235 u. 265c). Ist dieser Entwicklungsgang gehemmt, so entstehen verschiedenartige Mißbildungen, je nach dem Stadium, auf welchem die Hemmung einsetzt. Bleibt die Verwachsung der Müllerschen Gänge ganz aus, so existieren zwei getrennte Uteri, *Uterus didelphys, U. duplex*; bleibt sie nur im Bereiche des kranialen Teiles aus, so entsteht der zweihörnige Uterus, *Uterus bicornis*; ist die Gebärmutter äußerlich einheitlich, aber im Inneren in zwei Kanäle geteilt, so nennt man sie *Uterus septus*. Schließlich kann die ganze Hemmung darauf beruhen, daß nur am kranialen Ende eine mediane Einkerbung des Konturs übrigbleibt, *Uterus arcuatus*. Zwischen diesen Haupttypen gibt es zahlreiche Zwischenformen.

Ein entwicklungsgeschichtliches Rudiment der Wolffschen Gänge sind die gelegentlich an den beiden seitlichen Kanten der Gebärmutterwand vorkommenden Gartnerschen

Gänge (s. S. 473 u. Abb. 264); sie sind beim Kind ausgedehnter als bei der Erwachsenen, bei der letzteren am ehesten noch gegen die Scheide zu erhalten.

Die Einteilung in *Körper, Corpus*, und *Hals, Cervix*, richtet sich nach einer taillenartigen Einschnürung des Organs, *Isthmus uteri*, der sich etwas unterhalb der Mitte befindet. Das Corpus ist abgeplattet, die Cervix ist röhrenförmig, annähernd cylindrisch. Der über die Einmündungen der Eileiter vorragende Endteil heißt *Muttergrund, Fundus uteri*. An seinem Beginn ist die Gebärmutter am breitesten. Die Höhle ist platt dreieckig (Abb. 277 c), spaltförmig, Vorder- und Hinterwand liegen fast aneinander; die Basis des Dreiecks, zwischen den beiden Einmündungen der Tuben, entspricht dieser Stelle, die Spitze entspricht dem Beginn der Cervix. Solange die Frau nicht geboren hat, sind die Seitenränder des Dreiecks und seine Basis etwas nach innen eingezogen, konkav. Nach Geburten kehrt das Lumen nicht mehr in die virginale Form zurück. Von außen betrachtet ist die Vorderfläche des Uterus, welche der Blase zugewendet ist, *Facies anterior* s. *vesicalis*, flach oder schwach gewölbt; die Hinterfläche, *Facies posterior* s. *intestinalis* (dem Mastdarm zugewendet) ist stärker gewölbt (Abb. 286). Beide sind voneinander durch den stumpfen Seitenrand, *Margo lateralis*, mehr verbunden als getrennt.

Beim Uterus, der nicht geboren hat, sind Corpus und Cervix gleich lang, häufig die Cervix etwas länger. Beim Uterus, der geboren hat, ist das Corpus um 1—2 cm länger als die Cervix. Beim Kinde ist das Corpus sehr klein, nur halb so lang wie die Cervix; die Cervix, und besonders die Portio vaginalis sind relativ viel dicker als im fertigen Zustande. In der Pubertät, also etwa im 13. Jahre, wächst der ganze Uterus sehr schnell, fast auf das Doppelte seiner bisherigen Länge. Besonders stark wächst das Corpus, so daß es nun annähernd ebenso lang wird wie die Cervix. Nach Aufhören der Ovarialtätigkeit (Klimakterium) wird der Uterus allmählich kleiner, die Portio vaginalis wird flacher und verstreicht schließlich ganz.

Das untere Drittel der Cervix ist in die Vorderwand der Vagina eingelassen und wird von ihr umfaßt. Das in den Vaginalkanal vorspringende Stück nennt man *Portio vaginalis*, kurzweg „Portio", mit *Vorder-* und *Hinterlippe*, *Labium anterius* et *posterius* (Abb. 277 b). Vor der ersten Geburt ist die Öffnung des Kanals, *Canalis cervicis*, welche die beiden Lippen gegeneinander begrenzt, rundlich, grubenförmig, klein; nach Geburten ist sie ein quergestellter, breiter Schlitz von unregelmäßiger Form. Im letzteren Fall sind die beiden Lippen am deutlichsten gegeneinander begrenzt. Das Loch heißt *äußerer Muttermund, Orificium externum uteri*. Die Vorderlippe ist dicker und mehr gerundet, die Hinterlippe ist dünner und länger. Die Lippen stehen so zur Vagina, daß sie beide die Hinterwand berühren, die vordere an einer etwas tiefer gelegenen Stelle als die hintere. Man kann sie bei der vaginalen Untersuchung der Lebenden abtasten und sie gegen die vor und hinter den Lippen gelegenen Ausbuchtungen der Scheide, die *Scheidengewölbe, Fornices vaginae*, begrenzen.

Die oberhalb des Durchtritts durch die Scheidenwand gelegenen zwei Drittel der Cervix heißen *Portio supravaginalis*. Nach dem dreieckigen Cavum uteri im Gebärmutterkörper zu mündet der Cervixkanal mit dem *inneren Muttermund, Orificium internum uteri*. Der Cervixkanal zwischen beiden Ostien ist etwa 2,5 cm lang, er ist in seiner Mitte spindelförmig erweitert, gegen die Enden verengert und von vorn nach hinten etwas abgeplattet. Der oberste, etwa $^1/_2$ cm lange Abschnitt des Cervixkanals entspricht dem Isthmus uteri und wird als *Canalis isthmi* bezeichnet. Dem Bau und der Funktion der Schleimhaut nach verhält er sich weder wie das Cavum uteri noch wie der Canalis cervicis (s. unten), er ist das indifferente Übergangsgebiet zwischen den beiden sich ganz verschieden verhaltenden Abschnitten.

Die Wand der Gebärmutter ist mächtig, bei jungen Mädchen 10—15 mm, bei erwachsenen Frauen bis 20 mm stark. Sie besteht aus drei Schichten, der *Schleimhaut (Mucosa), Muskelschicht (Muscularis)* und dem *Bauchfellüberzug (Serosa)*. Den letzteren behandeln wir mit den Beziehungen des Bauchfells zum Uterus im ganzen, die sich nicht auf den bloßen Überzug beschränken.

Er ist weitaus die dünnste Schicht. Die Muskulatur ist am dicksten, die Schleimhaut ist viel dünner als sie (Abb. 278).

Endometrium. Die *Schleimhaut* der Gebärmutter, *Endometrium*, schließt an den Mündungen der beiden Tuben unmittelbar an deren Schleimhaut an und kleidet den Körper glattwandig aus. Im Cervixkanal erhebt sie sich zu zwei Faltensystemen, von welchen das eine auf der Vorder-, das andere auf der Hinterwand des Kanals liegt. Jedes System besteht aus einer axialen Längsfalte mit beiderseitig anschließenden Seitenfältchen, ähnlich einem Palmwedel,

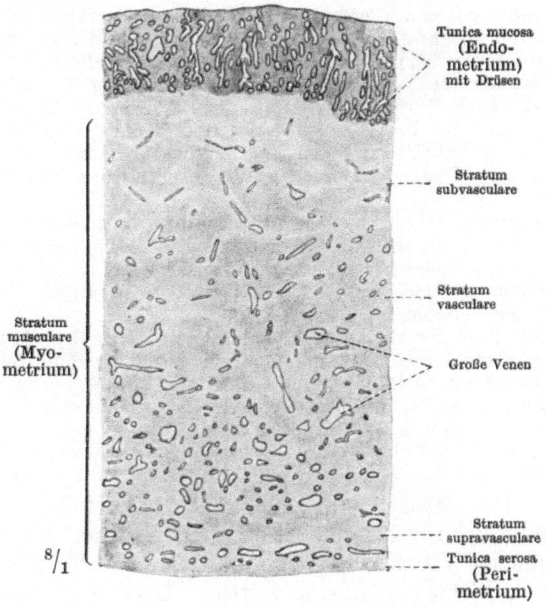

Abb. 278. Querschnitt durch die Uteruswand. Schleimhaut kurz vor Beginn der Menstruation. Übersichtsbild. Die Schleimhaut dunkelgrau, die Muskelhaut hellgrau.

Plica palmata. Die Falten der Vorderwand greifen in die Rinnen zwischen den Falten der Hinterwand ein. Ohne die Plicae palmatae wäre das Lumen des Cervixkanals auf dem Querschnitt rund. Es ist von einem Schleimpfropf erfüllt, dem Sekret der Cervixdrüsen.

Das Epithel ist einschichtig, cylindrisch bis in die Nähe des äußeren Muttermundes. Dieser selbst und die Oberfläche der Portio vaginalis sind wie die Vagina mit mehrschichtigem Plattenepithel bedeckt. Die Drüsen, *Glandulae uterinae*, sind cylindrische Schläuche, die in den verschiedenen Phasen der Schleimhaut (s. Menstruation) sehr verschieden lang und höchstens an ihrem Grunde verästelt, sonst gerade oder leicht geschlängelt und ungeteilt sind (Abb. 279). Sie sind mit dem gleichen Epithel ausgekleidet wie die Schleimhautoberfläche selbst. Sie spielen eine besondere Rolle bei der Ernährung des Eies kurz nach der Einnistung (eine „sekretorische Phase“ bereitet bei jeder Menstruation die Einnistung des Eies vor, Abb. 271). Bei der Wiedererzeugung einer Schleimhaut nach der Menstruation und nach der Geburt, bei welcher die alte Schleimhaut verloren geht, dienen die blinden Enden der Schläuche, welche bis in die Muskulatur hineinreichen und bei der Menstruation und bei der Geburt nicht mit ausgestoßen werden, als Proliferationsherde, von denen das neue Epithel auswächst (außerdem von den Tubenöffnungen aus).

Gegen Ende des menstruellen Intervalles wird das Cylinderepithel, auch der Drüsen, regelmäßig streckenweise zu Flimmerepithel. Der Flimmerstrom ist auf den äußeren Muttermund zu gerichtet, innerhalb der Drüsen vom Grunde nach den Öffnungen zu. Bei Tieren fehlen die Cilien meistens ganz, ebenso beim Kind. Das Sekret, welches von den Cilien vaginalwärts bewegt wird, stammt aus den Tuben, den Drüsen und vielleicht den nicht flimmernden Zellen des Uterus, welche wie in den Tuben phasenweise mit den flimmernden abwechseln. Die Schleimhaut des kurzen *Canalis isthmi* hat den gleichen Bau wie die des Corpus, ist aber niedriger, und die Drüsen sind spärlicher und kürzer. Im Cervixkanal gibt es *Glandulae cervicales*, welche stärker verzweigt als im Cavum uteri, aber sonst gleich gebaut sind. Schleimproduzierende Zellen im Oberflächenepithel und in den Cervixdrüsen sind deutlich. Sogenannte „Schleimbälge", d. h. Schleimdrüsen von 1 mm Weite kommen in der Nähe des äußeren Muttermundes vor und können, wenn ihre Öffnung verklebt und das Sekret in ihnen gestaut ist, zu Cysten anschwellen, welche im Muttermund der Lebenden bei der Spiegeluntersuchung sichtbar werden *(Ovula Nabothi)*. Die Grenze des Cylinderepithels gegen das mehrschichtige Plattenepithel ist scharf, aber die Begrenzungslinie nicht geradlinig, sondern oft gezackt und gebuchtet. So kommt es, daß stellenweise Cylinderepithel auch außen vom Orificium externum auf der Portio liegen kann und bei der vaginalen Untersuchung der Lebenden (mit dem Speculum) zu sehen ist. Da das Cylinderepithel samtartig und viel röter gefärbt ist als das Plattenepithel, kann der Unkundige es mit Verletzungen des letzteren verwechseln.

Die *Tunica propria* der Uterusschleimhaut ist ihrer periodischen Neubildung entsprechend ein junges faserarmes Bindegewebe, ähnlich dem embryonalen, aus verzweigten, miteinander verbundenen Zellen bestehend. Die Drüsen liegen in der Tunica propria in ziemlich weiten Abständen, die viel größer sind als etwa die Abstände der LIEBERKÜHNschen Drüsen in der Darmschleimhaut.

Die Schleimhaut liegt der Muskelschicht unmittelbar auf, ohne Zwischenschaltung einer Submucosa, die als Verschiebeschicht hier nicht nötig ist, da der Uterus keine motorische Tätigkeit mit großen Lumenschwankungen ausübt wie der Magen-Darmkanal. Die Enden eines Teiles der Drüsen ragen in Buchten an der Oberfläche der Muscularis hinein. Das ist die Grundlage dafür, daß es dem Kliniker erlaubt ist, die ganze Schleimhaut herauszukratzen (Curettement). Dabei bleiben diese Drüsenenden erhalten, und von ihnen und dem intermuskulären Bindegewebe geht der Wiederaufbau einer neuen Schleimhaut aus.

Myometrium. Die *Muskelschicht* oder das *Myometrium* ist zugleich Gefäßschicht; die Gefäße des Organs sind in die dicke Muskelschicht eingebettet. Besonders die zahlreichen Venen fallen auf Schnitten auf (Abb. 278). Man teilt danach die ganze Muskelschicht ein in eine mittlere Lage weitester Gefäße: *Stratum vasculare*, eine innen und eine außen davon gelegene Schicht mit weniger zahlreichen Gefäßen, die ich *Stratum subvasculare* und *Stratum supravasculare* nenne. Die Anordnung der Muskulatur scheint mir im einzelnen nicht geklärt. Nach der zumeist vertretenen Lehre besteht sie aus zwei spiegelbildlichen Systemen. Innerhalb jedes Systems soll sie in Spiralen angeordnet sein, welche im Sinne von Rechts- und Linksspiralen von außen nach innen dem Lumen zu verlaufen (Abb. 277 c). Die Spiralen liegen in Ebenen, welche gegen die Medianebene geneigt sind: im Bereiche der Cervix stehen sie fast senkrecht zur Medianebene, gegen den Fundus hin in zunehmend spitzen Winkeln; an den Tubenecken gehen die Muskelspiralen in die Ringmuskulatur der Tuben über. Auf einem Schnitte, welcher in der entsprechenden Ebene gelegt ist, findet man im Corpus die Spiralen des einen der beiden spiegelbildlichen Systeme längs getroffen, die der anderen quer. Durch die Spiralanordnung ist ermöglicht, daß die Erweiterung des Uterus in der Schwangerschaft entsprechend dem Wachstum der Frucht zum großen Teil durch Streckung der Spiralen erfolgen kann und nur zum Teil durch Verlängerung der einzelnen Muskelzellen geschehen muß. Bei dieser Weiterstellung wird die Uteruswand nicht nur relativ, sondern auch absolut dünner. Mit der Streckung der Spiralen geht notwendig eine Vergrößerung der mit Bindegewebe (und Blutgefäßen) erfüllten Spalten zwischen den Spiralen einher, der durch entsprechende Vermehrung des Bindegewebes Rechnung getragen wird.

Ob die Muskelbündel wirklich den geschilderten spiraligen Verlauf haben, ist mir sehr zweifelhaft; eigene Versuche, ihn zu bestätigen, waren erfolglos.

Die ganze Uterusmuskulatur ist so fest gefügt, daß es nicht gelingt, einzelne Bündel zu isolieren und zu verfolgen. Wenn man die mächtig erweiterten Venen des graviden Uterus betrachtet (Abb. 288), scheint es mir unmöglich, sich in den Maschen dieses Netzes spiralig angeordnete Muskelbündel zu denken. Damit soll nicht bestritten werden, daß Muskelbündel von äußeren Lagen in innere übergehen, daß es sich also nicht um einfache Ringmuskulatur in den zwei Systemen handelt. Die Weiterstellung bei vorschreitender Gravidität kann auch ohne Spiralanordnung dadurch bewerkstelligt werden, daß innerhalb der einzelnen Muskelbündel die Muskelzellen sich in der Längsrichtung gegeneinander verschieben, so daß das Bündel länger und dünner wird. Außerdem werden die einzelnen Muskelzellen um ein Vielfaches länger, auch werden wahrscheinlich noch neue Muskelzellen gebildet.

Die gesamte Muskulatur hat außerhalb der Schwangerschaft nur eine geringe Bedeutung. Immerhin verraten Schmerzen, welche dem Darmkneifen bei Durchfall ähnlich sind, bei starken menstruellen Blutungen oder bei pathologischem Inhalt des Cavum uteri die Tätigkeit dieser Muskeln beim Ausstoßen des Inhaltes. Weitaus die größte Bedeutung erlangt die Muskulatur bei der Geburt, bei der sie gemeinsam mit der Bauchpresse die Austreibung des Kindes verursacht. Die mit ihren heftigen Kontraktionen verbundenen Schmerzen heißen „Wehen".

Die von außen an den Uterus herantretenden Muskelbündel des Ligamentum ovarii proprium, Ligamentum teres und Ligamentum sacro-uterinum (Abb. 277a) biegen nach zunächst oberflächlichem Verlaufe in das gleichseitige Muskelsystem ein. Mit ihren oberflächlichen Verlaufsstrecken bilden sie das Stratum supravasculare der Muskulatur. Teile dieser Züge treten erst kurz nach Überschreiten der Mittellinie in die Tiefe und bilden mit den entsprechenden Zügen der Gegenseite eine Längsraphe auf der Vorder- und Hinterfläche. Einige der aus dem Ligamentum ovarii proprium stammenden Züge biegen nahe der Mittellinie nach aufwärts um und umziehen als oberflächliche Längsbündel bogenförmig den Fundus. Zarte subseröse Längszüge stammen auch aus der Längsmuskulatur der Tuben und der Vagina.

Die glatten Muskelzüge sind durch reichliches Bindegewebe zusammengehalten, welches zugleich Träger der Gefäße und Nerven ist. Nach der Schleimhaut zu ist es reich an elastischen Fasern, welche die Dehnbarkeit der Wand unterstützen. Besonders zahlreich sind sie in der Muskulatur des Cervixkanals, *Tunica muscularis cervicis*, welche bei der Geburt am stärksten gedehnt wird. Zugleich sind aber auch zahlreiche kollagene Fasersysteme in ihr vorhanden, welche so eingestellt sind, daß trotz stärkster Dehnung in der Norm kein Einriß entstehen kann. Lediglich die Portio vaginalis pflegt beim Durchtritt des Kindes nicht standzuhalten und seitlich überdehnt zu werden oder einzureißen. Daher rührt der Unterschied ihrer Form bei der Frau vor und nach Geburten *(Nulliparae* und *Multiparae)*, vgl. S. 488. Wegen des Reichtums der Cervix an kollagenem Bindegewebe ist sie rigider als das ihr gegenüber weiche Corpus.

Menstruation. Beim Menschen und den Primaten tritt beim geschlechtsreifen Weibe in Abständen von gewöhnlich vier Wochen regelmäßig eine Blutung ein, *Menstruation (Regel, Periode)*. Sie ist von der Reifung eines Follikels im Ovarium abhängig. Wenn das Ei befruchtet wird und sich eine Schwangerschaft anschließt, bleibt die Reifung weiterer Follikel und das Eintreten neuer Blutungen gesperrt.

Die Schwangerschaft beginnt mit der Einnistung des Eies in die Schleimhaut der Gebärmutter. Dieser Vorgang, *Nidation*, schneidet zwar die äußere menstruelle Blutung ab, ehe sie noch begonnen hat, aber die einleitenden Vorgänge an der Schleimhaut sind in beiden Fällen gleich. Sie bereiten das Bett für das zu erwartende Ei vor, indem die Schleimhaut für seine Einbettung aufgelockert wird, Drüsensekrete zu seiner Ernährung bereit gestellt und die ganzen inneren Organe stärker durchblutet werden; sie sind die eigentlich wichtigen Veränderungen. Tritt keine Schwangerschaft ein, so nehmen die Schleimhautveränderungen eine andere Richtung, sie klingen jäh mit der Blutung ab. Die Schleimhaut wird bis auf die basalsten Teile abgestoßen (Abb. 271).

Danach unterscheidet man an der Schleimhaut zwei Schichten, die basale und die funktionelle Schicht, kurz *Basalis* und *Funktionalis*. Die Basalis nimmt an den cyclischen Veränderungen der Schleimhaut nicht nennenswert teil und bleibt unter allen Umständen bei der Menstruation erhalten (Abb. 271); von ihr geht die Regeneration der Funktionalis aus, an der sich die cyclischen Veränderungen abspielen (Abb. 279—282). Diese beginnen nach der Menstruation mit der Wucherung des Bindegewebes und der Epithelialisierung der Wundfläche von den Drüsenresten aus (Regenerationsphase, 1.—4. Tag). Im Laufe von weiteren 8 Tagen wird die neue Schleimhaut, d. h. die Funktionalis, durch Wucherung (Proliferation) des Bindegewebes und der Drüsen gebildet. Diese „*Proliferationsphase*“ steht unter der Einwirkung hauptsächlich des Follikelhormons. Sie geht unmerklich in die „*Sekretionsphase*“ über, in der nach dem Follikelsprung (am 12.—16. Tage) unter der Wirkung des Hormones des neugebildeten Corpus luteum die Dicke der Funktionalis noch weiter zunimmt (bis etwa 5 mm), die Drüsen sich schlängeln und erweitern und zu sezernieren beginnen, die Propria mit Flüssigkeit durchtränkt, kurz die Schleimhaut zur Einnistung des Eies vorbereitet wird. In der letzten Woche des Intervalles können die Epithelzellen streckenweise in Flimmerzellen umgewandelt werden (auch in den Drüsen) und treten mannigfache Veränderungen in der Propria ein. Wird die Eizelle nicht befruchtet und das Corpus luteum dadurch nicht zu der weiteren Ausbildung zum Corpus luteum graviditatis angeregt, so fängt es nach 10—12tägigem Bestehen an zu degenerieren und die Hormonbildung einzustellen. Dadurch wird die Vorbereitung der Schleimhaut auf die Einbettung des Eies unterbrochen, sogar treten leichte Rückbildungserscheinungen ein, z. B. geringere sekretorische Tätigkeit der Drüsen. Einige Tage später fällt nach einer kurzen Phase von Blutleere die geschwollene Funktionalis zusammen, und neue Blutstöße bringen sie zur Loslösung in kleinen Stücken, die sich unter Blutaustritt innerhalb mehrerer Tage

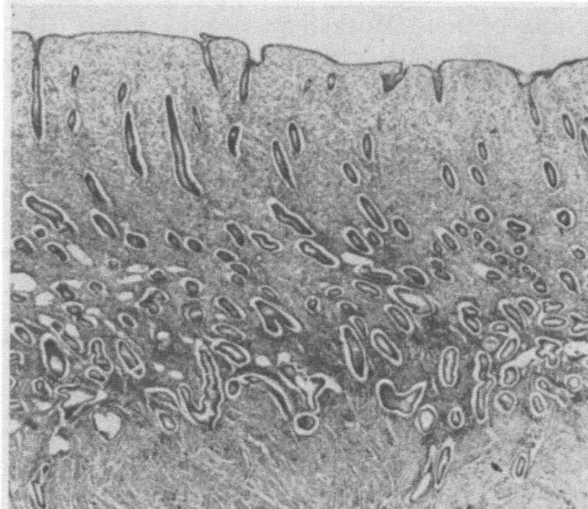

Abb. 279.

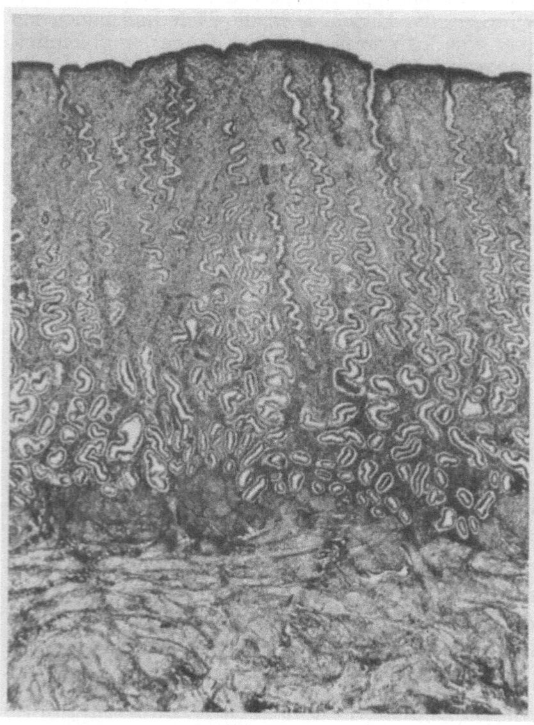

Abb. 280.

vollzieht. Die *Desquamationsphase* bedingt das äußere Bild der *menstruellen Blutung.* Meist wird nicht die ganze Funktionalis ausgestoßen, und wenn, dann bleibt mindestens die Basalis völlig erhalten. Da die Lösung der Funktionalis in kleinen Teilen zu verschiedenen Zeiten erfolgt, so setzt an der einen Stelle die Regeneration schon wieder ein, während an der anderen die alte Schleimhaut noch nicht ausgestoßen ist.

Die hier etwas schematisch dargestellten Vorgänge zeigen im einzelnen starke individuelle Verschiedenheiten.

Die Schleimhaut des *Isthmus* unterliegt diesen cyclischen Veränderungen nur in geringem Maße. Die Veränderungen der *Cervix*schleimhaut bestehen im wesentlichen nur in erhöhter Drüsentätigkeit während der Proliferationsphase. In der sekretorischen Phase der Corpusschleimhaut geht diese Drüsentätigkeit wieder zurück. In der Schwangerschaft tritt sie in sehr verstärktem Maße wieder ein. Der Schleim ist, besonders während der Gravidität, sehr zäh, nur während der Proliferationsphase der Uterusschleimhaut, besonders zur Zeit der Ovulation, ist er dünnflüssig und für die Spermatozoen leicht zu überwinden.

Die Größe des Blutverlustes ist sehr schwer sicher zu bestimmen, da außer Blut auch Drüsensekrete, Ödemflüssigkeit und eingeschmolzenes Gewebe abgehen. Die Angaben schwanken zwischen 50 g und $^3/_4$ kg. Individuelle Verschiedenheiten sind sehr ausgeprägt. Dies hängt auch mit der Dauer der Blutung zusammen, die zwischen 2 und 8 Tagen schwankt. Sie tritt in unseren Klimaten zwischen dem 13. und 15. Lebensjahr zuerst auf *(Menarche)*. Die sozialen Verhältnisse, die körperliche Gesamtentwicklung und auch die psychische Verfassung des Individuums sind darauf von Einfluß. Die periodische Wiederkehr ist bei der gesunden Frau nur während der Schwangerschaft und anschließend daran, meist solange sie stillt *(Lactation)*, unterbrochen. Im allgemeinen erlischt sie gegen Ende der 40er Jahre *(Klimakterium, Menopause)*. Die gesamte befruchtungsfähige Zeit dauert 30—35 Jahre.

Die Menstruation ist durchaus kein rein lokales Geschehen, viel-

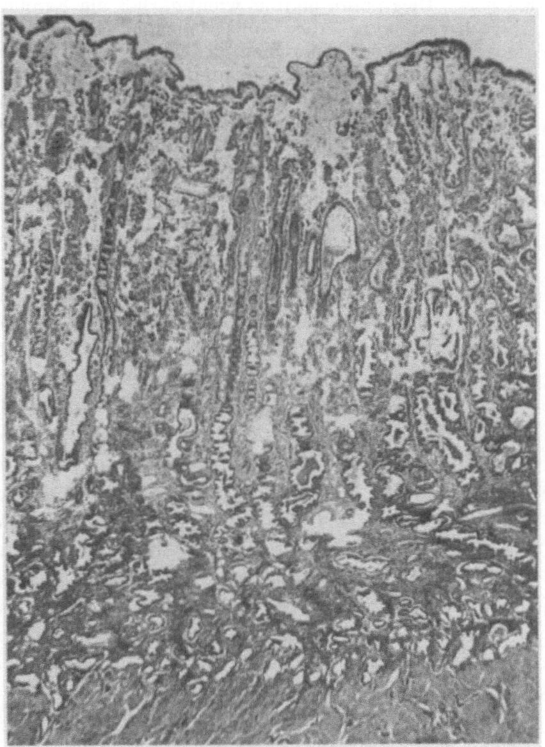

Abb. 281.

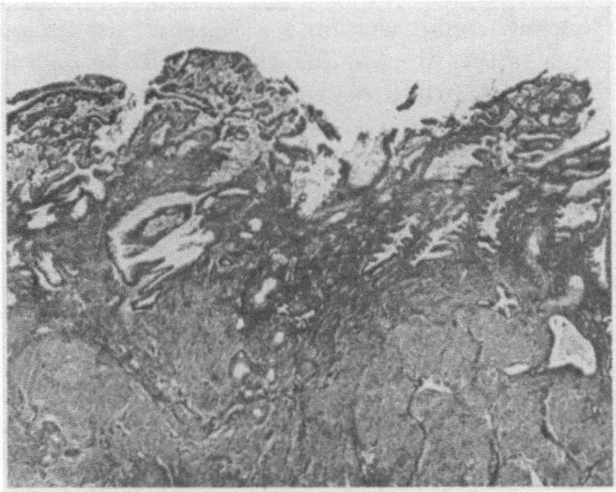

Abb. 282.

Abb. 279—282. Schnitte durch die Uterusschleimhaut in verschiedenen Stadien des menstruellen Cyclus. Abb. 279, 9. Tag, Proliferationsphase. Abb. 280, 17. Tag. Sekretionsphase. Abb. 281, 28. Tag, unmittelbar vor Beginn der Desquamation. Abb. 282, 2. Tag, nach Beendigung der Desquamation. (Aus R. SCHRÖDER, Lehrbuch der Gynäkologie, 3./4. Aufl. 1948, Abb. 30, 32, 35, 37.) Alle Bilder bei gleicher Vergrößerung (20fach). Wegen der verschiedenen Dicke der Schleimhaut vgl. Abb. 271.

mehr ist der gesamte Organismus in individuell sehr verschiedenem Maße physisch und psychisch in Mitleidenschaft gezogen, daher die Bezeichnung „Unwohlsein“ für Menstruation. Alte Vorstellungen verbinden mit dem Blutabgang den Gedanken einer „Reinigung“ des Körpers. Dies nahm man so wichtig, daß die Kirche den Tag „Mariae Reinigung“ in ihren Kalender aufnahm. Alte Volkserfahrung schließt Mädchen und Frauen in den Tagen ihrer Menstruation vom Einkochen des Obstes und von der Weinlese aus. Eine Erklärung dafür ermöglicht die andere Erfahrung, daß es nicht so selten Frauen und Mädchen gibt, denen in den Tagen des „Unwohlseins“ die frische Blume in der Hand alsbald zu welken beginnt, wie denn Andere in diesen Tagen ein Hautsekret von unverkennbarem Geruch absondern. — Alles Zeichen von der Mitbeteiligung des Gesamtorganismus, über deren Ursachen wir freilich nicht einmal Vermutungen haben.

Der schwangere Uterus. Bis zum Augenblick, wo das befruchtete Ei in die Schleimhaut des Uterus eindringt, ist es in seiner Ernährung in erster Linie auf die eigenen Vorräte angewiesen, welche es im Eierstock als Dotter mit auf den Weg bekommen hat. Von der Nidation ab übernehmen die Sekrete der Uterindrüsen, aufgelöstes Uterusgewebe (Histiotrophe), später vor allem das mütterliche Blut in der Schleimhaut der Gebärmutter die Ernährung für das Kind. Eine wirkliche Vermischung des mütterlichen und kindlichen Blutes kann nie eintreten. Geschähe es, so würde der sehr viel stärkere Motor des größeren der beiden Organismen, das mütterliche Herz, sofort das sehr viel schwächere Herz des Kindes zum Stillstand bringen. In der Norm verhalten sich die mütterlichen und kindlichen Gefäße ganz ähnlich zueinander wie die Luft und das Blut in der Lunge; das mütterliche Blut entspricht der Luft innerhalb der Lungenbläschen, das kindliche Blut dem Blut in den Alveolarwänden. Durch Diffusion wird in beiden Fällen eine Erneuerung des O_2-Gehaltes erzielt, bei dem graviden Uterus kommt noch ein Durchtritt gelöster Nahrungssubstanzen vom mütterlichen zum kindlichen Blut hin dazu. Der Vorgang entspricht der Atmung in der Lunge und der Resorption von Nahrung im Darme des Erwachsenen zu gleicher Zeit und am gleichen Ort. Auch die Abfuhr der Schlacken der Respiration und Nutrition geschieht durch das mütterliche Blut. Dazu gehören enorme Umgestaltungen der Schleimhaut der Uteruswand und des Eies, welche gemeinsam ein besonderes Organ, den *Mutterkuchen, Placenta*, aufbauen. Andere Teile, welche nur vorübergehend oder gar nicht für die Ernährung und Atmung des Kindes in Gebrauch sind, werden zu Schutzeinrichtungen für die wachsende Leibesfrucht ausgestaltet, die *Eihäute* oder *Fetalhüllen, Amnion* und *Chorion.*

Die Gebärmutter vergrößert sich entsprechend dem Wachstum des Kindes sehr schnell. Sie ist nicht mehr birnförmig, sondern rund, ballonartig durch den Inhalt aufgetrieben (Abb. 288). Besonders die Blutgefäße sind sehr vermehrt und vergrößert, da sie die Blutzu- und -abfuhr zu besorgen und die Ernährung und Atmung für das Kind zu gewährleisten haben.

Die Vergrößerung des Uterus betrifft zunächst nur das Corpus. Vom dritten Schwangerschaftsmonat an wird aber auch der Isthmus in die Wand des Brutraumes einbezogen (*unteres Uterinsegment* der Geburtshelfer), nachdem er zuvor aufgelockert und weicher geworden war (HEGARsches Schwangerschaftszeichen). Hingegen bleibt die Cervix bis zum Beginn der Geburt im wesentlichen unverändert, wird nur durch den Schleim ihrer lebhaft sezernierenden Drüsen verschlossen. Erst in der „Eröffnungsperiode“ der Geburt wird sie in kurzer Zeit völlig erweitert unter starker Verdünnung ihrer Wand, die regelmäßig zu Einrissen ihres Randes führt. Darauf beruht die veränderte Gestalt des äußeren Muttermundes nach einer Geburt.

Bei der Tubenschwangerschaft wird die Tubenwand, welche nicht für die Schwangerschaft vorgebildet ist, ganz beträchtlich gedehnt, selten selbst bis zur völligen Reife des Kindes. Häufiger reißt sie allerdings früh ein und veranlaßt gefährliche Blutungen in die Bauchhöhle. Daß die Frucht von sich aus die Wandung zu dehnen vermag, ist daraus klar zu erkennen. Bei der Gebärmutter ist der Vorgang viel komplizierter, da selbständige Wachstumsvorgänge der Uteruswand mit solchen der Frucht kombiniert sind; sie sind sehr fein aufeinander abgestimmt, um die Ernährung und Atmung der Frucht ungestört im Gange zu halten, doch wissen wir im einzelnen darüber sehr wenig.

Das befruchtete menschliche Ei macht während der Wanderung durch die Tube seine ersten Teilungen durch. Wenn es im Uterus ankommt, ist es eine Kugel von etwa 8—10 Zellen. Erst nach weiteren 2 Tagen haben sich, offenbar unter der Wirkung der gegenseitigen Berührung, Uterusschleimhaut und Keim zur Einnistung erst völlig bereit gemacht. Der Keim hat am 6. Tage nach dem Austritt der Eizelle aus dem Ovarium einen Entwicklungsgrad erreicht, der ihm nun das aktive Eindringen in die Schleimhaut ermöglicht. Er stellt eine Blase dar, deren eine Wandhälfte aus ganz flachen Zellen besteht, während die andere, der die eigentliche Embryonalanlage anhaftet, zu einem dicken Syncytium, dem *Trophoblast*, umgewandelt ist (Abb. 283), zu dem sich fortschreitend auch die dünne Wandpartie umbildet, so daß dann der Keim ringsherum von Trophoblast umgeben ist (Abb. 284). Dieser bringt nach der Anlagerung an die Schleimhaut, wahrscheinlich durch Fermente, das Epithel und die unterliegende Propria zur Einschmelzung, so daß ein Bett entsteht, in das das Ei sich einnisten kann *(Nidation)*. Die Implantation geschieht stets zwischen den Drüsen, nie in einer Drüse selbst. Die Öffnung im Epithel, durch die das Ei eingedrungen ist, wird durch Wucherung des Epithels am Rande zwar verkleinert, aber erst durch ein Gerinnsel, das *Schlußkoagulum* (Abb. 284), völlig verschlossen. Dieses wird später von dem weiter vorrückenden Epithel und der dieses begleitenden Propria völlig verdrängt, so daß das Ei in seiner Trophoblastschale ganz von Bindegewebe der Propria umhüllt und auf der dem Cavum uteri zugewendeten Fläche von darüberliegendem Epithel bekleidet ist. Bei der Geburt wird die ganze Schleimhaut des Brutraumes ausgestoßen, sie ist deshalb die „hinfällige" Haut, *Decidua*, genannt worden. In dem Stadium der Abb. 284 und noch später unterscheidet man die *Decidua basalis* am Grunde des Einestes, die *Decidua capsularis*, die, mit Epithel bekleidet, die Vorwölbung überzieht, die das wachsende Ei gegen das Cavum uteri bildet, und die *Decidua vera* oder *parietalis*, an der übrigen Wand des Uterus. Bei dem weiteren Wachstum des Eies wird das Cavum uteri zunehmend verengert bis auf einen Spalt (Abb. 286), weiterhin bis zur völligen Aufhebung durch Aneinanderlagerung der Epithelien von Decidua capsularis und parietalis. Nach ihrer Verschmelzung gehen die Epithelien zugrunde, so daß keine Trennung zwischen Decidua capsularis und parietalis mehr besteht (Abb. 285). Bei der Geburt wird die gesamte Decidua mit der Nachgeburt ausgestoßen. Da sie nur von der funktionellen Schicht der Schleimhaut gebildet worden ist, bleibt die basale Schicht erhalten. Von ihr aus wird im *Wochenbett*, *Puerperium*, wie nach der Menstruation die neue Schleimhaut aufgebaut.

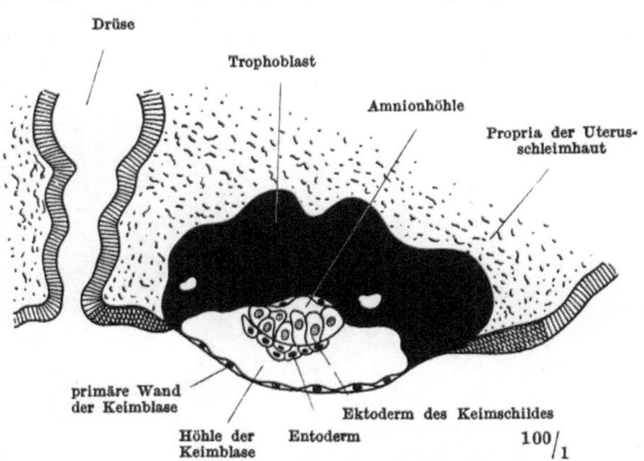

Abb. 283. Menschliches Ei (HERTIG und ROCK 1945) beim Eindringen in die Uterusschleimhaut. Das Ei ist 7 Tage alt (Uterusschleimhaut dem 22. Tage des 28tägigen Cyclus entsprechend). [Aus STARCK, Fortschr. d. Zool. N. F. Bd. 9 (1952).]

Wegen der Entwicklung des menschlichen Keimes verweise ich auf die Lehrbücher der Entwicklungsgeschichte. Wir beschränken uns darauf, den dreiblättrigen Keim auf seine Beteiligung am Aufbau der Eihäute und der Placenta hin zu betrachten. In Abb. 284 ist der flach ausgebreitete scheibenförmige Keim (Keim„scheibe“) senkrecht zu seiner Fläche zerschnitten: Ekto-, Meso- und Entoderm liegen übereinander geschichtet. Das Ektoderm im ganzen ist eine in sich geschlossene Blase. Ihre Basis bildet das Ektoderm des Keimschildes, das übrige ist ektodermale *Amnionwand* und *Amnionhöhle*. Die dickwandige Schale (dunkelgrau) ist der *Trophoblast*. Sie liegt den mütterlichen Geweben zunächst, ernährt, wie ihr Name sagt, den Keim durch Aufnahme von Substanzen aus den Geweben der Mutter und ist gleichzeitig der Sitz für die Ausscheidung von Fermenten, welche die Umgebung einschmelzen und Platz

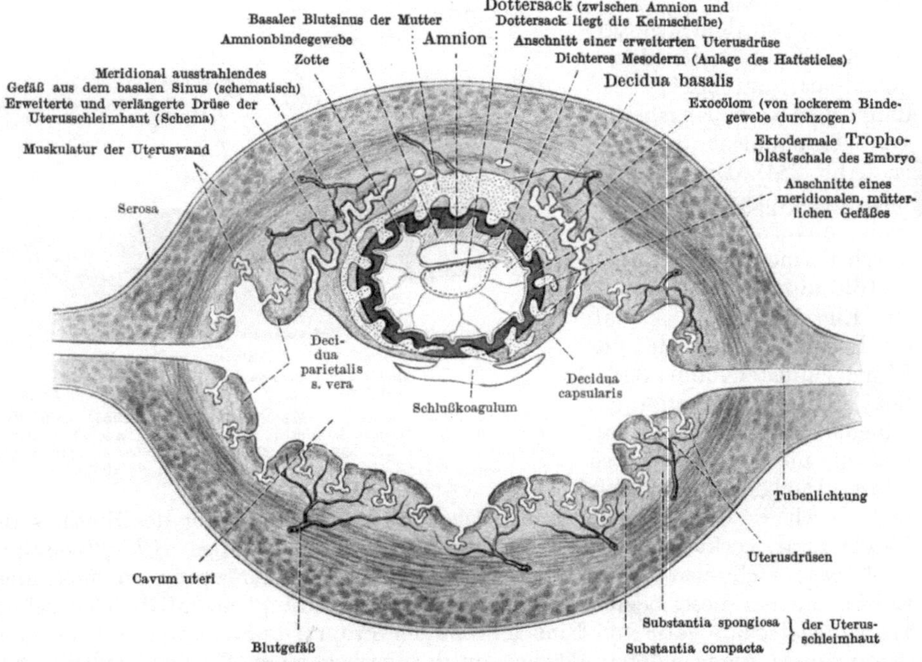

Abb. 284. Schwangerer Uterus, kurz nach der Implantation, quer durchschnitten. Halbschematisch; der Uterus im Verhältnis zum Ei vielmal zu klein gezeichnet (mit Benutzung des von PETERS beschriebenen Befundes einer jungen menschlichen Frucht).

für den wachsenden Keim schaffen. Das *Entoderm* schließt sich ebenfalls zu einer Blase, dem Dottersack. Der Zwischenraum zwischen der Gesamtblase, dem Trophoblasten, und den beiden in sie eingeschlossenen, dem Keim anhängenden Bläschen (Amnion und Dottersack) wird von Mesodermsträngen durchzogen. Abb. 283 zeigt die Verhältnisse in einem früheren Stadium.

Mit dem Keim wächst die dicke ektodermale Trophoblastschale und bildet verzweigte Fortsätze, die Zotten, in welche kindliches Mesoderm einwuchert. Der Trophoblast zerstört mütterliches Gewebe der Uterusschleimhaut, eröffnet dabei Drüsen und vor allem Blutgefäße, so daß ein weiter bluterfüllter Raum geschaffen wird, in welchen die Chorionzotten hineinwachsen: *intervillöser Raum* (Abb. 285). Das mütterliche Blut strömt gleichsam in einen See, in welchen die Chorionzotten eintauchen und mit ihrem Epithelbelag den Stoffaustausch zwischen Mutter und Frucht vollziehen. Die überwiegende Mehrzahl der Zotten flottiert frei im intervillösen Raum. Ihr Trophoblastüberzug ist in 2 Lagen differenziert; die LANGHANSsche Zellschicht und die oberflächliche syncytiale Schicht, Cyto- und Syncytiotrophoblast. Später wird das Epithel einschichtig.

An gewissen Stellen sind Zotten mit der Decidua der Mutter verlötet, *Haftzotten* (Abb. 285). Das Chorion ist vom Kinde gebildet und vertritt seinen Darm, da der embryonale Darm im Mutterleibe nichts hat, das er resorbieren könnte. Der dünne Trophoblastüberzug vermag die Eiweißkörper der Mutter so weit abzubauen, daß das Kind daraus sein Individualeiweiß neu bilden kann; er

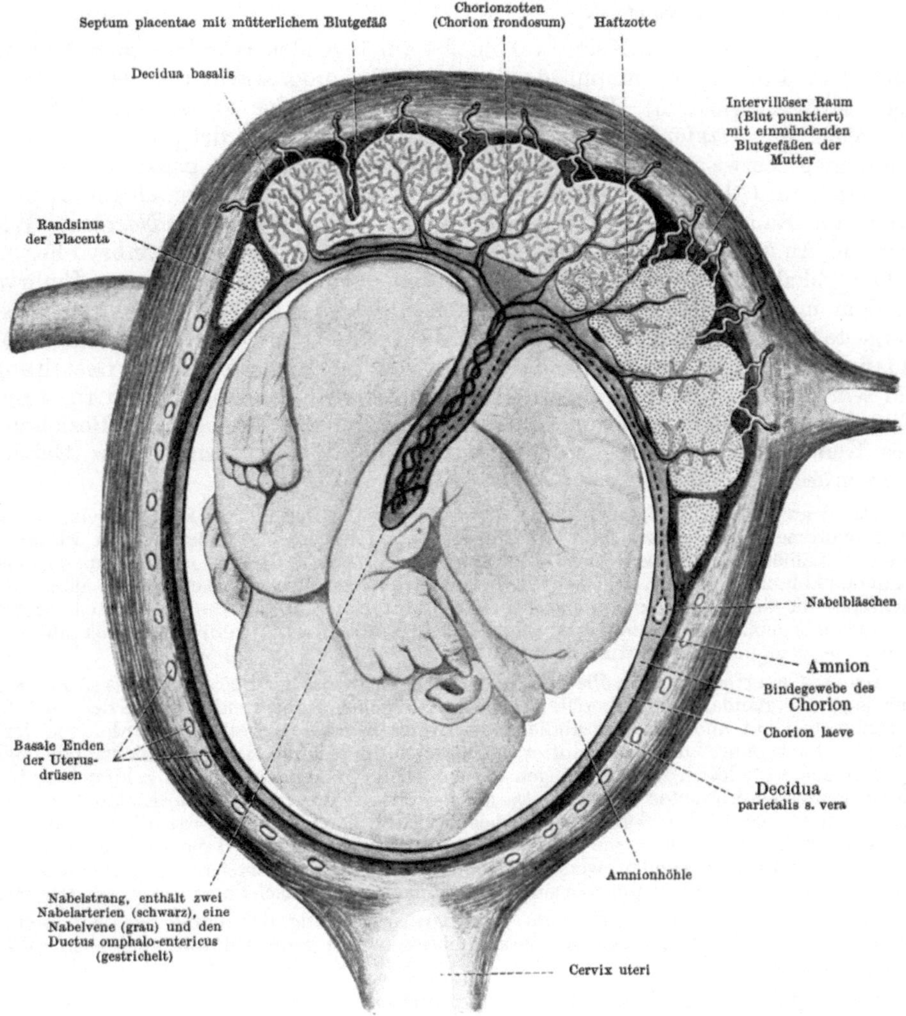

Abb. 285. Schwangerer Uterus, längs durchschnitten. Schema. Rechts vom Beschauer sind die Zotten ohne ihre Äste gezeichnet; der intervillöse Raum daher besser sichtbar als links, wo der Reichtum der Zottenäste angedeutet ist. Nabelstrang künstlich unterbrochen und größtenteils weggelassen.

erlaubt gleichzeitig auch die Diffusion von Gasen aus dem mütterlichen in das kindliche Blut und umgekehrt. Die Zottenwand zwischen kindlichen und mütterlichen Gefäßen vertritt die Schleimhaut im Darm und die Alveolarwand in der Lunge des Erwachsenen, ist zugleich eine Schranke, welche die Individualität des Kindes gegenüber der Mutter garantiert. Die Größe der Oberfläche sämtlicher Zotten ist außerordentlich groß (etwa 6,5 qm).

Anfänglich ist die ganze Trophoblastschale in ein Chorion mit *allseitig* dem Ei anhängenden Zotten umgebildet. Die Zotten vermögen in die Umgebung vorzudringen, indem sie die

Gewebe auflösen. Am klarsten ist das bei der Tubenschwangerschaft, bei welcher das Ei am fremden Ort liegt und vorgebildete Einschmelzungen der Tubenwand auszuschließen sind. — In der Placenta werden die Zotten immer zahlreicher und verästelter. Sie gleichen reich verzweigten Bäumchen *(Chorion frondosum)* (Abb. 285). Am übrigen Chorion werden sie frühzeitig rückgebildet, so daß dessen Oberfläche glatt wird *(Chorion laeve)*. Dem Chorion legt sich das Amnion unmittelbar an (Abb. 285) und bildet mit ihm und der Decidua capsularis die Wand der „Fruchtblase", welche für die Eröffnung des Cervixkanales bei der Geburt von großer Bedeutung ist.

Von den beiden dem Keim in Abb. 284 anhängenden Bläschen, dem Amnion und dem Dottersack, nimmt das erstere eine progressive, der letztere eine regressive Entwicklung. In Abb. 286 ist im Innern der Frucht eine Höhlung zu sehen, die *Amnionhöhle* (an der Spitze des auf die Vorderwand des Uterus deutenden Verweisungsstriches); sie nimmt schließlich das ganze Innere der Eihäute ein (Abb. 285). Die Dottersackhöhle ist dagegen zu einem kleinen Rest am Rande der Placenta herabgesunken, dem sog. *Nabelbläschen*. Wie sich die Amnionhöhle bei ihrem Wachstum um den wachsenden Embryo herum bildet, bleibe hier unerörtert. Genug, zum Schluß schwimmt der Embryo in dem mit Flüssigkeit gefüllten Amnion *(Liquor amnii)* wie in einem selbst hergestellten Aquarium. Die Suspension des wachsenden Embryo in der Amnionflüssigkeit ist nicht nur Schutzeinrichtung, sondern zugleich für die Gestaltung ein sehr günstiger Faktor. So wird bei Landtieren („Amnioten") und trotz des Einschlusses der Frucht in den Mutterleib die günstige mechanische Beziehung des Keimes zum umgebenden Medium wie bei Wassertieren bis zur Geburt aufrechterhalten.

Das Amnion dehnt sich so stark aus, daß es überall die Decidua mit dem ihm von außen verschmolzenen Chorion erreicht. Die Eihäute bestehen nunmehr außerhalb der Placenta aus drei Lamellen, zu äußerst der Decidua, in der Mitte dem Chorion und zu innerst dem Amnion (Abb. 285). Im Bereiche der Placenta überzieht das Amnion als eine glatte glänzende Membran die dem Kinde zugewendete Fläche, während die Dicke des Mutterkuchens die zu einer morphologischen Einheit verschmolzenen Chorionzotten (Villi) des Kindes und die intervillösen Räume der Mutter umfaßt.

Bei der Geburt löst sich die Placenta in der Zona spongiosa der Decidua basalis (Abb. 285) und folgt dem Kinde, welches bereits vorher die der Scheide zugewendete Stelle der Eihäute durchbrochen hat und mit dem abfließenden Amnionwasser ausgestoßen wurde. Sie verläßt als „Nachgeburt" die Gebärmutter, indem auch die Eihäute sich in der Zona spongiosa der Decidua vera lösen. Die Blutungen bei der Geburt stammen aus den zahlreichen, bei diesen Prozessen eröffneten Gefäßen. Da die Placenta schwerer ist als die Eihäute, so verläßt sie durch das Loch in letzteren, welches das Kind bereits passiert hat, die Scheide der Gebärenden früher als jene; die Eihäute werden dadurch wie ein Handschuh umgedreht. Placenta und Eihäute wenden, wenn sie geboren sind, dem Untersucher die glatte Amnionfläche zu, die innerhalb der Gebärmutter statt nach außen nach innen zu gewendet war.

Über die äußere Form der Placenta, über den Nabelstrang, der sie mit dem Kinde verbindet, über dessen Entstehung und Zusammensetzung siehe die Lehrbücher der Entwicklungsgeschichte.

Peri- und Parametrium. Die Gebärmutter ist größtenteils vom Bauchfell überzogen, *Tunica serosa* s. *Perimetrium.* An der Vorderfläche läßt es die Cervix unbedeckt, auf der Hinterseite reicht es bis auf den Fornix vaginae posterior hinab (Abb. 277b u. 286, Auskleidung der Excavatio vesicouterina und der Excavatio rectouterina, vgl. S. 263). Infolgedessen nähert sich das hintere Scheidengewölbe dem Bauchfell hinter dem Uterus bis zur Berührung. Der Finger des Untersuchers kann von hier aus die dünne Zwischenwand leicht vorschieben und die Beckeninnenwand sowie den Uterus und seine Adnexe abtasten. Dringt der Operateur vom hinteren Scheidengewölbe aus mit dem Messer vor, so kann er das nur locker auf der Hinterseite der Cervix befestigte Peritonaeum leicht wegschieben. Sonst ist es fest mit dem Myometrium auf der ganzen Hinter- und Vorderseite des Corpus und auf dem Fundus verlötet.

An den Seitenrändern der Gebärmutter geht das Perimetrium der Vorderseite nicht unmittelbar in dasjenige der Hinterseite über, sondern beide setzen sich seitlich nach der Beckenwand zu fort. Man nennt die beiden Blätter, welche eine gemeinsame Scheidewand quer durch den Beckenraum bilden, *breites Mutterband* oder *Ligamentum latum* (Abb. 277, 287). Es ist das Gekröse des Uterus, das entsprechend dessen paariger Anlage (MÜLLERsche Gänge, S. 467)

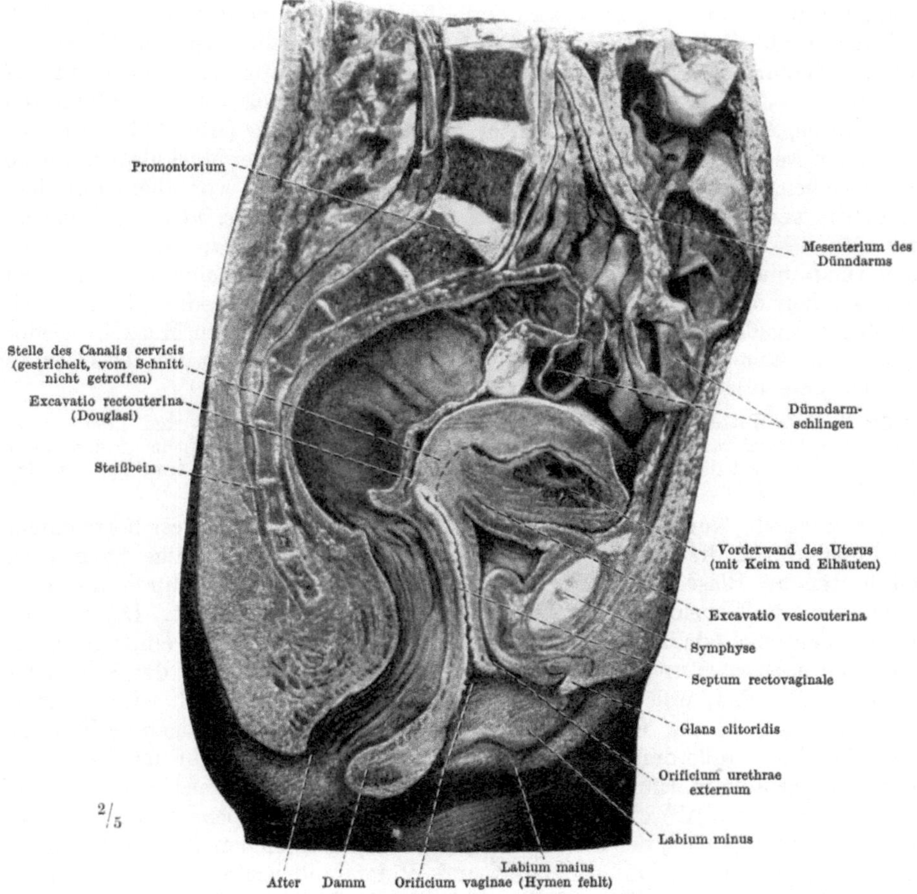

Abb. 286. Medianschnitt durch das weibliche Becken. Frühe Schwangerschaft. Die Scheide ist ausnahmsweise nach hinten konkav anstatt konvex. Die Anteflexio des Uterus ist in diesem Fall hochgradig, aber noch innerhalb der auch bei nichtschwangeren Frauen normalen Grenzen.

ebenfalls paarig ist und paarig bleibt wie das Gekröse der Tube, das seinen kranialen Abschnitt bildet (Abb. 277a). Die Gebärmutter steckt im Ligamentum latum drin wie in einem gefalteten Tuch. Das Bindegewebe der Tunica serosa, welches im allgemeinen das Plattenepithel fest an das Myometrium kittet, ist an den Übergangsstellen in das Ligamentum latum sehr locker und setzt sich hier in das Bindegwebe fort, welches zwischen dem Peritonaealepithel auf der Vorder- und Hinterseite des Ligamentum latum eingeschoben ist. Die lockere, unmittelbar an den Uteruskörper beiderseits anschließende Bindegewebsschicht, die auch Bündelchen glatter Muskulatur enthält, hat besondere Bedeutung für die Ausbreitung von pathologischen Prozessen; sie hat deshalb einen eigenen Namen erhalten: *Parametrium.* Der Arzt lokalisiert mit diesem Namen den Sitz einer Erkrankung, z. B. eines „parametritischen“ Abscesses.

Befestigungen und Verbindungen. Die Gebärmutter ist durch ihr Gekröse, das Lig. latum, mit der seitlichen Beckenwand verbunden, steht außerdem noch durch andere bindegewebige oder muskulöse Züge mit den Nachbarorganen in Verbindung. Zunächst kommt die Harnblase in Betracht. Zwischen ihrer Hinterwand und der Cervix liegt lockeres Bindegewebe in der Höhe von etwa 2 cm zwischen beiden Organen (unterhalb der Excavatio vesicouterina und oberhalb des vorderen Scheidengewölbes). Nicht so unmittelbar ist der Mastdarm mit der Gebärmutter verbunden, weil dazu die Excavatio rectouterina zu tief hinabreicht. Jedoch verläuft von ihm aus je ein Halbring von Bauchfellfalten zum Uterus, *Plicae rectouterinae,* besser *Plicae sacrouterinae* (Abb. 287). Sie enthalten fibröse Bindegewebszüge und zahlreiche Bündel glatter Muskulatur, welche die seitlichen Ränder des Uterus mit der Rectalwand und vor allem mit dem Kreuzbein verbinden: *Ligamenta rectouterina, Musculi rectouterini* und *Ligamenta* bzw. *Musculi sacrouterini* (Abb. 277a). Sie verlaufen von der Cervix uteri aus nach rück- und etwas aufwärts. Die Cervix ist durch sie gehindert nach vorn auszuweichen oder sie kehrt, wenn sie von ihrer Stelle weggedrängt ist, durch den Zug der gedehnten Bänder und die Kontraktion der glatten Muskeln wieder in ihre alte Lage zurück. Sie hängt wie an zwei Zügeln am Sacrum. Das Corpus uteri hat keinen Halteapparat.

Im breiten Mutterband verlaufen das *Ligamentum ovarii proprium* und *Ligamentum teres uteri* s. *rotundum* (S. 470). Auf seiner Rückfläche liegt das Ovarium, den freien Rand bildet die Tube und die Fimbria ovarica. Der Teil zwischen Mesovarium und Tube ist das Mesosalpinx (S. 482).

Lagewechsel. Nur die Stellung der Cervix ist einigermaßen gesichert, indem sie einmal durch die beschriebenen Bindegewebe- und Muskelzüge nach vorn und hinten an Blase, Mastdarm und Kreuzbein, andererseits durch die Einstülpung in die Scheide an deren Lage und Länge gebunden ist. Das Corpus ist freier beweglich, da ihm das breite Mutterband zu beiden Seiten einen gewissen Spielraum nach vorn und hinten gibt. Je nachdem die Blase oder der Mastdarm stärker gefüllt sind, weicht der normale Uterus aus. Gewöhnlich wird er nach vorn gedrängt, da die Excavatio rectouterina mit Darmschlingen gefüllt zu sein pflegt und außerdem die Ampulla recti bei der Frau sehr häufig durch chronische Stuhlverhaltung erweitert ist (Abb. 286). Nach den beiden Seiten zu ist ein stärkeres Abweichen des Uterus aus der Medianebene nicht so leicht möglich, da sich, je nach der Seite, nach welcher er abzuweichen droht, die Gegenseite des breiten Mutterbandes spannt und Widerstand leistet. Jedoch ist eine geringe Abweichung nach einer Seite sogar die Regel (nach rechts häufiger als nach links). Auch steht meistens der linke Rand der Gebärmutter ein wenig nach vorn, der rechte ein wenig nach hinten (wegen des linksseitigen Colon sigmoideum und des diesem entsprechend gelagerten Rectum).

Da der normale Uterus ziemlich weich, die Cervix jedoch je weiter nach unten um so härter und widerstandsfähiger als das Corpus ist, so stellt sich gewöhnlich innerhalb des Halsteiles eine stumpf- bis rechtwinklige Biegung ein. Man unterscheidet zwischen Verlagerungen des ganzen Uterus nach vorn oder hinten gegen das senkrechte Lot im Stehen, *Anteversio* und *Retroversio,* und zwischen Biegungen des Uterus in sich nach einer der beiden Richtungen, *Anteflexio* und *Retroflexio.* Gewöhnlich ist eine leichte Anteflexio mit der Anteversio kombiniert, so daß der Fundus über die leere Blase so herübergebeugt liegt, daß die Uterushöhle bei der stehenden Frau horizontal steht, vornehmlich bei dem besonders erweichten Organ zu Beginn der Schwangerschaft (Abb. 277b u. 286). Druck auf die Blase und häufiger Harndrang sind deshalb bei Schwangeren nichts Seltenes. Aber der normale Uterus zeichnet sich vor dem in pathologischer Weise fixierten und in entzündlichem Bindegewebe eingebackenen Organ dadurch aus, daß er dem Spiel der sich füllenden und entleerenden Nachbarorgane, der Gesamtstellung des Körpers beim Stehen, Gehen und Liegen und den Eigenartigkeiten des Uterus in den verschiedenen Lebensaltern und in der Schwangerschaft in seiner Form und Lage *leicht* und *schmerzlos* folgen kann. Der Tonus der Muskulatur ist an der Innehaltung der üblichen Lage mitbeteiligt; bei der Leiche ist der Uterus sehr oft retroponiert. Unter den Untersuchungsbedingungen des Gynäkologen (Rückenlage, Blase entleert) steht der normale Uterus stets in Anteversio-Anteflexiostellung.

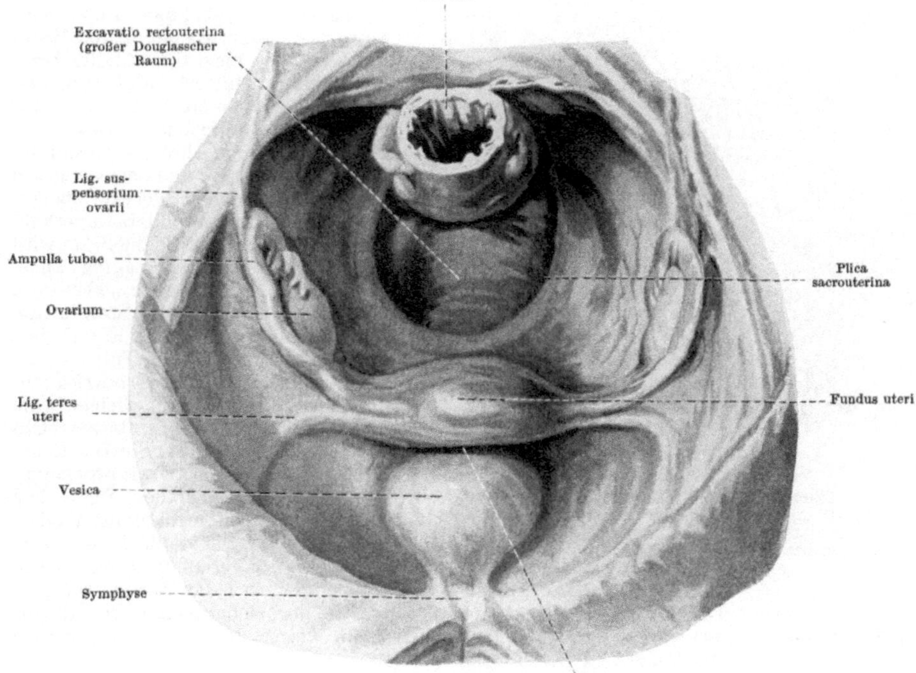

Abb. 287. Weibliche Beckenorgane in situ. (Nach CORNING, Handbuch der Urologie, Bd. 1. 1926.)

Die Längsachse der Scheide bildet mit der Längsachse des Uterus bei leerer Blase einen nach vorn zu offenen Winkel (Abb. 277 b). Stellt sich bei voller Blase und leerem Mastdarm der Uterus in die Richtung der Scheide ein, so nennt man das bereits Retroversio, da die Scheide selbst schräg nach oben hinten aufsteigt, also gegenüber der Vertikalen retrovertiert steht.

Eine fixierte und stabil gewordene Retroflexio führt zu mancherlei Störungen und gibt bei nervös belasteten Individuen Anlaß zu hartnäckigen und quälenden Frauenleiden. — Sind Blase und Mastdarm gleichzeitig gefüllt, so wird der normale Uterus im ganzen nach oben gedrängt, soweit die Länge der Scheide Spielraum gibt. Der kindliche Uterus steht viel höher, weil das Becken relativ enger ist als bei Erwachsenen; zur Zeit der beginnenden Pubertät gewinnt er erst seine definitive Größe und endgültige Lage im kleinen Becken. — Verlagerungen des ganzen Organs nach vorn oder hinten heißen *Anteposition* und *Retroposition*. Gewöhnlich steht der Uterus so, daß die Portio in der hinteren Hälfte des kleinen Beckens, der größere Teil des Corpus mit dem Fundus in der vorderen Hälfte liegen. Eine Horizontale durch den obersten Punkt trifft ungefähr den 4. Kreuzbeinwirbel, eine Horizontale durch den tiefsten Punkt das Steißbein. Eine Horizontalebene durch die Portio entspricht außerdem dem Niveau der beiden Sitzbeinstachel (Interspinalebene; in Abb. 286 steht der schwangere Uterus bereits höher, in späteren Stadien der Schwangerschaft steigt er in das große Becken und in die Bauchhöhle hinauf). Ist die Vagina abnorm schlaff und sind die Bänder pathologisch gelockert, welche den Uterus halten, so kann er abwärts sinken und bei Versagen der Beckenbodenmuskulatur durch die äußeren Geschlechtsteile vortreten *(Prolapsus uteri)*.

Der innere Muttermund liegt bei der gewöhnlichen Anteflexion und Anteversion des Uterus nach vorn in der Richtung des Uteruskörpers; der äußere Muttermund sieht nach unten und hinten, die *beiden* Lippen der Portio berühren die hintere Scheidenwand (Abb. 277 b). Über die Lage der Cervix zum Harnleiter siehe S. 365.

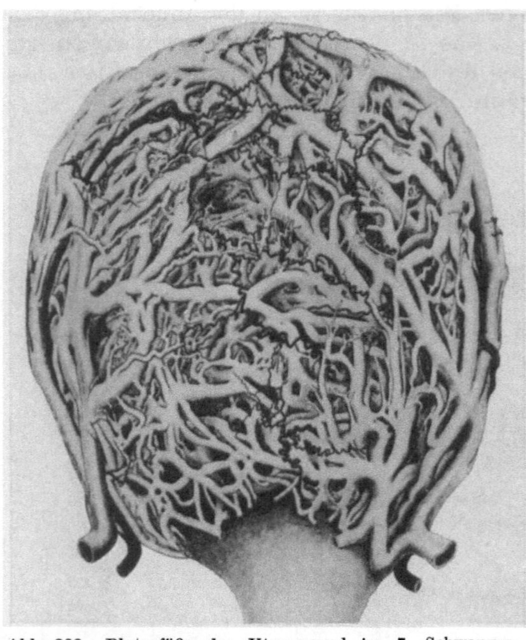

Abb. 288. Blutgefäße der Uteruswand im 7. Schwangerschaftsmonat. Ansicht von ventral. Arterien schwarz, Venen grau. Muskulatur entfernt (Korrosionspräparat). Schleimhaut der Cervix ergänzt. [Nach SPANNER, Z. Anat., Bd. 105 (1935).]

Gefäße und Nerven. *Blutzufuhr:* Die großen Gefäße liegen in dem lockeren Parametrium zu beiden Seiten der Gebärmutter in Fett eingebettet. Die *Arteria uterina* (aus der Arteria hypogastrica, Abb. 289) läuft zuerst abwärts dicht am Eierstock und Harnleiter entlang, biegt dann in der Basis des breiten Mutterbandes um und steigt von dort an der Seite von Cervix und Corpus aufwärts; sowohl die Hauptarterie wie ihre Äste sind im nichtschwangeren und schwangeren Uterus geschlängelt oder korkzieherartig gewunden, besonders innerhalb der Uteruswand. Ein kleiner Ast wird nach abwärts an die Vagina abgegeben; eine Anzahl Äste gehen von dem aufwärts gerichteten Stamm zum Corpus und Fundus ab. Ein Endast anastomosiert gegen den Tubenansatz zu mit dem Endast der *A. ovarica* (aus der Aorta abdominalis), welche vom Eierstock aus die Gebärmutter erreicht und mitversorgt (S. 481; die Anastomose läuft mit dem Lig. ovarii proprium). Ein anderes Endästchen folgt dem Eileiter und anastomosiert mit Ästchen der A. ovarica, die an die Tube gehen.

Die *Venen* verlaufen in reichlichen Geflechten durch das Parametrium zur Vena hypogastrica. Die Arteriae uterinae lassen die Mitte der Gebärmutter frei, da die größeren Stämme sämtlich an den Seiten verlaufen; beim Kaiserschnitt kann daher ohne große Blutung durch die Mitte zum Kind vorgedrungen werden.

Zahlreiche *Lymphgefäße*, welche vom Uteruskörper ausgehen und sich mit denjenigen der Eierstöcke vereinigen, fließen in die lumbalen Lymphknoten ab (vor und neben der Aorta abdominalis). Auch vermitteln einige Lymphgefäße im Ligamentum teres eine Verbindung zwischen dem Netzwerk, welches in der Gebärmutter liegt, und den Lymphknoten der Leistengegend. Die Lymphbahnen der *Cervix* endigen in einem Lymphknoten nahe der Teilungsstelle der A. iliaca communis in ihre beiden Äste.

Die *Nerven* gelangen zum größten Teil von einem besonderen Geflecht zwischen Cervix und Scheidengewölbe, welchem eine Kette von sympathischen Ganglien eingelagert ist, an die Gebärmutter (*Plexus uterovaginalis*, FRANKENHÄUSERscher Plexus). Dieser wird aus den sympathischen Nerven zu beiden Seiten des Mastdarms *(Plexus hypogastricus)* gespeist und aus parasympathischen Ästen des 3.—4. Sacralnerven *(N. pelvicus)*. Einige Fasern gelangen unmittelbar vom Mastdarm aus zum Uterus, ohne den Plexus uterovaginalis zu passieren, andere ebenso vom Plexus vesicalis der Harnblase aus. Daß die Muskulatur vom Nervensystem aus gehemmt und gefördert werden kann, ist sicher, doch sind die Nervenbahnen im einzelnen nicht genau bekannt. Nach Beobachtungen am Krankenbett scheinen die sensiblen aufsteigenden Reize das Rückenmark durch die hinteren Wurzeln des 1.—3. Lenden- und 2.—4. Sacralnerven zu erreichen.

d) Die Scheide.

Die *Scheide, Vagina, Kolpos*, ist ein ziemlich gerader platter Schlauch, in dessen Vorderwand sich nahe dem oberen Ende die Portio vaginalis der Gebärmutter einstülpt, und welcher beim Kind und bei der Jungfrau nach den äußeren

Genitalien zu durch das *Jungfernhäutchen, Hymen,* begrenzt ist. Die Portio springt in die Vagina vor, aber nicht in das obere Ende, sondern in die *vordere* Wand (Abb. 277b). Beim Tuschieren fühlt man die Portio nicht oben, sondern vorn; auch vom Mastdarm aus kann der Muttermund wegen seiner Lage in der *vorderen* Scheidenwand deutlich getastet werden. Der die Portio durchsetzende Canalis cervicis stellt die Verbindung zwischen der Uterushöhle und der Scheide her. Am unteren Ende ist das *Orificium* s. *Introitus vaginae* ein Durchlaß im Hymen aus der Scheide nach außen hin für die Sekrete der inneren Genitalien und besonders für die menstruellen Blutungen. Erst bei und nach der Defloration gelingt die Immissio penis und anschließend das Vordringen von Samenfäden aus dem Ejaculat in die Gebärmutter und Eileiter. Eine künstliche Befruchtung beim menschlichen Weibe ist durch instrumentelle Einfuhr von Samen in den Uterus möglich, wie ärztliche Eingriffe bei mechanischen Hindernissen der Begattung bewiesen haben.

Die Vagina wird durch den erigierten Penis entfaltet, sie umgibt ihn wie eine „Scheide", woher sich der Name herleitet. Während die Gebärmutter erst in der Schwangerschaft ihre größte Ausdehnung erlangt, also sich jeweils der zu gebärenden Frucht gemäß neu umgestaltet, hat die Scheide nicht nur dauernd die für den Geschlechtsakt erforderliche Größe, sondern ihre Weite und Dehnbarkeit bedürfen nur relativ geringer Veränderungen, um auf die Geburt eingestellt zu werden; die Wände kollabieren allerdings, solange sie nicht vom erigierten Gliede gedehnt sind. Nur das obere Ende ist durch die in die Vorderwand eingestülpte Portio vaginalis uteri auseinandergehalten und sieht auf dem Querschnitt oval aus mit einer ebensolchen Lichtung; weiter unten legt sich die Vorderwand an die Hinterwand, der Querschnitt ist ein einfacher Querspalt oder ein |——|.

Die Scheide ist etwa fingerlang; sie ist schräg von unten vorn nach oben hinten gerichtet (Abb. 277b u. 286), ihre Achse verläuft in der Beckenachse (*Axis pelvis,* Bd. I, S. 443). Die hintere, nach vorn konkave Wand ist länger als die vordere (durchschnittlich vordere 7,8—8 cm, hintere 3—3,5 cm länger). Denn hinten reicht die Scheide höher hinter der Portio vaginalis uteri hinauf als vorn. Das *Scheidengewölbe, Fornix,* ist eine verschieden tiefe Rinne, welche ohne Unterbrechung rings um die Portio herumläuft. Der oberste Umschlagsrand der Scheidenwand auf die Portio ist die oberste Grenze des Gewölbes. Da die Portio nicht in der Längsachse der Scheide steht, sondern schräg von vorn in sie hineinragt, so ist das *hintere Scheidengewölbe, Fornix posterior,* tiefer als das *vordere, Fornix anterior,* und als die beiden seitlichen je rechts und links von der Portio, *Fornix lateralis dexter* et *sinister.* In das hintere Scheidengewölbe und die Lichtung des obersten Scheidenabschnittes, in welche der äußere Muttermund hineintaucht, wird beim natürlichen Vollzug des Beischlafes das Ejaculat des Mannes gelagert. Das hintere Scheidengewölbe spielt die Rolle einer Art von Receptaculum seminis bei der Frau, da es das eigentliche distale blinde Ende des Scheidenschlauches ist und daher im Liegen den tiefsten Punkt der Scheide einnimmt. Von hier aus treten die Samenfäden durch eigene Bewegungen den Weg an, der sie dem Ei entgegenführt. Ob dabei die Muskulatur der Cervix mittätig ist oder sein kann, ist ungewiß.

Die Scheide ist *vorn* im oberen Abschnitt mit der Blase bindegewebig verbunden (Abb. 286, vgl. Lage des Harnleiters, S. 365). Die Harnröhre verläuft ihrer ganzen Länge nach geradezu in der Vorderwand der Vagina (Abb. 286) und drängt am unteren Ende in Fortsetzung der Columna rugarum anterior einen Längswulst der Schleimhaut in sie vor, *Carina urethralis;* die Mündung liegt vor dem Hymen, also bereits im Vestibulum vaginae, wo darauf einzugehen sein wird. Während die Bindegewebszüge zwischen Blasengrund und Scheide locker und nachgiebig sind, ist die Harnröhre des Weibes mit der Vorderwand der Scheide durch eine dünne, aber sehr feste Bindegewebsplatte fest und unverschieblich vereinigt *(Septum urethrovaginale)*. Die nahe Nachbarschaft der Harnröhre macht sich geltend und führt zu einer abnormen Ausmündung in die Scheide, wenn bei lange dauernden Geburten der Kopf des Kindes und die gegenwirkende Symphyse des mütterlichen Beckens das Septum urethrovaginale so sehr quetschen, daß es nekrotisch wird (Scheidenharnröhrenfistel).

Nach *hinten* zu setzt sich das Bauchfell auf eine Strecke von $^1/_2$—1 cm auf die Scheide fort (Abb. 277b). Von der Umschlagstelle des Peritonaeum ab (Tiefe des DOUGLASschen Raumes, der Excavatio rectouterina, entsprechend der Höhe der Spina ischiadica, Interspinalebene, vgl. auch S. 291) ist eine Bindegewebslamelle zwischen Vagina und Rectum eingeschoben, welche seitlich ziemlich dick ist, da der Mastdarm nach vorn, die hintere Scheidenwand nach hinten konvex zu sein pflegen und die sanduhrförmigen Zwischenräume, die dadurch offen bleiben, durch Bindegewebe und Venengeflechte ausgeglichen werden (*Septum rectovaginale*; Abb. 286, 277b nicht bezeichnet). Dasselbe ist innerhalb der Pars perinealis recti widerstandsfähig und derb und fest mit dem Centrum tendineum perinei verwachsen, weiter oberhalb bis zum Bauchfellumschlag locker. Außerdem ziehen Dammuskeln durch die tieferen Partien des Zwischenraumes. Der DOUGLASsche Raum enthält meistens Darmschlingen, die Excavatio vesicouterina ist eine leere Spalte.

Seitlich von der Scheide zieht der M. levator ani dicht an ihr im Bogen vorbei; eine Kontraktion beider Levatorschenkel kann die Scheide der Breite nach verengern, da die sich spannenden Muskeln medialwärts rücken. Unterhalb dieser Muskeln durchsetzt die Scheide das Diaphragma urogenitale; hier grenzt sie gegen das Vestibulum vaginae, welches bereits außerhalb des Diaphragma liegt.

Für angeborene Anomalien der Scheide vgl. S. 466, 487. Statt der mit dem Uterus didelphys manchmal kombinierten *Vagina bipartita* (welche bei Beuteltieren die Regel ist) kommt gelegentlich beim Menschen eine bloße Kammerung in zwei Schleimhautrohre vor, *Vagina septa*.

Die Scheidenwand hat etwa die Dicke der Darmwand, schwankt aber beträchtlich, je nachdem sie schlaff oder gedehnt ist. Sie ist infolge des Reichtums an elastischen Fasern und glatten Muskelzellen sehr erweiterungsfähig. Trotzdem kann sie bei brutaler Immissio penis reißen und, falls sich der Riß in den vom Bauchfell überzogenen oberen Teil der Hinterwand hineinerstreckt, einer unmittelbaren Infektion der Bauchhöhle durch Bakterien den Weg öffnen. Bei der schwangeren Frau wird die Vaginalwand so gelockert, daß sie bei der Geburt dehnbar genug ist, um das reife Kind passieren zu lassen.

Man unterscheidet eine *Schleim-*, *Muskel-* und *Faserhaut*.

Die *Schleimhaut, Tunica mucosa*, hat eine Decke von mehrschichtigem Plattenepithel wie die Epidermis, aber nur mit Andeutung von Verhornung (Keratohyalinkörnchen), nicht mit echten Hornschüppchen wie die äußere Haut. Bei einer pathologischen Lockerung der Scheidenwand, die in einem Vorfall der Wand nach außen endigt (Prolapsus vaginae), äußert sich die prospektive Potenz der Hornbildung in einem wirklichen Hornüberzug der vorgefallenen Schleimhautpartie. Die Zellen in den oberen Schichten des Epithels speichern Glykogenkörnchen. Die Papillen der Tunica propria sind schlank und dringen weit in das dicke Epithellager ein. Die Scheidenschleimhaut sieht graurot aus (zum Unterschied von der intensiver rot gefärbten Schleimhaut der Gebärmutter und ihrer Cervix). Das elastische Gewebe bildet unter dem Epithel eine dünne Haut. Die Tunica propria ist ein Gitter kollagener Fasern, dessen Maschen mit ihrer Längsachse in die Richtung der Rugae gestellt sind, also zirkulär. Drüsen sind in ihr nicht vorhanden außer gelegentlichen, mit den Cervixdrüsen übereinstimmenden Exemplaren am oberen Ende. Dagegen sind Lymphocyten zahlreich, welche auch in das Epithel eindringen. Stellenweise bilden sie sogar follikelähnliche Anhäufungen. Das gröbere Relief der ungedehnten Schleimhaut setzt sich aus zahlreichen Querfalten zusammen, *Rugae vaginales* (Abb. 277a). An der Vorder- und Hinterwand springen die Falten gegen die Lichtung vor, weil hier die Wand je zu einer Längsfalte vorgebuchtet ist, die Hinterwand durch ein streifenförmiges Venengeflecht, die Vorderwand durch eine Leiste von Längsmuskulatur, *Columna rugarum anterior* et *posterior*. Dieses Relief ist im unteren Teil der Scheide am deutlichsten. Die vordere Säule springt um so stärker vor, je mehr sich die Harnröhre gegen die vordere Scheidenwand zu vordrängt, *Carina* (s. *Caruncula*) *urethralis* (S. 503). Nach mehrfachen Geburten und bei älteren Frauen ist die Scheidenwand viel glatter als bei der Nullipara.

Der *Scheidenschleim* stammt aus dem Cervixkanal. Die Scheidenwand selbst gibt aber eine seröse Ausschwitzung dazu, die so reichlich sein kann, daß statt wenigen Schleimes reichliches weißliches Sekret vorhanden ist, welches bei krankhaft gesteigerter Absonderung auch nach außen abfließt *(Fluor albus)*. Das „Scheidensekret", das also größtenteils aus dem Uterus kommt, reagiert immer sauer und vernichtet dadurch die meisten Bakterienarten. Die Infektion der Gebärmutter und weiter aufsteigend der Eileiter und Bauchhöhle wird dadurch unter normalen Umständen verhindert. Die Säure stammt aus dem Glykogen der Epithelzellen, das durch spezifische Bakterien in Milchsäure vergoren wird (DÖDERLEINsche Scheidenstäbchen). Harmlose Mikroorganismen, z. B. ein Infusorium, *Trichomonas vaginalis*, widerstehen der Säure (Milchsäure) und schmarotzen in der Scheide. Die Samenfäden werden im sauren Scheidensekret binnen 1—2 Std bewegungsunfähig. Der schwach alkalische Cervixschleim erregt dagegen ihre Fähigkeit sich fortzubewegen; daher entgehen die dem äußeren Muttermund zunächst deponierten Spermien der Vernichtung durch das saure Scheidensekret.

Bei den Nagern (Meerschweinchen, Maus, Ratte) verändert sich der Scheidenschleim in mikroskopisch leicht feststellbarer Weise entsprechend den Veränderungen der Follikel im Eierstock, so daß man den unsichtbaren reifenden Follikel beim lebenden Tier gleichsam im Spiegel des sichtbaren Scheidensekretes durch das Mikroskop kontrollieren kann. Dies hängt damit zusammen, daß vom Epithel der Scheide außerhalb der Brunftperiode eine hornige Membran abgeschieden wird, welche die Vagina gegen den Uterus abschließt. Samenfäden können nur in die Gebärmutter gelangen, wenn die Hornmembran ausgestoßen wird. Die weißen Blutkörperchen, welche bei den Rückbildungsvorgängen in den Vaginalschleim gelangen, zeigen dem Beobachter den bevorstehenden Follikelsprung an. Beim Menschen fehlen ähnliche Wandlungen des Zellgehaltes des Sekretes, doch wechselt sein Säuregehalt periodisch. Unter dem Einfluß des Follikelhormons wird das Glykogen in den Epithelzellen vermehrt, nach dem Follikelsprung wird es durch Epithelabschilferung frei und zu Milchsäure vergoren.

Die *Muskelhaut, Tunica muscularis*, ist nur schwach entwickelt, in der Vorderwand stärker als im übrigen. Sie wird von einem Gitter aus Bündeln glatter Muskulatur gebildet, das die Wand der Vagina rings umhüllt. Die Maschen des Gitters sind rhombisch wie die der Tunica propria und stehen mit ihren Längsachsen im Prinzip zirkulär. Da aber die Hinterwand beträchtlich länger ist als die Vorderwand, so steigen die Rhomben, nach ihrem anfänglich queren Verlauf in der Vorderwand, allmählich schräge und zuletzt steiler zur Hinterwand auf, weichen gleichzeitig auseinander und verdünnen sich, so daß sie mit gleichbleibender Masse die längere Hinterwand lückenlos überziehen. Ist schon durch diese Anordnung die Muskulatur in der Vorderwand dicker, so kommt lumenwärts noch ein Längsstreifen, die Grundlage der Columna rugarum anterior hinzu dadurch, daß ein Teil der queren bzw. schrägen Bündel nach abwärts in die Längsrichtung abbiegt.

Die Muskelbündel sind, wie fast immer bei glatter Muskulatur, von zahlreichen elastischen Fasern begleitet und von einem Netz feinster elastischer Fasern umsponnen. An den Spitzen freier Seitenäste vereinigen und verstärken sich diese zu elastischen, oft pinselförmigen Sehnen. Mit solchen Sehnenpinseln ist die Muskelschicht an dem umgebenden Bindegewebe der Adventitia, besonders am Septum urethrovaginale und rectovaginale, verankert.

Die *Faserhaut, Tunica adventitia*, ist im oberen Teil der Scheide locker, nach unten zu derb, schwartig, wie bei den Septen nach Mastdarm und Blase zu dargestellt wurde. In diese geht sie ohne Grenze über.

Blutzufuhr: Das Hauptgefäß ist die A. uterina. An der Cervix in Höhe der Portio vaginalis angekommen schickt sie einen absteigenden Ast zum kranialsten Abschnitt der Scheide. Weiter abwärts wird die Scheide von Arterien versorgt, die von der A. uterina während ihres Verlaufes von der Beckenwand zum Uterus abgehen, und vor allem von Zweigen aus der A. rectalis (haemorrhoidalis) media, A. vesicalis inferior und vom Damm her (A. pudenda interna). Sie stammen sämtlich aus der A. iliaca interna. Die *Venen* bilden einen mächtigen Plexus vaginalis zu beiden Seiten der Scheide (Abb. 289), in dem *Paracolpium* benannten lockeren Bindegewebe.

In der Hinterwand findet sich innerhalb der Muskelschicht ein aus vorwiegend längs verlaufenden weiten Venen gebildetes Geflecht, das der Columna rugarum posterior zugrunde liegt. Es stellt wohl eine Art Schwellkörper dar. Anastomosen führen zu sämtlichen Beckenvenen und Venen der äußeren Genitalien, der Abfluß geht zur Vena hypogastrica.

Die reichlichen *Lymphgefäße* formen in der Wand der Scheide Netze. Vom oberen Teil der Scheide führen die Abflüsse zu den Lymphknoten längs der A. hypogastrica, vom unteren Teil der Scheide zum Mastdarm und zu den äußeren Genitalien, von dort zu den Lymphknoten der Leistengegend.

Die *Innervation* ist die gleiche wie bei der Gebärmutter. In das perivaginale Nervengeflecht sind zahlreiche Ganglienzellen eingelagert. Die Empfindlichkeit der Schleimhaut gegen manche Reize, z. B. gegen Wärme, ist auffallend gering, so daß heiße Spülungen, die von den äußeren Geschlechtsorganen nicht vertragen werden, in der Scheide keine Schmerzen verursachen. Auch die sonstige Schmerzempfindlichkeit ist nicht groß.

5. Äußere weibliche Geschlechtsorgane.

Die Entstehung der weiblichen *Scham, Pudendum muliebre, Vulva, Cunnus,* aus einem mit den männlichen Genitalien äußerlich identischen Ausgangsstadium wurde früher beschrieben (S. 412 u. f., Abb. 225, 264, 265). Ich gebe hier eine kurze tabellarische Übersicht über die Genitalien beider Geschlechter im fertigen Zustande, welche die gleichwertigen Teile bei Mann und Weib nebeneinanderstellt. Die Erklärung der einzelnen Bestandteile der weiblichen äußeren Geschlechtsorgane wird erst aus der speziellen Beschreibung hervorgehen.

Männlich (Abb. 265b).	*Weiblich* (Abb. 265c).
1. Oberer Teil der Pars prostatica urethrae bis zum Colliculus seminalis.	1. Weibliche Harnröhre vom Orificium internum bis zum Orificium externum.
2. Mündung des Utriculus prostaticus auf dem Colliculus seminalis.	2. Orificium s. Introitus vaginae mit Hymen.
3. Mündungen der Ductus prostatici neben dem Colliculus seminalis.	3. Mündungen der Ductus paraurethrales (SKENEschen Gänge) neben dem Orificium urethrae im Vestibulum vaginae.
4. Männliche Harnröhre distal vom Colliculus seminalis (Canalis urogenitalis, bei Hemmungsbildungen besteht ein Sinus urogenitalis).	4. Vestibulum vaginae s. Vulva (Sinus urogenitalis), besonders die Furche vom Orificium urethrae externum gegen die Glans clitoridis.
5. Glandulae bulbourethrales (Cowperi).	5. Glandulae vestibulares maiores (Bartholini).
6. Corpus cavernosum urethrae (unpaar).	6. Bulbi vestibuli (paarig).
7. Corpus cavernosum penis.	7. Corpus cavernosum clitoridis.
8. Glans und Praeputium penis.	8. Glans und Praeputium clitoridis.
9. Rand des Orificium urethrae externum.	9. Frenula clitoridis.
10. Haut des männlichen Gliedes.	10. Labium minus.
11. Scrotum.	11. Labium maius.

Beim Mann sind die äußeren Geschlechtsteile unverhüllt außer durch die Behaarung, welche aber nur die Wurzel des Gliedes bedeckt. Beim geschlechtsreifen Weibe ist im Stehen das eigentliche Genitale fast ganz versteckt. Von der Behaarung und dem *Schamberg, Mons veneris,* welche allein sichtbar sind, wird erst zum Schluß dieses Kapitels Näheres berichtet werden. Sie sind sehr charakteristisch für die Frau, ganz abgesehen von negativen Merkmalen (Fehlen des männlichen Gliedes und des Hodensackes) und abgesehen von den positiven akzessorischen weiblichen Sexuszeichen (Brüste, Haupthaar, Gang, Haltung, Stimme).

Den Verschluß der *Schamspalte, Rima pudendi,* bewirken die beiden *großen Schamlippen, Labia maiora.* Drängt man sie auseinander, so kommt die eigentliche *Vulva* oder der *Scheidenvorhof, Vestibulum vaginae,* erst zu Gesicht (Abb. 289). Er wird beiderseits begrenzt von den beiden *kleinen Schamlippen* oder *Nymphen, Labia minora.* Sie sind gewöhnlich ganz hinter den geschlossenen großen Schamlippen verborgen, können aber bei einzelnen Individuen so lang sein, daß sie aus der geschlossenen Schamspalte als faltige Wülste ein wenig vorschauen. Bei Hottentottinnen ist das die Regel, und zwar in oft sehr umfänglichem Maße („Hottentottenschürze"). Bei der Europäerin ist meistens Masturbation die Ursache, aber auch angeborene prominierende „kleine" Schamlippen kommen vor. Vorn von den Labia minora liegt der *Kitzler, Clitoris.* Die kleinen Schamlippen treten als *Frenula clitoridis* an ihn heran und vereinigen sich spitzwinklig unterhalb der Spitze der Clitoris. Außerdem geben die kleinen Schamlippen auf ihrer Außenseite lappenförmige Fortsätze ab, welche höher sind als das Frenulum und die Clitoris wie ein überhängendes Dach umfassen, *Praeputium clitoridis.* Auf diese Weise sieht man gewöhnlich vom Kitzler nur die Spitze, *Glans clitoridis.* Zwischen ihr und dem Praeputium liegt eine Falte, *Sulcus clitoridis,* welche um die Glans herumläuft, aber beiderseits am Frenulum endigt. Auch das Praeputium kann vergrößert sein und die Glans verdecken; streift man es zurück oder ist die Clitoris erigiert, so wird sie auch bei verlängertem Praeputium sichtbar. Nach hinten zu reicht die Schamspalte bis nahe an den After, so daß der weibliche Damm viel kürzer als der männliche ist. Die kleinen Schamlippen vereinigen sich nach dem Damm zu im *Frenulum labiorum pudendi,* welches man als eine scharfe quere Leiste zu Gesicht bekommt, wenn man es spannt; davor liegt dann eine seichte Grube, die *Fossa navicularis.* Hinter dem Frenulum liegt die Vereinigung der großen Schamlippen, *Commissura labiorum posterior.*

Zieht man auch die kleinen Schamlippen auseinander, so gewahrt man erst das *Orificium* (s. *Introitus*) *vaginae,* das beim nicht deflorierten Mädchen durch den Hymen partiell verschlossen, nach Geburten an Resten desselben, den *Carunculae hymenales* erkennbar bleibt. Vor dem Eingang in die Scheide sieht man bei auseinandergezogenen großen und kleinen Schamlippen das *Harnröhrenfeld* mit dem *Orificium externum urethrae* (Abb. 289). Harn und Vaginalabgänge (Schleim, Menstruationsblut) treffen sich erst an dieser Stelle. Weil die weibliche Harnröhre in der Vulva mündet und nur ganz kurz ist, wird sie in diesem Kapitel behandelt werden. Das Harnröhrenfeld und der Scheideneingang zusammen liegen in einer kahnförmigen Grube, welche auch als Vestibulum vaginae im engeren Sinn bezeichnet wird. Zwischen den kleinen Schamlippen und dem Boden der Grube bleibt nur eine Spalte übrig, der *Sulcus nymphohymenalis,* welcher gewöhnlich von den Labia minora nach außen verschlossen ist.

Vergegenwärtigen wir uns die von außen nach innen aufeinanderfolgenden Verschlüsse, so haben wir eine ganze Serie von Hemmnissen für von außen eindringende Schädlichkeiten. Auf die Vulva fallen drei: die von den großen Schamlippen, den kleinen Schamlippen und vom Hymen gesetzten Schranken.

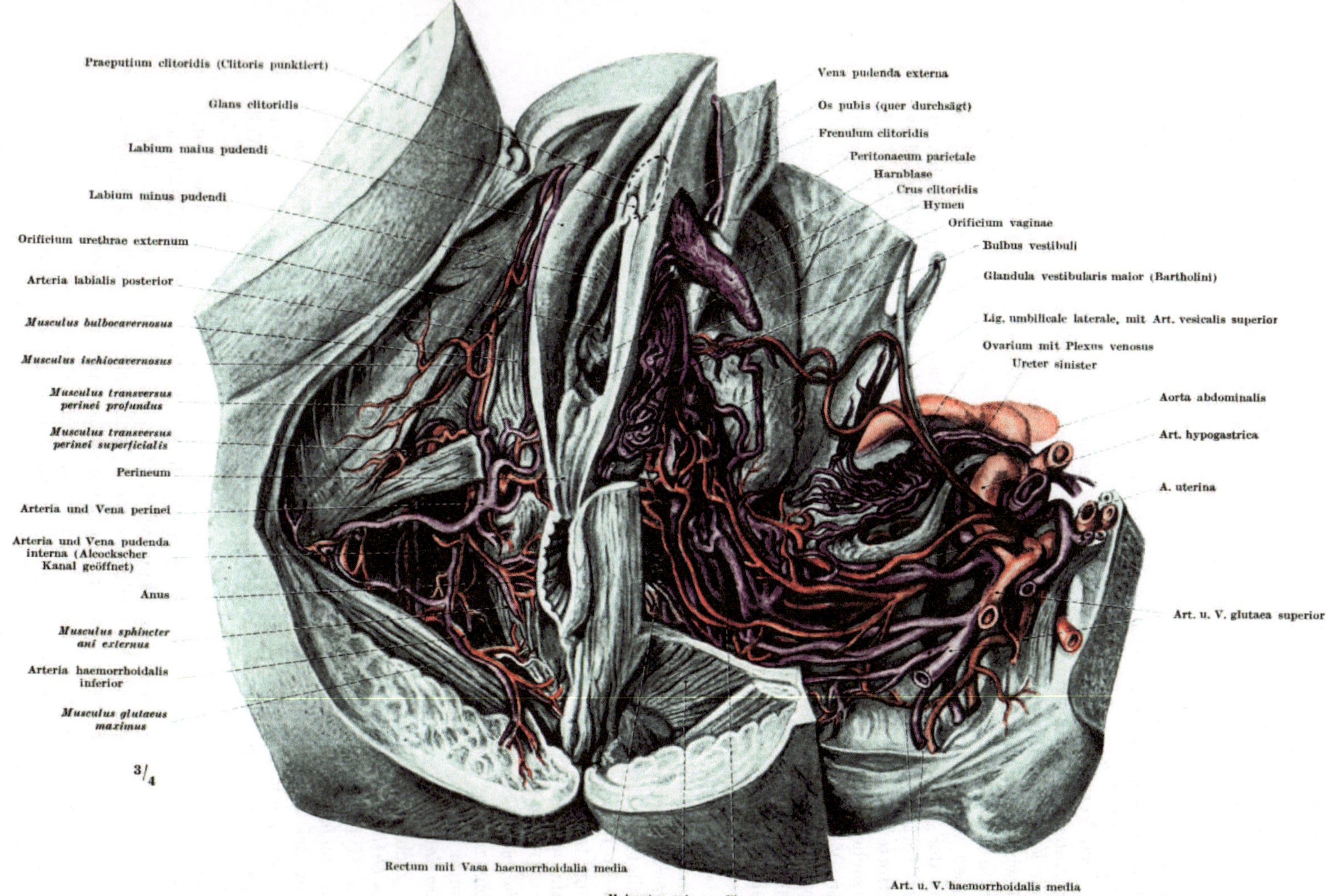

Abb. 289. Äußere weibliche Geschlechtsorgane. Gefäße mit TEICHMANNscher Masse injiziert. Auf der linken Körperseite ist das Becken weggenommen und die seitliche Wand der Beckenorgane mit ihren Gefäßen freigelegt (ergänzt nach einem Trockenpräparat der Anatomischen Sammlung Heidelberg).

Darauf folgt die Scheide, deren Wände aneinander liegen, und noch weiter oben die Plicae palmatae und die aneinandergeschmiegten Wände des Uterus. Spreizt die Frau, während sie auf dem Rücken liegt, die Oberschenkel, so werden die Verschlüsse der Vulva geöffnet; bei der Frau, die geboren hat, ist auch ohnedies der Hymen rückgebildet. Durch die Immissio penis werden die Teile bis zum äußeren Muttermund vollends auseinandergedrängt, ebenso durch Specula bei der gynäkologischen Untersuchung; der Arzt kann auf diese Weise von außen den äußeren Muttermund besichtigen.

a) Die weibliche Harnröhre.

Die *weibliche Harnröhre, Urethra muliebris*, mißt nur 2,5—4 cm. Sie durchläuft die kurze Strecke zwischen ihrem Orificium internum an der Harnblase und ihrem Orificium externum in der Vulva in einem nach vorn konkaven Bogen, entsprechend der Hinterwand der Symphyse (Abb. 286), seltener ganz gestreckt. Sie durchsetzt wie beim Manne den Beckenboden (M. transversus perinei profundus).

Die *Schleimhaut, Tunica mucosa*, ist wie bei der männlichen Harnröhre in Längsfalten gelegt, allerdings in weniger zahlreiche und verästelte als beim Manne; an der Rückseite der Harnröhre springt eine besonders stark vor, *Crista urethralis*. Die Falten berühren sich und verlegen die Lichtung, außer wenn der Harnstrahl oder ein in die Harnröhre eingeführtes Instrument sie auseinanderdrängt. Nach der Blase zu ist das Epithel gleich dem Übergangsepithel im Ureter und in der Blase, weiter unten tritt an seine Stelle das gleiche cylindrische Epithel wie in der männlichen Harnröhre mit den dazugehörigen drüsigen Buchten, Drüsen und Krypten (Abb. 255). Die Tunica propria ist sehr dick, ihre Gefäßpapillen dringen tief in die Epitheldecke vor; die Schleimhaut sieht blaßrosa aus. Das Bindegewebe ist reich an elastischen Fasernetzen und außerdem schwammig durchsetzt von unzähligen Venen. Durch die stärkere oder geringere Füllung dieses sog. *Corpus spongiosum* wird offenbar die Weite der Lichtung verändert.

Die *Muskelhaut, Tunica muscularis*, hat keine scharfe Grenze gegen die Schleimhaut. Zahlreiche feine Bündelchen von glatten Muskelzellen dringen in die Propria zwischen die Venennetze ein und unterstützen die Regulation der Blutabfuhr. Da sie zum Teil longitudinal, zum Teil zirkulär verlaufen, so wird die Weite der Lichtung auch direkt von ihnen beeinflußt. Die Ringfasern sind besonders zahlreich und schließen nach oben an den Musculus trigoni der Blase, wie beim Mann, an. Bei der Kürze der weiblichen Harnröhre ist eine genaue Anpassung an den Harnstrahl und ein gutes Aufeinanderliegen der Schleimhautfalten bei leerer Harnröhre als Schutz gegen aufsteigende pathogene Keime wichtig. Es kommt trotzdem nicht selten vor, daß auf diesem Wege die Blase infiziert wird (*Blasenkatarrh*; viel häufiger bei der Frau als beim Manne). Zu äußerst umkreisen willkürliche quergestreifte Muskelfasern die ganze weibliche Harnröhre, *Rhabdosphincter*, der wie beim Manne mit dem M. transversus perinei profundus (Diaphragma urogenitale) zusammenhängt. Ein Teil der Bündel verläßt die Urethra und zieht nach rückwärts in die bindegewebige Hülle der Vagina, z. T. auch des Rectums.

Eine äußere Faserhaut als begrenzbare Membran gibt es nicht. Das straffe Bindegewebe geht in das derbe Septum urethrovaginale über, durch welches die Harnröhre mit der vorderen Scheidenwand fest verbunden ist (S. 503, 504).

Das *Orificium urethrae externum* gehört bereits zum Vestibulum vaginae (Abb. 286, 289). Es liegt etwa 2 cm hinter der Klitoris als längsverlaufender Schlitz, welcher von zwei seitlichen, kaum hervortretenden Lippen begrenzt und verschlossen ist. Neben der Harnröhrenöffnung mündet jederseits ein feiner Gang von 1—2 cm Länge, *Ductus paraurethrales* (SKENEsche Gänge). Sie entsprechen ihrer Lage nach den Prostatadrüsen des Mannes, geben aber kein dem Prostatasaft vergleichbares Sekret ab. Sie sind Krypten, die in der Tiefe mit einfachem Cylinderepithel ausgekleidet und wie die Krypten der männlichen Harnröhre beliebte Schlupfwinkel für pathogene Mikroorganismen bei Entzündungen der Schamteile sind (Gonorrhoe).

b) Die Schleimhaut der Vulva und ihre Drüsen.

Die großen Schamlippen besitzen einen Epithelüberzug aus mehrschichtigem Plattenepithel mit verhornten oberflächlichen Schichten, ganz wie die Epidermis der äußeren Haut. Die in der Schamspalte aneinanderliegenden Flächen haben eine dünne Hornschicht, die freiliegenden Flächen eine weit dickere. Talg- und Schweißdrüsen kommen wie in der Haut vor, ebenfalls Haare. Die kleinen Schamlippen haben gleichfalls einen Epidermisüberzug, aber mit ganz feiner oberflächlicher Hornschicht. Schweißdrüsen und Haare fehlen, dagegen finden sich bei der erwachsenen Frau „freie" Talgdrüsen (ohne Haare) von besonderer Größe, und zwar auf beiden Seiten der Nymphen. Sie entstehen in den ersten Lebensjahren im Anschluß an epitheliale Zapfen, die als gehemmte Haaranlagen gedeutet werden. In der Tiefe der Epithelschicht finden sich viele intracellulare braune Pigmentkörnchen. Das Innere der großen Schamlippen ist mit Fettmassen gefüllt, welche durch Bindegewebssepten gefeldert werden. Bei den kleinen Schamlippen ist das bindegewebige Innere sehr reich an elastischen Fasern, Gefäßen und Nerven, aber fettfrei; der innerste Kern besteht aus derbem Bindegewebe. Hohe Papillen dringen in die Epidermisdecke ein und bewirken, daß sie rosarot gefärbt ist. Man bezeichnet sie daher ähnlich wie in der Mundhöhle als „Schleimhaut", zumal sie wie dort durch Sekret dauernd feucht gehalten wird. Die außerhalb der Schamspalte liegenden Teile der großen Schamlippen sind dagegen trocken und hautähnlich gefärbt, sie rechnen daher zur äußeren Haut.

Die Sulci nymphohymenales und das Harnröhrenfeld haben den gleichen Epithelüberzug wie die kleinen Schamlippen; auch die Glans clitoridis ist von geschichtetem Plattenepithel überzogen.

Am ganzen Grund der kahnförmigen Grube und gelegentlich auch bis auf die abschließenden kleinen Schamlippen hinauf, auch auf der Klitoris, kommen verstreute kleine Drüsen vor, welche den Harnröhrendrüsen der Pars cavernosa des Mannes und auch denen der weiblichen Harnröhre funktionell entsprechen, *Glandulae vestibulares minores*. Sie enthalten Schleimzellen, deren Sekret die Vulva befeuchtet. Außerdem wird von dem Talgdrüsensekret und von abgestoßenen Epithelien eine Schmiere, *Smegma*, gebildet, deren Geruch charakteristisch ist. Bei Unreinlichkeit können Mengen des zersetzten, stinkenden Sekrets in den Falten der Vulva sitzen bleiben.

Viel größer sind die beiden *Glandulae vestibulares maiores* (*Bartholini*, Abb. 289). Sie liegen eingebettet in den hinteren Teil der Basis der kleinen Schamlippen, an jeder Seite der Vulva eine. Die Größe entspricht der einer Erbse oder Bohne. Der Bau und das Sekret gleichen der Glandula bulbourethralis des Mannes. Der Ausführgang mündet im Sulcus nymphohymenalis meistens 1—2 cm nach vorn von der hinteren Commissur; seine Öffnung ist mit bloßem Auge nur bei Entzündungen als kleiner roter Punkt sichtbar *(Macula gonorrhoica)*. Das Sekret macht die Vulva für den Coitus schlüpfrig. Die Drüse beginnt vom 30. Jahr der Frau ab zu degenerieren; auch darin äußert sich ihre Zugehörigkeit zu der eigentlichen Genitalsphäre.

Hymen. Der *Hymen* (Abb. 289) ist eine Schleimhautfalte, welche bei der Jungfrau halbmondförmig mit scharfem freiem Rande vorspringt und so den Scheideneingang bis auf eine kleine Öffnung verschließt *(Hymen semilunaris)*. Es kommen auch andere Formen vor, z. B. Häutchen mit einem zentral gelegenen Loch oder mit mehreren Löchern *(Hymen anularis, Hymen cribriformis)* u. a. m. Ursprünglich liegt an dieser Stelle beim Embryo eine solide Epithelmasse (Abb. 235), welche sich erst im 6. Fetalmonat öffnet. Unterbleibt ausnahmsweise die normale Kanalisierung *(Hymen imperforatus* s. *occlusivus)*, so ist ein Abfluß des Scheidensekretes und des menstruellen Blutes und eine Konzeption nicht möglich; in diesem Fall muß eine Operation das Hindernis beseitigen. Ausnahmsweise kann sie so groß sein, daß beim Coitus kaum Einrisse entstehen.

Ist die Resistenz abnorm groß, so ist auch ein normal geformter Hymen ein Begattungshindernis. Gewöhnlich zerreißt das Häutchen bei den ersten Kohabitationen, der völlige Schwund bis auf die *Carunculae hymenales* ist allerdings erst die Folge einer oder mehrerer Geburten. Bei manchen Multiparae erhalten sich die Carunculae bis in das hohe Alter, bei anderen verschwinden sie ganz.

c) Die Schwellkörper.

Corpus et Glans clitoridis. Die *Clitoris* besitzt wie die Corpora cavernosa penis zwei auseinanderweichende Schenkel, *Crura*, welche jederseits am unteren Schambeinast des Beckens befestigt, und zwar mit der Knochenhaut fest verwachsen sind. Sie gehen nahe der Symphyse mit einem Knick in das gemeinsame *Corpus clitoridis* über, welches aber entsprechend den beiden Crura innerlich noch durch ein Septum inkomplett in zwei Corpora cavernosa getrennt ist (in Abb. 289 in das Corpus cavernosum gestrichelt eingezeichnet). Der Bau ist der gleiche wie beim Penis, nur ist die verschmolzene Partie klein, sie sitzt wie ein Haken an den viel größeren Crura, während umgekehrt beim männlichen Glied die Crura kurz sind im Verhältnis zu den im Penisschaft liegenden Körpern. Daß die Clitoris nicht von einer Röhre durchbohrt ist wie das männliche Glied von der Harnröhre, entspricht ganz den Corpora cavernosa penis, welche ja auch außerhalb der Harnröhre liegen. Der Spitze des Corpus clitoridis ist als *Glans clitoridis* der unpaare vordere Teil der Vorhofsschwellkörper angelagert. Beim Manne, bei welchem die paarige Anlage des äußeren Genitales in den unpaaren Zustand übergeführt wird, ist die Glans von der Harnröhre durchbohrt. Das ist bei der weiblichen Glans nicht der Fall.

Das Schwellkörpergewebe hat eine ähnliche Struktur wie in den Corpora cavernosa penis; es läßt sich leicht mit künstlichen Injektionsmassen prall füllen (Abb. 289). Eine Erektion der Clitoris findet statt, doch in individuell sehr welchselndem Grade.

Die Epidermis, welche die Glans clitoridis bedeckt, entspricht dem mehrschichtigen Plattenepithel des übrigen Vestibulum. Darunter liegen reichliche Gefäßschlingen und sehr zahlreiche sensible Nerven mit besonderen Nervenendkörperchen (KRAUSEsche Genitalkörperchen; außerdem KRAUSEsche Endkolben, VATER-PACINIsche Körperchen, MEISSNERsche Körperchen). Der deutsche Name *Kitzler* bezeichnet treffend die geschlechtliche Empfindungssphäre der Frau, welche beim Beischlaf oder durch onanistische Manipulationen (Masturbation) von der Klitoris ausgelöst wird. Auch die kleinen Schamlippen tragen einzelne spezifische Genitalkörperchen, außerdem KRAUSEsche Endkolben usw. Die Scheide ist verhältnismäßig unempfindlich; die Wollustgefühle haben ihren Sitz wesentlich in der Vulva.

Ein *Ligamentum suspensorium clitoridis* entspricht dem gleichnamigen Band des Mannes, ist nur entsprechend kleiner und zarter.

Bulbus vestibuli. Der *Vorhofsschwellkörper* liegt versteckt in der Wand der äußeren Scham, längs der Basis der Nymphen (Abb. 289). Er ist infolgedessen nicht unmittelbar sichtbar wie die Clitoris, sondern muß präparatorisch freigelegt werden, was bei leerem Schwellkörpergewebe oft nicht leicht ist. Die Gestalt ist doppeltkeulenförmig. Vorn liegt ein unpaarer Teil, die *Glans clitoridis*, die aus einem Venengeflecht zwischen Harnröhrenöffnung und Klitoris besteht und mit den Gefäßen der letzteren zusammenhängt. Von da aus ziehen die paarigen *Bulbi vestibuli* nach hinten längs der ganzen Länge der Schamspalte und bedecken noch mit dem hinteren verdickten Ende teilweise die BARTHOLINsche Drüse. Sie sind mit der Unterfläche (Außenfläche) des Diaphragma pelvis verlötet und außen vom Musc. bulbocavernosus bedeckt. Die paarigen Teile sind beim Manne verschmolzen, da bei ihm der Sinus urogenitalis verschlossen wird. Daher können beide Bulbi zu dem einheitlichen Bulbus penis zusammenfließen. Beim Weibe ist gerade umgekehrt nur der Anfang der Verschmelzung in statu nascendi zu sehen, und zwar nicht am analen Ende, sondern vorn in der Pars intermedia. Speziell der Bulbus des männlichen Gliedes entspricht den Bulbi vestibuli der weiblichen Scham, da das Längenwachstum des Penisschaftes bei der Frau keine Parallele hat; sonst käme das ganze Corpus cavernosum urethrae des Penis in Betracht.

Die feinere Struktur ist folgende: zahlreiche Venen bilden ein Konvolut, welches durch spärliches Bindegewebe mit beigemischten glatten Muskelzellen zusammengehalten ist (Abb. 289). Die Venen anastomosieren reichlich und sind zum Teil kavernös erweitert. Die Bulbi vestibuli können wie das Corpus cavernosum urethrae des Mannes prall gefüllt, aber nicht wirklich erigiert werden wie die Corpora cavernosa clitoridis bzw. penis. Durch die Füllung der Bulbi vestibuli öffnet sich die Schamspalte.

d) Schamberg, Behaarung.

In der Schamgegend des Weibes tritt das Vorwiegen des Fettgehaltes der Haut besonders deutlich hervor, und zwar einmal im Innern der großen Schamlippen, die dadurch wulstig geformt sind und aneinanderliegen, so daß die Schamspalte geschlossen ist, ferner aber im *Schamberg*, *Mons veneris*, dem vorderen Zusammenfluß der beiden großen Schamlippen *(Commissura labiorum anterior)*. Das Fett liegt wie in den letzteren in großen Paketen zwischen den Septen des subcutanen Bindegewebes eingebettet. Da die Symphyse des Beckens darunter liegt und eine Ausdehnung in die Tiefe verhindert, wulstet das Fettpolster nach außen die Haut vor, und zwar unterhalb einer Querlinie der Haut, welche den Bauch nach unten abschließt (Bd. I, Abb. S. 159). Der Schamberg hat Dreiecksform, die Spitze ist nach unten gerichtet und läuft dort in die zusammenliegenden großen Schamlippen aus; seitlich von dem Dreieck liegen die Schenkellinien, d. h. Falten, welche bei Bewegungen des Beines gegen den Bauch entstehen.

Beim Manne fehlt eine entsprechende Fettanhäufung oder sie ist doch geringer und nicht so scharf lokalisiert. Ein Querwulst oberhalb der Peniswurzel, welcher den Schaft des Gliedes teilweise verdeckt, kann vorhanden sein und mit dem Schamberg des Weibes verglichen werden. Wie groß der quantitative Unterschied des Fettes im weiblichen Körper gegenüber dem männlichen ist, geht aus anthropologischen Messungen über das Verhältnis von Fett und Muskulatur zur ganzen Körpermasse hervor. Die Muskeln der Frau sind im Verhältnis von 35,8:48,8% schwächer, das Fett im Verhältnis von 28,2:18,2% stärker als beim Mann ausgebildet. Eine besondere Anhäufung des Fettes liegt in der Beckengegend des Weibes, außer im Schamberg in den Weichenwülsten und am Gesäß (das Extrem ist die *Steatopygie*, Fettsteiß, Bd. I, Abb. S. 465).

Im umgekehrten Verhältnis zur Fettanhäufung steht die Behaarung der Schamgegend bei Mann und Weib, *Pubes*. Spezifisch weiblich ist die Haararmut. Sie äußert sich gewöhnlich in einer geradlinigen queren Begrenzung der Behaarung gegen den Bauch; nur bei wenigen Frauen von virilem Typus setzt sie sich gegen den Nabel zu fort. Die dreieckige Fläche, auf welche sich gewöhnlich die Behaarung beschränkt und welche dem Schamberg und den großen Schamlippen entspricht, hat charakteristische Keilform. Bei manchen Individuen und ganzen Rassen ist selbst dieses Haarfeld sehr gelichtet, aber gewöhnlich verdeckt es die Schamteile der geschlechtsreifen Frau.

e) Gefäße und Nerven.

Die Gefäße und Nerven entsprechen genau denen des Mannes, wenn man die gleichwertigen Teile miteinander vergleicht (Tabelle S. 506). Die Benennungen sind bei der Frau zum Teil andere als beim Manne.

Die *Blutzufuhr* geschieht größtenteils durch die A. pudenda interna vom Damme aus (A. labialis posterior, Abb. 289) und teilweise auch von vorn aus den Aa. pudendae externae (A. femoralis). Jedes Crus clitoridis erhält aus der A. pudenda interna eine A. profunda clitoridis, die Glans ihre besondere A. dorsalis clitoridis, der Bulbus an jeder Seite seine besondere A. bulbi vestibuli; alle drei entsprechen den gleichnamigen Arterien des männlichen Gliedes. Die *Venen* führen teils in den Plexus vesicalis hinter der Symphyse, teils längs dem Damm zu den Venae pudendae internae. Anastomosen leiten das Blut in die Vena femoralis (durch die V. pudenda externa, Abb. 289) und in die Vena obturatoria.

Die *Lymphgefäße* sind sehr reichlich. Sie führen sämtlich zu den Leistendrüsen, Nodi inguinales superficiales.

Die *Innervation* (sensible Nerven) entspricht der des Hodensackes. Die obere Partie der großen Labien ist vom N. ilioinguinalis (Plexus lumbalis) versorgt, die untere Partie vom N. pudendus (Rr. labiales posteriores) und vom R. perinealis des N. cutaneus femoris posterior. Die Clitoris erhält einen besonderen R. dorsalis clitoridis aus dem N. pudendus (aus dem spinalen Plexus pudendalis) und sympathische Äste aus dem Plexus hypogastricus. Über die Nervenendkörperchen siehe S. 511, über die Muskelnerven siehe Dammuskeln.

6. Damm und Beckenboden des Weibes.

Eingeweide und Beckenboden. Beim Weibe spielt die Belastung des Beckenbodens eine ganz andere Rolle als beim Manne, weil im Trigonum urogenitale der Durchlaß für die Scheide zu den auch beim Manne vorhandenen Pforten für den Mastdarm und die Harnröhre hinzukommt. Dieses Plus wiegt besonders schwer, weil die Scheide bei der Geburt sehr stark erweitert wird und, je häufiger eine Frau geboren hat, um so weniger den Zustand vor der Geburt wieder erreicht. Der Beckenboden und der relativ kurze Damm des Weibes haben deshalb Höchstleistungen zu vollziehen, die ihnen beim Mann nicht zugemutet werden. Wir gehen deshalb an dieser Stelle auf die Beziehungen zwischen Eingeweiden und Becken ein, weil sie beim Weibe am deutlichsten zu erkennen sind.

Im gewöhnlichen Leben spielt allerdings die Belastung des Beckenbodens durch die Baucheingeweide nicht die Rolle, wie man früher allgemein glaubte. Das Eingeweidepaket, welches die freie Bauch- und Beckenhöhle füllt, wird vielmehr *in der Schwebe* gehalten, da es den verfügbaren Raum so ausfüllt, daß nirgendwo ein luftleerer Raum besteht. Man macht sich das am besten an der Hand eines bekannten Taschenspielerkunststückes klar: Füllt man ein Wasserglas bis zum Rande mit Wasser, legt ein Blatt Papier darauf, ohne daß Luft zwischen Wasser und Papier tritt, und dreht das Glas um, so bleibt das Wasser trotz seines Gewichtes im Glase, der Luftdruck trägt es. Ähnlich wie die dünne, an sich nachgiebige Papierbedeckung, auf welcher scheinbar das Gewicht des Wassers lastet, verhält sich beim menschlichen Körper der an sich weiche Beckenboden, welcher das kleine Becken nach unten abschließt (Abb. 256). Er würde also, falls die Bauchdecken starr wären wie die Wände und der Boden des Glases, unbelastet sein. Würde aber nur im geringsten der Inhalt der Bauchhöhle durch Zutritt von Nahrung, durch Gasentwicklung, durch Blutzudrang zu einzelnen Organen usw. vergrößert werden, so träte bei starren Wänden der Bauchhöhle sofort eine entsprechende Belastung der Beckenbodens ein oder bei Verkleinerung des Bauchhöhleninhaltes müßte der Beckenboden nach oben steigen und den Raumverlust ausgleichen; in unserem Beispiel des Wasserglases genügt tatsächlich ein geringes Plus oder Minus, um den Papierverschluß zu stören und das Wasser zum Ausfließen zu bringen.

Beim menschlichen Körper ist aber die Bauchwand nicht starr, sondern insbesondere die vorderen Bauchdecken und das Zwerchfell bestehen aus quergestreiften Muskeln, welche sich jeder Situation im Innern der Bauchhöhle und den dort bestehenden Raumverhältnissen von Fall zu Fall sofort anpassen. Eine tiefe Inspiration kann durch den Lungenzug auf die Eingeweide wirken und den Beckenboden für den Augenblick entlasten. Das Spiel der Muskeln ist automatisch durch Reflexe seitens des Nervensystems so geregelt, daß es gewöhnlich ohne unseren Willen abläuft und ohne daß unser Bewußtsein davon erfährt. Allerdings können wir jederzeit bewußt eingreifen und durch Erhöhung des Druckes der Bauchdecke und des Zwerchfells auf den Bauchinhalt pressen, z. B. beim Stuhlgang, Harnlassen, bei der Austreibung des Kindes während der Geburt usw. (*Prelum abdominale*, Bd. I, S. 169).

Der Konfliktsfall zwischen Eingeweiden und Beckenboden tritt nur ein, wenn aus irgendeinem Grunde der gewöhnliche Schwebezustand des Eingeweidepakets aufgehoben wird. An ihm ist natürlich der Beckenboden insofern mitbeteiligt, als auch er regulierbar ist, weil die quergestreiften Dammuskeln sich automatisch so einstellen, wie es den augenblicklichen Raumverhältnissen im Innern der Bauchhöhle entspricht. Sie kommen aber am ehesten ins Gedränge, wenn die Anforderungen an die Regulierbarkeit zu hoch werden, d. h. wenn bewußt oder unbewußt die Zunahme oder Abnahme des Innendrucks das zu bewältigende Maß über- oder unterschreitet. Dann hat der Beckenboden den ungünstigsten Stand, weil im Stehen die ganze Höhe der Eingeweidesäule unmittelbar auf ihm lastet. Ein Teil der Last wird zwar vom osteofibrösen Becken getragen, aber der weiche Beckenboden hat sein gutes Teil dabei zu übernehmen und muß dem gewachsen sein. Gerade an diesem Punkt ist die aufrechte Stellung des Menschen durch die Einrichtungen unseres Körpers nicht immer voll kompensiert; sehr häufig besteht individuell eine Gewebsschwäche, welche ja auch an anderen Stellen vorkommt.

Wir gehen nach diesen allgemeinen Vorbemerkungen auf die Einzelheiten der Haft- und Stützapparate des weiblichen Bekenbodens ein. Der Damm ist nur ein Teil des Beckenbodens, und zwar gerade beim Weibe ein sehr kleiner, keilförmiger Abschnitt (Abb. 286). Er ist von außen sichtbar (Abb. 289). Im übrigen wird der Beckenboden bei der Frau ganz von der After- und Schamöffnung eingenommen.

a) Passiver Haft- und Stützapparat.

Die bei der Gebärmutter behandelten Bauchfellfalten und „Bänder“, welche den Uterus und seine Adnexe mit der Beckenwand verbinden, halten nicht nur diese Organe selbst, sondern vermögen auch mittelbar die übrigen Eingeweide mitzutragen, wenn ihre Last den Beckenboden trifft. Allzu groß wird man die Beihilfe nicht veranschlagen. Die Hauptbedeutung dieser Apparate erschöpft sich mit der Erhaltung der Lage und Form der Gebärmutter selbst, besonders während der Gravidität. Sie sind nicht rein passiv, sondern ihr Reichtum an glatten Muskelzellen erlaubt ihnen, sich innerhalb weiter Grenzen auf wechselnde Distanzen einzustellen, wie es gerade bei den Größenunterschieden zwischen schwangerem und nichtschwangerem Uterus nötig ist.

Beckenbindegewebe. Dagegen gibt es einen wichtigen, rein passiven Haftapparat für die Organe des kleinen Beckens in dem *Beckenbindegewebe,* welches die Zwischenräume zwischen den Organen ausfüllt. Wir haben bereits gesehen, daß zwischen Blase und Genitalschlauch (Gebärmutter und Scheide), ferner zwischen Genitalschlauch und Mastdarm Bindegewebe liegt; dieses reicht nach oben bis zur Umschlagsstelle des Bauchfells, nach unten bis zum Beckenboden und hängt seitlich mit der Beckenwand zusammen, umgibt auch nach der Symphyse zu die Blase und nach dem Kreuzbein zu den Mastdarm. Auf die einzelnen Benennungen werde ich nicht mehr zurückkommen. Aber ich erinnere daran, daß die Namen wesentlich an solche Stellen vergeben sind, an welchen das Bindegewebe besonders fest ist. Man faßt die Verdichtungscentren bei der Gebärmutter zusammen als *Retinacula uteri*; sie strahlen von der Cervix aus nach vorn, nach seitlich und nach hinten aus. Daß sie die Cervix an ihrem Platz halten und dadurch für die Form und Lage der Gebärmutter von Bedeutung sind, habe ich bei dieser ausgeführt. Dasselbe gilt für die Scheide. Bei der Blase gibt es die besonderen *Ligamenta pubovesicalia* zwischen Symphyse und Vorderwand des Hohlorgans (die auch glatte Muskeln enthalten, S. 463). Hier interessiert uns, daß die Verdichtungscentren des Beckenbindegewebes, die in der Hauptsache Leitplatten für die Gefäße und Nerven darstellen, eine besondere statische Bedeutung für das Zusammenhaften aller Teile im kleinen Becken untereinander haben und dadurch verhindern, daß eines allein abwärts oder aufwärts bewegt wird und dadurch den Zusammenhang des Ganzen lockert. Eine Last, welche die Organe im kleinen Becken trifft, wird von ihnen *gemeinsam* durch diesen *Haftapparat* aufgefangen, auch wenn sie unmittelbar nur einen Teil der einander verhafteten Bestandteile belastet.

Das Bindegewebe zwischen den Beckenorganen hat auch besonders nachgiebige Stellen, welche locker gewebt und mit Fetttr äubchen gefüllt sind. Hier liegen gleichsam die Gelenkstellen; an ihnen sind leichte Verschiebungen der Organe gegeneinander möglich, ohne daß das Haften im allgemeinen leidet. — Die Hauptaufgabe der Retinacula uteri scheint die zu sein, den Schwebezustand an der Cervix aufrechtzuerhalten. Diese wird während der Schwangerschaft nicht ausgedehnt (S. 494) und ist daher ein verhältnismäßig konstanter Angriffspunkt der Bindegewebszüge.

Das Bindegewebe, welches die Beckenwand selbst ausfüttert, heißt *Fascia pelvis* (S. 463). Sie hängt überall mit dem Haftapparat zwischen den Beckenorganen zusammen, dient aber selbst als *Stützapparat*. Denn ihre wesentlichen Anteile, die *Fascia diaphragmatica pelvis superior* und die *Fascia trigoni urogenitalis superior*, festigen den muskulösen Beckenboden und unterstützen die Haftapparate zwischen den Beckenorganen. Eine scharfe Trennung zwischen Haft- und Stützapparat ist nicht zu ziehen.

Knickung des Genitalschlauches. Von Wichtigkeit ist ferner die übliche Lage der Gebärmutter, welche in einem nach vorn offenen Winkel zur Scheide steht (Anteversio + Anteflexio) und deren Cavum bei der stehenden Frau gewöhnlich horizontal gerichtet ist (Abb. 277b, 286), weil die Excavatio recto-uterina in der Regel Darmschlingen enthält oder die erweiterte Ampulle an ihre Stelle tritt, wenn Kotansammlungen in ihr die Darmschlingen nach oben drängen. Genug, der normale Uterus steht gegen die Scheide wie ein halb oder fast halb zugeknicktes Messer und wird in dieser Lage durch seine Fixationsapparate und seinen Tonus gehalten. Dadurch wird der Genitalschlauch selbst ein Stützapparat für den Beckenboden. Wäre er gerade gestreckt, so könnte die wirksam gewordene Last der Baucheingeweide die Scheide und den Uterus nach außen vordrängen. Bei erschlafften Genitalien, welche die natürliche Lage nicht einhalten, kommt es auch zu Prolapsus vaginae oder Prolapsus uteri. Deshalb sind Lage- und Formveränderungen des Uterus für die *allgemeine* Situation im kleinen Becken so bedenklich, nicht nur für das Organ selbst und für eine eventuelle Schwangerschaft.

Am wichtigsten scheint zu sein, daß die Excavatio vesico-uterina frei von Darmschlingen ist. Treten solche in sie ein, so kann der Haft- und Stützapparat leicht gelockert werden, oder die Füllung mit Därmen ist ein Anzeichen bereits eingetretener Lockerung. Der normal stehende Uterus liegt wie eine dicke Plombe auf dem Beckenboden und hält die Scheide um so fester geschlossen, je stärker der Druck ist, welcher ihn von oben belastet. Gewöhnlich fehlt dieser Druck und die Gebärmutter ist ihrerseits beweglich. Wird sie vom Eingeweidepaket belastet, so dient sie als Schutz für den Beckenboden, verliert aber ihre Beweglichkeit. In der Norm währt dies nur kurz. Ist dagegen die schwebende Lage des Eingeweidepakets dauernd gestört und der Uterus dauernd belastet, so ist dies oft der Ausgang schwerer pathologischer Störungen („Frauenleiden"), ein Beweis dafür, wie wichtig der Schwebezustand der Norm ist.

b) Aktiver Apparat (Dammuskeln).

Die gleichen quergestreiften Muskeln der *Regio analis* und *Regio urogenitalis* wie beim Manne finden wir auch bei der Frau. Wir gehen nur auf die Besonderheiten der Frau ein; im übrigen sei auf die Beschreibung beim Manne verwiesen (S. 448).

Muskeln des Beckenbodens. Der *Musculus levator ani* (Abb. 258, 260) entspringt vom Os pubis und vom Os ilium; seine *Pars pubica* bildet mit derjenigen der Gegenseite das Levatortor, dessen Schenkel beiderseits die Scheidenwand berühren; einige Muskelfasern inserieren auch an der Vorderwand der Scheide. Die Pars pubica ist die wichtigste auch beim Weibe, wegen der *Pars iliaca* sei auf früher Gesagtes verwiesen (S. 454). Kontrahiert sich die Pars pubica beider Levatores in gleichem Maße, so wird die Scheide (und die Pars perinealis des Mastdarms) von beiden Seiten zusammengedrückt und zugleich nach vorn auf die Symphyse zu gezogen und den Eingeweiden jede Möglichkeit abgeschnitten, nach unten durch den Beckenboden vorzudringen. Nur das Erlahmen der Muskelzüge und der eigenen Schließmuskeln des Afters und der Vulva (M. sphincter ani externus und internus, M. bulbocavernosus s. Constrictor cunni) gibt den Weg frei, der in pathologischen Fällen oft genug beschritten wird (Prolapse). Über Beckenboden und Afterverschluß s. S. 451.

Der *Musculus transversus perinei profundus* (Abb. 289) ist hier anzuschließen. Er hängt wie beim Manne mit dem *M. sphincter urethrae* (Rhabdosphincter) zusammen. Der Levator und Transversus profundus schieben sich im Schambeinbogen kulissenartig übereinander und verstärken sich bei Belastungen gegenseitig. Außerdem sind die hintersten Querfasern des Transversus mit der Pars pubica des Levator ani und mit vorderen Ausläufern des Sphincter ani externus zu dem *Centrum tendineum perinei* (S. 459) verfilzt, welches zwischen After und Scham liegt und ganz wesentlich zur Festigung des Beckenbodens beiträgt. Hier reichen sich gleichsam die verschiedenen beteiligten Träger des muskulösen Diaphragma die Hand und schützen sich vor dem Auseinanderweichen aus der ihnen eigenen kulissenartigen Schichtung.

Der Transversus profundus der Frau ist ganz wesentlich durch die derben Fascien auf der Ober- und Unterseite (innen und außen) gefestigt, *Fascia trigoni urogenitalis superior* et *inferior*. Bindegewebszüge strahlen von hier aus in das Centrum tendineum reichlich ein, außerdem enthält es viel glatte Muskulatur, die von der After- und Scheidenwand hineinziehen. Der Name *Centrum tendineum perinei* nimmt nur auf die fibröse Komponente Bezug, weil sich der Knoten bei der Lebenden hart anfühlt. Das Centrum ist der Stützpunkt des Dammes. Bei der Operation des Prolapsus uteri wird durch Vernähen der Levatorschenkel zwischen Vagina und Rectum sozusagen ein zweites Centrum gebildet und dadurch der Damm wieder trag- und haltefähig gemacht.

Muskeln der Genitalien. Der *Musculus bulbocavernosus* (Abb. 289) wird auch *Musculus constrictor cunni* s. *Sphincter vaginae* genannt, weil seine ziemlich reichlichen Fleischfasern um den Scheideneingang herumlaufen. In der Mittellinie sind die Züge beider Seiten durch eine Raphe vorn und hinten von der Schamspalte miteinander verbunden; im übrigen sind der linke und rechte Muskel vollständig voneinander getrennt. Nicht alle Fasern, welche am Damm beginnen, erreichen die Klitoris; viele werden früh sehnig und setzen am Schwellkörper der Klitoris oder am benachbarten Bindegewebe an. Fasern des Sphincter ani externus der gleichen Seite strahlen von hinten in den Bulbocavernosus ein. Er ist im ganzen ein plattes Muskelband, welches sich dem Bulbus vestibuli und der BARTHOLINschen Drüse von außen eng anschmiegt. Die schnürende Wirkung auf die weibliche Scham ist nicht sehr groß, sie summiert sich aber für die statische Aufgabe mit der Abklemmung durch die Levatorschlinge; beim Beischlaf vermag der Muskel die Vulva dem Gliede enger anzupressen und den Reiz der Friktionen zu steigern. Inwieweit er die Füllung des Bulbus mit Blut beeinflussen kann, ist nicht sicher bekannt. Die Drüsenläppchen der BARTHOLINschen Drüse, die zum Teil zwischen den Muskelfasern versprengt liegen, können unter seiner Wirkung ausgiebig und schnell entleert werden.

Der *Musculus ischiocavernosus* (Abb. 289) ist bei der Frau sehr unansehnlich, weil er vorwiegend sehnig ist und weil sein Muskelfleisch auf die nächste Nachbarschaft des Ursprungs am Sitzbeinknorren beschränkt zu sein pflegt. Wird bei der Herausnahme der Genitalien der Leiche der Schwellkörper der Klitoris samt der Knochenhaut des Schambeins nicht sorgfältig abgelöst, so bekommt man am Eingeweidepräparat den Muskel gar nicht zu Gesicht, weil das Muskelfleisch in der Leiche bleibt und die sehnigen Züge ohne Zusammenhang mit ihm schwer zu diagnostizieren sind. Er liegt auf dem Crus clitoridis seiner Seite und hat wohl eine Wirkung auf den Schwellkörper der Klitoris, indem er wie beim Manne das Blut bei der Erektion nach vorn der Eichel zu treibt („Erector clitoridis").

Der *Musculus transversus perinei superficialis* (Abb. 289) ist bei der Frau sehr häufig besonders schwach oder fehlt ganz.

Der *Musculus sphincter ani externus* ist von dem des Mannes nicht verschieden (s. auch Musculus sphincter ani internus, S. 456 u. f.).

Die *Fascien* der Dammuskeln sind ausführlich beim Manne beschrieben (S. 461); sie tragen mit dazu bei, den im vorigen Abschnitt geschilderten Stützapparat zu ergänzen. Der Damm ist dadurch dem Beckenboden im ganzen fest angeschlossen; lediglich die Blase, der Uteruskörper und die Pars ampullaris des Mastdarms behalten ihre freie Beweglichkeit, während die im Damm verankerten Teile dieser Eingeweide relativ unverschieblich sind.

Gefäße und Nerven. Die Innervation der Muskeln des Dammes und Beckenbodens ist beim Weibe die gleiche wie beim Manne (S. 465). Die Gefäße für die äußeren weiblichen Genitalien sind bereits beschrieben (S. 513); sie versorgen auch den Damm (Abb. 289). Ich verweise wegen aller Details und wegen der Benennungen auf das beim Manne Gesagte.

Periphere Leitungsbahnen.

Allgemeiner Teil: Blut, Lymphe, ihre Bildungs- und Zerstörungsstätten; Gefäßwand, Herz und Herzbeutel.

A. Allgemeines.

Begriff der peripheren Leitungsbahnen. Die vorangegangenen Teile dieses Buches haben versucht, den Bau und die Struktur des Bewegungsapparates und der Eingeweide dem Sachverhalt und inneren Wesen nach darzulegen. Für den biologischen Zusammenhang, den wir für die *einzelnen* Organe überall festzuhalten suchten, fehlt jedoch das alle Einzelorgane verbindende Leitungssystem, die Kanäle, in welchen Flüssigkeiten von Organ zu Organ fließen (Blut und Lymphe), und die Nervenstränge, welche Reize in alle Winkel unseres Körpers leiten. Wir haben unseren bisherigen Weg mit dem Rundgang durch eine Fabrik verglichen: jede Werkstatt wurde genau besichtigt, es wurde festgestellt, wie sie gebaut ist und wie die ihr zufallende Leistung auf Grund ihrer Einrichtung möglich ist. Jetzt haben wir die Heizeinrichtungen, Gas- und Wasserröhren, Licht- und Kraftkabel, Telephon- und Klingelverbindungen, kurz alle Leitungen der Arbeitsräume untereinander und mit den Centralen (Fernheizöfen, Geschäftszimmer usw.) zu besprechen, soweit sie dem Betriebe im allgemeinen dienen. Wenn auch bei den einzelnen Räumen, um in unserem Beispiel zu reden, die Hähne der Wasserleitung, die Kraftanschlüsse, Fernsprecher usw. bereits betrachtet sind, so fehlt doch noch ganz eine zusammenhängende Darstellung der Einrichtungen im ganzen, welche meistens in die Mauern oder Böden hineingelegt und deshalb nicht ohne weiteres sichtbar sind. Im menschlichen Körper fassen wir den ungemein entwickelten und auf das feinste differenzierten Apparat unter dem Begriff der *peripheren Leitungsbahnen* zusammen. Sie nehmen in der Regel die Lücken zwischen den Teilen der bisher besprochenen Apparate ein (Bd. I, S. 2).

Wir werden in den folgenden Kapiteln auch das Herz beschreiben. Nehmen wir es als Einzelorgan, so haben wir eine Reihe Einrichtungen an ihm darzustellen, welche den Ein- und Austritt des Blutes in der richtigen Quantität und Verteilung in der Norm sicherstellen. Insofern gehört das Herz zu den Einzelorganen. Wir rechnen es selbst nicht zu den Eingeweiden, wohl aber seine Hülle, den Herzbeutel (S. 4). Wir wollen es als Einzelorgan zum Beispiel nehmen dafür, daß ein Verständnis für den Bau und die Struktur nur im Zusammenhang mit dem Ganzen vollständig möglich ist. Dieses Organ ist geradezu Symbol für die Harmonie der Teile unseres Körpers, die durch Leitungen vermittelt ist. Der Dichter verlegt in das Herz feinste Regungen unserer Seele und Gefühle zartester Art, die ihren Sitz zwar sicher nicht im Herzen haben, welche aber seine Tätigkeit durch die Verknüpfung mit dem Gehirn und Rückenmark untrüglich meldet. Ganz allgemein vermitteln Botenstoffe (Hormone), welche vom Blut transportiert werden und das Herz passieren, und nervöse Reize, welche durch Nerven zu ihm geleitet werden, den innigen Zusammenhang zwischen dem ganzen übrigen Körper und diesem wichtigen Motor für die Flüssigkeitsbewegungen. Trotzdem läßt sich das Herz losgelöst von allen diesen Beziehungen züchten. Das früheste Material eines Froschembryo, welches an der Stelle des späteren Herzens liegt, aber noch nichts davon unter dem Mikroskop erkennen läßt, vermag außerhalb des Körpers ein schlagendes Herz zu erzeugen, welches in einem kleinen, von Ektoderm überhäuteten Bläschen für sich am Leben erhalten werden kann (Abb. 290). Man beobachtet an ihm eine typische Schlaganordnung und Schlagfolge, wie wenn es sich am richtigen Ort entwickelt hätte, eine lebende, mikroskopisch kleine Uhr, die alle Bedingungen für ihren Gang in sich trägt, solange sie genügend ernährt ist und atmen kann. Wäre es möglich, alle Organe in dieser Weise bis zur Vollendung zu züchten, so hätten wir ein Raritätenkabinett von Einzeldingen, aber keinen Organismus. Der ganze Darm- und Atemtractus mit Herz und Gefäßen kann für sich in steriler warmer physiologischer Kochsalzlösung, losgelöst vom übrigen Körper, am Leben und im Betrieb gehalten werden

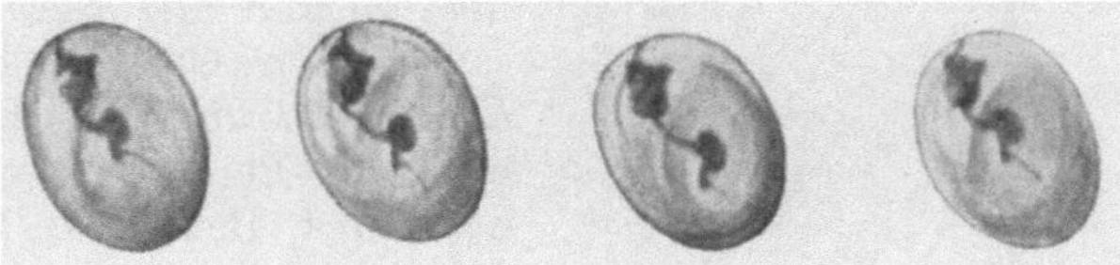

Abb. 290. Herz der Unke, aus der indifferenten, nicht pulsierenden Anlage nach der EKMANschen Methode isoliert gezüchtet (extra corpus). Drei Phasen der Schlagfolge aus einer mikrokinematographischen Aufnahme. Kulturaufnahme von Prof. STÖHR jr.

(z. B. bei einer Katze für einige Tage). Ein solches „Eingeweidetier" kann ebenfalls dem Organismus als Ganzes nicht verglichen werden. Die Wege, welche die Nahrung und die Luft zu passieren haben, um vom einen Abschnitt zum anderen zu gelangen, sind zwar erhalten, aber gerade diejenigen Zusammenhänge, welche wir im folgenden behandeln wollen, fehlen in ihren wichtigsten Teilen. Erst wenn das Gefäß- und Nervensystem Mittler der zahlreichen Beziehungen der Körperteile untereinander geworden sind, wird der Rhythmus des Lebens aller Teile mit- und zueinander möglich, welcher einen Organismus als Ganzes auszeichnet.

Wir sehen hier zunächst ab von den Centralen des Nervensystems (Rückenmark, Gehirn), welche wie die Geschäftszimmer großer Betriebe und Verwaltungen die oberste Leitung führen, deren Fenster den Blick in die Umwelt eröffnen (Sinnesorgane), von außen her Nachrichten und Eindrücke hereinlassen, um sie für die Oberleitung zu verwerten und deshalb mit zu den Centralen gerechnet werden. Beim Herzen liegt die Sache anders; es ist in seiner Bauweise und in seinen örtlichen Beziehungen zu innig mit den Gefäßen verknüpft, als daß wir es vom peripheren Gefäßsystem absondern könnten.

Kanalisierte und strangförmige Leitungen. Die Leitungsbahnen des Körpers sind röhren- oder strangförmig. In den ersteren, den *Gefäßen*, bewegt sich eine Flüssigkeit, Blut oder Lymphe. Das Röhrensystem speist sämtliche Organe und Gewebe mit Nahrungsstoffen und Sauerstoff, führt die Schlacken des Stoffwechsels ab, vermittelt den intermediären Stoffwechsel zwischen den Organen und transportiert die Hormone an die Stätten ihrer Wirkung (S. 1). Die strangförmigen Leitungen sind solide Kabel, in welchen Erregungsvorgänge von den Centralen peripherwärts nach den Erfolgsorganen, den Muskeln, oder von der Haut, den Schleimhäuten usw. centralwärts zum Rückenmark und Gehirn forteilen, ohne daß eine sichtbare Bewegung wie beim Inhalt der Röhrenleitung festzustellen ist. Man kann die Leitung in den soliden Strängen, den *Nerven*, mit der in elektrischen Kabeln für Kraftstrom (motorische Nerven) oder in

Klingel- und Fernsprechleitungen (sensible Nerven) vergleichen, je nachdem sie von den Centralen weg- oder zu diesen hinführen. Die motorischen und sensiblen Nerven sind an den meisten Stellen des Körpers zu gemischten Kabeln vereinigt, welche ihn in bestimmten Bahnen durchziehen (Abb. 291). Nur die letzten Abzweigungen zu den einzelnen Muskelfasern und zu den sensiblen Empfangsorganen der Haut sind rein motorisch bzw. rein sensibel. Nach dem üblichen Sprachgebrauch wird allerdings bei der Bezeichnung von den Beimischungen des sympathischen und parasympathischen Nervensystems abgesehen; tut man dies, so gibt es scheinbar zahlreiche rein motorische und sensible Nerven und Nervenäste.

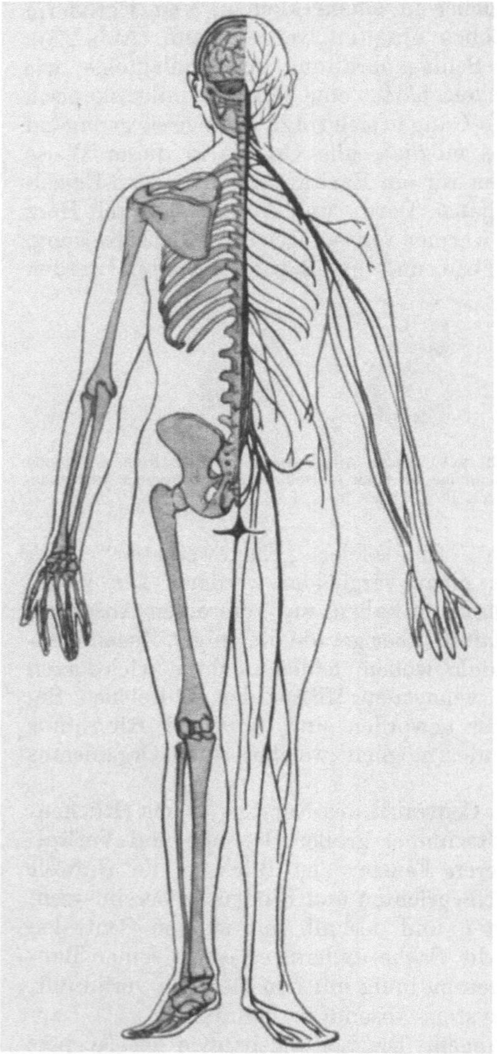

Abb. 291. Die peripheren Nerven (cerebrospinales Nervensystem), ihre Lage im Vergleich zu den Knochen. Übersichtsbild, Körper von hinten gesehen; links Gehirn freigelegt.

Bei den Gefäßen haben wir die *Kanalwand* und den *Inhalt* zu unterscheiden. Bei den Nerven gibt es kein sichtbares Bewegtes, keinen Inhalt, dafür aber einen um so komplizierteren Aufbau der Nervenbahnen selbst. Wir verlegen die Beschreibung des letzteren auf einen späteren Zeitpunkt (Bd. III), um die genetische Beziehung zu den Zellen, von welchen die eigentlich leitenden Teile der Kabel ausgehen, nicht aus den Augen zu verlieren; diese liegen bei den meisten Nerven in oder dicht neben den Centralorganen. Dagegen liegt bei den Kanälen der Motor für den bewegten Inhalt, das Herz, in der Peripherie. Es wird anschließend an die Beschreibung des Inhaltes der Gefäße (Blut oder Lymphe) und der Gefäßwände hier behandelt werden. Da die corpusculären Elemente, welche in den Gefäßlichtungen schwimmen (Blut- und Lymphkörperchen) nicht innerhalb des Kanalsystems selbst erzeugt und vernichtet werden, so gehört zu ihnen eine weit durch den Körper verstreute Anlage von Bildungs- und Zerstörungsstätten. Diese, dem Blutkreislauf und seinen Anhängen (Lymphbahn) *allgemein* zukommenden Einrichtungen sind hier als Teil I, Allgemeiner Teil der peripheren Leitungsbahnen zusammengefaßt und mit den Eingeweiden in diesem Bande vereinigt.

Blutkreislauf. Die höchste Entfaltung des Kanalsystems ist der geschlossene Kreislauf, durch welchen die gesamte Blutmasse durch den Körper bewegt wird. Bei den Warmblütern (Vögel und Säuger) sind die beiden Hälften des Herzens und sämtliche mit der einen und mit der anderen Hälfte zusammenhängenden Strombahnen voneinander getrennt. Die linke Hälfte des Herzens (schwarz, Abb. 292) führt mittels der *Schlagadern, Arterien,* das Blut in den Körper. Sie verzweigen sich in allen Organen bis in feinste Ästchen, die *Haargefäße, Capillaren,* welche die Besonderheit haben durchlässig zu sein und den Austausch zwischen dem Blut und den Geweben zu vermitteln. Sie sammeln sich wieder zu Gefäßen, welche wie die Arterien lediglich als Leitungsröhren dienen und das Blut zur rechten Hälfte des Herzens führen, den *Blutadern, Venen* (dunkelgrau). Dieser Teil des zirkulierenden Blutes bildet den *großen Kreislauf* oder *Körperkreislauf.* Er ist in Abb. 292 ohne Rücksicht auf die einzelnen Organe als *ein* Netz gezeichnet. Man denke sich in Wirklichkeit in jedem einzelnen Organ ein solches Netz von Capillaren.

Die Verbreitungsart der Arterien und Venen richtet sich danach, für jedes Organ die Zu- und Abfuhr des Blutes sicherzustellen. Der Körperkreislauf zerfällt also in so viele Kreisläufe, als es Organe gibt. Aber alle werden von derselben großen Schlagader gespeist, welche aus dem linken Herzen kommt, der *Aorta,* und alle sammeln sich in zwei große Venenstämme, welche in das rechte Herz münden, die *Hohlvenen, Venae cavae* (in Abb. 292 ist schematisch nur eine Hohlvene gezeichnet).

Der *kleine Kreislauf* oder *Lungenkreislauf* ist bei den Warmblütern vom großen Kreislauf völlig getrennt. Das Blut, welches aus dem Körper und seinen Organen in das rechte Herz zurückkehrt, verläßt dasselbe, nicht um unmittelbar in den Körper zurückzukehren, sondern um zunächst durch die Lungen geführt zu werden. Die Arteria pulmonalis führt das Blut aus dem rechten Herzen in die Lunge, die Venae pulmonales führen das neu mit Sauerstoff beladene Blut aus der Lunge in das linke Herz und von dort tritt es den Weg durch den Körper erneut an (in Abb. 292 ist der Lungenkreislauf schematisch vereinfacht, in Wirklickeit hat jede Lunge ihre eigene Arteria und Venae pulmonales).

Das Blut wird durch die Trennung in Körper- und Lungenkreislauf als Transportmittel für Gase besonders ökonomisch ausgenutzt. Wir werden bei der Beschreibung des Herzens auf andere Formen des Kreislaufes eingehen, welche ihre Spuren im menschlichen Herzen und in den großen Gefäßstämmen hinterlassen haben; dort wird sich erst zeigen lassen, um wieviel ökonomischer sich der Gaswechsel bei getrenntem Körper- und Lungenkreislauf vollzieht als bei einer Art der Blutbahn, welche von der Erneuerungsstätte des Sauerstoffes direkt zu den Organen führt, ohne vorher zum Herzen, wie bei den Warmblütern, zurückzukehren. Allerdings ergeben sich durch die innerliche Trennung des Herzens in ein linkes arterielles und ein rechtes venöses Herz auch große Betriebsgefahren, z. B. dann, wenn nicht genau die gleiche Menge Flüssigkeit aus dem Körper in das rechte Herz hineingelangt wie aus der Lunge in das linke Herz (vgl. S. 601). Der Herzmuskel für beide Herzhälften hängt im wesentlichen so zusammen, daß das arterielle und venöse Blut von dem gleichen Motor in den gleichen Phasen in den Körper- und Lungenkreislauf hineinbefördert wird. Beim normalen Herzen ist die Arbeit des Motors so fein reguliert, daß kleine Störungen im Zu- und Abfluß sofort ausgeglichen werden und daß zeitlebens immer die richtige, der Masse des Körpers in den verschiedenen Lebensaltern und den physiologischen Lebensbedingungen angepaßte Blutmenge durch Körper und Lunge zirkuliert.

Pfortaderkreislauf. Wie wir beim Magendarmkanal bereits gesehen haben, gehört zu den Transportaufgaben des Blutes auch die Beförderung der Kohlenhydrate und Eiweißkörper, welche aus der Nahrung aufgenommen werden, durch die Leber hindurch in den Kreislauf. Während die Gefäßfolge im allgemeinen nach dem Schema: Arterie $\rightarrow$ Capillarnetz $\rightarrow$ Vene eingerichtet ist, ist bei dem Abtransport für die genannten Stoffe eine doppelte Einschaltung von

Capillarnetzen festzustellen. Wir nennen das zwischen Darm und Leber liegende Gefäß *Pfortader, Vena portae.* Das Schema lautet:

Darmarterie → Capillarnetz des Darmes → Pfortader → Capillarnetz der Leber → Lebervene.

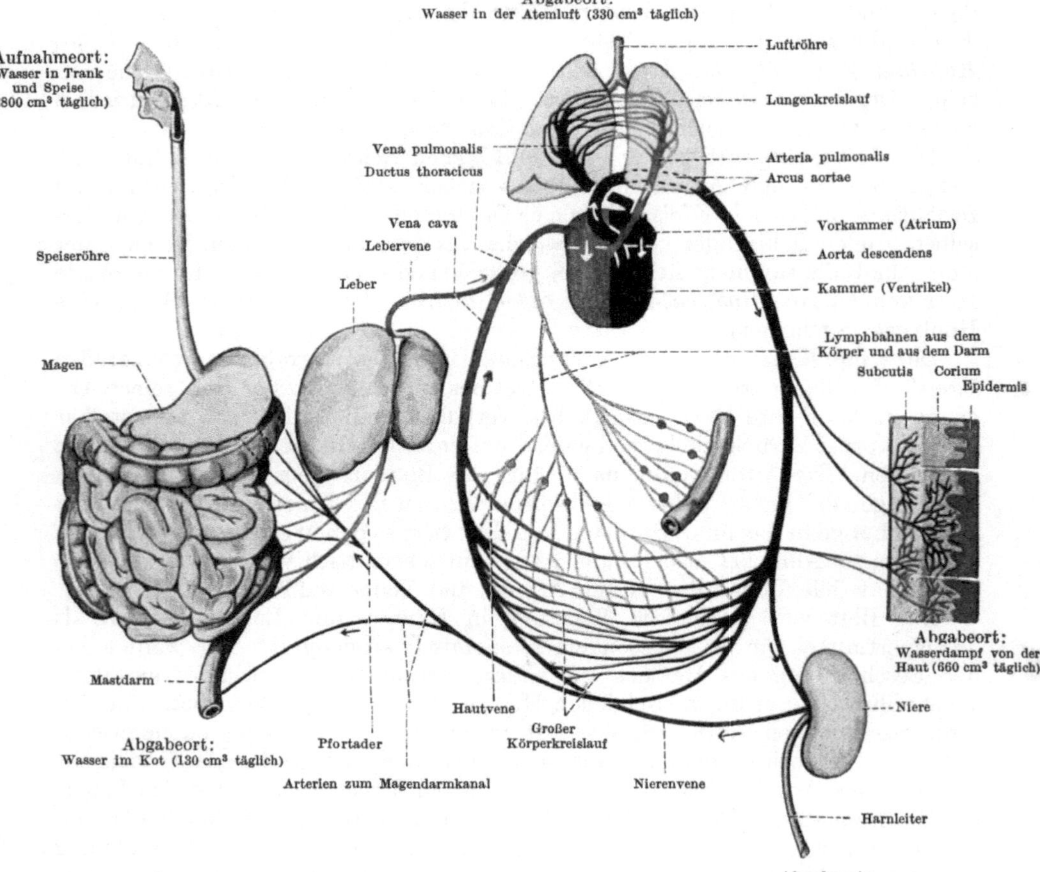

Abb. 292. Der Flüssigkeitswechsel im menschlichen Körper, Schema. Der verschiedene Sauerstoffgehalt des Blutes ist durch schwarzen und dunkelgrauen Ton (arterielles und venöses Blut) wiedergegeben, Lymphe hellgrau. Die Zahlen über die Wasseraufnahme und -abgabe stammen von Messungen in einem speziellen Fall (Schema in der Ausstellung „der Mensch", Dresden 1911); sie ergeben eine kleine Differenz zwischen Zu- und Abfluß, welche durch hier nicht genannte Abgaben gedeckt ist.

(Da die Pfortader eine Vene ist in bezug auf den Darm, so liegt das Capillarnetz der Leber zwischen zwei Venen, wir bezeichneten es deshalb bei der Leber als venöses Wundernetz, vgl. auch S. 592; in Abb. 292 sind die Leber und der Eingeweidetractus für sich neben das Gefäßsystem gezeichnet ohne Rücksicht auf die wirkliche Lagerung zu letzterem.) Indem das gesamte Blut aus dem Magendarmkanal (und der Milz) durch die Leber hindurchpassiert, wird diese zum wichtigsten Umschlagplatz für die den Zellen des Körpers durch das Blut zugeführten Nahrungsstoffe, die in neuer chemischer Form und in der richtigen Verteilung von hier aus in das Herz und weiter in die Organe gelangen, geradeso wie das mit O_2 angereicherte Blut aus der Lunge zuerst in das Herz gelangt und von dort aus dem Körperkreislauf zugeteilt wird. Für Gase und gelöste Nahrungsstoffe ergibt sich insofern der gleiche Verteilungsmodus, als zuerst die Mischung erfolgt (in der Lunge bzw. in der Leber) und daß dann erst der Motor, das Herz, die Weiterführung und Verteilung an die Organe des Körpers übernimmt.

Für die Pfortader ergibt sich eine Betriebsgefahr daraus, daß sie zwischen die großen Widerstände zweier Capillargebiete eingeschaltet ist. Diese müssen wie beim Herzen ständig so reguliert sein, daß die gleiche Menge Blut durch das eine und das andere hindurchfließt; sonst entstehen in der Pfortader Störungen des normalen Blutgehaltes, deren Auswirkungen besonders die Leber schädigen.

Lymphbahnen. Unser Körper enthält außer dem gefärbten Blut die farblose Lymphe. Das Blut geht vom Herzen aus und kehrt wieder zum Herzen zurück, wie das Wasser einer Warmwasserleitung dauernd vom Boiler in die Hausleitung aufsteigt und wieder in ihn zurückkehrt. Die Lymphe zirkuliert nicht in einem geschlossenen Kreislauf, sondern die Lymphgefäße beginnen, ohne unmittelbaren Zusammenhang mit den Blutgefäßen, in den Geweben wie eine Wasserleitung aus dem Zusammenfluß mehrerer Quellen. Die in den Gewebelücken überall im Körper befindliche *Gewebsflüssigkeit*, welche den Stofftransport zwischen Blut und den Zellen der Gewebe und Organe vermittelt, wird teils wieder in die Blutcapillaren, teils in die *Lymphcapillaren* aufgenommen und durch die *Lymphgefäße*, *Saugadern*, in Venen und damit ins Blut zurückgeführt. Die Lymphgefäße haben in den *Lymphknoten* besondere Centralen, die überall im Körper verbreitet sind (in Abb. 292 sind nur die mesenterialen Lymphknoten und ihre Abflüsse gezeichnet, hellgrau). An diesen Stellen wird der Gehalt der Lymphe an corpusculären Bestandteilen reguliert, die in ihr schwimmen wie die Blutkörperchen im Blut. Große Lymphstämme, z. B. der *Ductus thoracicus*, führen die fertige Lymphe in eine der Hohlvenen. Beim Darm sahen wir, daß die Lymphe das von den Eingeweiden aufgenommene Fett transportiert; indem sie in das Blut kurz vor dessen Eintritt in das Herz einströmt, wird auch dieses wichtige Nahrungsmittel gleichmäßig mit den anderen durch den Motor Herz dem ganzen Körperkreislauf mitgeteilt. Wir können die Beziehung zwischen Blutkreislauf und Lymphbahn in folgendem Schreibschema verdeutlichen:

Hauptbahn: Herz → Arterien →	Blutcapillaren ——————→	Venen → Herz
(Blut*kreis*lauf)	↓	↑
	Gewebsflüssigkeit	Lymphstämme (z. B. Ductus thoracicus)
Seitenbahn	↓	↑
(Lymph*ab*lauf):	Lymphcapillaren → Lymphgefäße →	Lymphknoten

Das Herz pumpt alles, was es empfängt, in den Körper- und Lungenkreislauf. Die Organe regulieren das Blutquantum, welches sie aufnehmen, je nach ihrem Bedarf an Gas und gelöster Nahrung für ihren Betrieb. Ein entzündetes Organ ist beispielsweise von einer größeren Blutmenge durchströmt und deshalb röter, wärmer und dicker als dasselbe Organ im normalen Zustand. Die Regulation geht von den Capillarnetzen aus, welche einen spezifischen Bestandteil des Gefäßsystems darstellen. Alle übrigen Leitungsbahnen, Arterien, Venen, Lymphstämme, sind rein leitend. Sie haben nur ihren Inhalt an den richtigen Ort zu transportieren. Wieviel sie transportieren, wie eng oder weit also ihre jeweilige Lichtung zu sein hat, wird von dem Bedarf an Ort und Stelle, in den peripheren Organen selbst bestimmt. Wie das durch Vermittlung von Nerven (Vasomotoren) möglich ist und wie die Endothelien der Capillaren den Bedarf zu regulieren vermögen, wird erst bei der speziellen Beschreibung des Aufbaues ihrer Wandung behandelt werden, soweit wir heute davon Kenntnis haben. Doch sei von vornherein der große Unterschied betont zwischen der einheitlichen centralen Kraftstation für die Fortbewegung der gesamten Blutmenge, dem Herzen, und den zahlreichen peripheren Regulatoren für die im einzelnen zu verteilenden Blutquanten, den Arteriolen und Capillarnetzen der einzelnen Organe. Man hat bei den Capillaren direkt von einem jedem Organ eigenen „Blutgefühl" gesprochen. Beide Einrichtungen, Herz und Capillaren, sind so aufeinander eingestellt, daß das Gesamtquantum in der richtigen Verteilung Tag und Nacht das ganze Leben hindurch unseren Körper durchströmt und Atmung und Ernährung der einzelnen Zellen aufrecht erhält. Auf die übrigen Aufgaben der Blutverteilung sei hier nicht eingegangen.

Flüssigkeitspegel. Der Flüssigkeitstransport, welcher eine so große Rolle für den Haushalt unseres Körpers spielt, ist dadurch erleichert, daß die Menge der Flüssigkeit innerhalb enger Grenzen konstant ist. Die Wasseraufnahme geschieht hauptsächlich durch den Magendarmkanal, aus welchem das Wasser in die Blutgefäße resorbiert wird. Aber auch in den Geweben wird Wasser, das beim Stoffwechsel der Zellen entsteht, in die Blut- und Lymphcapillaren aufgenommen. Als Wasserabgabestellen funktionieren Lunge, Haut, Darm und Niere: Wasserdampf im Atem und von der Hautoberfläche (Schweiß), Wasser im Kot und hauptsächlich das Harnwasser (Abb. 292).

Zu- und Abfuhr können sich die Waage halten oder können der Menge nach voneinander verschieden sein. Der Pegel der gesamten Flüssigkeitsmenge unseres Körpers bleibt aber annähernd unverändert. Das für jede Körpergröße eines Menschen durchschnittliche Normalgewicht ist wesentlich abhängig vom Pegelstand des an die Gewebe gebundenen Wassers. Starke Muskeln unterscheiden sich zwar von schwachen Muskeln auch durch größere Gewichte der Trockensubstanz, aber die Flüssigkeitsunterschiede sind überwiegend. Die Wasserabgabe durch Harnlassen, Schwitzen, Speichelfluß u. ä. äußert sich natürlich in einem Gewichtsverlust des Gesamtkörpers. 40% Wasserverlust und mehr von der üblichen, der Körperlänge entsprechenden Durchschnittsmenge wirken erfahrungsgemäß tödlich, weil der Körper sie nicht mehr zu ersetzen vermag. Hier kann der Arzt mit Kochsalz- oder Blutinfusionen in eine Vene erfolgreich eingreifen.

In Form der Gewebsflüssigkeit enthält der Körper eine beträchtliche Menge frei beweglicher Flüssigkeit außer dem in Zellen und Geweben chemisch gebundenen Wasser. In ihrer normalen Menge ist sie zusammen mit den normal durchflossenen Blutgefäßen Grundlage des Turgors der Gewebe und einer der Faktoren der Körperfülle (Bd. I, S. 15). Sie wird ständig von den Blutcapillaren ausgeschieden und wieder in die Blutcapillaren, zum Teil in die Lymphcapillaren resorbiert. Sie zirkuliert also ständig und bildet neben der geschlossenen Blutbahn als offener Kreislauf einen wesentlichen Anteil des Gesamtkreislaufes. Bei krankhaften Kreislaufstörungen tritt dies sehr eindrucksvoll in Erscheinung (Ödeme).

Die morphologische Betrachtungsweise hat zwar solche allgemeinen Beziehungen nicht aus dem Auge zu verlieren, will sie den Aufbau der kanalisierten Leitungsbahnen verstehen; aber das ihr eigene Thema, welches wir im folgenden zu behandeln haben, ist der Aufbau der Leitungsbahnen selbst und der körperlichen Elemente ihres Inhalts. Die Form und Struktur der Arterien, Venen, Lymphgefäße, Capillaren, des Herzens, der blutbereitenden und zerstörenden Organe, des Blutes und der Lymphe selbst haben wir im ersten Teil unserer Betrachtungen über die peripheren Leitungsbahnen aufzuzeigen und daran zu erläutern, wie diese Einrichtungen unseres Körpers auf Grund ihrer geschichtlichen Entstehung und ihres heutigen Ausbaues den Anforderungen der Flüssigkeitsverteilung genügen.

B. Blut und Lymphe (Hämatologie).

Wir behandeln zuerst den *Inhalt* der Gefäße. Das *Blut* läßt durch seine Farbe unsere Haut an den Wangen usw. rötlich erscheinen; es schimmert insbesondere durch die Schleimhäute durch. Die *Lymphe* dagegen, welche farblos ist, ist weniger auffällig, ihre Wege sind ungefärbt. An fast allen Stellen sind die Blut- und Lymphgefäße so nebeneinander gelagert und mit einander verflochten, daß bei Verletzungen Blut und Lymphe zugleich abfließen; die Farbe des Blutes verbirgt jedoch die Lymphe.

Das Blut ist bei Tieren mit Schwimmhäuten, z. B. beim Frosch, dem Schwanz der Kaulquappe, den Kiemengefäßen von Fischen und Amphibien, den Embryonen fast aller Tierklassen auch im Leben innerhalb der Blutgefäße zu beobachten. Beim lebenden Menschen sieht man die feinsten Blutwege mit binokularen Mikroskopen im Augenhintergrund und im Nagelfalz; für die Beobachtung in den oberflächlichen Schichten der Lederhaut ist ein besonderes Mikroskop eingeführt worden („Capillarmikroskop"). Was man dort beim Lebenden sieht, ist nicht die Gefäßwand selbst, diese bleibt unsichtbar, sondern nur der „körnige" Inhalt, das Blut. Die Richtung des Blutstromes ist an der Fortbewegung der „körnigen" Trübung erkennbar. Die Blutkörperchen sind beim lebenden Menschen im allgemeinen nicht einzeln zu sehen, sie sind bloß die Grundlage des „körnigen" Inhaltes der Capillaren. Bei niederen Tieren mit großen Blutkörperchen, z. B. in der Schwimmhaut des Frosches, sind sie auch einzeln zu beobachten, zumal bei durchfallendem Licht viel stärkere Vergrößerungen als mit dem Capillarmikroskop anwendbar sind.

Blut und Lymphe enthalten corpusculäre Elemente, Zellen, welche in der Flüssigkeit, welche die Hauptmasse bildet, schwimmen, zum Teil rein passiv, zum Teil insofern aktiv, als sie vom Flüssigkeitsstrom an einen neuen Ort zwar fortgeschwemmt werden, von dort aus aber sich durch eigene Tätigkeit weiterbewegen können. Die Corpuscula, welche dem Blut seine rote Farbe geben, sind bei den Säugetieren und beim Menschen aus Zellen entstanden, aber kernlos. Eine Vermehrung durch mitotische oder irgendeine andere Art der Kernteilung ist unmöglich. Infolgedessen sind die Bildungsstätten *außerhalb* des Blutstromes zu suchen. Auch bei den wirklichen (kernhaltigen) Zellen im Blut und in der Lymphe, welche immer farblos sind und sich dadurch sehr sinnfällig von den gefärbten, kernlosen Elementen unterscheiden, liegt der Entstehungsherd außerhalb der Gefäßbahn. Nur in pathologischen Zuständen und nur ganz ausnahmsweise im normalen Leben werden Bildungszellen von Blut- oder Lymphkörperchen mit in die Strombahn ausgeschwemmt oder die Zellen (Leukocyten), welche an sich die Fähigkeit haben sich zu teilen und zu vermehren, üben dieses in der Norm latente Vermögen aus; sie wandern besonders bei Entzündungen in die benachbarten Gewebe, nehmen Bakterien in ihren Plasmakörper auf (Phagocytose) und schmelzen durch ihre Fermente Gewebe ein (Eiter, Absceß). Das ist aber das Gegenbild des üblichen Verhaltens. Die corpusculären Elemente im Blut und in der Lymphe sind zwar von höchster biologischer Bedeutung, aber sie benutzen gewöhnlich die strömende Flüssigkeit nur als Vehikel. Sie gelangen von außerhalb in sie hinein, altern und sterben in ihr oder verlassen sie wieder und gehen außerhalb zugrunde. Die Stätte der Vernichtung kann die gleiche sein wie die Bildungsstätte; beide sind aber häufiger ganz verschiedenartig und weit voneinander entfernt.

Bildung und Zerstörung. Blut und Lymphe stehen, solange sie in ihren Strombahnen fließen, nicht in dem organischen Zusammenhang mit ihren

Bildungs- und Zerstörungsstätten wie es für die Gewebe und Organe charakteristisch ist, deren Zellen, indem sie sich vermehren und Produkte abgeben, aus sich und aus ihren Derivaten am Ort das aufbauen, was für sie charakteristisch ist. Man hat geradezu gesagt, daß das Blut weder ein Gewebe noch ein Organ sei. Auch die Flüssigkeit muß von außen in die Gefäße eingefüllt werden.

Wir behandeln im folgenden beim Blut und bei der Lymphe in getrennten Kapiteln 1. die geformten *Elemente der fertigen Flüssigkeiten* und 2. ihre *Bildungs- und Zerstörungsstätten.*

Da die Blut- und Lymphkörperchen an sehr verschiedenartigen und weitgetrennten Stellen entstehen, würde es die Übersicht erschweren anstatt sie zu erleichtern, wenn wir hier von der Entwicklung ausgehen würden. Bei den eigentlichen Organen, z. B. der Lunge oder der Leber, sieht man im Gange der individuellen Entwicklung am Orte selbst zunächst einfache und dann kompliziertere Sonderungen Platz greifen, so daß der ontogenetische Gang didaktische Vorteile hat. Beim Blut ist die Entwicklung nicht minder wichtig. Aber sie ist für jede Art seiner körperlichen Elemente an besondere Organe gebunden, die besser erst dann geschildert, weil leichter verstanden werden, wenn das Ziel ihrer Tätigkeit, die normale Zusammensetzung des fertigen Blutes, bekannt ist. Für die Lymphe gilt ähnliches. Wir stellen das Blut voran, weil hier die ganze Fülle übersichtlich wird. Die Lymphe ergießt sich in das Blut; alles was in ihr ist, findet sich also auch im Blut.

Wegen der eigenartigen biologischen Stellung des Blutes zu den Geweben und Organen gibt es keine genuinen Krankheiten des Blutes. Sie werden lediglich in dieses hineingetragen. Die sog. Blutkrankheiten (Leukämie usw.) sind Erkrankungen der blutbildenden Organe. Da das Blut aber durch den ganzen Körper wieder und wieder hindurchströmt, ist es ein äußerst feines Reagens für Erkrankungen, die es widerspiegelt, das Substanzen in sich aufnimmt, vernichtet oder verbreitet. Das *Fieber* ist eines der wichtigsten Merkmale von Störungen des Organismus, welche die erhöhte Bluttemperatur dem Arzt anzeigt.

I. Das fertige Blut.

Blutflüssigkeit und Blutkörperchen. Die Kenntnis des Blutes ist für die Beurteilung des gesunden und kranken Menschen von so hoher Wichtigkeit, daß sie zu einem besonderen Wissenszweig, der *Hämatologie*, ausgewachsen ist (von *αἷμα* = Blut). Im weiteren Sinn gehört auch die Lymphe mit hierher, weil alle Lymphkörperchen auch im Blut vorkommen.

Das Blut ist eine Suspension, d. h. eine Aufschwemmung zahlreicher, mikroskopisch kleiner Körperchen in einer Flüssigkeit ähnlich, wie die Milch. Man nennt die Körperchen *Blutkörperchen, Corpuscula sanguinis,* die Flüssigkeit *Blutplasma.* Die Gesamtmenge des zirkulierenden Blutes, der „aktiven Blutmenge", beträgt etwa 80 cm^3 je Kilo Körpergewicht, also insgesamt etwa 5 Liter. Die Beziehung ist ungefähr konstant. Große Blutverluste können durch Entleerung der Blutspeicher, durch schnelle Abgabe von Gewebsflüssigkeit an das Blut oder durch künstliche Einverleibung von physiologischer Kochsalzlösung oder von Blut in eine Vene ausgeglichen werden. Geschieht dies nicht rechtzeitig, so kann der Tod die Folge sein.

Nicht die gesamte Blutmenge ist ständig in Zirkulation, ein Teil wird in den „Blutspeichern" zurückgehalten, die nur ausnahmsweise entleert werden. Solche Blutspeicher sind in erster Linie wohl Milz und Leber, außerdem kann Flüssigkeit in den Geweben, besonders dem Unterhautbindegewebe, zurückgehalten werden.

Im strömenden Blut ist die Suspension so gleichmäßig gemischt, daß das Ganze gleichmäßig rot gefärbt und gleichmäßig flüssig ist. Beim Leichenblut oder bei Blut, welches im Leben aus den Gefäßen austritt, verändert sich der Aggregatzustand: das Blut „gerinnt". Eine feste Masse, der rote oder braune *Blutkuchen (Cruor sanguinis)*, ist beim geronnenen Blut zu Boden gesunken, darüber steht eine durchsichtige wäßrige Flüssigkeit, das *Blutserum.* Im Herzen einer Leiche sitzt gewöhnlich den *Blutgerinnseln*, den *Blutkoagula*, welche das Innere füllen, eine weißlich gefärbte Rindenschicht, die *Speckhaut*, auf; sie besteht aus fast reinem *Fibrin*, einer Substanz, von welcher im strömenden Blut nur eine Vorstufe *(Fibrinogen)* vorkommt und welche erst wirklich gebildet wird, wenn das Blut längere Zeit stockt oder dem gerinnungsfördernden Einfluß anderer Gewebe (auch der zerstörten Gefäßwand selbst) ausgesetzt wird. Blutplasma ist Blutserum + Fibrin (letzteres in seiner gelösten Vorstufe). Blutserum ist Blutplasma ohne Fibrin (s. die Tabelle weiter unten).

Unter den Blutkörperchen gibt es gefärbte und farblose, *Erythrocyten* oder *rote Blutkörperchen* und *Leukocyten* oder *weiße Blutkörperchen*. Die ersteren sind einzeln im durchfallenden Licht gelblich-grün gefärbt, wirken aber durch ihre Masse und im auffallenden Licht rot, die letzteren sind in Wirklichkeit nicht weiß, sondern farblos, erscheinen jedoch im Präparat des frischen Blutes infolge ihrer Lichtbrechung weiß zwischen den roten Blutkörperchen; ihre Menge ruft graue bis weißliche oder gelbliche Töne hervor. Das „rote" Knochenmark, in welchem rote und weiße Blutkörperchen zugleich gebildet werden, ist ein gutes Reagens für die Farbe der Elemente, denn es sieht um so roter aus, je mehr die Menge der Erythrocyten überwiegt, ist dagegen von grauer bis gelblicher Tönung bei besonders starkem Gehalt an Leukocyten (S. 542). Unter den Lymphknoten, die gewöhnlich auf dem Durchschnitt weißlich aussehen, da sie nur farblose und keine roten Körperchen bilden, gibt es einzelne, welche rot aussehen, sobald sie Blutextravasate enthalten (S. 556); darin spiegelt sich der gleiche Farbenunterschied wie im Knochenmark. Außer den roten und weißen Blutkörperchen gibt es im normalen Blut noch *Blutplättchen* und *Blutstäubchen*. Ich verweise auf die unten folgende Beschreibung. Die Zusammensetzung des Blutes ist:

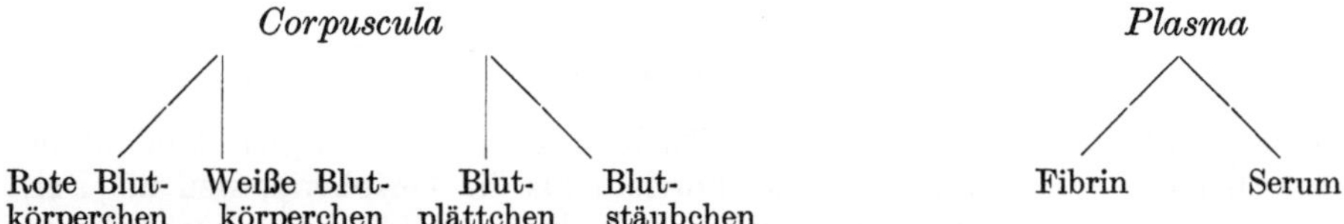

Die Tabelle berücksichtigt nur diejenigen Substanzen, welche geformt sind oder Form annehmen können wie das Fibrin, das zwar im strömenden Blut fehlt, aber zu jeder Zeit unter besonderen (pathologischen) Bedingungen entstehen kann. Das Serum ist das einzige niemals geformte Element unter den genannten. Der Gehalt des Blutes an gelösten Substanzen, die chemische Zusammensetzung und der Gehalt des Serums an Salzen bleiben hier außer Betracht. Nur darauf sei hingewiesen, daß zwar gewisse Gase an bestimmte Blutkörperchen gebunden sind (Erythrocyten), daß aber die Nährsubstanzen, welche das Blut transportiert, im Plasma gelöst, also nicht an eine Form gebunden und weder unmittelbar noch mittelbar sichtbar sind. Außerdem sind die Substanzen, welche die Organe zwischen sich austauschen (intermediärer Stoffwechsel), die Hormone (Botenstoffe), die Schlacken des Stoffwechsels, soweit sie vom Blut transportiert werden, die Antitoxine u. a. m., unsichtbar, weil im Plasma gelöst.

In den Arterien strömt das Blut, auf den Querschnitt bezogen, nicht mit gleicher Geschwindigkeit. In der Achse ist die Geschwindigkeit am größten, nach außen nimmt sie allmählich ab, die der Gefäßwand unmittelbar anliegende schmale „Randschicht" steht fast völlig still, hat praktisch die Geschwindigkeit Null. Das Blut strömt also sozusagen in übereinandergeschobenen Cylindermänteln von verschiedener, von innen nach außen abnehmender Geschwindigkeit *(„lamelläre" Strömung)*. In den Venen ist die lamelläre Strömung wegen der geringeren Geschwindigkeit weniger ausgesprochen, in den Capillaren fehlt sie. In ihnen erscheint die Blutsäule unter dem Capillarmikroskop gelegentlich wie abgerissen. Dies kann zustande kommen entweder dadurch, daß die Capillare sich völlig kontrahiert und kein Blut durchläßt, oder daß vorübergehend nur Plasma ohne Blutkörperchen durchströmt, weil diese vorübergehend festgehalten sind, etwa an einer Gefäßteilung.

Durch Zentrifugieren kann man die Blutkörperchen aus frisch dem Körper entnommenem Blut herausschleudern und das Plasma in größeren Quanten rein gewinnen. Wird es in stark gekühlten, peinlich sauberen Glasgefäßen aufgefangen und im Eisschrank aufbewahrt, so gerinnt es nicht. — Ein häufig vorkommender Fehler im Sprachgebrauch ist der, Blut*plasma* als Blut*serum* zu bezeichnen.

Die Bildung des *Fibrins* ist ein außerordentlich komplizierter Prozeß, für welchen vor allem das im Blutplasma gelöste Prothrombin unentbehrlich ist. In den Geweben gebildete Stoffe (Thrombokinase u. a.) bewirken zusammen mit dem Calcium des Blutplasmas seine Umwandlung in *Thrombin,* das seinerseits das ebenfalls im Plasma gelöste Fibrinogen in das unlösliche Fibrin überführt. Solche aktivatorartige Stoffe werden beim Zerfall von Blutplättchen und Leukocyten, aber auch von Zellen außerhalb des Blutes, z. B. gerissenen Gefäßwandzellen, frei. Daher gerinnt das Blut, welches aus einer Gefäßwunde austritt, automatisch unter der Wirkung der letzteren und verstopft die Wunde, falls nicht der Riß zu groß ist oder die Fibrinplombe unter dem Druck der Blutsäule wieder gesprengt wird. So nützlich der Gerinnungsprozeß für die Wundheilung ist, so gefährlich kann in pathologischen Fällen das Auftreten von Blutgerinnseln im Inneren der Gefäße selbst werden *(Thromben),* die Fibrinpfröpfe können vom Blutstrom mitgerissen werden, die Gefäße lebenswichtiger Organe verstopfen und schwere Erkrankungen oder den Tod herbeiführen *(Embolie).*

Die Fibrinausscheidung ähnelt einem Kristallisationsprozeß. Man sieht feinste Partikelchen aneinander schießen, bis lange Fäden entstehen. Der Vorgang liegt unterhalb des Auflösungsvermögens des gewöhnlichen Mikroskops, ist aber mit dem Ultra- bzw. Elektronenmikroskop in allen seinen Phasen zu verfolgen. Ein Plasmatröpfchen, welches geronnen ist, gleicht einem feinsten Gerüstwerk von ultramikroskopisch feinen Fäserchen, welche sich netzförmig überkreuzen und verbinden; die Maschen sind mit flüssigem Serum gefüllt. Man benutzt solche Plasmaklümpchen mit Vorliebe zur Züchtung von Zellen und Geweben außerhalb des Körpers (*Explantation,* Kultur in vitro). In krankhaft veränderten Organen oder in Spalten des menschlichen Körpers können große Mengen von Fibrin ausgeschwitzt werden, in welchen grobe Fäden und Balken unter dem gewöhnlichen Mikroskop sichtbar sind. Ich verweise deswegen auf die Lehrbücher der Pathologie.

Schlägt man Blut, so kann man es „defibrinieren", d. h. das Fibrin scheidet sich allein ab. Während beim gewöhnlichen Gerinnungsprozeß höchstens in der Speckhaut reines Fibrin ausgeschieden wird, das meiste jedoch mit den Blutkörperchen zusammen ausfällt, bleibt beim defibrinierten Blut das Serum mit den Blutkörperchen beisammen; die Flüssigkeit sieht unverändert rot, nicht farblos aus (wie bei der gewöhnlichen Gerinnung).

1. Erythrocyten.

Form, Größe. Die einzelnen *roten Blutkörperchen, Erythrocyten,* sind bikonkave Scheiben, deren Centrum heller aussieht als die Peripherie, weil die Delle der einen Seite sich im Centrum der Scheibe der gegenüberliegenden Delle am meisten nähert und die dazwischenliegende Substanz dünner und deshalb durchsichtiger ist als der kompaktere Randring (Abb. 293). Man darf die helle Stelle in solchen Bildern nicht mit dem Kern von Zellen verwechseln. Die künstliche Färbung mit Kernfarbstoffen lehrt, daß kein Kern vorhanden ist. Im Profil gesehen haben die bikonkaven Blutkörperchen Biskuitform. Sie sind sehr biegsam, wie man im lebendigen Kreislauf besonders an den Teilungsstellen der Capillaren leicht beobachten kann. In der lamellären Strömung des Blutes (S. 527) stellen sich die scheibenförmigen Erythrocyten in die Richtung des Blutstromes ein, so daß sie aneinander vorbeigleiten können. Würden sie durcheinandergewirbelt, so würde dies eine Erhöhung der inneren Reibung des Blutes und dadurch eine Erschwerung der Fortbewegung bedeuten, letzten Endes also Erhöhung der Herzarbeit erfordern. Die kugeligen weißen Blutkörperchen werden aus der lamellären Strömung in die Randzone hinausgeschleudert, die frei von Erythrocyten ist.

Die Form der Blutkörperchen außerhalb des Körpers („Blutpräparat") war zuerst bekannt und ist immer noch, obgleich sie nicht die natürliche ist, von Wichtigkeit, weil sie für einen *entnommenen* Blutstropfen charakteristisch ist. Beim Verdunsten des Serums schrumpfen die Erythrocyten, nehmen „Stechapfelform" an infolge von Wasserabgabe, wenn das Serum hypertonisch, nicht mehr isotonisch gegenüber dem flüssigen Inhalt der Erythrocyten ist. Der Gegensatz dazu sind in gewisser Hinsicht die *Blutschatten*; bei ihnen ist der einzelne Erythrocyt gequollen, gleichzeitig ist sein Farbstoff ausgelaugt, so daß er oft nur schwer auffindbar ist. — Die Erythrocyten neigen m Präparat dazu, sich mit ihren

Flächen zu kürzeren oder längeren Ketten aneinanderzureihen („Geldrollenform"). Im kunstgerechten dünnen Blutausstrich kommt es nicht vor. — Unter bestimmten Bedingungen können die Erythrocyten Glocken- oder Napfform annehmen.

Bei Nichtsäugern sind die Erythrocyten oval. Nur die Tylopoden (Kamel, Lama) unter den Säugern haben ovale Blutkörperchen, aber ohne Kern, während die ovalen Erythrocyten der Nichtsäuger sämtlich Kerne haben. Unter den Nichtsäugern haben die Petromyzonten (Neunauge) runde Erythrocyten; dies ist die einzige Ausnahme. Für forensische Fälle kann die Feststellung der Form sehr wichtig sein.

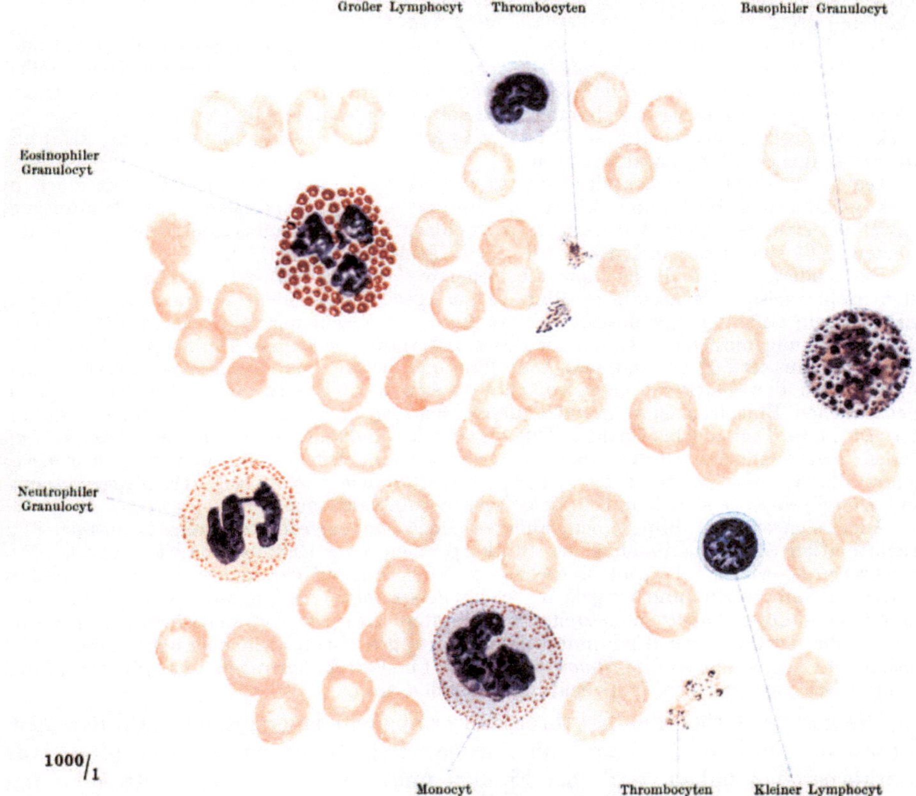

Abb. 293. Rote und weiße Blutkörperchen. Ausstrichpräparat, gefärbt nach MAY-GRÜNWALD-GIEMSA.

Die Größe aller Erythrocyten ist nahezu gleich; die Scheiben haben im getrockneten Ausstrichpräparat einen Durchmesser von 7,3—8 μ (*Normocyten*; 75% aller Erythrocyten). Nur an wenigen Exemplaren (25%) schwankt die Größe um $\pm$ 1,5—2 μ (die größeren werden *Makro-*, die kleineren *Mikrocyten* genannt; sie finden sich etwa zu gleichen Teilen). Der Gerichtsarzt kann daher an Blut, dessen rote Blutkörperchen so weit unverändert sind, daß sie gemessen werden können, bestimmen, ob menschliches Blut vorliegt oder nicht. Vor der Geburt und beim Neugeborenen sind die Erythrocyten deutlich größer, ihr Durchmesser ist 8,3—9 μ. Gegen Ende des 1. Lebensmonats findet man beide Größen nebeneinander, vom 3. Monat an nur noch die für den Erwachsenen typische Größe, die dann bis ans Lebensende unverändert bleibt, auch bei schweren Erkrankungen, außer bestimmten „Blutkrankheiten". Nach schweren Blutverlusten treten zunächst wieder die größeren Erythrocyten im strömenden Blut auf.

Tierisches Blut hat meist ganz andere Größen der Erythrocyten; von den forensisch hauptsächlich in Betracht kommenden Haus- und Schlachttieren steht nur der Hund mit 7,3 μ Durchmesser (und das Meerschweinchen mit 7,4 μ) dem Menschen nahe. Redet sich ein Verbrecher nicht gerade darauf hinaus, daß er einen Hund geschlachtet habe, so ist der Nachweis von Menschenblut mikroskopisch exakt zu erbringen; wenn beispielsweise ein feiner Blutspritzer auf einer Glasscheibe aufgefangen ist, so kann er unter dem Mikroskop direkt untersucht werden, in anderen Fällen muß eine dünne Blutschicht von einem Messer oder einem anderen Gegenstand abgelöst und dann geprüft werden. Blut im dünnen Ausstrich trocknet so schnell, daß die Erythrocyten ihre Scheibenform behalten. In dick aufgetrocknetem Blut geht sie allerdings verloren. Die zur sicheren morphologischen Entscheidung geeigneten Fälle sind deshalb nicht zahlreich.

Dem Einwand, daß es sich um Farbe oder Rost, aber nicht um Blut handle, kann man durch die TEICHMANN*sche Blutprobe* auf chemisch-mikroskopischem Wege begegnen. Selbst ganz zersetztes Blut ergibt mit Kochsalz verrieben und mit Eisessig auf dem Objektträger gekocht sehr charakteristische rhombische Kristalle von sehr verschiedener, oft nur mit den starken Vergrößerungen sichtbarer Größe: *Häminkristalle.* Sie sind für jedes Blut, nicht nur für menschliches Blut charakteristisch.

Die roten Blutkörperchen der Nichtsäuger haben Kerne. Solche sind auch noch in stark verändertem Blut durch künstliche Kernfärbungen nachweisbar. Die Behauptung, daß Blutflecken bei einem Verbrechen vom Schlachten eines Huhns oder einer Taube herrührten, läßt sich daher mikroskopisch relativ leicht entkräften.

Die moderne Serologie hat uns die sicherste Methode geliefert, gerade menschliches Blut nachzuweisen. Menschliches Blut, in geringen Dosen einem Kaninchen eingeimpft, wirkt wie ein Gift; der Organismus reagiert durch die Erzeugung von Schutzstoffen, welche die Giftwirkung aufheben. Durch fortgesetzte Impfung wird das Tier gegen kleine Giftdosen immunisiert. Entnimmt man ihm Blut und befreit man das Plasma durch Zentrifugieren von den Blutkörperchen, so trübt es sich beim Zusatz von minimalsten Spuren menschlichen Blutplasmas, während anderes Blut, gegen welches das Tier nicht immunisiert ist, keine Trübung hervorruft. Die ausgeflockte Substanz senkt sich als Präcipitat zu Boden; man nennt danach die Probe *Präcipitinreaktion.* Mit ihr kann man Spuren menschlichen Blutes, auch wenn es zersetzt ist, mit Sicherheit nachweisen. Die *Agglutinations-* und *Hämolysinprobe* sind ähnliche biologische Serumreaktionen.

Auch menschliches Blut, einem anderen Menschen eingespritzt, kann in dessen Blut Agglutination (Zusammenballung der Blutkörperchen) oder Hämolyse (Auflösung der Blutkörperchen) bewirken. Es gibt Menschen, deren Serum auf das keines anderen Menschen in diesem Sinne wirkt, und umgekehrt solche, deren Serum die Erythrocyten jedes anderen ballt oder auflöst. Außerdem bestehen zwei weitere Gruppen von Menschen, deren Serum nur auf die Erythrocyten bestimmter anderer Gruppen wirkt, nicht aber aller. Man ordnet deshalb die Menschen nach „*Blutgruppen*“, die für Vererbungsfragen und für die Klinik (Bluttransfusion) von großer Bedeutung geworden sind.

Die geringe Größe der Erythrocyten ermöglicht einer großen Zahl den Aufenthalt im gleichen Quantum von Plasma. Bei Tieren, welche sehr große rote Blutkörperchen haben, z. B. bei Fischen und Amphibien (der Grottenolm mit einem größten Durchmesser von 58 μ, d. h. fast dem 8fachen des menschlichen Erythrocyten), ist die Menge entsprechend geringer. Da die Oberfläche im Quadrat, das Volumen im Kubus abnimmt, so haben viele kleine Erythrocyten eine ungleich größere Gesamtoberfläche im Verhältnis zu ihrer Masse als wenige große. Indem sie sich durch enge Capillaren durchzwängen, wird die große Oberfläche zum innigen Kontakt mit der Capillarwand ausgenutzt. Wir werden unten sehen, daß darauf die wesentliche biologische Leistung der Erythrocyten beruht. Daher darf es uns nicht wundernehmen, daß die Kaltblüter mit ihrem trägen Stoffwechsel meist wenige große, die Warmblüter viele kleine rote Blutkörperchen haben.

Beim gesunden Menschen findet man in 1 mm^3 Blut rund 5 Millionen Erythrocyten. Die etwas geringere Zahl bei der Frau (4,5 Millionen) scheint durch deren geringere Muskeltätigkeit bestimmt, nicht an sich geschlechtsbedingt zu sein. Die Suspension von roten Blutkörperchen im Plasma ist an verschiedenen Körperstellen nicht wesentlich verschieden. Doch kann die Zahl relativ zum Plasma vermehrt oder vermindert werden. So weiß man, daß, abgesehen von mehreren Schwankungen im Laufe des Tages, aus Hautgefäßen entnommenes

Blut bei Menschen, die in verschiedenen Höhen über dem Meeresspiegel leben, verschiedene Zahlen von Erythrocyten hat. Die obengenannte Zahl gilt für die Tiefebene; im Hochgebirge ist sie erhöht. Absolute Erhöhung oder Verminderung der Erythrocytenzahl (Poly- und Oligocythämie) findet sich charakteristisch bei einer Reihe von krankhaften Zuständen, besonders bei „Blutkrankheiten".

Berechnet man die ungefähre Gesamtzahl der roten Blutkörperchen für einen Menschen von 140 Pfund Körpergewicht und 5 Liter Blut, so erhält man 25000 Milliarden $= 25 \cdot 10^{12}$. Einzeln aneinander gereiht würden diese einen Faden von ungefähr 200000 km Länge bilden, den man 5mal um den Äquator wickeln könnte. Auf einen Haufen gelegt, würden sie an Masse der Leber gleichkommen. Die Oberfläche des einzelnen Erythrocyten ist zu $128\,\mu^2$ berechnet worden. Daraus ergibt sich für alle Erythrocyten zusammen eine Oberfläche von $3200\,m^2$, das ist etwa das 1600fache der Hautoberfläche eines Erwachsenen. Die Scheibenform bringt es mit sich, daß der Erythrocyt eine 1,6mal größere Oberfläche hat als eine Kugel von gleichem Volumen. Daraus ergibt sich eine ungefähre Vorstellung der enormen Oberfläche, welche für die Gewebsatmung zur Verfügung steht.

Feinerer Bau. Der wichtigste Bestandteil der roten Blutkörperchen ist ihr Farbstoff, das *Hämoglobin.* Es hat die Fähigkeit den Sauerstoff der Luft zu binden, *Oxyhämoglobin.* In den Lungencapillaren beladen sich die Erythrocyten, indem sie an den Wänden der Alveolen vorbeistreichen, kraft ihrer großen Oberfläche leicht und schnell mit neuem Sauerstoff, an welchem die reine Atmosphäre viel reicher ist als das Blut, werden vom Blutstrom überallhin im Körper verteilt und geben den Sauerstoff an die einzelnen Organe und innerhalb dieser an die einzelnen Gewebe und Zellen ab (Gewebeatmung, „innere" Atmung). Man nennt die roten Blutkörperchen wegen dieses lebensnotwendigen Transportes, für den sie das Monopol haben, *Pneumocyten* (πνευμα = Lebensodem). Die im Gewebsstoffwechsel gebildete Kohlensäure wird in das Blut aufgenommen, zur Lunge zurücktransportiert und an die auszuatmende Lungenluft abgegeben.

Der Hämoglobingehalt des Blutes kann unabhängig von der Zahl der roten Blutkörperchen schwanken, am deutlichsten beim Neuersatz der Blutkörperchen nach starken Blutungen; sie sind anfangs häufig der Zahl nach wieder normal, aber arm an Hämoglobin. Bei bestimmten Erkrankungen (Anämien) ist Verringerung des Hämoglobingehaltes der Erythrocyten ein regelmäßiger Befund. Für die genaue Bestimmung gibt es besondere Meßinstrumente. Zur oberflächlichen Orientierung dient das Aussehen der Schleimhäute (Innenseite der Lippen, der Augenlider usw.), die bei geringem Hämoglobingehalt des Blutes auffallend blaß sind. Doch kann dieses Zeichen trügen, weil auch bei Enge und Undurchlässigkeit der Blutgefäße trotz ganz normalen Hämoglobingehaltes des Blutes Blässe eintritt.

Die Farbe von zersetztem Blutfarbstoff geht in das Gelbe und Grüne über. Die *Leichenflecken* rühren von diffundiertem Hämoglobin her, welches die Gewebe in der Nachbarschaft der Blutgefäße der Haut durchtränkt und dessen Farbe durch die Epidermis hindurchschimmert. Auch blutige Beulen beim Lebenden spielen vom Roten durch die Farbenskala hindurch entsprechend der Zersetzung des ausgetretenen Blutes.

Beim Anstich eines isolierten Erythrocyten mit einer Glasnadel (Mikrochirurgie) quillt sein Inhalt heraus. Die Erythrocyten besitzen eine echte *Membran,* wie sich durch elektronenmikroskopische Untersuchung nachweisen läßt. Über eine etwaige Gerüststruktur im Inneren, ein Stroma, ist nichts bekannt. Es muß jedoch ein wenn auch noch so zartes Gerüst (Stroma) vorhanden sein, sonst könnten die Erythrocyten ihre Scheibenform nicht behalten, sondern müßten Kugelform annehmen. Die lebende Membran ist semipermeabel. Stirbt sie ab infolge Alterung oder unter der Wirkung von Giften, so wird sie permeabel, der Inhalt, jedenfalls der eisenhaltige Eiweißkörper Hämoglobin, tritt aus, ein „Blutschatten" bleibt übrig. Man spricht dann von *Hämolyse* und von der Wirkung *hämolytischer Gifte (Hämolysine).* Bei normalen Erythrocyten sieht man das nie; sie verlieren die ihnen zukommende Hämoglobinmenge erst bei ihrem Tode, nicht durch Abgabe in das normale Plasma, solange sie leben. Sie sind äußerst feine Indicatoren für pathologische Veränderungen des Plasmas, in welchem sie schwimmen.

Hämolysine, welche dem Plasma in Spuren beigemischt sind, können als solche unnachweisbar sein, verraten aber ihre Anwesenheit durch die Giftwirkung auf die Erythrocyten, welche auf sie durch Abgabe von Hämoglobin reagieren. Die bereits erwähnte Giftwirkung artfremden Blutes kann ebenfalls durch die hämolytische Reaktion biologisch nachgewiesen und als „Blutprobe" verwendet werden.

Bei den Säugetieren und beim Menschen haben nur die Bildungszellen der roten Blutkörperchen im Knochenmark Kerne, Erythro*blasten*, Normo*blasten* (Abb. 295). Sie werden zu Erythrocyten, indem der Kern sich intracellulär auflöst und verschwindet. Bei den Tieren mit kernhaltigen Blutkörperchen (alle Nichtsäuger) ist die Scheibe über dem Kern beiderseitig etwas vorgewölbt, bikonvex. Nur selten findet man beim Neugeborenen vereinzelte Erythroblasten im strömenden Blut. Beim Erwachsenen fehlen sie, obgleich die Erythropoese im Knochenmark sehr lebhaft ist (S. 544). Die *Lebensdauer* eines Erythrocyten beträgt 100—120 Tage.

Reticulocyten. In sehr geringer Zahl (0,5%) kommen im Blut Erythrocyten vor, in denen sich bei vitaler Färbung mit Brillantkresylblau ein mehr oder weniger dichtes Netzwerk darstellen läßt. Sie haben deshalb die Bezeichnung *Reticulocyten* erhalten. Man betrachtet sie als nicht völlig ausgereifte Formen der Erythrocyten. Ihre Zahl im strömenden Blut ist bei gesteigerter Erythropoese erhöht. — Gleichfalls als nicht voll ausgereift werden Erythrocyten angesehen mit kleinen runden Körperchen, die sich färberisch wie Chromatin verhalten (HOWELL-JOLLY-*Körperchen*).

Die Bezeichnung Erythrocyt ist inkonsequent, weil *κύτος* die Zelle bedeutet, die roten Blutkörperchen aber keine Zellen mehr sind; es fehlt ihnen der Kern und damit die Möglichkeit der Vermehrung. Das Blut kann nicht aus sich heraus, sondern nur von außen her mit roten Blutkörperchen neu bevölkert werden. Die Erythro*blasten* haben einen Kern, sie allein sind also vollwertige Zellen. Die Fachausdrücke beziehen sich nicht auf den histologischen Charakter, sondern auf die genetische Beziehung; sie wollen sagen, daß die Erythroblasten die Bildungszellen, d. h. die genealogischen Vorläufer der Erythrocyten sind. Das fetale Blut ist ein „Blastem", da die Erythroblasten sich in ihm durch mitotische Zellteilung vermehren; es wächst *aus sich*, das Blut nach der Geburt hat diese Fähigkeit eingebüßt. Siehe auch Erythropoese S. 540.

Im Blut der Leiche sind die Blutkörperchenschatten häufig; sie haben nach dem Tode das Hämoglobin an das Plasma abgegeben und färben sich so gut wie gar nicht. Keulen-, Birn-, Amboß- oder Pessarformen kommen nur bei Blutkrankheiten vor, auch findet man bei ihnen umfänglichere Kernreste als normal und färbbare Granula anderer Herkunft im Stroma. Alles das fehlt im normalen strömenden Blut.

Im *Blut des Fetus* ist der Hämoglobingehalt der roten Blutkörperchen höher als nach der Geburt. Anfangs haben sämtliche Blutkörperchen in den Bildungsstätten und im strömenden Blut des Fetus Kerne; bereits in den letzten Embryonalwochen sind die Erythroblasten bis auf wenige Exemplare verschwunden, die sich gelegentlich über die Geburt hinaus retten. Im Knochenmark des Erwachsenen sind die Erythroblasten ebenfalls massenhaft vertreten (Abb. 295), aber das normale strömende Blut ist frei davon. Darin unterscheiden sich das fetale und postfetale Blut — abgesehen von den letzten Wochen der Schwangerschaft — auf das schärfste. Am deutlichsten ist der Unterschied in der Placenta der schwangeren Frau. Hier ist während der Frühzeit der Schwangerschaft das mütterliche Blut an seinen Erythrocyten vom kindlichen Blut mit dessen Erythroblasten leicht zu unterscheiden.

2. Leukocyten.

Verschiedene Formen. So gleichmäßig die Form und der Bau der roten Blutkörperchen ist, so vielgestaltig sind die farblosen oder „weißen". Sie sind sämtlich wirkliche Zellen mit Kernen und sind im strömenden Blut kugelig. Ihre Formen unterscheiden sich durch verschiedene Größe des Zelleibes, verschiedene Gestalt und Zahl der Kerne und durch verschiedenen Gehalt des Zelleibes an körnigen, bald groben, bald feinen Einschlüssen, *Granula*. Ehe wir auf die

Eigenschaften der einzelnen Formen näher eingehen, soll eine Tabelle eine Übersicht über die Formmannigfaltigkeiten der verschiedenen Elemente geben. Im Blut gibt es zwei fest begrenzte Rassen, die *Lymphocyten* und die *Granulocyten* (sog. *Dualismus* der weißen Blutkörperchen). Die ersteren kommen in der Lymphe und im Blut vor, die letzteren sind blutspezifisch. Die Lymphocyten werden in den lymphatischen Organen gebildet, die Granulocyten im roten Knochenmark (Näheres S. 552, 543). Danach unterscheidet man eine „lymphatische Reihe“ und eine „myeloische Reihe“ der weißen Blutkörperchen. Man nennt die Granulocyten häufig *Leukocyten* schlechthin oder *Blutleukocyten*, weil sie zum Unterschied von den Lymphocyten nur im Blut vorkommen; doch ist das Wort *Granulocyten* weniger mißverständlich.

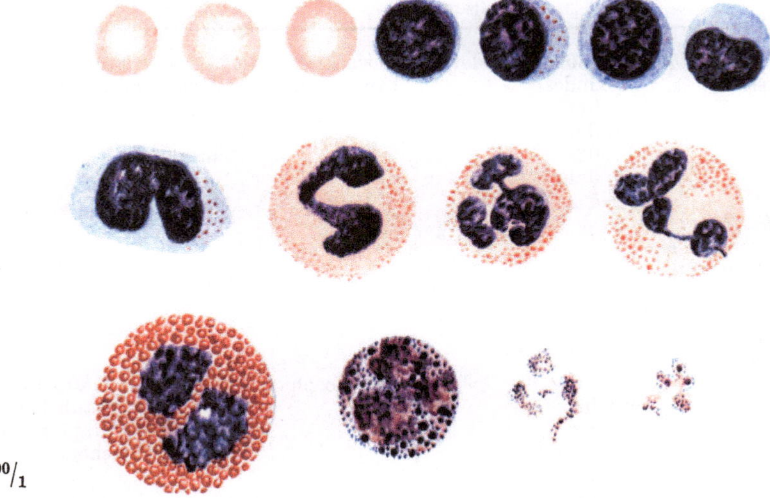

Abb. 294. Typen der Blutkörperchen. 1. Reihe: Erythrocyten, Lymphocyten, 2. Reihe: Monocyt, neutrophile Granulocyten (1 stabkerniger, 2 segmentkernige), 3. Reihe: eosinophiler und basophiler Granulocyt, Thrombocyten. (Aus einem Ausstrichpräparat, gefärbt nach MAY-GRÜNWALD-GIEMSA.)

Die *Größe* wird am einfachsten an der Größe der Erythrocyten im gleichen Präparat gemessen, da diese relativ konstant ist. Dabei ist jedoch zu bedenken, daß im Blutausstrichpräparat die kugeligen weißen Blutkörperchen beim Antrocknen zu flachen Scheiben auseinandergeflossen sind, also einen größeren Durchmesser bekommen haben, als sie bei ihrer Kugelform im strömenden Blut hatten. Die kleinsten Formen der Leukocyten sind im Ausstrichpräparat ebenso groß, die größten doppelt so groß wie die Erythrocyten. Die *Gesamtzahl* ist viel geringer als bei den Erythrocyten. Im mm^3 kommen etwa 7000 weiße Blutkörperchen vor, also auf etwa 700 rote ein weißes. Bei Kindern vor dem 10. Lebensjahr sind die weißen Blutkörperchen zahlreicher, namentlich die Lymphocyten. Auch beim Erwachsenen ist das Verhältnis der weißen zu den roten Blutkörperchen nicht fest determiniert. Einiges ist darüber bereits bei den Erythrocyten berichtet, deren Zahl durch Einflüsse der Capillaren und während der Schwangerschaft schwanken kann. Die Zahl der Leukocyten selbst ist nicht nur relativ, sondern auch absolut veränderlich; sie ist namentlich während der ersten Schwangerschaft, nach körperlichen Anstrengungen, unter thermischen und vasomotorischen Einflüssen, vielleicht sogar nach größeren Mahlzeiten vermehrt. Eine genaue Grenze zwischen normalen und abnormen Zahlen ist schwer zu finden, weil vorübergehende Vermehrungen normal sein können. 5000 bis 8000 Granulocyten plus 2000—2500 Lymphocyten gelten als Grenzwerte.

Weniger gefährlich sind die Vermehrungen, welche ohne wesentliche Veränderung des histologischen Charakters der Zellen verlaufen, z. B. bei Fieber *(Leukocytose)*, als diejenigen, bei welchen Leukocyten von ganz anderem Bau als gewöhnlich auftreten und bei welchen auch die roten Blutkörperchen verändert sind. Es kann dann das ganze Gesichtsfeld von Leukocyten erfüllt sein. Seltener ist eine pathologische Verminderung der weißen Blutkörperchen *(Leukopenie)*.

Die verschiedenen Arten von Leukocyten, auf welche sich die Gesamtzahl verteilt, charakterisieren wir in folgender Weise:

Tabelle der im strömenden Blut vorkommenden Leukocyten (Abb. 294).

Name	Zahl in % der Gesamtzahl aller Leukocyten	Größe im Verhältnis zu Größe der Erythrocyten im gleichen Präparat	Kern	Protoplasma
1. *Lymphatische Reihe: Lymphocyten*	**20—30%**, im Kindesalter 1. Jahr 60% 5. Jahr 45%	= oder >	meist kreis- bzw. kugelrund	Mit basischen Farbstoffen färbbar (basophil). Keine Granula ähnlich denen der Granulocyten, wohl aber feinste Azurgranula
2. *Myeloische Reihe: Leukocyten im engeren Sinne, Granulocyten* (spezifische Blutleukocyten), polymorphkernige Leukocyten				
α) neutrophile	**65—70%**, im Kindesalter 1. Jahr 32% 5. Jahr 48%	>	polymorph	„Neutro"phile Granulationen, sehr feine Stäubchen, im ungefärbten Präparat nicht stark lichtbrechend
β) acidophile (eosinophile)	2—4%	>	dimorph (selten polymorph)	Acidophile Granulationen, grobe Körner, welche den Zellleib ganz erfüllen, im ungefärbten Präparat stark lichtbrechend wie Fettkügelchen
γ) basophile	0,3%	>	polymorph	Granula basophil (oft metachromatisch mit rotem Farbton), grobe und feine Kügelchen, in Wasser leicht löslich, im frischen Präparat nicht stark lichtbrechend
3. *Monocyten* (mononucleäre Leukocyten)	6—8%	>	nierenförmig, manchmal schwach gelappt	Basophil, feinste Azurgranula

Zur Erklärung der in der Tabelle gebrauchten Fachwörter sei auf das Vorhergehende verwiesen und außerdem bemerkt, daß mit *neutro-*, *acido-* und *basophil* die Reaktion auf künstliche Färbungen bezeichnet wird. Jedoch ist die Bezeichnung neutrophil irreführend. Die „neutro"philen Granula färben sich nicht neutral, sondern mit dem sauren Farbstoff (Eosin). Man verwendet meistens Gemische aus Farben, von welchen die einen an Säuren, die anderen an Basen gebunden sind, und stellt fest, welche von den verwendeten Farben durch die Granula der Leukocyten gespeichert worden sind (Triacidfärbung, Giemsafärbung, Pappenheimfärbung usw., Abb. 293, 294). Nehmen die Granula bald saure, bald basische Farben an, so nennt man sie *metachromatisch*. *Azur*granula sind solche feinste Körnchen, welche mit Azurrot tingiert werden. Zellen mit Kernen, welche nicht geteilt, sondern rund oder oval sind, heißen *mononucleär*; Zellen mit Kernen, welche gelappt oder fragmentiert sind, heißen *polymorph* (bei zwei Lappen: *dimorph*). Von *polynucleären* (vielkernigen) Leukocyten zu sprechen, wie es manchmal geschieht, wäre nur statthaft, wenn mehrere selbständige Kerne vorhanden wären.

Bei der Wichtigkeit, welche den *Granulis* schon allein technisch für die Diagnose der Leukocytenarten im Blutpräparat zukommt, ist eine besondere Verständigung darüber notwendig, was speziell unter Granulationen der weißen Blutkörperchen verstanden wird. Denn körnchenartige Trübungen findet man in allen Zellen des Organismus, welche im fixierten Zustand untersucht werden. Ob sie im Leben vorgebildet oder durch die Fixierungsmittel erst ausgefällt werden, ist in vielen Fällen zweifelhaft und bleibe hier außer Betracht. Die Granula der weißen Blutkörperchen sind bei der lebenden Zelle sicher beobachtet. Wir wenden die obengenannten Farbmischungen als Reagens an und vergleichen das bei *derselben* Farbe entstehende Farbenbild im Präparat. Man muß deshalb bei der Bestimmung der Art der Leukocyten darauf achten, welche Färbung und ob sie lege artis angewendet worden ist. Als Granulocyten werden solche Zellen bezeichnet, welche bei den üblichen Blutfärbungen deutlich gefärbte Körnchen in ihrem Zelleib aufweisen, während die Lymphocyten frei davon sind; bei anderen Methoden können sehr wohl auch die letzteren feinste Körnchen im Protoplasma enthalten (z. B. Azurgranula bei der Giemsafärbung). Über die Herkunft und die Bedeutung der Granula ist nichts Sicheres bekannt.

Die *Kerne* der weißen Blutkörperchen sind bei den Lymphocyten einheitlich, rund oder bei den größeren Lymphocyten oval, bei den Monocyten nierenförmig. In allen anderen Fällen sind sie gelappt oder scheinbar in verschiedene Stücke zerlegt. Bei genauerem Zusehen mit stärksten Vergrößerungen entdeckt man jedoch bei den Granulocyten regelmäßig Brücken aus Kernsubstanz zwischen den scheinbar unabhängigen Fragmenten; die Brücken können die Form feinster Fäden haben oder ziemlich grob sein (Abb. 294). Mit der Zellteilung haben solche Bilder nichts zu tun. Man kennt in den Leukocyten neben dem Kern Centrosomen, die auch beim Menschen gefunden sind und von welchen die mitotische Zellteilung ausgeht. Im Säugerblut kommt eine Mitose auf 500 ruhende weiße Blutkörperchen.

Die Lappung der Kerne beginnt mit einer wurstförmigen Streckung des Kernes. In der klinischen Hämatologie nennt man diese Kerne „*stabförmig*". Die Stabkerne biegen sich und nehmen meist die Form eines S an. Bei den acido- und basophilen Granulocyten wird der Stabkern weiterhin grob gelappt; bei den neutrophilen Granulocyten wird der Kern zwischen den „Lappen" bis auf zarte Brücken eingeschnürt, wird „*segmentiert*" (Abb. 294). Die *stabkernigen* Leukocyten werden als Jugend-, die *segmentkernigen* als Reifeformen angesprochen. Auch bei den Monocyten kann der Kern gelappt, wenn auch nicht polymorph werden. Solche Monocyten werden als „*Übergangsformen*" bezeichnet. Bei den Lymphocyten ist der Kern nie gelappt. Da sie fast $^1/_3$ aller Leukocyten ausmachen, die neutrophilen Granulocyten über $^2/_3$, so ist die Verschiedenheit ihrer Kerne die auffallendste Erscheinung in einem Blutpräparat und das beste Mittel, sich zunächst über die Verteilung der beiden Hauptgruppen der Leukocyten zu orientieren. Bei den Acidophilen ist der Kern meist in zwei große Lappen eingeschnürt (oder zerschnürt), drei Lappen sind seltener.

Die polymorphen Kerne der neutrophilen Granulocyten werden in pathologischen Fällen zweifellos fragmentiert. Die Zellen verlassen das Blut in großen Mengen bei der akuten Eiterung, bilden die aktiven Elemente des Eiters und heißen *Eiterkörperchen*; von ihnen werden fermentartige Substanzen abgeschieden, welche entweder unmittelbar (durch autolytische oder peptische Wirkung) oder mittelbar (durch angelockte Bakterien) in der Umgebung andere Gewebselemente zerstören und einschmelzen.

Die weißen Blutkörperchen haben nur unter abnormen Bedingungen eine starre kuglige Form, z. B. bei Warmblütern, wenn sie dem Organismus entnommen und bei gewöhnlicher Temperatur untersucht werden (Kältestarre). Innerhab des Körpers und besonders wenn sie die Blutbahn verlassen, sind sie imstande ihre Form selbsttätig zu ändern. Sie bewegen sich ähnlich den Amöben unter den einzelligen Organismen. Man spricht deshalb von *amöboiden Bewegungen*. Die amöboiden Fortsätze werden in sehr verschiedener Zahl und Lebhaftigkeit von der Zelle ausgesendet, und zwar sind sie gerade bei den protoplasmaarmen kleinen Lymphocyten am reichlichsten. Die Fähigkeit, die Blutbahn zu verlassen und in den Geweben des Körpers außerhalb der Blutbahn herumzukriechen, beruht auf der amöboiden Bewegung. Auch die roten Blutkörperchen können unter gewissen Bedingungen die Blutbahn verlassen (per *diapedesin*). Sie verhalten sich dabei rein passiv. Dank ihrer starken Plastizität lassen sie sich durch engste Spalten hindurchzwängen. Die Leukocyten vollziehen ihre Fortbewegung jedoch aus eigenen Kräften, sie wandern aktiv. Dabei wird der Kern im Innern hin und her verschoben. Die gelappten Bestandteile geraten immer wieder in neue Lagen. Wahrscheinlich ist dabei die Kernform als solche nie wirklich verändert, sondern die bestehenden Läppchen kommen nur in neue Lagen zum Ganzen und zueinander.

Viele amöboide Zellen können andere Zellen oder Zelltrümmer in sich aufnehmen — ob innerhalb oder außerhalb der Blutbahn, scheint gleichgültig zu sein —; sie werden als *Freßzellen*, *Phagocyten*, bezeichnet. Man betrachtet sie als eine Art Schutztruppe zur Bekämpfung fremder Eindringlinge in den Organismus (Bakterien), zum Abräumen des Schlachtfeldes von Zelltrümmern und -leichen. Nicht alle amöboiden Zellen sind Freßzellen, auf jeden Fall aber die neutrophilen Granulocyten.

Die *Phagocytose* besteht darin, daß die amöboiden Fortsätze einer Zelle Fremdkörper (Körperzellen, Bakterien, Staubkörnchen) umfließen und in das Zellinnere aufnehmen. Bei der *Speicherung* werden gelöste Stoffe (Glykogen, Fett, Farbstoffe) in die Zelle aufgenommen und in ihr deponiert. Bei den vitalen Färbungen speichern die Lymphocyten den künstlich zugefügten Farbstoff nicht; auch die Fähigkeit zur Phagocytose haben sie nicht. Manche Gewebszellen haben amöboide Beweglichkeit und zugleich phagocytäre Fähigkeit (S. 558).

Nach diesen allgemeinen Bemerkungen über alle weißen Blutkörperchen möge noch eine kurze Charakteristik der einzelnen Formen folgen, so wie sie sich im Ausstrichpräparat nach den üblichen Färbungen darbieten (vgl. Abb. 294).

Lymphocyten. Die *Lymphocyten* kommen in verschiedener Größe vor, man spricht von kleinen und großen Lymphocyten. Die *kleinen* haben im strömenden Blut einen kleineren Durchmesser als die Erythrocyten, in dem ausgebreiteten Zustande des Ausstrichpräparates einen etwas größeren als die Erythrocyten, etwa 8—8,5 μ. Ihr Protoplasma ist ausgesprochen basophil, an Masse gegenüber dem Kern sehr gering, so daß es ihn nur als schmaler Saum umgibt. Der Kern ist kugelrund, sehr intensiv färbbar. In den üblichen Schnittpräparaten von Organen sind nur ihre runden Kerne sichtbar, die wegen der schmalen Plasmasäume dicht beieinander liegen („Rundzellen"). — Die *großen Lymphocyten* (bis 15 μ Durchmesser) haben einen wesentlich größeren Plasmakörper, in dem einzelne Azurgranula verstreut liegen. Der Kern ist weniger dicht gefügt, meist oval oder auch etwas eingebuchtet. Sie werden als Jugendformen der kleinen Lymphocyten angesehen. — Die Lymphocyten besitzen Bewegungsvermögen, aber nicht die Fähigkeit der Phagocytose. Ihr Fermentgehalt ist auf Lipasen beschränkt. Bei der Abwehr von Infekten stehen sie hinter den sehr viel aktiveren neutrophilen Leukocyten in zweiter Linie. Eine wichtige Funktion kommt ihnen durch den Reichtum ihrer Kerne an Nucleoproteiden zu, am deutlichsten im Wachstumsalter (vgl. auch S. 557).

Granulocyten. Die *neutrophilen Granulocyten* haben als lebende Kugeln 8,5—9 μ Durchmesser, im Ausstrichpräparat 12—15 μ. Ihr Protoplasma ist leicht acidophil, färbt sich hellrosa und enthält in sehr wechselnder Menge und Verteilung sehr feine acidophile Körnchen von verschiedener Größe. In ungenügend ausdifferenzierten Präparaten sind diese zarten Granula nicht zu erkennen. Die Kerne sind anfangs leicht eingeknickte oder S-förmig gebogene dicke Stäbe, die mit fortschreitendem Alter allmählich unterteilt werden, so daß schließlich drei oder vier kugelige Teile resultieren, die durch fadendünne Brücken verbunden sind (Abb. 294). Bei der klinischen Auswertung der Präparate ordnet man die Neutrophilen nach der Kernform in eine Reihe, die links mit den „Stabkernigen" beginnt und rechts mit den extrem unterteilten „Segmentkernigen" endet. Bei abnorm großer Zahl der Stabkernigen spricht man dann von einer „Linksverschiebung". In den gewöhnlichen histologischen Schnittpräparaten sind die neutrophilen Leukocyten nur an den 2—3 intensiv gefärbten runden Kern„segmenten" zu erkennen. Die neutrophilen Granulocyten besitzen in ausgesprochenem Maße die Fähigkeit der amöboiden Bewegung und der Phagocytose. Die Geschwindigkeit ihrer Eigenbewegung beträgt ungefähr 3 mm in der Stunde. Sie enthalten eine Reihe von Fermenten, durch welche Bakterien zerstört und Gewebe eingeschmolzen werden können (Eiterbildung). Sie spielen daher bei der Abwehr von Infektionen eine sehr bedeutsame Rolle. Wo ein Eindringling unschädlich zu machen ist, sind sie alsbald zur Stelle.

Die *eosinophilen* oder *acidophilen Granulocyten* sind meist etwa ebensogroß oder auch größer als die neutrophilen. Von ihrem Protoplasma ist nichts zu sehen, weil es vollgestopft ist mit dichtgedrängten groben gleichmäßig großen Körnern, die sich ganz intensiv mit dem sauren Farbstoff färben, also mit Eosin leuchtend rot. Der Kern ist zweilappig oder zweisegmentig. Im Schnittpräparat, das mit Hämatoxylin und Eosin gefärbt ist, treten die in die Gewebe ausgewanderten eosinophilen Granulocyten durch die intensiv roten Granula deutlich hervor. Während der Verdauung sind sie in großen Mengen in der Propria der Darmschleimhaut zu finden. Bei bestimmten Erkrankungen ist ihre Zahl im Blute stark erhöht (Eosinophilie).

Die *basophilen Granulocyten* sind sehr verschieden groß, manche sind kleiner, manche größer als die neutrophilen. Das Plasma ist leicht basophil, also ganz zart hellblau gefärbt. Der Kern ist meist gelappt. Die Granula sind im Plasma locker verteilt, jedenfalls nie so dicht gelagert wie bei den eosinophilen Granulocyten, und sind selten von gleicher Größe. Sie färben sich mit dem basischen Farbstoff, jedoch meist „metachromatisch", in einem anderen Farbton, rotviolett statt blau. In den Schnittpräparaten sind die basophilen Granulocyten nicht zu erkennen, da ihre Granula wasserlöslich sind und infolgedessen bei der üblichen Behandlung der Schnitte verloren gehen.

Monocyten. Die *Monocyten* sind die größten unter den Leukocyten (bis 20 μ Durchmesser). Ihr Protoplasma ist basophil, färbt sich aber weniger intensiv als das der Lymphocyten. Der Kern, meist nur schwach färbbar, ist bohnenförmig oder, von der Kante gesehen, von beiden Seiten leicht eingeschnürt. Das Plasma enthält höchstens eine geringe Zahl Azurgranula. Die Monocyten sind also keine Granulocyten, aber auch keine großen Lymphocyten, denen sie mitunter ähnlich sehen können. Sie bilden unter den Leukocyten eine Gruppe für sich. Funktionell verhalten sie sich in mancher Hinsicht wie die Histiocyten (Makrophagen). Wo im Körper sie gebildet werden, ist nicht geklärt. Vielleicht stammen sie unmittelbar aus dem Reticulum der lymphatischen Organe und des Knochenmarkes.

3. Blutplättchen.

Die *Blutplättchen* sind keine Zellen, wie der vielgebrauchte, aber irreführende Fachname *Thrombo„cyten“* andeutet. Sie besitzen zwar einen chromatischen Innenkörper (Abb. 294). Von manchen wird er als Rest eines Kernfragmentes gedeutet, von anderen wird er mit mehr Recht für zusammengeballte basophile Granula des Zelleibes der Mutterzellen gehalten. Als diese werden heute allgemein zerfallende Riesenzellen des Knochenmarkes angesehen (S. 544). Danach sind sie nicht Zellen, welche ihren Kern verloren haben wie die Erythrocyten, sondern sie sind von vornherein Zellfragmente. Eine Vermehrung durch Zellteilung ist nicht möglich.

Die *Zahl* ist sehr schwankend, im mm^3 findet man etwa 150000—200000. In Ausstrichpräparaten sehen sie rundlich aus, haben verwaschene Konturen, häufig längliche Fortsätze und tropfenförmige Anhänge. Sie sind verschieden groß (1—3 μ), aber immer viel kleiner als die roten und weißen Blutkörperchen im gleichen Präparat. Man kann die Blutplättchen ähnlich einer Bakterienkolonie auf einem entsprechend präparierten Nährboden aus Agaragar im Wärmeschrank am Leben erhalten (man kann sie aber nicht züchten wie Bakterien, da die Vermehrungsfähigkeit fehlt!). Man sieht in der Kultur, wie sie feine Fortsätze aussenden; auch Bewegungen an einen anderen Ort — wenn auch von geringem Ausmaß — sind beobachtet worden. Ob allerdings diese Lebenserscheinungen denen innerhalb der Blutbahn entsprechen, ist fraglich. Im frisch entnommenen Blutstropfen steigen die Blutplättchen infolge ihrer Leichtigkeit in die Höhe und kleben an der Unterseite des Deckgläschens, wo sie mit starken Vergrößerungen als hellglänzende Pünktchen wahrnehmbar sind. Von der Fläche gesehen erscheinen sie rundlich, von der Kante gesehen wetzsteinförmig; Ausläufer sind im gewöhnlichen Blutstropfen nicht sichtbar. Die Blutplättchen bleiben bei Einwirkung von Essigsäure ungelöst.

Da die weißen und roten Blutkörperchen im stehenden Blut zu Boden sinken, die Blutplättchen dagegen aufsteigen, kann man sie leicht von den letzteren trennen, wenn man das Blut lange genug flüssig erhält. Bei einem Blutstropfen genügt dazu, ihn anstatt auf Glas auf eine Unterlage von Paraffin zu bringen, bei größeren Blutmengen wendet man paraffinierte Röhren oder Kölbchen an (auch sehr sauberes, stark gekühltes Glas ist geeignet). Man kann dann die Blutplättchen von der Oberfläche mit einem Deckgläschen abstreichen oder bei größeren Mengen abpipettieren. Infolge des verschiedenen spezifischen Gewichtes der Corpuscula des Blutes gehört besondere Vorsicht dazu, um im Abstrichpräparat das richtige Mengenverhältnis zu erhalten. Wartet man zu lange und haben sich die einen bereits gesenkt, die anderen gegen die Oberfläche des Bluttropfens gehoben, so gibt das Präparat je nach dem Niveau, aus welchem es stammt, sehr verschiedene Bilder, obgleich die Verteilung in Wirklichkeit ganz gleichmäßig war. Am schnellsten sedimentiert das Blut des Pferdes und Esels; daher ist bei diesen Tieren ein reines Plättchenbild am leichtesten zu erhalten.

Die Zahl der Blutplättchen schwankt nicht nur aus technischen Gründen, sondern auch absolut ganz beträchtlich. Verluste an Zahl werden sehr schnell ausgeglichen. Man hat im Tierversuch nicht unbeträchtliche Blutmengen einer Vene durch Aderlaß entnommen und alle Blutplättchen abpipettiert, dann das entnommene sterile Blut wieder in die Vene zurückinjiziert. Durch fortgesetzte Wiederholung dieser Prozedur kann beim Hund das Blut auf kurze Dauer so gut wie ganz von Blutplättchen befreit werden. Bereits nach fünf Tagen war wieder der gleiche Bestand wie vor den Eingriffen nachzuweisen. So groß ist die Regeneration seitens des Knochenmarkes (s. dieses).

Bei manchen Krankheiten werden enorme Ansammlungen von Blutplättchen gefunden, welche oft plötzlich auftreten, z. B. die „Blutplättchenkrise“ bei echter Lungenentzündung. Übermäßige Abnahme der Blutplättchen nennt man *Thrombopenie.* Je nachdem die Bildung oder Zerstörung überwiegt und krankhaft verändert ist, entstehen die abnorm großen oder kleinen Zahlen.

Bei Nichtsäugern, vor allem bei Amphibien, kommen echte, kernhaltige Zellen im Blut vor, welche die Rolle der Blutplättchen bei den Säugern zu vertreten scheinen *(Spindelzellen).* Die Autoren, welche die Entstehung der Blutplättchen aus den Riesenzellen des

Knochenmarkes leugnen, halten sie für abortive Zellen, und zwar für Abkömmlinge aus jenen, mit mehr Recht als Thrombo„cyten" bezeichneten Blutzellen der niederen Tiere. Dagegen spricht, daß Zellteilungen bei den Blutplättchen nie beobachtet worden sind. Ihre Herkunft von außerhalb des Blutes ist also wahrscheinlich; vergleiche dazu auch das oben mitgeteilte Experiment über Beseitigung und Neubildung von Blutplättchen bei Säugern.

Funktion. Die Blutplättchen sind von Bedeutung für die Blutgerinnung. Bei Verletzung eines Blutgefäßes haften sie infolge ihrer Klebrigkeit an den Wundrändern fest. Indem immer neue hinzutreten, wird schließlich ein Pfropf (Thrombus) gebildet, daher ihre Bezeichnung als „Thrombo"cyten. Da sie im Blutstrom in der erythrocytenfreien Randzone (S. 527) liegen, stehen sie auch bei großen Gefäßen sofort an der verletzten Stelle zur Verfügung. Die Fibringerinnung, die im normalen Körper fehlt, wird durch den Zerfall von Blutplättchen (aber auch von anderen Zellen!) in Gang gebracht.

4. Blutstäubchen.

Außer den bisher beschriebenen lebenden Corpuscula gibt es auch Beimischungen des Blutes beim gesunden Menschen, welche als tote Zelltrümmer von außen in dasselbe hineingelangen und eine Zeitlang mitgeschleppt werden, oder sonstige Splitter organischer oder anorganischer Natur als zufällige Zutaten. Eine biologische Bedeutung kommt ihnen nach unseren jetzigen Kenntnissen nicht zu. Von im Plasma gelösten Substanzen und von pathologischen geformten oder gelösten Beimengseln sehen wir hier ab. Am häufigsten sind im normalen Blut an der Stelle der Einmündungen des Hauptlymphganges feinste *Fetttröpfchen*, welche aus dem im Darm aufgenommenen und von der Lymphe transportierten Fett stammen. Sie lassen sich in Äther lösen, mit Fettfarbstoffen (Sudan) färben. Wie ein schlammiger Nebenarm in den klaren Hauptfluß einmündet, so trübt die Lymphe (Chylus) eine Strecke weit das Blut der Vena brachiocephalica sinistra. Aber an Stellen, welche entfernt von den Lymphzuflüssen liegen, ist das Blut arm an Fetttröpfchen. Außerdem findet man Körnchen und Körnchenhaufen feinster Art, die in sehr wechselnder Verteilung vorkommen und schwer auf ihre spezielle Herkunft zu analysieren sind.

Manche Autoren bezeichnen nur die letzteren als Blutstäubchen, *Hämokonien.* Ich wende den Namen auf alle nicht lebenden Blutcorpuscula an. Wenn sich unter ihnen Trümmer von Leukocyten oder Blutplättchen befinden sollten, so unterscheiden sie sich von den intakten Elementen dieser Art dadurch, daß sie Abfälle des Lebendigen sind. Diese Annahme ist eine vorläufige; weitere Forschungen werden vielleicht auch unter den Blutstäubchen lebenswichtige Elemente aufzudecken vermögen. Bei abnormem Reichtum des Blutes an Fettkügelchen spricht man von *Lipämie.*

II. Die fertige Lymphe.

Von den Blutkörperchen finden wir in der Lymphe nur den einen Hauptstamm der Leukocyten, die Lymphocyten, welche etwa $^1/_4$ aller weißen Blutkörperchen im Blut ausmachen und ihren Namen daher tragen, daß sie aus dem lymphatischen System stammen, also nicht blutspezifisch sind. Da der Lymphstrom in die Blutbahn ausmündet, so werden sie naturgemäß in beiden Flüssigkeiten gefunden, in der Lymphe und im Blut. Eine Beschreibung erübrigt sich, da die Lymphocyten in der Lymphe genau denen im Blut entsprechen (Abb. 294).

Das *Lymphplasma* ist eine durchsichtige klare Flüssigkeit, welche allerdings zeitweise durch Beimischung zahlreicher bereits beim Blut beschriebener Fetttröpfchen getrübt sein kann; sie sind am zahlreichsten nach fettreichen Mahlzeiten in den Lymphgefäßen des Gekröses, z. B. Säuglingen, welche kurz vorher Milch getrunken haben (*Chylus*, S. 265). Das Lymphplasma ist chemisch dem Blutplasma ähnlich. Die Emulsion ist viel dünner: während beim normalen Blut im mm^3 etwa 5 Millionen Corpuscula schwimmen, zählt man in der

Lymphe nur wenige und sehr wechselnde Zellen je mm^3. Die Gesamtmenge der Lymphe, welche je Tag in das Blut abfließt, wird auf 1—2 Liter geschätzt.

Die Lymphocyten sind durch ihre amöboide Tätigkeit aktiv ganz besonders beweglich. Sie können infolgedessen, anstatt sich mit der Lymphe in das Blut passiv mitschleppen zu lassen, *unmittelbar* in die Blutgefäße einwandern *(Immigration)*. Doch unterliegt ihre Auswanderung *(Emigration)* in den meisten Fällen einer sonderbaren Beschränkung. Lymphocyten, die noch nicht in das Blut gelangt sind, können in die Gewebe des Körpers einwandern und also auch innerhalb der Lymphbildungsstätten in die Blutgefäße eindringen. Sie verlieren aber meistens ihre Fähigkeit zu wandern, wenn sie im Blutstrom drin sind und können nicht mehr aus ihm heraus bis zu ihrem Untergang; sie sind Gefangene des Blutes. Darin gleichen sie den blutspezifischen Corpuscula, die ebenfalls das Blut nie verlassen, außer den Granulocyten. Die Konstanz der Blutkörperchenzahl ist also fast ausschließlich bestimmt durch die Zu- und Abfuhr seitens bestimmter Organe, die Blutbahn selbst ist kein Sieb für die Corpuscula, wohl für die gelösten Stoffe, aber auch nur an bestimmten Stellen (s. Blutcapillaren). Die Lymphocyten können auch in pathologischen Zuständen nur aus den lymphbildenden Organen und Lymphgefäßen emigrieren, nicht aus den Blutgefäßen; sie bilden die Hauptmasse der krankhaften Rundzelleninfiltration der Gewebe *(lymphocytär-exsudative Entzündung)*, bei der sie aber zum größten Teil an Ort und Stelle entstehen. Obgleich die Lymphe keine Thrombocyten enthält, vermag sie trotzdem zu gerinnen. Die Fibrinfermente sind also nicht ausschließlich in den Blutplättchen lokalisiert. Thrombokinase hat man auch in weißen Blutkörperchen und Gewebszellen gefunden.

III. Bildungs- und Zerstörungsstätten der Blutkörperchen.

Da die corpusculären Elemente der Lymphe im Blut nicht fehlen, so behandeln wir mit der Frage des Blutkörperchenersatzes zugleich die Frage der Entstehung der Lymphkörperchen.

Die Lebensdauer der Erythrocyten beträgt 100—120 Tage, 3—4 Monate. Vierteljährlich also wird fast der gesamte Bestand des Blutes an Erythrocyten erneuert, aber nicht auf einmal, wie annähernd die Mauserung der Haare vom Winter- zum Sommerpelz, sondern sukzessive, da jedes Körperchen ein anderes Alter hat. Der Gesamtbestand von Erythrocyten wird trotz beständigen Zu- und Abganges auf das Feinste eingehalten. Über die Lebensdauer der Leukocyten ist nichts Sicheres bekannt; sie sind an sich zur mitotischen Vermehrung innerhalb des Blutstromes befähigt, da sie mit Kernen und Centrosomen ausgestattet sind, teilen sich aber in Wirklichkeit so selten, daß auch sie ihren Ersatz im wesentlichen von auswärts beziehen. Wir können an den zahlreichen unreifen Bildungszellen für sämtliche corpusculäre Elemente des Blutes, die in besonderen Organen liegen, erkennen, daß diese die Hauptstätten sind, welche mit der Lieferung betraut sind. Andere Organe dienen zum Abbau, zur Zerstörung. Die Blutbahn selbst ist im wesentlichen vom Vermehrungs- und Vernichtungsprozeß befreit.

Schneidet man die Haare oder Nägel, so werden die regenerierenden Zellen, welche außerhalb — im Haar- und Nagelbett — liegen, nicht berührt, das Wachstum geht ungestört weiter. Beim Blut ist es ähnlich. Blutverluste werden durch die natürliche Vermehrung der Blutbildungszellen von außerhalb ergänzt. Die *Flüssigkeitsmenge* des Blutes muß allerdings bei starken Verlusten künstlich aufgefüllt werden, weil sonst die Zirkulation des verbleibenden Blutes gestört ist (Injektion von physiologischer Kochsalzlösung). Bei kleinen Blutungen wird der Ausfall durch erhöhten Abfluß von Gewebewasser genügend gedeckt. Die natürlichen, sehr erheblichen Blutverluste bei der Geburt werden von vielen Frauen überstanden, ohne daß eine merkliche Anämie zurückbleibt. Auch nach Verletzungen ist das Blut oft erstaunlich schnell wieder auf seinem alten Bestand.

Man hat den Blutersatz als „Mauserung" des Blutes bezeichnet. Der Ausdruck wäre zutreffend, wenn ein Abgang vieler Erythrocyten ungefähr zur gleichen Zeit einträte. Sie ersetzen sich aber sukzessive und unmerklich wie der gewöhnliche Haarersatz außerhalb der Mauserungszeiten.

Erythropoese. Anfänglich ist beim Embryo das ganze mittlere Keimblatt zur Bildung von Blutkörperchen fähig. Die sich bildenden roten Blutkörperchen sind an ihrem Hämoglobin leicht erkennbar: *Erythropoëse.* Sie beginnt beim Menschen in der Wand des Dottersackes, später treten Blutbildungsherde im Bauchstiel des Embryo und in seinem eigentlichen Inneren hinzu. Am lebhaftesten ist die Erythropoese in der Milz und in der Leber. Letztere ist beim Fetus relativ sehr groß, weil sämtliche Gefäße perivasculär von Blutbildungsherden umgeben sind, deren Gesamtheit zu dem eigentlichen Leberparenchym hinzukommt. Im 7. Fetalmonat hat die Milz bereits fast völlig aufgehört rote Blutkörperchen zu bilden. Die Leber behält sie bis zur Geburt, wenn auch in vermindertem Maße. Beim Neugeborenen ist das Organ noch sehr groß (Abb. 69). Später bleibt es im Wachstum zurück, weil die Erythropoese eingestellt ist und die Blutbildungsherde verschwinden. Der untere Rand überschreitet dann nicht mehr wie beim Neugeborenen den Rippenbogen. Im dritten Fetalmonat beginnt bereits die Erythropoese im Knochenmark. Mit ihr wollen wir uns näher beschäftigen, weil sie allein durch das ganze extrauterine Leben fortgeführt wird, während alle anderen Quellen der roten Blutkörperchen spätestens zur Zeit der Geburt versiegen. Die histogenetischen Einzelheiten sind bei der Erythropoese, mag sie in der Milz, in der Leber, im Knochenmark oder wo auch immer stattfinden, einander so ähnlich, daß wir für unsere Zwecke mit der Betrachtung der Vorgänge im Knochenmark auskommen.

Man darf daraus nicht schließen, daß etwa die Bildungszellen, welche beim Embryo zuerst im Dottersack auftauchen, die gleichen seien wie die späteren im Bauchstiel und im embryonalen Körper selbst. Eine Einwanderung des blutbildenden Gewebes von außen in den Embryo und eine sukzessive Verbreitung in ihm findet nicht statt. Man hat durch künstliche Isolierung der einzelnen Anlagen der Blutbildung bei tierischen Embryonen (Knochenfischen, Hühnchen usw.) festgestellt, daß die Blutinseln in loco entstehen, unabhängig von anderen Blutinseln. Das Gewebe scheint seiner Anlage nach ubiquitär im Mesenchym verbreitet zu sein; seine Tätigkeit im einzelnen ist dabei überall ungefähr die gleiche. Später wird die Fähigkeit des Mesenchyms zur Erythropoese immer mehr auf einzelne Stellen beschränkt. Das Knochenmark ist die letzte, aber um so stärkere Position, die festgehalten wird, solange überhaupt rote Blutkörperchen entstehen und vergehen, d. h. bis zum letzten Atemzug.

In krankhaften Fällen können sich die embryonalen Blutbildungsherde zum Teil wieder auftun. Bei gewissen Blutkrankheiten mit exzessiver Ausschwemmung von Knochenmarkszellen in das Blut findet man knochenmarkähnliches, sog. *myeloisches* Gewebe, in der Milz, in den Lymphknoten und in der Leber.

Leukopoese. Die Bildungszellen der weißen Blutkörperchen und der Blutplättchen entstehen ebenfalls bereits beim Embryo. Sie sind sehr viel schwerer zu erkennen als die sich bildenden roten Blutkörperchen. Deshalb gibt es zahlreiche Kontroversen über die Zeit und den Ort ihres ersten Auftretens, *Leukopoëse.* Sicher findet die Bildung von Leukocyten in fetaler Zeit wie die Erythropoese in Leber und Milz statt. Wir beschränken uns hier auf die Bildungsstätten, welche nach der Geburt übrig bleiben. Sie sind bei der größeren Hauptgruppe der weißen Blutkörperchen, den Granulocyten, und bei den Blutplättchen ebenso im *Knochenmark* monopolisiert wie die Erythropoese. Für die kleinere Hauptgruppe, die Lymphocyten, sind die Bildungsstätten die *lymphatischen Organe.*

Dem Knochenmark und den lymphatischen Organen ist gemeinsam, daß sie durch den ganzen Körper verbreitet sind. Das erstere hat seiner Empfindlichkeit wegen seinen Sitz in dem härtesten Material unseres Körpers, in den Knochen. Sie sind feste, unnachgiebige Behälter, in welchen das Knochenmark gut verstaut und vor Verletzungen geschützt ist. Der Bewegungsapparat ist also der Sitz der Bildungsstätten für weitaus die meisten Blutkörperchen (Erythrocyten, Granulocyten und Blutplättchen). Die lymphatischen Organe befinden sich in den Schleimhäuten der Eingeweide, sind aber in ihren höchsten Formen, den Lymphknoten, auch in den Bewegungsapparat eingebaut und daher topographisch weniger beengt als das Knochenmark. Inwieweit das gewöhnliche Bindegewebe Lymphocyten liefern kann, ist schwer zu entscheiden; wir kommen darauf zurück.

Die Zerstörungsstätten sind anfänglich identisch mit den Bildungsstätten. Nach der Geburt verliert die Milz die Fähigkeit der Erythropoese, sie behält dagegen die des Abbaues der Erythrocyten. Knochenmark und Milz sind im postfetalen Leben des gesunden Menschen eine Arbeitsteilung eingegangen, indem das eine nur den Ersatz, das andere nur die Ausmusterung der Erythrocyten (und wahrscheinlich auch der Blutplättchen) besorgt. Der ungefähr gleichbleibende Gesamtbestand der Erythrocyten wird aus dem Knochenmark genau so stark ergänzt, wie er Verluste an die Milz abgibt. Die Milz ist aber gleichzeitig *Bildungs*stätte für die Lymphocyten; selbst im Knochenmark finden sich lymphbildende Stellen. So fügen sich Bildungs- und Zerstörungsstätten der Erythro- und Leukopoese in buntem Wechsel ineinander. Deshalb kann bei der Störung eines Gesamtorganes, z. B. der Milz, die Folge sehr verschiedenartig für die verschiedenen Blutkörperchenarten sein. Wir betrachten die einzelnen Organe, welche für die Blutbildung und -zerstörung in Betracht kommen, als solche in ihrem eigenen Zusammenhang, um ihren Bau aus ihrer biologischen Leistung zu verstehen.

Wenn hier und im folgenden von besonderen Blutbildungs- und Zerstörungsstätten die Rede ist, so darf doch nicht vergessen werden, daß Blutkörperchen, insbesondere weiße, aber auch rote, überall im Gewebe zugrunde gehen, wenn sie ihre Lebenszeit vollendet haben. Und meiner Überzeugung nach können gegebenenfalls überall im Körper, wo sich undifferenzierte Mesenchymzellen finden, also in der Umgebung der feinsten Blutgefäße, Blutkörperchen gebildet werden. Unter welchen Umständen und in welchem Maße der Organismus für die Blutbildung auf diese Reserve an Mesenchymzellen zurückgreift, die ihre gesamte embryonale prospektive Potenz (Bd. 1, S. 10) bewahrt haben, und wie er sie gerade zur Blutbildung veranlaßt, ist nicht bekannt.

1. Das Knochenmark.

Das *Knochenmark, Medulla ossium,* ist bei jungen Individuen in allen Knochen rot gefärbt, bei zunehmendem Alter wird es in den Diaphysen der Röhrenknochen durch Fettzellen ersetzt und dadurch gelb (Fettmark), im Alter ist es weißlichgrau, gelatinös, soweit die Blutbildung erloschen ist (Gallertmark). Bei Röhrenknochen mit gelbem Mark ist aber doch in den engen Maschen der Spongiosa in den Epiphysen noch rotes Mark vorhanden; letzteres findet sich bei erwachsenen Menschen entsprechend auch in allen spongiösen Knochen wie den Wirbelkörpern, Schädel-, Hand- und Fußwurzelknochen, im Brustbein und in den Rippen. Es ist das eigentlich blutbildende Gewebe. Sein Volumen ist beim Kind 11mal so groß wie das der Milz. In seiner Totalität heißt es das *Markorgan.*

Der Raum für das Knochenmark, *Cavum medullare,* ist nur da einheitlich, wo große Massen von Fettmark angehäuft sind, z. B. in den großen Röhrenknochen der Rinder, die deshalb als „Markknochen" für die Küche Verwendung finden. Beim Menschen kann auch das gelbe Knochenmark von feinsten Knochenbälkchen durchzogen sein, welche das Rinderknochenmark ungenießbar machen würden. Es enthält verstreute Inselchen von Blutbildungszellen, letztere sind aber nicht entfernt so zahlreich wie im roten Knochenmark. Charakteristischerweise verschwinden die Knochenbälkchen erst dann völlig, wenn alle Blutbildung erloschen und das Mark ganz verfettet ist. Im Greisenalter verfetten auch die Markräume der kleineren Knochen. Dafür tritt in den Diaphysen der langen Röhrenknochen neues rotes Knochenmark auf. Auch bei Krankheiten ist das gleiche beobachtet.

Bei Tieren, die wenig Knochenmark besitzen, enthalten die Nieren entsprechende Blutbildungsstätten.

Je nach dem Gehalt an roten und weißen Bildungszellen ist die Farbe des Markorgans für das bloße Auge lebhafter rot oder mehr graurot. Bei starkem Überwiegen von neutrophilen Granulocyten kann die Tönung in das Gelbliche übergehen, ohne daß daraus auf Fetteinlagerungen geschlossen werden darf. Sicherheit gibt allein die mikroskopische Untersuchung.

Reticulum, Markzellen. Das Knochenmark enthält ein Stützgewebe, *Reticulum*, welches das eigentliche Parenchym des Markorgans durchzieht. Es ist im wesentlichen das gleiche wie in den lymphatischen Organen (S. 546). Eingezwängt zwischen den Knochenbälkchen der Spongiosa einerseits und zahlreichen weiten Blutcapillaren andererseits besteht das Parenchym aus Zellen, welche in den Netzmaschen des Reticulum dicht gedrängt liegen. Dazwischen sind zahlreiche einzelne Fettzellen eingestreut. Die eigentlichen Zellen des Parenchyms heißen

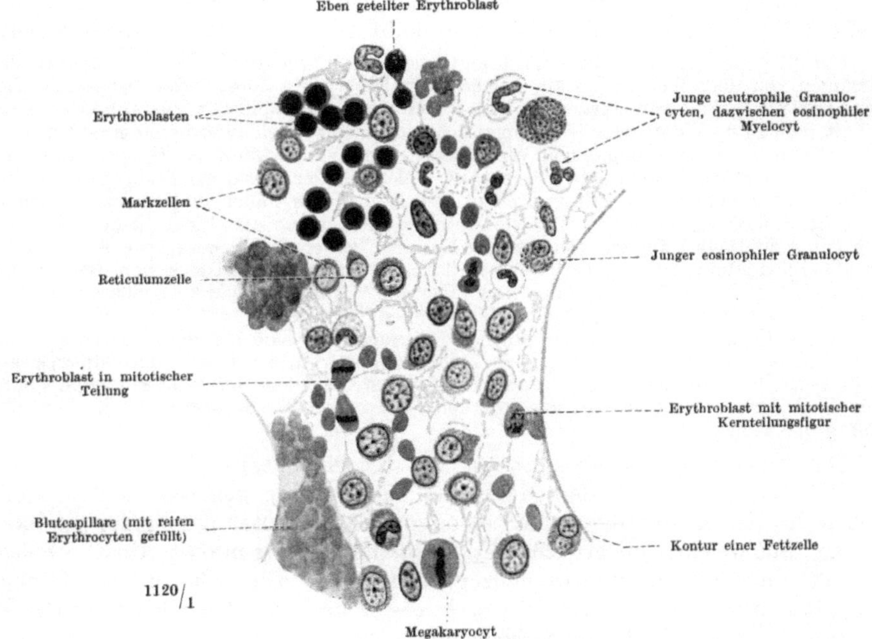

Abb. 295. Zellen des roten Knochenmarkes.

Markzellen (*Hämatogonien, Hämatoblasten*, Abb. 295); sie sind die Vorläufer der Blutkörperchen. Von den spärlichen Reticulumzellen sind sie durch ihre große Zahl und durch ihren Bau unterschieden. Sie stammen wahrscheinlich von indifferenten Mesenchymzellen in der Umgebung der Gefäße, vielleicht auch von Reticulumelementen ab. Sie wandeln sich in *Myeloblasten*, *Leukoblasten*, besser *Granuloblasten*, und in *Erythroblasten* um, je nachdem sie Mutterzellen der weißen oder roten Blutkörperchen werden. Anfänglich kann man beide Arten nicht sicher unterscheiden, da sie beide einen kugeligen Kern in basophilem Protoplasma haben. Erst wenn die Erythroblasten sich mit Hämoglobin zu beladen beginnen, ist man sicher, eine Zelle vor sich zu haben, welche zum Bildungscyclus eines roten Blutkörperchens gehört. Indem sie den Kern verliert und ihre endgültige Ladung von Hämoglobin aufnimmt, wird sie zum *Erythrocyten*. Dieser ist nicht mehr teilungsfähig. Die Granuloblasten bleiben hämoglobinfrei, aber in ihrem Zelleib treten basophile Körnchen auf, Granula, zunächst vorwiegend an einer umschriebenen Stelle des Protoplasmas. In diesem Entwicklungsstadium bezeichnet man sie als *Promyelocyten*. Wenn dann der Zellkörper kleiner geworden ist und überall verteilte spezifische

Körnchen enthält, heißen sie *Myelocyten.* Ihr Kern ist noch kugel- oder eiförmig und noch teilungsfähig. Die Granula sind nicht von vornherein spezifisch, so daß man die Promyelocyten noch nicht als neutro-, baso- und eosinophile unterscheiden kann. Aus den Myelocyten gehen durch Veränderung der Kernform unter Einschränkung der Teilungsfähigkeit die *Granulocyten* hervor. Daß Leukoblasten auch zu Monocyten umgewandelt werden können, muß nach neuesten Untersuchungen abgelehnt werden. Für die Bildung von Monocyten kommt das Knochenmark nur wenig in Betracht. Hingegen sind Lymphocyten im Knochenmark regelmäßig vorhanden, auch als follikelartige Häufchen. Bei Blutkrankheiten kann jedenfalls das Knochenmark Lieferant auch von Lymphocyten sein. Wie die fertigen Blutkörperchen in die Blutcapillaren hineingelangen, steht dahin; sind sie drin, so werden sie in den Blutkreislauf ausgeschwemmt.

Die Blutbildungszellen und die Endothelien der Capillaren sind Geschwister. Beide stammen von denselben Zellen ab, welche beim Embryo in Zellsträngen beisammen liegen *(Stammzellen)*; die einen werden zu den Wandungen der Capillaren, die anderen zu deren Inhalt, dem Blut. Wahrscheinlich können sich auch nachträglich unter besonderen Umständen Endothelien in Blutbildungszellen verwandeln. Denn im erkrankten Körper treten nicht selten weiße Blutkörperchen an Stellen auf, welche in der Norm als Bildungsstätten nicht in Betracht kommen. Die „Stammzellen" geben in diesen Fällen möglicherweise den Ausgang der abnormen Prozesse. Manche Autoren leiten sogar alle Blutbildungszellen direkt von den Endothelien anstatt von den Stammzellen beider ab. Dabei ist wieder zweifelhaft, ob alle Blutbildungszellen außerhalb der Blutbahn im Parenchym zwischen den Capillaren liegen oder ob nicht die Erythroblasten innerhalb der Lichtung der Capillaren entstehen; ich habe oben die erstere von beiden Hypothesen vertreten.

Bei Blutkrankheiten mit entzündlichen Reizungen des Knochenmarks treten stürmische Neubildungen auf und zahlreiche unreife Zellen werden frühzeitig in die Blutbahn ausgespült. Beim gesunden Menschen ist ihr Vorkommen im strömenden Blut eine seltene Ausnahme. Für die Diagnose des gesunden und kranken Blutes spielt die Kenntnis des Knochenmarks eine große Rolle.

Die *Riesenzellen, Megakaryocyten,* des Knochenmarks (Abb. 295) gehen wie die Blutkörperchen aus den Markzellen hervor. Sie gehören zu den größten Zellen des Körpers und enthalten einen großen gelappten Kern (oder viele kleine Kerne), auf welchen ihr griechischer Fachnahme Bezug nimmt. Ihr Protoplasma enthält feine Körnchen nicht ganz geklärter Art. Die Zelle hat die Fähigkeit Fortsätze auszusenden, welche durch die Wand der benachbarten Capillare hindurch in deren Lichtung vordringen.

Im Gegensatz zu den Blutkörperchen gehen die Megakaryocyten schon im Knochenmark zugrunde. Der Kern schrumpft und das Cytoplasma zerfällt in kleine Klümpchen, die *Blutplättchen.*

Der vielgelappte Kern entsteht im Anschluß an mehrpolige, polyploide mitotische Kernteilungen, auf welche keine Zellteilung folgt; die kleinen Kerne verschmelzen zu einem komplizierten Kerngebilde, isolierte Stücke sind gelegentlich noch übrig.

Quantitatives über die Tätigkeit des Markorgans. Das ganze Markorgan, also der Inhalt der Markräume sämtlicher Knochen, ist beim jugendlichen Erwachsenen zu ungefähr 2600 g bestimmt worden. Davon entfällt etwa je die Hälfte auf das gelbe Fettmark und auf das rote blutbildende Mark. Das blutbildende, „aktive" Knochenmark hat also ein Gewicht von etwa 1300 g, d. h. es ist im ganzen fast so groß wie die Leber. Von seiner Leistung gibt folgende überschlägliche Berechnung eine Vorstellung: der einzelne Erythrocyt hat eine Lebensdauer von rund 100 Tagen. Von der Gesamtzahl von ungefähr 25000 Milliarden ($25 \cdot 10^{12}$) Erythrocyten (S. 531) in den rund 5 Litern Blut gehen also täglich rund 250 Milliarden ($250 \cdot 10^{9}$) zugrunde. Da die Zahl der Erythrocyten im Blut so gut wie konstant ist, liefert also das Markorgan täglich die beträchtliche Zahl von 250 Milliarden ($250 \cdot 10^{9}$) Erythrocyten. Die Zahl der Erythroblasten (Normoblasten) im roten Mark beträgt 50—100000 in 1 mm^3, in dem gesamten roten Mark von 1300 cm^3 = 1300000 mm^3 also 65—130 Milliarden, rund 100 Milliarden (100 · 10^9). Jeder Erythroblast muß sich demnach innerhalb 24 Stunden 1mal, höchstens 2mal in je 2 Normoblasten teilen. Die Zeit, welche der kernhaltige Normoblast für die Entwicklung zum kernlosen Erythrocyten benötigt, beträgt 2—4 Tage. Die fertigen Erythrocyten werden nicht sofort in das Blut ausgeschwemmt, sondern bleiben zunächst als Reserve im Knochenmark liegen. Aus dieser täglich ergänzten Reserve wird der tägliche Bedarf gedeckt.

Für die Granulocyten läßt sich die gleiche Berechnung nicht anstellen, da ihre Lebensdauer nicht bekannt ist. Sie beträgt angeblich nur 2—4 Tage, aber das kann sich nur auf die Dauer ihres Verweilens im kreisenden Blute beziehen. Es ist jedenfalls kein Grund ersichtlich, warum die Granulocyten, die doch vollgültige Zellen sind, nur so kurz leben sollten. Aber im Gegensatz zu den Erythrocyten verbleiben sie nicht während der ganzen Dauer ihres Lebens im Blute. Früher oder später, vielleicht eben nach 2—4 Tagen, treten sie zum größten Teil im Capillargebiet aus der Blutbahn in die Gewebe aus. Wie lange sie hier noch leben, ist nicht bekannt. Ein Teil geht in den Geweben zugrunde, ein sehr großer wandert durch die Epithelien aller Schleimhäute hindurch, in den Speichel, den Darmsaft usw.

Für den täglichen Granulocytenersatz gibt es bisher nur *einen* einigermaßen sicheren Anhaltspunkt: im Knochenmark verhält sich die Zahl der Mitosen der Granuloblasten (Myelocyten) zu der der Erythroblasten etwa wie 1:6. Daraus darf man vielleicht schließen, daß ungefähr 6mal so viel Erythrocyten gebildet werden wie Granulocyten, bei einer Tagesmenge von rund 250 Milliarden Erythrocyten also ungefähr 40 Milliarden Granulocyten. Im strömenden Blut findet man im ganzen etwa 30 Milliarden Granulocyten, wobei freilich zu bedenken ist, daß die zahlenmäßigen Schwankungen innerhalb eines Tages sehr groß sind. Genügt doch schon einfache körperliche Anstrengung, um ihre Zahl beträchtlich zu erhöhen. Die Berechnung ihrer Lebensdauer wie ihres Ersatzes ist also mit vielen Unsicherheitsfaktoren belastet, und die Überlegungen darüber können nur mit großem Vorbehalt angestellt werden. — Über die Lebensdauer der Lymphocyten und die ihres Verweilens im Blute ist gar nichts bekannt.

Über die Granulocyten sei noch nachgetragen, daß die Zahl ihrer Vorstufen im Knochenmark, der Myelocyten, etwa ebenso groß ist wie die der Erythrocyten, also rund 100 Milliarden im ganzen Markorgan. Für die Umbildung des Granuloblasten in den stabkernigen Granulocyten rechnet man etwa 4 Tage, bis zum segmentkernigen 8—10 Tage. Von beiden Formen wird eine Reserve im Knochenmark gehalten ähnlich wie von Erythrocyten.

Für die mit Vermehrung und Verminderung der Leukocyten im Blut einhergehende Änderung des Säurebasenhaushaltes muß auf die klinischen Lehrbücher verwiesen werden, ebenso für die Veränderungen des Blutbildes bei Erkrankungen des Knochenmarkes, den sog. Blutkrankheiten.

Die Blutbildung im roten Knochenmark wird hormonal und nervös gesteuert, hormonal hauptsächlich von Schilddrüse und Nebennieren, vielleicht auch von der Milz, nervös vom Zwischenhirn über das vegetative Nervensystem. Für den regelrechten Ablauf der Blutbildung, besonders der Erythropoese, ist die Anwesenheit von Vitamin B_{12} erforderlich, zusammen mit einem von der Magenschleimhaut gebildeten fermentartigen Stoff („intrinsic factor“ im Gegensatz zum „extrinsic factor“, dem Vitamin B_{12}). Der Mangel eines der beiden ruft eine sog. perniciöse Anämie hervor.

2. Die Lymphorgane.

Wir beschäftigen uns mit den Entstehungsstätten der *Lymphocyten*, auf die Frage nach der Herkunft des Lymphplasmas gehe ich nicht ein, da es keine geformte Substanz ist. Die dualistische Anschauung (S. 533) nimmt eine von den Granulocyten scharf getrennte Entstehungsweise an. Die klinischen Befunde einer Blutkrankheit, der *Leukämie*, haben dieser Lehre eine weite Verbreitung und fast allgemeine Anerkennung verschafft. Im einen Fall findet man nämlich eine ausschließliche Vermehrung der Granulocyten, im anderen Fall eine ausschließliche Vermehrung der Lymphocyten und dementsprechende Reizungen des Knochenmarkes oder der Lymphknoten *(myeloische* und *lymphatische Leukämie)*. Man kann darin gleichsam den experimentellen Beweis beim Menschen sehen, daß das Knochenmark lediglich die eine, die Lymphknoten lediglich die andere Rasse von Zellen bildet.

Ein Zweifel in der Rassenfrage wäre nicht möglich, wenn keine Zwischenformen existierten. Myeloische Herde in den Lymphknoten und anderen Organen sind bei der myeloischen Leukämie nicht selten, von Lymphbildungsherden im Knochenmark wurde bereits berichtet (S. 542); sie können bei der lymphatischen Leukämie sehr stark hervortreten.

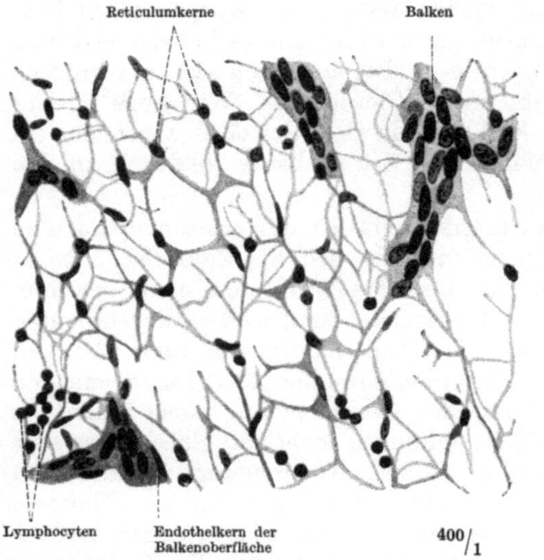

Reticulumkerne
Balken
Lymphocyten
Endothelkern der Balkenoberfläche
400/1

Abb. 296. Reticuläres Bindegewebe aus dem Sinus eines Lymphknotens, Hund. Die Lymphocyten sind möglichst ausgeschüttelt, die Sinus infolgedessen künstlich entleert, um das Reticulum deutlicher sehen zu können.

Reticuläres Bindegewebe. Reticuloendotheliales System. Alle Lymphorgane sind ausgezeichnet durch ihren Gehalt an Lymphocyten und durch eine besondere, für sie charakteristische Form des Bindegewebes, das reticuläre Bindegewebe, in das die Lymphocyten eingelagert sind, das deshalb vielfach auch als lymphadenoides oder lymphoreticuläres Gewebe bezeichnet wird. Es ist das gleiche reticuläre Gewebe, das die Grundlage des Knochenmarkes und der Milz bildet. Unabhängig von den Lymphorganen können überall im Körper umschriebene oder ausgedehnte Anhäufungen von Lymphocyten im gewöhnlichen lockeren Bindegewebe vorkommen, besonders bei entzündlichen Vorgängen („Rundzelleninfiltrate"), die vorübergehende Erscheinungen sind und mit den echten Lymphorganen nichts zu tun haben. Sie entstehen durch Auswanderung von Lymphocyten aus den Blutcapillaren, vor allem durch Bildung von Lymphocyten an Ort und Stelle (S. 540), auf irgendeinen Reiz hin, der keineswegs immer krankhafter Natur sein muß.

Das *reticuläre Bindegewebe* (Abb. 296) ist ein syncytiales Maschenwerk ähnlich dem embryonalen Bindegewebe. Die eiförmigen Kerne mit locker verteiltem Chromatin liegen zumeist an den Verzweigungsstellen des Syncytiums, in den Knoten der Maschen. Den Plasmabälkchen sind feine Fasern eingelagert, meist randständig, die weder kollagener noch elastischer Natur sind. Sie sind miteinander verbunden und bilden das „Gitterfasernetz" des Reticulums. Die Maschenräume sind von Lymphe und Lymphocyten erfüllt, so daß das Reticulum erst sichtbar wird, wenn die Lymphocyten ausgespült sind. Die kernnahen Plasmateile des Syncytiums besitzen die Fähigkeit der Phagocytose und Speicherung, sie vermögen in der Lymphe gelöste oder suspendierte Stoffe und Körperchen aufzunehmen und festzuhalten (Farbstoffe, Fett, Erythrocyten, Bakterien, Tuschekörnchen usw.). Diese Teile des Syncytiums können sich dann aus dem Verbande lösen und als freie Zellen (Makrophagen) in die Maschenräume austreten. Ähnlich verhalten sich die Endothelien der Blutcapillaren in der Leber (KUPFFERsche Sternzellen), und wie angenommen wird, der Hypophyse und der Nebennierenrinde. Sie werden deshalb mit den Reticula unter der Bezeichnung „*reticulo-endotheliales System*" zusammengefaßt, das also einen weit im Körper verteilten, äußerst reaktionsbereiten Apparat darstellt zu Säuberung, Schutz und Abwehr.

Regelmäßig sind in den lymphatischen Organen undifferenzierte *Mesenchymzellen* vorhanden, besonders in der Umgebung der präcapillaren Arterien und der

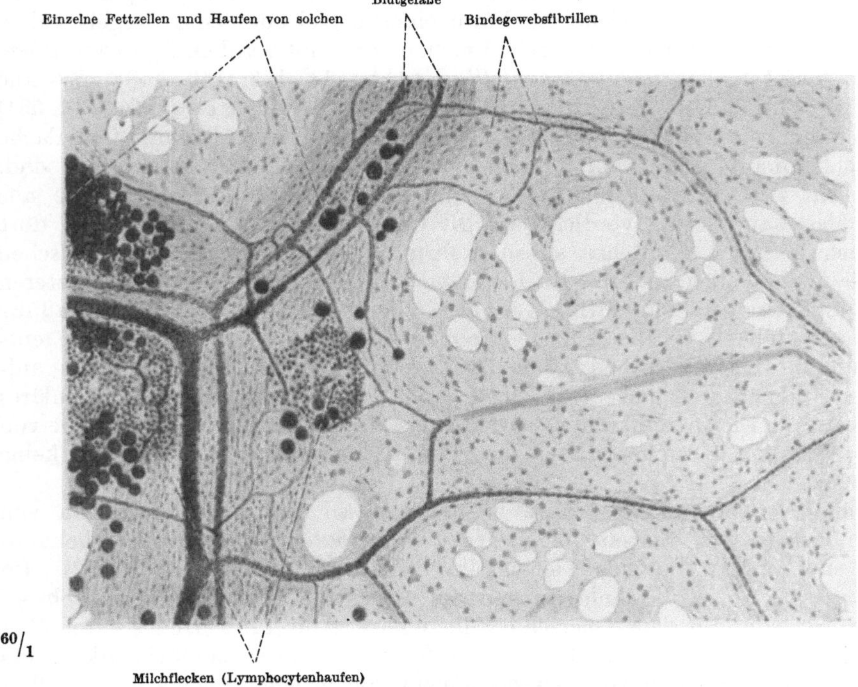

Abb. 297. Großes Netz, Mensch. Durch Laparotomie gewonnenes Stückchen, Sudanfärbung. (Präparat von Prof. SEIFERT, Würzburg.)

Capillaren wie überall im Körper (Gefäßmesenchymzellen). Von ihnen stammen die Lymphoblasten ab, die zu Lymphocyten umgebildet werden. Sie sind die Stammzellen für die Lymphocyten wie im Knochenmark für die Granulocyten und Erythrocyten. — Über die Lymphocyten siehe Blut.

a) Einfache Lymphorgane (Noduli lymphatici).

Milchflecken. Im Omentum maius und minus (Lig. hepatogastricum) kommen weißliche Flecken vor, welche wegen ihrer äußerlichen Ähnlichkeit mit Flecken verschütteter Milch als *Milchflecken* (Taches laiteuses) bezeichnet werden (Abb. 297). Sie bestehen aus Anhäufungen von Lymphocyten, welche in reticulärem Bindegewebe suspendiert sind. Die Flecken sind immer besonders reich an Blutgefäßen. Sie sind vorübergehende Bildungen, die kommen und gehen. Wandern die Lymphocyten aus, so können die Reticulumzellen Fett aufnehmen und sich in Fettzellen umwandeln. Dann ist aus dem Milchflecken ein Fettläppchen geworden, das sich im mikroskopischen Bilde nicht von anderen Fettorganen unterscheidet, das aber durch Entspeicherung wieder zu einem

Milchflecken werden kann. Ähnlich können sich die Appendices epiploicae des Dickdarms und andere subseröse Fettorgane (z. B. das subpleurale Fett auf den Rippen) verhalten. Insofern spielen diese Fettorgane eine wichtige Rolle für die Abwehr von Bakterien und ihren Toxinen, die in die Peritonaeal- bzw. Pleurahöhle gelangt sind (vgl. auch Lymphgefäßsystem, Bd. III). Immerhin scheinen sich die Milchflecken funktionell etwas anders zu verhalten als die übrigen lymphatischen Organe, wie die Erfahrungen der Pathologen lehren. Doch ist nichts Näheres darüber bekannt.

Einzelne Lymphfollikel. In vielen Schleimhäuten trifft man Anhäufungen von Lymphocyten an, welche die Form einer Kugel oder eines Kegels haben und welche bei den Eingeweiden schon vielfach erwähnt wurden, *Lymphknötchen*, *Noduli lymphatici solitarii*, *Lymphfollikel* (Abb. 133, 153, 156, 158). Sie alle haben gemein, daß sie im Centrum eine hellere Stelle, das *Keimcentrum* (S. 551) besitzen können (Abb. 68, 156, 302). Größere Knötchen wölben die Oberfläche der Schleimhäute etwas vor, besonders wenn sie entzündlich geschwollen sind. Man sieht z. B. nicht selten an der hinteren Rachenwand vom Munde aus die Schleimhaut körnig verdickt wie die Oberfläche einer Erdbeere, weil dort zahlreiche einzelne Knötchen sitzen, welche in den Zwischenräumen zwischen den Gaumenmandeln und der Rachenmandel oder an der Stelle der letzteren den lymphatischen Schlundring vervollständigen (S. 110). Man glaubt, daß die einzelnen Follikel vorübergehende Gebilde sind, welche an einer Stelle entstehen und wieder vergehen können, während an anderen Stellen neue auftauchen. Über die Keimzentren siehe S. 552. Das Stützgerüst ist reticuläres Bindegewebe. Die Lymphknötchen werden etwa zur Hälfte ihrer Oberfläche von einem Netz von Lymphcapillaren umgeben, in ihrem Inneren finden sich keine Lymphgefäße.

Gehäufte Lymphfollikel. Kurz hingewiesen sei auf das Vorkommen von ganzen Herden von Einzelfollikeln, *Noduli lymphatici aggregati*. Am bekanntesten sind die PEYERschen Flecken im Dünndarm (Plaques, Abb. 157). Im Wurmfortsatz liegen die Anhäufungen um die enge Lichtung wie eine röhrenförmige Scheide (auf dem Querschnitt im Kreise, Abb. 159). Dieses leitet über zu den mantelförmigen Umhüllungen der Krypten bei den Mandeln, die nichts anderes sind als Herden von Lymphfollikeln, die in einer Fläche liegen, allerdings nicht in einer der Ebene so nahekommenden Fläche wie die PEYERschen Haufen, sondern in einer stark gekrümmten Fläche (Abb. 67). Das Prinzip ist immer das gleiche. Charakteristisch ist, daß die einzelnen Follikel Stück für Stück ihre Selbständigkeit bewahren, aber nicht einzeln, sondern zu vielen nebeneinander liegen. Die Verbindung zwischen ihnen wird durch homogenes lymphatisches Gewebe hergestellt. Nur selten verschmelzen Nachbarn partiell miteinander und fast nie wird die Anordnung in *einer* Schicht zugunsten einer mehrschichtigen Lage aufgegeben.

b) Hochorganisierte Lymphorgane (Nodi lymphatici).

Die *Lymphknoten*, *Lymphonodi*, *Nodi lymphatici*, früher *Lymphdrüsen*, *Lymphoglandulae*, genannt, sind geschlossene, von einer Kapsel umhüllte Organe, die in die Lymphbahnen eingeschaltet sind. Die Lymphe tritt in sie ein, durchrinnt das lymphatische Gewebe und tritt durch abführende Lymphgefäße wieder aus. Mit den Lymphfollikeln haben sie gemeinsam das lymphatische Gewebe, unterscheiden sich aber von ihnen nicht nur durch die Größe und Lage, sondern dadurch, daß ihr lymphatisches Gewebe sozusagen in einen See von Lymphe getaucht ist. Auf dem Querschnitt (Abb. 298) sieht man es ringsum von einem unter einer bindegewebigen Kapsel gelegenen Lymphraum umgeben, dem *Randsinus, Sinus marginalis*. In diesen münden die zuführenden Lymphgefäße, *Vasa afferentia*. Er steht durch eine Anzahl *Intermediärsinus* mit dem Netz der *Marksinus* in Verbindung, aus dem die abführenden Lymphgefäße, *Vasa efferentia*, hervorgehen (Abb. 299). Das Verhalten der Lymphsinus bedingt die Unterteilung des lymphatischen Gewebes in die mehr kompakte *Rinde* und das mehr aufgelockerte *Mark*. Die Rinde besteht aus homogenem lymphatischem Gewebe mit eingelagerten Reaktionsorten, das Mark ist ein Schwamm, dessen zartes Gerüst, die *Markstränge*, von lymphatischem Gewebe gebildet werden, das weite Hohlraumsystem von den *Marksinus*. Die

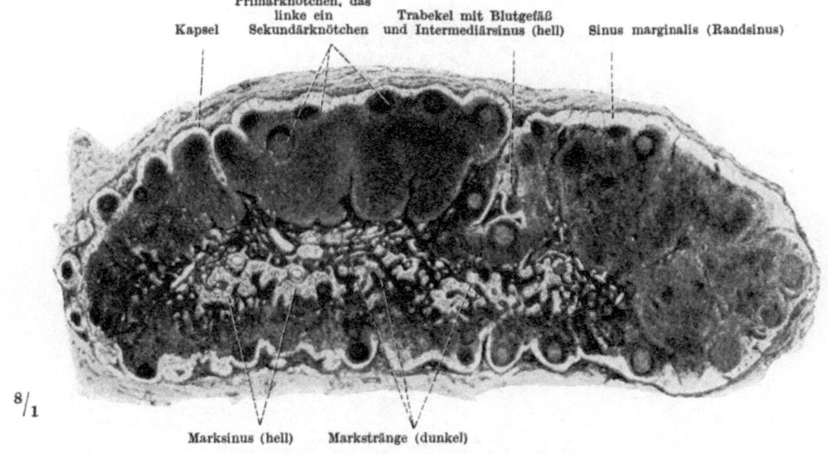

Abb. 298. Lymphknoten, Mensch. Vom Hals.

Marksinus stehen in weiter Verbindung mit dem Randsinus an der Stelle, an welcher die Blutgefäße in den Lymphknoten eintreten und die abführenden Lymphgefäße ihn verlassen (*Hilus* des Lymphknotens, Abb. 299). Das ist die Stelle, an welcher in der Entwicklung die Marksinus von dem zuerst gebildeten Randsinus aus in das lymphatische Gewebe eingewuchert sind und es durch ihre netzförmigen Verbindungen in die Markstränge unterteilt haben (Abb. 300). Von der bindegewebigen Kapsel ziehen einzelne dünne, runde Stränge, *Trabekel*, ins Innere und verbinden sich im Mark netzartig miteinander, einen Teil des Schwammgerüstes des Markes bildend. Ein Teil von ihnen ist Träger von Blutgefäßen, die zumeist jedoch in Marksträngen verlaufen. Alle Trabekel sind von Lymphsinus umhüllt.

Sinus. Die *Lymphsinus* sind ihrer Genese nach erweiterte Lymphgefäße und dementsprechend ursprünglich von einem Endothel ausgekleidet. Sie werden von einem zarten Balkenwerk durchzogen, das von dem Reticulum des lymphatischen Gewebes ausgeht und den gleichen Bau und die gleichen Fähigkeiten aufweist wie dieses. Wie sich Endothel und Reticulum zueinander verhalten, ob das Endothel unterbrochen ist, da wo die Bälkchen des Reticulum in das des lymphatischen Gewebes bzw. in das Bindegewebe der Kapsel und der Trabekel übergehen, ist sehr schwer zu erkennen. Jedenfalls sind die Bälkchen des Reticulum nicht von Endothel überzogen, und auch das lymphatische Gewebe ist nicht überall durch eine geschlossene Lage von Endothelzellen gegen die Sinus abgegrenzt. Ich stelle mir im Gegenteil vor, daß allenthalben die Lymphe ungehindert durch das lymphatische Gewebe hindurchsickern kann, daß die in der Entwicklung zunächst geschlossene Endothellage nachträglich unterbrochen worden ist. Sowieso haben die Sinusendothelzellen, soweit sie erhalten bleiben, ihren Charakter geändert, indem sie die gleichen Fähigkeiten der Speicherung und Phagocytose gewonnen haben wie die Reticulumelemente, was bei den Endothelien der zu- und abführenden Lymphgefäße niemals der Fall ist. Um ihr Sonderverhalten zum Ausdruck zu bringen, werden sie von seiten der Pathologen als „*Uferzellen*" bezeichnet. Die Sinus sind zeitenweise ganz und gar von Lymphocyten erfüllt, so daß sie im mikroskopischen Bild gar nicht in Erscheinung treten und der ganze Lymphknoten den Eindruck eines kompakten

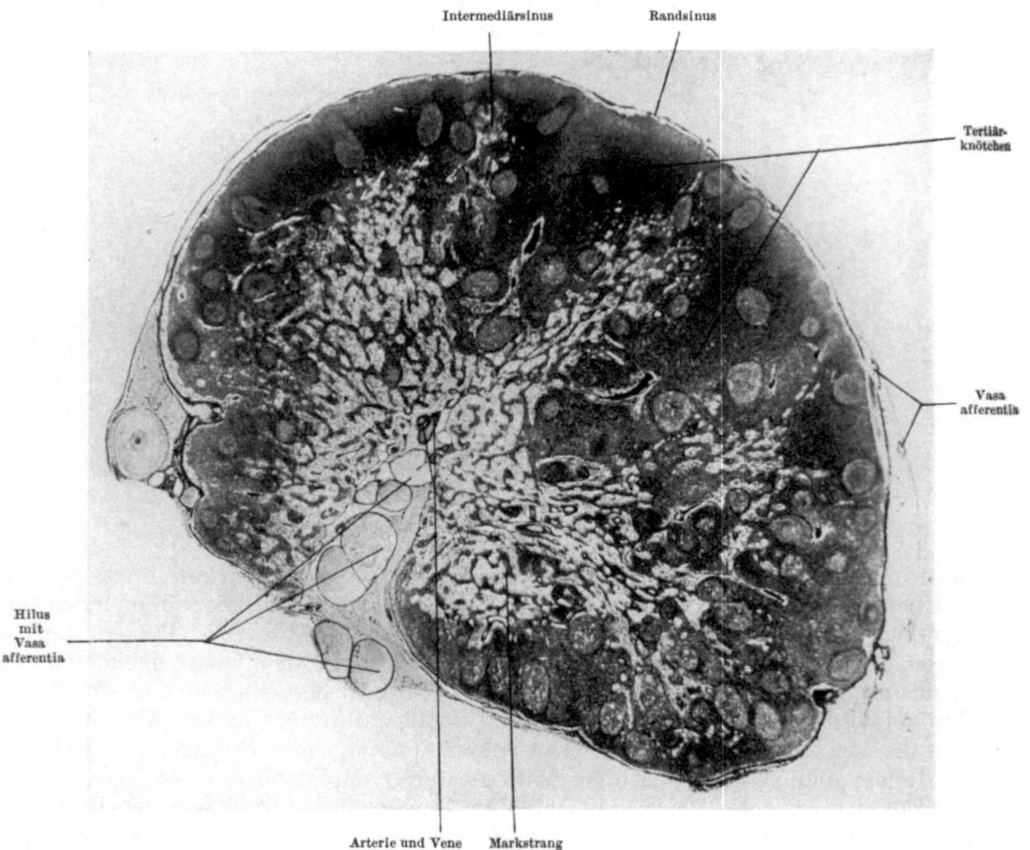

Abb. 299. Lymphknoten, Mensch. Schnittrichtung senkrecht zu der der Abb. 298. In der Kapsel links im Bilde ein Lamellenkörperchen. (Nach HELLMAN, Handbuch der mikroskopischen Anatomie, Bd. VI, Teil 1.)

Organes macht. Nur wenn sie fast ganz frei von Lymphocyten sind, treten sie deutlich hervor (Abb. 298, 299). Die Strömung der Lymphe durch den Knoten hindurch wird dadurch bewirkt, daß aus den abführenden Lymphgefäßen die Lymphe ständig abgesaugt und vom Randsinus her durch Intermediär- und Marksinus, aber auch durch das Reticulum hindurch nachgezogen wird.

Reticulum. Das *Reticulum* des lymphatischen Gewebes ist das gleiche wie in den einfachen Lymphorganen. Nur ist hier deutlicher, daß nicht alle Reticulumelemente im gegebenen Falle gleichzeitig die Funktion der Speicherung bzw. Phagocytose ausüben, daß vielmehr stets ein beträchtlicher Teil in Ruhe bleibt. Diese ruhenden Teile des Reticulum bilden die Reserve, aus der durch Teilung der Verlust ersetzt wird, der dem Reticulum durch Loslösung der „aktiven" Reticulumelemente aus dem syncytialen Verbande entsteht.

Lymphgewebe. Das *lymphatische Gewebe* ist in der Peripherie einheitlich, *Rinde*, im Inneren durch das Netz der Sinus in die dünnen *Markstränge* aufgeteilt. In Rinde und Marksträngen sind in großer Menge Lymphocyten gleichmäßig verteilt und bilden zusammen mit dem Reticulum das *diffuse lymphatische Grundgewebe* der Lymphknoten (Abb. 298). In diesem Grundgewebe finden sich in der Rinde zumeist in größerer oder geringerer Zahl rundliche helle Gebilde, die *Sekundärknötchen* mit den *„Keimzentren"* (Abb. 299). Sie sind der morphologische Ausdruck der Reaktion des lymphatischen Gewebes auf

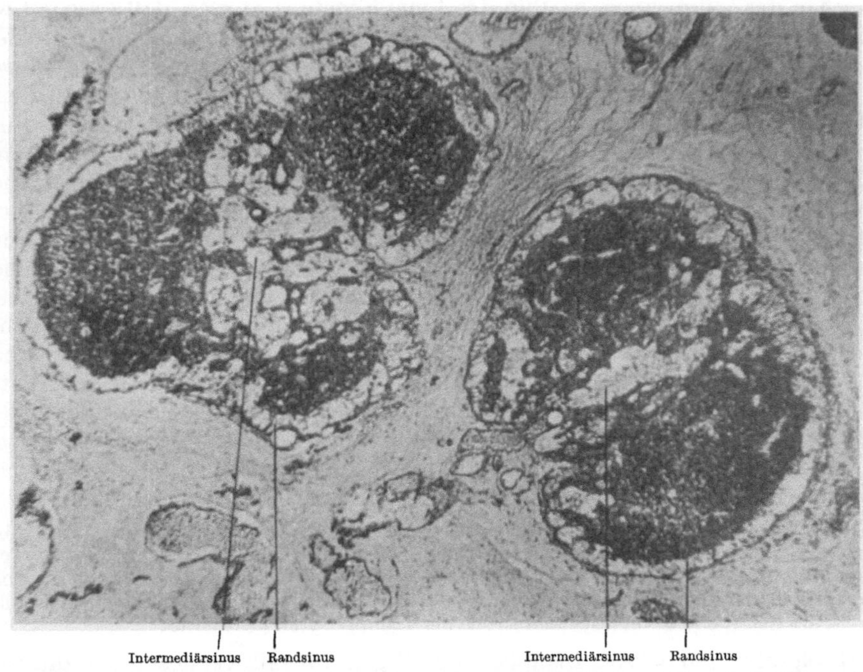

Abb. 300. Zwei Lymphknotenanlagen. Menschlicher Fetus, 5. Monat. Die vom Hilus eingewachsenen Intermediärsinus schon teilweise mit dem früher gebildeten Randsinus verbunden. (Nach HELLMAN, Handbuch der mikroskopischen Anatomie, Bd. VI, Teil 1.)

mancherlei Reize und können deshalb *Reaktionsorte* genannt werden. Jedoch sind sie nicht die einzigen reaktiven Bildungen.

Die Nomenklatur für die Rinde und ihre besonderen Gebilde ist verwirrend uneinheitlich, was zum Teil damit zusammenhängt, daß man die Befunde an Säugetierlymphknoten, die im Prinzip zwar wie die des Menschen, im einzelnen aber abweichend gebaut sind, auf die menschlichen Lymphknoten übertragen hat, was nicht zulässig ist. Die nur andeutungsweise begrenzten Läppchen der Rinde hat man als „Rindenknoten" (besser Läppchen, *Lobuli*) bezeichnet und dementsprechend die Reaktionsorte als „Rindenknötchen". Die Bezeichnung „Keimzentren" geht auf die eine ihrer Funktionen zurück, die man zuerst kennenlernte. Da aber allenthalben in Rinde und Mark Lymphocyten gebildet werden, überdies noch andere Funktionen bekannt geworden sind, ist diese Bezeichnung zumindest uncharakteristisch, aber immer noch am meisten gebraucht. Der Name Sekundär*follikel* stammt von dem Vergleich mit den einfachen Lymphorganen, den Solitärfollikeln, und ist insofern unzutreffend, als der Solitärfollikel kein „Keimzentrum" zu enthalten braucht. Tritt in dem Solitärfollikel, dem „Lymphknötchen", ein Reaktionsort auf, sozusagen sekundär, so wird es „Sekundärfollikel" oder „Sekundärknötchen" benannt. Diese Bezeichnung , auf den Lymphknoten übertragen, führt zu der viel gebrauchten Benennung Sekundärknötchen für die „Keimzentren". In der Rinde der Lymphknoten kommen aber 3 verschiedene, besondere, reaktive Bildungen vor, nicht nur „Keimzentren": die „soliden Sekundärknötchen", die „FLEMMINGschen Sekundärknötchen" (Keimzentren) und die „Pseudosekundärknötchen". Für diese 3 Formen ist die einfachere Bezeichnung *Primär-*, *Sekundär-*

und *Tertiärknötchen* vorgeschlagen worden. Ich schließe mich diesem Vorschlage an, da ich durch diese kurzen, eindeutigen Bezeichnungen alle nomenklatorischen Schwierigkeiten behoben finde. Nur sei von vornherein gesagt, daß damit zwar eine mögliche, nicht aber zwingende genetische Folge ausgedrückt ist, wie sich im folgenden ergeben wird. Alle 3 Formen sind, funktionell betrachtet, „*Reaktionsorte*".

Bildungsstätten der Lymphocyten. Von anderen Funktionen abgesehen ist der Lymphknoten zunächst einmal *Bildungsstätte von Lymphocyten.* Diese finden sich in ihm in den 3 Formen der kleinen, mittelgroßen und großen Lymphocyten. An Zahl weitaus überwiegend sind die *kleinen Lymphocyten.* Sie beherrschen das mikroskopische Bild des Lymphknotens so sehr, daß er so gut wie ganz aus ihnen aufgebaut zu sein scheint. Ihr Aussehen ist beim Blut geschildert worden (S. 536). Sie werden überall in der Rinde und in den Marksträngen aus mittelgroßen Lymphocyten gebildet. Sie sind beweglich und wandern entweder in die postcapillaren Venen oder in die Sinus ein und gelangen so unmittelbar ins Blut oder in die Lymphe und mit ihr ebenfalls ins Blut. Die *mittelgroßen Lymphocyten (Mesolymphocyten)*, die eigentlichen *Lymphoblasten*, gehen aus den indifferenten Mesenchymzellen in der Umgebung der feineren Blutgefäße hervor. Sie finden sich überall in Rinde und Mark, zeigen häufig mitotische Kernteilung, sind also vermehrungsfähig (Abb. 301), was die kleinen Lymphocyten nicht sind. Die mittelgroßen Lymphocyten sind durch alle Übergangsformen mit den kleinen und großen Lymphocyten verbunden, und es ist nicht ganz klar, wie die kleinen und großen außer durch Teilung aus ihnen entstehen. Es scheint auch, daß kleine und große Lymphocyten sich unter Umständen in mittelgroße zurückverwandeln können. Die Bedeutung der *großen Lymphocyten* (Durchmesser 15—20 μ) ist nicht näher bekannt. Sie sind in geringer Zahl in Rinde und Mark anzutreffen, auch in den Sinus wie die mittelgroßen. Wie diese sind sie teilungsfähig.

Die kleinen Lymphocyten sind die typischen Lymphocyten des Blutes (S. 536). Aber wie die kleinen Lymphocyten können auch die mittelgroßen in die Blutbahn bzw. Lymphbahn eintreten. Im Blut erscheinen sie dann als „große" Lymphocyten. Auch wirkliche große Lymphocyten der Lymphknoten können wohl ausnahmsweise ins Blut gelangen. Aus alledem erklärt sich die sehr verschiedene Größe der Lymphocyten des Blutes.

Mittelgroße und große Lymphocyten liegen überall verstreut im diffusen lymphatischen Grundgewebe. In besonders großer Zahl finden sie sich in den *Keimzentren* der *Sekundärknötchen* und bedingen deren helleres Aussehen im mikroskopischen Bilde (Abb. 68, 299, 302). Die Keimzentren sind runde Gebilde, die vorwiegend in der Rinde, aber auch in Marksträngen auftreten. Sie sind der Ausdruck einer Reaktion des lymphatischen Gewebes auf verschiedenartige Reize, z. B. von Bakterien ausgehende. Demgemäß sind sie vorübergehende Bildungen, die nach Aufhören des Reizes wieder verschwinden. Ihre Entwicklung beginnt damit, daß in der Umgebung einer Arteriole undifferenzierte Mesenchymzellen und Reticulumelemente in lebhafte Teilungsprozesse eintreten (Abb. 301), deren Ergebnis große Mengen mittelgroßer Lymphocyten sind, vereinzelt auch große. Die so entstandenen mittelgroßen Lymphocyten vermehren sich alsbald selbst durch Teilung. In dem Maße, wie auf diese Weise neue mittelgroße Lymphocyten entstehen und sich weiter teilen, werden die Teilungen der Mesenchymzellen und ihre Umwandlung zu mittelgroßen Lymphocyten immer seltener und hören schließlich ganz auf. Je mehr Mesolymphocyten entstehen, desto mehr vergrößert sich das Keimcentrum und schiebt die umgebenden kleinen Lymphocyten (Abb. 301) mehr und mehr beiseite, so daß sie unter dem konzentrischen Wachstumsdruck in dichte konzentrische Reihen gedrängt werden (Abb. 156, 302). Ebenso wird das Gitterfasergerüst konzentrisch zusammengedrückt, das Keimzentrum selbst ist fast frei von Gitterfasern. Auf der Höhe der Entwicklung ist das Sekundärknötchen durch eine schmale helle Zone scharf von den umgebenden Lymphocyten abgegrenzt. An zelligen Elementen enthält es ganz vorwiegend mittelgroße Lymphocyten, daneben große Lymphocyten und je nach der Art des Reizes, mehr oder weniger Makrophagen, die sich aus dem Reticulum losgelöst haben. Vereinzelte kleine Lymphocyten sind nicht neu gebildet, sondern aus der Umgebung einbezogen (Abb. 301). Die Makrophagen enthalten Trümmer phagocytierter kleiner Lymphocyten, sog. „*tingible Körperchen*", die frei im Gewebe zu liegen scheinen, wenn der Kern des großen

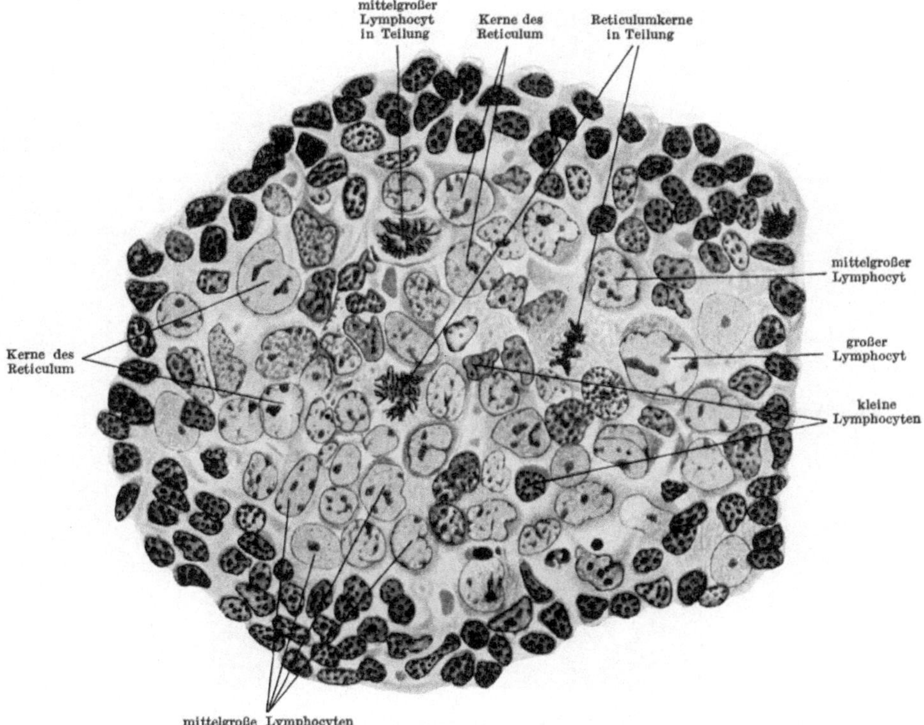

Abb. 301. Keimzentrum im Beginn seiner Entwicklung. Lymphknoten, Mensch. (Aus MAXINOW, Moellendorffs Handbuch der mikroskopischen Anatomie, Bd. II/1, Abb. 61.)

Makrophagen durch den Schnitt nicht getroffen ist. Die Makrophagen können gegebenenfalls so zahlreich sein, daß das Keimzentrum wie mit großen hellen Flecken gesprenkelt erscheint (z. B. Abb. 299 unten).

Ich habe mit Absicht die Unterscheidung zwischen dem indifferenten Gefäßmesenchym und dem Reticulum gemacht, obwohl dies keineswegs allgemein geschieht. Das reticuläre Gewebe kommt nur in den lymphatischen Organen vor als eine besondere Fortbildung des Mesenchyms. Das Gefäßmesenchym findet sich überall im Körper, wo es präcapillare Arterien und Capillaren gibt, und besteht normalerweise großenteils aus Einzelzellen. Gemeinsam ist ihnen die hohe Reaktionsbereitschaft und Differenzierungsfähigkeit. Es ist deshalb auch sehr wohl möglich, daß Lymphoblasten und Makrophagen aus beiden Quellen stammen und nicht nur aus der einen bzw. anderen.

Die Rückbildung der Keimzentren beginnt mit der Abwanderung der Makrophagen in die Sinus und vor allem mit der Umbildung der mittelgroßen Lymphocyten in die typischen kleinen Lymphocyten mit dem intensiv färbbaren Kern. Das vorher nur schwach gefärbte Keimzentrum erscheint dadurch stärker gefärbt und verliert mehr und mehr seine scharfe Grenze gegen die umliegenden kleinen Lymphocyten. Die Abb. 302 zeigt ein solches Keimzentrum im Beginn der Rückbildung (im Bilde unten). Schließlich kann es völlig verschwinden oder auch neuerlich aktiviert werden.

Primär-, Sekundär-, Tertiärknötchen. Die bisher geschilderte Form der Reaktionsorte sind die Sekundärknötchen mit den Keimzentren. Das Merkmal des Sekundärknötchens ist das eben geschilderte Keimzentrum mit einem konzentrischen oder exzentrischen Mantel dichtgedrängter kleiner Lymphocyten. Diese kleinen Lymphocyten haben im Gegensatz zu den mittelgroßen und

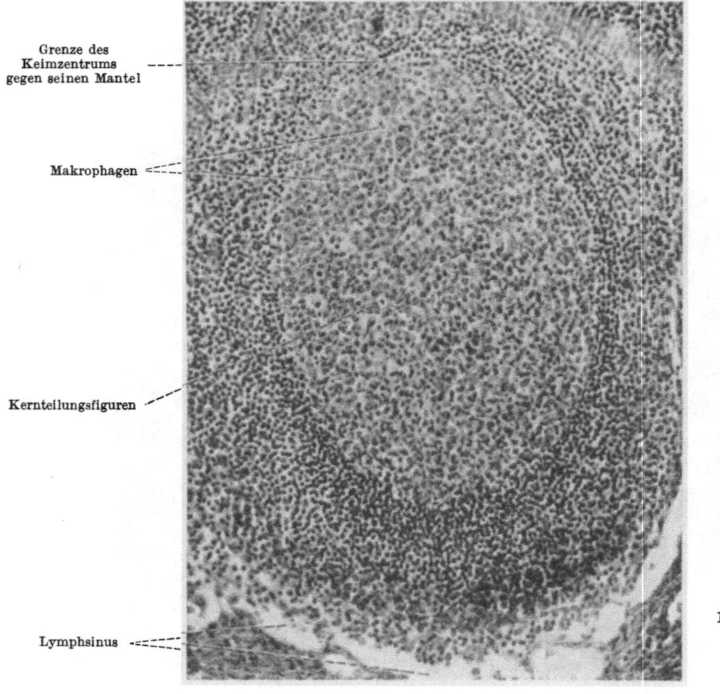

Abb. 302. Keimzentrum im Sekundärknötchen. Lymphknoten, Mensch. Photo.

großen einen sehr intensiv färbbaren Kern mit einer nur sehr schmalen Protoplasmahülle. Deshalb können sie so dicht beieinander liegen, daß Kern mit Kern sich zu berühren scheint. Eine Anhäufung kleiner Lymphocyten fällt deshalb im mikroskopischen Präparat durch ihre intensive Färbung auf, so also auch der Mantel des Keimzentrums. Dieses selbst erscheint hell, weil es aus protoplasmareichen Zellen besteht, und wird in dem Maße dunkler, als die mittelgroßen Lymphocyten in kleine umgewandelt werden. Dadurch verliert sich dann die deutliche Grenze des Keimzentrums gegen seinen Mantel. Bei der Rückbildung des ganzen Sekundärknötchens löst sich dann auch der dunkel gefärbte Mantel des Keimzentrums durch Abwanderung der Lymphocyten auf und das Sekundärknötchen verliert seine Abgrenzung gegen das diffuse lymphatische Grundgewebe. In Abb. 299 sind fast alle Stadien sich bildender, ausgebildeter und in Rückbildung begriffener Sekundärknötchen zu sehen. Die Sekundärknötchen sind die auffallendste, aber nicht die einzige Art von Reaktionsorten. Schon in embryonaler Zeit, mehr noch beim Erwachsenen, findet man in der Rinde, dicht unter dem Randsinus, kleine rundliche Gebilde, die durch ihre dunklere Färbung infolge der dichten Lagerung der Lymphocyten auffallen, die *Primärknötchen* (Abb. 298).

Es sind Orte, an denen in der Umgebung einer Arteriole große Mengen von mittelgroßen Lymphocyten gebildet und sehr schnell in kleine Lymphocyten umgewandelt werden. Sie entstehen auf verhältnismäßig geringe Reize hin. Sie können verschwinden und wieder gebildet oder auch, unter stärkeren Reizen, in „Sekundärknötchen" umgewandelt werden. Unter unbekannten Bedingungen wachsen sie zu größeren rundlichen Gebilden, den *Tertiärknötchen* heran, die die ganze Dicke der Rinde einnehmen und von dem diffusen lymphatischen Grundgewebe sich nur durch ein begrenzendes konzentrisches Gitterfasernetz abheben. Auch in ihrem Zellbestand und ihren Funktionen unterscheiden sich diese Formen nicht von dem Grundgewebe. In Abb. 298 ist rechts neben der Marksubstanz ein solches Tertiärknötchen zu erkennen. Sie können lange Zeit erhalten bleiben und sich dann auflösen und zu diffusem Grundgewebe werden, können auch aus den Sekundärknötchen entstehen. Sie finden sich schon beim Neugeborenen.

Reaktionsorte. Aus dem Vorstehenden ergibt sich, daß die Lymphknoten ein lymphatisches Grundgewebe enthalten, in welchem unter der Wirkung von Reizen besondere Bildungen als „*Reaktionsorte*" auftreten, die Primär-, Sekundär- und Tertiärknötchen. Sie sind in erster Linie Bildungsstätten von Lymphocyten. Ständig treten aus der Blutbahn Lymphocyten in die Gewebe aus, besonders im Magendarmkanal, wo sie zum Teil das Epithel durchwandern und damit dem Organismus verloren gehen. Auch in der Milz gehen ständig Lymphocyten zugrunde, ein kleiner Teil auch in den Lymphknoten selber. Dieser ständige Abgang wird durch die lymphocytenbildende Tätigkeit des Grundgewebes ersetzt, aus der Reserve, die in den Lymphknoten durch diese Tätigkeit angesammelt wird. Klinische Beobachtungen lehren, daß die Zahl der Lymphocyten im Blute sehr fein ausreguliert ist, wie auch die der Leukocyten. Jede Änderung im inneren Gleichgewicht des Organismus führt zu einer Änderung des „weißen Blutbildes", der Zahl der Lymphocyten bzw. Leukocyten. Es ist zu wenig bekannt über die Funktion der Lymphocyten, um mehr sagen zu können, als daß dem Körper mehr oder weniger Lymphocyten zur Verfügung gestellt werden, vermutlich um durch ihre Zerstörung wichtige Stoffe gewinnen zu können. Die Reaktionsorte sind der Ausdruck einer über den gewöhnlichen Bedarf hinausgehenden Produktion von kleinen Lymphocyten, die Primärknötchen einer sehr schnellen Produktion, die Sekundärknötchen mit den Keimzentren einer allmählichen, da in ihnen die längste Zeit über nur Vorstufen, mittelgroße Lymphocyten, entstehen. Die Sekundärknötchen sind überdies Abwehrorte besonders gegen bakterielle Noxen, wofür außer den Ergebnissen experimenteller Untersuchungen spricht, daß sie in den Lymphknötchen des Darmes und in den Tonsillen regelmäßig vorhanden sind. Solche Abwehrfunktion kommt auch dem *Reticulum* und den *Uferzellen* zu, dank der Fähigkeit, aus der Lymphe gelöste Stoffe aufzunehmen und zu speichern, ungelöste zu phagocytieren, außerdem den perivasculären Mesenchymzellen, die sich ebenfalls in phagocytierende Makrophagen umwandeln können. Die Schwellung der Lymphknoten infolge ihrer erhöhten Beanspruchung bei Infektionen ist hinlänglich bekannt. Am normalen Stoffwechselgeschehen sind sie beteiligt, z. B. die mesenterialen Lymphknoten durch vorübergehende Speicherung von Fett, das ihnen aus den centralen Lymphgefäßen der Darmzotten zugeführt wird. Aber auch in den peripheren Lymphknoten findet sich unter Umständen in Reticulum und Endothel Fett in geringer Menge, das offenbar aus dem Blut stammt. Dies nur als Beispiele für die mannigfachen und keineswegs vollständig bekannten Funktionen der Lymphknoten neben ihrer Aufgabe der Lymphocytenbildung. Sie sind neben der Lymphocytenbildung vielfältiger Betätigung fähig, und es hängt zum Teil von der Lage des einzelnen Lymphknotens im Körper ab, welche dieser Fähigkeiten besonders beansprucht wird.

Blutlymphdrüsen. Hat eine Blutung in das Gewebe stattgefunden, so gelangen Erythrocyten durch die Vasa afferentia in die zugehörigen Lymphknoten, die dadurch eine rote Farbe bekommen können und fälschlich als „Blutlymphdrüsen" bezeichnet werden. Die Erythrocyten werden von losgelösten Reticulumzellen phagocytiert, und zwar so, daß eine solche Zelle bis 50, auch 60 Erythrocyten aufnimmt und entsprechend groß wird. Diese Lymphknoten haben nichts zu tun mit den echten *Blutlymphdrüsen, Haemolymphoglandulae,* die bei manchen Säugetieren, besonders bei Wiederkäuern, in großer Zahl regelmäßig vorkommen, nie aber beim Menschen. Sie haben keine ausgesprochene Rindensubstanz und bei voller Ausbildung keine Vasa afferentia und efferentia. Die Sinus, aber auch das Reticulum, sind mit Erythrocyten erfüllt. Man faßt sie als rudimentäre Lymphknoten auf, deren Lymphgefäße vollständig oder zum großen Teile zurückgebildet worden sind. Über ihre Bedeutung ist nichts Näheres bekannt.

Blutgefäße der Lymphknoten. Die *Blutgefäße* des Lymphknotens, in der Regel eine kleine Arterie und eine deutlich größere Vene, treten nebeneinander am Hilus ein bzw. aus zusammen mit den Vasa efferentia. Sie gelangen also sofort in die Marksubstanz (Abb. 299) und schicken ihre Äste in Marksträngen und Trabekeln zur Rinde. Der eine oder andere Ast kann bis zur Kapsel und auch darüber hinaus in das umliegende Gewebe vordringen. Im Mark geben die Arterien feine Äste ab, die sich in ein der Form der Markstränge entsprechendes Capillarnetz aufteilen. In der Rinde kommen neben einem diffusen Capillarnetz einfache Capillarschlingen in der Peripherie vor, derart, daß die präcapillare Arteriole in eine haarnadelförmig gebogene Capillare übergeht. Vielleicht sind dies die Stellen, an denen gegebenenfalls Reaktionsorte entstehen. In den Reaktionsort tritt stets eine Arteriole ein und löst sich im Innern in eine Anzahl Capillarmaschen auf, die in ein Geflecht postcapillarer Venen münden, das korbartig dem Reaktionsort außen aufliegt. Die Venen laufen im allgemeinen unabhängig von den Arterien, erst in der Nähe des Hilus kommen beide nebeneinander zu liegen.

Einen eigenartigen Bau weisen die *postcapillaren Venen* auf. Ihr Endothel ist zu großen kubischen Zellen mit großen hellen Kernen umgewandelt. Sie machen den Eindruck eines hohen Epithels, schließen aber nicht so dicht aneinander wie in einem gewöhnlichen Epithel, können sich jedenfalls so weit voneinander lösen, daß die Spalte zwischen ihnen bis zu der weitmaschigen bindegewebigen Umhüllung reicht. Es wird beschrieben, daß die eine oder die andere dieser Spalten sich zeitweise frei in die Maschen der Bindegewebshülle öffnet, so daß Erythrocyten aus der Vene austreten können. Lymphocyten drängen sich in umgekehrter Richtung dank ihrer aktiven Beweglichkeit auch ohne vorgebildete Spalten zwischen den hohen Endothelzellen hindurch in das Lumen der Vene. Auf diese Weise gelangt die Mehrzahl der Lymphocyten aus dem Lymphknoten unmittelbar ins Blut. Das Blut in den Venen der Lymphknoten ist denn auch immer sehr viel reicher an Lymphocyten als in den Arterien. Oft enthalten die postcapillaren Venen so viele Lymphocyten, daß sie sich kaum von dem lymphatischen Grundgewebe unterscheiden. — Von der Bedeutung der undifferenzierten *Mesenchymzellen* in der Umgebung der feineren Blutgefäße wurde bereits gesprochen.

Involution. Alle lymphatischen Organe unterliegen wie die Thymus beim Erwachsenen einer mit dem Alter zunehmenden Reduktion, einer normalen „*Involution*". Die Lymphocyten, im Kindesalter in Blut und Lymphorganen außerordentlich zahlreich, nehmen an Zahl mehr und mehr ab und verschwinden in einem Teil der Lymphorgane schließlich so gut wie ganz (Abb. 157b). Reaktionsorte werden weniger gebildet, im Greisenalter überhaupt nicht mehr.

Das gleiche geschieht bei längerdauernden Krankheiten, die mit stärkerem Kräfteverfall einhergehen *(akzidentelle Involution)*. Bei einem an Krebs Gestorbenen z. B. sind alle Lymphorgane sehr lymphocytenarm.

Die *Bildung neuer Lymphknoten* kann während des ganzen Lebens überall erfolgen, wo die Grundlage dafür gegeben ist: undifferenzierte Mesenchymzellen, die sich in ein Reticulum umwandeln und über Mesolymphocyten kleine Lymphocyten bilden können. Umgekehrt können Lymphknoten zurückgebildet werden, wobei vom Hilus ausgehend das Reticulum in Fettgewebe umgewandelt wird, so daß schließlich aus dem Lymphknoten ein Fettläppchen entsteht.

Funktion der Lymphocyten im Stoffwechsel. Von der Entstehung von Reaktionszentren auf Reize der verschiedensten Art wurde bereits gesprochen. Selbst Änderungen in der Ernährungsweise, Bevorzugung saurer oder basischer Nahrungsmittel, genügt, um die Lymphocytenbildung und -ausschüttung zu fördern oder zu hemmen. Alles spricht dafür, daß den Lymphocyten im Stoffhaushalt eine bedeutungsvolle Rolle zukommt. Da sie bei sehr geringer Plasmamasse fast nur Zellkerne sind und diese Kerne gegenüber anderen Zellkernen besonders viel Nucleoproteide enthalten, sind es offenbar diese phosphorsäurereichen Eiweißkörper, auf die es hauptsächlich ankommt. Durch Zerstörung der Lymphocyten werden sie freigemacht und aufgespalten und liefern an Ort und Stelle oder ins Blut übernommen die benötigten elementareren Stoffe. Die Lymphocyten sind ihre höchst beweglichen Vehikel, durch die sie binnen kürzester Frist an jede Stelle des Bedarfes transportiert werden können. Die zahlreichen Lymphorgane, gegebenenfalls vergrößert und auch neu gebildet, sind ihre Brutstätten und Speicher, aus denen sie jederzeit in großen Mengen zur Verfügung gestellt werden können. Dadurch sind die lymphatischen Organe ein außerordentlich feines Reagens auf Änderungen im Stoffwechselgleichgewicht des Organismus oder auch nur umschriebener Gebiete, mag es sich um das Wachstum im Kindesalter handeln oder z. B. um Abbindung von Alkali im Blute oder von Bakterientoxinen an Ort und Stelle der Entzündung. Sie enthalten proteolytische und andere Fermente, wenn auch nicht in so großer Menge wie die Granulocyten.

Größe und Verbreitung der Lymphknoten. Die Lymphknoten im ganzen sind sehr verschieden gestaltet: rundlich, oval, abgeplattet, bohnenförmig oder irregulär geformt, häufig mit einer Einziehung an einer Stelle, dem *Hilus*. Sie sind weißlichgrau bis graurötlich gefärbt; die Farbe hängt von der momentanen Funktion, der Durchblutung und Lage des Knötchens ab. Die Lymphknoten an der Lungenwurzel sehen meistens schwarz aus, die in der Nähe der Leber und Milz bräunlich, die im Gekröse cremeweiß oder rosarot, je nach dem Material, welches gerade in ihnen deponiert ist (Ruß, Blutfarbstoff, Chylus). Ihre Größe schwankt zwischen 2—30 mm Durchmesser. Geschwollene Lymphknoten sind verhärtet und leicht zu fühlen, besonders wenn sie auf harter Unterlage liegen und beim Abtasten gegen dieselbe verschoben oder gerollt werden können, z. B. die Lymphknoten hinter dem Ohr und am Haaransatz im Nacken, die dem Schädel dicht aufliegen. Lymphknoten finden sich nur an bestimmten Stellen des Körpers (s. Bd. III). Sie haben eine streng *regionäre* Verbreitung; ein jedes Organ gehört zu einer oder mehreren bestimmten Gruppen von Lymphknoten, in welche seine Lymphe abfließt (z. B. Zunge, S. 82). Erkrankt das Organ, so reagieren meistens die zu ihm gehörigen „regionären" Lymphknoten; da diese oberflächlicher liegen und leichter zugänglich sein können als das Organ selbst, so sind sie dem Arzt oft wertvolle Indicatoren für eine bestehende oder überstandene Erkrankung, die ohne sie nicht oder nicht so leicht erkannt werden kann. Meistens bilden 2—15 eine Gruppe, doch kommen sie auch einzeln vor. Wir haben bei den Eingeweiden überall die zugehörigen Lymphbahnen und regionären Lymphknoten kenntlich gemacht (der Zusammenhang der Knoten mit den peripheren Lymphgefäßen wird im III. Band Berücksichtigung finden). Meistens sintert die Lymphe hintereinander durch mehrere Lymphknoten hindurch und wird infolgedessen gründlicher filtriert, wie wenn sie nur einen Knoten passierte.

c) Zweifelhafte Lymphbildungsstätten.

Thymus. Die *Thymus*drüse haben wir als lymphoepitheliales Organ kennengelernt (S. 113). Ob die Lymphzellen in sie einwandern und dort zugrunde gehen, oder ob sie sich vermehren und die Lymphgefäße von der Thymus aus erneut bevölkern, wissen wir nicht sicher. Es bleibt zur Zeit eine offene Frage, ob wir sie zu den lymphbildenden Organen rechnen sollen.

Eine lymphatische Mantelschicht (in der „Rinde") ist ähnlich wie bei den Tonsillen vorhanden, aber Lymphfollikel, Reaktionsorte fehlen. Sie fehlen aber auch in den Milchflecken.

Bindegewebe, Mesenchym. Umstritten ist die Beteiligung des *Bindegewebes* an der Bildung von Lymphocyten (vgl. S. 542). Man unterscheidet *fixe* Bindegewebszellen, *Fibrocyten,* welche die Fasern gebildet haben, *Fibroblasten,* welche weiter Fasern bilden können, das Leben des fertigen Gewebes regulieren oder Verluste regenerieren, und *Wanderzellen.* Letztere sind teils *amöboide Wanderzellen,* die das Verhalten von kleinen Lymphocyten und von Monocyten zeigen, teils sehr vielgestaltige „*ruhende Wanderzellen*" (Polyblasten, auch Clasmatocyten genannt wegen ihrer früher vermeinten Fähigkeit, ähnlich den Riesenzellen im Knochenmark ihre Ausläufer abschnüren zu können). Die amöboiden Wanderzellen entstehen aus indifferenten Mesenchymzellen, die sich an den kleinen Blutgefäßen befinden, können im Bindegewebe verbleiben oder auch auf dem Lymphwege ins Blut gelangen, wo sie von den entsprechenden Blutkörperchen nicht zu unterscheiden sind. Die ruhenden Wanderzellen werden ebenfalls aus Mesenchymzellen, aber auch aus amöboiden Wanderzellen abgeleitet. Die Frage der Herkunft und des Schicksals dieser Zellen ist aber noch nicht völlig geklärt. Auch die Anteile des reticuloendothelialen Systems (S. 547), Reticulumelemente der Milz und der Lymphknoten, KUPFFERsche Sternzellen der Leber können frei werden und in Blut bzw. Lymphe gelangen. Mit den speicherungsfähigen Zellen des Bindegewebes, besonders den ruhenden Wanderzellen, werden sie unter dem Namen *Histiocyten* vereinigt.

3. Milz.

Die *Milz*, *Lien*, *Splen*, gehört zu den Organen, deren einfache Gestalt wie die schlichte Fassade eines Hauses einen höchst komplizierten Innenbau verbirgt. Denken wir an die Leber, bei welcher die Blutgefäße ganz wesentlich die Komplikationen bedingen, so wird uns der feinere Bau der Milz nicht so sehr in Erstaunen setzen. Das eigentliche Gewebe der Milz, *Parenchym,* ist noch mehr eingeengt als das der Leber, die Blutgefäße sind noch mehr in den Vordergrund getreten. Die Milz ist mit ihren lymphatischen Anteilen blutbildendes Organ wie die Lymphknoten, zugleich aber blutzerstörendes, indem sie Erythrocyten und Leukocyten auflöst. Innerhalb des Körpers als Ganzes besteht eine innige Zusammenarbeit zwischen Milz und Leber beim Abbau der roten Blutkörperchen und ihres Blutfarbstoffes. Man hat dies besonders untersucht, seitdem man darauf aufmerksam geworden war, daß bei Erkrankungen der Leber häufig die Milz geschwollen und miterkrankt ist (*hepatolienale* Krankheiten). Die Milz ist also nur der eine notwendige Faktor, die Leber der andere, welche gemeinsam den *intermediären Hämoglobinstoffwechsel* regeln. Man stellt sich den Prozeß als wesentlich *aktiven* Vorgang vor, indem nicht etwa nur zugrunde gegangene oder geschädigte Elemente aus der Blutbahn in der Milz abgefangen werden, sondern indem aktiv bestimmt wird, welche Blutkörperchen am Leben bleiben sollen und welche nicht. Da bei dem Zerfall der Erythrocyten das im Hämoglobin enthaltene Eisen frei wird, so handelt es sich um eine sehr wichtige Frage des Stoffhaushaltes des Körpers. Eisen wird zwar durch die Nahrung aufgenommen (*alimentäres*, *exogenes* Eisen), scheint aber gewöhnlich nur vorübergehend im Körper zu bleiben; das dauernd einverleibte Eisen wird hauptsächlich dem Blut entnommen (*Bluteisen*, *endogenes* Eisen).

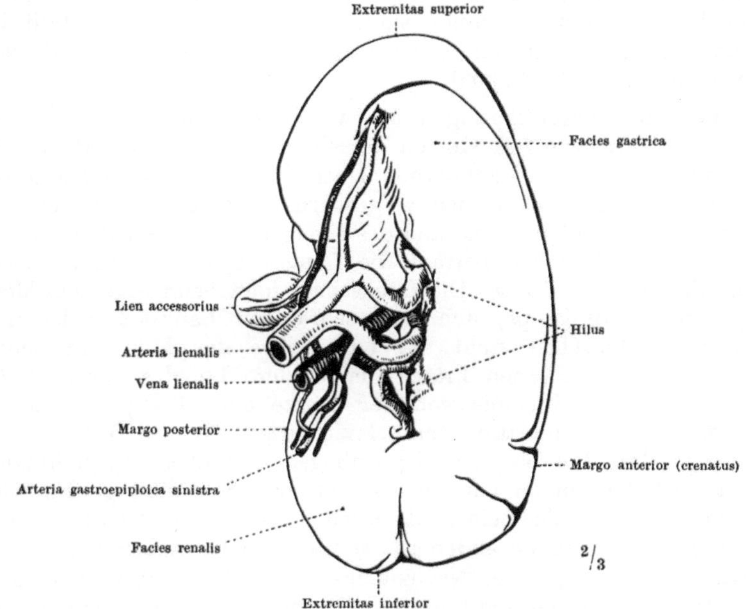

Abb. 303. Milz, Erwachsener.
Aus der Leiche herausgenommen und dann gehärtet (Milz in situ vgl. Abb. 150).

Die Schlacken des Eisenstoffwechsels fließen als Gallenfarbstoffe in den Darm ab. Die Galle wird in der Leber abgeschieden; daraus ist in der Norm die innige Verkettung der Leber mit der Milz beim Blutabbau zu ersehen. Neuerdings wird behauptet, in der Milz fände keine Zerstörung von Erythrocyten statt. Der Beweis lautet: wenn in der Milz die Erythrocyten zerstört würden, müßte nach Exstirpation der Milz die Erythrocytenzahl im Blute größer werden. Das ist nicht der Fall, also werden in der Milz keine Erythrocyten zerstört. Die Beobachtung beweist aber nur, daß die Milz nicht der einzige Ort der Zerstörung von Erythrocyten ist, was auch niemand behauptet hat, und daß Erythrocyten auch anderwärts zugrunde gehen, was nichts Neues ist.

Aber die Milz ist nicht Zerstörungsherd allein. Sie ist nebenbei ein sehr wichtiges *leukopoetisches* Organ. Wie die beiden biologischen Aufgaben für die Zusammensetzung des Blutes im Bau des Organs zum Ausdruck kommen, soll uns beschäftigen; wir werden sehen, daß auch physikalische Beziehungen zum Blutkreislauf mit im Spiele sind. Die äußere Form verrät von alledem so gut wie nichts. Wir stellen eine kurze Beschreibung der äußeren Beziehungen voraus, ehe wir uns der Schilderung des wichtigeren inneren Baues zuwenden.

Durch dauernd eisenfreie Kost kann im Tierversuch der Hämoglobingehalt des Blutes so stark herabgesetzt werden, daß eisenarme Generationen von Tieren gezüchtet werden konnten (bei weißen Mäusen). Verfüttert man dann Eisen, so entstehen sofort vollwertige rote Blutkörperchen, während sie bis dahin sehr hämoglobinarm waren. Das alimentäre

Eisen wird also beim kranken Organismus gut assimiliert, dem gesunden Körper genügt dagegen im wesentlichen das bei der Blutzerstörung freiwerdende.

Form, Farbe, Größe, Lage. Form und Größe der normalen Milz sind eine Funktion ihrer Lage. Ist der Magen kontrahiert und ist der Dickdarm dilatiert, so hat die Milz die Form einer dreiseitigen Pyramide. Die eine Fläche liegt dem Magen an, die andere dem Zwerchfell, die dritte der Niere, die Basis ruht auf dem Darm (Abb. 152); ist der Magen gefüllt und der Dickdarm leer, so ist die Form eine ganz andere, sie ist in diesem Fall mit dem Segment einer Orange verglichen worden. Zwischen diesen beiden Extremen gibt es allerlei Zwischenformen, die man fixieren kann, wenn man das Organ in situ härtet, ehe die Nachbarorgane der Leiche herausgenommen sind. Die ungehärtete Milz fällt bei der Herausnahme aus der Form, nur Andeutungen der tetraederischen Flächen und Kanten bleiben zurück (Abb. 303).

Bei krankhaften Vergrößerungen überwindet das Organ den Einfluß der Nachbarschaft, dehnt sich auf Kosten derselben aus und erreicht eine Größe, welche der normalen Milz nie zukommt. Doch ist auch das normale Organ von sich aus veränderlich, es kann sich vergrößern und zusammenziehen. Infolge des Verhaltens der Nachbarorgane und des eigenen Inneren schwankt die Größe beträchtlich; durchschnittlich beträgt die Länge 12 cm, die Breite 7 cm, die Dicke 4 cm, das Gewicht 150 g. Die Längsachse folgt beim liegenden Menschen ziemlich genau der 10. Rippe, steht also schräg zur Längsachse des Körpers. Beim stehenden Menschen steht die Längsachse der Milz fast senkrecht, besonders bei der erwachsenen Frau. Der vordere Pol des normalen Organs überschreitet nie eine Hilfslinie von der Spitze der 11. Rippe zum inneren Schlüsselbeingelenk (Articulatio sternoclavicularis); ist die Milz vergrößert, so kann der vordere Pol bis zum Rippenbogen und über diesen hinaus vordringen, doch ist dies immer ein Zeichen schwerer Erkrankung. Ein Gewicht von über 200 g gilt im allgemeinen als Zeichen einer pathologisch veränderten Milz. Die Palpation beim Lebenden ist wegen der versteckten Lage im linken Hypochondrium und wegen der Nachgiebigkeit der Milz selbst kaum möglich. Der Geübte faßt die Gegend von hinten und vorn zwischen die tastenden Hände und fühlt das Organ bei richtig erschlafften Bauchdecken zwischen den Fingerkuppen. Nur vergrößerte und verhärtete Milzen sind leicht zu fühlen und daran als krank zu erkennen; bei der normalen Milz gelingt es häufig überhaupt nicht, hingegen ist sie stets perkutierbar und an der verschiedenen Form der Dämpfungsfigur im Sitzen und Liegen sicher zu erkennen.

Die Farbe ist purpurrot; bei der Leiche ändert sie sich bald infolge der Veränderung des Blutfarbstoffes, und zwar um so mehr, je reichlicher die Blutmenge ist, welche im Moment des Todes und postmortal in der Milz festgehalten wird und je schneller die Fäulnis einsetzt. Eine Schnittfläche wird allmählich hellrot, dadurch, daß die großen Mengen Erythrocyten in den Bluträumen aus der Luft Sauerstoff aufnehmen und das dunkle Kohlensäurehämoglobin in das helle Oxyhämoglobin verwandelt wird.

Man unterscheidet vier Flächen: eine *Facies diaphragmatica* (Abb. 150), *Facies renalis*, *Facies gastrica* und *Facies basalis* (s. *colica*). Letztere verschwindet bei stark dilatiertem Magen. Die vier *Kanten* heißen: *Margo anterior* (zwischen Facies gastrica und Facies diaphragmatica), *Margo posterior* (zwischen Facies diaphragmatica und Facies renalis), *Margo intermedius* (zwischen Facies renalis und Facies gastrica), *Margo inferior* (zwischen Facies basalis und Facies diaphragmatica). Der Margo inferior verschwindet mit der Facies basalis. Der Margo anterior ist regelmäßig, der Margo posterior manchmal eingekerbt; der Vorderrand hat gewöhnlich 2 Kerben, doch können 6—7 vorkommen (deshalb auch *Margo crenatus* genannt, Abb. 303). Die Einschnitte in das Milzgewebe können in Ausnahmefällen über die ganze Facies diaphragmatica hinwegziehen.

Auf der Facies gastrica liegt eine unregelmäßig gestaltete, schlitzartige Vertiefung, der *Hilus*; dort treten die Blutgefäße aus und ein (Abb. 303). Die *Blutzufuhr* besorgt die A. lienalis, ein Ast der A. coeliaca (aus der Aorta abdominalis), die Blutabfuhr geschieht durch die Vena lienalis, eine der drei Wurzeln der Pfortader (Vena portae), welche das Blut aus der Milz in die Leber leitet. Die beiden anderen Wurzeln der Vena portae heißen Vena mesenterica superior s. magna und Vena mesenterica inferior s. parva. Sie leiten das Blut aus dem Darm der Leber zu. Stauungen in diesen Gefäßen setzen sich von der Pfortader aus auf die Milzvene fort und werden durch eine Vergrößerung der elastischen Milz kompensiert; die

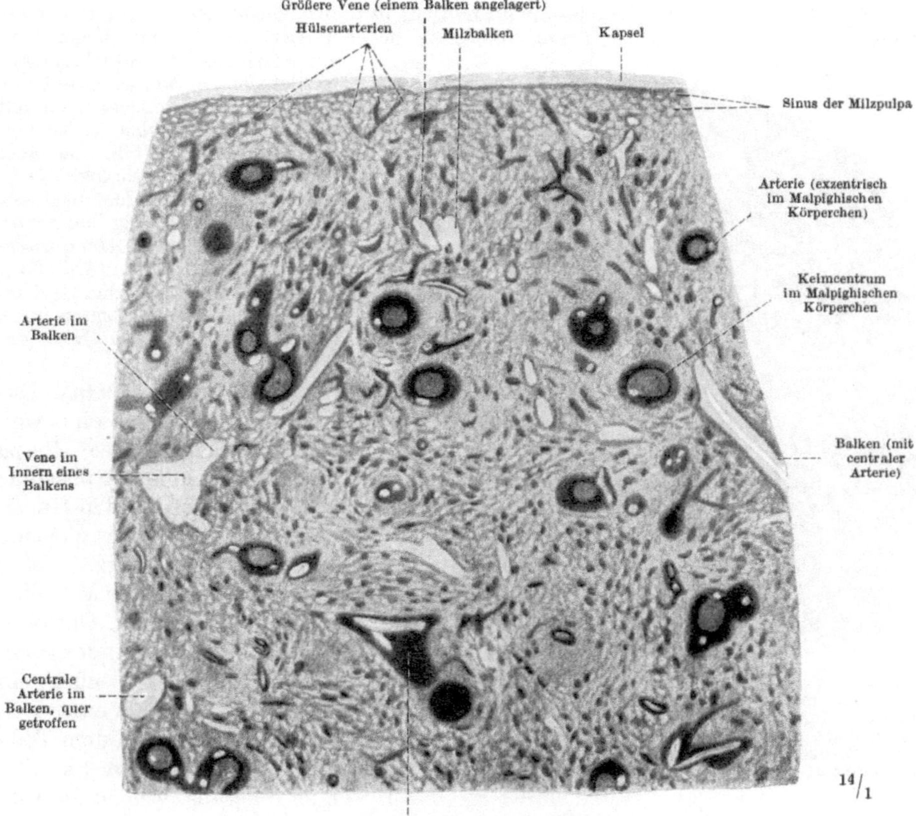

Abb. 304. Milz, Mensch. Übersichtsbild. Bei manchen MALPIGHIschen Körperchen sind die von ihrem Rand aus in die Pulpastränge ausstrahlenden, baumartig verästelten Fortsätze gut getroffen (z. B. am rechten Rande unterhalb des dort bezeichneten Balkens).

Leber wird vor Überdruck in den Darmgefäßen geschützt, da ihn die Milz abfängt. Beim inneren Bau der Milz werden wir auf ihre elastische Natur eingehen. *Lymphgefäße* gibt es nur dicht unter der Oberfläche der Milz, nicht im Inneren. Die Lymphe fließt ebenfalls am Hilus ab.

Die *Nerven* der Milz sind marklos. Bei großen Tieren, z. B. beim Rind, sind sie zu einem dicken marklosen Nerven vereinigt, beim Menschen begleiten sie plexusartig die Milzarterie und ihre Äste. Sie dringen am Hilus in das Innere des Organs ein und durchsetzen das ganze Innere. Sie stammen aus dem Plexus coeliacus an der Wurzel der A. coeliaca.

Die Milz ist bei der Schilderung des Bauchsitus bereits berücksichtigt worden (S. 245). Da sie vom Magen größtenteils verdeckt ist (Abb. 119b u. 150), ist sie bei der üblichen Eröffnung der Bauchhöhle von vorn erst sichtbar zu machen, wenn man den Magen anhebt und aus dem linken Hypochondrium herauszieht. Man fühlt sie auch bei nicht disloziertem Magen, indem man mit den Fingern dem Zwerchfell entlang hinter den Magen vordringt. Ihre Breite entspricht zwei Zwischenrippenräumen samt den begrenzenden Rippen. Da die Längsachse gewöhnlich der 10. Rippe folgt, so entspricht der obere Rand dem Oberrand der 9., der untere Rand dem Unterrand der 11. Rippe. Man vergesse nicht, daß die Rippen an dieser Stelle mit Pleura überzogen sind, da die Pleurahöhle bis zur letzten Rippe hinabreicht (Abb. 104b u. d). Auch ist die Milz durch das Zwerchfell von den Rippen getrennt. Würde man also versuchen von den Rippen aus auf die Milz vorzudringen, so würde man die Brustwand, den Komplementärraum der Pleurahöhle und das Zwerchfell zerstören müssen; von vorn her ist dagegen nur die Eröffnung der vorderen Bauchwand notwendig. Die Beziehung der Milz zur Lage der Rippen hat deshalb keine unmittelbar chirurgische Bedeutung; für die topographische Projektion auf die Körperoberfläche ist die Beziehung zu den leicht tastbaren Rippen besonders wichtig.

Die Milz ist ganz mit Peritonaeum überzogen, liegt intraperitonaeal. Zwei Bauchfellfalten, das Lig. gastrolienale und Lig. renolienale spannen sich von ihr zum Magen bzw. zur Niere aus. Sie ruht beim aufrechtstehenden Menschen auf dem Ligamentum phrenicocolicum, mit welchem sie aber nicht selbst verbunden ist (Abb. 150), das aber bedingt, daß die pathologisch sich vergrößernde Milz nicht nach abwärts, sondern schräg nach vorwärts vordringt. *Akzessorische* Milzen sind nicht selten (Abb. 303). Sie sind klein und kuglig, gewöhnlich liegen sie im Ligamentum gastrolienale nahe dem Hilus der Milz.

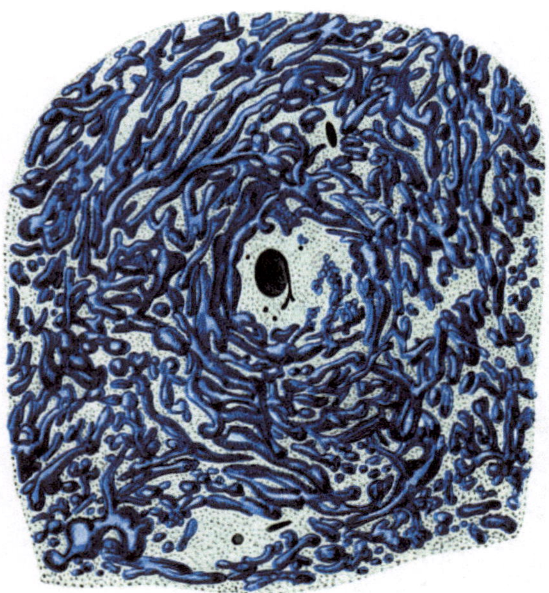

Abb. 305. Sinus der Milz, Kaninchen. Die Sinus sind von den Venen aus injiziert. Das übrige Gewebe tritt zwischen den erweiterten Sinus zurück, nur die MALPIGHIschen Körperchen sind an ihrer Größe kenntlich (hellgraue mit dunkelgrauen Centralarterien). Präparat von Prof. HOYER (Anat. Samml. Würzburg).

Weiße und rote Pulpa. Das Innere der Milz ist eine weiche, plastische Masse, *Pulpa* (die entsprechende Konsistenz weicher Seetiere wird in Italien noch heute mit dem gleichen Wort Polpa bezeichnet). Man unterscheidet in der Milz eine *rote* und *weiße* Pulpa. Gewöhnlich ist die weiße von der roten verdeckt. Knetet man ein Stückchen der Milz einer Leiche einige Zeit nach dem Tode in Wasser, so fallen die Elemente heraus, welche die rote Farbe bedingen. Eine weißliche faserige Masse mit kleinen Knötchen darin bleibt übrig: die weiße Pulpa. Die Knötchen haben 0,2—0,7 mm im Durchmesser; die größeren sind auf dem Schnitt des frischen Organs, besonders bei jugendlichen Individuen, als weißliche Pünktchen sichtbar, *Milzfollikel, Noduli lymphatici lienales*, MALPIGHI*sche Körperchen* (Abb. 304). Die faserigen Stränge heißen *Balken, Trabeculae.* Sie sind besonders dicht am Hilus der Milz gelagert. An der ganzen übrigen Oberfläche hängen sie mit der Milzkapsel zusammen und haben die Form von Strängen und durchlöcherten Platten, die zu einem Gerüstwerk verbunden sind, in welches die rote Pulpa eingeschlossen ist. In der Milz alter Leute sind sie am deutlichsten. Die Trabekel sind die Träger der großen Blutgefäße (Abb. 304). Aber das Blut in den trabekulären Gefäßen ist spärlich gegenüber den Massen, welche zwischen den Trabekeln liegen. MALPIGHIsche Körperchen (nicht zu verwechseln mit denjenigen der Niere!), Trabekel und Kapsel formen zusammen die *weiße* Pulpa. Manche Autoren beschränken den Namen auch auf die MALPIGHIschen Körperchen allein.

In der roten Pulpa überwiegen Hohlräume, welche besonders durch ihre Leere auffallen, wenn die Milz stark entblutet ist (Abb. 306 u. 309) oder bei künstlicher Injektion mit Farbstoffen (Abb. 305). Sie sind Anteile der Blutbahn und werden ihrer Weite wegen *Sinus* genannt. Aus ihnen lassen sich die Blutkörperchen, wie oben beschrieben, bei etwas angefaulten Milzen leicht ausschütteln. Die Sinus schlängeln sich wie ein Haufen Röhrennudeln durcheinander, anastomosieren jedoch vielfältig miteinander und sind in Wirklichkeit nicht sehr lang, dabei sehr verschieden weit.

Zwischen den Sinus liegt das eigentliche Milzgewebe, *Parenchym* (oder *Pulpastränge*, Abb. 305, hellgrau, und Abb. 309). Da es ebenfalls reich an Blutkörperchen ist, so ist bei einer mit Blut beladenen Milz der Unterschied zwischen Sinus und Parenchym in mikroskopischen Schnitten nicht leicht wahrzunehmen. Bei entbluteten Milzen gibt auch ein Übersichtsbild einen Begriff von der Verteilung der Sinus und des Parenchyms (Abb. 309). Beide zusammen bilden die rote Pulpa.

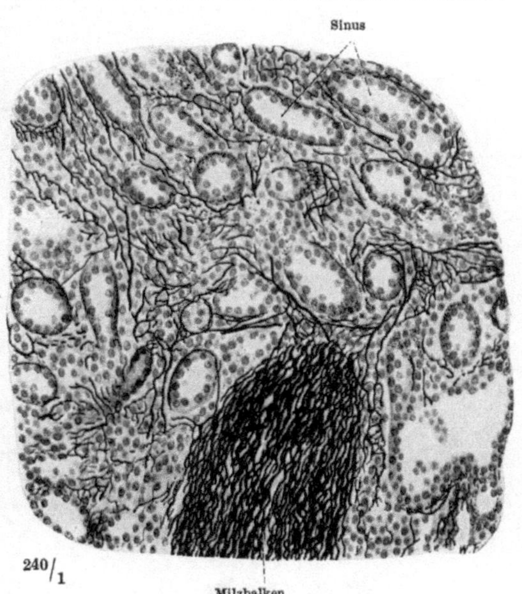

Abb. 306. Präkollagene Fasern der Milz, Kind. Außer spärlichen längsgetroffenen Fasern der Pulpa sieht man quergetroffene als schwarze Pünktchen. Silberimprägnation nach BIELSCHOWSKY-STUDNIČKA.

Kapsel. Die *Kapsel* ist von dem platten einschichtigen Peritonaealepithel überzogen analog der *Tunica serosa* der Magenwand. Darunter liegt eine dicke Schicht von straffem Bindegewebe, *Tunica fibrosa* s. *albuginea* (Abb. 309). Sie ist reich an elastischen Fasern und bei Tieren auch reich an glatten Muskelzellen, die aber beim Menschen nur spärlich vertreten sind. Unter dem Druck von strotzend gefüllten Bluträumen in der Milz kann die Kapsel nachgeben; sie versucht wieder in ihre alte Lage zurückzukehren und drückt das Blut gegen die Milzvene vorwärts, beim Menschen wesentlich passiv durch den Druck des gedehnten elastischen Gewebes, bei Tieren wesentlich aktiv durch die Kontraktion der glatten Muskelzellen. Die Trabekel und Septen im Innern der Milz sind bei der Dehnung der Kapsel innerhalb normaler Grenzen nicht im Wege, helfen dagegen bei der nachfolgenden Verkleinerung mit; denn sie sind selbst sehr reich an elastischen Fasern. Im übrigen bestehen sie aus kollagenem Bindegewebe mit eingelagerten Blutgefäßen. Die Vorläufer des leimgebenden Bindegewebes (Silberfasern) sind in der kindlichen Milz besonders deutlich (Abb. 306). Das kollagene Gewebe der kapsulären Tunica fibrosa, der Septen und Trabekel hemmt eine Überdehnung der normalen Milz; unter krankhaften Bedingungen kann es mitwachsen, und so kann das Organ die von manchen Blutkrankheiten her bekannte übernormale Größe annehmen. Infolge ihrer normalen Dehnbarkeit kann die Milz als Blutspeicher dienen.

Reticulum. Das *Reticulum* (Abb. 307 b), das Gerüst der MALPIGHIschen Körperchen und der Pulpastränge, ist nach Bau und Fähigkeiten das gleiche reticuläre Gewebe wie in den lymphatischen Apparaten (Abb. 296) und im Knochenmark: ein Gitterwerk syncytial verbundener Zellen mit eingelagerten Reticulinfasern und mit der Fähigkeit der Speicherung und Phagocytose und des Loslösens einzelner Zellen, kurz mit Eigenschaften, die es dem *reticuloendothelialen System*

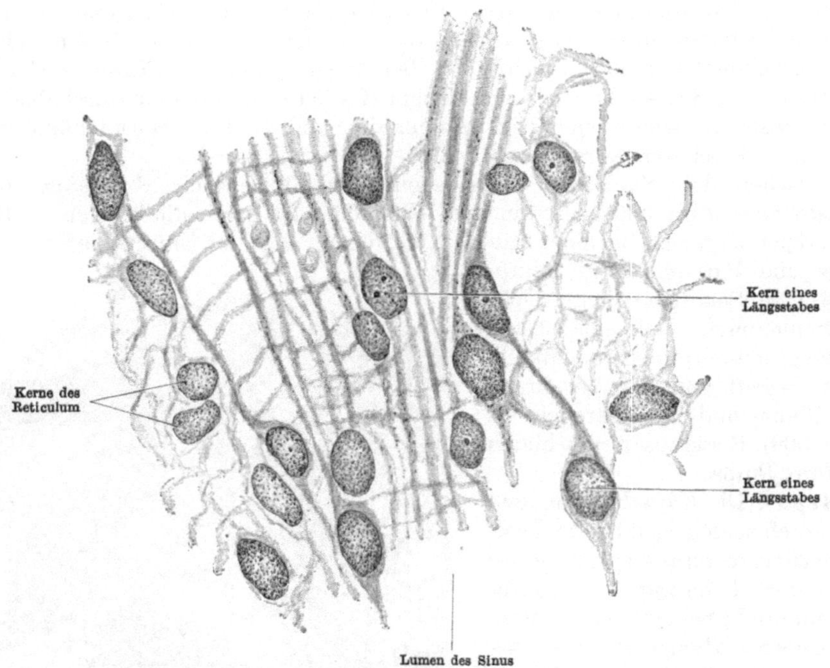

Abb. 307a. Flachschnitt durch die Wand eines Sinus. Mensch. Milz durchspült und gedehnt, nach BIELSCHOWSKY versilbert. (Aus STÖHR, Lehrbuch der Histologie. Berlin: Springer 1951.)

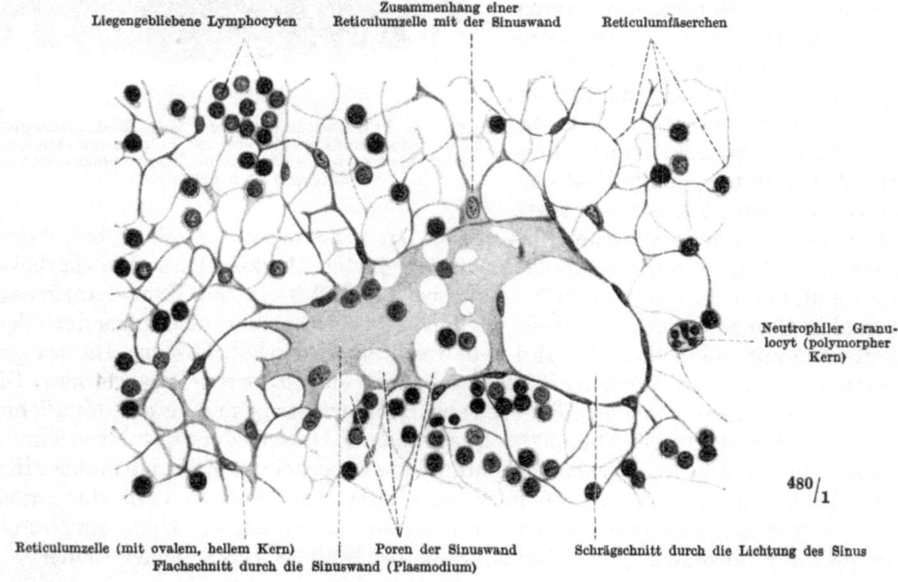

Abb. 307b. Reticulum und Endothel der Milz, Katze. Das Organ ist mit Ringerlösung durchspült und dann nach HEIDENHAIN fixiert worden. [Nach NEUBERT, Z. Anat., Bd. 66 (1922).]

zugehörig machen (S. 547). In den MALPIGHIschen Körperchen sind in seinen Maschen Lymphocyten suspendiert, in den Pulpasträngen enthalten die Maschen Blut, da sich die Enden der Arterien frei in sie öffnen (s. unten).

Das Reticulum ist nicht überall gleichförmig, sondern zeigt an bestimmten Stellen Besonderheiten seiner Anordnung (Abb. 308). Um die MALPIGHIschen Körperchen herum ist es verdichtet und konzentrisch geschichtet, so daß die MALPIGHIschen Körperchen einigermaßen scharf gegen die rote Pulpa abgegrenzt sind. Auch um die Wand der Centralarterien herum ist das Reticulum engmaschiger. Das gleiche gilt für die kleinen Arterienäste in der roten Pulpa. Kurz vor dem Übergang in die Capillaren tritt an die Stelle der bindegewebigen Wand eine Strecke weit eine maschenlose syncytiale Hülle von Reticulumelementen, die dem Endothelrohr unmittelbar anliegt, so daß man diesen Abschnitt der Arterien mit der besonderen Bezeichnung „*Hülsenarterien*" belegt hat.

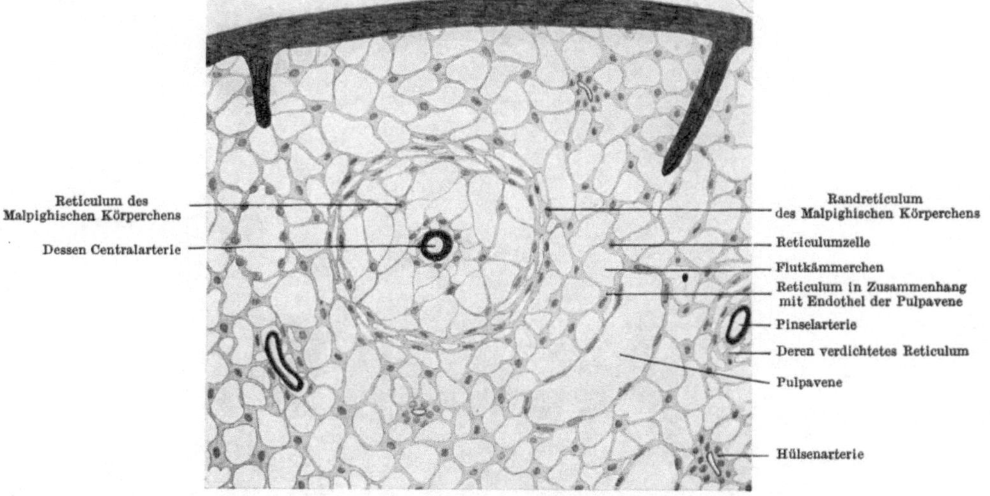

Abb. 308. Schema für die verschiedene Anordnung des Reticulum im Milzparenchym. (Aus HARTMANN in v. MÖLLENDORFFS Handbuch der mikroskopischen Anatomie, Bd. IV, Teil I. Berlin: Springer 1930.)

MALPIGHIsche Körperchen. Die *Milzfollikel*, MALPIGHI*sche Körperchen*, sind stets um Arterien herumgelagert. Sie sehen auf Schnitten meistens wie runde Scheiben aus und erwecken den Eindruck als ob sie Kugeln seien (Abb. 304). Sie begleiten die Arterie von ihrem Austritt aus der Trabekel eine ganze Weile, und umgeben auch jeden Ast eine Strecke weit. Neben solchen gurkenartig verlängerten und verzweigten Formen, die nur auf Schnitten runde An- oder Querschnitte ergeben, kommen auch wirklich kuglige MALPIGHIsche Körper vor. Sie entsprechen in Bau und Funktion der Rinde der Lymphknoten. Es können Reaktionsorte in ihnen auftreten (Abb. 304). Dann weicht die Arterie aus und liegt daher exzentrisch, während sie sonst meist central liegt *(Centralarterien)*. Im Innern des Knötchens gehen feine Äste von ihr ab, welche das Knötchen durchziehen (die kleinen dunklen Querschnitte des mittleren MALPIGHIschen Körpers in Abb. 305) und sich in Capillaren aufsplittern, *Follikel-* oder *Knötchencapillaren*. Wir werden auf sie bei der Blutbahn der Milz zurückkommen.

Die MALPIGHIschen Körperchen sind echte lymphatische Apparate und als solche Bildungsstätten von Lymphocyten. Sie haben aber keine Lymphgefäße, die Lymphocyten wandern in die Maschen des Reticulums der roten Pulpa aus und gelangen damit unmittelbar ins Blut. In den MALPIGHIschen Körperchen finden sich beim Erwachsenen im allgemeinen keine Reaktionsorte, jedoch können sie auf besondere Reize hin wie in allen lymphatischen Apparaten auftreten, z. B. bei Infektionen. Dann sind immer sämtliche MALPIGHI-Körperchen an der Reaktion beteiligt (Abb. 304). Bei den scheinbar unbeteiligten Körperchen handelt es sich um Flachschnitte. Beim Neugeborenen sind keine Reaktionsorte vorhanden, von der zweiten Hälfte des 1. Lebensjahres bis zum 10. Jahr aber fast regelmäßig. Vom Pubertätsalter an nimmt die Zahl der Fälle zu, in denen keine Reaktionsorte gefunden werden, im Alter von 20—30 Jahren sind es etwa 25%, von über 50 Jahren etwa 70%. Das fast regelmäßige Vorhandensein in der Kindheit ist nicht ganz geklärt, da es als normaler Befund bei gesunden Kindern gelten kann. Vielleicht bedeutet es die Bereitstellung einer Reserve an mittleren Lymphocyten (Lymphoblasten), die sehr schnell in

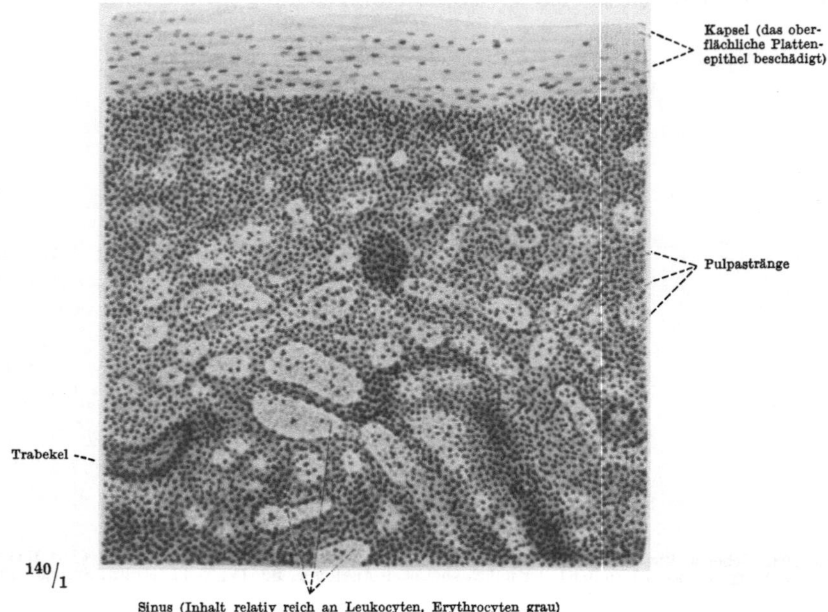

Abb. 309. Sinus und Pulpastränge.
Dasselbe Präparat wie in Abb. 304; eine Stelle nahe der Kapsel zehnmal stärker vergrößert als dort.

kleine Lymphocyten umgewandelt werden können, vielleicht ist es auch der Ausdruck einer im Kindesalter besonders lebhaften Reaktion schon auf sehr geringfügige Reize. Für das Alter nach der Wachstumsperiode darf man das Fehlen der Reaktionsorte als normalen Befund ansehen, ihr Auftreten als Folge besonderer Reize. — Wie alles lymphatische Gewebe wird auch das der Milz bei längerem Hungern und bei zehrenden Krankheiten lymphocytenärmer.

Rote Pulpa, Sinus. Die *rote Pulpa* wird von den Sinus und den zwischen ihnen gelegenen Pulpasträngen gebildet (Abb. 309). Die *Pulpastränge* sind ein Gitterwerk von Reticulum, in dessen Maschen sich Blut befindet. Je nach der Weite der Sinus, zwischen denen sie gelegen sind, sind sie schmäler oder breiter. Sie treten im allgemeinen in den Schnittbildern nur dann deutlich hervor, und zwar als dunkle Stränge, wenn die Sinus ausgespült sind. Die *Sinus* sind Blutgefäße von eigenartigem Wandbau. Die Stelle des Endothels wird durch langgestrecke, faden- oder stäbchenförmige Zellen („Stabzellen") vertreten, die in die Längsrichtung der Sinus eingestellt sind. Bei manchen Säugetieren sind sie durch schwer darstellbare quere Protoplasmabrücken zu einem Gitter miteinander syncytial verbunden, so auch beim Menschen (Abb. 307a). Das Endothel der Sinus bildet also keine geschlossene Röhre wie das der Blut- und Lymphgefäße, sondern weist Öffnungen auf, die durch Plasmabewegung und Formänderung der Stabzellen vergrößert und verkleinert, auch ganz verschlossen werden können. Um den Cylinder aus Längsstäben sind in deutlichen Abständen *Ringfasern* außen herumgelegt (Abb. 311, 312), die sich färberisch wie die Reticulinfasern des Reticulums verhalten und auch mit ihnen zusammenhängen. Durch die Kombination der Längsstäbe mit den Ringfasern bieten die Sinus ein ähnliches Bild wie ein Staket, auf dessen senkrechte Latten horizontale Latten aufgenagelt sind. Da die zarten Protoplasmabrücken der Stabzellen in den meisten Präparaten nicht erkennbar sind, scheint zwischen Längsstäben und Ringfasern die Sinuswand einfach viereckige Löcher zu haben. De facto haben die Ringfasern nichts mit den Öffnungen zu tun, die lediglich dem Endothelrohr angehören. Durch die Öffnungen steht das Lumen der Sinus mit den Kammern

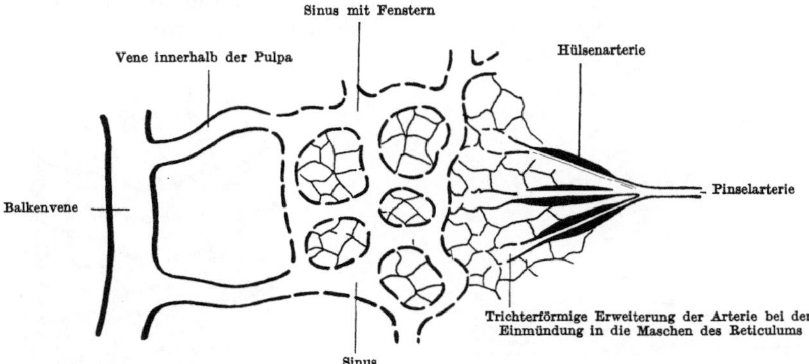

Abb. 310. Blutbahn der Pulpa. Schema. (Aus HARTMANN in v. MÖLLENDORFFs Handbuch der mikroskopischen Anatomie, Bd. VI, Teil 1.)

des Reticulums in offener Verbindung. Die Sinus können enger und weiter gestellt werden, das Letztere wohl nur durch Kontraktion des Reticulums, das Erstere wohl nur durch Kontraktion der stabförmigen Endothelzellen, die sich dabei dicht aneinander legen und als vierseitige Stäbe gegen das Lumen vorspringen (Abb. 306), während sie in den erweiterten Sinus ganz flach sind. In jeder Milz kann man an einzelnen Stellen solche kontrahierten Sinusstücke finden. Sie als „Verbindungsröhrchen“ oder „Reusen“ besonders zu benennen, ist nicht gerechtfertigt, da sie nur vorübergehende Kontraktionserscheinungen sind. An weiten Sinus sind die Öffnungen in der Wand so groß, daß aus den Reticulumkammern Blutkörperchen, auch solche ohne Eigenbewegung wie die Erythrocyten, in das Lumen der Sinus übertreten können, während durch die engen Öffnungen kontrahierter Sinus nur das Plasma passieren kann (und selbstverständlich wie überall aktiv bewegliche Blutkörperchen). So erklärt es sich, daß man nebeneinander Sinusstücke finden kann, von denen das eine mit Blutkörperchen, das andere nur mit Plasma gefüllt ist.

Die Meinung, daß beim Menschen die Wand der Sinus ein Grundhäutchen enthielte (Abb. 312 unten), ist zwar nicht exakt widerlegt, aber wohl allgemein verlassen. Bei vielen Säugetieren ist die Sinuswand anders gebaut als beim Menschen (z. B. Katze, Abb. 307 b), wie überhaupt die Befunde an den verschiedenen Säugetiermilzen nicht übereinstimmen.

Wieso sich die Sinus verengern und erweitern können, scheint mir nicht restlos geklärt. Die aktive Verkürzung der längsgerichteten Stabzellen kann nur zur Verkürzung, nicht aber zur Verengerung des betreffenden Sinusabschnittes führen. Man muß annehmen, daß das Stabzellensyncytium im ganzen sich kontrahiert wie die Capillarendothelien, und den Sinus weitgehend verengern, wenn auch nicht ganz verschließen kann. Dazu kommen vielleicht die Ringfasern. Zwar sind ihnen entsprechende Schnürringe an kontrahierten Sinusabschnitten nicht beobachtet, vielleicht nur nicht beachtet worden, die Ringfasern sind aber jedenfalls verkürzungsfähig. Wären sie es nicht, so müßten sie an verengten Sinusabschnitten gewellt verlaufen wie entspannte kollagene Fasern. Das aber ist nicht der Fall. Da sie Anteile des Reticulums sind, führt dies zu der Anschauung, daß das ganze *Reticulum* verkürzungsfähig und in einem gewissen Maße *contractil* ist, was bei einem Gewebe, das über so viele Fähigkeiten verfügt, nicht verwunderlich wäre, um so weniger, als sich ja einzelne Elemente aus ihm loslösen können, was doch nur durch Bewegung und etwas ähnliches wie Kontraktion möglich ist. Damit wäre zugleich eine Erklärung dafür gegeben, daß die an sich unbeweglichen Erythrocyten aus den Maschen des Reticulums in die Sinus eintreten. Sie würden durch Kontraktionen des Reticulums aus dessen Maschen ausgetrieben wie aus einem zusammengedrückten Schwamm (vgl. auch S. 562).

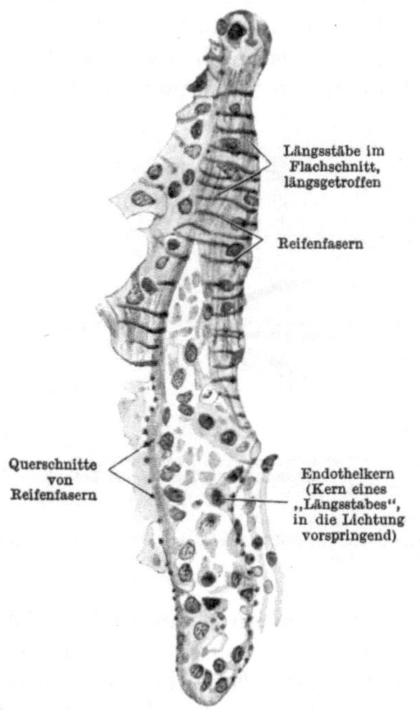

Abb. 311. Milzsinus, längsgetroffen. Im oberen Teil ist die Wand im Flachschnitt zu sehen, im unteren Teil geht der Schnitt längs durch die Lichtung des Sinus.

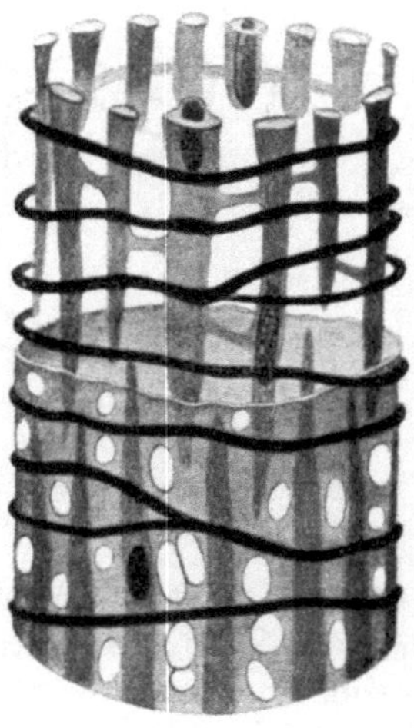

Abb. 312. Schema der Sinuswand, oberer Teil ohne, unterer Teil mit Grundhäutchen.

Von einigen Autoren wird die ganze Sinuswand, also auch die Stabzellen, vom Reticulum abgeleitet, nicht von einem Gefäßendothel.

Blutbahn. Die *Arterien*, welche in den Hilus der Milz eindringen, verästeln sich mit den Trabekeln und gelangen mit diesen in die peripheren Septen des Organs. Sie liegen immer im Centrum des groben Gerüstes, während die Venen, in welchen sich schließlich das Blut wieder sammelt, auf lange Strecken den Trabekeln nur angelagert sind (Abb. 304). Aus der Rinne am Rande der Trabekel, in welcher die Vene verläuft, dringt sie schließlich auch in den Balken ein und liegt dann neben der Arterie im Innern des Balkens bis zum Austritt aus dem Hilus.

Wie sieht die Blutbahn in der Pulpa aus, nachdem die Arterie das grobe Gerüstwerk der Milz verlassen hat, bis die Vene wieder zu demselben Gerüstwerk, wenn auch nicht immer an die gleiche Stelle, zurückkehrt? Im Malpighischen Körperchen werden Ästchen abgegeben, welche sich innerhalb des Körperchens in die *Follikelcapillaren* auflösen, die am Rande des Körperchens in Maschen des Reticulum einmünden. Dann folgt eine Strecke der Arterie, welche, nicht mehr vom Lymphfollikel umgeben, frei in der roten Pulpa liegt. Alle Äste, in welche die Arterie endigt, bleiben selbständig, ohne Anastomosen mit anderen Arterienaufzweigungen, sie sind *Endarterien* (S. 592). Eine Verstopfung der zuführenden Arterie bringt das ganze Gebiet zur Verödung (Infarkt).

Die Arterie zerfällt kurz vor oder nach ihrem Austritt aus dem MALPIGHIschen Körperchen pinselförmig in zahlreiche Ästchen, *Pinselarterien, Penicilli*, die in Pulpasträngen verlaufen. Früher oder später erleidet die Arterienwand eine Umwandlung. Sie ist auf eine Strecke weit in eigenartiger Weise verdickt und heißt deshalb *Hülsenarterie* (S. 565, Abb. 308). Die Lichtung der einzelnen Hülsenarterie ist stark verengt (Durchmesser 6—8 μ gegen 15 μ beim Verlassen des MALPIGHIschen Körpers). Die Wand besteht aus Endothel und einem syncytialen Belag, welcher dem Reticulum angehört, jedoch keine Lücken aufweist. Zwischen den zahlreichen Kernen der Scheide liegen feinste Fäserchen, Reste des reticulären Bindegewebes, aus welchem sich die syncytiale Scheide ableitet. In den Hülsen haben wir vielleicht Regulationsvorrichtungen für die Drosselung des Blutstromes zu suchen. Da keine Capillaren bestehen, sondern die Sinus infolge ihrer Weite und die Pulpa infolge ihrer Elastizität stark dilatierbar sind, so nehmen wir an, daß in Form der Hülsenarterien ein *Ventil* eingeschoben ist, welches wie ein Wasserhahn nur das jeweils nötige Flüssigkeitsquantum durchläßt, und zwar wahrscheinlich durch eine nervöse Regulation.

Daß die Hülsen der Hülsenarterien contractil sind, ist sehr wahrscheinlich, da sie aus plasmareichem Reticulum bestehen (s. oben, vgl. auch Abb. 308). Im übrigen haben sie auch das Speicherungsvermögen des Reticulums, z. B. für Fett. — Ein Teil der Hülsenarterien biegt sich zu dem zugehörigen MALPIGHI-Körperchen zurück und endet in der Pulpa in dessen nächster Umgebung.

Die Hülsenarterien teilen sich jenseits der Hülsen, mitunter auch schon in ihrem Bereiche, in einige meist nur kurze Capillaren auf, die unter trichterförmiger Erweiterung in die Maschen des Reticulums der Pulpastränge ausmünden (Abb. 310). Damit verliert die Blutbahn ihre geschlossene Wand und wird zur „*offenen Blutbahn*“, wie sie lediglich in der Milz und in der Placenta (intervillöser Raum) vorkommt. Die bluthaltigen Maschen des Reticulums werden auch als „*Flutkämmerchen*“ bezeichnet. Aus diesen tritt das Blut in die Sinus durch die Öffnungen in deren Wand. Wie erwähnt werden unter Umständen die Blutkörperchen im Reticulum zurückgehalten, und nur Plasma gelangt in die Sinus. Aus den Sinus wird das Blut durch Venen abgeführt, die in Pulpasträngen verlaufen und außer dem Endothel nur eine ganz dünne bindegewebige Wand besitzen (*Pulpavenen*, Abb. 308). Diese sammeln sich zu den *Balkenvenen*, die eine Strecke weit in einer Rinne einer größeren Trabekel verlaufen, dann aber ganz in die Trabekel eintreten, in der sie neben der Arterie zum Hilus ziehen. Die Balkenvenen sind muskel- und klappenfrei. Die Bewegung des Blutes in den Venen kann also nicht durch aktive Kontraktion der Venenwände erfolgen (auch die Trabekel sind beim Menschen muskelfrei), sondern nur durch den Sog in der V. lienalis von der V. portae her. Die Wirkung dieses Soges reicht sicherlich bis zu den Sinus, vielleicht auch bis zu den Maschen des Reticulums. Aus der ganzen „offenen Blutbahn“ würde demnach das Blut in die Venen gesaugt. Die Mitwirkung des Reticulums durch Kontraktion (S. 568) ist deshalb nicht ausgeschlossen. Der Blutdruck in den Arterien, die in das Reticulum ausmünden, mag er auch nur noch gering sein, kommt als Vis a tergo wohl auch noch hinzu.

Ein Teil der Arteriolen, die aus den Hülsenarterien hervorgehen, öffnet sich nicht in die Maschenräume des Reticulum, sondern mündet unmittelbar in Sinus ein. Diese Capillaren umgehen also die offene Blutbahn des Reticulum und haben wohl die Funktion von Nebenschlüssen, wie sie z. B. in Lunge und Niere bestehen, d. h. es müßte nicht immer das gesamte Blut der Arteria lienalis den Weg der offenen Blutbahn durch das Reticulum mit ihrer großen Stromverlangsamung nehmen, sondern ein Teil könnte gegebenenfalls aus den Arterien unmittelbar in die Sinus geführt werden. Dabei müßte dann aber der Rückfluß aus den Sinus in die Maschen des Reticulum verhindert werden.

Die Bedeutung der offenen Blutbahn ist in der sehr starken Verlangsamung des Blutstromes zu sehen, die sogar stellenweise durch Kontraktion der Sinuswand bis zum Festhalten der Blutkörperchen und zu reiner Plasmaströmung geführt werden kann (s. S. 567). Man kann sich vorstellen, daß dadurch der Abbau von Erythrocyten, die ihre Lebenszeit beendet haben, erleichtert wird. Dieser Abbau ist eine der Hauptaufgaben der Milz, normalerweise findet er hauptsächlich in der Milz statt (vgl. dazu S. 542). Das freiwerdende Hämoglobin wird der Leber zugeführt, die Reste der Erythrocyten werden von frei gewordenen Reticulumelementen phagocytiert (Makrophagen, in der Milz im besonderen *Splenocyten* genannt). Ein Teil des Blutfarbstoffes kann in der Form von braunem Hämosiderin vorübergehend im Reticulum gespeichert oder, wie auch ganze Erythrocyten, von Makrophagen aufgenommen werden. Durch die Zerstörung der roten Blutkörperchen ist bedingt, daß das Blut in den Venen der Milz relativ sehr viel reicher an weißen Blutkörperchen ist als das in den Arterien, zumal noch die Lymphocyten hinzukommen, die in den MALPIGHIschen Körperchen gebildet worden sind. Andererseits gehen, wenn auch in beschränktem Maße, weiße Blutkörperchen in der Milz zugrunde. Ob auch Blutplättchen zerstört werden, ist nicht klargestellt. Daß die Milz auch im Stoffwechsel des Organismus eine Rolle spielt, ist außer Zweifel, wenn sie auch nicht in allen Einzelheiten bekannt ist, von der Freimachung des Eisens aus den Erythrocyten abgesehen. Die Fettspeicherung in der Wand der Hülsenarterien wurde schon erwähnt, sie kann auch sonst im Reticulum erfolgen. Da die Milz dank der MALPIGHIschen Körperchen und des Reticulums auch lymphatisches Organ ist, gilt für sie, was bei den Lymphknoten gesagt wurde (S. 557). Die Bedeutung als Blutspeicher, die bei manchen Säugetieren eine große Rolle spielt, ist bei der menschlichen Milz nur gering.

C. Allgemeine Gefäßlehre (Angiologie).

Blut und Gewebsflüssigkeit, Blut- und Lymphgefäße. Alle Zellen des lebendigen Organismus sind in ständiger Tätigkeit, lebendiges Geschehen ist ständige Veränderung, nicht bleibender Zustand. Kennzeichen des Lebens ist Instabilität, Stabilität bedeutet Tod. Jede Zelle hat im Rahmen des ganzen Organismus eine bestimmte Tätigkeit auszuüben, eine Arbeit zu leisten. Dazu braucht sie Energie, zunächst um sich selbst lebendig zu erhalten, weitere um ihre Arbeit zu verrichten. Die Energie gewinnt sie aus Stoffen, die ihr durch das *Blut* zugeführt werden, indem sie diese Stoffe unter Mitwirkung der entsprechenden Fermente umsetzt. Keine Zelle aber wird unmittelbar vom Blut umspült, da das Blut in einem geschlossenen Röhrensystem, den *Blutgefäßen*, umläuft. Wohl aber ist sie von Flüssigkeit umgeben, die alle Gewebe durchtränkt, der *Gewebsflüssigkeit*. Durch deren Vermittlung erhält sie die nötigen Stoffe, an sie gibt sie die Abfallprodukte ihres Stoffumsatzes ab. Die Gewebsflüssigkeit wird ständig erneuert dadurch, daß sie aus den Geweben abgesaugt wird durch ein System capillarer Röhren, die *Lymphgefäße*, und neue Gewebsflüssigkeit aus den Blutgefäßen austritt.

Für die einzelne Zelle ist entscheidend die Gewebsflüssigkeit mit den in ihr gelösten Stoffen, den einen, die sie für ihre Lebensfunktionen braucht, den anderen, die entfernt werden müssen, da sie für die Zelle giftig sind, sie, wenn auch nicht gleich abtöten, so doch lähmen, mindestens in ihrer Tätigkeit hemmen (z.B. Ermüdung des Muskels durch Ansammlung der bei seiner Tätigkeit entstandenen Milchsäure). Für die Gewebsflüssigkeit ist entscheidend, daß sie aus dem geschlossenen Röhrensystem der Blutgefäße aus- und in das geschlossene Röhrensystem der Lymphgefäße eintreten kann. Dies ist ermöglicht dadurch, daß diese Röhren an der entscheidenden Stelle eine Wand besitzen, die lediglich aus einer einfachen Lage ganz flacher Zellen besteht, dem *Endothel* und einem zarten Grundhäutchen, das den Aus- und Eintritt der Gewebsflüssigkeit gestattet. Dieser Abschnitt des Röhrensystems sind die *Haargefäße, Capillaren,* Blutcapillaren und Lymphcapillaren. Weder die Lymphe in den Lymphcapillaren und noch weniger das Blut in den Blutcapillaren hat die gleiche chemische Zusammensetzung wie die Gewebsflüssigkeit. Auch wird ein Teil der Abfallprodukte des Zellstoffwechsels nicht auf dem Lymphwege abgeführt, sondern ins Blut aufgenommen (z. B. Kohlensäure). Der Wechsel der Gewebsflüssigkeit kann demnach nicht eine einfache Diffusion sein, sondern ist an eine auswählende, aktive Tätigkeit der Capillarendothelien gebunden, wie auch die einzelnen Zellen keineswegs wahllos alle in der Gewebsflüssigkeit enthaltenen Stoffe einlassen.

Aufgabe des Blutkreislaufes ist es, alle Zellen des Körpers mit den nötigen Stoffen für ihre Tätigkeit zu versehen durch Vermittlung der Gewebsflüssigkeit, deren Aus- und Wiedereintritt nur im Capillargebiet erfolgen kann. Das Capillargebiet ist der entscheidende Abschnitt des Röhrensystems, die übrigen Röhren sind reine Leitungswege, die das Blut von dem Motor des Kreislaufs, dem Herzen, zu den Capillaren und wieder zurück zum Herzen führen *(Arterien* und *Venen).* Auch die Lymphe gelangt wieder ins Herz, da die Lymphgefäße an bestimmten Stellen in das Blutgefäßsystem einmünden.

I. Die Wandungen der Gefäße.

Entsprechend ihrer ganz verschiedenen Aufgabe sind die Capillaren einerseits, die Arterien und Venen andererseits verschieden gebaut. Die Wand der Capillaren besteht, wie schon erwähnt, aus dem *Endothel (Angiothel)* und dem Grundhäutchen. Auch in den Arterien, Venen und Lymphgefäßen bildet das Endothel die innerste Lage der Gefäßwand; beim Embryo ist es anfänglich allein da (*primäre* Gefäßwand). Bei allen Gefäßen außer bei den Capillaren kommt aber noch eine Hülle hinzu, welche das innere Endothelrohr überzieht (*sekundäre* Gefäßwand, *Perithel*). Ihre Hauptelemente sind glatte Muskulatur und elastische Fasern. Sie wird nicht von dem durchströmenden Blute unmittelbar versorgt, sondern durch besondere Gefäße, die *Vasa vasorum* (Abb. 316), welche sich in ihr verzweigen; sie sind vorher irgendwo von dem Hauptstrom abgezweigt wie Ästchen, welche die Organe versorgen, bleiben aber innerhalb der Gefäßwand und geben nach kurzem Verlauf *Capillaren* ab, welche bis gegen die innerste Schicht des Perithels vordringen.

Das Perithel ist ein integrierender Baustein der Gefäßwand und nicht weniger wichtig als das Endothelrohr. Seine elastischen und muskulösen Elemente, oft in großer Zahl, sind immer in ihrer Anordnung aufs feinste der lokalen Aufgabe und dem Dienst des ganzen Zirkulationsapparates genau angepaßt. Ist, wie es bei Mißbildungen vorkommen kann, die Richtung des Blutstromes in Arterien und Venen vertauscht, so bekommen die Gefäßwände entsprechend anderen Bau. Die Bausteine fügen sich also gemäß dem Grade der Beanspruchung zusammen. Die Wand ist nicht starr wie die Röhren einer Wasserleitung. Das Herz würde gar nicht die Kraft haben, das Blut durch ein starres System von der Verteilung der Gefäße im Körper hindurchzutreiben, abgesehen davon, daß unsere Glieder steif und unbeweglich wären. Wie im Bewegungsapparat für den Gesamtkörper und seine einzelnen Teile aus verschiedenen Materialien immer wieder neue Anordnungen und Formen entstanden sind, so auch in dem Perithel der Gefäßwand. Sie ist bei Arterien, Venen und Lymphgefäßen von Stelle zu Stelle des Körpers so verschieden gebaut, daß an jedem Ort die Verschiedenheit im Bau gegen andere Orte mit dem Mikroskop nachweisbar ist. Diese Verschiedenheiten sind bedingt durch die dynamischen Faktoren des Blutstroms (Seitendruck, Längszug), durch die Verschiedenheit der Umgebung hinsichtlich der Unterstützung der Gefäßwand gegenüber dem Blutstrom (vgl. S. 576) und durch die Aufgabe für die Regulierung der Blutströmung (Durchflußmenge, Blutdruck). Man könnte genau so, wie jede Stelle eines Armes oder Beines ihre besondere Zusammenstellung von Knochen, Bändern, Baufett und Muskeln aufweist, für jede kleine Gefäßstrecke einen Aufbau des Perithels aus elastischen und muskulösen Häuten der gemischten Musculo-elastica schildern. Die Forschung ist hier bezüglich der kausalen Zusammenhänge noch vielfach in den Anfängen. Aber das Prinzip ist gesichert, daß das Perithel seiner Durchgestaltung nach eine Minimum-Maximumkonstruktion ist wie die Substantia spongiosa der Knochen.

Die Endothelien sehen mikroskopisch sehr einfach aus, aber dieser Schein trügt. Es liegen ihnen sehr komplizierte Aufgaben ob, die von Ort zu Ort und vor allem von Stunde zu Stunde oder sogar von Sekunde zu Sekunde wechseln können. Die chemisch-physikalischen Eigenschaften des Zelleibes der Endothelien, welche diese Aufgaben nach der Art einer Sekretion zu lösen haben, sind mit dem Mikroskop nicht zu lokalisieren. Ob und wie sie an bestimmte Strukturen der Zellen gebunden sind, ist noch so gut wie unbekannt.

Der Name *Angiothel* für Endothel bei den Gefäßen will ausdrücken, daß die Zellen biologisch etwas Spezifisches und jedenfalls etwas anderes sind als etwa die Endothelien in den Gelenkhöhlen, Schleimbeuteln, Sehnenscheiden u. dgl., welche zwar auch Substanzen durchlassen, aber zum mindesten graduell nicht die eminente Wichtigkeit für den Flüssigkeitsaustausch und Gaswechsel haben wie das Angiothel. Wir müssen annehmen, daß diese Verschiedenheiten im feineren Bau sich äußern und auch einst strukturell aufgezeigt werden können. Da dies zur Zeit nicht der Fall ist und der wissenschaftliche Sprachgebrauch sich seit jeher auf das Wort *Endothel* bei den Gefäßen festgelegt hat, so behalten wir es bei.

Inwiefern die Endothelien der Capillaren einerseits und die der Blut- und Lymphgefäße mit einem Perithel andererseits strukturell verschieden gebaut sind, entzieht sich begreiflicherweise bei dieser Sachlage unserer Kenntnis. Man nimmt an, daß die Endothelien in den letzteren so weit durchlässig sind, daß die Tunica interna vom strömenden Blut aus versorgt wird, die Tunica media und Tunica externa dagegen von den Vasa vasorum aus. — Gewisse Endothelien sind imstande zu speichern, z. B. die Capillarendothelien der Nebenniere und der Hypophyse, wie die KUPFFERschen Sternzellen der Leber usw. (reticuloendothelialer Apparat, S. 547).

1. Die Wand der Haargefäße.

Capillaren. Die Wand der Haargefäße, Blut- und Lymphcapillaren des Menschen, sieht unter dem Mikroskop äußerst einfach aus. Man bemerkt bei gewöhnlichen Färbungen eine strukturlose feine Röhre mit länglich ovalen, platten Kernen, welche bald zahlreicher, bald weniger zahlreich in der Wand liegen und je nach ihrer Stellung zum Auge des Beobachters schmäler oder breiter aussehen (Abb. 314). Durch Behandlung mit Höllenstein (Argentum nitricum) lassen sich gezackte Zellgrenzen nachweisen, weil die Zellen durch eine „Kittsubstanz“ miteinander verlötet sind, welche das genannte Reagens speichert und sich dann durch die Einwirkung des Tageslichtes schwärzt. Vielfach umschließen besondere Zellen, *Pericyten*, ROUGET*sche Zellen*, spinnenförmig die Capillaren (Abb. 313b, c). Die Zellen sind in der Richtung der Capillare langgestreckt, verjüngen sich an beiden Polen zu Spitzen oder abgestumpften Enden und haben je einen Kern. Die Kittsubstanz ist gallertig, halbflüssig, so daß amöboid bewegliche Leukocyten durch sie hindurchtreten können. Unter besonderen Bedingungen können benachbarte Endothelzellen auseinandertreten, so daß vorübergehend eine Öffnung entsteht, durch die auch Plasma und Erythrocyten austreten können.

Dem Endothel der Capillaren liegt außen ein sehr dünnes *Grundhäutchen* unmittelbar an, das ein enges Netz feinster argyrophiler Fäserchen enthält. Im lebenden Körper stelle ich es mir als eine Gallerte vor, durch die der Stoffaustausch zwischen Blut und Gewebe und auch der Austritt von Leukocyten nicht gehindert wird. Die Pericyten besitzen zum Teil die Fähigkeit der Speicherung und verhalten sich ähnlich wie die ruhenden Wanderzellen des Bindegewebes (S. 558). Außer den ROUGETschen Zellen liegen in der Nachbarschaft der Capillaren undifferenzierte Mesenchymzellen („Adventitiazellen“), die die Potenzen embryonaler *Mesenchymzellen* bewahrt haben, bei der Narbenbildung das junge Bindegewebe liefern und besonders in den blutbildenden Organen (s. diese) eine große Rolle spielen.

Die sich entwickelnden Haargefäße entstehen beim Embryo und nach der Geburt im Anschluß an bereits vorhandene Gefäße als solide Sprossen, welche aufeinander zuwachsen und sich zu einer neuen Masche zusammenschließen. Solange keine Lichtung gebildet ist, ist der Sproß je nach seiner Dicke aus einigen oder mehreren Zellagen aufgebaut, die später zu einer einschichtigen Tapete auseinanderweichen und dadurch das Lumen freigeben. Die Entwicklung neuer Gefäße geht immer von schon vorhandenen Gefäßen aus.

Sekretorische Tätigkeit. Man hat mit Recht die Haargefäße als den Umschlagshafen zwischen den im Blut- und Lymphstrom an- und abtransportierten Gütern und dem Hinterland der Gefäße, den Geweben und Organen des Körpers, bezeichnet. Der Austausch in beiden Richtungen geht nur ausnahmsweise nach einfachen Gesetzen der Filtration, Diffusion und Osmose vor sich, in der Hauptsache durch besondere elektive biologische Kräfte, die wir uns in den Endothelzellen lokalisiert denken. Die Auswahl durch die Zellen ist eine Art von Sekretion, oder richtiger, da die chemischen Stoffe zumeist unverändert durchgeschleust werden, eine Segregation, die wahrscheinlich durch den Bedarf der Gewebszellen geregelt wird.

Motilität. Schon früher war bekannt, daß sich die Lichtungen der Haargefäße durch die eigene Tätigkeit der Wandungen verengern und erweitern können. Durch das moderne Capillarmikroskop ist das gleiche für die Blutcapillaren der menschlichen Haut sichergestellt worden. Diese Contractilität der Capillaren, d. h. der Endothelien, spielt für den Blutkreislauf eine große Rolle.

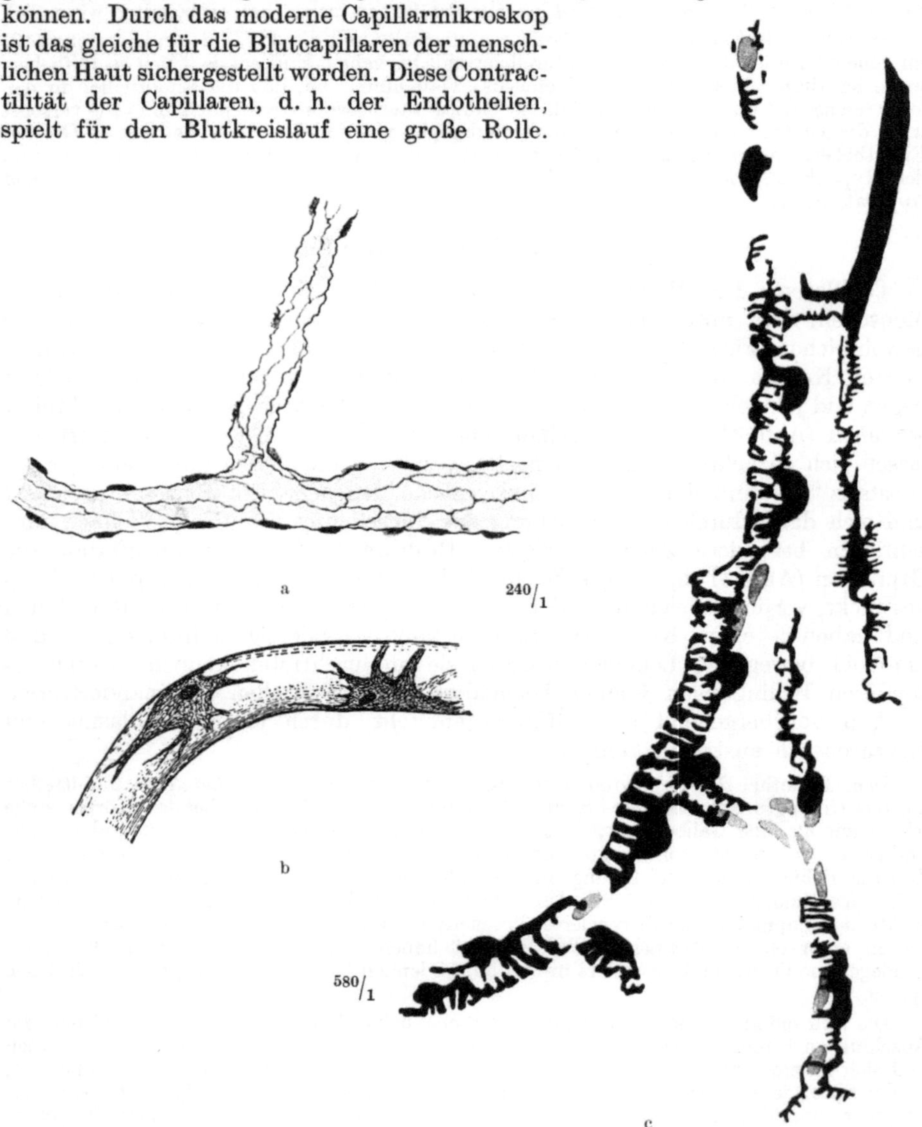

Abb. 313 a—c. Blutcapillaren. a Färbung mit Höllenstein und Hämatoxylin. Mesenterium, Frosch, Totalpräparat (da auch die Kerne des umgebenden Bindegewebes gefärbt sind, so läßt sich schwer entscheiden, welche Kerne im Präparat auf der Vorder- und Hinterfläche der Capillare zu der Capillarwand selbst gehören und welche nur auf sie projiziert sind; deshalb sind in der Zeichnung alle Kerne auf der Vorder- und Hinterwand weggelassen). b Pericyten (ROUGETsche Zellen) einer Capillare aus der Froschzunge. Nachvergoldung nach APATHY (aus VIMTRUP, Z. Anat., Abt. 1, Bd. 65, Taf. V, Abb. 10). c Pericyten kleinster Arterien mit anschließenden Capillaren (letztere rechts) aus dem Herzen eines 43jährigen Mannes. Chromsilberimprägnation. [Aus ZIMMERMANN, K. W., Z. Anat., Abt. 1, Bd. 68, Abb. 107 (1923).]

In tätigen Organen sind die Capillaren weit, in ruhenden durch Kontraktion eng, zum Teil ganz verschlossen (Ruhecapillaren und Stromcapillaren). So wird zusammen mit der Tätigkeit der kleinen Arterien die Verteilung des Blutes geregelt. Und zwar sind es die Endothelzellen, die sich kontrahieren, nicht die Pericyten.

Innervation. Die neuere Technik hat uns mit einer reichlichen Versorgung der Haargefäße mit Nerven bekannt gemacht, welche deshalb als Bahn der nervösen Leitung für die Capillarwand gesichert sind, weil besondere Nervenendigungen in ihr festgestellt wurden (Abb. 314). Inwieweit die Capillaren der verschiedenen Körperdistrikte verschieden innerviert werden, ist noch zu wenig untersucht. Die besten Bilder stammen aus den Plexus chorioidei des Gehirns, in welchen eine besonders lebhafte Tätigkeit bei der Ausscheidung des Liquor cerebrospinalis und deshalb vielleicht eine besonders hohe Ausbildung der Nervenbahnen für die Capillarwand statthat. Die Nerven gehören zum sympathischen Nervensystem.

Gewisse konstitutionelle Eigentümlichkeiten äußern sich gleichzeitig in den Haargefäßen und an sonstigen Provinzen des Körpers, die vom Sympathicus abhängig sind, z. B. an der glatten Muskulatur (*vasoneurotische* Schwäche). Die Haargefäße weisen dabei Anomalien der sekretorischen Tätigkeit oder der Motilität ihrer Wandungen auf. Daraus können wir schließen, daß auch in der Norm die nervösen Leitungsbahnen sowohl sekretorisch wie motorisch auf die Endothelien der Haargefäße einwirken. In dem nervösen Zusammenhang zwischen den Centralorganen des Nervensystems und den Blutcapillaren zeigt sich ein Weg, welcher die Abhängigkeit organischer Erkrankungen des Körpers von psychischen Leiden begreiflich erscheinen läßt. Seelische Vorgänge können auf dem Wege über den Sympathicus die Haargefäße beeinflussen (Erröten), auch dadurch die Funktionen der Organe nach der gesunden oder kranken Seite hin leiten.

Welche Bedeutung die verschiedenartigen Endknöpfchen der Capillarwandnerven haben (Abb. 314), ist noch unbekannt, ebenso ob nur eine Zuleitung vom Sympathicus oder auch eine Ableitung dorthin besteht.

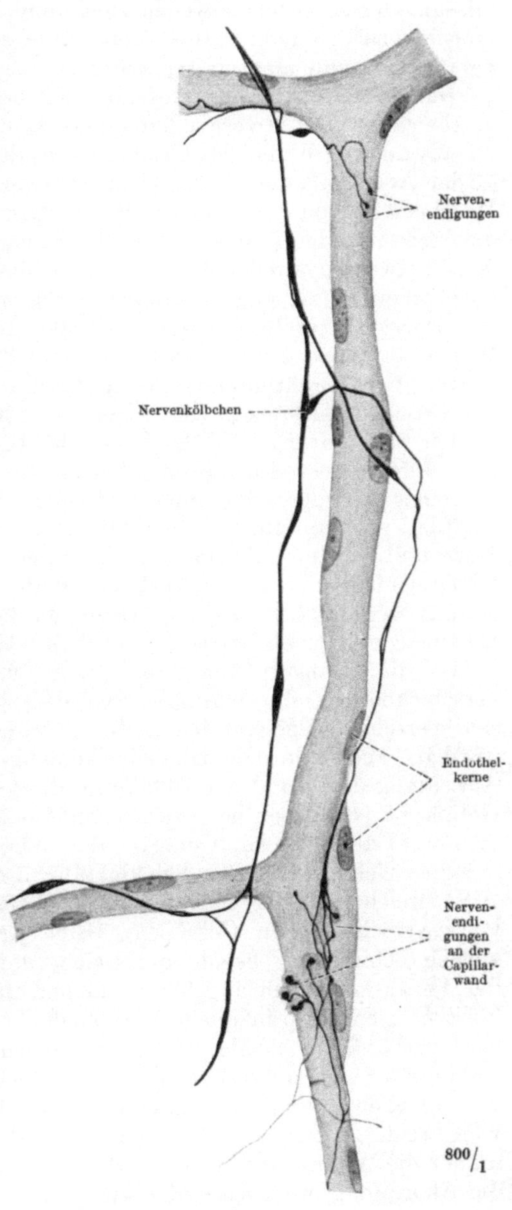

Abb. 314. Blutcapillare mit Nervenendigungen. O. SCHULTZEsche Silberfärbung. Aus der Tela chorioidea des menschlichen Gehirns. Präparat von Prof. PH. STÖHR jr.

2. Die Wand der Arterien und Venen.

Prinzipieller und lokaler Gegensatz. Man kann sagen, daß im allgemeinen bei den Arterien das muskulöse, bei den Venen das bindegewebige Element in der Wandung vorwiegt, doch sind die Schwankungen so groß, daß Venen vorkommen, deren Wand genau so viel oder mehr Muskulatur enthält als Arterien. Ganz anders gestaltet sich die Sache, wenn wir diejenigen Arterien und Venen miteinander vergleichen, welche zu ein und demselben Organ oder zu dem gleichen Körperbezirk gehören. In diesem Falle sind sie aufs deutlichste voneinander verschieden und nicht miteinander zu verwechseln.

Die hämodynamische Aufgabe der beiden Gefäßarten ist prinzipiell sehr verschieden. Die Arterien leiten das Blut gegen den Widerstand der eigenen Gefäßwandungen und des Capillarnetzes der Peripherie zu. Man hat den Druck in der Aorta mit dem in den Capillaren verglichen und daraus berechnet, daß ein Druckgefälle von über 100 mm Hg zwischen Herz und Peripherie besteht; durch die Viscosität des Blutes, durch die Reibung an den Wänden und besonders an den Verzweigungsstellen der Arterien, schließlich durch das Einzwängen der Blutkörperchen in die engen Lumina der kleinsten Arterien wird der größte Teil der Herzkraft erschöpft, bis das Blut die Haargefäße erreicht. Dabei wird Wärme frei, und zwar so viel, daß etwa 2% der vom Menschen täglich produzierten Gesamtwärme aus dieser Quelle stammt. Die Geschwindigkeit und der Druck des Blutes in den Arterien ist also viel größer als in den Capillaren. In den Venen dagegen ist der Druck des Blutes sehr gering, in den großen Venen ist er infolge der Saugwirkung des Herzens unteratmosphärisch, negativ. Wird bei einer Halsoperation eine Halsvene ohne die nötigen Vorsichtsmaßregeln geöffnet, so kann Luft in das Blut hineingesaugt werden und mit ihm in das Herz und in die Lungenarterie gelangen; dadurch, daß die Luftbläschen die feinen Gefäße der Lunge verlegen, kann fast augenblicklich der Tod herbeigeführt werden (Luftembolie). Gegen die Peripherie zu weisen die Venen z. B. der Ellenbeuge positiven Druck auf, für dessen Höhe die Schwerkraft eine Rolle spielt.

Da die Beanspruchung der Venen- und Arterienwand prinzipiell äußerst verschieden ist, sollte man erwarten, daß sie überall und unter allen Umständen sehr verschieden gebaut seien. Bei näherer Analyse ist dies auch immer nachweisbar, aber alle Unterschiede können zunächst verdeckt sein infolge der Anpassung der Wand der Gefäße an die *lokale Umgebung*, vor allem an die das Gefäßrohr von außen her beeinflussenden mechanischen Verhältnisse und Widerstände. Tritt z. B. ein Gefäß in den Knochen oder in ein von Knochen festgefügtes Gehäuse wie den Schädel ein, so entsteht ihm aus der Umgebung eine Hilfe, welche in einer Umgebung von Weichteilen fehlt (z. B. in den dazu noch stark verschieblichen Gekrösen). Eine Arterie und eine Vene, welche in der gleichen Umgebung liegen und welche gewöhnlich dem gleichen Körperbezirk der Versorgung nach angehören, stehen unter ähnlichen äußeren Bedingungen. So kann sich die prinzipielle Verschiedenheit der Arterien- und Venenwand unverdeckt äußern, sobald wir zwei nebeneinander liegende Gefäße betrachten, während sie sich unter Umständen versteckt, wenn wir sie unter verschiedenen Bedingungen untersuchen, z. B. eine Arterie im Schädel mit einer Vene in den Eingeweiden. Unsere Beschreibungen und Abbildungen berücksichtigen deshalb immer die Arterie und Vene *an der gleichen Stelle*. Erleichtert wird dies durch die Anordnung im Körper, die, außer im Kopfbereich, tatsächlich meistens den Venen die Lage neben der entsprechenden Arterie anweist, was seine Ursache in den hämodynamischen Gesetzen haben dürfte. Man spricht deshalb auch von *Begleitvenen, Venae comitantes* (Abb. 315).

Wand der Arterien. Man teilt die Wandung der Arterien in drei Schichten ein: *Tunica interna* (s. intima), *Tunica media* und *Tunica externa* (s. adventitia oder conjunctiva). Sie sind in den Arterien sehr deutlich gegeneinander abgesetzt, weil sich zwischen die Interna und Media eine elastische Haut, *Membrana elastica interna,* einschiebt, und weil auch die Grenzschicht zwischen Media und

Externa so reich an elastischen Fasern sein kann, daß man sie als *Tunica elastica externa* zusammenfaßt (Abb. 317). Man rechnet die beiden Elasticae bald zu einer der genannten drei Schichten, bald zählt man sie als besondere Häute. Darin liegt nichts Prinzipielles, wie denn überhaupt die ganze Einteilung rein orientierenden, keinen ursächlichen Wert hat. Besonders deutlich ist das bei der Tunica interna, welche aus dem Endothel und aus einer das Endothelrohr umschließenden Bindegewebsschicht zusammengesetzt ist (Abb. 320); das Endothel ist eine Bildung sui generis, welche wir in dem vorhergehenden Abschnitt analysiert haben, die Faserschicht gehört zum Perithel, hat also mit dem Endothel nichts zu tun. Wenn wir sie trotzdem beide als Tunica interna zusammenfassen,

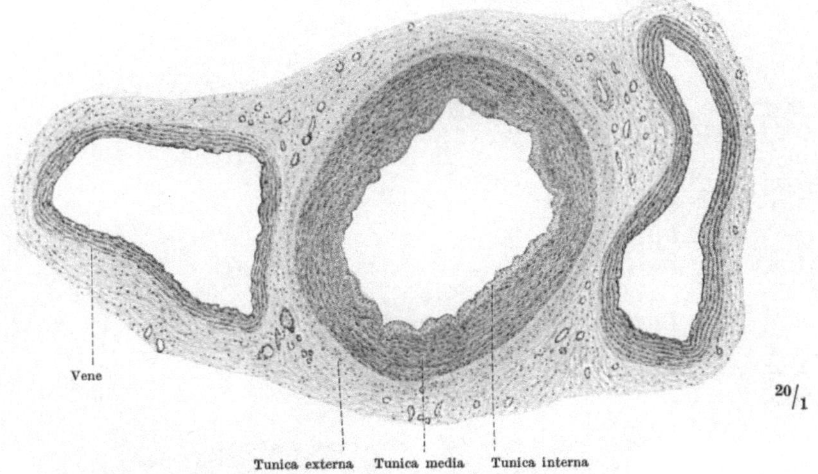

Abb. 315. Arterie mit zwei Begleitvenen, Übersichtsbild (Arteria peronaea des Unterschenkels, Mensch). Färbung mit Hämatoxylin-Eosin.

so entspricht das einem praktischen Bedürfnis nach leicht überblickbaren topographisch-mikroskopischen Verhältnissen.

Es kommt für die ganze Gefäßwand darauf an, Namen zu haben, welche in bequemer Weise zur Verständigung dienen, um bei der Beschreibung von Stellen der Gefäßwand, die etwa erkrankt sind, sicher angeben zu können, wo der Herd sitzt. Ich behalte die obengenannten Namen für die drei Schichten und für die beiden elastischen Grenzhäute zwischen ihnen bei, weil sie mir die praktischste Art der Bezeichnung zu sein scheinen. Die genetische Frage, wie sie sich zueinander verhalten, spielt dabei keine Rolle. Endothel und Perithel sind nicht synonym mit der einen oder anderen der drei Schichten, sondern Bezeichnungen für sich.

Bei den Arterien ist die Media schon bei schwachen Vergrößerungen in gewöhnlich gefärbten Präparaten immer sehr auffällig; sie ist der Hauptsitz der glatten Muskeln, welche eine dichtgeschlossene Ringschicht bilden und deshalb auf Querschnitten am deutlichsten sind (Abb. 315). Innen von ihr liegt die sehr viel dünnere Interna, außen die Externa; letztere geht allmählich in das umgebende lockere Bindegewebe über (deshalb auch der Name *Adventitia* oder *Conjunctiva*, hinzutretende oder verknüpfende Scheide). Die benachbarten Venen, welche, wie wir sahen, keinen so starken Druck auszuhalten haben, sind im ganzen dünnwandiger; die Wand ist lockerer gefügt, bindegewebsreicher und zeigt nicht den Schichtenbau der Aterienwand.

Das Blut wird vom Herzen in periodischen Stößen (Systolen) in die Arterien hineingepreßt, spritzt aber aus eröffneten kleinen Arterien mikroskopischer Größenordnung in ununterbrochenem Strahl heraus. Dies wird durch die elastische Komponente der Arterienwand bewirkt. Sie gibt zunächst dem Druck des Blutes, welches in die Arterien eintritt, nach, die Arterien werden ausgeweitet, besonders je näher sie dem Herzen liegen (Pulswelle). Da die elastischen Kräfte gleichmäßig, nicht intermittierend auf den Inhalt der Arterien wirken, indem alle gedehnten Fasern und Häutchen der Wandung wieder in ihre Ruhelage zurückzukehren suchen (während der Diastole des Herzens), so wird der Blutstrom dauernd in die Arteriolen vorwärts getrieben und fließt in diesen ganz kontinuierlich. Wäre die Arterienwand starr, so müßte das Blut allein

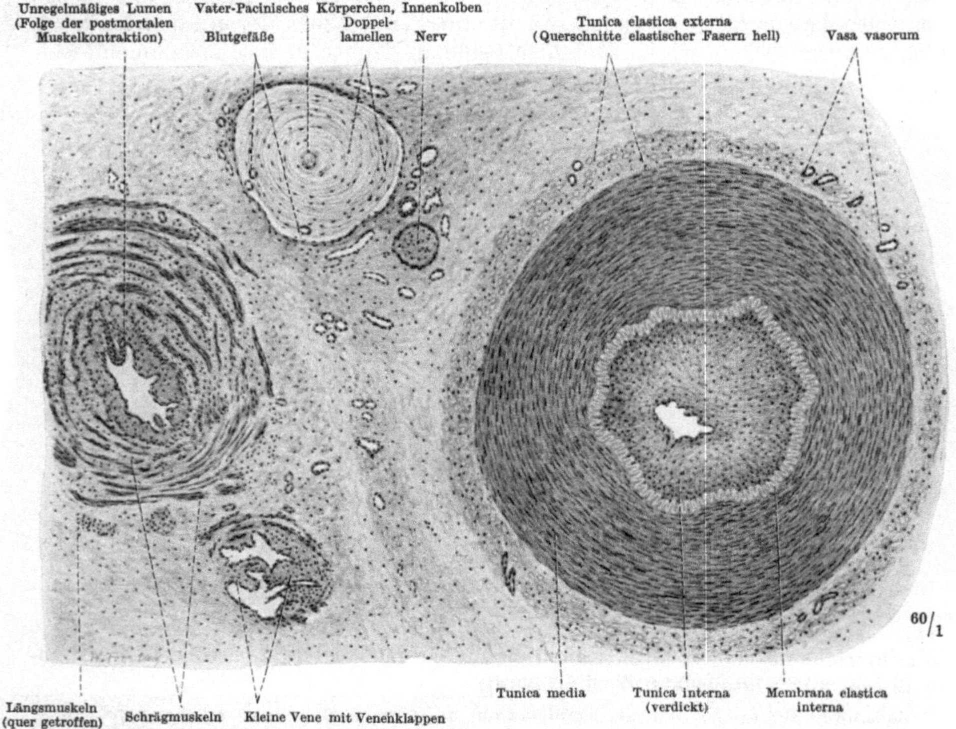

Abb. 316. Querschnitt durch die Arteria und Vena tibialis anterior mit VATER-PACINIschem Körperchen, Mensch. Rechts vom Beschauer die Arterie, links die Vene. Arterie wie Vene postmortal maximal kontrahiert. Die Bindegewebsschicht in der Tunica interna der Arterie ist abnorm verdickt (vgl. S. 579). Färbung mit Hämatoxylin-Eosin.

durch die Kraft des Herzens vorwärts getrieben werden. Bei elastischen Röhren hilft jedoch die Elastizität der gedehnten Wandung mit, da dem Blut die Rückkehr in das Herz durch entsprechende Klappenvorrichtungen verwehrt ist.

Die elastische Natur der Arterienwand ist für die Ersparnis von Herzkraft in doppelter Weise nützlich, einmal dadurch, daß die elastischen Elemente nachgeben, ausweichen und also die Reibung vermindern, und zweitens dadurch, daß sie sich wieder zusammenziehen und die Vorwärtsbewegung unterstützen. Die große Dehnbarkeit des elastischen Gewebes ist dabei am wichtigsten. Werden Gefäße leicht aus der Lage gebracht oder gedehnt wie die Darmarterien, so ist auch dafür ihre elastische Komponente zweckmäßig. Die elastische Struktur ist nicht etwa auf eine Schicht der Wandung beschränkt, sondern geht durch das ganze Perithel, allerdings sind meistens die Elastica interna und Elastica externa am hervorstechendsten (Abb. 317, Arterie). Daß ein gewisses alternierendes Verhältnis zu den Muskeln der Arterienwand besteht, soll weiter unten analysiert werden *(elastischer und muskulöser Typus)*.

Fragen wir zunächst, wie sich das elastische zum kollagenen Gewebe verhält, so wissen wir ganz allgemein, daß gerade die kollagene Faser die Eigenschaft der elastischen, auszuweichen und nachzugeben, *nicht* hat. Die kollagene Faser kann wohl, wenn sie wie gewöhnlich gewellt verläuft, gestreckt werden; dann aber leistet sie Widerstand, solange sie nicht zerreißt. Bei den Arterien ist das Endothelhäutchen von einer fibrillären Schicht der Tunica interna überzogen, die oft auffallend arm an Kernen und Fibrillen, im ganzen bei der normalen Arterie immer sehr dünn ist (Abb. 320). Unter gewissen funktionellen Beanspruchungen, z. B. bei dauernder Wiederholung ein und derselben Bewegung, welche die Gefäßwand einseitig trifft, soll sich die fibrilläre Schicht verdicken.

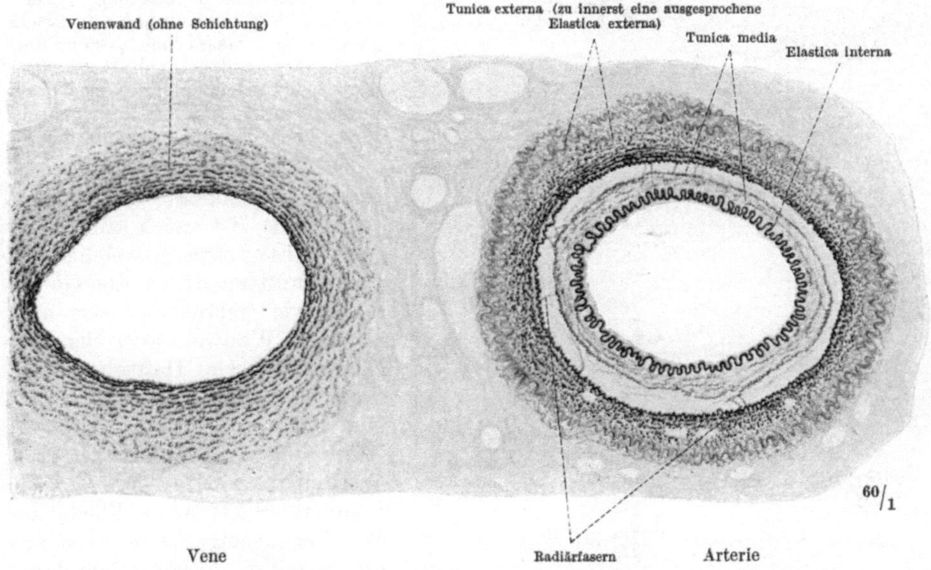

Abb. 317. Querschnitt durch die Arteria und Vena lienalis, postmortal kontrahiert. Färbung der elastischen Elemente mit Orcein. Lage der Gefäße und Vergrößerung wie in Abb. 316.

Am deutlichsten ist dies bei Menschen, die dauernde Tretbewegungen machen, an der Arteria femoralis bei ihrem Durchtritt durch die Lacuna vasorum. Doch ist es zweifelhaft, ob solche abnorme Bindegewebsanhäufung lediglich durch die funktionelle Beanspruchung erzeugt werden kann. Ich fand sie ringsum in der Arteria tibialis anterior am Unterschenkel eines normalen Menschen und bilde sie ab, weil die Fasern und Zellen der Tunica interna in solchen Abnormitäten am deutlichsten sind (Abb. 316). Eine Überdehnung des Endothelrohres und eine Diapedese des Blutes per rhexin (Zerreißen des Endothels) wird durch die Unterfütterung mit kollagenem Bindegewebe gehindert; ist die Gefahr durch eine schädigende Stromrichtung oder durch Überdruck des Blutes über das Normale vergrößert, so dient eine entsprechende funktionelle Verstärkung der Faserschicht zum Ausgleich der gestörten Kräfte.

Außer in der Tunica interna, in welcher die kollagenen Fasern, übrigens sehr zart und fein, in Reinkultur vorkommen, sind sie durch die ganze Dicke der Arterienwand verteilt, nur sind sie mit elastischen und muskulösen Elementen so gemischt, daß sie ganz in den Hintergrund treten und schwer zu sehen sind. Nur in der Tunica externa werden sie wieder zahlreicher und übernehmen die Verbindung der Arterienwand mit der Umgebung des Gefäßes. Bei starken Überdehnungen der Gefäße durch äußere Gewalt hält die Tunica externa am längsten stand. Der ganze innere Cylinder kann abgelöst und aufgerollt werden, ohne daß das äußere Rohr reißt.

Wir müssen uns vorstellen, daß die elastischen Elemente die wichtigeren sind, daß die kollagenen zwischen sie wie Zügel eingefügt sind, welche eine übermäßige Dilatation verhindern und gerade diejenigen Stellen schützen, deren Zusammenhang durch zügelloses Walten der elastischen Elemente am meisten Schaden leiden würde. Dabei ist sicher, daß die fibröse Scheide in der Tunica interna und daß alle übrigen kollagenen Gerüste weit genug sind, um der normalen Dehnung der elastischen Elemente genügenden Spielraum zu lassen.

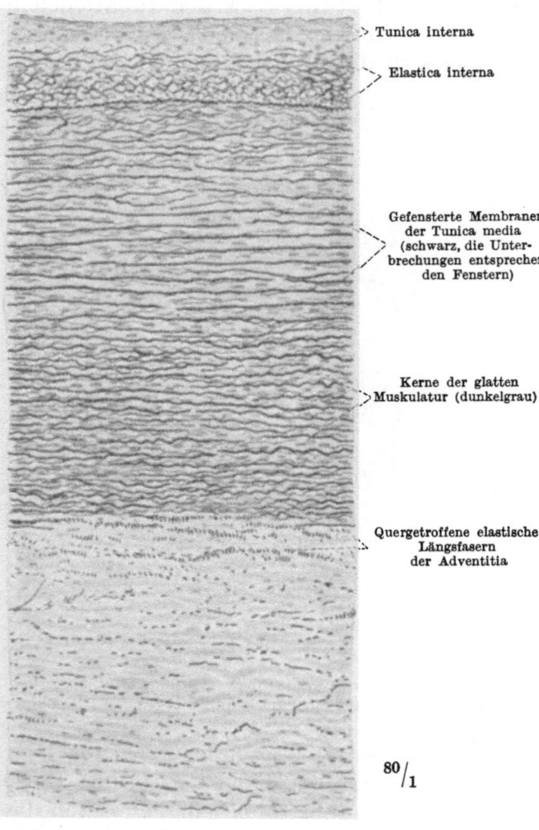

Abb. 318. Querschnitt durch die Aortenwand, Mensch. Färbung der elastischen Elemente mit Resorcin-Fuchsin (WEIGERT).

Die Tunica intima der *Aorta* hat, mindestens im Bereiche des Aortenbogens, einen Bau, der von dem der übrigen Arterien ganz abweicht. Sie enthält keinerlei kollagene Fasern, sondern lediglich dünne elastische Platten aus elastischen Netzen und Bindegewebszellen (auch Mastzellen), was sonst nirgends im Körper vorkommt, immer sind sonst elastische Fasern mit kollagenen kombiniert.

Die Wandung größerer Arterien, besonders der Aorta (Abb. 318), ist reich an elastischen Elementen, welche auf Querschnitten durch die Gefäßwand wie elastische Fasern aussehen, in Wahrheit aber Schnitte durch elastische Häutchen sind. Sie sind von rundlichen Öffnungen, Fensterchen, durchbrochen: *Membranae fenestratae* (Abb. 319). Werden durch ein solches Gebilde Schnitte senkrecht zur Fläche der Membran gelegt, so werden aus ihr Streifen herausgeschnitten, welche wirklichen Fasern zum Verwechseln ähnlich sind; sie erscheinen kurz, da jedesmal, wo der Schnitt ein Fenster erreicht, ihr Ende erreicht zu sein scheint. So bekommt man in Schnitten nur eine ganz unvollkommene Vorstellung von dem Reichtum der Aortenwandung an gefensterten Membranen. Sie stecken ineinander wie ein zusammengeschobenes Perspektiv und sind häufig durch Zwischenlamellen miteinander verbunden. Nach der Intima zu liegt jeder gefensterten Membran ein grobes Netzwerk elastischer Fasern an, außerdem sind die Membranen durch Lagen glatter Muskelzellen und kollagenen Gewebes voneinander getrennt. Die Muskelzellen setzen mit feinsten elastischen Sehnen an den gefensterten Membranen an und können dadurch Weite und Spannung des Gefäßrohres beeinflussen. Je größer die Arterie ist, besonders bei den Aorten großer Säugetiere, um so verbreiteter sind die gefensterten Membranen und um so mehr treten die glatten Muskeln zurück. In kleineren Arterien kommen nur Netze aus elastischen Fasern vor (Abb. 317), keine Membranen; die Tunica media ist bei ihnen wesentlich von glatten Muskelzellen und spärlichem kollagenem Gewebe besetzt. In der Wand der Aorta und ihrer großen Äste (Art. carotis communis bis zur Teilungsstelle, Art. subclavia bis etwa zur Scalenuslücke) und in der Art. pulmonalis machen die elastischen Elemente etwa die Hälfte der Wanddicke aus: *elastischer Typ*. Auf einer kurzen anschließenden Strecke verringert sich die Masse der elastischen Elemente zugunsten der Muskulatur, so daß der weitaus größte Teil der Arterien dem *muskulösen Typ* angehört.

In der Tunica externa neigen die elastischen Fasern im allgemeinen nicht dazu, sich zu Häuten zu verbreitern und zu vereinigen. Sie verlaufen in der Längsrichtung, sind also auf dem Querschnitt der Gefäße als Pünktchen zu sehen, auch in der Aortenwand (Abb. 318). In vielen Arterien sind zahlreiche längsverlaufende elastische Fasern an der Grenze zwischen Media und Externa zu einer Grenzscheide zusammengedrängt, der „*Lamina*“ *elastica externa* (Abb. 316). Manchmal, aber nicht häufig, ist die innerste Schicht dieser Lage zu einer wirklichen Lamina geworden (Abb. 317). Während die ringförmigen elastischen Fasern der Media bei der Rückkehr in die Ruhelage den gedehnten Querdurchmesser der Lichtung verkleinern, sorgen die längsverlaufenden Fasern der Externa für die Rückkehr der längsgedehnten Wandelemente in die Ruhelage. Die gefensterten Membranen sind beiden Fähigkeiten gewachsen und korrigieren obendrein die Spannungen in den Schrägrichtungen.

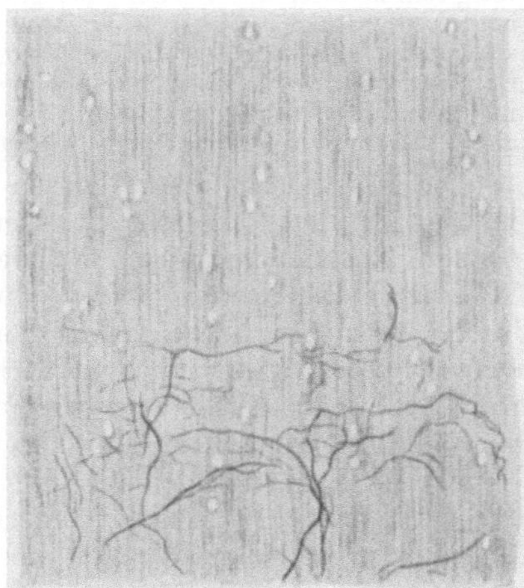

Abb. 319. Gefensterte Membran, Isolationspräparat. Im unteren Teil der Abbildung sind die der Membran überall anhängenden gröberen Geflechte (bzw. Netze) aus elastischen Fasern gezeichnet, im oberen Teil sind sie weggelassen.

Soweit der Puls in den Arterien reicht, haben sie eine ungefensterte *Membrana elastica interna*, eine im fixierten Präparat meist wie ein Wellblech gebogene homogene Platte, welche die Grenze zwischen Interna und Media bildet. Da die Falten längs zum Verlauf der Gefäße gerichtet sind, geben sie auf dem Querschnitt durch die Arterie das Bild einer höchst charakteristischen geschlängelten glänzenden Linie (Abb. 316, 317). Nach der Peripherie zu wird die Membran mehr und mehr in ein Gitter elastischer Fasern umgebildet, in dem die Längsrichtung vorherrscht. Beim Lebenden ist die Elastica interna glatt, die Faltung fehlt. Sie kommt erst nach dem Tode zustande durch Kontraktion der Muskulatur der Media bei der Abkühlung des Körpers oder durch die Wirkung von Fixierungsmitteln. Die Wellung ist eine typische postmortale Erscheinung. Von Verletzungen ist bekannt, daß die Tunica interna allein reißen kann, ohne daß die Elastica verletzt wird. In den kleinsten Arterien, den Arteriolen, wird die Membrana elastica interna durch ein feines Gitter zarter elastischer Fasern ersetzt. In den präcapillaren Arterien fehlt auch dieses.

Alle Arterien enthalten gegenüber ihren Nachbarvenen eine große Muskelmenge. Sie liegt hauptsächlich in Form von ringförmig angeordneten kompakten Massen von glatten Muskelzellen in der Media, kann aber in gewissen Fällen, besonders an den Teilungsstellen, in schräg- oder längsverlaufende Bündelchen umgeordnet sein (S. 589). Gelegentlich findet man feinere oder gröbere Bündel Längsmuskulatur in der Intima bzw. Adventitia, Ausnahmen, die in das Bereich der individuellen Variationen gehören. Würde man die gesamte glatte Muskulatur aller Arterienwandungen zu einem Muskel zusammenballen, so würde sie wohl der Masse des Herzmuskels gleichkommen oder sie übertreffen.

Daß die glatte Muskulatur der Arterien als „peripheres Herz" funktioniert, kann man trotzdem nicht sagen. Aber dadurch, daß sie die Arterien enger und weiter stellen kann, beeinflußt sie wesentlich den Blutdruck und die Verteilung des Blutes und stellt einen wichtigen, ja unentbehrlichen Kreislaufsfaktor dar.

Zieht sich die Muskulatur der Media maximal zusammen, so wird die Lichtung beträchtlich verengert, bei den Arteriolen bis zum völligen Verschluß. Blutungen aus zerrissenen Gefäßen können so zum vorübergehenden Stillstand kommen. Unterläßt der Arzt die Unterbindung der offenen Gefäßenden, so tritt eine „Nachblutung" ein, sobald der Krampf der Muskulatur aufhört; sie kann sehr gefährlich werden und führt bei schwer zugänglichen tiefen Wunden nicht selten nachträglich zum Tode.

Man hat auch bei abgeschnürten Gliedern, in welchen der Druck des Herzens nicht tätig sein konnte, eine Wirkung der glatten Muskeln auf die Fortbewegung des Blutes beobachtet. Ihr ist es auch zuzuschreiben, daß bei der Leiche alles Blut aus den Arterien verschwunden sein kann, weil es post mortem (also nachdem das Herz steht!) vollends in die Capillaren und von diesen in die Venen weiterbefördert wird. Die Alten wußten deshalb nicht, daß die Arterien Blut führen, sie glaubten, sie seien auch im Leben mit Luft gefüllt; daher stammt der heutige Name Arterie (von ἀηϱ Luft).

Die Muskulatur der Arterien teilt sich mit den elastischen Fasern und Häuten in den Widerstand gegen den Innendruck seitens des Blutes. Die glatten Muskeln vermögen in jedem beliebigen Dehnungszustand den gleichen Widerstand zu leisten. Daher kann sich der dicke Muskelcylinder der Media immer genau dem Querschnitt der Blutsäule im Innern, mag sie an- oder abschwellen, anpassen und Druckwirkungen von außen standhalten. Die Arterienwand legt sich im Leben nie in Falten, sie kollabiert nicht, sie garantiert stets eine glattwandige, auf dem Querschnitt kreisförmige Lichtung des Rohres. Man kann sagen, daß der Organismus für jeden Druck und jede Geschwindigkeit des Blutes in den Arterien innerhalb normaler Bedingungen genau passende Rohrstücke bereit hält. Nur werden die verschiedenen Rohrstärken, welche an ein und derselben Stelle des Körpers notwendig sind, nicht von Fall zu Fall ausgewechselt, wie wir es bei den starren Röhren einer Wasserleitung tun müßten, sondern die Arterienwand stellt sich durch ihre inneren Kräfte jeweils von selbst so ein, wie es für den momentanen Bedarf nötig ist.

Der Blutdruck innerhalb der Gefäße wird vor allem durch den Kontraktionsgrad der Arterien beherrscht; ist beispielsweise die Lichtung durch eine stark kontrahierte Muskulatur verengt, so genügt ein geringes Blutquantum, welches das Herz in die Gefäße treibt, um den Blutdruck auf einem hohen Stand zu erhalten. Bei einem Widerstand der Arterienmuskeln von mittlerer Größe treibt das Herz in der Zeiteinheit die größte Blutmenge in die Arterien. Der Arzt benutzt die Blutdruckbestimmung an seinen Patienten, um die Beziehung zwischen der Arbeit der Arterienwand und der Arbeit des Herzens zu kontrollieren.

Die vorstehende Schilderung gibt nur den Grundplan des Arterienbaues. Die Ausgestaltung im einzelnen, die Dicke der Wand, das gegenseitige Verhältnis ihrer einzelnen Komponenten, ist in den verschiedenen Körperabschnitten sehr verschieden (z. B. Extremitätenarterie, Abb. 315 und Mesenterialarterie, Abb. 317). Auch in einzelnen Abschnitten einer und derselben Arterie kann sie beträchtlich verschieden sein (z. B. Art. carotis interna außerhalb des Schädels, im Canalis caroticus und innerhalb des Schädels im Subarachnoidalraum). Der Wandbau der Arterie ist als funktionelle Struktur nicht nur abhängig von den dynamischen Faktoren des Blutstromes, sondern zugleich von der Beschaffenheit der Umgebung. Unter allen Umständen aber ist die Arterie charakterisiert durch die geschlossene Ringmuskulatur, die erst im präcapillaren Gebiet in einzelne Muskelzellen aufgelöst wird, die aber ebenfalls stets ringförmig um das Endothelrohr gelegt sind.

Abgesehen von diesen örtlichen Verschiedenheiten bei jedem Menschen sind die individuellen Verschiedenheiten bei den verschiedenen Menschen sehr erheblich. Es gibt Menschen mit ausgesprochen dickwandigen und solche mit dünnwandigen, solche mit weiten und mit engen Arterien (unabhängig vom Kontraktionszustand). Das sind sog. „konstitutionelle" Unterschiede, doch ist Näheres über die Zusammenhänge nicht bekannt.

Die *Innervation* ist reichlich. Sie erfolgt durch Äste des sympathischen Nervensystems, welche in der Media ein feines Netz bilden mit Endigungen an den glatten Muskelzellen,

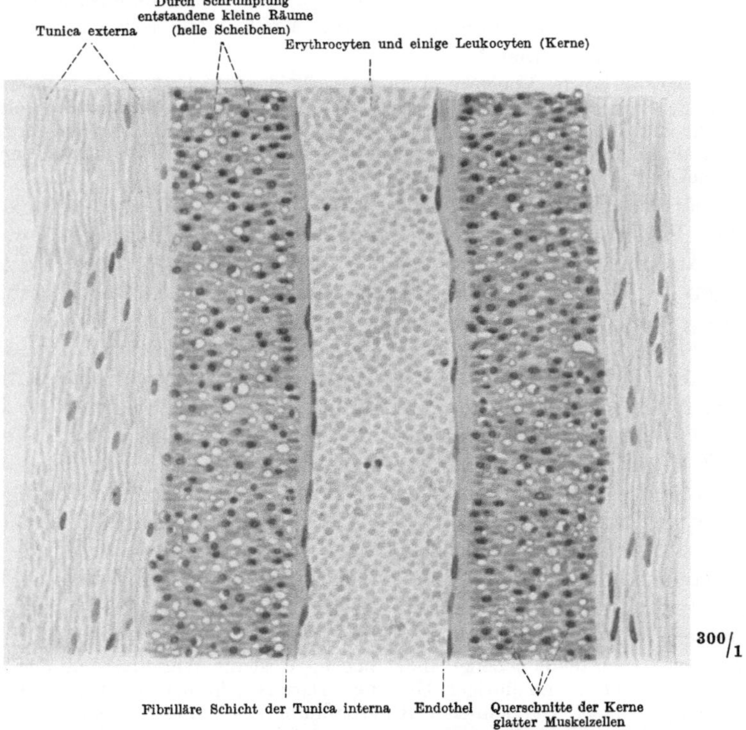

Abb. 320. Längsschnitt durch eine kontrahierte kleine Arterie aus der Glandula submandibularis des Menschen. Färbung mit Hämatoxylin-Eosin.

aber auch mit feinsten Ausläufern bis in die Tunica interna vordringen. Man kann alle von außen an die Arterienwand gelangenden Nervenäste ausschalten, es kehren dann die gleichen Kontraktionserscheinungen, welche vor der Operation bestanden, wieder, ein Beweis dafür, daß auch die „entnervte" Arterienwand in sich regulatorisch tätig ist. Im unversehrten Körper hat die Innervation engste Beziehungen zu psychischen Vorgängen; man denke an das Erröten, welches durch eine Erweiterung der feinen Arterien und durch stärkere Durchblutung der Haut bedingt, letztlich aber von bewußten oder unbewußten Vorgängen im Centralnervensystem abhängig ist. Bei stark arbeitenden Organen oder bei Entzündungen wird durch eine entsprechende Einstellung der Muskulatur dem erkrankten Organ mehr Blut als gewöhnlich zugeleitet, ohne daß wir davon wissen oder Einfluß darauf haben. Die feineren Vorgänge sind noch nicht vollständig bekannt, sicher aber ist, daß die Blutverteilung von Organ zu Organ genau dem Bedürfnis im gesunden oder kranken Zustand gemäß geregelt wird und daß die Innervation daran beteiligt ist.

Die elastischen Fasern vermehren sich und wachsen bis zum 35. Lebensjahre, vom 50. Lebensjahre ab beginnen sie sich rückzubilden. Während der dazwischen liegenden 15 Jahre ist der Bestand ziemlich unverändert, solange die Anforderungen sich innerhalb der Norm bewegen. In den senilen Gefäßen ersetzen fibröse Umwandlungen der Wand den Verlust an elastischen und muskulösen Bestandteilen, aber die Wirkung ist unvollkommener und die Gefahr der Wandschädigungen groß.

Bau der Venenwand. Die Venenwandung enthält ein viel stärkeres Gerüst aus kollagenen Fasern als die Arterienwand. Das kollagene Gewebe ist von elastischen Fasern und von Strängen glatter Muskelzellen durchschossen, welche viel lockerer liegen als in der Arterie (Abb. 316, 317). Die Venenwand ist einheitlich, zeigt keinen Schichtenbau und ist dadurch sehr klar von der Arterienwand unterschieden (Abb. 317). Es fehlt ihr die dichtgeschlossene Ringmuskelschicht, die Muskulatur ist in einzelne Bündel geordnet (Abb. 316), die in steilen Schraubentouren angeordnet sind, meist in gegenläufigen, Rechts- und Linksschrauben. Die großen Venen (Vv. cavae, jugulares internae) haben fast reine Längsmuskelbündel. Auch in kleinen Venen kann die Muskulatur rein längsgerichtet sein (V. centralis der Nebenniere).

Ausnahmsweise ist die Venenwand auch deutlich geschichtet, aber ganz anders als die Arterienwand. So enthalten Teile des Plexus pampiniformis im Samenstrang eine mächtige Längsschicht und eine klar von ihr geschiedene dünne Ringschicht. Im ganzen sind die örtlichen und die individuellen Verschiedenheiten im Bau der Venenwand mindestens so groß wie bei der Arterienwand.

Die spärliche Muskulatur genügt, um dem sehr geringen Druck innerhalb der Venen Widerstand zu leisten. Der verschiedene Bau der Venenwand gegenüber der Arterienwand ist hauptsächlich dadurch bedingt, daß die dynamischen Wirkungen des Blutstroms in den Venen sehr gering sind. Durch besondere Einrichtungen, wie den negativen Druck im Brustkorb, wie Fascien und quergestreifte Muskeln, welche von außen auf die Venenwand wirken (z. B. M. omohyoideus, Bd. I, S. 190), wird ein Teil der großen Venen offen gehalten. Überhaupt spielt die bindegewebige Verspannung der Venenwand mit der Umgebung eine große Rolle für das Offenhalten des Lumens. Die Wand der Venen ist so weit, daß sie die Blutsäule zu fassen vermag, ohne daß sich das Lumen ganz rundet. Die kollagenen Fasern genügen den meisten Anforderungen seitens des Blutes im Innern und seitens der Umgebung, die Muskeln und elastischen Elemente können auf spärliche Zugaben beschränkt sein. Da gerade das kollagene Gewebe besonders widerstandsfähig ist, zerreißt die Venenwand, obgleich sie dünner ist als die Arterienwand, doch nicht leichter; sie ist meistens sogar etwas fester.

Wenn zwei Venen dicht nebeneinander liegen, so ist die Wanddicke an der Berührungsstelle beider geringer als im übrigen Umfang. Daraus geht hervor, daß die beiden Venen sich gegenseitig stützen. Die dehnende Ringspannung des Blutes findet überall den gleichen Widerstand und bedarf deshalb an der Berührungsstelle nur einer verminderten Wandstärke. Würde der Blutdruck als solcher die Wandstärke allein bestimmen, so müßte sie überall gleich sein.

Die *Innervation* ist die gleiche wie bei der Arterienwand.

Venenklappen. Der Blutdruck, welcher von den Kontraktionen des Herzens ausgeht, ist zwar sehr stark herabgesetzt, bis das Blut die Venen erreicht, ist aber doch für die Fortbewegung des Venenblutes noch wirksam. Als Hilfen kommen die Einflüsse der sich kontrahierenden Muskeln in der Nachbarschaft der Venen, vor allem die Saugwirkung des Herzens u. a. m. hinzu. Diese Kräfte werden unterstützt durch besondere Einrichtungen, welche dem Blut nur *einen* Weg offen lassen, den auf das Herz zu. Jede Kraft, welche die Venenwandung oder das Blut in ihr trifft und die Blutsäule auch nur im geringsten verschiebt, wird so geleitet, daß eine Verschiebung nach dem Herzen herauskommt. Aus kleinsten Antrieben können so große Kraftmengen gesammelt werden, daß sie beim stehenden Menschen das venöse Blut vom Fußboden bis zur Höhe des Herzens, also bei Erwachsenen um mehr als Meterhöhe heben können. Freilich versagen gerade die Venen der unteren Extremität am ehesten; die Häufigkeit von Krampfadern (Varicen) an den Beinen und des Unterschenkelgeschwürs (Ulcus cruris), welches mit der verminderten Blutzirkulation in den Hautvenen in engem ursächlichem Verhältnis steht, ist ein Beweis dafür. Die *Venenklappen, Valvulae,* sind das Mittel, mit welchem das Blut genötigt wird, nach einer Richtung zu fließen. Meistens findet man an Venen schon von mikroskopischer Größenordnung 2 oder 3 halbmondförmige Taschen (Abb. 321), welche kontinuierlich mit der Tunica interna zusammenhängen und wie diese aus einem kollagenfaserigen Gerüst mit einem Endothelüberzug bestehen. Die Taschen sind an ihrem äußeren, mit der Interna verbundenen Rand konvex, der freie Rand ist gegen das Herz gerichtet. Der Blutstrom drückt die Klappen gegen die Wand der Vene und wird deshalb nicht gehindert dem Herzen zuzufließen. Staut sich dagegen das Blut, so füllt es die Taschen und drückt die freien Ränder und ein Stück der Klappen selbst so fest gegeneinander, daß es nicht zwischen ihnen hindurch kann; die Venenwände buchten sich am Sitz der Klappen aus, *Sinus* (Abb. 321a); man kann daran an mageren Individuen den Sitz der Klappen in den Hautvenen beim Lebenden erkennen (Bd. I, Abb. S. 302, 308). Kleine Venen können Klappen mit nur einer Tasche haben. Die Klappen sitzen oft an den Stellen, wo Äste einmünden (*Ast*klappen). Sie versperren den Rückfluß des Blutes meist nur in der Hauptlichtung (Abb. 321).

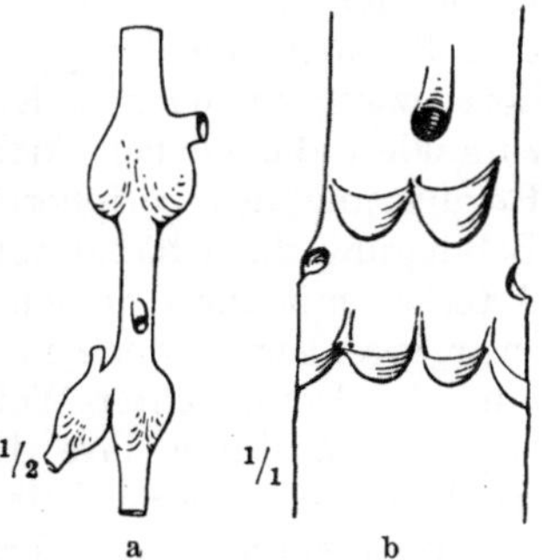

Abb. 321a u. b. a Stück einer blutgefüllten (gestauten) Vena axillaris. b Stück einer längs aufgeschnittenen Vene, ausgebreitet (s. auch Venenklappen in Abb. 240, 316).

In den Hautvenen stehen die beiden Taschen der Klappen parallel zur Oberfläche, so daß sie bei der Kontraktion der unterliegenden Muskeln aneinander gedrückt werden. Stünden sie radiär, würden sie zum Klaffen gebracht.

Drückt man das durch die Haut bläulich durchschimmernde Blut der Venen am Handrücken in der Richtung von den Fingern nach dem Handgelenk zu weg und preßt man die Fingerkuppe am distalsten Ende der Strecke fest gegen die Vene, so bleibt die bestrichene Strecke blutleer, weil die proximalliegende Klappe das Blut hindert in sie zurückzufließen und weil das von den Capillarnetzen her nachfließende Blut durch die Fingerkuppe des Beobachters abgesperrt ist. Lüftet man die Fingerkuppe, so schießt das venöse Blut von der Peripherie her sofort in die bis dahin künstlich leergehaltene Vene.

Die Klappen sind in den Venen von Feten und Kindern zahlreicher als bei Erwachsenen. Die Venen der verschiedenen Körperabschnitte und der verschiedenen Organe sind sehr verschieden reich an Klappen. In den Venen des Gehirns und des Herzens und im Pfortadersystem fehlen sie, außer am Magen.

Gefäße und Nerven. Die *Blutzufuhr* für die Wandung der Arterien und Venen (außer der Tunica interna, S. 572, 576) geschieht durch besondere *Vasa vasorum* (Abb. 316). In großer Zahl zweigen sich feine Äste aus der Arterie, welche versorgt wird, oder aus einer benachbarten Arterie ab und dringen unter starker Verästelung von außen in die Tunica externa ein, um in der Tunica media sich in Capillarnetze aufzusplittern. Die glatte Muskulatur hat am meisten Bedarf an Blut und wird am besten versorgt. Feine *Venen* sammeln sich aus den Capillaren *(Venae vasorum)* und führen in die benachbarten Venen. *Lymphgefäße* gibt es in der Tunica externa.

Über die *Nerven* siehe S. 583.

Gefäßnervenscheide. Die einzelne Arterie kann außerhalb der Tunica externa noch von einer dichten Bindegewebshülle umgeben sein, *Vagina vasis.* Gewöhnlich umhüllt sie benachbarte Arterien, Venen und Lymphgefäße gemeinsam, oft ist auch noch ein Nerv mit eingeschlossen. Ein Beispiel am Halse ist die gemeinsame Scheide für die Arteria carotis communis, die Vena jugularis interna und den Nervus vagus (Bd. I, Abb. S. 189). Die gemeinsame *Gefäßnervenscheide* mit ihrem Inhalt ist wie ein Kabel in die Lücken eingepaßt, welche zwischen den übrigen Organen, z. B. den Muskeln und Knochen, ausgespart sind. Darauf wird bei den speziellen peripheren Leitungsbahnen im einzelnen einzugehen sein (Bd. III).

3. Die Wand der kleinsten Arterien, Arteriolen und Venulen.

Mit guten Gründen pflegt man die Blutgefäße in Capillaren einerseits, Arterien und Venen andererseits einzuteilen, indem man den einen den Stoffaustausch mit den Geweben zuschreibt, den anderen die Aufgabe der Zu- und Ableitung (S. 571). Die einen gehören ganz der mikroskopischen Größenordnung an, die anderen sind präparatorisch darstellbar. Zwischen beiden aber liegt, wie an so manchen Stellen der anatomischen Untersuchungen und Beschreibungen, ein Gebiet der „vernachlässigten Dimensionen", das der kleinsten *Arterien, Arteriolen* und *Venulen* und der *präcapillaren Arterien* und *postcapillaren Venen*. Sie gehören zwar zu der rein leitenden Komponente des Gefäßsystems, haben aber, zumindest die kleinen Arterien und die Arteriolen, die besondere Aufgabe der Regulierung des peripheren Kreislaufes, die fast allein ihnen zukommt. Die Befähigung dazu hängt mit der geringen Weite ihres Lumens zusammen. Die Arterien mit ihrer reinen Ringmuskulatur können durch deren Kontraktion zwar verengert, jedoch nie ganz verschlossen werden. Selbst bei Arterien von nur 0,5—1 mm lichter Weite ist dies nicht möglich (Abb. 317, 320). Immerhin können sie durch ihre Kontraktion die Strömungswiderstände beträchtlich erhöhen, da in diesen Gefäßen, die im physikalischen Sinne Capillarröhren sind, der Widerstand umgekehrt proportional der 4. Potenz des Durchmessers der Lichtung wächst. Nur wenn innen von der Ringmuskulatur eine dicke Schicht Längsmuskulatur hinzukommt, kann der völlige Verschluß erzielt werden (*Sperrarterien*, vgl. S. 194). Bei reiner Ringmuskulatur können erst Arterien von etwa 0,1 mm lichter Weite völlig verschlossen werden.

Kleinste Arterien. Diese *kleinsten Arterien* haben nur noch 1—2 geschlossene Lagen Ringmuskulatur und statt der Membrana elastica interna nur ein Gitter aus zarten elastischen Fasern. Wenn sich ihre Muskulatur maximal kontrahiert, wird das Endothel so zusammengeschoben, daß es das Lumen völlig ausfüllt. Bei größeren Arterien führt die Kontraktion nur dazu, daß die Membrana elastica interna gewellt statt glatt ist und die Endothelkerne radiär in das Lumen vorragen, statt flach der Wand anzuliegen. Die kleinsten Arterien vermögen also den Blutstrom völlig abzudrosseln.

Arteriolen, Präcapillaren. Die *Arteriolen* haben keine geschlossene Muskulatur mehr, Muskelringe aus je 1 Lage Muskelzellen wechseln ab mit völlig muskelfreien Wandstrecken. Sie gehen über in die *Präcapillaren*, die auch seitlich aus ihnen oder aus kleinsten Arterien entspringen können. Während die Arteriolen einen Durchmesser von etwa 50 μ haben, sind die Präcapillaren 30—40 μ weit, haben keinerlei Muskulatur, sondern nur noch eine Elastica interna in Gestalt eines feinsten Fasergitters.

Postcapillaren, Venulae. Die *postcapillaren Venen* sind von den präcapillaren Arterien wohl nur durch andere, mehr ringförmige Anordnung der elastischen Fasern unterschieden, oft allerdings durch ihre erheblich größere Weite (z. B. venöses Hauptnetz der Haut). Auch die *Venulae* sind in ihrem Wandbau den Arteriolen sehr ähnlich. Der Unterschied liegt ebenfalls eigentlich nur in der Ringanordnung der elastischen Fasern, zumal die Muskulatur ähnlich wie bei den Arteriolen gestaltet sein kann. Oft ist die Unterscheidung zwischen Arterien und Venen dieser Größenordnung nur möglich, wenn man ihren Ursprung bzw. ihre Einmündung feststellen kann. Klappen kommen in den Venulae nicht vor.

Trotz ihres Mangels bzw. ihrer Armut an Muskelelementen sind diese feinsten Gefäße verengerungs- und erweiterungsfähig wie die Capillaren.

Die präcapillaren Arterien und postcapillaren Venen spielen zusammen mit den Capillaren noch eine ganz besondere, wichtige Rolle außerhalb des Kreislaufsgeschehens. Sie stellen denjenigen Abschnitt des Gefäßsystems dar, der das *Gefäßmesenchym* enthält, jenen Vorrat an undifferenzierten, multipotenten Mesenchymzellen, deren Bedeutung z. B. bei den blutbildenden Organen erörtert worden ist (S. 542, 547). Es sind die gleichen Zellen, die z. B. beim Wundverschluß das junge Narbengewebe liefern. Diese Mesenchymzellen sind immer an die feinsten Blutgefäße gebunden.

4. Die Wand der Lymphgefäße.

Die *Lymphcapillaren* bestehen lediglich aus einem Endothelrohr. Sie sind sehr verschieden weit, oft viel weiter als die Blutcapillaren (Abb. 112), sie können weite Räume *(Lymphsinus)* bilden. Dann sind die Endothelzellen sehr groß, so daß ihre Zellkerne sehr weit auseinander liegen. Wie bei den Venen bekommen die postcapillaren *Lymphgefäße* zunächst nur eine ganz dünne bindegewebige Hülle um das Endothelrohr (Abb. 299), die allmählich dicker wird, dann auch elastische Fasern enthält. Später tritt glatte Muskulatur hinzu. Die Verlaufsstrecke bis zu deren Auftreten ist wie bei den Venen in den einzelnen Organen und Körpergebieten sehr verschieden lang. Die Muskulatur ist meist rein in einzelnen Längsbündeln geordnet, doch können, örtlich sehr verschieden, auch Schräg- und Ringbündel hinzukommen. Sie kann verhältnismäßig sehr mächtig sein, oft mächtiger als in Venen gleichen Durchmessers. Die mit bloßem Auge als dünne Fäden sichtbaren Lymphgefäße haben alle eine beträchtliche Muskelwand. Sie sind weniger elastisch dehnbar als die Blutgefäße (und auch als Nerven) gleichen Kalibers, beim Zerreißen geben sie einen deutlichen hellen Knack.

Die Lymphgefäße enthalten sehr zahlreiche *Klappen*, die den Rückstrom gegen die Peripherie verhindern. Die Abstände zwischen zwei Klappen sind selbst an den großen Lymphstämmen sehr klein, vielfach nur 1 mm und weniger. Die Fortbewegung der Lymphe geschieht wie bei den Venen, teils durch Kompression von seiten der Umgebung, teils durch die Saugwirkung des Herzens, die sich auch auf die Lymphstämme fortsetzt, da diese in der Nähe des Herzens in die großen Venen einmünden. Hinzukommt die aktive Kontraktion der Muskulatur der Lymphgefäßwand.

Die Lymphgefäße entstehen beim Embryo lokal im Mesenchym als endothelausgekleidete Spalten, die sich dann vereinigen. An den Einmündungsstellen der Lymphstämme in das Venensystem, beim Menschen nur am Zusammenfluß von Vena jugularis interna und V. subclavia jederseits, bilden sich von der Venenwand aus kurze ampullenartige Verbindungsstücke (Sacci lymphatici der Embryologie), mit denen sich die Lymphstämme verbinden. In den mikroskopischen Präparaten sind leere Lymphcapillaren noch weniger als leere Blutcapillaren von einfachen Gewebsspalten zu unterscheiden.

II. Verästelungen und Vereinigungen der Gefäße.

Historische und funktionelle Abhängigkeit. Im vorhergehenden Kapitel war im wesentlichen von der Struktur der Gefäße die Rede; hier haben wir es mit der Gestalt der Gefäßbahn als solcher, ihrer allgemeinen Morphologie zu tun.

Die größeren Arterien verästeln sich wie ein Baum in immer feinere Zweige und gehen schließlich in das Capillarnetz über; aus diesem sammeln sich die Venen wiederum nach dem Bilde eines Baumes, indem kleinere zu größeren zusammentreten und schließlich in große Stämme münden. Die Verästelungsweise ist im großen und ganzen streng normiert, wenn auch individuelle Varianten, besonders bei den Venen, häufiger sind als bei anderen Systemen unseres

Körpers, etwa bei den ebenfalls reich verästelten Nerven. Das Lymphgefäßsystem ist nicht baumartig verästelt. Seine Astfolge und -verbreitungsart ist besonders variabel. Die spezielle Beschreibung der peripheren Leitungsbahnen (Bd. III) hat das Wichtigste der Normierung der Gefäße im einzelnen aufzuzeigen. Hier kommt es auf das Prinzipielle an.

Beim menschlichen Embryo treten die ersten Gefäße vielfach als Netze auf, aus welchen sich die späteren Arterien- und Venenstämme erst allmählich sondern. Diese Netze haben die gleiche Funktion wie die späteren Capillarnetze der einzelnen Organe, sind aber im Körper des Embryo auch dort anzutreffen, wo später nur vereinzelte Arterien- und Venenstämme liegen. Durch den Vergleich mit den Embryonen der Wirbeltiere überhaupt ließ sich wahrscheinlich machen, daß die embryonalen Netze in erster Linie Anpassungen an den großen Sauerstoffbedarf des Embryo im Mutterleib sind, welchem die Gefäße durch enorme Vergrößerung ihrer Oberfläche im Capillarnetz angepaßt sind. Bei Tieren, deren Embryonen im freien Wasser und reichlich von Sauerstoff umspült aufwachsen, fehlen die Netze. Danach ist das Netz nicht der Urzustand der Gefäßausbreitung, in welchem die späteren Arterien- und Venenstraßen vom Blutstrom durch Übrigbleiben des Passendsten mechanisch ausgelesen werden, wie man vielfach glaubt, sondern die bereits vorhandenen Straßen werden von dem Netz so übersponnen und verkleidet, daß wir sie erst zu Gesicht bekommen, wenn sie größer und dicker werden als die übrigen Netzmaschen.

Die Bahnen der Arterien, die am besten studiert sind und welche wir als Beispiel herausheben, entsprechen im allgemeinen dem kürzesten Weg zwischen Herz und Capillarnetzen; aber vielfach werden Umwege eingeschlagen, welche durch nachträgliche Verschiebungen der Endorgane bedingt sind und welchen die Arterien folgen. Die Verschiebungen können vererbt sein, so daß nicht das individuelle Geschehen, sondern phylogenetisch bedingte Ursachen den jetzigen Verlauf der Gefäße mit bedingen. Im großen und ganzen treten die Arterien aus dem embryonalen Netz bereits in ihrer endgültigen Anordnung hervor; die historisch gewordene und vererbte Anlage ist so fest in sich determiniert wie etwa die gröbere Gestalt eines Femur, seine Gliederung in Schaft, Hals, Kopf usw.

Dagegen ist wie beim Knochen das *feinere Detail* in hohem Grade beeinflußbar durch die jeweilige Funktion, in unserem Falle besonders durch die funktionelle Anpassung an den passierenden Blutstrom und dessen hämodynamische Wirkung. Bei den Arterien ist die Dicke und der Bau der Wandung und die Weite und Gestaltung der Lichtung (ob der Querschnitt kreisförmig oder leicht elliptisch ist) hämodynamisch bestimmt. Auch die Art des Astursprungs und die ganze Art der Astabgabe sind deutlich funktionell beeinflußt. Das Prinzip, welches darin waltet, fassen wir dahin zusammen, daß das Blut mit geringstem Energieverbrauch durch die Arterien verteilt wird. Verluste an lebendiger Kraft durch Reibungen an vorspringenden Kanten oder durch Wirbelbildung werden vermieden, indem die Arterienwand immer genau einem möglichst ungehemmten Verlauf des Blutstromes angepaßt ist. Auch in den „Internodien“ zwischen den Stellen der Astabgabe fehlen scharfe Knicke; sanfte Biegungen sind die Regel.

Die Pathologie der Blutbahn hat vortreffliche Belege dafür geliefert, daß der Blutstrom selbst die ihm günstige Gefäßform erzwingt, daß sie mechanisch im individuellen Leben bedingt ist. Allerdings sind uns die wirkenden Faktoren im einzelnen nicht bekannt. Ich hebe im folgenden die besonders klaren Fälle hervor.

Ursprungskegel. Die Äste, welche von einem Hauptstamm seitlich abzweigen, haben ganz unabhängig von ihrer weiteren Verlaufsrichtung eine ganz bestimmt gerichtete und geformte Anfangsstrecke. Sie steht in bestimmtem Winkel zur

Achse des Hauptstammes und ist nicht cylindrisch geformt, wie es der Menge des der Peripherie zufließenden Blutes adäquat zu sein scheint, sondern ist konisch verjüngt, daher *Ursprungskegel* genannt. Läßt man Wasser durch ein cylindrisches starres Rohr fließen und läßt man den Strahl aus einem ovalen Loch in der Seite des Rohres frei herausspringen, so zeigt er die gleiche Richtung und Verjüngung wie der Ursprungskegel der Arterien. Die Arterienwand ist vollkommen den hydraulischen Kräften angepaßt, welche die Form des frei aus dem Loch des Modells herausspringenden Strahles bedingt. Sie ist nicht im Wege, die Blutbewegung vollzieht sich reibungslos.

Sowohl der hydrodynamisch bedingte Winkel an jeder Stelle der Blutbahn wie auch die Gestalt der Abgangsstelle hängen ab von der vitalen Empfindlichkeit des Endothels, welches sich so richtet, daß es vom Blutstrom möglichst wenig gestoßen wird. Das Perithel paßt sich den Formänderungen des Endothels an. So können bestehende Astwinkel und Coni nachträglich umgeändert werden, wenn sich die Blutgeschwindigkeit oder die Gestalt der vorausgehenden Strecke der Blutbahn ändern, wie es in pathologischen Zuständen häufig der Fall ist.

Das Endothel hält dem nicht geringen Seitendruck der strömenden Flüssigkeit stand, weicht aber vor dem schwächsten Flüssigkeitsstoß aus und wird dadurch der Ausgangspunkt für Neugestaltungen, wenn sich die Strömung ändert. Diese Gegensätzlichkeit im Verhalten ist eine wunderbare vitale Eigenschaft, die auch sonst bei der Reaktion der Zellen auf Reize bekannt ist, z. B. bei den Knochenbildungszellen (Bd. I, S. 45).

Verästelungswinkel und Verlaufswinkel. Gewöhnlich nimmt man bei der Verästelung einer Arterie nur den Winkel wahr, welchen die Mutter- und Tochterarterie bis zu ihrer folgenden Gabelung miteinander bilden: *Verlaufswinkel.* Sieht man genauer zu, so gewahrt man, daß die beiden Gefäße dicht an der Verzweigungsstelle einen anderen Winkel bilden als den Verlaufswinkel. Es biegt nämlich die Mutterarterie ein wenig in entgegengesetzter Richtung zu derjenigen der Tochterarterie ab (wenigstens sobald der Durchmesser der Tochterarterie $^2/_5$ desjenigen der Mutterarterie beträgt oder größer ist). Die Ablenkung der Mutterarterie ist um so größer, je weiter die Tochterarterie ist. Die Art der Gabelung ist hämodynamisch bedingt und bietet dem Blutstrom den geringsten Widerstand, da der Sporn zwischen Mutter- und Tochterarterie wie ein zugeschärfter Brückenpfeiler in die Lichtung vorragt, an welchem die Flüssigkeit zur Rechten und zur Linken vorbeischießt. Den Winkel an der Gabelungsstelle nennt man *Verästelungswinkel.* Er ist streng vom Verlaufswinkel zu unterscheiden und kann nur zufällig mit ihm übereinstimmen.

Die Muskulatur geht an der Teilungsstelle der Arterien, welche sich in zwei gleich dicke Äste gabeln, in eine bandförmige Schleife über; sie stützt den Sporn und verliert sich von ihm aus stromaufwärts allmählich in die gewöhnliche Schichtung der Arterienwand: *Stammschleife.* Außerdem geht ein dünneres Muskelband, *Astschleife,* von der Muskulatur der beiden Arterienäste aus, welches ebenfalls durch den Sporn hindurchgeht, aber gerade entgegengesetzt gerichtet ist wie die Stammschleife. Beide Muskelzüge können gleichzeitig oder alternierend gespannt werden und je nach der Art der Belastung der Verzweigungsstelle durch den Blutdruck Widerstand leisten und die Strömung regeln. Beim Abgang kleinerer Zweige von der Hauptarterie ist die Umlagerung der Muskulatur weniger typisch; sie splittert sich in Scharen von Muskelzügen auf, welche die Teilungsstelle stützen, ehe sie sich wieder zu der Schichtenordnung der Tochterarterie sammeln.

Kurz oberhalb des Sporns der Teilungsstelle ist der Querschnitt der Arterie etwas dilatiert gegenüber der stromaufwärts gelegenen Strecke. Äußerlich ist eine leichte Verdickung der Arterie im ganzen kurz vor der Gabelung sichtbar, *Nodus* (die Strecke zwischen zwei Gabelungen ist eine *Internodie*). Das Strombett ist ähnlich wie bei Bächen kurz vor engen Brückentoren erweitert. Die Flüssigkeit staut sich, ehe sie in die Äste einströmt, ein wenig, das Blut fließt langsamer. Die Dilatation ist dem angepaßt.

Anastomosen und Kollateralen. Die peripheren Äste einer oder verschiedener Hauptarterien treten untereinander in Verbindung, ehe sie sich in die zugehörigen

Capillarnetze auflösen. Diese Verbindungen heißen *Anastomosen*, das verbindende Gefäß *Ramus anastomoticus*.

Eine Vorstellung von dem Reichtum dieser Anastomosen gibt Abb. 322. Anastomosen, die annähernd parallel dem Hauptstamm verlaufen, werden als *Kollateralen* bezeichnet. Bei den Venen sind Anastomosen noch zahlreicher als bei den Arterien. Die Anastomosen geben die Möglichkeit, daß in der normalen Entwicklung des Embryo die eine Arterie bzw. Vene das Gebiet der anderen

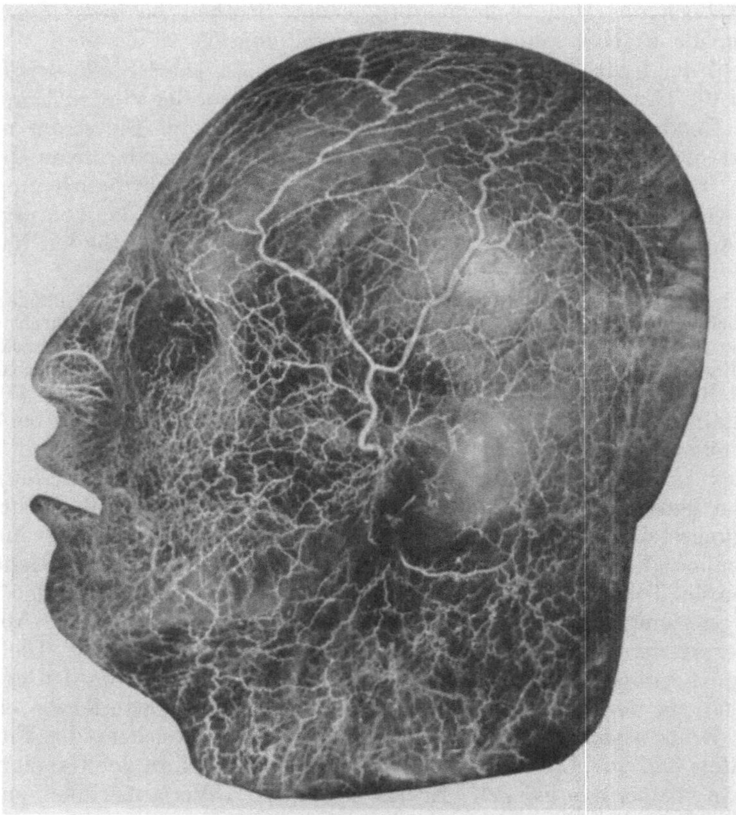

Abb. 322. Arterien des Gesichtes, mit Injektionsmasse gefüllt. Präparat mit Wintergrünöl durchsichtig gemacht. (Sammlung des Anatomischen Institutes Bonn, Oberpräparator RADEMANN fec., Frl. SIEBERGER phot.)

übernimmt, woraus sich die große Zahl der individuellen Varietäten des peripheren Arterien- und Venenverlaufes erklärt. Im pathologischen Geschehen bieten die Anastomosen die Möglichkeit, daß sich für Gefäße, die durch einen entzündlichen Prozeß (Arteriitis) oder infolge Wucherung der Intima (Arteriosklerose) verschlossen werden, Ersatzbahnen ausbilden. Dem operierenden Kliniker erlauben es die Anastomosen, auch größere Gefäße zu unterbinden, da der unterbundene Stamm auf dem Wege der Anastomosen durch Ausbildung eines „Kollateralkreislaufes“ umgangen werden kann. Die Regelung erfolgt bei der Unterbindung nicht grob mechanisch stromaufwärts von der Verschlußstelle der Hauptarterie durch die Drucksteigerung, welche die Seitenäste erweitert; wenigstens erklärt eine solche nicht den ganzen komplizierten Vorgang des Kollateralkreislaufes. Man muß annehmen, daß die Blutzufuhr vom Parenchym der vom Blutstrom versorgten Organe aus geregelt wird. Sehr deutlich ist dies bei versprengten Geschwulstkeimen (Metastasen), welche an dem Ort, an welchen sie gerade verschleppt sind, ein ausgiebiges Gefäßnetz verursachen und von hier aus die Blutzufuhr bestimmen, welche für die wachsende Geschwulst notwendig ist, trotzdem sie im Plane der Strombahn des Normalen nicht irgendwie vorgesehen sein kann. Wieviel Blut durch die Kollateralen fließen soll und wie sich demgemäß deren Lichtungen einstellen, wird auch bei Verschluß der Hauptarterie durch das Bedürfnis der von der gewöhnlichen Blutzufuhr abgeschnittenen Organe bestimmt, wahrscheinlich auf dem Wege der Innervation, welche die Gefäßwand versorgt.

Mit diesen Vermutungen ist freilich noch wenig gewonnen. Für die Ausbildung eines Kollateralkreislaufes sind zwei sehr verschiedene Möglichkeiten gegeben: über die sehr mannigfachen Anastomosen oder über die Vasa vasorum. In eigenartig verschiedener Weise wird im gegebenen Falle die eine oder andere von ihnen aktiviert. Es ist noch ungeklärt, warum im einen Falle die Vasa vasorum erweitert werden, im anderen die Anastomosen, und zwar das eine Mal die einen, das andere Mal ganz andere Anastomosen.

Gefäßnetze und -geflechte. Die Anastomosen der Arterienästchen unter sich oder der Venenästchen unter sich können so häufig sein, daß ein ganzes Netz von gleichartigen Gefäßen zustande kommt. Von den Netzen der Capillaren unterscheiden sie sich dadurch, daß die Netze sich nicht wie dort schlechthin zu Venen sammeln, sondern zu der Art von Gefäßen, durch welche sie gespeist werden. Man unterscheidet danach *arterielle* und *venöse* Netze. Im eigentlichen Sinn flächenhafte Anordnungen wie ein Fischernetz kommen zwar vor, sind aber, ebenso wie bei den Capillar„netzen", nur in dünnen Häutchen möglich. Bei dickeren Organen ist eine dreidimensionale Anordnung der Maschen die Regel (deshalb wird statt Netz, *Rete*, auch der Name Geflecht, *Plexus*, gebraucht). Arterielle Geflechte dieser Art finden sich in allen Organen (außer Lunge, Niere, Milz, Gehirn), Netze z. B. im Periost, in der Pia mater. Sie liegen zumeist an oder unter der Grenze der Sichtbarkeit mit bloßem Auge und sind auch nur dann deutlich zu erkennen, wenn sie mit Blut oder künstlich mit einer farbigen Masse gefüllt sind. Netze gröberer Art finden sich an den Streckflächen großer Gelenke, z. B. Rete (arteriosum) acromiale, Rete olecrani, Rete patellare. Sie versorgen zugleich Periost und Gelenk. Beispiel für ein venöses Netz sind die Venen am Handrücken, für ein Venengeflecht der Plexus pampiniformis im Samenstrang.

Münden mehrere Gefäße der gleichen Art in ein Netz, so kann die Zu- und Abfuhrstraße für das Blut schwanken, d. h. eine Arterie, welche zu dem Netz gehört, kann bald Zufluß, bald Abfluß sein. Die Stromrichtung innerhalb des gleichen Gefäßes ist also nicht immer konstant. In embryonalen Gefäßen wechselt sie manchmal innerhalb kurzer Perioden mehrfach, wie bei der Durchsichtigkeit des Gewebes im Leben unter dem Mikroskop beobachtet werden kann (z. B. in den Gefäßen der Gliedmaßenanlagen). Auch beim Erwachsenen kommt dies in den arteriellen und venösen Netzen häufig vor, in der Möglichkeit dieses Wechsels der Stromrichtung in einzelnen Bahnen kann geradezu der Sinn der netzförmigen Anordnung erblickt werden.

Arteriae helicinae. Eine in ihrer Bedeutung völlig ungeklärte Verlaufsform zeigen die *Rankenarterien, Arteriae helicinae.* Sie verlaufen nicht gestreckt, sondern korkzieherartig gewunden. Die typischsten Beispiele finden sich in der Wand des Uterus und am Hilus des Ovariums. Auch bei der äußersten Dehnung der Wand des Uterus am Ende der Gravidität werden diese Arterien nicht gestreckt, sind eher noch stärker gewunden als vorher. Von diesen echten Rankenarterien sind scharf zu unterscheiden die wenigen Biegungen oder Windungen von kurzen Arterienstücken in volumveränderlichen Organen wie in erschlafften Corpora cavernosa penis oder in der Submucosa des kontrahierten Magendarmkanals. Sie werden bei Dehnung des Organes gestreckt, sind also Reservelängen.

Wundernetze. Bei sehr vielen Wirbeltieren kommt die besondere Gefäßanordnung vor, die als *Wundernetz, Rete mirabile,* bezeichnet wird. Das Charakteristische ist, daß eine Arterie sich in eine größere Anzahl dünner Äste teilt, die dicht nebeneinander gelegen, in manchen Fällen auch geflechtartig miteinander verbunden, nach kürzerem oder längerem Verlauf sich wieder zu einem einfachen Arterienstamm vereinigen. Unter den Säugetieren haben besonders ausgedehnte Wundernetze die Faultiere und die Wassersäugetiere. Beim

Menschen kommen Wundernetze nur in einem einzigen Organ, und nur in mikroskopischer Größenordnung vor: die *Nierenglomeruli.* Die zuführende Arterie, Vas afferens, teilt sich in die Schlingen des Glomerulus, und diese vereinigen sich wieder zu einer abführenden Arterie, Vas efferens. Vas afferens und efferens sind typische präcapillare Arterien, erst das Vas efferens teilt sich in die Capillaren, die die Tubuli umspinnen.

Ich habe die Definition des Wundernetzes in diesem Werke streng danach gerichtet, ob aus einem Netz das gleiche Blut heraus- wie hineinfließt. Am zweifelhaftesten kann die Bezeichnung bei der Leber sein. Dort münden Zweiglein der Leberarterien in das Stromnetz innerhalb der Läppchen ein; die Centralvene sammelt das Blut aus dem Netz. Insofern verdient es den Namen Capillarnetz, der gewöhnlich gebraucht wird. Ich habe den Namen *venöses Wundernetz* vorgezogen (S. 314), weil das weitaus meiste und wichtigste Blut aus der Vena portae stammt und in die Centralvene abfließt; insofern liegen die Netze innerhalb der Leber zwischen zwei Venen (Abb. 292).

Endarterien. Der Blutverbrauch eines Organs bestimmt die Menge der Blutzu- und -abfuhr. Gewöhnlich sind viele der Netzmaschen im Capillargebiet halb oder ganz verschlossen. Erweitern sie sich, sobald das Parenchym mehr Blut verlangt, so strömt auch durch die Gefäße mehr Blut hinzu, um die Capillaren zu füllen. Sind mehrere zuführende Arterien beteiligt und bestehen einfache Anastomosen oder Netzverbindungen zwischen ihnen, so kann vikariierend zu der bisherigen Blutbahn neuer Zufluß erfolgen. Die nervöse Regulation richtet ihn jeweils so ein, daß Bedarf und Angebot sich decken. Sonst wäre Unterernährung und Nekrose des Organs und des ganzen Organismus die Folge.

Der Zufluß kann aber auch dadurch geregelt sein, daß nur ein einziges Gefäß, ohne Anastomosen mit anderen, in das betreffende Capillarnetz hineinführt, eine sog. *Endarterie.* Wird die Endarterie durch einen Gefäßpfropf (Embolus) verstopft oder sonstwie für das Blut undurchgängig, so wird der ganze Bezirk des Organs, zu welchem die Endarterie gehört, blutleer. Umgekehrt kann man durch Injektion einer farbigen Flüssigkeit in die betreffende Endarterie einen Organbezirk färben und gegen die Nachbarschaft scharf hervorheben (S. 354). Die Capillardistrikte stehen untereinander in Zusammenhang, so daß die Endarterien eines Organs ein gemeinsames Capillarnetz haben. Doch wird von jeder Endarterie immer nur ein bestimmtes Gebiet dieses Capillarnetzes gespeist. Beim Gehirn gibt es z. B. in den Gehirnhäuten zahlreiche Gefäßnetze (Pia mater); von dort aus dringen Endarterien in die Gehirnsubstanz selbst ein, so daß der Ausfall einer solchen Endarterie den ganzen Bezirk vom Blutstrom abschneidet.

So schädlich dies bei Verstopfungen und anderen abnormen Schädigungen ist, so günstig scheint die Versorgung durch eine Endarterie im normalen Geschehen zu sein, weil durch sie das nötige Blutquantum vielleicht am feinsten dosiert werden kann; es wird genau so viel zugeleitet, wie jeweils dem arbeitenden Parenchym und seinem Materialbedürfnis entspricht. So finden wir denn Endarterien gerade in sehr wichtigen Organen, z. B. Lunge, Leber, Milz, Niere, Gehirn.

Für die Pathologie spielen sie eine große Rolle, weil die Gefährdung des Organs besonders groß ist. Das ist gleichsam der Preis, den der Organismus für den laufenden Nutzen des gemeinen Lebens bezahlen muß und der vielen Menschen das Leben kostet, sobald der Ausfall größer ist als durch die nicht verstopften Bezirke gedeckt werden kann.

Arteriovenöse Anastomosen. Im allgemeinen gilt für die Verzweigung der Blutgefäße das Schema: Arterie → Arteriolen → präcapillare Arterien → Capillaren → postcapillare Venen → Venulen → Vene, d. h. das Blut durchströmt die Capillaren, ehe es in die Venen gelangt. Die Durchflußmenge wird nach dem jeweiligen Bedarf des Organes oder Gewebes geregelt, indem für das arbeitende Organ die zuführenden Arterien erweitert und alle Capillaren geöffnet werden, bei ruhendem Organ die Arterien verengert und ein Teil der Capillaren ganz verschlossen wird. Daneben gibt es nun Einrichtungen, die es ermöglichen, daß ein Teil des Blutes von der Arterie unmittelbar in die Vene fließt und so die Capillaren umgeht, unmittelbare Verbindungen zwischen Arterien und Venen, *arterio-venöse Anastomosen.* Es sind sozusagen *Vorflutkanäle, derivatorische Kanäle,* die es gestatten, vor dem Capillargebiet das Blut in die Venen umzulenken. Sie sind wohl so gut wie überall in der Gefäßperipherie vorhanden und spielen sicherlich für die feine Ausregulierung der Blutzufuhr zu den Capillargebieten eine wichtige Rolle. Doch ist ihr genaueres örtliches Vorkommen noch nicht so gut bekannt, daß sich Näheres darüber aussagen ließe.

Die arterio-venösen Anastomosen kommen in zwei Formen vor, als echte *derivatorische Anastomosen, Brückenanastomosen,* und als *epitheloidzellige Anastomosen.* Die derivatorischen Anastomosen sind kürzere oder längere Verbindungen von kleinsten Arterien oder Arteriolen mit Venen, einfach und von geradem oder wenig gebogenem Verlauf. Ihrem Wandbau nach sind sie Arterien, und zwar gewöhnlich *Sperrartien,* d. h. sie besitzen außer der Ringmuskulatur noch eine innere Lage von Längsmuskulatur, können also wirklich vollkommen verschlossen werden. Die Wand der Venen, in welche derivatorische Anastomosen einmünden, weisen eine verhältnismäßig starke Muskulatur auf. Das hängt wohl damit zusammen, daß bei eröffneter Anastomose der Blutdruck in der Vene ansteigt, wodurch die Wand stärker beansprucht wird. Wie dabei der Rückstrom des Blutes aus der Vene in die Capillaren verhütet wird, der unter dem höheren Blutdruck notwendigerweise eintreten müßte, ist nicht geklärt, da diese Venen keine Klappen zu haben pflegen. Umschriebene Muskelringe in den Venen, ,,Venensperren'', sind wohl mancherorts vorhanden, aber keineswegs überall.

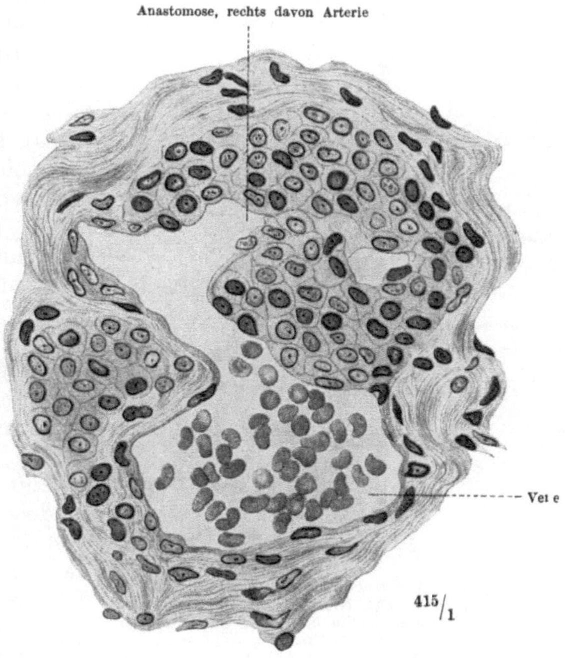

Abb. 323. Epitheloidzellige arteriovenöse Anastomose aus dem Glomus coccygeum. Mensch. [Nach S. v. SCHUMACHER, Arch. mikrosk. Anat., Bd. 71, Taf. VII (1908).]

Die *epitheloidzelligen Anastomosen* haben mit den derivatorischen gemein, daß sie unmittelbare Verbindungen zwischen Arterien und Venen sind. Das ist aber auch die einzige Gemeinsamkeit. Im übrigen sind sie nach ihrem Bau und sicher auch nach ihrer Funktion, die freilich noch sehr rätselhaft ist, etwas ganz anderes. Schon äußerlich unterscheiden sie sich durch ihren ausgesprochen gebogenen oder gewundenen Verlauf. Meist teilt sich die anastomosierende Arterie in mehrere Äste, die getrennt oder wieder vereinigt in eine oder mehrere Venen einmünden, die ebenfalls stark gewunden und zu einem Geflecht vereinigt sein können. So können komplizierte Knäuelbildungen zustande kommen. Das Wesentliche aber ist die Umwandlung der glatten Muskelzellen zu polyedrischen, epitheloiden Zellen (Abb. 323). In dem epitheloidzelligen Bereich fehlt die Membrana elastica interna, streckenweise auch das Endothel. Die epitheloiden Zellen haben einerseits die Fähigkeit, durch Wasseraufnahme zu quellen und dadurch das Lumen zu verengern bzw. zu verschließen *(,,Quellzellen'')*, andererseits die Fähigkeit der Sekretion eines in der Wirkung dem Acetylcholin ähnlichen, nur sehr viel schwächeren Stoffes, der vielleicht nicht rein lokale Wirkung hat, sondern eine weitergehende nach Art eines Hormons. Dafür spricht unter anderem, daß die epitheloidzelligen Anastomosen in Form von besonderen Organen vorkommen wie den HOYER-GROSSER*schen Organen* in der Haut, besonders der Endglieder der Finger und Zehen, im Nagelbett und in den Finger- bzw. Zehenbeeren (s. Haut, Bd. III).

Glomus coccygeum, Glomera caudalia. Ein besonderes Organ dieser Art ist das LUSCHKA*sche Steißknötchen, Glomus coccygeum,* ein rundliches Körperchen von etwa 2 mm Durchmesser, das an der Spitze des Steißbeines, manchmal auf der dorsalen Seite, gelegen ist. Es ist nichts anderes als ein besonders großer, sehr verwickelter Knäuel aus epitheloidzelligen Anastomosen ähnlich den HOYER-GROSSERschen Organen, nur sehr viel größer. Die bisher untersuchten Säugetiere besitzen außer den kleinen (Ratte, Maus), an ihrem Schwanz eine ganze Anzahl solcher Organe, in segmentaler Anordnung von Ästchen der Schwanzarterie gebildet *(Glomera caudalia)*. Auch beim Menschen finden sich im Gebiet des Steißbeins an Ästen der Art. sacralis media eine Anzahl Glomera caudalia (Abb. 324).

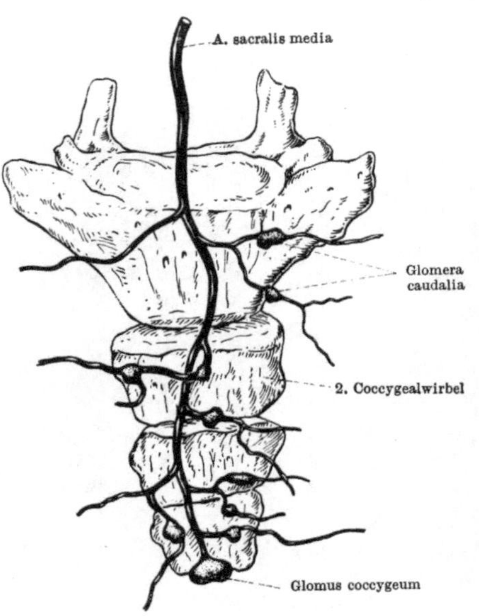

Abb. 324. Glomus coccygeum und seine Nebenknötchen (Glomera caudalia) in Beziehung zu Arteria sacralis media und zum Os coccygis, Mensch. [Nach STAUBESAND, Acta anat., Bd. 19 (1953) Abb. 1.]

Das Vorkommen und die örtliche Verbreitung der epitheloidzelligen Anastomosen, besonders der organartigen Glomera ist noch nicht hinlänglich erforscht. Sie kommen einzeln vor oder an bestimmten Stellen gehäuft. Immer sind sie mit einem besonders reichen Nervenendapparat ausgestattet. Vielleicht gehören zu ihnen auch die sog. „*nichtchromaffinen Paraganglien*", das Glomus caroticum, das Paraganglion supracardiale superius et inferius u. a.

Capillarnetze. Die Anordnung der *Capillaren* ist in erster Linie bestimmt von dem Energiebedarf oder der besonderen Aufgabe des versorgten Organs bzw. Gewebes, in zweiter Linie von den gegebenen räumlichen Verhältnissen. Immer stehen sie vielfältig untereinander in Verbindung, bilden Netze, meist dreidimensionale, in dünnen Membranen nur zweidimensionale (z. B. in den Septa interalveolaria der Lunge, in der Tunica serosa des Darmes). Die Weite der Netzmaschen ünd die Durchmesser der einzelnen Capillaren richten sich nach Funktion und Bedarf. Jedes Gewebe und jedes Organ hat seine charakteristische Form des Capillarnetzes (z. B. Abb. 109, Alveolen und Pleura, S. 196). Der Gesamtquerschnitt sämtlicher Capillaren wird auf 1500 cm^2 geschätzt, d. h. den 200—300fachen des Aortenquerschnitts. Sie sind aber nicht alle gleichzeitig durchströmt, beim nichtarbeitenden Organ liegen viele Capillaren brach, beim arbeitenden (oder entzündeten) füllen sich immer mehr Capillaren; beim Meerschweinchen ist die innere Oberfläche der Haargefäße beim arbeitenden Muskel bis zu 250mal größer gefunden worden als beim ruhenden.

Der Gesamtquerschnitt der Capillaren ist größer als derjenige der Venen, am kleinsten ist derjenige der Arterien des Körpers. Die Geschwindigkeit des Blutstroms ist daher im Capillarnetz am geringsten, in den Venen größer, in den Arterien am größten. Die Bedeutung der langsamen Durchströmung des Capillarnetzes für die Austauschprozesse zwischen dem Blut und den Geweben liegt auf der Hand; der Austausch selbst ist bei dem Endothel erörtert worden (S. 573).

D. Herz und Herzbeutel.

I. Entstehung des Herzens.

In den Blutkreislauf ist ein pumpenartiger Motor eingeschaltet, das *Herz, Cor.* Es ist geräumig genug, um welchselnde und auch große Mengen von Blut aufzunehmen, und ist stark genug, um das jeweils von den Organen benötigte Blut durch diese hindurchzutreiben. Das Herz ist seiner Herkunft nach nichts anderes als ein Stück Gefäßschlauch, welches sich gegen ihn durch Erweiterung der Lichtung und Zunahme der Wandmuskulatur an Kraft und Dicke absetzte. Deshalb findet seine Beschreibung hier im Anschluß an die allgemeine Morphologie der Gefäße ihren Platz, obgleich es durch seine Ausgestaltung eine ganz eigenartige Stellung und einen so hohen Rang gegenüber den Gefäßen erreicht hat, daß man von ihm mit Recht als einer „Centrale", bei den letzteren insgesamt von „peripheren" Gefäßen sprechen kann.

Eine einfache Zirkulation, wie sie in einem Röhrensystem mit contractilen Wandungen ähnlich dem Darm auch ohne besonderen Motor möglich wäre, genügt beim Gefäßsystem nicht, weil für die Arbeit der Organe des Körpers sehr wechselnde Blutmengen nötig sind und oft plötzlich verlangt werden. Wenn ein Muskel beispielsweise 10mal soviel Arbeit leisten muß wie in der Ruhe, was bei Sportleistungen momentan von ihm verlangt wird, so ist sein eigener Vorrat an Glykogen sehr schnell dahin und seine Kraft würde erlahmen, wenn nicht das Herz sofort größere Mengen von Blut mit Reserveglykogen aus der Leber in die Peripherie pumpte. Das menschliche Herz befördert zwischen 3 und 30 Liter Blut in der Minute, ist also auf ganz außerordentliche Unterschiede des Bedarfs eingerichtet. Wird ein bestimmter Leistungsunterschied konstant, wie z. B. beim Rennpferd gegenüber dem Schrittpferd (Karrengaul), so äußert sich die dauernde Mehrbeanspruchung der Wand im Gewicht des Herzens (englischer Vollbluthengst 6 kg Herzgewicht gegenüber 5,22 kg Durchschnittsgewicht bei belgischem Schlag). Werden zwei junge Hunde aus dem gleichen Wurf unter ganz verschiedenen Bedingungen aufgezogen, so erhält der Hund, welcher dauernd körperliche Arbeit leisten muß, ein viel höheres Herzgewicht als sein Bruder, der keine nennenswerte Arbeit verrichtet. Beim Arbeitshund beträgt das Herzgewicht 8,9 g auf 1 kg Körpergewicht, beim Kontrollhund nur 5,5 g. Bei den Warmblütern, welche dauernd die gleiche Temperatur ihres Körpers unter ganz verschiedenen äußeren Bedingungen aufrechtzuerhalten haben, ist die Leistung des centralen Motors viel hochgradiger als bei den wechselwarmen Tieren (sog. Kaltblütern). Bei Fischen haben große und kleine Exemplare der gleichen Species das gleiche relative Herzgewicht, bei Vögeln und Säugern ist es jedoch bei größeren Exemplaren geringer als bei kleineren Exemplaren der gleichen Art; denn die Oberfläche wächst nur im Quadrat, das Volumen im Kubus, das größere Individuum hat daher eine verhältnismäßig geringere Wärmeabgabe seiner Oberfläche als das kleinere Individuum und daher ein geringeres Herzgewicht. Auch für große und kleine Menschen trifft dies zu. Außerdem wird die Herzgröße noch durch die Reibungswiderstände in den Organen, durch Sauerstoffmangel in den Lungen u. a. m. beeinflußt. Die Pathologie hat dafür sehr klare Belege geliefert (Aortenstenose, Schrumpfniere, Lungenemphysem).

Diese Beispiele mögen genügen, um die Notwendigkeit eines besonderen Motors begreiflich zu machen. Wie ist er aus dem gewöhnlichen Gefäßschlauch entstanden?

Primitive und endgültige Herzabteile. Das primitive Herz bei den niederen Wirbeltieren ist in allem Wesentlichen bei den Embryonen der höchsten noch heute erhalten als ein Schlauch, welcher in die Länge gewachsen und in eine S-förmige Schleife gelegt ist (Abb. 325). Die Herzanlage liegt anfangs ventral

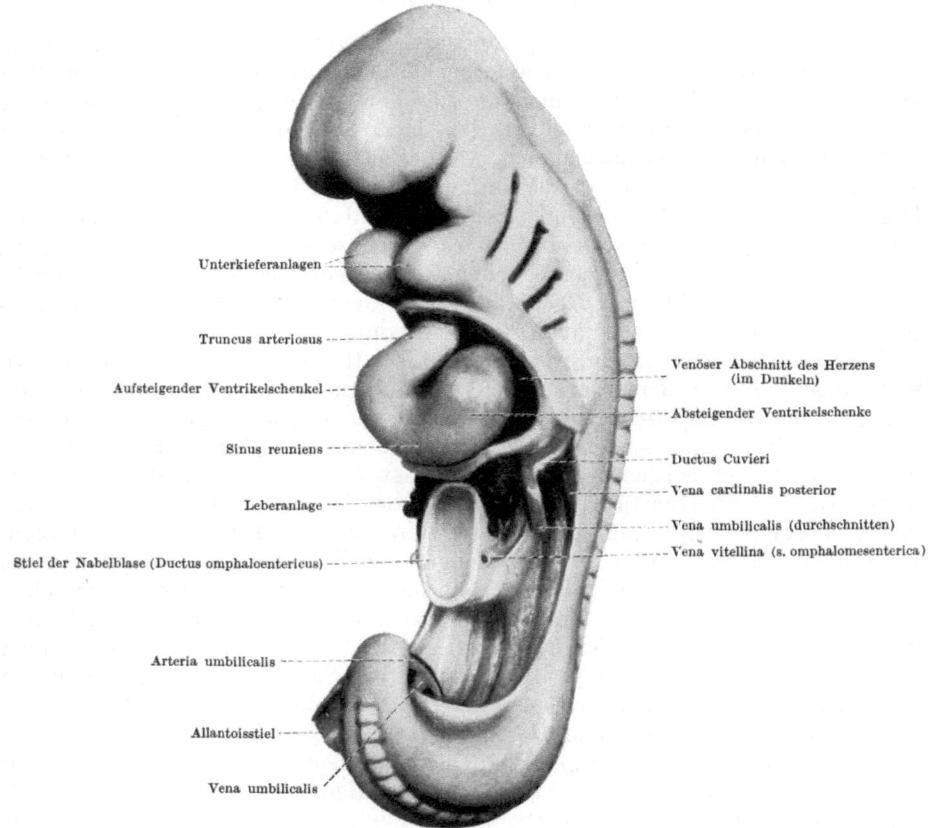

Abb. 325. Herzschleife eines menschlichen Embryo. Modell von W. HIS sen.

von den Kiemen, also unter dem Kopfdarm, und wächst bald so, daß sie sich bei Embryonen zeitweise wie in einem Bruchsack aus der Körperwand vorwölbt (Bd. I, S. 21, unter dem Unterkiefer, nicht bezeichnet). Die Blutsäule wird durch rhythmische Bewegungen vorwärts getrieben, aber vier aufeinander folgende Bewegungscentren und Abteile sind kenntlich, welche sich bei jeder Kontraktion gleich verhalten, so daß ihnen bestimmte Ausweitungen des Herzschlauches entsprechen. Sie stellen sich beim Embryo an dem contractilen Endothelschlauch bereits ein, ehe die Muskeln des Herzens sichtbar sind. Wir nennen die vier Abteilungen des primitiven Herzschlauches in der Richtung von dem venösen auf das arterielle Ende zu: (1. Sinus venosus), 2. Atrium, 3. Ventrikel (4. Truncus arteriosus).

Im Ventrikel (Kammer) liegt die Hauptbiegungsstelle der Schleife, daher hat er einen absteigenden und aufsteigenden Schenkel. Kontrahiert er sich, so wird das Blut in den folgenden Abschnitt, Bulbus, hineingetrieben, der infolgedessen weiter ist als die anschließende Gefäßbahn (Truncus arteriosus, Abb. 328). Der Bulbus gehört seinem Wandbau nach noch zum Herzen. Noch deutlicher ist die Aufblähung des dem Ventrikel vorausgehenden Abschnittes, in welchem das Blut gestaut wird, solange die Kontraktion des Ventrikels dauert (Systole). Dieser erweiterte Abschnitt ist das Atrium (Vorhof, Vorkammer). Der Sinus venosus ist ihm stromaufwärts vorgelagert als ein Sammelbecken für das gesamte Venenblut des Körpers und seiner Anhänge.

Von den vier Abteilen pulsiert jedes für sich; sie sind aber nicht identisch mit den vier Abteilen des fertigen Herzens. Vielmehr werden die eingeklammerten Abschnitte 1 und 4 nachträglich in die an sie angrenzenden Abschnitte zum Teil einbezogen, so daß sie eins mit ihnen sind. Dagegen gliedern sich die beiden nicht eingeklammerten Abteile neu in je zwei nebeneinander liegende Abschnitte, so daß wir im fertigen Herzen zwei Atrien und zwei Ventrikel haben nach folgendem Schreibschema:

2a. Rechtes Atrium	2b. Linkes Atrium
3a. Rechter Ventrikel	3b. Linker Ventrikel

Die nebeneinander liegenden Teile sind durch Zwischenwände vollkommen voneinander geschieden (Doppelstrich), die hintereinander liegenden Teile sind in der Systole durch Klappen abgeschlossen, in der Diastole durch Öffnungen verbunden (einfacher Strich). Das *endgültige* vierteilige Herz der Vögel und Säugetiere ist also etwas ganz anderes als der *provisorische* vierteilige Herzschlauch, von welchem es noch jetzt in der individuellen Entwicklung seinen Ausgang nimmt. Wir finden in der Tierreihe bei den Fischen, Amphibien und Reptilien noch alle Vorstufen in Gebrauch, welche zu dem höchsten Typus des Herzens geführt haben; ebenso in der individuellen Entwicklung der Vögel und Säuger. Wir sind daher über den historischen Gang des jetzigen Aufbaues unseres Herzens gut unterrichtet. Manche Einrichtungen, beispielsweise das Reizleitungssystem des menschlichen Herzens, folgen noch jetzt der ersten Urform des Herzschlauches, so daß die Betrachtung der Herzentstehung für das Verständnis der Form des fertigen Herzens große Vorteile bietet.

Auf eine fortlaufende Beschreibung der ganzen Herzentwicklung, die recht viele Komplikationen bietet, kann jedoch hier nicht eingegangen werden (s. die Lehrbücher der Entwicklungsgeschichte); wir greifen kapitelweise die für das fertige Herz wichtigen Tatsachen der Entwicklung und vergleichenden Anatomie heraus.

Herz der wechselwarmen Tiere. Beim menschlichen Embryo fließt das Blut, welches aus dem Herzen kommt, zunächst in den Kiemenarterien durch die Kiemenbögen hindurch (Abb. 326, 328). Bei den wasserlebenden Tieren ist hier zur Erneuerung des Sauerstoffes ein Capillarnetz eingeschaltet; das Herz ist rein venös, das venöse Blut wird in den Kiemen arterialisiert und kommt dann in den Körperkreislauf, von dort kehrt es als venöses Blut in das Herz und in die Kiemen zurück. Arterielles und venöses Blut sind also scharf *getrennt*, obgleich das Herz nur in Atrium und Ventrikel (außer Sinus venosus und Truncus arteriosus), d. h. zwei Abteile zerlegt ist. Diese *Hintereinanderschaltung* von arteriellem und venösem Blut in einem einzigen Kreislauf erlaubt keine sehr schnelle Bewegung des Blutes, da es die Hindernisse zweier Capillarsysteme (der Kiemen und der Körperorgane) hintereinander zu nehmen hat. Für die landlebenden Tiere würde der hintereinander geschaltete Kreislauf zu träge sein, um den erhöhten Beanspruchungen zu genügen; im Wasser ist die Masse des Körpers infolge des Auftriebes und der verminderten Wirkung der Schwerkraft leichter zu bewegen als in der Luft. Dort gibt es flinke Schwimmer wie die Forellen trotz des einfachen Kreislaufes. Alle landlebenden Tiere von den Amphibien an haben einen doppelten Kreislauf und ein mehr als zweigeteiltes Herz.

Der Prozeß geht von der Peripherie aus und ergreift das Herz zuletzt. Die Lungenanlage des menschlichen Embryo ist anfänglich von einem Ast der letzten Kiemenarterie versorgt (Abb. 89a). Dieses kleine Gefäß wird nach dem

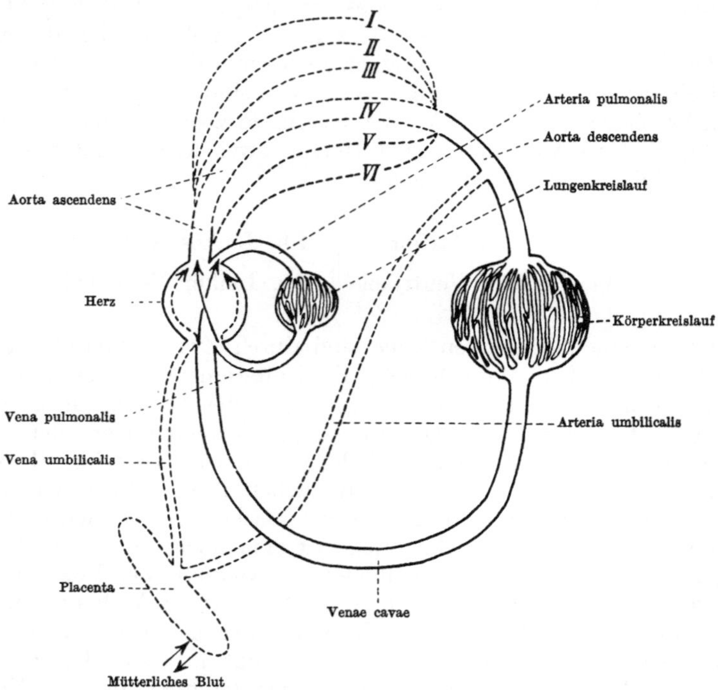

Abb. 326. Schema des Körper- und Lungenkreislaufes mit hineinpunktierten Kiemen- und Placentargefäßen.

Verschwinden der meisten Kiemenarterien zur selbständigen Arteria pulmonalis; das linke 4. Kiemengefäß wird zu einem Teil der Hauptschlagader des Körpers (Arcus aortae, Abb. 326, *IV*). Zwischen der Aorta und der Arteria pulmonalis befindet sich wie bei allen Gefäßgabelungen ein Sporn, dessen Schneide stromaufwärts gegen die Herzkammer gerichtet ist. Die Erweiterung der Herzanlage wirkt dahin, die Anfänge der Aorta und Arteria pulmonalis zum Truncus arteriosus zu erweitern und zu verkürzen, so daß der Sporn gegen das Herz zu vorrückt. Bei den Amphibien bleibt der Truncus arteriosus, von welchem beide Gefäße ausgehen, äußerlich ungeteilt, ganz ungeteilt ist der Ventrikel, aber wir haben bei ihnen zwei Vorhöfe (Abb. 327). Sie kommen infolge der Schlingenbildung dorsal und cranial vom Truncus arteriosus zu liegen; der letztere liegt ventral von der Scheidewand, welche im Innern des Herzens die beiden Vorhöfe trennt (die Verschiebung des Eintritts der Venen ist beim menschlichen Embryo deutlich zu sehen, S. 601).

Diese neue Einteilung des Herzens bedeutet eine vollständige Revolution der Blutverteilung im Körper. Das grundlegende Neue liegt darin, daß der Motor zwar zwei Widerstände wie beim Fischherzen zu überwinden hat, daß diese aber nicht hintereinander geschaltet sind, sondern nebeneinander, und daß Hindernisse in beiden sich nicht notwendig summieren müssen, oder daß ein Hindernis im einen nicht notwendig den ganzen Kreislauf stört. Entsteht ein besonderer Widerstand im Körperkreislauf, so kann der Motor trotzdem das Blut unbehindert durch den Lungenkreislauf treiben und umgekehrt. In dem einheitlichen Ventrikel gleichen sich alle Druckverschiedenheiten gegenseitig aus. Die Schwierigkeiten, welche das vierteilige Herz der Vögel und Säugetiere zu überwinden hat, wenn etwa aus dem Körper mehr Blut zuläuft als in die Lunge abläuft oder umgekehrt, und wenn dadurch das Gleichgewicht im rechten Herzen gestört wird, kennt das Kaltblüterherz nicht.

Bei den Reptilien ist die Scheidewand im Ventrikel so weit durchgeführt, daß nur eine kleine Kommunikation offen bleibt, bei den Crocodiliern ist sie vollständig, dafür besteht eine Kommunikation zwischen den paarigen Aorten, *Foramen Panizzae.* Auf die mechanischen Vorteile, welche der Druckausgleich zwischen Körper- und Lungenkreislauf im Ventrikel hat, wird also von keinem ,,Kaltblüter" verzichtet. Die ungeheuer vermehrten Ansprüche, welche das eigenwarme (homoiotherme) Tier an seinen Kreislauf stellen muß, setzen dagegen die völlige Teilung des Ventrikels in zwei Kammern voraus. Bei den Vögeln kommt hinzu, daß das Fliegen eine äußerste Belastung des Kreislaufs bedeutet. Bei den Reptilien ist die Kammerung bis in alle Details vorbereitet; es bleibt schließlich nur noch ein Ventil für den Notfall in den genannten Kommunikationen offen. Aber dem gesteigerten Bedürfnis wird dieses Ventil geopfert. Der Organismus unterzieht sich der Gefahr von Blutstockungen und von Sprengungen des Herzens gegenüber der Notwendigkeit, genügend Sauerstoff seinen Geweben zuführen zu können.

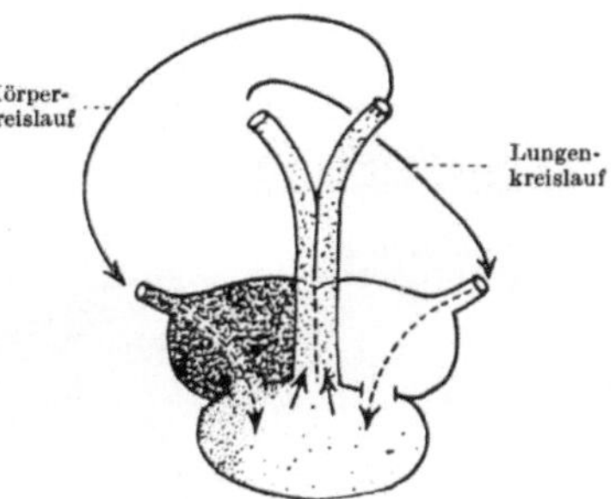

Abb. 327. Schema des Amphibienherzens.

Herz der eigenwarmen Tiere. Bei den eigenwarmen Tieren haben wir wieder eine scharfe Scheidung zwischen arteriellem und venösem Blut wie beim einfachen Kreislauf der Fische und beim primitiven Herzen des Embryo. Aber die beiden Kreisläufe sind koordiniert. Der Motor arbeitet daher wie bei Amphibien und Reptilien mit großer Kraftersparnis. Das Warmblüterherz bringt es fertig, dauernd im Organismus so viel Energie zu verteilen, daß er trotz aller Hindernisse von außen und innen die gleiche Wärme behält wie ein durch eine Warmwasserheizung dauernd gleich temperiertes Gebäude.

Die Kammerung des Ventrikels ist bei den wechselwarmen Tieren durch den Sporn vorbereitet, welcher zwischen Aorta und Arteria pulmonalis im Truncus arteriosus gegen das Herz vordringt, wird aber erst dadurch vollzogen, daß im Ventrikel eine Scheidewand gegen die Vorhofsscheidewand und gegen den Sporn zwischen Aorta und Pulmonalis vorwächst. Das Blut wird im vierkammerigen Herzen der eigenwarmen Tiere so geführt, daß es sich *überkreuzt* (Abb. 326, ausgezogene Pfeile). Jetzt strömt das gesamte Blut *zweimal* durch das Herz, und zwar einmal, wenn es aus der Lunge herauskommt, durch das linke Herz und in den großen Kreislauf; das zweite Mal, wenn es aus dem großen Kreislauf herauskommt, durch das rechte Herz in den kleinen Kreislauf (Abb. 292).

Das Prinzipielle dieser Einrichtung ist bereits bei den wechselwarmen Tieren von den ,,Lungen"fischen (Dipnoern) an vorbereitet, bei welchen zuerst die Luft der Atmosphäre unmittelbar verarbeitet wird. An bereits aus anderen Gründen vorhandene Bauelemente knüpft der Blutweg der eigenwarmen Tiere an wie oft bei einer Erfindung gegebene Elemente zu neuen Kombinationen zusammengefügt werden. Das bei den wechselwarmen Tieren Vorhandene beruht auf folgendem. Es gibt für einen Schlauch außer der Möglichkeit, auf engem Raum durch Schleifenbildung in die Länge zu wachsen, noch eine andere

Möglichkeit sich zu verlängern, nämlich die *Verdrehung* (Torsion). Man versteht darunter, daß ein Teil des Herzschlauches stehen bleibt; ein beliebiger Radius des Querschnittes zeigt dauernd auf die gleiche Stelle; ein anderer Teil des Herzschlauches dreht sich so, daß ein ursprünglich dem stehenbleibenden Radius entsprechender Radius des Querschnittes mit oder gegen den Uhrzeiger gedreht ist. Der Winkel, um welchen er gedreht ist, gibt den Grad der Torsion

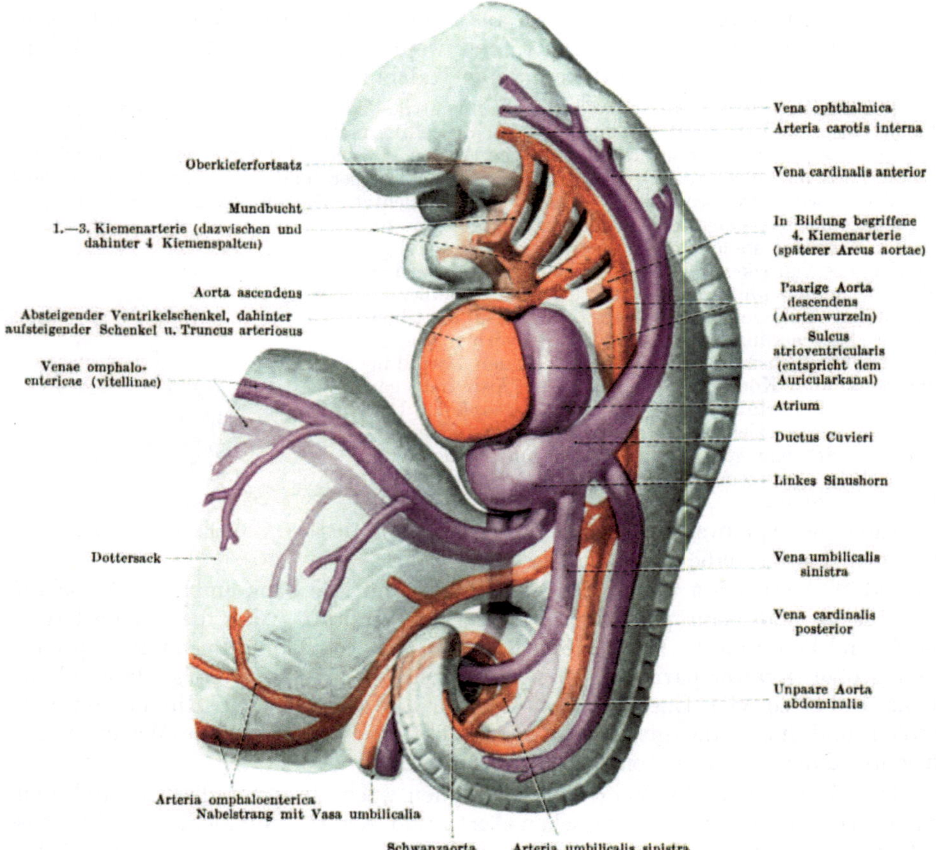

Abb. 328. Blutgefäßsystem eines menschlichen Embryo (mit Benutzung der HISschen Modelle).

an. Beim Herzen sind die beiden Enden, das Ostium für den Eintritt der Venen und dasjenige für den Austritt der Arterien, fixiert *(Porta venosa* und *Porta arteriosa)*. Eine Torsion des Herzschlauches in der Nähe der Porta arteriosa mit dem Uhrzeiger (von der Arterie aus stromaufwärts gesehen) muß also durch eine entgegengesetzte Drehung innerhalb der Herzschleife (gegen den Uhrzeiger) kompensiert werden; sonst könnten die beiden Ostien nicht ungedreht stehen bleiben, was sie wegen ihrer Beziehungen zur Umgebung tatsächlich tun.

Diese beiden Torsionen sind nachgewiesen und auch an Einrichtungen des menschlichen Herzens erkennbar. Am deutlichsten und seit jeher bekannt ist die Überkreuzung nahe der Porta arteriosa stromaufwärts: die Aorta aus der linken Kammer kreuzt hinter der Arteria pulmonalis aus der rechten Kammer in einer Spiraltour vorbei (Abb. 336). Arterielles und venöses Blut (schwarz und grau in der Abbildung) kreuzen also wie die ausgezogenen Pfeile im Herzen des Schemas, Abb. 326. Die Gegentorsion liegt im Bereiche des Ohrkanales, der embryonalen Verbindung zwischen Vorhof und Kammer. Am fertigen Herzen ist sie nicht mehr erkennbar.

Das viergeteilte Herz hat zwei Blutmengen zu bewältigen, das Lungen- und das Körperblut. Beide Kreisläufe müssen absolut harmonieren; denn sobald dauernd auch nur ein wenig mehr Blut in das Herz hinein- als herausliefe, müßte es allmählich anschwellen und schließlich platzen. Das wäre zwar beim Kaltblüterherzen auch so, aber dort reguliert sich ein Plus—Minus sehr einfach durch eine beliebig verringerte Strömung. Beim Warmblüter jedoch kommt die Einstellung des Gesamtkörpers und aller seiner Funktionen auf die konstante Eigenwärme, die das Herz zu bedienen hat, hinzu und macht ein beliebiges Stromtempo unmöglich. So ist sein Herz ein Spezialinstrument von höchster Leistungsfähigkeit und Präzision, aber auch von großer Empfindlichkeit. Viele seiner Einrichtungen sind nur aus dem historischen Gang seiner Entwicklung, die wir schilderten, zu verstehen.

Eine besondere Betrachtung beansprucht die *Septierung* des embryonalen menschlichen Herzens, d. h. die Art, wie die beiden Atrien und Ventrikel durch Scheidewände aus dem ungekammerten Schlauch herausgeschnitten werden. Wir haben bisher nur das allgemeine Prinzip der Torsion, welche vorher vorhanden ist und an welche die Septierung anschließt, herausgehoben. Beim Menschen hat das Detail der Vorgänge besondere Bedeutung für manche fertigen Zustände, vor allem aber auch für die Pathologie (Entwicklungsstörungen des Herzens).

Beim Embryo der Säuger und des Menschen ist an den Körperkreislauf statt des koordinierten Lungenkreislaufs der *Placentarkreislauf* angehängt (Abb. 326, gestrichelt), solange der Embryo im Mutterleib von der Atmosphäre abgeschnitten ist. Die Nabelvene *(Vena umbilicalis)* leitet das Blut der Placenta in das Herz. Dort mischt es sich mit dem Blut, welches aus dem Körper des Fetus kommt. Das gemischte Blut wird vom Herzen in den Körperkreislauf getrieben. Aber ein Teil zweigt sich ab, ehe die Capillargebiete der Organe erreicht sind und fließt in den beiden Nabelarterien *(Arteriae umbilicales)* dem Mutterkuchen wieder zu. So haben wir etwas Ähnliches wie beim Amphibienherzen. Es gibt kein wirklich rein arterielles Blut beim Fetus, aber durch die *teilweise* Erneuerung des Sauerstoffs wird doch den Geweben so viel Energie zugeleitet, daß sie nicht nur leben, sondern auch wachsen können. Wir werden noch sehen, daß das embryonale Herz in besonderer Weise durch Klappen und Durchbrüche das Blut leitet. Am Herzgewicht läßt sich erkennen, daß der Kreislauf des Fetus mit den Embryonalanhängen höhere Anforderungen an das Herz stellt als der bleibende Kreislauf. Das relative Herzgewicht sinkt in den ersten Lebensmonaten erheblich ab und erreicht erst nach etwa 2 Jahren wieder eine Höhe, die es dann während des ganzen Lebens beibehält. Das durch die fetalen Embryonalanhänge verursachte hohe relative Herzgewicht des Neugeborenen wird aber vom normalen Herzen während des ganzen Lebens nicht mehr erreicht. Der kräftige fetale Motor gleicht die Blutmischung aus, indem er für so gute Zirkulation sorgt, daß jede Zelle genügend Sauerstoff erhält. Freilich wird ihm die Arbeit erleichtert, weil im Mutterleib die Regulation der Eigenwärme nicht in Anschlag kommt und der Hämoglobingehalt des Blutes beim Fetus beträchtlich höher ist als später.

Sinus venosus. Der Sinus des ungekammerten Herzschlauches beim menschlichen Embryo nimmt auf jeder Körperseite eine Reihe von Venen auf: 1. aus der Körperwand die *Vena cardinalis anterior* und *posterior*, die sich kurz vor der Mündung zum *Ductus Cuvieri* vereinigen; 2. von der Placenta her die *Vena umbilicalis*; 3. vom Dottersack her die *Vena omphaloenterica* s. *vitellina* (Abb. 328). Die Venen ergießen sich jederseits in eine hornartige Verlängerung des quer zur Körperachse gestellten Sinussackes, in das *linke* und *rechte Sinushorn*. Indem die Ventrikelschleife wächst und sich senkt, kommt der Sinus anders zum übrigen Herzen zu stehen als bisher; für uns genügt festzustellen, daß er aus seiner anfangs rein caudalen Lage relativ kopfwärts zur Ventrikelschleife rückt. Die Herzanlage im ganzen, also auch das Sinusquerstück, wandert caudalwärts.

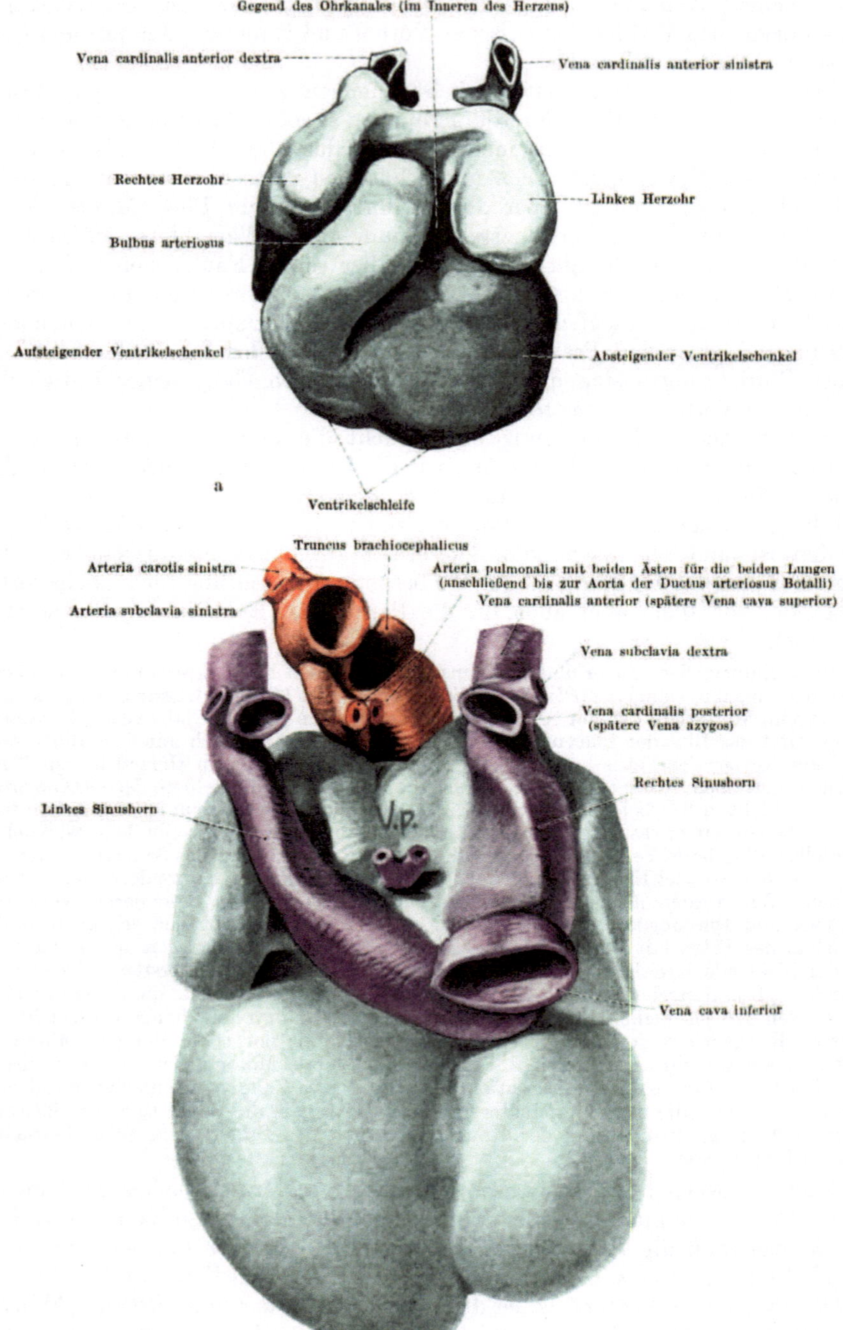

Abb. 329 a u. b. Embryonales Herz, Anfang des zweiten Monats. (Eine Totalansicht des Embryo, von welchem das Herz stammt, ist in Bd. I, Abb. S. 21 gegeben.) Eigenes Wachsplattenmodell. a Ansicht von vorn, b Ansicht von hinten (Aorta und A. pulmonalis nach den BORNschen Modellen ergänzt).

Dadurch steigen die Sinushörner von cranial zum Querstück ab und der ganze Sinus bekommt dadurch Sichelform (Abb. 329 b). Die einzige unpaare

Vene, *Vena cava inferior*, welche in ihn mündet, unterscheidet sich von den paarigen Venen dadurch, daß sie in das Sinusquerstück, nicht in seine Hörner eintritt. Wie sie zustande kommt, wie sich die Venen im Körper verhalten und zu den endgültigen Venen des Stammes umbilden, ist hier nicht zu erörtern (s. Bd. III). Zu dieser Zeit hat das embryonale Herz, von vorn gesehen, zwei blasenförmige Seitenzipfel der Atrien, die *Herzohren*, *Auriculae*, zwischen welche sich der nach oben aufsteigende Truncus arteriosus legt (Abb. 329a). Betrachtet man den Vorhof von hinten, so liegt ihm der Sinus auf (Abb. 329b). Das linke Sinushorn ist schmächtiger geworden als das rechte, beim fertigen Herzen ist nur noch ein größerer Rest von ihm übrig, der *Sinus coronarius* (Abb. 334). In ihn münden keine Körpervenen mehr wie beim Embryo, aber alle größeren Venen der Herzwand selbst; unter ihnen befindet sich eine unscheinbare kleine Vene, welche schräg vom linken Vorhof herabsteigt (*Vena obliqua Marshalli*), der Überrest der einst großen Spitze des linken Sinushorns.

Das rechte Sinushorn bleibt dagegen voll bestehen und wächst entsprechend der Vergrößerung des ganzen Herzens mit. Es hängt von hinten dem rechten Vorhof an und kennzeichnet diesen bei der Betrachtung des Herzens von außen und hinten. Das gesamte venöse Blut des Körpers und seiner embryonalen Anhänge mit Ausnahme der Lungenvene strömt in diesen Sinusabschnitt, auch das der linken Körperseite, welches nicht mehr in das obliterierte linke Sinushorn gelangen kann und in einer in Bd. III zu erörternden Weise auf die rechte Körperseite übergeleitet wird. Später wird die rechte Sinushälfte in das rechte Atrium einbezogen; bei der Anatomie des fertigen Herzens wird sie als Teil des rechten Vorhofes beschrieben (vgl. Abb. 334 mit Abb. 329b, dunkelviolette Farbe). Nach dieser Übersicht über die äußerlich sichtbaren Vorgänge am embryonalen Herzen haben wir die entscheidenden Veränderungen zu untersuchen, welche *innerlich* das rechte und linke Atrium voneinander trennen.

Bildung der Vorhofsscheidewand, Foramen ovale. Das fertige Herz ist vollständig in eine rechte und linke Hälfte geschieden, so daß Körper- und Lungenkreislauf vollkommen getrennt sind und alles Blut, das aus dem Körper in das Herz zurückkommt, erst durch die Lungen hindurchlaufen muß, ehe es, frisch mit Sauerstoff beladen, wieder in den Körper fließen kann. Diese Scheidung des Herzens und Teilung des Gesamtkreislaufes hängt mit der Warmblütigkeit zusammen und hat zur Voraussetzung, daß vollausgebildete Lungen als alleinige Atmungsorgane dienen. Das ist beim Embryo und ungeborenen Kinde noch nicht der Fall, und seine Körpertemperatur wird von der Mutter reguliert. Die völlige Trennung des Herzens und der beiden Kreisläufe ist also vor der Geburt noch nicht nötig, wird aber so weit vorbereitet, daß sie unmittelbar nach der Geburt vollzogen werden kann.

Abb. 330 zeigt das Herz in Vorhof und Kammer geteilt, aber die spätere Trennung in rechten und linken Vorhof und rechte und linke Kammer nur eben angedeutet. In die rechte Vorhofshälfte mündet der Sinus venosus, die hier weit erscheinende Einmündung ist in Wirklichkeit ein Schlitz zwischen den zwei Sinusklappen. Vorhof und Kammer sind durch den Canalis auricularis, das Ostium atrioventriculare commune, verbunden. Diese einheitliche Verbindung wird in ein rechtes und linkes Ostium atrioventriculare dadurch unterteilt, daß sich an seinem vorderen und hinteren Umfang unter dem Endokard bindegewebige Polster ausbilden, das vordere und hintere Endokardkissen, die sich bis zur gegenseitigen Berührung und Verschmelzung verdicken. Der Schnitt der Abb. 331 geht durch die Verschmelzungsstelle hindurch und zeigt den aufgeteilten Ohrkanal. Inzwischen hat sich von der Hinter- und Oberwand des gemeinsamen Vorhofes eine Falte in der Medianebene vorgeschoben, die den

Vorhof in eine rechte und linke Hälfte zu trennen beginnt, *Septum primum* (Abb. 330). Es wächst gegen den Ohrkanal hin und verschmilzt mit dessen Endokardkissen (Abb. 331). So wäre die für die Amphibien charakteristische

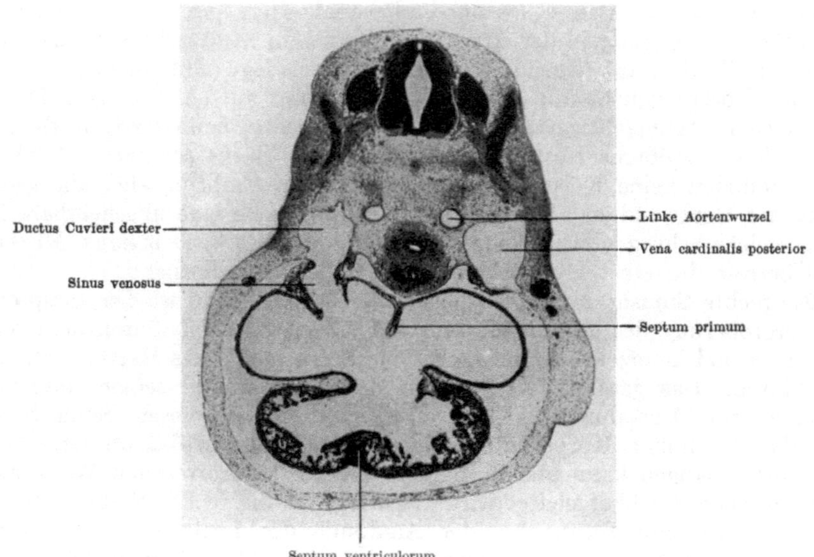

Abb. 330. Embryonales, noch ungeteiltes Herz. Weite Verbindung zwischen Vorhofs- und Kammerteil (Ohrkanal, Can. auricularis). Querschnitt durch einen menschlichen Embryo von 8,7 mm Länge. (Aus GROSSER u. POLITZER, Grundriß der Entwicklung des Menschen, 4. Aufl.)

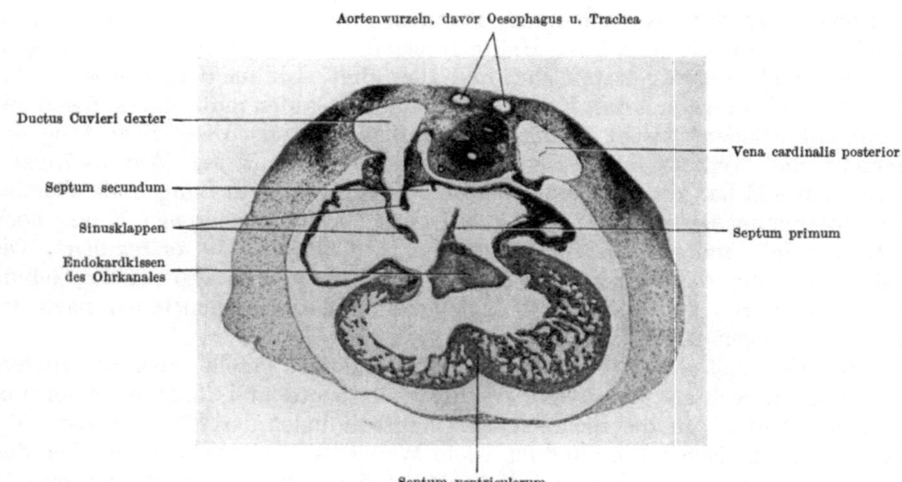

Abb. 331. Embryonales Herz, Vorhof und Ohrkanal aufgeteilt. Menschlicher Embryo von 10,5 mm Länge. (Aus GROSSER u. POLITZER, Grundriß der Entwicklung des Menschen, 4. Aufl.)

Kammerung des Herzens erreicht: getrennte Vorhöfe, aber gemeinsame, einheitliche Kammer (Abb. 327). Ehe jedoch die Scheidung in rechten und linken Vorhof vollendet wird, wird zwischen beiden Vorhöfen eine neue Verbindung hergestellt, indem in dem Septum primum einzelne feine Löcher auftreten, die zusammenfließen und zu einer großen Öffnung ausgeweitet werden (Abb. 331),

Foramen ovale. Kurze Zeit hindurch bestehen 2 Verbindungen zwischen den Vorhöfen, der Rest der ursprünglichen (Abb. 330), zwischen dem freien Rande des vorwachsenden Septum primum und den Endokardkissen des Ohrkanals, und die noch kleine Durchlöcherung des Septum primum, die Anlage des Foramen ovale.

Das Foramen ovale bleibt bis zur Geburt offen, so daß immer ein Teil des Blutes aus dem rechten Vorhof in den linken Vorhof und damit in die linke Kammer und den Körperkreislauf gelangt und die noch nicht funktionierende Lunge umgeht (vgl. S. 609). Nach der Geburt, wenn die Lunge als Atmungsorgan in Aktion tritt, muß das Foramen ovale verschlossen werden, damit das gesamte Blut des rechten Vorhofes die Lunge durchströmen muß, ehe es in die linke Herzhälfte und den Körper fließt. Dieser Verschluß wird dadurch vorbereitet, daß ein zweites Septum atriorum, *Septum secundum,* genau so wie das Septum primum gebildet wird, nur etwas weiter rechts an der Vorhofshinterwand (Abb. 331), und nicht bis zur Verschmelzung mit den Ohrkanalkissen. Es schiebt sich also rechts vom Septum primum parallel zu ihm wie eine Kulisse vor das Foramen ovale vor bis über dessen Ränder hinaus. Trotzdem kann weiterhin Blut aus dem rechten in den linken Vorhof strömen. Dem linken Vorhof fließt aus den noch nicht funktionierenden Lungen nur wenig Blut zu, daher herrscht im linken Vorhof geringerer Druck als im rechten. Infolge des Druckgefälles strömt Blut in den linken Vorhof durch das Foramen ovale, indem es den am Ohrkanalkissen haftenden Rest des Septum primum wie einen Türflügel nach links hinüberbiegt. Wenn nach der Geburt die ersten Atemzüge die Lunge und ihre Gefäße entfalten, steigt der Druck im linken Vorhof, das Septum primum wird gegen die Kulisse des Septum secundum gedrückt und damit ist das Foramen ovale verschlossen. Später verwachsen die aneinandergelegten Teile in der Regel fest miteinander.

Die Stelle des Foramen ovale bleibt an der Vorhofsscheidewand des erwachsenen Herzens immer kenntlich, besonders an deren rechter Fläche als *Fossa ovalis* (Abb. 338, 344). Der Boden der Grube wird vom Septum primum gebildet, der verdickte Rand, *Limbus fossae ovalis,* größtenteils vom Rande des Septum secundum.

Untersucht man am erwachsenen Herzen mit einer Sonde genau den Limbus, so wird man oft durch einen feinen Schlitz oder ein Löchelchen vom rechten Vorhof in den linken gelangen. In diesem Falle ist die Verwachsung der Ränder des Limbus mit dem Septum primum nicht ganz vollendet. Der Verschluß funktioniert aber auch ohne Verwachsung, weil nach der Geburt im rechten und linken Vorhof gleicher Druck herrscht und kein Druckgefälle mehr besteht. Wird das Septum secundum nicht in genügender Länge und Ausdehnung gebildet, so reicht es nicht, um nach der Geburt das Foramen ovale zu verschließen, und es ergibt sich die nicht sehr seltene Hemmungsbildung des „*offenen Foramen ovale*".

Beim Vogelherzen ist das Septum primum siebartig durchbrochen. Dort müssen sich die Löchelchen im richtigen Augenblick durch Wachstum der Umgebung schließen, damit das Blut nicht mehr vom rechten zum linken Vorhof gelangen kann. Beim Säugetier wird durch den Klappenmechanismus die Schließung automatisch infolge der veränderten Druckverhältnisse vollzogen.

Anfänglich liegt im embryonalen Herzen zwischen der Einmüdung des Sinus und dem Septum secundum eine tiefe Nische, *Spatium interseptovalvulare.* Sie verschwindet, wenn der Limbus sich formt.

Die Bedeutung des anfangs offenen und erst nach der Geburt geschlossenen Foramen ovale wird erst aus der Verfolgung des embryonalen Kreislaufs verständlich; daß die Zwischenwand beim fertigen Herzen geschlossen sein muß, da sonst arterielles und venöses Blut sich mischen würden, ist bereits am Schema der Abb. 292 dargetan worden.

Bildung der Kammerscheidewand. Schon während sich das Septum primum atriorum bildet, wird die Wand des Ventrikelanteiles in ein Schwammwerk umgebildet (Abb. 330), in dessen Balken und Platten Muskelfibrillen auftreten.

Sehr bald wird die künftige stärkere Wand des linken Ventrikels deutlich (Abb. 331), und die vorherige Symmetrie der beiden Kammerhälften geht verloren. An der Grenze beider erhebt sich die Anlage des *Septum ventriculorum,* das noch ganz niedrig ist, wenn das Septum primum die Endokardkissen im Ohrkanal bereits erreicht hat (Abb. 331). Es wächst allmählich gegen den Ohrkanal vor, aber noch längere Zeit bleibt eine Verbindung zwischen beiden Kammern, *Foramen interventriculare,* bestehen wie im Reptilienherzen zeitlebens.

Als Hemmungsbildung kann auch beim Menschen das Foramen interventriculare bestehen bleiben. Die Ventrikelscheidewand weist dann eine Öffnung auf, die unmittelbar unterhalb der hinteren und rechten Aortenklappe gelegen ist. Diese typische Lage unterscheidet den angeborenen *Septumdefekt* von später durch Krankheit erworbenen.

Das Septum ventriculorum wächst nicht genau gegen die Mitte des Ohrkanales vor wie das Septum atriorum, sondern infolge der Asymmetrie der beiden Ventrikel mehr gegen das rechte Ostium atrioventriculare hin (Abb. 331). Dort verwächst es dann später mit dem Endokardkissen. Der Ansatz des Septum atriorum und ventriculorum stehen sich am Endokardkissen nicht genau gegenüber, sondern das Septum ventriculorum ist nach rechts verschoben. Aus dem queren Stück Endokardkissen zwischen den beiden Septumansätzen wird später durch Aufrichtung und Verdünnung die *Pars atrioventricularis* des *Septum membranaceum* (S. 630), kurz auch *Septum atrioventriculare.*

Das Septum ventriculorum erreicht nur mit seinem dorsalen Abschnitt das Endokardkissen des Ohrkanales, im ventralen vereinigt es sich mit dem *Septum bulbi arteriosi, Septum aorticopulmonale.* Im Bulbus arteriosus treten wie am Ohrkanal bindegewebige Verdickungen des Endokards, „Bulbuswülste", auf (Abb. 341). Zwei einander gegenüberliegende wachsen sich bis zur Berührung entgegen und verschmelzen miteinander. Dadurch wird das Lumen des Bulbus in 2 Röhren geteilt, Aorta und Arteria pulmonalis. Die sie trennende Scheidewand ist das durch Verschmelzung der Endokardkissen entstandene Septum bulbi, Septum aorticopulmonale. Das craniale Ende des Septum bulbi verschmilzt mit dem herzwärts vorwachsenden Trennungssporn zwischen 4. und 6. Kiemenarterie (Aorta bzw. A. pulmonalis). Dadurch werden Bulbus und Truncus arteriosus endgültig in die zwei Arterienrohre unterteilt. Das untere Ende des Septum bulbi wächst bis zum Septum ventriculorum vor, so daß dann erst der vollständige Abschluß der beiden Kammern und ihrer Ausläufe in Aorta und Pulmonalis gegeneinander erreicht ist.

Der letzte Teil des Septum ventriculorum wird also von Endokardkissen des Truncus arteriosus gebildet, dem Septum aorticopulmonale, und einem Teil des Endokardkissens des Ohrkanals. In diesen aus Endokardkissen hervorgegangenen Teil des Septum wächst keine Muskulatur ein, wie ja auch die Herzklappen, die ebenfalls aus Endokardkissen hervorgehen, muskelfrei bleiben. An der Stelle der früheren Endokardkissen ist das Septum ventriculorum nur bindegewebig gebildet. Dieser Teil wird deshalb als *Pars membranacea septi ventriculorum, Septum membranaceum,* bezeichnet, und man kann an ihm der Herkunft nach eine Pars atrioventricularis und eine Pars interventricularis unterscheiden. Bei der Unterteilung des Truncus arteriosus vollziehen sich die spiraligen Trennungen, welche dahin führen, daß das Blut aus der linken Kammer durch die Aorta, das Blut aus der rechten Kammer durch die Arteria pulmonalis abfließt. Die Scheidewand, welche seine Lichtung in zwei Halbröhren zerlegt, würde, wenn sie gerade stände, das Septum interventriculare so treffen, daß das Blut aus der linken Kammer in die Lunge gelangen würde und das Blut aus der rechten Kammer in den Körper flösse (punktierte Pfeile im Herzen der Abb. 326). Das wird aber gerade vermieden. Wie sich Aorta und Arteria pulmonalis in Wirklichkeit verhalten, kann man sich an einem Modell der eigenen Hände klarmachen. Man halte den Daumen und Zeigefinger der rechten Hand in die Höhe; man stelle sich vor, der Daumen sei der linke, der Zeigefinger sei der rechte Ventrikel.

Setzt man den Daumen der linken Hand gleich Arteria pulmonalis, ihren Zeigefinger gleich Aorta und nähert man den Daumen der linken Hand mit nach abwärts gerichteter Spitze der Daumenkuppe der rechten Hand, ebenso die beiden Zeigefinger einander, so würde das Blut den falschen Weg nehmen; dreht man nun die obere Hand um 180°, so kommt der Daumen der einen Hand auf den Zeigefinger der anderen Hand zu stehen, d. h. das Blut geht den richtigen Weg. Diese spiralige Drehung macht die Scheidewand, welche den Truncus arteriosus in die Aorta und Arteria pulmonalis zerlegt, anstatt gerade abwärts zu wachsen.

Die Spirale ist bei den Fischen und Amphibien bereits durch Reihen von Taschenklappen vorgebildet, die einander gegenüberstehen, aber nicht mit ihren Gegenübern verwachsen. Sie sind wie eine langgezogene Spindel angeordnet. Denkt man sich die Klappen einer Reihe zu einem Längswulst zusammengezogen, so erhält man ähnliche Wülste wie diejenigen, welche im Bulbus der Säugetiere auftauchen. Sie entwickeln sich allerdings nicht stückchenweise, sondern als einheitliche Leisten. Doch gibt es beim menschlichen Embryo proximale und distale Wülste und außerdem noch ein gesondertes Septum aorticopulmonale. Wie sie anfangs voneinander getrennt sind und sich später vereinigen, würde uns hier zu weit führen. Das Endresultat ist der oben geschilderte Verlauf nach Art einer Wendeltreppe.

Der Sporn zwischen Aorta und Arteria pulmonalis (Abb. 326), welcher infolge der Erweiterung des Herzens stromaufwärts vordringt, ist nach unseren früheren Ausführungen die eigentliche Ursache der Aufspaltung der Porta arteriosa in zwei Arterien. Wie es ihm möglich ist, den richtigen spiraligen Verlauf zu finden, verstehen wir angesichts der im Bulbus bereits von den niederen Wirbeltieren ab vorgebildeten spiraligen Anordnungen. In der individuellen Entwicklungsgeschichte sind von dem historischen Gang nur Teile erkennbar.

Das Ostium atrioventriculare commune steht anfangs viel mehr links als später, da der Blutstrom beim ungekammerten Herzen vom Atrium in den absteigenden Schenkel der Ventrikelschleife führt. Mit der Erweiterung des aufsteigenden Schenkels zum rechten Ventrikel rückt das Ostium mehr nach rechts, so daß es von dem Septum primum halbiert werden kann. Jetzt haben die beiden Vorhöfe gleich große Pforten nach den beiden Ventrikeln zu. Wird das Foramen interventriculare verschlossen, so kann das Blut, welches aus dem linken Vorhof in den linken Ventrikel strömt, durch die inzwischen dem letzteren angeschlossene Aorta abfließen, anstatt den alten Weg in den rechten Ventrikel und erst von dort aus in den Truncus zu nehmen.

Die Pathologie des menschlichen Herzens hat uns eine große Zahl von Hemmungsbildungen im normalen Verlauf der Septierung des Truncus und der Vereinigung des Bulbus- und Kammerseptum kennen gelehrt, welche den embryonalen Entwicklungsgang in seinen Hauptetappen wie Naturexperimente belegen. Auch mißbildete oder dem Normalen entgegengesetzt gerichtete Spiralen kommen vor. Der Fetus ist dadurch zwar sehr gefährdet, doch kommen nicht wenige Feten mit derartigen angeborenen Anomalien mit dem Leben davon, da das Ventrikelsystem im *Ductus arteriosus* (*Botalli*, Abb. 332) einen zweiten Ablauf hat. Bleibt dieser bestehen und paßt er sich genügend den abnormen Verhältnissen an, so können solche Kinder am Leben bleiben und zu recht alten Menschen heranwachsen.

Zu- und Abflüsse des fetalen Herzens. Viele der bisher beschriebenen Einrichtungen des fetalen Herzens haben nur eine vorübergehende Bedeutung und keinen Bezug zum endgültigen Kreislauf. Denn im Mutterleib hat das Blut eine ganz andere Strombahn als nach der Geburt. Wir nennen seinen Gesamtverlauf den *fetalen Kreislauf*. Das von der Placenta kommende Sauerstoff und Nährstoffe führende Blut (Vena umbilicalis, Abb. 326, 332) wird im fetalen Herzen mit dem aus dem Körper kommenden Blut gemischt, ähnlich wie sich im Amphibienherzen das Lungen- und Körperblut vermengen, ehe sie weiter gepumpt werden.

Wir betrachten zuerst die verschiedenartigen *Zuflüsse*. Das Blut, welches aus der Placenta dem Herzen zugeleitet wird, ist rein arteriell. Es würde vor seinem Eintritt in den rechten Vorhof bereits vermischt mit dem gesamten venösen Blut aus dem Körperkreislauf, wenn nicht zwei getrennte Zuflüsse für den rechten Vorhof gebildet würden. Solange der Sinus vom Atrium getrennt ist, mündet er allerdings nur mit einer Öffnung in das letztere. Die Sinusmündung springt zwischen den beiden Sinusklappen trichterförmig in die

Lichtung des Vorhofs vor und ist so gerichtet, daß das Blut von ihr durch die Öffnung in der Vorhofscheidewand nach dem linken Vorhof zu dirigiert wird (Abb. 332). Wird der Sinus in das rechte Atrium einbezogen (Abb. 334), so gehören die bisher in den Sinus einmündenden Venen mit ihren getrennten Öffnungen nun der Atriumwand an. Auf diese Weise haben wir in ihr besondere Einmündungen der beiden Hohlvenen, eine für die *Vena cava superior* und eine für die *Vena cava inferior* (Abb. 334, 338). Während der Einbeziehung des Sinus in das Atrium wird, wie wir sahen, der Vorhof septiert. Dabei werden das Spatium interseptovalvulare und die linke Sinusklappe zum Aufbau der Scheidewand mit verwendet. Die rechte Sinusklappe bleibt übrig. Sie hat die Richtung des Blutes gegen die linke Vorkammer zu, welche anfänglich der ganze Sinustrichter besorgte, allein zu übernehmen. Sie wird in 2 Klappen unterteilt, die *Valvula venae cavae (Eustachii)* und die *Valvula sinus coronarii (Thebesii)*. Die EUSTACHIsche Klappe steht zur Einmündung der Vena cava inferior so, daß sie das Blut in gerader Richtung auf das Foramen ovale zuleitet (Abb. 344). Die obere Hohlvene leitet ihr Blut dem *rechten* Ventrikel zu, die untere Hohlvene führt es dem linken Vorhof und von dort aus dem *linken* Ventrikel zu (Abb. 332).

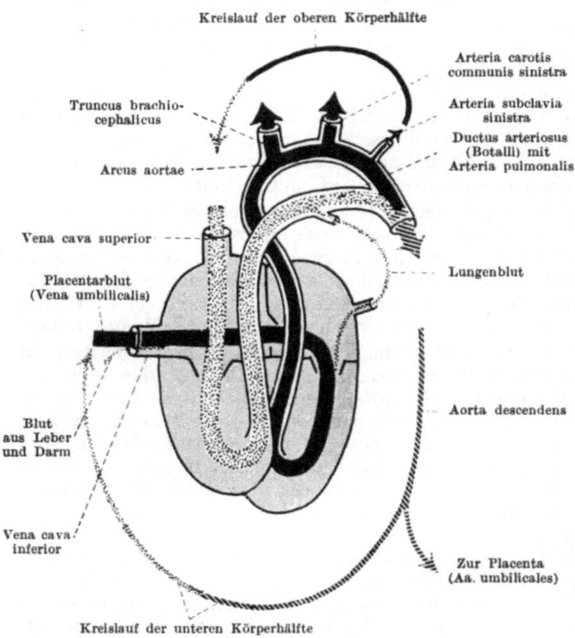

Abb. 332. Fetaler Blutweg im Herzen, Schema. Arterielles Blut schwarz, venöses Blut punktiert, gemischtes (arteriell-venöses) Blut schraffiert.

Man kann sich beim fertigen Herzen von der für das fetale Herz wichtigen Blutrichtung dadurch eine Vorstellung machen, daß man den Finger durch die untere Hohlvene hindurch in die rechte Vorkammer einführt und die Fingerkuppe auf die Valvula foraminis ovalis legt. Der Finger entspricht dann dem Blutstrom aus der unteren Hohlvene nach dem linken Vorhof zu. Sind nur Reste der EUSTACHIschen Klappe vorhanden, so werden sie dabei am leichtesten erkennbar; sie liegen dem untersuchenden Finger so an, daß ihre ursprüngliche Bedeutung klar vor Augen liegt.

Das obere Hohlvenenblut nimmt seinen Weg nach vorn von der EUSTACHIschen Klappe, so daß also der rechte Vorhof bis zur Geburt sozusagen in zwei Räume zerfällt, einen vorderen Raum für das obere und einen hinteren Raum für das untere Hohlvenenblut. Durch Röntgenaufnahmen des Kreislaufs von Schafsfeten ist bestätigt, daß im rechten Vorhof keine Mischung des Blutes aus oberer und unterer Hohlvene stattfindet, sondern daß das Blut aus der oberen Hohlvene nur in den rechten Ventrikel gelangt, das aus der unteren via Foramen ovale und linken Vorhof in den linken Ventrikel. Nur ein ganz kleiner Teil des Blutes aus der unteren Hohlvene fließt auch in den rechten Ventrikel.

Wir hatten das verschiedenartige, dem fetalen Herzen zufließende Blut bis in die beiden Ventrikel verfolgt. Wären die *Abflüsse* von hier aus die gleichen wie beim fertigen Herzen, so würde das Blut aus dem linken Ventrikel ausschließlich dem Körperkreislauf, das aus dem rechten Ventrikel ausschließlich dem Lungenkreislauf zugeleitet werden (Abb. 292). Das ist aber beim Fetus nicht so. Die Lunge kann noch nicht als Atmungsorgan funktionieren, Atmungsorgan ist die Placenta. Müßte, wie nach der Geburt, das ganze Blut des rechten Ventrikels das ausgedehnte Capillarnetz der Lungen durchlaufen, ohne daß damit die Aufnahme von Sauerstoff und die Abgabe von Kohlensäure verbunden sein könnte, so würde eine große Kreislaufsarbeit geschehen, ohne dem Organismus Nutzen zu bringen. Dies aber wird vermieden, das Prinzip der Minimum-Maximumkonstruktion herrscht nicht bloß im funktionellen Bau des Knochens (Bd. I, S. 39), sondern auch hier wie überall im Organismus, und das schon ARISTOTELES bekannte Gesetz der Sparsamkeit in der Natur (lex parsimoniae) verbietet solchen nutzlosen Energieaufwand. Das Capillarnetz der Lungen wird umgangen durch den *Ductus arteriosus* (*Botalli*, Abb. 329b). Er gibt der Hauptmasse des Blutes aus dem rechten Ventrikel die Möglichkeit, an der Lunge vorbei zu fließen und die Hindernisse der engen Gefäßbahnen der Lungenanlagen zu umgehen (Abb. 332). Als Ductus Botalli ist die linke 6. Kiemenarterie erhalten, deren Seitenast die Arteria pulmonalis ist (Abb. 89a). So erscheint sie noch beim fetalen Herzen; die Hauptmasse des Blutes folgt daher dem Wege des viel weiteren Kiemengefäßes und gelangt in die Aorta, wo sie mit dem Blut aus der linken Kammer gemischt wird.

Bei den ersten Atemzügen des Neugeborenen saugt die Lunge Blut in großen Mengen an; der Ductus Botalli wird wenige Minuten nach der Geburt durch Kontraktion seiner Muskulatur vollkommen verschlossen und verödet in den ersten 2 Monaten zu einem weglosen Strang, *Ligamentum arteriosum* (*Botalli*, Abb. 333). Beim fertigen Herzen kann man sich durch die Präparation dieses Bandes, welches am Ansatz des Herzbeutels liegt, überzeugen, daß es vom linken Ast der A. pulmonalis ausgeht und an der Aorta gegenüber der Arteria subclavia sinistra inseriert. Das Foramen ovale wird zu gleicher Zeit verschlossen wie der Ductus Botalli, so daß nun das ganze dem rechten Herzen zuströmende Blut durch die Arteria pulmonalis und die Capillaren der Lungen geführt wird (vgl. S. 605).

Der Ductus arteriosus Botalli hat einen Wandbau, der mit seiner in Schraubenlinien geordneten Muskulatur charakteristisch von dem typischen Bau der Arterienwand mit ihrer reinen Ringmuskulatur abweicht und dadurch den völligen Verschluß ermöglicht.

II. Das fertige Herz.

1. Äußere Gestalt und Bau im allgemeinen.

Innenteilung und Außenform. Aus den vorausgegangenen Schilderungen ist als Hauptergebnis für das fertige Herz seine innere Einteilung in vier Räume festzuhalten, zwei *Vorkammern*, *Atrien*, und zwei *Kammern*, *Ventrikel*. Die beiden Atrien sind die Empfänger, in welche das Blut von außerhalb des Herzens einströmt; die beiden Ventrikel sind die Pumpstationen, welche das Blut aus dem Herzen heraustreiben. Sowohl die Atrien wie auch die Ventrikel sind gegeneinander durch Zwischenwände abgegrenzt, dagegen führt von jedem Vorhof in den Ventrikel eine Öffnung, *Ostium atrioventriculare*. Beim lebenden Herzen sieht man abwechselnd Zusammenziehung der Ventrikel, *Systole*, und Erschlaffung, *Diastole*. Die Vorhöfe füllen sich mit Blut, während sich die Ventrikel entleeren. Darauf treten die Ventrikel in Diastole und das Blut strömt aus den Atrien durch die Ostia atrioventricularia in die Ventrikel.

Man nennt die Öffnungen, welche von den Vorhöfen in die Ventrikel hineinführen, *venöse Pforten*, *Ostia venosa*, die aus den Ventrikeln in die Arterien führenden Öffnungen heißen *arterielle Pforten*, *Ostia arteriosa* (Abb. 339). Diese Bezeichnungsweise entspricht der Benennung der Gefäße, welche das Blut zu- und abführen, d. h. die Ostia venosa führen das aus den Venen in das Herz gelangte Blut, die Ostia arteriosa das zu den Arterien strömende Blut. Die Beschaffenheit des Blutes selbst hat damit nichts zu tun. Denn nur durch das Ostium venosum dextrum strömt venöses, durch das Ostium „venosum" sinistrum strömt dagegen arterielles Blut; das Ostium arteriosum sinistrum (Aorta) enthält zwar arterielles, das Ostium „arteriosum" dextrum (Lungenarterie) enthält dagegen venöses Blut. Alle Gefäße, in denen das Blut zum Herzen hinfließt, werden als Venen bezeichnet und alle, in denen das Blut vom Herzen weg fließt, als Arterien. In den Arterien des Körpers strömt hellrotes, sauerstoffreiches Blut, „arterielles" Blut, in den Venen sauerstoffarmes, dunkelrotes, „venöses" Blut. An den kurzen Bezeichnungen „arterielles" und

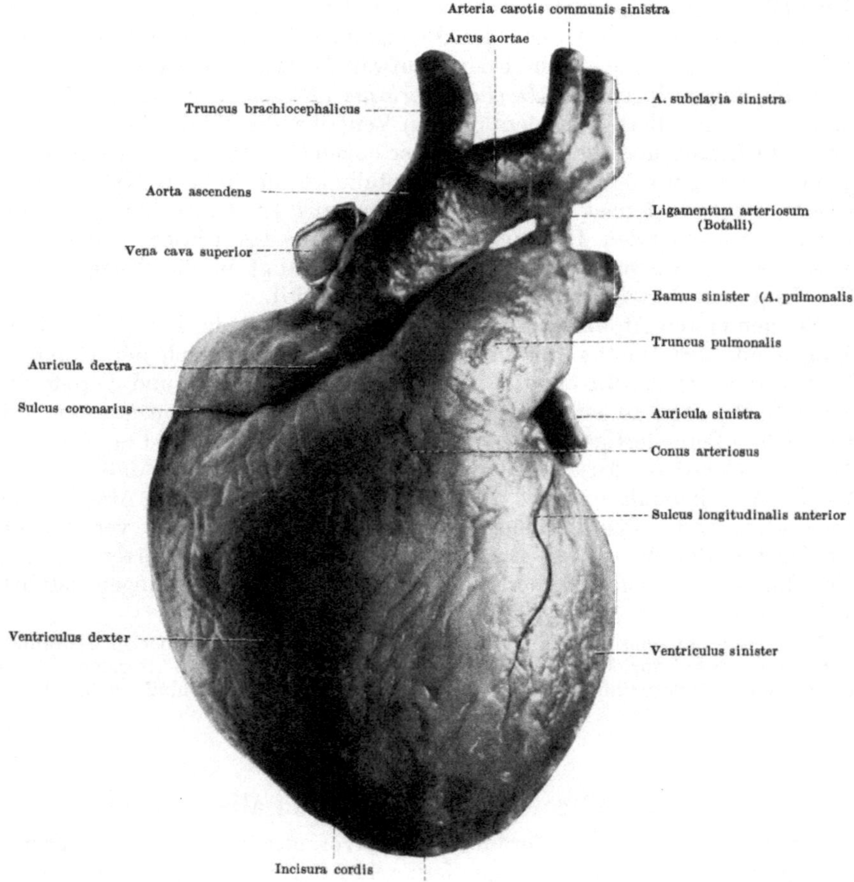

Abb. 333. Vorderansicht des Herzens. Mit Paraffin durchtränktes Präparat (von Prof. GÖPPERT, Anatomie Heidelberg). Längsachse senkrecht gestellt (die schräge Lage in situ in Abb. 338, 357 zu sehen).

„venöses" Blut kann vernünftigerweise kein Anstoß genommen werden, obwohl sie für den Lungenkreislauf unzutreffend sind.

Der Inneneinteilung des Herzens entspricht eine viel einfachere äußere Form, welche nur durch geringe Anzeichen die Grenzen der inneren Abgrenzungen verrät. Das ausgebildete Herz ist ein dickwandiger Kegel von nicht ganz regelmäßiger Form, der dem rechten Ventrikel entsprechende Teil ist, insbesondere bei der Leiche, von vorn nach hinten etwas abgeplattet (Abb. 335, 345). Hält man das aus der Leiche herausgenommene Herz mit der Längsachse senkrecht, so ist die Spitze des Kegels, *Apex*, nach abwärts, die *Basis* nach aufwärts gerichtet (Abb. 333). In situ ist die Spitze nach unten und links, die Basis nach oben und rechts gewendet (Abb. 357); auch fehlt im Innern des lebenden Körpers die Abplattung, sobald sich das Herz kontrahiert und daher abrundet.

Man unterscheidet beim abgeplatteten Herzen der Leiche zwei deutlich voneinander getrennte Flächen, *Facies sternocostalis* und *Facies diaphragmatica.* Die letztere liegt dem Zwerchfell auf (durch den dünnen Herzbeutel von ihm getrennt) und plattet sich dem Herzsattel des Zwerchfelles entsprechend besonders ab. An der rechten Herzhälfte sind die beiden Flächen durch eine scharfe Seitenkante voneinander getrennt, *Margo acutus* (Abb. 335). Er wird von Fettgewebe gebildet, das sich als Leiste auf dem rechten Ventrikel erhebt und sich in den Spalt zwischen vorderer Brustwand und Zwerchfell einschiebt. Er ist dann besonders sichtbar, wenn das rechte Herz leer und die Wände kollabiert sind. Den abgerundeten lin en Rand nennt man *Margo obtusus.* Beim lebenden Herzen ist auch der Margo „acutus" mehr gerundet und die Abgrenzung der Herzflächen ist nirgends scharf.

Die Grenze zwischen den Vorhöfen und Kammern ist äußerlich an einer seichten Vertiefung kenntlich, der *Kranzfurche, Sulcus coronarius.* Sie läuft senkrecht zur Längsachse des Herzens, ist aber auf der Vorderseite durch die Arteria pulmonalis und die Aorta, welche aus ihr austreten und sich auf die Kranzfurche legen, größtenteils verdeckt; seitlich ist der Sulcus immer sichtbar (Abb. 333). Am deutlichsten sieht man ihn auf der Hinterseite des Herzens. Die Kranzfurche ist mit Blutgefäßen und mit Fett ausgefüllt, doch schimmern die Gefäße durch den serösen Überzug des Herzens durch und lassen so die Lage des Sulcus erkennen (Abb. 334). Er liegt der Basis näher als der Spitze: $^1/_3$ der Höhe des erschlafften Herzens kommt auf die Vorhöfe, $^2/_3$ kommen auf die Ventrikel.

Die Grenze zwischen dem linken und rechten Ventrikel ist äußerlich an seichten *Längsfurchen, Sulci longitudinales,* kenntlich. Sie verlaufen schräg zur Längsachse des Herzens und vereinigen sich am rechten Rande in einem Einschnitt in den Außenkontur des Herzens, der *Incisura cordis*; sie liegt rechts von der Herzspitze, so daß letztere also ganz dem linken Herzen angehört (Abb. 333, 334). Der *Sulcus longitudinalis anterior* auf der Vorderseite des Herzens ist wenig deutlich, zumal er nach der Herzbasis zu durch den Conus arteriosus des rechten Ventrikels überlagert und verdeckt wird. Man suche ihn zwischen der Spitze des linken Herzohres und der Arteria pulmonalis in einer geraden Linie, welche man von dort bis zur Incisura cordis zieht. Durchschimmernde oder präparatorisch freigelegte Gefäße bestimmen ihn mit Sicherheit. Auf der Rückseite des Herzens entspricht ihm der *Sulcus longitudinalis posterior* (Abb. 334); er ist an der Vereinigungsstelle mit der Kranzfurche vom Sinus coronarius der Herzvenen überlagert, aber sonst nicht verdeckt.

Die Grenze zwischen den beiden Atrien ist nur undeutlich und nur an einer kleinen Stelle der Basis des Herzens äußerlich kenntlich; sie wird als Fortsetzung des Sulcus longitudinalis posterior auf die Vorhöfe bezeichnet (Abb. 334). An den meisten Stellen ist sie durch die ein- und austretenden Gefäße verdeckt.

Basis des Herzens. Während das Herz äußerlich im ganzen sehr einfach geformt ist, bietet die Basis cordis ein kompliziertes Bild, weil hier sämtliche Gefäße des Körper- und Lungenkreislaufs gegen das Herz frei werden, wenn sie auch nicht alle an dieser Stelle entspringen oder münden. Die Herzbasis gehört ausschließlich den Atrien, besonders dem linken Vorhof an. Sie ist in situ nach oben und hinten, gegen die Wirbelsäule zu gerichtet. Die aus den Ventrikeln hervorgehenden Gefäße (Aorta und A. pulmonalis) werden neben den Atrien (an der Vorderfläche des Herzens) frei; das Blut wird bis dahin durch besondere röhrenförmige Teile der Ventrikel, die *Coni arteriosi* (Abb. 333, 337) geleitet. So ist die Basis des Herzens mindestens mit acht, häufig mit mehr Gefäßen besetzt, ja nach der Zahl der Lungenvenen, welche in den linken Vorhof münden.

Die zahlreichen vom Herzen ausstrahlenden Gefäße sind in der religiösen Kunst in stilisierter Wiedergabe symbolisiert als Strahlen, welche es als eine Gloriole umgeben, um dem inneren Empfinden für den geheiligten Gegenstand Ausdruck zu geben.

Außer den beiden großen Arterien (Aorta und A. pulmonalis), welche an der Basis aus den Ventrikeln austreten, münden in die Basis ein: rechts die beiden Hohlvenen, *Vena cava superior* und *Vena cava inferior*, links die vier Lungenvenen, zwei *Venae pulmonales dextrae* und zwei *Venae pulmonales sinistrae* (Abb. 334). Die Lungenvenen können so kurze Stämme haben, daß ihre Äste unmittelbar in die linke Vorkammer münden, so daß die Zahl der in das

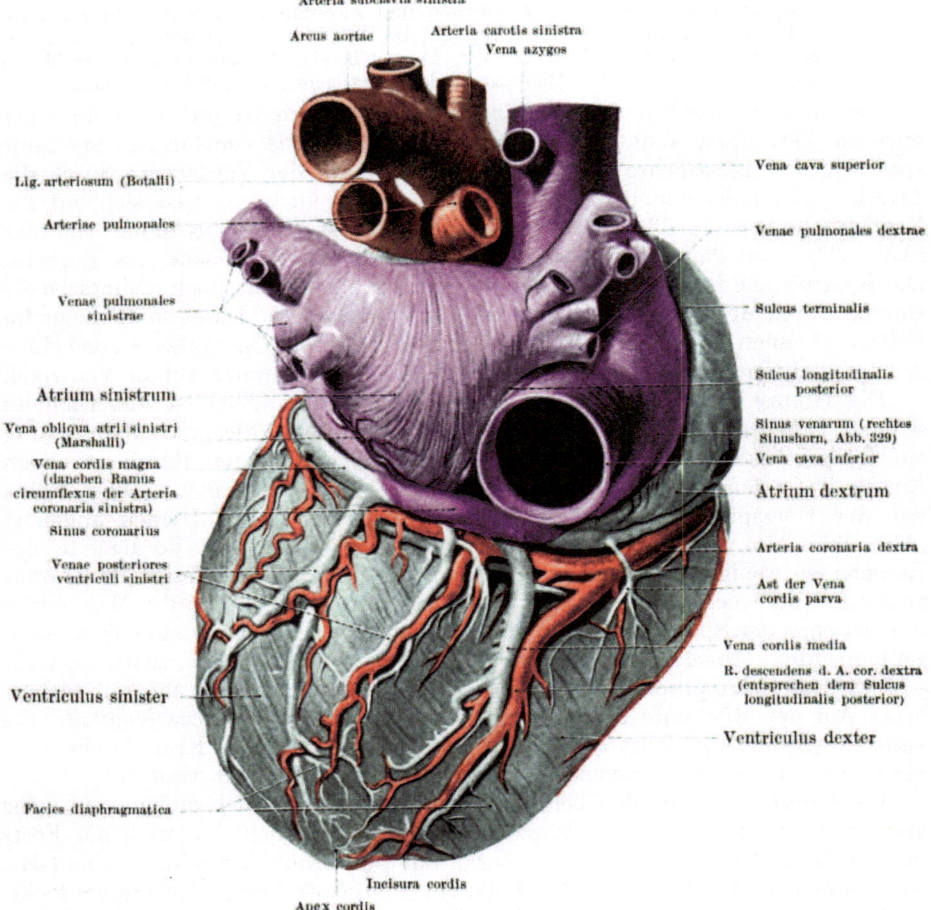

Abb. 334. Hinterfläche des Herzens, Arterien und Venen des Herzens injiziert. (Präparat Anatomie Heidelberg.) Sinus dunkelviolett, linker Vorhof hellviolett, ursprüngliches rechtes Atrium grau. Von den Venen sind die Zuflüsse des Sinus dunkelviolett getönt, die Lungenvenen hellviolett, alle übrigen grau. Das Herz steht, wie es in situ stehen würde. Die oberhalb der Kranzgefäße im Sulcus coronarius abgebildete Partie des Herzens heißt Basis.

Herz mündenden Venen erhöht ist. Die zwischen den linken und rechten Lungenvenen befindliche Wand des linken Vorhofes entspricht einer blinden Tasche des Herzbeutelraumes hinter dem Herzen (*Sinus obliquus*, Abb. 356a). Die vom rechten Vorhof eingenommene Fläche der Herzbasis ist viel kleiner; sie gehört insbesondere dem Sinusanteil des rechten Vorhofes an (Abb. 334, dunkelviolett), der ursprüngliche Atriumteil ist nur ganz wenig beteiligt. Die obere und untere Hohlvene stehen so zueinander, daß sie bei der Lage des Herzens in situ *senkrecht* übereinander stehen (Abb. 334, 338, 357).

Das herausgenommene Herz läßt sich am einfachsten in die seiner natürlichen Lage im Körper entsprechende Stellung bringen, wenn man auf die senkrechte Stellung der beiden Hohlvenen zueinander achtet: die obere ist gleichsam die gradlinige Fortsetzung der unteren.

Führt man den linken Zeigefinger in die V. cava inferior und durch den rechten Vorhof hindurch in die V. cava superior, so ruht das Herz auf der Handfläche ziemlich genau entsprechend seiner natürlichen Stellung im Thorax. Die Umschlagstelle des Perikard begrenzt die Herzbasis nach rechts zu mit einer senkrechten Grenzfalte, welche von der oberen zur unteren Hohlvene verläuft und die rechten Lungenvenen in sich schließt (Abb. 356b). Nach links zu bildet die Vena obliqua *(Marshalli)* die Grenze. Von ihr aus steigt eine Falte bis zum Abgang der linken Lungenarterie aufwärts, welche die linken Lungenvenen auf ihrer ventralen Seite überzieht, *Plica venae cavae sinistrae.*

Herzohren. Die beim embryonalen Herzen besonders hervortretenden seitlichen Ausbuchtungen der Vorhöfe, die *Herzohren, Auriculae cordis,* sind beim ausgebildeten Herzen im Verhältnis viel kleiner, aber immer deutlich. Sie werden ihrer Form und seitlichen Lage nach mit den Ohren des menschlichen Kopfes verglichen und tragen danach ihren Namen. Sie sitzen aber nahe der Basis, also relativ höher als die Ohren am Kopf. Beide biegen mit ihrem blinden Ende nach vorn und schmiegen sich den beiden großen, an der Vorderwand des Herzens sichtbaren Arterien an (am Übergang der Coni in die Aorta bzw. A. pulmonalis, Abb. 333, 336). Dadurch füllen sie den Winkel zwischen Aorta bzw. Pulmonalis einerseits und den Ventrikeln andererseits aus (Abb. 333, 357), besonders in der Systole, in der der Winkel größer wird. Auf diese Weise behält das Herz stets seine geschlossene Gesamtform. Sie erweitern den Innenraum der Vorhöfe sehr beträchtlich, besonders während der Diastole, wenn sie prall gefüllt sind. Jeder Vorhof hat sein eigenes Ohr. Das rechte ist beim in situ stehenden Herzen von vorn ausgiebig sichtbar, vom linken sieht man nur die äußerste Spitze (Abb. 333).

Herzspitze. Die *Herzspitze, Apex cordis,* ist beim Leichenherzen sanft gerundet, sie liegt nach links von der Incisura cordis, der Grenze zwischen rechtem und linkem Herzen, gehört also ganz dem linken Ventrikel an. Ihre Lage ist beim Lebenden am Spitzenstoß kenntlich. Wenn der Ventrikel systolisch zusammengezogen wird, so richtet sich das Herz infolge Abflachung des Aortenbogens, die unter dem Druck des ausgeworfenen Blutes erfolgt, mit der Spitze gegen die vordere Brustwand und stößt gegen diese unterhalb der 5. linken Rippe, einen Finger breit einwärts der Mamillarlinie. Trifft der Stoß wie gewöhnlich den Intercostalraum, so kann man die Vorbuchtung der Brustwand direkt mit dem Auge wahrnehmen, immer aber ist sie fühlbar. Der Arzt vermag sich aus der Art des Stoßes (Resistenz, Ausdehnung) eine Vorstellung von der Kraft des Herzmuskels des betreffenden Menschen zu machen.

Die Herzspitze trifft die Innenwand des Brustkorbes nie unmittelbar, sie liegt in der Incisura cardiaca der linken Lunge (Abb. 104, 119), daher liegt an dieser Stelle beim normalen Menschen immer die Lingula zwischen Herzspitze und Brustwand. Das in der Systole verhärtete linke Herz treibt die nach vorn über ihm lagernden Teile (Herzbeutel, Pleura, Lunge, Zwischenrippenmuskeln) von innen her vor sich her, weil es fester ist als sie alle.

Dicke der Wandung. Die Herzwand wird in ihrer Dicke völlig beherrscht durch die Masse der Muskeln, welche sie bilden, und zwar in den verschiedenen Abteilungen entsprechend ihren Leistungen bei der Herzarbeit in sehr verschieden starken Mengen. Die Vorkammern haben die dünnste Muskelschicht; sie sind nur vorläufige Behälter für das Blut, ehe es in die Kammern eintritt, ohne es direkt hineinzutreiben. Die Muskulatur ist in beiden Atrien ungefähr gleich dick. Ganz anders die Ventrikelwand. Auf einem Querschnitt ist am deutlichsten, um wieviel stärker die Wand des linken Ventrikels gegenüber der des rechten entwickelt ist (Abb. 335). Beide hängen in der Kammerscheidewand miteinander zusammen; aber sie lassen sich künstlich entsprechend dem Verlauf der einzelnen Muskelzüge und deren Zuordnung zu der Spezialaufgabe eines jeden der beiden Ventrikel voneinander sondern, so daß man wenigstens ungefähr die linke von der rechten Kammerwand auch innerhalb des Septum isolieren kann (Abb. 335, gestrichelte Linie). Der rechte Ventrikel hat das Blut nur durch die Lungen und ihr Capillarsystem zu treiben. Der linke Ventrikel treibt dagegen das Blut durch den Körperkreislauf, also durch die Capillargebiete sämtlicher Organe des Körpers mit Ausnahme der Lungen; er hat dabei (unter Beihilfe der Wandungen der Arterien) die sehr verschiedenen und oft beträchtlichen Widerstände in den einzelnen Organen zu überwinden. Seine Wand ist daher weitaus am dicksten; diejenige des rechten Ventrikels ist nur halb so dick, die Wandung der Vorhöfe ist sehr viel dünner als diejenige des rechten Ventrikels.

Die Dicke der Wandung kommt im Gewicht zum Ausdruck. Die Wandungen der beiden Vorhöfe zusammen wiegen etwa $^1/_6$ des Gewichtes beider Ventrikel, der rechte Ventrikel wiegt halb soviel wie der linke. Beim geburtsreifen Kinde ist der Unterschied

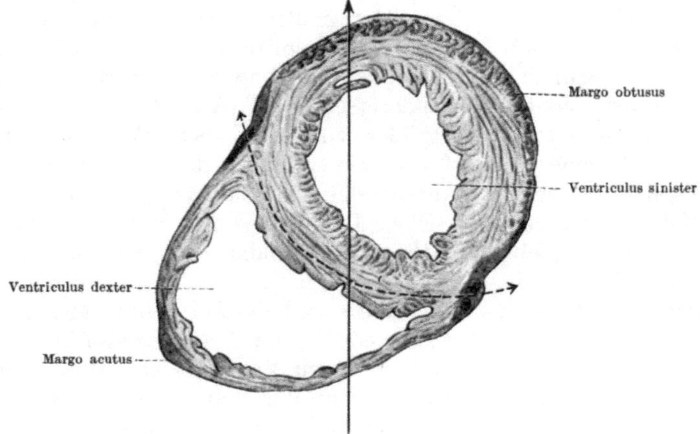

Abb. 335. Querschnitt durch die beiden Ventrikel, Herz in situ (wie in Abb. 119b, etwas höheres Niveau als dort).

in der Wandstärke der Ventrikel deutlich geringer als später, was mit der Verteilung des Blutes im fetalen Herzen (S. 607) zusammenhängt. Über die Schichtung der Herzwand und die Struktur der Muskeln wird später berichtet werden (S. 630, 632ff.).

Größe und Gewicht. Das Herz hat im ganzen ungefähr die Größe der Faust des betreffenden Menschen. Die proportionale Beziehung zu anderen Organen, welche bei der Faust als einem jederzeit demonstrablen Glied des Körpers willkürlich herausgegriffen und ohne innere kausale Relation zu denken ist, beruht auf der Massenkorrelation des Herzmuskels zur Körpermasse im ganzen. Durch Wägungen des von allem anhängenden Fett und von den Gefäßen befreiten Herzens, dessen Gewicht ziemlich genau das Gewicht des Herzmuskels anzeigt, ist festgestellt worden, daß Menschen von athletischem Körperbau eine stärker entwickelte Herzmuskulatur haben als muskelschwache Menschen. Denn die körperliche Betätigung erfordert eine größere Blutzufuhr und Herzarbeit, damit die tätigen Muskeln genug Nahrung haben. Das weibliche Herz ist wegen der grazileren Bauart der Frau leichter als das männliche (Verhältnis von Herz zu Körpergewicht beim Manne 1:170, bei der Frau 1:183). Infolge von Altersveränderungen der Arterien hat der Herzmuskel beim Greis mehr Arbeit zu leisten; das Herz nimmt an Gewicht zwar ab, wenn die Organe durch allgemeinen Altersschwund im ganzen abnehmen. Aber es verliert relativ wenig, alle anderen Organe zeigen beim Greis einen größeren Massenverlust als gerade das Herz.

Das Herz wächst besonders stark im 1. Lebensjahr, dann später in der Pubertätszeit. Das Gewicht bei Männern zwischen dem 21.—30. Lebensjahr ist im Mittel 297,4 g, bei gleichaltrigen Frauen 220,6 g. Bei einem mäßig zusammengezogenen Herzen der Leiche mißt die größte Länge durchschnittlich 12,9 cm, die größte Breite (unterhalb der Kranzfurche) 9,5 cm, die größte Dicke (Abstand der Vorder- von der Hinterwand) 6,8 cm. Natürlich schwanken diese Maße im Leben sehr, je nach dem Füllungs- und Kontraktionszustand des Herzens und seiner Abteilungen.

Eigengestalt des rechten und linken Herzens. Vom Innenbau des Herzens kommt für seine äußere Gestalt außer der bereits erwähnten Sonderung in vier Abteile noch besonders die Form des rechten und linken Herzens in Betracht. Würde die Herzwand der verschiedenen Abteilungen nicht verschieden dick sein, so wären rechtes und linkes Herz ihrer Eigengestalt nach äußerlich viel leichter zu unterscheiden. So aber sind die Formen verhüllt wie bei einem Menschen, der in einem dicken Überzieher steckt. Wir können sie auf indirektem Weg wahrnehmen, wenn wir Ausgüsse der Vorhöfe und Ventrikel betrachten und sie mit dem intakten Herzen vergleichen. Füllt man die rechte Herzhälfte von den Körpervenen aus mit einer blauen, die linke Herzhälfte von den Lungenvenen aus mit einer roten Harzmasse und entfernt dann den Herzmuskel durch Maceration, so erhält man zwei völlig getrennte Kerngüsse, welche entsprechend ihrer Lage zueinander im intakten Herzen oder einzeln betrachtet werden können (Abb. 336, 337).

Der Hauptunterschied zwischen dem rechten und linken Herzen ist die andere Stellung, welche der Conus arteriosus im Verhältnis zum Ventrikel einnimmt. Der Conus leitet das Blut beim linken Ventrikel in die Aorta, beim rechten Ventrikel in die Lungenarterie. In beiden Fällen läuft er vom Ventrikel aus in die Höhe; der Conus hat mit seinem Ventrikel etwa Haken- oder Siphonform. Dies ergibt sich aus der Schleifenform des embryonalen Herzens, bei welchem der aufsteigende Ventrikelschenkel gegen den absteigenden Schenkel abgeknickt ist (Abb. 329a). Beim rechten Herzen ist die V-Form besonders deutlich, weil dort der Winkel zwischen der Achse des Ventrikels in der Richtung auf den Vorhof und zwischen der Achse des Conus ziemlich beträchtlich ist (Abb. 337a). Beim linken Herzen ist dagegen der Winkel sehr klein, und daraus resultiert ein enges V (Abb. 337b). Beide Haken sind in situ so ineinander gesteckt, daß der weitere den engeren umfaßt; denn der Conus arteriosus des rechten Herzens mit der Lungenarterie legt sich so um den Conus arteriosus des linken Herzens mit der Aorta herum, daß die Lungenarterie anfangs vor der Aorta liegt; erst weiter oberhalb kommt die Aorta durch ihren Bogen (Arcus) weiter nach vorn und legt sich in die Gabel der beiden Hauptäste der Lungenarterie, welche auf die rechte und linke Lunge hinziehen (Abb. 336). Man kann diese Art der Umklammerung des linken Herzens durch das rechte Herz in der äußeren Gestalt wahrnehmen, wenn man die eigentlichen Formen gut versteht (vgl. Abb. 333 mit Abb. 336). Die Überkreuzung des arteriellen und venösen Blutes kommt durch die Lagerung der beiden Coni zueinander zustande.

Die Kerngüsse der Herzhöhlen zeigen besonders deutlich die stark dilatierten Herzohren und ihre Beziehung zu den Atrien. Das rechte und linke Herzohr sind nach vorn gerichtet, in den Zwischenraum zwischen beiden sind die Aorta und Lungenarterie eingelassen (Abb. 336).

Beim Füllen des Herzens der Leiche unter Druck ist nicht zu vermeiden, daß die dünnwandigeren Abschnitte mehr nachgeben als die dickwandigeren. Deshalb sieht in den Kerngüssen der linke Ventrikel im Verhältnis weitaus kleiner aus als der rechte und vor allem als die Vorhöfe. Im Leben wechselt die Größe der Lichtung je nach der Systole oder Diastole. Für unsere Zwecke ist der Harzausguß trotz der geschilderten Unvollkommenheit geeignet, die Formbeziehungen der äußeren Gestalt zur inneren Einteilung des Herzens aufzudecken.

2. Die Herzklappen.

Segelklappen, Valvulae atrioventriculares. Die Richtung des Blutstromes innerhalb des Herzens wird durch einen vielgestaltigen Ventilapparat sichergestellt, die *Herzklappen*. Sie beherrschen die Öffnungen der beiden *Ventrikel*, und zwar die *Einflußbahn* des Blutes von den Vorkammern aus und die *Ausflußbahn* nach den Arterien (Aorta, Lungenarterie) zu. Unter bestimmten Umständen lassen sie das Blut in die Kammer herein oder heraus, unter anderen verwehren sie ihm den Zu- oder Austritt. Zwischen den Vorhöfen und Ventrikeln finden sich die *Segelklappen, Valvulae atrioventriculares,* am Beginn der Aorta und Lungenarterie die *Taschenklappen, Valvulae semilunares.* Beide sind voneinander in ihrer Form und in der Art ihrer Tätigkeit ganz verschieden.

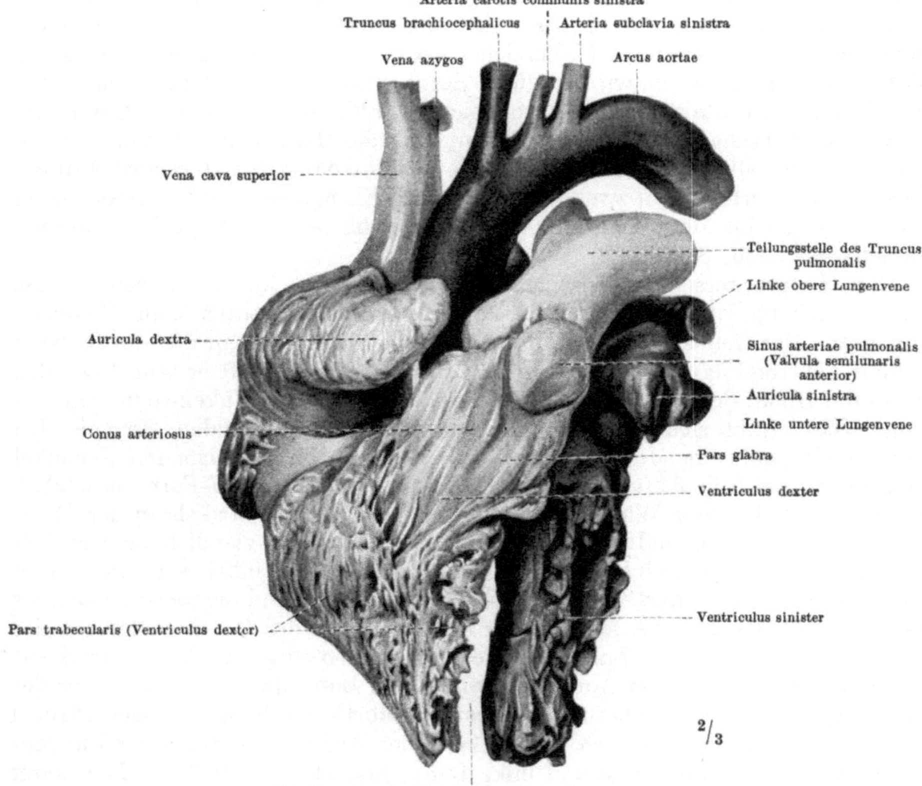

Abb. 336. Harzausguß der Herzhöhlen. Linkes Herz dunkel, rechtes Herz hell. Die beiden Herzhälften in der richtigen Lage zueinander, Herzlängsachse senkrecht gestellt.

Die Segelklappen setzen an den Faserringen an, welche die Vorhöfe von den Ventrikeln trennen (Anuli fibrosi, S. 633). Die einzelnen Teile heißen *Zipfel, Cuspides,* und hängen als dünne Membranen in den Ventrikel hinab (Abb. 338, 344, 346). Im rechten Ostium atrioventriculare gibt es drei, im linken zwei Zipfel, *Tricuspidal-* und *Bicuspidalklappe.* Die Bezeichnung Segelklappen ist sehr anschaulich, weil die Zipfel durch einen besonderen Spannapparat festgehalten und dann durch den Blutstrom wie das Segel vom Winde gebläht werden. An den Rand und an die Unterfläche der Zipfel gehen feine Sehnenfäden, *Chordae tendineae,* welche zu cylindrischen Muskeln gehören, deren Basis in der Kammerwand sitzt und welche frei in die Kammerlichtung vorspringen, *Musculi papillares.* Je ein Musculus papillaris entspricht dem Zwischenraum zwischen zwei Zipfeln. Von den zahlreichen Sehnenfäden, welche büschelförmig aus seinem freien Ende, auch aus seinen Seiten und manchmal sogar direkt aus

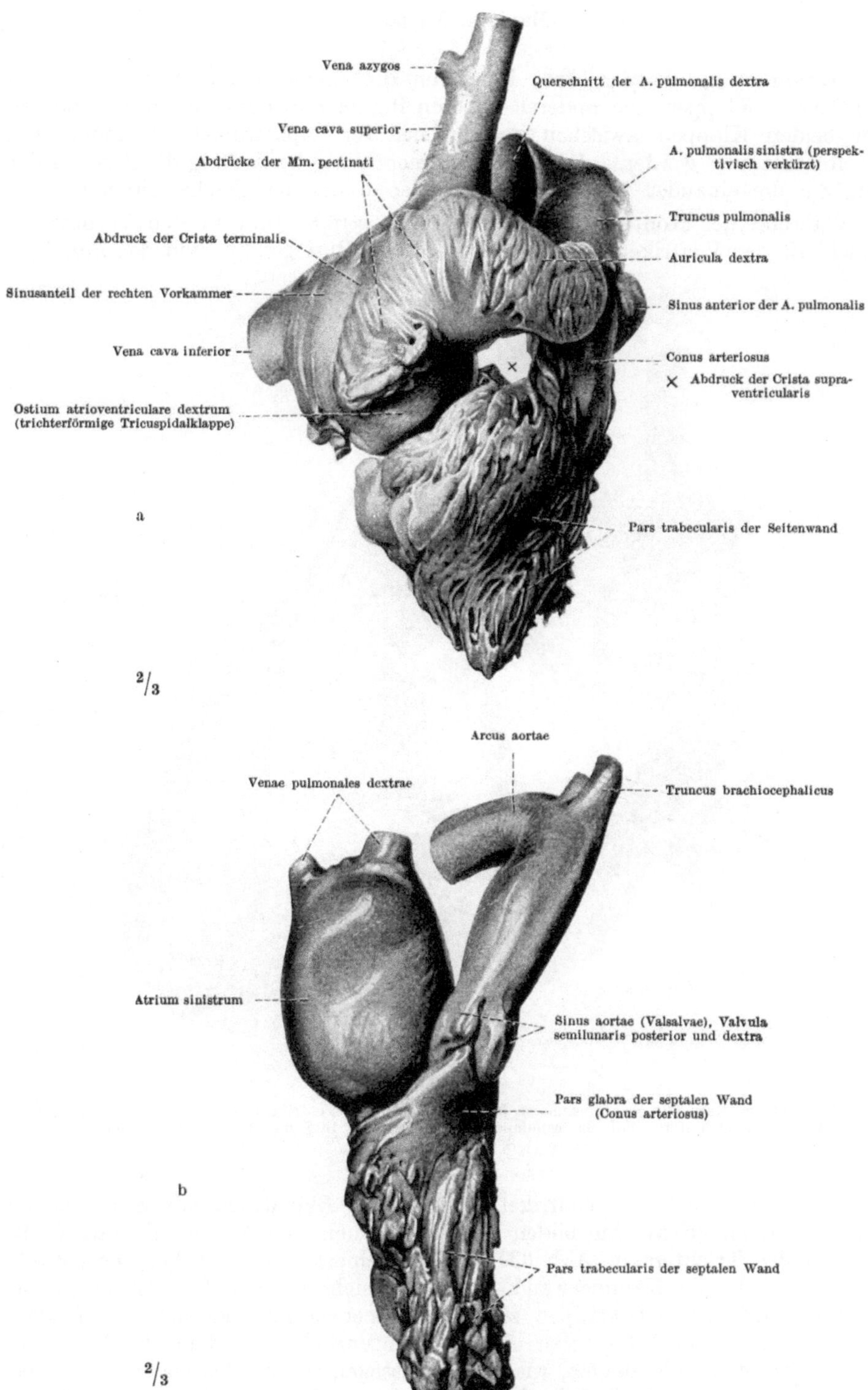

Abb. 337 a u. b. Harzausgüsse des rechten und linken Herzens. Die Kerngüsse der Abb. 336 auseinandergenommen. a Das rechte Herz, von dem rechten Herzrand aus gesehen (marginale Ansicht); b das linke Herz von der Kammerscheidewand aus gesehen (septale Ansicht).

der Kammerwand hervorgehen, inserieren die einen an dem Rand der einen der beiden Klappen, die anderen an dem ihr zugewendeten Rand der anderen der beiden Klappen, zwischen welchen sich der Papillarmuskel befindet. Die Nachbarklappen werden infolgedessen immer ganz gleichmäßig dirigiert, da der Zug auf die einander zugewendeten Ränder immer der gleiche sein muß.

Während der Kontraktion des Ventrikels strömt Blut in den Vorhof ein. Erschlafft der Ventrikel, so ist der Vorhof mit Blut gefüllt, und das nun vom

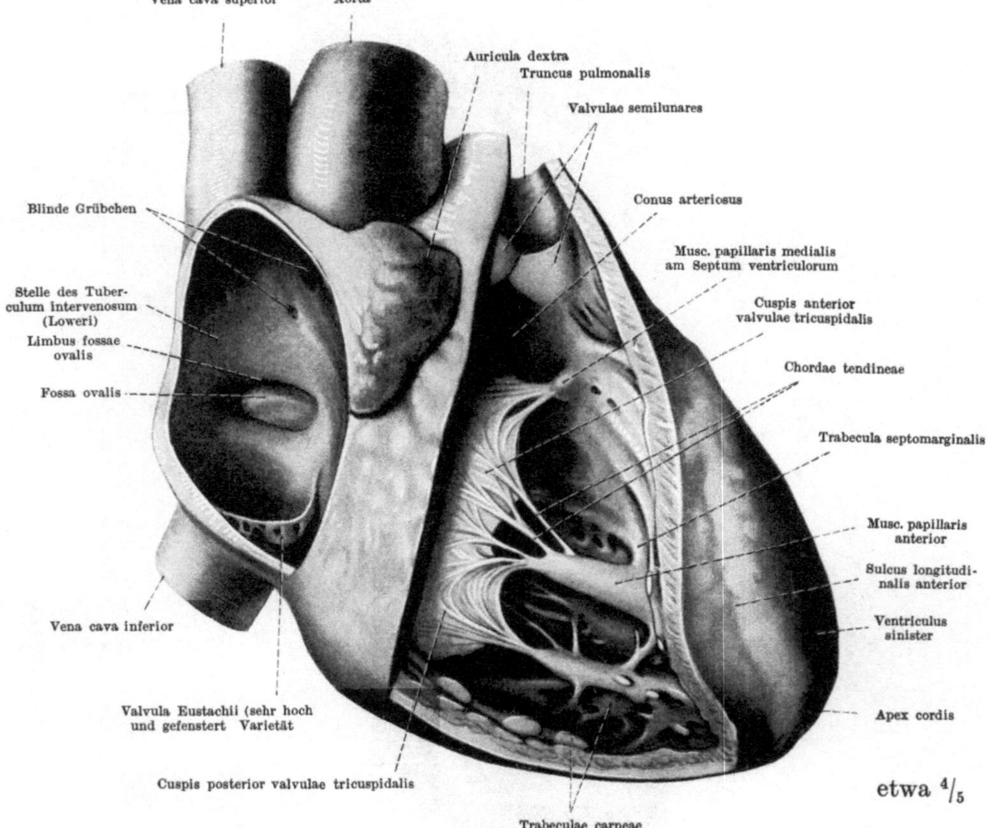

Abb. 338. Rechtes Herz mit Fensterschnitten in der Vorhof- und Ventrikelwand. Valvula tricuspidalis in Öffnungs-, die beiden hinteren Valvulae semilunares art. pulmonalis in Schlußstellung (die vordere durch den Schnitt entfernt).

Vorhof her in den leeren Ventrikel einströmende Blut drückt die Segelklappen zur Seite (Abb. 351a). Sie bilden zusammen einen weit offenen Trichter (z. B. Ausguß des Trichters in Abb. 337a). Kontrahiert sich aber bei der Systole des Ventrikels die Kammerwand, so ziehen sich die Papillarmuskeln so zusammen, daß die Segelklappen zwar zusammenrücken und sich aneinanderlegen können (Abb. 351b), aber nicht in den Vorhof unter dem Druck des gestauten Blutes durchschlagen, wie ein Schiffssegel, welches losgelassen wird und frei im Winde flattert. Bei der Diastole weitet sich der Trichter und läßt mit seinem offenen Ende das Blut vom Vorhof in den Ventrikel einströmen, bei der Systole schließt das hinter den Klappen gestaute Blut den Trichter, so daß sich das Blut selbst den Weg in den Vorhof versperrt. Dies wäre aber nicht möglich, wenn nicht der von den Papillarmuskeln bediente Spannapparat kraft einer durch die Nerven genau geregelten Kontraktion die Trichterform aufrechterhielte. Das *aktive* Element der Herzmuskeln ist bei den Segelklappen ganz unentbehrlich.

Man findet die Segelklappen nie der Herzwand anliegend, sondern sie sind in allen Stellungen des lebenden Herzens so gestellt, daß sie im Blut frei flottieren. Bei der Systole nähern sie sich und verschließen den Trichter, doch ist die Annäherung bereits am Ende der Diastole sehr groß, so daß keine große Kraft nötig ist, um sie in die richtige Verschlußlage zu bringen.

Die Chordae tendineae setzen am Rand der Zipfel und auch an der dem Kammerinnern zugewendeten Unterfläche an (Abb. 338), im ganzen in drei, nicht regelmäßig durchgeführten Reihen. Die Sehnenfäden sind im allgemeinen rund, glänzend. An der Insertion sind sie dreieckig verbreitert. Der Rand der Segelklappen sieht infolge der dreieckigen Sehnenansätze ausgezackt aus. Normalerweise darf er nicht verdickt sein, doch kommen bei krankhaften Veränderungen leicht fühlbare oder bei hochgradigen Zuständen sichtbare Verdickungen der Ränder vor. Schrumpft die Klappe, so kann sie nicht mehr mit ihren Nachbarn zusammenschließen und nicht verhindern, daß das Blut bei der Systole des Ventrikels in den Vorhof zurückfließt (Herzklappenfehler). Die Kreislaufstörungen, welche im Gefolge von Erkrankungen der Segelklappen eintreten, sind Gegenbeispiele dafür, wie notwendig das genau ausregulierte Zusammenspiel der Papillarmuskeln, Chordae tendineae und Klappen ist, um den Ventilmechanismus zwischen Vorhof und Ventrikel zu sichern.

Strukturell sind die Klappen ähnlich den Faserringen aus feinfaserigem, aber widerstandsfähigem Bindegewebe gebaut, welches die dünne Grundmembran formt. Auf der Unterfläche sind auch elastische Fasern in sie eingebettet. Die Klappen sind beiderseits von einschichtigem Plattenepithel überzogen (Endokard, S. 631). Vom Vorhof gelangen Muskeln in die Klappenbasis hinein, auch vom Ventrikel aus steigen solche in sie auf, ohne sich aber mit der Vorhofmuskulatur zu begegnen oder gar zu verbinden. Die Klappen sind gefäßlos, bis auf feinste Ästchen zwischen den Muskeln, welche auf eine ganz kurze Strecke in ihre Basis eintreten.

In frühembryonaler Zeit bewirken bei der Herzaktion die Endokardkissen den Verschluß des Ostium venosum und arteriosum. Aus Teilen von ihnen gehen später die Atrioventrikular- und die Semilunarklappen hervor. Die Wand der Ventrikel läßt schon sehr frühzeitig (Abb. 331) 2 Schichten erkennen, die äußere Zona compacta und die innere Zona spongiosa. Aus letzterer gehen die Musculi papillares und die Chordae tendineae hervor, die also ursprünglich muskulöser Natur sind, ferner das Flechtwerk von Muskelzügen an der Innenfläche der Ventrikel, die *Trabeculae carneae* (Abb. 342, 346). Bei niederen Säugern (Monotremen) sind noch die Segelklappen von Muskelsträngen gehalten, welche unmittelbar an sie heranreichen, sehnige Verbindungen treten bei den Beuteltieren und allen höheren Säugern auf; auch beim Menschen wird ausnahmsweise statt der Chordae noch der eine oder andere Muskelstrang gefunden.

Als Überreste des Labyrinths im Innern der Ventrikel sind gelegentliche *Trabeculae tendineae* zu betrachten, welche quer durch die Kammerlichtung hindurchziehen, ohne mit den Klappen eine Beziehung zu haben. Im rechten Kammerraum findet sich zuweilen einer, im linken finden sich häufig mehrere. Auch feine Muskelfäden durchkreuzen manchmal die Kammerlichtung (Abb. 338, 346). Ganze Gruppen von Trabeculae carneae können sehnig umgebildet sein, so daß Sehnenfäden längs der Kammerwand von einem Punkt zum anderen oder von der Kammerwand an einen Papillarmuskel ziehen. Das Reizleitungssystem bedient sich nicht selten dieser sehnigen Brücken, welche den Weg beträchtlich abkürzen (z. B. LIONARDO*sches Bündel* im rechten Ventrikel).

Valvulae semilunares. Die Coni arteriosi der Ventrikel leiten die Ausflußbahn des Blutes von der Kammerlichtung nach den Arterien zu (Aorta und Lungenarterie). Sie gehen in die Arterien in fast der gleichen Ebene über, in welcher die Einflußbahnen aus den Vorkammern in die Kammern münden. Alle Ventile des Herzens liegen also in der gleichen Ebene, *Ventilebene* (Abb. 339, 358). Die beiden Ausflußöffnungen sind durch je drei *Taschenklappen*, *Valvulae semilunares*, verschließbar, welche rein passiv wirken, sich also von den Segelklappen außer durch ihre Form besonders durch den Mangel eines aktiven Spannapparates unterscheiden.

Die einzelne Taschenklappe ist ein halbmondförmiges, beiderseits mit Endothel überzogenes Bindegewebshäutchen, welches wie eine Wagentasche mit der einen Seite in die Wand des Herzens (Conus- bzw. Arterienwand) übergeht, mit der freien Seite in die Lichtung der Ausflußpforte hineinragt (s. in Abb. 338 die Valvulae semilunares der Lungenarterie). Wird die Kammer systolisch verengert, so wird das Blut durch die Ausflußöffnung in die Arterie getrieben, weil ihm der Rückweg in die Vorkammern durch die Segelklappen versperrt ist. Die Taschenklappen nähern sich dabei den Wänden der Arterien (Abb. 351), legen sich ihnen aber infolge von Wirbelbildungen nie vollständig an. Wird dagegen der Ventrikel diastolisch erweitert, so schließen sich die Taschenklappen automatisch, weil das zurückstauende Blut die Taschen füllt und sie so stark

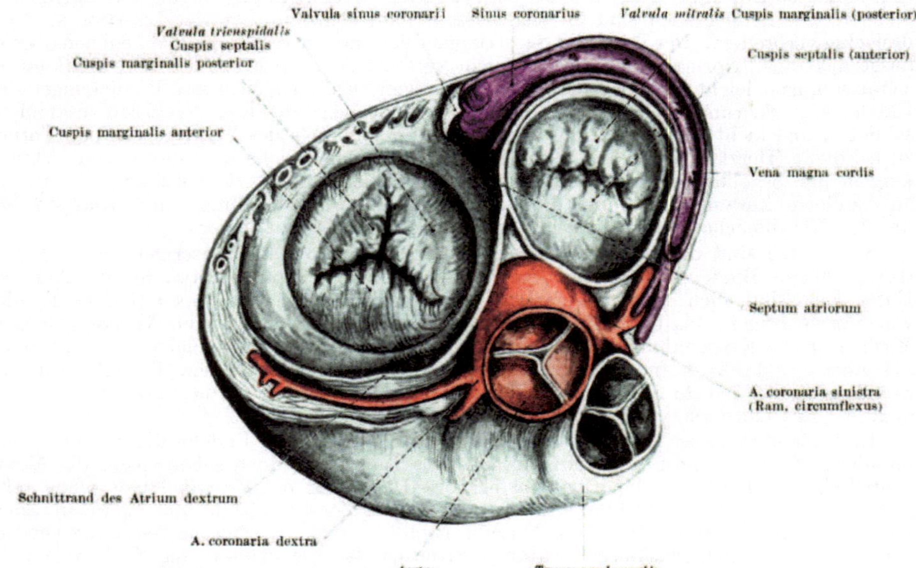

Abb. 339. Ventilebene des Herzens mit den Ostia arteriosa und Ostia venosa. Die ventrale Herzfläche schaut nach unten. Die Vorhöfe sind abgetragen. Die vier Ostien mit den Segel- und Taschenklappen freiliegend. Klappen künstlich in Schlußstellung gebracht. (Nach TOLDT-HOCHSTETTER, Anatomischer Atlas, Bd. 2.)

erweitert, daß die Taschenränder der drei Klappen einer Ausflußöffnung fest aneinanderschließen (Abb. 351a u. Abb. 339). Daß der Verschluß rein passiv ist, läßt sich am Herzen der Leiche zeigen, da auch bei ihm die Taschenklappen schließen, wenn man von den Arterien aus Wasser in das Herz zu gießen versucht. Jeder Klappe entspricht eine Ausbuchtung der Wandung, *Sinus (Valsalvae)*, welche sich ausweitet, wenn die Tasche gefüllt wird (Abb. 336 u. Abb. 337b). Die Anschwellung, welche die Aorta durch die drei Sinus im ganzen erfährt, nennt man *Bulbus aortae*.

Wenn die drei Taschenklappen eines jeden Ostium zusammenstoßen, so entsteht ein dreistrahliger Stern (Abb. 339). Die Spitze einer jeden Klappe, welche dem Centrum der Sternfigur entspricht, ist durch ein kleines Knötchen verstärkt, *Nodulus (Arantii) valvulae.* Von hier aus erstreckt sich längs des freien Randes der Taschenklappe nach jeder Seite ein besonders dünner Saum, *Lunula valvulae.* Der Nodulus sitzt in der Mitte der Lunula und springt über sie vor; alle drei Noduli verschließen gemeinsam das Centrum der Sternfigur und bewerkstelligen die letzte Dichtung der Ausflußöffnung für das rückstauende Blut.

Die Taschenklappen sind wie die Segelklappen im Leben immer flottierend im Blut, welches das Herz und die Gefäße füllt, zu denken. Da sich hinter ihnen Wirbel im Blut bilden, so können sie sich nicht wirklich der Wand anschmiegen. Bei der Kammersystole werden die Taschenklappen nur ganz vorübergehend beiseite gedrückt, solange das Blut ausströmt. Sie schließen sich beim Nachlassen des Kammerdrucks fast momentan.

Die Zahl und Stellung der Taschenklappen wird während der Entwicklung durch die Art der Scheidung des Truncus des Herzschlauches durch das Septum aorticopulmonale entschieden (S. 606). Die Septierung engt das sanduhrförmige Lumen (Abb. 341a) immer mehr von beiden Seiten ein, bis sie vollzogen ist; die beiden Tochteröffnungen sind dreieckige Spalten mit einander zugewendeten Spitzen. Die Taschen stehen infolgedessen so, daß in der zuvorderst liegenden Lungenarterie eine vordere unpaare und zwei hintere paarige Taschen, umgekehrt in der zu hinterst liegenden Aorta zwei vordere paarige und eine hintere unpaare Tasche festzustellen sind (Abb. 341b u. c). Die Bezeichnungen werden danach gerichtet, so daß wir bei der A. pulmonalis eine *Valvula semilunaris anterior* und zwei *Valvulae semilunares posteriores (dextra* et *sinistra)* unterscheiden, bei der Aorta zwei *Valvulae semilunares anteriores (dextra* et *sinistra)* und eine *Valvula semilunaris posterior*. Allerdings steht das Herz so im Brustkorb, daß die Orientierung der Taschenklappen im Verhältnis zum Gesamtkörper eine andere ist (Abb. 339). Im Bulbus aortae hat man danach auch die Valvula semilunaris anterior dextra als Valvula anterior, die beiden anderen als Valvulae posteriores bezeichnet; obgleich sie tatsächlich so im Körper stehen, so ist doch meines Erachtens die ältere Bezeichnungsweise vorzuziehen, weil sie in Übereinstimmung steht mit der Bezeichnung der Kranzarterien, daher weniger kompliziert und im Anschluß an die Entwicklung der Taschenklappen (Abb. 341) einprägsamer ist und nicht so leicht zu Irrtümern Anlaß gibt.

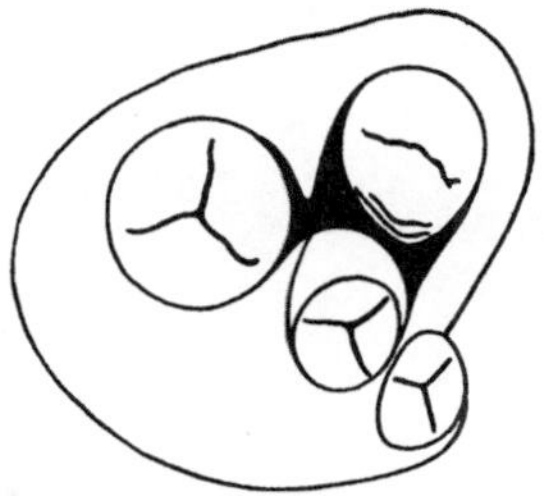

Abb. 340. Trigona fibrosa und Anuli fibrosi, halbschematisch in verkleinerte Kopie der Abb. 339 eingezeichnet.

Die Semilunarklappen haben ebensowenig Gefäße wie die Atrioventrikularklappen, außer in der geringen Muskulatur an ihrem Ursprung. Die feinere Struktur ist bei beiden Klappenarten im wesentlichen die gleiche.

3. Die Binnenräume.

Wir betrachten die vier Binnenräume des Herzens in der Reihenfolge, in welcher der Blutstrom sie durchläuft, und beginnen beim Eintritt des aus dem Körperkreislauf zurückströmenden Blutes, welches durch die obere und untere Hohlvene in die rechte Vorkammer eintritt.

Rechte Vorkammer. Die Wand der rechten Vorkammer ist entwicklungsgeschichtlich aus zwei verschiedenen Bausteinen zusammengesetzt, der rechten Sinushälfte und dem eigentlichen rechten Atrium (Abb. 334, dunkelviolett und grau). Jeder von ihnen hat seine Besonderheit und beide sind außerdem durch eine scharfe Grenze äußerlich und innerlich voneinander getrennt, so daß sie im fertigen Herzen gut unterscheidbar sind. Der Sinusanteil ist glattwandig, was besonders am Ausguß des Herzens hervortritt (Abb. 337a). Der alte Atriumanteil ist mit Muskelbalken besetzt, welche in die Lichtung des Vorhofs vorspringen und besonders dicht im rechten Herzrohr stehen, *Musculi pectinati* (Abb. 337a, 342). Die schmalen niedrigen Muskelleisten verlaufen beim aufrecht stehenden Herzen im wesentlichen senkrecht und sind einander parallel gerichtet, daher der Vergleich mit den Zähnen eines Kammes (Pecten). Wo sie an der seitlichen hinteren Vorhofwand aufhören, springt eine Falte in das Innere vor, *Crista terminalis* (Abb. 337a); ihr entspricht auf der Außenwand des Vorhofs eine seichte Rinne, *Sulcus terminalis* (Abb. 334). Hier ist die Grenze zwischen altem Vorhof und Sinus. Ist sie im Einzelfall nicht ausgeprägt, so ist doch der

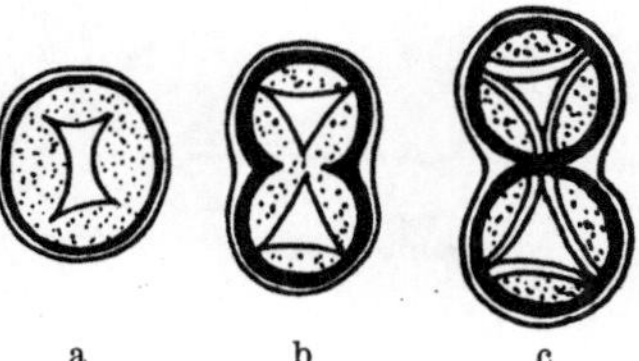

Abb. 341a—c. Entwicklung des Septum aorticopulmonale und der Valvulae semilunares im Bulbus arteriosus. Schema. a Stadium der 4 Endokardkissen. b 2 Endokardkissen zum Septum aorticopulmonale verschmolzen. c Truncus in die 2 Rohre der Aorta (oben) und A. pulmonalis (unten) getrennt. (Nach HOCHSTETTER, HERTWIGs Handbuch der vergleichenden Entwicklungslehre, Bd. III/2, S. 54.)

Unterschied der glatten und der mit Muskelbalken besetzten Wandpartie sehr charakteristisch.

Die beiden großen Zuflüsse des rechten Vorhofs, die Hohlvenen, und auch die kleineren Venen, welche in ihn münden, würden das Blut, wenn es im Vorhof unter starken Druck gestellt würde, zurückfließen lassen. Nur im Ventrikel bestehen Ventile, welche den Rückstrom völlig ausschließen, so daß

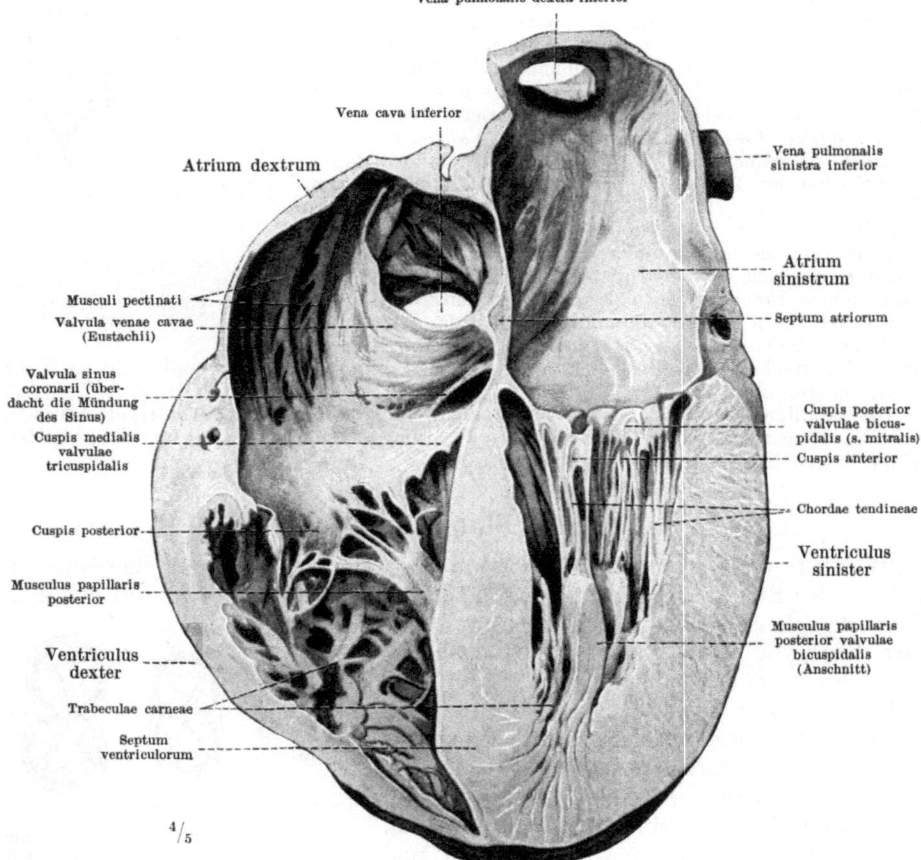

Abb. 342. Frontalschnitt durch das senkrecht gestellte Herz, dorsale Hälfte.

allein im Ventrikel eine starke Drucksteigerung wie bei einer Druckpumpe möglich ist. Die Vorhöfe haben ganz wesentlich in ihrem alten Atriumanteil die Aufgabe, das Blut in der nötigen Menge aufzunehmen, um den Ventrikel zu füllen. Wie sehr sich dabei das Herzohr ausdehnen kann, ist aus der Größe bei übermäßiger Füllung zu entnehmen (Abb. 337a). Die Musculi pectinati geben wegen ihrer Anordnung und Häufigkeit wie die Harmonikafalten einen großen Spielraum für die Ausdehnungsfähigkeit der Vorhofwand. Dies ist rechts ausgeprägter als links, vielleicht weil das Blut aus der Lunge leichter zuströmt als aus dem großen Kreislauf mit seinen zahlreichen wechselnden Widerständen.

Der alte Sinusanteil des rechten Vorhofs gehört eigentlich jetzt noch ganz zu den beiden Hohlvenen, *Sinus venarum.* Er verbindet die senkrecht übereinander stehenden Venen, wenn man das Herz in dieselbe Lage bringt, die es in situ hat (Abb. 334), und ist glatt wie das Innere der Venen selbst.

Die Einmündung der Vena cava inferior trägt gewöhnlich am vorderen unteren Rande noch einen Überrest der rechten Sinusklappe, die *Valvula venae cavae inferioris* (*Eustachii*, Abb. 344). Sie kann sehr unscheinbar sein oder ganz fehlen, kann aber auch als eine ausgedehnte Membran mit vielen kleinen Löchelchen, manchmal wie ein spinnwebfeines Netz entwickelt sein (Abb. 338). Gewöhnlich ist sie sichelförmig und reicht bis an den Rand des

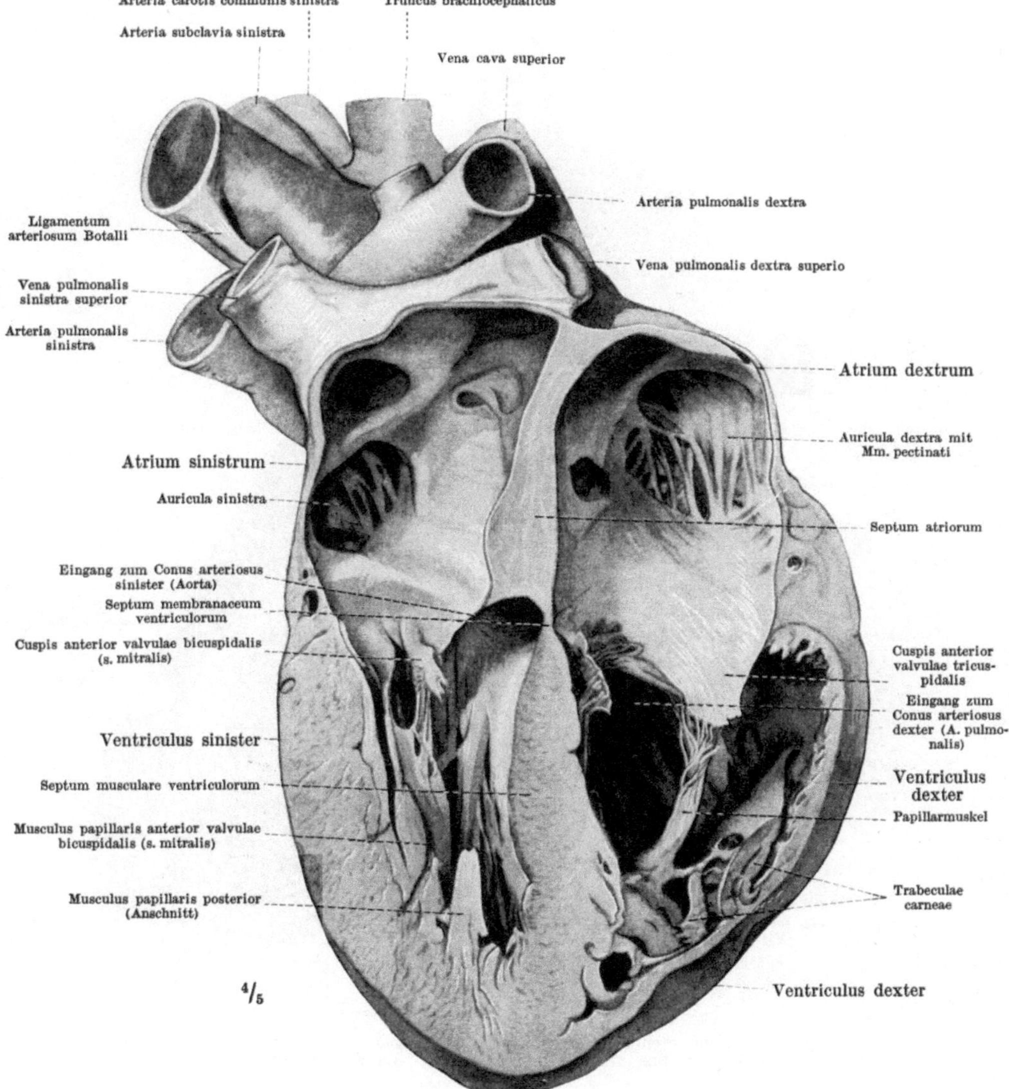

Abb. 343. Frontalschnitt durch das senkrecht gestellte Herz, ventrale Hälfte.

einstigen Foramen ovale der Vorhofscheidewand. Sie ist für die Strömung des Blutes beim fetalen Herzen sehr wichtig (S. 608); im Herzen des Erwachsenen ist sie ein Rudiment ohne größere Bedeutung. Die Einmündung der oberen Hohlvene hat keine Klappeneinrichtung, auch kein Rudiment einer solchen. Das Blut ist also nicht gehindert, in die Hohlvenen zurückzuströmen, sobald der Druck im Vorhof größer wird als in den Hohlvenen, wie es bei Schlußunfähigkeit der rechten Segelklappe (Tricuspidalinsuffizienz) der Fall ist. Zwischen der Mündung der oberen und unteren Hohlvene, hinter dem oberen Teil der Fossa ovalis, ist die alte Sinuswand etwas vorgewölbt, *Tuberculum intervenosum* (*Loweri*, Abb. 338).

Ähnliches wie von der EUSTACHIschen Klappe gilt von der *Valvula sinus coronarii* (*Thebesii*, Abb. 344). Sie ist ein Rudiment am rechten Rand der Einmündungsstelle des Sinus coronarius, durch welchen fast das gesamte venöse Blut der Herzwand in die rechte Vorkammer geleitet wird. Sie ist äußerst wechselnd, oft nur einschmaler Saum, manchmal eine dünne komplette oder siebartig durchlöcherte Membran, welche die ganze Öffnung zu bedecken vermag.

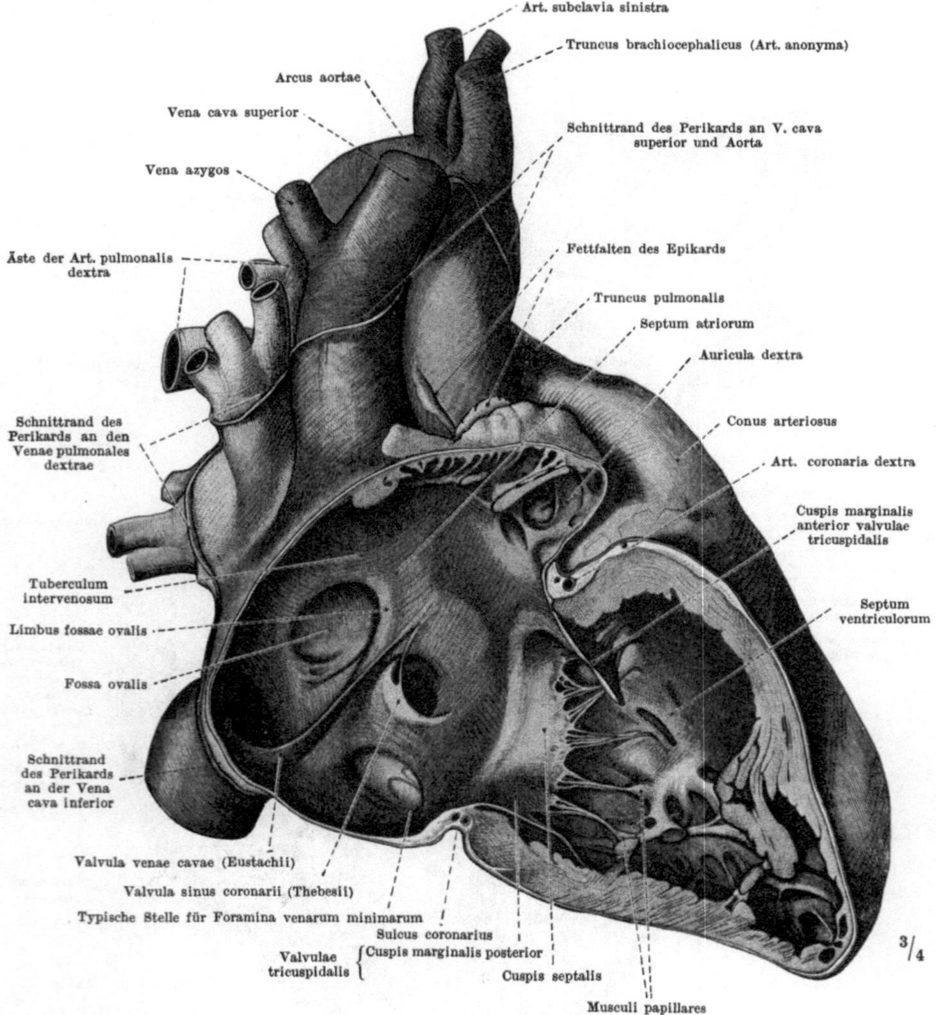

Abb. 344. Rechter Vorhof und rechte Kammer, durch Entfernung der Vorderwand eröffnet. (Aus TOLDT-HOCHSTETTER, Anatom. Atlas, 18. Aufl., Bd. 2, Abb. 1006.)

Die Zwischenwand zwischen den Vorhöfen, Septum atriorum, hat nach dem rechten Atrium zu eine seichte ovale Vertiefung, *Fossa ovalis* (Abb. 338). Sie ist umgeben von einem scharfen Rand, der besonders oben und vorn hervortritt, *Limbus fossae ovalis* (Abb. 344). Er entspricht dem freien Rande des embryonalen Septum secundum. Die Fossa ist der Überrest des Foramen ovale, welches im fetalen Herzen eine große Rolle spielt. Auch beim Erwachsenen findet man in 20% der Fälle noch eine feine Spalte oder ein spaltenförmiges Löchelchen, wenn man vorsichtig den Rand sondiert (S. 605); es führt vom rechten in den linken Vorhof, ohne aber Blut hindurchtreten zu lassen, da es durch den Druck der Blutmasse im linken Vorhof geschlossen gehalten wird.

Zahlreiche feinste Grübchen von der Größe eines Nadelstiches sind über die Wand des rechten Vorhofs verstreut, *Foramina venarum minimarum* (*Thebesii*). Sie sind, wie der

Name sagt, die Einmündungsstellen der feinsten Herzvenen, *Venae minimae*, welche nicht zu größeren Stämmen gesammelt werden, sondern sich unmittelbar in die Lichtung öffnen. Nicht alle Grübchen sind Venenmündungen, viele endigen blind.

Ostium atrioventriculare dextrum und Tricuspidalklappe. Aus der rechten Vorkammer führt eine weite Öffnung, *Ostium atrioventriculare dextrum*, in die rechte Kammer hinein. Sie ist durch die dreizipfelige Segelklappe, *Valvula tricuspidalis*, verschließbar. Bei in situ stehendem Herzen liegt die Öffnung am weitesten vorn (ventral) und unten (caudal) von allen Ventilen des Herzens (Abb. 358). Sie läßt drei Finger der menschlichen Hand durch, wenn sie normale Weite hat.

Die drei Klappen sitzen vorn, hinten und medial, wenn man das Herz so hält, daß seine Vorderfläche nicht schräg wie in situ, sondern frontal eingestellt ist, *Cuspis anterior*, *Cuspis posterior*, *Cuspis medialis* (Abb. 339; in situ liegt das hintere Segel lateral, das mediale Segel hinten). Der vordere und hintere Zipfel entspringen von der freien Herzwand; sie heißen deshalb auch *marginale* Zipfel. Der vordere ist der größte; er entspringt am vorderen Umfang der Herzwand und hängt zwischen dem eigentlichen Innenraum der rechten Kammer und ihrem Conus herab (Abb. 344). Der hintere Zipfel entspringt vom hinteren Umfang der Herzwand; er ist manchmal verdoppelt, oder neben ihm besteht noch ein kleiner akzessorischer Zipfel. Der mediale Zipfel entspringt von der Scheidewand zwischen den Herzhälften. Er heißt deshalb auch *septaler* Zipfel. Die Ursprünge kommen bei allen dreien aus dem Faserring, welcher zwischen den Vorhof und Ventrikel eingelassen ist.

Die Segel sind nach dem Vorhof zu geradeso glänzend und glatt wie der Sinusanteil des Vorhofs (Abb. 343). Die nach dem Ventrikel zu gewendete Fläche ist wegen der Ansätze der Chordae tendineae rauh und höckerig. Die drei Zipfel hängen an ihrer Basis zusammen (z. B. Cuspis medialis und Cuspis posterior in Abb. 342). Die Einschnitte zwischen den drei Zipfeln teilen sie also nur inkomplett auf, indem sie nicht bis an den Faserring heranreichen. Dadurch ist die Ähnlichkeit des Apparates mit einem Trichter noch größer: die Öffnung ist durch einen *regulierbaren Trichter* ausgefüllt ähnlich den beweglichen Specula der Ärzte, welche aus einzelnen Teilen bestehen und bald näher, bald weiter gestellt werden können.

Die *Papillarmuskeln* im rechten Ventrikel sind sehr wechselnd ausgebildet. Im allgemeinen kann man drei unterscheiden, von welchen jeder dem Einschnitt zwischen zwei Zipfeln der Tricuspidalklappe entspricht. Am regelmäßigsten ist dies bei dem *vorderen* Papillarmuskel zu sehen (auch „großer“ Papillarmuskel genannt, Abb. 338, 342); seine Chordae tendineae gehen an die einander zugewendeten Ränder des vorderen und hinteren Zipfels. Weniger konstant ist bereits der *hintere*, und am wenigsten deutlich pflegt der *mediale* Papillarmuskel zu sein. Sie können durch mehrere Papillarmuskelchen vertreten sein, oder die Chordae tendineae entspringen unmittelbar aus sehnigen Flecken der Kammerwand [besonders aus der Kammerscheidewand (Abb. 344)].

Gibt es einen ausgesprochenen Musculus papillaris *posterior*, so liegt er in dem Winkel zwischen hinterer Kammerwand und Kammerseptum, seine Chordae gehen an die einander zugewendeten Ränder des hinteren und medialen Zipfels. Der vordere Rand des septalen Zipfels und der mediale Rand des vorderen Zipfels sind fast nie von einem einheitlichen Papillarmuskel gemeinsam versorgt, wie nach dem Schema zu erwarten wäre. Gibt es einen *medialen* Papillarmuskel, so findet man ihn als kleines Gebilde am Boden des Conus arteriosus, seine Chordae gehen aber ausschließlich zum vorderen Zipfel. Ein akzessorischer Papillarmuskel zum vorderen Zipfel kommt oft noch hinzu. Die dem vorderen Zipfel zugewendete Seite des septalen Zipfels ist fast stets von Chordae versorgt, welche unmittelbar aus der Kammerscheidewand entspringen (Abb. 344).

Beim Neugeborenen sitzen auf den dem Vorhof zugewendeten Flächen der Klappenzipfel nahe den Rändern häufig kleine hyaline Knötchen, *Noduli Albini.* Sie sind wahrscheinlich Reste der Endokardkissen, aus denen die Klappen entstanden sind, gehen bald verloren und fehlen im ausgewachsenen Herzen.

Rechte Kammer. Der Innenraum des rechten Ventrikels zerfällt in die eigentliche Kammerhöhle und in einen Ansatzteil, den *Conus arteriosus*, welcher aus der vorderen Kammerwand medialwärts hervorgeht und zu der Lungenarterie überleitet. Dieser Teil der Kammerinnenwand ist relativ glatt, *Pars*

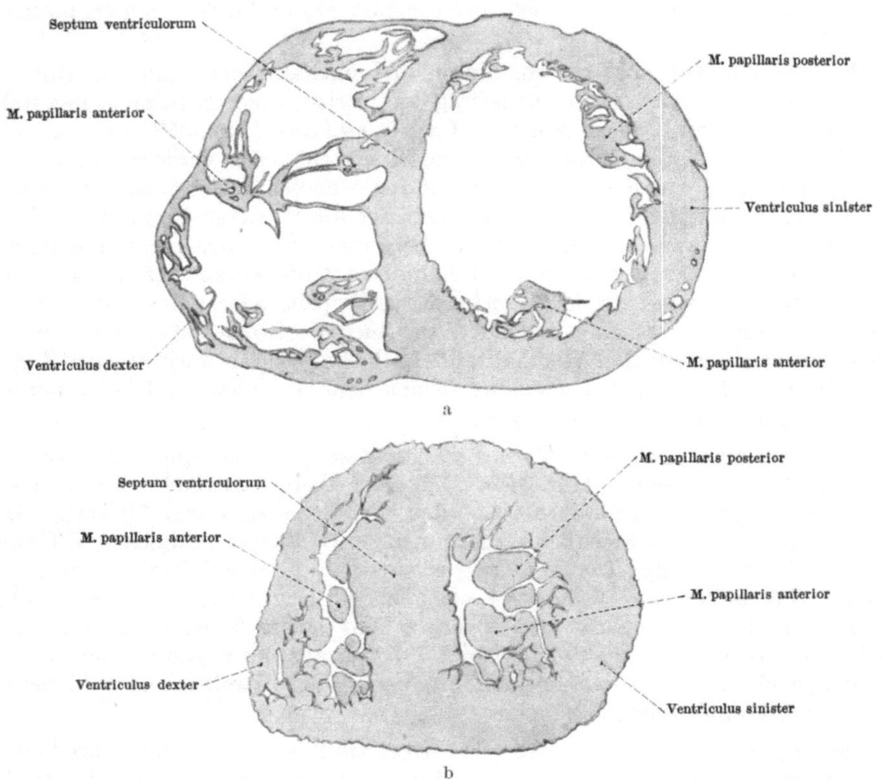

Abb. 345a u. b. Querschnitt durch die Ventrikel des menschlichen Herzens in Diastole (a) und Systole (b). [Nach L. KREHL, Abh. Kgl. Sächs. Ges. d. Wiss., math.-phys. Classe, Bd. 17 (1891), Taf. III.]

glabra (am besten am Relief des Abgusses zu erkennen, Abb. 336); die eigentliche Kammerhöhle ist dagegen mit zahlreichen Trabeculae carneae ausgekleidet, *Pars trabecularis* (Abb. 337a, 338, 342); die Trabekel durchflechten sich kreuz und quer und legen sich bei der systolischen Zusammenziehung der Kammer so zwischen die Papillarmuskeln, daß die Zwischenräume zwischen ihnen ausgefüllt werden (Abb. 345). Auf diese Weise wird nach einem ganz anderen Prinzip als bei den Hohlorganen mit faltbarer Schleimhaut (z. B. Darm) der völlige Verschluß des Lumens bei der Systole erreicht.

Zwischen eigentlicher Ventrikelhöhle und Conus springt von oben her in die Lichtung eine dicke Muskelleiste vor, *Crista supraventricularis,* × in Abb. 337a; dieser liegt der vordere Zipfel der Tricuspidalklappe zunächst. Vom Septum ventriculorum geht häufig zur Vorderwand des Ventrikels eine besondere Trabecula carnea, der der vordere Papillarmuskel aufzusitzen pflegt, *Trabecula septo marginalis* (Abb. 338, s. auch S. 640).

Am Übergang des Conus in den Stamm der Lungenarterie liegt das *Ostium pulmonale* mit seinen drei Taschenklappen. Beim in situ befindlichen Herzen liegt dieses Ventil nach links und kranial von der Tricuspidalklappe, ziemlich in der gleichen Entfernung von der vorderen Brustwand wie diese (Abb. 358). Die Stellung der drei Valvulae semilunares ist oben bereits geschildert (S. 621).

Linke Vorkammer. Wenn das Blut die rechte Herzhälfte verlassen und die Lunge passiert hat, kehrt es durch die Lungenvenen in den linken Vorhof zurück. Anfänglich mündet beim Embryo nur *eine* Lungenvene in das Herz (Abb. 329b). Sie wird in den linken Vorhof aufgenommen, ähnlich wie die Sammelkanälchen der Niere in das Nierenbecken (Abb. 210) und wie der Sinus venosus in den rechten Vorhof, und zwar bis über die erste Teilungsstelle hinaus, so daß dann jederseits zwei Äste der Lungenvene getrennt in den Vorhof münden. Bei vielen Individuen geht der Prozeß weiter, so daß auch die folgenden Aststellen der beiden Lungenvenen einbezogen werden, bis schließlich zwei Büschel von Lungenvenen dem rechten Vorhof aufsitzen, *Venae pulmonales dextrae* et *sinistrae* (Abb. 334). Man sieht häufig zu beiden Seiten der Lungenvenen kleine Wülste in die Lichtung vorspringen, die selten zu halbmondförmigen Leisten erhöht sind; sie sind die Grenzen des in die Vorhofwand auf genommenen Stückes der Vena pulmonalis. Die ganze Stelle ist glattwandig.

Die alte Vorhofswand ist ebenfalls glatt mit Ausnahme des Herzohres, *Auricula sinistra,* welches mit einer scharfen rundlichen Öffnung gegen den linken Vorhof abgesetzt und innen mit zahlreichen Musculi pectinati besetzt ist (Abb. 343, 346). Das linke Herzohr ist länger und enger als das rechte, meistens ist es in seinem Verlauf geknickt; es reicht mit seiner Spitze bis an die Lungenarterie heran (Abb. 333, 357). Die Blutmenge, welche aus der Lunge in das linke Herz fließt, muß zwar beim normalen Herzen genau die gleiche sein wie diejenige, welche aus dem Körper in das rechte Herz strömt, aber die Art, wie das Blut in den linken Vorhof und von dort in die linke Kammer strömt, ist doch eine andere als beim rechten Herzen wegen der verschiedenen Spannungen, welche auf die Blutsäule im Lungen- und im Körperkreislauf einwirken. Das drückt sich in dem verschiedenartigen Besatz der Vorhofwände mit Kammmuskeln und der verschiedenen Größe und Form der Herzohren aus.

An der linken Fläche der Vorhofscheidewand ist manchmal ein sichelförmiger Saum als Rest des oberen Randes des embryonalen Septum primum (Abb. 331) erhalten *(Valvula foraminis ovalis,* Abb. 346). Die schräge Spalte, welche beim rechten Vorhof beschrieben wurde, mündet an dieser Stelle in den linken. Kleine radiäre Trabekel können am Septum entsprechend dem oberen Teil der Fovea ovalis im rechten Vorhof vorkommen, sonst ist die Scheidewand aber glatt. Foramina venarum minimarum kommen auch im linken Vorhof vor.

Die ohne das Herzohr rundlich viereckige Form des linken Vorhofs (Abb. 337b) hat Eindrücke seitens der Speiseröhre auf der Hinterseite und der Aorta ascendens und Arteria pulmonalis auf der Vorderseite, denen der Vorhof angeschmiegt ist. In situ liegt er am weitesten hinten nach dem hinteren Mediastinum zu, dicht über dem Herzsattel des Zwerchfells.

Ostium atrioventriculare sinistrum und Mitralklappe. Die Öffnung, welche von dem linken Vorhof in die linke Kammer führt, *Ostium atrioventriculare sinistrum,* unterscheidet sich von der rechten durch ihre ovale Form und ihre Enge (Abb. 339); sie ist so weit dilatierbar, daß zwei Finger der Hand bequem hindurchgesteckt werden können. Die Blutmenge, welche in den linken Vorhof hineingelangt, kann durch die engere Pforte nicht so schnell in den Ventrikel einströmen wie rechts, muß aber schließlich in der gleichen Menge in die Aorta und den großen Kreislauf hinausgetrieben werden wie in den Lungenkreislauf.

Bei in situ stehendem Herzen liegt die Öffnung am weitesten dorsal (wirbelsäulenwärts) und links von der Valvula tricuspidalis (Abb. 358). Sie ist durch zwei Segel oder Zipfel verschließbar, *Valvula bicuspidalis* s. *mitralis*

(Abb. 339). Das eine Segel, *Cuspis anterior* s. *aortica*, ist aortenständig, d. h. seine mit dem Faserring verlötete Basis ist durch diesen an der Aortenwand befestigt (auch *septaler Zipfel* genannt, weil es der Kammerscheidewand zunächst liegt). Es ist etwas größer als sein Gegenüber. Das andere, kleinere Segel,

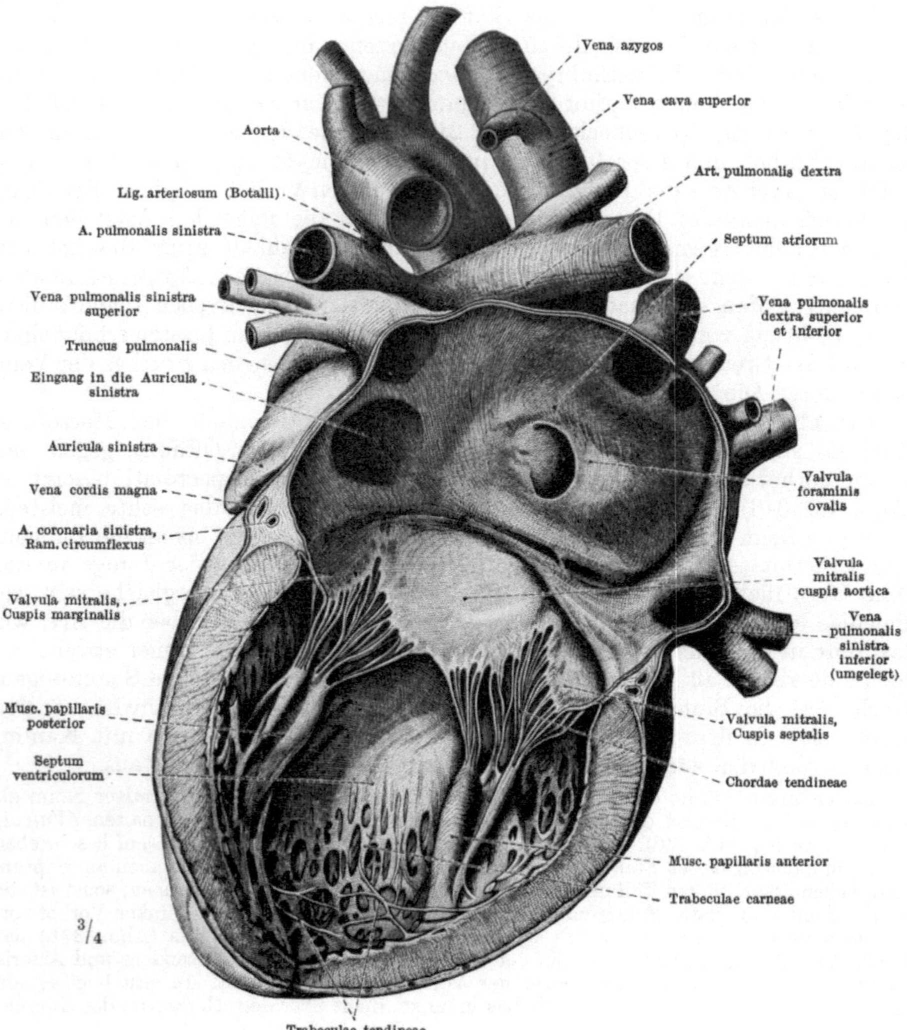

Abb. 346. Linker Vorhof und linke Kammer, durch einen Schnitt eröffnet, Schnittränder auseinandergelegt. (Aus TOLDT-HOCHSTETTER, Anatom. Atlas, 18. Aufl., Bd. 2, Abb. 1008.)

Cuspis posterior, ist wandständig *(Cuspis „marginalis“)*, d. h. die Basis des Segels steht mit der freien Herzwand in Zusammenhang. Die Spalte zwischen den beiden Segeln steht schräg zum Querdurchmesser des Herzens, sie entspricht der Längsachse der ovalen Begrenzung der Pforte im ganzen.

Die Spitzen der dreieckigen Segel hängen in die linke Kammer hinab (Abb. 346). Die nach dem Trichterinnern zu gewendete Fläche, welche sich in die Vorhofwand fortsetzt, ist geradeso glattwandig wie diese. Die nach der Ventrikelwand gerichtete Fläche ist durch den Ansatz der Chordae tendineae wie bei der Tricuspidalis rauh und höckerig. Doch macht der Aortenzipfel eine Ausnahme, da bei ihm auch die Ventrikelseite glatt ist. Das kommt bei keinem der Zipfel der Tricuspidalis vor. Der Verlauf der Stromrinne des Blutes in der linken Kammer wird uns den Grund dafür kennen lehren.

Entsprechend den beiden Zipfeln gibt es zwei besonders starke *Papillarmuskeln,* die kräftiger als im rechten Herzen entwickelt sind. Jeder von beiden steht in dem Winkel zwischen den beiden Zipfeln und sendet den einander zugewendeten Rändern beider Klappen Sehnenfäden zu (Abb. 346). Daraus ergibt sich die Stellung der beiden Papillarmuskeln: der eine entspringt an der

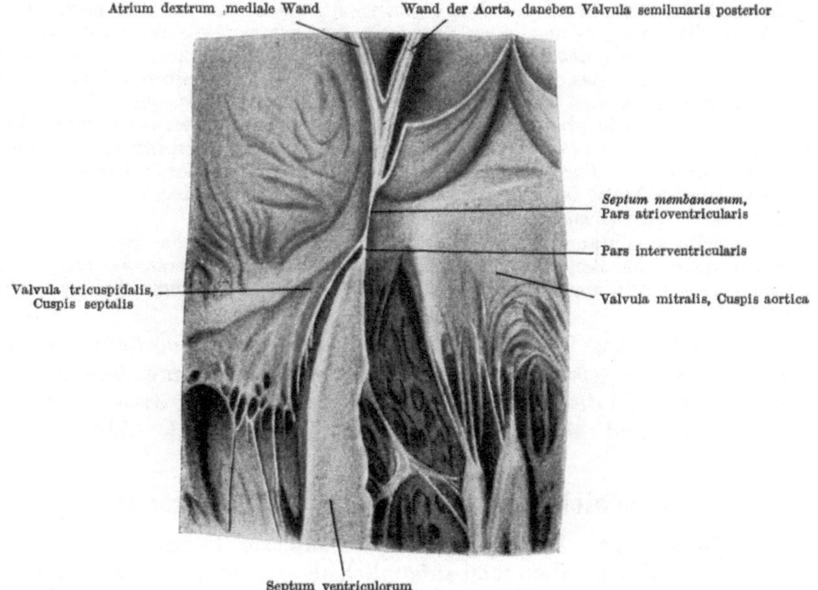

Abb. 347. Pars atrioventricularis und Pars interventricularis des Septum membranaceum. Frontalschnitt. (Aus TANDLER, Anatomie des Herzens, in BARDELEBENS Handbuch der Anatomie, Abb. 45.)

Vorder-, der andere an der Hinterwand der linken Kammer, *Musculus papillaris anterior* et *posterior.*

Linke Kammer. Der Hohlraum der linken Kammer zerfällt wie rechts in die eigentliche Ventrikelhöhle, welche konische Gestalt hat, und in einen Ansatz der vorderen Wand, der zu der Aorta führt, den Conus. In diesem Fall ist der Conus kurz, er ist auf eine Strecke unmittelbar unter dem Ostium aorticum beschränkt, die wie beim rechten Ventrikel durch die Glätte ihrer Wand auffällt, *Pars glabra* (Abb. 337 b). Die eigentliche Ventrikelhöhle, namentlich der gegen die Spitze des Herzens gelegene Teil, ist mit zahlreichen und weit in das Innere vorspringenden Trabeculae carneae ausgekleidet, *Pars trabecularis.* Daran sind die Strömungsverhältnisse des Blutes ablesbar; denn die glatten Teile entsprechen der Hauptströmung, die hier ganz besonders kräftig ist. Der Blutstrom muß, da er aus dem linken Vorhof ein- und aus dem Conus ausströmt, einen scharfen Knick beschreiben; die Ein- und Ausflußrichtung stehen fast parallel zueinander. Die Stromrinne hält sich möglichst an der konkaven Seite, indem der Aortenzipfel der Mitralklappe, welcher zwischen Ventrikelhöhle und Conus frei herabhängt (Abb. 343), beim Einströmen des Blutes gegen die Conuswand gedrängt wird, beim Ausströmen des Blutes entgegengesetzt. Dieses Segel verhält sich wie eine Gangtür in einem Korridor, welche nach beiden Seiten ausschlagen kann, und steht in jeder Phase der Herztätigkeit so, daß möglichst viel Blut durch die Kammer in den Körper befördert werden kann. Daher ist es auf *beiden* Seiten wie blank gescheuert. Der Kausalnexus ist wahrscheinlich der, daß die glattwandigen Stellen der Wandungen und des Segels keine Wirbel erzeugen, dem Blutstrom den geringsten Widerstand bieten und deshalb die Stromrinne begrenzen.

Septum membranaceum. Die Kammerscheidewand enthält in ihrem obersten Teil kein Muskelgewebe, *Septum membranaceum* (Abb. 347, vgl. S. 630). Nur ausnahmsweise gehört das Septum membranaceum ganz den beiden Ventrikeln an, dann nämlich, wenn das septale Segel der Valvula tricuspidalis an seinem oberen Rande entspringt. Gewöhnlich aber heftet sich dieses Segel auf dem Septum membranaceum an und unterteilt dieses in einen Abschnitt oberhalb und einen unterhalb des Klappenansatzes (Abb. 347). Dadurch gehört der obere Abschnitt dem Vorhof, der untere dem Ventrikel an. Vom linken Herzen her betrachtet, bildet das Septum membranaceum den unterhalb der Valvula semilunaris posterior aortae gelegenen Teil des Conus arteriosus, gehört also ganz dem Ventrikel an. So kommt es, daß sein oberer Abschnitt eine Scheidewand zwischen rechtem Vorhof und linkem Ventrikel bildet (*Pars atrioventricularis* des Septum membranaceum), und nur sein unterer Abschnitt eine *Pars interventricularis* ist. Die Grenze der Scheidewandmuskulatur gegen die fibröse Stelle ist in der linken Ventrikelhöhle an einem bogenförmigen Wulst kenntlich, dem *Limbus marginalis.*

Das Septum membranaceum ist leicht zu tasten, indem man das Septum ventriculorum zwischen Daumen und Zeigefinger faßt. Auch ist es als durchscheinendes Oval zu erkennen, wenn man nach Eröffnung des rechten und linken Herzens die Herzscheidewand gegen das Licht hält.

Oben am Eingang in die Aorta, dem runden *Ostium aorticum*, befinden sich die drei *Valvulae semilunares* der Aorta, deren Stellung bereits geschildert wurde (S. 621). Bei dem in situ befindlichen Herzen liegt dieses Ventil zwischen der Pulmonal- und Mitralklappe, ziemlich genau in der Mitte des Thorax (Abb. 358).

4. Schichten der Herzwand und feinerer Bau.

Erste Herzanlage. Der später immer unpaare Herzschlauch entsteht bei vielen Tieren und beim Menschen anfänglich als zwei getrennte Endothelschläuche (Abb. 348). Bei den Wirbeltieren, die dotterarme Eier haben, ist ventral vom Darm Platz genug für ein sich einheitlich entwickelndes Herz. Bei dotterreichen Eiern jedoch wird die Herzanlage in zwei Hälften auf jede Seite des mit Dotter angefüllten und dilatierten Darms verlegt, die sich erst vereinigen, wenn der Körper des Embryo vom Dottersack abgefaltet ist. Bei den Säugern, deren niederste Vertreter noch dotterreiche Eier haben, ist zwar durch das Leben im Mutterleibe der Dottervorrat überflüssig geworden, aber der Herzschlauch legt sich doch noch paarig an.

In der Norm vereinigen sich die beiden Endothelschläuche, indem sie sich eng aneinanderschmiegen, sehr früh zu einem einzigen; die Zwischenwand, welche sie trennt, verschwindet. Zu dieser Zeit haben sich die beiden Leibeshöhlenhälften (Cölome, Abb. 348) um die Endothelschläuche herumgelegt. Das viscerale Blatt des Mesoderms kommt ihnen zunächst zu liegen. Der unpaare Herzschlauch wird infolgedessen *zweischichtig*, er besteht aus dem inneren Endothelschlauch, *Endokard,* und aus einer äußeren Mantelschicht, *Myoepikard.* Die letztere liefert nach dem Endokard zu die weitaus dickste Schicht des fertigen Herzens, die Muskulatur, *Myocardium*; auf ihr bleibt ein feines Häutchen, das *Epicardium,* als äußerer Rest der Mantelschicht übrig. So ist der Herzschlauch schließlich dreischichtig geworden: *Endo-*, *Myo-*, *Epikard.* Alle drei bleiben zeitlebens erhalten, nur in ganz anderen Dimensionen als beim Embryo.

Daß die Zellen des Myoepikards aus dem Mesoderm stammen, geht aus der Entwicklung eindeutig hervor; sie verhalten sich ganz so wie beim Darm die Splanchnopleura, welche die Muskelwand und den Serosaüberzug der Darmwand bildet (Abb. 2). Die Bildungszellen des Endokards werden unter dem Mikroskop in der Nähe des Darmepithels (Entoderm) zuerst sichtbar, sind aber trotz dieser Nachbarschaft *Mesodermzellen*, welche frühzeitig aus dem mittleren Keimblatt frei geworden sind und sich hier ansammeln.

Endo- und Epikard. Die innerste und äußerste Schicht der Herzwand sind besonders dünn und einander sehr ähnlich gebaut. Beide bestehen aus einschichtigem Plattenepithel und einer bindegewebigen Stützlamelle für das Epithel, welche von der mittleren Schicht des häutigen Herzschlauches geliefert wird. Das *Endokard* ist im ganzen sehr dünn, je nach der Stelle $^1/_{20}$—$^1/_2$ mm dick (in den Vorhöfen am dicksten, im linken Ventrikel dicker als im rechten). Die Unterschiede beruhen auf der verschieden dicken Bindegewebsschicht, die aus kollagenen und elastischen Fasern mit spärlich eingestreuten Bindegewebszellen

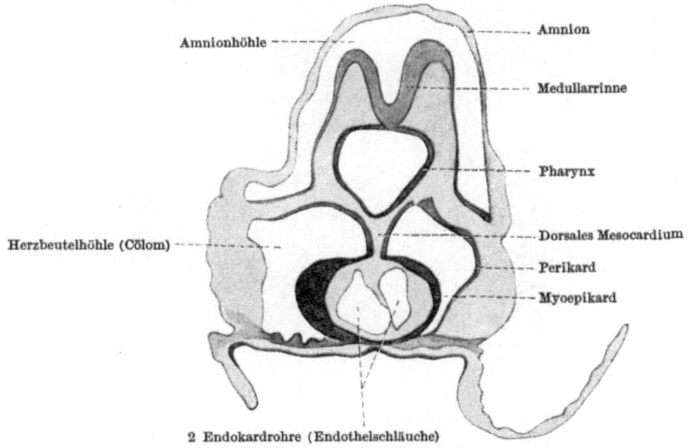

Abb. 348. Entstehung des Herzschlauches und Herzbeutels. Querschnitt durch einen Schafembryo mit offener Medullarrinne, 8 Urwirbel.

besteht, in den Atrien vorwiegend aus elastischen Elementen. An den Ein- und Austrittsöffnungen der Gefäße geht das Endokard ohne Grenze in die Tunica interna (s. intima) der letzteren über. Nach dem Myokard zu ist es kontinuierlich mit dem Bindegewebe zwischen den Muskeln in Zusammenhang. Das Epithel besteht aus platten Zellen wie die Endothelauskleidung der Gefäße.

Die Klappen sind endokardiale Bildungen, die aus einer festen bindegewebigen Grundmembran mit allseitigem Endothelüberzug bestehen (S. 619). Das Bindegewebe des Endokards ist gefäßhaltig, nur die Klappen sind es nicht, außer soweit von ihrem Ursprung aus Muskeln in sie vordringen.

Das *Epikard* ist geradeso gebaut wie die serösen Überzüge des gastropulmonalen Apparats. Gewöhnlich ist es so dünn, daß die Muskulatur durchschimmert. Doch kann Fett in größeren Mengen in der bindegewebigen Schicht angesammelt sein und das Epikard ganz erheblich verdicken. Die Epithelzellen sind platt, stellenweise auch kubisch. Das Bindegewebe, in welchem Lymphgefäße und feine Blutgefäße liegen, ist in seinen tieferen Schichten reich an elastischen Fasern, welche den Größenschwankungen des Herzens folgen können; es ist überall mit dem Bindegewebe der Muskelschicht in innigem Zusammenhang.

Das Epikard setzt sich auf die großen Gefäßstämme fort, soweit der Herzbeutel reicht, und geht in das Mesothel des Herzbeutels über.

Myokard. Das Myokard ist zwischen den beiden häutig gebliebenen Grenzschichten der Herzwand eingeschlossen. Über die Dicke der Muskulatur, die seinen wesentlichsten Bestandteil bildet, ist bereits berichtet worden (S. 613).

Die Muskelelemente werden durch Bindegewebe zusammengehalten, welches mit dem Bindegewebe des Epi- und Endokards innig verknüpft ist.

Die Struktur des Herzmuskels ist eine andere als bei allen übrigen Muskeln des menschlichen Körpers. Der Skeletmuskulatur gleicht sie darin, daß sie aus quergestreiften Fasern besteht, doch unterscheidet sie sich von ihr durch die netzförmigen Verbindungen der Fasern, die nach allen Seiten durch Anastomosen miteinander zusammenhängen (Abb. 349). Die einzelnen Elemente

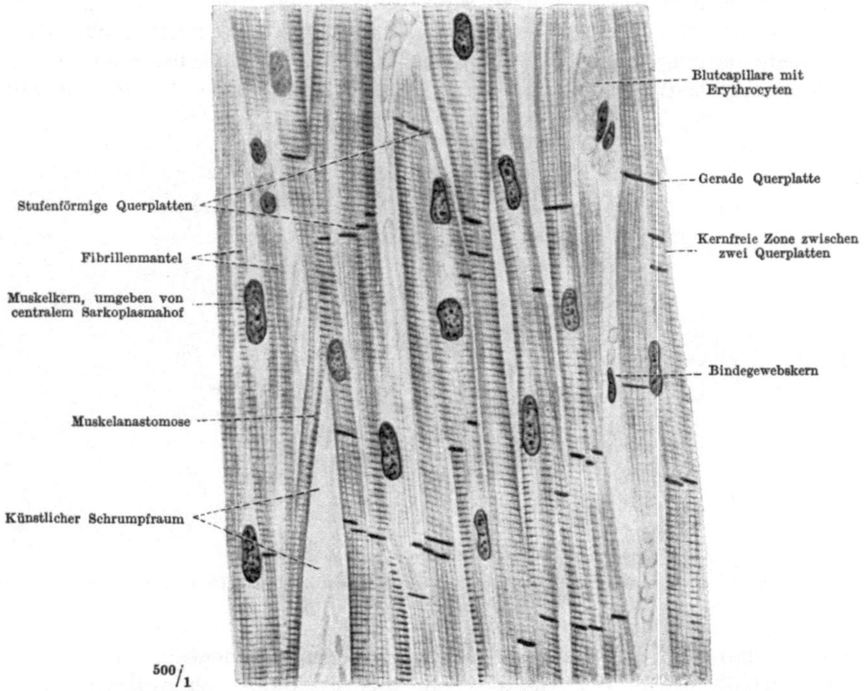

Abb. 349. Herzmuskel, längs geschnitten. Die Zwischenräume zwischen den Muskeln sind etwas erweitert (künstliche Schrumpfräume). Dadurch ist die netzige Anordnung deutlicher. Färbung mit Brillantschwarz und Phenosafranin (M. HEIDENHAIN).

bestehen außer dem Kern aus Sarkoplasma und aus diesem eingelagerten Fibrillen. Die Fibrillen umgeben mantelförmig eine centrale, fibrillenfreie Sarkoplasmamasse, in welcher der Kern liegt. Das Bindegewebe füllt alle Spalten zwischen dem komplizierten Netzwerk der Muskelelemente aus, ist Träger zahlreicher Blutgefäße, die mit feinsten Capillaren die Herzmuskeln umspinnen, und enthält außerdem zahlreiche Nerven und Ganglienzellen.

In den Verlauf der Herzmuskelfasern sind *Querplatten* eingeschaltet, welche oft gerade, oft in einer oder mehreren Treppenstufen die Faser quer durchsetzen (Abb. 349). Im ungefärbten Präparat treten sie durch ihren Glanz hervor. Über ihre Bedeutung gibt es viele Vermutungen, aber keine wirkliche Gewißheit.

Bei Betrachtung eines einzelnen Schnittes macht es den Anschein, als ob kernfreie Zonen zwischen zwei Querplatten bestünden (Abb. 349). Doch handelt es sich in diesen Fällen wohl um Ausläufer von kernhaltigen Bezirken, welche aus einer anderen Ebene in die Schnittebene hineinragen und sich zwischen zwei kernhaltige Distrikte einschieben. In Wirklichkeit zerfällt der Herzmuskel durch die Querplatten in Abschnitte mit 1 oder 2 Kernen, vielleicht die alten Zellterritorien, aus denen seine Fasern zusammengesetzt sind. Andere Benennungen für die Querplatten sind: *Querlinien, Kittlinien, Schaltstücke, Glanzstreifen.*

Die Muskelfibrillen bilden Bündelchen im Innern des Sarkoplasmas. Die Bündelchen sind nicht selten nahe der Peripherie wie Radspeichen angeordnet (radiäre Stellung); dies ist eine Besonderheit gegenüber den Skeletmuskeln.

Die Herzmuskeln sind besonders reich an Sarkoplasma, weil sie andauernd ihre Arbeit vollbringen müssen, und deshalb im frischen Zustand die trübsten Elemente unter allen Muskeln des Körpers. Im Sarkoplasma liegen zahlreiche Körnchen, die zum Teil Dauerorgane sind und in sich Glykogen enthalten. Dadurch wird die Herzarbeit gespeist, bei Mehrverbrauch sind die Blutcapillaren imstande schnell nachzuliefern. Außerdem gibt es im Sarkoplasma abgelagerte Stoffwechselprodukte u. dgl. von Körnchenform, die keine Bedeutung für die Herzarbeit zu haben scheinen.

Arbeits- und Leitungsmuskeln. Die beschriebenen Muskelfasern sind zu streifenförmigen Komplexen vereinigt (Abb. 350); diese haben die eigentliche Herzarbeit zu leisten und sind an den verschiedenen Abteilungen in verschiedener Weise angeordnet, *Arbeitsmuskeln.* Ihnen gegenüber stellen wir die *Leitungsmuskeln,* besondere Elemente von anderem Bau, welche sich an der eigentlichen Herzarbeit nicht beteiligen, sondern nur die Überleitung von Reizen von der einen Herzregion in die andere besorgen. Da die Vorkammern von den Kammern durch Faserringe getrennt sind, so kann die Erregung nicht von der Vorhofs- zur Kammermuskulatur übergehen, dazu sind Züge eines Gewebes da, deren Struktur wir später im Zusammenhang mit der ganzen Anordnung dieses Systems beschreiben werden (Abb. 352, 353).

Die **Herzarbeit,** welche die Arbeitsmuskeln zu leisten haben, ist sehr beträchtlich, namentlich im linken Ventrikel, welcher gegen die Widerstände des großen Kreislaufs zu arbeiten hat. Das Herz macht durchschnittlich 70 Systolen in der Minute, also rund 100000 Systolen am Tag. Man hat die hierbei geleistete Druckarbeit auf rund 18000 Meterkilogramm berechnet, wie wenn es jeden Tag einen vollbeladenen Eisenbahnwagen 90 cm hoch heben oder 6—8 Personen im Aufzug in das 15. Stockwerk eines Hochhauses befördern würde.

Die Arbeit des Herzens kann man sich noch auf eine andere Weise anschaulich machen. Mit den etwa 70 Systolen in der Minute fördert es etwa 5 Liter Blut, in 1 Std also 300 Liter, in 24 Std 7500 Liter, also etwa 7,5 cbm. Damit würde es 15 Badewannen bis zum Rande füllen. Berücksichtigt man dabei, daß diese 7,5 cbm unter einem Druck von 150 mm Quecksilber gefördert werden, so hat man sich die Badewannen, in die das Blut gepumpt wurde, 2 m hoch über dem Herzen stehend zu denken. Diese Arbeit bewältigt es, als Motor betrachtet, mit einer Leistung von nur 0,0026 PS bei einem Gewicht von rund 300 g, bei der üblichen Berechnung nach dem Motorgewicht demnach von 0,0075 PS, abgerundet $^1/_{100}$ PS je Kilo Herzgewicht. Ein Flugzeugmotor hat eine Gewichtsleistung von etwa 1 PS je Kilo Motorgewicht, aber eine Betriebsdauer von nur 100 Std. Der Motor Herz dagegen mit seiner sehr kleinen Gewichtsleistung ist auf lange Lebensdauer gebaut.

Die angeführten Zahlen beziehen sich auf die Arbeit des Herzens bei Körper*ruhe.* Bei körperlicher Arbeit kann sie vorübergehend auf das 5—6fache steigen.

Anuli fibrosi, Herzskelet. Die Muskulatur der Vorhöfe geht beim Embryo zunächst kontinuierlich in diejenige der Ventrikel über, wird aber später von ihr bis auf das Hisssche Bündel völlig durch zwei zwischen sie eingeschobene fibröse Ringe getrennt, *Anuli fibrosi.* Entsprechend der Dicke der linken Kammerwand ist der *Anulus fibrosus sinister* breiter und deutlicher als der *Anulus fibrosus dexter.* Beide Ringe bestehen aus feinen Zügen von derbem Bindegewebe. Die Flächen der Faserringe liegen annähernd in einer Ebene, welche man zwischen Vorhof und Ventrikel hindurchlegt; in der gleichen Ebene liegen die Ostien zwischen den Vorhöfen und Ventrikeln (*Ventilebene,* S. 619, Abb. 339, 358). Äußerlich ist von den Faserringen nichts zu sehen, weil sie ihre Außenkante der Oberfläche des

Herzens zuwenden und diese zwischen den Muskeln des Vorhofes und Ventrikels verschwindet. Aber die Muskeln der Vorhöfe und Kammern gehen nie ineinander über, weder durch die Faserringe hindurch, noch außen, noch innen von ihnen, wohl aber entspringen sie von ihnen.

An den Anuli fibrosi setzen innen die Atrioventrikularklappen an. Der Ansatz der Cuspis anterior der Valvula mitralis liegt eine Strecke weit an der Wand der Aorta (Abb. 339). In diesen Ansatz ist eine schmale Bindegewebsplatte eingefügt, die sich nach abwärts ein Stück weit in das Klappensegel erstreckt und sich nach rechts und links in dem Winkel zwischen Aorta und Ostium atrioventriculare sinistrum zu dem *Trigonum fibrosum dextrum* et *sinistrum* verbreitert (Abb. 340). Die Trigona liegen in den dreieckigen Zwickeln, die in Abb. 339 zwischen der dorsalen Wand der Aorta und dem Schnittrand der Vorhöfe zu sehen sind. Sie bestehen wie die verbindende Platte in der Aortenwand aus sehr derbem kollagenem Bindegewebe, dessen feste Fügung ihnen Knorpelhärte verleiht ähnlich wie bei den Tarsalplatten der Augenlider. Dadurch bilden sie eine Art *Herzskelet*. Von den Trigona gehen dünne Stränge gleicher Konsistenz nach rückwärts ein Stück weit um das Ostium atrioventriculare sinistrum herum, den Anulus fibrosus verstärkend, *Fila coronaria*.

Bei manchen Säugetieren sind in die Trigona fibrosa Knorpelplatten (z. B. Pferd, Schwein), bei manchen auch Knochen eingelagert (z. B. Rind). Auch dem Menschen hat man einen solchen *Herzknochen* zugeschrieben, in den Zeiten, als man noch nicht menschliche Leichen untersuchte und unbedenklich die Befunde bei Tieren auf den Menschen übertrug.

Muskulatur der Vorhöfe. Die *oberflächlichen* Faserzüge umgeben beide Vorkammern, die *tiefen* nur diejenige Vorkammer, welcher sie zugehören. Besonders auf der Vorderseite überqueren oberflächliche Züge *beide* Atrien; am dichtesten liegen sie in der Höhe der Kranzfurche. Als *Fasciculus horizontalis interauricularis* wird ein besonderer Querzug bezeichnet, welcher vorn nicht weit von der Kranzfurche von einem Herzohr zum anderen zu verfolgen ist.

Die tiefen Bündel entspringen meistens an dem Faserring zwischen Atrium und Ventrikel, steigen senkrecht auf und biegen schleifenförmig in schräge und quere Richtungen um. Ein Teil von ihnen wie auch von der oberflächlichen Schicht strahlt in die Scheidewand zwischen den Vorhöfen ein und umzieht bogenförmig die Fossa ovalis.

Besondere ringförmig angeordnete Züge der tiefen Schicht finden sich an den Einmündungsstellen der Lungenvenen (nicht der Hohlvenen), in den Herzohren und rund um die Fossa ovalis. In der rechten Vorkammer treten einige Züge besonders hervor, welche vom Trigonum fibrosum dextrum des Faserringes ausgehen. Einer ist in der Crista terminalis bis zur EUSTACHIschen Klappe zu verfolgen.

Muskulatur der Kammern. Die Muskulatur der Kammern ist sehr kompliziert angeordnet. Wir können hier nur die wichtigsten Lagen hervorheben. Sehr deutlich ist eine dünne oberflächliche Schicht, welche am Faserring des rechten Herzens beginnt und auf der vorderen Fläche schräg abwärts auf das linke Herz hinüberzieht; alle oberflächlichen schräg ziehenden Fasern dringen in einem spiraligen Wirbel, *Vortex cordis*, an der Herzspitze in das Innere des Herzmuskels ein (Abb. 350b). Sie tauchen in der linken Kammer an der dem Ventrikelinnern zugewendeten Fläche wieder auf und ziehen besonders an der Scheidewand steil aufsteigend zu dem Faserring empor, an dem sie enden. Zu einem Teile treten sie auch in die Papillarmuskeln von deren Basis aus ein. Jedes Faszikel hat demnach, wenn wir es uns in einer Ebene ausgebreitet denken, die Form eines V mit bald engerem, bald weiterem Winkel; die beiden freien Enden sind an den Faserringen befestigt, die Knickstelle liegt an der

Herzspitze, der Zwischenraum zwischen den Schenkeln ist mit mittleren Lagen von Herzmuskeln ausgefüllt.

Die Mittelschicht zwischen den beschriebenen dünnen Schichten der äußeren und inneren Oberfläche ist für jeden Ventrikel selbständig und beim linken Ventrikel besonders stark. Sie wird auch *Treibwerk* genannt, weil ihr die

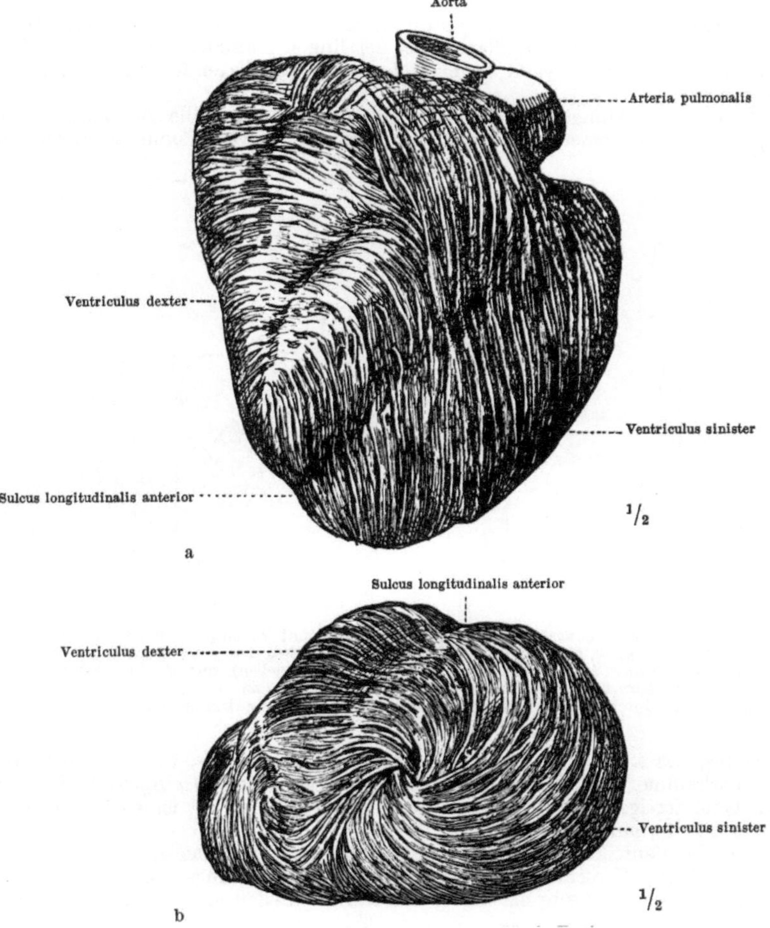

Abb. 350 a u. b. Oberflächliche Muskulatur der Herzkammern. Nach Entfernung des Epikards. a Ansicht von vorn, b Ansicht der Herzspitze. (Aus GÖPPERT, in GEGENBAUR-FÜRBRINGER, Anatomie des Menschen, Präparat der Anatomie Heidelberg.)

Hauptaufgabe zufällt, das Blut durch den Körper zu befördern. Die Muskelbündel verlaufen wesentlich circulär, doch gehen sie nach außen und innen zu mit zahlreichen schräg verlaufenden Übergangsbündeln allmählich in die steilen Oberflächenbündel über. Die Ringfasern, in Lamellen geordnet, entfalten die größte Kraft bei der Verengerung des Ventrikels; die schrägen und longitudinalen regulieren dieses Treibwerk so, daß eine konzentrische Verengerung zustande kommt und daß nicht das, was durch die transversale Verengerung gewonnen wird, durch eine Verlängerung des Herzens wieder teilweise verloren gehen kann. Bei der Systole werden die Ventrikel im ganzen kleiner, sowohl der Quere wie der Länge nach. Da die verkürzenden V-förmigen Bündel mit ihren beiden Enden an den Anuli fibrosi angeheftet sind, sollte man meinen, daß die Anuli fibrosi das Punctum fixum und die Herzspitze das Punctum mobile wären, mit anderen Worten, daß bei der Systole die Herzspitze gegen die Klappenringe, gegen die Ventilebene hingezogen würde. De facto ist jedoch das Umgekehrte der Fall: die Ventilebene wird gegen Herzspitze herabgezogen (Abb. 351). Sie geht in der die Vorhöfe und Kammern erfüllenden Blutsäule nach Art eines durchlochten Pumpenstengels hin und her.

Die Mittelschichten sind im Herzseptum nicht scharf voneinander geschieden, auch ziehen Züge von dem septalen Papillarmuskel der linken Kammer durch die Scheidewand hindurch zu den der Scheidewand angehefteten oder naheliegenden Papillarmuskeln der rechten Kammer.

Man hat aus entwicklungsgeschichtlichen Gründen versucht, alle Bündel der Ventrikel aus zwei getrennten Systemen abzuleiten. Eines entspringt vom Conus arteriosus und der

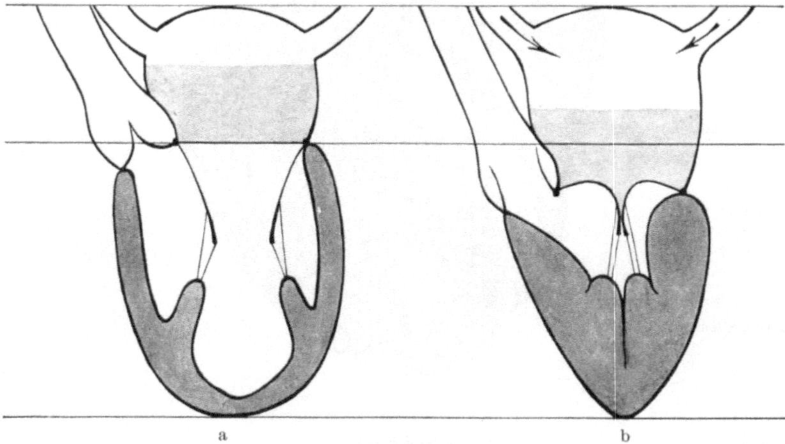

Abb. 351a u. b. Schematischer Längsschnitt durch linken Vorhof mit Venae pulmonales und linken Ventrikel mit Aorta ascendens. a Diastole, b Systole. Die Vorhofswand zwischen den Lungenvenen und die Herzspitze bleiben annähernd an gleicher Stelle stehen (hier schematisch übertrieben), nur die Ventilebene bewegt sich auf und ab. Die mittlere Horizontale gibt deren Stellung in der Diastole an. Der grau getönte Teil des Vorhofinhaltes zeigt durch sein Tiefertreten bei der Systole die Saugwirkung des Herzens an.

Aorta ascendens, das andere von der Stelle des rechten Ventrikels, welche dem Sinusanteil der rechten Vorkammer zunächst liegt (*bulbospirales* und *sinuspirales System*). Die Grenzen sind jedoch beim fertigen Herzen so verwischt und die Ableitung ist so kompliziert, daß nur wenig damit gewonnen scheint.

Die Bündel der Ventrikelmuskulatur sind zu Blättern oder Lamellen geordnet, die durch dünne Lagen lockeren Verschiebegewebes getrennt sind, allerdings nicht vollständig. Die Anordnung der Lamellen ist sehr eigenartig und in ihrer Bedeutung nur sehr unvollkommen geklärt.

Das Herz als Saug- und Druckpumpe. Durch das Herabtreten der Ventilebene gegen die Herzspitze (Abb. 351b) wird auf das Blut im Vorhof eine Saugwirkung ausgeübt, so daß Blut aus den Venen in den Vorhof nachströmt. Diese Saugwirkung erstreckt sich bis weit in die peripheren Venen hinein, sie ist der wesentlichste Faktor für die Rückbeförderung des Blutes aus dem Körper in das Herz, die ohne diese Saugwirkung unmöglich wäre. Bei der aufrechten Körperhaltung des Menschen sind die Bedingungen für den Rückstrom des Blutes zum Herzen besonders ungünstig, da das Blut in den Venen außer aus Kopf und Hals entgegen der Schwerkraft befördert werden muß. Es sind denn auch bei den Venen mancherlei Hilfseinrichtungen für die Bewegung des Blutes gegeben (S. 584). Selbstverständlich spielen, außer den Bewegungen des Rumpfes und der Extremitäten, die respiratorischen Druckschwankungen im Thorax eine wichtige Rolle.

Würde das Blut nicht ständig vom Herzen her aus den Venen abgesaugt, so würde das Druckgefälle fehlen, welches das Blut aus den Capillaren in die Venen fließen macht (der

Druck in den Capillaren beträgt etwa 20 mm Hg, in den herznahen Venen ± 5 mm Hg), und es würde ständig das Blut in den Capillaren der Organe gestaut sein. Diese Stauung könnte nur durch erhöhten Blutdruck, also erhöhte Herzarbeit überwunden werden. Die Hypertrophie des rechten Ventrikels bei Defekten der Valvula mitralis (außer der Dilatation und Hypertrophie des linken Ventrikels) zeigt gleichsam im Naturexperiment, daß der Stauung in den Capillaren, hier der Lungen, nur durch verstärkte Herzarbeit begegnet werden kann. Viele von den Symptomen der Dekompensation ergeben sich mehr aus dem Versagen der Saugpumpe als der Druckpumpe Herz.

Welche Faktoren die systolische Bewegung der Ventilebene in der Diastole rückgängig machen, ist nicht recht geklärt. Durch das Herabtreten der Ventilebene gegen die Herzspitze werden die Vorhofswände und die Arterienwände (Aorta und Pulmonalis) gedehnt (Abb. 351). Hört die systolische Kontraktion des Ventrikels auf, so werden die gedehnten elastischen Elemente der Vorhöfe (Muskulatur) und der Arterien (elastische Membranen) in ihre Ruhelage zurückzukehren und die Ventilebene in ihre diastolische Ausgangslage zurückzuziehen streben. Dabei ist die aktive Kontraktion der Vorhofsmuskulatur wahrscheinlich (Vorhofssystole), die also nicht die Aufgabe hätte, das Blut aus dem Vorhof unter Druck in die Kammer zu treiben, sondern die Ventilebene über die Blutsäule im Vorhof gegen die Venenmündungen hin heraufzuziehen. Ungeklärt bleibt bei dieser Betrachtung, wieso der diastolisch erschlaffende Ventrikel weiter werden, d. h. in radiärer Richtung ausgedehnt werden kann. Der minimale Druck des einströmenden Blutes kann es schwerlich bewirken. Ich (E.) finde keinen anderen Ausweg als die Annahme, daß der erschlaffende Muskel sich aktiv verlängert, ohne dabei mechanische Arbeit zu leisten, was meiner Überzeugung nach ebenso für die glatte Muskulatur, aber auch für die Skeletmuskulatur gilt.

Wirkt das Herz durch Herabtreten der Ventilebene als Saugpumpe, so zugleich durch Verengerung des Ventrikelraumes als Druckpumpe. Papillarmuskeln und Trabeculae carneae verschließen bei Verkürzung und Verdickung der Muskulatur die Lichtung der Kammer (Abb. 345), allerdings nicht vollständig, der Raum unter den gestellten Segelklappen und der glattwandige Conus können nicht völlig entleert werden (Abb. 351). Immerhin wird bei der Systole der weitaus größte Teil des im Ventrikel befindlichen Blutes ausgeworfen. Immer aber ist dieses „Schlagvolumen“ des Herzens geringer als das Fassungsvermögen des Ventrikels.

Das Fassungsvermögen des Ventrikels und damit das Schlagvolumen ist keineswegs ein für allemal festgelegt. Die Muskulatur vermag unter der Einwirkung des vegetativen Nervensystems die Ventrikel weiter oder enger zu stellen und damit das Schlagvolumen zu vergrößern oder zu verkleinern. Auf diese Weise kann binnen kürzester Frist der Kreislauf erhöhten oder verringerten Ansprüchen des Gesamtorganismus angepaßt werden, wie denn die ganze Herzarbeit aufs feinste ausreguliert ist. Im gewöhnlichen Leben spüren wir davon nichts, aber schon harmlose Unregelmäßigkeiten der Herztätigkeit (Arrhythmie, Extrasystolen) rufen unangenehme, beklemmende Gefühle hervor, und schwere Störungen führen zu den qualvollsten Zuständen (Coronarsklerose, Angina pectoris). So wie jede Bewegung zu einer freilich unbewußten und unmerklich ausgeglichenen Störung des labilen Gleichgewichtes unseres Körpers führt, so auch zu einer ebenso unbewußten und unmerklich ausgeglichenen Störung des Kreislaufes.

Die Anpassungsfähigkeit des Herzmuskels zeigt sich nicht minder im krankhaften Geschehen. Ventildefekte, bedingt durch Erkrankung der Herzklappen, oder auch ein offenes Foramen ovale, können durch Erweiterung und Verstärkung der Ventrikel vollkommen ausgeglichen werden („kompensierte“ Herzfehler). Aber damit wird ein gut Teil der normalen Anpassungsfähigkeit dauernd in Anspruch genommen, und so hat die Ausgleichsmöglichkeit je nach Schwere der Störung ihre Grenze, es kommt zu verminderter körperlicher Leistungsfähigkeit oder zu ausgesprochener Unzulänglichkeit des Kreislaufes infolge der Insuffizienz des Herzens („dekompensierte“ Herzfehler).

5. Reizleitungssystem, Nerven und Gefäße.

Spezifität der Reizleitungsfasern. Wir unterschieden oben bereits von den Arbeitsmuskeln die Leitungsmuskeln des Herzens. Letztere werden auch Brückenmuskeln genannt, weil sie die einzigen Verbindungen zwischen Vorhofs- und

Ventrikelmuskulatur sind, also die Grenze überbrücken, welche für die Arbeitsmuskeln durch die Faserringe ganz scharf gezogen ist. Alle Leitungsfasern zusammen heißen *Reizleitungssystem*; ein Teil davon, speziell die Brückenfasern zwischen Vorhof und Kammern, sind mit bloßem Auge sichtbar und werden als das *Atrioventrikularbündel* bezeichnet. Die Muskulatur des Herzens, der Vorhöfe wie der Kammern, hat von sich aus die Fähigkeit der rhythmischen Kontraktion (Automatie des Herzmuskels). Dem Reizleitungssystem liegt die Regelung der normalen Sukzession zwischen den Systolen der Vorhöfe und der Kammern ob. Die Regelung der Herztätigkeit nach den Erfordernissen des Gesamtorganismus, z. B. bei Ruhe und bei körperlicher Tätigkeit, geschieht durch das vegetative Nervensystem. Wird das Atrioventrikularbündel im Tierversuch gequetscht, zerschnitten oder beim Menschen durch krankhafte Prozesse zerstört, so schlagen die Ventrikel nicht mehr im gleichen Tempo mit den Vorhöfen, sondern langsamer (atrioventrikuläre Dissoziation), ein Beweis für die Wichtigkeit der Reizleitung.

Die atrioventrikularen Muskeln unterscheiden sich histologisch von den Arbeitsmuskeln (eigentliches Myokard) durch einen größeren Reichtum an Sarkoplasma und durch Armut an Muskelfibrillen. Beim Herzen der Huftiere ist der Unterschied besonders deutlich. Dort erweisen sich die hellen Fäden des Atrioventrikularbündels, welche man makroskopisch leicht durch das Endokard hindurch sehen kann, unter dem Mikroskop als zusammengesetzt aus Reihen von kubischen Zellen, welche nur einen schmalen Randbelag von Muskelfibrillen aufweisen, im übrigen aber mit Sarkoplasma gefüllt sind, in dessen Centrum der Kern liegt (PURKINJEsche Zellen). Beim menschlichen Herzen sind die Unterschiede weniger deutlich. Die Fasern sind durch Querplatten unterteilt, häufig sind die Abschnitte zwischen je zwei Querplatten verdickt, so daß die Fasern rosenkranzartig aussehen. Der Gehalt an Glykogen ist in den Reizleitungsfasern besonders groß.

Diese Unterschiede sind keine absolut sicheren; man kann auch im System der Arbeitsmuskeln des menschlichen Herzens Stellen finden, welche unter dem Mikroskop ganz ähnlich aussehen. Besonders ungünstig ist beim menschlichen Herzen, daß die Fasern tiefer in der Arbeitsmuskulatur versteckt liegen und daher weniger sicher makroskopisch freizulegen sind als beim Herzen der Wiederkäuer, bei welchem überdies die Kammerschenkel mit ihren gröberen Verzweigungen von einer Art Lymphraum umgeben sind. Deshalb ist hier das Kalbsherz abgebildet (Abb. 352, 353). Doch ist beim menschlichen Herzen durch subtile Präparation genau der gleiche Verlauf wie beim Kalbsherzen nachgewiesen.

Die zuverlässigeren Merkmale für das Atrioventrikularbündel gegenüber dem eigentlichen Myokard sind die geflechtartige Anordnung seiner Fasern, die bindegewebigen Scheiden, der Besitz eigener Gefäße, Nerven und Ganglienzellen. Diese Merkmale stempeln es zu einem besonderen Bestandteil des Herzens, der allerdings an seinen Enden überall in die Faserbündel des Myokards ohne Grenzen übergeht, so daß über die Ausdehnung des spezifischen Reizleitungssystems im ganzen Kontroversen bestehen. Das Atrioventrikularbündel ist der sicherste Teil und bestimmt spezifisch.

Die *geflechtartige* Anordnung besteht in einem Wirrwarr von Zügen, welche sich durchkreuzen, sich dabei anastomotisch vereinigen und sehr oft radiär auf einen Punkt zulaufen, während im Myokard die Muskelfasern immer parallel liegen und sich spitzwinklig vereinigen. Die sog. „Knoten" des atrioventrikulären Bündels treten sehr häufig äußerlich nicht oder nur undeutlich hervor, sind aber innerlich immer durch die Geflechte gekennzeichnet. Die breiteren Züge in den Kammern sind mehr den Myokardfasern ähnlich, da hier zwar auch Geflechte eingestreut sind, aber die parallel angeordneten Fasern überwiegen. Dafür sind hier die bindegewebigen *Hüllen* am deutlichsten, welche das ganze Atrioventrikularsystem einscheiden. Die *Blutcapillaren* in den Bündeln sind verhältnismäßig spärlich an Zahl, aber sie kommen von besonderen Arterien, welche speziell für das Atrioventrikularsystem bestimmt sind. Am konstantesten ist eine feine Arterie im Winkel zwischen V. cava superior und rechtem Herzohr, nach welcher die dort befindlichen Teile des Systems (Sinusknoten) bestimmt werden. *Ganglienzellen* und *marklose Nervenfasern* sind den Muskelfasern des Bündels so zahlreich zugeordnet, daß man sie für spezifische Beimengsel ansieht, welche wahrscheinlich für die Reizleitung unentbehrlich sind.

Daß die Leitung durch die Muskeln und nicht durch die Nerven bewirkt wird, ist kaum noch strittig. Sicher ist, daß beim embryonalen Herzen die geordnete Schlagfolge ohne Anwesenheit von Nerven möglich ist. Das in Abb. 290 wiedergegebene Präparat ist aus einem Häufchen Zellen außerhalb des Körpers gezüchtet; zur Zeit der Entnahme waren noch keine Nerven vorhanden, auch bildete sich das Herz erst extra corpus aus den Zellen, welche von der Stelle entnommen wurden, wo es sich im normalen Verlauf gebildet hätte. Es ist damit nicht gesagt, daß beim fertigen Herzen die Ganglienzellen und Nerven nicht

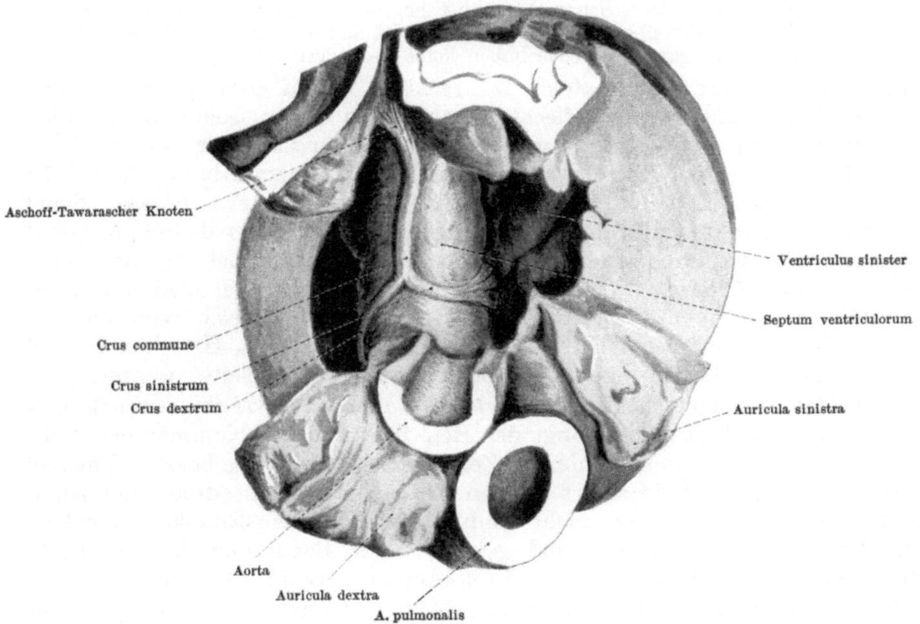

Abb. 352. HISsches Bündel. Kalbsherz. Vorhöfe fast ganz entfernt, obere Kante des Septum ventriculorum durch Wegnahme des Septum atriorum und des Septum membranaceum freigelegt. Etwas schematisiert.

notwendig seien. Embryonales und fertiges Herz könnten sich sehr wohl verschieden verhalten, indem die Nervenkomponente, welche anfangs nicht notwendig ist, später unentbehrlich wird. Gewebskulturen von Stücken aus Vorhof und aus Ventrikel des Herzens eines Hühnerembryos zeigen rhythmische Kontraktionen der ausgewachsenen Muskelelemente, ohne Vorhandensein von Nerven. Die Schlagfolge der Ventrikelkulturen ist halb so groß wie die der Vorhofskulturen. Die Atrioventrikularbündel, Trabeculae carneae und Papillarmuskeln entwickeln sich aus der gleichen Anlage. Daher bleiben die Übergänge zwischen beiden fließend. Dies sind Reste der phylogenetischen Vorstufe. Doch sind die ausentwickelten Systeme außer an diesen Übergängen spezifisch verschieden. Ob sich die Atrioventrikularbündel zu kontrahieren vermögen, ist unsicher.

HISsches Bündel. ASCHOFF-TAWARAscher Knoten. Man unterscheidet einen gemeinsamen Stamm, *Crus commune*, und zwei getrennte Schenkel des Atrioventrikularbündels, welche durch eine T-förmige Teilung aus dem Stamm hervorgehen (Abb. 352). Der eine Schenkel, *Crus dextrum*, verläuft in die rechte Kammer, der andere, *Crus sinistrum*, in die linke Kammer (Abb. 353).

Der gemeinsame Stamm, nach seinem Entdecker (W. HIS jr.) *HISsches Bündel* genannt, ist die eigentliche Brücke zwischen dem rechten Vorhof und den Ventrikeln. Es beginnt in der rechten Vorkammer oberhalb des Trigonum fibrosum dextrum, verläuft durch den Faserring hindurch und in der Kammerscheidewand rechts neben dem Septum membranaceum (also auch rechts von dem höchsten Firste des muskulösen Septum, Abb. 352) nach vorn und liegt mit seinen beiden Schenkeln rittlings auf der oberen Kante der muskulösen Kammerscheidewand. Dieser ganze Zug besteht innerlich aus wirren Geflechten, welche sich gegen die Teilungsstelle hin zu ordnen beginnen und in den beiden Kammerschenkeln parallelfaserig werden. Im rechten Vorhof beginnt das HISsche Bündel mit einer Verdickung, dem ASCHOFF-TAWARA*schen Knoten*. Er liegt unmittelbar unter dem Endokard an der rechten Seite des Septum atriorum, zwischen der Mündung des Sinus coronarius und dem septalen Segel der Valvula tricuspidalis.

Diese Verdickung tritt äußerlich nicht immer hervor. Die innere Geflechtbildung ist das Entscheidende. Sie ist über das ganze HISsche Bündel ausgedehnt. Einteilungen in mehrere Knoten auf der ganzen Strecke haben keine besondere Wichtigkeit.

KEITH-FLACKscher Sinusknoten. Im rechten Vorhof gibt es außer dem HISschen Bündel mit seinen Geflechten noch einen davon isolierten Komplex von Geflechten in dem Winkel zwischen der Einmündung der oberen Hohlvene und dem rechten Herzohr (vgl. diese Stelle in dem Abguß, Abb. 337a nicht bezeichnet). Er heißt *Sinusknoten* (KEITH-FLACKscher Knoten). Seine Fortsetzung erstreckt sich auf die Crista terminalis zwischen dem Sinusanteil und dem alten Atriumbestand des rechten Vorhofs. Hier ist die Beziehung zu einer kleinen Arterie, um welche die Geflechte angeordnet sind, konstant. Man nimmt an, daß vom Sinusknoten die Reize ausgehen, welche von dort auf diffusen (vielleicht nervösen) Bahnen in der Vorhofwand dem HISschen Bündel zufließen und von diesem dann den beiden Kammern zugeleitet werden.

Die beiden Kammerschenkel. Der *rechte Kammerschenkel* ist etwas kürzer als der linke. Infolgedessen gelangt der Reiz in die rechte Kammer um 0,01″ früher als in die linke, ein so minimaler Zeitunterschied, daß die beiden Ventrikel praktisch gleichzeitig kontrahiert werden. Der Schenkel ist dünn und rund, er läuft über die Scheidewand, nicht unmittelbar unter dem Endokard, sondern in die Muskulatur eingebettet, und gelangt unter Benutzung der Trabecula septomarginalis, manchmal als freies LIONARDOsches Band durch die Lichtung des rechten Herzens hindurch zu dem großen vorderen Papillarmuskel. Von hier aus gehen feine netzige Stränge zu allen Teilen der rechten Kammer, ähnlich wie in der linken.

Der *linke Kammerschenkel* ist platt und erheblich breiter als der rechte (Abb. 353). Man kann zwei Randzüge und einen mittleren Zug, der gegen die Herzspitze ausstrahlt, unterscheiden. Sind die drei Bündel schmal, so sind sie deutlich getrennt, sonst hängen sie in einem breiten Schleier zusammen. Von den beiden Randbündeln geht jeder zu einem der beiden Papillarmuskeln, zum Teil unter Benutzung von Muskel- oder Sehnenfäden, welche frei durch das Kammerinnere hindurchziehen. Von dem oberen Rand der muskulösen Kammerscheidewand aus strahlt das Gesamtsystem der linken Kammer mit seinen letzten Verzweigungen wie ein auf dem Kopf stehender Baum aus, der sich reich verzweigt und dessen Äste wie bei einer Trauerweide rückläufig zum Stamm verlaufen; sie gelangen zu allen Teilen des linken Ventrikels, außer zu den Kuppen der Papillarmuskeln und zu den Teilen des Septums neben dem Hauptstamm. Bei vielen der feinsten Verästelungen des Reizleitungssystems ist strittig, ob sie spezifische oder gewöhnliche Myokardfäden sind.

Die Abschnitte des Reizleitungssystems sind funktionell einander nicht gleichgeordnet, sondern in bestimmter Folge übergeordnet. Der Sinusknoten ist das Centrum 1. Ordnung, der Vorhofsanteil des Crus commune (ASCHOFF-TAWARAscher Knoten) das 2. Ordnung und der Ventrikelanteil des Crus commune das 3. Ordnung. Die Abteilungen des Herzens, Sinus, Vorhöfe, Ventrikel haben jede ihren eigenen automatischen Rhythmus, ihre Schlagfolgen in der Minute verhalten sich etwa wie 70:50:30. Ist das Centrum 1. Ordnung zerstört, so schlagen Vorhöfe und Ventrikel weiter, aber nicht 70-, sondern nur 50mal in der Minute, und nicht nacheinander wie normal, sondern gleichzeitig (atrioventrikuläre Schlagfolge). Fällt das Centrum 2. Ordnung aus, so schlagen Vorhöfe und Ventrikel zwar weiter, aber die Vorhöfe 50-, die Ventrikel 30mal (atrioventrikuläre Dissoziation). Ist das 3. Centrum zerstört, so schlagen die Ventrikel weiter, aber ihre gesamte Muskulatur kontrahiert sich auf einmal, während normalerweise die Kontraktion mit dem Papillarmuskelgebiet beginnt und von da zur Herzspitze und zu den übrigen Teilen fortschreitet.

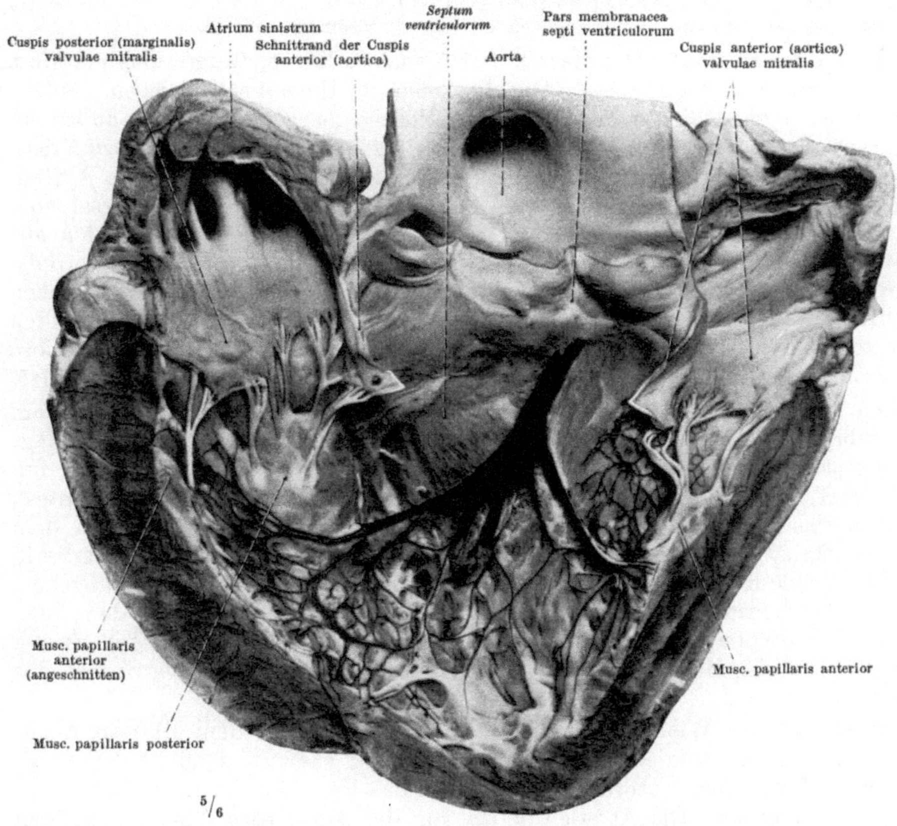

Abb. 353. Linker Kammerschenkel des Atrioventrikularbündels. Kalbsherz. Der linke Ventrikel längs des Margo obtusus, die Aorta zwischen Valvula semilunaris anterior sinistra und posterior aufgeschnitten. Um das ganze Septum ventriculorum mit dem Stamm des linken Kammerschenkels sichtbar zu machen, ist auch die Cuspis anterior (aortica) der Valvula mitralis durchtrennt und durch eine Nadel zurückgehalten. Das Reizleitungssystem ist durch Injektion von Tusche in den es umgebenden Lymphraum dargestellt (vgl. AAGAARD und HALL, Anat. Hefte 51, 1914). Man beachte, daß die Kuppen der Papillarmuskeln frei bleiben von Anteilen des Reizleitungssystems. Am Septum ventriculorum ist die Injektion nur neben dem hinteren Papillarmuskel nicht vollständig. — Präparat und Photogramm von Prof. v. HAYEK.

Die Lage des Atrioventrikularbündels wird verständlich, wenn wir das Herz der Amphibien und Reptilien oder das embryonale Säugetierherz in Betracht ziehen. Die Kammerscheidewand in ihren Anfängen ist der Träger zahlreicher centraler Trabekel, welche gegen die Atrioventrikularöffnung emporragen und mit der Muskulatur der Vorhöfe zusammenhängen. Bei dem Wachstum des Herzens bleibt die obere Kante der muskulösen Kammerscheidewand stehen (Abb. 331), während die beiden Kammern distalwärts sich immer mehr ausbuchten (ähnlich wie beim Vorhof die Herzohren sich beiderseits vergrößern). Das Atrioventrikularbündel geht aus einer stehenbleibenden centralen Trabekel hervor und läuft jetzt noch wie in jenen primitiven Zuständen vom Atrium kontinuierlich bis zur Kammerscheidewand, indem es das ehemalige Foramen interventriculare (das jetzige Septum membranaceum) überbrückt. Aus Herzmuskelgewebe, welches schon bei den Amphibien heller und fibrillenärmer ist als die übrige Muskulatur des Herzens, ist das spezifische Reizleitungsgewebe geworden. Die Zusammenhänge mit den Papillarmuskeln sind die alten geblieben.

Der Weg Sinus—Atrium—Ventrikel und die gabelförmige Teilung in den rechten und linken Kammerschenkel entsprechen ganz dem Verlauf des primitiven Herzschlauches.

Der linke Vorhof bekommt nur indirekt vom rechten Vorhof aus Bündel, ist aber sehr arm an solchen. Aus klinischen und experimentellen Erfahrungen wird geschlossen, daß aus der rechten in die linke Kammer Bündel übergehen und umgekehrt. Als Varietät kommt ein Verbindungsbündel vom linken Vorhof zum linken Ventrikel vor, ein Rest der embryonalen Verbindung.

Das ganze Reizleitungssystem wird mit Blut hauptsächlich von der A. coronaria dextra versorgt, der Sinusknoten immer zugleich von der A. coronaria sinistra.

Nerven des Herzens. Das Herz hat sein eigenes Nervensystem, das marklose Nervenfasern besitzt und dessen Ganglienzellen im Herzen selbst liegen. Außerdem treten sympathische und parasympathische Nervenfasern von außen an das Herz heran. Die beiden letzteren vereinigen sich zum *Plexus cardiacus*, der eine oberflächliche und tiefe Schicht hat (erstere liegt ventral vom Aortenbogen und an der Teilungsstelle der Lungenarterie, letztere liegt dorsal vom Aortenbogen, zwischen ihm und der Bifurkation der Trachea). Außer den mit Aorta und Pulmonalis verlaufenden Nervenästen treten durch das Vorhofsgekröse (caudal vom Sinus transversus pericardii, Abb. 356) feinere Ästchen zur Hinterwand des rechten Vorhofes in die Nähe des Sinusknotens. Es werden also von den Nerven beide Anteile des Herzgekröses, das der Porta arteriosa wie venosa, von den Nerven als Weg benutzt. Über das Herzgekröse s. S. 645.

Die sympathischen Nerven kommen vom Halsteil des Grenzstranges, dem das embryonale Herz vor seinem Descensus in die Brusthöhle hinab gegenüberlag; die sympathischen Fasern haben den Weg abwärts mitgemacht und halten ihn noch jetzt inne. Sie wirken beschleunigend auf die Herzaktion (Accelerantes), erhöhen das Minutenvolumen. Die parasympathischen Nerven gehören dem Nervus vagus an, sie steigen ebenfalls entsprechend dem Descensus cordis in die Brusthöhle hinab (der Nervus recurrens vagi, von dem sie zum Teil abgehen, ist das deutlichste Überbleibsel der Verlagerung des Herzens aus der Hals- in die Brustregion, Abb. 89a u. c, s. auch Bd. III). Die Vagusfasern wirken hemmend auf das Herz, sie sind Antagonisten des Sympathicus, verringern das Minutenvolumen.

Kranzarterien. Wie die Wände der Gefäße nicht von dem Blutstrom unmittelbar versorgt werden, welcher ihre Lichtung passiert, sondern durch besondere Gefäße (Vasa vasorum), so hat auch das Herz ein eigenes Gefäßsystem für seine Wandung. Die Arterien gehen von der Aorta ascendens ab, gehören also ihrem Ursprung nach bereits zu den peripheren Gefäßen. Wir stellen sie hier voraus, weil sie allein dem Herzen sein Ernährungsblut zuführen (sie geben außerdem minimale Ästchen an die Wand der Aorta und der Lungenarterie ab). Die Gesamtblutzufuhr für die Herzwände ist auf zwei Arterien beschränkt, welche in den Sinus Valsalvae der beiden vorderen Taschenklappen der Aorta ihren Ursprung haben und von da ihren Weg zunächst in der Kranzfurche des Herzens nehmen, daher der Name *Kranzarterien, Arteriae coronariae* (Abb. 339). Wird beim lebenden Menschen eine der Kranzarterien infolge von krankhaften Störungen plötzlich verstopft, so ist der Herzmuskel im Ausbreitungsbezirk der betreffenden Kranzarterie vom Blutstrom abgeschnitten. Ein solcher Mensch kann lautlos und ohne eine Miene zu verziehen tot zusammenbrechen (Herzschlag). Bei minderen oder weniger plötzlichen Verstopfungen tritt Herzschwäche mit lebhaften Schmerzen und dem angstvollen Gefühl des bevorstehenden Todes auf (Angina pectoris), ohne daß der Patient dem Anfall zu erliegen braucht; denn ein Ausgleich durch Anastomosen mit anderen Ästen der gleichen oder mit der anderen Kranzarterie ist wenigstens bis zu einem geringen Grade möglich.

Jede Kranzarterie versorgt zuerst mit separaten Ästchen den Vorhof ihrer Seite, sie läuft dann zwischen den beiden Ventrikeln auf die Herzspitze zu und verteilt dabei an *beide* Ventrikel ihre Äste.

Die *linke* Kranzarterie, *Arteria coronaria sinistra*, entspringt im Sinus Valsalvae der linken vorderen Taschenklappe der Aorta. Der Stamm ist sehr kurz, er läuft zwischen dem linken Herzohr und der Lungenarterie nach vorn auf die Vorderseite des Herzens zu. Der Stamm teilt sich dort im Sulcus coronarius in zwei gleichgroße Äste, *Ramus descendens anterior* und *Ramus circumflexus*. Der Ramus descendens ist der eigentliche Endast. Er läuft im Sulcus longitudinalis anterior des Herzens der Incisura cardiaca zu und anastomosiert auf der Rückseite mit der rechten Kranzarterie. Der Ramus circumflexus ist ein starker Seitenast; er biegt vom Stamm aus nach hinten um, läuft in der Kranzfurche um die Basis des linken Ventrikels herum und gelangt so auf die Hinterfläche (in Abb. 334 zwischen linkem Vorhof und linkem Ventrikel um den Margo obtusus umbiegend). Vom Ramus circumflexus gehen Ästchen zum linken Vorhof, zum Seitenrand der linken Kammer und zur Hinterfläche der letzteren. Vom Ramus descendens anterior verlaufen Ästchen nach rechts und links zu den Vorderwänden der rechten und linken Kammer. Er ist begleitet von der Vena cordis magna und von zahlreichen Nervenästchen des Plexus cardiacus mit eingestreuten Ganglienzellen. An diesem Gefäßnervenstrang ist beim unversehrten Herzen die vordere Längsfurche (Grenze zwischen rechter und linker Kammer) durch das Epikard hindurch zu erkennen.

Die *rechte* Kranzarterie, *Arteria coronaria dextra*, entspringt aus dem Sinus Valsalvae der rechten Taschenklappe der Aorta und läuft zwischen dem rechten Herzohr und der Wurzel der Lungenarterie im Sulcus coronarius zum Sulcus longitudinalis posterior auf der Hinterwand des Herzens (Abb. 334). Hier angelangt geht der eigentliche Endast als *Ramus descendens posterior* in der hinteren Längsfurche abwärts zur Incisura cordis, während ein gleichstarker Seitenast in der Kranzfurche verbleibt (Abb. 334). Die Seitenäste der rechten Kranzarterie auf ihrem Verlauf durch die Kranzfurche gehen nach oben zum rechten Vorhof, nach unten zum Rand und zur Hinterfläche des rechten Ventrikels. Auf der Hinterseite des Herzens gibt der Ramus descendens posterior Ästchen zum rechten und linken Ventrikel. Hier ist die Arterie von der Vena cordis media und von Nervenzweigen des Plexus cardiacus mit zahlreichen eingestreuten Ganglienzellen begleitet. An diesem Konvolut von Gefäßen ist am unversehrten Herzen die hintere Längsfurche zu erkennen (Grenze zwischen rechter und linker Kammer).

Die feinen Ästchen zu den Wänden der Aorta und Lungenarterie nahe deren Ursprung gehen von beiden Kranzarterien ab. Die Ästchen im Innern des Herzens splittern sich in Capillaren auf, welche alle Muskeln, das subendokardiale und das subepikardiale Gewebe erreichen. Die Muskelfasern sind einzeln von zahlreichen feinsten Gefäßcapillaren umscheidet. Nur die Klappen enthalten keine Gefäße außer an den Stellen der Segelklappen, wo Vorhofsmuskeln in sie einstrahlen und Gefäßcapillaren mit sich nehmen. Die feinen Gefäße für das Atrioventrikularbündel stammen fast ausnahmslos aus der rechten Kranzarterie. — Varietäten der Kranzarterien in ihrem Verlauf sind häufiger als in ihren Verbreitungsgebieten.

Anastomosen bestehen zwischen den feinen Ästen einer und derselben Kranzarterie in großer Zahl in allen Schichten der Herzwand. Auch zwischen feinsten Ästen der beiden Arterien bestehen unzweifelhaft Verbindungen. Die Kranzarterien und ihre Äste sind also keine Endarterien im anatomischen Sinne (S. 592), verhalten sich aber funktionell wie Endarterien. Durch feine Zweige stehen sie auch in Verbindung mit den Vasa vasorum der Aorta und A. pulmonalis, mit Arterien des Perikards, des Zwerchfells und anderen im vorderen Mediastinum.

Verbreitungsgebiete der beiden Kranzarterien. In die Versorgung der Ventrikel teilen sich die beiden Kranzarterien so, daß die linke den größten Teil des linken Ventrikels übernimmt, die rechte den größten Teil des rechten. Jedoch greift ventral die linke Kranzarterie ein Stück weit auf den rechten Ventrikel über, dorsal reicht das Gebiet der rechten Kranzarterie am linken Ventrikel bis zum hinteren Papillarmuskel, der von beiden Arterien versorgt wird, während der vordere ganz zum Gebiet der linken gehört. Im rechten Ventrikel wird der vordere Papillarmuskel von beiden Arterien versorgt, die Zweige der linken gelangen zu ihm auf dem Wege der Trabecula septomarginalis. Das Septum ventriculorum ist in seiner ventralen Hälfte Gebiet der linken Arterie, in der dorsalen Hälfte der rechten. Daher fällt das Hissche Bündel in der Hauptsache in das Gebiet der rechten Kranzarterie. Der Sinusknoten wird von einem Ast der A. coronaria dextra versorgt, der mit zwei Teilästen eine Art Ring um die Einmündung der V. cava superior bildet. Dieser Ast hat eine in der ventralen Wand des linken Vorhofes verlaufende Anastomose mit einem Zweig der A. coronaria sinistra, so daß ausnahmsweise der Sinusknoten von dieser versorgt werden kann.

Herzvenen. Alle größeren Herzvenen heißen *Kranzvenen*, *Venae coronariae*, weil sie sich im *Sinus coronarius cordis* in der Kranzfurche an der Hinterwand des Herzens sammeln (Abb. 334). Der Sinus liegt zwischen linkem Vorhof und linkem Ventrikel und ist gewöhnlich mit einer dünnen Schicht von quergestreiften Muskelfasern des linken Vorhofs überzogen, also in dessen Wand eingebettet. Die einmündenden Venen, besonders die größte von ihnen (Vena magna cordis) sind gegen den Sinus mit Klappen versehen (einfachen oder doppelten Taschenklappen). Nach dem rechten Vorhof zu, in welchen er mündet, ist der Sinus ebenfalls gewöhnlich mit einer Klappe, *Valvula sinus coronarii (Thebesii)* ausgestattet. Kleinere Venen, besonders die kleinsten, *Venae minimae*, münden immer ohne Vermittlung des Sinus und ohne Ventilsicherung in die Herzlichtung hinein, besonders in den rechten Vorhof (Foramina venarum minimarum, S. 624), aber auch in den linken Vorhof und in die Kammern. Die größeren Venen, welche in den Sinus münden, verlaufen in der Nähe der Arterien, und zwar in Einzahl (Abb. 334, sonst haben die peripheren Arterien vielfach zwei Begleitvenen).

Der Sinus coronarius ist ein Überbleibsel des Querstückes des Sinusabteiles des embryonalen Herzens (Abb. 329b). Wenn eine linke Vena cava superior ausnahmsweise bestehenbleibt, so mündet sie in den Sinus coronarius (auf dem Wege der Vena obliqua Marshalli, s. unten).

In den Sinus münden gewöhnlich: 1. die *Vena cordis magna*; sie verläuft im Sulcus longitudinalis anterior des Herzens aufwärts, um die Basis des linken Ventrikels herum und nimmt auf ihrem Wege Ästchen aus der Vorderwand beider Ventrikel, eine größere Randvene des linken Ventrikels und kleine Venen aus dem linken Vorhof auf. 2. Die *Vena cordis parva*; sie liegt in der rechten Kranzfurche, besonders auf der Hinterwand des rechten Ventrikels und mündet in den Sinus coronarius am meisten entfernt von der Mündung der großen Herzvene, gerade an seinem äußersten rechten Ende (Abb. 334). Die Venen der Vorderwand des rechten Ventrikels münden entweder, indem sie durch die rechte Kranzfurche verlaufen, in die Vena cordis parva und so in den Sinus, oder sie münden direkt in den rechten Vorhof. Die Venen des rechten Vorhofs, soweit solche neben den Venae minimae existieren, münden in die Vena parva cordis. 3. Die *Vena cordis media*; sie mündet zwischen großer und kleiner Herzvene in den Sinus, meist dem rechten Ende genähert, verläuft im Sulcus longitudinalis posterior und nimmt auf ihrem Wege Ästchen aus der rechten und linken Kammerwand auf (Abb. 334). 4. Die *Vena posterior ventriculi sinistri*, manchmal durch zwei vertreten (Abb. 334); sie führt das Blut aus der Hinterwand des linken Ventrikels dem Sinus zu. 5. Die *Vena obliqua atrii sinistri* (*Marshalli*, Abb. 334 u. Abb. 356b); sie ist eine ganz unbedeutende Vene auf der Hinterwand des linken Vorhofs zwischen Vena pulmonalis inferior sinistra und linkem Herzohr, sie ist ein Rest des linken Sinushorns (S. 603 und Abb. 329b) und nur wegen ihrer Abstammung wichtig. An ihrer Stelle bleibt oft lediglich ein feiner bindegewebiger Strang übrig, *Ligamentum venae cavae sinistrae*; in anderen Fällen ist keine Rückbildung erfolgt, sondern es ist eine große Vene an dieser Stelle vorhanden, falls die obere Hohlvene auch *links* erhalten bleibt (s. Bd. III). Varietäten im Gebiet der Herzvenen sind nicht selten. Am rechten Vorhof sind keine größeren Venen vorhanden, das Blut aus seiner Muskulatur wird fast ganz durch Venae minimae unmittelbar in seinen Raum abgeleitet.

Die Lymphgefäße. Das Herz ist außerordentlich reich an Lymphgefäßen, welche durch die ganze Masse seiner Wände verteilt sind. Alle münden in ein oberflächliches feines Netzwerk, welches im Bindegewebe des Epikards liegt. Von da aus fließt die Lymphe weiter längs den Kranzgefäßen in Stämmchen, welche in das vordere Mediastinum einbiegen und in die *Nodi lymphatici mediastinales anteriores* eintreten.

III. Herzbeutel und Lage des Herzens.

1. Entstehung des Herzbeutels.

Herzgekröse. Die beiden Leibeshöhlenhälften, rechtes und linkes Coelom, liegen anfänglich zu beiden Seiten des Herzschlauches, kurz bevor die beiden Endothelschläuche zu einem unpaaren Schlauch verschmelzen (Abb. 348). Das Herz verhält sich zu dieser Zeit zu dem Raum, in welchem es liegt, wie das

Darmrohr zur Leibeshöhle, da es wie letzteres durch ein dorsales und ventrales Gekröse mit der Wand seiner Höhle verbunden ist, *Mesocardium dorsale* und *Mesocardium ventrale*. Beim Darm bleiben vom Oesophagus bis zur Pars horizontalis superior duodeni und am Endabschnitt des Rectum beide Mesenterien, das dorsale und ventrale, erhalten, im übrigen Darm ist von Anfang an nur das dorsale vorhanden; das dorsale Mesenterium kann zwar teilweise in die Bauchwand einbezogen werden, aber es ist immer an den Darmgefäßen kenntlich, wenn es nicht voll weiter besteht. Beim Herzen gehen jedoch beide Mesokardien verloren, außer an den beiden Enden des ursprünglichen Herzschlauches (s. unten). Infolgedessen hängt der Herzschlauch frei in der Leibeshöhle (Abb. 355). Der betreffende Teil der letzteren wird gegen die Brust- und Bauchhöhle abgetrennt und heißt *Perikardial-* oder *Herzbeutelhöhle* (Abb. 3, Pc). Wir

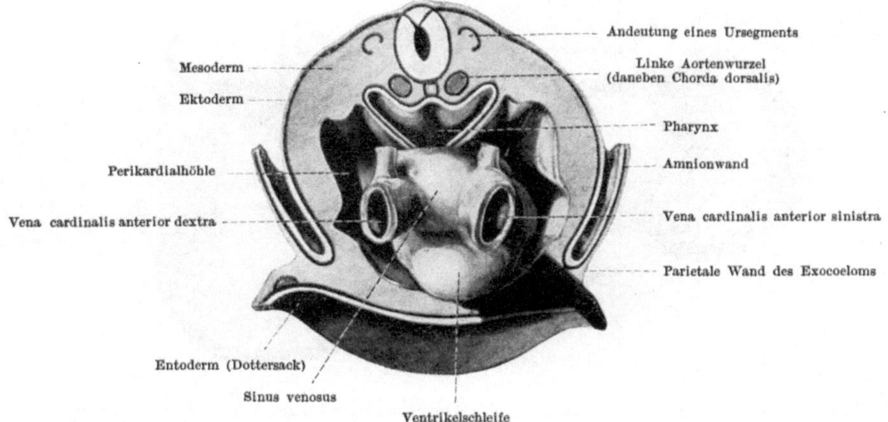

Abb. 354. Querschnitt durch einen Embryo in der Höhe der Herzanlage, von oben gesehen, halbschematisch. Die Porta venosa des Herzschlauches ist so dargestellt, daß sie über die Schnittfläche des Embryo hinausragt.

nennen die beiden Enden der Herzschleife, welche allein mit dem Perikard in Verbindung bleiben, *Porta arteriosa* und *Porta venosa*. Würde hier nicht das Mesocardium dorsale und damit die Verbindung zur hinteren Körperwand nach Art eines Gekröses erhalten bleiben, so könnten keine Blutgefäße und Nerven zum Herzen gelangen und von ihm ausgehen. Das Besondere des Herzgekröses liegt nur darin, daß es, statt wie in frühembryonaler Zeit ununterbrochen wie am Darm durchzulaufen, zum größten Teile rückgebildet und auf die Porta arteriosa und venosa beschränkt worden ist. Die erstere liegt anfänglich rein kranial von der Porta venosa, sie gelangt aber infolge der S-förmigen Drehung des Herzschlauches mehr nach caudal und kommt dadurch ventral von der Porta venosa zu liegen. Infolgedessen befinden sich die Atrien und der Sinus schließlich hinter der Aorta und Lungenarterie (Abb. 329). Während dieser Verschiebungsprozesse hat sich das arterielle Ende des Herzens in die beiden zuletzt genannten Arterien geteilt, das venöse Ende nimmt die beiden Hohlvenen und mehrere Lungenvenen (meistens vier) in sich auf, ist also im ganzen in der Regel in 6 Gefäße aufgesplittert. Die Teile, welche je zur Porta arteriosa und zur Porta venosa gehören, bleiben durch das Perikard in einer für jede Pforte einheitlichen Krause zusammengefaßt. Die beiden Umschlagsstellen nähern sich einander, bleiben aber, so nahe sie auch einander durch das Aufsteigen der Porta venosa dorsal hinter die Porta arteriosa kommen, doch scharf getrennt. Das Herz hat mittlerweile seine Form geändert, indem sich die Ventrikel beträchtlich vergrößert haben. Dies trägt dazu bei, daß die Porta venosa und Porta arteriosa relativ nahe an der Basis des Herzens nebeneinander stehen (Abb. 355b). Der Zwischenraum zwischen beiden innerhalb des Herzbeutels, also das Gebiet, in welchem das dorsale Mesocardium rückgebildet worden ist, heißt *Sinus transversus pericardii*. Er hat gar nichts mit dem Sinus venosus des Herzens selbst zu tun.

Das Schicksal des visceralen Blattes der Leibeshöhle, welches zum Myoepikard wird (Abb. 348), haben wir früher verfolgt. In diesem Kapitel beschreiben wir das parietale Blatt, welches zum *Perikard* oder *Herzbeutel* wird. An der Porta arteriosa und Porta venosa geht das viscerale Blatt nach Art

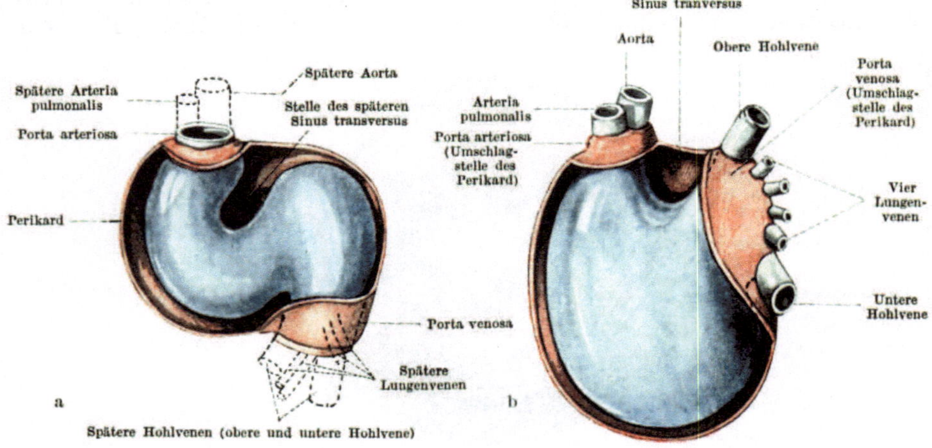

Abb. 355a u. b. Herz mit Herzbeutel, Seitenansicht, Schema. a Herzschleife, b fertiges Herz. Parietales Blatt rot, viscerales Blatt blau. Die dem Beschauer zugewendete Seite des Herzbeutels ist bis auf einen Teil an der Porta arteriosa und Porta venosa abgetragen, welcher wie ein Umschlagskragen die Gefäße umgibt. Die definitiven Gefäße sind in Abb. a in die ursprünglichen durch Strichelung eingetragen.

eines Gekröses zeitlebens in das parietale Blatt über, wie am Hilus der Lunge die Pleura visceralis (pulmonalis) in die Pleura parietalis, der Zusammenhang wird nie gestört. Die Umschlagstelle liegt auf den verschiedenen Gefäßen, welche an die Stelle der ursprünglich einheitlichen Gefäße der Pforten getreten sind, sie ist daher an der Porta arteriosa auf dem Ursprung der Aorta und der Lungenarterie, an der Porta venosa auf den Einmündungen der beiden Hohlvenen und der vier Lungenvenen zu suchen (Abb. 355b, 344). Die Konsequenzen dieser Beziehungen der beiden Pforten zu den Gefäßen des Herzens erklären die Zustände am fertigen Herzbeutel.

Die Art, wie sich die Herzbeutelhöhle von der übrigen Leibeshöhle absondert, ist nicht einfach. Ich verweise auf die Lehrbücher der Entwicklungsgeschichte, da ein direktes Interesse für die Anatomie des Fertigen nicht damit verknüpft ist.

2. Der fertige Herzbeutel und die Herzbeutelhöhle.

Die Sinus pericardii. Aus der Entstehung des Herzbeutels ist eine Stelle der Herzbeutelhöhle zu verstehen, welche wir hier zuerst beschreiben, um den Zusammenhang mit dem Vorausgehenden zu wahren. Schneidet man den Herzbeutel auf, so kann man den Finger an der Basis des Herzens so zwischen den Gefäßen hindurchstecken, daß die Fingerkuppe an der anderen Seite wieder herauskommt. Er folgt dabei einem engen Kanal, welcher zwischen den Arterien einerseits (Porta arteriosa) und den Venen andererseits (Porta venosa) hindurchführt: *Sinus transversus pericardii* (Abb. 356, Doppelpfeil). Für die schnelle Orientierung in dem Gewirr von Gefäßen, welche an der Basis des Herzens frei werden, gibt der Sinus transversus dem Kundigen eine große Hilfe: steckt der Finger in ihm, so liegen hüben von ihm die Arterien und drüben die Venen. Dies beruht auf der alten Sonderung der beiden Gefäßarten, die ursprünglich an den entgegengesetzten Enden des Herzschlauches lagen und trotz der Näherung der Porta arteriosa und Porta venosa aneinander doch gesondert bleiben.

Da sich die untere Hohlvene sehr weit von den übrigen Venen entfernt, so reicht die Umschlagsfalte an der Porta venosa sehr weit abwärts. Von allen Venen wird die Figur eines liegenden ⊢ eingenommen (Abb. 356a, blau). Das ⊤ im ganzen wird von der gemeinsamen Umschlagskrause der Porta venosa umhüllt. Die beiden Hohlvenen nehmen die äußersten Enden des einen Schenkels ein, die vier Lungenvenen sind in beiden Schenkeln gelagert. Die Tasche des Perikards, welche zwischen den rechten Lungenvenen und den linken Lungenvenen an der Hinterseite des Herzens gegen den Sinus transversus in die Höhe steigt, endet blind. Sie wird *Sinus obliquus pericardii* genannt. Die übrigen blinden Taschen, welche zwischen den Gefäßen in die Umschlagsfalte hineinführen, sind kleiner, inkonstant und namenlos.

Sowohl der Sinus transversus wie der Sinus obliquus sind spaltförmige „Räume", deren Wände gewöhnlich aneinander liegen. Nur wenn dilatierende Kräfte, beispielsweise krankhafte Ansammlungen von Flüssigkeiten, die Herzbeutelhöhle ausweiten, können auch hier die Spalten zu wirklichen Räumen entfaltet werden.

Selbstverständlich sind die Sinus des Herzbeutels nur von der Herzbeutelhöhle aus zugänglich. Sucht man sie an der Leiche auf, so muß vorerst der Herzbeutel geöffnet sein, ehe man sie erreichen kann. Um den Sinus obliquus zu finden, muß man das Herz in die Höhe klappen.

Kommt eine Vena cava sinistra vor, so folgt diese ventral von den linken Lungenvenen der Vena Marshalli am linken Vorhof (Abb. 356b) und begrenzt den Sinus obliquus auf seiner linken Seite bis herab zur Kranzfurche.

Der Herzbeutel umgibt das Herz als ein Sack, welcher durch den elastischen Zug des in vivo dilatierten Lungengewebes — auch ohne daß beide miteinander verbunden sind — ausgespannt gehalten wird. Das lebende Herz füllt den Herzbeutel aus bis auf Spalten, welche noch erwähnt werden sollen, in welchen sich Spuren von Herzbeutelflüssigkeit, *Liquor pericardii,* befinden.

Durch krankhafte Ergüsse kann die Herzbeutelhöhle sehr stark erweitert werden. Die Projektionsfigur des Herzbeutels (Perkussionsgrenzen, Röntgenbild) hat dann die Form eines fast gleichschenkligen Dreiecks mit der Spitze oben im 2.—1. Intercostalraum und der Basis am Zwerchfell.

Bau des Perikards. Der Herzbeutel besteht aus zwei Schichten, einer äußeren Schicht, *Tunica fibrosa,* und einer inneren Schicht, *Tunica serosa.* Die fibröse Schicht besteht aus zwei Lagen von kollagenen Bindegewebsfasern. Die Fasern der äußeren Lage verlaufen vom Umschlagsrand an der Porta arteriosa und venosa zur Anheftung des Perikards am Zwerchfell, die der inneren Lage sind großenteils senkrecht zu denen der äußeren gerichtet. Über den Vorhöfen ist die Tunica fibrosa besonders fest gefügt. Die Faserschicht hat den Druck des Herzens aufzufangen und auszuhalten, wenn es sich dem Herzbeutel bei seiner Versteifung anpreßt.

Die Tunica serosa besteht aus den gleichen Endothelzellen wie beim Epikard des Herzens selbst. Beide sind aus dem Epithel der Leibeshöhle hervorgegangen und verhalten sich wie das parietale und viscerale Blatt der Pleura oder des Peritonaeum zueinander. Man spricht infolgedessen auch von einem *Pericardium*

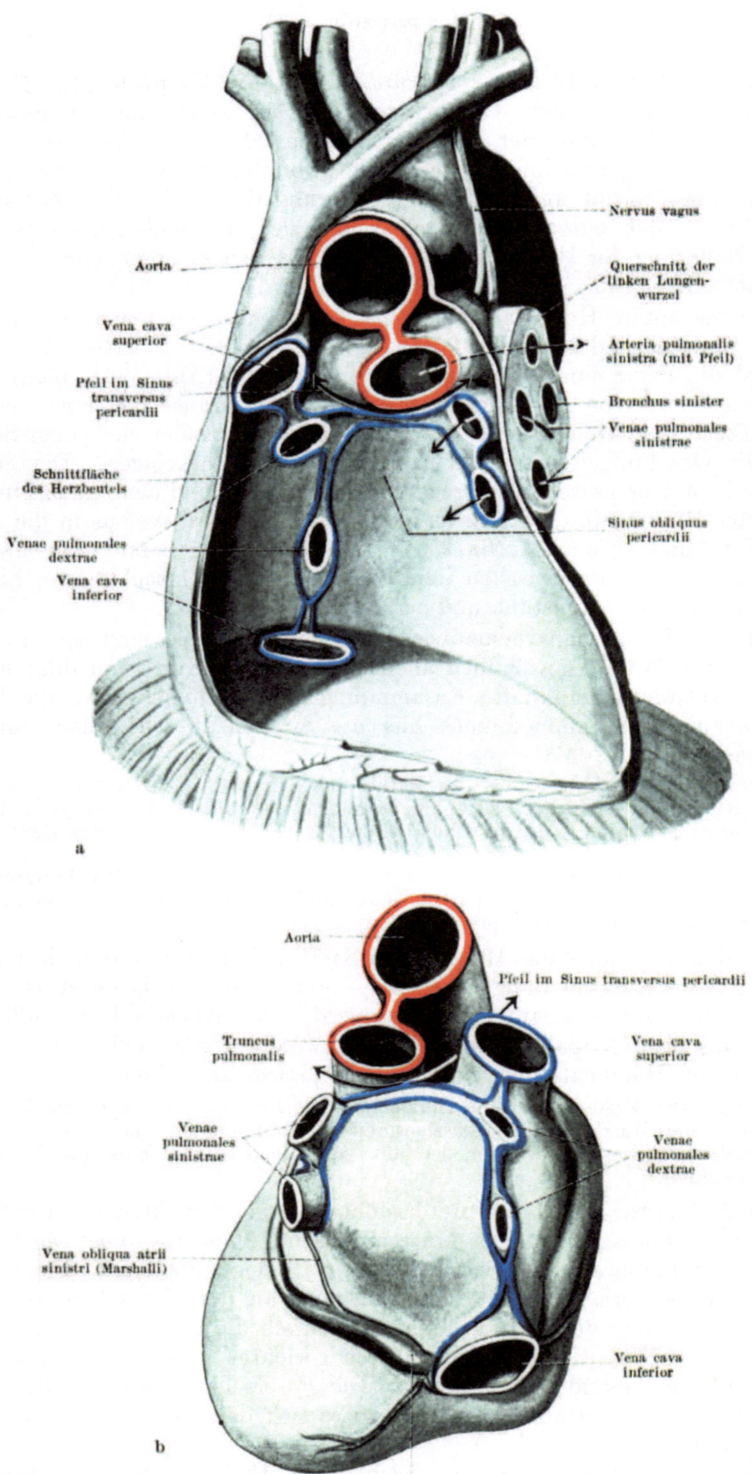

Abb. 356a u. b. Herzbeutel und Herz, Herzgekröse und Sinus transversus pericardii. a Hinterwand des Herzbeutels, nach Entfernung des Herzens. b Hinterwand des Herzens nach Entfernung des Herzbeutels. Der Schnitt ist in beiden Abbildungen an der Umschlagstelle des Perikards in das Epikard angebracht. Rot: Umschlagstelle an der Porta arteriosa. Blau: Umschlagstelle an der Porta venosa. Der Doppelpfeil folgt dem Sinus transversus pericardii.

parietale und *Pericardium viscerale*; das letztere ist synonym mit dem Epikard. Die Aufgabe, welche die Epithelien zu erfüllen haben, ist beim Herzbeutel und Herzen die gleiche: die Innenwand des Herzbeutels und die Außenwand des Herzens sind glatt und spiegelnd, so daß sie sich reibungslos gegeneinander verschieben können, wenn die Teile des Herzens bei den Pulsationen ihre Form und Lage zueinander ändern und dabei längs der Herzbeutelwand entlang gleiten. Der Kontakt zwischen Herz und Herzbeutel wird dabei überall gewahrt.

Das Endothel der Tunica serosa ist unterfüttert von einer dünnen Bindegewebsschicht, welche ohne Grenzen in die Tunica fibrosa übergeht. Sie ist reich an feinen Blutgefäßen, Lymphgefäßen und Nerven, welche den Herzbeutel vom Mediastinum und Zwerchfell aus versorgen. Das Bindegewebe ist hier zum Unterschied von der Tunica fibrosa reich an elastischen Fasern.

Die Endothelien, welche das Innere der Herzbeutelhöhle und das Herz überziehen, lassen eine kleine Menge einer serösen Flüssigkeit durch, welche dauernd die aneinandergleitenden Flächen befeuchtet, *Liquor pericardii*. Normalerweise sind nur Spuren vorhanden. Doch kann in Krankheitsfällen die Menge vermehrt sein (perikarditisches Exsudat). Da der Herzbeutel nicht ausweichen kann, wird das Herz in seinem Volumen beengt und eine operative Entfernung des raumbeengenden Liquorüberschusses notwendig. Die Erfolge der Herzbeutelpunktion in solchen Fällen sind beweisende Experimente für die Unnachgiebigkeit der Tunica fibrosa.

Komplementärraum des Herzbeutels. Die auf dem Zwerchfell befestigte Fläche des Herzbeutels und die der vorderen Brustwand angeheftete Fläche hängen in einem spitzwinkligen Spalt zusammen, da das Zwerchfell vorn steil in die Höhe steigt und der Brustwand anliegt (in Abb. 120 ist dieser Spalt durch das Diaphragma verdeckt, das als Trigonum pericardiacum bezeichnete Feld erstreckt sich noch hinter dem Schnitt durch das Zwerchfell nach abwärts in den Spalt hinein, vgl. auch Abb. 356a). Bei Exspiration der Lungen liegen hier die beiden Perikardblätter aneinander wie die parietalen Pleurablätter in den Komplementärräumen der Pleurahöhle aneinanderliegen. Bei der Inspiration lösen sie sich voneinander, und das Herz lagert sich in den entstehenden Raum (vgl. dazu S. 657).

Beziehung zu den Gefäßen. Die Tunica fibrosa geht kontinuierlich in die Tunica externa (adventitia) der Gefäße des Herzens über. Sie setzt sich in dieser Weise auf die Aorta und die Lungenarterie an der Stelle, wo das Ligamentum arteriosum Botalli beide verbindet, fort, außerdem auf die beiden Hohlvenen und die vier Lungenvenen (Abb. 356). Da die Aorta und die Lungenarterie bei der Diastole prall mit Blut gefüllt sind, welches durch die Taschenklappen verhindert ist, in die Ventrikel zurückzuströmen, so hat der Herzbeutel in dieser Periode an den Arterien wie an einer festen Stange einen besonderen Halt. Die Ventilebene kann sich innerhalb des Herzens verschieben, ohne daß das Herz und der Herzbeutel im ganzen dadurch ihre Lage und ihr Kaliber ändern.

Die Tunica serosa (Epikard) überkleidet nicht nur das Herz, sondern auch die Anfänge der Arterien und die Mündungen der Venen (Abb. 344). Am deutlichsten ist dies bei der Aorta und der Lungenarterie zu sehen. An der Aorta reicht die Serosa bis nahe an die Abgangsstelle der Arteria anonyma heran (in der Regel 1 cm von ihr entfernt), sie folgt dem Ligamentum arteriosum bis zur Lungenarterie und umschließt letztere an ihrer Gabelung in ihren rechten und linken Ast (die je zur rechten und linken Lunge ziehen). Die ganze Aorta ascendens und der ganze Stamm der Lungenarterie liegen daher *intraperikardial* in einer gemeinsamen Scheide der Serosa. Zerreißt die Wand der Aorta ascendens, z. B. beim Aneurysma, so ergießt sich das Blut in den Herzbeutel hinein und komprimiert das Herz. Bei den Venen ist meistens nur ein Teil der Einmündungsstellen von der Serosa überzogen, ein Teil liegt *extraperikardial.* Die Vena cava inferior erreicht den Herzbeutel an seiner hinteren unteren Ecke (Abb. 121). Sie liegt eine Strecke weit zwischen Zwerchfell und Herzbeutel frei im Mediastinum. Innerhalb des Herzbeutels ist sie vorn und zu beiden Seiten von Serosa überzogen, hinten ist sie frei von Serosa (Abb. 356b). Die Vena cava superior ist ebenfalls vorn und zu beiden Seiten von Serosa überzogen, hinten nicht. Ihre intraperikardiale Strecke ist etwas länger als bei der unteren Hohlvene. Am wechselndsten und recht kompliziert ist die Art, wie die Lungenvenen von der Serosa überkleidet werden (im allgemeinen auf der Vorder-, Ober- und Unterfläche, nicht auf der Hinterfläche); der

Herzbeutel erstreckt sich an ihnen entlang bis an die Stelle, wo die Lungenvenen aus dem Lungenhilus austreten.

Form des Herzbeutels. Da der Herzbeutel sich eine Strecke weit auf die Gefäße fortsetzt, so reicht er höher im Brustkorb aufwärts als das Herz selbst; denn die Gefäße werden ja erst an der Basis des Herzens frei. Der Herzbeutel hat die Form eines schiefen Kegels, dessen Spitze nach oben gerichtet und dessen nach rechts gewendete Seite steiler in die Höhe gerichtet ist als die nach links gewendete Seite. Die *Spitze* überragt die Herzbasis um so viel, wie sich der Herzbeutel auf die beiden großen Arterien und die obere Hohlvene in die Höhe erstreckt. Man kann den höchsten Punkt am Brustkorb des Lebenden etwa so bestimmen, daß man die Mitte der Verbindung zwischen Manubrium und Corpus sterni aufsucht (*Synchondrosis sterni superior, Angulus Ludovici).* Hier oder etwas höher hinter dem Manubrium sterni endet erst der Herzbeutel. Bis hierher steigt daher die Dämpfung bei maximaler Herzbeutelwassersucht in die Höhe, da die Ausdehnung des Herzbeutels dafür die natürlichen Grenzen abgibt. Das normale Herz selbst reicht nie so weit in die Höhe. Eine perforierende Verletzung kann also hier den Herzbeutel (und in ihm die Gefäße), aber nicht das Herz treffen.

Die *Basis* des Herzbeutelconus, *Pars diaphragmatica,* liegt auf dem Zwerchfell und ist mit dem Centrum tendineum und einem schmalen Saum des angrenzenden Muskelfleisches verwachsen (Bd. I, Abb. S. 179). Diese Stelle ist dem unter dem Zwerchfell liegenden Magen nach links zu nahe benachbart (Abb. 119b). Beginnende Magenerkrankungen äußern sich deshalb oft zuerst durch nervöse Herzbeschwerden, ohne daß das Herz selbst krank ist; die Magengase im Fundus drücken in solchen Fällen auf den Herzbeutel und das Herz.

Bei fast allen Säugetieren ist die Basis des Herzbeutels von dem Zwerchfell durch einen Zwischenraum getrennt, so daß in der Regel ein Lappen der rechten Lunge zwischen beiden Platz findet, *Lobus infracardiacus* (S. 176).

Man rechnet den Herzbeutel mit seinen Inhalt zum vorderen Mediastinum. Seine *Hinterwand* bildet die Grenze gegen das hintere Mediastinum. Von der wahren Stellung im Körper gibt das Röntgenbild des Herzens, dessen Hinterfläche mit der Hinterwand des Herzbeutels zusammenfällt, eine korrekte Vorstellung (Abb. 123); man sieht, daß das hintere Mediastinum eine ziemlich breite Platte ist und daß zwischen hinterer Herzbeutelwand und Wirbelsäule ziemlich viel Platz für dasselbe und für die ihm einverleibten Organe bleibt. Bei der liegenden Leiche wird dagegen das hintere Mediastinum nach Eröffnung des Brustkorbs durch das Gewicht des Herzens zusammengedrückt. Es sieht infolgedessen viel schmaler aus, das Herz mit dem Herzbeutel reicht viel weiter dorsalwärts als im Leben (Abb. 121).

Der Herzbeutel ist speziell mit der Speiseröhre und der Aorta descendens im hinteren Mediastinum locker verbunden. Die dünne Herzbeutelwand trennt den linken Vorhof, der ihr an dieser Stelle anliegt, von den genannten beiden Organen. Wie nahe aber der linke Vorhof der Speiseröhre liegt, kann man daran ermessen, daß von ihr aus die Pulsation des linken Vorhofs durch einen eingeführten Registrierapparat aufgezeichnet werden kann. Über die Membrana bronchopericardiaca s. S. 166.

Die *Seitenflächen* des Herzbeutels, *Partes mediastinales,* sind beiderseits mit den Pleurasäcken verhaftet, speziell mit der Pars mediastinalis der Pleura parietalis (daher Pleura „pericardiaca“ genannt). Man kann Perikard und Pleura leicht voneinander lösen, indem man das lockere Bindegewebe zwischen ihnen zerreißt.

Der Nervus phrenicus, welcher von dem Halsnervengeflecht zum Zwerchfell zieht und letzteres versorgt, liegt zwischen den beiden Blättern eingeschlossen und ist von der Pleurahöhle aus in der Regel zu sehen, da er durch die dünne Pleurabedeckung durchschimmert (wenn nicht er selbst, dann die ihn begleitenden feinen Gefäße). Der rechte Nervus phrenicus liegt oben auf der Vena cava superior, unten auf der Vena cava inferior, dazwischen ventralwärts vom Hilus der rechten Lunge (Abb. 121). Der linke Nervus phrenicus liegt hinter dem am meisten vorspringenden linken Rand des Herzens, so daß man ihn erst gewahr wird, wenn man das Herz mit dem Herzbeutel um die Längsachse des Herzens nach rechts zu herumdreht.

Die *Vorderfläche*, *Pars sternocostalis*, des Herzbeutels ist zum größten Teil von den Lungen und den Pleurae parietales überdeckt (Abb. 104a). Nur eine dreieckige Stelle, *Trigonum pericardiacum*, ist mit der vorderen Brustwand in unmittelbarem Kontakt (Abb. 119b, 120). Die Ausdehnung kann schwanken je nach der Lage des Herzens im Brustkorb und der davon abhängigen verschiedenen Überlagerung des Herzbeutels durch die Pleurasäcke (*Situs superficialis* und *Situs profundus cordis*, S. 200). Zwei derbere Verbindungen verbinden die vordere Herzbeutelfläche mit dem Brustbein, *Ligamentum sternopericardicum superius* et *inferius*. Innerhalb des Trigonum pericardiacum kann Fett dem Herzbeutel aufgelagert sein, welches sich seitlich in die Pleurasäcke vorstülpt (Plica adiposa, Abb. 121).

Der Herzbeutel ist in der Regel mit der linken Hälfte der unteren Partie des Brustbeins und mit den Knorpeln der linken 4.—6. Rippe in Verbindung. Zwischen Rippenknorpel und Herzbeutel schiebt sich die dünnfleischige oder sehnige Lamelle des Musculus transversus thoracis ein. Geht man im 4. oder 5. linken Zwischenrippenraum nahe dem Brustbein durch die Zwischenrippenmuskeln hindurch ein, so muß man die Art. thoracica int. nebst ihren Begleitvenen (Abb. 120) beachten und die Pleura schonen, um den Herzbeutel freilegen zu können. Wird der Herzbeutel punktiert, um bei Herzbeutelwassersucht den Überschuß zu entfernen und das Herz zu entlasten, so dringt man heutzutage gegen den tiefsten Punkt des Herzbeutels vor, welcher der Lage der Herzspitze entspricht (Abb. 356); dazu ist es meistens notwendig von links her die Lunge zu durchbohren (S. 200).

3. Lage des Herzens (und Herzbeutels) im Brustkorb.

Konturen des Herzbeutels und Herzens. Das Herz hat im allgemeinen die Form eines abgestumpften Kegels, der schief im Brustraum steht: die Basis ist nach rechts oben, die Spitze nach links unten gerichtet (Abb. 357). Seine genauere Lage werden wir noch erörtern. Der Herzbeutel ist ebenfalls kegelförmig, aber seine Spitze schaut nach oben, seine Basis nach unten. Die beiden Kegel passen trotz ihrer verschiedenen Stellung so ineinander, daß die Wände sich praktisch allseitig berühren. Sie sind eben nicht im geometrischen Sinn genau kegelförmig. Die Stellen, an welchen der Herzbeutel das Herz überragt, sind im vorhergehenden Abschnitt beschrieben. Im großen und ganzen fallen Herzbeutelkontur und Herzkontur in jeder beliebigen Ansicht zusammen. Wir beschäftigen uns deshalb nur mit dem Herzkontur.

In krankhaften Fällen weicht der Herzbeutelkontur sehr stark vom Herzkontur ab (Herzbeutelwassersucht). Darin äußert sich gerade die krankhafte Veränderung.

Durch die Untersuchung des lebenden Herzens auf dem Röntgenschirm und dem Röntgenfilm haben wir eine zuverlässigere Kenntnis von der Lage des Herzens, vor allem von den individuellen Verschiedenheiten seiner Größe und deren Beziehungen zur Form des Brustkorbs erhalten, als das an der Leiche und mit den älteren Mitteln des Beklopfens und Behorchens am Lebenden möglich ist. Viele Details der Herzlage kann man durch eingestochene Nadeln bei der Leiche, an Querschnitten durch gefrorene oder sonst gehärtete Leichen (Abb. 119) oder durch die plastische Präparation des in seiner Lage und Form fixierten Herzens an gehärteten Leichen kontrollieren. Das Röntgenbild ist auf diesen Wegen ergänzt und bereichert worden. Insbesondere sind die Grenzen des Herzschattens gegen die Leber und gegen die großen Gefäße, welche im oberen vorderen Mediastinum an das Herz anschließen, auch die Lage der Ostien und Klappen im Inneren des Herzens im Röntgenbild nicht unmittelbar zu sehen, aber durch die Vergleichung des mit allen anderen Methoden Gefundenen mit dem Röntgenbild sehr wohl feststellbar.

Herzachse und Körperachse. Die Längsachse des Herzens bildet mit der Längsachse des menschlichen Körpers im Stehen einen Winkel von durchschnittlich 40°. Dies ist sowohl in der Frontalebene wie in der Sagittalebene so (Abb. 123a u. b), d. h. die Herzachse steht sowohl schräg von rechts oben nach links unten, wie auch schräg von hinten oben nach vorn unten. Außerdem liegen das rechte und linke Herz nicht in der Frontalebene, sondern in einer Ebene, welche gleichfalls um etwa 40° gegen die Frontalebene gedreht ist. Lägen die beiden Herzhälften mit ihren vorderen Wänden der vorderen Brustwand parallel, so müßte

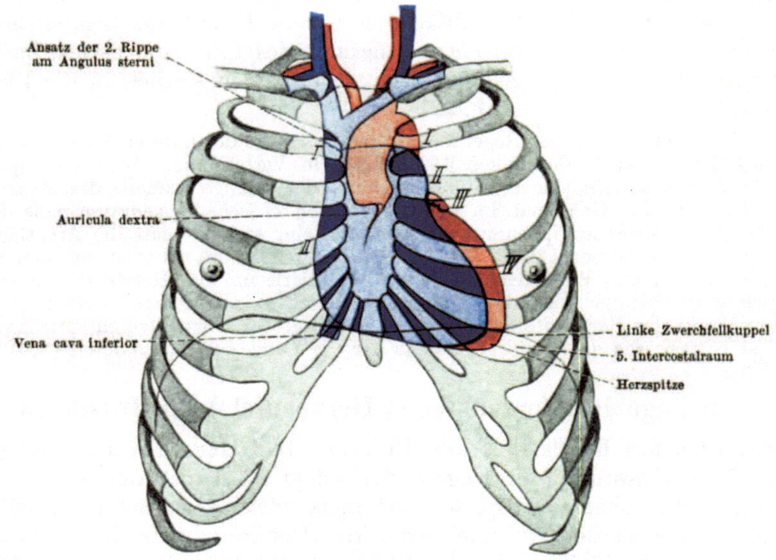

Abb. 357. Lage des Herzens zur vorderen Wand des Brustkorbs beim Lebenden in aufrechter Haltung. Kombination nach Röntgenbildern. Linkes Herz und Arterien rot, rechtes Herz und Venen blau. Die bogenförmigen Vorbuchtungen des Herzkonturs sind rechts bei *I*: rechter Gefäßbogen (V. cava superior), rechts bei *II*: rechter Vorhofbogen; links bei *I*: Bogen des Arcus aortae und der Aorta descendens, links bei *II*: Pulmonalbogen, links bei *III*: linker Vorhofsbogen (Auricula sinistra), links bei *IV*: linker Ventrikelbogen. (Einteilung nach GRÖDEL, Röntgendiagnostik 1921, Abb. 177, 178, Skelet nach Präparaten ergänzt.)

von vorn her vom rechten Herzen gleich viel wie vom linken Herzen zu sehen sein; so aber ist vom linken Herzen nur ein Segment am linken Rand des Herzschattens sichtbar, während der ganze übrige Herzschatten vom rechten Herzen eingenommen wird (Abb. 357).

Infolge der Stellung der Herzachse und des Herzens liegen zwei Drittel des Herzens links von der Medianebene des Körpers, nur ein Drittel rechts von ihr. Die beiden Lungen sind infolgedessen sehr verschieden stark vom Herzen eingeengt; die Folgen für die Lungen und die Pleurasäcke sind früher behandelt (S. 172, 200).

Das Herz nimmt die beschriebenen Schrägstellungen von vornherein infolge der Art seiner Entwicklung ein. Es steht anfänglich gerade und wird dann erst schräg gestellt. Um sich jedoch die Schrägstellungen klar zu machen, ist aus rein didaktischen Gründen zu empfehlen, von einer rein ideellen Stellung des Herzens auszugehen, bei welcher die Längsachse senkrecht steht (Abb. 333). Veranschaulicht man sich die Vorderfläche des Herzens in dieser Stellung durch ein rechteckiges Blatt Papier (oder ein Buch), auf welchem eine senkrechte Halbierungslinie in der Längsrichtung die Herzachse darstellt, und hält man das Modell vor die eigene Brust in der Frontalebene mit senkrecht stehender Achse, so muß man drei Drehungen vornehmen, um ihm die wirkliche Lage des Herzens im Brustkorb zu verleihen: 1. man dreht um 40^0 um eine Transversalachse des Modells; dadurch kommt der obere Rand des Rechteckes nach hinten, der untere Rand nach vorn zu liegen (wie in Abb. 123b); 2. man dreht um 40^0 um eine Achse, welche senkrecht zur Modellebene steht und welche die Mitte seiner Achse trifft; dadurch kommt der obere Rand des Rechteckes nach rechts und der untere Rand nach links zu liegen (wie in Abb. 123a); 3. man dreht das Modell um 40^0 um seine Achse selbst (von oben gesehen entgegen dem Uhrzeiger); dadurch kommt das rechte Herz mehr nach vorn, das linke Herz mehr nach hinten zu liegen (wie Blau und Rot in Abb. 357).

In der Ansicht von vorn wird der Brustkorb im Röntgenbild durch den „Mittelschatten" in zwei Hälften zerlegt, seitlich liegen die hellen Lungenfelder; der „Mittelschatten" ist vom Herzen von der Wirbelsäule und von den aus dem Herzen austretenden Gefäßen zusammengesetzt (Abb. 123a).

In der Ansicht von der Seite ist zwischen Brustbein und Herzschatten ein helles, mit der Spitze nach abwärts gerichtetes Feld sichtbar: *Retrosternalfeld*; ferner ein zweites dreieckiges helles Feld zwischen Zwerchfell und hinterem Herzkontur, das *Retrocardialfeld* (Abb. 123b). Unterhalb des Retrosternalfeldes liegt das Herz mit dem Herzbeutel der vorderen Brustwand unmittelbar an. Die *absolute* Herzdämpfung entspricht dieser Stelle des Herzens; denn da, wo das Herz nicht von Lunge überdeckt ist, ist der Schall beim Beklopfen (Perkussion) dumpf wie beim Klopfen auf irgendeinen anderen Muskel.

Die absolute Herzdämpfung ist nicht identisch mit dem Trigonum pericardiacum (Abb. 120); denn die Pleuragrenzen bestimmen zwar dieses Dreieck, sind aber nicht identisch mit den Lungengrenzen, vielmehr ist gerade links unten zwischen Herzbeutel und vorderer Brustwand der costomediastinale Komplementärraum der Pleura eingeschoben, jedoch keine Lunge (individuell in verschiedenem Grade, je nachdem ein *Situs cordis superficialis* oder *Situs cordis profundus* besteht, S. 200).

Projektion auf die vordere Brustwand. Die der vorderen Brustwand zugewendete Fläche des Herzens ist in situ praktisch am wichtigsten, weil sie wegen der Nähe des Herzens dem Arzt beim Behorchen, Beklopfen und auch bei operativen Eingriffen am zugänglichsten ist.

Die *rechte Kammer* nimmt die größte Fläche ein, ihr Kontur hängt im Röntgenbild mit dem Schatten der Leber zusammen und ist nur bei Wegdrängung der Leber durch Lufteinblasen in die Bauchhöhle sichtbar zu machen. Dagegen ist ihre Fortsetzung, die Lungenarterie, am linken Rand des Herzschattens als eine Ausbauchung des Schattenrandes erkennbar (Abb. 357, links bei *II*, Pulmonalbogen).

Der rechte Ventrikel entspricht der Hinterfläche des Brustbeines und dem linken 4. bis 6. Rippenknorpel. Er reicht so weit über die Mittellinie des Körpers nach links, daß ein Stich in die Brust *links* vom Brustbein die rechte Kammer eröffnen kann.

Da die Kammerscheidewand gewölbt ist, so kann eine Stichverletzung zuerst durch die rechte Kammer und dann durch die linke Kammer gehen (Abb. 335, gerader Pfeil). Im Weltkrieg habe ich einen Patienten gesehen, welchem ein kleinkalibriges Geschoß das Herz genau in der Richtung der Kammerscheidewand durchbohrt hatte, ohne eine nennenswerte Schädigung zu hinterlassen.

Der *rechte Vorhof* bildet die ganze untere Hälfte des rechten Schattenkonturs (*II* in Abb. 357, rechter Vorhofbogen). Das rechte Herzohr liegt umfänglich vor, ist aber ganz hinter dem Brustbein verborgen. Rechts neben dem Brustbein ist vom Herzen selbst nur der rechte Vorhof erreichbar; eine Stichverletzung kann daher, wenn das Brustbein nicht zerstört wird, den rechten Ventrikel nicht rechts, sondern nur links vom Sternum treffen. Die Vorhofscheidewand steht in einer Frontalebene und wird von der Medianebene des Körpers halbiert (sie trifft die Fossa ovalis). Rechter Vorhof und rechter Ventrikel zusammen sind von vorn fast ganz übersehbar und werden infolgedessen bei Verletzungen des Herzens weitaus am häufigsten, jedenfalls fast immer zuerst betroffen.

Die *linke Kammer* ist nur als schmales Segment von vorn sichtbar, das den linken Kontur des Herzschattens zunächst dem Zwerchfell bildet (*IV* in Abb. 357, linker Ventrikelbogen). Die Fortsetzung der linken Kammer in den Conus und in die Aorta wird von dem Feld der Lungenarterie überlagert (wegen der spiraligen Drehung beider umeinander), die Aorta ascendens kann aber im oberen Teil der Herzfigur an der oberen Hälfte des rechten Herzkonturs beteiligt sein; meist ist die obere Hohlvene ein wenig als ein schmaler Saum an dieser Stelle von vorn sichtbar (*I* in Abb. 357, rechter Gefäßbogen), besonders beim Untersuchen im Liegen und immerbeim Kind. Der oberste Teil des rechten Gefäßbogens wird stets von der Vena cava bzw. Vena brachiocephalica dextra gebildet.

Der Aortenbogen projiziert sich so auf die vordere Brustwand, daß die oberste Ausbuchtung des linken Herzkonturs seiner perspektivischen Verkürzung und der Aorta descendens entspricht (Abb. 123b, 357, linker Bogen der Aorta).

Der Spitzenstoß entspricht nicht genau der Herzspitze. Letztere liegt um wenige Millimeter weiter medial, weil das sich kontrahierende Herz schräg nach vorwärts stößt und weil sich infolgedessen die Kraft außen etwas lateralwärts von der Stelle bemerkbar macht, welche von der Herzspitze berührt wird, und zwar um so mehr, je kräftiger der Spitzenstoß ist („Irradiation“ des Spitzenstoßes). Für praktische Zwecke ist der Spitzenstoß eine genügend sichere Marke.

Der *linke Vorhof* ist vorn nicht sichtbar, außer der Spitze seines Herzohres, welche als Ausbuchtung am linken Herzkontur erkennbar ist (*III* in Abb. 357, linker Vorhofbogen).

Die Vorbuchtungen des Herzkonturs bestehen gewöhnlich aus zwei Stück auf der rechten (*I, II*) und vier (*I—IV*) auf der linken Seite, im ganzen sechs Stück (Abb. 357). Von den beiden rechten entspricht die untere dem rechten Vorhof, die obere der oberen Hohlvene (eventuell der Aorta). Von den vier linken entspricht die oberste der Aorta, die zweite von oben der Lungenarterie, die dritte von oben dem linken Herzohr und die unterste dem linken Ventrikel.

Die *Zwerchfellfläche* des Herzens wird zum größten Teil von der linken Kammer, ferner von einem schmalen Streifen der rechten Kammer und von demjenigen Teil der rechten Vorkammer gebildet, in welchen die untere Hohlvene mündet (Abb. 121 u. Abb. 356b). Die dem hinteren Mediastinum zugewendete *Hinterfläche* des Herzens ist vorwiegend die Wand der linken Vorkammer, außerdem von der rechten Vorkammer so viel, wie von den nach der vorderen Brustwand und dem Zwerchfell zugewendeten großen Anteilen übrig gelassen wird. In die *Fossa cardiaca der rechten Lunge* findet man den rechten Vorhof eingelagert (Abb. 121), in der viel tieferen *Fossa cardiaca der linken Lunge* haben das linke Herzohr, die linke Kammer und noch ein schmaler Streifen der rechten Kammer Platz.

Lage der Ventilebene. Bei der Pulsation des Herzens und der Tätigkeit des Zwerchfells bewegt sich die Ventilebene hin und her. Eine konstante Lage kommt ihr also im Leben nicht zu. Dennoch ist es wichtig für den Arzt, ihre relative Lage zu den Hauptebenen des Körpers zu kennen, weil sich daraus die Lage der einzelnen Ventile zu der Brustwand ergibt. Man kann im Leben die Geräusche hören, welche die Ventile bei ihren Eigenbewegungen verursachen. Doch sind sie nicht am deutlichsten gerade an der Stelle, wo sich die betreffende Öffnung auf die Brustwand projiziert, sondern der Blutstrom und andere Faktoren leiten entsprechend ihrer Richtung das Geräusch an andere Stellen fort, wo es dann vom Arzt am leichtesten gehört werden kann. Wenn die „Auskultationsstellen“ der Herzklappengeräusche also auch nicht identisch sind mit der Lage der Ventile selbst, so sind sie doch von der letzteren abhängig. Die anatomische Grundlage für die akustischen Phänomene ist eben die Lage der Ventilebene innerhalb des Brustkorbs. Wir können sie im Röntgenbild nicht sehen, haben also kein anderes Mittel als die Bestimmung an der Leiche.

Da die Herzachse schräg zu der Frontal- und Sagittalebene des Brustkorbs steht und da der Herzkörper um die Herzachse so gedreht ist, daß das rechte Herz mehr vorn, das linke Herz mehr hinten zu liegen kommt, so muß auch die Ventilebene des Herzens windschief im Thorax liegen. Das Ostium atrioventriculare dextrum (Valvula tricuspidalis) kommt am weitesten nach vorn und rechts zu stehen, das Ostium atrioventriculare sinistrum (Valvula bicuspidalis s. mitralis) liegt links daneben, aber genau doppelt so weit von der vorderen Brustwand entfernt (Abb. 358). Sieht man von der linken Körperseite her auf die Ventilebene, so sieht man infolge der Stellung des Herzens die Ebene am wenigsten verkürzt, während in der Ansicht von vorn die perspektivische Verkürzung sehr stark ist. Die Ventile nehmen in der Ansicht von links den Raum eines etwa gleichschenkligen Dreiecks ein. Die Basis des Dreiecks wird vorn von der Valvula tricuspidalis und hinten von der Valvula bicuspidalis begrenzt, an der oberen Spitze des Dreiecks liegt die Klappe der Pulmonalis (Abb. 358); die Aortenklappe liegt in der Mitte des Dreiecks, dem hinteren Rande genähert.

In der *Projektion auf die vordere Brustwand* sieht das Dreieck verzerrt aus; es ist mehr ein keilförmiger Streifen, der links oben an der 4. Rippe beginnt (Pulmonalisklappe), die Schneide des Keiles reicht nach rechts unten bis zum Ansatz der 7. Rippe (Tricuspidalis) und der breite Rücken des Keiles verläuft links vom Brustbein parallel dessen linkem Rande zwischen dem Ansatz des 4. Rippenknorpels und der Höhe des unteren Endes des Brustbeinkörpers.

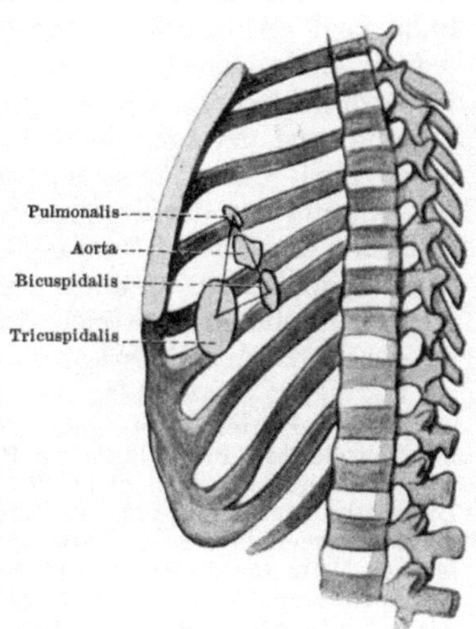

Abb. 358. Die vier Ventile des Herzens an der Leiche. Die Marken schweben nach Wegnahme des Herzens an ihrer richtigen Stelle scheinbar frei im Raume. Athletischer männlicher Körper, mit Formolalkohol von den Gefäßen aus gehärtet, linke Hälfte des Brustkorbs entfernt; dasselbe Präparat wie in Abb. 104. (Präparat von H. VIRCHOW, in Virchows Arch. 1913, Abb. 1.)

Gewöhnlich wird die Projektion der Atrioventrikularklappen auf die vordere Brustwand so angegeben, daß sie in einer geraden Verbindungslinie zwischen dem oberen Rand der 3. linken Rippe (3 cm links vom Brustbeinrand) und dem Ansatz der 6. rechten Rippe am Brustbeinrand liegen. Die Projektion der Pulmonalis- und Aortenklappe wird gewöhnlich durch eine gerade Linie zwischen der 3. Rippenbrustbeinverbindung links und der 5. Rippenbrustbeinverbindung rechts bestimmt. Diese Linien entsprechen ihrer Richtung nach etwa dem oberen und unteren Rand des oben beschriebenen Keiles, stehen aber sehr viel weiter kopfwärts als in dem Präparat, welches der Abb. 358 zugrunde liegt. Da die Ventilebene je nach dem Stand der Zusammenziehung oder Erweiterung des Herzens und nach dem Zwerchfellstand verschieden hoch steht, so ist auf die Höhenangaben kein großer Wert zu legen. Bei dem Präparat, welches hier zugrunde gelegt ist, ist jedoch der Art der Behandlung nach das Herz post mortem zweifellos nach abwärts gedrückt worden. Dies geht indirekt aus gewissen Anzeichen an Röntgenaufnahmen des lebendem Herzens hervor. Die Lage der Ostien zueinander und zu den Hauptrichtungen des Raumes ist aber exakter als bei den älteren Bestimmungen an Leichen ermittelt.

Die *Ebenen* der vier Ostien des Herzens wurden an der Leiche wie folgt bestimmt: Beim rechten Ostium atrioventriculare (Tricuspidalis) steht sie fast genau in der *Medianebene*, beim linken (Mitralis) schaut sie mehr nach vorn als nach links und nur wenig abwärts, steht also im wesentlichen in der *Frontalebene*. Die Ebenen der Aorten- und Pulmonalisostien sind beim aufrechtstehenden Menschen um 45^0 zum Horizont geneigt, stehen aber fast senkrecht zueinander: bei der Pulmonalis schaut die Ventrikelseite des Ostium schräg nach vorn und unten, bei der Aorta schräg nach unten und links.

Auskultationsstellen. Die günstigsten *Auskultationsstellen* sind folgende: 1. für die Aortenklappe im rechten 2. Zwischenrippenraum neben dem Brustbein (das Geräusch wird fortgeleitet durch den Blutstrom an die Stelle der Aortenausbuchtung des rechten Herzkonturs, Abb. 357, rechts I); 2. für die Pulmonalklappe im linken 2. Zwischenrippenraum neben dem Brustbein (Geräusch fortgeleitet durch den Blutstrom in der Lungenarterie bis an die Ausbuchtung der Pulmonalis am linken Herzkontur, Abb. 357, links *II*); 3. für die Mitralklappe im linken 5. Zwischenrippenraum etwas einwärts von der Mamillarlinie (Geräusch fortgeleitet durch die Muskulatur gegen die Herzspitze und den Spitzenstoß hin); 4. für die Tricuspidalis über dem Brustbein am Ansatz der 5. rechten Rippe.

Bei der Untersuchung des Aortengeräusches wird außer an der Stelle im rechten 2. Zwischenrippenraum auch links vom Brustbein im 3. Zwischenrippenraum auskultiert, ebenso bei der Mitralis anstatt im 5. Zwischenrippenraum links im linken zweiten. Überhaupt gilt als Regel in der Klinik, an zahlreichen Stellen zu auskultieren, um die beste zu finden;

der Ton jeder Klappe hat seinen eigenen lautlichen Charakter und kann daran von den Schallerscheinungen an den anderen Klappen unterschieden und unabhängig von der Lage diagnostiziert werden. Die Fortleitung der Geräusche wechselt nach diesen Erfahrungen individuell und temporär; die beste Auskultationsstelle ist infolgedessen manchmal dem anatomischen Ort des Ostium mehr genähert als gewöhnlich (s. die klinischen Lehrbücher).

Konstitutionelle und respiratorische Abarten des Herzbildes. Die Projektion des Herzens auf die vordere Brustwand ergibt gewöhnlich ein länglich ovales Bild von Eiform, dessen stumpfer Pol oben rechts, dessen spitzer Pol unten links liegt (Abb. 123a). Die Röntgenuntersuchungen neuerer Zeit haben uns jedoch zahlreiche temporäre und individuelle Abweichungen kennen gelehrt *(Orthodiagramme)*. Die temporären Verschiedenheiten bei dem gleichen Individuum sind geringen Grades; sie hängen von der Atmung, insbesondere von dem Hoch- oder Tiefstande des Zwerchfells in den verschiedenen Atmungsphasen, und von der Stellung des Körpers im ganzen (Stehen, Liegen) ab, welche ihrerseits die Art der Atmung beeinflußt. Die recht beträchtlichen individuellen Verschiedenheiten beruhen wesentlich auf der Konstitution des betreffenden Menschen und äußern sich daher nicht nur am Herzen, sondern gleichsinnig an der Form des Brustkorbes u. a. m.

Die übliche schematische Projektion der Herzgrenzen auf die vordere Brustwand hat nur sehr bedingten Wert. Zieht man die betreffenden Grenzen und kontrolliert man sie bei dem gleichen Individuum am Röntgenschirm, so ist das wahre Herzbild sehr oft davon recht verschieden. Man zieht die Herzgrenzen gewöhnlich so, daß man auf die vordere Brustwand eine Linie von der Stelle des Spitzenstoßes im linken 5. Zwischenrippenraum in einer gleichbleibenden Entfernung von 3—3$^1/_2$ cm vom linken Rande des Brustbeines bis zur Mitte des linken 2. Zwischenrippenraumes aufzeichnet, von dort schräg über das Brustbein zum Oberrand der 3. rechten Rippe, 1$^1/_2$—2 cm vom rechten Brustbeinrand entfernt, herüberfährt und von hier aus die Linie abwärts in leicht nach außen konvexem Bogen zum Unterrand des rechten 5. Rippenknorpels, etwa 1$^1/_2$ cm vom rechten Sternalrand entfernt, weiterführt, um schließlich von diesem Punkt zum Ausgangspunkt an der Herzspitze durch eine gerade Verbindungslinie zurückzukehren. Zu einer ungefähren Orientierung ist die Vorschrift brauchbar.

Schräg-, Steil- und Querherz. Das *Zwerchfell* ist bei den *temporären* Abänderungen des Herzbildes am meisten beteiligt, doch ist die Veränderung bei ruhiger Atmung nicht wesentlich; es ist auch ein Hauptfaktor bei den sehr wesentlichen *individuellen* Verschiedenheiten, weil je nach der Form des Brustkorbes die Zwerchfellatmung einen sehr verschiedenen Grad und Charakter hat (Bd. I, S. 200). Das Herz folgt den Bewegungen des Herzbeutels, wenn der Herzsattel des Zwerchfells gesenkt wird. Gewöhnlich bleibt dabei die nach oben gerichtete Spitze des Herzbeutels stehen, seine nach unten gerichtete Basis wird weiter nach abwärts verlagert, die konische Herzbeutelfigur wird infolgedessen in die Länge gezogen. Dies ist z. B. in besonderem Maße beim hochgradigen asthenischen Habitus der Fall, bei welchem der Brustkorb im Röntgenbild einem hohen Spitzfenster der Spätgotik gleicht und das Zwerchfell beim Stehen oft stark nach abwärts verlagert ist. Das Herz nimmt, da es den Herzbeutel ausfüllt, seine Form an; sein Bild, von vorn gesehen, gleicht einem hängenden Tropfen, *Tropfenherz*. Vom üblichen Herzbild (schräg gestelltes Ei) unterscheidet es sich wesentlich durch die *Steilstellung der Längsachse* („Steilherz"). Bei abgeflachtem Zwerchfell, am ausgeprägtesten bei gleichzeitiger Hochstellung desselben, legt sich umgekehrt der Herzbeutel wie ein umgefallener Sack auf den Herzsattel, dies bedingt eine *Querstellung der Längsachse* des Herzens („Querherz"). Beim emphysematischen Habitus, bei schwangeren Frauen und bei alten Leuten ist dies die Regel. Gewöhnlich steht das Herz beim Gesunden schräg, *Schrägstellung der Herzachse* („Schrägherz").

Während bei der ruhigen Atmung die geringfügige Senkung und Hebung des Zwerchfells keinen merklichen Einfluß auf die Lage des Herzens und seine

Projektionsfigur im Röntgenbild hat, ergibt sich bei tiefer Inspiration eine erhebliche Änderung. Bei tiefster Inspiration tritt das Herz bis in den Rippenwinkel unter dem Proc. xiphoideus des Sternum herab, wo dann seine Kontraktionen fühlbar, oft auch sichtbar sind (epigastrische Pulsationen). Zugleich geht es aus der exspiratorischen Querstellung in die Steilstellung über (Abb. 359 u. 360). Diese starke Senkung des Herzens bis unterhalb der Spitze des Proc. xiphoideus ist nur möglich dadurch, daß die Pars sternalis des Zwerchfells in tiefster

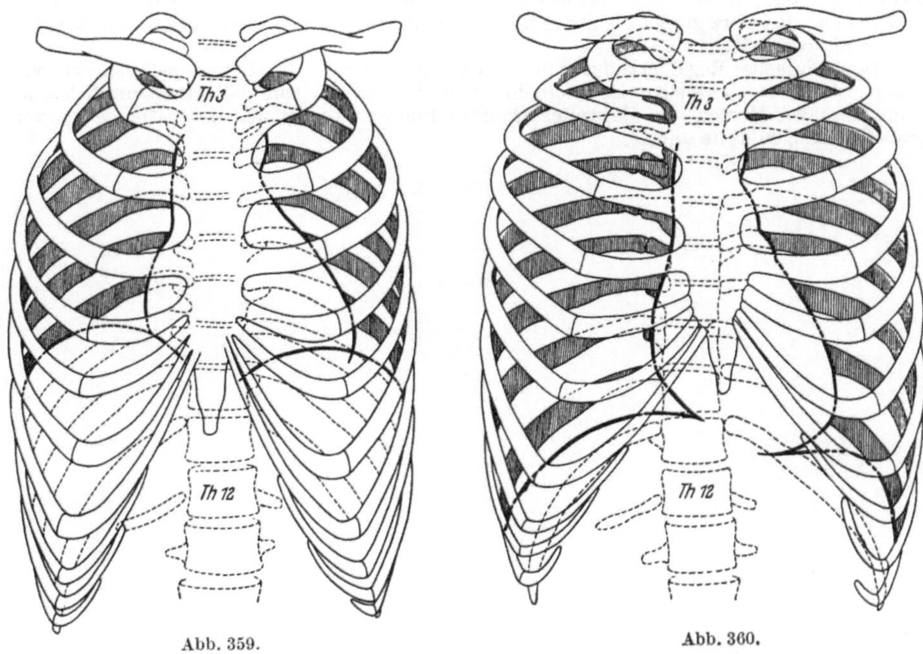

Abb. 359. Abb. 360.

Abb. 359 u. 360. Stellung und Lage des Herzens bei Exspiration und bei tiefster Inspiration. Röntgenaufnahmen. 16jähriger Jüngling. Beachte die Senkung der Zwerchfellkuppeln und der Herzspitze. Der oberhalb der Zwerchfellkuppeln befindliche Brustraum ist durch Schattierung der dorsalen Rippenhälften gekennzeichnet. [Nach HASSELWANDER, Z. Anat. 114 (1949).]

Inspirationsstellung nach abwärts der vorderen Bauchwand angelegt ist (s. Bd. I, S. 183).

Der Winkel zwischen Körperlängsachse und Herzlängsachse, welcher gewöhnlich 40^0 beträgt, schwankt je nach der Körperstellung und -haltung um 5—10^0 nach oben und unten, verändert sich jedoch konstitutionell ganz erheblich (er erhöht sich beim Querherz bis auf 90^0 und er verringert sich beim Steilherz auf wenige Grade oder bis auf Null).

Die Merkmale des asthenischen Habitus sind nicht nur am Brustkorb und Herzen, sondern über den ganzen Körper verstreut zu finden, z. B. steil gestellter und nicht selten auch gesenkter Magen („Steilmagen"), Schwäche der bindegewebigen Strukturen usw. Deshalb ist kein Zweifel, daß die Konstitution im ganzen betroffen und die Lage und Form des Herzens nur ein Symptom eines Allgemeinzustandes ist. Die betreffenden Menschen sind Kümmerformen der Rasse. Daneben kommen auch selbständige Varianten des Herzbildes vor, z. B. kann in einem normalen Brustkorb ein Tropfenherz oder in einem langen, flachen Brustkorb ein typisches Schrägherz gefunden werden. Die Abhängigkeiten sind keine ausnahmslos gesetzlichen, die üblichen Regeln lassen vielmehr Ausnahmen zu. Deshalb erfordert die Untersuchung eine auf den ganzen Körper des Menschen gerichtete, peinlich genaue Analyse.

Herz- und Lungenbreite. Man mißt an den Orthodiagrammen der Röntgenaufnahmen bei lebenden Menschen 1. den größten Abstand des linken Herzrandes von der Medianlinie des Körpers, 2. den größten Abstand des rechten Herzrandes von der Medianlinie, 3. die Herzlängsachse (Abstand des Einschnittes zwischen *I* und *II* des rechten Herzkonturs und der Herzspitze, Abb. 357). Diese drei Maße des Herzschattens geben einen ungefähren Anhaltspunkt für die Größe des Herzens selbst, welche beim Lebenden nicht unmittelbar gemessen werden kann. Große Zahlreihen haben ergeben, daß bei gesunden Menschen die Herzgröße nicht immer gleichsinnig mit der Körpergröße und dem Körpergewicht sinkt und steigt, sondern daß viele andere Momente mit hineinspielen, in erster Linie die konstitutionelle Form des Brustkorbs. Die Beziehung zwischen Herz und Brustkorb wird am Röntgenbild durch den Vergleich des Querdurchmessers des Herzens (Nr. 1 + Nr. 2 der drei oben angegebenen Maße) mit dem Querdurchmesser der *beiden Lungen* an der breitesten Stelle der letzteren festgestellt (Lungenbreite). Gewöhnlich ist die *doppelte Herzbreite gleich der Lungenbreite*; überschreitet die doppelte Herzbreite das Maß der Lungenbreite, so ist das Herz größer als normal, bleibt sie dahinter erheblich zurück, so ist das Herz kleiner als normal.

Diese einfache Regel erleidet Einschränkungen, sobald die Lunge pathologisch verändert ist; ist sie beispielsweise überdehnt (Emphysem), so kann selbstverständlich auch beim normalen Herzen sein doppelter Querdurchmesser kleiner als die (pathologisch vergrößerte) Lungenbreite sein.

Die Pariser Nomina Anatomica von 1955.

Die Unruhe und Unsicherheit in der anatomischen Nomenklatur, die durch die Jenaer Nomina von 1935 verursacht worden war, ist durch einen Beschluß des internationalen Anatomenkongresses in Paris 1955 behoben worden. Dort ist die von einer internationalen Kommission aufgestellte Liste anatomischer Bezeichnungen angenommen und verbindlich gemacht worden. Diese Pariser Nomina Anatomica (P.N.A.) sind im wesentlichen zu den Baseler Nomina (B.N.A.) von 1895 zurückgekehrt, haben aber eine Anzahl Namen nach internationalem Gebrauch und nach den Jenaer Nomina (J.N.A.) geändert, eine geringe Zahl auch neu gebildet. Es ist nicht möglich, hier die vollständige Liste von mehr als 5000 Namen zu bringen. Der größte Teil der Änderungen, die für die Richtungsbezeichnungen und die rein sprachlichen, lassen sich summarisch zusammenfassen, so daß nur die übrigen in einer alphabetischen Liste zusammengestellt zu werden brauchen. In dieser Gegenüberstellung sind die Bezeichnungen der Jenaer Nomina mit gewöhnlichen Typen gedruckt, die der Pariser Nomina mit kursiven. Soweit die Pariser von den Baseler Namen abweichen, sind deren ursprüngliche Bezeichnungen in Klammern mit gewöhnlichem Druck den Pariser Namen beigefügt. Auf diese Weise enthält die Gegenüberstellung die Bezeichnungen aller drei Nomenklaturen.

Arteria vesicae felleae . . . . *Arteria cystica*

besagt, daß die in den Jenaer Nomina Arteria vesicae felleae genannte Arterie in den Pariser Nomina nun Arteria cystica heißt, wie früher in den Baseler Nomina.

Pars interlacunaris fasciae ilicae . . . *Arcus iliopectineus* (Lig. iliopectineum)

bedeutet: statt der Bezeichnung der Jenaer Nomina Pars interlacunaris fasciae ilicae heißt es in den Pariser Nomina Arcus iliopectineus an Stelle von Ligamentum iliopectineum in den Baseler Nomina. Steht einer Bezeichnung eine leere Zeile gegenüber, so heißt das, daß diese Bezeichnung kein Gegenstück hat, z. B.

. . . . *Spatium retropubicum.*

Die Namen für die einzelnen Segmente der Lungen und ihre zugehörigen Bronchi und Arterien sind in einer eigenen Liste am Schluß der alphabetischen Gegenüberstellung zusammengefaßt.

Die neuen Bezeichnungen für Kerne und Fasersysteme des Gehirns sind in der nachstehenden Übersicht nicht aufgeführt, da sie ohne Erläuterung nicht verständlich sind. Es muß dafür auf Band III verwiesen werden.

So vollständig und ausführlich die Liste der Pariser Nomina ebenso wie die der Baseler und Jenaer in vieler Beziehung ist — bei einem so einfachen Knochen wie dem Humerus sind 26 Namen aufgeführt, bei der Ohrmuschel gar 42! —, so fehlt auf der anderen Seite manche unentbehrliche Bezeichnung wie z. B. Epi-, Meso-, Hypopharynx, Rhabdo- und Lissosphincter urethrae, Centrum tendineum perinei und andere mehr. Dafür wird mancher neue Name sich erst im Gebrauch bewähren müssen.

1. Richtungsbezeichnungen.

Rumpf	Extremitäten	Kopf	Pariser Nomina
ventralis	ventralis (volaris)	anterior, frontalis, rostralis	*anterior*
dorsalis	dorsalis	posterior, occipitalis	*posterior*
cranialis	proximalis	superior, maxillaris	*superior*
caudalis	distalis	inferior, mandibularis	*inferior*
medialis	ulnaris, tibialis	medialis, nasalis	*medialis*
lateralis	radialis, fibularis	lateralis, temporalis	*lateralis*

Es bleibt jedoch unbenommen, im Einzelfalle z. B. statt anterior zu sagen ventral und statt superior cranial, wenn dadurch ein möglicher Zweifel ausgeschlossen oder größere Klarheit erzielt wird.

2. Allgemeine sprachliche Änderungen.

carpicus . . . . *carpeus*
coccygicus . . . . . . *coccygeus*
condylicus . . . . . . *condylaris*
laryngicus . . . . . . *laryngeus*
meningicus . . . . . *meningeus*
oesophagicus . . . . . *oesophageus*
parotidicus . . . . . *parotideus*
pharyngicus . . . . . *pharyngeus*

Articulus . . . . *Articulatio*
basialis . . . . *basilaris*
bronchalis . . . . *bronchialis*
ilicus . . . . *iliacus*
lymphaceus . . . . . . *lymphaticus*
Lymphonodus . . . . . *Nodus lymphaticus*
fibularis . . . . *peronaeus*
pudendalis . . . . *pudendus*
tubalis . . . . *tubarius*
volaris . . . . *palmaris*

An Stelle der Endungen -ides und -ideus ist einheitlich die Endung -ideus gebraucht.

3. Sonstige Änderungen.

ALCOCKscher Kanal . . . . *Canalis pudendalis*
Angulus pubis . . . . *Angulus* (pubis) *subpubicus*
Ansa nervi hypoglossi . . . . *Ansa cervicalis* (Ansa n. hypoglossi)
Anulus inguinalis praeperitonaealis . . . . *Anulus inguinalis profundus* (abdominalis)
Anulus inguinalis subcutaneus, Crus laterale, mediale . . . . *Anulus inguinalis superficialis* (subcutaneus), *Crus inferius, superius*
Ansa cruralis . . . . *Ansa peduncularis*
Antrum mastoideum . . . . *Antrum mastoideum* (tympanicum)
Aorta caudalis . . . . *Arteria sacralis mediana*
Apparatus suspensorius lentis . . . . *Zonula ciliaris* (Zinnii)
Appendix ventriculi laryngis . . . . *Sacculus laryngis* (Appendix ventriculi laryngis)
Aquaeductus mesencephali . . . . *Aquaeductus cerebri* (Sylvii)
Aquaeductus vestibuli . . . . Canaliculus vestibuli
Arcus glossopalatinus . . . . *Arcus palatoglossus* (glossopalatinus)
Arcus pharyngopalatinus . . . . *Arcus palatopharyngeus* (pharyngopalatinus)
Arcus iliopectineus (Lig. iliopectineum) . . . Pars interlacunaris fasciae ilicae
Arcus tendineus fasciae obturatoriae . . . . *Arcus tendineus m. levatoris ani*
Area adolfactoria . . . . *Area subcallosa* (Area parolfactoria Brocae)
Area olfactoria . . . . *Substantia perforata anterior*
Area vestibularis . . . . *Area vestibularis* (acustica) *ventr. IV.*
Arteria analis . . . . *Arteria rectalis* (haemorrhoidalis) *inferior*
(Arteria anonyma) *Truncus brachiocephalicus* Truncus brachiocephalicus
Arteria basialis . . . . *Arteria basilaris*
Arteriae coronariae cordis, Ramus interventricularis ventralis, dorsalis . . . *Ramus interventricularis* (descendens) *anterior, posterior*
Arteriae chorioideae . . . . *Arteriae ciliares posteriores breves*
Arteriae ciliares posteriores longae . . . . . Arteriae iridis
Arteriae corticales radiatae . . . . *Arteriae interlobulares renis*
Arteria cremasterica (A. spermatica externa) . Arteria m. cremasteris
Arteria facialis (A. maxillaris externa) . . . Arteria facialis
Arteria frontalis lateralis . . . . *Arteria supraorbitalis*

Arteria frontalis medialis . . . . *Arteria frontalis*
Arteria genus descendens . . . . *Arteria genu descendens* (A. genu suprema)
Arteria ilica interna . . . . *Arteria iliaca interna* (A. hypogastrica)
Arteriae intercostales anteriores (Rami intercostales a. mammariae internae) . . . . . Rami intercostales a. thoracicae internae
Arteriae intercostales posteriores (Arteriae intercostales) . . . . Arteriae intercostales
Arteria intercostalis XII . . . . *Arteria subcostalis*
Arteriae iridis nasalis et temporalis . . . . . *Arteriae ciliares posteriores longae*
Arteria labyrinthi . . . . *Arteria labyrinthi* (A. auditiva interna)
Arteria m. cremasteris . . . . *Arteria cremasterica* (A. spermatica externa)
Arteria phrenico-abdominalis . . . . *Arteria phrenica* (inferior)
Arteria pterygopalatina . . . . *Arteria sphenopalatina*
Arteria rectalis caudalis . . . . *Arteria rectalis* (haemorrhoidalis) *media*
Arteria rectalis cranialis . . . . *Arteria rectalis* (haemorrhoidalis) *superior*
Arteria rectalis (haemorrhoidalis) *inferior* . . Arteria analis
Arteria retroauricularis . . . . *Arteria auricularis posterior*
Arteria sacralis mediana (media) . . . . . Aorta caudalis
Arteria spermatica . . . . *Arteria testicularis, A. ovarica* (A. spermatica interna)
Arteria sphenopalatina . . . . Arteria pterygopalatina
Arteria supraorbitalis . . . . Arteria frontalis lateralis
Arteria suprascapularis . . . . *Arteria suprascapularis* (A. transversa scapulae)
Arteria thoracica interna . . . . *Arteria thoracica interna* (A. mammaria interna)
Arteria vesicae felleae . . . . *Arteria cystica*
Arteriola afferens, efferens . . . . *Vas afferens, efferens*
Articuli atlanto-epistrophici . . . . *Articulatio atlanto-axialis mediana et lateralis* (Articulatio atlanto-epistrophica)
Articulus intercarpicus . . . . *Articulatio mediocarpea* (intercarpea)
. . . . *Articulationes intermetacarpeae*
Articulus mandibularis . . . . *Articulatio temporo-mandibularis* (Articulatio mandibularis)
Articulus talocalcanearis . . . . *Articulatio* (talocalcanea) *subtalaris*

Brachium colliculi rostralis et caudalis . . . *Brachium colliculi superioris et inferioris* (Brachium quadrigeminum)
(Brachium conjunctivum) *Pedunculus cerebellaris superior* . . . . Crus cerebello-cerebrale
(Brachium pontis) *Pedunculus cerebellaris medius* . . . . Crus ponto-cerebellare
Bronchuli . . . . *Bronchioli*
Bulbus corporis cavernosi urethrae . . . . . *Bulbus penis* (Bulbus urethrae)
Bursae synoviales . . . . *Bursae synoviales* (Bursae mucosae)

Canaliculus vestibuli . . . . *Aquaeductus vestibuli*
Canalis basipharyngicus . . . . *Canalis, Sulcus vomero-vaginalis* (Canalis basipharyngeus)
Canalis condyloideus . . . . *Canalis condylaris*
Canalis fasciculi optici . . . . *Canalis opticus* (Foramen opticum)
Canalis orbito-cranialis . . . . *Foramen ethmoidale anterius*
Canalis orbito-ethmoideus . . . . *Foramen ethmoidale posterius*
Canalis pharyngicus . . . . *Canalis, Sulcus palatino-vaginalis* (Canalis pharyngeus)
Canalis rotundus . . . . *Foramen rotundum*
Capitulum costae . . . . *Caput costae*
Capsula hepatis . . . . *Capsula fibrosa perivascularis* (fibrosa Glissoni)
Capsula ossea labyrinthi . . . . *Labyrinthus osseus*
Cartilago apicis nasi . . . . *Cartilago alaris maior*
Cartilago septodorsalis
  Lamina dorsi nasi . . . . *Cartilago nasi lateralis*
  Lamina septi . . . . *Cartilago septi nasi*
. . . . *Cavum infraglotticum*
Cavum leptomeningicum . . . . *Cavum subarachnoidale*

Chiasma fasciculorum opticorum	*Chiasma opticum*
Chorda arteriae umbilicalis	*Ligamentum umbilicale laterale*
Chorda ductus venosi	*Ligamentum venosum* (Arantii)
Chorda urachi	*Ligamentum umbilicale* (medium) *medianum*
Chorda utero-ovarica	*Ligamentum ovarii proprium*
Cisternae leptomeningicae	*Cisternae subarachnoidales*
Columnae rectales	*Columnae anales* (rectales Morgagnii)
Commissura rostralis (cerebri)	*Commissura anterior*
Connexus intertendineus	Juncturae tendinum
Cornu cricoideum cartilaginis thyreoideae	*Cornu inferius*
Cornu thyreoideum cartilaginis thyreoideae	*Cornu superius*
Corpus cavernosum urethrae	*Corpus spongiosum penis* (cavernosum urethrae)
	Corpus adiposum fossae ischiorectalis
(Corpus restiforme) *Pedunculus cerebellaris inferior*	Crus medullo-cerebellare
Costae arcuariae	*Costae spuriae*
Costae sternales	*Costae verae*
Crus cerebello-cerebrale	*Pedunculus cerebellaris superior* (Brachium conjunctivum)
Crus cerebri	*Pedunculus cerebri*
Crus medullo-cerebellare	*Pedunculus cerebellaris inferior* (Corpus restiforme)
Crus ponto-cerebellare	*Pedunculus cerebellaris medius* (Brachium pontis)
Cuspis ventralis, dorsalis (valvulae bicuspidalis)	*Cuspis anterior, posterior*
Diverticulum duodenale	*Ampulla hepatopancreatica*
Ductus pancreaticus maior	*Ductus pancreaticus* (Wirsungi)
Ductus pancreaticus minor	*Ductus pancreaticus accessorius* (Santorini)
Duodenum, Pars caudalis	*Duodenum, Pars inferior horizontalis*
Dura mater	Pachymeninx
Epiorchium	*Lamina visceralis tunicae vaginalis* (propriae) *testis*
Falx inguinalis	*Falx inguinalis, Tendo conjunctivus* (Falx aponeurotica inguinalis)
Fascia colli superficialis, media, profunda	*Fascia cervicalis, Lamina superficialis, praetrachealis, praevertebralis* (Fascia colli)
Fascia coracocleidopectoralis	*Fascia clavipectoralis* (coracoclavicularis)
Fascia diaphragmatis urogenitalis externa	*Fascia diaphragmatis urogenitalis inferior, Membrana perinei*
Fascia endothoracica	*Fascia endothoracica: Membrana suprapleuralis, Fascia phrenico-pleuralis*
Fascia lumbodorsalis	*Fascia thoracolumbalis* (lumbodorsalis)
Fascia pharyngobucinatoria	*Fascia buccopharyngea*
Fasciculus dorsalis medullae spinalis, Pars medialis, lateralis	*Fasciculus gracilis* (Goll), *F. cuneatus* (Burdach)
Fasciculus fronto-occipitalis	*Fasciculus longitudinalis superior*
Fasciculus temporo-occipitalis	*Fasciculus longitudinalis inferior*
(Fibrocartilago intervertebralis) *Discus intervertebralis*	Discus intervertebralis
Fissura interhemisphaerica	*Fissura longitudinalis cerebri*
Fissura orbitalis cerebralis	*Fissura orbitalis superior*
Fissura orbitalis sphenomaxillaris	*Fissura orbitalis inferior*
Fissura telodiencephalica	*Fissura transversa cerebri*
Fonticulus maior, minor, sphenoidalis, mastoideus	*Fonticulus anterior* (frontalis), *posterior* (occipitalis), *anterolateralis* (sphenoidalis), *posterolateralis* (mastoideus)
Foramen oesophagicum	*Hiatus oesophageus*
Foramen pteryopalatinum	*Foramen sphenopalatinum*
Foramen spinae	*Foramen spinosum*

Fossa articularis (scapulae)	*Cavitas glenoidalis*
Fossa infra spinam	*Fossa infraspinata*
Fossa intercondylica anterior, posterior tibiae	*Area intercondylaris* (Fossa intercondyloidea) *anterior, posterior*
Fossa lateralis cerebri (Sylvii)	Vallecula cerebri lateralis
Fossa musculi biventeris	*Fossa digastrica*
Fossa ovalis fasciae latae	*Hiatus saphenus* (Fossa ovalis)
Fossa supra spinam	*Fossa supraspinata*
Ganglion extracraniale n. IX, n. X	*Ganglion inferius* (Ggl. petrosum, nodosum)
Ganglion intracraniale n. IX, n. X	*Ganglion superius* (Ggl. superius Ehrenritter, jugulare)
(Ganglion sphenopalatinum) *Ganglion pterygopalatinum*	Ganglion pterygopalatinum
Glandula apicis linguae	*Glandula lingualis anterior* (Nuhn, Blandin)
Glandula lacrimalis, Pars palpebralis, Pars orbitalis	*Glandula lacrimalis* (inferior, superior), *Pars palpebralis, Pars orbitalis*
Glandulae para-urethrales	*Glandulae urethrales* (Littre)
Glandulae sudoriferae ciliares	*Glandulae ciliares* (Moll)
Glandula vesiculosa	*Vesicula seminalis*
Globus pallidus	Pars pallida nuclei lentiformis
Granula meningica	*Granulationes arachnoidales* (Pacchioni)
Gyrus circumflexus	*Gyrus supramarginalis*
Gyrus hippocampi	*Gyrus parahippocampalis* (Gyrus hippocampi)
Gyrus occipitotemporalis lateralis	*Gyrus occipitotemporalis lateralis* (Gyrus fusiformis)
Gyrus occipitotemporalis medialis	*Gyrus occipitotemporalis medialis* (Gyrus lingualis)
Gyrus subcallosus	*Gyrus paraterminalis* (Gyrus subcallosus)
Hiatus saphenus	Fossa ovalis
Hiatus semilunaris	*Hiatus ethmoidalis*
Impressiones gyrorum	*Impressiones digitatae*
Inscriptio tendinea	*Intersectio tendinea* (Inscriptio tendinea)
Juncturae tendinum	*Connexus intertendineus* (Juncturae tendinum)
Lacertus fibrosus	*Aponeurosis musculi bicipitis brachii* (Lacertus fibrosus)
Lamina capillarium	*Lamina choriocapillaris*
Lamina cribriformis fossae ovalis	*Fascia cribrosa*
Lamina cribriformis oss. ethm.	*Lamina cribrosa*
Lamina limitans externa corneae	*Lamina limitans* (elastica) *anterior* (Bowman)
Lamina limitans interna corneae	*Lamina limitans* (elastica) *posterior* (Descemet)
Lamina mediana oss. ethm.	*Lamina perpendicularis*
Lamina orbitalis oss. ethm.	*Lamina papyracea*
Lamina pharyngobasialis	*Fascia pharyngobasilaris*
Lamina suprachorioidea	Stratum perichorioideum
Lamina terminalis cinerea ventric. III	*Lamina terminalis*
Lectulus unguis	*Matrix unguis*
Leptomeninx	*Pia mater + Arachnoidea*
Ligamentum arteriosum (Botalli)	Chorda ductus arteriosi
Ligamenta basium ossium metacarpi, metatarsi dorsalia, interossea, palmaria, plantataria	*Ligamenta metacarpea, metatarsea* (Ligg. basium ossium metacarpalium, metatarsalium) *dorsalia, interossea, volaria, plantaria*
Ligamentum bipartitum	*Ligamentum bifurcatum*
Ligamentum capitis femoris	(Ligamentum teres femoris) *Lig. capitis femoris*
Ligamenta capitulorum ossium metacarpi transversa	*Ligamentum metacarpeum profundum* (Ligamenta basium ossium metacarpalium transversa)

Ligamentum carpi dorsale	*Retinaculum extensorum* (Lig. carpi dorsale)
Ligamentum carpi transversum	*Retinaculum flexorum* (Lig. carpi transversum)
. . . .	(Ligamentum Cooperi) *Ligamentum pectineale*
Ligamentum coracoclaviculare, Pars conoides Pars trapezoides	*Ligamentum conoideum, Lig. trapezoideum*
Ligamentum cruciforme, Lig. decussatum	*Ligamentum cruciatum*
Ligamentum falciforme hepatis	Mesohepaticum ventrale
Ligamenta interarcualia	*Ligamenta flava*
Ligamentum intercostale externum, internum	*Membrana intercostalis externa, interna* (Ligamentum intercostale externum, internum)
Ligamentum latum uteri	Plica lata uteri
Ligamentum nuchae	Septum nuchae
Ligamentum ovarii proprium	Chorda utero-ovarica
. . . .	*Ligamentum palmare transversum subcutaneum* (Ligamentum natatorium)
Ligamentum pectinatum (iridis) *anguli iridocornealis*	Spongium anguli iridocornealis
Ligamentum pectineale, Ligamentum Cooperi	. . . .
Ligamentum praeurethrale	*Ligamentum transversum perinei* (Lig. transversum pelvis)
Ligamentum pulmonale	Plica mediastinopulmonalis
Ligamentum sternopericardiacum	Plica sternopericardiaca
Ligamentum suspensorium ovarii	Plica suspensoria ovarii
Ligamentum temporomandibulare	*Ligamentum laterale* (Lig. temporomandibularo)
Ligamentum teres hepatis	Chorda venae umbilicalis
Ligamentum teres uteri	Chorda utero-inguinalis
Ligamentum transversum (pelvis) *perinei*	Ligamentum praeurethrale
Ligamentum triangulare hepatis	Mesohepaticum laterale
Ligamentum venosum (Arantii)	Chorda ductus venosi
Ligamentum (vesico-) *umbilicale laterale*	Chorda arteriae umbilicalis
Ligamentum (vesico-) *umbilicale medianum* (medium)	Chorda urachi
Linea glutaea cranialis, supraacetabularis, dorsalis	*Linea glutaea anterior, inferior, posterior*
Linea nuchalis terminalis, supraterminalis	*Linea nuchae superior, suprema*
Linea plani nuchalis	*Linea nuchae inferior*
Linea poplitea tibiae	*Linea* (poplitea) *musculi solei*
Linea semicircularis	*Linea arcuata* (Linea semicircularis Douglasi)
Linea temporalis fascialis	*Linea temporalis superior*
Lobus dorsocaudalis pulmonis	*Lobus inferior*
Lobus ventrocranialis	*Lobus superior*
Lymphonodus	*Nodus lymphaticus* (Lymphoglandula)
Lymphonodi axillares	*Nodi lymphatici axillares apicales, centrales, laterales, pectorales, subscapulares*
Lymphonodi subinguinales	*Nodi lymphatici inguinales*
Maculae staticae	*Maculae* (acusticae) *utriculi, sacculi*
Margo alveolaris	*Arcus* (Limbus) *alveolaris*
Mediastinum { pars ventralis / pars dorsalis	*Cavum mediastinale* { *anterius* / *posterius*
Membrana obturans	*Membrana obturatoria*
Membrana perinei	Fascia diaphragmatis urogenitalis externa
Mesogastrium dorsale, Pars gastromesocolica, Pars gastrolienalis	*Ligamentum gastrocolicum, Lig. gastrolienale*
Mesohepaticum laterale	*Ligamentum triangulare*
Mesohepaticum ventrale	*Ligamentum falciforme hepatis*
Mesostenium	*Mesenterium*
MÜLLERscher Gang	*Ductus paramesonephricus*
Musculus auricularis nuchalis, temporalis	*Musculus auricularis posterior, anterior*
Musculus biventer mandibulae	*Musculus digastricus*
Musculus bucinator	*Musculus buccinator*
Musculus caninus	*Musculus levator anguli oris* (M. caninus)
Musculus cephalopharyngeus	*Musculus constrictor pharnygis superior*
Musculus corrugator glabellae	*Musculus corrugator supercilii*
Musculus depressor capitis supercilii	*Musculus depressor supercilii*

Musculus depressor glabellae . . . . *Musculus procerus*
Musculus digastricus . . . . Musculus biventer mandibulae
Musculus erector trunci . . . . *Musculus erector spinae*
Musculi fibulares . . . . *Musculi peronaei, fibulares*
Musculus gemellus tuberalis, spinalis . . . . *Musculus gemellus superior, inferior*
Musculus glossopalatinus . . . . *Musculus palatoglossus* (glossopalatinus)
Musculus hyopharyngeus . . . . *Musculus constrictor pharyngis medius*
Musculus infra spinam . . . . *Musculus infraspinatus*
Musculus laryngopharyngeus . . . . *Musculus constrictor pharyngis inferior*
Musculus levator ani, Pars pubica, Pars ilica, Levatorschenkel . . . . *Musculus levator ani, M. pubococcygeus et puborectalis, M. iliococcygeus, M. levator prostatae et M. pubovaginalis*
Musculus levator nasi of labii maxillaris medialis et lateralis . . . . *Musculus levator labii superioris alaeque nasi, M. levator labii superioris*
Musculus longitudinalis linguae superficialis, profundus . . . . *Musculus longitudinalis superior, inferior*
Musculus nasalis . . . . *Musculus compressor nasi, M. dilatator nasi* (M. nasalis, Pars transversa, Pars alaris)
Musculus obliquus atlantis, capitis . . . . . *Musculus obliquus capitis inferior, superior*
Musculus orbicularis oris, Origo nasalis, origo maxillaris, mandibularis . . . . . . *Musculus depressor septi, Musculus incisivus labii superioris, inferioris*
Musculus pharyngopalatinus . . . . *Musculus palatopharyngeus* (pharyngopalatinus)
Musculus pharyngotubalis . . . . *Musculus salpingopharyngeus*
Musculus procerus . . . . Musculus depressor glabellae
Musculus pterygoideus medialis, lateralis . . *Musculus pterygoideus medialis, lateralis* (internus, externus)
Musculus quadratus labii mandibularis . . . *Musculus depressor* (quadratus) *labii inferioris*
(Musculus quadratus labii superioris, Caput angulare, infraorbitale, zygomaticum) *M. levator labii superioris alaeque nasi, M. levator labii superioris, M. zygomaticus minor* . . . . Musculus levator nasi et labii maxillaris medialis, lateralis, M. zygomaticus minor
Musculus semimembranaceus . . . . *Musculus semimembranosus*
Musculus semitendineus . . . . *Musculus semitendinosus*
Musculus serratus lateralis . . . . *Musculus serratus anterior*
Musculus supra spinam . . . . Musculus supraspinatus
Musculus transverso-occipitalis . . . . . . *Musculus semispinalis capitis*
Musculus triangularis . . . . *Musculus depressor anguli oris* (M. triangularis)

Nervus accessorius, Ramus lateralis, medialis . . . . *Nervus accessorius* (Willisii), *Ramus externus, internus*
Nervus alveolaris mandibularis . . . . . . *Nervus alveolaris inferior*
Nervi alveolares maxillares . . . . *Nervi alveolares superiores*
Nervi anales . . . . *Nervi rectales* (haemorrhoidales) *inferiores*
Nervi capitales . . . . *Nervi craniales* (Nervi cerebrales)
Nervus cutaneus colli . . . . *Nervus tranvsersus colli* (N. cutaneus colli)
Nervus fibularis . . . . *Nervus peronaeus, N. fibularis*
Nervus frontalis, Ramus lateralis . . . . . *Nervus supraorbitalis*
Nervus lingualis, Rami palatini . . . . . . *Nervus lingualis, Rami isthmi faucium*
(Nervus lumbo-inguinalis) *Ramus femoralis n. genitofenoralis* . . . . Ramus genitalis n. genitofemoralis
Nervus opticus . . . . Fasciculus opticus
Nervus palatinus maior, minor . . . . . . *Nervus palatinus anterior, posterior*
Nervus petrosus superficialis maior . . . . . *Nervus petrosus* (superficialis) *maior*
Nervus petrosus superficialis minor . . . . *Nervus petrosus* (superficialis) *minor*
Nervus pterygoideus medialis, lateralis . . . *Nervus pterygoideus medialis, lateralis* (internus, externus)
Nervi rectales caudales, craniales . . . . . *Plexus rectalis medius, superior* (Nervi haemorrhoidales medii, superiores)

Nervus retroauricularis	*Nervus auricularis posterior*
(Nervi sphenopalatini) *Nervi pteryopalatini* .	Nervi pterygopalatini
(Nervus spinosus, N. tentorii) *Ramus meningeus n. mandibularis, n. ophthalmici* . . .	Ramus menigicus
Nervus stato-acusticus	*Nervus stato-acusticus, N. octavus* (N. acusticus)
Nervus supraorbitalis	Nervus frontalis, Ramus lateralis
Nodus (Nodulus) lymphaticus	Lymphonodulus
. . . .	*Nodus lymphaticus jugulodigastricus*
. . . .	*Nodus lymphaticus jugulo-omohyoideus*
Lymphonodi mesosteniales	*Nodi lymphatici mesenterici*
Nucleus globiformis	*Nucleus globosus*
Nucleus niger	*Substantia nigra* (Sömmerringi)
Nucleus partis lateralis, medialis fasciculi dorsalis	*Nucleus cuneatus* (Nucl. funiculi cuneati), *N. gracilis* (N. funiculi gracilis)
Omentum minus, Pars hepatogastrica, Pars hepatoduodenalis	*Ligamentum hepatogastricum, Lig. hepatoduodenale*
Os cuneiforme primum, secundum, tertium .	*Os cuneiforme mediale, intermedium laterale* (primum, secundum, tertium)
Os ischii, Corpus et Ramus ossis ischii, Pars acetabularis	*Os ischii, Corpus* (Corpus, Ramus superior)
Os ischii, Ramus, Pars pubica	*Os ischii, Ramus inferior*
Os multangulum maius	*Os trapezium* (Os multangulum maius)
Os multangulum minus	*Os trapezoideum* (Os multangulum minus)
Os naviculare manus	*Os scaphoideum* (Os naviculare)
Os palatinum, Lamina maxillaris, palatina .	*Lamina* (Pars) *perpendicularis, horizontalis*
Os pubis, Ramus, Pars acetabularis, Pars symphysica	*Os pubis, Ramus superior, inferior*
Ossicula tympani	*Ossicula auditus*
Pachymeninx	*Dura mater*
Papilla salivaria buccalis	*Papilla parotidea*
Papilla salivaria sublingualis	*Caruncula sublingualis*
Pars ampullaris (recti)	*Ampulla recti*
Pars interlacunaris fasciae ilicae	*Arcus iliopectineus* (Ligamentum iliopectineum)
Pedunculus cerebri	Crus cerebri
Periorchium	*Tunica vaginalis* (propria) *testis, Lamina parietalis*
Periosteum alveolare	*Periodontium* (Periosteum alveolare)
Phalanx proximalis, medialis, distalis	*Phalanx proximalis, medialis, distalis* (prima, secunda, tertia)
Pleura, Pars costovertebralis, diaphragmatica, mediastinalis, pericardiaca	*Pleura costalis, diaphragmatica, mediastinalis, pericardiaca*
Plexus vesicopudendalis	*Plexus venosus vesicalis*
Plica ductus nasolacrimalis	*Plica lacrimalis* (Hasner)
Plica lata uteri	*Ligamentum latum uteri*
Plica mediastinopulmonalis	*Ligamentum pulmonale*
Plica palatotubalis	*Plica salpingopalatina*
Plica pharyngotubalis	*Plica salpingopharyngea*
Plicae phrenicolienales	*Ligamentum phrenicolienale, Lig. lienorenale*
Plica phrenicocolica	*Ligamentum phrenicocolium*
Plicae sternopericardiaca	*Ligamenta sternopericardiaca*
Processus articularis, muscularis mandibulae	*Processus condylaris* (condyloideus), *coronoideus*
Processus clinoideus anterior, medius, posterior	Processus alae parvae, sellae medius, dorsi sellae
Processus ensiformis	*Processus xiphoideus*
Processus spinalis	*Processus spinosus*
Processus trochlearis calcanei	*Trochlea peronaealis* (Processus trochlearis)
Promunturium	*Promontorium*
Radix arcus vertebrae	*Pediculus arcus vertebrae*
Radix mesostenii	*Radix mesenterii*
Rami calcaneares	*Rami calcanei*

Raphe bucipharyngica . . . . *Raphe pterygomandibularis*

Recessus duodenomesocolicus cranialis, caudalis . . . . *Recessus* (duodenojejunalis) *duodenalis superior, inferior*

Recessus sacculi . . . . *Recessus sphaericus*

Recessus utriculi. . . . . *Recessus ellipticus*

Septum anococcygicum . . . . *Ligamentum anococcygeum*

Septum nuchae . . . . *Ligamentum nuchae*

Sinus nasales . . . . *Sinus paranasales*

. . . . *Sinus prostaticus*

Sinus rectales . . . . *Sinus anales* (rectales)

Spatium circumbulbare . . . . *Spatium intervaginale* (interfasciale Tenoni)

. . . . *Spatium retropubicum*

Sphincter Oddi . . . . *Sphincter ampullae hepatopancreaticae*

Spina ilica ventralis, dorsalis caudalis, dorsalis cranialis, Tuberculum ilicum . . . . . *Spina iliaca anterior superior, posterior inferior, posterior superior, anterior inferior*

Spinae mandibulae . . . . *Spina mentalis*

Spina ossis ischii . . . . *Spina ischiadica*

Spina ossis sphenoidei . . . . *Spina* (angularis) *ossis sphenoidalis*

Spongium anguli iridocornealis . . . . . . *Ligamentum pectinatum* (iridis) *anguli iridocornealis*

Stratum perichorioideum . . . . *Lamina suprachorioidea*

Striae medullares corticis renis . . . . . . *Pars radiata* (Proc. Ferreini)

Substantia nigra (Sömmerringi) . . . . . . Nucleus niger

Substantia perforata anterior . . . . Area olfactoria

Substantia perforata intercruralis . . . . . *Substantia perforata posterior*

Sulcus cristae pyramidis . . . . *Sulcus* (petrosus superior) *sinus petrosi superioris*

Sulcus interventricularis ventralis, dorsalis cordis . . . . *Sulcus interventricularis* (longitudinalis) *anterior, posterior*

Symphysis ossium pubis . . . . *Symphysis pubica* (ossium pubis), *Discus interpubicus*

Symphysis sterni . . . . *Synchondrosis sternalis*

Tendo conjunctivus, Falx inguinalis . . . . Falx inguinalis

. . . . *Tendo crico-oesophageus*

Torus intervenosus . . . . *Tuberculum intervenosum* (Loweri)

Trabeculae carneae atriorum . . . . *Musculi pectinati*

Tractus longitudinalis medialis . . . . . . *Fasciculus longitudinalis medialis*

. . . . *Torus levatorius, Levatorwulst*

Truncus brachiocephalicus . . . . *Truncus brachiocephalicus* (Arteria anonyma)

Tuba pharyngotympanica. . . . . *Tuba auditiva* (Eustacchii)

Tuba uterina, Pars interstitialis . . . . . . *Pars uterina*

Tuber ossis ischii . . . . *Tuber ischiadicum*

. . . . *Tuberculum adductorium femoris*

Tuberculum ilicum . . . . *Spina iliaca anterior inferior*

Tuberculum m. scaleni . . . . *Tuberculum* (scaleni) *m. scaleni anterioris* (Lisfranci)

Tuberositas costalis claviculae . . . . . . *Impressio ligamenti costoclavicularis* (Tuberositas costalis)

Tuberositas infraarticularis, supraarticularis *Tuberculum* (Tuberositas) *infraglenoidale, supraglenoidale*

Tunica dartos . . . . *Fascia spermatica externa* (Tunica dartos)

Tunica vaginalis (propria) *testis, lamina visceralis, parietalis* . . . . Epiorchium, Periorchium

Tunica vaginalis testis et funiculi spermatici *Fascia spermatica interna* (Tunica vaginalis communis)

Urethra virilis, Pars cavernosa . . . . . . *Urethra virilis, pars spongiosa* (cavernosa)

Vagina synovialis	(Vagina mucosa) *Vagina synovialis*
Vallecula cerebri lateralis	*Fossa lateralis cerebri* (Sylvii)
Valvula arteriae pulmonalis, Velum semilunare sinistrum, dextrum, dorsale	*Valva trunci pulmonalis, Valvula semilunaris anterior, dextra, sinistra*
Valvula aortae, Velum semilunare ventrale, dextrum, sinistrum	*Valva aortae, Valvula semilunaris dextra, posterior, sinistra*
Venae anales	*Venae rectales* (haemorrhoidales) *inferiores*
Vena azygos, hemiazygos	Vena thoracica longitudinalis dextra, sinistra
Vena brachiocephalica	*Vena* (anonyma) *brachiocephalica*
Vena facialis	*Vena facialis* (anterior)
Vena ilica interna	*Vena* (hypogastrica) *iliaca interna*
Vena interventricularis dorsalis	*Vena cordis media*
Vena jugularis superficialis ventralis, dorsalis	*Vena jugularis anterior, externa*
Venae labyrinthi	*Venae* (auditivae internae) *labyrinthi*
Vena rectalis cranialis	*Vena rectalis* (haemorrhoidalis) *superior*
Vena retroauricularis	*Vena auricularis posterior*
Vena retromandibularis	*Vena* (facialis posterior) *retromandibularis*
Vena thalamostriata	*Vena terminalis*
Vena thoracica longitudinalis dextra, sinistra	*Vena azygos, hemiazygos*
Ventriculus lateralis, Cornu anterius, posterius, inferius	Pars lateralis ventriculi telencephali, Cornu frontale, Cornu occipitale, Pars temporalis
Vertebrae caudales, coccygicae	*Vertebrae coccygeae*
Vesica urinalis	*Vesica urinaria*
Vesicula seminalis	Glandula vesiculosa
WOLFFscher Gang	*Ductus mesonephricus*
Zonula ciliaris (Zinnii)	Apparatus suspensorius lentis

4. Lungensegmente.

Für die Zahlen vgl. Abb. 107 und 108, S. 178 und 179.

Trachea

Bifurcatio tracheae
Bronchus principalis dexter et sinister
Bronchi lobares
Bronchi segmentales

Segmenta bronchopulmonalia

Pulmo dexter	**Pulmo sinister**
Lobus superior	*Lobus superior*
1 Segmentum apicale	*1, 2* Segmentum apicoposterius
2 Segmentum posterius	
3 Segmentum anterius	*3* Segmentum anterius
Lobus medius	
4 Segmentum laterale	*4* Segmentum lingulare superius
5 Segmentum mediale	*5* Segmentum lingulare inferius
Lobus inferior	*Lobus inferior*
6 Segmentum apicale [superius] (Segmentum subapicale [subsuperius])	*6* Segmentum apicale [superius] (Segmentum subapicale [subsuperius])
7 Segmentum basale mediale [cardiacum]	*7* (Segmentum basale mediale [cardiacum])
8 Segmentum basale anterius	*8* Segmentum basale anterius
9 Segmentum basale laterale	*9* Segmentum basale laterale
10 Segmentum basale posterius	*10* Segmentum basale posterius

Bronchi segmentales

Pulmo dexter	**Pulmo sinister**
Bronchus lobaris superior	*Bronchus lobaris superior*
1 Bronchus segmentalis apicalis	*1, 2* Bronchus segmentalis apicoposterior
2 Bronchus segm. posterior	
3 Bronchus segm. anterior	*3* Bronchus segm. anterior
Bronchus lobaris medius	
4 Bronchus segm. lateralis	*4* Bronchus lingularis superior
5 Bronchus segm. medialis	*5* Bronchus lingularis inferior
Bronchus lobaris inferior	*Bronchus lobaris inferior*
6 Bronchus segm. apicalis [superior]	*6* Bronchus segm. apicalis [superior]
(Bronchus segm. subapicalis [subsuperior])	(Bronchus segm. subapicalis [subsuperior])
7 Bronchus segm. basalis medialis [cardiacus]	*7* (Bronchus segm. basalis medialis [cardiacus])
8 Bronchus segm. basalis anterior	*8* Bronchus segm. basalis anterior
9 Bronchus segm. basalis lateralis	*9* Bronchus segm. basalis lateralis
10 Bronchus segm. basalis posterior	*10* Bronchus segm. basalis posterior

Rami segmentales arteriae pulmonalis.

A. pulmonalis dextra	**A. pulmonalis sinistra**
1 Ramus apicalis	*1* Ramus apicalis
2 R. posterior superior et inferior	*2* R. posterior
3 R. anterior	*3* R. anterior lateralis
4 Ramus lobi medii, R. lateralis	*4* R. lingularis superior
5 Ramus lobi medii, R. medialis	*5* R. lingularis inferior
6 R. apicalis (superior) lobi inferioris	*6* R. apicalis (superior) lobi inferioris
Pars basalis	*Pars basalis*
(R. subapicalis [subsuperior])	(R. subapicalis [subsuperior])
7 R. basalis medialis (cardiacus)	*7* (R. basalis medialis)
8 R. basalis anterior	*8* R. basalis anterior
9 R. basalis lateralis	*9* R. basalis lateralis
10 R. basalis posterior	*10* R. basalis posterior

Venae pulmonales.

V. pulmonalis superior dextra	*V. pulmonalis superior sinistra*
Vv. intersegmentales superiores	Vv. intersegmentales superiores
V. lobi medii, Vv. intersegm. mediales	Vv. intersegm. lingulares
V. lobi medii, Vv. intersegm. laterales	
V. pulmonalis inferior dextra	*V. pulmonalis inferior sinistra*
Vv. intersegm. inferiores	Vv. intersegm. inferiores

Sachverzeichnis für Text und Abbildungen.

Alle Zahlen bedeuten Seitenzahlen. Zahlen in gewöhnlichem Druck (z. B. 100) sind Texthinweise, Zahlen in Kursivdruck (z. B. *100*) Abbildungshinweise. Namen in Kursivdruck (z. B. *Ampulla hepatopancreatica*) sind neue Bezeichnungen der Pariser Nomina Anatomica, die weder in den Baseler noch in den Jenaer Nomina enthalten sind.